ROUQUAYROL
EPIDEMIOLOGIA & SAÚDE

8ª Edição

ROUQUAYROL
EPIDEMIOLOGIA & SAÚDE

8ª Edição

MARIA ZÉLIA ROUQUAYROL

Mestre em Epidemiologia pela Tulane University, Louisiana, EUA
Doutora Livre-Docente pela Universidade Federal do Ceará (UFC)
Professora Titular do Departamento de Saúde Comunitária da Universidade Federal do Ceará (UFC)
Professora Emérita da Universidade Federal do Ceará (UFC)
Epidemiologista da Célula de Vigilância Epidemiológica da Secretaria de Saúde de Fortaleza
Agraciada com as medalhas de Comemoração dos Centenários da Fiocruz e da OPAS
Agraciada com o Troféu Sereia de Ouro por seus méritos como pesquisadora
Membro Emérito da Academia Cearense de Farmácia

MARCELO GURGEL CARLOS DA SILVA

Doutor, Mestre e Especialista em Saúde Pública pela Faculdade
de Saúde Pública da USP
Pós-Doutor em Economia da Saúde pela Universidade de Barcelona, Espanha
Professor Titular de Saúde Pública da Universidade Estadual do Ceará (UECE).
Professor do Doutorado em Saúde Coletiva da UECE
Ex-Coordenador do Mestrado Acadêmico em Saúde Pública da UECE
Fundador e Ex-Coordenador do Curso de Medicina da UECE
Coordenador do Comitê de Ética em Pesquisa do Instituto de Câncer do Ceará (ICC)
Professor Titular da Escola Cearense de Oncologia do ICC
Médico Sanitarista e Economista da Saúde
Membro Titular da Academia Cearense de Medicina, da Academia Cearense de
Médicos Escritores e da Academia Brasileira de Médicos Escritores
Presidente atual da Sociedade Brasileira de Médicos Escritores – Regional Ceará
Membro efetivo do Instituto do Ceará: Histórico, Geográfico e Antropológico

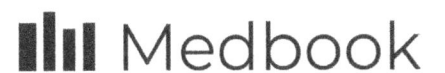

ROUQUAYROL – Epidemiologia & Saúde – 8ª Edição
Direitos exclusivos para a língua portuguesa
Copyright © 2018 by
MEDBOOK – Editora Científica Ltda.

Nota da editora: Os autores desta obra verificaram cuidadosamente os nomes genéricos e comerciais dos medicamentos mencionados, assim como conferiram os dados referentes à posologia, objetivando fornecer informações acuradas e de acordo com os padrões atualmente aceitos. Entretanto, em virtude do dinamismo da área da saúde, os leitores devem prestar atenção às informações fornecidas pelos fabricantes para que possam se certificar de que as doses preconizadas ou as contraindicações não sofreram modificações, principalmente em relação a substâncias novas ou prescritas com pouca frequência. Os autores e a editora não podem ser responsabilizados pelo uso impróprio nem pela aplicação incorreta de produto apresentado nesta obra. Apesar de terem envidado esforço máximo para localizar os detentores dos direitos autorais de qualquer material utilizado, os autores e a editora estão dispostos a acertos posteriores caso, inadvertidamente, a identificação de algum deles tenha sido omitida.

Editoração Eletrônica e Capa: ASA Produção Gráfica e Editorial

CIP-BRASIL. CATALOGAÇÃO NA PUBLICAÇÃO
SINDICATO NACIONAL DOS EDITORES DE LIVROS, RJ

R763r
8.ed.
    Rouquayrol, Maria Zélia
     Rouquayrol : epidemiologia & saúde / Maria Zélia Rouquayrol, Marcelo Gurgel
Carlos da Silva. - 8. ed. - Rio de Janeiro : Medbook, 2018.
     752 p. : il. ; 28 cm.

     Inclui bibliografia e índice
     ISBN 978-85-8369-029-0

     1. Epidemiologia. I. Silva, Marcelo Gurgel Carlos da. II. Título.

17-44887   CDD: 614.4
                                 CDU: 616-036.22

22/09/2017   25/09/2017

Ill Medbook

MEDBOOK – Editora Científica Ltda.
Avenida Treze de Maio 41/salas 803 e 804 – Cep 20.031-007 – Rio de Janeiro – RJ
Telefones: (21) 2502-4438 e 2569-2524 – **www.medbookeditora.com.br**
contato@medbookeditora.com.br – vendasrj@medbookeditora.com.br

Autores

Aldo Angelim Dias
Cirurgião-Dentista – UFC. Especialista em Endodontia – UFC. Mestre em Saúde Pública – UECE. Doutor em Ciências da Saúde – UFRN. Pós-Doutorado em Saúde Coletiva pela FOP/Unicamp. Professor Adjunto da Universidade de Fortaleza (Unifor) – Curso de Odontologia e Mestrado em Odontologia e Coordenador do Comitê de Ética em Pesquisa em Seres Humanos. Ex-Assessor do Ministério da Saúde para a Área de Câncer de Boca e Estomatologia.

Alexandre José Mont'Alverne Silva
Médico Especialista em Clínica Médica, Medicina Preventiva e Social e Epidemiologia. Mestre em Gestão de Sistemas Locais de Saúde pelo Istituto Superiore di Sanità (Roma). Emergencista do Instituto Dr. José Frota, Fortaleza-CE. Médico da Central de Regulação da Secretaria da Saúde do Estado do Ceará. Ex-Secretário de Saúde do Município de Fortaleza-CE.

Alexandre Menezes Sampaio
Médico Psiquiatra. Mestre em Farmacologia (UFC) e Doutor em Saúde Coletiva (UECE). Pesquisador do Grupo de Pesquisa "Vida e Trabalho". Professor do Curso de Medicina da Universidade de Fortaleza (Unifor). Médico da Secretaria da Saúde do Estado do Ceará e Preceptor da Residência Médica em Psiquiatria do Hospital de Saúde Mental de Messejana-CE.

Aline Veras Morais Brilhante
Médica. Residência Médica em Ginecologia e Obstetrícia pela Escola de Saúde Pública do Ceará. Especialização em Psicoterapia Psicanalítica pela Escola de Psicoterapia Psicanalítica de Fortaleza e em Sexualidade pela Universidade Cândido Mendes (RJ). Mestra e Doutora em Saúde Coletiva pela Associação Ampla – UECE-UFC-Unifor. Professora Adjunta do Curso de Medicina e do Programa de Pós-Graduação em Saúde Coletiva da Universidade de Fortaleza. Coordenadora da Câmara Interna de Pesquisa do Curso de Medicina da Unifor. Preceptora da Residência Médica em Ginecologia e Obstetrícia da Escola de Saúde Pública do Ceará.

Álvaro Jorge Madeiro Leite
Médico. Doutor em Pediatria e Mestre em Epidemiologia – Modalidade Epidemiologia Clínica – Escola Paulista de Medicina/Unifesp. Professor Titular de Pediatria da Universidade Federal do Ceará. Coordenador do Núcleo de Ensino, Assistência e Pesquisa da Infância – NEAPI-UFC. Docente do Programa de Pós-Graduação (Doutorado e Mestrado) em Saúde Coletiva e do Mestrado Profissional em Saúde da Mulher e da Criança da UFC.

Ana Margarida Furtado Arruda Rosemberg
Médica Pneumologista e Historiadora. Mestre em História Social pela PUC-SP. Membro da Sociedade Brasileira de História da Medicina e da Sociedade Brasileira de Médicos Escritores – Regional Ceará. Médica aposentada do Ministério da Saúde e da Secretaria da Saúde do Estado do Ceará. Membro Titular da Academia Cearense de Medicina.

Ana Maria Fontenelle Catrib
Pedagoga. Mestre em Educação pela UFC. Doutora em Educação pela UFBA. Pós-Doutora em Saúde Coletiva pela Unicamp e Especialista em Administração Universitária – UECE – e em Metodologia do Ensino Superior – UECE. Professora Titular da Universidade de Fortaleza (Mestrado e Doutorado em Saúde Coletiva) e Coordenadora do Observatório de Avaliação. Avaliadora Institucional e de Curso de Graduação do INEP-MEC e Líder de Grupo de Pesquisa no CNPq. Revisora de periódicos nacionais e internacionais indexados. Pesquisadora PQ-CNPq2.

Ana Paula Soares Gondim
Farmacêutica. Mestre em Saúde Pública pela Universidade Federal do Ceará e Doutora em Saúde Coletiva pela Universidade Federal da Bahia e Pós-Doutora em Saúde Coletiva/Saúde Mental pela Universidade Estadual de Campinas. Professora Adjunta do Curso de Farmácia e Subchefe do Departamento de Farmácia da UFC. Professora Permanente do Programa de Pós-Graduação em Ciências Farmacêuticas e do Mestrado Profissional em Saúde da Família da UFC. Membro da Rede Nordeste de Formação em Saúde da Família (RENASF), da Comissão Técnica de Assistência Farmacêutica do Conselho Regional de Farmácia do Estado do Ceará, da Associação Brasileira de Saúde Coletiva e da Associação Brasileira de Saúde Mental. Coordenadora de dois Grupos de Pesquisa com cadastro no Conselho Nacional de Desenvolvimento Científico e Tecnológico: Laboratório Interdisciplinar de Saúde Coletiva, Farmácia Social e Saúde Mental Infantojuvenil (LISFARME), no campo da Saúde Coletiva, e Grupo de Pesquisa Melhores Medicamentos para Criança (MeMeCri), no Campo da Farmácia. Participante do Grupo de Trabalho Assistência Farmacêutica em Pediatria no Ministério da Saúde.

Andrea Caprara
Médico. Antropólogo. Doutor em Antropologia – Departamento de Antropologia, Université de Montréal, Canadá. Pós-Doutorado em Antropologia Médica – Fondazione A. Celli Università di Perugia, Itália. Professor Adjunto de Saúde Pública da Universidade Estadual do Ceará – UECE. Docente do Programa de Pós-Graduação (Doutorado e Mestrado) em Saúde Coletiva da UECE. Ex-Professor da Universidade Sapienza, Roma, e Professor Visitante do Instituto de Saúde Coletiva – UFBA. Membro da Fondazione A. Celli, Perugia, Itália.

Andrezza Aguiar Coelho Uchoa

Psicóloga. Especialista em Saúde da Família e Comunidade em caráter de Residência. Mestranda em Saúde Pública da UFC. Coordenadora do Território do Pacto por um Ceará Pacífico no Município de Sobral. Integrante da Rede Interdisciplinar de Pesquisa e Avaliação em Sistemas e Serviços de Saúde (RIPPAS) e do Laboratório de Pesquisas em Ensino e Gestão do Conhecimento, da Educação e do Trabalho na Saúde.

Annatália Meneses de Amorim Gomes

Psicóloga. Assistente Social. Doutora em Ciências da Saúde pela Universidade Federal do Rio Grande do Norte – UFRN. Mestre em Educação em Saúde – Universidade de Fortaleza – Unifor. Vice--Coordenadora do Mestrado Profissional em Saúde da Família da Rede Nordeste de Formação em Saúde da Família – RENASF – das nucleadoras UECE/Fiocruz. Consultora da Política Nacional de Humanização do Ministério da Saúde. Professora Permanente dos Mestrados Profissionais Ensino na Saúde – UECE –, Ensino em Saúde – UNICHRISTUS – e Saúde da Família – UECE/RENASF/Fiocruz. Integrante dos Grupos de Pesquisa: Cultura, Saberes e Prática em Saúde e Vida e Trabalho, ambos da UECE. Membro do Laboratório de Humanização da Atenção e Gestão em Saúde da UECE. Coordenadora-Geral do Curso de Psicologia da Unichristus.

Antônio Carlos Pereira

Cirurgião-Dentista – Universidade Estadual de Campinas. Mestre em Saúde Pública – USP. Doutor em Saúde Pública – USP. Pós--Doutorado nas Universidades de Nijmegen (Holanda) e Indiana (EUA). Professor Livre-Docente – FOP/Unicamp. Professor Titular na Unicamp e Professor Convidado na Universidade de Lisboa. Consultor do Ministério da Saúde

Antônio José Ledo Alves da Cunha

Médico. Doutor em Epidemiologia (University of North Caroline – Multi-Campus University, EUA). Mestre em Pediatria – UFRJ. Especialista (*Fellowship*) em Epidemiologia Clínica pela University of North Caroline em Chapel Hill (UNC-CH) e em Gestão Hospitalar (ENSP/Fiocruz). Mestre em Saúde Pública – Master of Public Health (UNC-CH). Professor Titular da Universidade Federal do Rio de Janeiro. Docente do Programa de Pós-Graduação em Clínica Médica da Universidade Federal do Rio de Janeiro. Coordenador do Laboratório Multidisciplinar de Epidemiologia e Saúde – LAMPES – da UFRJ. Coordenador do Mestrado Acadêmico em Saúde Materno-Infantil do IPPMG. Bolsista de Produtividade em Pesquisa (nível 1-A do CNPq).

Antonio Silva Lima Neto

Médico Sanitarista. Residência em Medicina Preventiva e Social na Escola Nacional de Saúde Pública – ENSP-Fiocruz. Mestre em Epidemiologia Ambiental pela Universidade de Londres. Doutor em Saúde Coletiva da AA UECE/UFC/Unifor. Professor Adjunto do Curso de Medicina da Universidade de Fortaleza. Gerente da Célula de Vigilância Epidemiológica da Secretaria Municipal de Saúde de Fortaleza.

Augediva Maria Jucá Pordeus

Enfermeira. Mestre em Epidemiologia pelo Instituto de Medicina Tropical Dr. Pedro Kouri, Havana, Cuba. Doutora em Enfermagem pela UFC. Professora Adjunta aposentada da Universidade de Fortaleza. Enfermeira do Governo do Estado do Ceará. Membro de Corpo Editorial da Revista Brasileira em Promoção da Saúde (Unifor), dos Cadernos da Escola de Saúde Pública do Ceará e da Revista Tendências da Enfermagem Profissional. Experiência na área de Saúde Coletiva com ênfase em Epidemiologia. Membro da Academia Cearense de Enfermagem.

Caio Garcia Correia Sá Cavalcanti

Fisioterapeuta. Mestre em Saúde Pública – UFC. Doutorando em Saúde Coletiva da UFC. Especialista em Processos Educacionais na Saúde pelo Instituto Sírio Libanês de Ensino e Pesquisa (IEP). Servidor da Secretaria de Saúde do Ceará. Diretor de Educação Profissional em Saúde da Escola de Saúde Pública do Ceará – ESP/CE. Integrante da Rede Interdisciplinar de Pesquisa e Avaliação em Sistemas de Saúde – RIPASS. Coordenador do Comitê Gestor Estadual de Políticas de Enfrentamento à Dengue, Chikungunya e Zika no Ceará. Integrante do Grupo de Pesquisadores do Projeto Regiões e Redes de Atenção à Saúde no Brasil da USP.

César Gomes Victora

Médico. Doutor em Epidemiologia – London School of Hygiene and Tropical Medicine, Inglaterra. Consultor do Conselho Nacional de Desenvolvimento Científico e Tecnológico. Professor Emérito de Epidemiologia da Universidade Federal de Pelotas – UFPEL. Professor Visitante das Universidades de Harvard, Oxford, Londres e Johns Hopkins. Membro da Academia Brasileira de Ciências. Ex-Presidente da Associação Epidemiológica Internacional (período de 2011-2014). Bolsista de Produtividade em Pesquisa (nível A-1 do CNPq). Membro do Conselho Editorial de várias revistas, inclusive *The Lancet*. Cofundador do Programa de Pós-Graduação em Epidemiologia da UFPEL. Laureado com dezenas de premiações por sua produção científica.

Cheila Marina Lima

Enfermeira. Especialista em Gestão de Sistemas e Serviços de Saúde. Servidora da Secretaria Municipal de Saúde de Goiânia e do Estado de Goiás. Consultora Técnica da Área de Vigilância e Prevenção de Violências e Acidentes e Promoção da Saúde do Ministério da Saúde.

Cícera Borges Machado

Médica Sanitarista. Especialista em Medicina Preventiva e Social e em Epidemiologia e Mestre em Saúde Pública pela Universidade Estadual do Ceará. Supervisora do Núcleo de Informações e Análise em Saúde da Secretaria da Saúde do Estado do Ceará. Experiência na Área de Saúde Coletiva com ênfase em Epidemiologia, atuando principalmente nos seguintes temas: Vigilância Epidemiológica e Sistemas de Informação em Saúde. Gerência nas Áreas de Vigilância Epidemiológica e Sistema de Informação e Análise em Saúde, incluindo atividades de ensino, pesquisa e treinamento de equipes de saúde – Secretaria da Saúde do Estado do Ceará.

Clélia Maria Nolasco Lopes

Cirurgiã-Dentista. Especialista em Gestão em Saúde pela Escola de Saúde Pública do Ceará. Mestre em Ciências Odontológicas pela Universidade Estadual Paulista Júlio de Mesquita Filho e em Saúde Pública pela Universidade Estadual do Ceará. Doutorado em Saúde Pública – Planificação e Gestão em Saúde, no Instituto de Saúde Coletiva/ISC da Universidade Federal da Bahia/UFBA. Professora Adjunta do Departamento de Clínica Odontológica da UFC. Integrante do Núcleo de Informação e Análise em Saúde da Secretaria da Saúde do Estado do Ceará.

Dalgimar Beserra de Menezes

Médico. Especialista em Patologia. Livre-Docente em Anatomia Patológica pela Universidade Estadual do Ceará. Médico Patologista aposentado do Ministério da Saúde. Professor Adjunto aposentado e emérito da UFC. Experiência na Área de Medicina com ênfase em Anatomia Patológica e Patologia Clínica. Membro Titular da Academia Cearense de Médicos Escritores. Sócio da Sociedade Brasileira de Médicos Escritores – Regional Ceará. Ex-Presidente do Conselho Regional de Medicina do Estado do Ceará.

Deborah Carvalho Malta

Médica. Doutora em Saúde Coletiva pela Universidade Estadual de Campinas. Mestre em Saúde Pública pela Universidade Federal de Minas Gerais. Residência Médica em Pediatria e em Medicina Social. Ex-Diretora Geral de Vigilância de Doenças e Agravos Não Transmissíveis do Ministério da Saúde. Professora Associada da Escola de Enfermagem da UFMG. Bolsista de Produtividade e Pesquisadora do CNPq. Integrante do Comitê Científico do *Global Burden of Disease* (GBD) e do Grupo de Pesquisa do GBD Brasil e componente do Grupo de Trabalho da Organização Mundial de Saúde sobre apoio aos Planos de DCNT.

Eddie William de Pinho Santana

Biólogo. Doutor em Doenças Tropicais pela Bristol University. Professor Adjunto do Curso de Medicina da Universidade Estadual do Ceará. Coordenador do Laboratório de Epidemiologia e Controle de Endemias da Universidade Estadual do Ceará – LABECE/UECE. Coordenador do Curso de Especialização em Saúde Pública e do Curso Pré-Vestibular da UECE (UECEVest). Membro dos Comitês de Ética em Pesquisa do Hospital São José de Doenças Infecciosas e da Secretaria de Saúde do Estado do Ceará – CEPE/SESA-CE.

Ediná Alves Costa

Médica Veterinária. Mestra em Saúde Comunitária pela Universidade Federal da Bahia – UFBA. Doutora em Saúde Pública – USP. Professora Associada do Instituto de Saúde Coletiva da UFBA. Coordenadora do Centro Colaborador em Vigilância Sanitária no Instituto de Saúde Coletiva da UFBA e do Grupo Temático de Vigilância Sanitária da Associação Brasileira de Pós-Graduação em Saúde Coletiva – Abrasco. Coordenadora do Programa Integrado de Pesquisa, Ensino e Cooperação Técnica em Vigilância Sanitária do ISC/UFBA. Membro fundador do Grupo Temático (GT) de Vigilância Sanitária da Abrasco (GTVisa/Abrasco) e Ex-coordenadora desse GT no período de 2009 a 2011. Ex-Representante da Comunidade Científica no Conselho Consultivo da Agência Nacional de Vigilância Sanitária e Membro de sua Câmara Técnica de Pesquisa e Educação.

Eneida Anjos Paiva

Médica Sanitarista com Especialização em Medicina Social sob a forma de Residência pelo ISC/UFBA. Especialização em Angiologia e Cirurgia Vascular – SBFL. Consultora da Área Técnica de Vigilância e Prevenção de Violências e Acidentes da CGDANT/DASIS/SVS, Ministério da Saúde. Analista Técnica de Políticas Sociais do Ministério da Saúde. Professora do Curso de Medicina da Universidade Federal do Piauí – Campus Parnaíba. Mestranda do Mestrado Profissional em Saúde da Família (Profsaude) – Fiocruz/UFPI.

Evcline de Castro Correia

Bacharel em Direito. Especialista em Direito Processual Civil – Unifor. Mestre em Direito Constitucional – Unifor. Coordenadora Geral do Curso de Direito do Centro Universitário Estácio do Ceará. Professora de Direito de Família e de Direito Civil. Sócia do IBDFAM – Instituto Brasileiro de Direito de Família. Professora da Pós-Graduação em Direito Processual Civil e Direito Imobiliário. Advogada militante da Área de Direito Civil e sócia da empresa Colortransfer.

Expedito José de Albuquerque Luna

Médico. Mestre em Saúde Coletiva pela Unicamp e Doutor em Medicina Preventiva pela Faculdade de Medicina da USP. Docente de Epidemiologia do Instituto de Medicina Tropical da USP. Ex-Diretor do Departamento de Vigilância Epidemiológica do Ministério da Saúde. Ex-Docente de Epidemiologia junto à Faculdade de Ciências Médicas da Santa Casa de São Paulo. Experiência na Área de Saúde Coletiva com ênfase em Epidemiologia, atuando principalmente nos seguintes temas: Epidemiologia e Controle das Doenças Transmissíveis, Vacinas, Vigilância Epidemiológica e Ensaios Clínicos.

Fátima Maria Fernandes Veras

Médica. Infectologista do Hospital São José de Doenças Infecciosas do Ceará. Especialista em Doenças Infecciosas e Parasitárias pela Faculdade de Medicina da USP. Especialista em Saúde Pública pela Escola Nacional de Saúde Pública – ENSP/Fiocruz. Mestre em Farmacologia Clínica pela Faculdade de Medicina da Universidade Federal do Ceará – UFC. Professora Titular do Centro de Ciências da Saúde (CCS) – Epidemiologia na Área de Saúde – da Universidade de Fortaleza (Unifor). Ex-Coordenadora do Núcleo de Assistência Médica Integral (NAMI), Ex-Diretora do CCS, Ex-Vice-Reitora de Ensino de Graduação e Reitora da Unifor.

Francisco Suetônio Bastos Mota

Engenheiro Civil e Sanitarista. Mestre em Saúde Pública e Doutor em Saúde Ambiental – USP/São Paulo. Professor Titular do Centro de Tecnologia da UFC. Docente do Programa de Pós-Graduação (Mestrado e Doutorado) em Engenharia Civil, Áreas de Concentração em Saneamento Ambiental e Recursos Hídricos. Membro da Academia Cearense de Ciências e da Academia Cearense de Engenharia.

Geison Vasconcelos Lira

Médico. Mestre em Educação em Saúde pela Universidade de Fortaleza e Doutor em Educação pela UFC. Professor Adjunto da Faculdade de Medicina da UFC, Campus de Sobral, desenvolvendo pesquisas nas temáticas da Educação Médica e da Epistemologia das Ciências da Saúde. Docente do Quadro Permanente do Programa de Pós-Graduação em Saúde da Família da UFC. Experiência na Área de Saúde Coletiva e Educação Médica. Especialista em Acupuntura e Membro do Núcleo de Apoio à Pesquisa em Acupuntura (NAPA) vinculado ao Colégio Médico Brasileiro de Acupuntura (CMBA).

Helena Alves de Carvalho Sampaio

Nutricionista. Mestre em Educação – UFC. Doutora em Farmacologia – UFC. Bolsista de Produtividade do CNPq. Professora Emérita da Universidade Estadual do Ceará (UECE) e Membro do Corpo Docente Permanente do Programa de Pós-Graduação (Mestrado e Doutorado) em Saúde Coletiva da UECE. Líder dos Grupos de Pesquisa do CNPq: Nutrição e Doenças Crônico-Degenerativas e Nutrição Materno-Infantil. Revisora do Jornal de Pediatria, da Revista de Nutrição e do *British Journal of Nutrition*.

Ivana Cristina de Holanda Cunha Barreto

Médica. Mestre em Saúde Pública pela UFC. Doutora em Medicina pela USP – Área de Pediatria. Pós-Doutorado no Departamento de Ciências da Educação na Universidade de Montreal, Canadá. Membro do Quadro de Docentes do Mestrado em Saúde Pública da UFC. Especialista em Ciência, Tecnologia, Produção e Inovação em Saúde Pública da Fiocruz-Ceará. Coordenadora do Grupo de Pesquisa "Educação e Colaboração Interprofissional para o SUS e da Estratégia em Saúde da Família" da Rede Interdisciplinar de Pesquisa e Avaliação de Serviços e Sistemas de Saúde – RIPASS.

Jaina Bezerra de Aguiar

Educadora Física. Especialista em Atividade Física e Qualidade de Vida na Terceira Idade, Mestre em Saúde Pública e Doutoranda em Saúde Coletiva da Universidade Estadual do Ceará – UECE. Professora Assistente da UECE vinculada ao Curso de Licenciatura em Educação Física.

Jarbas Barbosa da Silva Júnior

Médico. Especialista em Saúde Pública e em Epidemiologia – ENSP. Mestre em Ciências Médicas e Doutor em Saúde Coletiva – Unicamp. Professor Adjunto da Faculdade de Ciência Médica da Universidade de Pernambuco (licenciado) e Consultor Legislativo do Senado Federal em Saúde (licenciado). Foi Secretário de Saúde de Olinda-PE, Secretário Estadual de Saúde de Pernambuco, Diretor do Centro Nacional de Epidemiologia, Secretário de Vigilância em Saúde e Secretário-Executivo do Ministério da Saúde. Foi Gerente de Vigilância em Saúde, Prevenção e Controle de Doenças da OPAS, Secretário de Vigilância em Saúde e Secretário de Ciência, Tecnologia e Insumos Estratégicos do Ministério da Saúde. Ex-Representante do Brasil no Conselho Executivo da Organização Mundial da Saúde – OMS. Atual Diretor-Presidente da Agência Nacional de Vigilância Sanitária – Anvisa.

João Macedo Coelho Filho

Médico Geriatra. Residência em Clínica Médica no Hospital Universitário Walter Cantídio (HUWC) da UFC. Mestre em Epidemiologia pela Universidade Federal de São Paulo e Doutor em Farmacologia pela UFC. *Visiting Fellowship* em Geriatria pela Universidade de Oxford, Reino Unido. Professor Associado e Ex-Chefe do Departamento de Medicina Clínica da Faculdade de Medicina da UFC. Docente do Mestrado em Saúde Pública da UFC e do Doutorado em Saúde Coletiva AA UECE/UFC/Unifor. Coordenador do Centro de Atenção ao Idoso e Preceptor da Residência Médica em Geriatria do HUWC. Diretor do Instituto de Geriatria e Gerontologia do Ceará. Ex-Revisor na base editorial do Grupo Cochrane de Demência, vinculado ao Department of Clinical Gerontology da University of Oxford.

José Eleutério Junior

Médico. Residência em Ginecologia e Obstetrícia pelo Hospital Geral de Fortaleza. Título de Especialista em Ginecologia e Obstetrícia pela FEBRASGO. Título de Qualificação em Citopatologia pela Sociedade Brasileira de Citopatologia. Mestre em Patologia pela Faculdade de Medicina da UFC. Doutor em Tocoginecologia pela Faculdade de Ciências Médicas da Universidade Estadual de Campinas (Unicamp). Professor Associado do Departamento de Saúde Materno-Infantil – Faculdade de Medicina da UFC. Professor Orientador do Mestrado em Patologia e do Mestrado Profissional em Saúde da Mulher e da Criança da Faculdade de Medicina da UFC. Secretário Geral da Associação Brasileira de Patologia do Trato Genital Inferior e Colposcopia. Secretário Geral da Sociedade Brasileira de Doenças Sexualmente Transmissíveis. Presidente da Comissão Nacional Especializada de Doenças Infecto-Contagiosas – FEBRASGO. Member of the International Academy of Cytology.

José Jackson Coelho Sampaio

Médico Psiquiatra. Mestre em Medicina Social – UERJ – e Doutor em Medicina Preventiva pela Faculdade de Medicina de Ribeirão Preto da Universidade de São Paulo – FMRP/USP. Professor Titular de Saúde Pública da Universidade Estadual do Ceará. Docente do Programa de Pós-Graduação (Mestrado e Doutorado) em Saúde Coletiva. Líder do Grupo de Pesquisa "Vida e Trabalho" e do Laboratório de Humanização da Atenção em Saúde. Reitor da UECE. Membro da Academia Cearense de Médicos Escritores.

José Maria Ximenes Guimarães

Enfermeiro. Especialista em Gestão em Saúde, em Saúde da Família e em Saúde Pública. Mestre em Saúde Pública e Doutor em Saúde Coletiva pela UECE. Professor Colaborador do Curso de Medicina da UECE. Pesquisador do Grupo de Pesquisa "Vida e Trabalho" (UECE). Ex-Consultor da Política Nacional de Humanização da Atenção e Gestão em Saúde (PNH) do Ministério da Saúde. Gestor da Coordenadoria de Gestão do Trabalho e da Educação na Saúde da Secretaria de Estado da Saúde do Ceará. Professor Substituto no Curso de Graduação em Medicina da Universidade Estadual do Ceará e Docente Permanente do Curso de Mestrado Profissional em Ensino na Saúde e do Mestrado Profissional em Saúde da Família/Rede Nordeste de Saúde da Família da UECE.

José Rubens Costa Lima

Médico. Especialista em Epidemiologia pela Universidade Estadual do Ceará. Mestre em Saúde Coletiva pela Universidade Estadual de Campinas. Doutor em Biotecnologia da Rede Nordeste de Biotecnologia (RENORBIO) pela UFC. Médico da Prefeitura Municipal de Fortaleza e da Secretaria da Saúde do Estado do Ceará. Médico Epidemiologista da Célula de Vigilância Epidemiológica da Secretaria Municipal de Saúde (SMS) de Fortaleza.

Kelen Gomes Ribeiro

Psicóloga. Especialista em Gestão do Trabalho e da Educação em Saúde – Fiocruz. Mestre em Psicologia e Doutora em Saúde Coletiva pela UFC da Associação Ampla UECE/UFC/Unifor. Professora Adjunta da Faculdade de Medicina da UFC/Fortaleza. Coordenadora do Grupo de Pesquisa "Determinantes Sociais, Equidade e Promoção da Saúde" da Rede Interdisciplinar de Pesquisa e Avaliação de Serviços e Sistemas de Saúde – RIPASS.

Lara Gurgel Fernandes Távora

Médica com Residência em Clínica Médica e em Doenças Infecciosas. Doutora em Doenças Infecciosas e Parasitárias pela USP. Médica Assistencial do Hospital São José de Doenças Infecciosas. Professora Assistente do Curso de Medicina e Supervisora de Grupos Tutoriais da Universidade de Fortaleza – Unifor. Membro de Corpo Editorial da Revista Brasileira em Promoção da Saúde e revisora da *British Journal of Medicine and Medical Research*. Experiência na Área de Medicina com ênfase em Epidemiologia Hospitalar.

Lenildo de Moura

Enfermeiro. Mestre e Doutor em Epidemiologia da UFRGS. Cursou Epidemiology, Public Health Policy and Management na Rollins School of Public Health da Emory University com estágio no Centers for Disease Control and Prevention (CDC), Atlanta-USA, e o Programa de Treinamento em Epidemiologia Aplicada aos Serviços do SUS – EPISUS. Ex-Consultor Técnico da Coordenação Geral de Vigilância de Doenças e Agravos Não Transmissíveis do Ministério da Saúde. Consultor da Organização Pan-Americana de Saúde/Organização Mundial da Saúde.

Lenir Santos

Advogada. Especialista em Direito Sanitário pela USP. Doutora em Saúde Coletiva pela Unicamp. Coordenadora do Curso de Especialização em Direito Sanitário do Instituto de Direito Sanitário Aplicado IDISA-Sírio Libanês. Ex-Secretária da Secretaria de Gestão Estratégica e Participativa – SGEP/MS e Ex-Procuradora da Unicamp. Vice-Presidente da Fundação Síndrome de Down com sede em Campinas-SP.

Lídia Andrade Lourinho

Fonoaudióloga. Psicopedagoga. Doutora em Saúde Coletiva pelo Programa de Pós-Graduação da Associação Ampla – UECE/UFC/Unifor. Mestra em Educação em Saúde – Unifor. Bolsista de Pós-Doc do Programa de Doutorado em Saúde Coletiva da UECE e Ex-Bolsista do Programa de Doutorado Sanduíche no Exterior (PDSE) da CAPES na Universidade de Massachusetts em Amherst – USA. Pesquisadora do Laboratório de Saúde nos Espaços Educacionais com foco na Educação em Saúde e na Formação em Saúde, ligado ao Doutorado em Saúde Coletiva da Universidade de Fortaleza – Unifor.

Lília Blima Schraiber

Médica. Especialista em Saúde Pública e em Planejamento para o Setor Saúde – Faculdade de Saúde Pública/USP. Doutora e Livre-Docente em Medicina Preventiva – Faculdade de Medicina/USP. Professora Associada da Faculdade de Medicina da USP e Docente e Ex-Coordenadora da Pós-Graduação em Medicina Preventiva – USP. Membro da Cátedra UNESCO de Educação para a Paz, Direitos Humanos, Democracia e Tolerância (USP) e do Conselho Consultivo do Núcleo de Estudos da Violência da USP. Editora Científica do periódico Interface – Comunicação, Saúde e Educação e Pesquisadora 1A do CNPq.

Lindélia Sobreira Coriolano

Estatística. Especialista em Estatística em Saúde pela Universidade de São Paulo – USP, em Epidemiologia pela Universidade Estadual do Ceará – UECE, em Informação e Informática em Saúde pela Fundação Oswaldo Cruz – Fiocruz – e Escola Nacional de Saúde Pública – ENSP, em Análise de Situação de Saúde pelo Instituto de Patologia Tropical e em Saúde Pública da Universidade Federal de Goiás – UFG. Mestre em Saúde Pública pela UFC. Estatística do Núcleo de Informação e Análise em Saúde (NUIAS) da Secretaria de Saúde do Estado do Ceará, com experiência nas Áreas de Vigilância Epidemiológica e Sistemas de Informação em Saúde, compondo o Grupo de Trabalho do Sistema de Informações Geográficas – SIG.

Luciano Pamplona de Góes Cavalcanti

Biólogo. Epidemiologista. Especialista em Vigilância Epidemiológica com Mestrado em Saúde Pública/Epidemiologia. Doutor em Ciências Médicas pela UFC. Ex-Coordenador da Disciplina de Medicina Baseada em Evidências (MBE) do Curso de Medicina do Centro Universitário Christus (Unichristus) e Biólogo da Secretaria de Saúde do Estado do Ceará. Professor Adjunto da Faculdade de Medicina da UFC e Coordenador da Disciplina de Medicina Preventiva. Docente dos Programas de Pós-Graduação em Saúde Coletiva e em Patologia da UFC. Líder do Grupo de Pesquisas em Vigilância e Controle de Dengue e Outras Arboviroses (Zika e Chikungunya) do CNPq.

Luiz Odorico Monteiro de Andrade

Médico. Mestre em Saúde Pública pela UFC. Doutor em Saúde Coletiva pela Unicamp. Pós-Doctor em Gestão e Administração em Saúde pela Universidade de Montreal – Quebec, Canadá. Professor Adjunto da Faculdade de Medicina da UFC, Campus Sobral. Especialista em Ciência, Tecnologia, Produção e Inovação em Saúde Pública da Fiocruz. Ex-Secretário de Gestão Estratégica e Participativa do Ministério da Saúde. Deputado Federal pelo Estado do Ceará.

Luiza de Marilac Meireles Barbosa

Médica Sanitarista. Doutora em Psicologia Clínica e Cultura (Projeto Ensino na Saúde) pelo Instituto de Psicologia da Universidade de Brasília – UnB. Mestra em Saúde Pública pela UFC. Residência em Medicina Preventiva e Social – Instituto Nacional de Assistência Médica da Previdência Social – INAMPS. Especialista em Epidemiologia pela Universidade Estadual do Ceará – UECE. Ex-Médica-Sanitarista da Secretaria da Saúde do Estado do Ceará. Professora Assistente de Epidemiologia do Curso de Saúde Coletiva na Faculdade de Ceilândia da UnB.

Márcio Dênis Medeiros Mascarenhas

Enfermeiro. Especialista em Epidemiologia, Saúde Pública e Formação Pedagógica em Educação Profissional na Área de Saúde. Mestre em Ciências e Saúde pela Universidade Federal do Piauí – UFPI. Doutor em Ciências Médicas pela Universidade Estadual de Campinas. Ex-Participante do Programa de Treinamento em Epidemiologia Aplicada aos Serviços do SUS-EPISUS (2005-2007) do Ministério da Saúde em parceria com o CDC de Atlanta/EUA. Professor do Departamento de Medicina Comunitária da UFPI. Experiência na Área de Saúde Coletiva com ênfase em Epidemiologia, atuando principalmente nos seguintes temas: Epidemiologia, Sistemas de Informação em Saúde, Vigilância Epidemiológica, Doenças Transmissíveis, Doenças e Agravos Não Transmissíveis e Causas Externas.

Marcos Venícios de Oliveira Lopes

Enfermeiro e Estatístico. Doutor em Enfermagem pela UFC. Pós-Doutorado no Departamento de Estatística e Investigação Operativa da Universidade de Valência (Espanha), enfocando a análise de diagnósticos de enfermagem utilizando inferência Bayesiana. Professor Associado da UFC, lecionando na Graduação, Mestrado e Doutorado em Enfermagem. Atuação como *Sentinel Reader for Evidence-Based Nursing* no projeto *McMaster Online Rating of Evidence* (MORE) da Universidade de McMaster – Canadá. Revisor de importantes periódicos no Brasil, América Latina e Europa. Membro Eleito para o *Education and Research Committee* da NANDA *International*. Consultor *ad hoc* do DECIT/Ministério da Saúde e Bolsista de Produtividade em Pesquisa do CNPq.

Maria Cristina Germano Maia

Cirurgiã-Dentista. Especialista em Odontopediatria – Universidade Camilo Castelo Branco – UNICASTELO. Mestre em Saúde Pública – UECE. Doutora em Ciências da Saúde – UFRN. Assessora Pedagógica da Vice-Reitoria de Ensino de Graduação da Universidade de Fortaleza e Professora Adjunta do Curso de Odontologia (do qual foi Coordenadora, Assessora Pedagógica e integrante do seu Núcleo Docente Estruturante). Ex-Membro da Comissão Assessora de Área (CAA) em Odontologia no ENADE.

Maria Fátima Maciel Araújo

Enfermeira. Mestre em Saúde Pública pela UECE e Doutora em Enfermagem pela UFC. Professora Associada aposentada do Curso de Graduação em Enfermagem da UFC. Psicodramatista. Experiência na área de Enfermagem com ênfase em Enfermagem em Saúde Pública.

Maria Helena Lima Sousa

Economista. Especialista em Planejamento Regional, Administração Hospitalar, Economia da Saúde e Farmacoeconomia. Mestre em Saúde Pública – UECE. Doutora em Saúde Coletiva pela UECE no Programa de AA UECE/UFC/Unifor. Pesquisadora da ENSP/Fiocruz no Projeto Apoio à Implantação, Acompanhamento e Avaliação da Política Nacional de Atenção Básica. Docente do Curso de Mestrado Profissional de Gestão em Saúde da UECE. Ex-Coordenadora do Núcleo Economia da Saúde da Secretaria de Saúde do Estado do Ceará. Ex-Presidente do Conselho Regional de Economia – 8ª Região. Ex-Presidente do Sindicato dos Economistas do Ceará. Ex-Vice-Presidente da Associação Brasileira de Economia da Saúde.

Maria Irismar de Almeida

Enfermeira. Especialista em Educação em Saúde e em Enfermagem do Trabalho. Mestre em Educação e Doutora em Enfermagem pela UFC. Professora Adjunta do Curso de Graduação em Medicina da Universidade Estadual do Ceará – UECE. Coordenadora do Curso de Especialização em Enfermagem do Trabalho. Enfermeira do Estado do Ceará. Coordenadora do Projeto de Extensão HumanArtes da UECE. Psicodramatista.

Maria Salete Bessa Jorge

Enfermeira e Administradora. Mestre em Enfermagem Psiquiátrica e Doutora em Enfermagem pela USP. Pós-Doutorado em Saúde Coletiva pela Unicamp. Consultora *ad hoc* do CNPq, CAPES e de outras Universidades. Membro da Câmara de Pesquisa das Ciências Biológicas e Saúde da Agência de Fomento FUNCAP. Ex-Presidente do Comitê de Ética em Pesquisa da UECE. Ex-Coordenadora do Mestrado de Saúde Pública. Coordenadora do Programa (Mestrado e Doutorado) de Saúde Coletiva da UECE. Docente do Programa (Mestrado e Doutorado) em Cuidados Clínicos e Enfermagem. Coordenadora do Mestrado Profissional de Gestão em Saúde. Coordenação de Projetos de Pesquisa financiados e aprovados pela FUNCAP, CNPq e Ministério da Saúde. Membro da Diretoria da ABRASME Nacional. Pesquisadora Bolsista Produtividade 1B do CNPq. Professora Titular de Saúde Pública dos Cursos de Medicina e de Enfermagem da UECE. Coordenadora do Laboratório Interdisciplinar da UECE. Líder do Grupo de Pesquisa Saúde Mental, Família, Práticas de Saúde e Enfermagem do CNPq.

Marta Maria Alves da Silva

Médica. Residência em Medicina Preventiva e Social pelo Instituto de Patologia Tropical e Saúde Pública/Universidade Federal de Goiás (UFG)-INAMPS. Mestre em Saúde Coletiva pela Unicamp. Especialista em Medicina do Trabalho pela Universidade São Francisco. Especialista em Epidemiologia e Serviços de Saúde pela Johns Hopkins Bloomberg School of Public Health. Docente do Programa de Pós-Graduação em Promoção de Saúde e Prevenção da Violência da Faculdade de Medicina da Universidade Federal de Minas Gerais – UFMG. Médica do Núcleo de Vigilância de Violências e Promoção da Saúde da Secretaria Municipal de Saúde de Goiânia. Médica da Unidade de Regulação Assistencial do Hospital das Clínicas da Universidade Federal de Goiás. Ex-Coordenadora Geral de Doenças e Agravos Não Transmissíveis da Secretaria de Vigilância em Saúde do Ministério da Saúde. Experiência em Gestão nas Áreas de Planejamento, Atenção à Saúde, Vigilância em Saúde, com ênfase em Vigilância Epidemiológica de Doenças Transmissíveis, de Doenças e Agravos Não Transmissíveis, de Violências e Acidentes e em Saúde do Trabalhador.

Marta Maria das Chagas Medeiros

Médica com Residência Médica em Clínica Médica e em Reumatologia. Mestre em Medicina (Reumatologia) pela USP e Doutora em Reumatologia pela Universidade Federal de São Paulo. Professora Titular da Faculdade de Medicina da UFC. Ex-Coordenadora do Comitê de Ética em Pesquisa do Hospital Universitário Walter Cantídio (HUWC) da UFC e Ex-Chefe do Serviço de Reumatologia do HUWC-UFC.

Mauro Serapioni

Cientista Social. Mestre em *Primary Health Care Management at District Level* – Istituto Superiore di Sanità, Roma. Doutor em Ciências Sociais e Saúde pela Universidade de Barcelona. Investigador *Senior* do Centro de Estudos Sociais da Universidade de Coimbra, Docente do Doutorado "Democracia no Século XXI" da Universidade de Coimbra – Portugal. Professor visitante da UECE com atuação no Programa de Pós-Graduação em Saúde Coletiva. Ex-Coordenador do Curso de Especialização em Gestão de Sistemas Locais de Saúde (SILOS) da Escola de Saúde Pública do Ceará (Brasil). *Visiting Fellow* da Universidade de Bolonha. Professor substituto da Universidade Estadual do Ceará. Ex-Consultor da Organização Pan-Americana de Saúde e do Ministério de Saúde do Brasil. Docente da Universidade de Bolonha e da Universidade de Modena e Reggio Emilia (UNIMORE).

Mércia Gomes Oliveira de Carvalho

Fisioterapeuta. Mestre em Nutrição com Área de Concentração em Saúde Coletiva pela Universidade Federal da Paraíba – UFPB. Doutoranda em Ciências da Saúde (Saúde Coletiva) pela UnB. Experiência em Gestão de Serviços de Saúde em âmbitos estadual e municipal. Ex-Técnica do Ministério da Saúde na Área de Prevenção de Violências e Acidentes e Promoção da Saúde e de Redes de Atenção à Saúde.

Miren Maite Uribe Arregi

Médica. Mestre em Saúde Publica – Université Libre de Bruxelles – e em Gestão de Sistemas de Informação em Saúde – Universidade de Wales, Inglaterra. Doutora em Oncologia – AC Camargo Cancer Center (São Paulo). Médica Epidemiologista do Hospital Haroldo Juaçaba do Instituto do Câncer do Ceará e da Secretaria da Saúde do Estado do Ceará, atuando principalmente nos seguintes temas: Registros de Câncer e Epidemiologia do Câncer. Consultora de registros hospitalares de câncer e de base populacional de câncer.

Mirhelen Mendes de Abreu

Médica com Residência Médica em Clínica Médica e em Reumatologia e Especialização em Saúde Baseada em Evidências e MBA em Gestão e Economia da Saúde. Mestre em Reumatologia e Doutora em Saúde Coletiva pela Universidade Federal de São Paulo. Pós-Doutora no Brighan and Women's Hospital-Harvard Medical School. Professora Adjunta da Universidade Federal do Rio de Janeiro. Assessoria Médica e Científica em Reumatologia do Grupo Fleury Medicina e Saúde (Brasil). Ex-Professora Adjunta do Departamento de Medicina da Universidade Federal de São Carlos.

Moisés Goldbaum

Médico Sanitarista. Doutor em Medicina Preventiva pela USP. Professor-Doutor (*Senior*) do Departamento de Medicina Preventiva da Faculdade de Medicina da Universidade de São Paulo – USP. Ex-Superintendente de Desenvolvimento Social do CNPq. Ex-Consultor Nacional da Organização Pan-Americana da Saúde (OPAS). Ex-Coordenador da Coordenação dos Institutos de Pesquisa e Ex-Coordenador de Ciência, Tecnologia e Insumos Estratégicos da Secretaria de Estado da Saúde de São Paulo. Ex-Superintendente da Fundação para o Remédio Popular – FURP – e da Superintendência de Controle de Endemias – SUCEN. Ex-Presidente da ABRASCO. Representou a área de Saúde Coletiva na CAPES. Ex-Secretário de Ciência, Tecnologia e Insumos Estratégicos do Ministério da Saúde. Produção intelectual concentrada nas Áreas de Epidemiologia e Ciência e Tecnologia.

Mônica Cardoso Façanha

Médica Infectologista. Especialista em Medicina do Trabalho e em Pneumologia Sanitária. Mestre em Doenças Infecciosas e Parasitárias – UFRJ. Doutora em Farmacologia – UFC. Professora Titular de Doenças Infecciosas do Departamento de Saúde Comunitária da Faculdade de Medicina – UFC. Médica da Célula de Vigilância Epidemiológica (CEVEPI) da Secretaria Municipal de Saúde de Fortaleza.

Nágila Raquel Teixeira Damasceno

Nutricionista. Pós-Doutora em Endocrinología e Nutrición – Universidad de Barcelona, Espanha. Pós-Doutorado em Imunologia – USP. Doutora e Mestre em Ciência dos Alimentos e Nutrição Experimental – USP. Professora Associada do Departamento de Nutrição – USP. Orientadora dos Programas de Pós-Graduação em Nutrição e Saúde Pública e PRONUT – USP. Membro da Diretoria do Departamento de Nutrição da SOCESP. Conselheira Científica do Conselho Regional de Nutrição (CRN3). Membro do Instituto Nacional de Ciências e Tecnologia em Fluidos Complexos (INCT-FCx) e Diretora do Serviço de Nutrição e Dietética do Hospital Universitário (USP). Coordenadora do Grupo de Pesquisa em Oxidações Biológicas e Metabolismo Lipídico.

Nelson Filice de Barros

Cientista Social. Mestre em Saúde Coletiva e Doutor em Saúde Coletiva pela Universidade Estadual de Campinas e Pós-Doutor pela Universidade de Leeds, Reino Unido. Professor da Área de Concentração de Ciências Sociais Aplicadas à Saúde e Coordenador do Laboratório de Práticas Alternativas, Complementares e Integrativas em Saúde (LAPACIS) do Departamento de Saúde Coletiva da Faculdade de Ciências Médicas da Unicamp. Líder do Grupo de Metodologia Qualitativa e Sociologia das Medicinas Alternativas, Complementares e Integrativas do CNPq e Vice-Líder do Grupo Racionalidades em Saúde: Sistemas Médicos e Práticas Complementares e Integrativas do CNPq.

Otaliba Libânio de Morais Neto

Médico. Mestre e Doutor em Saúde Coletiva pela Unicamp. Professor Associado do Departamento de Saúde Coletiva do Instituto de Patologia Tropical e Saúde Pública da Universidade Federal de Goiás (UFG). Ex-Secretário de Saúde de Goiânia/GO e Ex-Diretor do Departamento de Análises de Situação de Saúde da Secretaria de Vigilância em Saúde do Ministério da Saúde.

Paula Fraccinetti Castelo Branco Camurça Fernandes

Médica Nefrologista. Mestre em Epidemiologia pela Universidade Federal de São Paulo e Doutora em Medicina Interna e Terapêutica pela Unifesp/Universidade de Londres. *Fellow* da Fundação Rockfeller-INCLEN. *Fellow* da Sociedade Internacional de Nefrologia – Guy's Hospital, Londres. Professora Adjunta do Curso de Medicina da Universidade Estadual do Ceará – UECE. Docente do Programa de Pós-Graduação (Mestrado e Doutorado) em Saúde Coletiva da UECE. Docente do Mestrado Profissional em Transplantes – UECE. Chefe do Serviço do Sistema Urinário do Hospital Universitário Walter Cantídio – UFC (Unidade de Transplante Renal, Nefrologia, Hemodiálise e Urologia) e Integrante do Centro de Pesquisas em Doenças Hepato--Renais do Ceará. Ex-Diretora do Núcleo de Medicina Baseada em Evidências – Unidade de Epidemiologia Clínica da UFC. Membro da Rede Internacional de Epidemiologia Clínica – INCLEN. Sócia da Sociedade Brasileira de Médicos Escritores – Regional Ceará.

Raquel Maria Rigotto

Médica com Especialização em Medicina do Trabalho pela Fundacentro. Mestre em Educação pela UFMG e Doutora em Sociologia pela UFC. Professora Titular do Departamento de Saúde Comunitária da Faculdade de Medicina da UFC, desenvolvendo atividades de ensino, pesquisa e extensão na área de Saúde Coletiva com ênfase nos temas: Desenvolvimento, Saúde Ambiental e Saúde do Trabalhador. Docente do Programa de Pós-Graduação em Saúde Coletiva da UFC. Coordenadora do Núcleo TRAMAS – Trabalho, Meio Ambiente e Saúde. Linha de pesquisa no Programa de Pós-Graduação em Saúde Pública da UFC: Produção, Ambiente, Saúde e Cultura no Nordeste Brasileiro. Integrante do Conselho Deliberativo da Associação Brasileira de Saúde Coletiva – Abrasco. Participante do GT Saúde e Ambiente da Abrasco, da Associação Brasileira de Estudos sobre o Trabalho – ABET – e da Rede Brasileira de Justiça Ambiental. Ex-Conselheira Titular do Conselho Nacional de Saúde. Membro da Rede Brasileira de Justiça Ambiental.

Regina Heloísa Mattei de Oliveira Maciel

Psicóloga. Mestre em *Applied Psychology Ergonomics* pela University of Wales Institute of Science and Technology e Doutora em Psicologia Experimental pela USP. Professora Titular da Universidade de Fortaleza e Professora da Universidade Estadual do Ceará. Coordenadora do Núcleo de Estudos sobre o Trabalho e o Laboratório de Estudos sobre o Trabalho (LET) do Programa de Pós-Graduação em Psicologia da Unifor. Integrante da Rede Observatório em Recursos Humanos, Estação Ceará (ROREHS-CE) e Colaboradora em Pesquisas do Núcleo TRAMAS da Universidade Federal do Ceará e do Núcleo TRECOS da Universidade Estadual do Ceará. Participante de Projetos da Fundação Jorge Duprat Figueiredo de Segurança e Medicina do Trabalho, do Sindicato dos Empregados em Instituições Bancárias do Ceará e da Confederação Nacional dos Trabalhadores em Instituições Financeiras. Experiência na Área de Saúde Coletiva com ênfase em Ergonomia.

Renata Mírian Nunes Eleutério

Farmacêutica. Habilitação em Bioquímica pela Universidade do Grande Rio – Unigranrio. Farmacêutica Industrial pela Universidade de Fortaleza. Especialista em Ciências do Laboratório Clínico pela Universidade Federal do Rio de Janeiro e em Citologia Clínica pela Faculdade Souza Marques. MBA em Gestão Empresarial pela Fundação Getúlio Vargas. Mestre em Ciências Médicas pela Universidade Estadual do Rio de Janeiro – UERJ. Doutoranda do Programa de Pós-Graduação em Desenvolvimento e Inovação Tecnológica em Medicamentos (PPgDITM-UFC) da UFC. Professora do Curso de Biomedicina da Unichristus.

Rosa Maria Pinheiro de Souza

Economista. Mestre em Saúde Pública – ENSP/Fiocruz. Doutora em Saúde Pública – Universidade do Estado do Rio de Janeiro/Instituto de Medicina Social – UERJ/IMS. Especialista em Economia da Saúde/Farmacoeconomia – Universidade Pompeu-Fabra – Barcelona, Espanha. Analista em Gestão em Saúde – ENSP/Fiocruz. Coordenadora da Secretaria Técnica Executiva da Rede de Escolas e Centros Formadores em Saúde Pública. Ex-Professora-Pesquisadora no campo da qualidade da formação profissional em Saúde Pública na École des Hautes Études en Santé Publique à Rennes, França.

Rosendo Freitas de Amorim

Licenciado em Filosofia e em História. Especialista em Lógica Hegeliana pela UECE. Mestre e Doutor em Sociologia pela UFC. Pós--Doutor em Saúde Coletiva. Assessor Técnico da Secretaria de Educação do Estado do Ceará – SEDUC. Professor Titular da Unifor, Membro do quadro de Professor Efetivo do Mestrado em Saúde Coletiva e Professor Colaborador do Programa de Pós-Graduação (Mestrado e Doutorado) em Direito.

Socorro Maria Pinho Penteado
Nutricionista. Especialista em Nutrição Humana pela Universidade Estadual do Ceará – UECE e em Administração e Marketing pela Universidade Vale do Acaraú – UVA. Mestre em Saúde Pública pela UFC. Doutora em Saúde Pública pela Universidade San Lorenzo – UNISAL – Paraguai. Técnica do Núcleo de Informação e Análise em Saúde (NUIAS) da Secretaria de Saúde do Estado do Ceará, atuando principalmente na Vigilância Epidemiológica e Sistemas de Informação em Saúde.

Sílvia Maria Nóbrega-Therrien
Enfermeira. Mestre em Educação pela UFC. Doutora em Sociologia pela Universidade de Salamanca, Espanha. Pós-Doutora em Educação pela Universidade de Valência, Espanha. Professora Adjunta da Universidade Estadual do Ceará – UECE. Docente do Programa de Pós--Graduação em Educação e do Curso de Graduação em Medicina da UECE. Líder do Grupo de Pesquisa Educação, História e Saúde Coletiva e Coordenadora do Laboratório de História da Enfermagem – LEHSC. Membro da Câmara de Ciências Humanas, Linguagem e Artes da FUNCAP – Fundação Cearense de Apoio ao Desenvolvimento Científico e Tecnológico do Ceará. Membro do Conselho Editorial da Editora da UECE-EdUECE. Bolsista de Produtividade em Pesquisa do CNPq – Nível 2.

Soraia Pinheiro Machado Arruda
Nutricionista. Mestre em Saúde Pública pela Universidade Estadual do Ceará e Doutora em Saúde Coletiva pela Universidade Federal do Maranhão. Pesquisadora e Professora Adjunta do Curso de Graduação em Nutrição, do Mestrado Acadêmico em Nutrição e Saúde e do Programa de Pós-Graduação (Mestrado e Doutorado) em Saúde Coletiva da Universidade Estadual do Ceará. Experiência nas Áreas de Nutrição e Saúde Coletiva, atuando principalmente nos seguintes temas: Avaliação do Consumo e Comportamento Alimentar, com ênfase em padrões alimentares e fatores associados, e Obesidade.

Thereza Maria Magalhães Moreira
Enfermeira e Advogada. Mestre e Doutora em Enfermagem pela UFC. Pós-Doutora em Saúde Pública pela Universidade de São Paulo – USP. Professora Adjunta da Universidade Estadual do Ceará – UECE. Docente do Programa de Pós-Graduação (Mestrado e Doutorado) em Saúde Coletiva e do Programa de Pós-Graduação (Mestrado e Doutorado) em Cuidados Clínicos em Enfermagem e Saúde da UECE. Líder do Grupo de Pesquisa Epidemiologia, Cuidado em Cronicidade e Enfermagem – GRUPECCE-CNPq. Consultora *Ad hoc* de vários periódicos. Bolsista de Produtividade em Pesquisa do CNPq – Nível 1D.

Wanderlei Antonio Pignati
Médico. Mestre em Saúde e Ambiente pela Universidade Federal de Mato Grosso. Doutor em Saúde Pública – ENSP/ Fiocruz. Professor Associado do Instituto de Saúde Coletiva (ISC) da Universidade Federal de Mato Grosso – UFMT. Docente do Mestrado em Saúde Coletiva do ISC/UFMT. Membro da Comissão Interinstitucional de Saúde do Trabalhador da SES/MT. Membro do GT em Saúde do Trabalhador da Abrasco e Pesquisador dos Impactos do Agronegócio na Saúde e Ambiente.

Wildo Navegantes de Araújo
Médico Veterinário com Residência em Zoonoses e Saúde Pública pela Faculdade de Medicina Veterinária e Zootecnia (FMVZ) da Universidade Estadual Paulista "Julio de Mesquita Filho". Mestre em Medicina Veterinária. Doutor em Biotecnologia em Saúde e Medicina Investigativa pelo Centro de Pesquisas Gonçalo Moniz da Fundação Oswaldo Cruz – Salvador, Bahia. Ex-Participante do Programa de Treinamento em Epidemiologia Aplicada aos Serviços do SUS pelo Ministério da Saude do Brasil & Centers for Disease Control and Prevention – Atlanta, EUA. Docente de Epidemiologia da Universidade de Brasília. Trabalha no Ministério da Saúde com vigilância e ênfase em investigação de surtos.

Homenagem a Zélia Rouquayrol

A Professora Maria Zélia Rouquayrol consagrou-se notadamente pela elaboração de livros didáticos sobre epidemiologia, preenchendo os espaços, dantes prevalecentes, até então, nesse campo do conhecimento. Com certeza, *Epidemiologia & Saúde*, obra que desde o princípio teve a Doutora Zélia Rouquayrol como a principal organizadora, figura entre os livros-textos de Saúde Pública mais utilizados no Brasil, no estudo de tópicos de relevo da Saúde Coletiva, para as diversas graduações em ciências da saúde, assim como na preparação de sanitaristas em cursos de pós-graduação, na área da Saúde Coletiva, razão pelo que se sobressai em sua grande tiragem verificada em sucessivas edições e reimpressões.

Na área de Saúde Pública, deveras substancial tem sido a participação da Professora Zélia, com especial referência à sua produção científica quando docente na Universidade Federal do Ceará (UFC) e na Universidade de Fortaleza (Unifor).

Na rotina dos serviços de saúde, a criação e coordenação do então Departamento de Epidemiologia e a implantação do Plantão Epidemiológico da Secretaria de Saúde do Estado do Ceará oferecem o aval de sua competência em gerenciar serviços públicos, ombreando-se à sua capacidade de investigadora de vastos predicados, atestados, inclusive, pela comunidade científica internacional.

A partir de 1997, e por longos anos, passou a compor a equipe de Vigilância Epidemiológica da Secretaria de Saúde de Fortaleza, oferecendo seus bons préstimos ao setor de Análise de Dados da Célula de Vigilância Epidemiológica, o que incluía a coordenação do Boletim de Saúde de Fortaleza.

Também tem sido fortemente evidente sua participação na formação e na qualificação de recursos humanos para a saúde, especialmente na graduação e pós-graduação, com atividade focada, mais explicitamente, na epidemiologia. São muitos os seus seguidores, os quais, nutridos no copioso saber dela emanado, prosseguem, com brilhantismo, uma trajetória profissional eivada de sucesso e de realizações.

Muitos foram os títulos, prêmios e honrarias que ela recebeu ao longo de sua vida acadêmica, cabendo destacar: o prêmio conferido pelo Governo do Estado do Ceará, em 1986, pelo conjunto de sua obra; a Medalha do Mérito Científico, por serviços prestados ao desenvolvimento da ciência, da UFC, em 1988; o título de Professor Emérito, que lhe foi outorgado pela UFC em 1998; o título da cidadania de Fortaleza, concedido pela Câmara Municipal de Fortaleza em 2003; e o Troféu Sereia de Ouro, por seus méritos como pesquisadora.

Após ter sido condecorada em 1998 pela ABRASCO com a Medalha de Prata Oswaldo Cruz, comemorativa do Centenário da Fiocruz e oferecida somente a três pesquisadores brasileiros, por sua dedicação à tríade ensino-pesquisa-extensão na área da epidemiologia, em 2002 recebeu da Organização Pan-Americana da Saúde (OPAS) a Medalha Comemorativa do Centenário da OPAS, concedida apenas a quatro cientistas latino-americanos.

Foi colimado em múltiplos motivos que a sétima edição entranhou, definitivamente, seu sobrenome ao título deste livro: *Rouquayrol – Epidemiologia & Saúde*, ratificando na oitava a continuidade desse selo e, desse modo, perpetuando seus méritos de autora prestigiada junto às gerações sucedâneas e possibilitando a impressão de novas edições, conduzidas por seus seguidores, quando a Professora Zélia se decidir por sua aposentadoria profissional para melhor usufruir do convívio hedonista de seus relacionamentos familiares e dos tão caros amigos.

Marcelo Gurgel Carlos da Silva
Setembro de 2017

Prefácio da 7ª Edição

A tão aguardada sétima edição do livro da "Rouquayrol", como é mais conhecido nos meios acadêmicos brasileiros, finalmente veio a público com a qualidade que lhe é própria.

O livro *Epidemiologia & Saúde*, cuja primeira edição foi publicada em 1983, sob os auspícios da Universidade de Fortaleza, ganhou notoriedade nacional, com suas sucessivas e bem-sucedidas edições, por meio da MEDSI Editora, até chegar à sexta edição, sempre revisada, atualizada e ampliada, em 2003, consagrando-se como o livro, na área, mais vendido no Brasil, além de ser a principal indicação para o estudo de Medicina Preventiva e Social aos candidatos dos processos seletivos de Residência Médica.

Desde então, a obra passou por várias reimpressões para dar vazão às demandas do mercado consumidor, até que, por razões superiores, julgou-se por bem não autorizar novas impressões e sim reunir condições para brindar o público leitor com uma edição inteiramente renovada e consistente, de acordo com os novos conhecimentos em Saúde Pública e em Epidemiologia, e no mesmo diapasão dos avanços do Sistema Único de Saúde no Brasil.

Agora, no corrente ano de 2012, passados praticamente 10 anos da preparação da edição anterior, a despeito dos bons lançamentos literários na área da Saúde Pública, que preenchem necessidades específicas do campo do saber, na Saúde Coletiva, o livro *Epidemiologia & Saúde*, considerado o mais completo para uso nas diferentes graduações da área da saúde, e para aqueles que se iniciam na Saúde Pública, volta revigorado e robustecido, com novos conteúdos, antes não tratados.

Com efeito, a sexta edição dispunha de 23 capítulos, os quais, em grande parte, tiveram os seus assuntos preservados; a eles se somaram outros tantos, perfazendo, nesta edição, um total de 35 capítulos, conferindo maior abrangência, e sem perda da identidade e da densidade original, uma vez que a mão e a mente da autora principal (M.Z.R.) se fizeram sentir, durante a execução, por sua liderança e sapiência, evitando solução de continuidade da obra que construiu ao longo de quase três décadas.

Boa parcela dos autores de edição precedente foi mantida, de modo que, em muitos casos, pelo menos um dos autores do capítulo conservaria o liame entre as edições. O contingente de autores saltou de 31 para 68, com a incorporação de 37 novos colaboradores com escolhas lastreadas na *expertise* específica de cada um, em conexão com os respectivos capítulos, juntando especialistas do mundo acadêmico, representados por docentes e pesquisadores vinculados a programas de pós-graduação bem avaliados pela Capes, ao pessoal de serviços, detentores de vasta experiência profissional, inseridos em diferentes esferas administrativas, todos aptos a dotar a obra de boa feição gráfica, valorizada por um conteúdo tão importante quanto atraente.

Maria Zélia Rouquayrol
Marcelo Gurgel Carlos da Silva
Setembro de 2012

Prefácio da 8ª Edição

A sétima edição do livro da "Rouquayrol", como é mais reconhecido nos ambientes acadêmicos e de serviços de saúde do Brasil, foi tornada pública em 2013, editada sob os cuidados diligentes da Medbook, preservando as qualidades inerentes às últimas edições.

Epidemiologia & Saúde teve sua primeira edição, em 1983, publicada sob o patrocínio da Universidade de Fortaleza e alcançou visibilidade nacional quando foi assumida pela MEDSI Editora, responsável por sucessivas e bem-sucedidas edições que converteram a obra num sucesso editorial, posicionando-a entre as mais vendidas da área de Saúde Pública no país, graças à sua indicação para o estudo de Medicina Preventiva e Social para os candidatos dos processos seletivos de Residência Médica, bem como por ser obra didática de largo uso nos cursos de graduação da Saúde.

A tiragem inicial da sétima edição logo foi esgotada, o que levou à necessidade de reimpressões para atender à grande procura do mercado consumidor, até que, passados 4 anos, considerou-se mais oportuno ofertar ao público leitor uma nova edição devidamente revisada e atualizada, de conformidade com os avanços dos conhecimentos em Saúde Pública e em Epidemiologia e em consonância com a legislação do Sistema Único de Saúde no Brasil.

Hoje, 5 anos depois da elaboração da edição precedente, a oitava edição vem a lume mais encorpada pela inclusão de novos capítulos, abarcando conteúdos de grande relevo aos graduandos da área da Saúde e aos que se iniciam na Saúde Coletiva como estudiosos ou praticantes. Os capítulos da sétima edição foram enviados aos autores correspondentes para revisão, os quais, em sua maioria, efetuaram as atualizações cabíveis de modo a assegurar a pertinência do teor tratado ao tempo presente. Foram poucos os casos em que os autores revisaram sem proceder às modificações julgadas necessárias ao capítulo.

A sétima edição era composta de 35 capítulos, os quais, em boa parte, mantiveram seus assuntos preservados e foram atualizados. A esses capítulos foram somados outros cinco: 34 – Metodologia Qualitativa e as Correntes do Pensamento; 35 – Sistema de Informação em Saúde; 36 – Determinantes Sociais da Saúde; 37 – Saúde da Mulher; e 38 – Ciências Sociais e Humanas em Saúde Coletiva, os quais vieram promover maior amplitude temática e metodológica e um reforço substantivo no campo das ciências sociais em Saúde Coletiva.

A continuidade do compromisso com o público leitor desta obra pode ser atestada pela adesão quase total dos colaboradores da edição anterior ao convite de atualizações dos respectivos temas tratados. O conjunto de autores passou de 68 para 81 com a inclusão de 15 novos colaboradores e a exclusão de dois participantes, cabendo ressaltar a *expertise* própria de cada participante, em estreito compromisso com os seus correspondentes capítulos, congregando especialistas do mundo acadêmico, representados por docentes e pesquisadores de programas de pós-graduação bem avaliados pela Capes, ao lado de recursos humanos de serviços de saúde, possuidores de farta experiência profissional, atuantes em diferentes esferas administrativas, todos capazes de propiciar um livro com perfeição gráfica, avalizada por um conteúdo tão relevante quanto agradável ao leitor.

Maria Zélia Rouquayrol
Marcelo Gurgel Carlos da Silva
Setembro de 2017

Sumário

1 Breve História da Saúde Pública no Brasil, 1

Ana Margarida Furtado Arruda Rosemberg

2 Epidemiologia, História Natural, Determinação Social, Prevenção de Doenças e Promoção da Saúde, 9

Maria Zélia Rouquayrol
Moisés Goldbaum
Eddie William de Pinho Santana
Ana Paula Soares Gondim

3 Medida da Saúde Coletiva, 25

José Rubens Costa Lima
Augediva Maria Jucá Pordeus
Maria Zélia Rouquayrol

4 Abordagens e Usos da Epidemiologia Descritiva: Quem, Quando e Onde, 63

Antonio Silva Lima Neto
Luciano Pamplona de Góes Cavalcanti
Wildo Navegantes de Araújo
Maria Zélia Rouquayrol

5 Processos Endêmico e Epidêmico, 95

Maria Zélia Rouquayrol
Luiza de Marilac Meireles Barbosa
Cícera Borges Machado

6 Desenhos de Pesquisa em Epidemiologia, 117

Marcos Venícios de Oliveira Lopes

7 Análise de Dados Epidemiológicos, 129

Marcos Venícios de Oliveira Lopes
José Rubens Costa Lima

8 Epidemiologia Clínica, 143

Marta Maria das Chagas Medeiros
Mirhelen Mendes de Abreu

9 Medicina Baseada em Evidências, 167

Paula Frassinetti Castelo Branco Camurça Fernandes

10 Pesquisa Qualitativa em Saúde: Aspectos Teórico-Metodológicos e sua Interface com a Saúde Coletiva, 177

Maria Salete Bessa Jorge
Ana Maria Fontenelle Catrib
Geison Vasconcelos Lira

11 Aspectos Epidemiológicos das Doenças Transmissíveis, 187

  A. *Conceitos Básicos*
  B. *Modos de Transmissão*

Maria Zélia Rouquayrol
Fátima Maria Fernandes Veras
Lara Gurgel Fernandes Távora

12 Doenças Emergentes e Reemergentes, 217

Mônica Cardoso Façanha
Luciano Pamplona de Góes Cavalcanti

13 Vigilância Epidemiológica, 239

Luciano Pamplona de Góes Cavalcanti
Expedito José de Albuquerque Luna
Wildo Navegantes de Araújo

14 Epidemiologia das Doenças Crônicas Não Transmissíveis no Brasil, 259

Deborah Carvalho Malta
Lenildo de Moura
Jarbas Barbosa da Silva Júnior

15 Violências como um Problema de Saúde Pública, 281

Marta Maria Alves da Silva
Otaliba Libânio de Morais Neto
Márcio Dênis Medeiros Mascarenhas
Eneida Anjos Paiva
Cheila Marina Lima
Mércia Gomes Oliveira de Carvalho

16 Epidemiologia Nutricional, 303

Helena Alves de Carvalho Sampaio
Soraia Pinheiro Machado Arruda
Nágila Raquel Teixeira Damasceno

17 Epidemiologia da Saúde da Criança, 327

Álvaro Jorge Madeiro Leite
Antônio José Ledo Alves da Cunha
César Gomes Victora

18 Saúde do Trabalhador, 337

Wanderlei Antonio Pignati
Regina Heloísa Mattei de Oliveira Maciel
Raquel Maria Rigotto

19 Saúde Ambiental, 361

Francisco Suetônio Bastos Mota

20 Saúde do Idoso, 377

João Macedo Coelho Filho

21 Saúde Mental, 397

José Jackson Coelho Sampaio
José Maria Ximenes Guimarães
Alexandre Menezes Sampaio

22 Epidemiologia e Saúde Bucal Coletiva, 419

Aldo Angelim Dias
Maria Cristina Germano Maia
Antônio Carlos Pereira

23 Epidemiologia e Planejamento de Saúde, 437

Alexandre José Mont'Alverne Silva

24 Modelos Assistenciais em Saúde no Brasil, 443

Luiz Odorico Monteiro de Andrade
Ivana Cristina de Holanda Cunha Barreto
Caio Garcia Correia Sá Cavalcanti

25 Políticas de Saúde no Brasil, 449

Luiz Odorico Monteiro de Andrade
Lenir Santos
Kelen Gomes Ribeiro
Ivana Cristina de Holanda Cunha Barreto

26 Regulação e Vigilância Sanitária: Proteção e Defesa da Saúde, 461

Ediná Alves Costa

27 Saúde como Direito, 487

Thereza Maria Magalhães Moreira
Eveline de Castro Correia

28 Avaliação em Saúde – Teorias, Conceitos e Métodos, 497

Mauro Serapioni
Clélia Maria Nolasco Lopes
Marcelo Gurgel Carlos da Silva

29 Economia da Saúde: da Epidemiologia à Tomada de Decisão, 521

Marcelo Gurgel Carlos da Silva

30 Alocação de Recursos na Saúde, 543

Maria Helena Lima Sousa
Rosa Maria Pinheiro de Souza
Marcelo Gurgel Carlos da Silva

31 A Estratégia Saúde da Família e o SUS, 557

Luiz Odorico Monteiro de Andrade
Ivana Cristina de Holanda Cunha Barreto
Kelen Gomes Ribeiro
Andrezza Aguiar Coelho Uchoa

32 Humanidades Médicas: Mapeando Questões e Respostas no Âmbito da Formação de Médicos, 579

Andrea Caprara
Annatália Meneses de Amorim Gomes
Lília Blima Schraiber

33 Educação em Saúde: Reflexões para a Promoção da Vigilância à Saúde, 587

Maria Fátima Maciel Araújo
Maria Irismar de Almeida
Sílvia Maria Nóbrega-Therrien

34 Metodologia Qualitativa e as Correntes do Pensamento: Avanços, Limites e Desafios para a Saúde Coletiva, 607

Maria Salete Bessa Jorge
Lídia Andrade Lourinho
Rosendo Freitas de Amorim

35 Sistema de Informação em Saúde, 617

Lindélia Sobreira Coriolano
Socorro Maria Pinho Penteado
Miren Maite Uribe Arregi

36 Determinantes Sociais da Saúde, 635

Kelen Gomes Ribeiro
Ivana Cristina de Holanda Cunha Barreto
Jaina Bezerra de Aguiar
Luiz Odorico Monteiro de Andrade

37 Saúde da Mulher, 651

José Eleutério Junior
Renata Mírian Nunes Eleutério

38 Ciências Sociais e Humanas em Saúde Coletiva, 661

Nelson Filice de Barros
Ana Maria Fontenelle Catrib
Aline Veras Morais Brilhante
Maria Salete Bessa Jorge

39 Saúde Pública: Cultura e Ciência, 669

Dalgimar Beserra de Menezes

40 Glossário de Epidemiologia & Saúde, 679

Luiza de Marilac Meireles Barbosa
Cícera Borges Machado

Índice Remissivo, 711

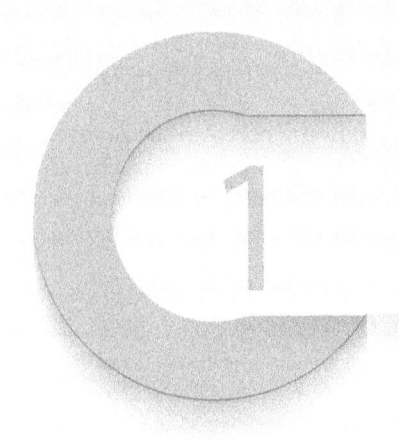

Breve História da Saúde Pública no Brasil

Ana Margarida Furtado Arruda Rosemberg

Saúde Pública é a arte e a ciência de prevenir a doença, prolongar a vida, promover a saúde e a eficiência física e mental mediante o esforço organizado da comunidade, abrangendo o saneamento do meio, o controle das infecções, a educação dos indivíduos nos princípios de higiene pessoal, a organização de serviços médicos e de enfermagem para diagnóstico precoce e pronto tratamento das doenças e o desenvolvimento de uma estrutura social que assegure a cada indivíduo na sociedade um padrão de vida adequado à manutenção da saúde.
Winslow, Charles-Edward Amory (1877-1957)

INTRODUÇÃO

Para o entendimento da crise do sistema de saúde pública no Brasil, traduzida por filas frequentes, deficiência de leitos hospitalares, escassez de recursos, baixos valores pagos pelo Sistema Único de Saúde (SUS), recrudescimento de diversas doenças transmissíveis e, também, para o entendimento dos avanços na saúde, como a melhoria nos índices de mortalidade e expectativa de vida, é importante o conhecimento dos determinantes históricos que levaram a situação atual. A evolução da história das políticas de saúde não pode ser dissociada da evolução político-social e econômica da sociedade brasileira. Em nosso sistema capitalista, a saúde nunca foi tratada como prioridade. Historicamente só recebeu atenção dos governantes quando as grandes epidemias ameaçavam a economia do país. Por outro lado, a organização e a reivindicação dos trabalhadores levaram às conquistas sociais do direito à saúde e à previdência, ainda que de maneira parcial.

A SAÚDE PÚBLICA NO PERÍODO COLONIAL

As primeiras notícias que chegaram à Europa sobre o Brasil falavam das belezas de um paraíso terrestre utópico, da inocente selvageria de seus habitantes e de um jardim tropical idílico. Diante desses relatos, inúmeras expedições zarparam do Velho para o Novo Continente com todo tipo de gente que sonhava com esse mundo imaginário. Soldados, aventureiros, mendigos, loucos, bufarinheiros, tuberculosos e sifilíticos, entre outros, eram impulsionados pela mesma obsessão: a riqueza, as montanhas de ouro, a felicidade suprema que povoava a imaginação dos primeiros navegadores que aqui chegaram (RIBEIRO, 1987).

Em 1500, o Brasil esbanjava beleza com suas matas virgens e seus índios robustos, ágeis e saudáveis. Suas riquezas naturais davam a ideia de um verdadeiro Eldorado. Em busca deste, os colonizadores trouxeram com eles as doenças que os vitimavam intensamente, como tuberculose, sarampo, malária, sífilis, gonorreia etc. Somadas às guerras, essas moléstias contribuíram enormemente para o extermínio de tribos indígenas. A conjugação catequese-contaminação, guerras de extermínio-escravidão, reduziu drasticamente as populações indígenas. Foi uma verdadeira tragédia a catequização desses índios, além de um terrível equívoco que levou a um grande genocídio e à quase dizimação dos habitantes do Brasil e da América (POMER, 1980).

Por outro lado, ao chegarem ao Brasil mal alimentados, vindos em navios fétidos, imundos, desconfortáveis, abarrotados de gente, suportando todo tipo de infortúnio, os colonizadores se deparavam com uma cruel realidade: em lugar do "paraíso utópico", um "inferno tropical". Os conflitos com os indígenas, as doenças e dificuldades de vida se constituíram em grandes barreiras para o colonizador europeu se estabelecer aqui. Tudo isso ameaçava o projeto português de explorar e colonizar o Brasil. Diante da terrível realidade sanitária, o Conselho Ultramarino Português criou, no século XVI, os cargos de físico-mor e cirurgião-mor. Entretanto, poucos médicos cruzavam o Atlântico, pois os baixos salários, a pobreza da população e os perigos que enfrentariam não os estimulavam. Por outro lado, o povo tinha pavor aos tratamentos utilizados pelos médicos, como as sangrias e os purgativos, tão em voga na Europa, preferindo recorrer aos curandeiros, que usavam ervas medicinais. Em 1746, havia apenas seis médicos graduados na Europa para cobrir os estados de São Paulo, Paraná, Mato Grosso, Mato Grosso do Sul e Goiás (BERTOLLI FILHO, 2011).

Como já mencionado, muitas doenças infecciosas chegaram ao Brasil trazidas pelos europeus. A tuberculose foi uma delas. Um dos primeiros tuberculosos que por aqui aportou foi o jesuíta Manuel da Nóbrega que, ao realizar sua missão evangelizadora, disseminou o bacilo de Koch entre as populações indígenas. O jesuíta José de Anchieta também foi tuberculoso, embora a documentação existente sobre sua moléstia não seja tão exuberante quanto a de Nóbrega (RIBEIRO, 1956).

A varíola provavelmente foi trazida pelos escravos africanos, tornando-se a principal causa de morte no Brasil Colônia. Nos surtos epidêmicos, quase nada podia ser feito por médicos e curandeiros, que apenas isolavam os doentes, deixando-os, muitas vezes, morrer à míngua (BERTOLLI FILHO, 2011).

Nos primeiros tempos da colonização, homens e mulheres acreditavam que a doença era uma advertência ou um castigo de Deus. Havia um desconhecimento total do corpo feminino, e a mulher era vista como um receptáculo de um depósito sagrado que precisava frutificar. Existia a crença de que a mulher era apenas terra fértil a ser fecundada pelo macho. Essa concepção vinha de Aristóteles (384-322 a.C.), que dizia ser o homem o insuflador da alma. O útero, conhecido como "madre", era apenas para receber o sêmen e engendrar um novo ser. Achava-se que a "madre" lançava a mulher em uma cadeia de enfermidades que iam da melancolia e da loucura até a ninfomania (DEL PRIORE, 2004).

O curandeirismo, um tipo de medicina com base em conhecimentos populares adquiridos por meio do empirismo, foi largamente utilizado no Brasil Colônia. Nesse mundo no qual, como vimos, praticamente não havia médicos, as curandeiras e benzedeiras recebiam a estima e o respeito do povo. Conjurando os espíritos com suas palavras e ervas mágicas, suas orações e adivinhações para afastar entidades malévolas, elas curavam todos os males. Os regulamentos sanitários vetavam aos leigos o exercício da medicina, mas no Brasil Colônia foram totalmente inoperantes, pois a necessidade gritava mais alto (DEL PRIORE, 2004).

A concepção da doença como fruto de uma ação sobrenatural e a visão mágica do corpo faziam com que as curandeiras fabricassem remédios com a utilização de plantas, minerais e animais. Mesclando-se a esses saberes, havia os advindos da África (emprego de talismãs, amuletos e fetiches) e as cerimônias de cura indígena, apoiadas pela flora medicinal brasileira. Tudo isso foi utilizado para curar as doenças que atingiam os brasileiros no período colonial. As curandeiras e benzedeiras que curavam com orações, benzimentos, rezas e palavras santas pertencentes ao monopólio eclesiástico eram perseguidas pelas autoridades civis e religiosas (Igreja e Santo Ofício), que as viam como feiticeiras.

A medicina praticada na Europa era quase inexistente no Brasil Colônia. Não havia hospitais, a não ser as Santas Casas de Misericórdia e as enfermarias mantidas pelos jesuítas. A instituição, que depois gerou a Confraria de Nossa Senhora da Misericórdia, foi criada em 1498, em Lisboa, pelo frei Miguel de Contreiras, com o apoio da rainha D. Leonor de Lancaster. Surgiram, no mesmo ano, oito filiais em Portugal e duas na Ilha da Madeira. Inicialmente, alimentavam os famintos, assistiam os enfermos, consolavam e educavam os enjeitados e sepultavam os mortos. Posteriormente, passaram a prestar assistência aos recém-nascidos abandonados na "roda dos expostos".

Quase tão antigas quanto o Brasil, pois aqui chegaram em 1539, as Santas Casas de Misericórdia desempenharam papel importante no atendimento aos enfermos dos navios e moradores da colônia. A primeira foi instalada em Olinda, em 1539. Depois foram instaladas em Santos (1543), Vitória (1545), Salvador (1549), São Paulo (1560), Rio de Janeiro (1582), João Pessoa (1602), Belém (1619) e São Luís (1657). Hoje, estão presentes em quase todas as capitais e em muitos municípios do interior do país. É importante frisar que as Santas Casas de Misericórdia se anteciparam às atividades estatais de assistência à saúde.

A SAÚDE PÚBLICA NO IMPÉRIO

Em 1808, fugindo de Napoleão Bonaparte, Dom João VI chegou ao Brasil com toda a Corte portuguesa. Até então, não existia no Brasil faculdade de medicina, já que Portugal não permitia a criação de faculdades em suas colônias. Em 18 de fevereiro de 1808, logo após sua chegada a Salvador (BA), Dom João VI criou a primeira faculdade de medicina do Brasil. Inaugurada com o nome de Escola de Cirurgia da Bahia, ocupava o prédio do Hospital Real Militar, que ficava nas dependências do Colégio dos Jesuítas, no Terreiro de Jesus. Posteriormente, foi transformada em Academia Médico-Cirúrgica, ganhando, em 1932, a denominação de Faculdade de Medicina da Bahia. No dia 5 de novembro de 1808, Dom João VI criou a Faculdade de Medicina do Rio de Janeiro com o nome de Escola de Anatomia, Cirurgia e Medicina. As duas primeiras faculdades do Brasil muito contribuíram para o avanço da medicina no país.

A mudança da Corte portuguesa para o Brasil determinou importantes transformações na área da saúde. Além da criação das duas faculdades de medicina, o Rio de Janeiro, capital do Império, recebeu ações sanitárias para mudar sua péssima imagem no exterior. A vacina antivariólica, usada no Brasil desde 1805, ganhou maior difusão. Dom João VI, por ter perdido dois irmãos e um filho acometidos pela doença, criou, em 1811, a Junta Vacínica da Corte, para implementar a vacinação no país. Já na década de 1820 havia Institutos Vacínicos em São Paulo, Minas Gerais e Rio Grande do Sul. Em 1831, a Junta Vacínica passou a se chamar Junta Central de Vacinação. Em 1829, foi criada a Academia Nacional de Medicina.

Inicialmente denominada Sociedade de Medicina do Rio de Janeiro e depois Academia Imperial de Medicina, nasceu com a finalidade de ser um órgão consultor nas questões de saúde do país. Em 1831, a referida Academia passou a publicar os *Seminários de Saúde Pública*, posteriormente convertidos em *Anais da Academia Nacional de Medicina* (a mais antiga publicação ininterrupta do país).

No mesmo ano em que foi criada a Academia Nacional de Medicina surgiu a Junta de Hygiene Pública, a qual não desempenhou papel relevante no controle das doenças da população. Suas atividades eram limitadas ao controle de navios e portos e a delegar atribuições sanitárias aos municípios. Epidemias de varíola, febre amarela e cólera continuavam assolando a capital do Império. Uma das hipóteses para explicá-las era a de que os navios vindos do estrangeiro seriam os causadores. Em 1828, foi organizada a Inspetoria de Saúde dos Portos, e todas as embarcações que transportassem passageiros doentes passavam por uma quarentena (BERTOLLI FILHO, 2011).

Entre 1828 e 1840, o Rio de Janeiro foi assolado por várias epidemias de febre amarela, febre tifoide, varíola e sarampo, entre outras. Em 1849, uma forte epidemia de febre amarela matou mais de quatro mil pessoas no Rio de Janeiro. Esse episódio desencadeou a necessidade de reorganização da higiene pública no país (MACHADO et al., 1978). Em 1850, o Governo Imperial solicitou à Academia de Medicina um plano para barrar a febre amarela, o qual foi elaborado tendo por base os princípios da Polícia Médica, ou seja, a criação de um órgão (Comissão Central de Saúde Pública) para dirigir as ações de controle da saúde. Em setembro de 1851, a Junta de Hygiene Pública foi transformada em Junta Central de Hygiene Pública com o objetivo de controlar o exercício da medicina e inspecionar a vacinação, alimentos, farmácia, açougues etc. (MACHADO et al., 1978). Apesar de não ter resolvido os problemas de saúde pública, a Junta iniciou uma nova etapa na organização da higiene pública no Brasil.

No período colonial, a tuberculose chamou a atenção das autoridades públicas, mas nenhuma ação concreta foi tomada para impedir sua disseminação. Entretanto, sua gravidade foi denunciada por vários esculápios na Academia de Medicina, nos congressos, na imprensa e nas teses de doutoramento (ROSEMBERG, 2008). As Santas Casas de Misericórdia foram os únicos refúgios que os tuberculosos pobres tiveram para hospitalização até o final do século XIX. Em janeiro de 1839, o provedor da Santa Casa do Rio de Janeiro, José Clemente Pereira, impressionado com a promiscuidade dos tísicos em estado de caquexia, solicitou à Mesa Diretora a compra de uma casa para isolá-los. Assim, começou a funcionar o primeiro hospital do Brasil para isolamento de tuberculosos, sob a direção do Dr. Cruz Jobim (RIBEIRO, 1956).

Os escravos trazidos da África, em péssimas condições nos navios, chegavam debilitados ao Brasil e depois, ao enfrentarem baixos padrões socioeconômicos (alimentação deficiente e trabalho excessivo), tornavam-se presas fáceis de diversas doenças infecciosas, sendo a tuberculose a mais prevalente. Como a "peste branca" não era doença endêmica em seus países de origem, os negros africanos não tinham resistência contra o bacilo e, assim, caíam vítimas da velha doença dos centros industriais europeus.

Mary C. Karasch, em sua tese de doutorado, "A Vida dos Escravos no Rio de Janeiro: 1808-1850", concluiu que a tuberculose era endêmica na cidade e que, segundo uma tese médica de 1853, a "peste branca" era a principal causa de morte entre os escravos sepultados pela Santa Casa de Misericórdia do Rio de Janeiro (Quadro 1.1).

Valiosa contribuição ao estudo da epidemiologia da tuberculose foi dada pelo Dr. Carlos Luiz de Saules, que fez um balanço da mortalidade por tuberculose, durante quatro anos, no Rio de Janeiro (Figura 1.1).

Somente em 1859 a tuberculose passou a ser apresentada na estatística mortuária, tendo início, então, sua menção nos trabalhos bioestatísticos do país. Em 1876, por meio do Decreto 6.387, de 15 de novembro, os serviços sanitários em diversas cidades do Império foram reorganizados. Nas paróquias do Rio de Janeiro passaram a funcionar comissões sanitárias que exerciam a polícia de higiene domiciliar. A partir daí foi decretada uma série de leis sobre o serviço de higiene e saúde pública, mas todas relacionadas com as condições de habitação. De 1876 a 1886 entraram em vigor cinco decretos, um aviso ministerial e várias instruções (RIBEIRO, 1956).

Os higienistas se preocupavam com as epidemias de febre amarela, varíola e febre tifoide, que de vez em quando visitavam a capital do Império. Essas doenças impressionavam pelo quadro agudo e a rapidez com que atacavam suas vítimas. Já a tuberculose, lenta, polimorfa e insidiosa, não alarmava, porém matava em percentuais mais elevados do que todas as outras reunidas. Entretanto, a "peste branca" insinuava-se vagarosa e traiçoeiramente, aniquilando completamente as forças dos tísicos e os levando ao túmulo.

No século XIX não se conhecia a etiologia das doenças infecciosas. Acreditava-se que seriam causadas por miasmas

QUADRO 1.1 Dez causas principais de morte de escravos na Santa Casa de Misericórdia do Rio de Janeiro (1833-1849)

Causas	Homem	%	Mulher	%	Soma	% do total
Tuberculose	181	22,9	131	36,8	312	27,2
Disenteria	81	10,3	34	9,6	115	10,0
Diarreia	98	12,4	17	4,8	115	10,0
Gastroenterite	70	8,9	44	12,4	114	10,0
Pneumonia	77	9,8	25	7,0	103	9,0
Varíola	67	8,5	24	6,7	91	7,9
Hidropisia	60	7,6	20	5,6	80	7,0
Hepatite	59	7,5	19	5,3	78	6,8
Malária	43	5,5	28	7,9	71	6,2
Apoplexia	53	6,7	14	3,9	67	5,9
Total	**789**	**100,0**	**356**	**100,0**	**1.146**	**100,0**

Fonte: Karasch MC. A Vida dos Escravos no Rio de Janeiro: 1808-1850. São Paulo: Companhia das Letras, 2000: 210.

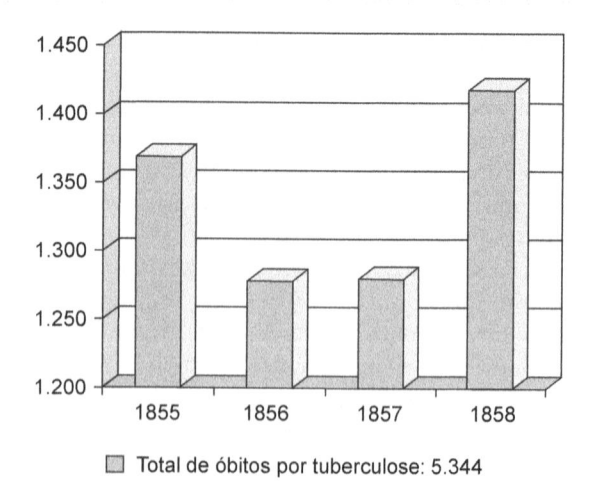

Total de óbitos por tuberculose: 5.344

FIGURA 1.1 Mortalidade por tuberculose no Rio de Janeiro (1855-1858).

(vapores, eflúvios, venenos) que se desprendiam dos solos, pântanos, esgotos e lixos originados de matéria orgânica em decomposição ou dos dejetos de pessoas doentes. A teoria dos miasmas era conhecida como teoria da "infecção".

Entretanto, havia também a teoria do "contágio", segundo a qual as doenças se propagavam pelo contato direto ou por meio de fômites do doente para as pessoas sadias (ROSEMBERG, 2008). Era mais fácil combater a febre amarela do que a tuberculose, e, além disso, havia fortes interesses econômicos e políticos, pois a cada epidemia de febre amarela os imigrantes europeus caíam vitimados, enquanto os negros resistiam bem à doença. O flagelo tornou-se um dos principais óbices à realização do projeto que vinha se instituindo no Brasil no alvorecer da República.

A SAÚDE PÚBLICA NA PRIMEIRA REPÚBLICA (1889 a 1930)

O advento do regime republicano, em 1889, incentivou debates com a finalidade de elaboração de projetos modernos para o Brasil. A saúde pública foi contemplada, em relação às doenças pestilenciais, já que o padrão sanitário da época do Império era lamentável e havia a necessidade de proteger os imigrantes europeus. Com a Abolição da Escravidão, em 13 de maio de 1888, surgiu a ideia de trazer esses imigrantes para substituir a mão de obra escrava. No começo do século XX foi iniciado o combate efetivo à febre amarela com Oswaldo Cruz no Rio de Janeiro e Emílio Ribas, entre outros, em São Paulo. O Governo Federal conseguiu conter o avanço da febre amarela, da varíola, da febre tifoide e da "peste do Oriente", entre outras. A tuberculose, apesar de reconhecida como uma das doenças de maior mortalidade, não foi contemplada (BERTOLLI FILHO, 2011). Em 1897, a mortalidade geral na capital de São Paulo foi de 5.719 óbitos, dos quais 716 causados por doenças transmissíveis (Figura 1.2).

Em São Paulo, apesar de ter sido responsável por alto índice de mortalidade no final do século XIX e começo do século XX, maior até do que o de todas as doenças pestilenciais reunidas, a tuberculose não recebeu dos poderes públicos a assistência adequada para seu controle. A atenção do estado estava voltada, naquele momento, para o combate às doenças pestilenciais, por comprometerem os interesses dos cafeicultores, uma vez que atingiam os imigrantes, mão de obra para a agricultura do café e para a incipiente indústria paulistana.

Coube a Clemente Ferreira e colaboradores, por meio da associação filantrópica denominada "Liga Paulista contra a Tuberculose", o início da luta, a qual foi influenciada pelos movimentos que ocorriam na Europa, especificamente na Alemanha, onde a tuberculose atingia seu pico epidêmico.

Segundo Lourival Ribeiro, a iniciativa de Clemente Ferreira animou outros médicos a fazerem o mesmo em seus estados. Na capital da República, vultos expressivos do meio médico reuniram-se na Academia Nacional de Medicina e na Sociedade de Medicina e Cirurgia do Rio de Janeiro para debater o assunto e preparar o terreno a fim de organizar a luta. Em 1900, Cypriano de Freitas, Hilário de Gouveia, Azevedo Lima, Carlos Seidl e o Visconde de Itabuna criaram, no Rio de Janeiro, a "Liga Brasileira contra a Tuberculose".

Médicos de vários estados do Brasil criaram Ligas de combate à tuberculose: Octávio de Freitas, Eduardo de Menezes, Ramiro de Azevedo e Manoel Rodrigues Peixoto fundaram, respectivamente, as Ligas Pernambucana, Mineira, Baiana e Campista. No entanto, cabe a Clemente Ferreira a invejável posição de pioneiro na luta organizada contra a tuberculose no Brasil. A Liga Pernambucana foi fundada a 19 de julho de 1900 pelo Dr. Octávio de Freitas. A Liga Baiana foi instalada no dia 22 de julho de 1900, no salão da Faculdade de Medicina, pelo Dr. Ramiro de Azevedo. A Liga Mineira foi fundada a 4 de setembro de 1900 pelo Dr. Eduardo de Menezes. O grande mérito das Ligas no Brasil foi a obtenção de uma interação eficaz com o Estado, mostrando as causas sociais que geravam a doença e os altos custos para a implantação de medidas de controle e constatando, ainda, que somente com a intervenção do Estado seria possível enfrentar, com êxito, o problema da tuberculose.

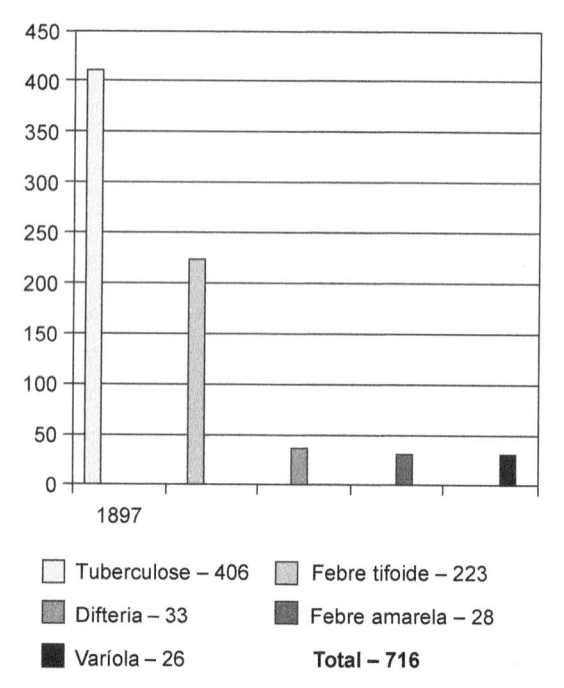

☐ Tuberculose – 406		☐ Febre tifoide – 223
☐ Difteria – 33		■ Febre amarela – 28
■ Varíola – 26		**Total – 716**

FIGURA 1.2 Mortalidade por doenças transmissíveis – São Paulo, capital, 1897.

Clemente Ferreira, apesar de ter envidado todos os esforços na luta para o controle da tuberculose, não conseguiu lugar no panteão destinado, pela História, aos higienistas Emílio Ribas, Oswaldo Cruz, Adolfo Lutz, Artur Neiva, Vital Brasil, Carlos Chagas e outros que obtiveram sucesso no combate às epidemias que grassavam no começo do século XX. Por ser uma "doença social", milenar, causada por um bacilo que acompanha o ser humano desde o início de sua trajetória na Terra, a tuberculose não poderia ter sido controlada, e muito menos erradicada, por maiores que fossem os esforços para vencê-la.

As epidemias que assolavam as cidades, principalmente a de peste bubônica, em 1899, no Porto de Santos, estimularam a criação, em 1900, das duas principais instituições de saúde pública no país: o Instituto Soroterápico Federal, posteriormente transformado em Instituto Oswaldo Cruz, e o Instituto Butantã, em São Paulo. Essas instituições, influenciadas pela medicina praticada na França e na Alemanha, formaram médicos com novas visões para o combate às doenças transmissíveis.

Entre 1889 e 1930, período conhecido como Velha República, o país foi governado pelas oligarquias dos estados mais ricos (São Paulo, Minas e Rio de Janeiro). A cafeicultura, principal setor da economia, favoreceu a industrialização. As cidades cresceram com a chegada dos imigrantes e o governo tratou de apoiar as reformas sanitárias. O Serviço Sanitário Paulista, criado em 1892, tornou-se uma sofisticada organização de prevenção e combate às enfermidades, servindo de modelo para os outros estados da Federação. A elite paulista investiu vultosas verbas na saúde pública. O governo paulista criou vários institutos de pesquisa (Institutos Butantã, Biológico e Bacteriológico), todos articulados ao Serviço Sanitário. Emílio Ribas, diretor do Serviço Sanitário, e seu auxiliar, Adolfo Lutz, deixaram-se picar pelo mosquito transmissor da febre amarela para contestar a teoria miasmática.

No Rio de Janeiro, o Instituto Soroterápico de Manguinhos (Fundação Oswaldo Cruz), criado em 1899, tinha por objetivo produzir soro e vacina. Seu primeiro diretor, Pedro Afonso, foi sucedido por Oswaldo Cruz, que o transformou em um dos melhores laboratórios do mundo. No governo do presidente Rodrigues Alves, Oswaldo Cruz iniciou um trabalho para erradicação da febre amarela no Rio de Janeiro. Um verdadeiro exército de 1.500 pessoas promoveu um combate ao mosquito transmissor da doença, mas, por falta de esclarecimento, a população não recebeu de bom grado o referido exército.

Em 1904, uma lei federal instituiu a obrigatoriedade da vacinação contra a varíola em todo o território nacional. Surgiu, então, um grande movimento popular no Rio de Janeiro, que ficou conhecido como a Revolta da Vacina. Foi um verdadeiro clamor. Muitos não aceitaram que as mulheres levantassem as mangas de suas blusas para receber a vacina de um desconhecido. Os políticos de oposição engrossaram as críticas contra o Estado e a agitação nas ruas tornou-se ainda mais intensa. Houve confronto entre populares e policiais, que culminou com a morte de um dos revoltosos. A população começou a tombar e incendiar bondes, espalhando a revolta por toda a cidade. Vários manifestantes, e até mesmo uma criança, foram

mortos a bala. Rodrigues Alves e Oswaldo Cruz foram responsabilizados pelo motim. O confronto, que teve início no dia 10 de novembro, só terminou no dia 16 com a prisão dos líderes. O governo revogou a obrigatoriedade da vacina, tornando-a opcional para todos (BERTOLLI FILHO, 2011).

Carlos Chagas, nomeado pelo presidente Epitácio Pessoa, sucedeu a Oswaldo Cruz e, em 1920, criou uma nova estrutura para a Diretoria Geral de Saúde Pública (DGSP), que passou a ser chamada Departamento Nacional de Saúde Pública (DNSP), ligado ao Ministério da Justiça e de Negócios Exteriores. Chagas modificou o modelo de ação de Oswaldo Cruz, que era fiscal e policial, introduzindo a propaganda e a educação sanitária. Criou órgãos específicos para a luta contra a tuberculose, a lepra e as doenças venéreas. Deu enfoque individual às assistências hospitalar e infantil e à higiene industrial. Criou, com o apoio da Fundação Rockefeller, o Serviço de Enfermagem, que, em 1923, se desdobrou na Escola de Enfermagem Anna Nery. Criou, também, o primeiro Curso de Higiene e Saúde Pública do Brasil. Chagas permaneceu à frente do DNSP até o fim do mandato do presidente Arthur Bernardes (1926). Em virtude da reforma política do Estado Novo, o DNSP foi transferido para o Ministério da Educação e Saúde.

Com o controle das epidemias nas grandes cidades, a ação do governo deslocou-se para o campo, visando às endemias rurais. A SUCAM (Superintendência de Campanhas), resultado da fusão do Departamento Nacional de Endemias Rurais (DENERu) com a Campanha de Erradicação da Varíola (CEV), combateu as endemias de transmissão vetorial e teve grande penetração rural em todos os estados brasileiros. Desenvolveu quatro programas de controle de doenças (Chagas, malária, esquistossomose e febre amarela), bem como cinco campanhas, contra filariose, tracoma, peste, bócio endêmico e leishmaniose. Contava com diretorias regionais em todas as unidades federadas, as quais tinham em suas estruturas distritos sanitários, totalizando 80 em todo o país.

Não há localidade no interior do Brasil, por mais remota, que não tenha sido periodicamente visitada por guardas da SUCAM. Esta se tornou a legítima herdeira de um dos mais antigos modelos de organização de ações de saúde pública do Brasil, denominado sanitarismo campanhista, o qual teve como premissa a revolução pasteuriana (alusão ao cientista francês Louis Pasteur) e foi implementado pelo médico-sanitarista Oswaldo Cruz na primeira década do século XX.

O Serviço Especial de Saúde Pública (SESP) surgiu durante a Segunda Guerra Mundial com a missão de montar infraestruturas sanitárias em áreas estratégicas. Com o término da guerra, o governo decidiu mantê-lo como órgão capaz de solucionar parte dos problemas de saúde e saneamento nas regiões menos desenvolvidas. Durante seus quase 50 anos de existência, chegou a atuar em 600 municípios, operando com cerca de 861 unidades básicas de saúde. Manteve o Instituto Evandro Chagas (IEC), que contava com o principal laboratório de investigação em arboviroses no país e desenvolvia inúmeros projetos de investigação científica nos campos da virologia. Dele faziam parte o Centro Nacional de Primatas (CENP), que estudava a biologia e a reprodução de animais para pesquisas científicas, e a Escola de Enfermagem de

Manaus (EEM), que preparava profissionais de enfermagem para os quadros da Fundação SESP e Região Amazônica.

As condições de trabalho no Brasil que se industrializava eram péssimas. Os operários não tinham direito a férias, jornada de trabalho definida, pensão ou aposentadoria. O movimento operário realizou duas greves gerais, em 1917 e 1919, e alguns direitos foram conquistados. Em 24 de janeiro de 1923, o Congresso Nacional aprovou a Lei Elói Chaves, o que representou um marco inicial da Previdência Social no Brasil. Assim, foram instituídas as Caixas de Aposentadoria e Pensão (CAP). Entretanto, apenas o operariado urbano foi contemplado. Somente na década de 1960 foi criado o FUNRURAL para proteger os trabalhadores do campo. A primeira CAP criada foi a dos ferroviários, em razão do grau de mobilização de seus trabalhadores, uma vez que o setor tinha grande importância na economia do país. Em 1930, o sistema já abrangia 47 caixas com 142.464 segurados ativos, 8.006 aposentados e 7.013 pensionistas.

A SAÚDE PÚBLICA NO GOVERNO DE GETÚLIO VARGAS (1930-1945 e 1951-1954)

Em virtude da Revolução de 30, Getúlio Vargas foi alçado ao cargo de presidente do Brasil. Imediatamente, procurou livrar o Estado das oligarquias regionais. Passou a governar por meio de decretos até 1934, quando foi aprovada a nova Constituição. Entre as reformas realizadas por Vargas, as áreas de saúde e educação foram contempladas e passaram a compartilhar um ministério próprio (Ministério da Educação e Saúde Pública), que foi instalado em novembro de 1930. A partir de então, passou a ser realizada uma ampla reforma dos serviços sanitários do país (BERTOLLI FILHO, 2011).

No Estado Novo (1937 a 1945), a Previdência Social foi estendida às diversas categorias do operariado urbano. As antigas CAP foram substituídas pelos IAP (Institutos de Aposentadoria e Pensões), organizados por categoria profissional (marítimos, comerciários e bancários), e não por empresas. Em 1933 foi criado o Instituto de Aposentadoria e Pensões dos Marítimos (IAPM); em 1934, o dos Comerciários (IAPC) e o dos Bancários (IAPB); em 1936, o dos Industriários (IAPI); em 1938, o dos Estivadores e Transportadores de Cargas (IAPETEC).

A Constituição de 1934 concedeu garantias ao operariado, como assistência médica, licença remunerada à gestante trabalhadora, jornada de trabalho de 8 horas e salário-mínimo. No mesmo ano foi estabelecida a Consolidação das Leis Trabalhistas (CLT). Graças à política de saúde instituída por Getúlio Vargas, expandiu-se o atendimento aos operários enfermos e seus dependentes (BERTOLLI FILHO, 2011). Em 1953, já em seu segundo período presidencial, foi criado o Ministério da Saúde, um desmembramento do antigo Ministério da Saúde e Educação.

A SAÚDE PÚBLICA NA ERA PÓS-GETÚLIO VARGAS

Em 1960, após intenso debate político, foi sancionada a Lei Orgânica da Previdência Social. Todos os trabalhadores passaram ao regime da CLT, com exceção dos trabalhadores rurais,

empregados domésticos e servidores públicos e de autarquias que tivessem regimes próprios de previdência. Em 1966 foi criado o Instituto Nacional de Previdência Social (INPS). Fusão dos IAP, o INPS sofreu a influência dos técnicos que vieram do IAPI, o maior deles. De tendências privatizantes, os referidos técnicos criaram as condições para o desenvolvimento do "complexo médico-industrial" (NICZ, 1988). O referido sistema tornou-se complexo dentro do INPS e acabou criando, em 1978, uma estrutura administrativa própria, o Instituto Nacional de Assistência Médica da Previdência Social (INAMPS).

O golpe militar de 1964 teve efeitos negativos sobre o Ministério da Saúde, pois foram reduzidas as verbas destinadas à saúde pública. Mesmo com a retomada dos programas de saúde e saneamento, estabelecidos no II Plano Nacional de Desenvolvimento, de 1975, isso não mudou o quadro de saúde dos brasileiros. Houve aumento de enfermidades como dengue, meningite e malária. Em 1970, o governo criou a SUCAM (Superintendência de Campanhas de Saúde Pública) com a atribuição de executar as atividades de erradicação e controle de endemias. O PRORURAL foi criado em 1971, financiado pelo FUNRURAL. Algumas categorias profissionais, como as de trabalhadores rurais e empregados domésticos, só tiveram direito aos benefícios da Previdência em 1972.

Em 1981, o governo implantou o Conselho Consultivo de Administração da Saúde Previdenciária (CONASP), ligado ao INAMPS, com a finalidade de combater fraudes e conter custos. Em 1983, criou as AIS (Ações Integradas de Saúde), um projeto interministerial (Previdência-Saúde-Educação), visando a um novo modelo assistencial que incorporava o setor público, procurando integrar ações curativas preventivas e educativas ao mesmo tempo. Assim, a Previdência passou a comprar e a pagar por serviços prestados por estados, municípios, hospitais filantrópicos, públicos e universitários.

Em 1988, foi promulgada a nova Constituição do Brasil e, em 1990, o governo editou as Leis 8.080 e 8.142, conhecidas como Leis Orgânicas da Saúde, regulamentando o SUS, criado pela Constituição de 1988, a qual, no Capítulo VIII da Ordem Social e na Secção II, referente à saúde, define que:

A saúde é direito de todos e dever do Estado, garantido mediante políticas sociais e econômicas que visem à redução do risco de doença e de outros agravos e ao acesso universal e igualitário às ações e serviços para sua promoção, proteção e recuperação.

A saúde passou a ser definida de maneira mais abrangente:

A saúde tem como fatores determinantes e condicionantes, entre outros, a alimentação, a moradia, o saneamento básico, o meio ambiente, o trabalho, a renda, a educação, o transporte, o lazer e o acesso aos bens e serviços essenciais: os níveis de saúde da população expressam a organização social e econômica do país.

O SUS é concebido como o conjunto de ações e serviços de saúde prestados por órgãos e instituições públicas federais, estaduais e municipais, da administração direta e indireta e das fundações mantidas pelo poder público. A iniciativa privada poderá participar do SUS em caráter complementar. Em razão da abrangência dos objetivos propostos e da existência de desequilíbrios socioeconômicos regionais, a implantação do SUS não tem sido uniforme em todos os estados e municípios brasileiros, pois para que isso ocorra são necessários: grande disponibilidade de recursos financeiros, pessoal qualificado e uma efetiva política nos níveis federal, estadual e municipal para viabilização do sistema.

A partir de 1991, com o presidente Fernando Collor de Melo, foi implementada uma política neoliberal privatizante. O governo começou a editar as chamadas Normas Operacionais Básicas (NOB) para regular a transferência de recursos financeiros da União para estados e municípios. Em 1993, em função da criação do SUS e em virtude de o comando centralizado do sistema pertencer ao Ministério da Saúde (MS), o INAMPS foi extinto. Em 1995, o presidente Fernando Henrique Cardoso assumiu o governo e manteve o modelo neoliberal. A crise de financiamento do setor saúde agravou-se. A CPMF (Contribuição Provisória sobre Movimentação Financeira) foi criada para ser aplicada na saúde. Apesar disso, houve o aprofundamento da crise.

A escassez de leitos nos grandes centros urbanos passou a ser uma constante. Por outro lado, o programa Agente Comunitário de Saúde (ACS), resultado da criação do PACS em 1991, como parte do processo de construção do SUS, conquistou alguns avanços na saúde. Embora o Brasil ainda esteja longe de cumprir o acordo firmado com a OMS de proporcionar saúde a todos no alvorecer do século XXI, houve melhoras significativas. Durante os governos de Fernando Henrique e Luís Inácio Lula da Silva, a economia nacional cresceu consideravelmente. Entre 1991 e 2008, o Produto Interno Bruto (PIB) duplicou. Em 2007, 93% dos domicílios dispunham de água encanada e 60%, de serviços de esgoto. Consequentemente, a mortalidade infantil diminuiu em todas as regiões. Além da descentralização da gestão dos serviços de saúde, vários programas foram implantados pelo governo, como Programa Saúde da Família (PSF) e Programa de Saúde do Trabalhador (PST) (BERTOLLI FILHO, 2011).

O Programa de Controle da HIV/AIDS-MS é referência mundial

O Programa de Controle do Tabagismo e Outros Fatores de Risco de Câncer, do Instituto Nacional de Câncer (INCA-MS), é referência para a América Latina. De 2006 a 2014 o percentual de brasileiros fumantes caiu 30,7%. Segundo dados do Vigitel (2014), 10,8% dos brasileiros fumam. Em 2006, 15,6% dos brasileiros declaravam consumir derivados do tabaco. A redução no consumo é resultado de uma série de ações desenvolvidas pelo Governo Federal para combater o uso do tabaco. A mais recente foi a entrada em vigor da Lei dos Ambientes Livres da Fumaça de Tabaco, em dezembro de 2014. As taxas de tuberculose vêm caindo no Brasil: de 1995 a 2000 sua incidência caiu de 53 para 45 casos por 100 mil habitantes (MELO, 2011).

Por outro lado, a dengue, a zika e a chikungunya representam imensos desafios da saúde pública nacional, apesar de os últimos dados divulgados pelo Ministério da Saúde (MS) apontarem, em 2017, redução de 90,3% dos casos de dengue, 95,3% de zika e 68,1% de chikungunya em relação ao mesmo período de 2016. Os esforços de prevenção e combate ao *Aedes aegypti* devem ser mantidos, e a participação da população é fundamental para a eliminação de locais com água parada, verdadeiros criadouros do mosquito. Segue um trecho do boletim do MS de 9 de maio de 2017:

O Ministério da Saúde acompanha os dados do último boletim epidemiológico que aponta redução de 90,3% dos casos de dengue, 95,3% de Zika e 68,1% de chikungunya em relação ao mesmo período de 2016. Vale ressaltar, no entanto, que o período de maior incidência das três doenças segue até o fim de maio. Portanto, todos os esforços de prevenção e combate ao *Aedes aegypti* devem ser mantidos.

A participação da população nesse processo é fundamental. Nenhum poder público pode enfrentar sozinho a eliminação dos focos do mosquito transmissor, *Aedes aegypti*. O cuidado deve ser constante, em especial a eliminação de locais com água parada e criadouros com mosquito.

A redução nos casos dessas três doenças, apontada no último boletim, pode ser atribuída a um conjunto de fatores, como a mobilização nacional contra as doenças e a maior proteção pessoal da população, a escassez de chuvas em determinadas regiões do país, o que desfavorece a proliferação do mosquito, e a proteção natural que as pessoas adquirem ao ter alguma das doenças em anos anteriores.

• **Dengue:** até 15 de abril em 2017 foram notificados 113.381 casos prováveis de dengue em todo o país, o que representa uma redução de 90,3% em relação ao mesmo período de 2016 (1.180.472). Também houve queda expressiva no número de óbitos. A redução foi de 96,6%, passando de 507 em 2016 para 17 em 2017. Também caíram os registros de dengue grave e com sinais de alarme. Foram 57 casos graves em 2017, com queda de 91,8% em relação a 2016, quando foram registrados 700 casos. O número de casos com sinais de alarme passou de 6.705 em 2016 para 793 em 2017.

A região Sudeste registrou o maior número de casos prováveis (37.281 casos: 32,9%) em relação ao total do país, seguida das regiões Nordeste (31.142 casos: 27,5%), Centro-Oeste (25.065 casos: 22,1%), Norte (15.823 casos: 14,0%) e Sul (4.070 casos: 3,6%).

A análise da taxa de incidência de casos prováveis de dengue (número de casos/100 mil habitantes) segundo regiões geográficas demonstra que as regiões Centro-Oeste e Norte apresentam as maiores taxas: 160,0 casos/100 mil habitantes e 89,4 casos/100 mil habitantes, respectivamente. Entre as Unidades da Federação (UF), destacam-se Tocantins (287,2 casos/100 mil habitantes), Goiás (281,3 casos/100 mil habitantes) e Ceará (176,6 casos/100 mil habitantes).

• **Chikungunya:** até 15 de abril foram registrados 43.010 casos de febre chikungunya, o que representa uma taxa de incidência de 20,9 casos a cada 100 mil habitantes. A redução é de 68,1% em relação ao mesmo período do ano anterior, quando foram registrados 135.030 casos. A taxa de incidência no mesmo período de 2016 foi de 65,5. Foram registrados nove óbitos até 15 de abril. Em todo o ano passado, foram registradas 196 mortes.

A região Nordeste apresentou a maior taxa de incidência – 44,2 casos/100 mil habitantes –, seguida da região Norte, com 35,9 casos/100 mil habitantes. Entre as UF, destacam-se Ceará (189,8 casos/100 mil habitantes), Tocantins (109,5 casos/100 mil habitantes) e Roraima (80,5 casos/100 mil habitantes).

- **Zika:** até 15 de abril foram registrados 7.911 casos de zika em todo o país, o que representa uma redução de 95,3% em relação a 2016 (170.535 casos). A incidência passou de 82,8 em 2016 para 3,8 em 2017. A análise da taxa de casos prováveis mostra uma baixa incidência em todas as regiões geográficas até o momento.

Em relação às gestantes, foram registrados 1.079 casos prováveis, sendo 293 confirmados por critério clínico-epidemiológico ou laboratorial. Não houve registro de óbitos por zika em 2017. No ano passado foram contabilizadas oito mortes.

A violência e a dependência química, causadoras de desajuste social, sofrimento humano e mortes, são dois grandes problemas para a saúde pública neste novo milênio. Apesar de todas as deficiências, houve queda significativa dos índices de mortalidade geral no Brasil. Em 1960, esse índice era de 43,3 óbitos por mil habitantes. Vinte anos depois, caiu para 7,2 (BERTOLLI FILHO, 2011). Uma pesquisa realizada pela USP-Ribeirão Preto mostrou queda significativa da mortalidade infantil em 297 municípios brasileiros, com população superior a 80 mil habitantes, entre 1994 e 2004. As políticas de atenção ao parto e à saúde materna, o planejamento familiar e as ações de prevenção de doenças e promoção da saúde foram importantes para a queda da mortalidade infantil, segundo a pesquisa.

De acordo com o IBGE, a expectativa de vida do brasileiro alcançou 73,5 anos em 2010. Em 1980, era de 62 anos. Ao longo de três décadas, o aumento foi de 11,5 anos. Apesar dos avanços nos últimos anos, a expectativa de vida do brasileiro continua abaixo da de outros países em desenvolvimento, como Venezuela (73,8 anos), Argentina (75,2 anos), México (76,1 anos), Uruguai (76,2 anos) e Chile (78,5 anos). No Japão, a esperança de vida (82,7 anos) é a maior do planeta, segundo dados da Organização das Nações Unidas (ONU), seguida de Islândia, França, Canadá e Noruega. Nos EUA, a expectativa média de vida é de 79,2 anos.

No Brasil, segundo o IBGE, a mortalidade infantil, em 2010, foi de 19,88 óbitos por mil nascidos vivos. Em 1930, era de 162,4; em 1980, de 69,14, e em 1990, de 48,3. Apesar do avanço, ainda é maior do que a de países latino-americanos, como El Salvador, Colômbia, Venezuela, México, Argentina e Uruguai. A saúde de um povo depende de muitos fatores e exige maior conscientização da população para universalizá-la, pois as melhorias necessárias não dependem somente de decisões técnicas tomadas nos ministérios competentes.

Referências

Bertolli Filho C. História da saúde pública no Brasil. São Paulo: Ática, 2011.

Bertolli Filho C. História social da tuberculose e do tuberculoso: 1900-1950. Tese Doutorado, FFLCH-USP, 1993.

Chalhoub S. Cidade febril: cortiços, epidemias na Corte Imperial. São Paulo: Cia das Letras, 1996.

Costa Freire J. Ordem médica e norma familiar. Rio de Janeiro: Graal, 1989.

Del Priore M (org.). História das mulheres no Brasil. 7. ed. São Paulo: Contexto, 2004.

Godinho V. Sanatórios e tuberculose. São Paulo: Typografia do Diário Oficial, 1902.

Loureiro A, Luz R, Muricy K. A vida dos escravos no Rio de Janeiro: 1808-1850. São Paulo: Cia das Letras, 2000.

Machado R et al. Danação da norma: medicina social e constituição da psiquiatria no Brasil. Rio de Janeiro: Graal, 1978.

Melo FAF. Epidemiologia da tuberculose. In: Conde M, Fiterman J, Lima MA (orgs.) Tuberculose. São Paulo: GEN, 2011.

Nascimento DR. Fundação Ataulpho de Paiva. Liga Brasileira contra a Tuberculose. Um século de luta. Rio de Janeiro: FAPERJ, 2002.

Nascimento DR, Carvalho DM, Marques RC (orgs.) Uma história brasileira das doenças. Rio de Janeiro: Mauad X, 2006.

Nava P. Capítulos da história da medicina no Brasil. São Paulo: EDUEL, 2004.

Neves JS. A outra história da Companhia de Jesus. Vitória: UFES, 1984.

Nicz LF. Previdência social no Brasil. In: Gonçalves EL. Administração de saúde no Brasil. São Paulo: Pioneira, 1988.

Pomer L. América: história, delírios e outras magias. São Paulo: Brasiliense, 1980.

Possas C. Epidemiologia e sociedade. São Paulo: Hucitec, 1989.

Ribeiro D. O processo civilizatório: estudos de antropologia da civilização; etapas da evolução sociocultural. Petrópolis: Vozes, 1987.

Ribeiro L. A luta contra a tuberculose no Brasil. Rio de Janeiro: Editorial Sul América, 1956.

Ribeiro L. Medicina no Brasil Colonial. Rio de Janeiro: Edit. Sul América S.A., 1971.

Rosemberg A, Gerhardt G. Cenário histórico e controle da tuberculose no Brasil. In: Conde M, Fiterman J, Lima MA (orgs.) Tuberculose. São Paulo: GEN, 2011.

Rosemberg AM. Guerra à Peste Branca. Clemente Ferreira e a "Liga Paulista contra a tuberculose", 1899-1947. Dissertação de Mestrado, PUC-SP, 2008.

Rosemberg AM. Momentos luminosos da história da tuberculose. In: Arquivos Fundação José Silveira, Edição Aniversário do IBIT, 1997:62.

Rosemberg J. Tuberculose. Panorama global. Óbices para o seu controle. Fortaleza: SESA, 1999.

Rosemberg J et al. O moderno dispensário antituberculoso. São Paulo: Sociedade Brasileira de Expansão Comercial, 1954.

Rosemberg J, Tarantino AB. Tuberculose. In: Tarantino AB (org.) Doenças pulmonares. 5. ed. Rio de Janeiro: Guanabara Koogan, 2002.

Rosen G. Da polícia médica à medicina social. Rio de Janeiro: Graal, 1979.

Rosen G. Uma história da saúde pública. São Paulo: UNESP, Hucitec, 1994.

Santos Filho L. História geral da medicina brasileira. 2. ed. São Paulo: Hucitec/Edusp, 1991, Vols. I-II.

Silveira J. Uma doença esquecida – a história da tuberculose na Bahia. Salvador: UFBA, 1994.

Souza RP et al. Clima e tuberculose. São Paulo: Publicitas, 1936.

Tarantino AB. A volta da velha senhora. In: Tarantino AB. Leveloquência. s/e, s/d, pp. 31-34.

Yida M. Cem anos de saúde pública. São Paulo: Editora da UNESP, 1994.

Sites

http://www.anm.org.br/historia.asp http://pt.wikipedia.org/wiki/Santa_Casa_de_Miseric%C3%B3rdia http://www.cmb.org.br/index.php/component/content/article/25-institucional/historia/179-as-santas-casas-nasceram-junto-com-o--brasil http://www.dichistoriasaude.coc.fiocruz.br/iah/P/verbetes/instvacimp.htm http://www.asbn.org.br/artigoaca.htm http://bvsms.saude.gov.br/bvs/publicacoes/colec_progestores_livro1.pdf http://www.medicina.ufmg.br/dmps/internato/saude_no_brasil.rtf http://www.funasa.gov.br/internet/museuSucam.asp http://www.ibge.gov.br/home/estatistica/populacao/trabalhoerendimento/pnad2008/suplementos/tabagismo/pnad_tabagismo.pdf http://www.inca.gov.br/tabagismo/. http://www.fmrp.usp.br/revista/2007/vol40n4/ao1_mortalidade_infantil_brasil_tendencia_desigualdades.pdf http://seriesestatisticas.ibge.gov.br/lista_tema.aspx?op=0&no=13

http://www2.inca.gov.br/wps/wcm/connect/agencianoticias/site/home/noticias/2015/numero_fumantes_cai_30_virgula_sete_por_cento_em_nove_anos

http://combateaedes.saude.gov.br/pt/noticias/908-casos-de-dengue-no-brasil-caem-90-em-2017

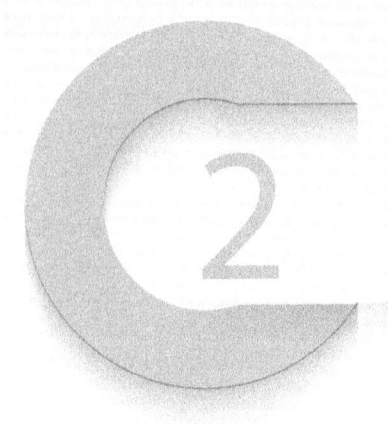

Epidemiologia, História Natural, Determinação Social, Prevenção de Doenças e Promoção da Saúde

Maria Zélia Rouquayrol
Moisés Goldbaum
Eddie William de Pinho Santana
Ana Paula Soares Gondim

CONCEITO DE EPIDEMIOLOGIA

Em meados do século XIX, por ocasião de uma epidemia de cólera em Londres (1848-1854), John Snow (1813-1858), considerado o pai da epidemiologia moderna, evidenciou a hipótese causal entre a doença e o consumo de água contaminada por fezes de doentes, rejeitando o modelo causal da teoria dos miasmas, então em voga.

No livro *Cholera, Chloroform, and the Science of Medicine: a Life of John Snow*, publicado por Vinten-Johansen et al. em 2003, é reconhecido o pioneirismo de John Snow sobre cartografia médica em uma época em que os recursos tecnológicos não estavam à disposição da medicina, desenvolvendo exclusivamente a habilidade do pesquisador em uma observação sistemática e originando, assim, o primeiro estudo ecológico. Costa & Costa (1990), comentando a ideia exposta no primeiro parágrafo, referem que

Snow, investigando as epidemias em Londres em meados do século XIX, desenvolveu a teoria de causação sobre o modo de transmissão do cólera, que de maneira alguma pode ser lida como *uma associação causal entre doença e o consumo de água contaminada*. Ainda que efetivamente Snow tenha descoberto que a água é o mecanismo de transmissão do cólera, também não resta dúvida de que sua obra não se restringe a esse fato. Pelo contrário, Snow busca precisar a rede de processos que determinam a distribuição de doença nas condições concretas de vida da cidade londrina. A leitura restrita do trabalho de Snow fixa a atenção nos achados a respeito dos mecanismos de transmissão em detrimento do significado do olhar do autor sobre o cotidiano, os hábitos e modos de vida, os processos de trabalho e a natureza das políticas públicas. É pensando a doença em todas as suas dimensões que o autor consegue integrar essas expressões do social em seu raciocínio sobre o processo de transmissão.

Daquela época até o início do século XX, a epidemiologia foi ampliando seu campo, e suas preocupações se concentraram sobre os modos de transmissão das doenças e o combate às epidemias.

A partir das primeiras décadas, com a melhoria do nível de vida, especialmente nos países desenvolvidos, e o conse-

quente declínio na incidência das doenças infecciosas, outras enfermidades de caráter não transmissível (doenças cardiovasculares e câncer, entre outras) passaram a ser incluídas como objeto de estudos epidemiológicos, além de pesquisas mais recentes, sobretudo as que se utilizam do método de estratificação social, o que enriqueceu esse campo da ciência, ensejando novos debates. Agora muito mais abrangente, a epidemiologia se preocupa com a agudização das doenças infecciosas, a qualidade dos cuidados de saúde, os problemas de saúde mental, as doenças do trabalho, os impactos ambientais e o bioterrorismo.

Atualmente, além de dispor de instrumental específico para análise do processo saúde-doença na população, a epidemiologia também possibilita aclarar questões levantadas pelas rotinas das ações de saúde, produzindo novos conhecimentos. Sua finalidade última é contribuir para a melhoria de vida e o soerguimento do nível de saúde das coletividades humanas.

Não é fácil uma definição precisa do termo epidemiologia: sua temática é dinâmica e seu objeto, complexo. Pode-se, de maneira simplificada, conceituá-la como "ciência que estuda o processo saúde-doença em coletividades humanas, analisando a distribuição e os fatores determinantes do risco de doenças, agravos e eventos associados à saúde, propondo medidas específicas de prevenção, controle ou erradicação de doenças, danos ou problemas de saúde e de proteção, promoção ou recuperação da saúde individual e coletiva, produzindo informação e conhecimento para apoiar a tomada de decisão no planejamento, administração e avaliação de sistemas, programas, serviços e ações de saúde."

Essa definição pode ser aclarada pelo aprofundamento de algumas concepções nela expressas:

1. A princípio, independentemente de qualquer análise, pode ser dito que a atenção da epidemiologia está voltada para as ocorrências em escala massiva de doença e de não doença, envolvendo pessoas agregadas em sociedades, coletividades, comunidades, grupos demográficos, classes sociais ou quaisquer outros coletivos formados por seres humanos.

2. O universo dos estados particulares de ausência de saúde é estudado pela epidemiologia sob a forma de *doenças infecciosas* (sarampo, difteria, malária etc.), *não infecciosas* (diabetes, bócio endêmico, depressões etc.) e *agravos à integridade física* (acidentes, homicídios, suicídios, violências).

3. Considerando o conjunto de processos sociais interativos que, erigidos em sistema, definem a dinâmica dos agregados sociais, um em especial constitui o campo sobre o qual trabalha a epidemiologia: o *processo saúde-doença*. Segundo Laurell (1985), o processo saúde-doença da coletividade pode ser entendido como "o modo específico pelo qual ocorre, nos grupos, o processo biológico de desgaste e reprodução, destacando como momentos particulares a presença de um funcionamento biológico diferente, com consequências para o desenvolvimento regular das atividades cotidianas, isto é, o surgimento da doença".

   O processo saúde-doença é um qualificativo empregado para adjetivar genericamente um determinado contexto social, qual seja, a maneira específica de passar de um estado de saúde para um estado de doença e seu modo recíproco. Descontextualizada, a expressão saúde-doença refere-se a uma ampla gama, que vai desde "o estado de completo bem-estar físico, mental e social" até o de doença, passando pela coexistência de ambos em proporções diversas. A ausência gradativa ou completa de um desses estados corresponde ao espaço do outro, e vice-versa.

4. Entende-se por *distribuição* o estudo da variabilidade da frequência das doenças de ocorrência em massa em função de variáveis ambientais e populacionais ligadas ao tempo e ao espaço.

5. A análise dos *fatores determinantes* envolve a aplicação do método epidemiológico ao estudo de possíveis associações entre um ou mais fatores suspeitos e um estado característico de ausência de saúde, definido como doença.

6. A *prevenção* visa ao emprego de medidas de profilaxia a fim de impedir que os indivíduos sadios venham a adquirir a doença; o *controle* visa reduzir a incidência a níveis mínimos; a *erradicação*, após implantadas as medidas de prevenção, consiste na não ocorrência de doença, mesmo na ausência de quaisquer medidas de controle; isso significa a permanência da incidência zero (por exemplo, a varíola está erradicada desde 1977).

7. A promoção de saúde visa reduzir as diferenças no estado de saúde da população e assegurar oportunidades e recursos igualitários para capacitar todas as pessoas a realizarem completamente seu potencial de saúde. Isso inclui uma base sólida: ambientes favoráveis, acesso à informação, a experiências e habilidades na vida, bem como oportunidades que permitam fazer escolhas por uma vida mais sadia; isso significa que as pessoas não podem realizar completamente seu potencial de saúde se não forem capazes de controlar os fatores determinantes de sua saúde, o que se aplica igualmente aos homens e às mulheres (WHO, 1986).

A Associação Internacional de Epidemiologia (IEA), em seu *Guia de Métodos de Ensino* (1973), define epidemiologia como "o estudo dos fatores que determinam a frequência e a distribuição das doenças nas coletividades humanas. Enquanto a clínica dedica-se ao estudo da doença no indivíduo, analisando caso a caso, a epidemiologia debruça-se sobre os problemas de saúde em grupos de pessoas – às vezes pequenos grupos – na maioria das vezes envolvendo populações numerosas".

O objetivo global da epidemiologia é estudar "a ocorrência e distribuição de eventos relacionados com a saúde das populações, incluindo o estudo dos fatores determinantes e a aplicação desse conhecimento não mais e nem menos para controlar problemas de saúde" (PORTA, 2008).

Assim, a epidemiologia visa:

---

1. Descrever a distribuição e a magnitude dos problemas de saúde nas populações humanas.
2. Proporcionar dados essenciais para planejamento, execução e avaliação das ações de prevenção, controle e tratamento das doenças, bem como para estabelecer prioridades.
3. Identificar fatores etiológicos na gênese das enfermidades.

Muitas doenças, cujas origens até bem recentemente não encontravam explicação, têm tido suas causas esclarecidas pela metodologia epidemiológica, que tem por base o método científico aplicado da maneira mais abrangente possível a problemas de doenças que ocorrem em nível coletivo.

Hiroshi Nakajima, diretor da Organização Mundial da Saúde (OMS) por ocasião da 12ª Reunião Científica Internacional da Associação Internacional de Epidemiologia (AIE, 1990), analisando o alcance da epidemiologia e concentrando seus comentários sobre epidemiologia na AIDS, comenta que:

O descobrimento desta enfermidade devêmo-lo à epidemiologia! A AIDS foi reconhecida pela primeira vez como uma enfermidade em 1981, antes que o vírus da imunodeficiência humana, dois anos mais tarde, fosse identificado ou que se suspeitasse que era o agente causador da AIDS. A observação epidemiológica anotou a prevalência de uma combinação curiosa e inexplicável de manifestações clínicas de *outros* estados patológicos: astenia, perda de peso, dermatose, deterioração do sistema imunológico e o sarcoma de Kaposi, assim como a presença de "infecções oportunistas", como a pneumonia por *Pneumocystis carinii*. Ainda hoje, é este complexo de sinais clínicos, em combinação com o resultado positivo da prova de HIV, que define um "caso de AIDS". Uma pessoa pode ser HIV-positiva e, ainda assim, não apresentar a doença AIDS. Ademais, foi por meio da análise epidemiológica que inicialmente a síndrome foi relacionada com certos grupos de população e comportamentos de risco conexos. Se enfocamos a AIDS como uma epidemia mundial, ela se nos apresenta como algo novo e súbito; porém, se nosso ponto de vista é a AIDS como doença, e o vírus como sua causa, concluímos que nenhum dos dois é novo; datam, pelo menos, dos anos 1950. Fizeram falta as ferramentas de epidemiologia para nos dizer que enfrentávamos uma patologia discreta e letal.

Por meio da epidemiologia, Gregg descobriu em 1941, na Austrália, a associação existente entre malformações congênitas e rubéola adquirida pela mãe durante os primeiros meses de gestação.

Leucemia na infância, provocada pela exposição aos raios X durante a gestação; trombose venosa relacionada com o uso de contraceptivos orais; ingestão de talidomida e o aparecimento de numerosos casos de focomelia; hábito de fumar e câncer de pulmão; cegueira em crianças subnutridas e sua relação com a avitaminose A, e mortalidade infantil e classes sociais são alguns entre os inúmeros exemplos de associações estudadas pelo método epidemiológico.

Ainda segundo Nakajima (1990):

> A epidemiologia não se limita a avaliar a situação sanitária e socioeconômica *existente* (ou passada). Se aceitarmos o critério mais amplo do prof. Cruikshank, teremos que insistir na necessidade de avaliação das tendências *futuras*, isto é, uma epidemiologia prospectiva. A pergunta é: o que nos dizem as tendências atuais sobre a provável situação futura para a qual teremos que fazer planos e tomar (ou não tomar) medidas corretivas? Qual será o provável resultado amanhã? Por conseguinte, estamos presenciando o surgimento de uma nova dimensão na ciência da epidemiologia, que será muito importante para o planejamento, a dotação dos recursos, o manejo e a avaliação da saúde, e que poderia afetar o curso futuro da história humana.

Autores norte-americanos, europeus e latino-americanos, entre os quais se destacam Frost (1928), MacMahon (1975), Leavel & Clark (1976), Bennett (1976), Lilienfeld (1976), Belda (1976), Rojas (1978), Colimon (1978), Jenicek & Cléroux (1982), Susser & Susser (1996), Mausner & Kramer (2009), definem epidemiologia de modo bastante semelhante e direcionado ao método científico, tendo como ponto comum "o estudo da distribuição das doenças nas coletividades humanas e dos fatores determinantes responsáveis por essa distribuição".

Esse conceito toma por base relações existentes entre os fatores do ambiente – físicos, químicos e biológicos –, do agente e do hospedeiro ou suscetível. Dentro dessa concepção, os fatores culturais e socioeconômicos são partes integrantes do sistema, contribuindo à sua maneira, associados a outros fatores causais, para a eclosão em massa de doenças e agravos à saúde.

Outros autores, especialmente europeus, latino-americanos e brasileiros, entre os quais Navarro (1971), Uribe (1975), Laurell (1976), Forattini (1976), Tambellini (1976), Arouca (1976), Cordeiro (1976), Breilh (1980), Rufino & Pereira (1982), Luz (1982), Garcia (1983), Barata (1985), Marsiglia (1985), Carvalheiro (1986), Possas (1989), Goldbaum (1990) e Loureiro (1990), avançam em direção a uma nova epidemiologia cuja visão dialética se posiciona contra a fatalidade do "natural" e do "tropical". Dá-se ênfase ao estudo da estrutura socioeconômica a fim de explicar o processo saúde-doença de maneira histórica, mais abrangente, tornando a epidemiologia um dos instrumentos de transformação social. Essa nova epidemiologia, também denominada *epidemiologia social*, no conceito de Breilh, "deve ser um conjunto de conceitos, métodos e formas de ação prática que se aplicam ao conhecimento e à transformação do processo saúde-doença na dimensão coletiva ou social".

> A epidemiologia social para Krieger (2001) deve ir além da análise dos fatores de risco individuais, pois deve incluir no estudo o contexto sócio-histórico onde o processo saúde-doença ocorre. A fusão de conceitos e teorias do campo da economia, sociologia e ambiente cria um desafio do ponto de vista metodológico, que se procura minimizar com o estudo ecológico com análise multinível, além de controlar a falácia ecológica.

Por um lado, mostrando ser a epidemiologia uma ciência viva, em fase de crescimento e transformação, rica internamente em diversidades criativas, alguns autores têm se dedicado à sua crítica sob o ponto de vista epistemológico, buscando estabelecer fundamentos e analisar conceitos básicos (ALMEIDA FILHO, 1989; AYRES, 1992; COSTA & COSTA, 1990; GONÇALVES, 1990).

Por outro lado, há uma grande ameaça para a epidemiologia, que não está expressa de maneira clara, pois ainda não há uma agenda de pesquisa no campo da saúde pública, diante da capacidade tecnológica inovadora ou avançada das ciências em áreas individuais como a genética, em que se constrói um conhecimento científico sólido pautado em perguntas ou hipóteses com o uso tecnológico, mas que não traz conjuntamente uma reflexão crítica sobre a utilidade da tecnologia e a finalidade para a saúde das populações. Por exemplo, no que diz respeito ao uso de tecnologias de biomarcadores, como "as medidas bioquímicas que são quase sempre sujeitas ao mesmo problema da classificação de viés (como as respostas autorreferidas na aplicação de questionários)" (HUNTER, 1998).

Além disso, devem ser salientados, entre os maiores avanços em epidemiologia, os casos de controle e estudos de coorte que levaram à descoberta do papel do hábito de fumar como o principal fator de risco para câncer de pulmão, do colesterol sérico e do tabagismo como fatores de risco para doença cardíaca coronária e da deficiência de folato como determinante de defeitos do tubo neural. De fato, essas abordagens vieram de uma caixa-preta "antiquada" (SUSSER & SUSSER, 1996). Embora possa parecer evidente, é importante reiterar que a agenda de pesquisa para a epidemiologia deve ser conduzida por questões que tratam principalmente dos resultados na melhoria efetiva da saúde da população (AZEVEDO et al., 2012).

MODELOS EXPLICATIVOS DO PROCESSO SAÚDE-DOENÇA

Logo após a II Guerra Mundial, mudanças políticas assumem posições estratégicas no cenário mundial, como a Organização das Nações Unidas (ONU) e a Organização Mundial da Saúde (OMS), que, por sua vez, define um novo conceito para saúde: "saúde é o estado de completo bem-estar físico, mental e social e não mera ausência de moléstia ou enfermidade" (WHO, 1948). Entre os anos de 1970 e 1980, a saúde pública/saúde coletiva amplia seu escopo e, consequentemente, as explicações causais dos processos saúde-doença também são ampliados, abandonando-se o modelo unicausal (biomédico) em favor do multicausal como o modelo explicativo da história natural da doença e da determinação social do processo saúde-doença. Na história natural da doença admite-se o conceito de saúde com uma estruturação explicativa proporcionada pela tríade ecológica (agente, suscetível e meio ambiente), enquanto na determinação social do processo saúde-doença admite-se um processo dinâmico, complexo e multidimensional que engloba dimensões biológicas, psicológicas, socioculturais, econômicas, ambientais e políticas a fim de identificar uma complexa inter-relação quando se trata de saúde e doença de uma pessoa, de um grupo social ou de sociedades (CRUZ, 2011; PUTTINI et al., 2010).

HISTÓRIA NATURAL DA DOENÇA

História natural da doença é o nome dado ao conjunto de processos interativos que compreendem "as inter-relações do agente, do suscetível e do meio ambiente que afetam o processo global e seu desenvolvimento, desde as primeiras forças que criam o estímulo patológico no meio ambiente, ou em qualquer outro lugar, passando pela resposta do ser humano ao estímulo, até as alterações que levam a um defeito, invalidez, recuperação ou morte" (LEAVELL & CLARK, 1976).

Esse modelo privilegia o entendimento da saúde como um processo, por meio do conhecimento acumulado do campo científico, e o restabelecimento da normalidade está fundamentado na visão positiva da saúde, que é valorizada pela noção de prevenção sobre as doenças. Ou seja, procedimentos e ações promotoras de saúde e de prevenção de doenças aplicadas tanto ao indivíduo quanto à coletividade de pessoas acometidas ou não por doenças (transmissíveis ou não transmissíveis) encontram eco no âmbito do conhecimento da saúde humana (PUTTINI et al., 2010)

A história natural da doença, portanto, tem desenvolvimento em dois períodos sequenciados: o período epidemiológico e o período patológico. No primeiro, o interesse é dirigido para as relações suscetível-ambiente; ao segundo interessam as modificações que se passam no organismo vivo. Abrange, portanto, dois domínios interagentes, consecutivos e mutuamente exclusivos, que se completam: o meio ambiente, onde ocorrem as pré-condições, e o meio interno, *locus* da doença, onde se processaria, de maneira progressiva, uma série de modificações bioquímicas, fisiológicas e histológicas próprias de uma determinada enfermidade. Alguns fatores são limítrofes. Situam-se, de modo indefinido, entre os condicionantes pré-patogênicos e as patologias explícitas. São anteriores aos primeiros transtornos vinculados a uma doença específica, sem se confundir com esta, e ao mesmo tempo são intrínsecos ao organismo do suscetível. Numa situação normal, na ausência de estímulos, jamais se exteriorizariam como doenças. Em presença desses fatores intrínsecos preexistentes, os estímulos externos transformam-se em estímulos patogênicos. Dentre as precondições internas, citam-se os fatores hereditários, congênitos ou adquiridos em consequência de alterações orgânicas resultantes de doenças anteriores. Os estímulos externos, como pobreza, devem ser considerados fatores primários (FEE & KRIEGER, 1993).

Na expressão *história natural da doença*, o "natural" não pode e não deve ser entendido como uma declaração de fé de ordem filosófica, negando o social e privilegiando o natural.

Na verdade, não há como negar que, na história da doença, o social e o natural têm cada qual seu papel e função.

O ser humano se faz presente em todas essas etapas. É gerador das condições socioeconômicas favorecedoras das anomalias ecológicas predisponentes a alguns dos agentes diretamente responsáveis por doenças. Ao mesmo tempo, é a principal vítima do contexto de agressão à saúde por ele favorecido.

Ao tratar a história natural de uma doença em particular como sendo uma descrição de sua evolução, desde seus primórdios no ambiente biopsicossocial até seu surgimento no suscetível e consequente desenvolvimento no doente, deve-se ter um esquema básico, de caráter geral, onde ancorar as descrições específicas. Esse esquema geral, arbitrário, é apenas uma aproximação da realidade, sem pretensão de funcionar como uma descrição da própria (Figura 2.1). A história natural das doenças, sob esse ponto de vista, nada mais é do que um quadro esquemático que dá suporte à descrição das múltiplas e diferentes enfermidades. Sua utilidade maior é a de apontar os diferentes métodos de prevenção e controle, servindo de base para a compreensão de situações reais e específicas e tornando operacionais as medidas de prevenção.

PERÍODO DE PRÉ-PATOGÊNESE

O primeiro período da história natural (denominado por Leavell & Clark [1976] período pré-patogênese) representa a própria evolução das inter-relações dinâmicas, que envolvem, de um lado, os condicionantes sociais e ambientais e, do outro, os fatores próprios do suscetível, até que chegue a uma configuração favorável à instalação da doença. É também a descrição dessa evolução. Envolve, como já referido antes, as relações entre os agentes etiológicos da doença, o suscetível e outros fatores ambientais que estimulam o desenvolvimento da enfermidade e as condições socioeconômico-culturais que possibilitam a existência desses fatores.

A Figura 2.1 mostra esquematicamente que, no período de pré-patogênese, podem ocorrer situações que vão desde um mínimo de risco até o risco máximo, dependendo dos fatores presentes e de que maneira esses fatores se estruturam. Pessoas abastadas adoecerem de cólera é um evento de baixa probabilidade, isto é, para os que dispõem de meios, a estrutura formada pelos fatores predisponentes à cólera é de risco mínimo. Em termos de probabilidade de adquirir doença, no outro extremo, encontram-se, por exemplo, os usuários de substâncias injetáveis que compartilham coletivamente uma mesma agulha; para estes, os fatores pré-patogênicos estruturados criam uma situação de alto risco, favorável à aquisição da AIDS.

As precondições que condicionam a produção de doença, seja em indivíduos, seja em coletividades humanas, estão de tal modo interligadas e são tão interdependentes em sua tessitura que seu conjunto forma uma estrutura reconhecida pela denominação de estrutura epidemiológica. Por *estrutura epidemiológica*, que tem funcionamento sistêmico, entende-se *o conjunto formado pelos fatores vinculados ao suscetível e ao ambiente, incluído aí o agente etiológico, conjunto este dotado de uma organização interna que define suas interações e também é responsável pela produção da doença*. É, na realidade, um sistema epidemiológico. Cada vez que um dos

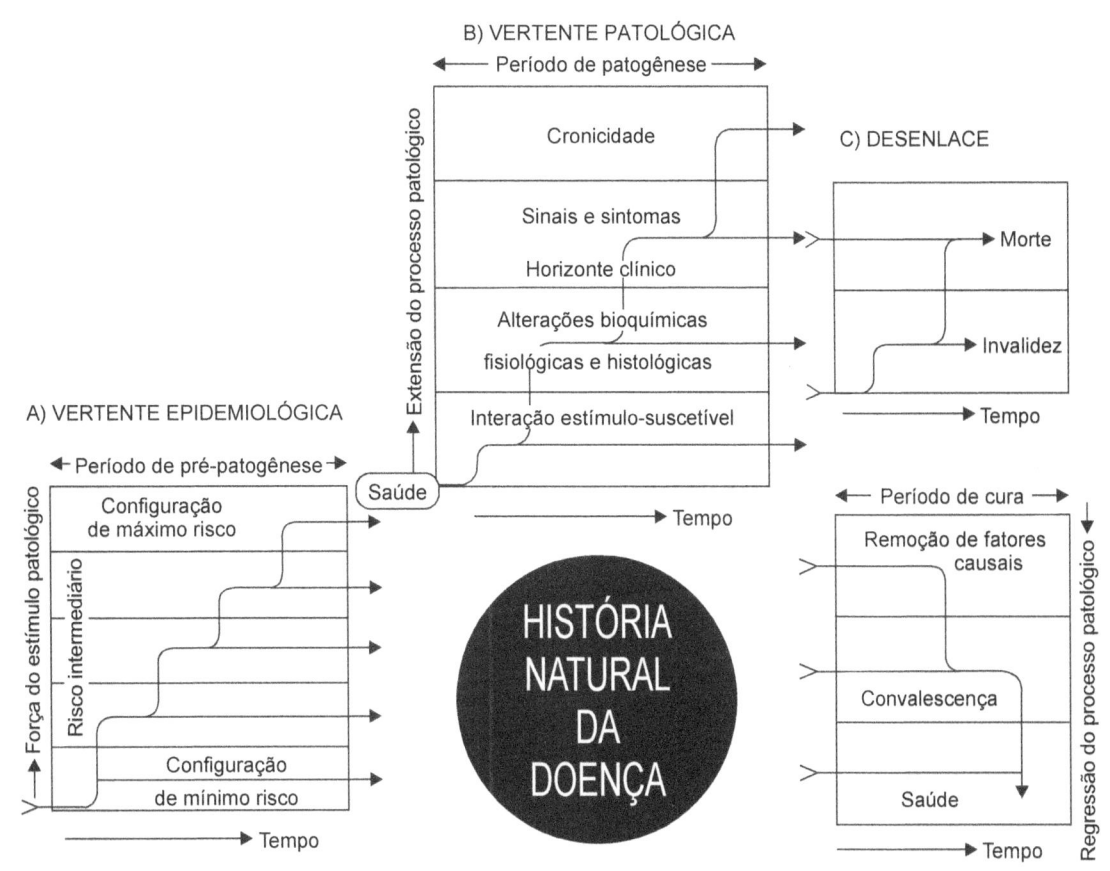

FIGURA 2.1 História natural da doença.

componentes sofrer alguma alteração, esta repercutirá e atingirá os demais, em um processo em que o sistema busca novo equilíbrio. Um novo equilíbrio trará consigo maior ou menor incidência de doenças, modificações na variação cíclica e em seu caráter, epidêmico ou endêmico.

Estudo realizado por Stringhini et al. (2017) denuncia a exclusão da inter-relação das circunstâncias sociais com a saúde, evidenciada como um componente importante no surgimento de doenças na população, mas que não é medido adequadamente: a pobreza.

Pode-se entender esse modelo a partir do detalhamento dos fatores que o compõem:

Fatores sociais

O estudo em nível pré-patogênico da produção da doença em termos coletivos, objetivando o estabelecimento de ações de ordem preventiva, deve considerar a doença como fluindo, originalmente, de processos sociais, crescendo por meio de relações ambientais e ecológicas desfavoráveis, atingindo o ser humano pela ação direta de agentes físicos, químicos, biológicos e psicológicos, ao se defrontarem, no indivíduo suscetível, com precondições genéticas ou somáticas desfavoráveis.

Modernamente, os condicionantes sociais da doença considerada em nível coletivo têm sido tratados a partir de dois pontos de vista, descritos a seguir.

O componente social na pré-patogênese, segundo uma perspectiva, poderia ser definido como uma categoria residual: conjunto de todos os fatores que não podem ser classificados como componentes genéticos ou agressores físicos, químicos e biológicos. Os fatores que constituem esse componente social podem ser agrupados didaticamente, com vistas a uma melhor compreensão, em quatro tipos gerais cujos limites não se pretende que sejam claros ou finamente definidos: (a) fatores socioeconômicos; (b) fatores sociopolíticos; (c) fatores socioculturais; e (d) fatores psicossociais.

Outra perspectiva, graças aos esforços dos epidemiologistas a partir dos anos 1980, vem se firmando como uma maneira diferente de trabalhar o social:

O "social" já não é apresentado como uma variável ao lado dos outros "fatores causais" da doença, mas como um campo onde a doença adquire um significado específico. O social não é mais expresso sob a forma de um indicador de consumo (quantidade de renda, nível de instrução etc.). Ele aparece sob a forma de relações sociais de produção responsáveis pela posição de segmentos da população na estrutura social.

Na explicação do processo epidêmico, fica mais clara a limitação teórica que representa a utilização do "social" como categoria composta por fatores relacionados causalmente com a produção de doenças. A perspectiva de pensar o "social" sob a forma mais totalizante – uma estrutura social particularizada em conjunturas econômicas, políticas e ideológicas –, que condiciona uma dada situação de vida de grande parcela da população e um agravamento crítico de seu estado de saúde, dá ao estudo do processo epidêmico sua real dimensão enquanto fenômeno coletivo (MARSIGLIA et al., 1985).

Um dos aportes da ciência moderna foi ter percebido a complexidade em intuir totalidades. Com vistas a ultrapassar a deficiência da compreensão humana em captar o todo, a ciência passou a fracionar a realidade circunstante em fatores componentes, de limites mais ou menos arbitrários, a analisar a contribuição de cada um dos fatores artificialmente isolados e, finalmente, a tentar organizar as conclusões parciais e incompletas em um todo coerente. Na verdade, esse processo de se buscar o conhecimento da realidade circunstante é dialético: da percepção de uma realidade parte-se para o conhecimento de seus componentes e deste se volta novamente ao todo, buscando sua compreensão. Essa compreensão da totalidade do real percebido, mesmo que precariamente explicado, determina um novo conhecimento das partes e daí uma nova compreensão do todo – partes e todo formando uma unidade dialética.

Fatores socioeconômicos

Existe uma associação inversa, que não é somente de ordem estatística, entre capacidade econômica e probabilidade de adquirir doença. Essa percepção não é recente. Os trabalhos de Villerme (1840), Virchow (1849) e Chadwick (1842) já apontavam diferenças consideráveis entre grupos sociais em termos de morbidade e mortalidade. Os grupos sociais economicamente privilegiados estão menos sujeitos à ação dos fatores ambientais que ensejam ou que estimulam a ocorrência de certos tipos de doenças cuja incidência é acintosamente elevada nos grupos economicamente desprivilegiados. Segundo Renaud (1992), os pobres são percebidos como mais doentios e mais velhos; são duas ou três vezes mais propensos a enfermidades graves; permanecem doentes mais amiúde; morrem mais jovens; procriam crianças de baixo peso em maior proporção; e sua taxa de mortalidade infantil é mais elevada.

A título de exemplo, pode ser lembrado que a desnutrição, as parasitoses intestinais, o nanismo e a incapacidade de se prover estão sempre presentes onde a miséria se faz presente.

Como já deve ter ficado bem claro, modernamente, na epidemiologia, o componente socioeconômico é visto segundo duas ópticas alternativas. Por um lado, fatores socioeconômicos – perfeitamente definíveis e metodologicamente isoláveis – são associados aos diferenciais de morbidade e mortalidade; sob outro ponto de vista, o conceito de classe social como uma totalidade ao mesmo tempo econômica, jurídico-política e ideológica é o que procura explicar, de maneira mais abrangente, o processo saúde-doença como processo biopsicossocial.

De acordo com o primeiro modo de ver, a intervenção com vistas à prevenção se consubstanciaria na remoção de fatores sociais prejudiciais ou na introdução de fatores percebidos como ausentes, mas necessários. Na segunda abordagem, a intervenção preventiva verdadeiramente eficiente seria realizada com modificação das estruturas socioeconômicas, com consequente alteração de todos os fatores sociais contribuintes, conhecidos e desconhecidos.

Victora et al. (1990), estudando a determinação do socioeconômico no processo saúde-doença, assim se expressam:

> Relativamente à utilização de outras variáveis socioeconômicas, o uso da inserção de classe em estudos epidemiológicos apresenta vantagens e desvantagens. Sua principal vantagem é o fato de ser explicativa, isto é, de – em larga parte – determinar uma série de variáveis intermediárias, como renda, escolaridade, nível de consumo etc., que por sua vez influenciam o processo saúde-doença. Esse mesmo aspecto é uma de suas desvantagens: sendo um determinante distal, cuja ação é mediada por uma série de variáveis que possuem certa autonomia, as relações estatísticas entre interseção de classe e processo saúde-doença podem ser algo enfraquecidas.
>
> Uma segunda – e talvez a mais importante – desvantagem da utilização da inserção de classe é sua difícil operacionalização, como já foi notado anteriormente. O conceito de classe social apresenta dimensões econômicas, ideológicas e jurídico-políticas; por dificuldades operacionais, as classificações existentes têm-se concentrado na dimensão econômica, ignorando as demais. A simplificação, no entanto, é um processo inerente à pesquisa quantitativa com epidemiologia; por exemplo, para classificar uma criança como desnutrida utiliza-se uma ou duas medidas – peso e/ou altura – entre dezenas de medidas possíveis, compara-se essa medida com um padrão de referência mais ou menos arbitrário e decide-se sobre um ponto de corte também arbitrário. Nesse processo simplificatório, é inevitável que se perca informação e que ocorram erros de classificação, mas a própria coerência dos resultados empíricos obtidos pode servir para avaliar até que ponto a simplificação pode ter sido excessiva. Assim, embora ideologicamente conveniente para algumas entidades, não é lícito esperar que simplesmente por meio de programas para aumentar a escolaridade, na ausência de mudanças mais profundas, seja possível melhorar substancialmente os indicadores de saúde infantil (VICTORA et al., 1990).

Fatores sociopolíticos

Identicamente ao que acontece com os fatores econômicos, os fatores políticos são indissociáveis da totalidade que os condiciona. Se em estudos analíticos de pré-patogênese esses fatores, pela própria natureza do proceder científico, são isolados e desse modo analisados, isso jamais poderá ser interpretado e confundido como se se tratasse de uma maneira de traduzir a realidade, reconhecendo-a como resultante da interação dos fatores que serviram à sua análise. As categorias de análise não podem ser confundidas com as categorias de realidade.

Sob nosso ponto de vista, são os seguintes alguns dos fatores políticos que devem ser fortemente considerados ao se analisarem as condições de pré-patogênese no nível social: instrumentação jurídico-legal; decisão política; higidez política; participação consentida e valorização da cidadania; participação comunitária efetivamente exercida; e transparência das ações e acesso à informação.

Fatores socioculturais

No contexto social, devem ser citados preconceitos, *habitus*, crendices, comportamentos, normas e valores, valendo como fatores pré-patogênicos contribuintes para difusão e manutenção de doenças. Por exemplo, as características pré-patogênicas sobre o comportamento podem influenciar diretamente as percepções e práticas diante da doença, como a malária em uma comunidade de Gana que acreditava que o "asra" era causado por contato prolongado com o calor excessivo e muitos membros da comunidade não conectavam o vetor à doença e não reconheciam como doença (AGYEPONG, 1992).

A par desses e de uma infinidade de outros comportamentos pré-patológicos do mesmo jaez, bem mais aproximados aos agentes ambientais do que à estrutura social, é mister apontar fatores culturais de natureza bem diversa, de cuja ação mais distante e mais abrangente os resultados são menos previsíveis. São as concepções de comportamento, que poderíamos imaginar (só imaginar!) sob a forma de um gigantesco superego cultural, determinando o pensar e o fazer coletivos. Como fatores na pré-patogênese, esses comportamentos estariam mais adequadamente inseridos no sistema de valores internalizados de natureza cultural/social/econômica/política do que entre os comportamentos externos ou as condutas biossociais inconvenientes.

Ou seja: passividade diante do poder exercido com incompetência ou má-fé; alienação em relação aos direitos e deveres da cidadania; transferência irrestrita, para profissionais da política, da responsabilidade pessoal pelo social; participação passiva como beneficiários do paternalismo de estado ou oligárquico; e incapacidade de se organizar para reivindicar.

Essa tem sido a essência de nossa cultura política, bem como a de outros povos subdesenvolvidos, reforçada através de nossa história pelos estratos político e econômico, em benefício de alguns e com prejuízo para o todo. Têm sido pré-patogênicos na medida em que a sociedade abrangente se vê frustrada em controlar e fiscalizar os investimentos públicos. A Constituição de 1988 criou possibilidades de participação da comunidade na gerência das ações e serviços públicos de saúde. Agora, há que se lutar por desenvolver, como padrões de comportamento, atitudes de comprometimento e participação.

Fatores psicossociais

Dentre os fatores psicossociais aos quais pode ser imputada a característica de pré-patogênese, encontram-se: ausência de relações parentais estáveis, desconexão em relação à cultura de origem, falta de apoio no contexto social em que se vive, condições de trabalho extenuantes ou estressantes, promiscuidade, transtornos econômicos, sociais ou pessoais, falta de cuidados maternos na infância, carência afetiva de ordem geral, competição desenfreada, agressividade vigente nos grandes centros urbanos e desemprego. Esses estímulos têm influência direta sobre o psiquismo humano, com consequências somáticas e mentais danosas.

Fatores ambientais

Para efeito de análise estrutural epidemiológica, por ambiente deve ser entendido o conjunto de todos os fatores que mantêm relações interativas com o agente etiológico e o suscetível, incluindo-os, sem se confundir com os próprios. O termo tem maior abrangência do que lhe é dado no campo da ecologia. Além de incluir o ambiente físico, que abriga e torna possível a vida autotrófica, e o ambiente biológico,

que abrange todos os seres vivos, inclui também a sociedade evolvente, sede das interações sociais, políticas, econômicas e culturais.

Agressores ambientais são agentes que, de maneira imediata, sem mais intermediações, podem pôr-se em contato direto com o suscetível. Quanto à sua forma de surgimento ou por sua presença, podem ser inseridos em uma das seguintes categorias: (a) agentes presentes no ambiente de maneira habitual, em convivência natural ou tradicional com o ser humano; (b) agentes pouco comuns e que, mercê de situações novas, alterações impostas por novos hábitos ou por modificações na maneira de viver, por má administração ou manipulação inábil de meios e recursos, por importação passam a se fazer presentes de modo perceptível, como agentes, em algum evento epidemiológico; (c) agentes que explodem em situações anormais de grande monta, como são as macroperturbações ecológicas, os desastres naturais e as catástrofes.

São componentes do ambiente físico: situação geográfica, solo, clima, recursos hídricos e topografia, agentes químicos e físicos.

Em situações ecológicas desfavoráveis, algumas produzidas por fatores naturais, outras produzidas artificialmente pela ação do ser humano, algumas permanentes, outras contingentes, têm desenvolvimento os fatores físicos, químicos e biológicos que, por terem acesso à organização interna de seres vivos, podem funcionar, para estes, como agentes patogênicos.

Modernamente, o estudo da influência exercida pelos fatores naturais do *ambiente físico* na produção de doenças tornou-se menos importante que o conhecimento da ação desenvolvida pelos agentes aí agregados artificialmente. O progresso e o desenvolvimento industrial causaram problemas epidemiológicos novos, resultantes da poluição ambiental. O ambiente físico que envolve o ser humano moderno condiciona o aparecimento de doenças cuja incidência tornou-se crescente a partir da urbanização e da industrialização. As doenças cardiovasculares, as alterações mentais e o câncer pulmonar estão também associados a fatores do ambiente físico.

A Organização Pan-Americana da Saúde (OPAS, 1976) menciona que, com a industrialização crescente e a modificação dos costumes, um grande número de substâncias carcinogênicas são ingeridas, inaladas, absorvidas por via cutânea ou são introduzidas no organismo como medicamentos ou por acidente.

Deve ser entendido por ambiente o conjunto de todos os fatores agressivos presentes no ambiente físico e aí colocados por meio de atividades do ser humano, não devendo ser esquecido o uso, às vezes exagerado, de pesticidas na proteção dos cultivos. Os alimentos, tanto os vegetais como os de origem animal, veiculam essas substâncias em concentrações mínimas. Teme-se que seu acúmulo gradual no organismo humano, devido à sua relativa estabilidade, possa causar sérios danos à saúde dos consumidores. Outro problema bastante sério é representado pelos aditivos alimentares, sob a forma de sabores artificiais, corantes, conservantes e até hormônios sintéticos. Seus efeitos a longo prazo, por exposição contínua, ainda são desconhecidos. Não seria demais lembrar que o ambiente físico dos locais de trabalho pode, em razão dos fatores presentes, estar associado à produção de doenças.

No *ambiente humano*, o uso de medicamentos é outro fator importante que pode compor a estrutura epidemiológica de doenças não infecciosas. As características normais do feto poderão sofrer alterações se um novo fármaco passar a ser comercializado sem provas suficientes de sua inocuidade. Tal fato já ocorreu. A partir de 1959, observou-se que repetidas vezes, em vários consultórios pediátricos, uma síndrome fora do comum, a focomelia, anteriormente um fato raro, passou a ser notificada de modo inusitado: 30 a 70 vezes mais. Em estudo com 46 mães, chegou-se à certeza de que 41 delas haviam feito uso de talidomida nos primeiros meses de gestação. Estudos em animais confirmaram a ação teratogênica da talidomida nos primeiros meses de gestação (MELLIN & KATZENSTEIN, 1962). Mais de 50 anos após a retirada da talidomida do mercado mundial, ela ainda é usada como terapêutica para uma ampla variedade de distúrbios inflamatórios e malignos em terapias convencionais que falharam. No entanto, é necessário destacar seu potencial teratogênico bem conhecido (GORDON & GOGGIN, 2003).

Estrógenos de diferentes estruturas químicas podem causar tumores em animais de experimentação. Embora a importância dessa observação para o ser humano não tenha sido determinada com clareza, convém advertir que alguns informes epidemiológicos indicam que a administração de estilbestrol a mulheres grávidas aumenta de maneira considerável o risco de que suas filhas venham a ter adenocarcinoma vaginal (HERBST, 1971). Além desses fatos publicados, há inúmeros casos encobertos, não notificados, decorrentes do uso indiscriminado de medicamentos, embora fatos históricos ainda sejam evidentes:

> A farmacoepidemiologia estuda o uso e os efeitos, benéficos e adversos, dos medicamentos em grande número de pessoas. Aplica os métodos da epidemiologia à área da farmacologia clínica. Em 1937, mais de 100 pessoas morreram de insuficiência renal por ingerir elixir de sulfanilamida dissolvido em dietilenoglicol e, após esse episódio, passaram a ser obrigatórios os testes pré-clínicos antes da comercialização de medicamentos nos EUA (STROM & KIMMEL, 2006). Mesmo diante desse episódio, em 2006, mais de 300 mortes por insuficiência renal ocorreram no Panamá: uma indústria farmacêutica incluiu como substituto da glicerina o etilenoglicol na produção de um xarope para tosse (REILLY JR. & PERAZELLA, 2015).

No *ambiente biológico*, os seres vivos podem ter influência sobre o agente etiológico e o suscetível. Ecologicamente, fazem parte da biota. Para efeito de análise, são colocados em destaque e tratados como elementos interagentes no sistema ambiente-agente-suscetível.

A influência mais geral que qualquer fator biológico possa ter sobre o estado de saúde ou de doença das populações humanas se faz sobre seu estado nutricional. Solo, clima e recursos hídricos confluem para a riqueza de recobrimento vegetal e esta será propícia à abundância da vida animal.

O ser humano depende tanto dos animais como dos vegetais para sua sobrevivência. Comunidades relativamente saudáveis são aquelas que, em princípio, dispõem de capacidade para produção de alimento em seu próprio benefício.

No outro extremo da rede de influência e de ações que se centram no ambiente biológico estão os microssistemas bioclimáticos propícios à manutenção dos vetores e dos reservatórios de bioagentes patogênicos.

Fatores genéticos

Os fatores genéticos provavelmente determinam a maior ou menor suscetibilidade das pessoas à aquisição de doenças, embora isso permaneça na fronteira da pesquisa genética. O fato é que, em relação à incidência de doenças, percebe-se que, quando ocorre a exposição a um fator patogênico externo, alguns dos expostos são acometidos e outros permanecem isentos.

Multifatorialidade

Ao se considerarem as condições para que a doença tenha início em um indivíduo suscetível, é necessário levar em conta que nenhuma delas será, por si, suficiente. A eclosão da doença é, na verdade, dependente da estruturação dos fatores contribuintes, de modo que se pode pensar em uma configuração de mínima probabilidade ou mínimo risco e em uma configuração de máxima probabilidade ou máximo risco e, entre elas, estruturações de fatores cujo risco varia entre os dois extremos. Quanto mais estruturados estiverem os fatores, maior força terá o estímulo patológico.

A estruturação de fatores condicionantes da doença, denominada *multifatorialidade*, não é um simples resultado da justaposição. A associação dos fatores é sinérgica, isto é, dois fatores estruturados aumentam o risco da doença mais do que faria sua simples soma. O estado final provocador de doença é, portanto, resultado da sinergia de uma multiplicidade de fatores políticos, econômicos, sociais, culturais, psicológicos, genéticos, biológicos, físicos e químicos.

O agregado total resultante da estruturação sinérgica de todas as condições e influências indiretas – próximas ou distantes – socioeconômicas, culturais e ecológicas, e pelos agentes que têm acesso direto ao bioquimismo e às funções vitais do ser vivo, perturbando, constitui o ambiente gerador de doença.

São denominados agentes patogênicos os que levam estímulos do meio ambiente ao meio interno do ser humano, por sua presença ou ausência, como verdadeiros mensageiros de uma pré-patologia gerada e desenvolvida no ambiente e como iniciadores e mantenedores de uma patologia que passará a existir no ser humano. São de natureza física, química, biológica ou psicológica. Os bioagentes, os fatores nutricionais e os fatores genéticos estão na categoria de agentes biológicos.

O estudo das diarreias propicia uma boa ilustração da estruturação sinérgica dos fatores que conduzem à doença e a mantêm (Figura 2.2). Destaca-se em posição central a interação sinérgica entre a síndrome diarreica e a desnutrição.

Behar (1976) chama a atenção para a magnitude desse problema, dando ênfase ao fato de que as infecções entéricas

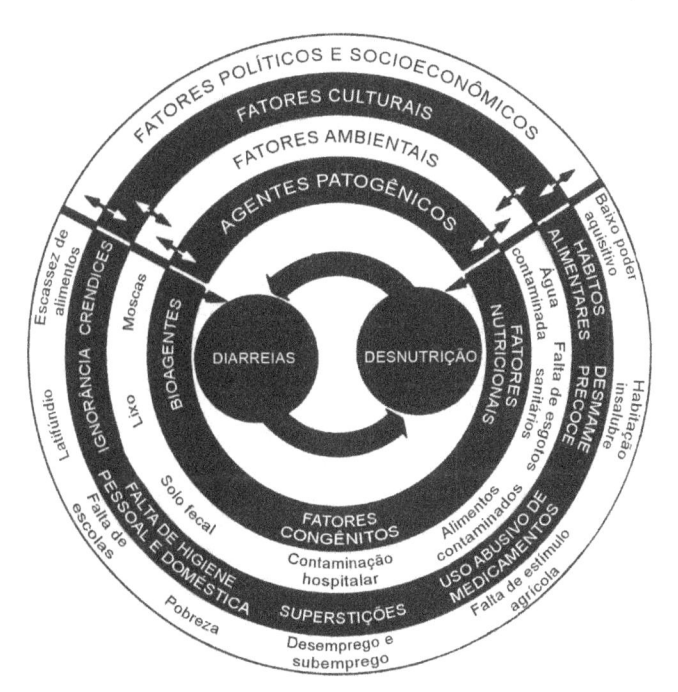

FIGURA 2.2 Sinergismo multifatorial na produção e manutenção das doenças diarreicas.

constituem fatores precipitantes e agravantes da desnutrição e esta, por sua vez, influi na patogenia dos processos diarreicos. Segundo o autor, essa interação explica por que as doenças diarreicas constituem a causa básica mais importante da mortalidade na infância.

Na Figura 2.2, a seta bissagitada (↔) indica que um dos fatores, além de produzir efeito por si, age ainda dando realce à contribuição causal do outro fator e vice-versa, completando o mecanismo sinérgico. Assim, dentro de um mesmo nível, seja socioeconômico, cultural ou ambiental, os fatores são estruturados e agem sinergicamente na produção tanto da diarreia como da desnutrição. O mútuo realce dos fatores existe também entre os níveis. O socioeconômico, o cultural e o ambiental também se sinergizam na produção da doença. O entendimento da existência do sinergismo multifatorial é importante, mas não deve obscurecer a causa mais profunda da manutenção do *status quo* da morbidade por diarreias, a qual reside no desnível econômico existente entre as classes sociais.

PERÍODO DE PATOGÊNESE

A história natural da doença tem seguimento com sua implantação e evolução no ser humano. É o período da patogênese. Esse período se inicia com as primeiras ações que os agentes patogênicos exercem sobre o ser afetado. Seguem-se as perturbações bioquímicas em nível celular, continuam com as perturbações na forma e na função e evoluem para defeitos permanentes, cronicidade, morte ou cura.

Colimon (1978) divide o período de patogênese em três etapas: subclínica, prodrômica e clínica. Mausner & Bahn (1974) propõem os seguintes estágios: pré-sintomático, clínico e de incapacitação. Leavell & Clark (1976) veem o período de patogênese como se desenvolvendo nos seguintes

estágios: interação estímulo-suscetível, patogênese precoce, doença precoce discernível e doença avançada.

Neste texto serão considerados quatro níveis de evolução no período de patogênese: (a) interação estímulo-suscetível; (b) alterações bioquímicas, histológicas e fisiológicas; (c) sinais e sintomas; e (d) cronicidade.

Interação estímulo-suscetível

Nesse estágio, a doença ainda não se desenvolveu, porém estão presentes todos os fatores necessários para sua ocorrência. Alguns fatores agem predispondo o organismo à ação subsequente de outros agentes patógenos. A má nutrição, por exemplo, predispõe à ação patogênica do bacilo da tuberculose; altas concentrações de colesterol sérico contribuem para o aparecimento da doença coronariana; fatores genéticos diminuem a defesa orgânica, abrindo a porta do organismo às infecções.

Algumas doenças são resultado da ação cumulativa de fatores de natureza diversa. O câncer de pulmão, por exemplo, tem sua probabilidade bastante aumentada por ação do asbesto associada à ação dos componentes da fumaça de cigarro.

Alterações bioquímicas, histológicas e fisiológicas

Nesse estágio, a doença já está implantada no organismo afetado. Embora não se percebam manifestações clínicas, já existem alterações histológicas em nível de percepção subclínica de caráter genérico. Essas alterações não são perceptíveis. No entanto, ainda nesse estágio, a doença já está presente e pode ser percebida por meio de exames clínicos ou laboratoriais orientados.

Denomina-se "horizonte clínico" a linha imaginária que separa esse estágio do seguinte. Abaixo dessa linha se processam todas as manifestações bioquímicas, fisiológicas e histológicas que precedem as manifestações clínicas da doença. É o chamado período de incubação.

Algumas doenças não passam desse estágio. Devido às respostas dadas pelas defesas orgânicas, podem regredir desse estágio patológico ao de saúde inicial. Em outros casos, a progressão se dá diretamente para um estágio menos favorável (Figura 2.1B).

Sinais e sintomas

Acima do horizonte clínico, os sinais iniciais da doença, ainda confusos, tornam-se nítidos e transformam-se em sintomas. É o estágio denominado clínico, iniciado ao ser atingida uma massa crítica de alterações funcionais no organismo acometido. A evolução da doença encaminha-se então para um desenlace; a doença pode passar ao período de cura, evoluir para cronicidade ou progredir para invalidez ou para a morte (Figura 2.1B e C).

Cronicidade

A evolução clínica da doença pode progredir até o estado de cronicidade ou conduzir o doente a um dado nível da incapacidade física por tempo variável. Pode também produzir lesões que serão, no futuro, uma porta aberta para novas doenças. Do estado crônico, com incapacidade temporária para o desempenho de alguma atividade específica, a doença pode evoluir para invalidez permanente ou para a morte; em alguns casos, para a cura.

> A epidemiologia é o eixo da saúde pública. Proporciona as bases para avaliação das medidas de profilaxia, fornece pistas para diagnose de doenças transmissíveis e não transmissíveis e enseja a verificação da consistência de hipóteses de causalidade. Além disso, estuda a distribuição da morbidade a fim de traçar o perfil de saúde-doença nas coletividades humanas; realiza testes de eficácia e de inocuidade de vacinas; desenvolve a vigilância epidemiológica; analisa os fatores ambientais e socioeconômicos que possam ter alguma influência na eclosão de doenças e nas condições de saúde; constitui um dos elos comunidade/governo, estimulando a prática da cidadania mediante o controle, pela sociedade, dos serviços de saúde.

PREVENÇÃO DA DOENÇA

Winslow, citado por Leavell & Clark (1976), define:

> Saúde pública é a ciência e a arte de evitar doenças, prolongar a vida e desenvolver a saúde física e mental e a eficiência, mediante esforços organizados da comunidade, para o saneamento do meio ambiente, o controle de infecções na comunidade, a organização de serviços médicos e paramédicos para o diagnóstico precoce e o tratamento preventivo de doenças, e o aperfeiçoamento da máquina social que irá assegurar a cada indivíduo, dentro da comunidade, um padrão de vida adequado à manutenção da saúde.

Aprofundando a definição formulada por Winslow, comparando-a com o pensamento de outros autores e com definições dadas a termos correlatos, isolando e analisando os conceitos embutidos em cada um de seus termos fundamentais, somos levados a considerar a saúde pública como uma tecnologia, mais do que uma ciência, isto é, adaptando Winslow, saúde pública é técnica e é arte.

Por outro lado, parece-nos que saúde pública e epidemiologia são indissociáveis quanto a seus objetivos sociais e quanto à sua prática, sendo a epidemiologia o instrumento privilegiado para orientar a atuação da saúde pública. Se a saúde pública é a face tecnológica, a epidemiologia será a face científica. A saúde pública intervém buscando evitar doenças,

prolongar a vida e desenvolver a saúde física e mental e a eficiência. A epidemiologia persegue a observação exata, a interpretação correta, a explicação racional e a sistematização científica dos eventos de saúde-doença em nível coletivo, orientando, portanto, as ações de intervenção.

A prática de saúde pública, apesar de assentar grande parte de suas decisões sobre o conhecimento epidemiológico, não deixa de ser uma prática de intervenção social planejada e, como tal, uma parte ponderável de suas ações resulta de decisões pessoais ou colegiadas, limitadas pela estrutura socioeconômica então vigente e determinadas por uma multiplicidade de fatores não científicos, entre os quais se alinham a ideologia, a decisão política, as conveniências contingentes, o nível de autoridade de pessoas ou de grupos, a experiência de vida de seus agentes e a falta ou a presença de bom senso.

Assim considerada a saúde pública, seus pressupostos e sua prática podem e devem ser externa e internamente criticados, ponderados e, até mesmo, contestados a partir de pontos de vista – inclusive não científicos – de caráter opinativo, filosófico, ideológico e científico e de vivências.

A epidemiologia é a ciência que estabelece ou indica e avalia os métodos e processos usados pela saúde pública para prevenir as doenças.

Por outro lado, a saúde pública como tecnologia pode ser inserida como parte de uma tecnologia mais abrangente: a medicina preventiva. Esta última, se definida como a técnica e a arte de evitar doenças, prolongar a vida e desenvolver a saúde física e mental e a eficiência, deverá abranger também o componente preventivo da medicina individualizada. Na Figura 2.3, a medicina preventiva, abrangente, envolve a saúde pública e a medicina individual. Esta, a clínica, tem como ciência básica primordial a patologia. O suporte científico da saúde pública é a epidemiologia.

A prevenção é abrangente, incluindo a ação dos profissionais em saúde, mas não só. A esses cabe uma importante parcela da ação preventiva: a decisão técnica, a ação direta e parte da ação educativa. O sucesso da prevenção em termos genéricos, em sua vertente de promoção da saúde, com vistas a uma sociedade sadia, só parcialmente depende da ação dos especialistas. No coletivo, a ação preventiva deve começar no nível das estruturas socioeconômicas.

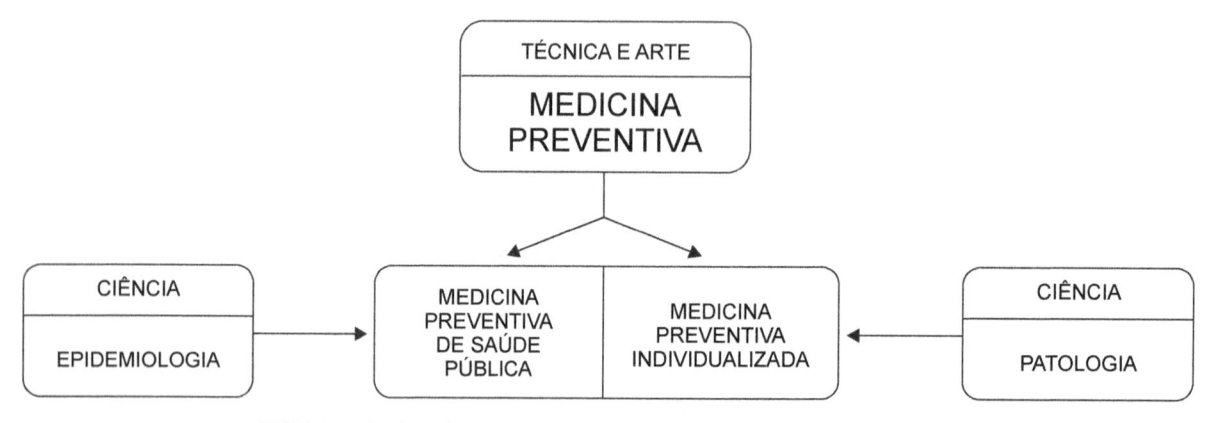

FIGURA 2.3 Epidemiologia: suporte científico básico das ações de saúde coletiva.

Antes que haja uma prevenção primária, há de haver uma prevenção de caráter estrutural. A prevenção deve anteceder a ação dos especialistas em saúde. Deve começar no nível das estruturas políticas e econômicas. As ações dos especialistas só são eficientes a partir do momento em que as situações sociopolítico-econômicas estejam equilibradas. Para o profissional de saúde é importante fazer prevenção a partir do nível de conscientização da comunidade envolvida. À comunidade como um todo cabe perguntar se suas instituições sociais e econômicas são favorecedoras de saúde ou de doença. É a ela que cabe rever, propor e lutar por soluções políticas abrangentes, sem as quais, às vezes, as ações preventivas nos âmbitos ecológico e médico não são mais que paliativas.

Deve-se prevenir e prever antes que algo aconteça ou mesmo cuidar para que não aconteça. Prevenção em saúde pública é a ação antecipada, tendo por objetivo interceptar ou anular a evolução de uma doença.

Conforme descrito em parágrafos anteriores, há uma prevenção que pode ser conseguida mediante as correções introduzidas, por via política, no *status quo* socioeconômico que, a um dado momento, funciona como uma das precondições de doenças, via pobreza e ignorância. É um tipo de prevenção cuja importância nunca é demais reiterar. À prática de saúde pública interessa, por outro lado, analisar as ações preventivas que têm por fim eliminar elos da cadeia patogênica, ou no ambiente físico ou social, ou no meio interno dos seres vivos afetados ou suscetíveis.

A prevenção pode ser feita nos períodos de pré-patogênese e patogênese. O conhecimento da história natural da doença favorece o domínio das ações preventivas necessárias. Se um dos fundamentos da prevenção consiste em cortar elos, o conhecimento destes é fundamental para que se atinjam os objetivos colimados. Devem ser conhecidos os múltiplos fatores relacionados com o agente, o suscetível e o meio ambiente, e com a evolução da doença no acometido.

A prevenção primária que se faz com a intercepção dos fatores pré-patogênicos inclui: (a) promoção da saúde; (b) proteção específica.

A prevenção secundária é realizada no indivíduo, já sob a ação do agente patogênico, no nível do estado de doença, e inclui: (a) diagnóstico; (b) tratamento precoce; (c) limitação da invalidez (Figura 2.4).

A prevenção terciária consiste na prevenção da incapacidade mediante a adoção de medidas destinadas à reabilitação. Assim, o processo de reeducação e readaptação de pessoas com defeitos após acidentes ou devido a sequelas de doenças é exemplo de prevenção em nível terciário.

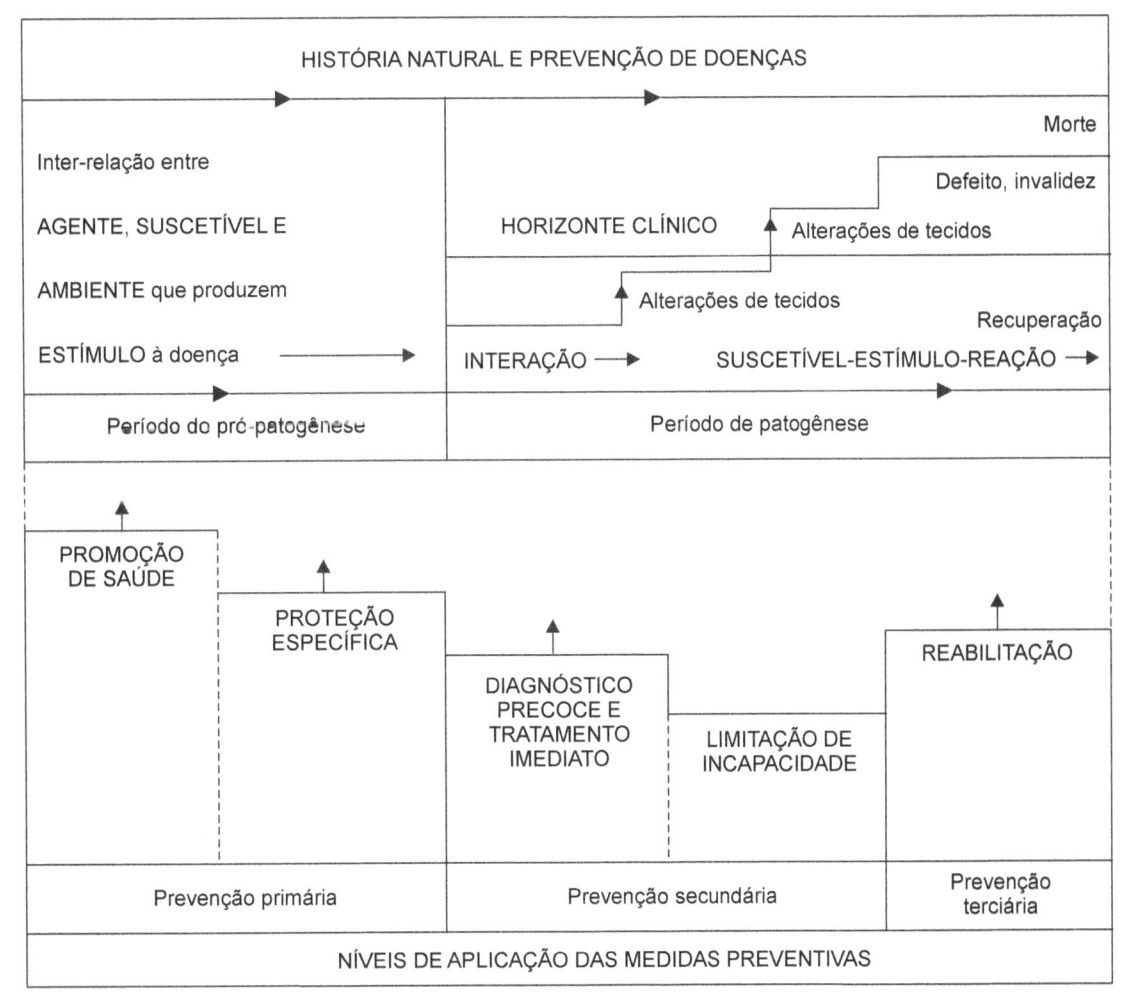

FIGURA 2.4 História natural e prevenção de doenças e agravos à saúde. (Fonte: Leavell & Clarke, 1976.)

Prevenção primária

Promoção da saúde

Consiste na adoção de medidas de ordem geral:

- Moradia adequada.
- Escolas.
- Áreas de lazer.
- Alimentação adequada.
- Educação em todos os níveis.
- Educação em saúde.
- Atividade física regular.
- Saneamento básico.

Proteção específica

- Imunização.
- Saúde do trabalhador.
- Higiene pessoal e do lar.
- Proteção contra acidentes.
- Aconselhamento genético.
- Controle dos vetores e reservatórios.
- Uso de preservativos e seringas descartáveis.

Prevenção secundária

Diagnóstico precoce

- Inquérito para descoberta de casos na comunidade.
- Exames periódicos, individuais, para detecção precoce de casos.
- Isolamento para evitar a propagação de doenças.
- Tratamento para evitar a progressão da doença.

Limitação da incapacidade

- Evitar futuras complicações.
- Evitar sequelas.
- Reduzir o risco de transmissão da doença.

Prevenção terciária

- Reabilitação (impedir a incapacidade total).
- Fisioterapia.
- Terapia ocupacional.
- Emprego para o reabilitado.
- Redução da dependência familiar.
- Redução da dependência social.
- Melhoria da qualidade de vida da pessoa com sequela.

Em alguns países subdesenvolvidos, as condições socioeconômicas aí vigentes, mantidas por uma perversa concentração de renda, pela má distribuição da propriedade fundiária e pela falta de visão dos detentores do poder econômico e político, fazem com que as classes pauperizadas sejam incapazes de se prover em termos de alimentação, moradia, educação, saúde e lazer. O cidadão pauperizado torna-se cliente e dependente do Estado e este, por não ser competente naquilo que lhe é específico, torna-se paternalista. Este Estado, paternalista por incompetência, torna-se caritativo, distribuidor de alimentos, de habitação e de medicamentos e, mais uma vez, com incompetência. À sociedade cabe a prevenção no nível das estruturas. Às organizações políticas e às organizações civis não estatais cabe a ação preventiva mais abrangente de remover estruturas arcaicas impeditivas de se promover a saúde em todos os níveis.

DETERMINAÇÃO SOCIAL DO PROCESSO SAÚDE-DOENÇA

Esse modelo se destaca pela construção democrática em saúde dos determinantes sociais, ecológicos e políticos e da organização do sistema de saúde, que se inspira na promoção de saúde para o planejamento nos variados níveis de atenção, complexidade e organização do sistema de saúde, tendo em vista as possibilidades de reorganização do sistema público de saúde em interseção com a reorganização ética da sociedade civil (PUTTINI et al., 2010). Os determinantes sociais em saúde são definidos como características específicas dos caminhos pelos quais as condições sociais afetam a saúde e como isso pode ser potencialmente alterado por ação informada, ou seja, os processos e condições sociais são como fatores essenciais estabelecidos por limites ou pressões, embora sem ser necessariamente o determinismo fatalista.

Historicamente, os determinantes sociais da saúde, em termos gerais, incluem: (a) um passado e um presente da sociedade em termos econômicos, políticos e jurídicos dos sistemas, seus recursos materiais e tecnológicos, adesão a normas e práticas consistentes com as normas internacionais e normas e padrões de direitos humanos; e (b) suas relações políticas e econômicas com outros países, como implementado através de interações entre governos, organizações políticas e econômicas internacionais (por exemplo, ONU, Banco Mundial, Fundo Monetário Internacional e organizações não governamentais) (KRIEGER, 2002).

Resumidamente, os determinantes sociais em saúde podem ser definidos como o ambiente social no contexto da epidemiologia social (KRIEGER, 2002). Uma das primeiras experiências a empregar a noção de determinantes biológicos foi a do sistema de saúde do Canadá, logo após a publicação do Relatório Lalonde (1974). Fundamenta-se no conceito de Campo de Saúde, que estabelece uma espécie de mapa do território da saúde. Além disso, as ações estão centradas no autocuidado e nas medidas de risco. Esse conceito foi dividido em quatro elementos amplos: biologia humana, ambiente, estilo de vida e organização de cuidado da saúde. Esses quatro elementos foram identificados a partir de um exame das causas e dos fatores subjacentes à doença e à morte no nível de saúde no Canadá.

No Brasil, a Comissão Nacional sobre os Determinantes Sociais da Saúde (CNDSS) compreende os determinantes como fatores sociais, econômicos, culturais, étnicos/raciais, psicológicos e comportamentais que influenciam a ocorrência de problemas de saúde e seus fatores de risco na população (BUSS & PELLEGRINI FILHO, 2007).

A CNDSS realizou um amplo trabalho de revisão acerca do conhecimento produzido sobre os determinantes sociais da saúde e formulou algumas abordagens para o estudo dos

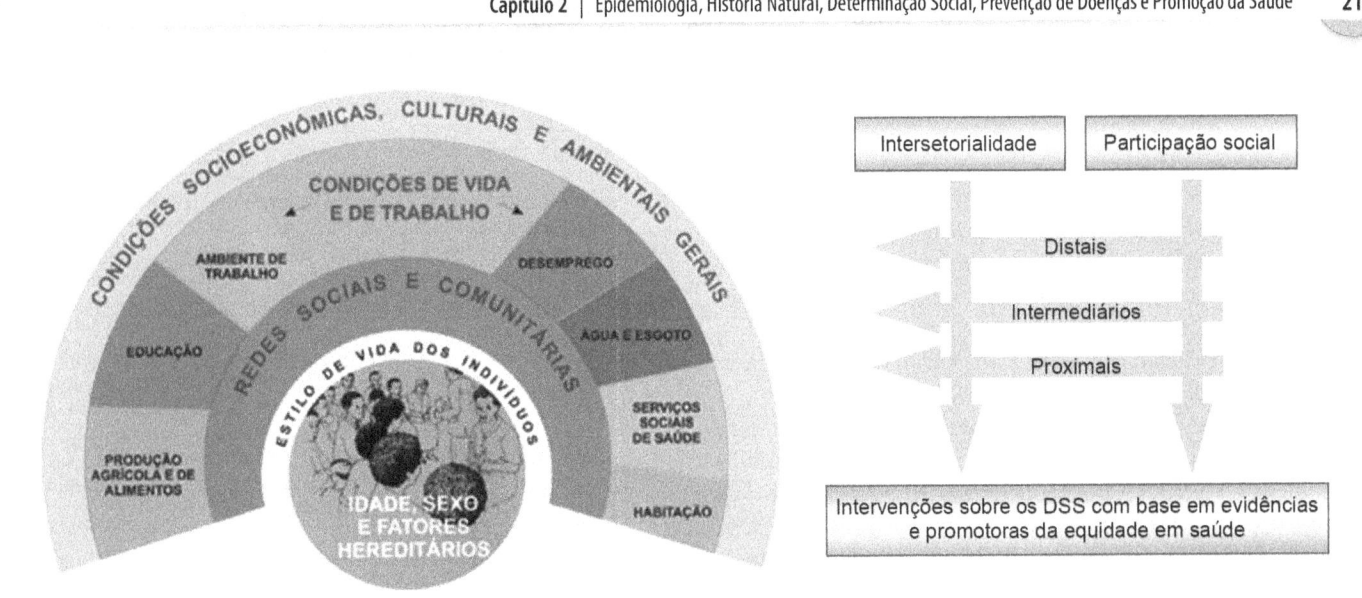

FIGURA 2.5 Modelo adaptado de Dahlgren & Whitehead (2008).

mecanismos por meio dos quais se implementaram ações sobre os determinantes sociais com o intuito de reduzir iniquidades em saúde, como os modelos de Dahlgren & Whitehead (1991) e de Solar & Irwin (2010) (Figura 2.5). Esses modelos buscam estabelecer uma hierarquia de determinações entre fatores relacionados com a macroestrutura econômica, social e cultural e aqueles vinculados às condições de vida e trabalho, aos fatores biológicos, aos comportamentos individuais e aos estilos de vida (GOSH, 2013).

Promoção da saúde

A saúde, enquanto estado vital, setor de produção e campo do saber, está articulada à estrutura da sociedade através das suas instâncias econômicas, político-ideológicas e históricas. As ações de saúde (promoção, proteção, recuperação e reabilitação) constituem uma prática social e trazem consigo as influências do relacionamento dos grupos sociais.

A saúde coletiva é vista como um campo interdisciplinar e não propriamente como uma disciplina científica, muito menos uma ciência ou especialidade médica (RIBEIRO, 1991). Sua consolidação no campo científico se dá no âmbito de práticas abertas à incorporação de propostas inovadoras, muito mais do qualquer outro movimento equivalente na esfera da saúde pública mundial (PAIM & ALMEIDA-FILHO, 1998).

A atuação na perspectiva da promoção da saúde visa a:

- Atuar no campo das políticas públicas saudáveis e advogar um compromisso político claro em relação à saúde e à equidade em todos os setores.
- Agir contra a produção de produtos prejudiciais à saúde, a degradação dos recursos naturais, as condições ambientais e de vida não saudáveis e a má nutrição e centrar sua atenção nos novos temas da saúde pública, como a poluição, o trabalho perigoso e as questões da habitação e dos assentamentos rurais; atuar pela diminuição do fosso existente, quanto às condições de saúde, entre diferentes sociedades e distintos grupos sociais, bem como lutar

contra as desigualdades em saúde produzidas pelas regras e práticas dessa mesma sociedade.

- Reconhecer as pessoas como o principal recurso para a saúde; apoiá-las e capacitá-las para que se mantenham saudáveis por meio de financiamentos e/ou outras formas de apoio; e aceitar a comunidade como porta-voz essencial em matéria de saúde, condições de vida e bem-estar; reorientar os serviços de saúde e os recursos disponíveis para a promoção da saúde; incentivar a participação e a colaboração de outros setores, outras disciplinas e, mais importante, da própria comunidade.
- Reconhecer a saúde e sua manutenção como o maior desafio e o principal investimento social dos governos; e dedicar-se ao tema da ecologia em geral e das diferentes maneiras de vida.

CONSIDERAÇÕES SOBRE AS CONCEPÇÕES ATUAIS

Tanto o modelo da história natural da doença como o modelo da determinação social do processo saúde-doença, explicados em detalhe neste capítulo, constituem uma proposta que busca estabelecer ou reconhecer um conjunto de processos interativos dos diferentes fatores que explicam a ocorrência das doenças. Entretanto, a complexidade crescente própria do campo da epidemiologia, evidenciada na exposição sobre seu conceito, tem trazido desafios marcantes para seu pleno desenvolvimento. Esses desafios, segundo Barata (1998), localizam-se em seus diferentes planos de atuação, quais sejam, seu desenvolvimento teórico, ético e também no de sua prática. Devem ser destacadas as tendências hegemônicas observadas no crescimento da epidemiologia e as repercussões por elas geradas.

Embora a epidemiologia se constitua num dos eixos da saúde pública e, consequentemente, como se viu, tenha contribuído decisivamente para o conhecimento e o controle de doenças em bases populacionais, suas modernas concepções, relatadas extensamente na literatura biomédica, têm imprimido à metodologia epidemiológica características peculiares que, se de um lado têm contribuído decisivamente para o aprimoramento das pesquisas em clínica médica, reorientando as condutas voltadas para o indivíduo, buscando uma melhor racionalidade técnico-científica da atenção médica individual, de outro lado, acompanhando a crise da saúde pública (OPAS, 1992; PAIM et al., 1998), não se têm renovado de maneira adequada para responder eficazmente às novas demandas impostas pela atenção à saúde coletiva, cujos limites de atuação vêm sendo registrados na literatura nacional e internacional (BARRETO, 1998; SHY, 1997), gerando os desafios referidos por Barata (1998).

O tradicional uso que a clínica promove da metodologia epidemiológica, aliás as concepções de seu mais costumeiro objeto – a doença – por ela definido (ALMEIDA FILHO, 1992), viu-se bastante aprimorado com os avanços alcançados pelos métodos quantitativos e pelo aperfeiçoamento de desenhos de estudos epidemiológicos, em especial os estudos de caso-controle (ROTHMAN et al., 2011). Os avanços alcançados por essa articulação ocupam boa parte da literatura médico-científica e constituem-se em material bastante utilizado para o estabelecimento de orientações diagnósticas, prognósticas e terapêuticas no cuidado sistematizado com conjuntos de indivíduos identificados e agrupados por determinada doença (FLETCHER & FLETCHER, 2006; HAYNES et al., 2006; SACKETT et al., 1991). Os resultados alcançados têm levado a posições extremas ao considerar que os avanços no conhecimento epidemiológico devem estar fundamentados nas observações coletadas, exclusivamente, a partir das manifestações individuais e que o ensaio clínico é o modelo paradigmático da pesquisa epidemiológica (MIETTINEN, 1989), descaracterizando ou desvalorizando as observações obtidas a partir de estudos de base populacional.

Ao lado do inegável avanço anteriormente referido, e a despeito dos limites que se têm mostrado para sua aplicação (TAUBES, 1995), observa-se um movimento de recuperação do tradicional papel exercido pela epidemiologia no campo de produção de conhecimentos da ocorrência de doenças em populações, o desafio maior oferecido à disciplina. O resgate do objeto de estudo centrado na identificação das iniquidades em saúde e sua explicação e os elementos para estabelecer as estratégias para sua redução têm sido um esforço observado por um conjunto expressivo de epidemiologistas nas diferentes formações sociais dos continentes americano e europeu (GOLDBAUM, 1997). Observam-se, igualmente, esforços para o aprimoramento e a sofisticação de desenhos de estudo, como, por exemplo, os de natureza mais descritiva (ESTÈVE et al., 1994) que, ao lado dos estudos de natureza analítica, oferecem boas condições para responder a esse resgate de objeto, constituindo-se num dos desafios teóricos da disciplina, qual seja, compatibilizar o desenvolvimento ou aperfeiçoamento de novos desenhos com as características interdisciplinares da epidemiologia.

Referências

Acheson ED. Clinical practice and epidemiology: Two worlds or one? Brit Med J 1979; 1(mar):123-6.

Agyepong IA. Malaria ethnomedical perceptions and practice in an Adangbe farming Community and implications for control. Social Sciences and Medicine, 1992;35:131-7.

Almeida Filho N. A clínica e a epidemiologia. Salvador-Rio de Janeiro: APCE/Abrasco, 1992.

Almeida Filho N. Epidemiologia sem números: uma introdução crítica à ciência epidemiológica. Rio de Janeiro: Campus, 1989. 108p.

Arouca ASS. El trabajo médico. La predución capitalista y la viabilidad del projeto de prevención. Rev Mex Ciências Polit Sociales 1976; 22(84):33-56.

Associação Internacional de Epidemiologia. Guia de Métodos de Enseñanza. IEA/OPS/OMS, Publ. Cient. 266, 1973, 246p.

Ayres JRCM. O problema do conhecimento verdadeiro na epidemiologia. Rev Saúde Pública. São Paulo 1992; 26(3):206-14.

Azevedo A, Chatzi L, Pischon T, Richiardi L. Changing contexts in epidemiologic research – Thoughts of young epidemiologists on major challenges for the next decades, Epidemiology – Current Perspectives on Research and Practice, Prof. Nuno Lunet (Ed.), 2012. Disponível em: http:/www.intechopen.com/books/epidemiology-current-perspectives-on-research-and-practice/changing-contexts-in-epidemiologic-research-thoughts-of-young-epidemiologists-on-major-challenges-fo

Barata RCB. A historicidade do conceito de causa. Textos de apoio – Epidemiologia. Rio de Janeiro. PEC/ENSP/Abrasco, 1985:13.

Barata RCB. Epidemiologia no século XXI: perspectivas para o Brasil. IV Congresso Brasileiro de Epidemiologia. Abrasco. Rio de Janeiro, 1998. Mimeo.

Barker DJP, Rose G. Epidemiology in medical practice. Churchill Livingstone, 1976. 140pp.

Barker DP, Bennett FJ. Practical epidemiology. New York: Churchill Livingstone, 1976. 180p.

Barreto ML. Por uma epidemiologia da Saúde Coletiva. Revista Brasileira de Epidemiologia 1998; 1(2), no prelo.

Behar M. Importancia de la alimentación y la patogenia y prevención de los processos diarréicos. Bol of Sanit Panamer 1976; 78(4):334-42.

Belda W. Epidemiologia e ecologia. In: Marlet JH et al. Saúde da comunidade. São Paulo: McGraw-Hill, 1976: 133-40.

Brasil. Ministério da Saúde, Secretaria de Vigilância em Saúde. Secretaria de Atenção à Saúde. Política Nacional de Promoção da Saúde/Ministério da Saúde, Secretaria de Vigilância em Saúde, Secretaria de Atenção à Saúde. 3. ed. Brasília: Ministério da Saúde, 2010.

Breihl J, Granda E. Saúde na sociedade: guia pedagógico sobre um novo enfoque do método epidemiológico. São Paulo: Instituto de Saúde/Abrasco, 1986. 215p.

Breihl J. Producción y distribución de la salud/enfermedad como hecho coletivo. Quito: Editorial Universitário, 1980, 360p.

Buss PM, Pellegrini Filho A. A Saúde e seus determinantes sociais. PHYSIS: Rev. Saúde Coletiva, Rio de Janeiro 2007;17(1):77-93.

Carvalheiro JR. Processo migratório e disseminação de doenças. Textos de apoio: ciências sociais. Rio de Janeiro: Abrasco, 1986: 29-53.

Chadwick E. Report on inquiry into the sanitary conditions of the labouring population of Great Britain, 1842. Edimburg: University Press, 1965.

Colimon KM. Fundamentos de epidemiologia. Medellín: Servigráficas, 1978. 536p.

Cordeiro HA et al. Los determinantes de la predución y distribución de la enfermedad. Rev Mex Ciências Politicas y Sociales 1976; 22(84):159-81.

Costa DC, Costa NR. Epidemiologia: teoria e objeto. São Paulo: Hucitec/Abrasco, 1990. 220p.

Cruz MM. Concepção de saúde-doença e o cuidado em saúde. In: Gondim R, Grabois V, Mendes Junior WV, organizadores. Qualificação dos Gestores do SUS. 2. ed. Rio de Janeiro: Fiocruz/ENSP/EAD. 2011: 21-33.

Dahlgren G, Whitehead M. Policies and strategies to promote social equity in health. Copenhagen, WHO Regional Office for Europe, 1992 (document number: EUR/ICP/RPD 414(2); http://whqlibdoc.who.int/euro/-1993/EUR_ICP_RPD414(2).pdf, accesso em 16 de junho de 2006.)

Estève J, Benhamon E, Raymond L. Statistical methods in cancer research. Vol IV. Descriptive epidemiology. WHO/IARC, Lyon. Publ. Cient. no 128, 1994.

Fee E, Krieger N. Understanding AIDS: historical interpretations and the limits of biomedical individualism. American Journal of Public Health 1993; 83(10):1477-86.

Fletcher RH, Fletcher SW. Epidemiologia clínica: elementos essenciais. 4. ed. Porto Alegre: Artmed, 2006. 288p.

Forattini OP. Epidemiologia geral. São Paulo: Edgard Blücher, 1976. 259p.

Frost WH. Infection, immunity and disease in the epidemiology of diphtheria.With special reference tosome studies in Baltimore. J Prev Med 1928; 2(4):325–43.

Garcia JC. La categoria trabajo en la medicina. Cuadernos Méxicos Sociales, 23, 1983.

Goldbaum A. A epidemiologia em busca da equidade em saúde. In: Barata RCB, Barreto ML, Almeida Filho NM, Veras RP (orgs.) Equidade e saúde. Contribuições da epidemiologia. Rio de Janeiro: Editora Fiocruz/Abrasco, 1997:63-80.

Goldbaum M. Novas perspectivas temáticas para a epidemiologia. Anais do 1º Congresso Brasileiro de Epidemiologia, Campinas-São Paulo: Abrasco, 1990:247.

Gonçalves RBM. Contribuição à discussão sobre as relações entre teoria, objeto e método em epidemiologia. Campinas – São Paulo: Abrasco, 1990:346.

Gordon J, Goggin P. Thalidomide and its derivatives: emerging from the wilderness. Postgraduate Medical Journal 2003; 79(929):127-132. doi: 10.1136/pmj.79.929.127.

Gregg NM. Congenital cataract following german measles in the mother. Trans Aust Ophthalmol 1941; 3:35.

Haynes RB, Sackett DL, Guyatt GH. Tugwell clinical epidemiology: how to do clinical practice research. 3. ed. USA: Lippincott, Williams and Wilkins, 2006.

Herbst A et al. Association of maternal stilbestrol therapy with tumor appearence in young women. New Engl J Med 1971; 284:878-81.

Hunter D. Biochemical indicators of dietary intake, In: Nutritional epidemiology. New York. Oxford University Press, 1998:174-243.

Jenicek M, Cléroux R. Epidemiologie: principes, techniques, aplications. Paris: Maloine, 1982. 454p.

Krieger N. A glossary for social epidemiology. Epidemiological Bulletin/PAHO, 2002;23(1):7-11.

Krieger N. Theories for social epidemiology in the 21st century: an ecosocial perspective." International Journal of Epidemiology 2001; 30.4:668-77.

Lalonde M. A New perspective on the health of Canadians: A working document. Government of Canada, Ottawa, April, 1974. (Catalog No.: H3I-I374).

Laurell AC, Noriega M. Processo de produção e saúde. Trabalho e desgaste operário. São Paulo: Hucitec, 1989. 333p.

Laurell AC. A saúde-doença como processo social. In: Barata RCB. A historicidade do conceito de causa. Textos de apoio: epidemiologia 1. Rio de Janeiro: Abrasco, 1985:13-27.

Laurell AC. Enfermedad y desarrolo: analisis sociológica de la morbidad en dos pueblos mexicanos. Rev Mex Ciências Politicas y Sociales 1976; 22(84):131-58.

Leavell H, Clark EG. Medicina preventiva. São Paulo: McGraw-Hill, 1976. 744p.

Lilienfeld AM. Fundations of epidemiology. New York: Oxford Press, 1976. 283p.

Lombardi C et al. Operacionalização do conceito de classe social em estudos epidemiológicos. Rev Saúde Pública. São Paulo 1988; 22(4):253-65.

Loureiro S. Brasil, desigualdade social, doença e morte. Anais do 1º Congresso Brasileiro de Epidemiologia. Campinas-São Paulo: Abrasco, 1990:63.

Luz MT. Medicina e ordem política brasileira. Rio de Janeiro: Graal, 1982. 218p.

MacMahon B, Pugh TF. Princípios y métodos de epidemiologia. México: Prensa Médica, 1975. 339p.

Marsiglia RG, Barata RCB, Spinelli SP. Determinação social do processo epidêmico. Textos de apoio – Epidemiologia. Rio de Janeiro: PEC/ ENSP/Abrasco, 1985:129.

Mausner JS, Bahn AK. Epidemiology: a introdutory text. Philadelphia: Saunders, 1974. 377p.

Mausner JS, Kramer S. Introdução à epidemiologia. 5. ed. Lisboa: Fundação Calouste Gulbenkian, 2009. 542p.

Mellin GW, Katzenstein M. 1962. In: OPAS Publ Cient 1976:329.

Miettinem. Theoretical epidemiology: principles of occurrence research in medicine. USA: Delmar Pub, 1989.

Nakajima H. La epidemiologia y el futuro de la salud mundial. Bol Epidemiológico da OPAS, 1990; 11(4):1-6.

Organização Pan-Americana da Saúde (OPAS). Riesgos del ambiente humano para la salud. Washington, 1976. 359p. Publ Cient 329.

Organización Panamericana de Salud. La crisis de la salud pública: reflexiones para el debate. OPAS, Washington, DC. Publ. Cient. 540, 1992.

Paim JS, Almeida Filho N. Saúde coletiva: uma nova saúde pública ou campo aberto a novos paradigmas? Rev Saúde Pública 1998; 32(4):299-316.

Porta M. A dictionary of epidemiology. 5 ed. New York: Oxford University Press, 2008.

Possas C. Saúde & Trabalho – a crise da previdência social. 2. ed. São Paulo: Hucitec, 1989. 324p.

Puttini RF, Pereira Junior A, Oliveira LR. Modelos explicativos em saúde coletiva: abordagem biopsicossocial e auto-organização. Physis [online] 2010; 20(3):753-67. Disponível em: http://dx.doi.org/10.1590/S0103-73312010000300004.

Renaud M. De la epidemiologia social e la sociologia de la prevención: 15 anos de investigación sobre la etiologia social de la enfermedad. Cuadernos Médicos Sociales 1992; 60:49-65.

Ribeiro PT. A instituição do campo científico da saúde coletiva no Brasil. Rio de Janeiro, 1991.[Dissertação de Mestrado – Escola Nacional de Saúde Pública].

Rojas RA. Epidemiologia básica. Buenos Aires: Intermédica, 1978. 190p.

Rothman KJ, Greenland S. Epidemiologia moderna. 3. ed. Porto Alegre: Artmed, 2011. 887p.

Rufino Neto A, Pereira JCO. O processo saúde-doença e suas interpretações. Medicina, Ribeirão Preto, 1982; 15(1-2):1-4.

Sackett DL, Haynes RB, Guyatt GH, Tugwell P. Clinical epidemiology. 2. ed. Boston: Little Brown, 1991.

San Martin H. Salud y enfermedad. 4. ed. México: La Prensa Mexicana, 1981. 893p.

Shy CM. The failure of academic epidemiology: witness for the prosecution. Am J Epidemiol 1997; 145:479-87.

Snow J. El colera cerca de Golden Square, 1854. In: OPS – El Desafio de la Epidemiologia. Publ. Cient. 505, Washington, 1988:446-9.

Solar O, Irwin A. Social determinants, political contexts and civil society action: a historical perspective on the Commission on Social Determinants of Health. Health Promotion Journal of Australia 2006;17(3):180-5.

Strom BL. Kimmel SE. Pharmacoepidemiology—Textbooks. John Wiley & Sons Ltd, The Atrium, Southern Gate, Chichester, West Sussex PO19 8SQ, England. 2006.

Susser M, Susser E. Choosing a future for epidemiology I: Eras and paradims. Am J Pub Health 1996; 86:668-73.

Susser M, Susser E. Choosing a future for epidemiology II: From black box to chinese boxes and ecoepidemiology. Am J Pub Health 1996; 86:674-7.

Susser M, Susser E. Choosing a future for epidemiology: I. Eras and paradigms. Am JPublic Health 1996; 86(5):668-73.

Susser M, Susser E. Choosing a future for epidemiology: I. Eras and paradigms. Am J Public Health 1996; 86:668-73.

Tambellini AM. Contribuição à análise epidemiológica dos acidentes de trânsito, 1976. Apud Almeida Filho N. Problemas e perspectivas atuais da pesquisa epidemiológica em medicina social. Textos em Epidemiologia. Brasília, CNPq, 1984:9-37.

Taubes G. Epidemiology faces its limits. Science 1995; 269:164-9.

Uribe VA. Salud, medicina y classes sociales. Colômbia, 1975. 208p.

Victora CG et al. Pobreza e saúde: como medir nível socioeconômico em estudos epidemiológicos de saúde infantil? Anais do 1o Congresso Brasileiro de Epidemiologia. Campinas, 1990:303.

Villerme LR. Reseña del estado físico y moral de los obreros de las industrias del algodon, la lana y la seda, 1840. In: OPS Publ Cient 505 – El Desafio de la Epidemiologia, 1988:34.

Vinten-Johansen P et al. Cholera, chloroform, and the science of Medicine: a life of John Snow. Oxford: Oxford University Press, 2003.

Virchow R. Die Einheitsbertebungen un der Wessenschaftdiren Medizin Berlim, 1849. In: Rosen. Da política médica à medicina social. Rio de Janeiro: Graal, 1980.

World Health Organization et al. Constituição da Organização Mundial de Saúde. OMS/WHO, 1948.

World Health Organization. The Ottawa charter for health promotion. Geneve: WHO, 1986.

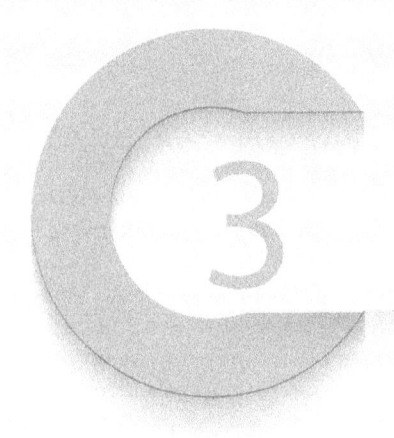

Medida da Saúde Coletiva

José Rubens Costa Lima
Augediva Maria Jucá Pordeu
Maria Zélia Rouquayrol

*Os indicadores básicos de desenvolvimento humano
assumem importância fundamental em toda análise
da situação de saúde, pois documentam as condições de
vida da população e dimensionam o espaço social em que
ocorrem as mudanças no estado de saúde.*
(OPAS, 1998, p. 10)

INTRODUÇÃO

Se existe a metáfora "a vida é uma viagem", entende-se que na vida existem percursos diversos a seguir e que nas estradas da vida os percalços naturais atentam tanto contra o bom desenvolvimento como contra o crescimento e o funcionamento de um ser e/ou de uma comunidade. Cabe ao ser humano e à comunidade, por suas ciências do mundo, escolher e orientar o bom caminho (em grego: *odo*) e/ou, por suas técnicas, transformar os caminhos em meta *odos* (novos métodos), criando novos métodos até construir aquela que seja "a estrada perfeita", quer dizer: "a *sã odo*", termos que estão na origem da palavra "saúde". O que se almeja com a construção da saúde (*estrada*) é alcançar uma vida (*viagem*) boa, plena e fácil. O contrário disso corresponde a manter uma vida desconfortável, limitada e com lutas e perturbações.

Com o resgate dessa metáfora, neste capítulo, saúde não é mais compreendida apenas como "o completo bem-estar biopsicossocial" que se desfruta, mas passa a ser "o bom caminho capaz de levar ao completo bem-estar biopsicossocial", a integração do *situs operandi* com o *modus vivendi*. Entretanto, como não se sabe qual o completo bem-estar que o ser humano é capaz de alcançar, sugere-se, para definição, que saúde é o caminho que leva ao bem-estar biopsicossocial almejado pela sociedade para a comunidade naquele momento. Na perspectiva proposta pelo presente capítulo, tenta-se identificar e destacar, no texto, as vezes em que a palavra saúde é referente à viagem (vida) ou à estrada na qual se viaja. Pretende-se com isso que se reconheça quanto tal interpretação é possível e que se confirme o quanto a proposta dessa metáfora é pertinente e esclarecedora.

Dirigir, nessa como em qualquer outra estrada, exige discernimento e controle – primeiramente discernimento. Passo a passo, é necessário discernir as curvas e os percalços do caminho para conduzir na direção e na velocidade apropriadas. Nesse sentido, as medidas da saúde coletiva servem para o monitoramento de informações de duas categorias: as medidas da saúde, que indicam a situação da estrada, e as medidas de vida, que informam o quanto e em que condições se progrediu na viagem.

Assim, conceitualizando a vida como viagem, as medidas da saúde coletiva são as medidas a serem usadas pela equipe da saúde coletiva para avaliar, planejar e gerir os sucessos alcançados tanto na melhoria da viagem como na reforma e construção das estradas e então escolher os próximos passos a seguir. Com a responsabilidade de dirigir as políticas públicas de um povo, os cientistas e profissionais do planejamento e gestão da saúde empenham-se em obter tais medidas e julgá-las sob o escrutínio da epidemiologia.

Os desafios para os profissionais de saúde que se comprometem com a avaliação da vida são grandes. Um desses desafios é encontrar medidas de vida que indiquem, para cada momento de observação, o quanto se logrou andar nas estradas da vida e em quais condições de vida (viagem), dimensionando o quanto a posição circunstancial está distante do bem-estar almejado e do bem-estar esperado para aquele momento da história, conforme estabelecido de tempos em tempos por cada sociedade. À medida que os serviços de saúde se organizam, retificando, aplanando e sinalizando as estradas, e passam a atingir suas metas, novos entroncamentos surgem, de modo que sempre há a necessidade de identificar, entre as medidas-índice, novos indicadores que possam demonstrar o cumprimento sucessivo das metas reprogramadas.

Esse desafio é um exercício constante na vida real desde 1952, quando a Organização das Nações Unidas recomendou o estudo de métodos para definir e avaliar o nível de vida das coletividades humanas. Em 1993, o Relatório sobre o Desenvolvimento Mundial (WORLD BANK, 1993) examinou como a saúde humana, a política de saúde e o desenvolvimento econômico se influenciavam mutuamente e propôs alguns indicadores. Em 1998, a Organização Pan-Americana de Saúde (OPAS, 1998, p. 2) propôs a caracterização "das desigualdades da situação sanitária das populações [situação das estradas] e do acesso aos serviços de saúde, identificando os grupos de maior risco", para que medidas efetivas produzam impacto de melhoria da saúde e da vida dessas populações.

Aplicando-se integralmente a metáfora, teríamos: "a OPAS desejava conhecer 'em que ponto da viagem cada população se encontrava' e 'quais as condições das estradas e dos veículos disponíveis para cada grupo, bem como a perícia de seus motoristas' para assim identificar os grupos com maiores riscos de 'não progredirem na viagem'."

A partir de 2000, a adoção dos Objetivos do Milênio pelos 191 Estados-membros, apresentados na Declaração do Milênio da ONU (NAÇÕES UNIDAS, 2001), logrou alcançar diferenças na vida das pessoas no tocante a: erradicar a pobreza extrema e a fome; atingir o ensino básico universal; promover a igualdade entre os sexos e a autonomia das mulheres; reduzir a mortalidade infantil; melhorar a saúde materna; combater o HIV/AIDS, a malária e outras doenças; garantir a sustentabilidade ambiental; estabelecer uma parceria mundial para o desenvolvimento. A agenda pós-2015, também da ONU, reflete novos desafios para alcançar um mundo de prosperidade, igualdade, liberdade, dignidade e paz (UNITED NATIONS, 2013; OMS, 2015).

Entretanto, quando se sabe que a saúde (estrada) interfere na qualidade de vida e que a qualidade de vida interfere na saúde (estrada) dos demais indivíduos e da população (BUSS, 2000), compreende-se que existe uma dificuldade adicional nesse exercício: identificar quais são os índices de vida (da viagem) que servem como indicadores da situação de saúde (situação das estradas) e quais são os índices de saúde (da estrada) que servem como indicadores da condição de vida (da viagem).

À luz da metáfora que se completa na sentença "a vida é uma viagem e a saúde é a sua estrada", visualiza-se a intimidade entre os planos da vida e os da saúde, o que facilita entender que existe uma tarefa que não é simples nem fácil, mas que talvez seja útil: manter a separação entre as medidas de vida (viagem) e as medidas de saúde (estrada). Adiante, neste capítulo, apresentam-se algumas medidas de vida, índices que expressam os progressos alcançados na direção do bem--estar almejado pela sociedade brasileira atual para a comunidade nacional, apontando os trechos que algumas comunidades nacionais atingiram nas estradas da vida. Exemplos de medidas de saúde, índices que descrevem a situação dessas estradas da vida nos diversos momentos da história, são mais raros e ainda não foram tão bem contemplados nesta edição.

A primeira parte do capítulo é dedicada à reflexão sobre a vida e os caminhos a serem percorridos nas dimensões biopsicossociais, com representação de uma escala de sucessos nessas três estradas principais. Na segunda parte, faz-se uma sumarização esquemática para visualização das medidas de saúde em suas categorias, principais tipos, formas, funções, nomes e definições, conforme se depreendeu da literatura, com algumas redefinições das medidas catalogadas. A falta de

consenso para alguns dos termos compilados e para muitos dos termos usados em epidemiologia (WHO, 2010) é uma demonstração de que os termos e conceitos variam segundo as tradições (ROUQUAYROL & KERR, 1993). Entretanto, há inconsistências no uso de termos dos autores de mesma tradição, por vezes provocando confusão. Isso gerou a liberdade e induziu o compromisso deste capítulo de se tentar nova padronização dos conceitos, conforme se desenvolve aqui. Tenta-se a literalidade para o pensamento como opção. Aplicam-se às palavras, o mais amplamente possível, significados que possam ser vistos nas próprias letras que as compõem. Acredita-se que o entendimento das palavras pela identificação de sua raiz facilita o uso e a memorização, propiciando a padronização futura. Finalizando o capítulo, apresentam-se exemplos de medidas comumente usadas em epidemiologia como indicadores de saúde.

A vida em suas dimensões biopsicossociais

Conta-se a vida pelo ciclo evolutivo entre nascer e morrer, e desse modo faz-se a vida ser confundida com a duração da existência de um ser. No entanto, ela é mais do que simplesmente uma existência. Assim como o espaço se orienta em três dimensões (comprimento, largura e altura, grandezas que são representadas em eixos de medida de direção ou eixos de dimensões x, y e z) e ocorre no tempo (uma quarta dimensão que permite a percepção de movimento), a vida também se orienta em três dimensões: desenvolvimento, crescimento e funcionamento, correlacionadas com as esferas biológica, psíquica e social, respectivamente, e apresenta três eixos de direção com os mesmos nomes. No eixo do desenvolvimento, mede-se o *desenvolvimento do corpo*; no eixo do crescimento, o *desenvolvimento cognitivo*[1]; e no eixo do funcionamento, o desempenho funcional da interação com a comunidade, com a coletividade e com a sociedade, por simplificação chamado eixo de *desenvolvimento social*. Na quarta dimensão, ou seja, no tempo, a vida ganha evolução. Nesses eixos tomam-se as medidas da vida que, nesta metáfora, representam suas três estradas principais.

A vida começa num único eixo, o eixo de desenvolvimento do corpo, até a formação do sistema sensorial e do cérebro, condição necessária para poder evoluir no plano desenvolvimento × crescimento. Esse plano é abandonado ao nascimento, quando o novo ser de uma comunidade passa a atuar na interação entre indivíduos de uma coletividade e a assumir funções que se projetam socialmente, na direção do eixo funcionamento, para atuar no espaço biopsicossocial. Portanto, as medidas de vida e saúde carecem de observações pelo menos nesses três eixos de direção, sem esquecer o tempo, a quarta dimensão. Em síntese, a vida se desenvolve num eixo, progride para um plano e alcança o espaço, percorrendo três estradas principais simultaneamente (Quadro 3.1).

---

[1]*Cognitivo*: termo relativo a cunha, partícula especial que, por sua forma, é capaz de entrar e prender-se a um corpo. *Conhecimento:* ciência cunhada na mente – contração de cunha+ci+mente. *Crescimento* (denominado desenvolvimento cognitivo por Piaget): corresponde ao acúmulo progressivo de ciências e crenças na mente – contração de cres+ci+mente.

QUADRO 3.1 Dimensões da vida e unidades de medida na evolução no tempo

Dimensões	Unidades de medidas relativas a
Desenvolvimento	Corpo (desenvolvimento do corpo)
Crescimento	Cognição (acúmulo de ciências e crenças à mente)
Funcionamento	Funções (desempenho de funções comunitárias, coletivas e sociais)

A vida evolui em três estradas principais: a vida começa pelo desenvolvimento do DNA para formação do corpo; passa a acumular crenças e ciências como cognição na mente, no eixo do crescimento; e se projeta na comunidade, na coletividade e na sociedade, no desempenho de funções comunitária, coletiva e social, no eixo do funcionamento.

Escalas de medida da vida

Em cada uma dessas três dimensões (ou estradas), a partir de um ponto denominado arbitrariamente ponto zero, a vida pode evoluir em qualquer direção e sentido, assumindo posições diversas em movimentos, convencionalmente chamadas progressão e regressão ou evolução e involução, conforme sejam julgados movimentos positivos e negativos à vida. Na direção biológica, a vida evolui unicamente em posições à direita do ponto zero do eixo do desenvolvimento corporal; entretanto, nos eixos de desenvolvimento cognitivo e funcional poderá haver mudanças com reposicionamentos nos sentidos positivos e negativos, conforme sejam elementos favoráveis ou prejudiciais à vida.

Observando-se os progressos nas estradas da vida de uma comunidade, enfocando o eixo de desenvolvimento, pode-se identificar que, no passado, enquanto alguns não ultrapassavam a fase embrionária, sendo contados como viagens interrompidas ou perdas de vida por aborto, muitos outros faleciam por diarreia e desnutrição, em razão das precárias condições sanitárias (das estradas), deixando poucos chegarem à fase acima de 50 anos. A proporção dos que venciam esse limite dos 50 anos de idade era muito valorizada até anos recentes e, amiúde, era apresentada pelo Índice de Swaroop & Uemura, também na forma de curva de Nelson de Moraes, e ainda como Indicador de Guedes, alguns dos quais são apresentados adiante. Esses três índices tinham por finalidade servir como indicadores (denunciadores) das precárias condições sanitárias em que viviam (das estradas nas quais viajavam) grandes parcelas da população do Brasil, reconhecidas como as populações mais injustiçadas. Hoje, com o saneamento bastante ampliado na maioria das cidades do Brasil (já retificadas, aplanadas e sina-

lizadas muitas das estradas), esses índices já não têm a mesma aplicação e utilidade. Cumprem, atualmente, papel relevante na descrição da evolução da vida no eixo do desenvolvimento, mostrando que se ultrapassou um dos desafios da história, e o papel de demonstrar que, ao terem atuado como indicadores de transformação, cumpriram sua função.

As escalas do crescimento e do funcionamento não foram muito bem exploradas até hoje e não têm sido muito utilizadas para as avaliações da vida, no âmbito da gestão da saúde; ou pelo menos não são tão utilizadas como são e foram utilizadas as escalas do desenvolvimento (físico/corporal). Por muitos anos, os estudos sobre o crescimento e o funcionamento foram limitados, indo pouco além da identificação do grau de instrução (no eixo do crescimento) e da identificação da profissão, da determinação de classes sociais e das faixas de renda (no eixo do funcionamento), citados apenas como exemplos, não conseguindo valorar toda a multiplicidade de elementos dessas dimensões. Os cientistas atuais têm se dedicado a explorar mais o eixo de funcionamento do ser humano, isto é, de suas relações e interações funcionais na comunidade, na coletividade e na sociedade, resumidamente chamadas sociais. Como exemplo, veem-se os esforços para humanização da saúde, onde se espera haja conscientização sobre a função de húmus, ou seja, da humildade da humanidade, cuja essência é ser o substrato e a nutrição para fortalecimento e sucesso dos iguais. Nesse sentido, os estudos no eixo do funcionamento devem medir as condutas morais, as atitudes cívicas e as posturas éticas com o intuito de definir até onde e o quanto cada indivíduo atuou para a melhor situação do ambiente da comunidade, interação da coletividade e harmonia da sociedade.

Com relação aos estágios de máxima evolução e sucesso em cada uma dessas estradas e cada um desses eixos, no eixo de desenvolvimento não bastaria atingir e ultrapassar os 90 anos de idade, mas transcender as gerações por itermédio de seus descendentes; no eixo de crescimento, não seria suficiente apenas aprender e desenvolver novos saberes, mas assegurar a transmissão desses saberes para a posteridade; no eixo de funcionamento, não seria apenas conformar o mundo à sua semelhança, mas adaptá-lo às necessidades de toda a comunidade e de toda a humanidade. "Gerar um filho", "escrever um livro" e "plantar uma árvore" simbolizam bem o sucesso da vida em suas funções de *assegurar a perpetuação genética*, *transmitir o saber* e *colaborar para o bem da comunidade* (Quadro 3.2).

QUADRO 3.2 Representação esquemática da vida em seus eixos: processos, domínios, estágios de evolução no espaço biopsicossocial

Eixo	Desenvolvimento	Crescimento	Funcionamento
Processo	Aumento do corpo	Acúmulo de ciências e crenças à mente	Desempenho de funções
Domínio	Corporal	Cognitivo	Interação comunitária, coletiva e social
Estágios	Embrião	–	Herdeiro
	Feto	Ignorância	Herdeiro
	Recém-nascido	Inocência	Pré-escolar
	Lactente	Infância	Escolar
	Pré-púbere	Criança pré-adolescente	Estudante
	Púbere	Criança adolescente	Aprendiz
	Jovem fértil	Adulto	Funcionário
	Maduro	Sábio	Profissional
	Senil	Ancião (meio sábio)	Aposentado/conselheiro
	Cadáver	–	Defunto (sem função)

"Gerar um filho", "escrever um livro" e "plantar uma árvore" simbolizam o sucesso da vida ao projetar a perpetuação genética, a transmissão do saber e colaborar para o bem da comunidade.

Os estudos da vida, ao descreverem a "situação da saúde" e a "condição de vida", devem contemplar todas essas três dimensões. Quanto às unidades de medida dessas três grandezas de evolução da vida, elas se expressam em muitas variáveis com unidades de medidas igualmente múltiplas. Cabe ao observador o zelo por sua adequada escolha e utilização.

> A vida se orienta com possibilidades de evolução em três dimensões que se moldam nos ambientes físico-químico, psíquico e social, determinantes basais da vida. Por capacidades biológicas, torna-se apta a evoluir nas demais "estradas da vida": a do crescimento e a do funcionamento.

Com a evolução da vida, durante sua viagem, os seres compõem três tipos de organizações, a saber: a comunidade, a coletividade e a sociedade, que se estabelecem segundo a maneira de viver, agir e pensar dos indivíduos, respectivamente. Vive-se em comunidade, age-se em coletividade e pensa-se em sociedade (Quadro 3.3).

Os graus de integração do indivíduo à comunidade, de atuação como cidadão de uma coletividade e de harmonização como membro de uma sociedade são índices de desempenhos funcionais: comunitário, coletivo e social, respectivamente. O uso desses índices precisa ser ampliado para avaliação da vida durante o processo de gestão da saúde.

Nesse sentido, a categoria da saúde comunitária poderia ser reconhecida nos profissionais dedicados à descrição e à luta pela vida, enquanto a categoria da saúde coletiva seria identificada nos profissionais do planejamento e gestão de ações estruturantes da saúde em prol da vida, em respeito à cidadania.

Medidas de saúde coletiva

Na expressão *medida da saúde coletiva* contemplam-se no termo composto saúde coletiva duas aplicações: uma para identificar as próprias medidas de vida e de saúde de uma população tomadas coletivamente (chamadas medidas de saúde coletiva) e a outra para identificar a categoria dos profissionais que fazem a saúde coletiva. Assim, entende-se que a categoria de saúde coletiva se utiliza das medidas de saúde coletiva para planejar intervenções estruturais na saúde para promoção da vida (para planejar melhoramentos nas estradas para promoção da viagem).

As medidas da saúde coletiva se distribuem em dois subconjuntos de medidas: medidas de vida e medidas de saúde.

Em virtude da intimidade existente entre essas variáveis, torna-se difícil distinguir essas medidas. Entretanto, conforme sinalizado anteriormente, neste capítulo, aproveitando a metáfora "a vida é uma viagem", a qual se completa com "a saúde é uma estrada", busca-se facilitar essa separação. Percebendo-se que a situação da estrada "condiciona" a viagem, entendem-se mais claramente as expressões *situação de saúde* e *condição de vida*. Por conseguinte, refere-se que as medidas de saúde são aquelas que descrevem a situação das estradas da vida, enquanto que as medidas de vida descrevem o quanto se progrediu e a condição da vida ao final do caminho. Na vida real, conclui-se que um ambiente fisicamente adaptado, com uma comunidade unida, atuando coletivamente com consciência coletiva e em uma sociedade, i.e., atuando com consciência em harmonia, é o caminho ideal para se alcançar uma vida boa, plena e fácil, e entende-se que o ambiente físico onde se encontra a comunidade e a forma de interação coletiva e de harmonia social são, respectivamente, o *situs operandi* e o *modus vivendi* que condicionam a vida – ambos determinando a condição de vida.

Mais detalhadamente, as "medidas da vida" são índices escalares e conceituais que servem para descrever o progresso da viagem em suas três estradas principais: o desenvolvimento, o crescimento e o funcionamento; são os marcadores da distância percorrida nessas estradas e da qualidade da vida usufruída até então. As "medidas da saúde" são as mesmas impressões escalares e conceituais, porém aferidas sobre o ambiente e os domínios do desenvolvimento, crescimento e funcionamento individuais e comunitários que colaboram para a determinação da vida – medem a situação das estradas e as habilidades dos viajantes para enfrentamento da situação da estrada. "Os índices de vida são indicadores de saúde" porque, medidos em determinada circunstância, permitem inferir sobre a situação de saúde vivenciada até aquele momento (medidas do progresso na viagem indicam as condições da estrada), e "os índices de saúde são indicadores de vida" porque, medidos em situação de saúde presente, permitem projetar a evolução da condição de vida atual para uma condição de vida futura (medidas das condições das estradas indicam as perspectivas da viagem). Desse modo, a saúde pública apropria-se das medidas de vida e da condição de vida (por exemplo, informações sobre nascimentos, doenças e óbitos) como indicadores da situação de saúde (segundo a metáfora: das estradas).

QUADRO 3.3 Organizações comunitárias, coletivas e sociais: composição, formação e funcionamento

Organização	Forma de...		Funcionamento
Comunidade: composta por indivíduos	Viver	Integrantes da comunidade: vivem as mesmas condições ambientais, como uma unidade	Atuam na vivência comunitária como indivíduos
Coletividade: composta por cidadãos	Agir	Agentes da coletividade: agem de maneira colaborativa mobilizados por interesses coletivos	Atuam na ação coletiva como cidadãos
Sociedade: composta por pessoas	Pensar	Membros da sociedade: pensam unidos pela visão do mundo, como sócios de um só olho ou cílio	Atuam na formação da ciência de grupo ou consciência social como pessoas
Vive-se em comunidade; age-se em coletividade; pensa-se em sociedade É-se integrante da comunidade, agente da coletividade e membro da sociedade			
Indivíduos		Todos os seres	
Humanidade		Conjunto dos que colaboram para o bem de seus semelhantes	

QUADRO 3.4 Medidas da saúde coletiva

Medidas usadas pela saúde coletiva (para gerir a saúde)		
Medidas da saúde de uma coletividade		Detalham a situação epidemiológica de uma população (*lato senso*)
Duas categorias de índices descrevem o panorama epidemiológico:		
Índices de prevalência	Descrevem o que existe numa população (que condiciona a vida)	Detalham a situação da saúde – medem a saúde
Medidas de incidência	Descrevem o que ocorre numa população (condicionado pela saúde)	Detalham as condições de vida – medem a vida e a qualidade de vida
Índices de prevalência: são medidas de saúde que descrevem a situação das estradas da vida, os percalços existentes no caminho a seguir e os recursos disponíveis à vida		
Medidas de incidência: são medidas de vida, índices que descrevem a viagem e a condição da viagem; quanto e como se viveu até então		
Os índices de vida são indicadores da situação de saúde (passada)		
Os índices de saúde são indicadores da condição de vida (futura)		
Saúde: é a estrada que nos leva ao completo bem-estar		
Medida de vida:		
A medida do progresso alcançado é o indicador da qualidade da vida passada A medida das condições de vida hoje é indicador da qualidade da estrada percorrida		

As medidas de saúde coletiva contemplam duas categorias de índices: os índices de prevalência, que descrevem o que existe numa população (que condiciona a vida, determinando a condição de vida), e as medidas de incidência[2], índices que descrevem o que ocorre nessa população. Em conjunto, descrevem o panorama epidemiológico: a situação da saúde e as condições de vida (Quadro 3.4).

Tipos de medidas em saúde: índices, coeficientes e taxas

Em saúde, é fácil identificar três tipos de medidas básicas de saúde: os índices absolutos, os coeficientes e as taxas, assim denominados de acordo com sua função.

- **Índices:** índice é o termo genérico mais abrangente e apropriado para referir-se a *todos os descritores da vida e da saúde*. No termo índice se incluem todos os termos numéricos que trazem a noção de grandezas existentes e incidentes. Os índices absolutos são o resultado de medidas básicas, estimativas e projeções sobre a vida e a saúde, quantificando variáveis de duas categorias, ocorrências e prevalências; os mais usados expressam eventos de três naturezas: nascimentos, doenças e óbitos.
- **Indicadores:** indicador é o termo utilizado para designar os índices ajuizados pela sociedade e especialmente selecionados pelo observador para auxiliar a tomada de decisão. Trata-se do índice eleito para alertar qual o momento, a hora, o tempo e o lugar para que se desencadeie uma ação; ou seja, o indicador é o índice crítico capaz de orientar a tomada de decisão em prol das evidências ou providências.

Enquanto o índice ajuda na descrição, o indicador ajuda na tomada de decisão para a ação.

- **Coeficientes:** coeficiente é o termo usado para designar as medidas que descrevem os fenômenos observados. Aplica-se para medidas secundárias que, ao serem geradas pelo quociente entre medidas primárias de variáveis independentes, deixam de sofrer influência dessas variáveis (por exemplo, número de habitantes) para expressar somente a intensidade dos riscos de ocorrência, que nesta forma será eficiente para comparar a intensidade dos riscos em mais de uma situação – por isso o termo co-eficiente. Todo coeficiente de risco pode ser usado para cálculos de estimativas e projeções das ocorrências respectivas; nessa função, é renomeado como taxa de risco ou taxa para cálculo da ocorrência correspondente.
- **Taxas:** taxa é o termo usado para designar as medidas auxiliares nos cálculos de estimativas e projeções de fenômenos dos quais não se têm registros confiáveis. Matematicamente, os coeficientes observados são aplicados como taxas para cálculos de estimativas e projeções correspondentes (por exemplo, o coeficiente de natalidade de uma população A, ao ser usado para cálculo de estimativa da natalidade de uma população B, é chamado taxa de natalidade). Essa aplicação é especialmente indicada quando as populações apresentam condições de vida e situação de saúde parecidas ou equivalentes. A taxa é o valor observado quando utilizado para estimar ou projetar um valor esperado.

Enquanto os coeficientes descrevem os fenômenos observados, as taxas auxiliam o cálculo dos fenômenos esperados.

Os vários índices assumem diversas denominações influenciadas pelo hábito da fala e por suas funções. Usualmente, o termo índice também é aplicado como sinônimo de indicador (por exemplo, indicador de saúde). No entanto, neste texto didático, propõe-se que esse uso seja evitado, reservando o termo indicador somente para situações em que aqueles índices assumem função específica de indicar a necessidade de uma ação, seja como definidores de diagnósticos de doenças individuais ou de condições de vida e de situações de saúde

---

[2]Por questões de sonoridade, usa-se a expressão "medidas de incidência" para evitar certa cacofonia em "índices de incidência". A substituição é possível porque índice é termo genérico para descritores, ou seja, toda medida é um índice, embora nem todo índice seja uma medida.

críticas e de risco inaceitável para populações. Exceção deve ser feita para situações especiais, de uso já consagrado, em que os termos índice e indicador fazem parte do próprio nome do índice apresentado, como o Índice de Swaroop & Uemura e o Índice de Desenvolvimento Humano, entre outros.

Observe-se que todas as medidas da natureza e todos os nomes e conceitos socialmente convencionados são índices com multiplicidades de funções, tratando-se de um número sempre aberto, a depender do interesse do observador. Note-se que, do exemplo a seguir, uma mesma medida é julgada simultaneamente sobre múltiplos aspectos. Entende-se, portanto, que os termos índice e indicadores carecem de complementos nominais que explicitem "o que se diz", "de quem" e "para que", deixando claro também os meios diagnósticos (ROUQUAYROL, 1993) (por exemplo, índice de altura em metros = 1,80m).

O observador e seus enfoques

Um mesmo índice pode variar conforme o observador e os interesses do observador, passando a ter, em cada momento, uma relevância diferente com outro significado. Mesmo sendo a mesma medida, é outro indicador. Assim, quando você toma um cafezinho, o valor pago é contabilizado para você, enquanto consumidor, como gasto, mas na observação do lojista é um indicador de ganho; ou seja, uma mesma medida tem várias funções, a depender de seu uso. Esse cafezinho do exemplo é ainda índice de consumo e indicador da necessidade de reposição de estoque, e assim por diante. Cabe aos observadores imaginar e criar aplicações que satisfaçam suas necessidades de avaliação e qualificação do mundo (Quadro 3.5).

QUADRO 3.5 Exemplo de medida única assumindo diversas funções, como índices e indicadores

Observador	Evento	Enfoques e funções
Diretor do hospital	Número de casos de dengue	Índice da demanda por leitos
	Número de casos de dengue	Indicador da necessidade de disponibilização de leitos
Administrador do hospital	Número de casos de dengue	Índice da demanda por profissionais
	Número de casos de dengue	Indicador da necessidade de lotação de profissionais
	Número de casos de dengue	Índice da demanda por exames
	Número de casos de dengue	Indicador da necessidade de contratação de exames
Entomologista	Número de casos de dengue	Índice de existência de focos de mosquitos
	Número de casos de dengue	Indicador da necessidade de combate aos focos de mosquitos
	Número de casos de dengue	E assim sucessivamente

A cada significado, a mesma medida é outro indicador. Cabe aos observadores imaginar e criar aplicações que satisfaçam as necessidades.

Nomenclatura definidora de função dos índices

Com a missão de caracterizar observações diversas, uma medida assume diversas funções e, naturalmente, durante cada uma dessas funções precisa ser identificada por diversos nomes, ora se caracterizando simplesmente como índice, ora como taxa e ora como coeficiente. Os termos coeficiente e taxa definem suas funções especiais de uso nas comparações de eventos observados e para cálculos de estimativas e projeções, respectivamente, cabendo-lhes sempre os complementos nominais conforme as especificações sobre "o que", "onde", "quando" etc.

Nomenclatura identificadora dos índices e indicadores

Disponíveis em múltiplas formas e funções, cada índice e cada indicador deveriam se apresentar com denominação específica, clara e explícita para sua fácil compreensão sobre "o que se diz", "de quem" e "para que". Na maioria das vezes, suas especificações encontram-se implícitas, escondidas, como se houvesse pregas a escondê-las, a ponto de, frequentemente, serem reconhecidos como complexos[3]. Neste capítulo, alerta-se para a necessidade de explicitar as especificações, deixando-as descritas no próprio nome do índice e indicador, tornando tais medidas índices e indicadores mais compreensíveis por terem suas especificações explícitas no nome, ou seja, serem explícitos e/ou as tornando simples[4].

MEDIDAS EM SAÚDE

A gestão da saúde se processa em três atividades cíclicas básicas: a avaliação, o planejamento e a execução de ações que se seguem em nova avaliação. Regularmente, a avaliação disponibiliza os diagnósticos de situação circunstancial da saúde (situação de saúde) e de vida (situação de vida) com base nos quais se planejam e executam ações de reestruturação da saúde, visando elevar a vida e a saúde a uma nova condição. Decorridos os prazos previstos para recondicionamento da vida, novas avaliações têm o intuito de constatar se as metas foram alcançadas. Assim, os diagnósticos das condições finais de vida e de saúde num período representam o diagnóstico de situação inicial para o novo ciclo de gestão.

Avaliação – medidas primárias de vida e de saúde: medidas elementares, absolutas, de incidências e de prevalências

Em estudos tradicionais de saúde, identificam-se como medidas de vida observações de três naturezas de ocorrências principais usadas para caracterização da vida, quais sejam, os eventos ligados a nascimentos, doenças e óbitos (Quadro 3.6). Essas ocorrências podem contemplar observações de algo que está incidindo em determinado tempo ou lugar ou algo que incidiu no passado e prevalece até hoje, ou seja, prevalece até o momento da observação, pelo que serão chamadas,

---

[3]Complexo: igual a "com pregas" ou "dobras" (do francês: *plis*) que escondem algo. Nesse sentido, o antagonismo entre simples e complexo não é o mesmo entre simples e composto.
[4]Simples quer dizer "sem pregas" ou "sem esconderijos".

QUADRO 3.6 Denominação de medidas segundo a natureza (da ocorrência)

Nascimentos	Índices de natalidade
Agravos	Índices de morbidade
Óbitos	Índices de mortalidade

O número de índices e indicadores é aberto, dependendo dos interesses dos observadores.

respectivamente, de medidas de incidência de ocorrência e medidas de prevalência de ocorrência (Quadro 3.6). Uma listagem ou rol nominal de todas as observações sobre uma verdade, como os dados coletados diretamente de fontes de informação ou gerados a partir de observações controladas, é o descritor mais elementar de ocorrências.

A tradução dessas ocorrências em números absolutos de observações corresponde, por conseguinte, às primeiras medidas tomadas em saúde pública, estabelecidas como medidas de ocorrências prevalentes e incidentes. Essa quantificação numérica é um artifício aritmético que consiste na elaboração dos índices de grandeza de ocorrência que se reportam à noção de grandeza total das ocorrências observadas (incidentes ou prevalentes) em determinados tempo e lugar (por exemplo, "29 mil casos de dengue incidentes em Fortaleza no ano 2053"). Essa medida, além da noção de grandeza total dos casos, traz também associada a noção de quão frequentemente esses casos se repetem no município de Fortaleza na ocasião e, portanto, também estabelece, simultaneamente, o índice de frequência absoluta de repetição da ocorrência, que é correspondente ao mesmo valor numérico que dimensiona a grandeza da ocorrência.

O índice de frequência de ocorrências se estabelece sempre como um número absoluto mediante a contagem de frequência da variável dependente em relação às variáveis independentes, seja a contagem de casos por mês, por gênero, lugar ou outra variável qualquer. Entretanto, há um caso especial em que a contagem de frequência de repetição de casos se relaciona com a variável independente tempo, como na contagem de 29 mil casos incidentes em 1 ano de observação do exemplo citado. Esse caso põe em evidência a noção de velocidade de incidência da ocorrência durante o ano de 2053 e estabelece a medida de incidência de ocorrência.

Estas são as cinco medidas básicas da saúde coletiva, índices dos mais elementares descritos em saúde pública: os índices de ocorrências incidentes, os índices de ocorrências prevalentes, os índices de frequência de ocorrências incidentes, os índices de frequência de ocorrências prevalentes e as medidas de incidência de ocorrências incidentes. Traduzem as noções de grandeza, frequência de repetição e velocidade de incidência de ocorrências de tudo o que existe e o que ocorre na vida. Cada uma delas pode se apresentar como medidas absolutas ou relativas. Como grandezas absolutas, descrevem a situação ou condição pontual de vida e saúde no tempo e no lugar da observação. De acordo com a natureza dos eventos observados, esses índices serão chamados, especificamente, índices de morbidade, índices de natalidade ou índices de mortalidade, reportando-se às mesmas noções de grandeza de frequência e de velocidade de ocorrência dos eventos específicos entre si.

Tratando-se de quantificações de observações, essas medidas são expressas em números inteiros positivos. Observe-se, no entanto, que a tipificação dos índices não é definida pelo tipo de números ou sua forma de apresentação, mas relativamente à noção que expressam sobre a observação de cada natureza (Quadro 3.7).

Essas medidas primárias, assim obtidas, são fundamentais aos que trabalham com saúde coletiva, pois a avaliação de quantos casos acontecem a cada ano e sua distribuição no tempo e no espaço são informações extremamente úteis para garantir que o suprimento de recursos para o enfrentamento da situação seja proporcional à grandeza, à frequência e à incidência absolutas das observações e satisfaça as necessidades a tempo, hora e lugar. No entanto, essas medidas absolutas não satisfazem outra atividade do processo de gestão, o planejamento, que se utiliza, complementarmente, de medidas secundárias, os coeficientes e taxas, especialmente produzidos para propiciar estudos de riscos e cálculos de estimativas e projeções, respectivamente.

Quando se dispõe de medidas como o total de ocorrências de dengue e a distribuição de frequência de casos por UF e por meses de incidência, por elas se comparam as ocorrências de dengue por UF, constatando-se que a ocorrência total de dengue é bem maior em uns do que em outros estados da Federação, e observa-se que os casos se distribuem com frequências diversas também entre os meses do ano. A constatação de totais de casos desiguais entre os estados A e B não é suficiente, no entanto, para reconhecer se algum deles é mais suscetível ao agravo ou qual deles está enfrentando uma situação de maior risco, porquanto essas medidas, além de dependentes de risco dos agravos, são também dependentes do tamanho das respectivas populações e da amplitude do intervalo de tempo das observações. Entretanto, a observação dessas medidas ajuda a perceber com segurança e precisão que os estados carecem de quantitativos de recursos e de níveis de organização diferenciados para enfrentamento do problema e deixa claro quanto e quando os recursos devem ser disponibilizados criteriosamente ao longo do ano.

No passado, dados como esses possibilitaram a constatação de que no Egito, entre os casos de dengue estudados, era frequente encontrar moradores de edificações infestadas por mosquitos, o que fez suspeitar que esses mosquitos eram os vetores da doença. Posteriormente, com a ajuda de outros métodos (que se valem do uso de medidas secundárias), a suspeita foi confirmada e a espécie do mosquito foi denominada *Aedes aegypti*, denominação em que o termo *Aedes* é reconhecido por alguns autores como referente às edificações.

QUADRO 3.7 Medidas básicas usadas em saúde coletiva: cinco medidas em duas categorias de medidas

Grandeza	Categorias de observação
Ocorrência	
Frequência da ocorrência	Medidas de incidência
Incidência da ocorrência	
Ocorrência prevalente	
Frequência da ocorrência prevalente	Medidas de prevalência

Igualmente se deu quanto à descrição da distribuição de frequência de casos de dengue por meses do ano, que permitiu, em outro momento, reconhecer que a incidência de dengue está associada à e é dependente da variação de pluviosidade de cada local. Nota-se, por esses exemplos, que as medidas primárias, eminentemente descritivas de grandezas absolutas, auxiliam diretamente a organização dos serviços e colaboram para a suspeição de associações entre variáveis, sendo frequentemente utilizadas para formulação de hipóteses.

Planejamento – medidas secundárias de vida e de saúde: medidas compostas – de incidências e de prevalências

O planejamento da saúde consiste em duas etapas principais: seleção de ações para promoção da vida e elaboração de projetos para implementação dessas ações. A cada ciclo de planejamento, concluída a avaliação da situação de saúde e da condição de vida no novo momento da história, entende-se que é hora de selecionar novas ações a serem executadas, tecnologias a serem incorporadas, atitudes a serem adotadas e muitas outras mudanças estruturais na *situs operandi* e no *modus vivendi* de uma população para promoção da vida.

Nesse processo de seleção, tende-se a adotar aquelas situações de saúde que se associaram ao melhor condicionamento da vida. Esse processo de seleção produz uma demanda por medidas adequadas para efetuar comparações de riscos e identificar as melhores associações. Busca-se identificar as estradas que promoveram a melhor viagem e também, nas viagens com transtornos, busca-se identificar e dimensionar os empecilhos que havia nas estradas utilizadas. Uma vez deliberadas as escolhas fundamentadas nessas *quantificações de riscos*, cabe, ainda, a elaboração de projetos que dimensionem a estrutura necessária para implementação das mudanças escolhidas, o que também representa demanda por novos índices – no caso, a necessidade de *medidas para cálculos de projeções e de estimativas*. Visando contemplar essas demandas, são elaboradas duas outras categorias de índices: respectivamente, os *coeficientes* e as *taxas*.

Coeficientes e taxas são medidas secundárias, compostas pela relação entre medidas primárias; apresentam-se em valores relativos nas formas de razão ou proporção. Os principais coeficientes da saúde coletiva são gerados pelos quocientes entre o número de observações de ocorrências e o número de indivíduos da população na proporção do tempo da observação. Nessa condição, as medidas secundárias deixam de sofrer a influência do tamanho da população e da amplitude do intervalo de tempo da observação e passam a expressar quantitativamente apenas a intensidade dos riscos de ocorrência do evento sob observação naquela população durante o período de tempo observado. Esses índices de riscos são comparáveis aos índices de riscos de outras populações, de outros tempos e lugares. Esses quocientes, por exercerem eficientemente a função de indicar a intensidade do risco comparável aos riscos em tempos e lugares diversos dos tempos e lugares da observação, devem ser lembrados como coeficientes.

Em outro momento, os mesmos quocientes recém-citados são chamados taxas para cálculos de projeções ou taxas

para cálculos de estimativas – como em taxas de câmbio – quando, por interesse do planejamento, são aplicados como taxas de cálculos para estimar e projetar números de casos prováveis de ocorrer ou existir em tempos e lugares diversos, segundo as probabilidades de riscos observados quantificadas pelos respectivos coeficientes. Observe-se, aqui também, que a tipificação dos índices, coeficientes e taxas também não é definida pelo tipo de números ou por sua forma de apresentação, mas relativamente à função e à aplicação na avaliação, no planejamento e na gestão da saúde (veja o Quadro 3.9).

Quando o índice é usado para comparar os riscos observados de incidência em populações, é chamado coeficiente de risco de incidência populacional; quando usado para comparar os riscos observados de incidência em indivíduos, é chamado coeficiente de risco de incidência individual, e assim sucessivamente, sendo um número aberto de aplicações conforme o interesse do investigador (ROUQUAYROL & KERR-PONTES, 1993). Cada coeficiente observado se faz acompanhar por uma respectiva taxa para cálculo de casos prováveis de acontecer em populações com situações semelhantes em outros tempos e lugares (taxa para estimativas de projeções) (Quadro 3.8).

Funções dos índices

Os índices são úteis para (a) instrumentalizar descrições objetivas e diretas sobre corpos e fenômenos observados; (b) para fomentar comparações entre prevalências e incidências tempo-espaciais diversas; e (c) para propiciar realizações de cálculos de modo a obter estimativas e projeções com base em comparações, visando a estudos e planejamentos – respectivamente chamados índices, coeficientes e taxas (Quadros 3.8 e 3.9). Ao assumirem as múltiplas funções, os índices assumem essa taxonomia específica. Assim, uma determinada medida é um índice quando sua função é única em descrever a grandeza de uma existência ou de uma ocorrência. São os índices de prevalência e de incidência, absolutos e relativos. Essa mesma medida é chamada coeficiente de prevalência e coeficiente de incidência quando é capaz de comparar com a mesma eficiência a grandeza relativa a outro tempo e outro lugar, prestando-se à comparação. Nesse caso, apresentam-se na forma de números relativos a grupos de referência. E ainda as mesmas medidas, quando usadas para cálculos de estimativas e projeções de prevalências ou incidências, são denominadas taxas para cálculos da estimativa A ou da projeção de B. Nesse caso, apresentam-se na forma de números relativos a grupos de referência, iguais aos coeficientes respectivos (Quadro 3.10).

Quanto aos eventos de interesse da saúde e da saúde pública – nascimentos, eventos mórbidos e não mórbidos e óbitos – tudo deveria ser registrado e analisado, pois a natureza é exata e nada ocorre por acaso, nem sem consequências. Entretanto, por limitações, elegem-se para monitoramento as ocorrências incidentes e prevalentes passíveis de monitoramento que pareçam mais impactantes à vida. Assim, já há muito tempo contam-se nascimentos, casos de doenças e óbitos, e dia a dia criam-se novos instrumentos e técnicas que facilitem a observação e o registro do mundo para a análise da vida.

QUADRO 3.8 Medidas básicas usadas em saúde coletiva: formas e funções

Medidas	Formas das medidas	Funções das medidas
Índice de incidência	Medida absoluta	Noção de grandeza observada da ocorrência incidente Noção de frequência de repetição observada da ocorrência incidente Noção de velocidade observada da incidência da ocorrência
Índice de prevalência	Medida absoluta	Noção de grandeza observada da ocorrência existente Noção de frequência de repetição observada da ocorrência existente
Coeficiente de incidência	Medida relativa	*Noção de intensidade de riscos de incidências observadas.* Úteis para comparações de riscos de incidência entre tempos e lugares diversos e para estudos de associações de risco
Coeficiente de prevalência	Medida relativa	*Noção de grandeza de chances de prevalência observadas.* Úteis para comparações de chances de prevalência entre tempos e lugares diversos e para estudos de associações de chances
Taxa de incidência (taxas para cálculos de incidência)	Medida relativa	Usada para cálculos de estimativas da incidência e projeções da incidência em tempos e lugares dos quais não se têm registros de incidência confiáveis. Aplica-se o *coeficiente de incidência observada* para *estimar e projetar incidências* em outros tempos e lugares
Taxa de prevalência (taxas para cálculos de prevalência)	Medida relativa	Usada para cálculos de estimativas da prevalência e projeções da prevalência em tempos e lugares dos quais não se têm registros de prevalência confiáveis. Aplica-se o *coeficiente de prevalência observada* para *estimar e projetar prevalências* em outros tempos e lugares
O termo coeficiente é reservado para índices eficientes, para avaliar chances e riscos e comparar a grandeza em mais de uma situação. O termo taxa é reservado para índices quando estes estão sendo usados para cálculos de conversão entre valores, como em taxa de câmbio, para realizar estimativas e projeções.		

QUADRO 3.9 Um mesmo índice ou medida de incidência ou de prevalência tem nomes específicos ao exercer diferentes funções

Medida	Função	Forma
Índice	Quando usado para descrever, quantificar e dimensionar	Medidas absolutas ou relativas
Indicador	Quando usado para orientar decisões	Medidas absolutas ou relativas
Coeficiente	Quando usado para comparações entre riscos	Medidas relativas
Taxa	Quando usado para cálculos de estimativas e projeções	Medidas relativas

QUADRO 3.10 Síntese sobre índices da saúde coletiva: usos, formas e funções

Natureza dos eventos	Categorias de observação	Grandeza de ocorrências	Forma dos índices	Função dos índices
Nascimentos Óbitos Doenças	Incidência	Ocorrência Frequência Velocidade	Números absolutos Números relativos	Índice ou medida Coeficiente Taxa
	Prevalência	Ocorrência Frequência	Números absolutos Números relativos	Índice ou medida Coeficiente Taxa

INDICADORES DE MORBIDADE

As estatísticas de morbidade têm como característica fundamental o fato de serem utilizadas, preferencialmente, para avaliação do nível de saúde (vida) e para o aconselhamento de ações de caráter abrangente que visem melhorar o estado sanitário (estrada) da comunidade (saneamento básico, por exemplo). Para aproximar a correção das decisões ao apoiar ações específicas necessárias ao controle de determinada doença (escolha de um tratamento para hanseníase, por exemplo), consultam-se os índices de morbidade discriminados em coeficientes de incidência e de prevalência específicos para as múltiplas variáveis independentes. Estes interessam, no campo da saúde pública, ao planejador, ao administrador, ao pesquisador, ao epidemiologista e a toda comunidade ligada ao SUS. Seu emprego não se limita somente a esse campo. Abrange a medicina clínica, a prevenção de agravos à integridade física, o planeja-

mento de seguros de vida e todos os campos nos quais a variável saúde seja o foco de interesse.

Em resumo, sempre que o objetivo final for a reforma ou a escolha das estradas da vida para controle de doenças ou agravos (à vida), as estatísticas de morbidade serão as informações basilares que vão auxiliar a tomada de decisão. Além de sua importância prevalente no monitoramento de doenças, os dados de morbidade são essenciais aos estudos de análise do tipo causa/efeito.

Sob o ponto de vista geral, denominam-se índices de morbidade as medidas relativas ao comportamento das doenças e dos agravos[5] à vida em uma população exposta. Assim, para se ter uma compreensão de morbidade como fenômeno, é necessário apreender conceitos anteriores. População tem aqui significado

---

[5]Agravos à vida: eventos que reduzem em algum grau a condição de vida.

por definição. Isto é, morbidade sempre será referente a uma população predefinida. Assim, na morbidade por silicose, por exemplo, entende-se por população o conjunto dos que estão expostos a contrair a doença em espaço e tempo determinados: trabalhadores em britagem na indústria X e no ano Y, por exemplo. Ao se nomear a doença cuja morbidade está sendo descrita, devem ficar bastante claros sua conceituação e também os meios que levaram a seu diagnóstico. Os termos e conceitos variam segundo as tradições, não existindo uniformidade.

A Organização Mundial da Saúde (OMS) recomenda uniformização nas denominações das doenças e causas de morte e propõe a adoção, em âmbito internacional, de sua Classificação Internacional de Doenças, atualmente em sua 10ª revisão (1993, 1994) com múltiplas atualizações.

A expressão quantitativa da morbidade é dada por diferentes índices de morbidade, entre os quais se destacam os coeficientes de morbidade gerados para fins operacionais, definidos pelos quocientes entre o número de casos de uma doença e o número de indivíduos da população (como visto previamente). Por esse artifício matemático, deixam de sofrer a influência do tamanho da população e passam a expressar os riscos de ocorrência e as chances de existência da morbidade numa população comparáveis aos de outras populações, de outros tempos e lugares:

$$\text{Coeficientes de morbidade} = \frac{\text{Número de casos de uma doença}}{\text{População}} \times 10^n$$

Ao se definir essa população, devem ficar claros sua localização espacial, o intervalo de tempo a que se refere o estudo e sua abrangência.

A abrangência das informações veiculadas pelos diferentes índices e coeficientes de morbidade variará de uma categoria muito geral, num extremo, até outra muito particular, segundo as causas e a população exposta e conforme a fixação de valores para as variáveis sexo, idade, cor, população, lugar geográfico, local de concentração de pessoas, entre outras. Assim, o número de índices de morbidade que podem ser definidos é um valor aberto, pois sua proposição depende dos interesses determinantes à época, e a definição de um dado índice de morbidade, quando do planejamento de pesquisa ou do levantamento de dados, é condicionada basicamente pelos objetivos que se pretende atingir, porém é fortemente influenciada pela disponibilidade dos dados existentes. Logicamente, os objetivos precedem e definem os índices e coeficientes determinados, embora não seja incomum o encontro, em relatórios de pesquisa, de índices definidos em função da natureza e da quantidade dos dados disponíveis.

De maneira ideal, quando já estabelecido o coeficiente de morbidade que deve ser calculado, todos os indivíduos membros da população exposta definida devem ter iguais chances de ser ou ter sido examinados. Essa precondição é preenchida nos inquéritos epidemiológicos. Por inquérito epidemiológico deve ser entendido o estudo das condições de morbidade por causas específicas, efetuado em amostra representativa ou no todo de uma população definida e localizada no tempo e no espaço.

O inquérito epidemiológico goza, em relação a outras formas de estudos de morbidade, da vantagem de revelar a magnitude que assume a doença em uma população global.

O *inquérito por entrevista* é feito com base numa amostra de população não institucional, isto é, nos dados recolhidos diretamente do informante, representando a família, e não pelos registros de instituições, como companhias de seguros, hospitais e asilos.

O *inquérito por registro* funciona de modo contínuo ou periódico, utilizando-se de dados fornecidos por instituições públicas ou particulares, de saúde, escolhidas por amostragem.

Os *inquéritos epidemiológicos*, sejam amostrais ou censitários, são caros e de difícil execução. Em regiões onde os problemas de saúde são evidentes e os recursos insuficientes para atender às ações necessárias, não se pode exigir tanta sofisticação nos dados de morbidade, e índices menos elaborados são admissíveis.

Os coeficientes de morbidade divulgados na literatura, que aludem a *registros de serviços*, apresentam como numerador o número de indivíduos que foram acometidos e que buscaram atendimento. Esse valor expressa somente o conjunto das necessidades sentidas e referidas. É de supor que deixam de ser computados os casos que não têm acesso aos serviços e os casos de doenças de necessidades não sentidas, isto é, os casos de indivíduos clinicamente doentes que, por algum condicionamento cultural ou econômico, minimizam suas queixas sobre seu estado mórbido e não procuram assistência. Os casos em que o mal tem evolução subclínica se somam a todos esses não atendidos; sua detecção é possível mediante a implantação de mecanismos de triagem de casos.

Excluídos os dados recolhidos em censos domiciliares ou em inquéritos por amostragem, que têm caráter episódico, a grande massa de informações sistemáticas de casos de doenças ou agravos chega aos serviços de epidemiologia por intermédio da vigilância epidemiológica, dos registros de atendimentos hospitalares e dos registros policiais e de trânsito.

Vigilância epidemiológica

De acordo com o *Guia de Vigilância Epidemiológica* do Ministério da Saúde (BRASIL, 2002, p. 11):

> ... originalmente, a vigilância epidemiológica significava a observação sistemática e ativa de casos suspeitos ou confirmados de doenças transmissíveis e de seus contatos. Tratava-se, portanto, da vigilância de pessoas, por meio de medidas de isolamento ou de quarentena, aplicadas individualmente, e não de forma coletiva. Posteriormente, na vigência de campanhas de erradicação de doenças – como a varíola – a vigilância epidemiológica passou a ser referida como uma das etapas desses programas, na qual se buscava detectar, ativamente, a existência de casos da doença-alvo, com vistas no desencadeamento de medidas urgentes, destinadas a bloquear a transmissão. A estrutura operacional de vigilância, organizada para esse fim específico, deveria sempre ser desativada, após a comprovação de que o risco de transmissão da doença havia sido eliminado.

De acordo com o art. 2º da Lei 6.259/75, a ação de vigilância epidemiológica compreendia informações, investigações e levantamentos necessários à programação e à avaliação de medidas de controle de doenças e situações de agravo à saúde. A concepção de vigilância epidemiológica no Brasil restringiu-se, portanto, ao controle das doenças definidas pelo Sistema Nacional de Vigilância Epidemiológica, instituído pelo Decreto 78.231/76. De acordo com a Portaria 608, de 22 de outubro de 1979, do Ministério da Saúde, a notificação compulsória abrangia: febre amarela, peste, cólera, varíola, hanseníase, tuberculose, poliomielite, tétano, doença meningocócica, meningites, difteria, raiva, febre tifoide, sarampo, leishmaniose, coqueluche, esquistossomose, filariose, oncocercose, tendo sido incluída a AIDS durante os anos 1980.

O Sistema Único de Saúde (SUS), criado pela Constituição de 1988, reconhece um conceito ampliado de saúde e seus determinantes, fato que impôs uma atualização da concepção do Sistema de Vigilância Epidemiológica. A Lei 8.080, de 1990, que organizou o SUS, denomina vigilância epidemiológica "um conjunto de ações que proporcionam o conhecimento, a detecção ou prevenção de qualquer mudança nos fatores determinantes e condicionantes de saúde individual ou coletiva, com finalidade de recomendar e adotar as medidas de prevenção e controle das doenças e agravos" (BRASIL, 2002).

Essa concepção foi, indiscutivelmente, muito mais ampla do que a descrita anteriormente e requisitou, portanto, que o sistema não se restringisse apenas ao controle das doenças infecciosas, agravos à vida, como se fez tradicionalmente, mas que sua área de atuação se estendesse à vigilância da própria saúde (estrada da vida). Esse modelo de vigilância contempla, por exemplo, outras áreas da saúde, como as de nutrição, medicamentos, violência no meio social e acidentes no ambiente de trabalho, além de outros agravos que conturbam a estrada da vida.

Após a implantação do SUS, o município tornou-se instância privilegiada para o desenvolvimento das ações de saúde, cabendo às esferas estadual e federal atuar somente naquilo que as administrações municipais não forem capazes de fazê-lo. Desse modo, o Sistema de Vigilância Epidemiológica, que não incluía os municípios como responsáveis pelo próprio sistema, adaptou-se definitivamente a essa realidade. Foram constituídas as chamadas "Salas de Situação de Qualidade de Vida" que, articuladas por alguns municípios, têm por objetivo construir e expor o diagnóstico de condições de vida e da situação de saúde de sua população em seu sentido mais amplo.

O Sistema de Vigilância Epidemiológica persiste como fonte inestimável de dados de morbidade, favorecendo a tomada de medidas para o planejamento de ações de controle sobre a saúde nas diferentes esferas de atuação.

De acordo com a Portaria 204, de 17 de fevereiro de 2016, do Ministério da Saúde, a notificação compulsória passou a abranger as seguintes doenças: acidente de trabalho com exposição a material biológico; acidente de trabalho grave, fatal e em crianças e adolescentes; acidente por animal peçonhento; acidente por animal potencialmente transmissor da raiva; botulismo; cólera; coqueluche; dengue-casos; dengue-óbitos; difteria; doença de Chagas aguda, doença de Creutzfeldt-Jakob (DCJ); doença invasiva por *Haemophilus influenzae*;

doença meningocócica e outras meningites; doenças com suspeita de disseminação intencional: (a) antraz pneumônico, (b) tularemia, (c) varíola; doenças febris hemorrágicas emergentes/reemergentes: (a) arenavírus, (b) Ebola, (c) marburg, (d) Lassa, (e) febre purpúrica brasileira; doença aguda pelo vírus Zika; doença aguda pelo vírus Zika em gestante; óbito com suspeita de doença pelo vírus Zika; esquistossomose; evento que constitua ameaça à saúde pública; eventos adversos graves ou óbitos pós-vacinação; febre amarela; febre de chikungunya; febre de chikungunya em áreas sem transmissão; óbito com suspeita de febre de chikungunya; febre do Nilo Ocidental e outras arboviroses de importância em saúde pública; febre maculosa e outras riquetsioses; febre tifoide; hanseníase; antavirose; hepatites virais; HIV/AIDS – infecção pelo vírus da imunodeficiência humana ou síndrome da imunodeficiência adquirida; infecção pelo HIV em gestante, parturiente ou puérpera e criança exposta ao risco de transmissão vertical do HIV; infecção pelo vírus da imunodeficiência humana (HIV); influenza humana produzida por novo subtipo viral; intoxicação exógena (por substâncias químicas, incluindo agrotóxicos, gases tóxicos e metais pesados); leishmaniose tegumentar americana; leishmaniose visceral; leptospirose; malária na Região Amazônica; malária na região extra-amazônica; óbito: (a) infantil, (b) materno; poliomielite por poliovírus selvagem; peste; raiva humana; síndrome da rubéola congênita; doenças exantemáticas: (a) sarampo, (b) rubéola; sífilis: (a) adquirida, (b) congênita, (c) sífilis em gestante; síndrome da paralisia flácida aguda; síndrome respiratória aguda grave associada a coronavírus: (a) SARS-CoVS, (b) MERS-CoV; tétano: (a) acidental, (b) neonatal; toxoplasmose gestacional e congênita; tuberculose; varicela – caso grave internado ou óbito; violência doméstica e/ou outras violências; e violência sexual e tentativa de suicídio.

Os dados coletados pelo sistema de vigilância em todo o território nacional estão disponibilizados eletronicamente via internet em endereços como www.datasus.gov.br e em *sites* de divulgação das Secretarias Estaduais de Saúde.

Registro de atendimento a doentes

O quantitativo de doenças não controladas pelo Sistema de Vigilância Epidemiológica pode ser levantado a partir dos registros mantidos por hospitais, maternidades, ambulatórios, laboratórios e clínicas públicas e privadas. Alguns serviços de vigilância epidemiológica recorrem a essa fonte para complementação de seus informes: historicamente, os referentes às doenças infectocontagiosas, e hoje envolvendo também acidentes, violências e outros agravos. Os informes sobre câncer recorrem, principalmente, a esses tipos de dados coletados em clínicas, hospitais e laboratórios de patologia.

O Sistema de Informações Hospitalares do SUS (SIH-SUS), com abrangência sobre toda a rede do SUS, contemplando dados sobre mais de 11 milhões de internações a cada ano, é a principal fonte alternativa da vigilância epidemiológica para o estudo da morbidade. Com ampla visibilidade, garantida por uma política de divulgação com disponibilização mensal de seus dados no *site* www.datasus.gov.br, tem sido muito utilizado para estudos sobre morbidade. Durante sua utilização, devem estar sempre em mente os cuidados necessários para seu uso, atentando para o fato de que seus dados não representam todas as parcelas da população e que sua base de dados é gerada para contemplar informações administrativas e financeiras.

Registros policiais

As estatísticas sobre mortes violentas (suicídios, acidentes de trânsito, acidentes de trabalho e homicídios) poderão ser coletadas nos serviços de medicina legal vinculados às Secretarias de Segurança Pública dos estados.

Em saúde pública, os índices que medem a morbidade específica são discriminados com enfoque sobre a prevalência e a incidência de doenças, contemplando o panorama epidemiológico completo, o que existe e o que acontece de doenças numa população.

Os estudos de prevalência e incidência de doenças, termos totalmente diferentes em sua conceituação, são igualmente utilizados, embora com objetivos diversos, para descrever o estado atual da doença, isto é, da morbidade numa comunidade.

Prevalência (de doenças)

Na linguagem comum, o verbo prevalecer conota a ideia de destaque sobre os fatos ou acontecimentos circundantes. Como conceito derivado, prevalência denota uma propriedade dos acontecimentos, fazendo com que estes se destaquem da circunstância. Como termo usado pela ciência epidemiológica, prevalência denota, aí, a frequência de casos de morbidade ou outra condição qualquer que se destaca por sua casuística em valores maiores que zero sobre os eventos de saúde ou não doença, especialmente, destacando-se sobre os demais casos passados, coincidentes com eles no tempo e no espaço, e que já não são mais casos, por terem desaparecido ou evoluído para morte ou cura. Responder à questão "Qual a prevalência, aqui e agora, da doença tal?" seria o mesmo que responder a "Quantos casos diagnosticados da doença tal se impõem à nossa atenção aqui e agora?" ou "Qual a frequência, aqui e agora, da doença tal?".

Assim, em saúde pública, prevalência[6] é termo descritivo da força com que subsistem as doenças nas comunidades.

As medidas mais simples para prevalência são as contagens absolutas e frequências absolutas do total de casos da doença segundo as variáveis independentes entre os doentes (por exemplo, a contagem total de 300 casos existentes distribuídos na frequência de 200 casos em adultos e 100 casos em crianças).

Superiores a essas, por seu valor descritivo da probabilidade da doença na população, existem os coeficientes de prevalência, medidas secundárias que possibilitam comparar a probabilidade de existência de uma dada doença no tempo e no espaço e todas as demais variáveis referentes à população: idade ou grupo etário, sexo, ocupação, etnia, entre outras.

Operacionalmente, o coeficiente de prevalência pode ser calculado pela divisão entre o número de casos conhecidos de uma dada doença e o número de indivíduos da população, multiplicando o resultado pela base referencial da população que é potência de 10, usualmente 1.000, 10.000 ou 100.000, conforme seja o número de indivíduos da população observado durante o período:

$$\text{Coeficiente de prevalência} = \frac{\text{N}^{\underline{o}} \text{ de casos conhecidos de uma dada doença}}{\text{População}} \times 10^n$$

Deve ficar bem estabelecido que "número de casos conhecidos de uma dada doença" mede os casos que subsistem, isto é, mede a soma dos "casos anteriormente conhecidos e que ainda existem" com os "casos novos" que foram diagnosticados desde a data da computação anterior. Suponhamos que a 31 de julho eram conhecidos 30 casos de determinada doença transmissível. Ao correr do mês de agosto, esse contingente, por motivos diversos, sofreu baixa em cinco dos casos antigos e acréscimo de 10 casos novos diagnosticados. A prevalência, no caso da doença transmissível usada nesse exemplo hipotético, será de 35 casos no último dia do mês, referenciado a todo o mês de agosto.

Pelo exemplo anterior ficou claro que a variação da frequência de pessoas doentes depende, por um lado, do número daquelas que são excluídas do contingente e, por outro, do quantitativo das que são aí incorporadas. Dentre as que são, em dada comunidade, aportadas ao contingente dos doentes, contam-se os casos novos eclodidos na comunidade e os imigrantes já doentes que aí chegam.

As baixas são devidas às curas, aos óbitos e aos doentes emigrados. A Figura 3.1 é bastante esclarecedora a esse respeito.

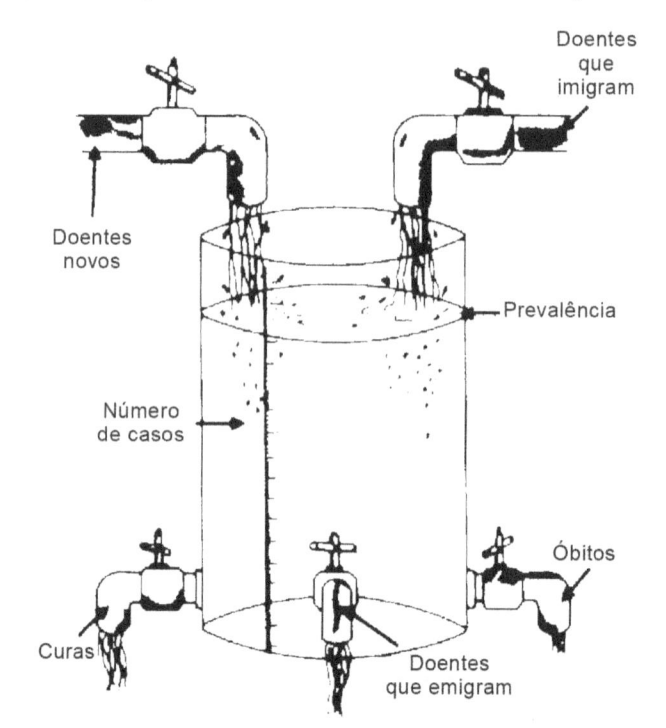

FIGURA 3.1 Eventos que influenciam a prevalência de doenças em comunidades abertas. (Fonte: OPAS, 1982.)

---

[6]O termo prevalência, aqui e na maioria das vezes em que é usado separadamente, refere-se à prevalência de doenças.

A prevalência instantânea, pontual ou momentânea é medida pela frequência da doença ou pelo seu coeficiente num ponto definido no tempo, seja o dia, a semana, o mês ou o ano. Na verdade, o coeficiente instantâneo que mais se ajusta à definição teórica é o que informa a prevalência de determinada doença no intervalo de um dia, dia a dia. Nas situações em que esse procedimento não é possível ou não é conveniente, a frequência dos casos ocorridos por unidades de tempo mais amplas (semana, mês, ano) pode ser centrada no ponto médio do intervalo ou no último dia deste.

A prevalência que abrange um lapso de tempo mais ou menos longo e que não concentra a informação num dado ponto desse intervalo pode ser denominada prevalência lápsica ou por período. É a medida que expressa o número total de casos de uma doença, que se sabe ter existido durante um lapso de tempo unitário, semana, mês ou ano. Consiste na soma da prevalência pontual ao começo de um período especificado, ou ao final do período anterior, com todos os casos novos que ocorreram durante esse período. Contrariamente à prevalência pontual calculada ao fim do período para valer por este, a prevalência lápsica, para esse mesmo período, não leva em conta as defecções ocorridas durante o mesmo.

O coeficiente de prevalência instantânea mede a proporção de uma população que em determinado instante apresenta a doença, e o coeficiente de prevalência lápsica mede a proporção da população que apresentou a doença num lapso de tempo, incluindo os casos de cura, óbito e emigração.

A prevalência lápsica é de utilidade limitada. A informação veiculada não depura os óbitos, curas ou emigrações. O objetivo ao apresentá-la foi o de estabelecer contraste para melhor ressaltar o conceito de coeficiente de prevalência instantânea. Nas seções seguintes, ao ser referido o coeficiente de prevalência, tratar-se-á de prevalência instantânea.

As doenças podem, *grosso modo*, ser classificadas quanto à sua duração no tempo, desde os pródromos até a morte ou a cura, em dois grandes grupos: as doenças de longo decurso, ou crônicas, e as doenças de curta duração, ou agudas. Uma extensa gama de valores intermediários existe entre os extremos. A prevalência e seus índices são diretamente proporcionais ao tempo de duração da doença. Supondo o surgimento periódico de números iguais de casos novos, tanto de doenças agudas como de doenças crônicas, a tendência é para o acúmulo maior de casos de doenças crônicas, enquanto elas sobre-existem mais, aumentando sua prevalência, e para uma menor contagem do número de casos prevalentes de doenças agudas, porquanto eles não prevalecem, evoluindo mais precocemente para a morte ou para a cura. Os progressos de terapêutica podem fazer variar os índices de prevalência. As drogas que aumentam a sobrevida sem, contudo, evitar a morte fazem variar os índices de prevalência para mais, e as drogas que diminuem a duração da doença fazem com que os índices de prevalência assumam valores cada vez menores.

Os índices de prevalência são valiosos para o administrador sanitário em sua ação de planejar em função do número de doentes existentes na comunidade: os índices primários porque, ao medirem a grandeza total de casos prevalentes e as distribuições de frequência de prevalência de casos entre grupos da comunidade (por exemplo, a distribuição de frequência de casos entre homens e mulheres, jovens e idosos e usuários dos serviços A e B), têm aplicação direta na quantificação precisa das ações na proporção das necessidades, e os coeficientes porque podem ser usados como taxas para cálculos de extrapolação dessas medidas para outros grupos e populações que não foram observados e sobre os quais não existe uma quantificação precisa dessa informação. As medidas de prevalência também são úteis para estudos epidemiológicos de indicação e identificação de fatores de risco para doenças.

Incidência (de morbidade)

Os conceitos veiculados pelos termos prevalecer e incidir contêm em comum, como ideia central, a ação de acontecer. Assim, por prevalecer deve ser compreendida a sequência das ações de acontecer e permanecer existindo num momento considerado, enquanto que incidir denota simplesmente a ação de acontecer. A ciência epidemiológica apropriou-se de ambos os conceitos, dando-lhes feição nova sob a forma dos termos incidência e prevalência. Incidência[7], em epidemiologia, traduz a ideia de com que intensidade a morbidade incide sobre uma população num intervalo de tempo, enquanto prevalência, conforme salientado na seção anterior, é termo descritivo da força com que subsistem casos das doenças nas comunidades.

A incidência de doenças é medida, *grosso modo*, pela contagem de casos emergentes e pela frequência absoluta de casos novos relacionados à unidade de intervalo de tempo – dia, semana, mês ou ano. Assim, as sentenças "três casos novos por dia" ou "300 casos por ano" são relações que expressam a incidência, ou seja, a intensidade com que estão surgindo casos novos, seja por dia, seja por ano, tomados esses intervalos como unidades de tempo.

Para efeito de relativização da medida e de sua aplicação ao estudo comparativo do risco de incidência de doenças numa mesma população em épocas diferentes, ou em populações diversas numa mesma época, usa-se o coeficiente de incidência. Este, na realidade, é um coeficiente por habitante e por unidades de tempo, tal qual foi referido no parágrafo anterior para a frequência absoluta de incidência, porém tomado em relação ao total de indivíduos sob risco na população.

Operacionalmente, *o coeficiente de incidência é definido como a razão entre o número de casos novos de uma doença que incidem numa comunidade num intervalo de tempo determinado e o número de habitantes de uma população expostos durante o mesmo período*, multiplicado o resultado por potência de 10, que é base referencial da população:

$$\text{Coeficiente de incidência de uma doença} = \frac{\text{N}^{\text{o}} \text{ de casos novos de uma doença incidentes numa população durante um intervalo de tempo}}{\text{N}^{\text{o}} \text{ de pessoas suscetíveis à doença e expostas ao risco da doença durante o referido intervalo de tempo}} \times 10^n$$

---

[7]O termo incidência, em semelhança ao termo prevalência, aqui e na maioria das vezes em que é usado separadamente, refere-se à incidência de doenças.

Visto por esse prisma, o coeficiente de incidência é uma variação de crescimento tomada no tempo, correspondendo a uma "velocidade" de crescimento. O coeficiente de incidência mediria a "velocidade" com que casos novos de doença são agregados ao contingente dos que no passado adquiriram a doença e que, à data do cálculo do coeficiente de incidência, permanecem doentes.

Na Figura 3.2, para maior clareza da esquematização, foi feita abstração das defecções esperadas por morte, cura ou emigração. Tenha-se presente, portanto, que as variações observadas são geradas unicamente pela agregação dos casos novos diagnosticados na comunidade mais as recidivas e os imigrados. Vê-se que, para igual intervalo medido em período unitário de tempo (dia, semana, mês ou ano), tanto para A como para B, a incidência vai variar de acordo com a "velocidade" com que os casos novos são agregados.

Conforme observado, ao se analisarem os processos comumente utilizados para levantamento de dados de morbidade, ficou claro que eles podem ser obtidos de maneira sistemática ou não sistemática. Sistematicamente, os dados são produzidos por meio de registros oficiais e particulares, como notificação, estatística hospitalar e ambulatorial, registro de doenças crônicas e outros. Os inquéritos de morbidade constituem uma maneira assistemática de levantamento.

Na prática, o coeficiente de incidência pode ser calculado de duas maneiras diferentes: ou se toma como numerador o número de pessoas doentes ou, alternativamente, a frequência de eventos relacionados com a doença. Por "eventos relacionados com a doença" entendam-se: admissões hospitalares, casos diagnosticados e outros. Exemplificando: ao se calcular o coeficiente de incidência de malária em determinado intervalo de tempo, o evento quantificado como casos novos da doença pode ser "diagnóstico de casos através de lâminas positivadas".

Suponha-se, agora, que se pretenda fazer análise de dados acerca da incidência de traumatismo por acidentes de trânsito. O procedimento usual em casos como este consistirá em recolher na rede hospitalar, de maneira extensiva, no intervalo de tempo estabelecido, a frequência de casos admitidos para tratamento. O evento relacionado com o agravo será "casos admitidos em hospitais com traumatismos resultantes de acidentes de trânsito". Fica claro que nessas estatísticas não se contam os casos de traumatismos que não ingressaram no hospital nem as ocorrências que tenham atingido várias vezes a mesma pessoa.

Como está sendo visto, em certas circunstâncias, mais de um evento pode acontecer a uma mesma pessoa em determinado período de tempo. Então, vejamos outro exemplo. Por "número de resfriados por ano" deve-se entender que várias ocorrências podem ter-se dado com uma única pessoa. Em "número de pessoas que tiveram pelo menos um resfriado por ano" ficam descartados os resfriados (além do primeiro) ocorridos com a mesma pessoa. Isso dá origem aos dois tipos de coeficientes:

$$\frac{N^{\circ}\ de\ resfriados}{População\ exposta\ ao\ risco}, \text{no período de 1 ano}$$

$$\frac{N^{\circ}\ de\ pessoas\ que\ tiveram\ um\ resfriado}{População\ exposta\ ao\ risco}, \text{no período de 1 ano}$$

O primeiro refere-se ao número de resfriados que se espera ocorrer naquela comunidade, naquele período de tempo. O segundo refere-se à probabilidade de as pessoas terem um resfriado naquele ano.

Para propósitos epidemiológicos, é preferível reduzir o numerador a indivíduos, de modo que o coeficiente indique a probabilidade de que pessoas adquiram a enfermidade.

Os denominadores utilizados para cálculo dos coeficientes de incidência devem ser restringidos a componentes específicos da população observada, ou seja, os que estão sob risco de contrair a doença ou de sofrer o agravo.

Num estudo hipotético sobre traumatismo em acidente com motociclistas, a população exposta será a dos maiores de 18 anos de idade portadores de carteira de habilitação. No caso do cálculo de coeficiente de incidência de tétano neonatal, a população sob risco será constituída pelos nascidos vivos. A apuração do contingente que está sujeito a um risco qualquer é feita, naturalmente, pela retirada dos que não estão submetidos ao risco. O coeficiente de incidência assim concebido mede bem a probabilidade de ser acometido por uma doença ou de ter um agravo e mesmo, conforme discutido nos parágrafos anteriores, a probabilidade de surgirem casos ou agravos na comunidade. O aperfeiçoamento do coeficiente pode ser levado a extremos, como o extremo zelo de se retirarem da população submetida ao risco de contrair doença contagiosa imunizante os que foram vacinados ou contraíram a doença no passado.

Os coeficientes de incidência são, por definição, medidas por excelência do risco de doença e de agravo. Constituem peça fundamental nos estudos da etiologia de doenças agudas e crônicas. Alta incidência significa alto risco pessoal ou comunitário. Os coeficientes de incidência, como informações-chave nos estudos de causação de doença, serão tanto mais significativamente relacionáveis às causas quanto mais próximos, no tempo, os estudos das doenças estiverem de seus fatores causais.

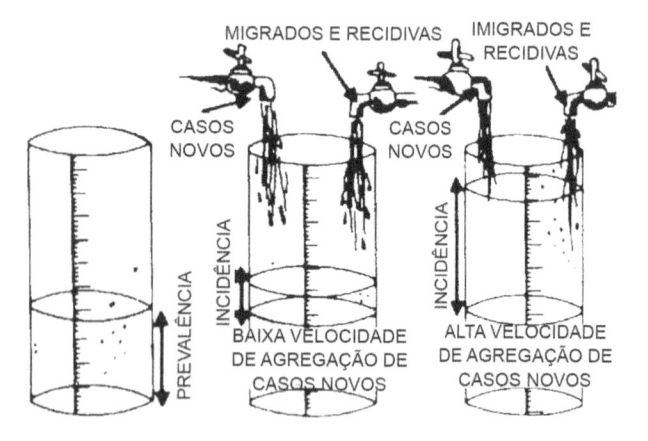

FIGURA 3.2 Variação da incidência com a velocidade de agregação de casos novos. (Fonte: OPAS, 1982.)

Quando a intenção é investigar surtos epidemiológicos, logo em sua eclosão e durante sua vigência, o coeficiente de incidência reveste-se de uma feição diferente e recebe a denominação de *coeficiente de ataque*. Este *deve ser entendido como um coeficiente de incidência referida a uma população específica ou a um grupo bem definido de pessoas, limitada a um período de tempo de dias ou semanas e localizada numa área restrita.*

Suponhamos, a título de exemplo, a ocorrência de surto de gastroenterite num grupo de comensais de determinado restaurante por ocasião de um banquete. Nesse caso, o *coeficiente de ataque* será a relação entre o número de pessoas acometidas do mal-estar e o número de pessoas que estiveram presentes à comemoração. Outro exemplo que marca de maneira ligeiramente diferente a aplicação do coeficiente de ataque na investigação da etiologia de doenças que incidem sobre grupos restritos pode ser configurado no acontecimento seguinte: para uma escola do interior foi transferido um aluno portador de difteria que se encontrava no período de incubação. Daí ocorreu a eclosão de um surto de difteria naquela escola. Dá-se o nome de *caso-índice* ao primeiro caso que foi notificado oficialmente, que poderá ser, no caso do exemplo, o aluno novato. Os outros casos serão denominados *casos secundários*, e o coeficiente de ataque, neste caso, será adjetivado também de *coeficiente de ataque secundário*:

$$
\text{Coeficiente de ataque secundário} = \frac{\text{N}^{\underline{o}} \text{ de casos novos surgidos a partir do contato com o caso-índice}}{\text{N}^{\underline{o}} \text{ total de contatos com o caso-índice}} \times 100
$$

Prevalência e incidência

Anteriormente, ao se tentar uma visualização do coeficiente de incidência, tendo como ponto de partida a compreensão do coeficiente de prevalência, abstraiu-se o fato de que a prevalência varia também, embora inversamente, com os casos depurados, isto é, o nível de prevalência a um dado tempo é uma posição de compromisso entre o coeficiente de incidência, que força o coeficiente de prevalência para valores altos, e a "velocidade" de defecção, que o força para valores baixos. A descrição que mais se aproxima do real inclui as tendências opostas que determinam a direção do nível de prevalência. Com essa inclusão passam a existir três situações distintas que devem ser consideradas:

1. O coeficiente de incidência e a "velocidade" de defecção são iguais ou próximos, com valores oscilantes em torno de um valor médio; neste caso, o nível de prevalência manter-se-á constante.
2. A "velocidade" de defecção é maior do que o coeficiente de incidência, fazendo com que o coeficiente de prevalência resultante tenda a diminuir.
3. O coeficiente de incidência maior do que a "velocidade" de defecção faz com que o coeficiente de prevalência tenda a valores altos.

A "velocidade" de defecção nos parágrafos anteriores pode ser definida como:

$$
\text{"Velocidade" de defecção} = \frac{\text{N}^{\underline{o}} \text{ de casos depurados por cura, óbito e emigração}}{\text{Intervalo de tempo unitário}}
$$

Ao se procurar uma variável recíproca a esta, cujos valores agora sejam diretamente e não mais inversamente proporcionais à prevalência, chega-se ao conceito de duração, que poderia, numa primeira aproximação, ser definida como:

$$
\text{Duração} = \frac{\text{Intervalo médio de tempo}}{\text{Caso}}
$$

Para fins epidemiológicos, duração de uma doença é o intervalo médio de tempo que vai desde o momento de seu diagnóstico até a depuração por cura, óbito ou emigração do acometido. A utilização dessa variável em estudos de morbidade torna possível uma nova relação entre prevalência e incidência, que pode expressar-se da seguinte maneira: a prevalência, P, varia proporcionalmente com o produto da incidência, I, pela duração, D, a qual é medida nas mesmas unidades de tempo usadas para especificar a incidência:

$$
P \approx I \times D
$$

Em casos especiais, nos quais o coeficiente de incidência e a duração permaneçam constantes com o tempo, a morbidade é estável e, neste caso, poder-se-ia afirmar que a medida de prevalência é igual ao produto da incidência pela duração, caso em que, conhecidos os dois valores, é possível calcular um terceiro:

$$
P = I \times D
$$

Em caso de epidemia de alta mortalidade, por exemplo, em que sejam altos os coeficientes de incidência e curta a duração, como em doenças agudas, fulminantes, por conseguinte, nessas condições, a prevalência será baixa. Quando se trata de doenças crônicas, com lenta mortalidade, ter-se-á prevalência maior, tendendo a crescer, como resultado de uma extensa duração.

Para ilustração das ideias expostas, representam-se graficamente estudos hipotéticos resultantes do acompanhamento longitudinal de dois grupos de pessoas, durante um intervalo de 18 meses, com anotação dos incidentes de doenças e de sua duração. As linhas horizontais cheias representam a fração de tempo em que determinada pessoa permaneceu doente. A extremidade esquerda representa o momento em que se registrou o início da doença e a extremidade direita, o seu fim (Figuras 3.3 e 3.4). Observam-se, na Figura 3.3, as seguintes informações aí registradas: a duração da doença como exemplo hipotético oscila para mais e para menos em torno de 2 meses e meio, a incidência calculada para o primeiro ano é de 17 casos, e as prevalências pontuais, medidas no primeiro dia do mês de cada 6 meses, são: três casos em primeiro de janeiro do ano 1, três casos em primeiro de julho do ano 1 e três em primeiro de janeiro do ano 2.

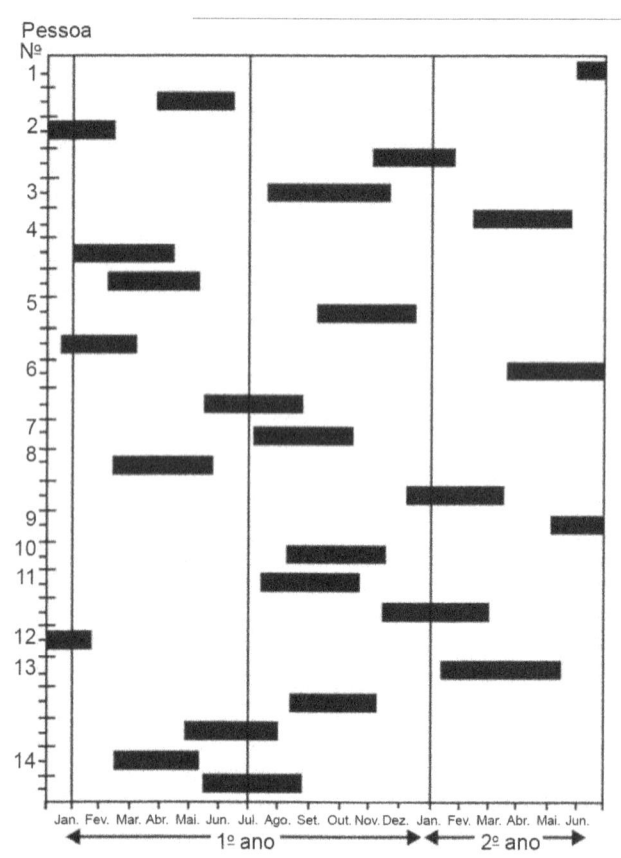

FIGURA 3.3 Incidência e duração de doença num grupo de 25 pessoas num intervalo de 18 meses – janeiro do ano 1 a junho do ano 2.

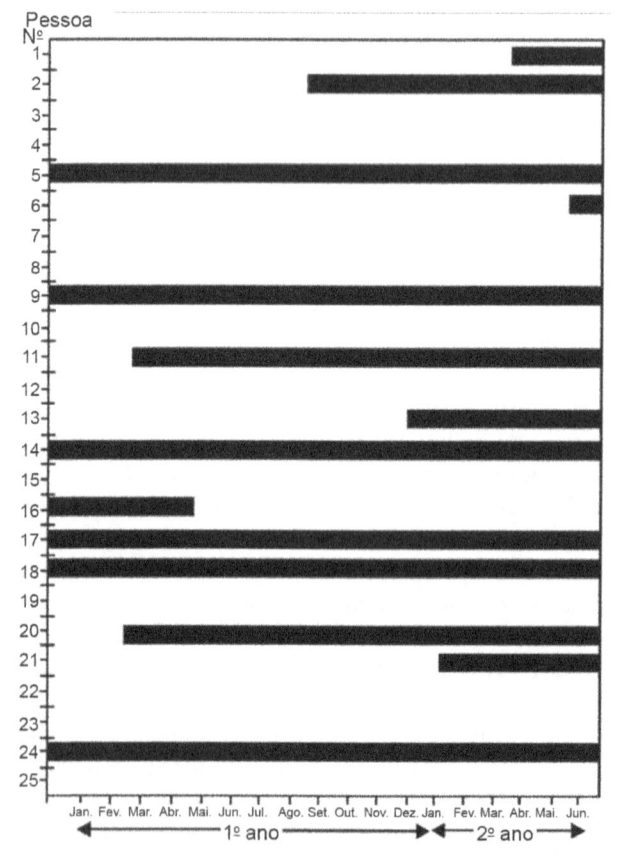

FIGURA 3.4 Incidência e duração de doença num grupo de 14 pessoas num intervalo de 18 meses – janeiro do ano 1 a junho do ano 2.

O esquema geral apresentado é típico de doenças subagudas, configurado por um desaparecimento não tão precoce, com duração de mais de 42 dias, de modo que várias seriam as doenças que aí se enquadrariam em caráter genérico:

1. **Doenças de baixo coeficiente de incidência e alta letalidade:** leucemia aguda e outras.
2. **Doenças com baixo coeficiente de incidência e cura relativamente rápida:** clamidíase e pediculose, dentre outras.
3. **Doenças que assumem caráter epidêmico, caracterizadas por alta letalidade:** febre amarela.
4. **Doenças com surtos epidêmicos caracterizados por cura rápida:** hepatite A.

A Figura 3.4 esquematiza uma relação de prevalência, incidência e duração qualitativamente diferente da primeira relação, que tipifica as doenças agudas e subagudas, apresentada na Figura 3.3. A segunda representação esquemática, relativamente à primeira situação hipotética apresentada, tem incidência mais lenta, com tendência a longa duração, típica de patologias crônicas, incuráveis e pouco letais. Trata-se, o segundo exemplo, de doença cuja duração extrapola os valores esperados para as doenças agudas e subagudas, ou seja, a duração figurada no exemplo é típica de doença crônica e envolve 14 doentes.

Observa-se, neste exemplo hipotético, que alguns casos apresentados eclodiram antes de iniciado o acompanhamento e que ainda prevaleciam a seu término. A incidência contabilizada para o primeiro ano é de quatro casos e as prevalências pontuais, medidas no primeiro dia do mês e a cada 6 meses, são: 7 casos na primeira observação, 8 casos na segunda e 10 casos na última observação. Um estudo mais acurado do gráfico sugere que, se o acompanhamento tivesse tido continuidade, no dia primeiro de julho do ano 2 a prevalência seria, então, de 13 casos.

As doenças endêmicas de baixa letalidade e de baixo índice de cura, com altos ou baixos coeficientes de incidência, enquadrar-se-iam bem nesse esquema geral. A AIDS, a tuberculose e a hanseníase são exemplos de doenças de evolução crônica que incidem em várias regiões brasileiras.

Deve ser esclarecido para as doenças que, por seu comportamento, podem ser enquadradas genericamente no esquema apresentado na Figura 3.4, que o coeficiente de prevalência é o descritor de eleição com vistas a se ter informação da endemicidade da doença na região e do número de pessoas afetadas que estão necessitando da atenção dos órgãos de saúde.

À medida que o arsenal terapêutico é enriquecido e colocado à disposição da medicina clínica e dos órgãos de saúde pública, e conforme estes tenham êxito em atingir com nova terapêutica as populações afetadas, a tendência geral é para o encurtamento da duração da doença. Resulta daí que o estado de coisas descrito na Figura 3.3 possa ocorrer a partir de uma ação intencional exterior para situações como aquela descrita na Figura 3.4, mesmo considerando aquelas doenças de evolução crônica, como o caso da hanseníase, cuja progressiva redução da prevalência é vista na Figura 3.5.

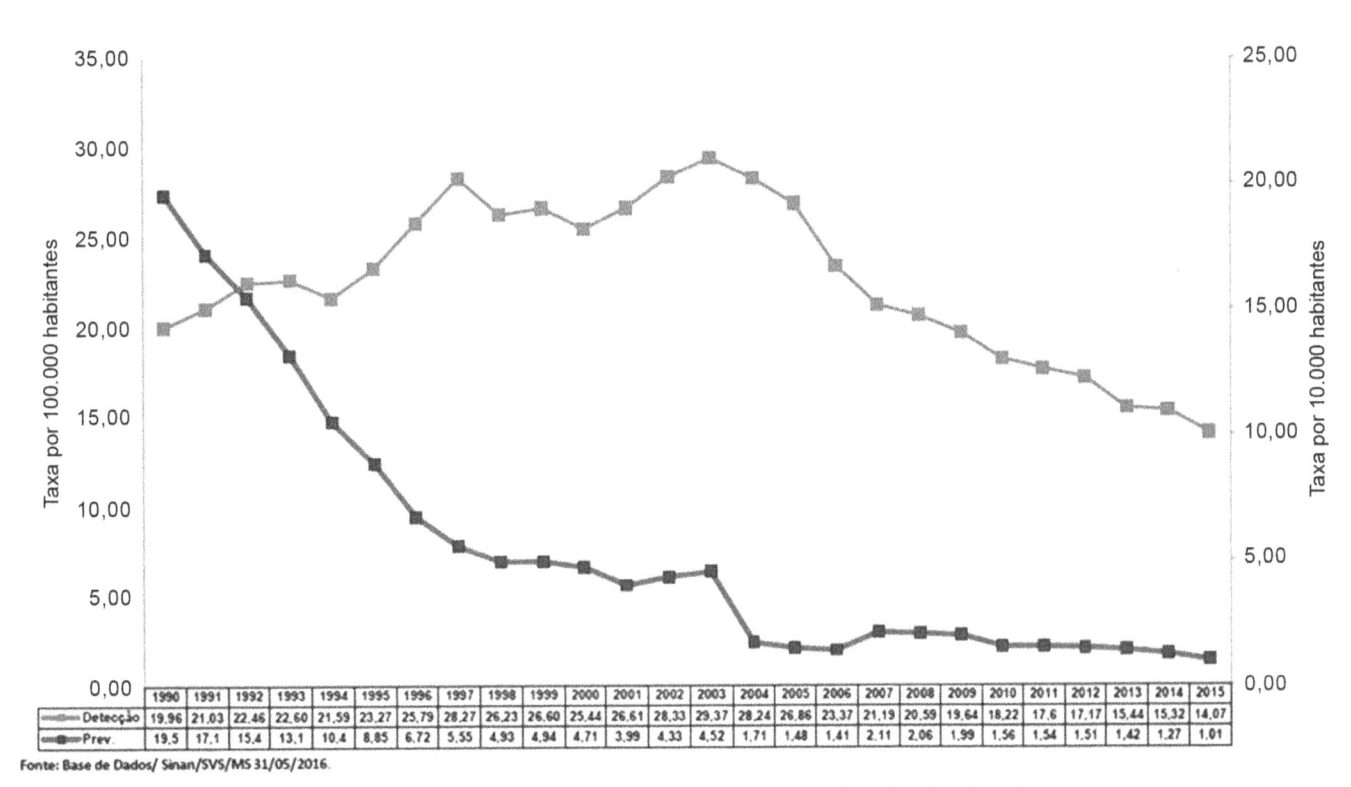

	1990	1991	1992	1993	1994	1995	1996	1997	1998	1999	2000	2001	2002	2003	2004	2005	2006	2007	2008	2009	2010	2011	2012	2013	2014	2015
Detecção	19,96	21,03	22,46	22,60	21,59	23,27	25,79	28,27	26,23	26,60	25,44	26,61	28,33	29,37	28,24	26,86	23,37	21,19	20,59	19,64	18,22	17,6	17,17	15,44	15,32	14,07
Prev.	19,5	17,1	15,4	13,1	10,4	8,85	6,72	5,55	4,93	4,94	4,71	3,99	4,33	4,52	1,71	1,48	1,41	2,11	2,06	1,99	1,56	1,54	1,51	1,42	1,27	1,01

Fonte: Base de Dados/ Sinan/SVS/MS 31/05/2016.

FIGURA 3.5 Coeficientes de prevalência e detecção em hanseníase – Brasil, 1990 a 2015.

O que se viu nos parágrafos anteriores, referente aos fatores que influenciam a prevalência de casos, foi apresentado esquematicamente por Bonita (2010) e pode ser resumidamente descrito a seguir.

A quantidade de casos prevalentes numa população é diretamente influenciada pelo aumento da incidência de casos observados, seja pelo aumento real da incidência de casos, seja pelo aumento da capacidade de diagnóstico desses casos em habitantes do lugar, pelo aumento de imigrantes portadores de casos e de emigrantes não portadores, além do aumento da imigração de suscetíveis quando estes se tornam casos. As melhorias de tratamento que prolongam a sobrevida, sem cura, também aumentam a prevalência de casos numa população, determinando maior duração da doença em cada caso. No sentido oposto, influenciam negativamente, reduzindo a magnitude da prevalência de casos, tanto a eficácia terapêutica, abreviando a cura, como as falhas terapêuticas totais, acelerando as defecções, ambas encurtando a duração da doença; a imigração de não portadores e emigração de portadores; e, complementarmente, os fatores que reduzem a incidência de casos.

INDICADORES DEMOGRÁFICOS E DE MORTALIDADE

A necessidade de uma medida que pudesse expressar o "padrão de vida" ou "índice de vida" levou a Organização das Nações Unidas a convocar, em 1952, um grupo de trabalho encarregado de estudar métodos satisfatórios para definir a avaliar o nível de vida das coletividades humanas. De lá para cá houve avanços conceituais sobre vida e saúde que trouxeram a consciência de que é preciso olhar para a "estrada da vida" com mais atenção aos relacionamentos entre os "viajantes", às interações coletivas e à harmonização no desempenho de funções

sociais. Apesar disso, na saúde pública, ainda não se aprendeu a pensar a saúde como o caminho a construir para tornar a vida uma "viagem" boa, longa e fácil. Desse modo, prevalecem dominando entre os indicadores básicos da saúde no Brasil as medidas de vida que, em grande proporção, estão limitadas à dimensão da vida biológica. Pouco se avalia de maneira sistemática a dimensão do eixo do crescimento por medidas que abranjam os aspectos intelectual, tecnológico, artístico e sentimental para uso pela saúde pública. Além disso, não se avalia o desempenho de papéis pelo indivíduo quanto a atitudes cívicas na coletividade e posturas éticas na sociedade.

Dos três eixos de dimensões da vida, o eixo de desenvolvimento, relativo à evolução do corpo, é o que tem sido mais bem estudado. Aqui, trata-se de descrever medidas de desenvolvimento que aludam aos eventos de maior interesse para a saúde pública, eventos referentes ao ciclo vital, dentre os quais são eleitos o nascimento, as ocorrências mórbidas e o óbito.

Nascimento

Para estudos sobre o evento "nascimento", são múltiplas as aplicações da quantificação dos dados sobre os abortamentos, os nascimentos vivos e os natimortos, os nascidos vivos a termo e os pré-termo, as malformações congênitas e outras demarcações relacionadas com essa fase da vida. Dentre esses, o índice elementar mais frequentemente usado é o número de crianças nascidas vivas a cada ano. Tal índice dá as noções de ocorrência, frequência de ocorrência e incidência de ocorrência do evento nascimento numa população: a ocorrência relacionada com a noção de grandeza do fenômeno, a frequência relacionada com a noção de repetição e a incidência relacionada com a noção de velocidade de ocorrência no tempo de observação. A principal fonte oficial é o Sistema de Informações sobre Nascidos Vivos (Sinasc).

Quantificar os abortamentos, os nascimentos de crianças, distinguindo-as entre vivas e mortas, entre as nascidas a termo e pré-termo, bem ou malformadas, é necessário e útil para o planejamento da organização estrutural de serviços, pois é na proporção do número de crianças a nascer e partos a ocorrer que se cabe estruturar os serviços de assistência às mães, durante o pré-natal e o parto, e de assistência às próprias crianças, nas condições de recém-nascidas e posteriormente de crianças pré-escolares e escolares, que necessitarão de técnicas de puericultura e pediatria, de creches e escolas estruturadas na correta proporção de seu número total, além de outros serviços em geral.

Para fins de comparações, porquanto a quantificação do número de ocorrências não basta para promover comparações entre ocorrências, frequências e incidências registradas em períodos e lugares diversos, é boa prática calcular coeficientes. Calculam-se coeficientes de incidência de ocorrência de nascimentos, de eventos mórbidos e de óbitos, conhecidos, respectivamente, por coeficiente de natalidade, coeficientes de morbidade e coeficiente de mortalidade. Esses coeficientes são calculados como coeficientes gerais e específicos por causas e por faixas de idade, entre outras especificações de interesse, conforme as características de cada um desses eventos. Assim, são calculados, em relação à natalidade: coeficientes de natalidade geral, coeficientes de incidência de nascimentos a termo e pré-termo e coeficientes de incidência de malformações congênitas, entre outros tantos possíveis, cujo interesse possa manifestar-se.

Esses índices são compostos por índice elementar, quantificação de ocorrências (no numerador) e uma unidade de referência que se presta à comparação (no denominador), que geralmente se apresentam em unidades, centenas ou milhares de habitantes ou parturientes, ou internações em maternidades, ou outra referência conveniente relacionada com o evento no período de observação.

Em segundo lugar está o índice composto, coeficiente de natalidade geral, razão que dá a ideia da incidência anual de nascimentos vivos no total de uma população. Sua função é permitir a comparabilidade da velocidade de nascimentos na mesma população em períodos diversos e entre populações diversas. O coeficiente de natalidade é calculado a partir do número de nascidos vivos por mil habitantes num período de tempo. O coeficiente de natalidade é um dos componentes do crescimento vegetativo ou natural, juntamente com o coeficiente de mortalidade. Matematicamente, essa mesma razão é usada para cálculo do número provável de nascimentos nessa população em anos vindouros, as ditas projeções de nascimentos para determinados anos. Também é usada para cálculo do número provável de nascimentos em outras populações quando se desconhecem as informações, supondo-se que essas outras populações se comportem de modo equivalente. Com esses usos, o coeficiente de natalidade é chamado de taxa de natalidade ou taxa para cálculo de natalidade.

Coeficiente geral de fecundidade

O coeficiente geral de fecundidade é conceituado como a razão entre o número médio de nascidos vivos tidos por mulher em idade fértil de uma população e calculado diretamente por meio de estudos censitários pelo somatório dos coeficientes de fecundidade específicos por idade. Gera a estimativa da média do número de filhos que uma mulher teria até o fim de seu período reprodutivo (entre 10 e 49 anos de idade), mantidos os coeficientes observados na data da avaliação. Em períodos intercensitários, pode ser calculado de maneira indireta pela razão entre o número de crianças nascidas vivas de uma população em determinado ano e o número de mulheres em idade fértil daquela população naquele ano.

Importa avaliar esse coeficiente porquanto ele é usado como taxa para cálculo de reposição natural da população, daí serem citados, mais frequentemente, como taxas, geral e específica, de fecundidade do que como coeficientes de fecundidade. Reposições maiores ou iguais a 2,1 crianças por mulher durante seu ciclo reprodutivo são sugestivas de fecundidade necessária e suficiente para assegurar a reposição com crescimento populacional.

Esse coeficiente, além de ser útil para comparações entre grupos populacionais, avalia tendências demográficas cujo conhecimento se faz necessário para planejamentos em geral de políticas públicas com enfoques para saúde, previdência, habitação, educação e outros. Sempre que usado para cálculo de tendência ou outros cálculos, deve ser chamado taxa para cálculos, descrevendo-se suas especificações.

No Brasil, esse número era de cerca de 6,30 filhos por mulher, até a década de 1960. Em 2015, segundo dados divulgados pelo Instituto Brasileiro de Geografia e Estatística (IBGE), o coeficiente geral de fecundidade era de 1,76 filho por mulher, semelhante ao dos países desenvolvidos e abaixo da taxa de reposição populacional (IBGE, 2010a) (Figura 3.6).

Nos coeficientes encontrados para o Brasil, ao longo dessa série histórica, é evidente a mudança ocorrida após o ano de 1960, período em que a fecundidade deixou de ser estável e caiu para valor que, se mantido, repercutirá na reposição da população. Projeções até 2030 confirmam esta assertiva (Figura 3.6) (IBGE, 2010a.)

Sabe-se que esse índice reflete a disponibilidade das mulheres para a função reprodutiva. Pelos dados, vê-se que esse seu papel restringiu-se muito desde os anos 1960, a ponto de não se ter, a partir de 2010, sequer a reposição populacional comumente esperada. No entanto, antes de ser uma preocupação, isso certamente é um forte sinal da mudança dos valores cultivados pela sociedade, os quais fizeram, então, com que a mulher extrapolasse as funções restritas à comunidade familiar, atuasse na coletividade e participasse da sociedade global. Incorporando novos papéis, atuando em todas as áreas, das ciências às artes, da política à produção, a mulher desacelerou sua evolução no eixo do desenvolvimento para caminhar mais nos eixos do crescimento e do funcionamento. Foi a hora de projetar-se no espaço biopsicossocial. As exigências de uma formação mais completa, humanística, científica e tecnológica, restringiram sua disponibilidade para a reprodutividade e concorreram por tempo também para o bom desempenho de suas funções pela comunidade, coletividade, sociedade e humanidade.

Esse índice tem como pressuposto que o homem compartilha com a mulher o tamanho da prole. Portanto, deve-se

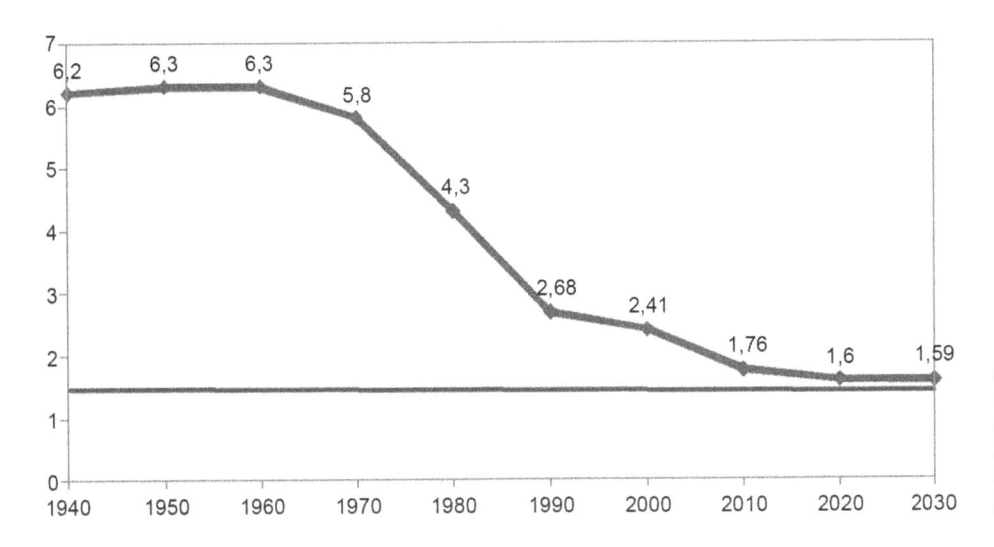

FIGURA 3.6 Coeficientes de fecundidade no Brasil observados entre 1940 e 2010 e taxas de fecundidade projetadas para 2020 e 2030. (Fonte: Censos Demográficos, 1940 a 2010 – IBGE /DPE/Coordenação de População e Indicadores Sociais.)

inferir do parágrafo anterior que houve uma desaceleração no eixo do desenvolvimento também para o homem, sem que este fosse recompensado pela expansão de outras atividades; pelo contrário, a concorrência com a mulher nas diversas áreas restringiu a evolução dos homens também nos demais eixos. Conclui-se, então, que houve um período de alinhamento parcial entre os dois grupos populacionais.

Mortalidade

A preocupação em conhecer as causas e os meios de evitar a doença e a morte reflete o interesse em prolongar a vida e tem acompanhado a própria humanidade.

O aprimoramento das estatísticas de mortalidade associado ao desenvolvimento científico e tecnológico possibilitou maior conhecimento sobre as principais causas de morte, sua distribuição no tempo e no espaço, e também sobre o comportamento quanto aos atributos sexo, idade, raça/cor e profissão, entre outros, o que fez o ser humano ultrapassar o "imaginário popular" de evitar a morte prematura e, efetivamente, conseguir prolongar a vida, realidade vivida hoje em muitos países.

As estatísticas de mortalidade, integrando as estatísticas de saúde, aproximam gestores e profissionais das muitas áreas do conhecimento de uma realidade, na maioria das vezes, passível de mudanças, ajudando a nortear o diagnóstico inicial da situação, o planejamento para o desenvolvimento de ações de promoção da saúde e de prevenção de doenças e, finalmente, avaliando a efetividade das ações executadas e em execução. Permitem ainda identificar os diferentes riscos que uma população tem de morrer por uma determinada causa em diferentes áreas geográficas, além de indicar a severidade de uma doença (GORDIS, 2004).

No Brasil, desde sua implementação, em 1975/76, dados de mortalidade são registrados pelo Sistema de Informações sobre Mortalidade (SIM) do Ministério da Saúde, o qual vem aumentando sua cobertura em território nacional a partir das iniciativas relacionadas a seguir. Atualmente, os dados brasileiros de mortalidade podem ser acessados eletronicamente pelo *site* www.datasus.gov.br.

Não obstante a importância dos dados provenientes das estatísticas de mortalidade, esses podem ser afetados por vá-

rias fontes de erros. Em 2008, a análise das desigualdades na informação da mortalidade mostrou que 30% dos municípios brasileiros ainda tinham coberturas do SIM menores do que 80%. A maioria desses municípios localizava-se nas regiões Norte e Nordeste (BRASIL, 2011a). Mesmo apresentando tais deficiências, dentro de uma perspectiva epidemiológica esses sistemas forneciam dados valiosos sobre o estado da vida das populações (BONITA, BEAGLEHOLE & KJELLSTRÖM, 2010). No ano de 2014, a cobertura do SIM captou quase 90% dos óbitos ocorridos nas regiões Norte e Nordeste e quase 100% dos óbitos nas regiões Sul, Sudeste e Centro-Oeste (BRASIL, 2015).

Com o objetivo de prover melhores estatísticas de mortalidade para o país, várias têm sido as iniciativas nacionais, regionais e locais para ampliar a abrangência e a qualidade das informações para o SIM. Entre elas, destacam-se: (a) busca ativa de óbitos em serviços de saúde, em cemitérios e por meio de inquéritos populacionais; e (b) investigação de óbitos maternos, infantis e óbitos por causas básicas maldefinidas, para resgate de informações complementares sobre sinais, sintomas e circunstâncias que precederam a morte. Cartórios, cemitérios e funerárias, hospitais e outros estabelecimentos de saúde foram fontes importantes para resgate de dados, mostrando-se proveitoso o trabalho de campo (BRASIL, 2011). Complementarmente, investe-se na capacitação de médicos para preenchimento das declarações de óbitos (DO) e de classificadores de causas básicas de óbitos. Os óbitos por causa básica maldefinida somaram 20% do total de óbitos ocorridos no país nos anos 1990, reduzindo-se para menos de 10% no ano de 2006. Esse índice era usado como indicador indireto de falha na assistência à população e no próprio preenchimento das declarações de óbito (KERR-PONTES & ROUQUAYROL, 2003; BRASIL, 2016).

Nas regiões Norte e Nordeste, de 25% a 40% do total de óbitos eram declarados sem apresentar diagnóstico adequado ou preciso (DUARTE et al., apud KERR-PONTES & ROUQUAYROL, 2003). Grandes diferenças regionais eram notadas. Passados 24 anos, o índice médio nacional de causas básicas maldefinidas caiu para abaixo da metade do registrado na década de 1990. É incalculável, no entanto, o quanto dessa redução no índice de causas básicas maldefinidas pode ser atribuível à melhoria da assistência e o quanto à melhoria da qualidade da informação, pois as regiões Sul e Centro-Oeste atingiram percentuais de 5% ou menos, inferiores ao índice alcançado pela região Sudeste, onde os avanços da medicina continuam a despontar à frente de todo o país (Figura 3.7).

As principais fontes de dados de mortalidade podem ser vistas na Figura 3.8. As causas de morte consideradas naturais, como as doenças do aparelho respiratório, as doenças endocrinometabólicas e as neoplasias, entre outras, têm como fonte da informação a DO, registros de cartórios, inquéritos populacionais, serviços de saúde e o Serviço de Verificação de Óbitos (SVO). Aquelas causas de morte consideradas acidentes ou originadas da violência interpessoal ou autoinfligida têm como fonte da informação o Instituto Médico Legal (IML).

A qualidade dos dados de mortalidade depende da qualidade dos registros médicos e da acurácia na determinação dos diagnósticos (BRASIL, 2009a) e é afetada por incompletude ou incorreções no preenchimento das DO.

O estudo da mortalidade tem muitas vertentes. No presente capítulo abordaremos os principais indicadores de mortalidade utilizados em saúde pública. Para a utilização adequada dos dados como índices de mortalidade, convém identificar quando tais medidas servem para avaliar a condição de vida e o estado de saúde da população, de modo a determinar a importância dos diferentes problemas de vida e avaliar o impacto das intervenções feitas na saúde em prol da vida. Em momentos críticos, esses índices se tornam indicadores para a saúde, sinais úteis para nortear os rumos que devem ser dados às ações de saúde para promoção da vida.

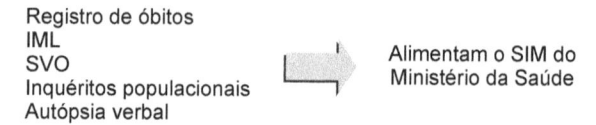

Registro de óbitos
IML
SVO
Inquéritos populacionais
Autópsia verbal

Alimentam o SIM do Ministério da Saúde

FIGURA 3.8 Fontes de dados de mortalidade.

Coeficiente de mortalidade geral

O coeficiente de mortalidade geral (CMG) quantifica a intensidade do risco de morrer que uma população tem por viver em determinada área e em determinado ano sem especificar as causas, ou grupo de causas, sexo ou idade das pessoas que morreram. O CMG é calculado dividindo-se o número total de óbitos por todas as causas ocorridos em determinada área e em determinado ano pela população da mesma área e ano e multiplicado por 1.000 habitantes, base referencial para a população exposta. Entende-se que o risco de morrer numa população é dependente de sua composição em termos de idade, raça e sexo de seus indivíduos e, igualmente, de muitas outras variáveis, como sua condição inicial de vida, na ocasião da observação, e a situação da saúde, dada pelo ambiente de exposição, o tipo de atividades desenvolvidas (profissionais e esportivas), o nível de suporte recebido entre os integrantes da comunidade e muitos outros determinantes da vida.

Assim, o CMG, por não levar em consideração estrutura etária, sexo, raça e classe social, entre outros fatores da população estudada, não é o coeficiente mais apropriado para comparação dos riscos de mortalidade de diferentes populações, pelo que se recomenda, alternativamente, o uso de técnicas de padronização. A padronização dos coeficientes de mortalidade por idade ou outra padronização usa como refe-

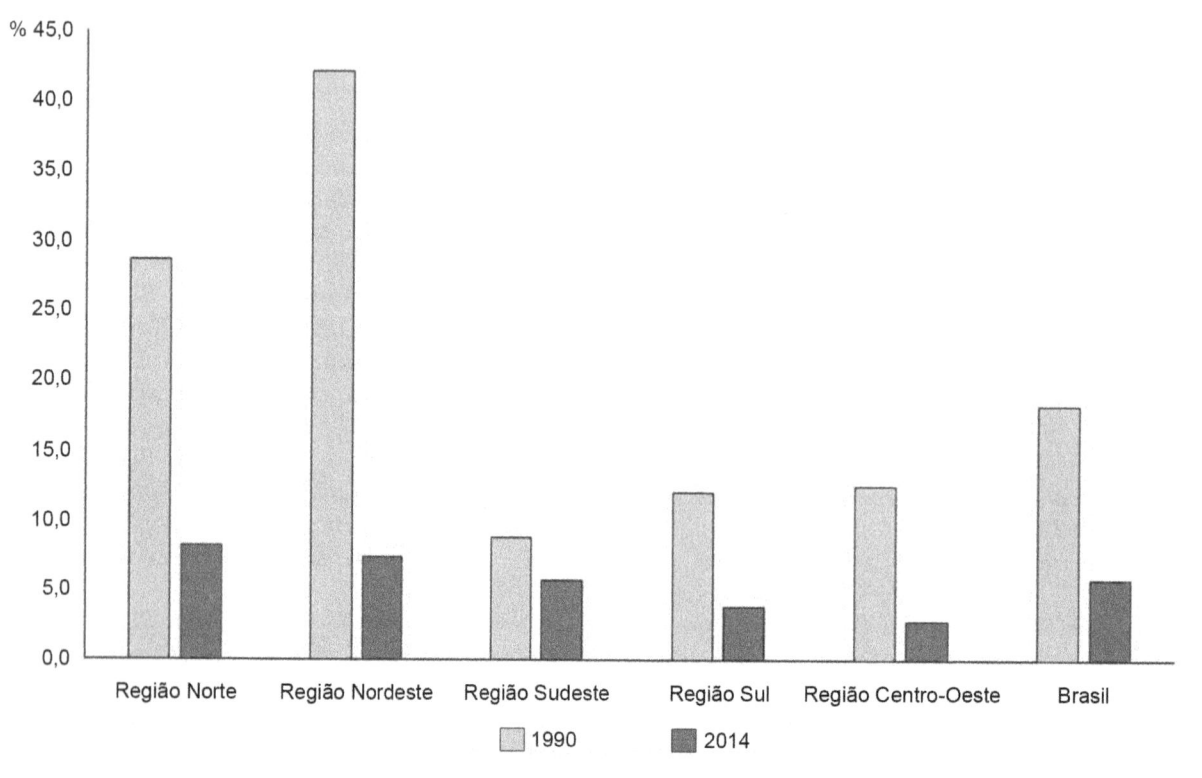

FIGURA 3.7 Percentual de óbitos por causas maldefinidas por região – Brasil, 1990 e 2014.
(Fonte: MS/SVS/DASIS – Sistema de Informação sobre Mortalidade – SIM.)

rência uma população padrão, geralmente a mundial, quando são realizadas comparações entre os riscos de morte de diferentes países. Para as comparações nacionais de regiões do mesmo país, a população de escolha padrão é a do próprio país. A técnica de padronização pode ser realizada de maneira direta ou indireta (LAURENTI et al., 2005).

Um exemplo de aplicação dessa técnica é apresentado no Quadro 3.11. Comparados os riscos de morrer expressos pelos coeficientes de mortalidade geral e os coeficientes de mortalidade padronizados por idade, por regiões do país para o ano de 2000 e total, identifica-se que a nova técnica corrigiu as estimativas de risco de morrer das regiões Norte e Centro-Oeste, que estavam subdimensionadas, e das regiões Sudeste e Sul, que estavam supradimensionadas. O novo cálculo de riscos padronizados, com ordenação dos riscos de mortalidade por região, foi importante para permitir identificar que a região Norte encontra-se em segundo lugar no país, e não em quarto lugar conforme se visualizava. A mesma avaliação de CMG e CMG padronizada, referente ao ano de 2008, é apresentada nas colunas à direita do Quadro 3.11. Com a técnica, nesse caso, pode-se ver que a mortalidade total do país para o ano de 2008 é menor do que a calculada pelo CMG, percebendo-se que houve evolução da mortalidade dos anos de 2000 para 2008, com redução dos riscos de morte de 6,4 para 5,4 óbitos/100 mil habitantes, que ocorreu em todas as regiões do país. Na nova condição do coeficiente de mortalidade apresentado, as regiões Norte e Nordeste inverteram suas posições entre si e continuaram nos primeiros lugares, com maiores riscos de mortalidade no país, embora não se apresentem com riscos tão diferenciados.

Os coeficientes de mortalidade calculados se utilizam de registros de óbitos que ocorrem por todo o país e, portanto, são também influenciados pela cobertura desse sistema. No Brasil, embora a cobertura do SIM tenha atingido 100% em algumas áreas, persistem desigualdades nas informações, havendo municípios brasileiros que ainda têm cobertura de óbitos menor do que 80% em relação ao total de óbitos estimados pelo IBGE (BRASIL, 2016).

Os óbitos ocorridos no Brasil podem ser registrados tanto por seu local de residência como pela ocorrência. Nos centros mais avançados do país, onde se concentra maior desenvolvimento científico e tecnológico nos serviços secundários e terciários, é esperado aumento no registro de óbitos por

local de ocorrência devido ao fluxo de pacientes com quadros graves. Para Kerr-Pontes & Rouquayrol (2003), os óbitos identificados por local de residência do falecido dizem sobre as circunstâncias epidemiológicas de vida do paciente, enquanto os óbitos identificados pelo local de ocorrência dizem sobre as circunstâncias de assistência médica, conforme os níveis de complexidade, organização e distribuição dos serviços.

No entanto, em razão da necessidade de conhecer as circunstâncias em que o evento ocorreu e suas possíveis causas, fatores de risco, local e condições ambientais, ressaltamos que para outras áreas, como a de segurança viária e a de segurança pública, o foco de interesse recai sobre os dados de ocorrência do evento.

Coeficiente de mortalidade infantil

Mortalidade infantil é a terminologia utilizada para designar todos os óbitos ocorridos em crianças menores de 1 ano de uma determinada população num período de tempo. Para a construção do coeficiente de mortalidade infantil é necessário conhecer o número de óbitos de menores de 1 ano e o número de nascidos vivos ocorridos em determinada área e em determinado ano. Habitualmente, é calculado na base de 1.000 nascidos vivos, tendo como principais fontes de informações o SIM e o Sinasc.

O coeficiente de mortalidade infantil mede o risco de morte para as crianças durante o primeiro ano de vida, ou seja, a probabilidade entre 1.000 crianças nascidas vivas de não concluírem o primeiro percurso na estrada da vida. Tratando-se essa fase de grande vulnerabilidade física às condições ambientais, esse índice é um bom indicador da situação das estradas da vida, sendo tipicamente associado ao julgamento das situações ambientais e sociais e das estruturas de assistência à vida ofertadas à população.

Embora ainda persistam grandes desigualdades regionais e locais em várias partes do mundo, em outros países e no Brasil tem sido registrada redução significativa na mortalidade infantil. No Brasil, essa redução é atribuída a intervenções simples, planejadas e conjugadas do setor da saúde, como a instituição da terapia de reidratação oral, a melhoria da cobertura vacinal, o incentivo ao aleitamento materno e a ampliação de saneamento básico e da atenção à saúde (BONITA, BEAGLEHOLE & KJELLSTRÖM, 2010; BRASIL, 2011).

O indicador de mortalidade infantil é medido a partir do coeficiente de mortalidade infantil e pode sofrer distorções em consequência de sub-registros de nascimentos e óbitos, erro no registro da idade da criança e causa da morte, entre outros.

No Brasil, entre os anos 2000 e 2014, houve significativa redução do coeficiente de mortalidade infantil, que passou de 21,3 óbitos por 1.000 crianças nascidas vivas em 2000 para 12,9 óbitos por 1.000 crianças nascidas vivas em 2014 (Figura 3.9). A análise por componentes da mortalidade infantil mostrou que o coeficiente de mortalidade no período pós-neonatal foi inferior ao registrado no período neonatal em todo o período estudado. Em ambos os componentes da mortalidade infantil, neonatal e pós-neonatal, houve redução do coeficiente de

QUADRO 3.11 Coeficiente de mortalidade geral (bruta e padronizada por idades) por 1.000 habitantes segundo regiões e total – Brasil, 2000 e 2008

Região	2000		2008	
	Bruta	Padronizada	Bruta	Padronizada
Norte	5,3	6,7	4,8	5,8
Nordeste	7,2	7,2	6,0	5,6
Sudeste	6,4	6,0	6,5	5,3
Sul	6,1	5,8	6,3	5,0
Centro-Oeste	4,7	5,5	5,3	5,3
Total Brasil	**6,4**	**6,4**	**6,1**	**5,4**

Fonte: estimativas do IBGE/Projeções demográficas preliminares.
Dados diretos: MS/SVS – Sistema de Informação sobre Mortalidade – SIM.

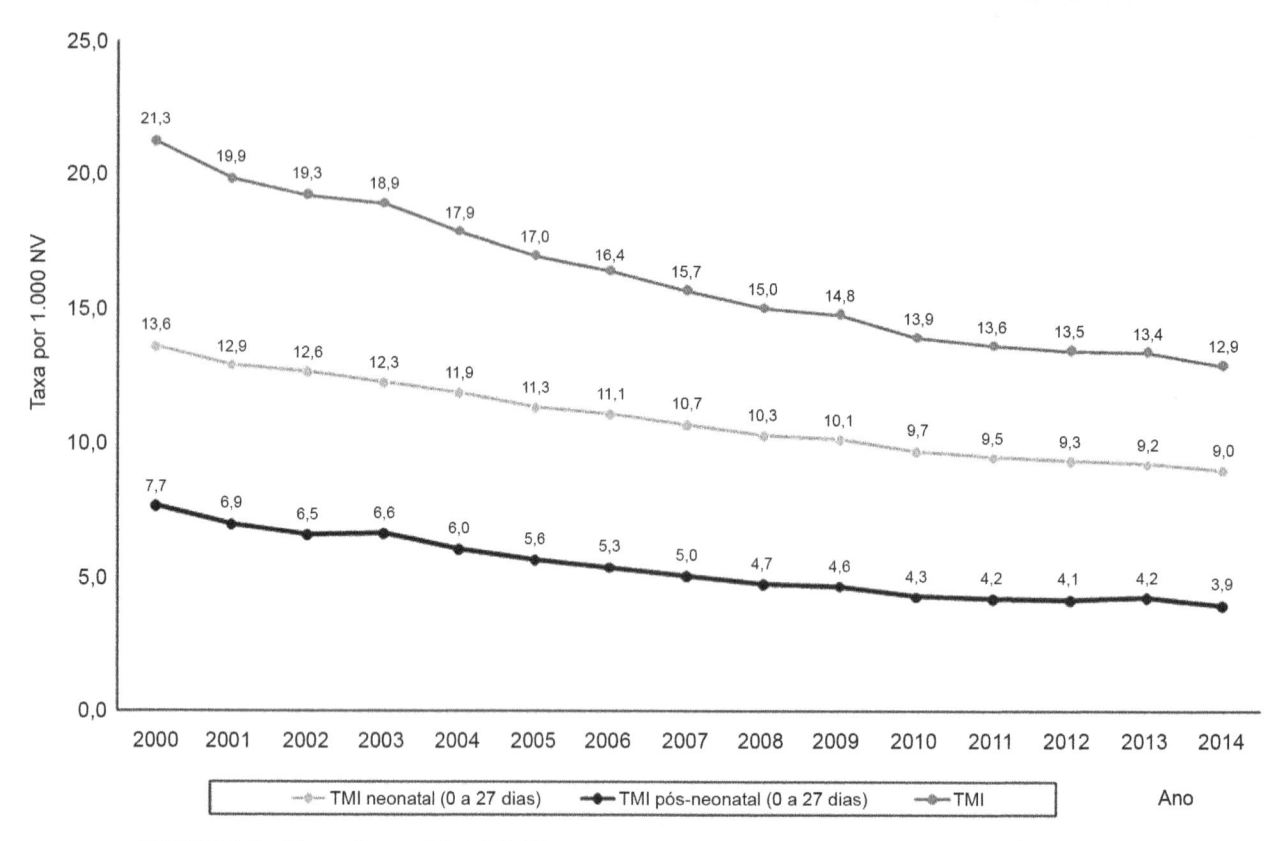

FIGURA 3.9 Coeficiente de mortalidade infantil e seus componentes neonatais e pós-neonatais – Brasil, 2000 a 2014.
(Fonte: MS/SVS/DASIS – Sistema de Informação sobre Mortalidade – SIM.)

mortalidade no período em questão, sendo observada diminuição discretamente mais acentuada no componente neonatal. Enquanto no ano 2000 o coeficiente de mortalidade no período neonatal foi de 13,6 por 1.000 nascidos vivos e de 7,7 para o componente pós-neonatal, a diferença entre eles se manteve constante até 2014, quando foram registrados coeficientes de 9,0 para o componente neonatal e de 3,9 para o pós-neonatal. Ficam evidentes, a partir desses índices, as melhorias na situação de saúde dessas crianças nesse período da vida. Como já citado, atribui-se essa redução de risco de morte aos maiores cuidados na primeira infância (BONITA, BEAGLEHOLE & KJELLSTRÖM, 2010; BRASIL, 2011).

Apesar do declínio nos coeficientes de mortalidade infantil observado no Brasil, a mortalidade infantil permanece como uma grande preocupação da saúde pública, distribuída com desigualdades inter-regionais e intraurbanas. Concentra-se na população mais pobre, que sofre iniquidades relacionadas a grupos sociais específicos, pelas quais, numa sucessão de eventos indescritível, não consegue ajudar sua prole a superar esse primeiro trecho da vida. Resumidamente, em sua condição de pobreza, não tendo recursos para moldar seu ambiente, enfrenta dificuldades permanentes para executar atividades triviais de sua vida pessoal e comunitária familiar, representadas pela falta da comida e moradia, comunicação, transporte, trabalho e lazer. Com reduzida intelectualidade, mantém-se desarticulada da comunidade, parcialmente impedida de aprender dos iguais sobre as tecnologias usadas para facilitar e proteger a vida. Assim, pouco protege a

si e pouco constrói para o bem comum. Desintegrada da comunidade, atuando modestamente na coletividade, não conquista sua cidadania nem o acesso aos recursos da coletividade, embora feitos para a comunidade como um todo. Ciclicamente, amplia então sua desarmonia social e, sofrendo discriminação crescente, permanece definitivamente impossibilitada de ajudar sua prole a superar esse primeiro ano de vida.

Cabe destacar que o Brasil já alcançou a Meta 4 dos Objetivos do Desenvolvimento do Milênio (ODM), compromisso internacional assumido de reduzir essa mortalidade para 15,7 óbitos/1.000 nascidos vivos. No entanto, maiores esforços devem ser realizados para que o país reduza ainda mais esse indicador, alcançando níveis observados em países com graus semelhantes de desenvolvimento. Cabe ressaltar que os progressos alcançados não beneficiam a população de maneira uniforme em termos geográficos, sendo as regiões Norte e Nordeste as mais vulneráveis quanto à mortalidade infantil (BRASIL, 2016).

Mortalidade perinatal

A mortalidade perinatal representa os óbitos ocorridos entre a 22ª semana completa de gestação e os 7 dias completos após o nascimento, ou seja, 0 a 6 dias de vida (período neonatal precoce). Para o cálculo do coeficiente, o numerador é composto pelos óbitos fetais e neonatais precoces com peso ao nascer a partir de 500g e/ou 22 semanas de idade gestacional (CID-10) e o denominador, pelo número de nascimentos totais de mães residentes (nascidos vivos mais óbitos fetais de 22 semanas e mais de gestação) (RIPSA, 2008).

O índice de mortalidade perinatal tem sido recomendado como o indicador mais apropriado para análise da assistência obstétrica e neonatal e de utilização dos serviços de saúde, por dar maior visibilidade aos problemas existentes e propiciar o planejamento de ações de prevenção na redução da morte fetal e neonatal precoce evitável.

Esse índice tem como limitação a aplicação precisa da definição de período neonatal, por frequentemente não constar na DO o tempo de gestação; nas regiões Norte e Nordeste do país, exige correção da subnumeração de óbitos fetais e neonatais precoces.

Para o UNICEF (BRASIL, 2008), a mortalidade fetal e a mortalidade neonatal precoce são óbitos, na grande maioria das vezes, considerados potencialmente evitáveis, partilhando das mesmas circunstâncias e etiologia que influenciaram suas ocorrências. No entanto, têm sido historicamente negligenciados pelos serviços de saúde, que não incorporaram em sua rotina de trabalho a análise de sua ocorrência e tampouco destinaram investimentos específicos para sua redução.

Mortalidade neonatal e pós-neonatal

Para o estudo da mortalidade infantil é recomendado que, além do coeficiente de mortalidade nos menores de 1 ano, seja realizada a análise dos óbitos em menores de 28 dias e naqueles com idade entre os 28 dias e antes de 1 ano de idade. O primeiro grupo trata dos óbitos no período neonatal que, por sua vez, são subdivididos em neonatal precoce (óbitos ocorridos nos 6 primeiros dias de vida) e neonatal tardio (óbitos entre 7 e 27 dias de vida), e o segundo grupo refere-se à mortalidade pós-neonatal ou tardia (de 28 dias a menos de 1 ano). Para o cálculo tanto do coeficiente de mortalidade infantil neonatal como pós-neonatal, a população total de nascidos vivos no período em estudo é utilizada como população de referência.

As características dos componentes da mortalidade infantil neonatal e pós-neonatal apresentam diferenças importantes no que diz respeito às causas de morte. O estudo da mortalidade infantil neonatal e pós-neonatal, ao dar a conhecer a distinção entre as principais causas de óbitos que incidem nos dois períodos de vida da criança, propicia uma aproximação aos fatores potenciais de risco para óbitos nesses períodos e uma avaliação do impacto das medidas de controle adotadas para redução da mortalidade infantil numa população (DUARTE, 2007).

Os determinantes da mortalidade neonatal são múltiplos e complexos e estão intrinsecamente relacionados a problemas congênitos e maternos e a complicações durante a gestação e o parto, causas essas vinculadas a fatores biológicos e assistenciais, de difícil e lenta redução; a maioria dos óbitos é originada de causas endógenas (BRASIL, 2013).

Em contrapartida, Duarte (2007) cita que as causas predominantes nos óbitos ocorridos no período pós-neonatal são as causas exógenas, relacionadas a riscos ambientais e sociais, como os óbitos por infecções respiratórias agudas e por doenças infecciosas intestinais, muito influenciadas pela organização dos serviços de saúde e pela melhoria nas condições de vida.

Índice de mortalidade infantil proporcional

A mortalidade infantil proporcional indica a proporção de óbitos de crianças menores de 1 ano em relação ao conjunto de todos os óbitos. Para o cálculo do índice de mortalidade proporcional divide-se o número de óbitos de menores de 1 ano pelo total de óbitos e multiplica-se por 100.

O índice de mortalidade infantil proporcional dá a ideia da grandeza relativa dos óbitos ocorridos em menores de 1 ano em relação ao total de óbitos registrados numa área, o qual ajuda a quantificar os problemas na saúde que estão acometendo o grupo infantil, impedindo ou dificultando que ultrapasse o primeiro ano de vida, o que atrai a atenção dos gestores para o planejamento em saúde direcionado a esse grupo.

A Figura 3.10 mostra que, no Brasil, houve uma relação inversamente proporcional entre os óbitos infantis ocorridos no período neonatal e aqueles ocorridos no período pós-neonatal entre os anos de 1980 e 2014. Enquanto o percentual de óbitos por causas pós-neonatais decresceu, os percentuais relacionados ao período neonatal aumentaram, confirmando, desse modo, os dados da literatura que trata do tema (DUARTE, 2007; RIBEIRO et al., 2009).

Estudos têm demonstrado que, nas últimas décadas, a queda da mortalidade infantil no Brasil, como visto na Figura 3.10, ocorreu em virtude da redução da mortalidade pós-neonatal, por ser esta mais sensível às condições socioeconômicas e ambientais, que melhoraram consideravelmente.

Mortalidade em menores de 5 anos

Outro importante índice para avaliação da condição de vida de uma população é o coeficiente de mortalidade em menores de 5 anos, ou *coeficiente de mortalidade na infância*, que é medido a partir do número de óbitos de menores de 5 anos de idade dividido por 1.000 nascidos vivos na população residente em determinados espaço geográfico e ano.

O uso desse coeficiente tem por objetivos estimar a probabilidade que os nascidos vivos têm de morrer nos primeiros 5 anos de vida e avaliar, de maneira indireta, o desenvolvimento e a infraestrutura ambiental que potencializam a ocorrência de doenças ou agravos que podem causar a morte nesse grupo etário, e ainda, a qualidade e o acesso aos recursos disponíveis para a atenção materno-infantil. Dada sua importância, passou a constar do quarto Objetivo do Milênio do UNICEF, que define redução de dois terços do coeficiente mundial entre 1990 e 2015 (RIPSA, 2008; BRASIL, 2016).

Como citado anteriormente, entre as limitações para o uso desse indicador destaca-se a subnumeração de óbitos e de nascidos vivos para o cálculo direto do coeficiente, o que exige correções quando os dados são provenientes dos sistemas de registro contínuo – Sinasc e SIM, ambos do Ministério da Saúde – e em particular nas regiões do país ou em estados onde há grande subnotificação desses dois eventos vitais.

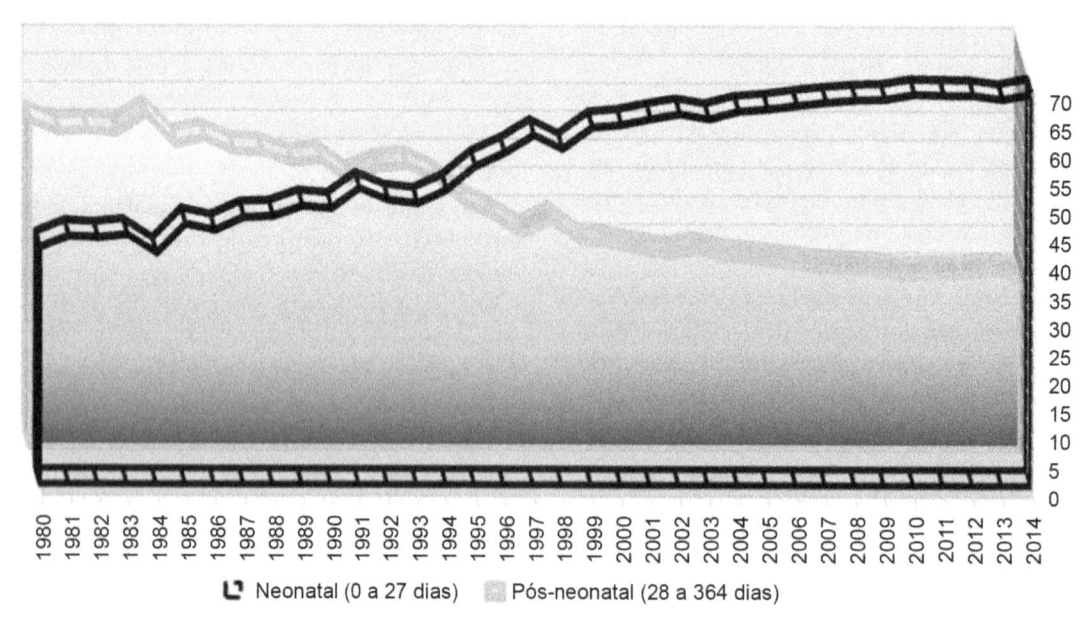

FIGURA 3.10 Percentual de óbitos neonatais e pós-neonatais no total de óbitos de menores de 1 ano de idade – Brasil, 1980 a 2014. (Fonte: MS/SVS/DASIS – Sistema de Informação sobre Mortalidade – SIM.)

Nesse grupo etário, as principais causas de morte estão associadas a uma combinação de fatores relacionados com as condições de vida e de atenção à saúde, socioeconômicos e ambientais; são mais importantes as doenças infecciosas e parasitárias, a desnutrição e os acidentes, principalmente no ambiente doméstico, como quedas, intoxicações e queimaduras.

Mortalidade por causas específicas de óbitos

O estudo da mortalidade por causas específicas de óbitos representa uma estratégia para conhecimento das causas básicas ou grupos de doenças ou agravos que mais contribuem para a ocorrência de óbitos numa população. O coeficiente de mortalidade por causa específica estima o risco de morte por uma determinada doença ou grupo de doenças e dimensiona sua magnitude como problema de saúde pública. Difere do coeficiente de mortalidade geral, que indica quantitativamente que pessoas morreram, sem especificar as causas básicas dos óbitos ou outros atributos dos indivíduos que faleceram, como sexo, idade e raça/cor. O coeficiente de mortalidade por causas específicas de óbitos é utilizado para avaliação e comparação das variações populacionais, geográficas e temporais da mortalidade por uma causa ou grupo de causas em segmentos populacionais e identificação de desigualdades regionais e tendências que demandem ações e estudos específicos.

No *cálculo do coeficiente de mortalidade por causas específicas de óbitos*, o numerador é composto pelo número de óbitos ocorridos por uma causa ou grupo de causas dividido pela população exposta e sujeita ao risco de morrer pela causa ou grupo de causas estudadas e multiplicado por 100.000. A população objeto de estudo pode ser estratificada por idade, sexo, profissão e escolaridade, entre outras variáveis, a depender do problema em estudo. Podemos tomar como exemplo o estudo da mortalidade por câncer de próstata em determinada população e em determinado ano, cujo estrato a ser estudado

deverá ser o de indivíduos masculinos, que por sua vez pode ser subestratificado por faixas etárias para quantificação do risco de óbito com a variação da idade.

Entre os principais objetivos do estudo da mortalidade por causas específicas de óbito estão as contribuições para avaliação dos níveis de saúde e do desenvolvimento socioeconômico da população e o apoio aos processos de planejamento, gestão e avaliação de políticas públicas de promoção, proteção e recuperação da saúde concernentes às doenças estudadas (KERR-PONTES & ROUQUAYROL, 2003; RIPSA, 2008; MOTA & KERR, 2011).

A aplicação do coeficiente de mortalidade por causas específicas de óbito pode ser vista na Figura 3.11, que mostra o coeficiente da mortalidade observado no somatório dos óbitos por doenças crônicas não transmissíveis, diabetes, câncer, doenças cardiovasculares e doenças respiratórias crônicas em todas as regiões brasileiras, no período de 1996 a 2014. Este coeficiente apresentou tendência crescente nas regiões Norte, Nordeste e Centro-Oeste. Nessas regiões, destacamos o grande aumento dessas causas de óbito na região Nordeste, onde, no período em estudo, seu coeficiente aumentou de 150 óbitos por 100 mil habitantes em 1996 para cerca de 250 óbitos no último ano estudado. No mesmo período, as regiões Sul e Sudeste, bem como o Brasil, em sua totalidade, apresentaram tendência ascendente até o ano de 2009 e discreta queda a partir de 2010. Na Figura 3.11, destaca-se ainda que a região Sul manteve coeficiente de mortalidade por doenças crônicas não transmissíveis superior ao das demais regiões e ao registrado no Brasil em toda a série histórica estudada (BRASIL, 2011).

A tendência crescente da mortalidade por doenças crônicas não transmissíveis no período de 1996 a 2014 reflete um contexto de importante mudança no perfil da mortalidade do brasileiro, influenciado pelas transições demográfica, epidemiológica e nutricional. Vários têm sido os esforços empreendidos para o combate a essa tendência de mortalidade no país,

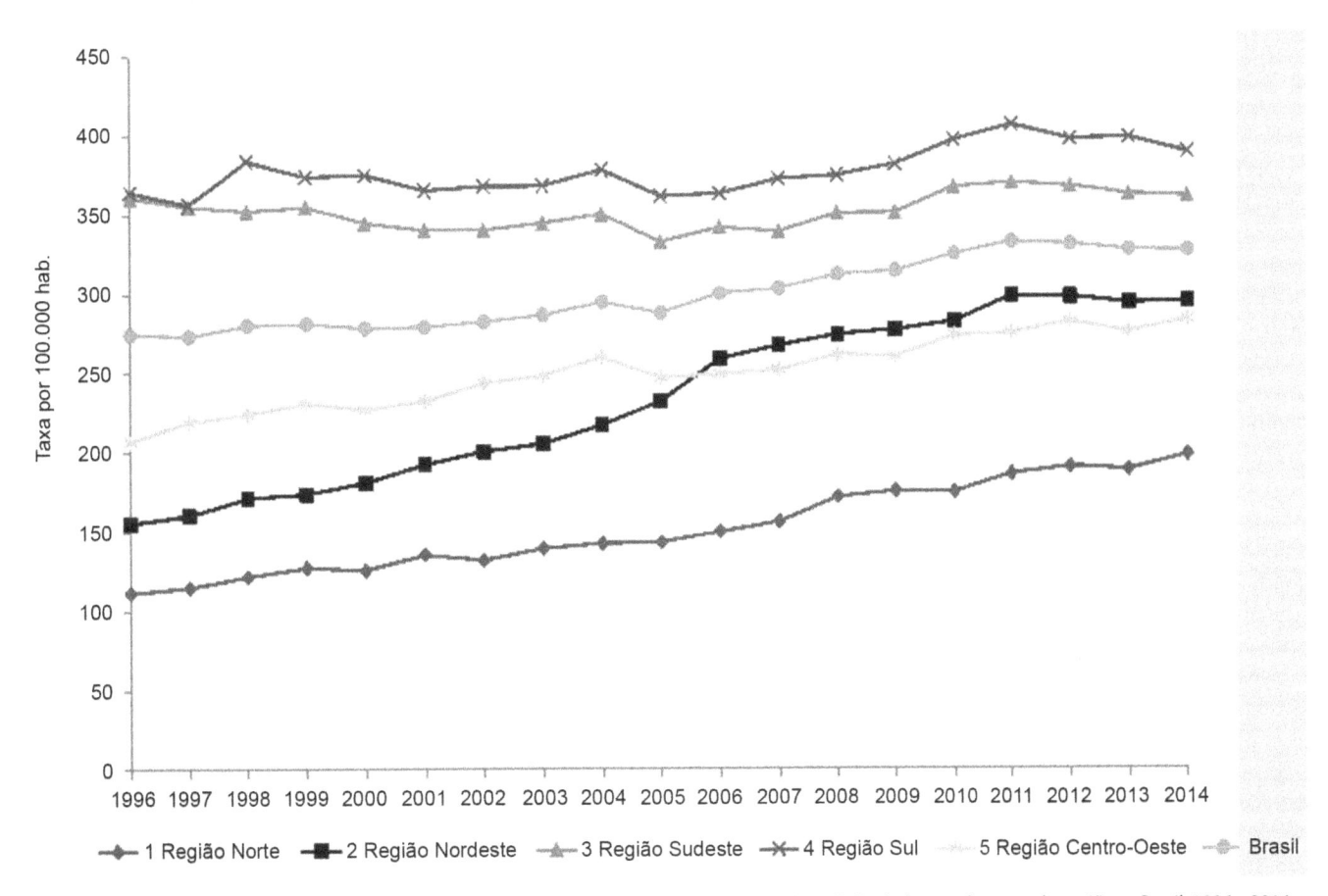

FIGURA 3.11 Mortalidade (óbitos por 100 mil habitantes) por doenças crônicas não transmissíveis (DCNT) observada segundo regiões – Brasil, 1996 a 2014. (Fonte: MS/SVS/DASIS – Sistema de Informação sobre Mortalidade – SIM.)

entre os quais se destacam a ampliação da cobertura dos serviços da *Estratégia Saúde da Família*, para expansão do acesso aos serviços de saúde e a melhoria do cuidado; a publicação de leis disciplinadoras do uso do tabaco e do álcool com o objetivo de promover a redução da prevalência do tabagismo e do alcoolismo; e outras ações que estão contempladas no *Plano de Ações Estratégicas para o Enfrentamento das Doenças Crônicas Não Transmissíveis 2011-2022*; assim como o desenvolvimento do *Programa Academia da Saúde*. Todos esses esforços que se integram na Política de Promoção da Saúde do Ministério da Saúde (BRASIL, 2016).

O estudo da mortalidade por causas apresenta dificuldades especiais relacionadas à diferença na eficiência do diagnóstico ou na maneira de diagnosticar a causa básica do óbito e também relacionadas ao número elevado de óbitos sem assistência médica e de óbitos com causas básicas maldefinidas nas diferentes áreas de um mesmo país ou entre países. Todas essas dificuldades induzem restrições na hora de realizar comparações (JEKEL, KATZ & ELMORE, 2005). No caso do Brasil, exige a correção da subenumeração de óbitos captados pelo SIM, especialmente nas regiões Norte e Nordeste (RIPSA, 2008).

A ampliação da cobertura da assistência hospitalar e da atenção básica, associada a um melhor e mais amplo apoio diagnóstico, possivelmente também favoreceu a melhoria da informação sobre a causa básica e as causas associadas de óbito no país.

Na ocorrência de óbito sem assistência ou sobre o qual não se conhecem as circunstâncias pregressas, duas testemunhas atestam o óbito como "morte natural". Nessas circunstâncias, a causa é sempre dada como desconhecida (KERR-PONTES & ROUQUAYROL, 2003).

No caso dos óbitos acontecidos em localidades que dispõem de médico, mas que ocorreram sem assistência médica, em que o profissional é chamado a atestar a *causa-mortis*, geralmente é declarado "sem assistência médica" e causa básica "ignorada". Nos locais onde há SVO, havendo morte sem assistência médica ou morte sem um diagnóstico definido, o médico deve solicitar a realização da necropsia para esclarecimento da causa básica do óbito.

Mortalidade proporcional por causas

A mortalidade numa população pode ser também avaliada a partir da mortalidade proporcional por causas, que se refere ao total de óbitos por determinada causa, ou grupo de causas, dividido pelo total de óbitos por todas as causas no mesmo período, expressos em porcentagem. O coeficiente de mortalidade proporcional por causas não expressa o risco de os membros de uma população morrerem por uma dada doença, demonstra apenas a contribuição dos óbitos ocorridos por determinada causa no total geral de óbitos na situação pontualmente estudada. Devem-se evitar comparações externas com tentativas de inferências.

O principal objetivo do uso desse coeficiente é indicar, para a região estudada, o quanto determinada causa colaborou para o total de óbitos com o propósito de estimar os ganhos que seriam obtidos caso sua prevenção fosse alcançada entre os momentos 1 e 2 da observação. Na sequência, com esses índices, objetiva-se quantificar a participação relativa das diversas causas e grupos de causas e, em função dessa proporção, eleger, dentre as causas de morte que podem ser prevenidas, aquelas que proporcionariam maiores e melhores ganhos à vida para a região. Comparações entre coeficientes de mortalidade proporcional de diferentes grupos de causas de óbitos podem mostrar diferenças importantes no quadro da mortalidade de uma região ou de um país, mas isso pouco importa, a menos que os coeficientes brutos ou específicos sejam conhecidos, porque pode não ficar claro se a diferença encontrada se dá em virtude de variações no numerador ou no denominador.

Sua melhor expressão gráfica é o gráfico setorial. O gráfico setorial é o que mais facilita a visualização pontual de o quanto aquela e cada uma das demais causas de óbito estão contribuindo para o total de óbitos de uma dada população, num determinado intervalo de tempo, e qual a proporção das mortes que seriam evitadas se uma ou as outras causas pudessem ser prevenidas. De maneira inversa, deve-se destacar que os gráficos de linha deveriam ser evitados pois, ao apresentarem oscilações contínuas dos coeficientes no tempo para cima e para baixo, induzem o entendimento de que algumas causas de óbitos estão aumentando e outras estão diminuindo simultaneamente. O uso de gráficos de linha para apresentação de mortalidade proporcional tem levado muitos a inferir equivocadamente que os fatores de risco para as primeiras causas estão desaparecendo, enquanto os fatores de risco de todas as demais causas estão aumentando, simultaneamente, numa proporção absolutamente inversa e gradual.

O cálculo da mortalidade proporcional por grupos de causas básicas entre os indígenas brasileiros registrada em 2012, vistas em capítulos do CID-10 (Figura 3.12), facilita identificar que aquelas que mais contribuíram para a mortalidade entre indivíduos são as mesmas que afetaram os demais da população. São elas: capítulos XX – Causas externas de morbimortalidade (16%), X – Doenças do aparelho respiratório (18%) e IX – Doenças do aparelho circulatório (17%).

Tomando-se como exemplo os coeficientes de mortalidade proporcional por causas no Brasil de 1930 a 2009 (Figura 3.12), verifica-se que a mortalidade por *doenças infecciosas e parasitárias* (DIP) era responsável por quase 50% dos óbitos no Brasil nos anos 1930, quando a condição sanitária era desfavorável. Na época, entre as demais causas de óbito, as *doenças cardiovasculares* (DCV) contribuíam com apenas 15% dos óbitos totais, enquanto as *neoplasias* (NEO) e as *causas externas de morbimortalidade* (CE) representavam menos de 2,5% do total de óbitos, cada uma. Os dados daqueles anos, devido à grandeza proporcional dos óbitos, justificavam que se trabalhasse intensamente em prol de estruturas de saneamento e que pouco se ocupasse da prevenção das DCV, NEO e CE (ROUQUAYROL, 2012).

Relativamente ao ano de 2009 vê-se, pelos coeficientes de mortalidade proporcional, que as DCV contribuem com 15% das mortes, as NEO e as CE contribuem com 10% das mortes,

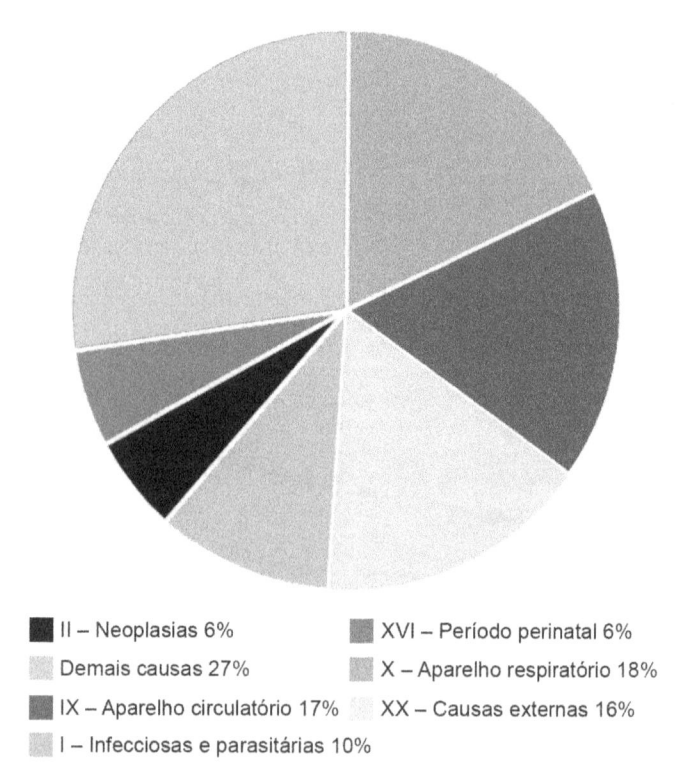

II – Neoplasias 6%   XVI – Período perinatal 6%
Demais causas 27%   X – Aparelho respiratório 18%
IX – Aparelho circulatório 17%   XX – Causas externas 16%
I – Infecciosas e parasitárias 10%

FIGURA 3.12 Mortalidade proporcional segundo os grupos de causas de óbito (CID10)* – Brasil, 2012. (Fonte: Siasi/SESAI – Sistema de Informação à Saúde Indígena. Adaptado do Ministério da Saúde [BRASIL, 2016]). *Capítulos: X – Doenças do aparelho respiratório; IX – Doenças do aparelho circulatório; XX – Causas externas de morbidade e mortalidade; I – Algumas doenças infecciosas e parasitárias; II – Neoplasias; XVI – Algumas afecções originadas no período perinatal.

cada uma, e que as DIP não contribuem com mais do que 5%. Entende-se que as DIP já não têm grandeza relevante, uma vez que não contribuem de maneira significativa para a mortalidade nacional. Como alertado previamente, essa constatação não deve ser acompanhada de conclusões não fundamentadas em números, quais sejam, afirmar que o total de mortes por DIP diminuiu e que os riscos de morte por DIP não são mais os mesmos dos anos 1930. Essa conclusão não poderia ocorrer mesmo diante do conhecimento da história de redistribuição da população em cidades estruturadas com saneamento e abastecimento de água. Se essa é uma suspeita, deve-se buscar demonstrá-la por estudos complementares.

Letalidade

O risco de morte por uma doença é medido a partir do coeficiente de letalidade. A letalidade das doenças varia com a idade, o sexo, as condições socioeconômicas, o estado imunitário do indivíduo, a virulência do bioagente, nos casos das doenças infecciosas, e a eficácia do tratamento. Assim, existem doenças cuja letalidade esperada era de 100%, como é o caso da raiva humana até anos recentes, quando todos os pacientes que desenvolviam sinais e sintomas da doença morriam. Também existem doenças cuja letalidade esperada é zero, como é o caso do resfriado comum.

O primeiro relato de cura da raiva divulgado na literatura internacional data do ano de 2004, nos EUA, em paciente que não recebeu vacina e no qual foi aplicado um tratamento denominado Protocolo de Milwaukee, que se baseia na utilização de antivirais e sedação profunda. No Brasil, em 2008, no Serviço de Doenças Infecciosas do Hospital Universitário Oswaldo Cruz da Universidade de Pernambuco, em Recife, foi registrado um caso de recuperação clínica da raiva num adolescente de 15 anos mordido por um morcego hematófago e submetido a tratamento fundamentado no Protocolo de Milwaukee, que teve como resultado a eliminação viral e a recuperação clínica (BRASIL, 2009b).

De maneira geral, a partir de evidências científicas ou de dados estatísticos é possível estimar o risco que um indivíduo tem de morrer a partir de uma doença. Como exemplo, tem-se a letalidade por leptospirose, cujo coeficiente médio geral esperado é de 10%, ou seja, de cada 100 pacientes que desenvolvem a doença, 10 poderão morrer em consequência dela.

O coeficiente de letalidade de uma doença possibilita, ainda que de maneira indireta, avaliar a resolutividade dos serviços de saúde e o acesso a estes. Também podem ser citados como exemplos os agravos por doença meningocócica e dengue, cujos diagnósticos precoces e a qualidade da assistência contribuem para a redução da letalidade (BRASIL, 2010b).

O *coeficiente de letalidade* é calculado dividindo-se o número de óbitos decorrentes de determinada causa pelo número de pessoas afetadas pela doença e multiplicando o resultado por 100.

O coeficiente de letalidade de uma doença pode sofrer distorções para mais ou para menos em função da qualidade das informações de mortalidade e morbidade. A qualidade das informações costuma oscilar, especialmente, em função do comportamento epidemiológico de uma doença na população, uma vez que o estado de alerta sobre a doença durante períodos epidêmicos colabora para a organização dos serviços, a orientação dos profissionais e o esclarecimento da população sobre a ocorrência da doença. Essas ações, em conjunto, influenciam os registros de casos e óbitos e alteram a fidelidade dos índices calculados. Paralelamente à mudança na qualidade da informação, a organização dos serviços e a experiência dos profissionais, durante surtos, tendem a promover maior precisão diagnóstica e eficácia do tratamento. Ao final dos surtos, culmina-se por obter índices de letalidade mais baixos, em função da redução dos óbitos do numerador e da maior contabilização do total de casos do denominador, e que expressam com maior aproximação a letalidade da doença. Por outro lado, nos períodos de baixa incidência, tende-se a registrar índices

com maior letalidade (MOTA & KEER, 2011) que, no entanto, podem ser de menor fidelidade.

A letalidade de uma doença pode sofrer ainda a influência de outros fatores. Pela observação dos coeficientes de incidência e de letalidade da leptospirose nas grandes regiões e no Brasil entre os anos de 2010 e 2014, apresentados no Quadro 3.12, ficam evidentes situações bastante diversas no tocante à letalidade nas grandes regiões. As regiões Sul e Centro-Oeste apresentaram coeficientes de letalidade altos comparativamente às demais em alguns anos. Embora esse índice seja especialmente útil para despertar suspeitas e induzir o descobrimento de cepas com virulências variadas, como ressaltado anteriormente, por se tratar de índice dependente da relação entre a informação sobre o número total de casos e o de mortes, na gestão da saúde estes são frequentemente mais úteis para alertar quanto à existência de falhas nos sistemas de informação e quanto à deficiência na efetividade do tratamento dispensado nos serviços. Conforme citado, a letalidade de uma doença é o resultado da conjunção de múltiplos fatores interdependentes. Os três fatores principais são: a patogenicidade do agente da doença, a resistência do indivíduo e a eficácia do tratamento. Em caso de observação de coeficientes de letalidade variáveis, a eficácia do tratamento e a qualidade das informações são as primeiras justificativas mais prováveis, por dependerem da organização de serviço, enquanto as demais variações, ligadas à natureza, são menos instáveis e pouco prováveis. Por questões de segurança e responsabilidade sanitária, deve-se investigar sempre em primeiro lugar, e profundamente, a possibilidade de falhas no sistema de informação e na condução do tratamento.

No exemplo apresentado no Quadro 3.12 identifica-se que há grande variação nos coeficientes de letalidade segundo as regiões do país. Informações como essa suscitam o compromisso, em primeiro lugar, de investigar como está sendo realizado o tratamento até confirmar que as variações de letalidade não sejam decorrentes de falhas na qualidade da assistência. No caso, constatadas grandes variações inter-regionais, devem ser avaliadas profundamente as duas possibilidades. Falhas nos sistemas de informação, com falta de captação de casos, tanto graves como não graves, também interferem muito nos índices de letalidade.

Esperança de vida ao nascer

Esperança de vida ao nascer e a vida média são medidas relacionadas entre si e que traduzem o tempo que se espera

QUADRO 3.12 Coeficientes de incidência e de letalidade de leptospirose por região de residência no período de 2010 a 2014

UF de residência	2010		2011		2012		2013		2014	
	Incid.	Let.	Incid.	Let.	Incid.	Let.	Incid.	Let.	Incid.	Let.
Norte	1,66	10,6	3,09	6,4	3,27	4,5	5,55	3,2	9,93	2,1
Nordeste	1,35	10,6	1,72	12,8	0,76	16,1	0,95	12,1	1,00	12,1
Sudeste	1,93	11,3	2,25	10,0	1,65	10,1	1,76	11,1	1,51	11,7
Sul	4,53	28,9	6,18	20,3	3,34	18,5	3,84	23,2	3,74	19,1
Centro-Oeste	0,34	4,2	0,20	25,0	0,35	10,0	0,46	13,0	0,41	20,6
Brasil	**2,00**	**10,2**	**2,58**	**8,9**	**1,68**	**8,6**	**2,06**	**8,7**	**2,32**	**7,0**

Fonte: SINAN/SVS/MS – Dados sujeitos a alteração.

que um indivíduo venha a viver após ter atingido determinados pontos da estrada da vida. Assim, resgatando a metáfora de que a vida é uma estrada, podemos exemplificar que nos anos iniciais da vida existem trechos estreitos e malsinalizados, com pavimentação escorregadia, situados à beira do precipício, por meio dos quais se atinge, por um declive suave, a planície onde a estrada se transforma numa autoestrada com todos os dispositivos de segurança. Pelo exemplo, é fácil imaginar que os índices relacionados com a esperança de vida variam a cada ponto atingido nessa estrada, sendo também influenciados pelo conjunto formado pela qualidade das estradas (o ambiente) e do carro (os equipamentos coletivos) e pelas habilidades do motorista (domínios e escolhas pessoais).

A esperança de vida ao nascer é uma outra medida de vida. Indicador da qualidade da saúde, a esperança de vida ao nascer é usada como indicador do estado de saúde de uma população. Esse índice é expresso pelo número médio de anos de vida que se espera que um indivíduo possa ter a partir de seu nascimento, sendo influenciado pelas condições culturais, socioeconômicas, ambientais, estilo de vida e perfil de agravos que determinam a morbimortalidade locais.

Considerando-se a metáfora da estrada da vida, a esperança de vida ao nascer e a vida média atual (estipuladas para uma determinada população) representam o ponto médio em que se espera que cheguem os indivíduos de determinada população, na época respectiva ao índice estipulado. O aumento da esperança de vida ao nascer de uma população sugere melhoria das condições de vida e de saúde nessa população. A esperança de vida ao nascer torna possível avaliar as variações temporais e geográficas na expectativa de vida da população, contribuir para avaliar o nível de vida e de saúde da população e subsidiar o planejamento, a gestão e a avaliação de políticas públicas, especialmente as relacionadas com a saúde e a previdência social (CAMEL, 1985; RIPSA, 2008).

Para o cálculo da esperança de vida ao nascer é necessária a construção de tábuas de vida elaboradas para cada área geográfica. A partir de uma geração inicial de nascimentos, determina-se o tempo cumulativo vivido por essa mesma geração até a idade-limite. O cálculo da esperança de vida ao nascer pode ser geral por unidade geográfica e por sexo.

Dados mundiais mostram que a esperança de vida ao nascer aumentou de 46,5 anos, entre 1950 e 1955, para 65,0 anos, entre 1995 e 2000. Em alguns países ocorreram inversões na esperança de vida, ou relacionadas com a epidemia de AIDS, como é o caso dos países subsaarianos, ou associadas a questões comportamentais, como o consumo abusivo de álcool e fumo identificado na metade da população masculina com idade entre 15 e 60 anos na antiga União Soviética (BONITA, BEAGLEHOLE & KJELLSTRÖM, 2010).

No Brasil, foi registrado aumento significativo na esperança de vida nas últimas três décadas: enquanto na década de 1980 a esperança de vida, para ambos os sexos, era de 62,6 anos, no ano 2014 alcançou 75,2 anos, representando um acréscimo de cerca de 13 anos. Em média, o brasileiro acrescentou 4,2 anos de vida a cada década, alcançando, no sexo feminino, o patamar de 78,8 anos e, no sexo masculino, 71,6 anos (IBGE, 2014a).

Com relação a países como Japão, Islândia, Noruega, França, Canadá, Cingapura e Alemanha, considerados desenvolvidos, o brasileiro teve uma esperança de vida ao nascer cerca de 7 anos menor, aproximando-se de 10 anos quando comparado diretamente com o Japão. Com relação aos países latino-americanos, o Brasil registrou esperança de vida ao nascer inferior à de países como Uruguai, Argentina e Venezuela e superior à de Colômbia, Paraguai e El Salvador (Figura 3.13).

A diferença na esperança de vida ao nascer identificada entre os sexos no Brasil é um fenômeno registrado em quase todos os países do mundo, e a vida média do homem tende a ser inferior à da mulher. Para alguns autores, esse fato pode estar relacionado com fatores socioeconômicos e culturais, com a maior exposição do homem a diferentes agravos à saúde, tornando-os mais vulneráveis a acidentes e doenças que potencializam a precocidade na morte (KERR-PONTES & ROUQUAYROL, 2003).

Imprecisões no registro da idade e nos levantamentos estatísticos de nascimentos e de informações de óbitos, especialmente quanto à classificação das idades, são as limitações mais importantes para o cálculo da esperança de vida ao nascer.

Índice de Swaroop & Uemura

Também chamado razão de mortalidade proporcional, o índice de Swaroop & Uemura foi desenvolvido na segunda metade da década de 1950 pelo indiano Swaroop e pelo japonês Uemura.

Esse índice mensura a proporção de pessoas que morreram com 50 anos ou mais de idade em relação ao total de óbitos ocorridos em determinada população e área. Usa a idade de 50 anos como idade-limite: se todas as pessoas de uma população sobrevivessem até os 50 anos de idade, o índice de Swaroop & Uemura seria de 100%.

Nos países desenvolvidos, esse índice apresenta valores compreendidos entre 80% e 90%, isto é, de cada 100 pessoas que morrem, em média, 85 pessoas têm mais de 50 anos de idade. Em contrapartida, nos países subdesenvolvidos, esse índice pode ficar em 50% ou menos. Assim, quanto mais elevado o índice de Swaroop & Uemura dos países, melhores serão suas condições sociais, econômicas e de saúde.

Muito utilizado em saúde pública para fins de comparações locais (em épocas diferentes) ou inter-regionais e intercontinentais num mesmo período de tempo, esse índice não sofre distorções relacionadas com diferenças nas estruturas populacionais.

Esse índice é calculado dividindo-se o número de óbitos de pessoas que faleceram com 50 ou mais anos de idade pelo total de óbitos, multiplicando-se o resultado por 100. Entre suas vantagens, destacam-se: a simplicidade de cálculo, a disponibilidade de dados existentes na maioria dos países, a possibilidade de comparabilidade nacional e internacional e o desnecessário conhecimento de dados populacionais de áreas ou países estudados.

Swaroop & Uemura, aplicando o índice a 55 países, conseguiram classificá-los em quatro grupos: primeiro grupo: índice igual ou superior a 75% – nessa categoria se encon-

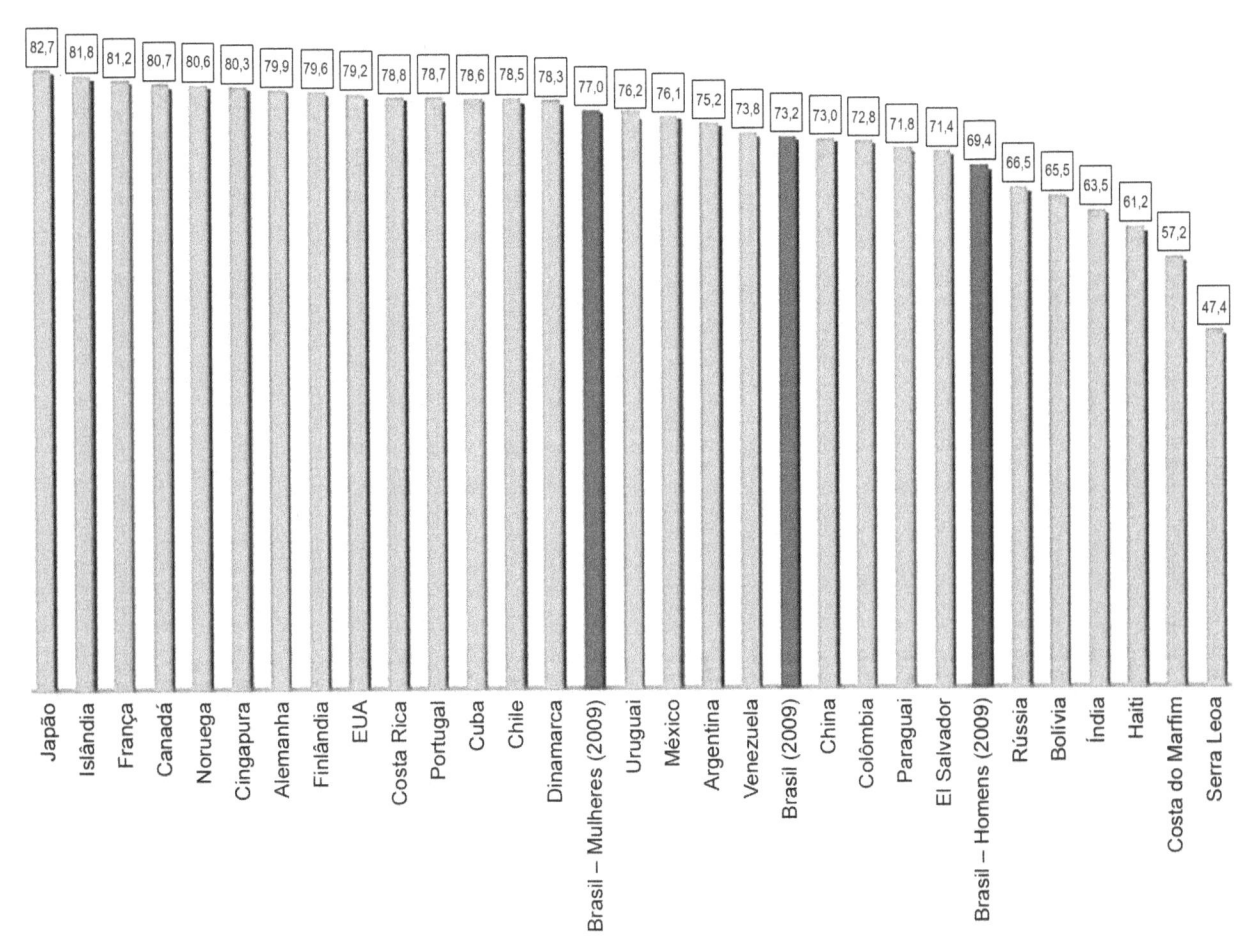

FIGURA 3.13 Esperança de vida ao nascer para ambos os sexos – Brasil (2009) e países selecionados (2005-2010).

tra a maioria dos países considerados desenvolvidos; segundo grupo: variando de 50% a 74% – países com certo desenvolvimento econômico e organização regular dos serviços de saúde; terceiro grupo: variando de 25% a 49% – países em estágio atrasado de desenvolvimento com relação às questões econômicas e de saúde; quarto grupo: valores inferiores a 25% – característicos de alto grau de subdesenvolvimento e alta proporção de mortes entre pessoas jovens.

Entretanto, como a maioria dos indicadores, a Razão de Mortalidade Proporcional (RMP), de acordo com diferentes níveis de Swaroop e Uemura, considera que todos os óbitos ocorridos em determinada região ou população se distribuem de maneira homogênea, ou seja, todos os óbitos ocorridos se distribuem igualmente por toda a população, o que não é verdade. Tomemos como exemplo o Brasil que, embora tenha apresentado vários avanços nesse indicador, persiste com extremas desigualdades, ou seja, pode-se encontrar padrão semelhante ao do Sul entre as camadas sociais mais privilegiadas da região Nordeste e também padrão semelhante ao do Nordeste entre as camadas sociais menos privilegiadas na região Sul (VERMELHO, COSTA & KALE, 2002; KERR-PONTES & ROUQUAYROL, 2003; MOTA & KERR-PONTES, 2011).

A desigualdade entre as grandes regiões brasileiras pode ser constatada na Figura 3.14: em 2014, o índice de Swaroop & Uemura do Brasil foi de 76,2%, enquanto nas regiões Sul e Sudeste esse índice foi superior ao registrado no país, 80,6%

e 79,8%, respectivamente, ao passo que as regiões Norte e Centro-Oeste apresentaram os menores índices, com diferença de quase 20% entre a região Sul e a Norte na ocorrência de óbitos entre pessoas de 50 anos ou mais.

Curvas de mortalidade proporcional

Partindo da ideia básica de Swaroop & Uemura e atendendo à recomendação da OMS de 1957, Nelson de Moraes, em 1959, elaborou as curvas de mortalidade proporcional, as quais constituem uma representação gráfica dos vários índices de mortalidade proporcional (MP), segundo grupos etários prefixados (LAURENTI, 2006). Estes incluem o grupo infantil (< 1 ano) dos lactentes, as crianças em idade pré-escolar (1 a 4 anos), os pós-lactentes, as crianças e os adolescentes (5 a 19 anos), os pré-púberes e púberes jovens, os adultos jovens (20 a 49 anos) ou jovens maduros e as pessoas de meia-idade e idosas (50 ou mais anos de idade). De maneira idêntica ao índice de Swaroop & Uemura, são calculados os índices de Moraes, isto é, o denominador é constituído sempre pelo total de óbitos ocorridos em certo período de tempo em determinada região e o numerador é formado pelo número de óbitos para cada grupo etário específico. A base referencial é 100. Calcula-se colocando no numerador o número de óbitos de acordo com a faixa etária especificada anteriormente e no denominador a soma dos óbitos de todas as faixas etárias.

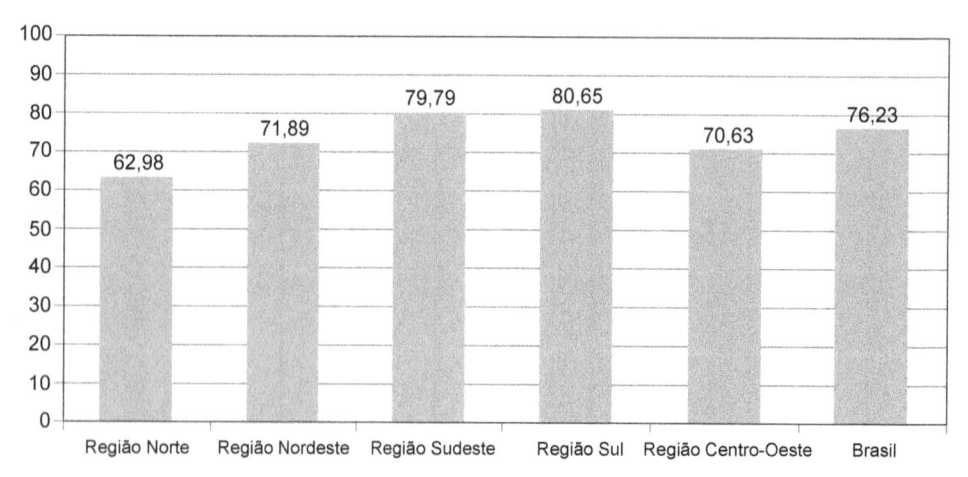

FIGURA 3.14 Índice de Swaroop & Uemura segundo as regiões brasileiras – 2014.
(Fonte: MS/SVS/DASIS – Sistema de Informações sobre Mortalidade – SIM.)

Nos índices de Moraes, o critério classificatório também existe e é dado de acordo com o tipo de curva: em jota normal (J), em U, em jota invertido, e assim por diante, de acordo com as representações da Figura 3.15.

Nas curvas do modelo I, descritas como típicas de regiões subdesenvolvidas, relacionadas com nível de saúde muito baixo, há mortalidade proporcional acentuada nas duas primeiras fases da vida, decrescente com a idade, com predomínio de óbitos de jovens maduros (20 a 49 anos). Metaforicamente, representam uma estrada muito ruim, com condições de viagem inicialmente adversas, e que melhoram a seguir, para se tornarem especialmente difíceis já na maturidade, entre os 20 e os 49 anos de idade, na fase da vida dedicada à luta pela sobrevivência, período que aparece como o trecho mais conturbado e perigoso, com maior risco de morte. É possível que a maior concentração de óbitos na fase mais produtiva da vida expresse a contribuição maciça de vários agravos e doenças transmissíveis endêmicas relacionados com as atividades para proteção e sustento próprio e da família. Em países desenvolvidos, há muitos anos, esses agravos estão erradicados ou sob controle, como, por exemplo, malária, febre tifoide, cólera, verminoses e outros. É possível, também, que o sub-registro de óbitos num país que apresente essa curva de mortalidade proporcio-

nal contribua para esse formato característico por omissão seletiva dos registros de óbitos dos mais jovens, ou seja, excluída a hipótese de influência de vieses por sub-registro de óbitos das primeiras fases da vida, até os 19 anos, e novamente utilizando a metáfora de que saúde é a estrada da vida, entende-se então que, em áreas que apresentam a curva do modelo I, a maior proporção de indivíduos, após superados os primeiros obstáculos da estrada da vida, veio a sofrer defecções ainda na maturidade, sem alcançar e ultrapassar os 50 anos de idade. Esse modelo parece um contrassenso biológico; no entanto, representa uma comunidade em que a prole está parcialmente protegida pelos indivíduos maduros, e estes enfrentam graves dificuldades para assegurar a proteção dos demais.

Nas curvas do tipo II, em forma de J invertido, descritas como reveladoras de nível de saúde baixo, identifica-se como relativamente pequena a proporção daqueles que alcançam ou ultrapassam os 50 anos de vida, enquanto é grande o número de mortes que ocorrem nas primeiras "curvas das estradas da vida", durante as fases atribuladas das condições de lactentes e pós-lactentes, fases de amadurecimento do sistema imunológico humano e de alta dependência materna. Essas curvas refletem a vida de uma população que sobrevive na proporção de sua resistência biológica natural, crescente

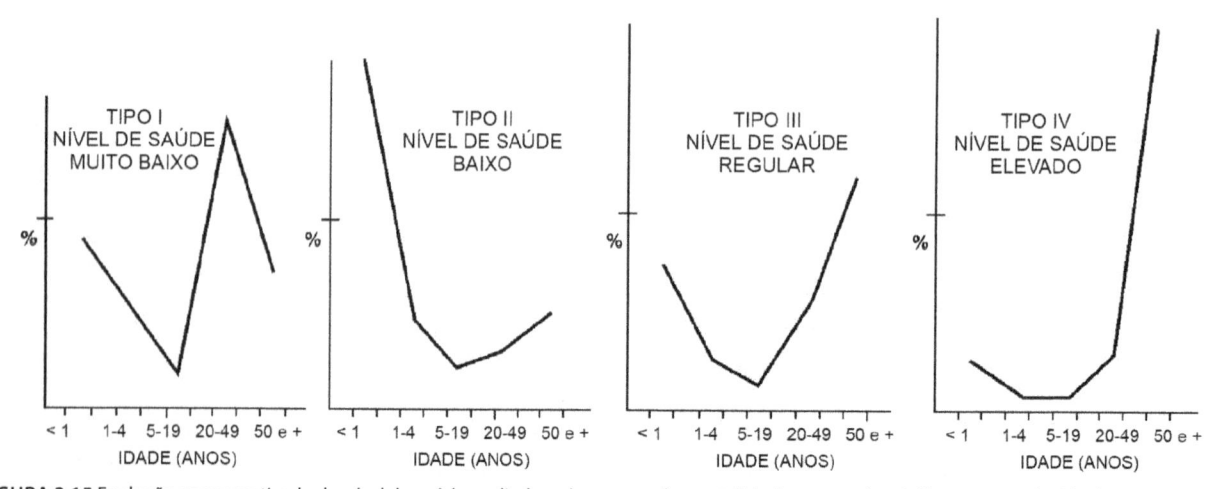

FIGURA 3.15 Evolução esquematizada do nível de saúde avaliado pelas curvas de mortalidade proporcional. (Fonte: reproduzida de Moraes, 1959.)

com a idade, até alcançar a condição de máxima juventude e que, ao chegar à maturidade e assumir a função de protetor da prole, sofre exposições e desgastes adicionais, acumulando óbitos. Nos primeiros anos de vida, as diarreias e a desnutrição estão no fulcro do problema da elevada mortalidade infantil proporcional, gerando as curvas em formato de jota invertido. Essas curvas representam uma população que vive vulnerável aos percalços da natureza, sem dispor de muitos recursos tecnológicos efetivos para proteção da vida.

Nas curvas do tipo III, nível de saúde regular, o modelo básico, salvo pequenas variações, é em U, no qual se observa que a proporção dos óbitos infantis já está em menor porcentagem do que no tipo II. No tipo III é nítido o aumento da porcentagem de óbitos de pessoas de 50 ou mais anos de idade, o que reflete uma certa melhoria do nível de saúde. As curvas do tipo IV, em formato de J, indicam o melhor nível de saúde, com baixa proporção de óbito dos grupos infantil, pré-escolar ou jovem e o predomínio quase absoluto de óbitos de pessoas idosas. As últimas curvas representam, em graus variados, a interpelação efetivada aos indivíduos nos primeiros anos de vida, assegurando-lhes superar também as fases seguintes, chegar e ultrapassar a maturidade para alcançar maior percentual entre os óbitos após atingir a maioridade. Entendam-se como interpelação todas as ações diretas e indiretas, individuais ou coletivas, de prevenção, promoção ou recuperação que favoreçam e/ou protejam a vida.

Em síntese, ainda com o uso da metáfora, deve-se reconhecer que, quando se fala do maior desenvolvimento econômico e social e da implementação de intervenções na saúde, estas em conjunto representam que foram aplanadas e retificadas as estradas, dotando-as de melhor sinalização, ao mesmo tempo que foram disponibilizados mais veículos, sendo estes mais eficientes e seguros e, sobretudo, ampliaram a liberdade e aprimoraram a capacidade da população de dirigir suas vidas, pelo que podem almejar atingir metas cada dia mais avançadas no fazer, no ter, no crer, no ser – no viver. Quando aplicadas a diferentes países, mostram bem a defasagem entre nações ricas e pobres ou de Terceiro Mundo, e se aplicadas a um país, em tempos diferentes, podem demonstrar as mudanças ocorridas no morrer entre as diferentes faixas etárias.

Se observarmos a curva de Nelson de Moraes para o Brasil, nos anos de 2000 e 2014, podemos inferir que as mudanças socioeconômicas e as intervenções na saúde voltadas especialmente para a faixa etária de menores de 1 ano tiveram um impacto importante em modificar essa curva, reduzindo a mortalidade proporcional entre menores de 1 ano e aumentando a mortalidade proporcional entre maiores de 50 anos (Figura 3.16). Entretanto, as diferenças entre as regiões Nordeste e Sudeste ainda podem ser observadas, possivelmente decorrentes do maior ou menor desenvolvimento econômico-social.

Quantificação de Guedes

Idealizada por Guedes & Guedes, em 1973, com o objetivo de estabelecer uma tradução numérica para as curvas de mortalidade proporcional de Moraes, a quantificação de Guedes tem a vantagem de poder ser utilizada para comparação e evolução do nível de saúde de diferentes localidades (LAURENTI, 2006).

A determinação desse indicador resulta da atribuição de pesos para cada grupo etário na seguinte sequência: < 1 ano (–4), 1 a 4 anos (–2), 5 a 19 anos (–1), 20 a 49 anos (–3) e 50 anos ou mais (+5).

Multiplicam-se, pelos respectivos pesos, as porcentagens encontradas em cada grupo etário nas curvas de mortalidade proporcional, procede-se à sua soma algébrica e divide-se por 10. Por exemplo, no ano 2000 o indicador foi de 23,7 e em 2005 foi de 27,0. Pelas curvas de mortalidade proporcional de Moraes para o Brasil, no ano de 2014, obtêm-se os seguintes valores médios: 4 (<1 ano), 2 (1 a 4 anos), 3 (5 a 19 anos),

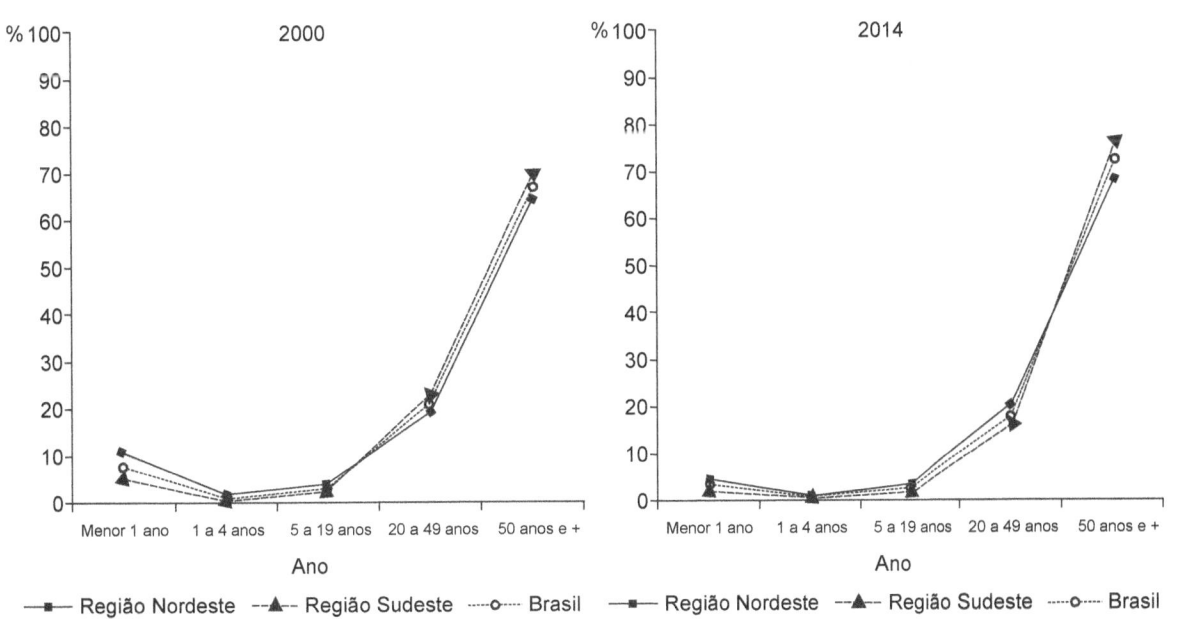

FIGURA 3.16 Curvas de mortalidade proporcional das regiões Nordeste, Sudeste e Brasil – 2000 e 2014.
Fonte: MS/SVS/DASIS – Sistema de Informações sobre Mortalidade – SIM.

18,5 (20 a 49 anos) e 77 (50 anos ou mais), que terá como resultado 34,6. O crescimento do índice de Guedes no Brasil pode ser explicado pela qualidade e ampliação dos serviços de saúde e pela melhoria dos indicadores socioeconômicos e da qualidade de vida da população.

Anos potenciais de vida perdidos

O indicador *anos potenciais de vida perdidos* (APVP) tem como fundamento expressar o efeito das mortes ocorridas precocemente em relação à duração de vida esperada para determinada população. A partir de um critério previamente estabelecido, cada morte é avaliada em função dos anos que, hipoteticamente, se espera que uma pessoa viva.

Os APVP são obtidos pelo somatório dos produtos entre o número de óbitos por causa específica ocorridos em cada grupo etário e a diferença entre idade-limite esperada para aquela população e o ponto médio de cada grupo etário. APVP aos 70 anos por determinada causa específica corresponde ao somatório de $a_i \times d_i$, onde a representa a diferença entre a idade-limite (no exemplo, 70 anos) e o ponto médio de determinado grupo etário, d representa o número de óbitos ocorridos por determinada causa específica nesse mesmo grupo etário e i varia de 1 a n e corresponde a cada grupo etário definido.

O uso desse indicador torna possível avaliar a importância relativa que as diferentes causas de morte têm em determinada população com a finalidade de estabelecer prioridades de intervenções, investigações e recursos a partir das doenças ou agravos que mais APVP provocam e validam o impacto econômico e social de um problema de saúde.

A utilização da esperança de vida ao nascer tem como vantagem a importância que o índice dá a todas as mortes ocorridas, valorizando que, para qualquer que seja a idade da morte, tem-se uma perda em anos de vida; a depender da idade dos indivíduos e do número de mortes registradas, essa gerará um maior ou menor APVP.

Uma limitação do uso do APVP é a falta de consenso de alguns autores quanto ao estabelecimento da idade-limite a utilizar para o cálculo do APVP por morte, se de 70, 75 anos etc., ou a esperança de vida ao nascer do país no ano do estudo (CANDEL, 2006).

No Brasil, para o ano de 2014, a avaliação do APVP pelos Grandes Grupos da CID-10 possibilita afirmar que as causas externas de mortalidade produziram o maior número de anos de vida perdidos, quase 4,5 milhões de anos, contribuindo com 39,9% do total de perdas por todas as causas. As causas externas de óbito, mesmo não sendo a causa de morte mais frequente, sendo contadas menos que as mortes por doenças do aparelho circulatório (aproximadamente 135 mil contra 136 mil óbitos), ao acometerem indivíduos de faixa etária mais jovem (a grande maioria das perdas ocorre na faixa etária de 20 a 39 anos), provocam as maiores perdas em termos de anos de vida perdidos. As doenças do aparelho circulatório e as neoplasias, com mais de 100 mil mortes cada uma, acometendo indivíduos de faixas etárias mais avançadas, repercutem proporcionalmente em menores perdas, somando 1,8 milhão e 1,6 milhão de anos de vida perdidos e contribuindo com 15,2% e 13,9% dos APVP totais, respectivamente (Quadro 3.13).

QUADRO 3.13 Distribuição dos óbitos por Capítulo da CID-10, segundo anos potenciais de vida perdidos e taxa de mortalidade – Brasil 2014

Capítulo	Nº óbitos	Nº APVP	%	Taxa/1.000
I. Algumas doenças infecciosas e parasitárias	31.833,0	722.557,0	6,0	3,8
II. Neoplasias (tumores)	113.078,0	1.672.963,5	13,9	8,8
III. Doenças do sangue e dos órgãos hematopoéticos e alguns transtornos imunitários	3.221,0	83.547,0	0,7	0,4
IV. Doenças endócrinas, nutricionais e metabólicas	30.261,0	407.124,0	3,4	2,1
V. Transtornos mentais e comportamentais	8.299,0	170.484,5	1,4	0,9
VI. Doenças do sistema nervoso	10.329,0	291.094,0	2,4	1,5
VII. Doenças do olho e anexos	6,0	204,5	0,0	0,0
VIII. Doenças do ouvido e da apófise mastoide	97,0	2.882,5	0,0	0,0
IX. Doenças do aparelho circulatório	136.451,0	1.821.122,0	15,2	9,6
X. Doenças do aparelho respiratório	41.787,0	671.097,5	5,6	3,5
XI. Doenças do aparelho digestivo	37.111,0	630.501,0	5,3	3,3
XII. Doenças da pele e do tecido subcutâneo	1.502,0	24.628,5	0,2	0,1
XIII. Doenças do sistema osteomuscular e do tecido conjuntivo	2.677,0	58.071,5	0,5	0,3
XIV. Doenças do aparelho geniturinário	10.531,0	163.765,5	1,4	0,9
XV. Gravidez, parto e puerpério	1.889,0	77.062,5	0,6	0,4
XVI. Algumas afecções originadas no período perinatal	95,0	5.103,5	0,0	0,0
XVII. Malformações congênitas, deformidades e anomalias cromossômicas	2.411,0	109.909,5	0,9	0,6
XVIII. Sintomas, sinais e achados anormais de exames clínicos e de laboratório	31.661,0	628.913,5	5,2	3,3
XX. Causas externas de morbidade e mortalidade	135.501,0	4.783.020,5	39,9	25,2
Brasil*	**598.740,0**	**11.993.983,0**	**100**	**63,1**

Fonte: Sistema de Informação sobre Mortalidade – SIM/ IBGE.

Razão de mortalidade materna

A morte materna é definida como a morte de uma mulher durante a gestação ou até 42 dias após o término da gestação, independentemente da duração ou da localização da gravidez. Consiste na morte causada por qualquer fator relacionado ou agravado pela gravidez ou por medidas tomadas em relação a ela. As mortes maternas são classificadas em mortes maternas obstétricas e não obstétricas. As mortes maternas obstétricas são subdivididas em mortes obstétricas diretas e indiretas. As mortes maternas obstétricas diretas estão relacionadas com os óbitos ocorridos por complicação obstétrica durante a gravidez, parto ou puerpério, em virtude de intervenções, omissões, tratamentos incorretos ou de uma cadeia de eventos resultantes de qualquer dessas causas, enquanto as causas obstétricas indiretas são aquelas resultantes de doenças que existiam antes da gestação ou que se desenvolveram durante a gravidez, não provocadas por esta, mas agravadas pelo efeito fisiológico da gravidez. As mortes maternas não obstétricas são aquelas que resultam de causas incidentais ou acidentais não relacionadas com a gravidez. As mortes maternas não obstétricas não são incluídas no cálculo da razão de mortalidade materna.

O índice de mortalidade materna é a razão de mortalidade materna e refere-se ao risco de morte materna em decorrência de causas associadas a complicações durante a gestação, o parto e o puerpério. Considerado um indicador da qualidade da atenção à saúde da população, é influenciado pela condição de pobreza e pela manifestação das iniquidades sociais.

No cálculo da razão de mortalidade materna, o numerador é constituído pelo número de óbitos maternos relacionados com gestação, parto e puerpério em 1 ano, dividido pelo total de nascidos vivos do mesmo ano e multiplicado por 100 mil.

O UNICEF, no Relatório Mundial da Infância (BRASIL, 2009c), afirma que os riscos à saúde relacionados com a gravidez e o parto são muito mais prevalentes nos países menos desenvolvidos e nos países de renda mais baixa e, em todos os lugares, em meio às famílias e comunidades menos abastadas e marginalizadas.

Para o Ministério da Saúde (BRASIL, 2009d), os investimentos para a organização dos serviços de atenção básica e hospitalar às gestantes, a melhoria dos sistemas de informações e a existência de comitês não se têm mostrado efetivos como desejado, principalmente nas regiões Norte, Centro-Oeste e Nordeste do país, onde persistem índices de mortalidade materna mais elevados. Como não se justifica a falta de progresso nesses serviços após todos os investimentos, gestores e profissionais de saúde apontam para a necessidade de pesquisas e reavaliação da assistência e de serviços para explicar a falta de efetividade das ações implantadas.

A razão de mortalidade materna no Brasil está sujeita a distorções, as quais se devem a dois fatores que dificultam o real monitoramento da mortalidade materna: a subnotificação das causas dos óbitos e o sub-registro das declarações de óbitos (BRASIL, 2011). A primeira se origina do preenchimento incorreto da declaração de óbito, com omissão das informações relativas à gestação, ao parto ou ao puerpério, enquanto o segundo deriva do não registro do próprio óbito no cartório (BRASIL, 2009d).

Durante longo tempo, os óbitos consequentes à gravidez foram considerados como fatalidades. Paulatinamente, esses eventos foram sendo entendidos como marcadores do nível de desenvolvimento social por se constituírem, em sua maioria, de mortes precoces que poderiam ser evitadas pelo acesso, em tempo oportuno, a serviços qualificados de saúde (SZWARCWALD et al., 2014).

No ano 2000, os Estados-membros das Nações Unidas, num esforço para sintetizar os acordos internacionais alcançados ao longo da década de 1990, criaram a Declaração do Milênio, que estabelece Oito Metas, entre as quais melhorar a saúde materna, reduzindo a mortalidade materna em três quartos até 2015.

No Brasil, entre os anos de 1990 e 2010, foi registrada progressiva redução da razão de mortalidade materna. Nesse período, a mortalidade materna oscilou de 143 para 70 óbitos maternos para cada 100 mil nascidos vivos, ano (Figura 3.17).

Ainda de acordo com o Relatório Mundial da Infância do UNICEF de 2009 (BRASIL, 2011), os esforços para reduzir o número de mortes de mulheres em decorrência de complicações relacionadas com a gravidez e o parto tiveram menos sucesso do que em outras áreas de desenvolvimento humano, em todas as partes do mundo; como consequência, dar à luz um filho continua sendo um dos riscos de saúde mais sérios enfrentados pelas mulheres.

Medidas-resumo de saúde da população

As mudanças hoje observadas nos vários aspectos da vida econômica e social das populações, em especial no mundo desenvolvido, tiveram como reflexo o aumento progressivo na esperança de vida em quase todos os países do mundo e contribuíram para identificar a necessidade de construção de novos indicadores de saúde, indicadores que permitam mostrar se está havendo ganho de saúde com o declínio da mortalidade prematura ou que demonstrem o tempo de vida em função do estado de saúde em que se vive. Assim, foram desenvolvidas as chamadas "medidas-resumo de saúde da população" ou "medidas sintéticas de saúde da população" ou, ainda, "indicadores compostos", as quais avaliam a vida média com ou sem incapacidade, que associam mortalidade com morbidade e incapacidade e que vêm sendo utilizadas por organizações internacionais de saúde e de economia, como a OMS e o Banco Mundial, para avaliar a denominada "carga de doença" nas populações humanas (LAURENTI, 2006).

Na prática clínica, os indicadores compostos ou medidas-resumo permitem avaliar o resultado das intervenções ou de tratamentos específicos como, no caso de um paciente com diagnóstico de câncer de pulmão, se houve o incremento do tempo e da qualidade de vida desse paciente. Temos como indicadores o QUALY (*Quality-Adjusted Life Years*), estimado a partir do cálculo acumulado dos anos com qualidade de vida não vividos por motivo de doença, incapacidade ou morte, e o DALY (*Disability-Adjusted Life Years*), que mede o tempo vivido com incapacidade e o tempo perdido devido à mortalidade prematura. O primeiro avalia os resultados das intervenções ou de tratamentos e o segundo, o impacto da deficiência sobre o desempenho do indivíduo.

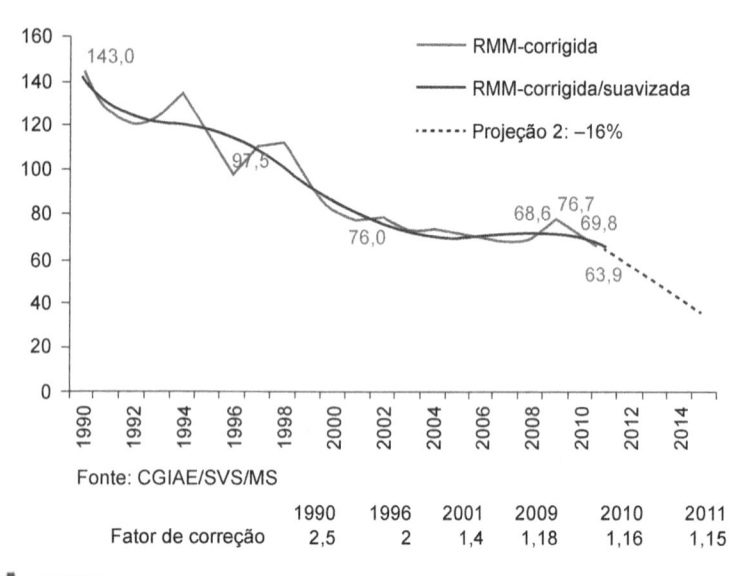

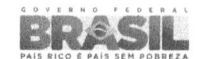

Fonte: CGIAE/SVS/MS

	1990	1996	2001	2009	2010	2011
Fator de correção	2,5	2	1,4	1,18	1,16	1,15

*Em 2009, aumento de óbitos maternos pela epidemia de H1N1.

FIGURA 3.17 Razão de mortalidade materna (por 100 mil nascidos vivos). Estimativa do Ministério da Saúde – Brasil, 1990 a 2014.

No âmbito da saúde pública, as medidas-resumo podem ser utilizadas para comparar os níveis de saúde de distintas populações ou grupos da população, orientar, avaliar intervenções e o custo-efetividade dessas medidas, monitorar a evolução da saúde, bem como medir e comparar a magnitude e a transcendência de distintas doenças numa população. Essas medidas podem ser classificadas em dois grandes grupos: os de expectativa de vida, orientados a medir a saúde das populações, como a esperança de vida livre de incapacidade, a esperança de vida ajustada por incapacidade e a esperança de vida saudável; e os grupos de diferenciais de saúde, que têm por objetivo avaliar a importância dos diferentes problemas de saúde, como os anos de vida ajustados por incapacidade. Quando utilizados numa mesma população, esses dois grupos de indicadores se complementam na avaliação da saúde dessa população (GIMENO, REPULLO & RUBIO, 2006).

Pesquisadores afirmam que, embora apresentem limitações relacionadas com a confiabilidade dos registros e a falta de consenso sobre a valorização dos diversos estados de saúde, as medidas-resumo têm contribuído tanto para a determinação de prioridades de intervenção em saúde pública como de pesquisas em distintas regiões e grupos de países do mundo, assim como apontado novos rumos na avaliação da saúde, como vida com saúde, ou na avaliação dos anos vividos com funcionalidade produtiva e social (ALMEIDA FILHO, 2000).

CONSIDERAÇÕES FINAIS

Diante das dificuldades da equipe de saúde coletiva para selecionar medidas da saúde coletiva, elaborar índices de situação de saúde e índices de condição de vida e para eleger indicadores para a tomada de decisão, este capítulo tenta estabelecer uma consolidação esquemática sobre os índices existentes, propondo o resgate dos sentidos literais da taxonomia atualmente utilizada, para facilitar sua padronização. Nos últimos 100 anos, em epidemiologia, as experiências profissionais, vivenciadas em diversos países e em várias línguas, trouxeram uma diversidade de usos para os termos técnicos aplicados na área, de modo que para muitos deles já não há um sentido único consensual. Cabe a todos os profissionais a construção da harmonia do pensamento solidário, adotando conceitos adequados às suas necessidades profissionais.

Muitos autores identificam um conflito no fato de terem de observar, medir e descrever doenças e mortes, sinais de não vida, para quantificar a saúde. A metáfora adotada neste capítulo, de que "a vida é uma viagem", e seu desdobramento, "a saúde é uma estrada", veio facilitar a visualização da intimidade e da dicotomia entre esses dois planos, saúde e vida, e trazer o entendimento de que há necessidade de se fazer e manter essa separação. Nesse contexto, acredita-se que a saúde coletiva possa dirigir as políticas de saúde com o uso das "medidas de saúde para monitorar a situação das estradas" e "as medidas de vida para conhecer a progressão da viagem em suas três dimensões".

A perspectiva é de que surgirão índices que descrevam a vida e todas as suas estradas, campos e espaços de atuação, índices que descrevam, quantifiquem e qualifiquem a aquisição de conhecimentos e de sabedorias, a efetividade dos domínios tecnológicos e a qualidade das condutas morais, a capacidade de condução da vida na comunidade e a adequação das atitudes na coletividade, que contemplem o desenvolvimento, o crescimento e o funcionamento da vida numa postura ética para preservação da harmonia social.

ANEXO – COEFICIENTES E ÍNDICES MAIS UTILIZADOS EM SAÚDE PÚBLICA

1. Coeficiente de mortalidade geral:

$$CMG = \frac{\text{Total de óbitos registrados em certa área durante o ano}}{\text{População da área ajustada para o meio do ano}} \times 1.000$$

2. Coeficiente de mortalidade infantil:

$$CMI = \frac{\text{N}^{\circ}\text{ de óbitos de menores de 1 ano em certa área durante o ano}}{\text{Total de nascidos vivos nessa área durante o ano}} \times 1.000$$

3. Coeficiente de mortalidade neonatal:

$$CMNN = \frac{\text{N}^{\circ}\text{ de óbitos de menores de 28 dias em certa área durante o ano}}{\text{Total de nascidos vivos nessa área durante o ano}} \times 1.000$$

4. Coeficiente de mortalidade infantil tardia:

$$CMIT = \frac{\text{N}^{\circ}\text{ de óbitos de crianças maiores de 28 dias a 11 meses de idade em certa área durante o ano}}{\text{Total de nascidos vivos nessa área durante o ano}} \times 1.000$$

5. Coeficiente de mortalidade perinatal:

$$CMPN = \frac{\text{Perdas fetais (22 semanas ou mais de gestação)} + \text{n}^{\circ}\text{ de óbitos de crianças de 0 a 7 dias em certa área durante o ano}}{\text{Total de nascidos vivos nessa área durante o ano + perdas fetais (22 semanas ou mais de gestação)}} \times 1.000$$

6. Coeficiente de natimortalidade:

$$CNM = \frac{\text{N}^{\circ}\text{ de nascidos mortos (28 semanas ou mais de gestação) ocorridos em certa área durante o ano}}{\text{Total de nascidos vivos nessa área durante o ano + nascidos mortos}} \times 1.000$$

7. Índice de mortalidade infantil proporcional:

$$IMIP = \frac{\text{N}^{\circ}\text{ de óbitos de crianças com menos de 1 ano de idade}}{\text{N}^{\circ}\text{ de óbitos totais}} \times 100$$

8. Razão de mortalidade proporcional ou índice de Swaroop & Uemura:

$$ISU = \frac{\text{N}^{\circ}\text{ de óbitos de pessoas com 50 e mais anos de idade}}{\text{N}^{\circ}\text{ de óbitos totais}} \times 100$$

9. Índice ou razão de masculinidade:

$$RM = \frac{\text{N}^{\circ}\text{ de indivíduos do sexo masculino}}{\text{N}^{\circ}\text{ de indivíduos do sexo feminino}} \times 1.000 \text{ (ou} \times 100)$$

10. Índice vital de Pearl:

$$IVP = \frac{\text{N}^{\text{o}}\text{ de nascidos vivos registrados num período de tempo}}{\text{N}^{\text{o}}\text{ de óbitos ocorridos no mesmo período de tempo}} \times 100$$

11. Coeficiente de letalidade:

$$CL = \frac{\text{N}^{\text{o}}\text{ de óbitos de determinada doença em determinado período de tempo}}{\text{N}^{\text{o}}\text{ de casos dessa doença nesse mesmo período de tempo}} \times 100$$

12. Coeficiente de mortalidade materna:

$$CMM = \frac{\text{N}^{\text{o}}\text{ de óbitos por causas ligadas a gestação, parto e puerpério em determinada área no ano}}{\text{Nascidos vivos no mesmo período}} \times 100.000$$

13. Coeficiente geral de fecundidade:

$$CGF = \frac{\text{N}^{\text{o}}\text{ de nascidos vivos numa determinada área no ano}}{\text{População de mulheres de 15 a 49 anos no mesmo período}} \times 1.000$$

14. Coeficiente de natalidade geral:

$$CNG = \frac{\text{N}^{\text{o}}\text{ de nascidos vivos numa determinada área no ano}}{\text{População da área ajustada para o meio do ano}} \times 1.000$$

15. Coeficiente de mortalidade por determinada doença:

$$CMD = \frac{\text{N}^{\text{o}}\text{ de óbitos por determinada doença ocorridos na população numa determinada área no ano}}{\text{População da área ajustada para o meio do ano}} \times 100.000$$

16. Coeficiente de mortalidade específico por idade:

$$CPId = \frac{\text{N}^{\text{o}}\text{ de óbitos ocorridos num dado grupo etário na população numa determinada área no ano}}{\text{População da área ajustada para o meio do ano para o mesmo grupo etário}} \times 100.000$$

17. Coeficiente de mortalidade específico por sexo:

$$CMS = \frac{\text{N}^{\text{o}}\text{ de óbitos específicos ocorridos naquele sexo numa determinada área no ano}}{\text{População da área ajustada para o meio do ano para o mesmo sexo}} \times 100.000$$

18. Coeficiente de incidência:

$$CI = \frac{\text{N}^{\text{o}}\text{ de casos novos (iniciados) num determinado período numa área}}{\text{População exposta ao risco neste período, na área}} \times 100.000$$

19. Coeficiente de prevalência por período:

$$CP = \frac{N^{\circ} \text{ de casos existentes (novos + antigos) num determinado período numa área}}{\text{População da área no mesmo período}} \times 100.000$$

20. Coeficiente de ataque secundário:

$$CAS = \frac{N^{\circ} \text{ de casos surgidos a partir de contato com o caso-índice}}{N^{\circ} \text{ total de pessoas que tiveram contato com o caso-índice}} \times 100$$

Referências

Almeida Filho N. O conceito de saúde: ponto-cego da epidemiologia? Revista Brasileira de Epidemiologia. Volume 3. Número 1-3, abril-dezembro, 2000.

Bonita R, Beaglehole R, Kjellström T. Epidemiologia básica. 2. ed. São Paulo: Gen e World Health Organization, 2010.

Brasil. Ministério da Saúde. Guia de vigilância epidemiológica, 2002. Vol 1.

Brasil. Instituto de Pesquisa Econômica Aplicada e Secretaria de Planejamento e Investimentos Estratégicos – Objetivos de desenvolvimento do milênio: relatório nacional de acompanhamento/coordenação. Brasília: Ipea: MP, SPI, 2007.

Brasil. Situação Mundial da Infância 2009 – Saúde materna e neonatal. Fundo das Nações Unidas para a Infância (UNICEF), Dezembro 2008. 166p.

Brasil. Ministério da Saúde. A Declaração de Óbito: documento necessário e importante. 3. ed. Brasília: 2009a. 38p. (Série A. Normas e Manuais Técnicos).

Brasil. Ministério da Saúde. I Protocolo para Tratamento de Raiva Humana no Brasil. Epidemiologia e Serviços de Saúde 2009b; 18 (4):385-94.

Brasil. Ministério da Saúde. Manual de vigilância do óbito infantil e fetal e do Comitê de Prevenção do Óbito Infantil e Fetal. Brasília, abril de 2009c. 79p.

Brasil. Ministério da Saúde. Secretaria de Vigilância em Saúde. Departamento de Análise de Situação em Saúde. Guia de vigilância epidemiológica do óbito materno/Brasília: Ministério da Saúde, 2009d. 84 p. (Série A. Normas e Manuais Técnicos.)

Brasil. Instituto Brasileiro de Geografia e Estatística. Observações sobre a evolução da mortalidade no Brasil: o passado, o presente e perspectivas. Rio de Janeiro, 2010a.

Brasil. Ministério da Saúde. Secretaria de Vigilância em Saúde. Departamento de vigilância epidemiológica. Doenças infecciosas e parasitárias: guia de bolso. 8. ed. Brasília: Ministério da Saúde, 2010b.

Brasil. Ministério da Saúde. Saúde Brasil 2010: uma análise da situação de saúde e de evidências selecionadas de impacto de ações de vigilância em saúde. Brasília. Ministério da Saúde, 2011. 372 p. (Série G. Estatística e Informação em Saúde.)

Brasil. Fundo das Nações Unidas para a Infância (UNICEF). Situação Mundial da Infância 2011 – Adolescência: Uma fase de oportunidades. Brasil, fevereiro de 2011. 148 p.

Brasil. Ministério da Saúde. Saúde Brasil: Uma análise da situação de saúde e a vigilância da saúde da mulher. Brasília: 2012.

Brasil. Ministério da Saúde. Saúde Brasil 2014: Uma análise da situação de saúde e das causas externas. Brasília: 2015.

Brasil. Ministério da Saúde. Saúde Brasil: Uma análise da situação de saúde e da epidemia pelo vírus Zika e por outras doenças transmitidas pelo Aedes aegypti. Brasília: 2016.

Brasil. Ministério da Saúde. 204, de 17 de fevereiro de 2016. Define a Lista Nacional de Notificação Compulsória de doenças, agravos e eventos de saúde pública. Disponível em: http://bvsms.saude.gov.br/bvs/saudelegis/gm/2016/prt0204_17_02_2016.html

Buss PM. Promoção da saúde e qualidade de vida. Ciência & Saúde Coletiva 2000; 5(1):163-77.

Camel F. Estadísticas médicas y de salud pública. Venezuela: Pueblo y Educación, 1985:370-89.

Candel JP. Medición de salud y carga de enfermedad. In: Garcia JF, Royo MA. Salud Pública y Epidemiología. Madrid: Diaz Santos 2006:57-132.

Duarte CMR. Reflexo das políticas de saúde sobre as tendências da mortalidade infantil no Brasil: revisão de literatura sobre a última década. Cad Saúde Pública julho 2007; 23(7):1511-28.

Gimeno JA, Repullo JR, Rubio S. Salud pública y epidemiología. Ed. Diáz de Santos, 2006.

Gordis L. Epidemiology. Philadelphia: Elsevier, 2004. 335p.

Jekel JF, Katz DL, Elmore JG. Epidemiologia, bioestatística e medicina preventiva. Trad. Jair Ferreira. 2. ed. Porto Alegre: Artmed, 2005:41-2.

Kerr-Pontes LRS, Rouquayrol MZ. A medida da saúde coletiva. In: Rouquayrol MZ, Almeida Filho N (org.) Epidemiologia & Saúde. 6. ed. Rio de Janeiro: MEDSI, 2003:37-79.

Laurenti R. Comentário: quantificação do indicador de Nelson de Morais (Curva de Mortalidade Proporcional). Rev Saúde Pública 2006; 40(6).

Laurenti R, Mello Jorge MHP, Lebrão ML, Gotlieb SL. Estatísticas de saúde. 2. ed. São Paulo: EPU, 2005.186p.

Leal MC. Desafio do Milênio: a mortalidade materna no Brasil. Cad Saúde Pública. Rio de Janeiro, agosto 2008; 24(8):1724-5; p 17-24.

Mota E, Keer LRFS. Medidas de ocorrência de doenças, agravos e óbitos. In: Almeida Filho N, Barreto ML. Epidemiologia & Saúde: fundamentos, métodos, aplicações. Rio de Janeiro: GEN Guanabara Kouga, 2011: 95-117.

NAÇÕES UNIDAS. Declaração do Milénio DPI/2163. Portuguese – 2000. Lisbon: United Nations Information Centre, agosto 2001.

Organização Mundial da Saúde (OMS). Transformando Nosso Mundo: A Agenda 2030 para o Desenvolvimento Sustentável. Disponível em: https://nacoesunidas.org/pos2015/agenda2030/ acesso em: 2 de junho de 2017.

Organização Mundial da Saúde (OMS). Classificação estatística internacional de doenças e problemas relacionados com a saúde: 10ª revisão. São Paulo: Centro Colaborador da OMS para a Classificação de Doenças em Português/Edusp, 2000. Vol. 1.

Organización Panamericana de la Salud. La salud en las Américas. Washington, DC: OPS, 1998. (Publicación Científica 569).

RIPSA. Rede Interagencial de Informação para a Saúde. Indicadores básicos para a saúde no Brasil: conceitos e aplicações 2. ed. Brasília: Organização Pan-Americana da Saúde, 2008; 57-88:107-46.

Ribeiro AM, Guimarães MJ, Lima MC, Sarinho SW, Coutinho SB. Fatores de risco para a mortalidade neonatal em crianças de baixo peso ao nascer: um estudo de coorte. Rev Saúde Pública 2009; 43(2):246-55.

Rouquayrol MZ, Kerr-Pontes LRS. A medida da saúde coletiva. In: Epidemiologia e saúde. 4. ed. Rio de Janeiro: MEDSI, 1993. 540p.

Szwarcwald CL, Escalante JJC, Rabello DLN, Souza Júnior PRB, Victora CG. Estimação da razão de mortalidade materna no Brasil, 2008-2011. Cad. Saúde Pública, Rio de Janeiro, 2014; 30(1):1 a 16.

UNITED NATIONS. A new global partnership: eradicate poverty and transform economies through sustainable development. New York: United Nations Publications, 2013.

Vermelho LL, Costa JL, Kale PL. Indicadores de saúde. In: Medronho RA, Carvalho DM, Bloch KV, Luiz RR, Werneck GL. Epidemiologia. São Paulo: Atheneu, 2002:43-4.

Victora CG, Leal ML, Barreto ML, Schmidt MI, Monteiro CA. Saúde no Brasil: a série The Lancet, 2011. Rio de Janeiro: Fiocruz, 2011. 196 p.

World Bank. As agências internacionais e as políticas de saúde nos anos 90: um panorama geral da oferta de idéias, 1993.

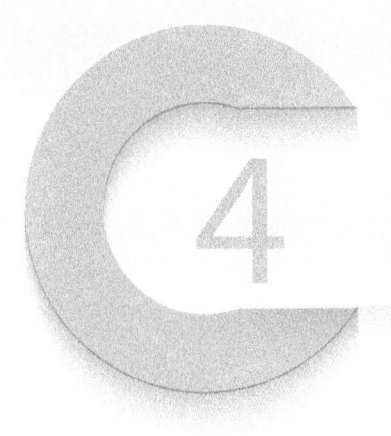

4 Abordagens e Usos da Epidemiologia Descritiva: Quem, Quando e Onde

Antonio Silva Lima Neto
Luciano Pamplona de Góes Cavalcanti
Wildo Navegantes de Araújo
Maria Zélia Rouquayrol

INTRODUÇÃO

O estabelecimento de padrões de distribuição de doenças e agravos nas coletividades é condição primeira para a suspeição dos determinantes centrais envolvidos no processo saúde-doença e, em muitas ocasiões, pode possibilitar a indicação de medidas de prevenção e controle eficientes. Este seria o objetivo central da epidemiologia descritiva: delinear o perfil epidemiológico das populações e possibilitar intervenções de saúde coletiva contextualizadas por meio do estudo da frequência e da distribuição desses eventos em função de variáveis circunstanciais ligadas ao tempo (data do início dos sintomas, data da cura ou do óbito, meses de maior ocorrência de um agravo), ao lugar (endereço, características socioambientais do local de moradia) e à pessoa (sexo, idade, renda, estado civil, escolaridade, estilo de vida).

Segundo Grimes & Shulz, para além da caracterização limitada das doenças por tempo, lugar e pessoa, investigações de caráter descritivo deveriam, de fato, tentar responder cinco questões fundamentais (os cinco W – *Who, What, Why, When e Where*): *quem* adoeceu, *quais* as causas possíveis, *por que* as pessoas adoeceram, *quando* ficaram enfermas e *onde*. E ainda uma última: diante dos dados consolidados, existem hipóteses e conclusões que podem ser formuladas?

Em princípio, os resultados de estudos descritivos, ou as informações produzidas rotineiramente pelos serviços de vigilância e expressas em boletins e informes de saúde, devem orientar ações de assistência, prevenção e controle de doenças, além de influenciar o desenvolvimento de estratégias de promoção de saúde. Outros usos dos estudos descritivos incluem: a possibilidade de geração e refino de hipóteses causais, a análise de tendências epidemiológicas como forma de predizer cenários, com base no conhecimento do comportamento temporal e espacial de uma doença, e a identificação de grupos populacionais que estarão potencialmente mais vulneráveis.

Um exemplo é o particular esforço que tem sido feito nos últimos anos pela Secretaria de Vigilância em Saúde do Ministério da Saúde do Brasil (SVS/MS) para estimular a geração de mapas de vulnerabilidade para ocorrência de epidemias de dengue com base em indicadores compostos, em estados e capitais, na tentativa de orientar a elaboração de planos de contingência da doença (BRASIL, 2011). Em 2013, a criação de um Indicador de Vulnerabilidade para a Dengue (IVD) com base em algumas variáveis socioeconômicas e ambientais dos Setores Censitários (SC) associadas à proliferação do vetor e à transmissão da doença possibilitou à Secretaria Municipal de Saúde de Fortaleza (SMS-Fortaleza) estratificar o risco em aglomerados menores, que eventualmente se confundem com as unidades espaciais de ação (quadras) do controle vetorial (Figura 4.1). A tentativa de validar o IVD foi feita com base no histórico dos indicadores entomológicos e epidemiológicos dos bairros ou quadras onde se situavam os SC com a limitação evidente de não disporem de informações próprias. Evidentemente, esses mapas temáticos têm validade limitada às mudanças que podem ocorrer no cenário epidemiológico. Entre estas, a introdução ou reintrodução de um novo sorotipo do DENV, o esgotamento de suscetíveis, a implementação das ações de controle e a circulação de novos vírus com o mesmo mecanismo de transmissão, como foi o caso do vírus chikungunya (CHIKV) e do vírus zika (ZIKAV) entre 2014 e 2016.

Em epidemiologia, é fundamental o conhecimento das circunstâncias que modelam o processo saúde-doença na população. A capacidade de levantar pistas conducentes a estudos causais dá à abordagem descritiva significados especiais que transcendem sua simples capacidade de descrever o fenômeno. A eleição das variáveis circunstanciais (mês/ ano/ semana/dia, local de ocorrência, sexo, ocupação, renda) depende, entre outros fatores, do conhecimento prévio das particularidades intrínsecas do evento estudado, de questões postas pelo investigador e de dados disponíveis.

Até aqui, vem sendo enfatizada a relevância das informações quantitativas sobre a ocorrência de doenças ou agravos e condições de risco associadas nos mais diversos

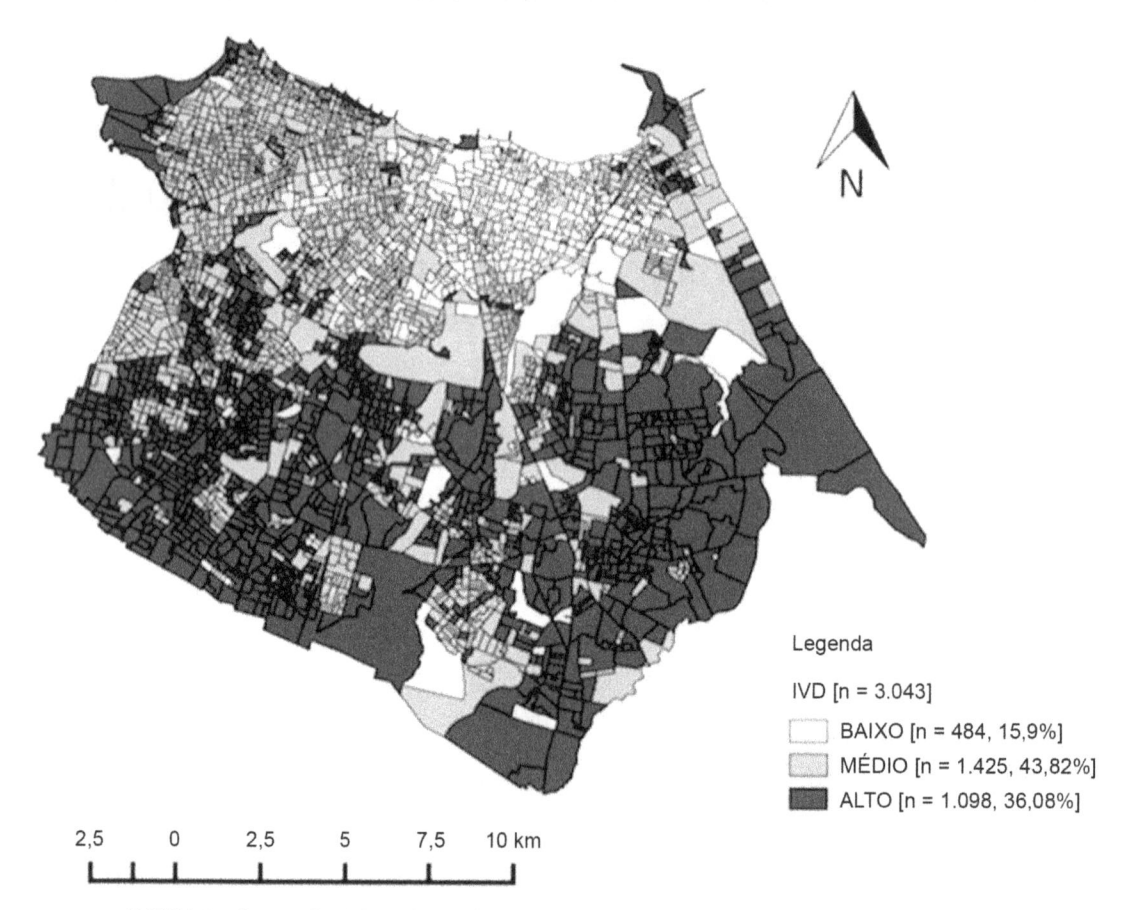

FIGURA 4.1 Setores Censitários de Fortaleza segundo Indicador de Vulnerabilidade para Dengue (IVD).

contextos. No entanto, na fase descritiva, também merece destaque a situação de saúde dos indivíduos "saudáveis". Na verdade, toda a ciência epidemiológica tem por objeto o processo saúde-doença, sendo "saúde" e "doença" faces da mesma moeda (veja o Capítulo 2 – *Epidemiologia, História Natural e Prevenção de Doenças*). A abordagem descritiva, utilizando-se dos princípios básicos de outras ciências (sociologia, antropologia, economia, informática e ciência política) e de ferramentas estatísticas apropriadas, também tem por objetivo revelar esses processos no âmbito de uma coletividade.

HISTÓRICO E PERSPECTIVAS ATUAIS

O método epidemiológico e, em particular, a epidemiologia descritiva tiveram seus fundamentos praticamente definidos com a investigação, por John Snow, das epidemias de cólera ocorridas em Londres em 1849 e 1854. Ao mapear os óbitos causados pela cólera, o médico britânico encontrou uma associação entre a doença, refletida num aglomerado espacial de casos, e o consumo de água oriunda de uma bomba de abastecimento situada na Broad Street. Snow identificou a origem da água consumida pelos enfermos, visitou seus locais de moradia e trabalho e esforçou-se por descrever a epidemia no tempo (SNOW, 1990). A partir de suas observações foi possível conhecer os grupos de risco, a possível fonte de infecção, intuir a presença de um agente transmissor na água contaminada e interromper a transmissão da doença com a interdição do fornecimento de água pela bomba da Broad Street (Figura 4.2). A intervenção ocorreu quase 30 anos antes do isolamento do *Vibrio cholerae* por Robert Koch, em 1883.

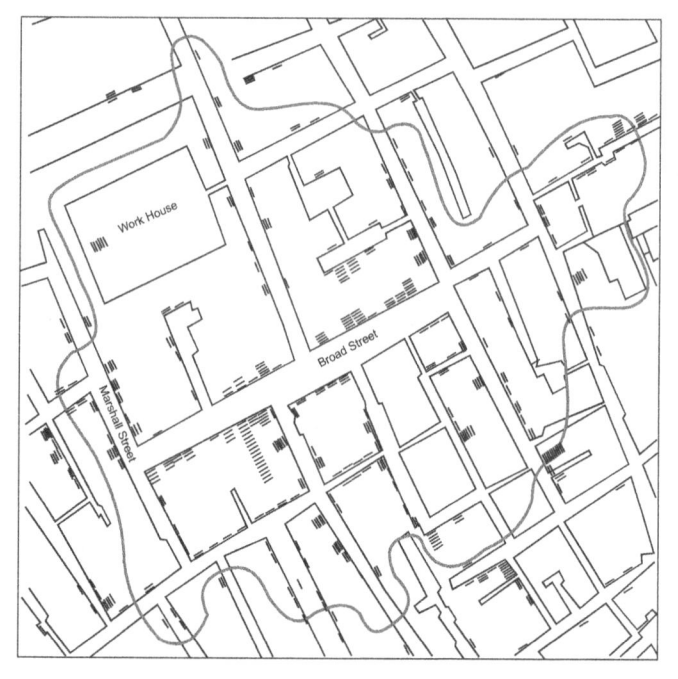

FIGURA 4.2 O mapeamento dos óbitos por cólera realizado por John Snow – Londres, 1854.

No final do século XIX, os avanços da microbiologia impressionaram a sociedade científica. Em 1876, o mesmo Robert Koch demonstrou que o *Bacillus anthracis* era a bactéria causadora do antraz. Em 1898, o bacteriologista japonês Kyoshi Shiga descobre o *Bacillus dysentariae*, responsável por parte das diarreias. Nesse intervalo, agentes etiológicos de outras seis enfermidades infecciosas de alta relevância epidemiológica foram isolados: hanseníase, tuberculose, cólera, tétano, peste e botulismo (ROSEN, 1994).

Normalmente, a classificação dos patógenos representava o ápice de investigações epidemiológicas exaustivas. Estudos de caso ou de séries de casos mostravam-se eficientes na descrição clínica e na elucidação das cadeias de transmissão das doenças tropicais e facilitavam a caracterização de novas enfermidades.

As pesquisas de Carlos Chagas, cujos resultados foram divulgados entre 1909 e 1934 em periódicos nacionais e internacionais, são um exemplo de como uma descrição detalhada e criteriosa dos dados pode gerar boas hipóteses etiológicas. O pesquisador brasileiro conseguiu caracterizar uma entidade mórbida até então desconhecida e que, mais tarde, levaria seu nome. Observou e documentou características clínicas e epidemiológicas de pacientes atendidos no interior do estado de Minas Gerais e as associou a informações entomológicas acerca de um inseto hematófago conhecido como "barbeiro", que hipoteticamente atuava como vetor da nova doença. Em linhas gerais, como postulado por Chagas, foram confirmados posteriormente o ciclo da doença (Figura 4.3), suas apresentações clínicas, o agente causador (*Trypanosoma cruzi*) e os fatores de risco sugeridos, como morar em "habitações pobres de paredes sem reboco" (CHAGAS,1981).

Nos países desenvolvidos, o predomínio das doenças infecciosas (transmissíveis) no perfil de morbimortalidade do fim do século XIX perdurou até meados do século XX, coincidindo com a utilização inicial e o posterior aperfeiçoamento das metodologias descritivas em estudos epidemiológicos. O advento das vacinas e antibióticos, ainda na primeira metade do século XX, e agressivas políticas públicas de caráter higienista contribuíram para a diminuição da transmissão da maioria das enfermidades infecciosas nos países desenvolvidos. A partir das décadas de 1940 e 1950, o aumento da expectativa de vida, com a queda dramática na letalidade por doenças infecciosas e a diminuição da taxa de natalidade, inverteu o perfil epidemiológico das nações industrializadas. As doenças e agravos não transmissíveis (DANT) passaram a prevalecer nas estatísticas de morbimortalidade, num fenômeno que ficou conhecido como transição epidemiológica (SCHRAMM et al., 2004). Nos países emergentes e considerados subdesenvolvidos, esse processo não se completou e as doenças infecciosas ainda persistem, mesmo com menor letalidade, na maioria deles, o que caracteriza outra situação, chamada de polarização epidemiológica (ARAÚJO, 2012).

As doenças crônicas degenerativas dominantes nesse novo cenário, como as neoplasias e as doenças do aparelho circulatório, caracterizam-se por sua determinação multifatorial, o que, em geral, impossibilita o isolamento de um fator causal. Para se adaptarem ao novo contexto, os estudos epidemiológicos sofisticaram metodologia e análise, reforçaram a influência do conceito de risco no desenho das investigações e passaram a avaliar simultaneamente associações entre inúmeros fatores e desfechos com a incorporação de um grupo de controle. São abordagens analíticas que se caracterizam, nos estudos observacionais, pela comparação entre um grupo de doentes ou de expostos e um grupo de controle em que não há doença ou exposição, respectivamente.

Desde então, foi dada ênfase excessiva à identificação de associações estatísticas entre possíveis fatores de risco e condições mórbidas e pouca atenção ao processo de caracterização

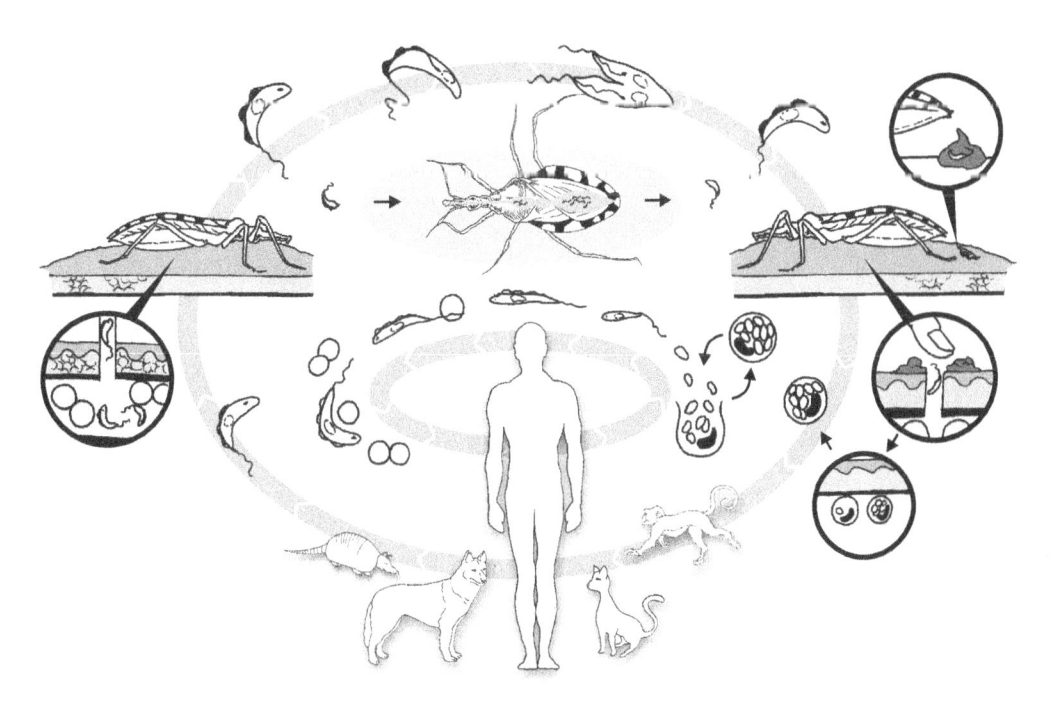

FIGURA 4.3 Ciclo de transmissão da doença de Chagas.

desses eventos no momento de ocorrência. No entanto, o interesse por abordagens descritivas tem voltado a crescer nas últimas décadas por diversas razões, entre as quais:

1. A assimilação, pela epidemiologia, de métodos e técnicas que têm permitido aumentar o poder de entendimento dos fenômenos descritos. Nesse sentido, técnicas de análise espacial e temporal e maior precisão na categorização das variáveis sociais ou econômicas são exemplos de ferramentas que potencializam a exploração dos dados.
2. A incorporação de conceitos advindos da sociologia e de outras disciplinas contribuiu para a epidemiologia dar novos significados a variáveis como sexo, raça e classe social, antes analisadas apenas empiricamente.
3. O processo de descentralização do sistema de saúde estimula a caracterização dos eventos em nível local com vistas a ações descentralizadas, contextualizadas e mais efetivas.
4. A utilização fundamental da epidemiologia descritiva na investigação das chamadas doenças emergentes e reemergentes (BARATA, 1997). Como exemplo, citamos a identificação do aumento dos casos de influenza no México em 2009, que culminou com o isolamento do vírus H1N1, responsável pela última pandemia de gripe (2009/2011) (FINEBERG, 2014), ou, ainda, a descrição da apresentação clínica de lesões "teratogênicas" derivadas da infecção pelo zika vírus, que remeteu à mais recente declaração de Emergência Internacional de Saúde Pública (ESPIN) pela Organização Mundial da Saúde (OMS) em abril de 2016 por conta de sua expansão em número de casos e da caracterização da Síndrome Congênita do Zika (SCZ) (FRANÇA et al., 2016; VAN DER LINDEN et al., 2016).

A descrição da maior epidemia de febre amarela silvestre (FAS) já registrada no Brasil, que tinha 448 casos confirmados e 144 óbitos (letalidade de 32%) em pouco mais de 3 meses, entre dezembro de 2016 e março de 2017, ilustra de que modo a emergência ou reemergência de doenças impõe a revalorização das abordagens descritivas (BARATA, 1997). A Figura 4.4 mostra que o surto, naquele momento ainda em expansão, ocorria majoritariamente nos quatro estados da região Sudeste com pico na 2ª Semana Epidemiológica de 2017 (BRASIL, 2017).

Ao contrário de um surto anterior de FAS ocorrido na região de Diamantina, que ficou circunscrito a cinco municípios (BRASIL, 2003) e onde foram confirmados 60 casos de FAS com 23 mortes (letalidade de 38%), esse novo surto se dispersou por mais de 50 municípios, atingindo seis Unidades da Federação (UF). Esses casos ocorreram com maior frequência entre a população de 40 a 49 anos, em que também foi confirmado o maior número de óbitos. No rol das medidas adotadas, destacaram-se uma intensificação da vacinação contra a febre amarela e a redefinição das áreas consideradas de transmissão da doença com a inclusão de municípios do sul da Bahia, todo o estado do Espírito Santo e o norte do Rio de Janeiro no mapa de risco para FAS no Brasil (BRASIL, 2017).

Demonstra-se aqui a importância do entendimento da dinâmica de transmissão espacial e temporal de uma doença mediante uma descrição pormenorizada do evento, que torna possíveis sua caracterização e orientações de controle mais adequadas à situação.

Os elementos fornecidos pelos estudos descritivos, quanto à distribuição de doenças no tempo, no espaço e segundo os atributos da população, frequentemente fornecem as primeiras pistas sobre os determinantes das doenças. Além disso, alguns estudos descritivos podem, como mencionado, reforçar fatores de risco identificados em estudos analíticos ou sugerir outros que conduzam à formulação de novas hipóteses referentes a condições ou causas das doenças.

No contexto do Sistema Único de Saúde (SUS) do Brasil, os estudos epidemiológicos descritivos ganham especial relevância. Por exemplo, a Lei Orgânica da Saúde (Lei 8.080, de 19 de setembro de 1990), ao tratar da alocação de recursos do SUS, propõe, juntamente com outros critérios, a análise do "perfil epidemiológico" da população a ser atendida. A abordagem descritiva, sem dúvida, fornece os recursos fundamentais para essa tarefa. Em tese, a referida lei sugere que o conhe-

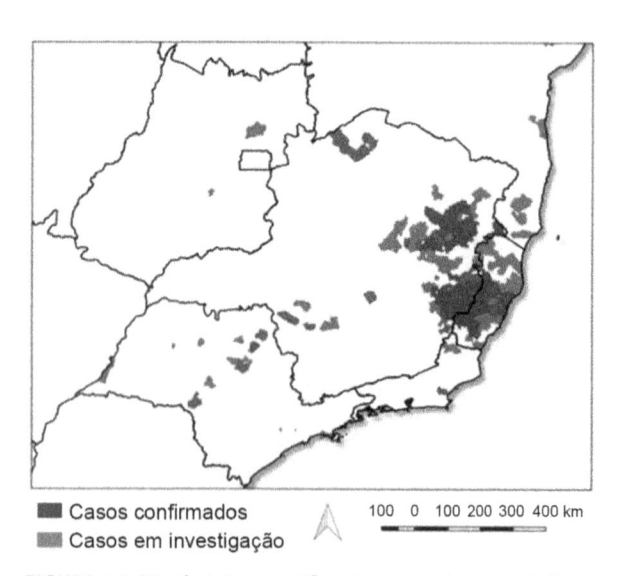

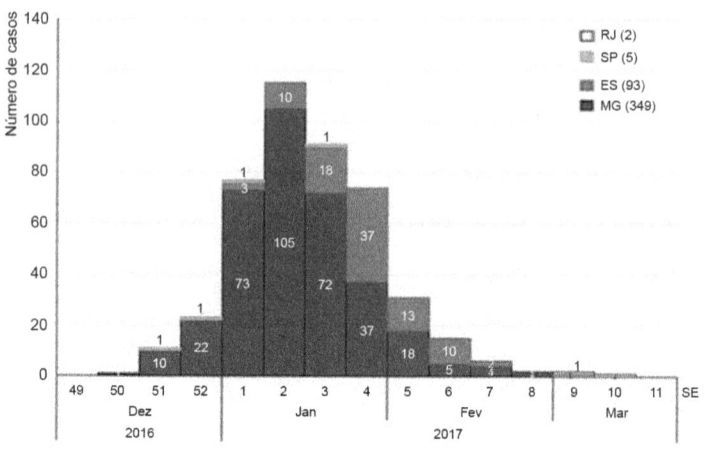

FIGURA 4.4 Distribuição geográfica e temporal dos casos de febre amarela notificados à SVS/MS até 20 de março de 2017, com início dos sintomas a partir de 1º dezembro de 2016, por UF do Local Provável de Infecção (LPI) e classificação.

cimento dos indicadores locais e dos potenciais determinantes do processo saúde-doença nos diferentes contextos deve orientar o planejamento e a avaliação das ações de saúde, assegurando o uso racional dos recursos e, sobretudo, favorecendo o alcance de melhores condições de vida. Desse modo, apresentaremos algumas características dos aspectos relacionados com a epidemiologia descritiva no tocante a TEMPO, LUGAR e PESSOA.

VARIÁVEIS RELACIONADAS COM O TEMPO

As variáveis ligadas à distribuição dos casos de uma doença em função do tempo formam, com as demais pessoas e o lugar, o tripé da epidemiologia descritiva. A organização adequada de dados sobre doenças e agravos pode oferecer um diagnóstico dinâmico dessas doenças ou agravos em determinada população.

O estudo da distribuição das doenças no tempo pode fornecer inúmeras informações para indicar ou apontar os riscos a que as pessoas estão expostas, monitorar a saúde de populações específicas, prever a ocorrência de eventos, subsidiar as explicações causais, auxiliar o planejamento de saúde e avaliar o impacto das intervenções.

Em epidemiologia, nessa perspectiva das variáveis relacionadas com o tempo, trabalha-se com alguns conceitos distintos e muito importantes:

- **Intervalo de tempo** (*quantidade de tempo transcorrido entre dois eventos sucessivos*): esta variável pode ser medida em número de horas, dias, semanas, meses ou anos. Quando do estudo do coeficiente de incidência, no Capítulo 3 (*Medida da Saúde Coletiva*), foi este o conceito de variável de tempo utilizado. Outro exemplo consiste no uso do termo na expressão "tempo de incubação": lapso decorrido entre a exposição a dado fator de risco e a eclosão dos primeiros sintomas, ou seja, tempo como medida do período de incubação.
- **Intervalo cronológico** (*basicamente, é uma referência a uma sequência de alguns anos, especificados, do calendário oficial*): essa progressão de anos numerados sequencialmente pode ser desdobrada em meses, indexados pelo ano-calendário do qual fazem parte, ou mesmo em semanas, que também serão datadas (por exemplo, semana epidemiológica 1 a 53). Denomina-se intervalo cronológico, portanto, um *intervalo de tempo datado e definido por marcos cronológicos tirados do calendário oficial*. A distribuição da incidência de poliomielite é feita para o intervalo cronológico de 1979 a 1989, marcado ano a ano; a campanha nacional de vacinação (fases 1 e 2) compreende o intervalo que vai de 1980 a 1991, e a campanha especial de vacinação da poliomielite para a região Nordeste está registrada no intervalo de 1986 a 1991, também especificado ano a ano.
- **Período** (*denominação de ordem geral que se dá a partes de tempo delimitadas, marcadas cronologicamente e especificadas*): tome-se como exemplo o seguinte: o mês de janeiro é uma fração delimitada e especificada do ano, assim como também o são todos os outros meses. Assim, ao se procurar fazer uma referência em termos genéricos, o mês de janeiro, ou qualquer um dos outros meses ou conjunto de meses, será designado como período do ano. Outro exemplo seria a semana epidemiológica como período do mês. Estendendo a exemplificação, é possível referir-se genericamente a um dia marcado e especificado da semana como sendo período da semana. A extensão do conceito também será aceitável quando nos referirmos a horas marcadas e especificadas como sendo períodos do dia. Esses "períodos" fazem bastante sentido, por exemplo, quando se investigam surtos que envolvem a ingestão de alimentos, já que o tempo entre sua ingestão e o aparecimento dos sintomas já aponta ou descarta alguns potenciais patógenos.

Distribuição cronológica

A relação entre uma sequência de marcos cronológicos sucessivos (cronologia) e uma variável de frequência constitui uma *distribuição cronológica de frequência de casos ou de óbitos*. Na maioria dos estudos epidemiológicos, tomam-se como marcos cronológicos os anos do calendário. No entanto, existem variantes. Segundo outra opção, a distribuição anual pode ser explicitada mês a mês. Existem distribuições nas quais os marcos cronológicos não sucessivos são assumidos como típicos de um triênio, de quinquênio ou outro, abandonando-se os itens vizinhos, anteriores e posteriores.

Para construção de distribuições cronológicas podem ser levantados dados de morbidade ou mortalidade a partir do registro de óbitos, registro de doenças ou agravos, de hospitais ou ambulatórios, dados de notificação ou, ainda, informações obtidas por meio de inquérito ou investigações epidemiológicas. O *site* do DATASUS (www.datasus.gov.br) oferece uma opção de acesso público aos dados de procedimentos realizados, indicadores, doenças e agravos, entre outros.

A variável de frequência pode ser expressa em número absoluto, em valores proporcionais a 100 e coeficientes relativos a 1.000, 10.000 ou 100.000. Para isso há consensos em relação aos agravos a serem trabalhados, como o exemplo da dengue, que apresenta seus coeficientes de incidência por 100 mil habitantes. A utilização desses coeficientes padronizados apresenta como principal característica possibilitar a comparação de indicadores de saúde por cidades, estados ou até países com diferentes tamanhos populacionais. Em epidemiologia, as distribuições cronológicas são elaboradas para atender os seguintes objetivos:

- Exibir a ação da doença ou agravo à saúde coletiva, desde a atualidade, regredindo a um tempo que pode ser curto ou não. Isso significa, entre outras possibilidades, registrar a história do evento, tendo como instrumento a variação da frequência dos casos num dado intervalo (intervalo cronológico).
- Mostrar o tipo de variação que caracteriza o processo estudado, se cíclico ou atípico, se sazonal ou não.
- Revelar a tendência secular do processo sob investigação.
- Manifestar o caráter endêmico ou epidêmico de determinada doença ou agravo.
- Detectar e interpretar a evolução da incidência de um evento e com isso propor hipóteses a serem investigadas a partir de estudos analíticos.

Dessa maneira, o monitoramento dos padrões de variação temporal de doenças e outros agravos à saúde é um dos elementos mais importantes da vigilância. Algumas explicações alternativas para tendências temporais podem recair, também, sobre a estrutura demográfica da população em estudo. As mudanças no perfil dos agravos ao longo de décadas podem e devem contemplar as mudanças demográficas e sociais, em particular o envelhecimento das populações referidas, ou mesmo processos migratórios. Entretanto, uma série de outros aspectos sociodemográficos podem se modificar ao longo do tempo, destacando-se a escolaridade, a composição racial e por gênero, a situação ocupacional, os aspectos conjugais e as orientações sexuais, entre outros, todos eles podendo contribuir para alterações temporais nas taxas de adoecimento e/ou morte.

Assim, podemos definir pelo menos quatro tipos de variações em relação ao tempo: variação atípica, variação cíclica, variação sazonal e tendência histórica.

Variação atípica

Alterações inusitadas na incidência das doenças, diferente do esperado, configuram-se no que foi denominado variações *atípicas* ou *irregulares*. Essas variações atípicas são alterações na frequência dos agravos à saúde resultantes de acontecimentos não previsíveis.

Um exemplo clássico de variação atípica de uma doença é a ocorrência de um surto ou um processo epidêmico. Como exemplos, poderíamos citar:

- Intoxicações alimentares (surto de toxinfecção envolvendo 54 funcionários de uma empresa de construção civil em Cubatão-SP, que apresentaram diarreia, cólica abdominal, náuseas, mal-estar, cefaleia, vômitos, tontura e febre) (PASSOS et al., 2008).
- Epidemia por doenças transmitidas pela água contaminada (cólera na década de 1980 no Nordeste do Brasil).
- Surto transmitido por água potencialmente contaminada (melioidose em Tejuçuoca-CE, após contato com água de barreiro possivelmente contaminada pela bactéria *Burkolderia pseudomallei*) (ROLIM, 2004).

Entretanto, existem procedimentos – os diagramas de controle – para se saber se a variação de determinada doença está dentro do esperado, o que se caracterizaria como uma endemia, ou se apresenta alguma variação irregular, o que poderia ser caracterizado como um processo epidêmico. Destacamos o diagrama de controle para casos de dengue em Fortaleza, capital do Ceará, onde se percebe claramente que a partir da semana epidemiológica (SE) 16 de 2015 já era considerada como período de epidemia, retornando aos patamares esperados apenas na SE 23 (Figura 4.5). Devem-se ter em mente, pelo menos, alguns cuidados na elaboração dos diagramas de controle, como: (i) o evento sob vigilância não deve ter sofrido alterações em sua definição operacional (por exemplo, definição de caso) no período utilizado para a construção do diagrama; (ii) uma série histórica anterior ao momento sob análise de preferencialmente 10 (no mínimo 5) anos deve ser utilizada para a construção do diagrama de controle; (iii) podem ser utilizados números absolutos, mas preferencialmente coeficientes (por exemplo, incidência, mortalidade); (iv) devem ser utilizadas medidas de tendência central ou dispersão para avaliação da que mais se adere ao evento sob vigilância. Uma informação importante, que nos ajuda a entender o comportamento de uma epidemia, consiste no uso de termos como *progressão* – período a partir do qual aquele evento sob vigilância ultrapassa o limite superior do diagrama de controle (por exemplo, entre a SE 15 e 16 da Figura 4.5) até o pico da incidência (por exemplo, SE 19 da mesma figura); *regressão* – período entre a maior incidência e a volta da ocorrência do evento dentro do esperado (por exemplo, entre a SE 22 e a 23 da Figura 4.5); *egressão* – somatório da progressão com a regressão, caracterizado pelo momento de rompimento do limite superior do diagrama de controle até seu retorno à intensidade esperada do evento sob vigilância.

Variação cíclica

Consiste nas variações que apresentam ciclos periódicos e regulares, e essa periodicidade independe de a tendência ser ascendente ou decrescente. Exemplos mais conhecidos e bastante estudados são representados por doenças como sarampo, rubéola e difteria. Uma explicação plausível para esse fenômeno envolveria a concentração de suscetíveis na população. O esgotamento desses suscetíveis ocorreria por ação da própria doença, caracterizando a variação cíclica. De outro

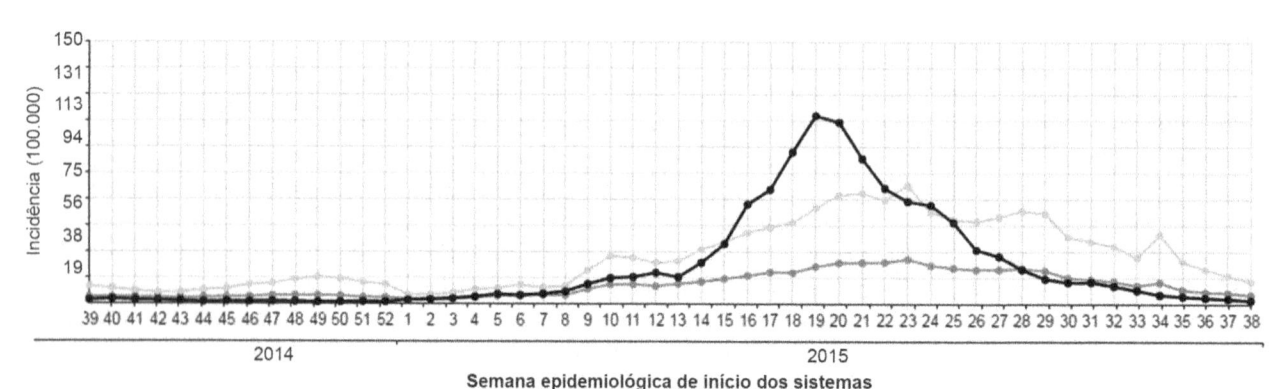

FIGURA 4.5 Dengue: diagrama de controle – Fortaleza, 2014-2015. Sistema de Monitoramento Diário de Agravos (SIMDA). Secretaria Municipal de Saúde de Fortaleza.

modo, poderia ser induzida por vacinações, como aconteceu no Brasil com algumas doenças imunopreveníveis.

Há de se considerar que a ciclicidade das doenças transmissíveis se manifesta mais claramente naquelas condições "mais naturais", ou seja, na ausência de intervenções para seu controle. De qualquer modo, a identificação e a caracterização de padrões cíclicos podem ser úteis para a previsão de surtos epidêmicos e para a adoção de medidas de controle. Além disso, na medida em que se conhece o padrão cíclico "esperado" de uma doença, intervenções podem ser avaliadas a partir do quão seriam eficientes em modificar esse processo. Como exemplo dessa situação poderia ser citada a distribuição da leishmaniose visceral e da febre amarela no Brasil (Figura 4.6).

Assim, flutuações temporais que ocorrem em período maior que 1 ano são denominadas *variações cíclicas*, enquanto aquelas cujos ciclos ocorrem dentro de um mesmo ano e coincidem com as estações do ano são denominadas *variações sazonais*.

Variação sazonal

Denomina-se sazonalidade (*stricto sensu*) a propriedade segundo a qual o fenômeno considerado é periódico e repete-se sempre na mesma estação do ano.

O fenômeno de algumas doenças ou agravos se repetirem sempre, ou com maior frequência nas mesmas estações do ano, meses do ano, dias da semana ou em horas do dia, é caracterizado como variação sazonal ou, ainda, estacional. Essa variação pode fornecer informações sobre períodos do ano de maior risco para determinada doença ou agravo à saúde. Fatores como os períodos chuvosos e não chuvosos podem influenciar essa sazonalidade. A distribuição sazonal de

doenças transmissíveis fornece informações importantes sobre períodos do ano de maior risco para essas doenças. Como exemplos dessas situações, teríamos:

- O aumento no registro de picadas de cobras e escorpiões na região Centro-Oeste do país durante o período das chuvas.
- O aumento dos casos de leptospirose em metrópoles brasileiras, marcadamente no Nordeste e no Sudeste do Brasil, associado à maior precipitação pluviométrica no verão.
- O aumento dos casos de diarreia/desidratação no verão por conta do aumento do calor.
- As infecções respiratórias agudas (IRA) durante o inverno no Sul do país.
- Segundo Forattini (1976), em dias de baixa temperatura, a aglomeração, com longa permanência de grupos de pessoas confinadas em ambientes restritos, pode favorecer a disseminação de bioagentes através do contágio. A favor dessa explicação, acrescente-se que a chance de contágio depende da maior ou menor probabilidade de que o sadio entre em contato com as gotículas de Flügge, principal mecanismo de difusão de agentes transmitidos por via respiratória, como o da doença meningocócica. Não por acaso, as populações desprivilegiadas, vivendo em habitações insalubres, cubículos malventilados e muitas vezes úmidos, apresentam, em geral, maior incidência de doença meningocócica.
- Daggy (1959), em estudo sobre a ocorrência de casos de malária em região de clima tropical, verificou que o fenômeno estava associado à variação sazonal dos níveis de umidade e de temperatura, favoráveis ao desenvolvimento dos mosquitos *Anopheles*. Embora o fator temperatura

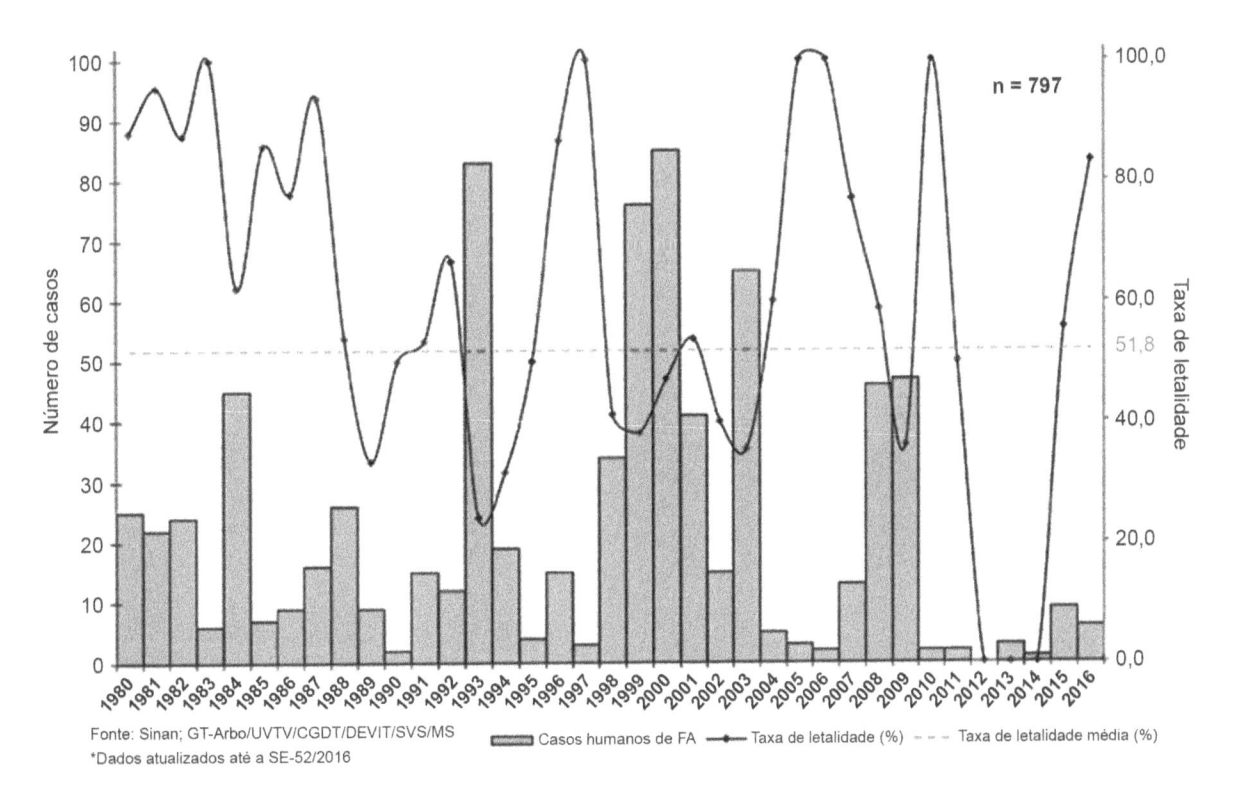

Fonte: Sinan; GT-Arbo/UVTV/CGDT/DEVIT/SVS/MS
*Dados atualizados até a SE-52/2016

Casos humanos de FA — Taxa de letalidade (%) - - - Taxa de letalidade média (%)

FIGURA 4.6 Série histórica do número de casos humanos confirmados de febre amarela (FA) silvestre e a letalidade no Brasil – 1980-2016.

favoreça tanto o parasito como o vetor, verificou-se que, quando a umidade relativa desceu a aproximadamente 57%, a incidência de malária começou a decrescer, retomando a tendência crescente quando a umidade relativa alcançava valores acima de 57%.

Entretanto, apesar de as variações sazonais serem típicas de doenças infecciosas agudas, deve-se destacar que o relacionamento com as estações do ano não se limita às doenças transmissíveis, podendo ser citados como exemplos, entre outros:

- A ocorrência de doenças alérgicas, dependentes de alérgenos mais abundantes em determinadas épocas do ano, como a floração do caju no Nordeste.
- O aumento do número de vítimas de acidentes de trânsito nos meses de férias de verão ou nos finais de semana e, ainda, nas últimas horas do dia (Figura 4.7).
- A maior ocorrência de queimaduras no período das festas juninas, principalmente no Nordeste brasileiro.

Tendência histórica ou secular

Caracteriza-se pelas variações na incidência/prevalência ou mortalidade/letalidade de doenças observadas por longo período de tempo, décadas ou, até mesmo, séculos. Não existe nenhum critério rígido para definição desse tempo mínimo de observação necessário para detecção de alterações na evolução da doença. Com frequência, a duração da série histórica é determinada pela disponibilidade dos dados; entretanto, não se recomenda que seja inferior a 10 anos.

Seu estudo costuma apresentar grandes dificuldades, mas a importância dos resultados que podem ser alcançados justifica os esforços investidos em sua compreensão.

A análise da tendência histórica de uma doença deve levar em consideração as possíveis modificações nos critérios diagnósticos, na terminologia da doença, na definição de caso adotada, nas taxas de letalidade etc. Entre as diversas razões para explicar essas variações, temos:

- Melhoria nos critérios ou técnicas de diagnóstico que possa levar a um relato de maior número de casos, mesmo que a doença não tenha se tornado mais frequente (algumas doenças genéticas).

- Mudanças ocorridas na qualidade dos métodos para enumerar a população sob risco de desenvolver a doença, resultando em alterações no cálculo das taxas, que, por sua vez, não estariam se refletindo em mudanças na frequência da doença (letalidade por dengue quando são incluídos no denominador todos os casos graves, como dengue com complicação e febre hemorrágica da dengue).
- Modificações na composição etária da população que podem influenciar o cálculo das taxas não ajustadas por idade (alguns tipos de câncer e aumento nos casos de acidente vascular encefálico – AVE).
- Mudanças na sobrevida dos pacientes acometidos por determinada doença em consequência da melhoria do tratamento ou, até mesmo, do tratamento habitual aplicado mais precocemente por melhoria do diagnóstico (por exemplo, HIV/AIDS).
- Mudanças na incidência de uma doença em decorrência de alterações ambientais ou de estilo de vida (malária em algumas áreas da região Norte do país).

O exame dessas tendências, em particular quando observadas por longo período de tempo, pode contribuir para o estabelecimento de nexos causais com fatores sociais ou ambientais que também tenham sofrido modificações ao longo do tempo. Entretanto, antes que se possa concluir sobre uma possível associação entre mudanças temporais na frequência da doença e variações sociais ou ambientais na população, existem algumas possíveis explicações alternativas que necessitam ser avaliadas e, se possível, descartadas. Entre essas possibilidades, é sempre importante considerar a subnotificação de alguns agravos em determinados momentos históricos, a mudança de sistemas de informação etc.

Desse modo, a importância epidemiológica da distribuição cronológica das doenças poderia ser exemplificada utilizando-se, pelo menos, três possibilidades: avaliação das medidas de controle, compreensão de eventos inusitados e detecção de surtos e epidemias.

Na avaliação das medidas de controle

É imprescindível saber até que ponto fatores como medidas de saneamento, atendimento médico, suplementação alimentar, supressão da adição de compostos nos alimentos (por exemplo, redução paulatina ou substituição de sal no pão francês consumido no Brasil), campanhas de vacinação, aplicação de inseticidas para controle de vetores transmissores de doenças ou alguma outra medida de controle estão contribuindo para o declínio da frequência de casos ao longo do tempo. Seguem três exemplos ilustrativos de medidas de controle em que a variável tempo facilita a interpretação dos dados.

Alteração na proporção das causas da Taxa de Mortalidade Infantil (TMI) no Ceará

No estado do Ceará, na década de 1980, aproximadamente 60% dos óbitos em crianças menores de 1 ano de idade (óbitos infantis) tinham como causa a diarreia. Nesse período foi implementada uma importante estratégia: a contratação

Dia da semana	Total (%)	Média mensal	DP
DOMINGO	2.330 (19,55)	194,17	28,96
SEGUNDA	1.391 (11,67)	115,92	19,20
TERÇA	1.296 (10,87)	108,00	22,57
QUARTA	1.383 (11,61)	115,25	14,40
QUINTA	1.494 (12,54)	124,50	13,15
SEXTA	1.700 (14,26)	141,67	23,55
SÁBADO	2.324 (19,50)	193,67	29,36
TOTAL	11.918 (100,00)	993,18	51,66

FIGURA 4.7 Acidentes com vítimas fatais e feridas distribuídas por dia da semana – Fortaleza, 2006. (Paula-Junior FJ, 2012.)

de agentes de saúde encarregados prioritariamente de reduzir a mortalidade infantil com a utilização e disseminação do uso de soro caseiro. Esse programa foi um dos primeiros pilotos para a futura criação do Agente Comunitário de Saúde (ACS). Nos 5 anos seguintes, essa estratégia contribuiu para a redução da mortalidade por diarreia para menos de 40%. Com o aumento na cobertura desse programa para um número maior de municípios, percebeu-se claramente o impacto dessas ações, de modo que já em 2005 esse percentual representava 5% dos óbitos (Figura 4.8).

O gráfico apresentado na Figura 4.8 sugere aos técnicos e gestores de saúde que essa ação deve ser continuada, mas agora é necessária a implementação de outras atividades para reduzir os óbitos por causas perinatais, que aumentaram proporcionalmente e precisam de intervenções diferenciadas, como aumento na cobertura da Estratégia Saúde da Família, aumento no número de leitos de UTI neonatal descentralizados e melhoria da qualidade das consultas de pré-natal. Desse modo, um único gráfico, com uma série histórica de 30 anos, consegue gerar várias hipóteses a serem exploradas em estudos analíticos.

Raiva humana no Brasil

Percebe-se claramente que, na segunda metade da década de 1980, a maioria dos casos de raiva humana confirmados no Brasil tinha o cão como animal agressor. Foram impulsionadas as campanhas de vacinação canina, principalmente no Nordeste do Brasil. Posteriormente, essas campanhas passaram a ocorrer duas vezes ao ano, o que contribuiu de maneira significativa para redução dos casos humanos de raiva urbana. Na primeira década deste século, principalmente nos anos de 2004 e 2005, aumentou o número de casos de raiva humana transmitida por morcego (raiva silvestre). Essa situação exige a adoção de medidas diferentes e permanece como um grande desafio para o SUS: controlar a raiva silvestre (Figura 4.9).

Incidência de sarampo

O PNI (Programa Nacional de Imunização) foi criado a partir de 1973 para coordenar e avaliar as ações de imunização. O sarampo, além de concentrar a maior frequência de casos dentre as doenças imunopreveníveis, representava um elevado risco de morte para crianças menores de 5 anos, especialmente as desnutridas. Segue a descrição cronológica das ações e dos possíveis impactos relatados (Figura 4.10):

- A vacina contra o sarampo passou a ser utilizada no Brasil em meados da década de 1960, por iniciativa do Governo Federal e de alguns estados, mas sem um plano de continuidade estabelecido.
- Em 1977, por meio de portaria ministerial, foram definidas as vacinas obrigatórias para a população infantil, dentre as quais a vacina contra o sarampo. O Ministério da Saúde intensificou o controle do sarampo no início dos anos 1980 por meio de campanhas, dando prioridade às áreas de baixa cobertura vacinal.
- Verifica-se o pico de incidência em 1986 (com 129.942 casos notificados e taxa de 97,7/100 mil), ano que correspondeu a um dos mais baixos índices de cobertura vacinal contra o sarampo.
- Em 1987 foram realizadas campanhas massivas de vacinação, envolvendo 15 estados, verificando-se uma acentuada redução na incidência nos 2 anos seguintes.

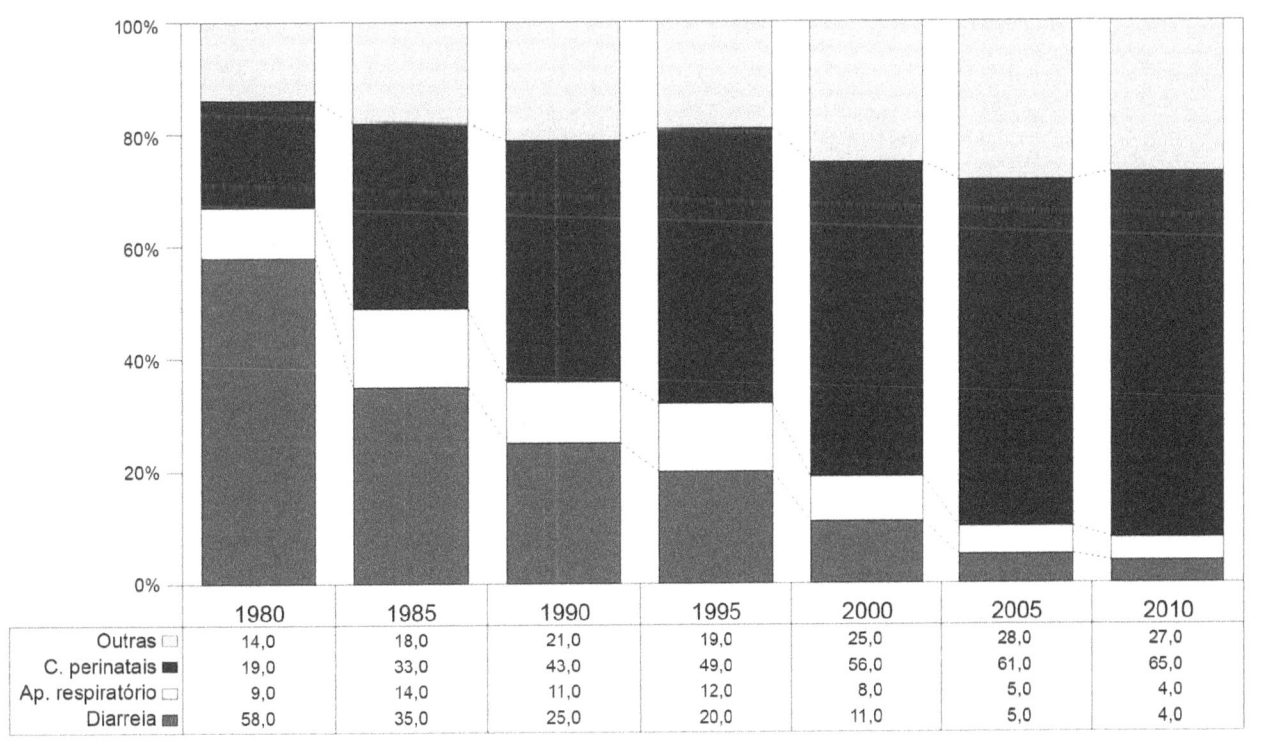

	1980	1985	1990	1995	2000	2005	2010
Outras ☐	14,0	18,0	21,0	19,0	25,0	28,0	27,0
C. perinatais ■	19,0	33,0	43,0	49,0	56,0	61,0	65,0
Ap. respiratório ☐	9,0	14,0	11,0	12,0	8,0	5,0	4,0
Diarreia ▦	58,0	35,0	25,0	20,0	11,0	5,0	4,0

FIGURA 4.8 Mortalidade infantil proporcional, por causas, no Ceará – 1980/2010. (Fonte: Secretaria de Saúde do Ceará.)

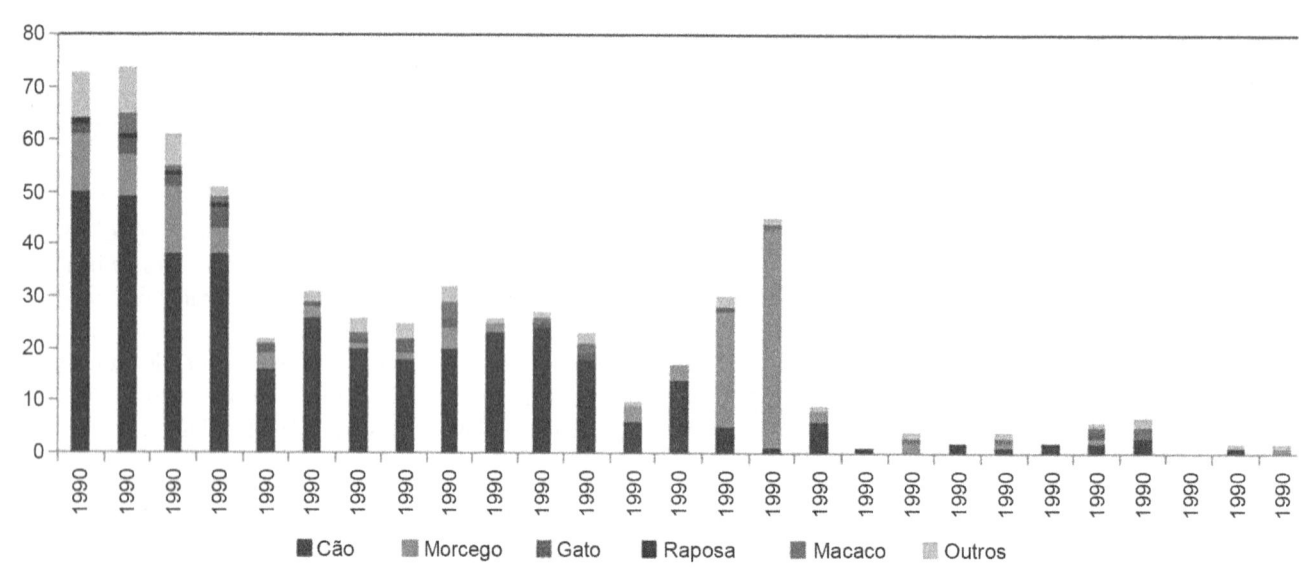

FIGURA 4.9 Casos de raiva humana por espécie agressora no Brasil – 1986-2009. (Fonte: Secretaria de Vigilância em Saúde, Ministério da Saúde.)

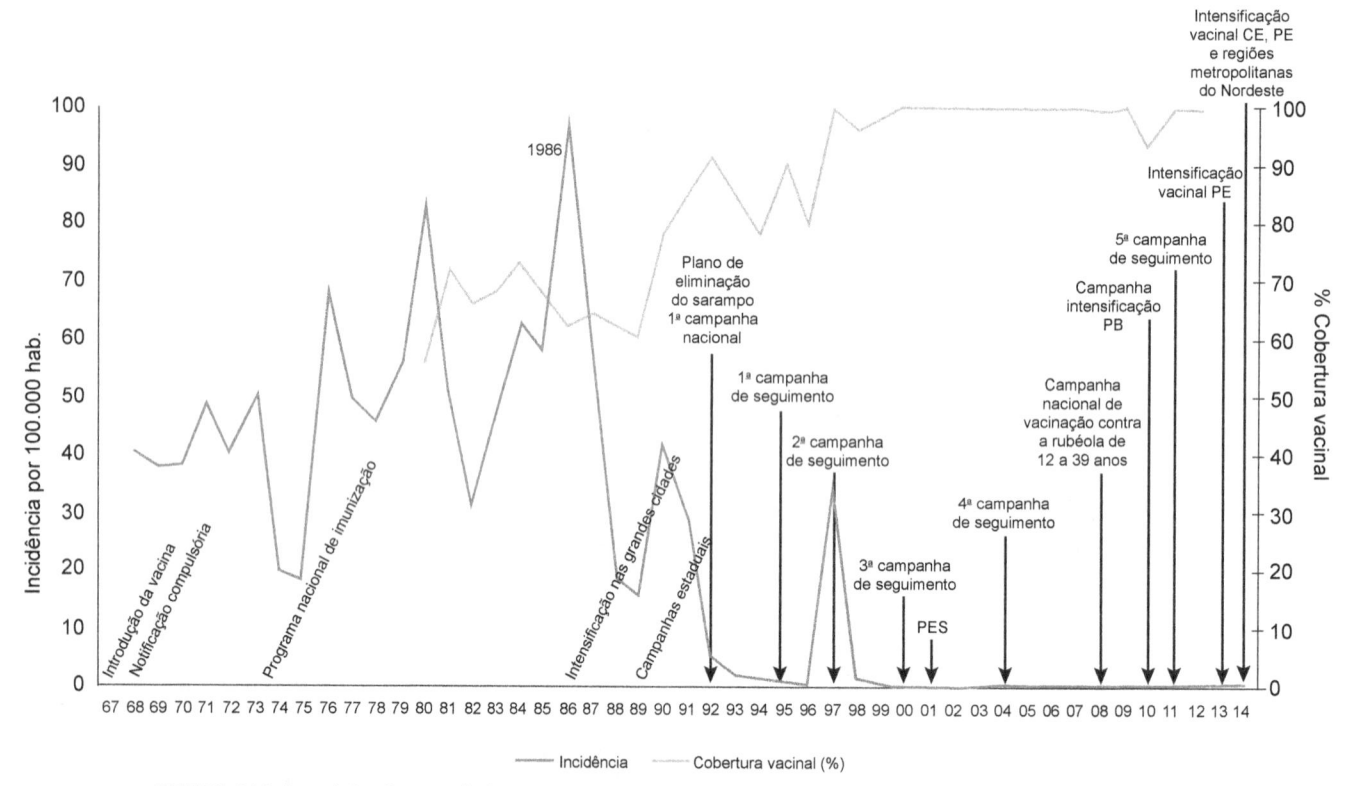

FIGURA 4.10 Estratégias de controle de 1980 a 2014 contra o sarampo com a incidência dos casos e a cobertura vacinal.

- O Ministério da Saúde, em 1991, elaborou o Plano Nacional de Controle e Eliminação do Sarampo com base na situação epidemiológica e na ocorrência de epidemias de sarampo com altas taxas de mortalidade.
- Em 1992, com a implantação do Plano Nacional de Eliminação do Sarampo, obtém-se elevada cobertura, chegando a ser vacinadas mais de 48 milhões de crianças no país inteiro.
- Com as altas coberturas em campanhas, os casos se reduzem drasticamente de 1993 a 1996.

- O último caso autóctone de sarampo foi confirmado em 2000, no estado do Mato Grosso do Sul. Também nesse ano foi concluída a implantação das vacinas tríplice e dupla viral, que vinham sendo introduzidas na rede de serviços do SUS de maneira gradativa.
- Entre 2001 e 2009 foram confirmados 67 casos de sarampo no país. Apenas um caso confirmado tinha uma dose da vacina tríplice viral, sugerindo ser a vacina a melhor forma de proteção contra a doença.

Observando-se o gráfico apresentado na Figura 4.10, é possível inferir que em 1996, quando a cobertura foi diminuída para 78%, ocorreu, logo no ano seguinte, um aumento significativo de casos de sarampo, ultrapassando o nível médio de registros e atingindo um pico de 53.600 casos confirmados.

Há fortes evidências de que houve êxito nas campanhas de vacinação contra o sarampo no Brasil. Por outro lado, tem-se como certo que, se não for efetivado e mantido um nível de cobertura vacinal elevado (em torno de 95%), os casos e surtos poderão retornar com novo impulso. Esse fato pode ser demonstrado com os surtos recentes ocorridos nos estados de Pernambuco e Ceará. Em 2013 foi registrado o surto de Pernambuco, acometendo 20 municípios, com 114 casos confirmados entre 19 de março e 17 de novembro. A maior parte dos casos acometeu a população com menos de 1 ano, com um óbito confirmado e a circulação do genótipo D8 (BRASIL, 2013). Já no caso do Ceará, o surto foi bem mais prolongado, ocorrendo entre dezembro de 2013 e 2015, com 1.052 casos confirmados em 38 municípios diferentes (LEMOS et al., 2017).

Na compreensão de eventos inusitados

Clínicos de Nova York e São Francisco, a partir de 1981, tiveram sua atenção despertada por um número progressivamente crescente de casos diagnosticados de sarcoma de Kaposi, além de excepcional frequência de infecções oportunistas por *Pneumocystis carinii*. O estado de profunda imunodepressão dos pacientes, sem que estivessem fazendo uso de medicamentos imunossupressores, levou os pesquisadores ao estudo aprofundado dessa nova entidade mórbida, sendo descoberto o vírus da AIDS. A partir de uns poucos casos diagnosticados entre 1978 e 1981, nos EUA, essa doença já atingia, em novembro de 1991, mais de 40 mil pessoas naquele país. Segundo estimativas da OMS para o ano de 2014, 36,9 milhões (31,3 a 41,4 milhões) de pessoas viveriam com AIDS, ocorreriam 2,7 milhões (2,4 a 2,9 milhões) de novas infecções pelo HIV e 1,8 milhão (1,6 a 1,9 milhão) de pessoas

morreriam de AIDS (WHO. UNAIDS. World AIDS Day Report, 2014), tendo essa projeção se confirmado. A Figura 4.11 apresenta a estimativa de pessoas vivendo com AIDS em 2011.

Na detecção de epidemias

Uma abordagem recente e nova para detecção de epidemias, em tempo real, consiste na utilização de ferramentas eletrônicas para captação de "casos prováveis". Um exemplo bem-sucedido dessa utilização foi o uso do *Google trends*. Foi detectada uma relação muito próxima entre a quantidade de pessoas que pesquisam tópicos relacionados com determinadas doenças e os casos notificados dessa doença pelos sistemas oficiais de notificação. O caso da influenza ilustra muito bem essa situação, quando o *"flutrends"* mostrou uma relação estatística significativa entre o número de buscas e o número de casos notificados pelo sistema de vigilância dos EUA, tendo sido essa ferramenta validada por vários trabalhos. O próprio administrador do sistema admite que nem todos os doentes vão buscar informações na internet, mas há um padrão de aumento das consultas *on-line* e em tempo real.

A Figura 4.12 ilustra os casos estimados de gripe com base em consultas históricas para os EUA, quando comparados aos dados oficiais de vigilância da gripe.

A vigilância tradicional de gripe é fundamental; entretanto, a maioria das agências de saúde se concentra num único país ou região e atualiza suas estimativas apenas uma vez por semana ou com frequência ainda menor. Atualmente, o *Google Tendências da Gripe* está disponível para diversos países espalhados pelo mundo e é atualizado todos os dias, fornecendo um complemento a esses sistemas existentes e a possibilidade de detecção de epidemias em tempo real. Outras doenças, como dengue, estão sendo testadas.

Para alguns epidemiologistas essa nova ferramenta é bastante motivadora, pois a detecção precoce de uma epidemia pode contribuir para uma intervenção mais rápida e oportuna.

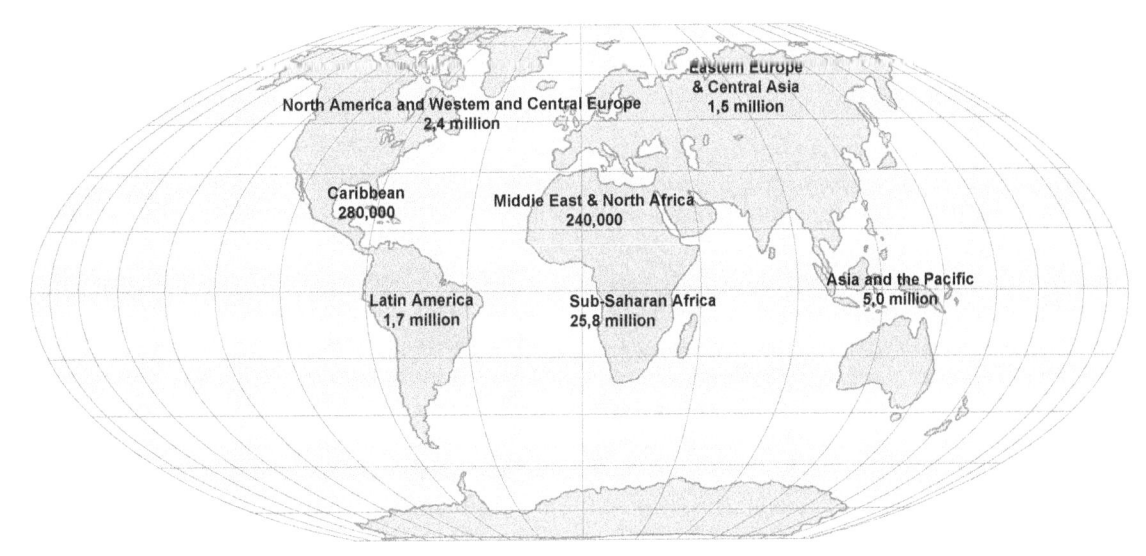

Total: 36,9 milhões [34,3 milhões – 41,4 milhões]

FIGURA 4.11 Número estimado de adultos e crianças vivendo com HIV – 2014.

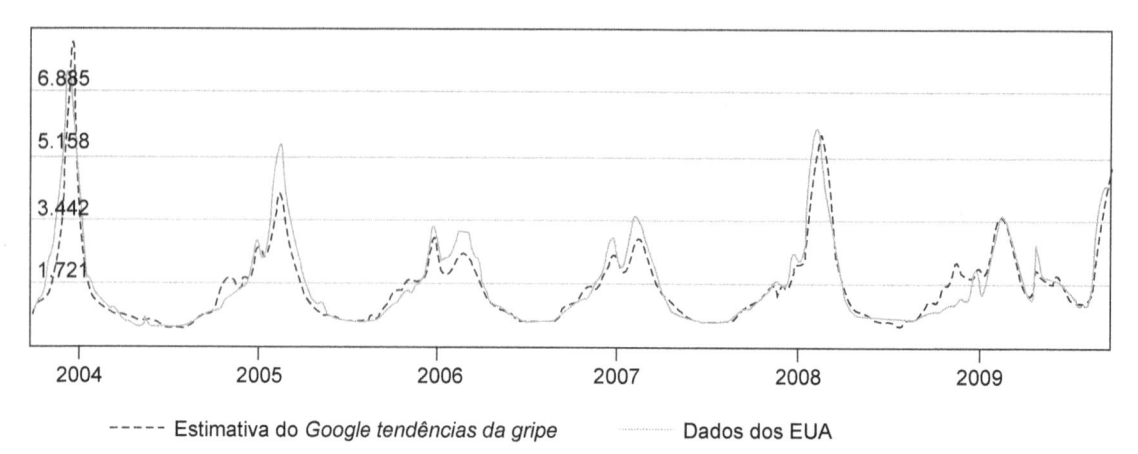

----- Estimativa do *Google tendências da gripe*   .... Dados dos EUA

FIGURA 4.12 Estimativa de casos de gripe.

VARIÁVEIS RELACIONADAS COM O ESPAÇO

A eleição de variáveis espaciais depende do conceito de espaço utilizado. Podem ser estritamente vinculadas ao ambiente físico ou, ao contrário, podem refletir também a realidade social dos lugares. Como dito por Barcellos e colaboradores (2002): "se a doença é uma manifestação do indivíduo, a situação de saúde é uma manifestação do lugar." Antes de discutirmos os grupos de variáveis que podem ser elencadas na tentativa de apreender a influência do lugar na distribuição de eventos nosológicos, resgatemos historicamente o conceito de espaço e como quase sempre este esteve articulado com os paradigmas médicos.

Conceito de espaço e o processo saúde-doença

O conceito de espaço tem sido incorporado pela saúde pública há mais de 2.000 anos e moldado de acordo com o paradigma médico vigente. No século V a.C., Hipócrates já associava a emergência de epidemias em determinadas regiões da Grécia às características climáticas do lugar, à qualidade da água disponível e ao estilo de vida dos habitantes, entre outros fatores. Em inúmeros trechos de sua obra "Dos ares, das águas, dos lugares", ele discorre acerca da importância das condições ambientais para a gênese das enfermidades até então conhecidas, entre as quais, provavelmente, tuberculose e malária (CAIRUS, 2005).

A partir do século XVIII, com as iniciativas de mapeamento das doenças e o nascimento da geografia médica, o espaço foi incluído com mais frequência como elemento fundamental para a compreensão dos fenômenos relacionados com o processo saúde-doença. Em 1792, o médico alemão Ludwig Finke lançava as bases conceituais da geografia médica ao publicar o tratado *Versuch einer allgemeinen medicinisch praktischen Geographie, worin der historische Theil der einheimischen Völker und Staaten Arzeneyhunde vorgetragen wird*, dividido em três partes. Na primeira parte, dedicada à geografia das doenças, o autor retomava concepções gregas, ao postular que a exposição da população aos diversos fatores geográficos e socioambientais deveria ser observada de maneira rigorosa e sistemática (BARRET, 1994). Essa abordagem seria o único modo de conhecer as verdadeiras causas das doenças e era sugerida por uma corrente

acadêmica cujos médicos ficaram conhecidos como neo-hipocráticos (BOUSQUAT & COHN, 2004).

De fato, até meados do século XIX, antes do triunfo da teoria dos germes, o espaço onde os indivíduos viviam era compreendido não só como o ambiente físico, mas também como o produto dos processos sociais locais. Essa visão estava em consonância com a teoria dos miasmas, que propugnava que as enfermidades seriam veiculadas pelo ar contaminado por emanações pútridas advindas, em geral, da própria atmosfera ou do solo de lugares insalubres (ROSEN, 1994). A maioria das pessoas que vivia nesses lugares sem qualquer saneamento – sendo inclusive repositórios de dejetos, lixo e, eventualmente, corpos – era de migrantes que acorriam às grandes cidades em busca de trabalho no período da Revolução Industrial europeia. A produção de doenças, portanto, associava-se a aspectos topográficos ou climáticos (regiões baixas, úmidas, pantanosas, próximas de cemitérios), mas também, indiretamente, a características sanitárias e socioeconômicas, como a pobreza em si, o baixo nível educacional e a falta de saneamento básico.

O modelo explicativo miasmático não considerava a existência de agentes etiológicos e, portanto, retardou ações de prevenção e controle de doenças transmissíveis voltadas ao indivíduo. Por outro lado, apesar do pressuposto equivocado (inexistência de agentes causais), baseou intervenções coletivas de alto impacto na saúde pública com o objetivo de sanear regiões produtoras dos odores nocivos e gases venenosos que supostamente seriam responsáveis, por exemplo, pelas epidemias recorrentes em algumas cidades.

Grandes reformas urbanas de caráter higienista foram desencadeadas na Europa com base na crença miasmática, atingindo expressivos contingentes populacionais. As principais medidas incluíam: o alargamento das ruas e avenidas, a drenagem dos pântanos, a ampliação do acesso ao saneamento básico e políticas habitacionais de redução dos adensamentos populacionais. Um bom exemplo ocorreu na Grã-Bretanha, quando o reformista social britânico Edwin Chadwick, adepto da teoria miasmática, descreveu os "bolsões de pobreza" de Londres em 1842 no célebre *Report on the Sanitary Condition of the Labouring Population of Great Britain* (Relatório sobre as condições sanitárias da população trabalhadora da Grã-Bretanha) (CHADWICK, 1843), associando as péssimas condições sanitárias às doenças transmissíveis e propondo reformas estruturais urbanas para solucionar o problema (Figura 4.13).

Posteriormente, sua atuação no Conselho Geral de Saúde também contribuiu para a realização de intervenções de saneamento ambiental nas áreas mais degradadas da cidade. Entre outras ações, o Conselho foi historicamente responsável pela criação da função de médico em Saúde Pública (ROSEN, 1994). As revolucionárias investigações das epidemias de cólera empreendidas por John Snow, já mencionadas no início deste capítulo, estabeleceram definitivamente a necessidade de se conhecer a distribuição espacial das doenças como forma de pressupor suas causas. Entre outros procedimentos metodológicos inovadores, o mapeamento dos óbitos por cólera nas imediações da Golden Square o havia ajudado a embasar a conclusão de que a doença era de veiculação hídrica. Ao refutar a hipótese de transmissão pelo ar, Snow prenunciara a era bacteriológica, afirmando que provavelmente havia um "fator" na água que seria a causa da doença, embora ainda não se pudesse isolá-lo (SNOW, 1990).

Quando Pasteur expõe sua "teoria germinal das enfermidades infecciosas" – segundo a qual todas as doenças infecciosas têm um microrganismo como agente causal e a capacidade de se propagar entre os indivíduos (transmissibilidade) – e em 1862 derruba a ideia da geração espontânea, abre caminho para a consolidação na medicina do paradigma biológico-individual. Paralelamente, na geografia, o conceito de espaço passa a limitar-se exclusivamente ao ambiente físico, abstraído de toda e qualquer ação humana. Esse conceito se coaduna perfeitamente com a medicina organicista e com o conceito de saúde como ausência de doença (BOUSQUAT & COHN, 2004). O espaço é estático, composto de matéria inanimada e visto pela ciência médica apenas como meio adequado ou inadequado à sobrevivência dos microrganismos. O espaço confunde-se metaforicamente com os meios de cultura para crescimento de germes, na medida em que passa a interessar apenas quando interfere na viabilidade do

agente etiológico, em sua capacidade de replicação e propagação deste entre humanos.

No final da década de 1930, os trabalhos do parasitologista russo Pavlovsky e, em seguida, do geógrafo francês Max Sorré promoveram uma maior aproximação conceitual e metodológica entre geografia e epidemiologia e, como consequência, ampliaram o conceito de espaço utilizado nas ciências da saúde. Em 1939, Pavlovsky expõe sua teoria do "foco natural das doenças", cujo mérito principal foi, além de propugnar a indissociável relação entre a gênese das doenças infecciosas e o meio ambiente, atribuir ao ser humano a eventual produção ou eliminação de focos de doença através de suas ações sobre a natureza. Pavlovsky citava ainda na década de 1940 a recente urbanização de algumas doenças, por ação antrópica, antes restritas ao ambiente silvestre, como a leishmaniose na Ásia Central.

A análise do espaço ganha relevo na medida em que sua alteração tem repercussões epidemiológicas evidentes (SILVA, 1997). No seu *Lesfondements de la géographie humaine*, de 1943, Max Sorre cria o conceito de "complexos patogênicos", também aplicado às doenças infecciosas. O autor defendia que o ser humano não é simples hospedeiro ou vetor de doenças. Suas ações ao longo do tempo e as mudanças sociais decorrentes interferem sobre os "complexos patogênicos", modificando a relação meio ambiente-indivíduo-enfermidade e, por consequência, alteram o modelo de determinação das doenças (FERREIRA, 1991).

A partir da segunda metade do século XX, com o predomínio das doenças crônicas, cujos fatores de risco são múltiplos, as cadeias explicativas tornaram-se complexas, introduzindo determinantes relacionados com a genética, a ecologia e o estilo de vida. O espaço agora jamais pode excluir as ações humanas e está em permanente movimento, moldado pelas relações sociais, com limites rarefeitos. Embora não desconsidere suas dimensões físicas, o conceito de espaço incorpora uma perspectiva temporal ao aceitar que as dinâmicas sociais ali estabelecidas podem modificá-lo sucessivamente no decorrer da história. O espaço é momento e está em constante processo de mudança, e modificando "formas e valores" (SANTOS, 1996).

Elegendo variáveis

Racionalmente, obedecendo a critérios gerais preestabelecidos e ditados pela observação, o espaço pode ser organizado e subdividido em lugares delimitados e perfeitamente definidos. No entanto, como observado anteriormente, deve ser levado em consideração que o espaço físico, apesar de poder ser racionalmente fracionado em lugares que o integrem, nunca poderá ser visto isoladamente. Essa perspectiva abrangente tem sido usada pela geografia contemporânea (SANTOS, 1978) e aplicada em campos como o da epidemiologia das doenças (SILVA, 1999).

O projeto Vigilância de Doenças Crônicas (Vigitel) é um inquérito telefônico realizado anualmente, desde 2006, em todas as capitais dos estados brasileiros e no Distrito Federal com a finalidade de monitorar fatores de risco e proteção para doenças crônicas não transmissíveis. Seus resultados

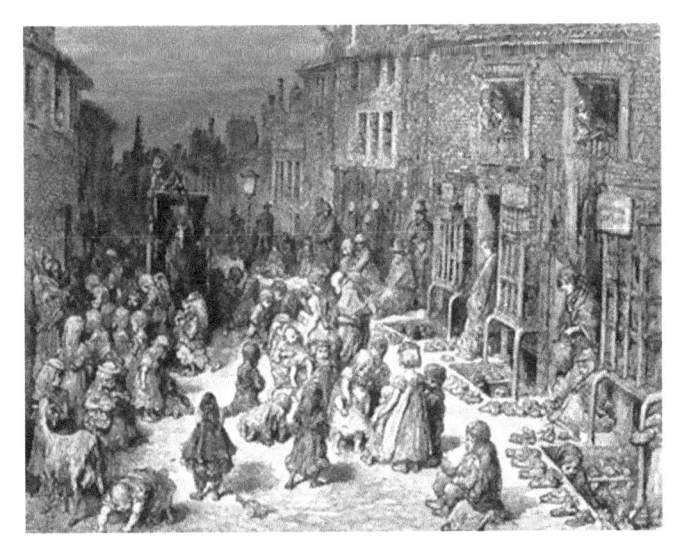

FIGURA 4.13 Bairro operário de Londres no século XIX. Ilustração de Gustave Doré, 1872. (Fonte: Benévolo, 1999.)

mostram o quanto a distribuição das condições de risco varia de acordo apenas com o lugar (nesse caso, os limites das cidades incluídas no inquérito). A Figura 4.14 apresenta os dados obtidos pelo Vigitel 2014 no que se refere à obesidade masculina. A variação entre as capitais impressiona: enquanto em São Luís apenas 13% dos homens estavam obesos, essa proporção era quase duas vezes maior em Porto Alegre (BRASIL, 2015).

Os diferentes critérios adotados para organização e subdivisão racionais do espaço constituem as *variáveis de lugar*, as quais podem ser agrupadas em variáveis geopolíticas, variáveis político-administrativas e variáveis geográficas.

Variáveis geopolíticas

Existem muitas variáveis geopolíticas possíveis: "países da América Latina", "países emergentes", "países filiados à Organização das Nações Unidas". Quando o espaço é recortado segundo uma dessas variáveis, tomada como variável independente, diz-se que o estudo do evento saúde-doença é feito comparativamente em nível internacional.

Os estudos comparativos de incidência envolvendo nações tornam viáveis as classificações (com o ordenamento dos países), seja em função da efetividade de seus serviços de saúde, seja em função de seu nível de doença. Dessa maneira, podem ser orientadas ações de saúde locais e internacionais. Em resumo, as comparações internacionais facilitam o monitoramento do estado de saúde da nação e a avaliação das metas, eventualmente alcançadas, relativas ao controle de doenças e à melhoria da qualidade de vida da população.

Para a consecução de análises comparativas podem ser considerados países de um mesmo continente, países com nível de desenvolvimento econômico próximo, países com problemas sanitários compartilhados ou, ainda, países de clima semelhante. Podem, ao contrário, ser contrastados, por exemplo, os dados das nações integrantes do G8 (grupo de países mais ricos do mundo) com os dos países de menor índice de desenvolvimento humano (IDH).

As variações na incidência das enfermidades podem sugerir os determinantes envolvidos no processo saúde-doença. As diferenças entre países normalmente são explicadas pelas condições geográficas, pelos fatores socioeconômicos e ambientais, pelas características culturais e costumes ou pelas diferenças na constituição genética dos povos.

Os informes envolvendo doenças e causas de morte, sobre os quais se assentam os estudos comparativos, preenchem duas categorias:

- **Dados sistemáticos, recolhidos e publicados pelos órgãos de saúde federais, estaduais e municipais:** a Secretaria de Vigilância em Saúde do Ministério da Saúde (SVS/MS), por exemplo, publica ou disponibiliza em meio eletrônico, periodicamente, informes acerca do comportamento das principais doenças e agravos no cenário nacional. A Figura 4.15 apresenta uma série histórica do coeficiente de prevalência de microcefalia ao nascer por região de residência da mãe (A), o coeficiente por mês de nascimento em 2015 (B) e por estado da região Nordeste nesse mesmo ano (C). Evidencia-se um aumento inequívoco dessa alteração neurológica em recém-nascidos cujas mães residiam nos estados do Nordeste brasileiro a partir de julho de 2015 (BRASIL, 2016).

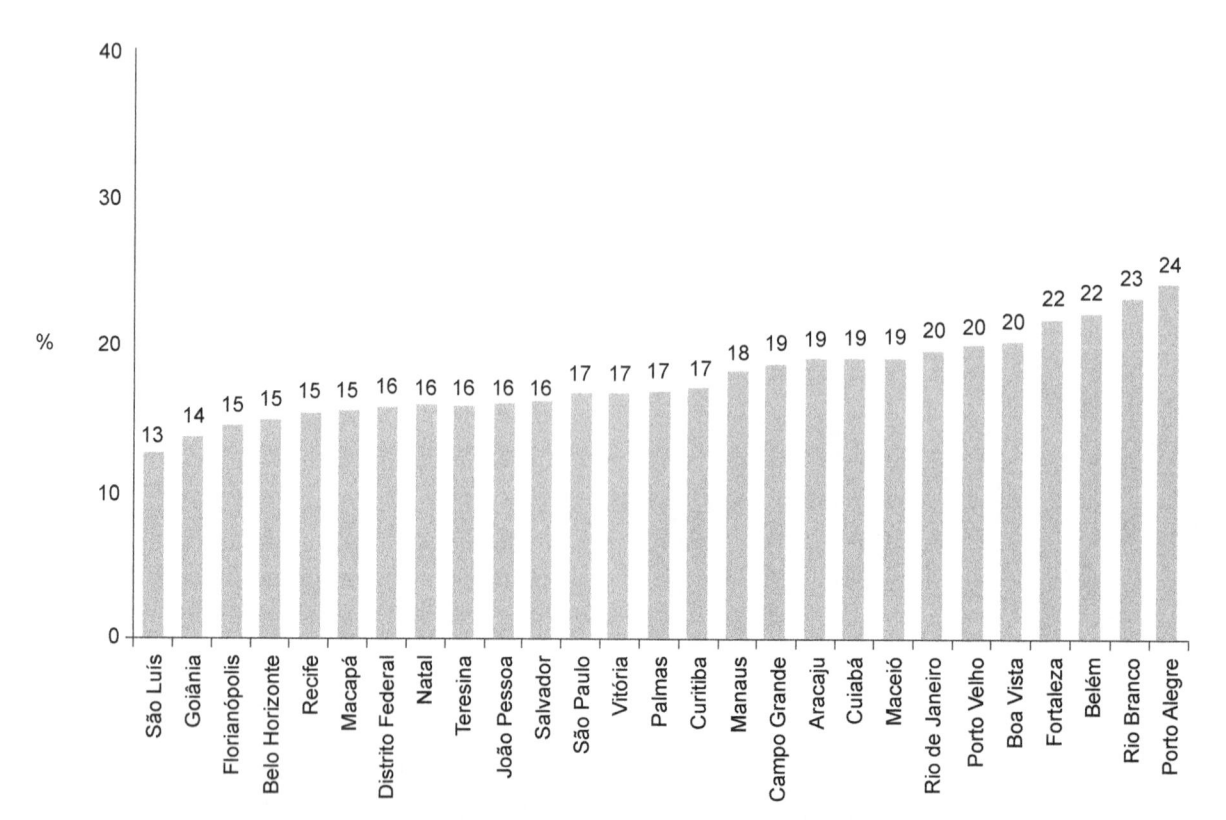

FIGURA 4.14 Percentual de homens (≥ 18 anos) com obesidade (IMC ≥ 30kg/m²), segundo as capitais dos estados brasileiros e o Distrito Federal – Vigitel, 2014.

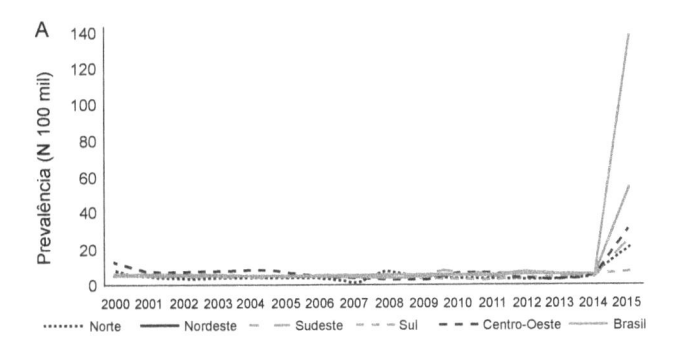

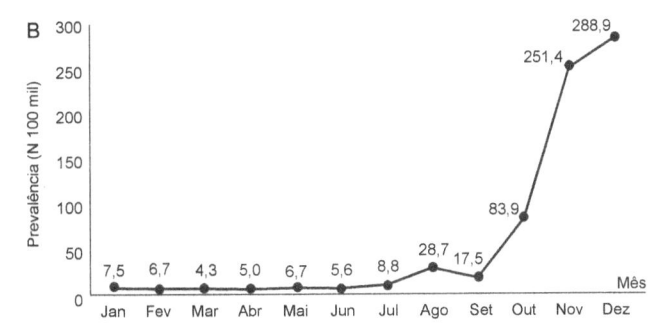

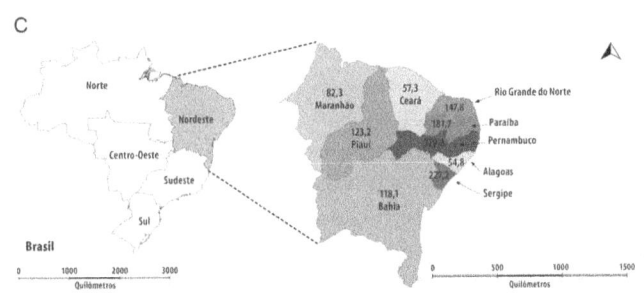

FIGURA 4.15 Coeficiente de prevalência de microcefalia ao nascer (por 100 mil nascidos vivos), segundo região de residência da mãe, 2000 a 2015 (**A**); mês de nascimento em 2015 (**B**); e estado de residência na região Nordeste do Brasil em 2015 (**C**).

- **Dados não sistemáticos resultantes de inquérito ou estudos especialmente delineados:** em inquérito epidemiológico para dengue realizado em três distritos sanitários de Belo Horizonte em 2006 e 2007, Pessanha e colaboradores encontraram soroprevalência de 11,9%. A prevalência é significativamente menor do que a encontrada em outras capitais brasileiras, indicando com isso que existe, de acordo com os autores, a possibilidade de que mais de dois milhões de pessoas residentes na cidade ainda estejam suscetíveis a qualquer um dos quatro sorotipos do vírus da dengue (PESSANHA et al., 2010). No caso da febre chikungunya e zika, de transmissão muito recente no Brasil, inquéritos sorológicos nacionais ou estaduais poderiam ser importantes, pois possibilitariam conhecer a soroprevalência das infecções pelos dois arbovírus e, por conseguinte, uma estimativa da população ainda suscetível.

Os informes não sistemáticos retroalimentam os serviços de saúde, pois podem agregar variáveis que escapam às rotinas e práticas cotidianas de vigilância. Isso possibilita a realização de comparações mais sofisticadas do ponto de vista metodológico, sobretudo no que se refere a uma caracterização espacial mais abrangente.

Os informes sistemáticos no Brasil têm ganhado, indiscutivelmente, credibilidade ao longo das últimas décadas, possibilitando comparações com os países desenvolvidos, desde que garantidas metodologias semelhantes. A melhoria da qualidade das informações é sentida, sobretudo, quando a doença em questão é de notificação compulsória (DNC) e o problema secular da falta de registro de dados é atenuado. Evidentemente, sistemas nacionais de saúde menos consolidados, com serviços de vigilância ainda incipientes, favorecem a subnotificação de doenças e tornam inviáveis as comparações.

Alguns países nem mesmo chegam a remeter seus dados para divulgação por intermédio de organismos internacionais. Portanto, conclusões a partir da comparação de incidências devem ser inferidas com precaução. Alguns fatores contribuem para a heterogeneidade dos procedimentos e comprometem a fidedignidade das informações, entre os quais:

1. **Diferenças no registro e processamento de dados:** o desinteresse e o descaso pelo registro de dados, expressos no preenchimento precário de prontuários hospitalares, declarações de óbitos e fichas de notificação de doenças, são marca indelével de países ainda em processo de desenvolvimento. As falhas de registro podem enviesar conclusões acerca do comportamento das doenças de um país e impedir comparações com os demais, na medida em que seus dados retratam um cenário inexistente.

2. **Acesso aos serviços de saúde:** ainda há regiões, inclusive em países de economia forte, mas com renda mal-distribuída, onde grande número de pessoas adoece e morre sem que tenha tido qualquer contato com um profissional médico. Falta de pessoal habilitado, grandes distâncias, indisponibilidade de recursos financeiros e serviços públicos, desarticulação administrativa, incompetência e corrupção são alguns dos fatores que contribuem para dificultar o acesso da população a serviços de saúde de qualidade.

3. **Confusão semântica:** nomes iguais dados a coisas diferentes ou nomes diferentes dados ao mesmo evento. Mesmo após a adoção da última Classificação Internacional de Doenças (CID-10) e Causas de Óbitos, com registro por meio de rubricas numéricas, ainda é possível a existência de disparidades de nomenclatura de país para país e de região para região.

4. **Diferentes níveis de certeza no diagnóstico de doenças:** a precisão diagnóstica se relaciona, em geral, com a competência clínica do médico e com o acesso que ele tenha aos principais exames laboratoriais e de imagem exigidos para um determinado caso. Como a disponibilidade de profissionais e meios diagnósticos, sobretudo aqueles de alta complexidade, pode estar comprometida em países mais pobres ou, como demonstra a realidade brasileira, extremamente concentrada nas grandes cidades, o nível de certeza dos diagnósticos varia com o nível de desenvolvimento das nações.

Instituições como a OMS e a Organização Pan-Americana de Saúde (OPAS) têm incentivado a melhoria do manejo e da qualidade dos dados, possibilitando comparações entre os países acerca da incidência e prevalência de doenças. Apesar das limitações expostas, inerentes às informações sobre mortalidade e morbidade, esses dados serão bastante úteis se manipulados criticamente. Nos casos em que as diferenças encontradas sejam maiores do que o grau de incerteza dos dados, elas serão provavelmente reais e não artificialmente criadas.

Variáveis político-administrativas

Os territórios nacionais podem estar organizados segundo critérios político-administrativos arbitrários, que separam artificialmente áreas homogêneas ou unem áreas inteiramente díspares sob os pontos de vista físico, ecológico, social ou de estrutura produtiva. Em situações específicas, mais adequadas, estão subdivididos em função de critérios de natureza geográfica ou histórica.

Existem disparidades entre as unidades administrativas (estados e municípios) no que tange ao registro de dados. No entanto, com a melhoria da qualidade das informações, refletida na diminuição gradativa dos óbitos por causas maldefinidas, no aumento da notificação das DNC e no monitoramento mais eficiente das DANT, para alguns agravos é possível estabelecer criticamente comparações de indicadores e daí inferir conclusões de algum valor científico e administrativo.

Em publicação de 2012, denominada *Situação Social nos Estados*, o Instituto de Pesquisa Econômica Aplicada (IPEA) estabelece um abrangente retrato dos estados brasileiros. A indiscutível melhoria da maioria dos indicadores observada não foi suficiente para reparar as imensas desigualdades regionais. Enquanto, por exemplo, a proporção de brasileiros que viviam em extrema pobreza em 2009 era de aproximadamente 5%, entre os nordestinos alcançava mais do que o dobro (11%). Analogamente, indicadores que podem ser utilizados como marcadores da situação socioeconômica, como a Taxa de Mortalidade Infantil (TMI), ainda registram disparidades (IPEA, 2012).

A divisão em unidades administrativas ou censitárias é a que melhor se adapta à disponibilidade de dados, pelas seguintes razões:

- Sua área é de certo modo delimitada, permitindo que se possam distinguir quais eventos nela ocorrem.
- Dispõem de informações censitárias: população recenseada e população projetada por idade e sexo, dentre outras variáveis. Esses dados constituirão os denominadores no cálculo de coeficiente e índices.
- Dispõem de dados sistemáticos referentes aos casos e aos óbitos registrados na área por eles abrangidos. Esses valores serão tomados como numeradores no cálculo de coeficientes.
- Dispõem de dados sobre as unidades de saúde, recursos humanos e demanda atendida pela atenção básica e especializada.

Quando a Figura 4.16 é analisada, percebe-se que os casos de síndrome congênita pelo ZIKAV (SCZ), notificados entre 2015 e 2016, concentraram-se nos municípios do Nordeste. Como se trata de um dano potencialmente irreversível, os bebês portadores de SCZ precisarão de longo acompanhamento multiprofissional, que se inicia em núcleos de estimulação precoce e pode envolver diversas especialidades médicas. O impacto socioeconômico e psicológico sobre as famílias afetadas, muitas vivendo no sertão nordestino em condição de pobreza extrema, com dificuldade de acesso aos

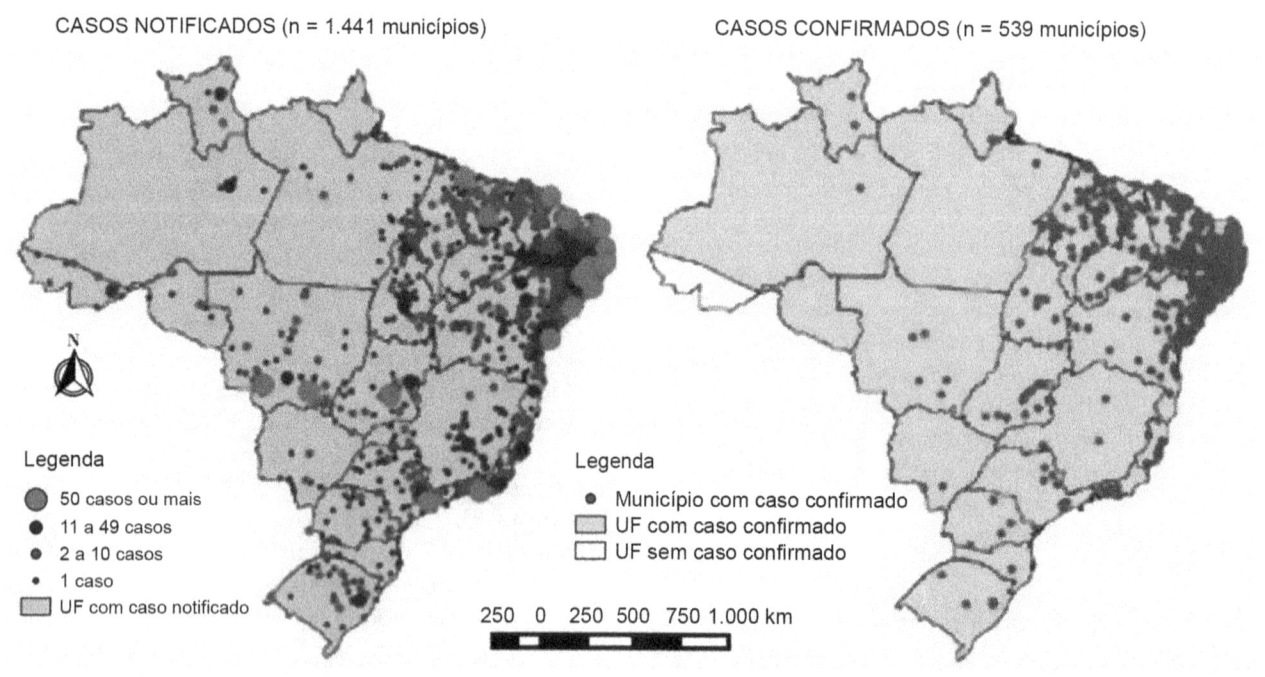

FIGURA 4.16 Distribuição espacial dos casos suspeitos (N= 7.723) e confirmados (N= 1.489) de síndrome congênita associada à infecção pelo vírus zika – Brasil, 8 de novembro de 2015 a 28 de maio de 2016 (semanas epidemiológicas 45/2015 a 21/2016).

serviços de saúde, é sentido principalmente pela gestão local. Por essa razão, os governos federal e estaduais tiveram de dimensionar repasses adicionais com base, entre outros, em critérios político-administrativos referentes aos municípios de residência das mães.

Variáveis geográficas

A explicação da doença como fenômeno de massa pede a investigação de suas vertentes populacionais – social, econômica e política – analisadas a partir de seus fatores contribuintes. Pede também uma análise crítica da estrutura social como determinante no processo de geração de doença nas coletividades.

Portanto, a proposição de um fator de risco geográfico isolado para um determinado agravo é um artifício metodológico necessário. Trabalha-se a partir dessa abstração para melhor se ter o controle das variáveis e acesso a hipóteses causais. Na verdade, os chamados fatores geográficos compõem sistemas ecológicos mais complexos. A ecologia e a doença expressam um cenário epidemiológico que, por sua vez, está associado à estrutura social vigente dotada de historicidade.

O conceito de espaço geográfico discutido favorece a compreensão e a delimitação do que sejam as variáveis geográficas e aquilo que constitui a materialização destas na realidade empírica: os fatores geográficos.

Considera-se *espaço geográfico* uma determinada porção localizada da superfície terrestre, constituída pelas rugosidades, águas correntes e estanques, solo, clima, fauna e flora, ocupada ou não, modificada ou não e organizada por um tecido populacional socialmente estruturado, acrescida dos resultados objetivos de intervenção do ser humano no decurso da história.

Os elementos do espaço geográfico que se põem ao observador constituem a paisagem. Assim, a paisagem nada mais é do que o reflexo do espaço. Seu aspecto, a um dado momento, é resultante da confluência de três contribuições essenciais:

- Dos condicionantes básicos, físicos, químicos e morfológicos, formadores do substrato abiótico.
- Da existência e dinamismo do componente biótico, formado pela flora e pela fauna.
- Da atuação do ser humano em decorrência de suas necessidades sociais e econômicas.

Apresentada a definição de espaço geográfico, pode-se inferir que o ser humano se encontra aí duplamente inserido. O ser humano existe num ambiente dotado de prioridades morfológicas, físicas, químicas e biológicas próprias, pertencente a uma população cujos hábitos, valores e crenças condicionam, em parte, suas ações e cujas peculiaridades, desde as genéticas até as econômicas, fazem-no semelhante aos de seu grupo e diferente de outros indivíduos inseridos em outros contextos. Dessa análise decorre a proposição de duas séries de variáveis geográficas presentes nos estudos epidemiológicos descritivos: as variáveis ambientais e as populacionais.

Na paisagem são distinguíveis duas categorias de elementos, considerados sob o ponto de vista da ação organizadora do ser humano:

- **Elementos naturais:** são aqueles cuja presença é independente da intervenção humana: elementos da topografia e da hidrografia, solo, fatores climáticos, fauna e flora nativas.
- **Elementos artificiais:** são acrescentados pelo ser humano à paisagem modificada: represas, edificações, obras de irrigação, plantações etc.

Se esses elementos forem considerados inseridos numa estrutura atual ou potencialmente nosogênica, eles estariam participando como fatores contribuintes, ambientais ou populacionais, naturais ou artificiais.

A indagação colocada pelos estudos epidemiológicos – "Onde, quando e quem é acometido por determinada doença ou agravo?" – pode perfeitamente ser adaptada para "em que tipo de ambiente? E quais as características da população onde isso ocorre?".

Influência de fatores demográficos

As populações divergem em sua composição. As disparidades são evidenciadas à medida que se procura configurar a estrutura populacional levando em conta variáveis como local de moradia (urbano ou rural), estado civil, profissão, etnia e nível econômico.

Dentre as variáveis demográficas, em relação às quais as populações são diferentes, idade e sexo são as predominantes nos estudos epidemiológicos. Para visualização da composição da população segundo essas duas variáveis, são utilizados dispositivos gráficos denominados pirâmides etárias. A Figura 4.17 mostra a evolução da estrutura etária brasileira desde 1980 até a pirâmide projetada para 2020. De uma base ainda alargada com predomínio maciço de crianças e adultos jovens em 1980, o país chegará a 2020 com uma população idosa expressiva, principalmente do sexo feminino, e um "achatamento" da base da pirâmide com redução da proporção de crianças (IBGE, 2001).

O conhecimento da composição da população e da morbidade e mortalidade não é importante apenas para sugerir associações significativas entre a referida composição e fatos vitais, mas, principalmente, para aplicação das medidas de controle específicas. Além disso, torna possível a anulação da contribuição diferencial dada por composições discrepantes no cálculo de coeficientes gerais de mortalidade e de morbidade. Isso se faz calculando coeficientes padronizados, onde se deve ponderar o quantitativo de cada estrato para os países ou regiões a serem comparados.

Variação local e análise espacial em saúde

Dentre as possíveis formas de estudo da concentração espacial diferenciada de casos de doença ou causas de óbitos, a denominada *variação local* abrange as ocorrências que se dão em espaços restritos. Por essa denominação entendam-se desde unidades residenciais familiares até comunidades da dimensão de bairros, distritos, vilas, cidades e áreas específicas atendidas por determinados serviços públicos. Como partes desse amplo espectro devem ser incluídos ambientes coletivos, como escolas, asilos, hospitais e quartéis, e concentrações superpopulosas, como prédios de apartamentos e

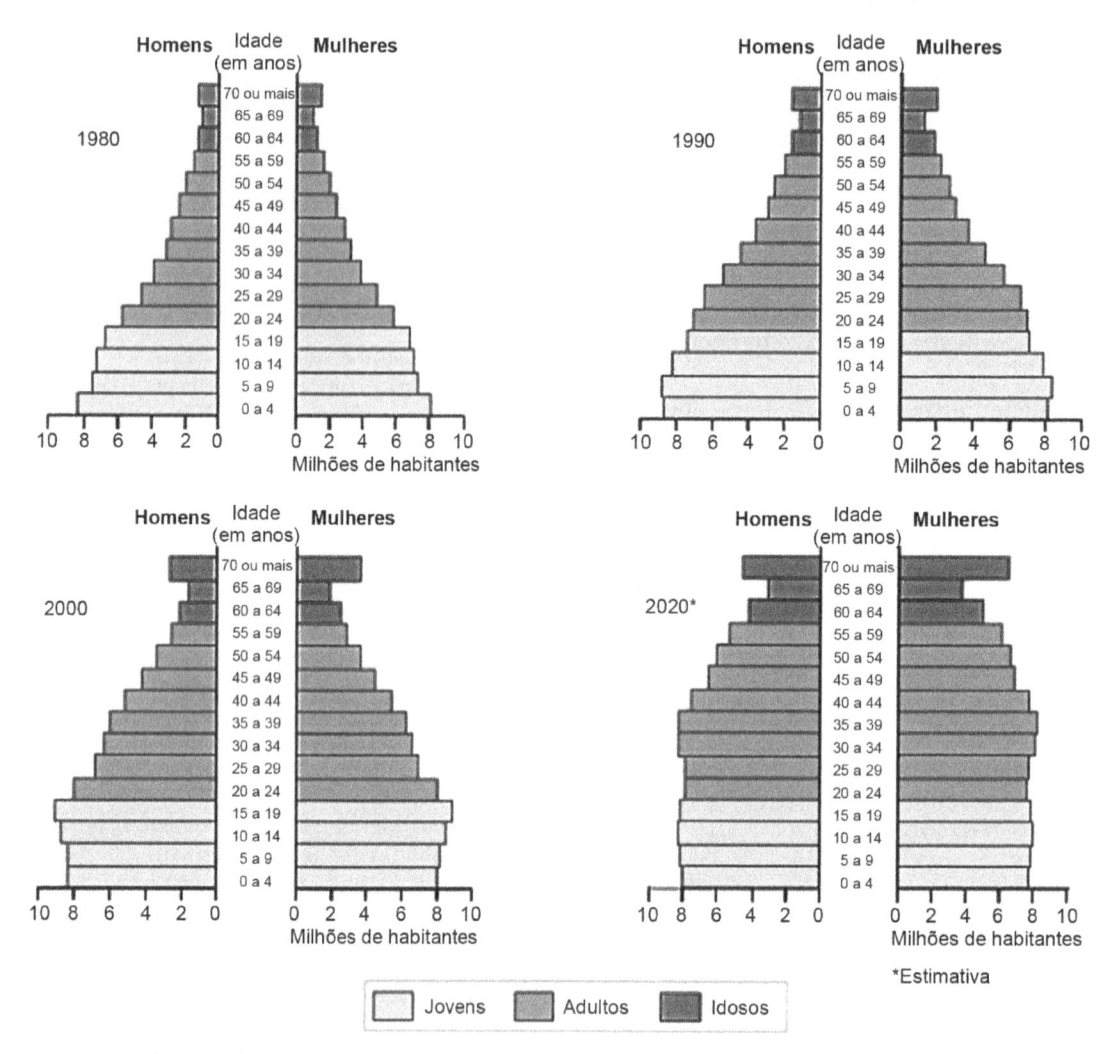

FIGURA 4.17 Evolução da estrutura etária brasileira (1980-2020). (Fonte: Anuário estatístico do Brasil. Rio de Janeiro: IBGE, 1998. Censo demográfico 2000. Rio de Janeiro: IBGE, 2001.)

favelas. As variações locais em espaços menores, cujos limites são menos precisos, demandam tipos de análise dos dados espaciais mais detalhados, com uso de técnicas específicas. Análise espacial em saúde pode ser definida como o estudo quantitativo da distribuição de doenças e agravos que tenham sido referenciados geograficamente (MEDRONHO, 2009).

O georreferenciamento de eventos (sua vinculação a um mapa) é geralmente uma base cartográfica digital com base na latitude e longitude dos endereços, no processamento desses dados e sua entrada e análise em sistemas de informação, o que torna possível sua utilização para compreensão dos fenômenos que ocorrem no espaço, basicamente resume o roteiro de análise.

Barcellos e colaboradores (2008) definiram *geoprocessamento* como um "conjunto de tecnologias direcionadas à coleta e ao tratamento das informações espaciais com objetivos específicos, as quais devem ser executadas por sistemas de informação adequados para cada aplicação". Os Sistemas de Informação Geográfica (SIG) têm sido muito utilizados na área da saúde, facilitando o entendimento dos processos que ocorrem no espaço geográfico, na medida em que aumentaram gradativamente suas possibilidades operacionais, incluindo armazenamento, apresentação e análise de dado.

As técnicas e ferramentas de análise espacial indicadas podem ter maior ou menor sofisticação tecnológica e são utilizadas tanto em investigações epidemiológicas como pelos serviços de vigilância no monitoramento cotidiano de doenças. Os desenhos dos estudos podem variar, de acordo com os objetivos, entre aqueles que buscam, por meio da análise espacial exploratória dos dados, encontrar padrões de distribuição nosológicos ou aglomerados de casos e aqueles que, com o uso de métodos de maior poder, como a *modelagem*, tentam estabelecer relações de causa entre fatores de risco dito espaciais e a ocorrência de doenças na população.

Os métodos de análise espacial utilizados no âmbito da epidemiologia descritiva são, principalmente, a *visualização*, baseada no mapeamento de agravos, e a já mencionada *análise exploratória de dados*.

As abordagens espaciais descritivas são geralmente de base populacional e nos últimos anos vêm sendo incorporadas às práticas de vigilância por favorecerem: a realização de diagnósticos de saúde mais precisos; a detecção de surtos espacialmente delimitados; a identificação da mudança de comportamento de algumas doenças com base na distribuição espacial esperada; e a predição de cenários epidemiológicos futuros.

Os procedimentos operacionais de análise espacial são: a *análise de padrões pontuais*, a *análise de dados de área*, a *análise de dados em espaços contínuos* e a *análise de interação espacial* (BAYLEY & GATRELL, 1995).

Para ilustrar, citam-se dois exemplos do uso de procedimentos de análise espacial no contexto dos serviços de vigilância, reforçando sua importância na compreensão da dinâmica de transmissão das doenças.

A Figura 4.18 apresenta a distribuição espacial da AIDS no município de Fortaleza, em quinquênios, desde o aparecimento do primeiro caso, em 1983. Para análise de padrões pontuais foi utilizada a estimativa de Kernel, uma técnica estatística exploratória, de detecção de aglomerados, que mostra o padrão de distribuição de pontos (casos georreferenciados), promovendo a identificação visual das áreas com maior incidência no período estabelecido. Percebe-se a concentração inicial nos bairros próximos à orla marítima e no centro da cidade, representada pelas áreas mais escuras do mapa. À medida que a epidemia se alastra, ocorrem uma dispersão dos casos e um deslocamento dos aglomerados para periferia da cidade. O último período retratado já reflete uma diminuição do número de casos e uma suavização dos aglomerados com poucas áreas de intensa transmissão.

A Figura 4.19 mostra a dinâmica de transmissão espacial e temporal da dengue na cidade de Fortaleza nos primeiros 8 meses de 2015 também com base na estimativa de Kernel.

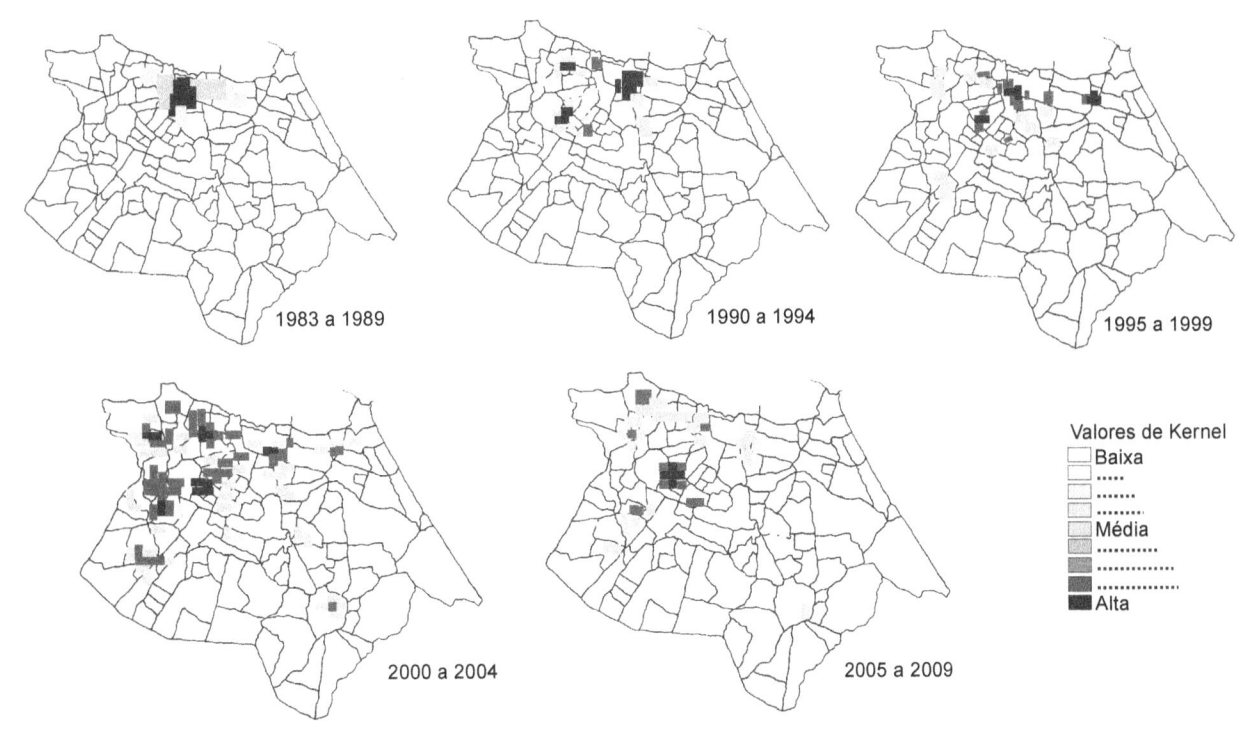

FIGURA 4.18 Distribuição da densidade espacial de casos de AIDS de 1983 a 2009 em Fortaleza. (Fonte: CIEVS/CEVEPI/MS.)

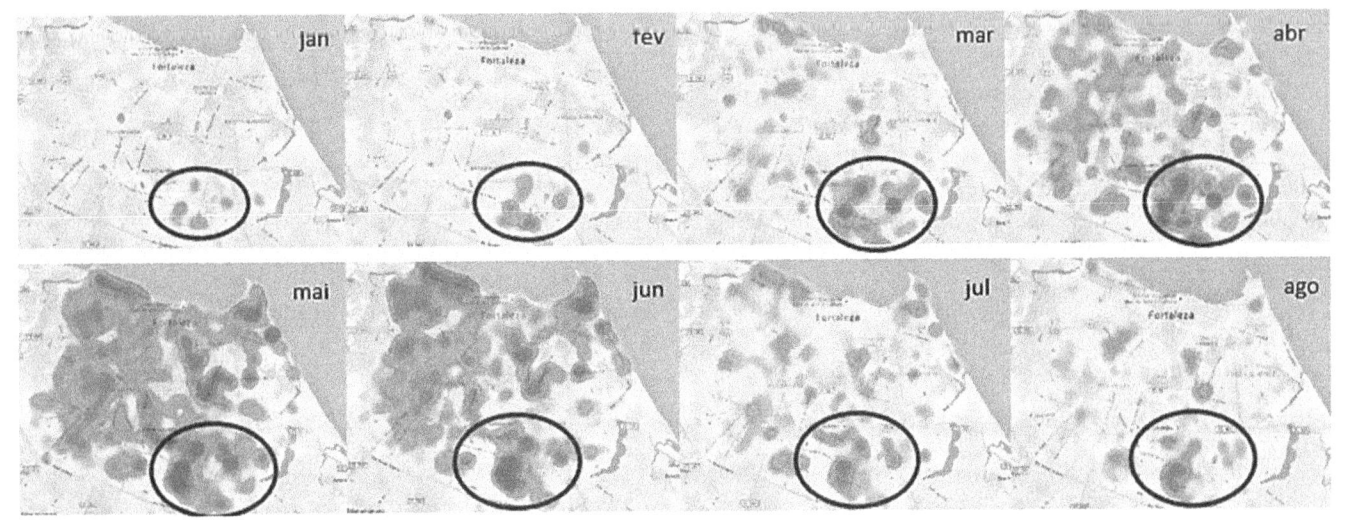

FIGURA 4.19 Distribuição espacial (estimativa de Kernel) e temporal por mês do início dos sintomas dos casos confirmados de dengue em Fortaleza – janeiro a agosto/2015. Sistema de Monitoramento Diário de Agravos (SIMDA), Secretaria Municipal de Saúde de Fortaleza.

A partir da detecção de um aglomerado de casos em janeiro ao sul do município, acompanha-se o movimento da epidemia por contiguidade com esse *cluster* inicial e em "saltos" para outras regiões da cidade ao longo dos meses. Observa-se também que, curiosamente, até o início da estação seca, em julho/agosto, ainda havia um resíduo de casos onde o processo epidêmico se iniciou (circulado nos mapas). A suposta persistência da doença, com incomum retardo no esgotamento dos suscetíveis em algumas áreas, foi uma evidência importante da circulação simultânea de mais um arbovírus naquele ano.

O emprego de técnicas de análise espacial para investigação entre fatores de risco e a ocorrência de agravos ainda é debatido na medida em que os dados normalmente são de base populacional e dificultam a construção de nexo causal entre exposição e desfecho. No entanto, sua aplicação no âmbito da epidemiologia descritiva é de inquestionável valor, principalmente por caracterizar a distribuição de eventos no espaço de maneira mais abrangente e útil na produção de "informação para ação" (CARVALHO & SOUZA-SANTOS, 2005).

VARIÁVEIS RELACIONADAS COM A PESSOA

As variáveis relacionadas com a pessoa independem do tempo e do espaço e, portanto, não devem ser confundidas com as variáveis populacionais. Estas, as variáveis populacionais, se ligam, de um modo ou de outro como variáveis geográficas que são, ao espaço ocupado. É necessário esclarecer que algumas das variáveis listadas a seguir, aqui classificadas como variáveis pessoais, podem ser igualmente aplicadas a contextos populacionais, desde que sua função lógica seja a de possibilitar a comparação de grupos populacionais homogêneos, espacialmente localizados, como é o caso das variáveis raça, etnia, cultura, religião e nível socioeconômico. Quanto a este último item, usamos anteriormente a expressão "condição socioeconômica" quando a referência foi feita a populações espacialmente homogêneas por esse critério. Tratando-se, no entanto, de estudo descritivo da incidência de doença numa população heterogênea, em condições tais que os atributos de população não possam ser tomados como características do lugar, as mesmas variáveis assumem a qualidade de variáveis pessoais, próprias para caracterizar grupos específicos cujos indivíduos componentes estejam espacialmente dispersos no seio da população abrangente, heterogênea.

Conforme adaptação feita a partir de Jenicek & Cleroux (1982), as variáveis discriminadas a seguir representam algumas das variáveis relacionadas com a pessoa, já comprovadas como epidemiologicamente significativas em estudos anteriores relacionados com a distribuição de doenças e causas de morte:

1. **Características gerais:**
   - Idade.
   - Sexo.
2. **Características familiares:**
   - Estado civil.
   - Idade dos pais.
   - Dimensão da família.
   - Posição na ordem de nascimento.
   - Privação de pais (de um ou de ambos).
   - Morbidade familiar por causas específicas.
3. **Características étnicas:**
   - Raça.
   - Cultura.
   - Religião.
   - Lugar de nascimento.
   - Grupo étnico.
4. **Nível socioeconômico:**
   - Ocupação.
   - Renda pessoal, renda familiar ou renda familiar *per capita*.
   - Nível de instrução.
   - Tipo e zona de residência.
   - Sinais exteriores de riqueza.
5. **Ocorrências durante a vida intrauterina e ao nascer:**
   - Idade materna ao nascer.
   - Número de fetos gestados (único ou gêmeos).
   - Características e ocorrências durante o parto.
   - Condições físicas da mãe e ocorrências vividas por esta durante a gestação. Incluir os subitens que compõem os tópicos seguintes:
     – características endógenas (da mãe);
     – ocorrências acidentais (vividas pela mãe);
     – hábitos e atividades (referentes à mãe).
6. **Características endógenas:**
   - Constituição física.
   - Resistência individual.
   - Estado fisiológico.
   - Estado de nutrição.
   - Doenças intercorrentes.
   - Tipo de comportamento.
7. **Ocorrências acidentais:**
   - Ocorrências estressantes.
   - Doenças sofridas: medicamentos eventualmente consumidos.
   - Acidentes sofridos.
8. **Hábitos e atividades:**
   - Atividades ocupacionais.
   - Medicamentos usados com certa constância.
   - Uso/abuso de inseticidas domésticos e agrícolas.
   - Uso excessivo de drogas permitidas (fumo, álcool, medicamentos).
   - Uso de substâncias ilícitas.
   - Comportamento alimentar.
   - Atividade física.
   - Lazer.

Algumas características podem ser tratadas como exposições nos estudos descritivos, a exemplo dos alimentos que compõem determinada dieta individual ou familiar. Dada sua extensão, não cabe detalhar nos limites de um capítulo todas as variáveis assinaladas. Na edição anterior tratamos de discutir as variáveis idade e sexo; no entanto, com a discussão atual sobre os determinantes sociais em saúde, faremos uma rápida menção a mais algumas das variáveis supracitadas.

Idade

Dentre todas as variáveis relacionadas com a pessoa, a idade é uma característica que soma maior quantidade de relatos em estudos de epidemiologia.

O estudo da associação entre incidência, prevalência ou mortalidade por determinada doença e idade se faz através dos coeficientes específicos por idade para uma determinada causa.

Na distribuição da incidência, prevalência ou mortalidade, a variável idade é comumente escalonada em grupos etários de diferentes tamanhos, não sendo adotada a prática de apresentá-la em intervalos de 1 ano, exceto para as faixas iniciais de idade, como os menores de 1 ano ou até os menores de 1 mês ou crianças menores de 1 semana (tendo como finalidade, por exemplo, estudos específicos de mortalidade infantil, neonatal e pós-neonatal).

Dá-se o nome de *grupo etário* ao conjunto de pessoas cujas idades se situem dentro de um mesmo intervalo etário.

A distribuição dos casos de doenças e óbitos, levando em conta apenas os dados brutos, pode ser relevante para fins administrativos, mas não informa sobre o risco (probabilidade de morrer ou de adoecer) por grupo etário. Por exemplo, o risco de adoecer de tuberculose é menor entre crianças menores de 1 ano de idade do que entre pessoas de 15 a 54 anos de idade. Com os dados de tuberculose no Brasil em 2010, foram colocadas na Figura 4.20 diferentes faixas etárias para os sexos masculino e feminino, além dos respectivos coeficientes de incidência. Observa-se que, apesar de a doença ter atingido mais os adultos jovens, há maior incidência entre as pessoas do sexo masculino, principalmente nos indivíduos maiores de 15 anos, diferente daqueles menores de 5 anos de idade, o que demonstra maior preocupação com os adultos, pois representam maior risco. Nesse exemplo, uma única variável política específica poderia ser estabelecida para reduzir o impacto dessa doença nos indivíduos maiores de 15 anos de idade.

Por outro lado, alguns estudos apontam para redução da faixa etária dos casos de dengue no Brasil. A Figura 4.21 ilustra essa situação no estado do Ceará, onde no ano de 2001 a mediana de idade dos casos de dengue era de aproximadamente 38 anos e no ano de 2008 passou para 18 anos (CAVALCANTI et al., 2011).

Com relação às metas de desenvolvimento do milênio, e agora, por conseguinte, as metas de desenvolvimento sustentável estabelecidas pelos países signatários da OMS, a exemplo do Brasil, a utilização da variável idade nos anuários estatísticos da OMS inclui diversos grupos etários na avaliação de seus indicadores de saúde:

1. Para categorizar populações de acordo com suas características demográficas – população progressiva, estacionária ou regressiva – a OMS se utiliza dos intervalos 0 a 14 anos, 15 a 64 anos e 65 ou mais anos.

2. Para a construção de curvas de mortalidade proporcional e para a distribuição da morbidade por causas específicas são considerados os grupos etários definidos pelos seguintes intervalos: menores de 1 ano (grupo infantil, a exemplo de cobertura vacinal), 1 a 4 anos (crianças em idade pré-escolar), menores de 5 anos (utilizada para estado nutricional), 5 a 19 anos (crianças em idade escolar e adolescentes, aí incluídos os de 10 a 19 anos), 13 a 15 anos (análises para adolescentes usuários de tabaco), acima de 20 anos (para adultos obesos), 20 a 49 anos (adultos jovens) e 50 e mais anos (meia-idade e idosos, os quais são assim considerados a partir de 60 anos).

3. A OMS, em seu *Anuário Mundial de Estatísticas de Saúde* (WHO, 2012), para o estudo da distribuição da mortalidade específica adota uma escala que inclui os seguintes intervalos: menores de 5 anos para as doenças infecciosas (ou seja, HIV/AIDS, diarreia, sarampo, malária etc.) e 30 a 70 anos para as doenças cardíacas, diabetes, câncer e doenças respiratórias crônicas.

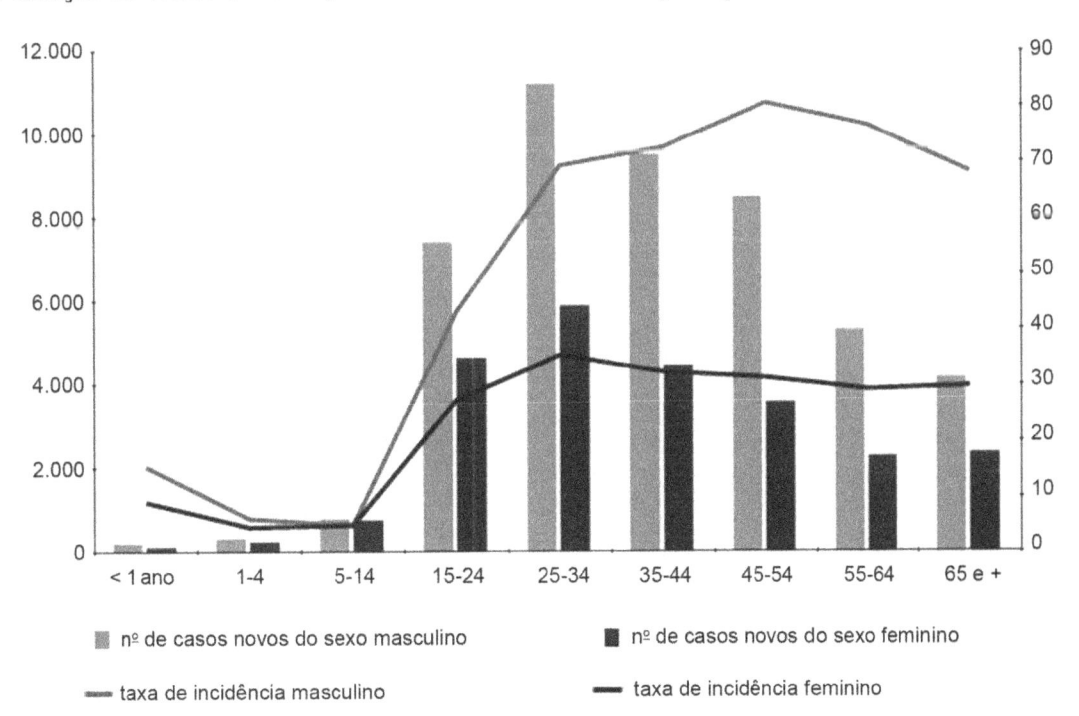

FIGURA 4.20 Taxa de incidência e número de casos novos de tuberculose por sexo e faixa etária – Brasil, 2010. (Fonte: SINAN e IBGE. Dados sujeitos a alterações.)

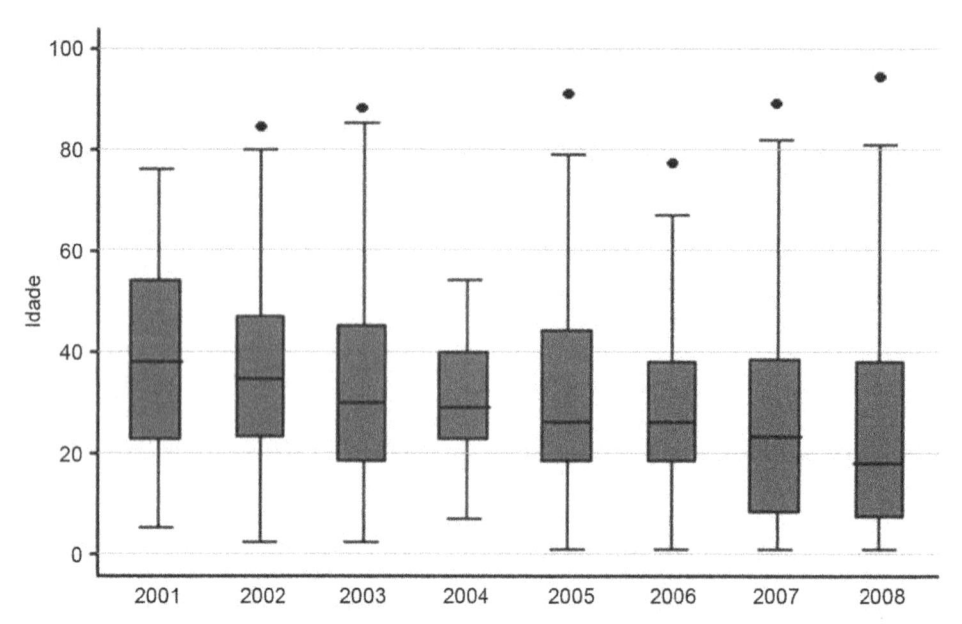

FIGURA 4.21 Redução da faixa etária dos casos confirmados de dengue no Ceará – 2001 a 2008.

4. O Instituto Brasileiro de Geografia e Estatística (IBGE), para o censo de 2010, apresenta os dados referentes à população presente no dia do censo num consolidado que inclui as seguintes faixas etárias: 0 a 4, 5 a 9, 10 a 14, 15 a 19, 20 a 24, 25 a 29, 30 a 34, 35 a 39, 40 a 44, 45 a 49, 50 a 54, 55 a 59, 60 a 64, 65 a 69, 70 a 74, 75 a 79, 80 a 84, 85 a 89, 90 a 94, 95 a 99, 100 ou mais anos, assim como diversas outras estimativas com outros grupos (IBGE, 2011).

5. É possível que em estudos específicos, em função das características próprias de determinada distribuição, por pactuação de como determinado indicador de saúde deve ser avaliado ou a critério de determinado autor, venham a ser adotadas faixas diferentes das anteriormente citadas.

Sob o ponto de vista epidemiológico, os vários grupos etários são bastante diferenciados entre si em função dos riscos próprios, das doenças características e da interação do meio ambiente, a exemplo da incidência da tuberculose no Brasil (Figura 4.20).

O *grupo infantil* (menores de 1 ano) diferencia-se dos demais grupos etários em função das seguintes características:

1. Nessa faixa etária, a alimentação com leite materno é sobremaneira importante para a saúde da criança; sua falta é geralmente suprida por alimentação artificial, insuficiente e por vezes inadequada nas classes de baixa renda.

2. Os anticorpos passados de mãe para filho por via transplacentária tendem a diminuir após o nascimento. Quando a concentração dos anticorpos recebidos do organismo da mãe se torna menor que um valor mínimo necessário, as barreiras imunitárias passam a não mais funcionar a contento. Nessa situação, entre o decréscimo das defesas, trazidas da vida fetal, e o processo de reequipamento imunológico através das relações biológicas com o meio, se não houver a intervenção artificial, a criança será, nessa idade, especialmente vulnerável a certas doenças infecciosas (difteria, sarampo, coqueluche, hepatite viral tipo A, doença meningocócica etc.).

3. Na faixa etária que vai do nascimento aos 27 dias, merecem atenção, como principais causas de óbitos, os denominados óbitos neonatais, as anomalias congênitas ligadas a intercorrências na gestação e no parto e outros problemas congênitos e hereditários, a exemplo da SCZ.

4. A partir dos 28 dias predominam as doenças infecciosas. Observa-se, nessa categoria, a predominância das diarreias e das infecções respiratórias agudas.

5. Dentre os distúrbios nutricionais, são observados o marasmo, o *kwashiorkor* e outros estágios de desnutrição energético-proteica.

6. Em lugares onde protozooses e parasitoses intestinais são endêmicas, as crianças, ao começarem a engatinhar e ao entrarem em contato com outras crianças, são expostas a infecção por *Ascaris*, *Giardia* e outros enteroparasitos.

No *grupo etário de 1 a 4 anos*, ainda não está consolidado o processo de formação natural das defesas imunitárias. O desmame, de um lado, e as necessidades nutricionais ditadas pelo crescimento, de outro, associadas à condição de pobreza, estão na origem da maioria dos distúrbios nutricionais que ocorrem nesse grupo etário. Nessa idade, a criança começa o processo de socialização, algumas frequentando creches, escolas maternais e jardins de infância. Estão expostas às verminoses, a protozooses e, principalmente, às deficiências nutricionais, especialmente nos estratos populacionais de baixo poder aquisitivo.

Para o *grupo etário de 5 a 9 anos*, comparado aos outros, observa-se que o coeficiente de mortalidade, incluindo todas as causas, é o que mais baixo se situa. A comparação em nível internacional das principais causas responsáveis por óbitos, nessa faixa etária, mostra que as mortes acidentais comparecem, consistentemente, com alta incidência relativa em todos os países.

Supõe-se que os indivíduos pertencentes a esse grupo etário – sobreviventes que são aos riscos de morte por doenças infecciosas enfrentados nos primeiros 5 anos de vida – sejam biologicamente os mais resistentes dentre os que nasceram à mesma época. Devem ser também menos suscetíveis às doenças infecciosas e suas complicações que poderão ocorrer nos próximos anos de suas vidas. Essa suposição é apenas parcialmente verdadeira. É verdade quanto aos países desenvolvidos, onde os atributos pessoais positivos são ajudados por condições ambientais e sociais favorecedoras. Quanto aos óbitos por acidentes nessa fase da vida, é lógico associá-los à inexperiência e à despreocupação com os riscos pessoais. Ultimamente, a violência e o uso de drogas já estão atingindo crianças nessa faixa etária. Cita-se como exemplo o hábito de cheirar cola de sapateiro por crianças dessa idade, os denominados "meninos de rua".

O *grupo etário de 10 a 19 anos* é, de certa maneira, atípico. Alguns fatores sociais e biológicos que no grupo de 5 a 9 anos estão significativamente associados a causas de doenças e de óbitos continuam influentes no grupo de 10 a 19 anos. Outros fatores que aparecerão posteriormente no grupo formado pelos adultos jovens (20 a 49 anos), como, por exemplo, o ingresso na força de trabalho, já fazem sentir sua presença no grupo de adolescentes.

No Brasil, cerca de 10% das crianças de 10 a 14 anos da zona urbana e 40% da zona rural já exercem algum tipo de atividade. No grupo de 15 a 19 anos, cerca de 40% na zona urbana e 70% na região rural trabalham e participam ativamente da renda familiar.

Nessa faixa etária, os principais aspectos da morbidade e da mortalidade são os seguintes:

- Dada a inserção no mercado de trabalho, na zona rural ocorrem inúmeros casos de envenenamento por agrotóxicos e acidentes ofídicos.
- Na zona urbana são frequentes as doenças sexualmente transmissíveis (DST), os acidentes de trânsito e outras causas externas.
- Adolescentes do sexo feminino iniciam, em geral aos 12 anos, a fase reprodutiva de suas vidas. Um dos fatores de risco para mortalidade materna é a gravidez precoce numa fase da vida em que as meninas praticamente acabaram de ser crianças. Vale lembrar que a redução da razão da mortalidade materna é a quinta meta para o desenvolvimento do milênio. O Brasil apresentou grandes avanços nas últimas décadas, porém o país ainda apresenta 56 mortes maternas por 100 mil nascidos vivos (WHO, 2012).
- Como indicadores de uma patologia social, entre os adolescentes continua aumentando o número de consumidores de drogas proibidas e os índices de prostituição infanto-juvenil.

As *pessoas entre 20 e 49 anos* formam o grupo etário dos adultos jovens. Essa é a idade em que o grosso da população se inicia em alguma atividade profissional. A concentração de casos nesse grupo etário, ou seja, altos coeficientes específicos por causa em relação aos outros grupos, pode significar doença ou agravo de algum modo associado à atividade ocupacional.

A partir dos 50 anos, bem antes para alguns ou bem depois para outros, os fatores cuja ação é lenta e constante já começam a exibir seus efeitos cumulativos. São as doenças cronicodegenerativas, características desse grupo etário. São as seguintes as causas mais comuns de óbitos nesse grupo de idade: hiperplasia da próstata nos homens, enfisema, doenças do aparelho circulatório, diabetes e câncer.

Uma ilustração da importância do uso da idade ou das faixas etárias para a epidemiologia descritiva é encontrada nos dados sumarizados no *Anuário Mundial de Estatísticas de Saúde* publicado pela OMS (WHO, 2012). Podemos citar como exemplo o coeficiente de mortalidade padronizada entre pessoas de 30 a 70 anos para o ano de 2008, em que as doenças cardiovasculares e o diabetes foram registrados como causa de 245 óbitos por 100 mil habitantes no mundo. Já no caso do câncer, foram registrados 150 óbitos por 100 mil habitantes em um total de 764 óbitos por 100 mil habitantes no mundo, nessa mesma faixa etária.

Sexo

Além das óbvias diferenças anatômicas e fisiológicas que os caracterizam, homens e mulheres, cada qual a seu tempo e modo, vivem experiências específicas, privadas e não compartilhadas pelo sexo oposto. Sob o ponto de vista epidemiológico, essa diversidade biológica e social, dentro da unidade da espécie, implica disparidades quanto à exposição a riscos. Essas diferenças são traduzidas em coeficientes de incidência, prevalência ou mortalidade por causas específicas significativamente diferentes.

Sob o ponto de vista demográfico, em qualquer país, independentemente da distribuição etária, as populações masculina e feminina são numericamente desiguais. Essa desproporção se deve a dois fatores, agindo em sentidos opostos:

1. O número de nascimentos vivos masculinos é sempre superior aos femininos, com um excesso variando entre 5% e 6%.
2. Qualquer que seja a faixa etária considerada, os coeficientes de mortalidade específicos, segundo o gênero, por grupo etário e causa, são diferentes, resultando em diferentes coeficientes gerais de mortalidade.

Como consequência, torna-se limitada a comparação dos óbitos masculinos e femininos por meio de números absolutos. Em estudos comparativos, sempre que possível, devem ser empregados coeficientes específicos por gênero, os quais são relativizados em função de cada uma das respectivas populações. Recomenda-se, para efeitos comparativos, o emprego de razões de mortalidade masculino/feminino, calculadas a partir dos coeficientes de mortalidade.

Quando não se dispõe de dados de população, utilizam-se os números absolutos de óbitos masculino e feminino ou as porcentagens diretamente calculadas a partir deles. Veja-se, a título de ilustração, o Quadro 4.1, reproduzido do Capítulo 2 da publicação Saúde Brasil 2010 e elaborado com os dados brutos de óbitos e seus percentuais do ano de 2009, divididos por sexo e faixa etária, descrevendo os óbitos pelos três capítulos

QUADRO 4.1 Distribuição das três principais causas de óbitos por capítulo CID-10 e grupos de idade – Brasil, 2009

a) Sexo masculino														
Menor de 5 anos			5 a 19 anos			20 a 39 anos			40 a 59 anos			60 anos e mais		
Cap.	n	%	Cap.	n	%	Cap.	n	%	Cap.	n	%	Cap.	n	%
XVI	14.273	51	XX	14.472	70	XX	57.627	64	IX	37.111	25	IX	123.578	36
XVII	4.549	61	II	1.367	7	IX	5.813	6	XX	26.272	18	II	62.942	18
X	1.962	7	VI	925	4	I	5.587	6	II	24.031	16	X	44.821	13
Subtotal*	20.784	75		16.764	81		69.027	77		87.414	59		231.341	68
Total**	27.865	100		20.821	100		89.766	100		147.933	100		341.551	100

b) Sexo feminino														
Menor de 5 anos			5 a 19 anos			20 a 39 anos			40 a 59 anos			60 anos e mais		
Cap.	n	%	Cap.	n	%	Cap.	n	%	Cap.	n	%	Cap.	n	%
XVI	10.905	50	XX	2.894	36	XX	6.588	23	II	23.893	29	IX	124.047	38
XVII	3.922	18	II	999	12	II	5.066	18	IX	23.547	28	II	49.440	15
X	1.652	8	X	683	8	IX	3.786	13	X	6.190	7	X	43.412	13
Subtotal*	16.479	75		4.576	57		15.440	53		53.630	65		216.899	66
Total**	21.966	100		8.060	100		28.869	100		83.099	100		328.859	100

*Três principais causas de óbito na faixa etária.
**Todas as causas de óbito na faixa etária.
Fonte: MS/SVS/Dasis/CGIAE/SIM, 2009.

Legenda:

I	Algumas doenças infecciosas e parasitárias
II	Neoplasias (tumores)
VI	Doenças do sistema nervoso
IX	Doenças do aparelho circulatório
X	Doenças do aparelho respiratório
XVI	Algumas afecções originadas no período perinatal
XVII	Malformações congênitas, deformidades e anomalias cromossômicas
XX	Causas externas de morbidade e mortalidade

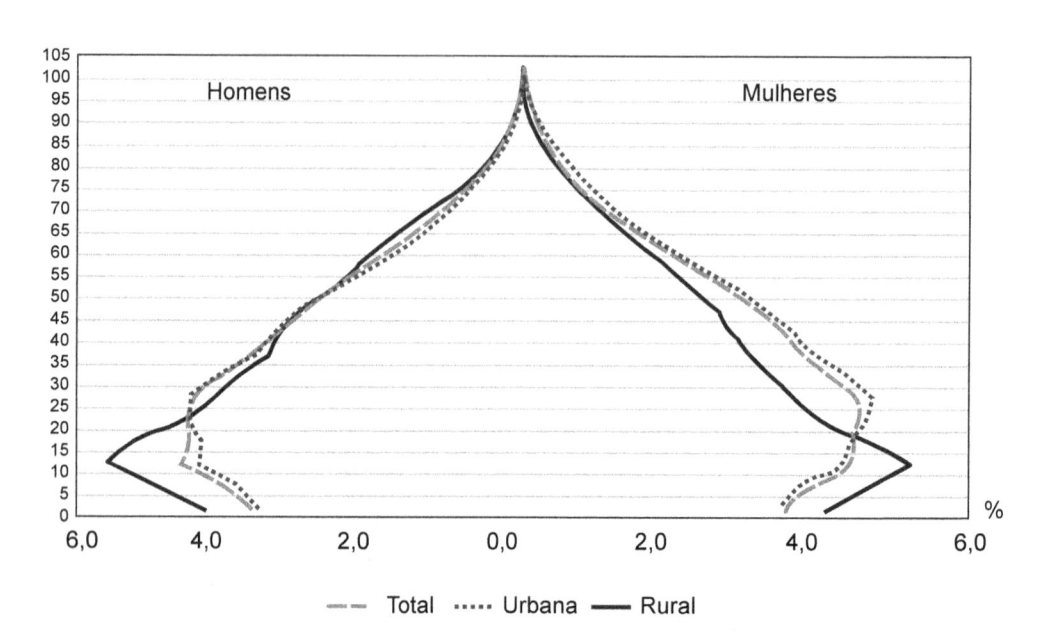

FIGURA 4.22 Composição da população residente, por sexo e situação do domicílio, segundo os grupos de idade – Brasil, 2010. (Fonte: IBGE, Censo Demográfico 2010.)

de maior ocorrência da 10ª edição da Classificação Internacional de Doenças (CID). Naquele ano foi registrado, por exemplo, um total de 1.962 (7%) mortes no sexo masculino e 1.652 (8%) mortes no sexo feminino causadas pelo Capítulo I (algumas doenças infecciosas e parasitárias) da CID-10 entre crianças menores de 5 anos. Já entre as pessoas com 60 anos ou mais foram registrados 44.821 (13%) óbitos para o sexo masculino e 43.412 (13%) para o sexo feminino para o mesmo Capítulo I da CID-10. Contudo, devemos analisar dados absolutos com parcimônia, evitando tirar conclusões e tecer comparações distantes da realidade.

Uma maneira tradicional de discriminar os sexos por faixa etária de determinada população de um lugar é o gráfico de pirâmide, muito utilizado pelo IBGE, como pode ser visto na Figura 4.22 para o censo demográfico de 2010 (IBGE, 2011). Nesse exemplo, há uma marcada diferença do percentual de mulheres, com clara concentração das mulheres que vivem nas áreas urbanas do Brasil.

Para comparações, o ideal é a utilização de coeficientes padronizados. Por exemplo, é mostrado um gráfico, apresentado também por Maranhão et al. (2011), com a mortalidade proporcional para os sexos masculino e feminino para diferentes faixas etárias, segundo o porte populacional de municípios do Brasil em 2000 e 2009 (Figura 4.23).

Se forem empregados coeficientes padronizados, a razão masc:fem será padronizada e destinar-se-á a comparações entre populações masculina e feminina consideradas idênticas quanto à composição etária.

Essas razões, se assim for desejado, poderão ser convenientemente expressas em termos percentuais, multiplicando-as por 100.

Podemos citar a inversão da razão de sexos da incidência de casos de AIDS no Brasil ilustrada por Pereira et al. (2011), em que as mulheres passaram a apresentar incidência muito maior com o passar dos anos, entre 1986 e 2009 (Figura 4.24). Outra forma de apresentação dos dados descritivos separados por sexo foi ilustrada por Schmidt et al. (2011), ao descrever a evolução histórica do coeficiente de mortalidade padronizada por locais de câncer para homens e mulheres no Brasil entre 1980 e 2006 (Figura 4.25).

Conforme adaptação feita a partir de Jenicek & Cléurox (1982), a concentração de casos de doenças em determinado gênero pode ser atribuída a:

1. Diferenças biológicas essenciais, determinadas por maior suscetibilidade própria de um dos sexos ou pela maior resistência do outro. Trata-se de uma possibilidade teórica, hipotética, portanto, sem exemplo disponível para confirmá-la.
2. Fator genético vinculado ao sexo (hemofilia, por exemplo).
3. Diferenças anatomofisiológicas associadas à especificidade de localização da doença: câncer do pênis, hiperplasia e câncer da próstata, câncer de colo de útero, câncer do corpo uterino e câncer de mama são exemplos.
4. Atividades ocupacionais desenvolvidas, preferencialmente ou mesmo exclusivamente, por pessoas de um só dos sexos e das quais resultem riscos gerais, ou então intoxicações, acidentes do trabalho e doenças profissionais. Santa-

na & Silva (2009) demonstraram a importância das doenças ocupacionais no Brasil entre 1997 e 2006, com mortalidade por acidente de trabalho por 100 mil segurados quase duas a três vezes maior entre os homens (Figura 4.26).
5. Riscos específicos relacionados com a função reprodutiva feminina, os quais, no passado, eram responsáveis pela alta mortalidade incidente sobre as mulheres na idade reprodutiva: acidentes de parto, infecção puerperal etc. A redução da razão da mortalidade materna é tão importante como indicador de saúde que este é o quinto objetivo de desenvolvimento do milênio observado no *Anuário Estatístico da Saúde* pela OMS (WHO, 2012).
6. Diferenças constitucionais morfológicas e fisiológicas das quais resulte adequação ou inadequação para determinado tipo de trabalho.
7. Diferenças de comportamentos modulados pela sociedade e outros ditados pela cultura. As mulheres, notadamente, têm menor envolvimento direto em ações de facções criminosas, sobretudo aquelas de confrontação com a polícia ou grupos rivais. Aí talvez esteja uma das explicações para a taxa de mortalidade de mulheres por violência por arma de fogo ser 12 vezes menor do que a mensurada para os homens (MASCARENHAS et al., 2011) (Quadro 4.2). Por outro lado, não podemos esquecer a violência cotidiana sofrida pela mulher e que se expressa, geralmente, em atos perpetrados dentro do domicílio pelo próprio companheiro e que motivou a chamada "lei Maria da Penha".

As outras variáveis que gostaríamos de citar nesta edição são: escolaridade, renda, raça/cor e zona de residência. Acreditamos que elas auxiliem a compor os determinantes sociais em saúde e têm, cada vez mais, ganhado importância na discussão cotidiana e nos meios acadêmicos com sua produção científica.

Desse modo, tome-se como exemplo a importância da escolaridade para uma doença antiga e endêmica no Brasil, como a tuberculose: o risco de as pessoas analfabetas com tuberculose evoluírem para o óbito é aproximadamente três vezes maior do que o das pessoas com tuberculose com mais de 8 anos de estudo (Figura 4.27).

Com relação à renda, parcimoniosamente, observe-se a demonstração do impacto da renda pessoal na redução da mortalidade infantil com o passar dos anos no Brasil, comparado com outros países; contudo, Victora et al. (2011) referem que outros determinantes tiveram papel importante (Figura 4.28).

Reis & Crespo (2009) realizaram um estudo em que compararam a renda domiciliar com condições de saúde das crianças no Brasil, usando bases de dados secundários diferentes. Os autores detectaram que crianças mais pobres tendem a apresentar menor altura, menor peso, maior incidência de dias doentes na cama e restrições às atividades diárias, além de maior incidência de vômito ou diarreia.

Apesar de especialistas não acreditarem na possibilidade de existência de raças humanas diferentes, em saúde pública as vulnerabilidades sociais relacionadas com a cor da pele traduzem um processo histórico de desigualdades, de modo que essa é uma variável que deve compor os estudos sobre a frequência de agravos e seus determinantes.

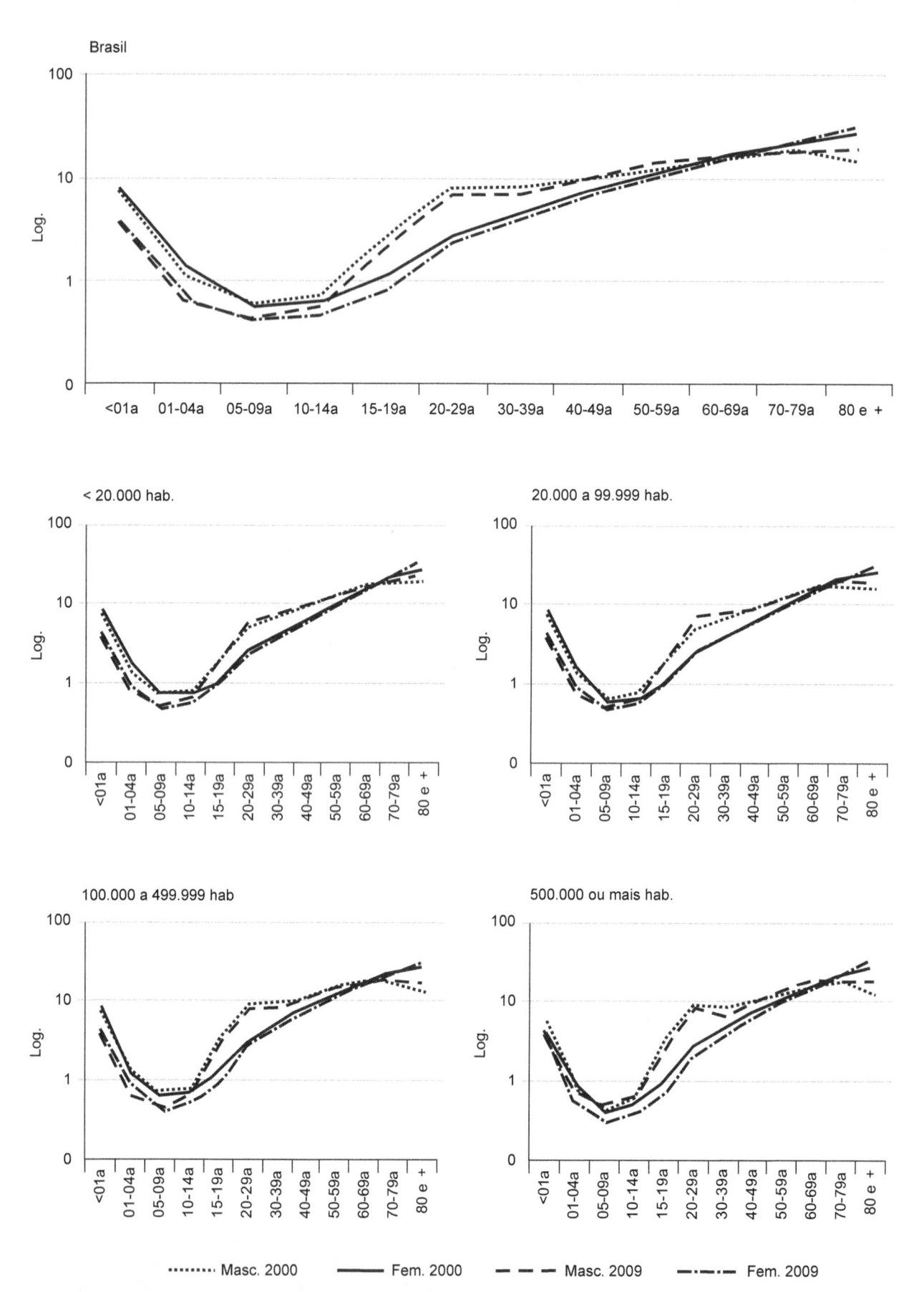

FIGURA 4.23 Mortalidade proporcional por sexo e faixa etária segundo porte de município de residência – Brasil e regiões, 2000 e 2009. (Fonte: MS/SVS/Dasis/CGIAE/SIM, 2009.)

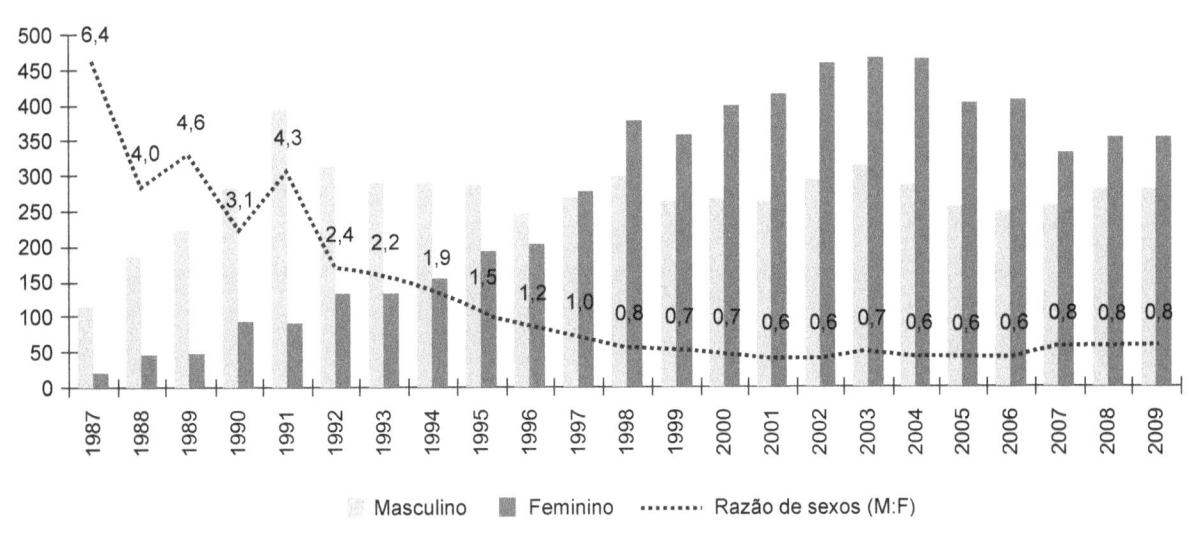

Masculino ▨ Feminino ·········· Razão de sexos (M:F)

FIGURA 4.24 Número de casos de AIDS* e razão de sexos (masculino-feminino) em jovens de 13 a 19 anos – Brasil, 1987 a 2009. (Fonte: MS/SVS/Departamento de DST, AIDS e Hepatites Virais.) (População: MS/SE/DATASUS, em <www.datasus.gov.br/informações em saúde>, acessado em 09/11/2010.) (*Casos notificados ao Sinan, registrados no Siscel/Siclom até 30/06/2010 e declarados no SIM de 2000 a 2009.) (Dados preliminares para os últimos 5 anos.)

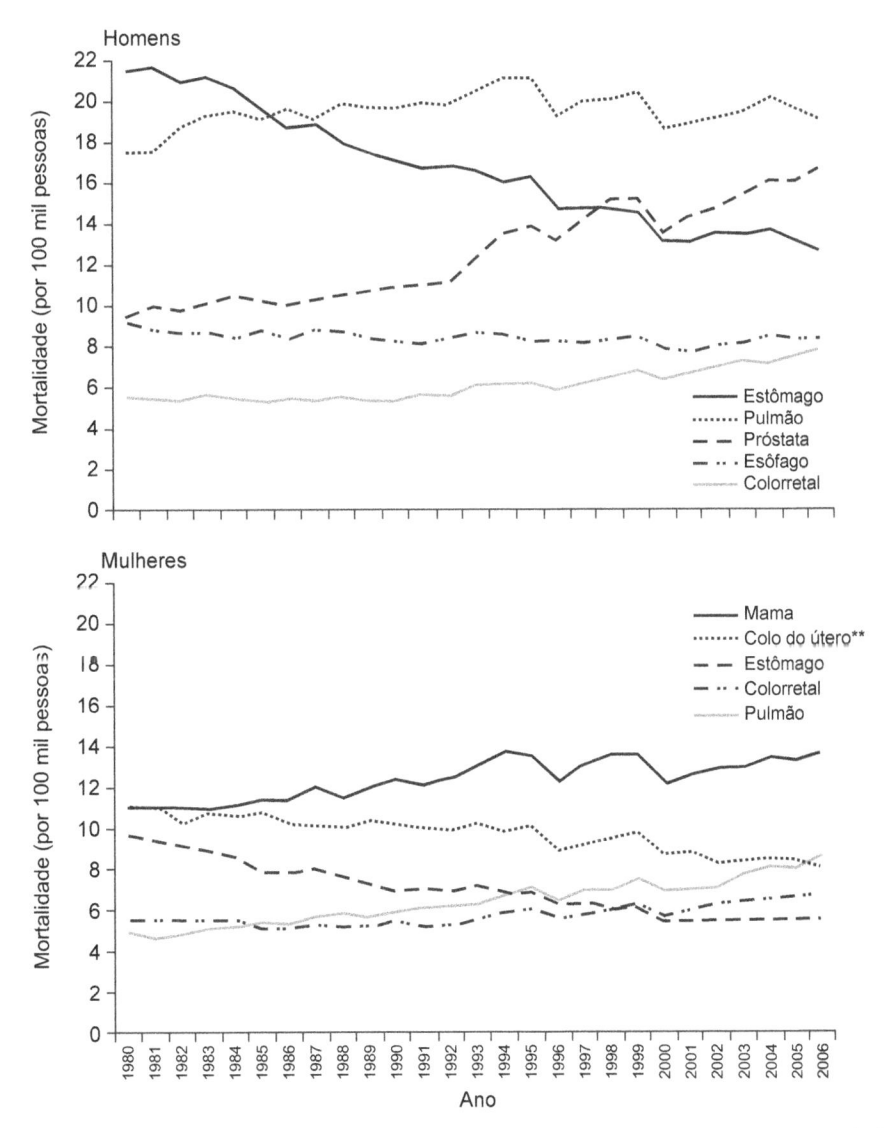

FIGURA 4.25 Mortalidade* para os principais locais de câncer em homens e mulheres – 1980 a 2006. (*Padronizada por idade para a População Padrão Mundial com redistribuição dos óbitos maldefinidos na mesma proporção das causas não externas. **Corrigida com redistribuição proporcional de mortes classificadas como neoplasia maligna do útero, porção não especificada – CID-10 código C55.)

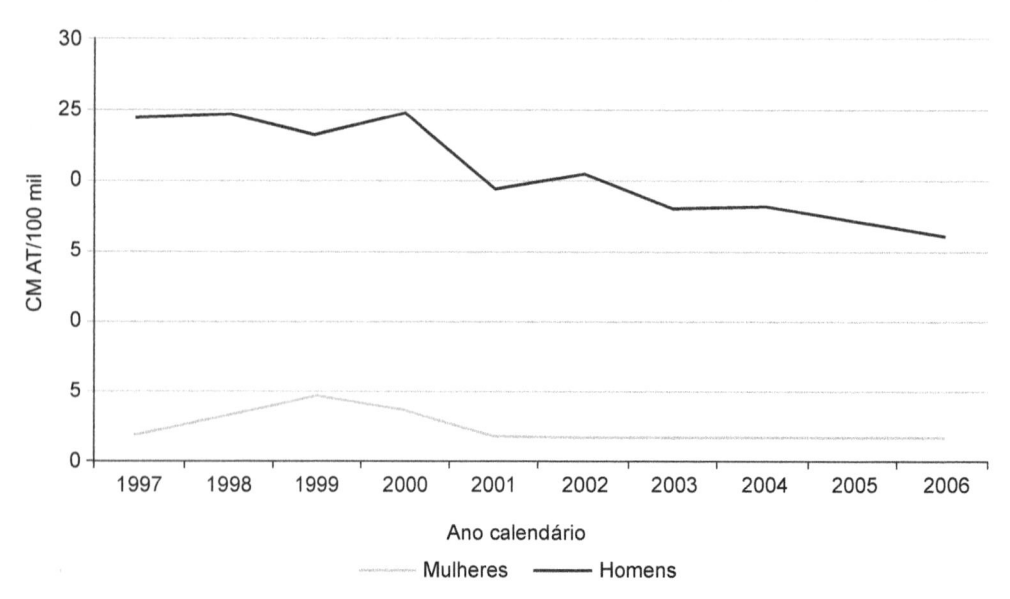

FIGURA 4.26 Coeficiente de mortalidade de acidentes de trabalho por 100 mil segurados, de acordo com o sexo – 1997 a 2006. (Fonte: Ripsa.)

QUADRO 4.2 Número (N), proporção (%) e taxa de internação (por 10 mil habitantes) por causas externas – Brasil, 2010

Características	Sexo						Total		
	Masculino			Feminino					
Faixa etária	N	%	Taxa	N	%	Taxa	N	%	Taxa
0 a 9 anos	57.308	8,8	34,4	32.342	11,8	20,2	89.650	9,7	27,5
10 a 14 anos	41.832	6,4	49,9	13.120	4,8	16,2	54.952	5,9	33,3
15 a 19 anos	58.005	8,9	68,1	15.359	5,6	18,6	73.364	7,9	43,7
20 a 39 anos	274.566	41,9	86,2	68.964	25,2	21,3	343.530	37,0	53,4
40 a 59 anos	153.889	23,5	76,9	63.445	23,2	29,0	217.334	23,4	51,9
60 e mais anos	69.342	10,6	80,1	80.721	29,5	75,0	150.063	16,2	77,2
Acidentes	537.420	82,1	57,1	224.348	81,9	23,0	761.768	82,0	39,8
Acidentes de transporte terrestre	114.383	17,5	12,2	31.652	11,6	3,2	146.035	15,7	7,6
Pedestres	27.612	4,2	2,9	11.649	4,3	1,2	39.261	4,2	2,1
Motociclistas	58.508	8,9	6,2	11.444	4,2	1,2	69.952	7,5	3,7
Ocupantes de veículos	11.690	1,8	1,2	4.353	1,6	0,4	16.043	1,7	0,8
Quedas	241.892	36,9	25,7	121.601	44,4	12,5	363.493	39,1	19,0
Quedas no mesmo nível	81.112	12,4	8,6	47.378	17,3	4,9	128.490	13,8	6,7
Quedas de um nível a outro	41.623	6,4	4,4	17.542	6,4	1,8	59.165	6,4	3,1
Quedas não especificadas	119.157	18,2	12,7	56.681	20,7	5,8	175.838	18,9	9,2
Demais acidentes	181.145	27,7	19,3	71.095	26,0	7,3	252.240	27,2	13,2
Violências	43.444	6,6	4,6	11.940	4,4	1,2	55.384	6,0	2,9
Lesão autoprovocadas	5.173	0,8	0,6	3.561	1,3	0,4	8.734	0,9	0,5
Agressões e intervenções legais	38.271	5,8	4,1	8.379	3,1	0,9	46.650	5,0	2,4
Arma de fogo	10.835	1,7	1,2	1.069	0,4	0,1	11.904	1,3	0,6
Perfurocortante	9.953	1,5	1,1	1.860	0,7	0,2	11.813	1,3	0,6
Eventos de intenção indeterminada	31.252	4,8	3,3	13.462	4,9	1,4	44.714	4,8	2,3
Demais causas externas	86.270	13,2	9,2	36.141	13,2	3,7	122.411	13,2	6,4
Total	**654.942**	**100,0**	**69,6**	**273.951**	**100,0**	**28,1**	**928.893**	**100,0**	**48,5**

Fonte: Ministério da Saúde, SIH/SUS (www.datasus.gov.br; acesso em 30 julho de 2011).

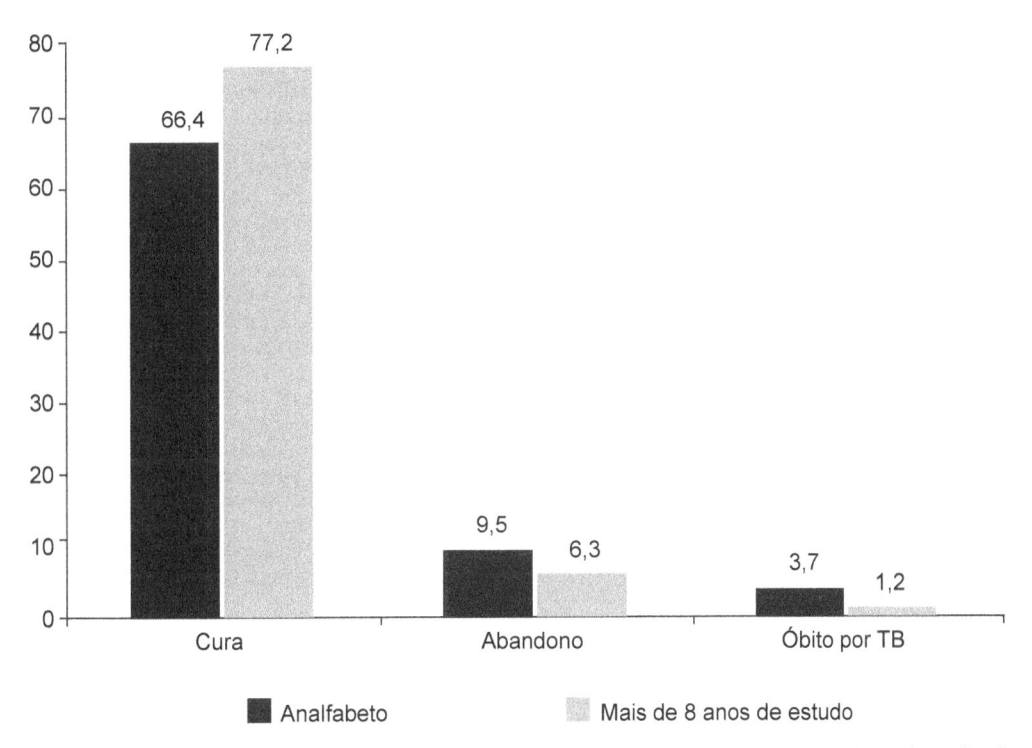

FIGURA 4.27 Encerramento dos casos novos bacilíferos de tuberculose por escolaridade – Brasil, 2010. (Fonte: Sinan [consulta realizada em 16 de fevereiro de 2012]. Dados sujeitos a alteração.)

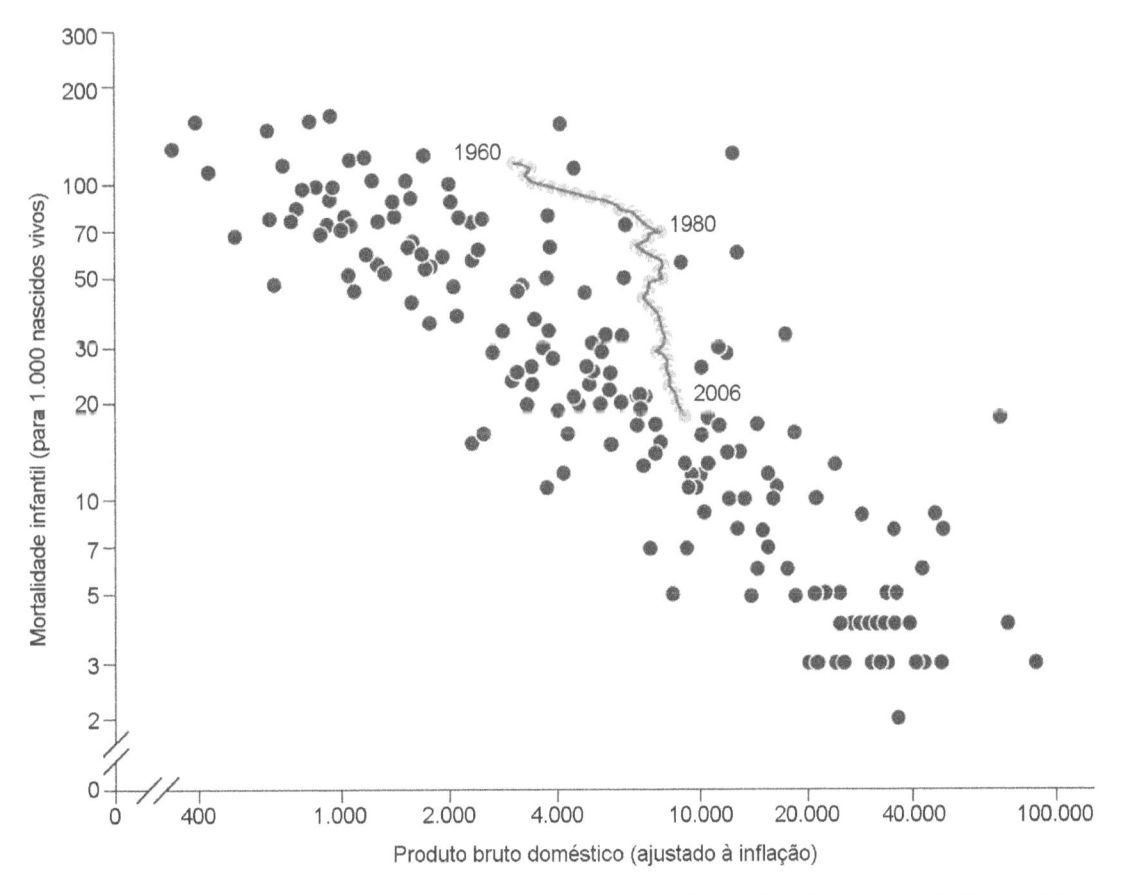

FIGURA 4.28 Renda por pessoa e mortalidade infantil no Brasil (1960-2006) e no resto do mundo. Cada ponto na trajetória brasileira representa um ano (círculos cinza). Todos os círculos pretos representam outros países. (Adaptada com permissão de Gapminder World.)

Com relação à zona de residência, o processo de urbanização propõe à população ali residente exposições a fatores de risco que remetem à ocorrência de doenças e padrões diferentes dos encontrados em população residente em área rural. A exposição aos alimentos industrializados, o ar contaminado pelo escapamento dos automóveis, comportamento sedentário, estresse decorrente das vicissitudes da vida urbana, violência urbana, saneamento básico incompleto, adensamento populacional e qualidade de vida, dentre outros, remetem à necessidade de estudos que incluam essa variável como fator a ser estudado para as diferentes doenças.

A combinação de diferentes variáveis que dizem respeito ao componente "pessoa" na epidemiologia descritiva remete à necessidade de mais cuidado, pois, apesar de neste capítulo tratarmos didaticamente das diferentes características pessoais separadamente, estas devem ser estudadas num complexo modelo que tente denotar a realidade da vida das pessoas.

Assim, o conhecimento da ocorrência das doenças em uma população, em seus diferentes grupos e ao longo do tempo, capacita os responsáveis pela saúde a trabalharem de maneira mais adequada e a estabelecerem prioridades para os programas de saúde, bem como para a avaliação dos resultados das medidas adotadas. Os elementos fornecidos pela epidemiologia descritiva quanto à distribuição de doenças no tempo, no espaço e segundo os atributos da população frequentemente fornecem os primeiros indícios a respeito dos determinantes das doenças. Esses elementos podem e devem conduzir à formulação de hipóteses relacionadas com fatores de risco ou causas para as doenças, e essas hipóteses deverão posteriormente ser testadas com os estudos analíticos (veja o Capítulo 7 – *Análise de Dados Epidemiológicos*).

Referências

Araújo JD. Polarização epidemiológica no Brasil. Epidemiol Serv Saúde 2012; 21(4):533-8.

Barata R. O desafio das doenças emergentes e reemergentes e a revalorização da epidemiologia descritiva. Rev Saúde Pública 1997; 31(5):531-7.

Barcellos C, Ramalho WM, Gracie R, Magalhães MAFM, Fontes MP, Skaba D. Georreferenciamento de dados de saúde na escala submunicipal: algumas experiências no Brasil. Epidemiol Serv Saúde, Brasília. 2008; 17(1):59-70.

Barcellos C, Sabroza PC, Peiter P, Rojas LI. Organização espacial, saúde e qualidade de vida: análise espacial e uso de indicadores na avaliação de situações de saúde. Informe Epidemiológico do SUS 2002; 11(3):129-38.

Barrett F. A Medical Geography anniversary. Soc Sci Med 1993; 37(6):701-10.

Bayley TC, Gatrell AC. Interactive spatial data analysis. Essex: Longman Scientific & Technical, 1995. 413 p.

Bousquat A, Cohn A. A dimensão espacial nos estudos sobre saúde: uma trajetória histórica. História, Ciências, Saúde, Manguinhos, 2004; 11(3):549-68.

Brasil. Ministério da Saúde. Boletim Eletrônico Epidemiológico. Epidemia de febre amarela silvestre na região da Bacia do Rio Doce – Minas Gerais. Dezembro de 2002 a março de 2003. Brasília: Secretaria de Vigilância em Saúde 2003; 3(6):2-5.

Brasil. Ministério da Saúde. Boletim Epidemiológico – Especial tuberculose. Brasília: Secretaria de Vigilância em Saúde 2012; 43:1-12.

Brasil. Ministério da Saúde. Informe especial febre amarela no Brasil nº 01/2017. Secretaria de Vigilância em Saúde 2017.

Brasil. Ministério da Saúde. Secretaria de Vigilância em Saúde. Departamento de Vigilância de Doenças e Agravos não Transmissíveis e Promoção da Saúde. Vigitel Brasil 2014: vigilância de fatores de risco e proteção para doenças crônicas por inquérito telefônico/Ministério da Saúde, Secretaria de Vigilância em Saúde, Departamento de Vigilância de Doenças e Agravos não Transmissíveis e Promoção da Saúde. Brasília: Ministério da Saúde, 2015.

Brasil. Ministério da Saúde. Relatório da verificação dos critérios de eliminação da transmissão dos vírus endêmicos do sarampo e rubéola e da síndrome da rubéola congênita (SRC) no Brasil. Brasília: Secretaria de Vigilância em Saúde, 2010.

Brasil. Ministério da Saúde. Secretaria de Vigilância em Saúde. Departamento de Vigilância de Doenças e Agravos não Transmissíveis e Promoção da Saúde. Saúde Brasil 2015/2016: uma análise da situação de saúde e da epidemia pelo vírus Zika e por outras doenças transmitidas pelo Aedes aegypti [recurso eletrônico]/Ministério da Saúde, Secretaria de Vigilância em Saúde, Departamento de Vigilância de Doenças e Agravos não Transmissíveis e Promoção da Saúde. Brasília: Ministério da Saúde, 2016. 386 p. : il.

Brasil. Ministério da Saúde. Saúde Brasil 2010: uma análise da situação de saúde e de evidências selecionadas de impacto de ações de vigilância em saúde. Brasília: Ministério da Saúde, 2011:51-78.

Brasil. Boletim epidemiológico de sarampo, volume 44, nº 16, 2013. Disponível no link: http://portalarquivos.saude.gov.br/images/pdf/2014/junho/03/Boletim-Sarampo-02-12-13.pdf.

Cairus HF. Ares, águas e lugares. In: Cairus HF, Wilson A, Ribeiro Jr. Textos hipocráticos: o doente, o médico e a doença. Rio de Janeiro: Fiocruz, 2005:91-129.

Carvalho MS, Souza-Santos R. Análise de dados espaciais em saúde pública: métodos, problemas, perspectivas. Cad Saúde Pública 2005; 21(2): 361-78.

Cavalcanti LP, Vilar D, Souza-Santos R, Teixeira MG. Change in age pattern of persons with dengue, Northeastern Brazil. Emerging Infectious Diseases 2011; 1(17):132-4.

Chagas C. Coletânea de trabalhos científicos. Brasília: Editora Universidade de Brasília, 1981.

Chadwick E. Report on the sanitary condition of the labouring population of Great Britain; a supplementary report on the results of a special inquiry into the practice of interment in towns made at the request of Her Majesty's principal Secretary of State for the Home Department. London: Clowes, 1843.

Daggy RH. Malaria cases of Eastern Saudi Arabia. Am J Trop Med Hyg 1959; 8(2):223-91.

Ferreira MU. Epidemiologia e geografia: o complexo patogênico de Max Sorre. Cad Saúde Pública 1991; 7(3):301-9.

Forattini OP. Epidemiologia geral. São Paulo: Blucher, 1976. 259 p.

França GVA, Schuler-Faccini L, Oliveira WK et al. Congenital Zika virus syndrome in Brazil: a case series of the first 1501 livebirths with complete investigation. Lancet (2016) published online June 29.

Fineberg, HV. Pandemic preparedness and response – Lessons from the H1N1 Influenza of 2009. N Engl J Med 2014; 370:1335-42.

Grimes DA, Schulz KF. Descriptive studies: what they can and cannot do. Lancet 2002; 359:145-9.

Instituto Brasileiro de Geografia e Estatística (IBGE). Censo demográfico 2000. Características da população e dos domicílios. Resultados do universo. Rio de Janeiro: IBGE, 2001.

Instituto Brasileiro de Geografia e Estatística (IBGE). Censo demográfico 2010 – Características da população e dos domicílios. Resultados do universo. Rio de Janeiro: IBGE, 2011. 270p.

Instituto de Pesquisa Econômica Aplicada (IPEA). Secretaria de Assuntos Estratégicos da Presidência da República. Situação Social dos Estados. Distrito Federal: IPEA, 2012.

Jenicek M, Cléroux R. Epidemiologie: principles, techniques aplications. Paris: Edisem Maloine, 1982. 454 p.

Lemos DRQ, Franco AR, de Sá Roriz MLF et al. Measles epidemic in Brazil in the post-elimination period: coordinated response and containment strategies. Vaccine 2017; 35(13):1721-8.

Maranhão AGK, Vasconcelos AMN, Aly CMC et al. Como morrem os brasileiros: caracterização e distribuição geográfica dos óbitos no Brasil, 2000, 2005 e 2009. In: Ministério da Saúde. Saúde Brasil 2010: Uma análise da situação de saúde e de evidências selecionadas de impacto de ações de vigilância em saúde. Brasília: Ministério da Saúde, 2010.

Mascarenhas MDM, Monteiro RA, Sá NNB et al. Epidemiologia das causas externas no Brasil: morbidade por acidentes e violências. In: Ministério da Saúde. Saúde Brasil 2010: Uma análise da situação de saúde e de evidências selecionadas de impacto de ações de vigilância em saúde. Brasília: Ministério da Saúde, 2011:203-24.

Medronho RA, Werneck GL, Perez MA. Distribuição das doenças no espaço e no tempo. In: Medronho RA, Bloch KV, Luiz RR, Werneck GL (eds.) Epidemiologia. 2. ed. São Paulo: Editora Atheneu, 2009:83-102.

Passos EC, Almeida CS, Rosa JP et al. Surto de toxinfecção alimentar em funcionários de uma empreiteira da construção civil no município de Cubatão, São Paulo, Brasil. Rev Inst Adolfo Lutz 2008; 67(3):237-40.

Paula Júnior FJ, Araújo EL. Análise dos acidentes de trânsito ocorridos em uma capital do Nordeste Brasileiro em 2006. J Health Biol Sci. 2012 Abr-Jun; 1(2):66-72.

Pereira GFM, Cunha ARC, Moreira MBR, Oliveira SB, Freitas MA, Greco DB. Perspectivas para o controle da transmissão vertical do HIV no Brasil. In. Ministério da Saúde. Saúde Brasil 2010: Uma análise da situação de saúde e de evidências selecionadas de impacto de ações de vigilância em saúde. Brasília: Ministério da Saúde, 2011:335-45.

Pessanha JEM, Caiaffa WT, Kroon EG, Proietti FA. Dengue em três distritos sanitários de Belo Horizonte, Brasil: inquérito soroepidemiológico de base populacional, 2006 a 2007. Rev Panam Salud Publica 2010; 27(4):252-8.

Reis M, Crespo A. O impacto da renda domiciliar sobre a saúde infantil no Brasil. Texto para discussão no 1397. Rio de Janeiro: IPEA, 2009. 22p.

Rolim DB. Estudo epidemiológico do primeiro surto de melioidose no Brasil. [Dissertação]. Fortaleza: Faculdade de Medicina, Universidade Federal do Ceará, 2004.

Rosen G. Uma história da Saúde Pública. São Paulo: Editora Hucitec, 1994.

Santana VS, Silva JM. Os 20 anos da saúde do trabalhador no Sistema de Único de Saúde no Brasil. Limites, avanços e desafios. In: Ministério da Saúde. Saúde Brasil 2008, 20 anos de Sistema Único de Saúde (SUS) no Brasil, 2009:175-204.

Santos M. Por uma geografia nova. São Paulo: Hucitec-Edusp, 1978.

Santos M. A natureza do espaço. São Paulo: Editora Hucitec, 1996.

Schmidt MI, Duncan BB, Azevedo e Silva G et al. Doenças crônicas não transmissíveis no Brasil: carga e desafios atuais. Saúde no Brasil 2011; 4(5):61-74.

Silva, LJ. O conceito de espaço na epidemiologia das doenças infecciosas. Cad Saúde Pública 1997; 13(4):585-93.

Silva LJ. A evolução da doença de Chagas no Estado de São Paulo. São Paulo: Hucitec-Funcraf, 1999.

Snow J. Sobre a maneira da transmissão da cólera. São Paulo: Editora Hucitec, ABRASCO, 1990. 249 p.

Van der Linden V, Pessoa A, Dobyns W et al. Description of 13 infants born during October 2015-January 2016 with Congenital Zika Virus Infection without Microcephaly at Birth – Brazil. MMWR Morb Mortal Wkly Rep 2016; 65:1343-8.

Victora CG, Aquino EM, do Carmo Leal M, Monteiro CA, Barros FC, Szwarcwald CL. Saúde de mães e crianças no Brasil: progressos e desafios. Saúde no Brasil. The Lancet 2011: 32-46 (edição especial).

World Health Organization (WHO). World AIDS Day Report, 2011. How to get to zero: Faster. Smarter. Better. Joint United Nations Programme on HIV/AIDS (UNAIDS). Acesso em 28 de junho de 2012. Disponível em: http://www. unaids.org/en/media/unaids/contentassets/documents/unaidspublication/2011/JC2216_WorldAIDSday_report_2011_en.pdf.

World Health Organization (WHO). World Health Statistics. Genebra: WHO, 2012. 180p.

5 Processos Endêmico e Epidêmico

Maria Zélia Rouquayrol
Luiza de Marilac Meireles Barbosa
Cícera Borges Machado

INTRODUÇÃO

As epidemias foram e continuam sendo temas relevantes no cenário global, uma vez que nos dias atuais ainda convivemos com epidemias de doenças infecciosas emergentes e reemergentes, a exemplo da AIDS, da influenza por H1N1, da cólera e da dengue. Vale realçar as recentes manifestações epidêmicas de chikungunya e de zika vírus, cujos primeiros casos autóctones surgiram no Brasil, respectivamente, em 2014 e 2015 (BRASIL, 2014, 2017); no caso do zika, com o agravante da associação do vírus ao surto de microcefalia e outras malformações congênitas. Somam-se a essa realidade a concomitância atual de causas externas (BRASIL, 2009a) e a obesidade (FERREIRA, 2006) como exemplos de agravos não transmissíveis na configuração epidêmica.

No contexto atual, além das epidemias, são registradas endemias e surtos de diversas etiologias, tomando proporções as mais variadas. As repercussões das epidemias são observadas diretamente na assistência aos doentes e na vigilância epidemiológica, expondo, muitas vezes, suas fragilidades com grande impacto de ordem socioeconômica, política e psicológica.

A ausência de doenças ou agravos ou sua manifestação, seja na forma esporádica, endêmica ou epidêmica, está associada a um conjunto de fatores, dentre os quais os de ordem socioambiental e política, tornando mais vulneráveis grupos populacionais expostos às condições desfavoráveis de vida. Acrescentam-se na contribuição do surgimento e da propagação das epidemias a importância dos desastres naturais, a mutação dos agentes patogênicos e as facilidades de deslocamentos populacionais.

Na perspectiva de prevenção e controle de doenças, tornam-se importantes as políticas de promoção da saúde, bem como um sistema de vigilância epidemiológica apoiado por uma estrutura global de alerta para aumentar a sensibilidade da detecção precoce de situações de emergência em saúde pública, incluindo epidemias, segundo o Regulamento Sanitário Internacional de 2005 (WHO, 2008).

A atual agenda da Organização das Nações Unidas, promulgada em 2015 e intitulada Objetivos de Desenvolvimento Sustentável, propõe, até 2030, a eliminação das epidemias de AIDS, tuberculose, malária e doenças tropicais negligenciadas como uma das medidas para alcançar o objetivo de assegurar uma vida saudável e promover o bem-estar para todos, em todas as idades (PNUD, 2017).

A partir dessas considerações, os propósitos deste capítulo são: (a) conceituar termos do processo endêmico e epidêmico; (b) apresentar técnicas de construção dos níveis endêmicos e epidêmicos, visando à detecção precoce de epidemia para a adoção de medidas necessárias; (c) caracterizar aspectos relativos a epidemias.

ENDEMIA

Dá-se o nome de endemia à *ocorrência coletiva de determinada doença que, no decorrer de um largo período histórico, acomete sistematicamente grupos humanos distribuídos em espaços delimitados e caracterizados*, mantendo sua incidência constante, permitidas as flutuações de valores, tais como as variações sazonais. Note-se que o termo *endemia* refere-se à doença *habitualmente* presente entre os membros de determinado grupo, numa determinada área, isto é, presente numa população definida.

A incidência característica, ou melhor, *a intensidade de caráter endêmico de determinada doença, em determinado lugar e intervalo cronológico, é a endemicidade* dessa doença no lugar e no tempo considerados. Os valores atribuídos à endemicidade podem ser expressos em escala nominal, sejam, por exemplo, os valores hipoendêmicos, mesoendêmicos e hiperendêmicos usados para quantificar nominalmente a referida variável e qualificar, portanto, uma ocorrência, uma situação ou uma incidência. Na situação da hanseníase, o indicador da força da morbidade, magnitude e tendência da endemia considera nível hiperendêmico se o coeficiente de detecção anual de casos novos for maior que 40 por 100 mil habitantes (Brasil, 2009b).

O termo *holoendêmico* designa uma doença de alta prevalência de infecção que começa precocemente na vida, afetando a maioria das crianças de uma população e levando a um estado de equilíbrio tal que a população adulta mostra muito menos evidências da doença do que as crianças (PORTA et al., 2008). A malária é holoendêmica em algumas regiões rurais de países da África, como Quênia e Tanzânia (WORT et al., 2006; WATSIERAH et al., 2011). Em alguns casos, a endemicidade deve ser posta em termos comparativos; são exemplos as seguintes expressões: "maior", "igual" ou "menor endemicidade".

Nájera, em *El desafio de la epidemiologia* (BUCK et al., 1988), citando Hipócrates, faz uso da palavra *epidemeion*, "visitar", no intuito talvez de salientar o caráter de temporalidade, de provisório, aos diversos aspectos da epidemia, diferentemente da denominação *endemeion*, endemia, que traduziria o sentido de habitar o lugar, nele residindo de longa data ou nele se instalando por longo tempo. A cólera no Brasil, que aqui aportou em abril de 1991, após sua ausência por aproximadamente um século, atingiu vários municípios, na maioria das vezes de maneira explosiva por fonte comum, dadas a precariedade do saneamento básico e a presença do estado de pobreza crônica na população mais atingida: os marginais e favelados nas grandes cidades; os "deserdados da terra", emigrados do interior; os moradores em palafita e outros das classes desfavorecidas.

Ao que tudo indicava, essa epidemia viria para ficar e que de visitante (*epidemeion*) permaneceria como residente (*endemeion*), caso as medidas de controle não fossem implementadas. Para o Ministério da Saúde, a interrupção da transmissão foi possível em função da tomada de uma série de medidas de controle integradas, como melhoria do saneamento, atuação do sistema de vigilância epidemiológica, a exemplo da Monitoração das Doenças Diarreicas Agudas (MDDA), protocolos de atendimentos aos pacientes, integração com o Programa de Agentes Comunitários de Saúde e distribuição de hipoclorito de sódio para famílias sem água tratada (BRASIL, 2012a).

Ademais, há necessidade de monitoramento do evento de epizootias ou mortes de animais, que pode estar associado à ocorrência de doenças em humanos, sendo por isso considerado uma "Emergência de Saúde Pública de Importância Nacional (ESPIN)", de acordo com o Regimento Sanitário Internacional de 2005 (WHO, 2008). O termo *epizootia* é utilizado se os casos de doenças na população animal, em determinada área geográfica, excedem claramente a incidência normal. De outra maneira, a presença constante ou prevalência usual da doença ou agente infeccioso na população animal, de dada área geográfica, é uma situação endêmica, denominada *enzootia* (Brasil, 2009b).

Dimensionando a endemia

A definição de endemia só é possível após o estabelecimento prévio de uma faixa endêmica com base no comportamento verificado no passado, associando-a a outros critérios discriminatórios, inclusive à variável lugar. Portanto, a distinção entre comportamento endêmico e epidêmico de uma dada doença fica estabelecida com base em critérios relativos. Os conceitos a seguir são importantes para a compreensão dos níveis endêmico e epidêmico.

Frequência média

No Capítulo 4, quando do estudo da variação sazonal, foi visto que para algumas doenças, quando se constrói sua dis-

tribuição cronológica, frequências altas e baixas alternam-se sistematicamente, repetindo máximos e mínimos sempre no mesmo período, seja do ano, do mês, da semana ou do dia. Em tais distribuições, considerando que seu tipo de variação seja o sazonal, assume-se que a frequência esperada – para determinado período t, seja t certo mês do ano, marcado e especificado, por exemplo – será próxima da média das frequências acontecidas nos anos anteriores, no mesmo período (F méd.t = frequência média no período t do ano).

Se as frequências observadas ou calculadas se referirem à incidência da doença, tem-se a frequência média, referida anteriormente, que passa a ser considerada *incidência média no período t*. Denomina-se *incidência mensal média* para um determinado mês a média aritmética das incidências brutas ou trabalhadas, ocorridas nos meses de igual de nominação, meses equivalentes, numa série de anos imediatamente anteriores.

Observe o Quadro 5.1. Para cada um dos meses do ano, numa faixa de 10 anos, desde 1960 até 1969, foram calculadas médias aritméticas dos coeficientes de incidência da meningite meningocócica. Espera-se que venham a ser observados, em anos posteriores a 1969, valores aproximados das médias encontradas. No exemplo dado, o coeficiente mensal médio de incidência e esperado para os meses de janeiro dos anos vindouros, C.I. méd.jan., é igual à média aritmética (X) dos coeficientes de incidência calculados para todos os meses de janeiro dos anos anteriores, desde 1960 até 1969. Portanto, no referido exemplo, o coeficiente de incidência médio esperado para janeiro de anos vindouros será igual a: C.I.méd.jan. = 0,13/100 mil habitantes.

Desvio-padrão

Para compreensão de como foram obtidos os desvios-padrão das incidências mensais apresentadas no Quadro 5.1, seguem o conceito e a fórmula algébrica (TRIOLA, 1999) dessa medida de dispersão, cujo símbolo é s. É a medida de variabilidade de dados de uma distribuição de frequências que é útil para medir a dispersão dos valores individuais em torno da média. Para seu cálculo, deve-se obter a média da distribuição e, a seguir, determinar os desvios para mais e para menos a partir dessa média. Assim, o desvio-padrão é a raiz quadrada da média aritmética dos quadrados dos desvios, esses tomados a partir da média aritmética (BARBOSA, 2003):

$$s = \frac{\sqrt{\Sigma \ (X_i - \bar{X})^2}}{n - 1}$$

s: desvio-padrão
X_i: cada uma das frequências
$\bar{X}$: média aritmética das frequências
n: número de frequências

No Capítulo 4 foi visto que a distribuição da média aritmética das frequências no intervalo de 1 ano, mês a mês, pode mostrar variação sazonal. Quanto à distribuição dos desvios-padrão, ou segue a mesma variação sazonal exibida pela distribuição das médias ou apresenta variação atípica.

QUADRO 5.1 Incidência mensal (por 100 mil habitantes) de meningite meningocócica no município de São Paulo, de 1960 a 1969

Mês	1960	1961	1962	1963	1964	1965	1966	1967	1968	1969	Média	Desvio--padrão
Janeiro	0,05	0,10	0,20	0,21	0,13	0,15	0,10	0,10	0,19	0,11	0,13	0,05
Fevereiro	0,13	0,13	0,10	0,21	0,07	0,11	0,10	0,16	0,13	0,14	0,13	0,04
Março	0,16	0,08	0,10	0,12	0,16	0,15	0,18	0,19	0,09	0,18	0,14	0,04
Abril	0,24	0,20	0,27	0,21	0,23	0,11	0,04	0,10	0,13	0,20	0,17	0,07
Maio	0,10	0,13	0,20	0,28	0,07	0,23	0,10	0,06	0,30	0,18	0,17	0,09
Junho	0,24	0,13	0,29	0,21	0,22	0,19	0,12	0,16	0,19	0,18	0,19	0,05
Julho	0,27	0,10	0,44	0,26	0,31	0,21	0,26	0,14	0,17	0,25	0,24	0,10
Agosto	0,27	0,23	0,27	0,21	0,25	0,30	0,16	0,08	0,15	0,12	0,21	0,09
Setembro	0,16	0,05	0,32	0,23	0,13	0,15	0,16	0,04	0,19	0,21	0,16	0,08
Outubro	0,13	0,20	0,22	0,23	0,11	0,19	0,20	0,10	0,07	0,09	0,16	0,06
Novembro	0,13	0,08	0,20	0,16	0,18	0,17	0,18	0,10	0,15	0,07	0,14	0,05
Dezembro	0,08	0,18	0,20	0,07	0,25	0,04	0,14	0,14	0,06	0,25	0,14	0,08

Fonte: Moraes JC et al., 1985.

De qualquer modo, para previsão do comportamento futuro da doença na população não é possível assumirem-se os desvios-padrão como tendo o mesmo valor durante todo o ciclo anual e nem mesmo tomar-se a média desses desvios--padrão. Assim, para cada conjunto de meses de igual denominação, meses equivalentes, ou seja, para cada período mensal do ano, haverá, além de uma média de valores, um desvio-padrão característico do conjunto. Define-se *desvio--padrão para o período t* do ano como sendo o desvio-padrão s_t, calculado a partir das frequências brutas ou trabalhadas, observadas no mesmo período do ano, numa série de anos imediatamente anteriores e que, espera-se, sejam repetidos nos mesmos meses, nos anos vindouros. No Quadro 5.1, o desvio-padrão para o conjunto dos meses de janeiro pode ser calculado manualmente pela fórmula expressa a seguir ou, de maneira mais prática, utilizando a planilha de Excel nas respectivas funções:

$$s = \frac{\sqrt{\sum (X_i - \bar{X})^2}}{n-1}$$

$\sum (X_{jan} - \bar{X})^2 =$
$(0,05 - 0,13)^2 + (0,10 - 0,13)^2 + (0,20 - 0,13)^2 + (0,21 - 0,13)^2 + (0,13 - 0,13)^2 + (0,15 - 0,13)^2 + (0,10 - 0,13)^2 + (0,10 - 0,13)^2 + (0,19 - 0,13)^2 + (0,11 - 0,13)^2 = (-0,08)^2 + (-0,03)^2 + (0,07)^2 + (0,08)^2 + (0,0)^2 + (0,02)^2 + (-0,03)^2 + (-0,03)^2 + (0,06)^2 + (-0,02)^2 = 0,0064 + 0,0009 + 0,0049 + 0,0064 + 0 + 0,0004 + 0,0009 + 0,0009 + 0,0036 + 0,0004 = 0,0248$

$$s = \frac{\sqrt{0,0248}}{9} = \sqrt{0,0028} = 0,05$$

Ou seja, sjan. = 0,05

Frequência máxima esperada

A frequência média, o desvio-padrão e, agora, a frequência máxima esperada são calculados para determinado período de tempo devidamente especificado, 1 mês, 1 semana ou 1 dia, tomados como partes unitárias, inseridas num intervalo mais abrangente (ano, por exemplo). Para efeito de cálculo, podemos definir *frequência máxima esperada com p% de probabilidade* para um período t do ano – Fmáx.p%t – como sendo igual à soma da frequência mensal média – Fméd. – com z vezes o desvio-padrão esperado, s_t:

$$\text{Fmáx.p\%t} = \text{Fméd.t} + zs_t$$

Essa definição operacional tem por base elementos da distribuição normal: p% de probabilidade = área sob a curva normal multiplicada por 100; z = número de desvios-padrão que uma variável aleatória, no caso presente a frequência de casos, F, está afastada da média, Fméd.t; z é representado no eixo das abscissas.

Caso se deseje uma probabilidade *p* igual a 97,5% para a frequência máxima esperada, Fmáx.t (50%, a partir do menor valor até a média, somado a 47,5%, da média até o valor máximo), z terá o valor de 1,96. Neste texto será assumido o valor de 1,96 para z. Portanto, a frequência máxima esperada será calculada com 97,5% de probabilidade:

$$\text{Fmáx.97,5\%t} = \text{Fméd.t} + 1,96\, s_t$$

Para ilustrar, tomemos como exemplo, mais uma vez, os dados do Quadro 5.1. O coeficiente de incidência mensal máximo esperado com 97,5% de probabilidade (C.I.máx.97,5%) para a doença meningocócica, nos meses de janeiro futuros, a partir de 1970, será:

C.I.máx.97,5%t = C.I.méd.jan. + 1,96 sjan.
C.I.máx.97,5%jan. = 0,13 + (1,96 × 0,05) por 100 mil hab.
C.I.máx.97,5%jan. = 0,228 por 100 mil hab.

A expressão *coeficiente de incidência mensal máximo esperado com 97,5% de probabilidade* significa que, se todas as condições propiciatórias da doença na população forem mantidas inalteradas, é de se esperar que no futuro, no mês especificado, 97,5% dos coeficientes de incidência sejam iguais ou menores que o referido coeficiente de 0,228 (Figura 5.1).

Frequência mínima esperada

Para efeito de cálculo, a *frequência mínima esperada com 97,5% de probabilidade*, referente a determinado período t do ano, Fmín.97,5%t, é igual à frequência média para o período considerado, Fméd., da qual se subtrai 1,96 vez o desvio-padrão que foi calculado para o mesmo período, st:

$$\text{Fmín } 97,5\% = \text{Fméd. t} - 1,96 \text{ st}$$

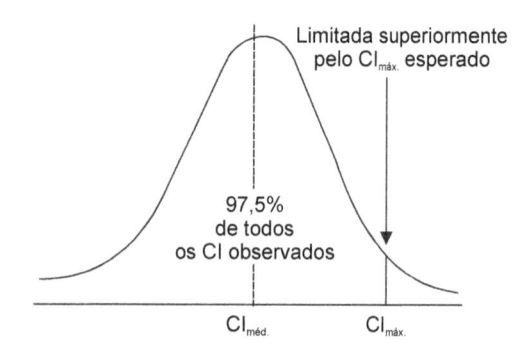

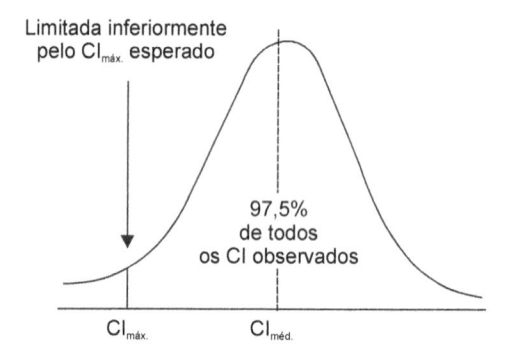

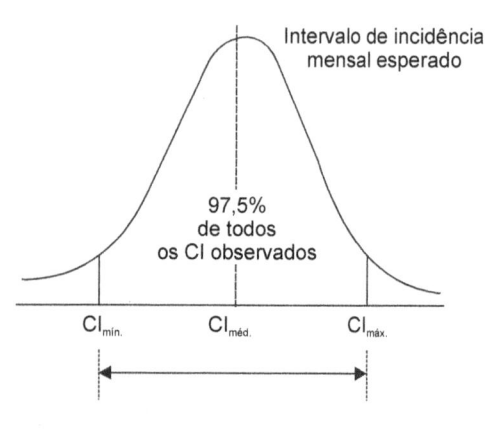

$$\text{CI}_{\text{máx}_m} = \text{CI}_{\text{méd}_m} + 1,96$$

$$\text{CI}_{\text{mín}_m} = \text{CI}_{\text{méd}_m} - 1,96$$

m = mês especificado

FIGURA 5.1 Distribuição dos coeficientes de incidência mensal.

Com referência aos dados do Quadro 5.1, o coeficiente de incidência mensal mínimo para a doença meningocócica esperado, com uma probabilidade de 97,5%, para os meses de janeiro, a partir de 1970 (C.I.mín.jan. 97,5%), será:

$$\text{C.I.mín.97,5\%t} = \text{C.I.méd.jan.} - 1,96 \text{ sjan.}$$
$$\text{C.I.mín.97,5\%jan.} = 0,13 - (1,96 \times 0,05) \text{ por 100 mil hab.}$$
$$\text{C.I. mín.97,5\%jan.} = 0,032 \text{ por 100 mil hab.}$$

A expressão *coeficiente de incidência mensal mínimo esperado em 97,5% de probabilidade* indica que no futuro, no mês especificado, a expectativa é a de que 97,5% dos coeficientes de incidência a serem observados sejam iguais ou maiores que o valor esperado (Figura 5.1).

Por *intervalo de frequência* esperado com 95% de probabilidade, para dado período do ano (mês ou semana especificados do ano, por exemplo), entenda-se o intervalo delimitado por um valor máximo e um valor mínimo, inclusive, dentro do qual caiam 95% das frequências que já foram observadas e também, espera-se, das que venham a ser registradas. Formalmente, podemos definir *intervalo mensal de incidência esperado com 95% de probabilidade*, para um determinado mês do ano, como o intervalo delimitado pelos coeficientes de incidências mensais mínimos e máximos, inclusive, esperados para o mesmo mês e que incluam 95% dos coeficientes que virão a ser observados.

Distribuição das medidas de incidência mensal média

Se forem colocados em gráfico os números brutos ou os coeficientes de incidência mensal média, incluindo todos os meses do ano para os quais esses valores foram calculados, e se forem unidos os pontos, resultará a linha poligonal de incidência mensal média da doença em estudo, no decorrer do período escolhido (de 1960 a 1969 no exemplo utilizado). Nesse caso, a linha poligonal construída e, portanto, a própria distribuição da incidência mensal média, mostra variação sazonal (Quadro 5.1 e Figura 5.2). É possível que a variação seja atípica em outros casos.

Incidência normal

Atribui-se o qualitativo de normal a todo evento que esteja de acordo com a norma estabelecida. A norma pode ser uma moda, uma regra, uma tradição ou, até mesmo, uma expectativa.

Em epidemiologia, quando do estudo da doença como fenômeno endêmico, ao se usar o termo "normal", quer-se referir àquilo que tem sido o habitual. Coeficientes de incidência altíssimos ou baixíssimos são normais, desde que constituam o habitual esperado. *Incidência normal* com referência ao que foi observado na semana, no mês ou no ano que acabam de se encerrar é a incidência que se iguala à que vinha sendo registrada em igual período, nos anos anteriores, respeitadas as flutuações de medidas.

Limite superior da incidência normal

Dá-se o nome de limite superior de incidência normal ao conjunto formado pelas medidas de incidência mensais máximas, calculadas para todo um ciclo de variação (ciclo anual, por exemplo) e unidas, mês a mês, sob a forma de uma linha poligonal (Figuras 5.2 e 5.3). A distribuição assim construída funcionará como *limite superior da incidência normal* num nível de probabilidade preestabelecido. No exemplo que vem sendo apresentado, a probabilidade estabelecida foi de 97,5%. Isso significa que, se a estrutura epidemiológica permanecer inalterada, é de se esperar que apenas 2,5% das frequências possam ultrapassar os valores do limite superior da incidência normal.

Limite inferior da incidência normal

Trata-se da convenção que se pode estabelecer para designar a distribuição da incidência mensal mínima esperada com 97,5% de probabilidade. A expressão *limite inferior da incidência normal* indica que, se a estrutura epidemiológica for mantida sem mudanças sistêmicas apreciáveis, somente 2,5% das observações poderão ter seu valor numérico inferior ao da incidência mínima esperada em cada mês, para todos os meses.

A Figura 5.2 mostra as linhas poligonais que estabelecem os limites da incidência normal, superior e inferior, e a

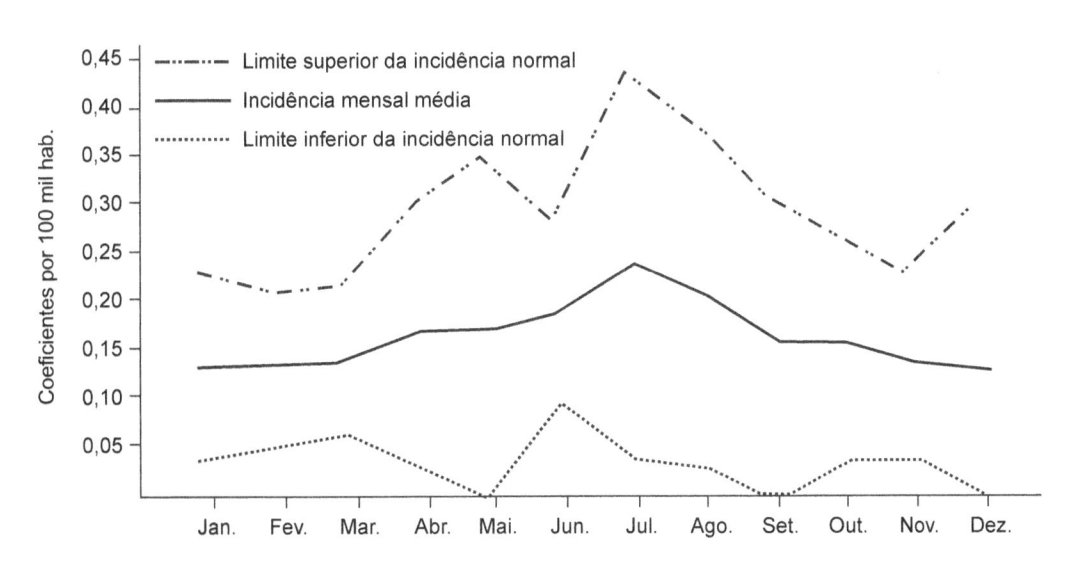

FIGURA 5.2 Doença meningocócica no município de São Paulo, 1960 a 1969. Incidência mensal média, incidência mensal máxima esperada (limite superior da incidência normal) e incidência mínima esperada (limite inferior da incidência normal).

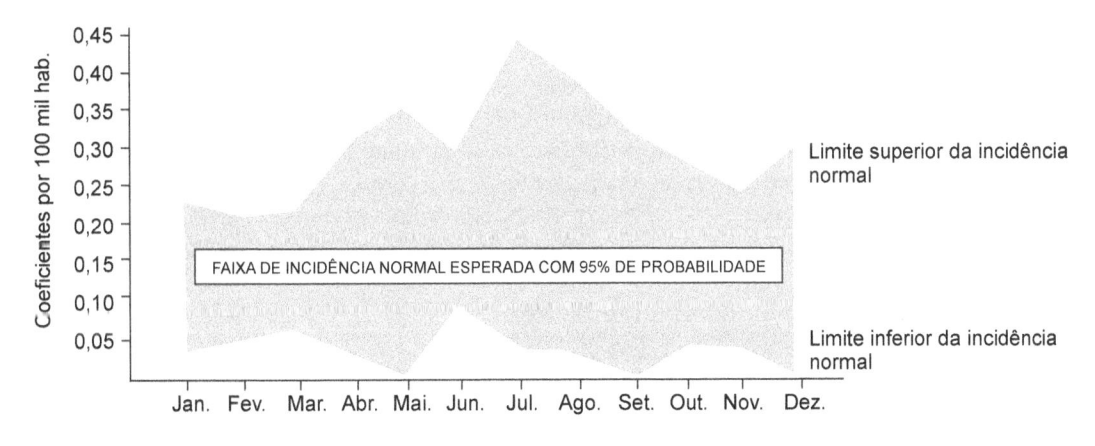

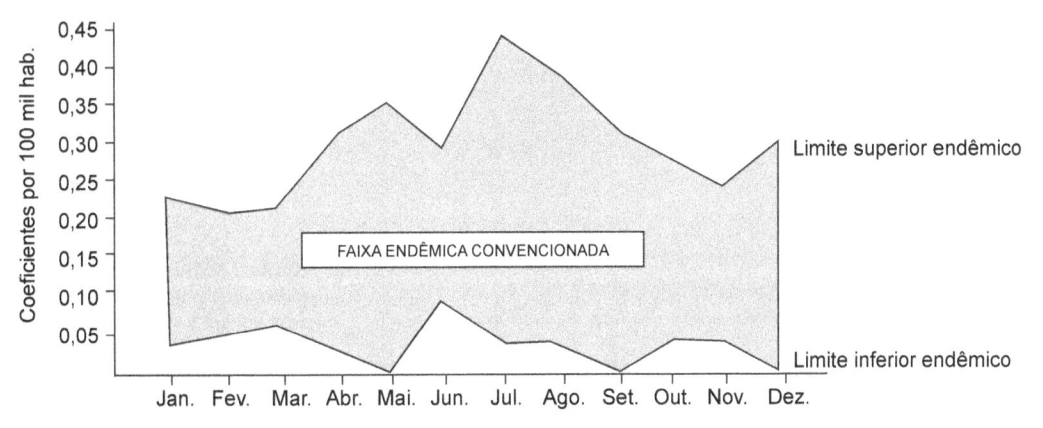

FIGURA 5.3 Doença meningocócica no município de São Paulo, de 1960 a 1969. (Fonte: Dep. Med. Social – In: Moraes JC et al., 1985.)

incidência média da doença meningocócica, calculados para o município de São Paulo, a partir de dados registrados durante 10 anos, de 1960 a 1969 (MORAES et al., 1985).

Faixa de incidência normal esperada

A expressão *faixa de incidência normal esperada com 95% de probabilidade* traduz a ideia de que, mantida a estrutura epidemiológica sem alteração, é de se esperar que 95% dos coeficientes de incidência observáveis ao longo de um ciclo – um ciclo anual, por exemplo – deverão se situar dentro da faixa de incidência normal, nela incluídos os valores limitantes: o *limite superior da incidência normal* e o *limite inferior da incidência normal* (somente 2,5% poderão ultrapassar para mais e 2,5% para menos = 5%) (Figura 5.3).

Observe-se que a técnica estatística proposta para construção da *faixa de incidência normal esperada com 95% de probabilidade* pressupõe que o processo saúde-doença em estudo tem tendência constante no tempo, com variação que pode ser sazonal ou atípica. Portanto, essa técnica de cálculo não leva em consideração a possibilidade de uma tendência sistemática no sentido de valores crescentes ou decrescentes.

Faixa endêmica

Característica de determinada doença, referente a determinada população, em determinada época, definida para um ciclo completo de variação sazonal ou atípica, *faixa endêmica é o espaço nos limites do qual as medidas de incidência podem flutuar sem que delas se possa inferir ter havido qualquer alteração sistêmica na estrutura epidemiológica, condicionante do processo saúde-doença considerado* (Figura 5.3). A faixa endêmica é também denominada canal endêmico (PEREIRA, 1995).

Na maioria dos estudos epidemiológicos, adota-se convencionalmente a faixa de incidência normal esperada, com 95% de probabilidade, para funcionar como a faixa endêmica da doença. Nesse caso, as linhas poligonais que determinam os limites da faixa endêmica – os limites superior e inferior da incidência normal – passam a ser denominados, respectivamente, *limite superior endêmico* e *limite inferior endêmico* (Figura 5.3).

A segurança que se possa ter de que a faixa endêmica calculada represente, com alta probabilidade, a endemicidade de certa doença em determinada região, é proporcional ao número de anos tomados para cálculo das médias e dos desvios-padrão. Um número acentuado de anos – 10, por exemplo – garantirá que será pequena a influência dos dados recentes e assegurará a estabilidade dos valores calculados; a faixa endêmica, assim construída, constituirá uma boa aproximação da endemicidade real dessa doença. As faixas endêmicas construídas com base em poucos anos de observação estão mais sujeitas a flutuações e terão uma tendenciosidade determinada pela incidência da doença em anos recentes; portanto, não constituem bons critérios para a proposição de uma endemicidade esperável nos próximos anos.

Nível de incidência

Expressão de ordem geral que se refere à incidência realmente observada da doença. Nos estudos epidemiológicos são especificados, de maneira genérica, dois níveis de incidência: o nível endêmico e o nível epidêmico (Figura 5.4). O nível endêmico de incidência é uma qualificação de ordem genérica atribuída às medidas de incidência cujos valores se situem abaixo do limite superior da faixa endêmica, qualquer que seja o patamar desta.

Definição operacional de endemia

Tomando por base a série de conceitos desenvolvidos nos itens anteriores, é possível formular uma definição objetiva, funcional e operativa para endemia: *qualquer doença espacialmente localizada, temporalmente ilimitada, habitualmente presente entre os membros de uma população e cujo nível de incidência se situe, sistematicamente, nos limites de uma faixa endêmica que foi, previamente, convencionada para uma população e época determinadas.*

A definição de endemia, conforme a que foi aqui proposta, está relativizada. Somente após o estabelecimento prévio de uma faixa endêmica com base no comportamento verificado no passado, associando-a a outros critérios discriminatórios, inclusive à variável lugar, é que será possível caracterizar

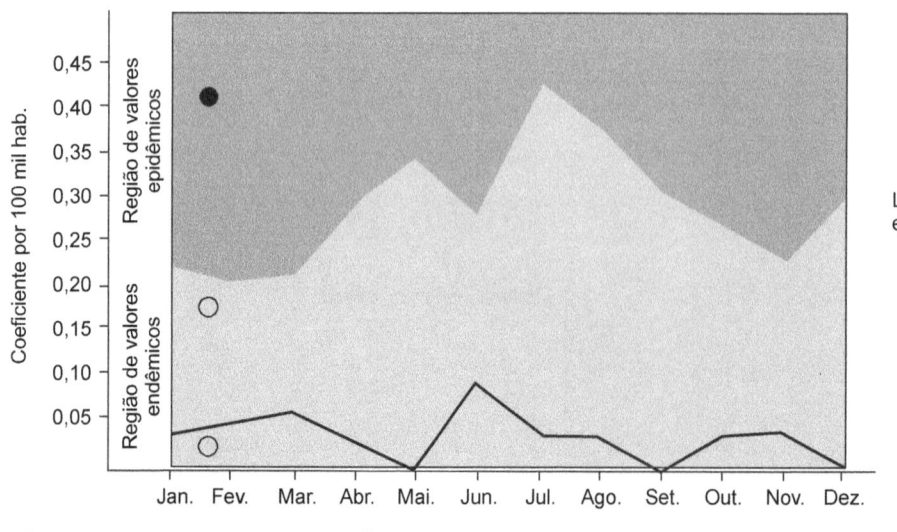

FIGURA 5.4 Nível endêmico e nível epidêmico de incidência. Doença meningocócica no município de São Paulo, de 1960 a 1969. (Fonte: Dep. Med. Social – In: Moraes JC et al., 1985.)

● Incidência em nível epidêmico   ○ Incidência em nível endêmico   *Também limite superior endêmico qualquer doença que afete uma população como uma endemia ou não. Em não sendo endemia, outras situações seriam:

- casos esporádicos resultantes de um contato acidental ou incomum, não sistemático, de indivíduos isolados, com fatores do meio ou com reservatórios de bioagentes patogênicos;
- casos esporádicos de origem alóctone;
- casos isolados ainda não agregados pela ciência como constituindo um conglomerado;
- epidemia.

Detecção de epidemia

Existem vários métodos estatísticos para a construção do diagrama de controle, visando à detecção de epidemia, a exemplo do método de Cullen, do terceiro quartil, de Albuquerque e o do CDC (SANCHES, 2000; BRAZ, 2005; OMS, 2005a).

O método de Cullen e o do CDC consideram que os dados têm distribuição normal e que 95% dos valores se encontram entre a média +1,96 desvio-padrão (limiar endêmico superior) e a média −1,96 desvio-padrão (limiar endêmico inferior). Por outro lado, o método do terceiro quartil e o de Albuquerque não se baseiam na distribuição normal e por isso não são influenciados pelos valores extremos.

O diagrama de controle é um dispositivo gráfico destinado ao acompanhamento no tempo – semana a semana, mês a mês – da evolução dos coeficientes de incidência com o objetivo de estabelecer e implementar medidas profiláticas que possam manter a doença sob controle.

O processo saúde-doença que está sendo controlado e o diagrama de controle, que constitui propriamente seu acompanhamento gráfico, são dinâmicos e evoluem paralelamente no mesmo ritmo; a cada período de tempo vencido, dados de incidência correspondentes devem ser acrescentados ao diagrama, a fim de que ele seja mantido atualizado.

O diagrama de controle é construído sobre um sistema de coordenadas cartesianas. No eixo das ordenadas deverão ser registradas as medidas de incidência (brutas ou trabalhadas) e no eixo das abscissas, a variável relacionada ao tempo. O diagrama de controle abrange dois conjuntos de informações: um gráfico de controle e um gráfico de acompanhamento

(Figura 5.5). O gráfico de controle é a própria representação gráfica da faixa endêmica convencionada. Se um diagrama for montado para ser operado por dois ou mais anos de acompanhamento, a faixa endêmica deverá ser repetida quantas vezes se fizerem necessárias. O gráfico de acompanhamento é o conjunto de pontos ou a linha poligonal que resulta do registro sistemático dos coeficientes de incidência semana a semana, mês a mês. Quando o gráfico de acompanhamento iguala ou ultrapassa o limiar epidêmico, o sistema de vigilância epidemiológica deve ser colocado em alerta, pois possivelmente a incidência está passando do nível endêmico para o nível epidêmico.

Com o objetivo de ponderar a tendência da incidência, seria interessante operar com faixa endêmica recalculada a cada início de ciclo, com base nos dados dos anos imediatamente anteriores, se estes anos forem endêmicos.

Por ocasião da epidemia por influenza pandêmica (H1N1), utilizou-se o diagrama de controle para acompanhamento da proporção de atendimentos por síndrome gripal (SG) no Brasil em 2009. Na Figura 5.6 observa-se a proporção de atendimentos por SG na região Sul do Brasil, em 2009, comparada aos limites, inferior e superior (média + 2 desvios-padrão), referentes ao período de 2003 a 2008. Verifica-se que nas nas semanas epidemiológicas (SE) 26 a 32, ou seja, entre os dias 28 de junho e 15 de agosto, a curva da proporção de SG em 2009 ultrapassou o limite superior. É importante referir que, em 25 de abril de 2009, a OMS declarou a influenza pandêmica (H1N1) como evento de Emergência de Saúde Pública de Importância Internacional (ESPII), de acordo com o Regulamento Sanitário Internacional de 2005, e em 11 de junho do mesmo ano a doença se consolidava como em fase pandêmica com disseminação da infecção entre humanos, no nível comunitário, em diferentes regiões do mundo (BRASIL, 2010a). Mais informações sobre a influenza pandêmica (H1N1) podem ser encontradas no Capítulo 12, *Doenças Emergentes e Reemergentes*.

Neste texto serão abordados dois métodos para construção do diagrama de controle: o método de Cullen e o método do terceiro quartil. O método de Cullen já foi utilizado para construção do gráfico de controle mostrado nas Figuras 5.2 a 5.4 com base no Quadro 5.1.

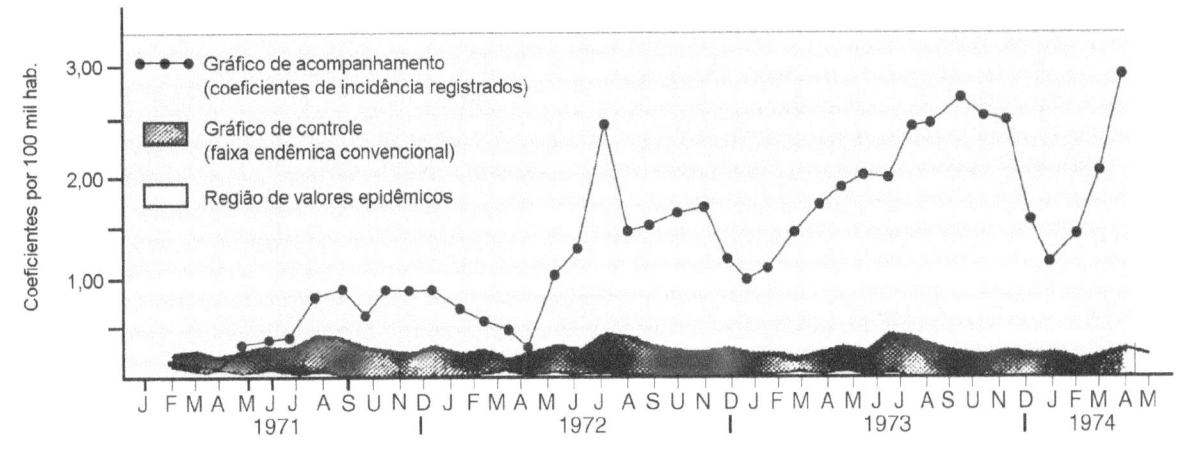

FIGURA 5.5 Diagrama de controle. Doença meningocócica no município de São Paulo, de 1971 a 1974. (Adaptada de Iversson, 1976.)

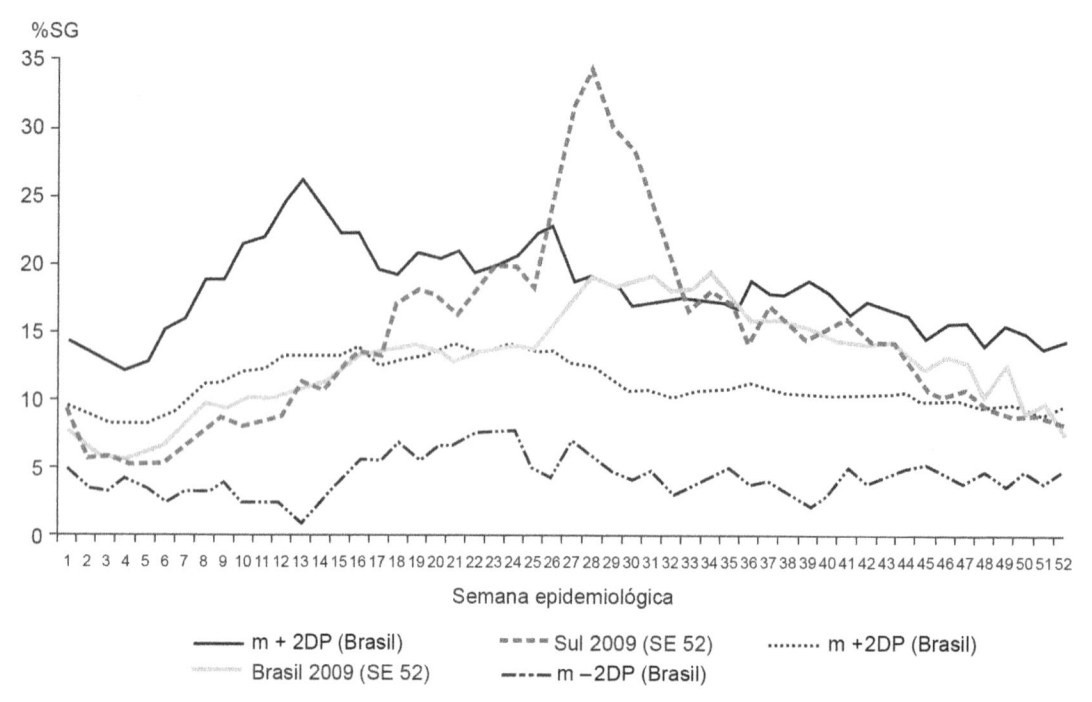

FIGURA 5.6 Proporção de atendimentos por síndrome gripal em relação ao total de atendimentos nas unidades sentinelas – Brasil, Região Sul, 2009. (Fonte: Silvep gripe/MS.)

O método do terceiro quartil baseia-se em percentis da distribuição e é de construção mais simplificada do que o método de Cullen. É útil para lançar um alerta quando os casos da doença sob vigilância excedem o terceiro quartil ou o "limite endêmico superior", determinado a partir dos dados mensais dos últimos 5 ou mais anos. O limite endêmico inferior corresponde ao segundo quartil, e a incidência média do gráfico de controle é representada pela mediana das incidências de cada mês. Esse método é defendido pela OMS para o controle da malária (OMS, 2005a).

Segue o exemplo desse método, utilizando os dados do Quadro 5.1 referentes às incidências mensais da doença meningocócica no município de São Paulo. Para o cálculo da mediana (segundo quartil) e do primeiro e terceiro quartis, os dados foram ordenados de maneira crescente, conforme o Quadro 5.2 e cuja representação gráfica está demonstrada na Figura 5.7.

Hoje, a vigilância epidemiológica deve manter estruturas técnicas e operacionais para detectar as "emergências em saúde pública" de importância nacional (ESPIN) e internacional (ESPII), como é o caso dos Centros de Informações Estratégicas e Respostas em Vigilância em Saúde e da Rede Nacional de Alerta e Respostas às Emergências em Saúde Pública (Rede CIEVS). São estruturas que vêm sendo implantadas nas Secretarias de Saúde de Estado, em expansão para os municípios, tendo como uma das principais funções fazer análises contínuas de problemas que podem constituir emergências de saúde pública para emitir o primeiro "sinal de alerta" (Brasil, 2009b).

EPIDEMIA

Epidemia (lato sensu) *é a ocorrência de doença ou agravo em grande número de pessoas ao mesmo tempo.* Aprofundando a análise deste conceito, deve ser ressaltado que, para o observador externo, a percepção da epidemia só se efetivará se a doença ou agravo se deixar transparecer mediante sintomas e sinais característicos, comuns a todos os indivíduos afetados. Observe-se que, aqui, epidemia está sendo definida como um fato empírico, primitivo, como uma ocorrência em massa. É lícito, portanto, pensar que algumas ocorrências desse tipo – a epidemia – possam passar sem registro ou por falta de condições para percepção da própria doença ou por falta de registro, ou ainda por alguma incapacidade atual de generalização a partir das ocorrências individuais.

No outro extremo, é possível pensar em epidemia como aquele processo saúde-doença de massa que deve ser, inequivocamente, reconhecido como tal por especialistas ou órgãos

QUADRO 5.2 Limite endêmico inferior (1º quartil), incidência média (mediana) e limite endêmico superior (3º quartil – cálculo com base nas séries históricas do Quadro 5.1)

Quartil	Jan.	Fev.	Mar.	Abr.	Mai.	Jun.	Jul.	Ago.	Set.	Out.	Nov.	Dez.
1º quartil	0,1	0,1	0,1	0,11	0,09	0,15	0,16	0,14	0,09	0,10	0,09	0,7
Mediana	0,12	0,13	0,16	0,20	0,16	0,19	0,26	0,22	0,16	0,16	0,16	0,14
3º quartil	0,2	0,15	0,18	0,24	0,26	0,23	0,29	0,27	0,22	0,21	0,18	0,23

Fonte: Moraes JC et al., 1985.

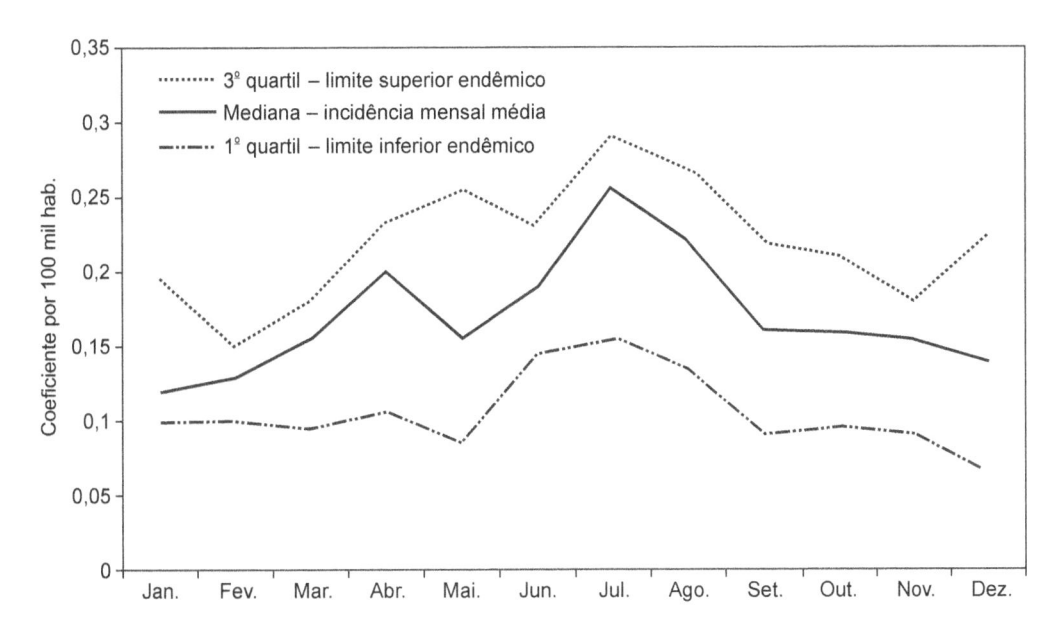

FIGURA 5.7 Incidência (por 100 mil habitantes) mensal de meningite meningocócica no município de São Paulo, de 1960 a 1969. (Figura construída utilizando o método do 3º quartil – Quadro 5.2).

técnicos, seguindo regras e preceitos cientificamente elaborados e precisamente convencionados. Nesse caso, a definição deve ser colocada em termos operacionais: *epidemia é uma alteração, espacial e cronologicamente delimitada, do estado de saúde-doença de uma população, caracterizada por uma elevação progressivamente crescente, inesperada e descontrolada dos coeficientes de incidência de determinada doença ou agravo, ultrapassando e reiterando valores acima do limiar epidêmico preestabelecido.* Essa definição pressupõe que o estado de saúde-doença da população deva estar permanentemente sob vigilância e controle. Implica observação contínua, exercida por pessoal habilitado, coleta e registro de dados bioestatísticos, cálculo de coeficientes, propositura de um limiar epidêmico convencionado e acompanhamento permanente da incidência por meio de diagramas de controle.

A propósito do conceito de limiar epidêmico, observe-se que os valores que o estabeleceram são os mesmos que fazem o limite superior endêmico. Este último marca, num nível de significância definido, quais são os valores máximos esperados para os coeficientes de incidência, isto é, qual a probabilidade de que, se for mantido o equilíbrio endêmico vigente até então, não sejam ultrapassados os valores limítrofes estabelecidos. O limiar epidêmico, por sua vez, demarca, no mesmo nível de significância, o início de uma ocorrência que poderá ser epidêmica (limite superior endêmico e limiar epidêmico são expressões equivalentes).

Quanto às doenças erradicadas ou inexistentes até então, o coeficiente de incidência que fixa seu limiar epidêmico é igual a zero. Nessa situação, apenas um caso poderá ser considerado uma ocorrência epidêmica. Desde 1990 não se registram casos de poliomielite no Brasil (BRASIL, 2011). Um único caso autóctone, que fosse agora confirmado no país, seria considerado epidêmico. No Paquistão, os 198 casos confirmados de poliomielite em 2011 não chegaram a caracterizar uma epidemia, em razão da endemicidade dessa doença nesse país, que apresentou, no período de 2002 a 2011, de dezenas a mais de uma centena de casos por ano (WHO, 2012).

Alterações impostas ou acidentalmente ocorridas numa estrutura epidemiológica definida, em determinados local e período, produzirão, como consequência, mudanças nas relações mantidas entre os fatores vinculados ao agente, ao meio e ao suscetível, tendo como resultado observável modificações nos valores referentes à incidência da doença ou agravos considerados.

Pequenas diferenças observadas nas medidas de incidência poderão ser atribuídas à simples flutuação de valores, a variações sazonais ou a uma tendência secular previsível e de pequena monta. Nesse caso, não é lícito supor ter havido alterações radicais na estrutura. Por outro lado, diferenças observadas em dois pontos distintos de um intervalo de tempo podem ser de tal maneira flagrantes e permanentes que, para explicá-las, devem ser cogitadas modificações sistêmicas profundas, como a exclusão de fatores que até então eram contribuintes ou a introdução de novos fatores predisponentes à doença. Um exemplo de retirada de um fator contribuinte de doença é a eliminação de criadouros potenciais do mosquito *Aedes aegypti*, que representa uma das medidas preventivas para dengue (BRASIL, 2010b).

Ilustra-se como introdução de fator predisponente à doença a presença de felinos infectados por toxoplasmose na casa de máquinas de um dos dois reservatórios d'água do município de Santa Isabel do Ivaí, no estado do Paraná, de outubro de 2001 a janeiro de 2002. Essa condição contribuiu para o surto de toxoplasmose aguda de transmissão hídrica devido à contaminação com oocistos da água consumida pela população. Na época, 426 pessoas apresentaram sorologia sugestiva de infecção aguda por *T. gondii* – IgM reator (BRASIL, 2002).

Em conformidade com o que vem sendo analisado, as doenças conhecidas ou as desconhecidas, cujos casos podem ser agrupados em conglomerados coerentes, podem ter seu nível de incidência classificado como endêmico ou epidêmico. A incidência ocorrerá em nível endêmico se suas medidas caírem dentro dos limites da região de valores endêmicos, incluída aí a faixa endêmica. Por outro lado, a incidência será dita em nível epidêmico se as medidas dos coeficientes correspondentes ocorrerem na região de valores epidêmicos. A linha poligonal que demarca essas duas regiões recebe dois nomes alternativos, empregados, contextualmente, na dependência do ponto de vista sob o qual se aborde a questão: limite superior endêmico ou limiar epidêmico (Figura 5.4).

As epidemias podem ser analisadas de várias maneiras, detalhadas a seguir, para uma melhor compreensão do processo epidêmico, tais como: os mecanismos desencadeantes, a curva epidêmica, a duração, a abrangência e os aspectos diferenciais das epidemias.

Mecanismos desencadeantes das epidemias

A incidência de uma doença pode alcançar nível epidêmico por meio de um dos seguintes mecanismos:

a. **Importação e incorporação de casos alóctones a populações formadas por grande número de suscetíveis, com os quais a transmissão seja uma possibilidade real:** uma epidemia de varíola na Polônia, em 1963, teve início a partir de um caso esporádico. Sinnecker (1976) relata que uma pessoa da cidade de Breslau, Polônia, esteve em Delhi, Índia, no período de 16 a 24 de maio daquele ano, retornando a seu país no dia 25 do mesmo mês. Logo em seguida, no dia 29, caiu doente. O diagnóstico inicial de malária (por detecção do *Plasmodium* no sangue) confundiu a pista que daria o alarme para uma ação de bloqueio preventivo contra a varíola. A enfermeira que atendeu o enfermo também adoeceu no dia 15 de junho, e outra vez o diagnóstico foi errado: varicela. Essa enfermeira infectou, além do médico que a estava tratando, pessoas da própria família. Um desses familiares infectou outras pessoas. Viagens efetuadas por vários desses comunicantes, durante o período de férias, difundiram a epidemia de varíola, que rapidamente se espalhou naquela região. Finalmente, no 47º dia após a ocorrência daquele primeiro caso importado, foi expedido o diagnóstico correto e foram iniciadas as medidas de controle com o isolamento de doentes e a vacinação da população da região. Um total de 99 casos de varíola numa área restrita, incluindo 25 parentes do médico, foi o resultado da introdução de apenas um caso numa região onde os indivíduos não estavam imunizados (SINNECKER, 1976).

Em fevereiro de 2003 foi descrita pela primeira vez, na Ásia, a síndrome respiratória aguda grave (SARG), mundialmente conhecida como SARS (*Severe Acute Respiratory Syndrome*), doença respiratória causada por um coronavírus denominado SARS-Cov (coronavírus associado à SARS). Poucos meses depois, sua ocorrência já era descrita em 29 países na América do Norte, América do Sul, Europa e Ásia, até sua contenção global, em meados de 2003. De acordo com a OMS, 8.098 pessoas adoeceram durante o surto de 2003, das quais 774 morreram. Mais de um terço dos casos iniciais, com adoecimento antes de 1º de fevereiro de 2003, ocorreu em manipuladores de alimentos (pessoas que manipulam, matam e vendem alimentos de origem animal ou aqueles que preparam e

vendem). Durante o surto, o mecanismo de transmissão primário parecia ser por contato direto de partículas respiratórias infectantes com mucosas (olhos, nariz e boca) ou por exposição a fômites. Os casos aconteceram primariamente em pessoas que mantiveram contato com pessoas muito doentes com a SARG em unidades de saúde ou em domicílio. A transmissão para contatos casuais ou sociais ocorreu esporadicamente, quando houve intensa exposição a um caso de SARG (local de trabalho, voos ou táxis). A rápida disseminação da doença alertou o mundo – primeira doença emergente, grave e contagiosa do século XXI – demonstrando o quão rapidamente a infecção pode disseminar-se num mundo interligado (BRASIL, 2012b).

b. **Ingresso de casos alóctones em áreas cujas condições ambientais são favoráveis à propagação da doença:** Boletim Epidemiológico da OPAS (1991) divulgou 18 casos de cólera registrados pelo CDC em 1991 nos EUA, todos importados (OPAS, 1991). Não foram feitos novos registros resultantes de transmissão secundária dentro do país (casos autóctones). No Brasil, os primeiros casos, importados, foram notificados em abril de 1991. O boletim da OPAS, anteriormente referido, informa que o Brasil notificou 18 ocorrências de abril a junho de 1991 e que, 2 meses após, mais 106 foram registrados, todos com confirmação laboratorial. Segundo o Ministério da Saúde, em fins de 1991 estavam registrados 2.103 casos e em agosto do ano seguinte já eram mais de 20 mil casos acumulados, atingindo o pico máximo em 1993, com 60.340 casos (BRASIL, 2008a). Os diferentes comportamentos da cólera nos EUA e no Brasil podem ser atribuídos a diferenças culturais quanto a hábitos de higiene e a diferenças nos recursos de saneamento básico.

c. **Contato acidental com agentes infecciosos, toxinas ou produtos químicos, estando sujeitos grupos de indivíduos ou populações nas quais a incidência da doença permanecia nula até então:** um bom exemplo é o caso da epidemia de pneumonia, sem causa aparente no início, ocorrida na Pensilvânia, EUA. Em julho de 1976, em várias cidades da Pensilvânia, foram registrados 149 casos de uma doença caracterizada por febre, tosse e pneumonia. Uma análise inicial mostrou que se tratava de um conglomerado de casos e que os acometidos haviam participado de um congresso de legionários e dormido, pelo menos uma noite, num mesmo hotel. A partir de material coletado dos doentes e dos pulmões em quatro casos fatais, foi isolada uma bactéria, até então desconhecida, que passou a ser denominada *Legionella pneumophila*. Como reservatório provável da infecção, suspeitou-se da água das torres do sistema de ar condicionado central, a qual passaria para ambientes fechados sob a forma de aerossóis. Pôde-se constatar, posteriormente, que não se tratava de uma nova doença; dados de registro clínico indicavam a existência dessa doença nos EUA desde 1947 (OPAS, 1997).

No Brasil, durante os anos de 2000 a 2011, foram registrados surtos de doença de Chagas aguda relacionados com a ingestão de alimentos contaminados, especialmente na Amazônia Legal, totalizando 877 casos (BRASIL, 2012c). Em parte desses eventos foi possível comprovar a associação da ocorrência de casos ao consumo de alimentos *in natura*, como caldo de cana (Santa Catarina, 2005; Bahia, 2006), bacaba (Maranhão e Pará, 2006) e, especialmente, açaí (Pará, 2006 e 2007; Amazonas, 2007) (BRASIL, 2007). A contaminação dos alimentos à base de vegetais *in natura* com *T. cruzi* é acidental e pode ocorrer durante a colheita, o armazenamento, o transporte ou, até mesmo, na etapa de preparação. Alguns estudos descrevem que a transmissão ao ser humano pode dar-se pela ingestão de insetos infectados ou de suas fezes na hipótese de que sejam preparados com o alimento (caldo de cana, açaí); pelo consumo de animais que estejam infectados sem uma cocção adequada da carne; pela ingestão de sangue de animais infectados; e pelo consumo de alimentos contaminados pela secreção dos animais reservatórios do ciclo silvestre (BRASIL, 2008b).

d. **Modificações ocorridas na estrutura epidemiológica:** a doença, presente até então em caráter endêmico, controlada, assume caráter epidêmico em decorrência das modificações ocorridas na estrutura epidemiológica. Aspectos da epidemia de encefalite ocorrida no período de 1975 a 1977, no vale da Ribeira, estado de São Paulo, exemplificam esse modelo. Extensa cobertura vegetal, clima superúmido, alta pluviosidade, zonas alagadas, permitindo elevada densidade culicídea, aves diversas, marsupiais encontrados naturalmente infectados por arbovírus e população humana predominantemente rural em constante contato com o meio silvestre são algumas das características do vale da Ribeira. Trata-se de estrutura epidemiológica favorável à manutenção do ciclo enzoótico (aves-vírus-mosquitos) descrito antes mesmo da epidemia de encefalite virótica assinalada. É possível, também, que os cinco óbitos decorrentes dessa enfermidade e registrados naquela região, no período de 1970 a 1973, denotassem estado endêmico não devidamente percebido. É nesse contexto que, em 1975, irrompe uma epidemia de encefalite causada por um flavivírus Rocio, arbovírus da família Togaviridae, isolado em algumas necropsias de pessoas falecidas na época. Além da sintomatologia comum às encefalites, foram também descritas sequelas: parestesias, incoordenação motora, distúrbios de equilíbrio e de memória etc. A epidemia ocorreu de modo abrupto, com 323 casos em 1975, atingindo o máximo em 1976, com 384 casos, seguindo-se decréscimo para 92 em 1977 (IVERSSON, 1980).

Como outro exemplo, tem-se o surto da síndrome cardiopulmonar por hantavírus no Distrito Federal (DF) e em Goiás em 2004. Em 23 de maio de 2004, a equipe de plantonistas do Hospital Regional do Paranoá notificou a ocorrência, entre os dias 22 e 23 de maio, de três óbitos por doença febril de causa desconhecida em jovens residentes nas Regiões Administrativas de São Sebastião e Paranoá. Foram investigados 160 casos suspeitos (144 residentes no DF e 16 em Goiás) e 37 com diagnóstico de hantavirose confirmado. A mediana de idade das pessoas positivas para hantavirose foi de 31 anos, 54% dos casos do sexo masculino e 65% residentes em área urbana. As principais ocupações eram trabalho no lar (11%) e estudante (9%); as demais ocupações eram diversificadas entre os 30 casos restantes. O primeiro caso apresentou início de sintomas no dia 24 de abril e o último, no dia 22 de setembro de 2004. O mês de junho apresentou o maior número de casos. Foram hospitalizados 94% dos casos. Houve um surto da síndrome cardiopulmonar por hantavírus com elevada letalidade. Segundo os autores, esse foi o primeiro registro de casos de hantavirose no DF e o maior surto dessa doença já registrado no Brasil. Em anos anteriores, registraram-se casos de hantavirose em municípios de Goiás e de Minas Gerais, relativamente próximos ao DF, fazendo parte de um mesmo ecossistema. Concluíram que fatores ambientais, como a ocupação humana recente de áreas de cerrado ou o aumento da população de roedores reservatórios nessas áreas, em razão de desequilíbrio ecológico, necessitam ser mais bem estudados, porém podem ter contribuído para a ocorrência desse surto (BRASIL, 2005a).

e. **A doença no hospedeiro favorece a dispersão do agente patogênico, como o espirro no resfriado, a tosse na tuberculose pulmonar, a diarreia na cólera, a saliva ou mordida do cão raivoso na raiva,** citando alguns exemplos (LEWINSOHN apud McKEOWN, 1991). Ressalte-se, aqui, a importância dos mecanismos de eliminação por esses substratos.

f. **Intencional (bioterrorismo):** após o atentado terrorista ocorrido na cidade de Nova York, no ano de 2001, seguido de episódios de disseminação de esporos de antraz, surgiu a preocupação internacional com o bioterrorismo, deixando os países em alerta. No Brasil, o Ministério da Saúde publicou em 2001 a Portaria 1.943, de 18 de outubro, incluindo doenças de risco potencial para utilização com esse objetivo, como antraz, botulismo, febres hemorrágicas de origem desconhecida, tularemia e varíola (BRASIL, 2001). Para o CDC (2012), bioterrorismo consiste na "disseminação deliberada de bactérias, vírus ou outros microrganismos utilizados para causar doença ou morte em populações, animais ou plantas".

Curva epidêmica

Independentemente do modo como evolua qualquer processo saúde-doença de massa até uma situação epidêmica, é possível generalizá-lo e representar a generalização por meio de uma curva epidêmica. Nessa curva genérica (Figura 5.8), alguns aspectos merecem ser destacados por serem característicos dos processos epidêmicos (SINNECKER, 1976).

Incremento inicial de casos

Acontece nos eventos em que o processo saúde-doença passa de uma situação endêmica preexistente para uma situação epidêmica. A incidência mantida até então estabilizada, com os coeficientes oscilando nos limites da faixa endêmica, passa a exibir uma tendência irreversível para o crescimento.

Com a situação ainda em nível endêmico, observa-se incremento do número de casos com o coeficiente de incidência tendendo para o limite superior endêmico. Essa etapa de "incremento inicial de casos" não tem sentido nas ocorrências epidêmicas que partem de incidência nula ou de casos esporádicos. Nessa situação, poucos casos autóctones iniciais já caracterizam o processo como epidêmico (Figura 5.8).

Egressão

Diz-se ter havido egressão de uma ocorrência epidêmica quando, por algum descontrole no equilíbrio endêmico anterior, os coeficientes de incidência ultrapassem e permaneçam determinado período acima do limite superior endêmico estabelecido (Figura 5.8). Nas ocorrências epidêmicas que não constituam a continuação de situações endêmicas anteriores, a egressão tem seu marco inicial no surgimento dos primeiros casos e termina quando a incidência for nula ou quando o processo se estabilizar num dado patamar de endemicidade, caracterizando uma endemia. São componentes da egressão: progressão, incidência máxima e regressão.

Progressão

Estabelecida a epidemia, o crescimento progressivo da incidência caracteriza a fase inicial do processo. Essa primeira etapa, descrita por meio do ramo ascendente da curva epidêmica, termina quando o processo epidêmico atinge seu clímax, denominado pico epidêmico (Figura 5.8). A essa fase dá-se o nome de progressão. Em nosso entender, a fase de progressão, presente em todas as ocorrências epidêmicas, pode ser adotada como um dos critérios para caracterização da epidemia, *lato sensu*. Essa primeira fase da ocorrência epidêmica, a fase de progressão, tem como características os seguintes pontos, que merecem ser destacados:

- a incidência é progressivamente crescente, acima do limiar epidêmico;
- sugere a ocorrência de um desequilíbrio acidental, permanente ou continuamente crescente, na estrutura epidemiológica vigente até então;
- é evento inesperado ou insuspeitado e fora de controle.

Incidência máxima

À medida que o processo epidêmico progride, vão diminuindo suas chances de progressão até que, por fim, sua força ascensional se exaure. Nesse ponto, o do pico epidêmico, ocorre o máximo da progressão epidêmica, marcado por uma incidência máxima (Figura 5.8). É possível imaginar ocorrências epidêmicas nas quais, atingida a incidência máxima, o processo permaneça por algum tempo ainda registrando os altos coeficientes alcançados. A exaustão da força progressiva se deve a uma combinação dos seguintes fatores:

- diminuição do número de suscetíveis;
- diminuição progressiva do número dos que foram expostos a uma ocorrência acidental;
- ação efetiva de vigilância e controle;
- processos naturais de controle.

Regressão

Nessa última fase da evolução de uma epidemia (Figura 5.8), o processo de massa tende a:

- retornar aos valores iniciais de incidência ou
- estabilizar-se num patamar endêmico abaixo ou acima do patamar inicial ou
- regredir até a incidência nula, incluída aí a eliminação ou erradicação.

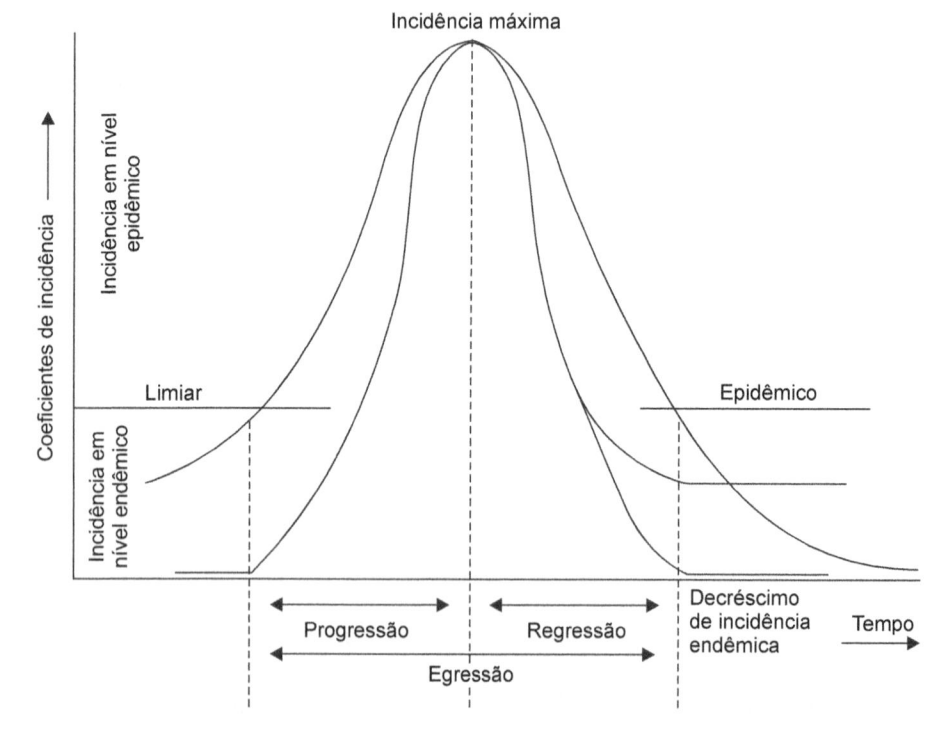

FIGURA 5.8 Níveis de egressão, progressão e regressão da curva epidêmica. (Fonte: adaptada de Sinnecker, 1976.)

Em alguns casos, a regressão em níveis endêmicos pode ser tão rápida quanto o foi a progressão, enquanto em outros casos, como nas doenças de longo decurso, a regressão é muito lenta.

Decréscimo da incidência endêmica

Este item é restrito aos processos saúde-doença de massa para os quais foi possível estabelecer o limiar epidêmico (limite superior endêmico) como marco referencial (Figura 5.8). Quando o processo regride no nível endêmico e as ações de controle e vigilância continuam, a endemicidade pode ser levada a patamares bastante baixos, mais baixos que aqueles vigentes antes da eclosão da ocorrência epidêmica; pode-se pensar inclusive na eliminação ou erradicação da doença.

Duração das epidemias

Contrariamente à endemia, que é temporalmente ilimitada – quando ações de controle não são efetivadas –, a epidemia é restrita a um intervalo de tempo marcado por um começo e um fim, com retorno das medidas de incidência aos patamares endêmicos observados antes da ocorrência epidêmica. Esse intervalo de tempo pode abranger umas poucas horas ou dias ou pode estender-se a anos ou mesmo décadas. A intoxicação alimentar exemplifica um evento extremamente curto.

No dia 10 de outubro de 2001, ocorreu um surto alimentar no município de Paranavaí, no Paraná, por ocasião de um almoço para 600 pessoas, a maioria crianças. Foram preparadas 1.000 marmitas e, 3 horas após o consumo dos alimentos, as pessoas começaram a apresentar náusea, vômito, cólica e diarreia. As que ingeriram fricassê de frango e tomate apresentaram risco maior de adoecer. A mediana do período de incubação de 3 horas (intervalo de 1 a 7 horas) foi sugestiva de exointoxicação por *Staphylococcus aureus* com posterior confirmação laboratorial (Figura 5.9) (BRASIL, 2002b).

Como exemplo de duração intermediária, cita-se um surto ocorrido no município de Várzea, na Paraíba (Figura 5.10). No dia 11 de setembro de 2009, a Secretaria Estadual de Saúde da Paraíba notificou ao Ministério da Saúde a ocorrência de 49 casos de varicela no referido município. No dia 13 do mesmo mês, uma equipe do Programa de Treinamento de Epidemiologia Aplicada aos Serviços do SUS (Episus) deslocou-se para o estado para apoiar a investigação. O primeiro caso foi confirmado em julho (semana epidemiológica 30) e os últimos registros de casos ocorreram em outubro, após o bloqueio vacinal iniciado em 15 de setembro. Foram notificados 103 casos, 102 confirmados por critério clínico-epidemiológico. Os picos observados foram relacionados com o início das aulas e a festa do padroeiro (BRASIL, 2010c).

Exemplo de epidemia de longa duração é a da AIDS na África Subsaariana, que desde os anos 1990 vem mantendo sua curva epidêmica na fase de progressão (Figura 5.11). Embora a taxa de novas infecções por HIV tenha sido reduzida, o número total de pessoas que vivem com o HIV continua a crescer, tendo alcançado, em 2009, 22,5 milhões (68% do total global). Essa epidemia vem devastando milhares de pessoas a cada ano na África Subsaariana, tendo sido registrada, em 2009, a ocorrência de 1,3 milhão de mortes relacionadas com a AIDS, o que correspondeu a 72% do total de óbitos por AIDS no mundo (WHO, 2010).

Abrangência das epidemias

A abrangência espacial da ocorrência epidêmica varia enormemente. Podem ser encontrados exemplos para todas as gradações, desde os limites espaciais correspondentes a um surto até o envolvimento de toda uma nação. Como exemplos, epidemias de gripe, cólera e AIDS podem envolver toda a extensão territorial de um país e mesmo ultrapassar seus limites.

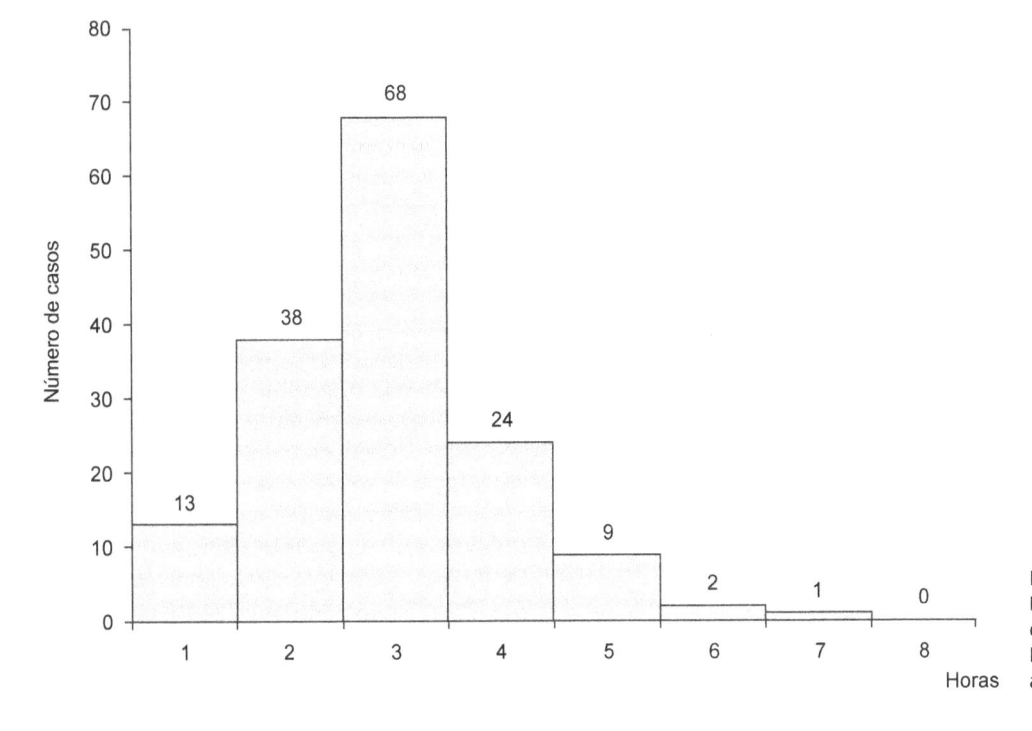

FIGURA 5.9 Surto de intoxicação em Paranavaí, Paraná, em 10 de fevereiro de 1985. (Fonte: adaptada de Brasil, Boletim Eletrônico ano 2, nº 2 – 10 de abril de 2002.)

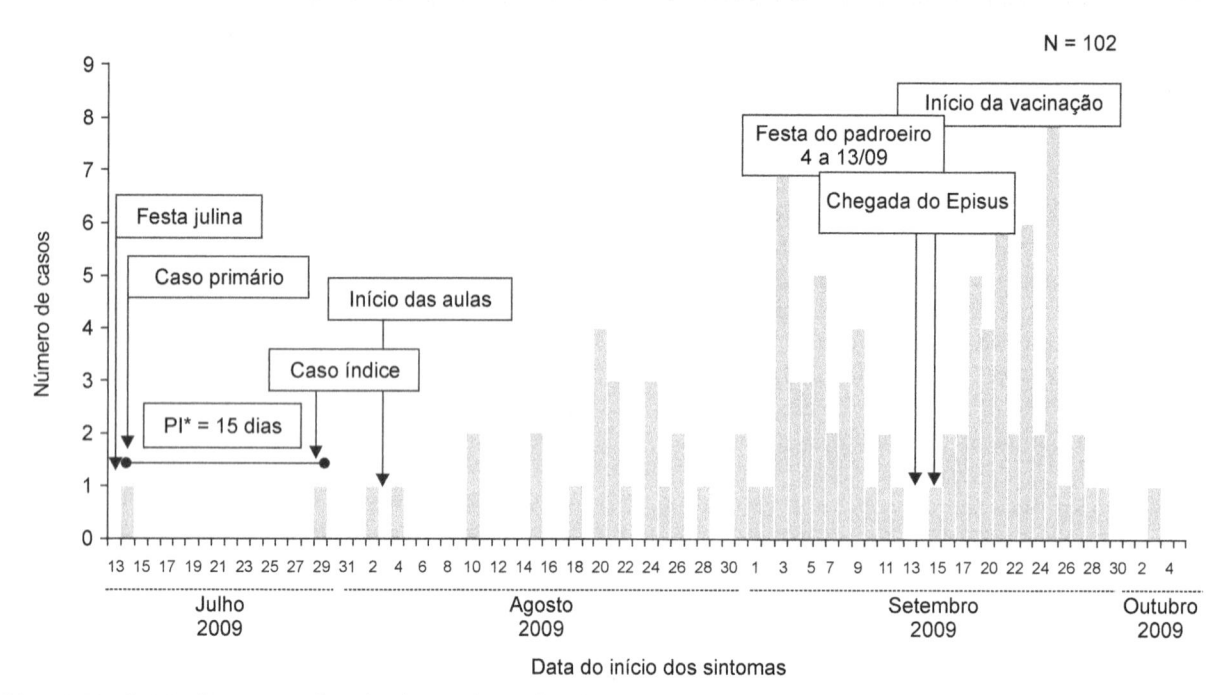

FIGURA 5.10 Distribuição dos casos confirmados de varicela por data de início dos sintomas no município de Várzea, estado da Paraíba – Brasil, 2009. (Fonte: Brasil, Boletim Eletrônico ano 10, nº 6, dezembro de 2010.)

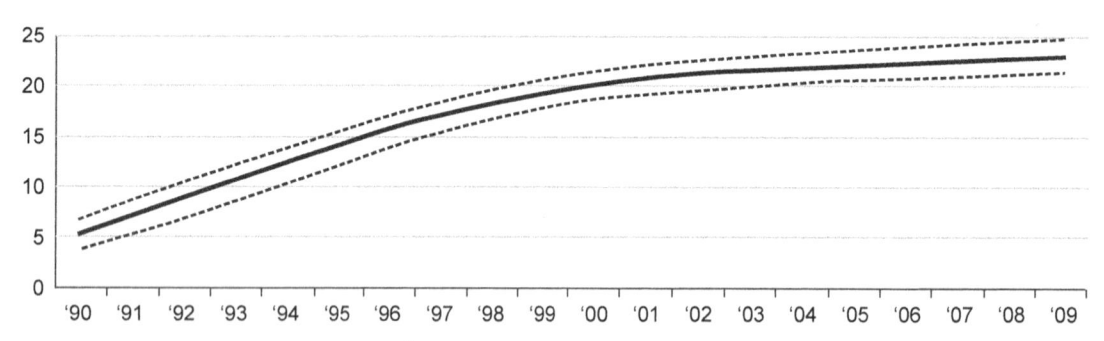

FIGURA 5.11 Número de pessoas vivendo com o HIV na África Subsaariana, de 1990 a 2009. (Fonte: WHO, 2010, aids global report: epidemic update.)

Surto epidêmico

Denomina-se surto epidêmico, ou simplesmente surto, uma ocorrência epidêmica restrita a um espaço extremamente delimitado: colégio, quartel, edifício de apartamentos, bairro etc. Um dos exemplos clássicos dados pela literatura internacional é o caso de uma série de surtos que tiveram como uma espécie de foco ambulante uma cozinheira que ficou na História com o apelido de Maria Tifosa. Grande número de surtos sequenciados de febre tifoide foi registrado pelas autoridades sanitárias, nos EUA, em casas de família, colégios e restaurantes. A investigação epidemiológica mostrou que a fonte de infecção era a mesma, uma cozinheira portadora de *Salmonella typhi* (BROOKS, 1996).

Rocha et al. (1980) relataram um surto de febre tifoide ocorrido no bairro Dom Rodrigo, Nova Iguaçu, Rio de Janeiro, no período de março a junho de 1980 (Figura 5.12). A análise da água do abastecimento local evidenciou a presença de contaminação fecal em alguns trechos da rede de distribuição e ausência de cloro residual. Consertos na rede local, recloração da água e outras medidas de profilaxia debelaram o surto. Outro surto epidêmico de febre tifoide foi relatado por

Pugliese et al. (1987) numa fazenda do município de Marcionilo Sousa, Bahia, na qual, dentre as pessoas que participaram de uma festa de São João e que ingeriram carne de bode assada com outras iguarias, 34 tiveram febre tifoide. É possível que os alimentos tivessem sido contaminados por intermédio de um portador (caso convalescente ambulatorial) que participou ativamente do preparo dos alimentos.

Os surtos podem decorrer de vários agentes etiológicos ou agravos. Dentre os surtos epidêmicos, destaques se dirigem para os de doenças transmitidas por alimentos (DTA) e água, por serem mais frequentes, de diversas etiologias e com repercussões sociais e econômicas. Segundo a Organização Pan-Americana da Saúde (OPAS), surto de DTA é o episódio em que duas ou mais pessoas apresentam doença semelhante após ingerirem alimentos, inclusive água, da mesma origem e cuja evidência epidemiológica ou análise laboratorial aponta os alimentos e/ou a água como veículos da doença (BRASIL, 2005b).

No Brasil, a notificação de surtos de DTA teve início em 1999. Desse ano até 2004 foram notificados 3.737 surtos, acometendo 73.517 pessoas, das quais 38 evoluíram para o óbito (BRASIL, 2005b). Desde 2001, os surtos estão sendo divul-

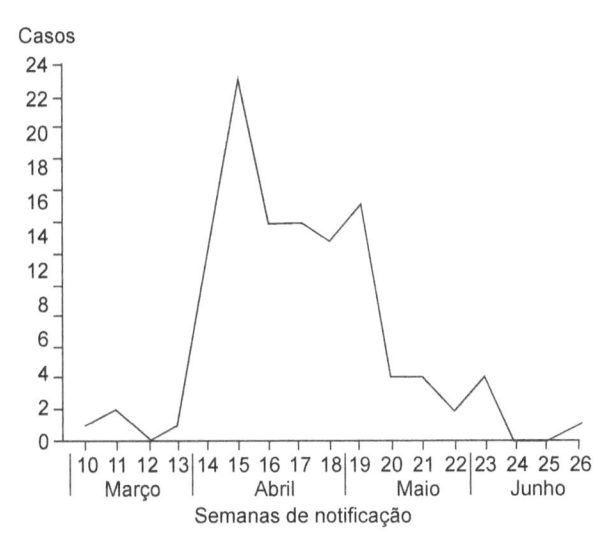

FIGURA 5.12 Surto de febre tifoide em Nova Iguaçu, RJ, 1980. (Fonte: Rocha et al., 1980.)

gados pelo Ministério da Saúde por meio do Boletim Eletrônico Epidemiológico. DTA é um termo genérico, aplicado a uma síndrome geralmente constituída de anorexia, náuseas, vômitos e/ou diarreia. As DTA são atribuídas à ingestão de alimentos ou água contaminados por bactérias, vírus, parasitos, toxinas, príons, agrotóxicos, produtos químicos e metais pesados. Podem acometer diferentes órgãos, dependendo da etiologia. Mais de 250 diferentes tipos de DTA foram descri-

tos, e as doenças mais conhecidas são: cólera, febre tifoide, botulismo, salmonelose, estafilococose e colibacilose. Algumas são consideradas DTA emergentes, como síndrome hemolítico-urêmica (SHU), síndrome de Creutzfeld-Jacob e campilobacteriose (BRASIL, 2005b).

Pandemia

Dá-se o nome de pandemia à ocorrência epidêmica caracterizada por larga distribuição espacial, atingindo várias nações. A pandemia pode ser tratada como uma série de epidemias localizadas em diferentes regiões e que ocorrem em vários países ao mesmo tempo. A sétima pandemia de cólera (BARUA & CVJETANOVIC, 1971), originária da ilha de Sulawesi-Celebes, que no período de 1961 a 1965 atingira 18 países e de 1965 a 1970 mais 39, somente 21 anos depois chegou às Américas. No dia 23 de janeiro de 1991, foi registrado, em Chimbote, Peru, o primeiro caso na América do Sul, provavelmente a partir de um navio procedente da Ásia, cujos tripulantes já estavam enfermos ao desembarcar. Daí, no mesmo semestre, houve a difusão de casos para o Equador (1º de março), a Colômbia (10 de março), o Brasil (8 de abril), o Chile (12 de abril) e a Bolívia (26 de agosto), de acordo com o Boletim Epidemiológico da Organização Pan-Americana da Saúde (OPAS, 1991). O envolvimento da América Central deu-se provavelmente a partir do México (13 de junho), e casos esporádicos importados foram registrados nos EUA (Figura 5.13).

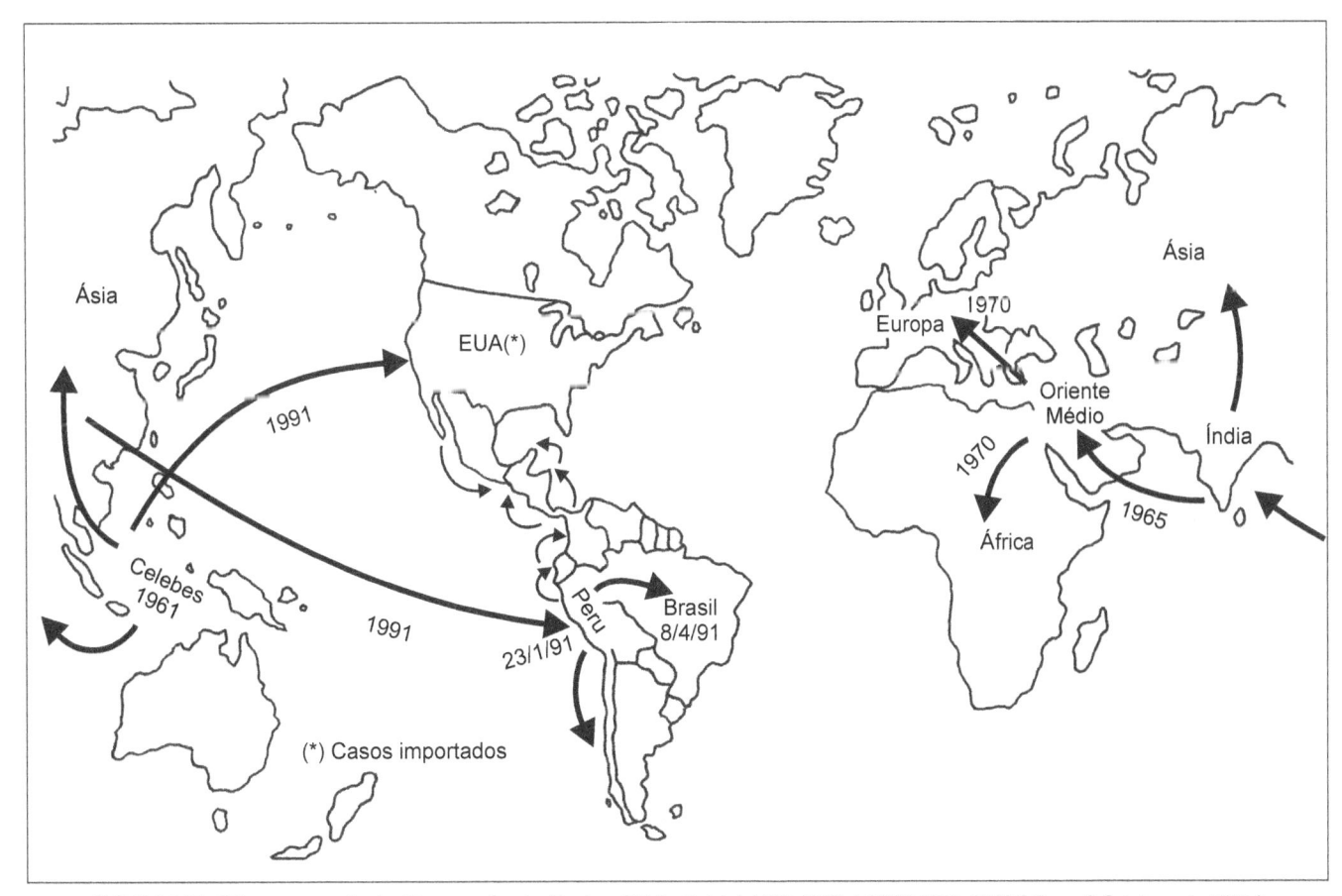

FIGURA 5.13 Cólera no mundo. A sétima pandemia. (Fontes: OPAS – Bol. Inj. 1991, 12[3]; MMWR 1991, 40 [49]; Barus & Cojetanovic, 1971.)

Em 2009, o mundo foi acometido pela epidemia de influenza H1N1, que atingiu risco máximo, denominado "Fase 6" na classificação de risco pandêmico da OMS, ou seja, essa fase é declarada quando existe uma transmissão crescente e continuada na população geral. A OMS (2005b) definiu seis fases de risco crescente para infecção ou doença humana e para pandemia, mediante o surgimento de um novo subtipo de vírus da influenza (Quadro 5.3). Para cada fase que apresenta risco de transmissão e de ameaça pandêmica há medidas recomendadas às autoridades sanitárias. As referidas fases estão subdivididas em períodos interpandêmico (Fases 1 e 2), de alerta pandêmico (Fases 3, 4 e 5) e pandêmico (Fase 6). As principais características de cada uma das seis fases estão descritas no Quadro 5.3. Informações sobre a função e as recomendações da OMS para as medidas nacionais antes e durante as pandemias são encontradas no manual "Plano mundial da OMS de preparação para uma pandemia de influenza" (OMS, 2005b).

As ondas pandêmicas sucessivas de influenza H1N1 geram desafios para o preparo estratégico de autoridades sanitárias e tornam a pandemia incerta e variável. As razões para múltiplas ondas numa pandemia não estão esclarecidas. Em estudo feito em Taiwan, verificou-se maior gravidade nas ondas sucessivas da influenza pandêmica de 2009, tendo como fatores de contribuição as mutações virais (vírus que sofreram mutação com maior patogenicidade e maior adaptação no hospedeiro humano) e o deslocamento de casos para grupos etários mais velhos (YANG et al., 2011). Nesse país não foi observada a associação da gravidade das ondas pandêmicas sucessivas a outros fatores analisados, como sazonalidade (tem sido relatado por pesquisas que frio e baixa umidade aumentam a transmissão da influenza em modelo animal), medidas médicas (medicação antiviral e administração de vacinas) e imunidade geral da população (atribuída à pré-exposição à infecção e à vacinação).

Cada onda pandêmica pode ter características epidemiológicas distintas em relação à extensão de duração, ao nível de transmissão (incidência da doença), aos locais atingidos, às idades mais afetadas, ao sexo mais acometido, à gravidade, à hospitalização, à letalidade e a grupos populacionais mais acometidos, como gestantes, idosos, pessoas com doença de base e população indígena. Por exemplo, a segunda onda da pandemia de influenza de 2009, no Canadá, foi maior e apresentou menor proporção de casos graves em comparação com a primeira onda (HELFERTY et al., 2010). A Agência de Proteção à Saúde do Reino Unido chama a atenção para a importância de considerar os achados-chave epidemiológicos da primeira onda da pandemia de influenza para avaliar implicações dessas informações para as ondas sucessivas (HEALTH PROTECTION AGENCY, 2009). Da mesma maneira, a OMS ressalta que, ao final de cada onda pandêmica, é importante fazer o planejamento para enfrentamento das ondas seguintes (OMS, 2005b).

Aspectos diferenciais das epidemias

Embora enquadradas por uma definição de ordem genérica que as unifica como um fenômeno homogêneo, as epidemias apresentam aspectos próprios e característicos que as discriminam, possibilitando que sejam agrupadas em conjuntos diferenciados entre si. A literatura especializada tem procurado categorizar os vários tipos de epidemia, usando critérios diversos, todos igualmente válidos e nenhum preponderante sobre os outros. Essas categorizações são bastante úteis quando, no trato do assunto, se deseja ressaltar esse ou aquele aspecto geral de um grupo particular de ocorrências epidêmicas. Se for elaborada uma lista de tipos, pode ser verificado que nomes diferentes podem designar, às vezes, fenômenos muito parecidos, mas não totalmente excludentes, pois as classificações são estabelecidas a partir de diferentes critérios. Em alguns casos, pode acontecer que o mesmo fenômeno esteja sendo designado por diferentes nomes. A lista que se segue não tem pretensão de ser uma classificação. Vale ressaltar que uma dada ocorrência epidêmica poderá enquadrar-se em mais de uma das categorias listadas. Não é possível categorizar com um único qualificativo um fenômeno tão multiplamente facetado.

Para fins ilustrativos, apresentam-se a seguir alguns tipos e critérios diferenciais das epidemias:

Tipos	Critérios
Explosiva	Alta velocidade de progressão
Lenta	Baixa velocidade de progressão
Progressiva	Existência de transmissão direta
Fonte comum	Transmissão indireta por veículos
Fonte pontual	Existência de foco circunscrito
Fonte persistente	Existência de foco continuado

Epidemia explosiva

O critério diferenciador é a velocidade do processo na primeira etapa, que é de progressão. Na *epidemia explosiva*, a manifestação da doença envolve em pouco tempo a quase--totalidade das pessoas atingidas: a incidência máxima é al-

QUADRO 5.3 Pandemia de influenza: fases de risco (OMS, 2005b)

Fase	
Fase 1	Não se tem detectado um novo subtipo do vírus em seres humanos, mas um subtipo que tem causado infecção humana está presente em animais
Fase 2	Não se tem detectado um novo subtipo do vírus em seres humanos, mas um subtipo de vírus da influenza animal que circula representa um risco considerável para o ser humano
Fase 3	Detecção de um ou vários casos de infecção humana com um novo subtipo, mas sem propagação de pessoa a pessoa ou com raros casos de propagação em contatos próximos
Fase 4	São detectados um ou vários conglomerados pequenos com transmissão limitada de pessoa a pessoa, de propagação muito limitada, indicando que o vírus não se adapta bem aos seres humanos
Fase 5	Detectam-se um ou vários conglomerados maiores, porém a transmissão de pessoa a pessoa continua limitada, indicando que o vírus se adapta cada vez melhor aos seres humanos, mas não é ainda plenamente transmissível
Fase 6	A transmissão é crescente e continuada na população geral

cançada logo após se ter iniciado a egressão. Conclusão: *epidemia explosiva é a que apresenta rápida progressão até atingir a incidência máxima em curto espaço de tempo*. Na literatura especializada, epidemia explosiva é também denominada *epidemia maciça*. Esse tipo de epidemia pode desenvolver-se quando comunidades altamente suscetíveis são atingidas e seus membros adoecem praticamente ao mesmo tempo.

Constituem exemplos as intoxicações decorrentes da ingestão de água, leite ou outros alimentos contaminados. Essas intoxicações podem ser produzidas por produtos químicos, bioagentes patogênicos ou produtos de seu metabolismo (a toxina estafilocócica, por exemplo).

Exemplo significativo ocorreu no dia 5 de dezembro de 1978, em Januária, MG. Trinta e uma pessoas, dentre 46, adoeceram de gastroenterite aguda, algumas em estado grave, 13 das quais foram hospitalizadas. A investigação epidemiológica pôs em evidência, como possível fonte de infecção, a refeição do meio-dia servida numa pensão. Foi determinado um período médio de incubação de 9 horas (VEIGA et al., 1979).

Epidemia lenta

O critério diferenciador continua sendo a velocidade na etapa inicial do processo. A qualificação de "lenta" refere-se à velocidade com que é atingida a incidência máxima: a velocidade é lenta, a ocorrência é gradual e progride durante um longo tempo. Esse tipo de epidemia acontece nas doenças cujos casos sucedem lentamente. Pode ocorrer com as doenças cujos agentes apresentam baixa resistência ao meio exterior ou aos quais a população seja altamente resistente e imune. A epidemia terá também decurso lento quando os fatores de transmissão da doença estiverem parcamente difundidos no meio. Epidemias decorrentes de doenças de longo período de incubação são do tipo lento, a exemplo da AIDS.

Epidemia progressiva ou epidemia propagada

O critério diferenciador é a existência de um mecanismo de transmissão de hospedeiro a hospedeiro. Na epidemia progressiva ou propagada, a doença é difundida de pessoa a pessoa por via respiratória, anal, oral, genital ou por vetores. A propagação da epidemia se dá em cadeia, gerando verdadeira corrente de transmissão, de suscetível a suscetível, até o esgotamento destes ou sua diminuição abaixo do nível crítico (Figura 5.14). A doença meningocócica é um exemplo de epidemia propagada por via respiratória.

Barata (1988), descrevendo a propagação da epidemia de doença meningocócica que irrompeu em abril de 1971 no município de São Paulo, comenta: "A epidemia teve início em distritos e subdistritos da periferia, espalhando-se, em ondas concêntricas, por toda a cidade. O sentido dessa progressão foi do sul para o leste, daí para o norte e, então, para o oeste e, finalmente, para as áreas centrais, que foram atingidas 4 anos após o início do processo" (Figura 5.15).

A epidemia propagada é também denominada *epidemia de contato* e *epidemia de contágio*. Sua progressão é lenta e, geralmente, uma mesma epidemia é designada tanto como epidemia

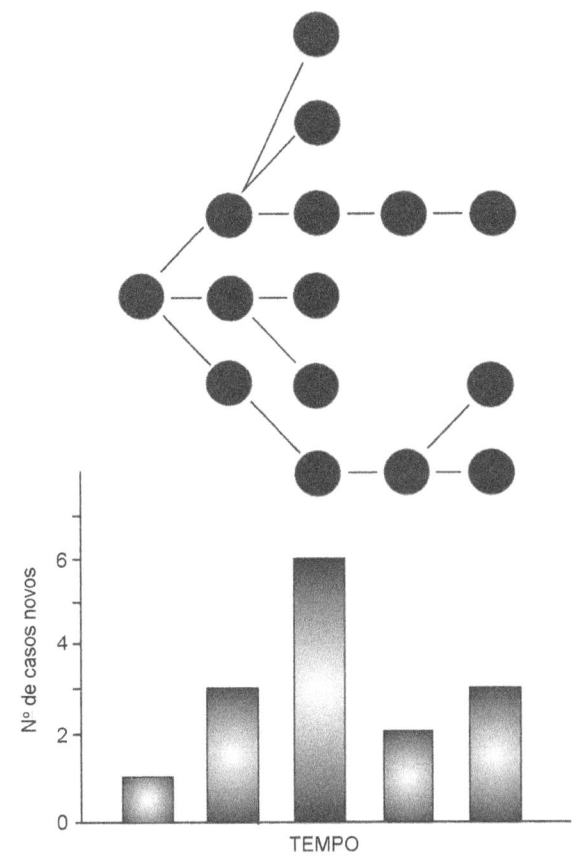

FIGURA 5.14 Cadeia de transmissão na epidemia propagada. (Fonte: reproduzida de Sinecker 1976.)

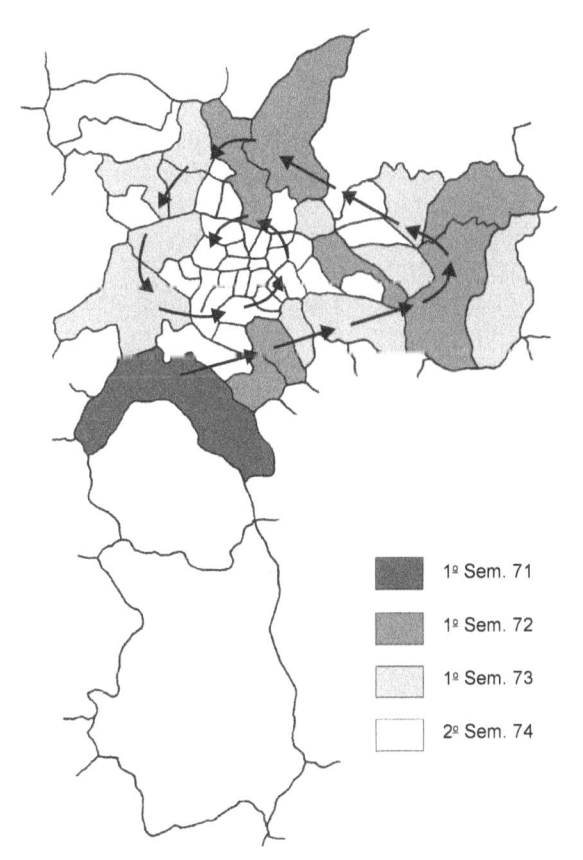

FIGURA 5.15 Meningite no município de São Paulo. Progressão distrital da epidemia por semestre de 1971 a 1974. (Fonte: adaptada de Barata, 1988.)

progressiva como epidemia lenta. Tomem-se como exemplo as epidemias de doenças transmissíveis do tipo respiratório, as transmitidas por insetos e artrópodes e as sexualmente transmissíveis.

Epidemia por fonte comum

O critério diferenciador é a inexistência de um mecanismo de transmissão hospedeiro a hospedeiro. Na epidemia difundida a partir de uma fonte comum (ou epidemia difundida por um veículo comum), o fator extrínseco (agente infeccioso, fatores físico-químicos ou produtos do metabolismo biológico) é veiculado por água, alimento ou ar, ou introduzido por inoculação. Nesse tipo de epidemia não existe propagação de doença pessoa a pessoa: todos os afetados devem ter tido acesso direto ao veículo disseminador da doença, não necessariamente ao mesmo tempo e no mesmo lugar. Trata-se, geralmente, de uma epidemia explosiva e bastante localizada em relação às variáveis tempo, espaço e pessoa.

São suas variantes: a epidemia por fonte pontual e a epidemia por fonte persistente. Tome-se como exemplo o surto epidêmico decorrente de problema não perfeitamente identificado, ocorrido na rede de distribuição de água da cidade de Valença, no estado do Rio de Janeiro (LEAL et al., 1983). Entre o fim de julho e o início de agosto de 1983 foi detectada uma epidemia de enteroinfecção em decorrência da contaminação, por rotavírus, da água de beber (Figura 5.16). A investigação registrou 952 acometidos, com taxas de ataque variando de 44,9% entre os menores de 1 ano a 14,4% entre os maiores de 15 anos.

Epidemia por fonte pontual

O critério para classificação é a extensão do intervalo de tempo durante o qual a população afetada esteve em contato com a fonte disseminadora da doença. Na epidemia gerada por uma fonte pontual (no tempo), a exposição se dá durante curto intervalo de tempo e cessa, não tornando a se repetir. São exemplos a exposição a gases tóxicos, alguns tipos de intoxicação alimentar, exposição a radiações ionizantes etc. Autores de língua francesa a denominam epidemia focal.

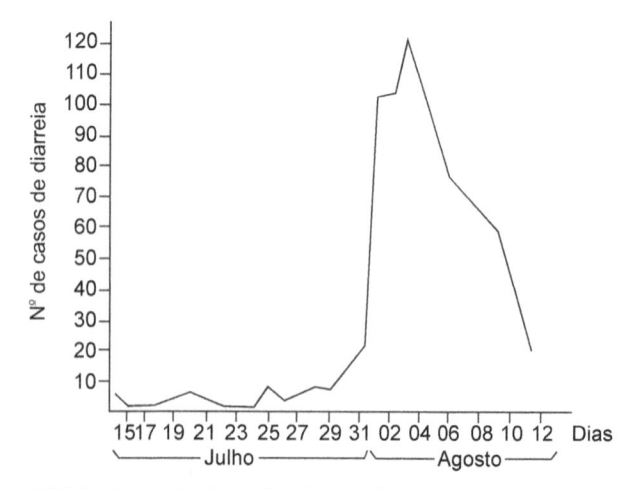

FIGURA 5.16 Epidemia de diarreia em Valença – Rio de Janeiro, 1983.

Epidemia por fonte persistente

O critério continua sendo a extensão do intervalo de tempo durante o qual a fonte da doença produziu seus efeitos. Na epidemia gerada por uma fonte persistente (no tempo), a fonte tem existência dilatada e a exposição da população prolonga-se por largo lapso de tempo. Podem servir como exemplos as epidemias de febre tifoide decorrentes de fonte hídrica acidentalmente contaminada pela rede de esgoto. Enquanto medidas efetivas não forem tomadas, essa epidemia, que poderia ser de caráter explosivo, persistirá por mais tempo. Outro exemplo é a epidemia persistente de saturnismo, que pode ser gerada por queima continuada de madeira pintada com corante de chumbo.

Conforme pode ser inferido das definições apresentadas nos parágrafos anteriores, ao se efetuarem estudos sobre prováveis conglomerados espaciais é fundamental, como um dos questionamentos preliminares, que se investiguem os contatos espaciais, visando compreender sua participação na eclosão da doença.

Para a compreensão do surgimento de conglomerados espaciais torna-se importante a conceituação de casos autóctones e alóctones, fatores inerentes ao lugar e fatores agregados. Denominam-se casos autóctones de doença aqueles que tiveram origem dentro dos limites do lugar em referência ou sob investigação. Os alóctones são os casos importados, situação em que o doente, atualmente presente na área sob consideração, adquiriu seu mal em outra região de onde emigrou. Constituem fatores inerentes ao lugar os agentes etiológicos e as condições propiciatórias, ambos contribuintes na geração da doença, que, desde quando se saiba, sempre existiram nos limites da área em estudo. Os fatores agregados são aqueles que, até então inexistentes na área, foram trazidos de outros lugares ou gerados na própria área, por modificação da estrutura epidemiológica.

Passos et al. (1986) descreveram novo foco de esquistossomose mansônica no estado de São Paulo, localizado na cidade de Bebedouro. Na época em que foi desenvolvida a investigação, essa localidade contava com precondições necessárias à implantação da endemia (fatores inerentes ao lugar): uma bacia hidrográfica formada por pequenos córregos, um dos quais represado no perímetro urbano; lançamento dos esgotos diretamente no lago artificial e em riachos próximos; presença de moluscos transmissores da esquistossomose (*Biamphalaria tenagophila*) nas coleções de água, inclusive no lago artificial; utilização dos riachos e lagos para banho, como lazer. Apesar de a doença já ser conhecida na região, somente em fevereiro de 1976 foi confirmado o primeiro caso, cujo portador, indiscutivelmente, havia contraído a infecção no local (caso autóctone). Levantamento sistemático, motivado pelo encontro do primeiro caso autóctone, revelou a presença, na área urbana e na periferia da cidade, de 45 pessoas infectadas, procedentes de áreas endêmicas tradicionais (casos alóctones). Na verdade, este era o fator inexistente até então: doentes eliminando ovos viáveis de esquistossoma com as fezes (fator agregado) careciam de ser importados para o estabelecimento do foco. O município, indene durante toda a sua história, após ter se transformado num centro agroindustrial de exploração citrícola, passou a receber um afluxo considerável de migrantes nordestinos provenientes de zonas endêmicas do estado da Bahia, atraídos por melhores condições de vida. De 1976 a 1979 foram diagnosticados 221 casos de doença, 176 casos autóctones e os 45 casos alóctones citados.

No mês de fevereiro de 1984, nos municípios de Dracena e Tupi Paulista, situados no extremo-oeste do estado de São Paulo, permaneceram hospitalizados três pacientes com febre sem causa esclarecida. O alerta foi dado quando uma criança de 3 anos, procedente do município turístico de Panorama, teve diagnóstico confirmado de malária com exame microscópico positivo para *Plasmodium falciparum*. Posteriormente, sete outros casos de malária foram diagnosticados entre moradores da área periurbana do município de Panorama. Desses, apenas um era residente em outra localidade, frequentador, no entanto, do córrego que ladeia a cidade. Ficou estabelecido que o foco do surto deveria estar localizado na Vila Marrecas, incluindo aí o córrego de mesmo nome. Na região foi constatada a presença de *Anopheles (N) darlingi* e *Anopheles (N) albitarsis*. A partir dessa data, todos os municípios situados às margens do rio Paraná passaram a constituir "Área de Vigilância Intensiva" (ANDRADE et al., 1986).

Conglomerado temporal

Epidemiologistas da língua inglesa, em estudos que envolvem a concentração de doenças e de óbitos no tempo e no espaço, e em ambos concomitantemente, têm incrementado o uso da ideia expressa pelos termos *cluster* e *clustering*. Atualmente, entre os autores que se expressam em língua espanhola ou portuguesa vem se tornando usual indicar as ideias veiculadas pelos referidos termos pelas seguintes palavras: "conglomerado" (FORATTINI, 1976), *aglutinación* (COLIMON, 1978), *conglutinación, aglomeración, agrupamiento*, indiferentemente (TEMOCHE, traduzindo MACMAHON). Segundo a tendência inaugurada por Forattini (1976), adota-se a denominação *conglomerado* para designar o conjunto de casos que, possivelmente, tenham tido origem em idêntico ou até no mesmo processo que gerou doença em massa.

Entenda-se por conglomerado de casos ou de óbitos um conjunto de casos ou de óbitos para os quais poder-se-ia hipotetizar origem idêntica, seja a ação de uma substância química, de um agente infeccioso, a retirada de um fator ambiental e, até mesmo, os modos de vida.

Ao se indicar que houve concentração de casos no tempo se quer significar com isso que, num intervalo de tempo mensurável, mediando causa e efeito, formou-se um conglomerado de casos caracterizados pelos mesmos sintomas e sinais e surgidos como resultado de contato com fator ou fatores patogênicos epidemiologicamente significativos.

Em 1976, à mesma época, nos EUA, concentrados num intervalo de poucos dias, foram atendidos, em hospitais de diferentes cidades da Pensilvânia, pacientes portadores de igual sintomatologia e exibindo idênticos sinais clínicos. A investigação epidemiológica dos casos mostrou que todos os afetados haviam sido hóspedes do mesmo hotel, na mesma época. Surgiu daí a hipótese de que o contato dos afetados

com o agente ou com algum fator desencadeante da doença deve ter ocorrido nessa mesma ocasião e local. Posteriormente, foi verificado que uma bactéria desconhecida até então, a *Legionella pneumophila*, estava na origem dessa concentração de casos.

A concentração temporal será mais bem observada e utilizada como instrumental epidemiológico nas doenças nas quais seja possível medir com precisão o intervalo que medeia a ocorrência suspeita e a eclosão da doença. Será pouco evidente e, portanto, menos operacional na derivação de hipóteses causais, se o intervalo entre causa e efeito for muito variável.

A utilização, em epidemiologia, da aglutinação de casos no levantamento de hipótese que relacionam causa e efeito pode ser efetivada segundo dois formatos:

1. Dados os casos, regride-se ao passado em busca de eventos suspeitos aos quais possa estar correlacionada a doença investigada. Se a ocorrência suspeita consta da história da maioria dos casos e se os intervalos de tempo entre o evento suspeito e o início da doença forem significativamente iguais, é possível que haja uma relação de causa e efeito.
2. Dada uma determinada espécie de ocorrência a que as pessoas estejam sujeitas, o seguimento daquelas que a experienciaram poderá evidenciar, com o decorrer do tempo, o aparecimento de doença. Se, nos casos que surgirem, os intervalos de tempo que mediaram a ocorrência inicial e a eclosão futura da doença forem significativamente iguais, tem-se um conglomerado temporal e, possivelmente, uma relação causal a ser investigada.

Referências

Andrade JC, Anjos CFD, Wanderley DMV et al. Foco de malária no Estado de São Paulo (Brasil). Rev Saúde Pública 1986; 20(4):323-6.

Barata RC. Meningite: uma doença sob censura? São Paulo: Cortez, 1988. 215p.

Barbosa LM. Glossário de epidemiologia & saúde. In: Rouquayrol MZ, Almeida Filho N (orgs.) Epidemiologia & saúde. 6. ed. Rio de Janeiro: MEDSI-Guanabara Koogan, 2003:649-90.

Barua D, Cvjetanovic B. El cólera en el período 1961-1970. Bol of Sanit Panam 1971; 71(1):1-6.

Brasil. Portaria 1.943 de 18 de outubro de 2001 do Gabinete do Ministro da Saúde. Define a relação de doenças de notificação compulsória para todo o território nacional. Inf Epidemiol SUS [on line] 2001; 10(1):57-8. Acessado em 2 de junho de 2012. Disponível em: http://scielo.iec. pa. gov.br/scielo.php?script=sci_pdf&pid=S010416732001000100007&lng=pt&nrm=iso&tlng=pt.

Brasil. Ministério da Saúde, Secretaria de Vigilância em Saúde. Surto de Toxoplasmose no Município de Santa Isabel do Ivaí – Paraná. Boletim Eletrônico Epidemiológico [boletim on line] 2002a; 2(7):1-3. Acessado em 26 de maio de 2012. Disponível em: www.saude. gov.br/svs.

Brasil. Ministério da Saúde, Secretaria de Vigilância em Saúde. Surto da síndrome cardiopulmonar por hantavírus no Distrito Federal e Goiás – maio a setembro de 2004. Boletim Eletrônico Epidemiológico [boletim on line] 2005a; 5(1):1-5. Acessado em 17 de maio de 2012. Disponível em: http://portal.saude.gov.br/portal/arquivos/pdf/ano05_n01_surto_scp_hanta_df.pdf.

Brasil. Ministério da Saúde, Secretaria de Vigilância em Saúde. Vigilância epidemiológica das doenças transmitidas por alimentos no Brasil, 1999-2004. Boletim Eletrônico Epidemiológico [boletim on line] 2005b; 5(6):1-7. Acessado em 25 de maio de 2012. Disponível em: http://portal. saude.gov.br/portal/arquivos/pdf/ano05_n06_ve_dta_brasil.pdf.

Brasil. Ministério da Saúde, Secretaria de Vigilância em Saúde, Departamento de Vigilância Epidemiológica. Doença de Chagas aguda por transmissão oral. Nota Técnica 2007. Acessado em 26 de maio de 2012. Disponível em: http://portal.saude.gov.br/portal/arquivos/pdf/ nota_chagas 2308.pdf.

Brasil. Ministério da Saúde, Secretaria de Vigilância em Saúde, Departamento de Vigilância Epidemiológica. Manual integrado de vigilância epidemiológica da cólera. Brasília, 2008a. Acessado em 2 de junho de 2012. Disponível em: http://portal.saude.gov.br/portal/ arquivos/ pdf/ manual_integrado_vig_colera.pdf.

Brasil. Ministério da Saúde, Agência Nacional de Vigilância Sanitária. Gerenciamento do risco sanitário na transmissão de doença de Chagas aguda por alimentos. Informe Técnico da ANVISA 35, 2008b jun. Acessado em 26 de maio de 2012. Disponível em: http://www. anvisa.gov. br/alimentos/informes/35_190608.htm.

Brasil. Conselho Nacional de Secretários de Saúde. SUS 20 anos. Brasília: CONASS; 2009a. Acesso em 17 de fevereiro de 2012. Disponível em: www.cosemsms.org.br/publicacoes/sus20anosfinal.pdf.

Brasil. Ministério da Saúde, Secretaria de Vigilância em Saúde, Departamento de Vigilância Epidemiológica. Guia de vigilância epidemiológica. 7. ed. Brasília: Ministério da Saúde, 2009b.

Brasil. Ministério da Saúde, Secretaria de Vigilância em Saúde. Influenza Pandêmica (H1N1) 2009 – Análise da situação epidemiológica e da resposta no ano de 2009. Brasil. Boletim Eletrônico Epidemiológico [boletim on line]. 2010a; 10(1):1-21. Acessado em 24 de fevereiro de 2012. Disponível em: www.saude.gov.br/svs.

Brasil. Ministério da Saúde, Secretaria de Vigilância em Saúde, Departamento de Vigilância Epidemiológica. Doenças infecciosas e parasitárias: guia de bolso. 7. ed. rev. Brasília: Ministério da Saúde, 2010b. 448p.

Brasil. Ministério da Saúde, Secretaria de Vigilância em Saúde, Departamento de Vigilância de Doenças Transmissíveis, Coordenação Geral de Doenças Transmissíveis, Coordenação Geral do Programa Nacional de Imunizações. Situação epidemiológica da pólio no Brasil. Nota Técnica Conjunta 7/2011CGDT/CGPNI/DEVIT/SVS/MS. 2011. Acessado em 25 de fevereiro de 2012. Disponível em: www. saude.gov.br/svs.

Brasil. Ministério da Saúde, Secretaria de Vigilância em Saúde, Departamento de Vigilância das Doenças Transmissíveis. Plano de Contingência Nacional para a Febre de Chikungunya. [on line] 2014. Acessado em 27 de abril de 2017. Disponível em: http://bvsms.saude.gov. br/bvs/publicacoes/plano_contingencia_nacional_febre_chikungunya.pdf.

Brasil. Ministério da Saúde, Secretaria de Vigilância em Saúde. Tópicos de vigilância em saúde: cólera. [on line] 2012a. Acessado em 16 de fevereiro de 2012. Disponível em: http://portal.saude.gov.br/portal/ saude/profissio-nal/visualizar_texto.cfm?idtxt=37773.

Brasil. Ministério da Saúde, Secretaria de Vigilância em Saúde. Tópicos de vigilância em saúde: Síndrome respiratória aguda grave. [on line] 2012b. Acessado em 7 de junho de 2012. Disponível em: http://portal.saude. gov. br/portal/saude/profissional/area.cfm?id_area=1571.

Brasil. Ministério da Saúde, Secretaria de Vigilância em Saúde. Tópicos de vigilância em saúde: Doença de Chagas. [on line] 2012c. Acessado em 7 de junho de 2012. Disponível em: http://portal.saude. gov.br/portal/ saude/ profissional/visualizar_texto.cfm?idtxt=31454.

Brasil, Ministério da Saúde, Secretaria de Vigilância em Saúde. Investigação de Surto Alimentar, Paulista/Pernambuco, 2001. Boletim Eletrônico Epidemiológico [boletim on line] 2002b. Acessado em 2 de julho de 2012; Ano 2, no 2: 5-7. Disponível em: <www.saude.gov. br/svs>.

Brasil, Ministério da Saúde, Secretaria de Vigilância em Saúde. Surto de varicela em Várzea, na Paraíba, Setembro 2008. Boletim Eletrônico Epidemiológico [boletim on line] 2010c. Acessado em 2 de julho de 2012: Ano 10, no 6: 1-3. Disponível em: <www.saude.gov.br/svs>.

Brasil. Ministério da Saúde, Secretaria de Vigilância em Saúde. Vírus Zika no Brasil: a resposta do SUS. [on line] 2017. Acessado em 27 de abril de 2017. Disponível em: http://bvsms.saude.gov.br/bvs/publicacoes/virus_zika _brasil_resposta_sus.pdf.

Braz RM. Detecção precoce de epidemias de malária no Brasil: uma proposta de automação. [Dissertação]. Brasília: Ministério da Saúde – Secretaria de Vigilância em Saúde, Fundação Oswaldo Cruz – Escola Nacional de Saúde Pública; 2005. 142p. Acessado em 22 de fevereiro de 2012. Disponível em: http://pesquisa.bvsalud.org/regional/resources/lil-422221.

Brooks J. The sad and tragic life of Typhoid Mary. CMAJ 1996; 154(6):915-6. Acessado em 7 de junho de 2012. Disponível em: http://www. ncbi.nlm.nih.gov/pmc/articles/PMC1487781/?tool=pubmed.

Buck C, Llopis A, Nájera E, Terris M (eds.) El desafío de la Epidemiología: problemas y lecturas seleccionadas. Washington: Organización Panamericana de la Salud 1988. 1077p. (Publicación Científica 505).

Centers for Disease Control and Prevention. Bioterrorism. [on line] Acessado em 12 de maio de 2012. Disponível em: http://www. bt.cdc.gov/bioterrorism/overview.asp.

Colimon KM. Fundamentos de epidemiologia. Medellín: Servigraficas, 1978. 536p.

Ferreira SR. A obesidade como epidemia: o que pode ser feito em termos de saúde pública? Einstein Brasil 2006; Supl. 1: S1-6. Acessado em 17 de fevereiro de 2012. Disponível em: http://apps.einstein.br/revista/arquivos/ PDF/113-1-6.pdf.

Forattini OP. Epidemiologia geral. São Paulo: Blucher, 1976. 259p. Health Protection Agency. Pandemic (H1N1) 2009 in England: an overview of initial epidemiological findings and implications for the second wave. London (UK): The Agency, 2009. Acessado em 8 de junho de 2012. Disponível em: http://www.nric.org.uk/integratedcrd. nsf/f0dd6212a5876e 44 8025755c003f5d33/503cf2cdd6692e808025767a00389a5e?OpenDocument.

Helferty M, Vachon J, Tarasuk J et al. Incidence of hospital admissions and severe outcomes during the first and second waves of pandemic (H1N1) 2009. CMAJ. 2010 December 14; 182(18): 1981-1987. Acesso em 8 de junho de 2012. Disponível em: <http://www.ncbi.nlm.nin.gov/pmc/articles/pmc3001504/?tool =pubmed>.

Iversson LB. Aspectos epidemiológicos da meningite meningocócica no município de São Paulo (Brasil), no período de 1968 a 1974. Rev Saúde Pública 1976; 10(1):1-16.

Iversson LB. Aspectos da epidemia de encefalite por arbovírus na região do Vale do Ribeira, São Paulo, Brasil, no período de 1975 a 1978. Rev Saúde Pública [periódico on line] 1980; 14(1):9-35. Acessado em 22 de fevereiro de 2012. Disponível em: http://www.scielosp.org/scielo.php?script=sci_ arttext&pid=S0034-89101980000100002&lng=en.

MacMahon B, Pugh TF, Ipsen J. Métodos de epidemiología. México: Fournier Prensa Médica Mexicana, 1965. 282p.

Manuel PFP, Jacques BB, Mariana D. Obesity: the greatest epidemic of the 21st century? São Paulo Med J 2011; 129(5):283-4. Acessado em 3 de junho de 2012. Disponível em: http://www.scielo.br/scielo. php?script=sci_ arttext&pid=S1516-31802011000500001&lng=en.

Mckeown T. The origins of human disease. Oxford: Blackwell, 1991:4-5. Organização Mundial da Saúde. Guia prático para avaliação e notificação de epidemias de paludismo. Genebra: OMS, 2005a. Acesso em 23 de fevereiro de 2012. Disponível em: http://helid.digicollection.org/en/d/Js13423p/.

Organización Mundial de la Salud. Plan mundial de la OMS de preparación para una pandemia de influenza. Ginebra: OMS; 2005b. Acessado em 3 de junho de 2012. Disponível em: http://www.paho.org/spanish/ad/dpc/cd/vir-flu-plan-mundial-oms.htm.

Organización Panamericana de la Salud. La situación del cólera en las Américas. Bol Epid OPAS 1991; 12(1):1-10.

Organización Panamericana de la Salud. Beneson AS (ed.) Manual para el control de las enfermedades transmisibles. Washington, D.C. Benenson; 1997 (Publicación Científica 564). 569p.

Passos AD, Carvalheiro JR, Gomes UA et al. Descrição de um novo foco endêmico de esquistossomose mansônica no Estado de São Paulo. Rev Saúde Pública 1986; 20(4):323-6.

Pereira MG. Epidemiologia: teoria e prática. Rio de Janeiro: Guanabara Koogan, 1995. 583p.

Porta M, Greenland S, Last JM (eds.) A dictionary of epidemiology. New York: Oxford University Press, 2008. Acesso em 21 de fevereiro de 2012. Disponível em: http://jpkc.fudan.edu.cn/picture/article/189/c4/24/81c08637 4 fd8 a31d9be7208bbb80/eb7e72b0-3b41-4b6b-8b23-168950 e0e794. pdf.

Pugliese C, Sales LMB, Jesus RMR et al. Febre tifóide: estudo de um surto epidêmico devido a uma fonte comum de exposição. Rev Baiana Saúde de Pública 1986/1987; 13/14(4/1):122-40.

Rocha et al. Surto de febre tifóide em Nova Iguaçu, Estado do Rio de Janeiro. Bol Epid 1980; 12(15):141-8.

Sanches O. Princípios básicos de procedimentos estatísticos aplicados na análise de dados de vigilância em saúde pública: uma revisão. Cad Saúde Pública 2000; 16(2):317-33. Acessado em 25 de fevereiro de 2012. Disponível em: http:// www.scielosp.org/scielo.php?script=sci_arttext &pid =S0102-311X2000000200003&lng=en.

Sinnecker H. General epidemiology. London: John Wiley & Sons, 1976. 227p.

Triola MF. Introdução à estatística. 7. ed. Tradução: Farias AA, Soares EF, Flores VR. Rio de Janeiro: Livros Técnicos e Científicos, 1999. 410p.

Vachon J, Tarasuk J, Rodin R et al. Incidence of hospital admissions and severe outcomes during the first and second waves of pandemic (H1N1) 2009. CMAJ 2010; 182(18):1981-7. Acessado em 8 de junho de 2012. Disponível em: http://www.ncbi.nlm.nih.gov/pmc/ar- ticles/PMC3001504/?tool=pubmed.

Veiga et al. Surto de intoxicação alimentar por causa indeterminada, em Januária, Minas Gerais, em dezembro de 1978. Bol Epid FSESP 1979; 11(21):197-205.

Watsierah CA, Jura WG, Raballah E et al. Knowledge and behavior as determinants of anti-malarial drug use in a periurban population from malaria holoendemic region of western Kenya. Malar J 2011; 10:99. Acessado em 23 de fevereiro de 2012. Disponível em: http:// www.ncbi.nlm.nih.gov/pmc/articles/PMC3095570/?tool=pubmed.

World Health Organization. International health regulations. 2. ed. Geneva: WHO, 2008. Acessado em 18 de fevereiro de 2012. Disponível em: http://www.who.int/ihr/9789241596664/en/index.html.

World Health Organization. Aids global report: epidemic update. [on line]. 2010. Acessado em 26 de maio de 2012. Disponível em: http://www. unaids.org/globalreport/Global_report.htm.

World Health Organization. Vaccine-preventable diseases: monitoring system-2012, global summary, country profile Pakistan. Geneva: WHO, 2012. Acessado em 23 de fevereiro de 2012. Disponível em: http://apps.who.int/immunization_monitoring/en/globalsummary/countryprofileresult.cfm.

Wort UU, Hastings I, Mutabingwa TK, Brabin BJ. The impact of endemic and epidemic malaria on the risk of stillbirth in two areas of Tanzania with different malaria transmission patterns. Malaria Journal 2006; 5:89. Acessado em 23 de fevereiro de 2012. Disponível em: http:// www.nc-bi. nlm.nih.gov/pmc/articles/PMC1624843/?tool=pubmed.

Yang J-R, Huang Y-P, Chang F-Y et al. New variants and age shift to high fatality groups contribute to severe successive waves in the 2009 influenza pandemic in Taiwan. PloS ONE 2011; 6(11):e28288. Acessado em 8 de junho de 2012. Disponível em: http://www.ncbi.nlm. nih.gov/pmc/ ar-ticles/PMC3227656/?tool=pubmed.

Desenhos de Pesquisa em Epidemiologia

Marcos Venícios de Oliveira Lopes

INTRODUÇÃO

A principal atividade do epidemiologista é buscar respostas para questões relacionadas com os diversos agravos à saúde. Tal atividade deve ser norteada por uma série de etapas que permitirão ao epidemiologista obter informações que o auxiliem na tomada de decisões. Assim, as decisões clínicas, sociais ou mesmo políticas relacionadas com a saúde das populações devem ser fundamentadas numa investigação científica rigorosa, de modo a maximizar os benefícios e minimizar custos/agravos. Em situações mais específicas, a tomada de decisão do epidemiologista deve propiciar ações imediatas que promovam o controle de epidemias, a avaliação da eficácia de tratamentos e a identificação de fatores associados a um problema de interesse. Portanto, essa atividade é difícil e exige conhecimentos avançados de métodos de pesquisa, compromisso ético e científico e uma capacidade de perceber nuanças clínicas importantes para caracterização e definição do problema a ser resolvido.

Embora muitos iniciantes acreditem que a etapa de análise de dados seja a mais difícil no processo de investigação epidemiológica (talvez em termos de aprendizado), a etapa de desenvolvimento do estudo é, de longe, a mais complexa. Essa complexidade advém das múltiplas etapas a serem seguidas e que incluem: (a) definição da questão de pesquisa; (b) definição das variáveis do estudo; (c) construção do instrumento de coleta de dados; (d) estabelecimento do delineamento; (e) definição da população-alvo e amostragem; e (f) coleta e análise de dados.

Por questões didáticas, neste capítulo, os três primeiros pontos serão descritos em separado. Em seguida, os quatro principais delineamentos de pesquisa epidemiológica serão apresentados: estudos transversais, caso-controle, coorte e ecológicos. Para cada um desses desenhos serão descritos os pontos principais relacionados com o processo de delimitação da população-alvo, técnicas de amostragem, estimativa do tamanho amostral e processo de coleta de dados. A descrição da análise de dados será apresentada em capítulo à parte.

QUESTÃO DE PESQUISA

A definição da questão de pesquisa é o primeiro e mais importante desafio do epidemiologista. Questões de pesquisa devem ser elaboradas de modo a possibilitar a identificação do desfecho de interesse, das possíveis variáveis explanatórias, da população-alvo e do delineamento adequado para respondê-las. Se um epidemiologista não definir claramente sua questão de pesquisa, todas as demais etapas estarão seriamente comprometidas.

Além de incorporar todos os elementos anteriormente descritos, uma questão de pesquisa deve apresentar cinco características essenciais: factibilidade, interesse, inovação, ética e relevância (HULLEY et al., 2008). Desse modo, um epidemiologista deve verificar se a resposta à questão proposta é exequível, ou seja, alcançável do ponto de vista metodológico. É preciso analisar o quanto a questão de pesquisa tem sido levantada por outros epidemiologistas; se está relacionada com um problema considerado importante para uma população ou grupo; se está relacionada com um problema que, até então, tem passado despercebido ou para o qual ainda não foi obtida uma solução satisfatória; e se na busca por uma resposta para a questão de interesse os princípios básicos da ética em pesquisa foram seguidos: respeito pelas pessoas, beneficência e justiça. Não obstante, as características essenciais de uma questão de pesquisa apresentam um gradiente subjetivo, de modo que algo que pareça inovador ou relevante para alguns pode não ser para um outro grupo.

Entre os vários problemas com os quais um epidemiologista pode se deparar ao elaborar sua questão de pesquisa podem ser destacados: a amplitude (abrangência) da questão inicialmente identificada pelo epidemiologista, a falta de habilidade com os métodos de pesquisa, os custos e os problemas éticos (HAYNES et al., 2005). A amplitude refere-se às situações nas quais um epidemiologista estabelece um plano de estudo que incorpora um número muito grande de variáveis ou de sujeitos. Outro problema relacionado com a amplitude ocorre quando o plano de estudo é vago. Normalmente isso ocorre quando a questão de pesquisa não está totalmente clara e o projeto de pesquisa apresenta justificativas superficiais ou considerações gerais que não permitem a identificação de uma justificativa plausível ou mesmo objetiva. Por outro lado, a adoção de critérios de inclusão e exclusão muito rígidos pode levar a uma questão de pesquisa muito restrita e à dificuldade de identificar sujeitos elegíveis para o estudo.

Outro problema relacionado com o desenvolvimento de estudos epidemiológicos é o crescente uso de tecnologias avançadas. Essas tecnologias levam à necessidade de desenvolvimento de novas habilidades de manuseio e interpretação. Em muitas situações, a resposta a uma questão de pesquisa dependerá da habilidade do epidemiologista com essas tecnologias. Paralelamente, deve-se atentar para os custos envolvidos. Dependendo da complexidade da questão de pesquisa, a aquisição de equipamentos, a necessidade de treinamento ou mesmo o número de mensurações a serem realizadas poderão onerar o estudo de tal maneira a torná-lo inviável.

As soluções para esses problemas não são simples e incluem a redução das variáveis do estudo, a revisão do escopo da questão, a busca de novas fontes de coleta de dados e/ou sujeitos, a ampliação de critérios de inclusão/exclusão, a busca de colaboradores e especialistas, a revisão do tempo de acompanhamento dos sujeitos e a avaliação por comitê de ética (GREENBERG et al., 2005). Entretanto, vale ressaltar o que foi dito inicialmente: a definição da questão de pesquisa é ponto fundamental de um estudo epidemiológico e influencia todas as suas demais etapas.

VARIÁVEIS DO ESTUDO

Variáveis representam características da população-alvo que devem ser mensuradas com o objetivo de dar uma resposta à questão inicialmente proposta. Essas variáveis representam o desfecho de interesse (a denominada variável desfecho ou dependente) e os possíveis fatores que explicam a ocorrência deste (as denominadas variáveis explanatórias, independentes ou preditoras). A definição e a incorporação de variáveis dependerão do conhecimento do epidemiologista sobre o problema a ser estudado. Além disso, outro fator importante é a forma como cada variável será mensurada.

Em alguns casos, a forma de mensuração é óbvia, como, por exemplo, o sexo dos sujeitos, o qual é mensurado pela proporção de homens e mulheres que participaram do estudo. Em outras situações, existem múltiplas maneiras de se mensurar uma variável. Tomemos como exemplo a variável "dor". Podemos mensurá-la simplesmente pelo relato da presença de dor e teríamos uma variável dicotômica (presença/ausência). Também poderíamos mensurar essa variável por uma série de categorias ordenadas numa escala de Likert (1 = ausência de dor; 2 = dor leve, 3 = dor moderada; 4 = dor forte; 5 = dor insuportável). Outra alternativa consiste na utilização de uma escala analógica representada por faces com expressões que vão desde a alegria até um rosto representando uma expressão de sofrimento extremo (essas escalas são tipicamente utilizadas em estudos com crianças)

e, neste caso, teremos uma variável categórica. Existe ainda a alternativa de se mensurar a dor solicitando ao indivíduo que marque numa linha contínua de 10cm de extensão a intensidade da dor que sente, informando qual extremidade representa a ausência de dor e qual representa a dor mais intensa. Neste último caso, a medida da dor seria extraída da distância em centímetros da extremidade que representa a ausência de dor até o ponto marcado pelo indivíduo, e assim teríamos uma medida contínua. Obviamente, existem outros métodos, mais complexos, para a mensuração de dor. Entretanto, para a ideia que tentamos desenvolver, nos limitaremos à simplificação apresentada.

Então, com base neste exemplo, como deveríamos mensurar a dor do indivíduo? A resposta não é tão simples e direta e se resume a um jargão conhecido: depende! Para a definição de como medir cada variável deveremos levar em conta que o ideal é utilizar a escala que maior informação nos proporcione a respeito da variável em questão (MORGAN et al., 2006). Assim, sempre que possível, devemos medir as variáveis em escala contínua por ser este o tipo de variável que proporciona uma informação mais completa e exata. A segunda opção consiste na mensuração em números inteiros (as denominadas variáveis quantitativas discretas). A terceira opção consiste na utilização de uma ordem subjacente, gerando o que conhecemos como variáveis ordinais. A quarta opção consiste na categorização, que pode ser politômica (mais do que duas categorias) ou dicotômica (duas categorias).

Tomemos como outro exemplo a variável renda familiar. A primeira opção seria registrar o valor exato em reais do quantitativo de renda de todos os membros da família. A segunda opção seria registrar esse quantitativo em número de salários-mínimos. A terceira opção seria ordenar os indivíduos em classes de rendas, como, por exemplo, zero a dois salários-mínimos, mais de dois a quatro salários-mínimos, mais de quatro até seis salários-mínimos e assim por diante. A quarta opção poderia ser simplesmente categorizar os indivíduos em baixa renda e alta renda.

Veja que a informação que dispomos vai diminuindo à medida que mudamos de uma escala contínua para uma escala categórica. Na escala contínua, podemos verificar a renda média, o desvio-padrão, o número de indivíduos com renda até um valor determinado ou mesmo a proporção de indivíduos classificados como de baixa renda a partir de um ponto de corte qualquer. À medida que se altera a forma de mensuração, percebe-se que a informação a ser obtida vai se tornando mais escassa, de modo que, ao se utilizar uma medida categorizada, somente poderá ser descrita a proporção de indivíduos com renda abaixo ou acima de um ponto de corte predeterminado. Assim, uma dica importante é evitar pré-categorizar suas variáveis se elas podem ser mensuradas de forma mais exata.

INSTRUMENTOS DE COLETA DE DADOS

Instrumentos de coleta de dados representam o agrupamento de todas as variáveis envolvidas no estudo de modo a operacionalizar o registro de todas elas. *Grosso modo*, os instrumentos de coleta de dados incluem questionários e roteiros de entrevistas e de observação (GALLIN, 2002). Com o advento dos computadores e mídias eletrônicas disponíveis no mercado, outras formas de coleta de dados têm sido utilizadas, como gravadores de som, filmadoras digitais, desenhos, ou mesmo *softwares* que gravam ações de usuários em tempo real. A escolha do tipo de instrumento dependerá, obviamente, da questão de pesquisa e, em última instância, das variáveis a serem registradas.

Existem recomendações gerais para a elaboração de instrumentos de coleta de dados que incluem aspectos de formatação e redação (REA & PARKER, 1997). Para formatação de um instrumento de coleta de dados recomenda-se que as questões estejam divididas em grupos temáticos, os quais devem ser identificados por cabeçalhos, e cujas perguntas emocionalmente neutras sejam apresentadas em primeiro lugar, deixando questões pessoais ou delicadas para o final. A redação das questões deve ser clara e específica, utilizando palavras simples e comuns e evitando juízos de valor. Essas recomendações simples ajudam no registro e evitam dados dúbios ou registrados de maneira inconsistente.

Em geral, as questões que compõem os instrumentos de coleta de dados são classificadas em dois tipos: abertas e fechadas. Questões fechadas incluem um leque de respostas previamente selecionadas, sendo mais rápidas e mais fáceis de tabular. Esse leque deve ser preferentemente exaustivo ou incluir a opção "Outras (especificar)" ou "Nenhuma das alternativas anteriores", em caso contrário. Além disso, se o objetivo for a obtenção de uma resposta única, o conjunto de alternativas deverá ser mutuamente exclusivo e isso deverá estar explícito na questão. Esse tipo de questão é utilizado, principalmente, em questionários e roteiros de observação. Questões abertas, por sua vez, permitem maior liberdade ao respondente, mas exigem métodos qualitativos de codificação, consumindo maior tempo e necessitando maior julgamento subjetivo. Consequentemente, esse tipo de questão é principalmente utilizado em roteiros de entrevista.

Outra forma de registro dos valores de uma variável consiste na utilização de escalas. A escala visual analógica é caracterizada por uma linha, usualmente de 10cm, na qual uma das extremidades representa a ausência completa do fenômeno a que se refere e a outra extremidade representa a ocorrência mais intensa do referido fenômeno. Nesse tipo de questão, solicita-se ao indivíduo que marque com um X o ponto que melhor representa sua percepção em relação à presença do fenômeno.

Outro tipo de escala muito utilizada por epidemiologistas é a escala de Likert, a qual é empregada para quantificar atitudes, comportamentos e domínios de saúde. Consiste numa lista de proposições/questões que incluem graus de intensidade da resposta. Esses graus são representados por números inteiros e podem ou não representar categorias preestabelecidas como, por exemplo, uma escala de Likert com 5 graus, na qual o grau 1 é descrito como não comprometido, o 2 como levemente comprometido, o 3 como moderadamente comprometido, o 4 como muito comprometido e o 5 como totalmente comprometido. Uma crítica que se faz ao uso da escala de Likert consiste na subjetividade entre os vários graus da escala, tendo sido sugerido o desenvolvimento de definições operacionais para minimizar discrepâncias nas avaliações com esse tipo de escala (MORALES & ZÁRATE, 2004).

Críticas também têm sido feitas à utilização de instrumentos de pesquisa não validados (PASQUALI, 2010), sobretudo quando a questão de pesquisa envolve um fenômeno psicossocial. Nesse caso, muitos fatores subjetivos podem influenciar a avaliação fidedigna das variáveis envolvidas e estudiosos têm sugerido a utilização de instrumentos de pesquisa validados, ou seja, que foram desenvolvidos e avaliados quanto à sua representatividade do constructo. Existem métodos de pesquisa e análise desenvolvidos especificamente para processos de validação de instrumentos. Entretanto, devido à sua complexidade, não trataremos dessas questões neste capítulo. Faremos apenas uma breve descrição dos principais aspectos a serem considerados pelos epidemiologistas na avaliação dos processos de validação de instrumentos que possam ser utilizados em suas pesquisas.

Existem pelo menos quatro características essenciais que devem ser ponderadas pelos epidemiologistas na escolha de um instrumento: a consistência interna, a acurácia, a reprodutibilidade e a validade preditiva (VARGAS, 2010). A consistência interna possibilita verificar se o conjunto de itens que compõem a escala explica unicamente o fenômeno em questão. Isso quer dizer que se um item aponta para determinada direção em relação à ocorrência do fenômeno, todos os demais devem apontar nessa mesma direção. A medida mais utilizada para isso é o coeficiente Alpha de Chronbach, que apresenta um intervalo de variação entre 0 e 1 – quanto mais próximo de 1, maior é a consistência interna da escala. Os autores divergem quanto ao valor mínimo aceitável desse coeficiente. Alguns defendem que um mínimo de 0,7 é aceitável, enquanto outros autores defendem um mínimo de 0,8.

Medidas de acurácia diagnóstica incluem sensibilidade, especificidade, valores preditivos, eficiência e índice de Youden. Essas medidas são tomadas do instrumento em questão em relação a outra medida/instrumento denominada(o) padrão de referência (PEPE, 2003). A *sensibilidade* consiste na proporção de sujeitos que o instrumento indicou como portadores do fenômeno de interesse entre aqueles que foram positivos para o padrão de referência. A *especificidade* consiste na proporção de sujeitos para os quais o instrumento utilizado indicou a ausência do fenômeno entre aqueles que foram negativos para o padrão de referência. O *valor preditivo positivo* representa a porcentagem de pessoas cujo padrão de referência indicou como portadoras do fenômeno dentre aquelas que foram apontadas como positivas pelo instrumento avaliado. Por fim, o *valor preditivo negativo* é a porcentagem de pessoas cujo padrão de referência indicou como não portadoras do fenômeno dentre aquelas que foram apontadas como negativas pelo instrumento avaliado. Essas medidas podem ser apresentadas num intervalo entre 0 e 1 ou em percentuais, e quanto mais próximas de 1 (ou de 100), melhor é o desempenho do instrumento que está sendo validado (KNOTTNERUS & BUNTINX, 2009; NEWMAN & KOHN, 2009).

Outras medidas representam uma ideia geral da capacidade de classificação correta de um indicador clínico. Essas medidas incluem a *eficiência* e o índice J de Youden. A eficiência se refere a uma medida geral que expressa a capacidade do indicador clínico de classificar corretamente os indivíduos com e sem o fenômeno de interesse (KRAEMER, 1992). O índice J de Youden varia, em teoria, de –1 a 1 e é calculado pela equação: J = Sensibilidade + Especificidade – 1. Quanto mais próximo de 1 for o índice de Youden, melhor é a qualidade do instrumento em termos de acurácia diagnóstica.

Outra forma de verificação da adequação de um instrumento consiste na análise de teste-reteste (reprodutibilidade). Essa análise se resume a aplicar o instrumento numa amostra de sujeitos e, após algum tempo, reaplicá-lo numa subamostra dos sujeitos inicialmente avaliados. A análise desses dados é feita pelo coeficiente de correlação intraclasse. Esse coeficiente varia de –1 a 1, e quanto mais próximo de 1, melhor é a reprodutibilidade do instrumento (ARANGO, 2009).

Por fim, a validade preditiva consiste num método de análise da adequação de um instrumento com base na comparação com desfechos futuros (VARGAS, 2010). Indivíduos avaliados inicialmente com o instrumento são acompanhados ao longo do tempo para verificação de quais deles desenvolveram o fenômeno para o qual o instrumento foi desenvolvido. Ao final do tempo de acompanhamento, a previsão inicial do instrumento é comparada aos resultados encontrados. Assim, ao optar pela utilização de um instrumento já existente para o desenvolvimento de um estudo epidemiológico, o pesquisador deverá verificar as características anteriormente mencionadas e avaliar se estas apresentam um nível aceitável de adequação.

DELINEAMENTOS

Estudos transversais

Em muitas situações, o interesse do epidemiologista reside na estimativa de parâmetros de uma população-alvo. Por exemplo, pode-se estar interessado em estimar a proporção de indivíduos portadores de hipertensão arterial entre indígenas que vivem na região Norte do Brasil. Em outra situação, pode-se estar interessado em verificar qual a idade média dos indivíduos ao receberem a confirmação de soropositividade para o vírus da imunodeficiência humana. Ou seja, a partir de dados de uma amostra extraída num dado momento de uma população bem-delimitada é possível estabelecer um perfil clínico de interesse do epidemiologista. Os estudos que buscam delimitar tais parâmetros e estabelecer hipóteses sobre possíveis relações entre variáveis dependentes e independentes considerando medidas pontuais são denominados *transversais* (FLETCHER & FLETCHER, 2006). Assim, estudos transversais apresentam três características essenciais: (a) as mensurações são feitas num único momento do tempo; (b) são úteis quando se quer descrever variáveis e seus padrões de distribuição; e (c) constituem o único desenho que possibilita identificar a prevalência de um fenômeno de interesse.

As principais vantagens de um estudo transversal incluem baixo custo, menor risco de perdas e rapidez. Essas vantagens estão relacionadas com o fato de as medidas serem tomadas uma única vez, sem a necessidade de acompanhamento. Outro ponto importante é que o estudo transversal fornece uma estimativa da prevalência do fenômeno em questão. Por outro lado, estudos transversais têm baixo poder para estabelecer relações causais ou mesmo a história natural de um fenômeno. Além disso, esse desenho é impraticável quando o evento de interesse é raro (HULLEY et al., 2008).

A ideia básica de um estudo transversal reside em verificar, numa amostra, as possíveis relações entre a variável que representa o desfecho e as variáveis que supostamente estão associadas a ele. Uma representação global desse tipo de estudo é mostrada na Figura 6.1.

Com base no que foi exposto, exemplos de questões de pesquisa que podem ser respondidas com estudos transversais são: "qual a proporção de indivíduos com determinado fenômeno?"; "qual a prevalência de um dado desfecho?"; "como se caracteriza certa população?". A partir da definição da questão a ser respondida, o epidemiologista deverá decidir como serão avaliados o fenômeno (desfecho) de interesse e as demais variáveis importantes. A definição da forma de mensuração do fenômeno servirá, dentre outras coisas, para a estimativa do tamanho amostral necessário. Para responder a questão, neste capítulo serão apresentadas apenas as duas mais comumente utilizadas para estudos transversais.

A fórmula inicial, frequentemente denominada fórmula para populações infinitas, é utilizada quando a variável desfecho (fenômeno de interesse) é medida em proporção (por exemplo, a proporção de sujeitos com hipertensão arterial). Nesse tipo de situação, pode-se empregar a fórmula:

$$n = \frac{Z_{1-\alpha/2}^2 \times P(1-P)}{e^2}$$

em que n representa a estimativa do tamanho amostral; $Z_{1-\alpha/2}$ representa o nível de confiança medido em contagens Z; P representa a proporção conjecturada de indivíduos com o fenômeno de interesse; e e representa o erro amostral absoluto (ARANGO, 2009). A derivação dessa fórmula pode ser encontrada em livros de introdução à estatística disponíveis no mercado.

O nível de confiança é estabelecido pelo epidemiologista, usualmente entre 95% e 99%. Um nível de confiança de 95% corresponde a um valor de 1,96 em contagens Z, sendo este o valor adotado na fórmula. Para uma confiança de 99%, esse valor será de 2,575. Esses valores são extraídos a partir da área de uma distribuição normal padronizada. Mais detalhes podem ser obtidos na literatura especializada. A prevalência conjec-

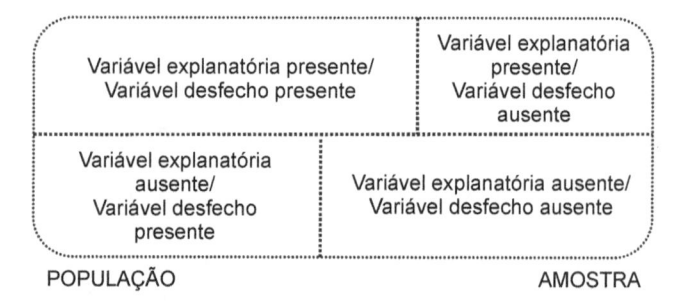

POPULAÇÃO   AMOSTRA

FIGURA 6.1 Desenho esquemático de um estudo transversal.

turada do fenômeno de interesse pode ser definida pela consulta a estudos desenvolvidos com populações similares ou de pequenos estudos-piloto definidos com esta finalidade. Uma postura mais conservadora seria admitir total desconhecimento sobre esse parâmetro e adotar um valor fixo de 50%. Este valor é dito mais conservador porque maximiza a estimativa do tamanho amostral. O erro amostral absoluto é definido pelo pesquisador e, usualmente, é estabelecido entre 1% e 5%.

Tome-se como exemplo a situação na qual se deseja estimar a prevalência de diabetes entre adultos de uma capital do Nordeste do Brasil e verificar quais fatores podem estar associados à ocorrência dessa doença naquela região. Um levantamento inicial mostrou que a prevalência de diabetes numa população similar foi de 15%. Ao se estabelecer um nível de confiança de 95% e um erro amostral absoluto de 5%, ter-se-ia a seguinte equação:

$$n = \frac{1,96^2 \times 0,15 \times 0,85}{0,05^2} = 195,92$$

Assim, precisaríamos de uma amostra de 196 sujeitos extraídos da população para o desenvolvimento do referido estudo.

Nesse mesmo exemplo, se o epidemiologista não dispusesse de dados sobre a prevalência do fenômeno e utilizasse como estimativa um valor de 50% para a prevalência, o número de sujeitos necessário para o estudo seria:

$$n = \frac{1,96^2 \times 0,5 \times 0,5}{0,05^2} = 384,16$$

ou seja, quase o dobro de indivíduos. Assim, a busca de informações sobre a população de interesse pode minimizar esforços sem prejuízos para as conclusões do estudo.

Quando a população de interesse é numericamente delimitada, ou seja, é conhecido seu tamanho exato, deve-se verificar se ela é grande o suficiente para ser considerada infinita. Em termos de amostragem, uma população é considerada infinita se a razão entre tamanho amostral (n) e o tamanho populacional (N) é menor que 0,05. Caso contrário, a população deverá ser considerada finita e deverá ser feita uma correção no tamanho da amostra. Essa correção se refere à utilização de outra fórmula:

$$n = \frac{n_0}{1 + \frac{n_0 - 1}{N}}$$

em que n_0 se refere ao tamanho amostral obtido com a fórmula para populações infinitas e N ao tamanho da população (ARANGO, 2009). No exemplo anterior, se o tamanho populacional fosse de 600 indivíduos, a razão n/N seria 196/600 = 0,3266. Isto levaria à necessidade de correção do tamanho amostral. Assim, ter-se-ia uma amostra final de:

$$n = \frac{196}{1 + \frac{196 - 1}{600}} = 148$$

e então seriam necessários 148 indivíduos em vez de 196.

Após a definição do tamanho amostral, o desenvolvimento de instrumentos de coleta de dados e as técnicas de mensuração devem ser estabelecidos para o início da coleta de dados.

As considerações apresentadas no início deste capítulo servem de guia para isso. Após a coleta de dados, a análise de dados deve ser procedida tendo como base a questão de pesquisa a ser respondida e a forma como as variáveis foram mensuradas. A descrição das principais técnicas de análise está apresentada no Capítulo 7.

Estudos de caso-controle

Estudos de caso-controle são assim denominados por se basearem na comparação de um grupo que apresenta o desfecho (caso) de interesse com outro grupo que não o apresenta (controle) (JEKEL et al., 2006). Como a constituição dos grupos é fundamentada na ocorrência do desfecho, diz-se que estudos de caso-controle são retrospectivos, pois, a partir dessa caracterização, busca-se identificar diferenças existentes entre esses grupos, as quais possam explicar tal ocorrência.

Esse tipo de estudo pode ser utilizado quando o fenômeno de interesse é raro ou de longa duração (crônico). Em geral, o tamanho amostral tende a ser menor e, consequentemente, exige menos tempo e apresenta baixo custo. Assim, como os estudos transversais, os estudos de caso-controle são bons para gerar hipóteses para serem verificadas com desenhos mais complexos. Por outro lado, esse tipo de estudo não nos permite estimar prevalência, incidência ou risco. Em vez disso, utiliza-se uma medida conhecida como *odds ratio*, a qual representa uma aproximação da medida de risco relativo quando a prevalência do desfecho é baixa, muito embora a definição de prevalência baixa não seja consenso entre os vários textos de epidemiologia existentes.

Outra limitação desse desenho é sua ineficiência para exposição rara de modo que, se os casos e controles tiverem sido raramente expostos aos supostos fatores de risco, pouca informação útil poderá ser extraída da análise de dados. Também é necessário destacar que esse desenho somente permite estudar um desfecho por vez, limitando, assim, a análise de outras consequências possivelmente relacionadas com os supostos fatores de risco.

Por fim, muitos fatores podem influenciar as conclusões de um estudo de caso-controle, destacando-se os vieses de seleção, de memória e de registro (PEREIRA, 1995). O viés de seleção está associado à separação inicial entre casos e controles, de modo que o conhecimento do *status* de um grupo pode levar à tendência a encontrar fatores de risco mais frequentemente entre aqueles com o desfecho. O viés de memória está associado ao fato de indivíduos com o desfecho de interesse tenderem a exagerar em suas lembranças sobre a presença de fatores de risco. O viés de registro está associado à inexatidão, à incompletude ou mesmo à padronização dos registros. Um exemplo clássico é o registro de valores de pressão arterial, que algumas vezes são repetidamente registrados como 120 × 80mmHg para vários pacientes durante muitos dias. Essa repetição demonstra claramente um registro de qualidade duvidosa, o qual deve ser evitado. Assim, estudos de caso-controle podem apresentar informações menos acuradas; entretanto, se bem-delineados, podem ser extraídas boas conclusões e hipóteses interessantes.

Em resumo, a estrutura do estudo de caso-controle baseia-se na extração de duas amostras de duas populações distintas em relação à ocorrência do desfecho e na análise retrospectiva da ocorrência de supostos fatores de risco. Esse desenho está esquematizado na Figura 6.2.

Para o delineamento correto de um estudo de caso-controle, alguns princípios devem ser seguidos. Em primeiro lugar, a questão de pesquisa e sua hipótese devem estar claramente definidas antes do início do estudo. Isso se deve ao fato de os grupos casos e controles serem definidos a partir dessa hipótese e a seleção equivocada desses grupos poder invalidar as conclusões do estudo. Além disso, o epidemiologista deve definir previamente o tipo de exposição a ser estudada. A definição de possíveis fatores de risco após o início da coleta de dados pode levar a uma análise tendenciosa com achados espúrios. Questões de pesquisa que podem ser respondidas por estudos de caso-controle incluem: "a ocorrência de câncer de faringe está associada ao uso prolongado de cigarros?" e "a ocorrência de infecção hospitalar entre adultos leva a aumento significativo nos gastos institucionais?".

Critérios de inclusão e exclusão bem-delimitados são outros fatores cruciais para fortalecer as inferências. Enquanto os critérios de inclusão delimitam as populações das quais serão extraídos os grupos casos e controles, os critérios de exclusão minimizam a chance de inclusão de indivíduos com contraindicações à exposição ou mesmo a inclusão de indivíduos com sinais precoces do desfecho no grupo controle. Por fim, cuidados devem ser tomados para minimizar os vieses, especialmente os de seleção, memória e registro.

Em seguida, é necessário estabelecer o número de indivíduos a compor a amostra de cada grupo. Para não fugir ao escopo deste capítulo, será apresentada uma fórmula que pode ser aplicada para estimativa do tamanho amostral para cada grupo, considerando que esses grupos podem ou não ter tamanhos iguais. A estimativa do tamanho amostral para estudos de caso-controle é dada por:

$$n = \left(\frac{r+1}{r}\right) \times \frac{(\bar{p}) \times (1-\bar{p}) \times (Z_{1-\beta} + Z_{1-\alpha/2})^2}{(p_1 - p_2)^2}$$

em que $Z_{1-\alpha/2}$ representa o nível de confiança medido em contagens Z; $Z_{1-\beta}$ representa o poder medido em contagens Z; p_1 representa a proporção de indivíduos expostos no grupo caso; p_2 representa a proporção de indivíduos expostos no grupo controle; r representa a razão entre o número de controles para casos; e $\bar{p}$ é a proporção média de ocorrência do principal fator de risco do estudo.

Tome-se como exemplo um estudo que utiliza como parâmetros um nível de confiança de 95% ($Z_{1-\alpha/2} = 1,96$), um poder de 80% ($Z_{1-\beta} = 0,84$), um número igual de casos e controles ($r = 1$), uma proporção de expostos no grupo controle conjecturada em 25% ($p_2 = 0,25$), e no qual se deseja detectar uma *odds ratio* (OR) maior ou igual a 1,5. Antes de se proceder à estimativa, é necessário estimar a proporção de expostos no grupo caso. Para tanto, utiliza-se a seguinte equação:

$$p_{casos-exp} = \frac{OR \times p_{controles-exp}}{p_{controles-exp} \times (OR-1) + 1}$$

Em nosso exemplo teríamos:

$$p_{casos-exp} = \frac{1,5 \times 0,25}{0,25 \times (1,5-1) + 1} = \frac{0,375}{1,125} = 0,33$$

Assim, a proporção média de expostos será $\bar{p} = (0,25 + 0,33)/2 = 0,29$. Com esses resultados, pode-se proceder à estimativa do tamanho amostral para cada grupo, a qual será dada por:

$$n = \left(\frac{1+1}{1}\right) \times \frac{(0,29) \times (1-0,29) \times (0,84+1,96)^2}{(0,33-0,25)^2} = 504,45$$

Assim, serão necessários 1.008 indivíduos para o estudo (504 casos e 504 controles). Esse número elevado se deve à pequena diferença a ser detectada. Se esse cálculo fosse feito para uma *odds ratio* com valor igual a 2 e uma proporção de expostos no grupo controle de 20%, seriam necessários 181 indivíduos em cada grupo (uma amostra total de 362 indivíduos).

A etapa seguinte desse delineamento consiste na seleção dos indivíduos que comporão o grupo caso. Embora qualquer

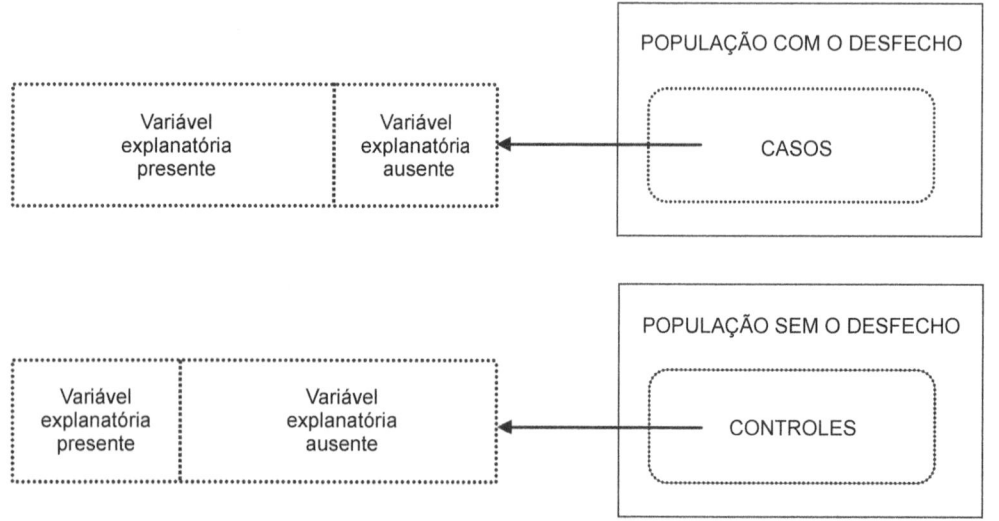

FIGURA 6.2 Desenho esquemático de um estudo de caso-controle.

indivíduo que apresente o desfecho de interesse possa ser alocado entre os casos, é recomendada a preferência por casos incidentes ou recém-diagnosticados (HULLEY et al., 2008). Essa recomendação está relacionada com a possibilidade de identificação de efeitos de exposições mais recentes e minimiza os efeitos do viés de memória. Assim, a especificação da definição de caso pode incluir tanto critérios sensíveis como específicos. Critérios sensíveis são aqueles que minimizam a chance de que uma pessoa portadora do desfecho não seja incluída, enquanto critérios específicos reduzem a chance de que uma pessoa que não apresente o desfecho seja falsamente classificada como caso.

Após a identificação dos casos, procede-se à seleção dos controles. Idealmente, controles devem ser escolhidos a partir da população-fonte de onde provieram os casos. A utilização de populações muito distintas aumenta o viés de seleção e diferenças identificadas como estatisticamente significativas podem ser, em sua maioria, espúrias ou óbvias.

Por exemplo, se na avaliação do déficit de crescimento for utilizado como caso um grupo de crianças com cardiopatia congênita e como controles crianças saudáveis, muitas diferenças encontradas estarão relacionadas com o desenvolvimento tipicamente distinto entre essas duas populações. Melhor seria identificar casos e controles de uma população supostamente saudável utilizando uma definição específica de déficit de crescimento. Outro ponto importante na seleção de controles é que a escolha de casos não deve estar embasada na intensidade da exposição, ou seja, a prevalência do fator de risco a ser estudado deve ser próxima à prevalência deste na população para a qual se pretende generalizar as conclusões do estudo.

Após a definição de casos e controles, faz-se necessário determinar a exposição em cada um dos grupos. Assim, é necessário buscar informações sobre a exposição prévia de cada indivíduo ao(s) fator(es) de risco de interesse. Nesse momento, é preciso ter o cuidado de padronizar e monitorar as entrevistas. Além disso, o treinamento prévio de todos os envolvidos no levantamento desses dados é de fundamental importância para minimizar registros inconsistentes. Nessa etapa, é comum o viés de memória, no qual indivíduos que compõem o grupo casos tendem a exagerar na recordação de exposições numa tentativa de explicar a ocorrência do desfecho.

Durante a coleta de dados, também é necessário o controle do viés de amostragem, ou seja, evitar a tendência de usar critérios diferentes para seleção dos indivíduos em cada grupo. O ideal é selecionar controles que provenham do mesmo local dos casos e com os mesmos critérios de inclusão. A técnica de pareamento pode ser útil quando se deseja uniformizar fatores importantes que estão relacionados com o desfecho, mas que não são de interesse naquele momento, como, por exemplo, sexo e idade. Em algumas situações, o epidemiologista pode fazer uso de dois ou mais grupos controles ou usar uma proporção maior de controles com o objetivo de aumentar o poder de suas inferências. Essa proporção deve ser de, no máximo, quatro controles para cada caso. Uma proporção maior do que essa afeta de maneira insignificante o poder estatístico e apenas onera o estudo.

Para se proceder a um pareamento adequado é necessário, inicialmente, identificar os casos para, em seguida, selecionar um ou mais controles que apresentam os mesmos valores que o caso para cada fator de pareamento. Para medidas em escala numérica, o pareamento é feito a partir da definição de intervalos. Por exemplo, o pareamento por idade pode ser feito com indivíduos que tenham idade num intervalo de 2 anos a mais ou a menos da idade do sujeito alocado no grupo caso. Assim, se o indivíduo do grupo caso tem a idade de 52 anos, seu par no grupo controle poderia ser um indivíduo com idade entre 50 e 54 anos (se a diferença aceitável para comparação fosse de 2 anos para mais ou para menos).

Por fim, um último cuidado a ser tomado em estudos de caso-controle consiste em minimizar o viés de medição diferencial, ou seja, evitar tendências nas medições durante a coleta de dados. Quando possível, devem-se buscar dados registrados antes da ocorrência do desfecho e consultar múltiplas fontes de informação. Essas duas estratégias permitem confirmar a precisão das informações fornecidas pelos entrevistados. Além disso, é recomendável o uso do cegamento durante a coleta de dados, ou seja, os avaliadores devem desconhecer a condição do entrevistado (se integrante do grupo caso ou do grupo controle).

Estudos de coorte

O termo coorte é derivado das antigas legiões de soldados romanos que marchavam em grupos durante os combates. Em epidemiologia, uma coorte se refere a um grupo de indivíduos, pertencentes a uma mesma população, que é acompanhado durante certo período com vistas a estudar a ocorrência de um ou mais desfechos (GREENBERG et al., 2005). É justamente esse período de acompanhamento que diferencia esse desenho dos estudos transversais e de caso-controle, caracterizando-o como um estudo longitudinal. Além dessa diferença, estudos de coorte partem da observação de dois grupos, inicialmente isentos do desfecho, extraídos de uma mesma população, diferindo apenas na exposição a um fator de risco de interesse. Esses grupos são acompanhados ao longo do tempo e posteriormente avaliados quanto à ocorrência do desfecho. Desse modo, estudos de coorte apresentam e se baseiam na análise de dados de incidência.

Dois tipos básicos de estudos de coorte podem ser levados a cabo: prospectivos e retrospectivos. Coortes prospectivas seguem o sentido temporal usual, ou seja, iniciam o acompanhamento dos sujeitos no presente e os seguem para a avaliação do desfecho no futuro. Um diagrama de estudos de coorte prospectivo é apresentado na Figura 6.3.

Entre os pontos fortes de uma coorte prospectiva está a possibilidade de medir as variáveis de maneira completa e acurada. Isso dependerá das estratégias, dos materiais, das técnicas e dos insumos disponíveis para o epidemiologista. É importante lembrar que a necessidade de acompanhar a coorte por tempo determinado onera demasiadamente o estudo. Outro ponto a favor desse tipo de estudo é que ele evita a influência do conhecimento anterior do desfecho sobre a mensuração das variáveis, tendo em vista que a pressupo-

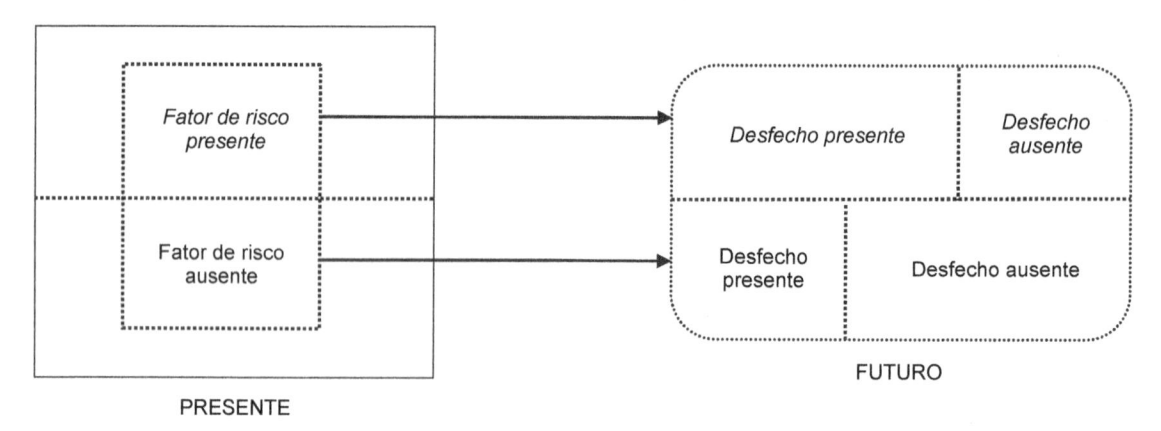

FIGURA 6.3 Desenho esquemático de um estudo de coorte prospectiva.

sição básica do delineamento é a ausência do desfecho entre todos os indivíduos acompanhados no início do estudo. Por fim, existe a possibilidade ainda de avaliar a relação da exposição com múltiplos desfechos. Obviamente, esses possíveis desfechos devem ser considerados no planejamento do estudo para que sejam evitados possíveis vieses.

Com relação às limitações, destacam-se seu alto custo e o fato de ser ineficiente para desfechos raros. Isso acontece porque, nesse caso, o tempo de acompanhamento seria extenso, tornando a pesquisa impraticável. Outra limitação é a necessidade de excluir pessoas com história de desfecho anterior, devido ao possível aumento da suscetibilidade a novos episódios do referido desfecho, exceção feita apenas se o interesse do estudo residir na recorrência da doença. Tome-se como exemplo o câncer e as possíveis metástases. Por fim, apesar de seu caráter longitudinal, é necessária muita atenção para determinar se uma variável preditora está influenciada pelo desfecho, ou seja, se temos uma relação efeito-causa.

Coortes retrospectivas são similares às prospectivas, com a diferença de que as medidas foram tomadas no passado. Assim, inicialmente identifica-se uma coorte com indivíduos cujos dados foram registrados e examinam-se esses dados para identificar aqueles que haviam sido expostos e não expostos ao fator de risco de interesse. O esquema desse delineamento é similar ao da coorte prospectiva, diferindo apenas na linha do tempo, como pode ser observado na Figura 6.4.

Esse delineamento apresenta os mesmos pontos fortes da coorte prospectiva com a vantagem adicional de demandar menos tempo e recursos financeiros. Afinal, os dados já foram obtidos, não havendo necessidade de acompanhamento dos sujeitos nem o uso de insumos específicos. Essa vantagem, entretanto, também leva às suas principais limitações, ou seja, há um controle limitado sobre o processo de amostragem e sobre a natureza e a qualidade das variáveis preditoras. Além disso, está sujeito ao viés de registro, sendo necessário muito cuidado ao se incluírem os dados de uma variável no estudo.

Os estudos de coorte também podem ser classificados de acordo com seus propósitos (FLETCHER & FLETCHER, 2006). As coortes de idade têm por objetivo avaliar o efeito dessa variável sobre um desfecho de interesse, como, por exemplo, a expectativa de vida de uma população. Coortes de nascimento avaliam o efeito do tempo após um evento específico, como, por exemplo, as taxas de ansiedade em indivíduos nascidos após a ditadura militar. Coortes de exposição têm por objetivo avaliar o efeito de fatores de risco, como a incidência de câncer de pulmão entre fumantes. Coortes de diagnóstico avaliam o prognóstico de indivíduos em relação a um desfecho, como a taxa de sobrevida em pacientes após um transplante cardíaco ou após um segundo episódio de infarto. Coortes de intervenção preventiva avaliam o efeito preventivo de uma ação já utilizada na prática profissional, como a

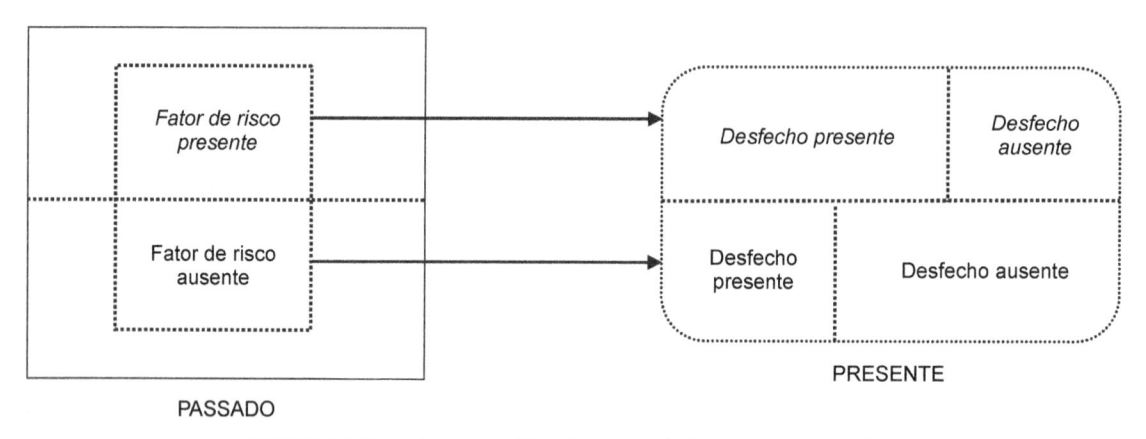

FIGURA 6.4 Desenho esquemático de um estudo de coorte retrospectiva.

redução na incidência de gripe A após a vacinação específica. Por fim, as coortes de intervenção terapêutica avaliam a melhora da sobrevida de pacientes a partir de uma ação implementada na prática profissional, como, por exemplo, o efeito de intervenções educativas sobre a melhora do estado nutricional de crianças.

Assim, devido à sua complexidade e flexibilidade, estudos de coorte podem responder a uma gama de questões de pesquisa distintas, como, por exemplo: "qual a expectativa de vida de habitantes do Nordeste brasileiro?"; "qual o risco de câncer de mama entre mulheres que utilizam desodorantes à base de chumbo?"; "qual o tempo médio de sobrevida de pacientes que realizaram transplante hepático?". Além dessas, muitas outras questões podem ser elaboradas e respondidas com um estudo de coorte. A partir de dados de coorte, podem ser desenvolvidos outros estudos com delineamentos diferentes, os quais são denominados estudos aninhados. Por exemplo, é possível o desenvolvimento de um estudo de caso-controle aninhado a uma coorte.

A preocupação seguinte refere-se à estimativa do tamanho amostral. Uma das formas de se estabelecer um tamanho amostral para um estudo de coorte é apresentada por Van Belle et al. (2004). Esses autores apresentam uma proposta para estimativa do tamanho amostral dividida em duas etapas. Inicialmente, calcula-se o número de indivíduos não expostos com base na fórmula:

$$n_1 = \frac{(Z_{1-\alpha/2} + Z_{1-\beta})^2}{2 \times (\sqrt{R}-1)^2}$$

em que $Z_{1-\alpha/2}$ representa o nível de confiança medido em contagens Z; $Z_{1-\beta}$ representa o poder medido em contagens Z; e R representa o risco relativo de ocorrência do desfecho entre os expostos, quando comparados aos não expostos.[1] Em seguida, calcula-se o número de indivíduos expostos pela fórmula $n_2 = R \times n_1$.

Tomando como exemplo um estudo no qual se define uma confiança de 95% ($Z_{1-\alpha/2} = 1,96$), um poder de 80% ($Z_{1-\beta} = 0,84$) e um risco relativo igual a 1,5, ou seja, supondo que indivíduos expostos tenham um risco 50% maior de desenvolver o desfecho, quando comparados aos não expostos, a estimativa do tamanho amostral seria obtida da seguinte forma:

$$n_1 = \frac{(1,96+0,84)^2}{2 \times (\sqrt{1,5}-1)^2} \cong 77,6$$

$n_2 = 1,5 \times 78 = 117$. Assim, o tamanho amostral final seria $n = 78 + 117 = 195$ indivíduos.

Ao planejar um estudo de coorte, além de especificar o tamanho amostral, o epidemiologista deve detalhar outros pontos importantes. É necessário definir sujeitos apropriados e disponíveis para o acompanhamento, ou seja, verificar quais atendem às características gerais da população para a qual se pretende generalizar os achados e quais poderão,

de fato, ser acompanhados durante o período do estudo, minimizando as perdas de seguimento. Devem ser buscadas a precisão e a acurácia das medidas tomadas, utilizando instrumentos calibrados e procedimentos padronizados para mensuração dos desfechos, além do treinamento dos responsáveis pela coleta dos dados. Por fim, todo e qualquer potencial fator confundidor deve ser mensurado para uma posterior análise ajustada.

Dos pontos citados no parágrafo anterior, a perda de indivíduos durante o período de acompanhamento é o que exige maior atenção. Um número grande de perdas pode prolongar, onerar ou mesmo inviabilizar o estudo. Assim, o epidemiologista deve adotar estratégias para minimizar tais perdas. Para isso, as principais estratégias incluem: excluir sujeitos que pretendem se mudar ou não pretendem retornar às consultas, obter informações para localização do sujeito e manter contato periódico de modo a estabelecer um relacionamento empático, prevenindo possíveis perdas de seguimento.

Estudos ecológicos

Estudos ecológicos, também conhecidos como estudos agregados, são assim denominados porque sua unidade de análise é representada por grupos, diferentemente dos desenhos anteriormente apresentados, os quais têm o indivíduo como unidade de análise (MORGENSTERN, 2008). Em geral, a utilização de dados referentes a grupos se dá pela ausência de dados individuais, e grande parte dos estudos ecológicos se refere à análise de estatísticas oficiais divulgadas ou de dados disponíveis em órgãos responsáveis pelos sistemas de informação de uma dada população.

Assim, um estudo ecológico baseia-se na comparação entre indicadores relacionados com a exposição a que uma população foi submetida ou na comparação desses indicadores e níveis de exposição de múltiplas populações. Para tanto, o epidemiologista faz uso de medidas agregadas, ambientais e globais (MORGENSTERN, 2008). Medidas agregadas são representadas por taxas, indicadores, proporções, médias ou qualquer outra estatística-resumo de um grupo ou mais grupos a serem estudados. Medidas ambientais incluem as características do entorno de cada grupo e podem conter, por exemplo, aspectos referentes a condições climáticas, geológicas e geográficas. Medidas globais, por sua vez, representam características sociais dos grupos estudados, como organização social, densidade populacional, regime jurídico específico ou qualquer característica nova ou específica que possa estar relacionada com ou supostamente influenciando os indicadores de saúde dos grupos.

Questões de pesquisa que podem ser respondidas com estudos ecológicos incluem: "qual a influência da adoção de leis antitabaco sobre as taxas de câncer de pulmão na comunidade europeia?"; "qual a relação temporal entre os níveis de dióxido de carbono da cidade de São Paulo e as taxas de internamento por doenças do aparelho respiratório?"; "quais as diferenças, ao se compararem países desenvolvidos, subdesenvolvidos e em desenvolvimento, entre cobertura vacinal para poliomielite nos últimos 30 anos e as taxas desta doença?".

---

[1] Mais detalhes sobre a medida de risco relativo serão apresentados no Capítulo 7.

É perceptível que essas questões se referem a agrupamentos e não a indivíduos. O epidemiologista precisa estar atento para não inferir algo que tipicamente é uma medida agregada para o nível individual. A literatura aponta exemplos nos quais o efeito no nível agregado é bastante diferente do nível individual. No estudo mais comumente descrito, desenvolvido por Émile Durkheim, a razão de taxa de suicídio entre protestantes foi estimada como quase oito vezes superior à de indivíduos de outras religiões. Alguns anos depois, Durkheim comparou essa mesma taxa, utilizando dados individuais, e uma análise posterior mostrou que essa razão era, na verdade, em torno de duas vezes maior entre indivíduos de religião protestante. Isso demonstra o que alguns autores denominam falácia ecológica ou, mais apropriadamente, efeito agregado, no qual a magnitude dos efeitos devido à exposição pode diferir drasticamente entre o nível individual e o agregado (ALMEIDA FILHO & ROUQUAYROL, 1999).

Pode-se dizer, então, que a principal desvantagem de um estudo ecológico é sua suscetibilidade a vieses. Esses vieses incluem todos aqueles relacionados com os estudos cuja unidade de análise é o indivíduo, como problemas relacionados com os registros e com a qualidade das informações, pouco controle sobre a mensuração das variáveis, ausência de variáveis importantes para explicar o efeito e ausência de mensuração de fatores confundidores. Adicione-se a isso o efeito agregado que, embora seja uma característica típica desses estudos, pode levar a uma interpretação ingênua do epidemiologista, distorcendo suas conclusões.

Com relação aos objetivos, estudos ecológicos podem ser classificados em dois grandes subtipos: *estudos de comparação múltipla entre grupos* e *estudos de tendência temporal* (MORGENSTERN, 2008). Os primeiros se referem exatamente à comparação entre dois ou mais grupos com relação às suas taxas, aos indicadores ou a qualquer outra estatística de interesse. Estudos de tendência temporal incluem a descrição ao longo de um dado período de um grupo específico ou a comparação temporal dessas taxas entre dois ou mais grupos. Assim, a diferença básica dos dois subtipos reside no fato de uma das análises incluir dados pontuais e a outra ser tipicamente longitudinal. As Figuras 6.5 e 6.6 representam esses dois subtipos de estudos ecológicos, nas quais múltiplas populações (P) são comparadas

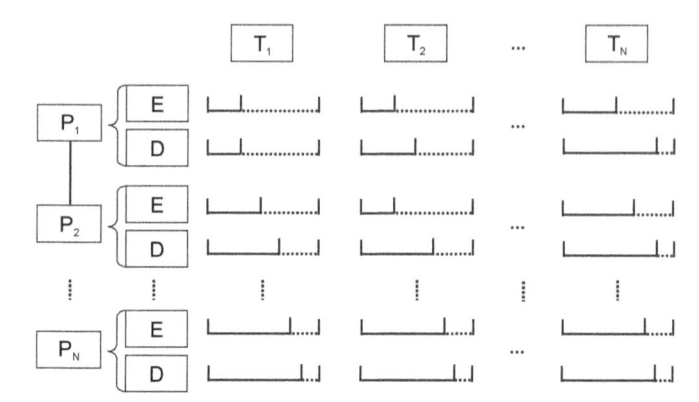

FIGURA 6.6 Desenho esquemático de um estudo ecológico de tendência temporal. (P – população; E – nível de exposição; D – nível de desfecho; T – tempo.)

quanto a seus níveis de exposição (E) e desfecho (D) mensurados por indicadores específicos. Na Figura 6.6, os indicadores de exposição e desfecho são estudados ao longo de um período de tempo (T) cujos dados estão disponíveis em intervalos regulares.

Os dois subtipos de estudos ecológicos podem ser desenvolvidos com duas finalidades distintas. A primeira finalidade é exploratória, ou seja, esses estudos são levados a cabo quando não se tem uma exposição específica ou quando o conhecimento desta é limitado. Assim, a meta é conhecer e descrever as diferenças e semelhanças entre os grupos a serem comparados. A outra finalidade é etiológica e tem como meta verificar a hipótese de relação entre os níveis de uma exposição bem-documentada e um desfecho adequadamente registrado.

A coleta de dados de um estudo ecológico é embasada na busca de indicadores grupais, usualmente fundamentados em proporções ou taxas, que possibilitem uma comparação entre exposição e desfecho. Desse modo, ao analisarmos os dados de estudos ecológicos, deparamos com, pelo menos, duas fontes de variabilidade: a variabilidade dentro de cada grupo, a qual, na maioria das vezes, não é passível de mensuração, dado que as medidas em análise já estão previamente agregadas, e a variabilidade entre os grupos, a qual pode estar fortemente influenciada pela variabilidade intragrupo. A diferença de magnitude observada entre dados agregados e dados individuais será tanto mais forte quanto mais heterogênea for a distribuição das variáveis de exposição e desfecho dentro de cada grupo. Além disso, o efeito de fatores confundidores não mensurados também pode contribuir para essas diferenças de magnitude.

A análise desses estudos é frequentemente criticada por ser muito descritiva. Entretanto, novas técnicas estatísticas têm sido incorporadas a essa análise. Pode-se destacar a análise de conglomerados quando o objetivo é verificar similaridades entre grupos estudados na tentativa de organizá-los num número menor de unidades de análises conforme sua afinidade (MINGOTI, 2007). Por exemplo, pode-se buscar classificar populações de bairros de acordo com os índices de criminalidade e classificá-los em baixo, médio e alto risco, de modo a estabelecer as prioridades de intervenção. Esta é uma técnica que pode ser utilizada em estudos exploratórios de múltiplos grupos.

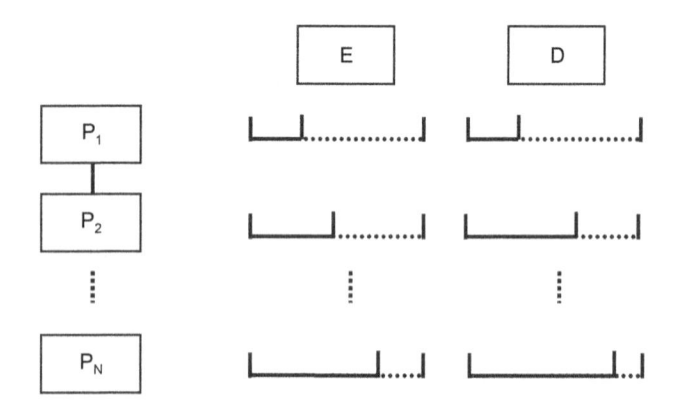

FIGURA 6.5 Desenho esquemático de um estudo ecológico de comparação múltipla entre grupos. (P – população; E – nível de exposição; D – nível de desfecho.)

Outra técnica de análise muito utilizada é a análise de regressão linear múltipla, que tenta estabelecer a magnitude da relação entre um conjunto de variáveis que representam múltiplas exposições e um desfecho (CHARNET et al., 2008). É particularmente útil em estudos ecológicos de múltiplos grupos, quando a finalidade é estabelecer a etiologia do desfecho. É importante ressaltar que, para uma análise consistente, são essenciais a mensuração e o ajuste para fatores de confundimento.

Com relação à análise de estudos de tendência temporal, a técnica estatística que produz resultados mais consistentes é a análise de séries temporais, que se baseia na decomposição dos dados de uma série histórica em três componentes: fatores sazonais, fatores de tendência e o fator estacionário (CRYER & CHAN, 2008). Cada fator desses é isolado, analisado e, a partir do fator estacionário, é possível estabelecer previsões para os grupos que estão em análise. Essa análise pode ser usada tanto com finalidade exploratória como etiológica. Entretanto, essa técnica é extremamente complexa e torna necessário o apoio de um especialista.

CONSIDERAÇÕES FINAIS

Os aspectos descritos neste capítulo apresentam apenas uma ideia inicial do processo de investigação científica de um epidemiologista. Existem tratados que detalham esses e outros desenhos mais complexos. O leitor interessado pode encontrar vasta literatura sobre este tópico, e alguns dos principais autores estão citados nas referências. As estimativas de tamanho amostral apresentadas representam apenas algumas dentre várias maneiras descritas na literatura estatística. É sempre aconselhável buscar o auxílio de estatísticos para tais estimativas e discutir o planejamento do estudo. Por fim, o conteúdo apresentado neste capítulo é complementado pelo Capítulo 7, o qual utilizará e ampliará muitas definições inicialmente apresentadas.

Referências

Almeida Filho N, Rouquayrol MZ. Desenhos de pesquisa em epidemiologia. In: Epidemiologia e saúde. 5. ed. Rio de Janeiro: MEDSI, 1999.

Arango HG. Bioestatística teórica e computacional. 3. ed. Rio de Janeiro: Guanabara Koogan, 2009.

Charnet R, Freire CAL, Charnet EMR, Bonvino H. Análise de modelos de regressão linear com aplicações. Campinas: Unicamp, 2008.

Cryer JD, Chan KS. Time series analysis with applications in R. New York: Springer, 2008.

Fletcher RH, Fletcher SW. Epidemiologia clínica: elementos essenciais. Porto Alegre: Artmed, 2006.

Gallin JI (ed.) Principles and practice of clinical research. Oxford: Academic Press, 2002.

Greenberg RS, Daniels SR, Flanders WD et al. Epidemiologia clínica. 3. ed. Porto Alegre: Artmed, 2005.

Haynes RB, Sackett DL, Guyatt GH, Tugwell P. Clinical epidemiology: how to do clinical practice research. Philadelphia: Lippincott Williams & Wilkins, 2005.

Hulley SB, Cummings SR, Browner WS et al. Delineando a pesquisa clínica: uma abordagem epidemiológica. 3 ed. Porto Alegre: Artmed, 2008.

Jekel JF, Katz DL, Elmore JG. Epidemiologia, bioestatística e medicina preventiva. 2. ed. Porto Alegre: Artmed, 2006.

Knottnerus A, Buntinx F. The evidence base of clinical diagnosis. Oxford: Blackwell Publishing, 2009.

Kraemer HC. Evaluating medical tests: objective and quantitative guidelines. Newbury Park: Sage Publications, 1992.

Mingoti SA. Análise de dados através de métodos de estatística multivariada. Belo Horizonte: Editora UFMG, 2007.

Morales AR, Zárate LEM. Epidemiología clínica: investigación clínica aplicada. Bogotá: Editorial Médica Panamericana, 2004.

Morgan GA, Gliner JA, Harmon RJ et al. Understanding and evaluating research in applied and clinical settings. New Jersey: Lawrence Earlbaum Associates, 2006.

Morgenstern H. Ecologic studies. In: Rothman KJ, Greenland S, Lash TL. Modern epidemiology. 3. ed. Philadelphia: Lippincott Williams & Wilkins, 2008:599-621.

Newman TB, Kohn MA. Evidence-based diagnosis. Cambridge: Cambridge University Press, 2009.

Pasquali L. Instrumentação psicológica. Porto Alegre: Artmed, 2010.

Pepe MS. The statistical evaluation of medical tests for classification and prediction. New York: Oxford University Press, 2003.

Pereira MG. Epidemiologia: teoria e prática. Rio de Janeiro: Guanabara Koogan, 1995.

Rea LM, Parker RA. Designing and conducting survey research: a comprehensive guide. 2. ed. New Jersey: Jossey-Bass, 1997.

Van Belle G, Fisher LD, Heagerty PJ, Lumley T. Biostatistics: a methodology for the health sciences. 2. ed. New Jersey: John Wiley & Sons, 2004.

Vargas LCO. Medición en salud: diagnóstico y evaluación de resultados, un manual crítico más allá de lo básico. Bucaramanga: Universidad Industrial de Santander, 2010.

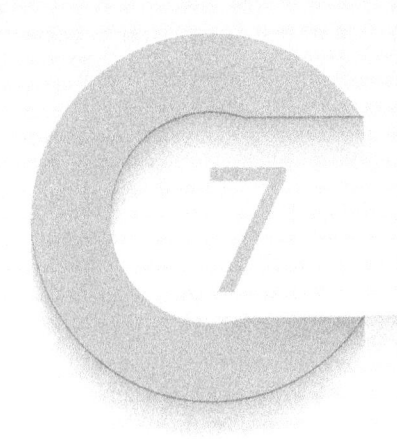

Análise de Dados Epidemiológicos

Marcos Venícios de Oliveira Lopes
José Rubens Costa Lima

INTRODUÇÃO

Este capítulo, introduzido por uma breve discussão sobre estudo científico e descrição epidemiológica, dedica-se à apresentação de técnicas de análise de dados, especialmente às técnicas de comparação feitas com auxílio de testes estatísticos. Em sua parte final, são apresentados dois exercícios desenvolvidos com intuito de demonstrar as inter-relações existentes entre os testes usados. Assim, este capítulo pretende ajudar na seleção de testes aplicáveis para cada tipo de estudo específico, na leitura, interpretação e descrição dos resultados das análises, e a reconhecer as inferências possíveis a partir de seus dados.

Em virtude da complexidade dos muitos testes estatísticos, para este capítulo foram selecionados, principalmente, aqueles que aparecem mais frequentemente nos trabalhos científicos e os que estão disponíveis nos pacotes estatísticos mais usados na área da saúde. O intuito é familiarizar os estudantes de graduação com a aplicação e a interpretação desses testes para que sejam capazes de descrever com segurança os resultados de suas próprias pesquisas e investigações e, igualmente, para que sejam capazes de fazer uma leitura crítica da literatura científica a que têm acesso. Maior aprofundamento no método e no processo matemático para os cálculos desses testes pode ser encontrado em outros autores, dentre os quais Bussab & Morettin (2010), Arango (2009), Van Belle et al. (2004) e Berquó et al. (1981).

Ao se iniciar uma discussão sobre análise de dados, é preciso considerar que o ser humano exposto e implicado por quantidade imensurável de diversidade inimaginável de fatores favoráveis e adversos à vida, conjunto denominado ambiente ou situação epidemiológica, precisa ser capaz de estudar a situação dada para fazer boas escolhas: selecionar o que é bom e excluir o que há de mau para sua sobrevivência. Para tais escolhas o estudo aprofundado desse ambiente é um aspecto essencial. Estudo é todo o processo complexo de exploração dos conhecimentos para identificação e seleção do melhor caminho (em grego: *odo*) para o bem da vida (*Best +*

odo). Embora seja comum o uso indistinto dos termos estudo, análise e avaliação, eles não são sinônimos perfeitos. Análise e avaliação são apenas etapas do estudo.

Em epidemiologia, configuram-se múltiplos modelos de estudo, todos fundamentados em três fases: exploração, formulação e testagem de hipóteses e idealização de inferências. Assim, o estudo da vida pelo método epidemiológico é descrito nessas três fases formadas por 11 etapas ordenadas: *observar* o mundo e *registrá-lo* para futuras *comparações* (e separações), as quais são realizadas com o auxílio do processo de *análise* do objeto por sucessivas *avaliações* de suas partes na perspectiva de conhecimento do todo, através da qual se atinge a *conceituação* das partes em categorias que fomentam a *formulação de hipóteses*, as quais, *testadas*, permitem *inferências de conclusões*, que devem ser submetidas à crítica pela *divulgação* do novo conhecimento para *eleição* do novo saber.

Mediante observação obtêm-se tirocínios, que são os primeiros conhecimentos ou a primeira ciência sobre o mundo. Com a aquisição sistemática de tirocínios, desenvolve-se o raciocínio, por meio do qual se agregam à ciência categorizações, conceitos e crenças, formando a consciência de mundo, que é um relevante formulador de hipóteses. As hipóteses, uma vez testadas, levam a inferir o saber – a parte do conhecimento que corrobora a proteção da vida.

Vê-se, assim, que convém ao ser humano o domínio do método epidemiológico e científico para bem intuir as melhores escolhas, pois a epidemiologia tem sido o ramo da ciência que, ao sistematizar a observação da vida e da saúde, individuais e coletivas, agrega ao conhecimento e à arte o saber científico, transformando-os em ciência. É a epidemiologia que transforma o curandeiro em curador e enriquece o sábio para orientar para as melhores escolhas. Extensivamente, a epidemiologia contempla toda a arte do cuidar e do saber viver.

Como parte constituinte da fase exploratória, a análise de dados é a etapa mais importante do estudo. A palavra análise é composta por *an + á + lise* e, literalmente, quer dizer: a decomposição com recomposição, em alusão ao processo de decomposição do objeto em suas partes, para estudo, seguido de sua recomposição que, no intuito da construção do saber, visa dar a conhecer as partes para propiciar o entendimento do todo. Trata-se de processo semelhante ao processo de montagem de um anagrama no qual se desmembram as letras de uma palavra para reescrevê-las com novo sentido. É como a leitura de um livro: para ler as sentenças é necessário reconhecer-lhes as palavras; para reconhecer as palavras é preciso identificar-lhes as letras; e daí retornar no sentido inverso e, então, identificadas as partes, reconstruí-las, num novo entendimento do todo: do mundo, do universo e da vida. Em dados está tudo que se pôde perceber e registrar, lembrando que sem registros não há história, e sem história não há progresso. Os tirocínios, transformados pelo registro em dados, constituem a base do conhecimento e do saber, pelo que são ditos ser o saber em formação, na palavra: informação.

As constatações sobre o mundo são o fruto natural da vivência, denominadas *tirocínios* e *gnosias*. São cada uma das visões de mundo captadas pelo conjunto ou por qualquer um dos cinco sentidos, ou pela intuição. Podem se associar *em verdades, sendo tudo aquilo que se vê*. As verdades representam a verdade do ser humano em confronto com a *realidade*[1] que, ultrapassando a verdade, inclui o invisível e o inimaginável pelos seres humanos. Sejam fatos ou eventos, as constatações de verdades apenas se tornam dados quando registradas. São registradas na mente na forma de gnosias – aos pares de gnosias e múltiplas gnosias, sendo, portanto, denominadas co + gnosias, ou cognição, correspondendo à ciência cunhada na mente – ou *conhecimento*. Registradas em arquivos, são fatos e eventos dados. Tanto os dados como a cognição, enquanto ainda são objetos de estudos, representam o *saber em formação* ou *informação*. O conhecimento é composto por *conhecimento* e por *saber*.

A fase inicial de exploração para o estudo pode se dar por pesquisa ou por investigação. Ambas resultam em descobrimento da verdade em aproximação da realidade. No entanto, conforme se depreende da própria composição das palavras, enquanto a *investigação* consiste na busca incessante por retirar as vestes e desnudar uma verdade já anteriormente vista ou intuída, assemelhando-se ao processo da caça, a *pesquisa* é um processo de investigação peculiar que se assemelha ao processo de pesca, por tentativas e erros, que contempla a incerteza, que também poderia ser chamado de prospecção, sondagem ou garimpagem, por serem processos semelhantes.

A *análise* é a fase do estudo que se inicia pela decomposição do objeto (*método de lise*) para identificação e avaliação das partes com posterior recomposição para construção do conhecimento do todo. *Comparação* é a etapa do estudo que se dedica às verificações pela confrontação aos pares para identificação dos sem pares; tem na hipótese nula a similaridade entre os estratos. Quando a variável é usada como par, parâmetro ou padrão, essa etapa de verificação é então chamada *avaliação*. Após a verificação, segue-se o registro das constatações, que é a coleta de dados.

Na fase de formulação e testagem de hipóteses, o saber em formação transforma-se de inferências e conclusões em teses. A submissão do novo conhecimento à crítica pela comunidade propicia sua eleição coletiva e transformação em "ciência compartilhada pela sociedade" ou "consciência social" – provisoriamente chamado "saber verdadeiro" por ser o saber mais perfeito dentre os que se veem. Embora haja consciência de que saber é uma verdade mutante,[2] até que se alcance conhecer a realidade, a cada momento, em cada sociedade, o referido como "saber" é a parte do conhecimento transitoriamente assumida como o conhecimento mais perfeito e útil para a proteção da vida e que deve ser transmitida pela educação[3] para crescimento dos indivíduos e da sociedade. A caracterização do conhecimento como saber não depende somente do conteúdo do conhecimento, mas especificamente da função, da efetividade e do uso que se dá a esse conhecimento para o bem da vida.

ANÁLISE DE DADOS EPIDEMIOLÓGICOS

A análise de dados é um dos passos mais importantes na investigação epidemiológica. Não obstante, representa uma das maiores dificuldades para os epidemiologistas devido ao grande número de definições e técnicas envolvidas. A escolha de cada técnica estatística ou de cada estimador a ser utilizado dependerá do tipo de variável. Existem dois tipos básicos de variáveis: as qualitativas e as quantitativas. Variáveis qualitativas se referem a atributos ou características dos sujeitos, as quais são classificadas entre um número finito de opções. Por sua vez, variáveis quantitativas representam medidas a serem tomadas dos sujeitos (VIEIRA, 2008).

As variáveis qualitativas são comumente subdivididas em dois tipos: nominais e ordinais. As variáveis qualitativas nominais referem-se a atributos que não apresentam uma ordem entre suas possíveis classes. Por exemplo, os indivíduos podem ser classificados quanto ao gênero, em masculino ou feminino, quanto à presença de uma doença ou condição de saúde e quanto à concordância em relação a uma decisão ou política a ser adotada. Variáveis qualitativas ordinais, por sua vez, referem-se a atributos que apresentam uma ordem intrínseca, como, por exemplo, a classe social. Considera-se que um indivíduo classificado num determinado estrato social apresenta *status* maior ou menor em relação a outro classificado num estrato diferente do seu.

As variáveis quantitativas também podem ser subdivididas em dois tipos: as discretas e as contínuas (ARANGO, 2009). Variáveis quantitativas discretas são representadas por contagens, ou seja, medidas que assumem um valor inteiro. Como exemplos, temos o número de filhos, o número de cirurgias anteriores e o número de fatores de risco. Variáveis quantitativas contínuas são representadas por valores numéricos que podem assumir qualquer valor real num dado intervalo. Como exemplos, temos o valor da glicemia de um

---

[1] *Realidade pode ser definida como o mundo que o Rei dos reis vê*; ultrapassa a verdade e inclui o inimaginável pelos seres humanos.

[2] Associado à filosofia de Popper (1974).

[3] Educação: palavra composta por *eu+odo+c+ação*, onde *eu* é perfeito ou verdadeiro, *odo* é caminho, *c* é a forma sincopada da palavra cunhar, correspondendo à *ação* de cunhar o caminho perfeito.

indivíduo medido em mg/dL e o valor da pressão arterial medido em mmHg. Obviamente, existem intervalos mais exatos para cada variável contínua que represente adequadamente o que se observa na prática. Além disso, a precisão de uma medida contínua depende da capacidade de mensuração do instrumento utilizado. Assim, se uma régua está dividida em centímetros, cometeremos um erro sistemático relacionado com os milímetros não computados em cada medida. Entretanto, se essa régua está dividida em milímetros, cometeremos um erro sistemático relacionado com os micrômetros não computados. Se quisermos ser ainda mais precisos, utilizaremos uma régua dividida em micrômetros e cometeremos um erro sistemático relacionado com os nanômetros não computados, e assim sucessivamente.

O importante, na obtenção dessas medidas, é buscar cometer o menor erro de precisão possível que seja aceitável para uma dada situação. Assim, se estivermos medindo a altura de indivíduos de uma população, uma régua em escala milimetrada oferecerá toda a informação útil para descrever com segurança essa variável. Por outro lado, se estivermos medindo comprimentos de bactérias espiroquetas, necessitaremos de uma régua bem mais precisa que a milimetrada.

REVISANDO O BANCO DE DADOS

Após a determinação de cada tipo de variável e a forma como serão registradas, o processo de coleta de dados é iniciado. Ao fim desse processo estaremos habilitados a iniciar a análise exploratória desses dados. Essa análise tem como primeiro objetivo verificar a qualidade do banco de dados. Nessa etapa, grande parte do tempo é utilizada para corrigir erros de mensuração, registros faltantes, registros com codificação diferente (sobretudo quando os dados são coletados por múltiplos indivíduos), registros discrepantes sem motivos justificáveis e arredondamentos inadequados.

Essa primeira análise é feita pela avaliação da qualidade dos registros de dados nas planilhas a serem utilizadas para análise. O epidemiologista deve inicialmente obter frequências absolutas e relativas, além de valores de tendência central e de dispersão, estando atento à presença de valores faltantes, geralmente indicados pelos pacotes computacionais como *missing*. A presença de muitos valores faltantes pode inviabilizar a análise, e a equipe que coleta os dados deve estar ciente desse prejuízo. Apesar de existirem técnicas estatísticas para imputar valores aos dados faltantes ou mesmo técnicas que ponderam a análise na presença dessa situação, o ideal é que se obtenham os valores reais.

Valores discrepantes também devem ser avaliados e são geralmente identificados a partir de gráficos e em medidas de dispersão como a presença de desvio-padrão exacerbadamente elevado ou pela ocorrência de valores mínimos e máximos muito elevados. Nesses casos, o analista deve buscar informações sobre tais valores, corrigindo-os quando adequado. Se esses valores estiverem, de fato, corretos, deve-se analisar a influência desses valores sobre as conclusões gerais do estudo. Normalmente, isso é feito com duas análises em paralelo: uma com todo o conjunto de dados e outra retirando esses valores discrepantes. Caso as conclusões não sejam demasiadamente afetadas, pode-se seguir com o conjunto de dados completo. Na presença de diferenças importantes nas conclusões, uma decisão mais clínica do que estatística deve ser tomada sobre o caminho a seguir. Uma terceira opção consiste na transformação da(s) variável(is) que apresenta(m) dados discrepantes. Essas transformações vão depender de uma série de características da variável, existindo estratégias e critérios estatísticos para tal fim.

CONCEITOS BÁSICOS NA ANÁLISE ESTATÍSTICA

Após o refinamento do banco de dados, a análise propriamente dita pode ser iniciada. Essa análise é comumente dividida em dois tipos: descritiva e inferencial. A análise descritiva tem como objetivo apresentar um resumo dos dados coletados, transformando em informação os dados brutos originalmente obtidos. A análise inferencial tem como principal objetivo extrapolar conclusões obtidas da amostra para a população subjacente da qual os dados são oriundos (generalização dos achados).

Entretanto, alguns conceitos devem ser apresentados para o entendimento dos diversos procedimentos que serão descritos a seguir. Os principais conceitos envolvidos numa análise incluem: probabilidade, independência, tendência central, dispersão, normalidade, homogeneidade de variâncias, hipóteses estatísticas, teste estatístico, nível descritivo do teste, poder estatístico e magnitude do efeito.

Probabilidade consiste no estudo de fenômenos não determinísticos, ou seja, de fenômenos cuja ocorrência não pode ser estabelecida inequivocamente *a priori* (ROSS, 2010). A teoria da probabilidade é parte essencial e comum de nossas vidas. Decidir por um tratamento ou outro está intrinsecamente relacionado com a probabilidade de um paciente se recuperar de uma enfermidade. A probabilidade de se identificar corretamente uma doença entre várias outras possibilidades é função de nosso conhecimento e experiências anteriores. A todo momento somos chamados a tomar decisões com base em incertezas. Essas incertezas são paulatinamente reduzidas à medida que mais conhecimento é obtido sobre o fenômeno de interesse. Assim, o ato de tomar decisões, sejam elas diagnósticas ou terapêuticas, faz parte de um processo de redução da incerteza na medida em que mais informação é obtida. A teoria da probabilidade é, então, a base das decisões tomadas em epidemiologia e da análise estatística a ser desenvolvida.

Independência é um conceito essencial na teoria da probabilidade. No âmbito da análise de dados, uma variável é dita independente de outra se a probabilidade de ocorrência de uma não influencia a ocorrência de outra (LIPSCHUTZ, 1994; MORETTIN, 1999). Por exemplo, se o diagnóstico de depressão é independente do sexo, podemos afirmar que homens e mulheres podem apresentar a mesma chance de serem diagnosticados com depressão. Em outras palavras, a depressão não seria uma doença associada ao sexo do indivíduo.

As medidas de tendência central referem-se a estatísticas que buscam identificar o centro de distribuição dos dados. Essas medidas nos dão uma ideia da convergência dos dados (PAGANO & GAUVREAU, 2004). Se, por exemplo, dizemos que a altura média de um grupo de indivíduos é 168cm, estamos afirmando que esse valor é o que melhor representa o conjunto de alturas daqueles indivíduos. Obviamente, nem todos os indivíduos do grupo apresentarão uma altura exatamente igual a 168cm. Na verdade, é possível que nenhum dos indivíduos apresente exatamente esse valor, estando todos os dados acima e abaixo dele. Assim, a média aritmética representa o centro da distribuição de um conjunto de dados, não nos dando nenhuma ideia de como os dados de fato se distribuem em torno dessa média.

As medidas de dispersão complementam a informação das medidas de tendência central. Essas medidas representam o grau de variabilidade dos dados obtidos (VIEIRA, 2008). Assim, se o conjunto de dados apresenta valores muito distintos entre si, haverá uma tendência de as medidas de dispersão apresentarem valores altos. As medidas de tendência central e de dispersão nos permitem verificar outros dois conceitos importantes, tanto na descrição do conjunto de dados como nas inferências estatísticas que se pretende efetuar: normalidade e homogeneidade de variâncias.

Dizer que os dados seguem uma distribuição normal significa que esses dados apresentam características específicas de uma distribuição de probabilidade, conhecida por distribuição normal ou distribuição gaussiana. As características principais dessa distribuição incluem: formato em "sino", simetria em relação à média e ponto de probabilidade máxima igual à média (MURTEIRA, 1990). Essas características mostram que o valor médio de um conjunto de dados normalmente distribuído é a melhor medida de tendência central para descrevê-los.

A característica de normalidade também é essencial para a comparação de dois conjuntos de dados. Assim, se estivéssemos comparando duas populações quanto à sua altura, deveríamos verificar se o conjunto de dados referente à altura de cada um dos grupos segue a lei normal. Um dos motivos mais comuns para se rejeitar a hipótese de que um conjunto de dados segue a lei normal é a assimetria em relação à média. A presença de alguns valores extremos pode levar a uma distribuição assimétrica dos dados. Essa assimetria pode ser à direita, quando temos a presença de valores extremos altos deslocan-

do a média, ou à esquerda, quando valores extremos pequenos deslocam a média para próximo dos valores inferiores (TOLEDO & OVALLE, 1995). Exemplos de dados assimétricos e com distribuição normal estão representados na Figura 7.1.

Além do problema da simetria dos dados, outro fator que influencia a definição de normalidade é a curtose, que se refere ao grau de achatamento da distribuição (TOLEDO & OVALLE, 1995). Na verdade, podemos considerar que a curtose está diretamente associada à dispersão dos dados. Assim, uma distribuição também pode ser classificada como mesocúrtica, platicúrtica ou leptocúrtica (onde *plati* quer dizer larga e *lepto*, estreito). O parâmetro de comparação é sempre a distribuição normal, a qual é considerada uma distribuição mesocúrtica (a que se encontra no meio). Uma distribuição que apresenta uma grande dispersão em relação à sua média é denominada platicúrtica. Tipicamente, essa distribuição tenderá a ser mais achatada que a distribuição normal. Por outro lado, distribuições leptocúrticas apresentam variabilidade muito pequena com consequente concentração de valores próximo à média. A Figura 7.2 apresenta exemplos de distribuições platicúrtica, leptocúrtica e mesocúrtica.

Essas diferenças na variabilidade estão diretamente relacionadas com o conceito de homogeneidade de variâncias. Esse conceito está relacionado com a variabilidade similar entre duas ou mais amostras comparadas (FERREIRA, 2005). O conceito de variância será apresentado mais adiante. Neste momento é importante notar que os princípios de normalidade e homogeneidade de variâncias serão importantes para definição de uma série de questões na análise dos dados.

Outro conceito importante é o de hipótese estatística. Dois tipos de hipóteses estatísticas são definidos: hipóteses nulas e hipóteses alternativas. As hipóteses nulas representam as situações nas quais os dados de uma variável se distribuem conforme o que seria esperado pela chance (MURTEIRA, 1988). Por exemplo, se a proporção de indivíduos adultos com hipertensão arterial é de 20% e retirássemos uma amostra aleatória de 1.000 indivíduos adultos de uma dada população, seria esperado que 200 deles (ou próximo disso) fossem identificados como portadores de hipertensão arterial. Uma hipótese alternativa pressupõe a existência de um padrão diferente do usual. No exemplo anterior, um pesquisador poderia supor que, na comunidade em estu-

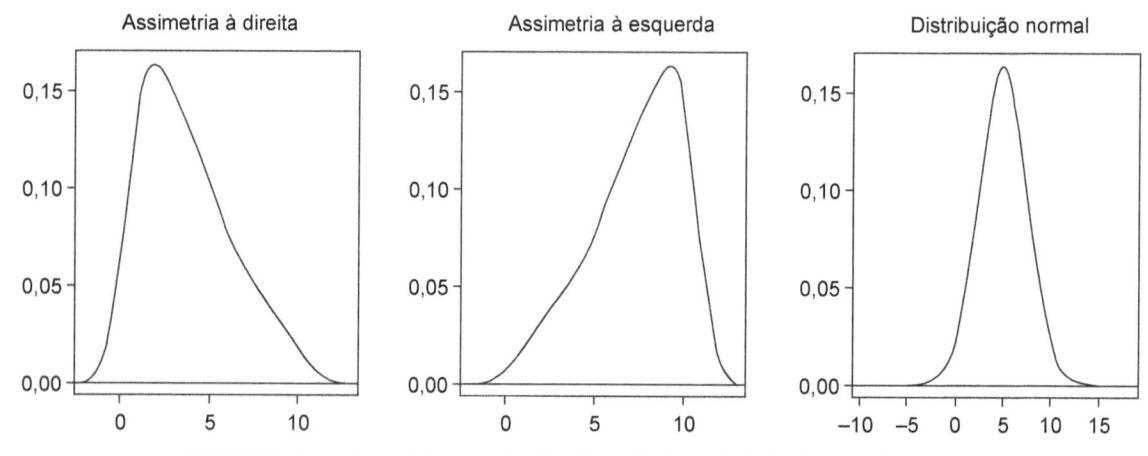

FIGURA 7.1 Exemplo de dados com distribuições assimétricas à direita, à esquerda e normal.

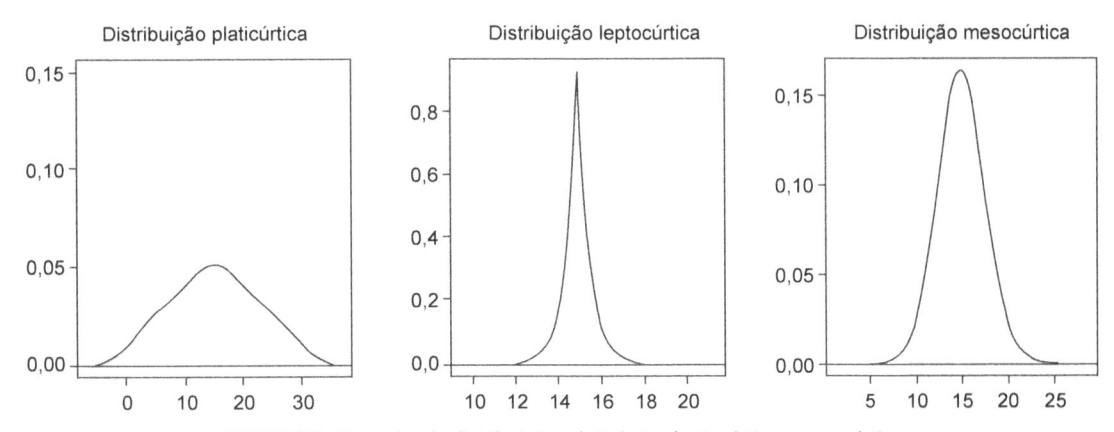

FIGURA 7.2 Exemplos de distribuições platicúrtica, leptocúrtica e mesocúrtica.

do, existem hábitos de vida tão inadequados que, possivelmente, a proporção de sujeitos com hipertensão é diferente de 20%. Assim, teríamos:

$$H_0: p = 0,2 \text{ (hipótese nula)}$$

$$H_a: p \neq 0,2 \text{ (hipótese alternativa)}$$

O exemplo anterior é de uma hipótese alternativa bicaudal. Este nome advém do fato de o termo "diferente" nos obrigar a dividir nossa dúvida em duas possibilidades: P pode ser maior que 0,2 ou P pode ser menor que 0,2. Assim, a probabilidade de se rejeitar H_0 deverá ser dividida nessas duas regiões. Hipóteses alternativas unicaudais também podem ser utilizadas quando, por exemplo, temos uma ideia inicial da direção das diferenças. Se no exemplo anterior soubéssemos que a alimentação dos indivíduos com hipertensão é fortemente baseada em sódio e gordura, poderíamos supor que P poderia ser maior que 0,2. Na prática, entretanto, o uso de hipóteses unicaudais é bastante limitado.

Após a definição das hipóteses estatísticas, um teste estatístico adequado é escolhido para verificar se aceitamos ou rejeitamos a hipótese nula em detrimento da hipótese alternativa. Essas hipóteses serão diferentes de acordo com o teste estatístico a ser aplicado. Um teste estatístico é um procedimento estatístico baseado numa distribuição de probabilidade que verifica se, considerando a hipótese nula verdadeira, poderíamos obter os valores tão extremos quanto os encontrados na amostra estudada (CASELLA & BERGER, 2002). Cada teste fornecerá um valor de probabilidade conhecido como valor p (nível descritivo do teste). Esse valor nos dará exatamente a probabilidade de obtenção dos valores observados considerando nossa hipótese nula como verdadeira. Obviamente, quanto menor for esse valor p, menor será a probabilidade de aceitarmos a hipótese nula como verdadeira. Usualmente, esse valor p é comparado ao que chamamos de nível de significância, ou seja, um ponto de corte arbitrário para o qual se rejeitará a hipótese nula.

Assim, se no exemplo das proporções encontrássemos uma proporção de 30% de indivíduos com hipertensão, aplicássemos um teste estatístico para verificar as hipóteses anteriormente descritas, definíssemos um nível de significância de 5% e encontrássemos um valor p de 0,03 (3%), estaríamos inclinados a rejeitar a hipótese nula e concluir que a propor-

ção de indivíduos com hipertensão é diferente de 20%. A escolha do teste estatístico vai depender dos tipos de variáveis envolvidas na análise e do desenho do estudo.

É importante relembrar que a aplicação de testes estatísticos gera resultados probabilísticos. Assim, mesmo que se desenvolvam todos os procedimentos corretos, erros de inferência podem ser cometidos simplesmente em razão do erro aleatório típico do processo de amostragem. A extensão do erro aleatório é inversamente proporcional ao tamanho amostral. O erro aleatório pode produzir duas situações, denominadas erro tipo I e erro tipo II. O erro tipo I ocorre quando rejeitamos uma hipótese nula verdadeira, enquanto que o erro tipo II ocorre quando aceitamos uma hipótese nula falsa (BUSSAB & MORETTIN, 2002). O complementar do erro tipo I, ou seja, aceitar uma hipótese nula verdadeira, é denominado nível de confiança, enquanto que o complementar do erro tipo II, rejeitar uma hipótese nula falsa, é denominado poder do teste (MORETTIN, 2000).

Uma última definição a ser apresentada é a de magnitude do efeito, a qual se refere à intensidade das relações entre duas variáveis. Esse conceito ganhou maior importância em muitas áreas, em detrimento da análise restrita a valores p (CONBOY, 2003), devido ao fato de serem estes fortemente influenciados pelo tamanho da amostra. Isto quer dizer que, à medida que o tamanho da amostra aumenta, os valores p tendem a ficar menores. Desse modo, um teste que compara duas amostras, em relação às suas médias, pode levar à rejeição da hipótese nula e à conclusão por uma diferença estatisticamente significante baseada numa diferença muito pequena entre as duas amostras. Isso tipicamente ilustra uma situação dita estatisticamente significante, mas clinicamente irrelevante. As medidas de magnitude do efeito permitem verificar a extensão dessa relação de maneira mais clínica e ajudar a decidir corretamente, ponderando fatores estatísticos e clínicos.

TÉCNICAS BÁSICAS DE ANÁLISE DE DADOS EPIDEMIOLÓGICOS

Análise exploratória (descritiva)

As técnicas de análise estatística podem ser divididas em descritivas e inferenciais. As análises descritivas estão baseadas no cálculo de estimadores que resumem a informação a ser extraída da amostra obtida. Algumas dessas técnicas são utilizadas na revisão inicial do banco de dados (descrita anteriormente). Praticamente, a escolha de estimadores estatísticos independe do desenho do estudo, estando relacionada com propriedades estatísticas e com o tipo de variável que se pretende descrever.

Para variáveis qualitativas nominais, os dados são apresentados em frequência absoluta e percentual. Para esses dados devem ser acrescidos intervalos de confiança. A definição e a interpretação de intervalos de confiança exigem conhecimentos de inferência estatística. Esses intervalos são calculados para um nível preestabelecido de confiança (como, por exemplo, 95%), considerando a variabilidade e o tamanho amostral. Para uma proporção, esses intervalos são calculados com base na fórmula:

$$IC = p \pm Z_\alpha \sqrt{\frac{p(1-p)}{n}}$$

Onde p é a proporção observada da variável, Z_α é o nível de confiança adotado e n é o tamanho da amostra (FERREIRA, 2005). O intervalo de confiança construído nos permite dizer, com certo grau de confiança, que aquele intervalo contém o verdadeiro valor do parâmetro.

Tomemos como exemplo um estudo fictício que encontrou uma proporção de 28% de indivíduos portadores de hipertensão arterial numa amostra de 326 adultos. Se considerarmos um nível de confiança de 95%, o valor tabelado para Z_α será de 1,96. O intervalo de confiança será calculado como a seguir:

$$IC_{inf} = 0,28 - 1,96^2 \sqrt{\frac{0,28 \times 0,72}{326}} = 0,18$$

$$IC_{sup} = 0,28 + 1,96^2 \sqrt{\frac{0,28 \times 0,72}{326}} = 0,37$$

Assim, o intervalo de confiança de 95% será 18% a 37%. Isso quer dizer que estamos 95% confiantes de que esse intervalo contém a verdadeira proporção de indivíduos portadores de hipertensão na população de estudo. Os cálculos de intervalos de confiança variam de acordo com o tipo de estimador. Fórmulas específicas podem ser obtidas em livros de estatística básica.

Variáveis qualitativas ordinais podem ser apresentadas em frequências, se é interesse do investigador analisar as proporções em cada categoria da variável, ou em medianas e intervalos interquartílicos, se a escala ordinal está apresentada em escalas de Likert ou escalas analógicas. Variáveis quantitativas são descritas por suas medidas de tendência central ou de dispersão. As principais medidas de tendência central incluem a média aritmética, a mediana e a moda (BEARZOTI & OLIVEIRA, 1997). A *média aritmética* é simplesmente o somatório de todos os valores dividido pelo tamanho da amostra. A *mediana* representa o valor que divide a amostra ordenada em dois subconjuntos de igual tamanho. A *moda*, por sua vez, representa a categoria ou valor da variável com maior frequência de ocorrências.

A definição de qual medida de tendência central deve ser adotada dependerá de como os valores da variável estão distribuídos. Variáveis que apresentam uma distribuição simétrica, ou seja, valores que se concentram num dado ponto e que decrescem simultaneamente em frequência à medida que se afastam (para mais e para menos) desse ponto, apresentam a média como medida de escolha. Por outro lado, nas situações em que os valores são tipicamente influenciados por valores extremos (distribuições assimétricas), o valor da média aritmética estará mais afastado do centro de distribuição dos dados e, com isso, não os representará adequadamente. Nesse caso, a mediana é a melhor escolha para descrever os dados.

Para verificar como os dados de uma variável quantitativa se distribuem e, consequentemente, decidir sobre a medida de tendência central a ser utilizada, um teste estatístico pode ser aplicado. Dois testes estatísticos são os mais utilizados para verificar se um conjunto de dados adere a uma distribuição normal: o teste de Lilliefors (muitas vezes chamado de teste de Kolmogorov-Smirnov) e o teste de Shapiro-Wilk (CAMPOS, 1983; FERREIRA, 2005). Ambos apresentam como hipótese nula a assertiva de que os dados provêm de uma distribuição normal. Assim, valores p altos levam à aceitação da hipótese de normalidade, tornando possível descrever os dados com base na média.

Além de medidas de tendência central, é importante que sejam obtidas as medidas de dispersão. Essas medidas representam a variabilidade dos dados e, em última análise, a precisão das estimativas obtidas (ARANGO, 2009). Entre essas medidas destacam-se: a variância, o desvio-padrão, o coeficiente de variação e o intervalo interquartílico. A *variância* é uma medida cuja utilidade para uma análise descritiva é limitada. Seu cálculo é feito pelo somatório da diferença ao quadrado de cada valor observado pela média calculada, dividido pelo tamanho da amostra menos 1. Diz-se que a utilidade da variância é limitada em termos de análise descritiva porque sua interpretação é complicada. Em virtude de sua fórmula incluir uma quadratura de diferenças, a unidade utilizada pela variância é o quadrado da unidade da variável. Imagine o que pode significar uma variabilidade de $0,1m^2$ da altura de um indivíduo? Por outro lado, o cálculo da variância é uma etapa intermediária para o cálculo do *desvio-padrão*, o qual é simplesmente a raiz quadrada daquela. A grande vantagem é, obviamente, que essa medida de dispersão se apresenta na mesma unidade original da variável e está baseada na distância de cada valor em relação à média do conjunto de dados. Essas duas características fazem do desvio-padrão a medida de dispersão adequada quando a descrição dos dados é baseada na média aritmética.

O *coeficiente de variação* é uma medida de variabilidade útil quando se deseja comparar variáveis mensuradas em escalas diferentes e se deseja saber qual apresenta maior variabilidade (TOLEDO & OVALLE, 1995). Sua fórmula é muito simples e consiste no quociente entre o desvio-padrão e a média de cada variável a ser comparada. Esse coeficiente não apresenta unidade de medida e a comparação é feita diretamente entre os valores obtidos.

A outra medida de dispersão a ser descrita é o *intervalo interquartílico (IQ)*. Essa medida é utilizada quando a variável apresenta uma distribuição assimétrica e sua tendência central é descrita pelo valor da mediana. O IQ é calculado simplesmente pela diferença entre o terceiro e o primeiro quartil (VIEIRA, 2008). Pacotes estatísticos usualmente apresentarão os valores de P25, P50 e P75 ou Q1, Q2 e Q3. Esses valores são exatamente os mesmos, ou seja, o P25 (percentil 25) é o mesmo Q1 (quartil 1), o P50 (percentil 50) é o mesmo Q2 (quartil 2) e o P75 (percentil 75) é o mesmo Q3 (quartil 3). Assim, o IQ pode ser calculado tanto por Q3 – Q1 como por P75 – P25. Cabe lembrar que o valor da mediana significa que 50% dos valores observados estão acima e 50% estão abaixo desse valor. De maneira similar, o quartil 1 significa que 25% dos valores observados estão abaixo e 75% estão acima desse valor. O inverso ocorre para o quartil 3, no qual 75% dos valores estão abaixo e 25% estão acima do valor desse quartil.

Análise inferencial

Após a etapa descritiva, pode ser desenvolvida uma análise inferencial. Essas análises estão baseadas em hipóteses estatísticas que são verificadas com a aplicação de testes estatísticos. Um resumo das hipóteses testadas pelos principais testes estatísticos utilizados é apresentado no Quadro 7.1. Em virtude da grande quantidade de possíveis análises a serem desenvolvidas em epidemiologia, neste capítulo trataremos

apenas dos principais procedimentos para análise inferencial de acordo com os três tipos principais de estudos epidemiológicos: transversal, caso-controle e coorte.

Estudos transversais

Num estudo transversal, a análise reside nas prevalências estimadas. Assim, essas medidas incluem a diferença de prevalências e a razão de prevalências. Para entender o cálculo dessas medidas toma-se como base uma tabela 2×2 clássica, como a descrita no Quadro 7.2.

Observe que a razão a/(a+b) representa a prevalência da doença entre os expostos e c/(c+d), a prevalência da doença entre os não expostos. Assim, a *razão de prevalências (RP)* é simplesmente o quociente entre essas duas prevalências, ou seja, $RP = [a/(a+b)]/[c/(c+d)]$ (SCHIAFFINO et al., 2003; SISTROM & GARVAN, 2004; THOMPSON et al., 2009). Por sua vez, a *diferença de prevalências (DP)* é o resultado da subtração entre a prevalência entre os expostos e a prevalência entre os não expostos: $DP = [a/(a+b)] – [c/(c+d)]$.

Essas duas estimativas nos dão uma ideia da magnitude da associação entre a exposição e a doença. A interpretação dessas duas medidas tem como base o fato de que, se a prevalência entre os expostos e os não expostos é similar, a razão de prevalências será igual a 1 e a diferença de prevalências será igual a zero. O cálculo da diferença de prevalência nos permite apenas dizer se a exposição é protetora (DP < 0) ou prejudicial (DP > 0). Valores da razão de prevalências podem ser interpretados da seguinte maneira:

- **0 < RP < 1:** a exposição é protetora, ou seja, a exposição está associada à não ocorrência da doença. Sua interpretação estará associada ao complementar do valor obtido. Por exemplo: para uma RP = 0,4, dizemos que a ocorrência da doença é reduzida em 0,6 (que é o mesmo que 60%) entre os indivíduos expostos;
- **1 < RP < 2:** a exposição é prejudicial, ou seja, a exposição está associada a aumento na ocorrência da doença. Sua interpretação está associada ao acréscimo percentual encontrado. Por exemplo: para uma RP = 1,4, dizemos que a ocorrência da doença é aumentada em 40% entre os indivíduos expostos;
- **RP > 2:** a exposição é também prejudicial e sua interpretação é escrita em termos do número de vezes em que a RP está aumentada. Por exemplo: para uma RP = 3,1, dizemos que a prevalência da doença é três vezes maior entre os expostos em relação aos não expostos.

Intervalos de confiança para os valores da razão de prevalências podem ser calculados e utilizados para verificar a sig-

QUADRO 7.1 Hipóteses estatísticas bilaterais das principais medidas estatísticas utilizadas em inferência

Medida estatística	Hipóteses bilaterais testadas
Teste de Shapiro-Wilks/Lilliefors	H_0: a variável segue uma distribuição normal H_a: a variável não segue uma distribuição normal
Teste de Levene/Bartlett	H_0: os grupos apresentam variâncias iguais (de uma variável especificada) H_a: os grupos apresentam variâncias desiguais (de uma variável especificada)
Teste de qui-quadrado de Pearson	H_0: as variáveis são independentes H_a: as variáveis são dependentes
Teste de qui-quadrado para adequação de ajustamento	H_0: as proporções são similares a um padrão H_a: as proporções são diferentes de um padrão
Teste de Mann-Whitney/Wilcoxon (soma das ordens ou dos postos assinalados)	H_0: os grupos apresentam postos médios iguais (de uma variável especificada) H_a: os grupos apresentam postos médios diferentes (de uma variável especificada)
Teste t para uma média	H_0: a variável apresenta média igual a um valor específico (determinado *a priori*) H_a: a variável apresenta média diferente de um valor específico (determinado *a priori*)
Teste t para amostras independentes ou pareadas	H_0: os grupos são similares em relação (à) média (de uma variável especificada) H_a: os grupos são diferentes em relação (à) média (de uma variável especificada)
Teste t para coeficiente de correlação (Pearson/Spearman) ou para os coeficientes de regressão	H_0: coeficiente é igual a zero H_a: coeficiente é diferente de zero

QUADRO 7.2 Tabela padrão para análise de dados dicotômicos

Exposição	Desfecho		
	Presente	Ausente	Total
Presente	a	b	a+b
Ausente	c	d	c+d
Total	a+c	b+d	a+b+c+d

nificância estatística. Nesse caso, diz-se que quando o intervalo de confiança não contém o valor 1 (valor nulo, que indicaria que a prevalência é similar entre expostos e não expostos) a prevalência do fenômeno é estatisticamente diferente entre os dois grupos para o nível de confiança estabelecido. Os principais pacotes estatísticos disponíveis no mercado apresentam o valor da razão de prevalências e seu respectivo intervalo de confiança.

A análise da relação entre exposição e doença também pode ser efetuada pela aplicação de teste estatístico qui-quadrado (χ^2) de Pearson, o qual verifica a hipótese de associação entre duas variáveis (VIEIRA, 2004). A hipótese nula desse teste é a de que as variáveis são independentes (ou não associadas). É preciso ter cuidado na aplicação desse teste, pois um de seus pressupostos é que pelos menos 75% de suas frequências esperadas devem ser maiores que 5. Não se devem confundir frequências esperadas com frequências observadas. Numa tabela 2×2, as frequências esperadas são obtidas pela multiplicação dos totais marginais referentes a uma célula da tabela divididos pelo total geral. Assim, a frequência esperada da célula c é dada por $(a+c) \times (c+d)/(a+b+c+d)$. No caso em que mais de 25% das frequências esperadas sejam menores que 5, deve-se utilizar o teste da probabilidade exata de Fisher.

Num estudo transversal, a análise também pode incluir a comparação entre dois grupos em relação a uma variável quantitativa. Por exemplo, podemos estar interessados em saber se existe alguma diferença nos níveis de colesterol LDL entre homens e mulheres de uma amostra. A análise, nesse caso, inclui a necessidade de verificar, inicialmente, qual medida de tendência central deve ser comparada. Para tanto, deve-se aplicar um teste de normalidade para a distribuição dos valores de colesterol LDL entre os homens e, em seguida, entre as mulheres. Se em pelo menos um dos grupos essa hipótese é rejeitada, a comparação pode ser feita utilizando um teste não paramétrico, conhecido como teste de Mann-Whitney, ou pelo teste da soma das ordens de Wilcoxon (SIEGEL

& CASTELLAN, 2006). Ambos compararão postos médios (ordenações), e esta talvez seja uma das dificuldades de interpretação desses dois testes. A hipótese nula desses dois testes é a de que os grupos apresentam postos médios iguais.

Se em ambos os casos a hipótese de normalidade é plausível, um teste de diferença de médias pode ser aplicado para verificar se os homens e as mulheres diferem em seus níveis médios de colesterol LDL. Nesse caso, o candidato natural para esse problema é o teste t de Student. Entretanto, existem dois tipos de teste t para amostras independentes, os quais são escolhidos com base na homogeneidade das variâncias entre os dois grupos a serem comparados.

Assim, um teste de homogeneidade de variâncias deve ser aplicado para verificar se as variâncias devem ser consideradas homogêneas ou heterogêneas. Entre os testes mais comumente aplicados, temos o teste de Bartlett e o teste de Levene (DAWSON & TRAPP, 2001; FERREIRA, 2005). Para ambos, a hipótese nula testada é a de que as variâncias são homogêneas. Desse modo, um valor p inferior ao nível de significância nos leva a rejeitar a hipótese de que as variâncias são homogêneas. Após a verificação de normalidade e homogeneidade de variâncias, o analista estará apto a decidir qual teste estatístico deverá aplicar para comparar os dois grupos em relação aos níveis de colesterol LDL. Um esquema simplificado para isso está apresentado na Figura 7.3.

Uma última situação a ser analisada refere-se à situação na qual as variáveis de exposição e desfecho são quantitativas. Nesse caso, duas análises podem ser utilizadas: correlação e regressão. A análise de correlação é uma técnica estatística que visa estabelecer se as variáveis apresentam uma relação linear, ou seja, se, à medida que o valor de uma variável aumenta, o valor da outra variável aumenta ou diminui proporcionalmente (PAGANO & GAUVREAU, 2004). O primeiro passo dessa análise consiste na construção de um diagrama de dispersão. Esse diagrama apresenta os valores das duas variáveis marcados no plano cartesiano para cada indivíduo obser-

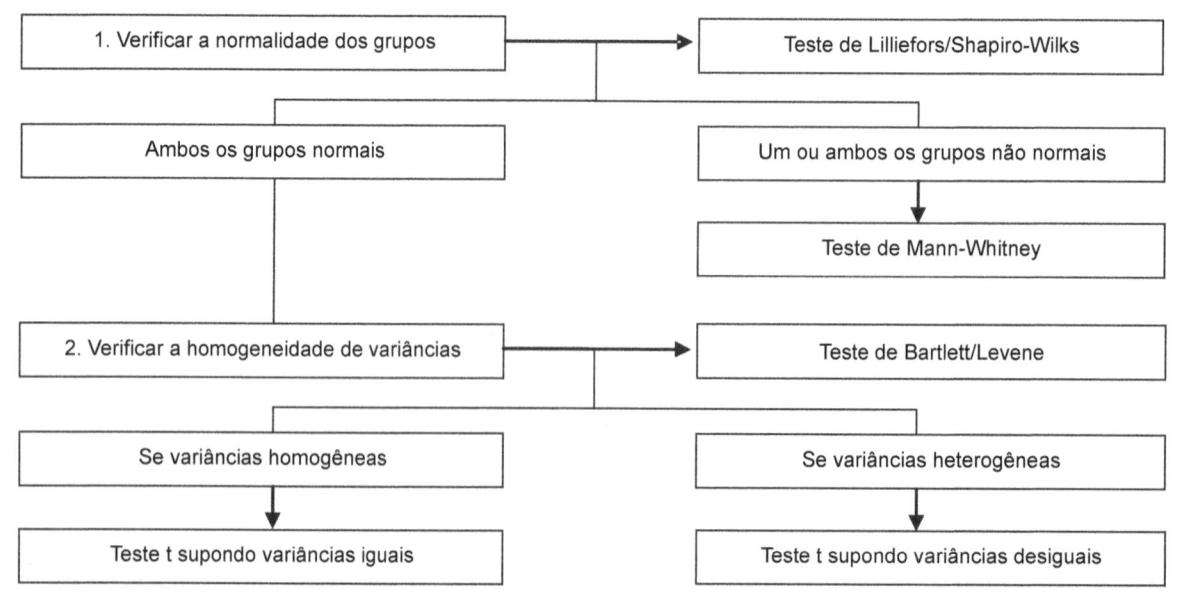

FIGURA 7.3 Esquema para comparação de dois grupos quanto a uma variável quantitativa.

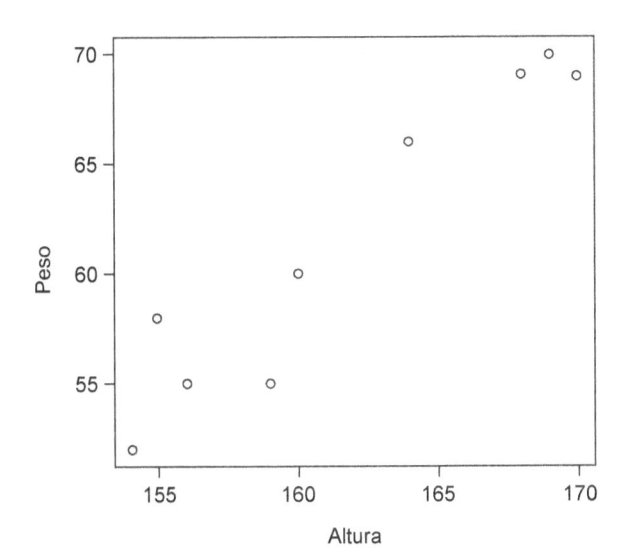

FIGURA 7.4 Diagrama de dispersão para peso e altura de nove indivíduos adultos.

vado. Um exemplo desse tipo de diagrama é mostrado na Figura 7.4, na qual são apresentados dados sobre o peso (kg) e a altura (cm) de nove indivíduos adultos.

Observe que o gráfico sugere que as variáveis peso e altura crescem conjuntamente, ou seja, à medida que o valor de uma variável aumenta, ocorre aumento no valor da outra variável. Além disso, o aumento conjunto dessas variáveis sugere uma relação linear. O passo seguinte será calcular o coeficiente de correlação de Pearson (r). Esse coeficiente varia de −1 a +1. Valores próximos a −1 indicam que o aumento no valor de uma variável está relacionado com uma diminuição no valor da outra variável (correlação negativa ou inversamente proporcional), enquanto que valores próximos a +1 indicam o crescimento conjunto dos valores de ambas as variáveis (correlação positiva ou diretamente proporcional). Os dados apresentados na Figura 7.4 exemplificam uma correlação positiva. Nesse exemplo, o valor do coeficiente de correlação foi de 0,954, indicando forte correlação positiva, o equivalente a dizer que existe uma correlação quase perfeita entre ambos. Também é possível verificar a significância estatística do coeficiente de correlação utilizando-se um teste t específico. Nesse caso, a hipótese nula é a de que não existe correlação linear, ou que r = 0, e a hipótese alternativa é que existe correlação, ou que r ≠ 0. No exemplo anterior, o valor p para o teste t foi inferior a 0,0001, o que nos leva a crer que existe uma correlação estatisticamente significante entre as duas variáveis estudadas. Quando os dados são medidos em escala ordinal, o coeficiente de correlação de Spearman (ρ) substitui o coeficiente de Pearson (r) com interpretação similar (NOETHER, 1983).

Outra técnica estatística muito utilizada para a análise de duas variáveis quantitativas consiste na análise de regressão linear. Essa análise se baseia na obtenção da linha que melhor represente os dados (HOFFMAN & VIEIRA, 1998). Assim, uma análise de regressão linear terá a forma da equação básica de uma reta: Y = A + B . X, onde Y representa a variável desfecho, X, a variável explanatória, A, o intercepto (ponto que toca o eixo das ordenadas), e B representa a inclinação da reta. Veja que no exemplo para a análise de correlação não fazia diferença

a ordem das variáveis, ou seja, não era necessário definir qual era a variável desfecho ou a variável explanatória. A correlação somente nos permite dizer se existe uma relação linear entre as variáveis. A análise de regressão, entretanto, busca estabelecer qual a extensão da influência de uma variável sobre a outra, e nesse caso faz-se necessário definir corretamente quem representará o desfecho (Y) e a variável explanatória (X) para que as estimativas dos coeficientes sejam calculadas corretamente. No nosso exemplo, o peso será considerado a variável desfecho, enquanto a altura será considerada a variável explanatória. Afinal, faz sentido dizer que, quanto mais alto for o indivíduo, maior será seu peso, e não o contrário. Assim, o objetivo será estimar os valores de A e B que levem à construção de uma reta que melhor se ajuste aos dados observados. Para isso é utilizada uma abordagem denominada método de mínimos quadrados, baseada na reta que minimiza a diferença entre o valor observado e o valor que seria estimado a partir da equação da reta. No exemplo, os valores estimados para A e B foram iguais a −111,665 e 1,069, respectivamente. Assim, o valor do peso de um indivíduo com altura de 158cm será estimado por −111,665 + 1,069 . 158 = 57,237kg. Pode-se dizer também que cada aumento de 1cm na altura estará relacionado com um aumento de 1,069kg no peso do indivíduo. O gráfico de dispersão dos dados com a reta e a equação de regressão são apresentados na Figura 7.5.

A medida a ser utilizada para verificar a qualidade do ajuste de uma regressão linear é o chamado coeficiente de determinação (R^2). Essa medida representa o percentual de variação da variável desfecho que é explicado pela variação na variável explanatória (HILL et al., 2003). Assim, no exemplo da relação entre peso e altura, a equação da reta de regressão produziu um coeficiente de determinação igual a 0,9101, indicando que cerca de 90% na variação no peso são explicados pela variação na altura. Esse valor tão alto deve ser visto com ponderação. Nosso exemplo é fictício e apresenta poucas observações com baixa variabilidade. Por conta disso, temos um ajuste tão bom. Outra informação importante é a de que, em regressões lineares simples, o coeficiente de determinação é exatamente o quadrado do coeficiente de correlação de Pearson.

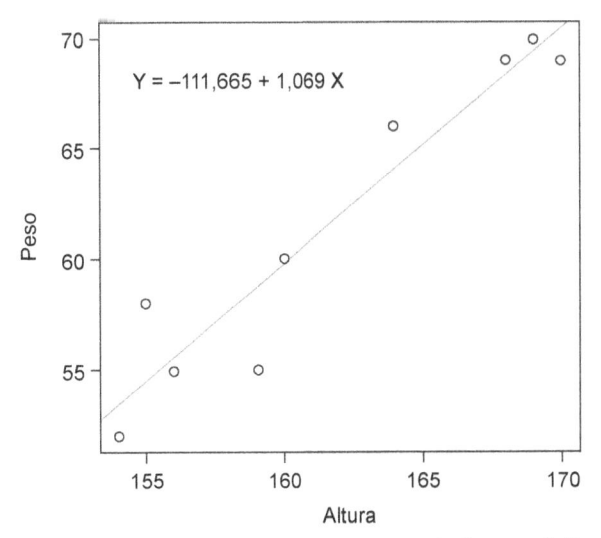

FIGURA 7.5 Diagrama de dispersão com reta e equação de regressão linear.

Além disso, assim como para o coeficiente de correlação, testes t são aplicados para verificar a significância estatística de cada coeficiente que compõe o modelo de regressão linear. A hipótese nula testada é similar, ou seja, a de que os coeficientes são iguais a zero.

Por fim, é preciso esclarecer que a equação utilizada no exemplo anterior representa o modelo mais simples, ou seja, o de uma reta. Entretanto, duas variáveis podem apresentar relações não lineares que podem ser representadas por outros tipos de equações. Entre os principais tipos de equações que podem ser ajustadas aos dados temos a função exponencial ($Y = A . B^X$ ou $Y = A . e^{B.X}$), a função potência ($Y = A . X^B$) e a função logarítmica ($Y = A + B . \log X$) (VIEIRA, 2004). A escolha de qual função deve ser utilizada para descrever a relação entre X e Y dependerá de uma série de critérios cuja descrição foge ao escopo deste livro.

Estudos de coorte

Nos estudos de coorte, as medidas utilizadas para estudar a magnitude do efeito incluem o risco atribuível (RA) e o risco relativo (RR). O cálculo é similar à diferença de prevalências e à razão de prevalências para estudos transversais (SOARES & SIQUEIRA, 2002). A diferença reside no fato de que em estudos de coorte estamos medindo incidências e não prevalências. Com isso, o risco atribuível, por exemplo, nada mais será que o coeficiente obtido pelo cálculo da diferença entre o coeficiente de incidência relativo aos expostos e o coeficiente de incidência relativo aos não expostos. Com base no Quadro 7.2, temos que RA = [a/(a+b)] − [c/(c+d)] e RR = [a/(a+b)] / [c/(c+d)].

A maior parte do que foi descrito para a análise de estudos transversais também pode ser aplicada para estudos de coorte. Assim, podem ser utilizados testes de qui-quadrado de Pearson para verificar a associação entre o fator de risco e os possíveis desfechos, ou mesmo o teste t para comparar médias de dois grupos, considerando que a variável de interesse foi medida em escala contínua.

Por outro lado, existem medidas específicas que podem ser aplicadas a dados obtidos de um estudo de coorte. A taxa de incidência (TI) mede a velocidade em que surgem casos novos de uma doença. Essa taxa é medida pela razão entre o número de casos novos observados (CN) e uma medida denominada pessoa-tempo (PT), que se refere ao tempo pelo qual os indivíduos expostos foram observados (GREENBERG et al., 2005). Como exemplo, considere a seguinte situação: oito indivíduos foram observados durante 5 anos para a ocorrência de uma doença. Apenas três desenvolveram a doença no período de observação. O tempo que cada um dos três levou para ser diagnosticado com a doença foi, respectivamente, de 2, 3 e 4 anos. Assim, o valor do PT será igual a 5+5+5+5+5+2+3+4 = 34 pessoas-ano. A taxa de incidência será então: TI = 3/34 = 0,088 casos/pessoas-ano. Essa taxa também poderá ser expressa como 8,8 casos/100 pessoas-ano, ou podemos dizer que, em média, cerca de 9% dos indivíduos daquela população poderiam desenvolver aquela doença por ano.

Outro tipo de análise que pode ser desenvolvida com dados longitudinais refere-se à sobrevida. O termo sobrevida deve ser compreendido como estar livre de um desfecho durante certo período de tempo (VAN BELLE et al., 2004). Assim, quando falamos de tempo de sobrevida, estamos nos referindo ao tempo decorrido entre o início de um período de acompanhamento e o desenvolvimento de um dado desfecho.

O estudo do tempo de sobrevida inclui a estimativa das probabilidades de sobrevivência dos indivíduos. Essas estimativas podem ser calculadas por meio de métodos estatísticos específicos. Dentre esses, o mais conhecido é o método de Kaplan-Meyer, a partir do qual se constrói uma tabela padrão, denominada tábua de vida, na qual são computadas as taxas de sobrevida para cada período de tempo.

Estudos de caso-controle

Em estudos de caso-controle, a medida de magnitude (do efeito) utilizada é a *odds ratio* (OR), também conhecida como razão de produtos cruzados. Sua fórmula, baseada no Quadro 7.2, é dada por OR = a . d/b . c. Essa medida tem sido frequentemente criticada devido ao fato de ser pouco inteligível e por superestimar a magnitude dos efeitos em situações em que temos alta prevalência (ZOCCHETTI et al., 1997; PEARCE, 2004). Sua interpretação segue um padrão similar ao da razão de prevalências e ao do risco relativo, conforme descrito anteriormente.

As demais técnicas de análise de um estudo de caso-controle dependerão dos grupos, ou seja, se o estudo foi desenvolvido com ou sem pareamento. Estudos não pareados permitirão a utilização de várias técnicas descritas para estudos transversais, como, por exemplo, a comparação de médias por testes t ou de postos pelo teste de Mann-Whitney. Em estudos pareados, entretanto, uma relação de dependência é estabelecida e os métodos de análise serão distintos dos anteriormente citados.

Neste último caso, o teste que substitui a aplicação do qui-quadrado de Pearson será o teste de qui-quadrado de McNemar. Este qui-quadrado é calculado de maneira diferente do primeiro e testa a hipótese nula subjacente de que os pares concordam entre si, ou seja, as proporções de indivíduos com e sem uma dada condição clínica são similares quando se comparam casos e controles (NOETHER, 1983). O substituto do teste t para amostras independentes é denominado teste t para amostras pareadas e sua hipótese se refere à comparação direta das médias dos grupos caso e controle. Por fim, o teste dos postos assinalados de Wilcoxon é o substituto direto do teste de Mann-Whitney em estudos pareados (SIEGEL & CASTELLAN, 2006).

Significância estatística, significância clínica e relação causal

A significância estatística deve ser vista com ponderação. Ela representa uma medida de probabilidade. Assim, é importante que o clínico entenda o que as medidas estatísticas tentam representar e estimar tais relações sob um prisma clínico. É particularmente importante entender que amostras grandes podem levar a uma significância estatística baseada numa diferença mínima entre os grupos que estão sendo comparados. Muitos autores descrevem critérios que devem ser seguidos para se estabelecer uma relação causal. Entre eles, destacam-se os denominados cânones de Mill (devido a John Stuart Mill – 1856):

- **Força:** relaciona-se com a magnitude do efeito, ou seja, existe uma diferença grande na ocorrência do desfecho ao se compararem expostos e não expostos.
- **Consistência:** essa diferença é sempre observada entre grupos similares e ao longo do tempo num mesmo grupo.
- **Especificidade:** se a exposição está ausente, o desfecho não ocorre.
- **Plausibilidade biológica:** as relações observadas entre exposição e desfecho fazem sentido clínico de acordo com o que se conhece de sua história natural.
- **Relação dose-resposta:** quanto maior for a exposição ao fator, maior será o risco de ocorrência do desfecho.

Esses critérios têm sido a base das inferências nas relações causais. Da concepção do estudo até as inferências sobre os dados, muitas armadilhas podem se apresentar ao epidemiologista. Técnicas novas e antigas são mescladas na tentativa de separar informações de qualidade de informações espúrias. O leitor é convidado a buscar textos avançados que promovam o aprofundamento nessas técnicas. Destacamos em particular a análise estratificada com base no método de Mantel-Haenszel, utilizada no estudo de potenciais confundidores, a utilização do teste da razão de verossimilhança para análise de modificação do efeito e técnicas de análise estatística multivariada (análise de conglomerados, regressão logística, regressão de Cox e outras).

APÊNDICE I: APLICAÇÕES

Para propiciar a demonstração dos conceitos e usos dos procedimentos estatísticos apresentados até aqui, desenvolvemos a seguir dois pequenos exercícios que servem para contextualizar na prática as relações de complementaridade existentes entre alguns desses procedimentos. Antes da apresentação dos exercícios, como pré-requisito para o entendimento sobre o raciocínio epidemiológico e o funcionamento dos métodos estatísticos, é bom reconhecer que uma característica básica da natureza é que ela tende ao equilíbrio. Assim, durante as observações espera-se que os fenômenos naturais se apresentem com certos padrões de distribuição. Se, no entanto, encontra-se que homens e mulheres não agem e reagem semelhantemente entre si, deve-se entender que algo os impede ou os impele à ação. São os chamados determinantes.

E similarmente, se uma fruta não se desenvolve de maneira simétrica e perfeita, deve-se entender que algo atrasa o desenvolvimento de um dos lados ou acelera o desenvolvimento do outro. São os chamados fatores facilitadores. Assim, é fácil reconhecer que as dunas não são simétricas na proporção em que o vento sopra, deformando-as numa direção, ou na proporção em que um coqueiro desacelera seu deslocamento num ponto. A missão das análises epidemiológicas e dos testes estatísticos é ajudar a distinguir as distribuições não homogêneas das observações esperadas para as circunstâncias do estudo.

Os testes apresentados ao longo deste capítulo apresentam como hipóteses nulas uma distribuição similar das proporções entre os estratos que estão sendo comparados. Antecipa-se, aqui, esta informação porque se sabe que amiúde o iniciante nos estudos científicos e nos testes estatísticos busca identificar relações e espera encontrar o pé perfeito para o sapatinho de cristal. Entretanto, quando aplicados os testes estatísticos, o que eles permitem afirmar é que, dentro de uma probabilidade de erro aceitável, "aquele pezinho que não coube no sapato não é da Cinderela". Atente-se que "não existe teste estatístico capaz de provar que o pé que coube em seu sapato é da Cinderela".

Exemplo 1: *Comparação da prevalência de história de sífilis e das chances de ter como característica a história de sífilis entre usuários regulares e não usuários de condom*

Uma amostra de 5.650 indivíduos que voluntariamente procuraram orientação e testagem sorológica numa unidade da rede ambulatorial do SUS foi interrogada quanto ao uso de condom em suas relações sexuais e quanto à prevalência de história de sífilis em suas vidas (Quadro 7.3).

Utilizando-se os dados apresentados no Quadro 7.3 para cálculo dos coeficientes de prevalência de história de sífilis entre os indivíduos do estudo, identifica-se que as prevalências são diferentes entre os dois grupos, sendo menor no grupo que referiu sempre usar o condom em suas relações sexuais, o que parece demonstrar que o uso de condom ou algo associado a este uso é um fator de proteção na história de sífilis. No entanto, para análises de comparação entre estratos, sejam análises de prevalências, de chances ou de riscos, sabe-se que não basta observar as diferenças entre esses índices em suas formas absolutas ou relativas; utilizam-se o χ^2 de Pearson e as medidas de magnitude do efeito que, como já havia sido referido anteriormente, são as estatísticas utilizadas para verificar associação ou dependência entre variáveis de exposição e desfecho. A interpretação dos testes de χ^2 é feita pela confrontação entre os valores do χ^2 calculado e do χ^2 tabelado para o grau de liberdade

QUADRO 7.3 Comparação entre história de sífilis, segundo uso de condom, entre voluntários para orientação e testagem sorológica em unidade do SUS, 1997

	Com história	Sem história	Total	OR	IC 95%	χ^2	Valor de p
Condom	122	4.017	4.139	0,65	0,48-0,90	7	0,007
Sem condom	67	1.444	1.511	1			
Total	189	5.461	5.650				

Fonte: dados da dissertação de Mestrado de Lima, 2011.

do teste e o nível de significância definido para o estudo. A identificação de valores de χ^2 calculados maiores do que o χ^2 tabelado confirma haver associação entre as variáveis de exposição e o desfecho. Nesse caso em que o estudo foi feito com grau de liberdade igual a 1 e o nível de significância escolhido foi de 5%, tendo-se o χ^2 calculado igual a 7 e o χ^2 tabelado igual a 3,84, pode-se afirmar que existe associação entre o uso do condom e a constatação de história de sífilis.

Assim, no exercício em questão, mediante o valor de p calculado em 0,007, identifica-se que a probabilidade de independência (ou de ausência de associação) entre o uso de condom e o relato de história de sífilis é muito pequena. Portanto, pode-se afirmar com segurança a conclusão inferida de que as chances de apresentar história de sífilis não são similares para os indivíduos dos dois estratos estudados (uso e não uso de condom).

Nesse exercício, o índice OR foi calculado como menor do que 1 (OR = 0,65). Isso faz identificar que, nesse exemplo, a exposição ao uso do condom sempre durante as relações sexuais associou-se a menor chance de os indivíduos do grupo terem referido a história anterior de sífilis e leva a supor que o uso do condom atuou como um fator de proteção contra sífilis. Complementarmente, a identificação do valor exato da OR igual a 0,65 permite reconhecer que as chances de existência de história de sífilis entre os indivíduos com uso de condom corresponderam a 65% das mesmas chances entre os indivíduos que referiram não usar o condom, o que, matematicamente, é equivalente a dizer que se associou a uma redução ou um ganho de 35% em relação às chances do outro grupo. Perceba-se, assim, que o valor da OR calculado dá a noção de grandeza da força de associação entre as variáveis estudadas. Entretanto, sabe-se que os resultados obtidos num estudo como este são resultados probabilísticos e, portanto, não devem ser assumidos como absolutos e definitivos, devendo-se proceder ao teste a seguir, de consulta ao intervalo de confiança da variação de OR.

Deve-se considerar que sucessivas amostragens podem produzir resultados variáveis. Assim, antes de considerar uma conclusão quanto a se tratar de um fator de proteção ou de risco, o investigador necessita verificar a variação estimada para os valores encontrados no cálculo da OR. Essa variação é apresentada como variação da OR num intervalo que, obedecendo aos requisitos predefinidos no estudo, busca a variação num intervalo de variação com 95% de confiança.

Finalizando o exercício: considerando-se o valor da OR calculado igual a 0,65 e o intervalo de confiança de variação da OR definido entre 0,48 e 0,90, conclui-se que as chances de história de sífilis serão menores entre os indivíduos com uso regular de condom e, portanto, que o uso do condom pode ser assumido como fator de proteção associado a uma redução nas chances de história de sífilis a 65% das chances dos que não usam o condom, correspondente a uma redução de 35% nas chances de história de sífilis não usam o condom. Pelas estimativas de variação máxima da OR, conclui-se que o uso do condom se associa a uma redução de, pelo menos, 90% das chances de história de sífilis do outro grupo, o equivalente a um ganho de, no mínimo, 10% em relação às chances do outro grupo. Diante dos valores calculados, deve-se ponderar se o uso do condom é desejável e recomendável para a população para esse fim.

Em resumo, no estudo de história de sífilis entre 5.650 voluntários para testagem sorológica no SUS constatou-se haver uma associação entre uso do condom e história de sífilis ($\chi^2_{calculado}$ = 7; para $\chi^2_{tabelado}$ = 3,84) e, considerando-se o valor calculado da razão de chances de história de sífilis entre os estratos (OR igual a 0,65) e o intervalo de confiança para valores de OR, que apresentou ambos os limites inferiores a 1 (IC 95%: 0,48 < OR < 0,90), pode-se concluir que o uso do condom sempre nas relações sexuais, como salientado anteriormente, apresentou-se como um fator de proteção na história de sífilis, associado a uma redução nas chances de história de sífilis de 65% em relação às chances de história de sífilis entre os que não usam o condom. A probabilidade de erro na afirmação apresentada é de apenas 7 por 1.000 (valor de p calculado = 0,007), portanto, aceitável, considerado o nível de significância estatística de 5%, escolhido para o estudo (valor de p esperado ≤ 0,05). Mediante tais constatações, deve-se ponderar se é desejável e recomendável seu uso pela população para este fim.

Exemplo 2: *Comparação do desfecho do tratamento dos pacientes com complicação de dengue segundo a disponibilidade de medidas do hematócrito para monitoramento da hidratação*

O total de registros da vigilância epidemiológica sobre casos de dengue incidentes em Fortaleza no período de 2008 a 2010, confirmados como febre hemorrágica de dengue (FHD) ou dengue com complicação (DCC), definidos como pacientes com complicação de dengue, foi revisado quanto à disponibilidade de medidas do hematócrito durante a assistência aos casos, com ou sem dados do hematócrito, e quanto ao desfecho dos casos como cura ou óbito, num total de 339 registros (Quadro 7.4).

Nota: o tratamento de complicações de dengue consiste em hidratação. O monitoramento da hidratação deve ser feito a partir das medidas do hematócrito.

QUADRO 7.4 Desfecho do tratamento dos pacientes com complicação de dengue, segundo disponibilidade das medidas do hematócrito (Ht) para monitoramento da hidratação – Fortaleza, 2008-2010

	Óbito	Cura	Total	OR	IC 95%	χ^2	Valor de p
Sem Ht	20	33	53	12,7	5,4 a 30,1	52	<0,0001
Com Ht	13	273	286	1			
Total	33	306	339				

Fonte: dados extraídos de Lima et al., 2011.

Calculadas as taxas de letalidade nos dois grupos de pacientes, respectivamente 38% e 5%, identificou-se uma letalidade maior nos indivíduos do grupo sem dados do hematócrito. Suspeita-se haver uma associação entre a não disponibilidade de medidas do hematócrito durante o tratamento dos pacientes e o tipo de desfecho do tratamento. Sabendo-se que para a comparação de prevalência, chances ou incidência entre grupos não basta a confrontação simples entre seus valores calculados, desenvolveram-se os procedimentos de análise apresentados a seguir.

Para análise estatística da associação entre variáveis de exposição e desfecho, utilizou-se o teste do χ^2 de Pearson que, calculado, apresenta-se com valor igual a 52 ($\chi^2 = 52$; grau de liberdade = 1). Identificando-se o valor de χ^2 calculado superior ao valor do χ^2 tabelado para o grau de liberdade e o nível de significância do estudo ($\chi^2 = 3{,}84$; grau de liberdade = 1; valor de p esperado $\leq 0{,}05$), concluiu-se haver uma associação entre a disponibilidade de medidas do hematócrito e o desfecho. Observado o valor de p calculado para o teste menor que o valor de p esperado (valor de p calculado < 0,001), assumiu-se a constatação como verdadeira.

Confirmada a associação entre óbitos e a não disponibilidade de medidas do hematócrito, estimam-se a intensidade e o tipo da associação entre a variável de exposição sob estudo e o desfecho pelo valor da OR. Quanto ao tipo de associação, encontrando-se valor de OR menor que 1, diz-se que a variável de exposição está associada a um fator de proteção, enquanto valores de OR maiores que 1 evidenciam variáveis de exposição associadas a fatores de risco. Nesse exemplo, a OR calculada é maior que 1 (OR = 12,7) e indica que a exposição sob estudo (a não disponibilidade de medidas do hematócrito) está associada a um fator de risco para óbito dos portadores de dengue com complicação. No entanto, como esses valores são probabilísticos, é necessário verificar a variação dos valores calculados de OR. Verificada sua variação dentro dos limites de confiança de 95%, identifica-se o intervalo de 5,4 a 30,1 (IC 95%: 5,4 < OR < 30,1). Porquanto ambos os limites do intervalo de confiança são maiores do que o valor 1, conclui-se que a variável de exposição está associada a um fator de risco para o desfecho e, pelo valor da razão de chances calculado (OR = 12,7), pode-se estimar que as chances de óbito entre os indivíduos tratados sem a disponibilidade de medidas do hematócrito correspondem a quase 13 vezes as chances de óbito do outro grupo, correspondendo a, no mínimo, 5,4 vezes as chances do outro grupo.

Em resumo, pelo estudo dos registros referentes a 339 pacientes de dengue confirmados como FHD e DCC incidentes em Fortaleza de 2008 a 2010, constatou-se haver associação entre a disponibilidade de medidas do hematócrito durante o tratamento dos pacientes e o desfecho do tratamento para cura ou óbito ($\chi^2 = 52$), respeitado o nível de significância escolhido para o estudo, de 5% (valor de p calculado: < 0,0001). Consideradas as chances de óbitos entre os dois grupos, estima-se que as chances de óbito do grupo sem disponibilidade de medidas do hematócrito correspondem a quase 13 vezes as chances de óbito do grupo com disponibilidade de tais dados (OR: 12,7), e pela observação do intervalo de confiança calculado,

no qual ambos os limites se apresentam como maiores do que 1 (IC 95%: 5,4 < OR < 30,1), diz-se que o intervalo de confiança calculado é conclusivo para o teste. Portanto, pode-se assumir que algum fator associado ao tratamento de dengue no grupo de indivíduos sem dados do hematócrito apresentou-se como um fator de risco para óbito, estimando-se as chances de óbito nesse grupo como correspondentes a quase 13 vezes as chances de óbito do outro grupo (OR: 12,7; IC 95%: 5,4 < OR < 30,1). Considerando-se as estimativas de variação da OR dadas pelo intervalo de confiança, de onde se calcula que a não disponibilidade de medidas do hematócrito está associada a chances de óbito superiores a cinco vezes as chances de óbito do outro grupo, deve-se ponderar se o uso ou aplicação da variável é desejável ou recomendável para a população. De modo sintético, pelo estudo do desfecho dos 339 casos complicados de dengue confirmados como FHD e DCC incidentes em Fortaleza no período de 2008 a 2010, conclui-se que a não disponibilidade de medidas do hematócrito apresenta-se associada ao desfecho com um fator de risco para óbito, correspondente a chances de óbito superiores a cinco vezes as chances de óbitos dos pacientes que dispunham de registros das medidas do hematócrito (OR: 12,7; IC 95%: 5,4 < OR < 30,1; $\chi^2 = 52$; valor de p calculado < 0,0001).

Referências

Arango HG. Bioestatística: teórica e computacional. 3. ed. Rio de Janeiro: Guanabara Koogan, 2009.

Bearzoti E, Oliveira MS. Estatística básica. Lavras: UFLA, 1997.

Berquó ES, Souza JMP, Gotlieb SLD. Bioestatística. 2. ed. São Paulo: EPU, 1981.

Bussab WO, Morettin PA. Estatística básica. 6. ed. São Paulo: Saraiva, 2010.

Campos H. Estatística experimental não-paramétrica. 4. ed. Piracicaba:USP/ESALQ, 1983.

Casella G, Berger RL. Statistical inference. 2. ed. Pacific Grove: Duxbury, 2002.

Conboy JE. Algumas medidas típicas univariadas da magnitude do efeito. Análise Psicológica 2003; 21(2):145-58.

Dawson B, Trapp RG. Bioestatística básica e clínica. 3. ed. Rio de Janeiro: Mc Graw-Hill, 2003.

Ferreira DF. Estatística básica. Lavras: UFLA, 2005.

Greenberg RS, Daniels SR, Flanders WD, Eley JW, Boring JR. Epidemiologia clínica. 3. ed. Porto Alegre: Artmed, 2005.

Hill RC, Griffiths WE, Judge GG. Econometria. 2. ed. São Paulo: Saraiva, 2003.

Hoffman R, Vieira S. Análise de regressao: uma introduçao à econometria. 3. ed. São Paulo: Hucitec, 1998.

Lima JRC. Relação DST x HIV: Estudo do Banco de Dados do COAS-Campinas. 1994-1997. [Dissertação]. São Paulo: Universidade Estadual de Campinas. Faculdade de Ciências Médicas, 2001.

Lima JRC, Rouquayrol MZ, Amaral HEG et al. Avaliação da vigilância epidemiológica de Fortaleza, 2008-2010: impropriedade no uso dos Critérios Laboratoriais para Classificação de FHD – Pôster 5716. In: VIII Congresso Brasileiro de Epidemiologia – ABRASCO, 2011. São Paulo.

Lipschutz S. Probabilidade. 4. ed. São Paulo: Makron Books, 1993.

Morettin LG. Estatística básica: inferência. Vol. 2. São Paulo: Makron Books, 2000.

Morettin LG. Estatística básica: probabilidade. 7. ed. Vol. 1. São Paulo: Makron Books, 1999.

Murteira BJF. Estatística: inferência e decisão. Lisboa: Imprensa Nacional, 1988.

Murteira BJF. Probabilidade e estatística. 2. ed. Vol 1. Lisboa: McGraw-Hill, 1990.

Noether GE. Introdução à estatística: uma abordagem não-paramétrica. 2. ed. Rio de Janeiro: Guanabara Dois, 1983.

Pagano M, Gauvreau K. Princípios de bioestatística. 2. ed. São Paulo: Thompson, 2004.

Pearce N. Effect measures in prevalence studies. Environmental Health Perspectives 2004; 112(10):1047-50.

Popper KR. A lógica da pesquisa científica. Tradução de Leonidas Hegenberg e Octanny Silveira da Mota. São Paulo: Editora Cultrix, 1974.

Ross S. Probabilidade: um curso moderno com aplicações. 8. ed. Porto Alegre: Bookman, 2010.

Schiaffino A, Rodriguez M, Pasarin MI, Regidor E, Borell C, Fernández E. Odds ratio o razón de proporciones? Su utilización en estudios transversales. Gaceta Sanitaria 2003; 17(1):70-3.

Siegel S, Castellan NJ. Estatística não-paramétrica para ciências do comportamento. 2. ed. Porto Alegre: Artmed, 2006.

Sistorm CL, Garvan CW. Proportions, odds, and risk. Radiology 2004; 230(1):12-9.

Soares JF, Siqueira AL. Introdução à estatística médica. 2. ed. Belo Horizonte: Coopmed, 2002.

Thompson ML, Myers JB, Kriebel D. Prevalence odds ratio or prevalence ratio in the analysis of cross sectional data: what is to be done? Occup Environ Med 1998; 55(4):272-7.

Toledo GL, Ovalle II. Estatística básica. 2. ed. São Paulo: Atlas, 1995. Van Belle G, Fisher LD, Heagerty PJ, Lumley T. Biostatistics: a methodology for the health sciences. 2. ed. New Jersey: John Wiley & Sons, 2004.

Vieira S. Bioestatística: tópicos avançados. 2. ed. Rio de Janeiro: Elsevier, 2004.

Vieira S. Introdução à bioestatística. 4. ed. Rio de Janeiro: Elsevier, 2008.

Zocchetti C, Consonni D, Bertazzi PA. Relationship between prevalence rate ratios and odds ratios in cross-sectional studies. International Journal of Epidemiology 1997; 26(1):220-3.

8 Epidemiologia Clínica

Marta Maria das Chagas Medeiros
Mirhelen Mendes de Abreu

INTRODUÇÃO

A primeira menção à epidemiologia clínica na literatura médica foi feita em 1938, sendo atribuída a um infectologista da Universidade de Yale, John Paul, que, ao proferir seu discurso de posse na American Society for Clinical Investigation, referiu-se à epidemiologia clínica como "uma nova ciência básica para medicina preventiva, na qual a exploração de aspectos relevantes da ecologia humana e da saúde pública começaria com o estudo de pacientes individuais" (PAUL, 1938). Enquanto a epidemiologia tradicional se preocupava em estudar o coletivo, tentando entender o processo de saúde e doença na comunidade e procurando as causas das epidemias que afligiam grande número de pessoas, a clínica procurava entender e tratar a doença, focalizando os pacientes individuais e grupos de pacientes nos ambientes de trabalho dos médicos.

A epidemiologia se utilizava de técnicas e abordagens epidemiológicas e estatísticas apropriadas, enquanto a clínica se utilizava dos conhecimentos fisiológicos, químicos e histopatológicos para compreender e tratar os doentes. No entanto, muitas questões clínicas acerca do diagnóstico, tratamento, risco, prognóstico, entre outras, surgidas no contexto de trabalho dos clínicos não puderam ser respondidas por esse modelo biológico. A epidemiologia clínica passou, então, a estudar grupos de pessoas, aplicando os princípios e métodos de investigação epidemiológica na pesquisa clínica com o objetivo principal de proporcionar a evidência básica necessária para a tomada de decisões clínicas. As questões surgidas no contexto do ambiente de trabalho dos clínicos acerca dos mais variados aspectos do cuidado à saúde (etiologia, diagnóstico, risco, tratamento, prognóstico, custo etc.) passaram a ser respondidas por meio de pesquisas bem-estruturadas, delineadas, utilizando-se de métodos objetivos e análise adequada. Uma avalanche de novas informações provenientes dessas pesquisas a partir de 1970 provocou grande impacto na prática da medicina. No ano 2000 foram publicados mais ensaios clínicos randomizados do que durante toda a década de 1965 a 1975 (SACKETT, 2002).

Nos anos 1960 e 1970, esse movimento influenciou fortemente dois grupos de médicos nas Universidades de McMaster e Yale, capitaneados por David Sackett e Alvan Feinstein, respectivamente. A internacionalização da epidemiologia clínica recebeu grande impulso em 1980, quando Kerr White e a Fundação Rockefeller fundaram a International Clinical Epidemiology Network (INCLEN), instituição que tinha como finalidade propiciar treinamento de epidemiologia clínica a jovens médicos de centros menos desenvolvidos localizados na África, China, Índia, América Latina e Ásia. A disseminação da epidemiologia clínica para outros países desenvolvidos fora da América do Norte alcançou rapidamente centros da Europa, como os de Amsterdã, Leyden, Maastricht, Milão e Sydney (SACKETT, 2002). O primeiro livro de epidemiologia clínica foi escrito por Robert Fletcher, Suzanne Fletcher e Edward Wagner, da Universidade da Carolina do Norte, em 1982 (agora em sua 5ª edição) (FLETCHER & FLETCHER, 2014), seguido pelos grupos de McMaster (agora na 3ª edição) (HAYNES et al., 2006) e Yale, em 1985 (agora na 2ª edição) (FEINSTEIN, 1995), Seattle, em 1986 (agora na 3.ª edição) (WEISS, 2006), e McGill, em 1988 (KRAMER, 1988).

A epidemiologia clínica não forneceu apenas ferramentas metodológicas para melhorar as pesquisas clínicas, mas teve papel central em cinco processos necessários à tomada de decisões em saúde: geração de evidências, busca das evidências, avaliação crítica das evidências, aplicação das evidências e síntese das evidências. A expressão *medicina baseada em evidências* foi introduzida por Gordon Guyatt et al. (1992), significando uma nova abordagem para a prática e o ensino da medicina.

Podemos, então, definir epidemiologia clínica como uma ciência básica para a medicina clínica que estuda eventos clínicos em um grupo de pacientes similares, utilizando-se de métodos científicos rigorosos e adequados com o objetivo de produzir informações válidas e acuradas necessárias ao cuidado dos pacientes.

FORMULANDO QUESTÕES DE PESQUISA CLÍNICA

No processo de planejamento de uma pesquisa epidemiológica clínica, uma etapa fundamental consiste na formulação adequada de uma questão que se pretende responder por meio de estudo. A questão da pesquisa é a incerteza que o pesquisador pretende resolver sobre algum aspecto clínico de uma doença na população, estudando uma amostra de sujeitos. Essas questões podem surgir durante a prática clínica, mediante a leitura de um artigo científico ou de conferências, de observações de estudos anteriores ou mesmo durante uma conversa com um colega. Por exemplo, o uso contínuo de suplementação oral de cálcio aumenta o risco de infarto agudo do miocárdio? A heparina de baixo peso molecular é melhor do que a heparina não fracionada no tratamento da trombose venosa profunda? Essas questões iniciais devem ser mais bem elaboradas e estruturadas, suscitando questões clínicas que poderão ser respondidas por meio de um delineamento adequado de pesquisa.

Existem várias categorias de questões possíveis na prática clínica, incluindo aspectos relacionados com causa, risco, prevenção, diagnóstico, tratamento e prognóstico da doença. A formulação da questão clínica, o primeiro e mais importante passo de uma pesquisa, é um processo iterativo que envolve, entre outros fatores, conhecimentos sobre o assunto, domínio da literatura pertinente, considerações sobre a plausibilidade do estudo e recursos disponíveis.

Uma boa questão de pesquisa deve ser *factível*, *interessante*, *nova* (inovadora), *ética* e *relevante* (acrônimo FINER) (CUMMINGS et al., 2003):

- **Factível:** antes de começar qualquer estudo, é muito importante saber se o pesquisador tem domínio e experiência com o método e se terá número adequado de pacientes, tempo e recursos para responder a questão. Também é relevante focalizar-se numa questão mais importante ou nas mais importantes, pois, quando se amplia muito o escopo das questões, corre-se o risco de comprometer a viabilidade do estudo.
- **Interessante:** uma pesquisa exige dedicação, tempo, recursos e, algumas vezes, manejo de pacientes. Antes de despender tempo elaborando um projeto de pesquisa para responder uma determinada questão, é importante confirmar o interesse sobre ela com outros especialistas ou conhecedores do assunto.
- **Nova:** uma pesquisa que não acrescente informação nova à ciência médica não deveria, a princípio, ser realizada. Um estudo que meramente reitera o que já foi bem estabelecido não compensa o esforço e os recursos despendidos. No entanto, uma questão não precisa ser totalmente original. Algumas questões importantes não conseguem ser respondidas adequadamente por problemas de método (por exemplo, número insuficiente de pacientes e mensuração inadequada). Portanto, uma mesma questão pode ser novamente investigada quando existem condições para que se evitem as limitações metodológicas de estudos anteriores, para a análise da introdução de um avanço nas técnicas de mensuração ou para a comparação dos achados entre diferentes populações.

- **Ética:** pesquisas envolvendo seres humanos devem atender às exigências éticas fundamentais de autonomia dos sujeitos da pesquisa, beneficência (máximo de benefícios e mínimo de danos e riscos) e não maleficência (garantia de que danos previsíveis serão evitados). Portanto, se a questão ferir algum desses princípios, não deve ser estudada.
- **Relevante:** uma boa questão leva em consideração o impacto potencial da pesquisa no conhecimento científico, no cuidado do paciente e nas políticas de saúde.

A formulação de uma questão clínica do estudo deve levar em consideração quatro elementos: pacientes, intervenção (apenas para estudos de intervenção), comparação e desfechos. Na língua inglesa utiliza-se o acrônimo **PICO** (*Patients, Intervention, Comparison group, Outcomes*) (HAYNES et al., 2006). Por exemplo, diante de um paciente com trombose venosa profunda (paciente), a heparina de baixo peso molecular (intervenção) reduz mais a recorrência de tromboembolismo venoso (desfecho) e reduz o risco de sangramento (desfecho) do que a heparina não fracionada (comparação)?

ESCOLHENDO O DELINEAMENTO DE PESQUISA

Para cada categoria de questão clínica (risco, prevenção, diagnóstico, tratamento, prognóstico) existe um delineamento de pesquisa mais apropriado para ser utilizado na pesquisa. Delineamento ou desenho da pesquisa é uma visão geral, de maneira esquematizada, de como a pesquisa foi ou vai ser feita, com a estipulação dos fenômenos de interesse: (a) fator de estudo (exposição): é o agente em investigação (por exemplo, fator de risco, exposição, fator prognóstico, intervenção), que supostamente determina o desfecho de interesse; (b) desfecho de interesse: é o evento clínico em investigação (por exemplo, doença, complicação da doença, morte, efeito terapêutico, incapacidade), que supostamente é causado pelo fator de estudo (Quadro 8.1).

Os delineamentos básicos usados nos estudos epidemiológicos podem ser categorizados, de modo geral, em descritivos e analíticos, dependendo se o foco do estudo é a descrição das doenças ou se estuda seus determinantes, respectivamente. Os desenhos de estudo também podem ser classificados, com relação à linha do tempo, em retrospectivos, prospectivos ou transversais. Cada tipo de estudo tem suas vantagens e desvantagens,

QUADRO 8.1 Delineamentos mais adequados para o tipo de questão clínica, fator de estudo e desfecho de interesse

Questão clínica	Tipo de estudo	Fator de estudo	Desfecho de interesse
Etiologia/risco	Coorte/caso-controle	Fator de risco/etiologia	Doença
Diagnóstico	Acurácia	Teste diagnóstico	Doença
Intervenção/tratamento	Ensaio clínico controlado randomizado	Intervenção/tratamento	Evolução da doença
Prognóstico	Coorte	Fator prognóstico/doença	Evolução da doença

e a escolha do delineamento do estudo depende não só do tipo de questão clínica, mas também de outros aspectos, como frequência da ocorrência da doença na população, tempo de latência entre exposição e doença, tempo e recursos disponíveis para pesquisa e questões éticas (HENNEKENS et al., 1987).

Estudos descritivos

Como o próprio nome diz, os estudos descritivos descrevem as características gerais de determinada doença com relação às pessoas (por exemplo, sexo, raça, idade, estado civil, classe social, aspectos nutricionais, uso de medicamentos, manifestações clínicas), distribuição geográfica (por exemplo, variação da doença entre países ou dentro do mesmo país) e tempo de ocorrência (por exemplo, padrões sazonais, comparar frequências em períodos diferentes). Eles podem ser do tipo populacional, individual (relato de caso e série de casos) ou transversal. O estudo descritivo populacional utiliza-se de dados de uma população inteira e os compara com dados de outra população ou, então, compara dados da mesma população em épocas diferentes. Por exemplo, a incidência de febre por chikungunya no estado do Ceará no ano de 2016 pode ser comparada com a taxa em outros anos ou com as taxas de outros estados brasileiros.

O *relato de caso* é o tipo mais básico de estudo descritivo individual, consistindo numa descrição detalhada de aspectos novos relacionados com uma doença num único paciente. O exemplo mais clássico de um relato de caso foi a descrição, em 1961, de uma mulher de 40 anos de idade que desenvolveu embolia pulmonar 5 semanas após o início de contraceptivo oral para tratar endometriose (JORDAN, 1961). Até então, não se conhecia a associação de drogas anticonceptivas com manifestações tromboticas e essa publicação levantou várias hipóteses que foram, posteriormente, confirmadas por estudos analíticos.

O relato de caso pode ser expandido em uma *série de casos*, quando características de uma doença são descritas em mais de um paciente. Em 1981, o Centers for Disease Control and Prevention, em Los Angeles, descreveu cinco casos de homens jovens homossexuais, previamente saudáveis, que foram diagnosticados com pneumonia por *Pneumocystis jiroveci* entre 1980 e 1981. Essa série de casos alertou a comunidade médica para o surgimento de uma nova doença que, posteriormente, foi chamada síndrome da imunodeficiência adquirida. O fato de a pneumonia ter se instalado em homens jovens homossexuais levantou a hipótese de que algum aspecto do comportamento sexual pudesse estar relacionado com o risco da doença. Para comprovação dessa hipótese gerada nesse estudo descritivo, outros estudos, utilizando delineamentos diferentes (estudos analíticos), foram posteriormente desenvolvidos.

O estudo *transversal (cross-sectional)* coleta informações acerca do fator de estudo (exposição e não exposição) e do desfecho/doença (doença e não doença) num grupo de indivíduos no mesmo ponto do tempo. Esse momento de tempo pode ser um ponto fixo durante o curso de eventos (por exemplo, momento da entrada do indivíduo no primeiro emprego) ou um período especificado do estudo (1 mês, 1 ano). Assim, os estudos trans-versais produzem informações acerca da frequência (prevalência) tanto de uma doença na população e dos fatores de risco em determinado tempo como também podem encontrar associações. Portanto, os estudos transversais possibilitam o cálculo da razão de prevalências ou prevalência relativa.

No entanto, como as informações sobre exposição e doença são coletadas no mesmo momento, não se pode distinguir se a exposição precedeu o desenvolvimento da doença ou se a presença da doença afetou o nível de exposição do indivíduo. Somente estudos analíticos podem inferir uma relação de causa e efeito e, portanto, são delineamentos mais adequados para testar hipóteses surgidas em estudos descritivos. Supondo que um investigador planeja estudar a relação de infecção genital por clamídia em mulheres e o uso de contraceptivos orais, a população do estudo constará de todas as mulheres atendidas no ambulatório de doenças sexualmente transmissíveis (com infecção por clamídia e sem infecção por clamídia) e no momento da entrevista será investigado o uso ou não de contraceptivos orais durante o último ano (exposição e não exposição). Esse estudo tornará possível saber a prevalência de infecção por clamídia e a prevalência do uso de contraceptivos orais entre as mulheres do ambulatório, bem como se existe associação entre a infecção genital e o uso de contraceptivos orais. Se for encontrada associação positiva entre as variáveis, não se pode, no entanto, afirmar que exista relação de causalidade.

Tanto o uso de contraceptivos orais por parte das mulheres pode alterar o comportamento dos hábitos sexuais, facilitando o risco para infecção, como a presença de sintomas genitais ou o diagnóstico de infecção por clamídia pode influenciar o uso de contraceptivos por receio da mulher de engravidar na presença de doença sexualmente transmissível. Supondo que a prevalência de infecção por clamídia em usuárias de contraceptivos orais foi de 20% e em não usuárias foi de 10%, a taxa de prevalência foi de 2, ou seja, a infecção por clamídia está duas vezes mais associada com mulheres que usam contraceptivos orais do que com as que não usam.

Forças e fraquezas dos estudos transversais

A principal vantagem do estudo transversal é que as informações relativas à doença e ao fator de exposição são coletadas num mesmo momento, sem necessidade de seguimento e, consequentemente, de perdas dos sujeitos do estudo durante o seguimento. Isso promove resultados mais rápidos, muitas vezes com menos recursos do que os necessários nos estudos de seguimento. Outra vantagem desse delineamento é a possibilidade de cálculo da prevalência da doença e do fator de exposição na população estudada. Sua grande desvantagem é a incapacidade para estabelecer relação de causalidade entre os fatores estudados. No entanto, como salientado, eles são muito importantes para a elaboração de hipóteses que podem ser testadas por meio de delineamentos do tipo analítico.

Estudos analíticos

Os estudos analíticos propõem-se a testar a hipótese se o risco de ter ou não a doença é diferente entre os indivíduos expostos e não expostos a um fator de interesse. Para isso, usa-se sempre um grupo de comparação. Os estudos podem ser classificados como *observacionais* e *intervencionais* (experimentais). A principal diferença entre os dois está no papel desempenhado pelos investigadores. Nos estudos observacionais, os investigadores simplesmente observam o curso natural dos eventos, anotando quem é exposto ou não e quem desenvolve ou não o desfecho de interesse. Nos estudos intervencionais ou experimentais, os investigadores determinam a exposição e, depois, seguem os sujeitos para ver quem desenvolve ou não o desfecho. O delineamento do tipo transversal, embora possa ser considerado do tipo observacional, não é considerado analítico, uma vez que não testa hipóteses. Existem dois tipos básicos de estudos analíticos observacionais: *caso-controle* e *coorte*. Os estudos intervencionais são chamados *ensaios clínicos*.

Estudos de caso-controle

Esse delineamento parte de um grupo de indivíduos com determinada doença (casos) e de um grupo de indivíduos sem a doença (controles), buscando-se, em cada grupo, a presença ou ausência do fator de interesse no passado e comparando-se a proporção de indivíduos com a exposição em cada grupo. Nesse tipo de estudo, tanto a doença como a exposição já aconteceram mas, como se busca a exposição ou o fator de interesse no passado, ele é também retrospectivo. Essa é a diferença principal do delineamento do tipo transversal, que coleta informações relativas à doença e à exposição acontecendo no mesmo tempo.

No caso-controle, na maioria das vezes, a exposição só aconteceu no passado e não acontece mais ou, então, começou no passado e ainda está presente. Por exemplo, um investigador quer estudar a relação de determinada malformação congênita com uma droga usada durante a gravidez. Para isso, o investigador seleciona um grupo de mulheres que tiveram crianças com a anomalia congênita e outro grupo de mulheres que deram à luz crianças saudáveis. Ele investiga sistematicamente o emprego da referida medicação durante a gravidez nos dois grupos de mulheres e compara as proporções entre os grupos.

Outro exemplo: para se avaliar a possível relação entre câncer de bexiga e o uso de adoçantes artificiais, investigadores selecionaram pacientes internados com diagnóstico de câncer de bexiga e um grupo de controle de indivíduos saudáveis. Todos foram entrevistados em busca de informações referentes ao uso de adoçantes artificiais nas bebidas e alimentos iniciado no passado, mas ainda podendo ocorrer no momento do estudo.

Embora seja um tipo de estudo retrospectivo, pode-se estabelecer uma relação causal, mas não tão óbvia quanto em um estudo de coorte. A medida de associação utilizada nos estudos de caso-controle é a razão de chances (*odds ratio*). A razão de chances é a relação entre a proporção de doença entre os expostos e os não expostos. Supondo que no estudo de caso-controle de malformação congênita e exposição a determinada droga a frequência de anomalia congênita foi de 40% no grupo de mulheres que usaram a droga e de 5% no grupo

que não usou a droga, a razão de chances seria, portanto, 8. Isso significa que mulheres que dão à luz recém-nascidos com malformação congênita apresentam oito vezes mais chance de terem usado a referida medicação quando comparadas com mulheres que tiveram filhos saudáveis.

Forças e fraquezas dos estudos de caso-controle

Os estudos do tipo caso-controle são eficientes para o estudo de doenças raras ou que apresentem longo tempo de latência entre exposição e desfecho. Como se parte dos casos e busca-se a exposição, podem ser investigados múltiplos fatores de risco/exposição para uma única doença. Além disso, pode-se utilizar amostra menor do que outros estudos analíticos e com menos custo e tempo. As principais limitações desse tipo de estudo referem-se às suscetibilidades a dois tipos de vieses: seleção e memória (*recall bias*). A seleção dos casos e controles, bem como a coleta de informações relativas à exposição por intermédio da memória dos sujeitos da pesquisa, apresenta potencial para vieses, produzindo resultados não acurados. Também não é um estudo ideal para exposições raras, pois não se pode calcular a taxa de incidência da doença nos expostos e não expostos, mas apenas estudar um tipo de desfecho/doença. Em algumas situações, a relação temporal entre exposição e doença pode ser difícil de estabelecer.

Estudos de coorte

Coorte era o termo usado na Roma Antiga em referência a um grupo de soldados que marchavam juntos. Na epidemiologia clínica, o termo coorte representa um grupo de sujeitos seguidos longitudinalmente. Nos estudos de coorte, sujeitos são classificados de acordo com a presença ou ausência de determinado fator de interesse/exposição e, então, são seguidos por determinado tempo para se verificar quem desenvolve ou não o desfecho de interesse/doença. São estudos longitudinais, de seguimento e próprios para o cálculo de incidência da doença (casos novos). No momento em que o estado da exposição é definido, todos os sujeitos da pesquisa devem estar livres da doença em estudo. Desse modo, a sequência temporal entre exposição e doença pode ser claramente estabelecida.

Os estudos de coorte podem ser classificados como *retrospectivos* e *prospectivos*, dependendo da relação temporal entre o início do estudo e a ocorrência da doença. Por definição, os dois tipos de delineamento classificam os sujeitos do estudo com base na presença ou ausência da exposição. No retrospectivo, no entanto, todos os eventos importantes (exposição e doença) já aconteceram no momento em que o estudo é iniciado. As informações relativas à exposição foram documentadas ou registradas em uma coorte de sujeitos montada por outros motivos que não o estudo. Por exemplo, o investigador quer estudar a relação entre a menopausa precoce em mulheres com diagnóstico de lúpus eritematoso sistêmico (LES) e o uso de ciclofosfamida injetável. Como as pacientes fazem uso da medicação em regime hospitalar, as doses e as datas em que a medicação é administrada encontram-se sistematicamente registradas nos prontuários das pacientes. Portanto, os prontuários das pacientes com diagnóstico de LES serão analisados para determinação das que fizeram uso ou não de ciclofosfamida injetável, bem como o tempo de exposição e a dose cumulativa (fator de exposição), para depois ser identificado quem desenvolveu ou não menopausa precoce.

Já no estudo de coorte prospectivo, a doença/desfecho ainda não aconteceu. Nesse mesmo exemplo, uma coorte prospectiva poderia ser escolhida se todas as pacientes com LES fossem seguidas desde o início do diagnóstico, identificando as que estão fazendo uso de ciclofosfamida (exposição) e as que não estão (não exposição) e acompanhando as pacientes ao longo do tempo para ver quem desenvolve ou não menopausa precoce (desfecho). A grande vantagem do estudo prospectivo, nesse caso, é a coleta mais adequada dos dados referentes ao uso da ciclofosfamida, bem como de outros potenciais fatores de risco para menopausa precoce, diminuindo-se o viés de informação comum aos estudos retrospectivos.

A medida de associação entre exposição e desfecho utilizada nos estudos de coorte é o *risco relativo* (RR), razão entre a proporção de expostos à doença e a proporção de não expostos à doença. Em outras palavras, o RR é calculado dividindo-se a incidência da doença entre os expostos pela incidência e os não expostos. Ele representa quantas vezes é mais frequente o desfecho esperado na população que apresenta o fator de exposição em relação à que não apresenta esse fator. Se, por exemplo, um estudo hipotético que estuda a associação entre hipertensão arterial (exposição) na população e acidente cerebrovascular (desfecho) encontra um RR igual a 2, isso significa que os hipertensos apresentam duas vezes mais risco de desenvolver um acidente cerebrovascular do que os normotensos. Como o RR é uma divisão de duas taxas, se o resultado calculado é a unidade, isso significa que não existe associação entre a exposição e o desfecho, pois as incidências da doença entre expostos e não expostos são iguais. Quando o RR é menor do que a unidade, isso aponta para provável fator de proteção da exposição com relação ao desfecho.

Forças e fraquezas dos estudos de coorte

Como os fatores do estudo são medidos antes da ocorrência do desfecho, essa sequência temporal fortalece a inferência de que o fator pode ser a causa do desfecho. Portanto, os estudos de coorte são os mais adequados para a investigação de causalidade, fatores de risco e fatores prognósticos. São também de especial valor quando a exposição é rara e quando se quer estudar múltiplos desfechos de uma única exposição. Uma grande vantagem do estudo de coorte prospectivo é minimizar o viés de informação sobre a exposição de interesse, além de possibilitar o cálculo direto da incidência da doença entre expostos e não expostos. A coorte prospectiva é um delineamento caro e inadequado para o estudo de desfechos raros, pois necessita de amostra muito grande, seguida por tempo prolongado. Além disso, as perdas dos sujeitos da pesquisa durante o seguimento poderiam comprometer a validade dos resultados.

Ensaio clínico controlado

Enquanto nos estudos observacionais o investigador apenas observa a evolução dos grupos de sujeitos diferentes quanto ao fator em estudo, nos ensaios clínicos o investigador introduz uma intervenção e observa o efeito dessa nova variável nos desfechos clínicos. A intervenção pode ser uma medicação, cirurgia, programa educativo ou fisioterapêutico que, supostamente, melhora o curso de uma doença. O ensaio clínico controlado é *randomizado* quando a intervenção é alocada de maneira aleatória entre os sujeitos da pesquisa.

Os pacientes que serão estudados são selecionados de uma população com a mesma condição de interesse, aplicando critérios de inclusão e exclusão para entrarem no estudo. Esses critérios são estabelecidos com o propósito de aumentar a homogeneidade dos pacientes do estudo, aumentar a validade interna e facilitar a identificação do efeito relacionado com a intervenção. Os pacientes selecionados são, então, divididos em dois grupos (ou mais), usando o processo de randomização. Assim, cada paciente apresenta chance igual de receber ou não a intervenção, possibilitando que fatores relacionados com o prognóstico da doença, conhecidos ou não conhecidos, se distribuam mais igualmente entre os grupos de comparação. Um grupo, chamado grupo experimental, é exposto à intervenção; o outro grupo, chamado grupo de controle (ou de comparação), não recebe a intervenção em estudo, mas pode receber um tratamento placebo ou um tratamento já padronizado para a doença. Pode existir mais de um grupo de controle e também mais de um grupo experimental (por exemplo, doses diferentes da mesma medicação em estudo). Após a alocação randomizada, os pacientes são acompanhados e o curso da doença (desfecho) é registrado em ambos os grupos.

O conhecimento de qual intervenção o paciente está recebendo pode alterar o comportamento ou o registro dos desfechos de maneira enviesada por parte dos próprios pacientes e dos pesquisadores. Uma forma de minimizar esse efeito é por meio do "mascaramento" (*blinding*), quando os participantes (pacientes e pesquisadores) do estudo não têm conhecimento acerca de em qual grupo o paciente foi alocado. Uma forma de mascaramento em estudos para avaliação do efeito terapêutico de uma medicação, por exemplo, consiste no uso de placebo no grupo de controle, administrando-se uma substância com características físicas e posologia semelhantes às da droga em investigação, mas sem o princípio ativo. Entretanto, quando a intervenção é uma cirurgia, radioterapia, dieta ou fisioterapia, torna-se muito difícil o mascaramento dos participantes.

Os sujeitos do estudo devem ser acompanhados de modo semelhante durante todo o tempo do ensaio clínico, independentemente do grupo a que pertencem, utilizando-se as medidas mais adequadas para avaliação dos desfechos clinicamente relevantes para os pacientes e os médicos.

Os resultados do estudo podem ser analisados de duas maneiras: de acordo com o tratamento para o qual os pacientes foram randomizados, mesmo se durante o estudo houve qualquer desvio do protocolo (*análise de intenção de tratar*) ou de acordo com o tratamento que os pacientes realmente receberam no final do estudo (*análise exploratória ou por protocolo*). A escolha do tipo depende do tipo de questão que está sendo avaliada. Se, por exemplo, a questão é saber qual tratamento é melhor no momento da tomada de decisão pelo médico, a análise dos resultados deve se utilizar do princípio intenção de tratar. Esse princípio se beneficia do controle do confundimento fornecido pelo método de randomização. No entanto, quando muitos pacientes não recebem o tratamento para o qual foram randomizados, as diferenças de efetividade entre o grupo experimental e o de controle podem ser minimizadas, aumentando a chance de se observar um pequeno efeito ou mesmo nenhum efeito.

Além disso, é comum que o seguimento de alguns pacientes seja perdido no decorrer do estudo, não sendo possível computar seus desfechos na análise final dos resultados. Essa perda de seguimento, frequentemente não aleatória, entre os grupos pode produzir um viés por promover desequilíbrios entre os grupos. Uma maneira de se evitar tal viés é por meio do princípio da intenção de tratar. Se, por outro lado, a questão é se o tratamento experimental é realmente melhor, a análise mais adequada seria aquela por protocolo. O problema com esse tipo de análise é que ela fornece uma estimativa da magnitude do efeito apenas nos sujeitos aderentes, devendo ser interpretada com cuidado. Quando a maioria dos pacientes não recebe o tratamento para o qual foram randomizados, o princípio da randomização fica invalidado e o estudo passa a ser um estudo de coorte, e não um ensaio clínico controlado randomizado.

As medidas mais utilizadas no ensaio clínico para descrever o efeito de um tratamento estão sumarizadas no Quadro 8.2.

Forças e fraquezas dos ensaios clínicos

Os ensaios clínicos controlados randomizados são considerados os estudos padronizados de excelência para avaliação dos efeitos de uma intervenção. Ensaios com amostras grandes, randomizados e cuidadosamente desenhados, conduzidos e analisados podem promover a mais forte e direta evidência científica acerca da eficácia de um tratamento, pois conseguem diminuir os vieses próprios dos estudos epidemiológicos clínicos, aumentando a validade interna do estudo e o poder científico. No entanto, ensaios clínicos são estudos mais difíceis de realizar do que os estudos de coorte pelas questões práticas, econômicas e éticas envolvidas. Muitas vezes, não é possível encontrar o número suficiente de pacientes com a doença de interesse, em determinados lugar e tempo, o que limita o

poder de conclusão do estudo. Este aspecto pode ser resolvido por meio dos ensaios multicêntricos. Médicos e pacientes também podem ficar relutantes em aceitar que a escolha do tratamento seja decidida por investigadores por meio da randomização. O tempo muitas vezes longo para se completar um ensaio clínico pode ser outro fator limitante, especialmente quando as intervenções testadas são em doenças mais graves, como câncer e AIDS. Outras desvantagens dos ensaios clínicos são a abordagem de uma questão clínica restrita e, às vezes, a exposição dos sujeitos a potenciais danos.

AVALIANDO CAUSA, ETIOLOGIA E FATORES DE RISCO

O dicionário Aurélio define *causa* como "aquilo ou aquele que faz que uma coisa exista. Aquilo ou aquele que determina um acontecimento. Razão, motivo" (HOLANDA, 1998). Já o dicionário Stedman conceitua *causa* como "o que produz um efeito ou condição; o que dá origem a uma alteração mórbida ou doença" (STEDMAN, 1996). Ambos os dicionários conceituam *etiologia* como a ciência e o estudo das causas das doenças e seu modo de ação, enquanto *risco* é conceituado pelo dicionário Aurélio como "*perigo*". No contexto médico-sanitário, é a probabilidade de ocorrer algum evento considerado de algum modo prejudicial ou deletério. Como se pode notar, causa, etiologia e fatores de risco são temas imbricados e, por essa razão, estão discutidos em conjunto neste capítulo.

A elucidação da patogenia das doenças tem contribuído de modo decisivo para o avanço da ciência médica. No entanto, a doença também é determinada por causas menos específicas, ou fatores de risco, como as características comportamentais das pessoas ou de seu ambiente. Esses fatores podem ser ainda mais importantes como causas de doença do que os mecanismos patogênicos. Por esse motivo, enxergar a causalidade na medicina exclusivamente como um processo celular e subcelular restringe as possibilidades de intervenções clínicas benéficas. Causas de doenças podem ter mecanismos patogênicos próximos ou fatores mais remotos (genéticos, ambientais ou comportamentais). As intervenções médicas para prevenir ou reverter uma doença podem ocorrer em qualquer ponto de seu desenvolvimento, desde as origens remotas até os mecanismos mais próximos.

Do ponto de vista clínico, as relações entre causa e efeito embasam as atividades diagnósticas, preventivas e terapêuticas na clínica médica. As doenças têm, usualmente, muitas causas, embora uma possa predominar. Com frequência, muitas causas interagem umas com as outras de tal modo que o risco de doença seja maior do que o esperado pela simples combinação dos efeitos das causas individuais tomadas separadamente. Em outros casos, a presença de uma terceira variável modificadora de efeito altera a força da relação de causa e efeito entre as duas variáveis.

A defesa da causalidade se constrói usualmente ao longo do tempo, a partir de vários estudos diferentes. Ela repousa, inicialmente, no peso do delineamento da pesquisa usado para estabelecê-la. Alguns estudos populacionais podem sugerir relações causais quando uma dada exposição de grupos de pessoas é seguida por um dado efeito.

QUADRO 8.2 Medidas para descrever efeitos do tratamento

Medida	Definição
Redução do risco relativo (RRR)	Taxa do evento no grupo de controle – taxa do evento no grupo tratado Taxa do evento no grupo de controle
Redução do risco absoluto (RRA)	Taxa do evento no grupo de controle – taxa do evento no grupo tratado
Número necessário para tratar (NNT)	1 Taxa do evento no grupo de controle – taxa do evento no grupo tratado

Os elementos que fortalecem um argumento para uma relação de causa e efeito são: relação temporal apropriada, força da associação entre suposta causa e efeito, existência da relação dose-resposta, queda no risco com a remoção da causa proposta e consistência dos resultados de muitos estudos. Plausibilidade biológica e analogia com fatos conhecidos também são elementos que favorecem a causalidade.

Estabelecendo relações de causa e efeito

Do ponto de vista da pesquisa clínica, a elucidação da causalidade deveria ser examinada de tantos modos diferentes quanto possíveis para a construção de evidências a favor ou contra a causalidade. No entanto, nem sempre é possível tanta precisão. A fim de minimizar a chance de erro, é necessário averiguar como o estudo foi feito e quão livre de viés ele está (validade interna do estudo). Em outras palavras, antes de decidir se existe verdadeira associação entre a causa e o efeito em estudo, é necessário avaliar se essa associação é real ou um artefato resultante de viés da pesquisa ou, ainda, resultado de uma variação aleatória. Se os erros metodológico e aleatório forem improváveis, a relação causal será provável.

Fletcher & Fletcher (2014) sumarizaram o postulado de Bradford-Hill (1965), segundo o qual um conjunto de elementos deve ser avaliado antes de se considerar se a relação entre uma doença e um fator ambiental é causal ou se é apenas uma associação (Quadro 8.3).

Temporalidade

Muitos estudos transversais e de caso-controle medem a causa proposta e o efeito no mesmo tempo, estabelecendo-se um pressuposto de que uma variável preceda a outra, sem estabelecer de fato que é assim. Pelo postulado de Bradford-Hill, num estudo clínico que objetive estabelecer uma relação de causa e efeito, a causa deve, obviamente, preceder o efeito. Por outro lado, é importante ressaltar, também, que uma sequência temporal apropriada é passo importante para a qualidade de um estudo, mas não é suficiente para estabelecer a força de uma evidência.

QUADRO 8.3 Evidências para uma associação de causa e efeito

Critérios	Comentários
Temporalidade	Causa precede o efeito
Força	Risco relativo grande
Dose-resposta	Maiores exposições à causa associada a maiores taxas de doenças
Reversibilidade	Redução na exposição associada a taxas mais baixas da doença
Consistência	Observada repetidamente por diferentes pessoas em locais, circunstâncias e tempos diferentes
Plausibilidade biológica	Faz sentido de acordo com o conhecimento biológico da época
Especificidade	Uma causa leva a um efeito
Analogia	Relação de causa e efeito já estabelecida para uma exposição ou doença similar

Força da associação

A força de uma associação deve ser estabelecida por meio do RR, que nos diz o quanto é mais provável que um evento ocorra no grupo de tratamento em relação ao grupo de controle. Assim, se o RR for igual a 1, significa que não há diferença entre os dois grupos. Se o RR for < 1, significa que o tratamento reduz o risco de evento. Por sua vez, um RR > 1 significa que o tratamento aumenta o risco do evento.

Relação dose-resposta

A relação dose-resposta está presente quando variações da quantidade da exposição proposta se associam a variações de efeito. A demonstração de uma relação dose-resposta fortalece a suposição de causa e efeito, embora seja necessário que outras evidências também sejam demonstradas. Isoladamente, uma curva dose-resposta não é uma forte evidência para estabelecer causalidade.

Associações reversíveis

Se ao retirarmos um potencial fator de risco houver redução na incidência de um evento, isto é, o evento é reversível com a redução da exposição, teremos então uma forte evidência de causalidade. No entanto, essa evidência também não é infalível e deve requerer que outras evidências em conjunto sejam demonstradas.

Consistência

Quando diversos estudos, realizados em tempos diferentes, locais diferentes e com diferentes tipos de pacientes, chegam todos à mesma conclusão, a evidência para a relação de causa e efeito se fortalece. A causalidade fica especialmente fortalecida quando estudos com diferentes delineamentos de pesquisa chegam a conclusões semelhantes.

Plausibilidade biológica

A plausibilidade biológica depende do contexto científico da época. Com as constantes descobertas, a plausibilidade pode variar. Assim, se houver uma justificativa biológica plausível, esta pode contribuir com a evidência da causalidade, enquanto esta for verdadeira.

Analogia

O argumento de causa e efeito será fortalecido se houver exemplos de causas bem estabelecidas, análogas àquela em questão, embora seja uma fraca força de evidência para comprovar causalidade.

Fatores de risco

Fatores de risco são características associadas a maior risco para o desenvolvimento de determinada doença. Mesmo que um fator de risco não cause a doença, sua presença torna possível predizer a probabilidade de que a doença venha a acontecer. A maioria dos fatores de risco suspeitados não pode ser manipulada com finalidade experimental; assim, os estudos baseiam-se na observação das pessoas com fatores de risco e doença.

Existem diferentes tipos de fatores de risco. Alguns são herdados, como o haplótipo HLA-B27, cuja presença aumenta o risco de espondiloartropatias (por exemplo, espondilite anquilosante). Outros fatores de risco são ambientais (por exemplo, agentes infecciosos, drogas e toxinas). Outros são sociais, como, por exemplo, densidade alta de pessoas no domicílio (que aumenta as taxas de doenças físicas e emocionais), e outros são comportamentais, como fumo, álcool, sedentarismo, exposição solar, múltiplos parceiros sexuais etc. Quando dizemos que uma pessoa foi exposta a um fator de risco, isso significa que essa pessoa, antes de ficar doente, esteve em contato com ou manifestou o fator em questão. A exposição pode acontecer de modo pontual, como no caso da exposição à irradiação durante um acidente nuclear, ou ao longo do tempo, como no caso do tabagismo, alcoolismo, sedentarismo, exposição ocupacional à sílica etc.

A intensidade da exposição também é uma questão importante e pode ser caracterizada de várias maneiras: exposição ocasional, exposição atual, dose atual, dose cumulativa total, tempo de exposição, tempo desde o primeiro contato etc. A escolha da maneira mais adequada de medir a exposição nos estudos sobre fatores de risco deve ser baseada em informações conceituais, fisiopatológicas e científicas prévias ao estudo. Por exemplo, a exposição crônica e cumulativa aos raios solares está mais associada a câncer de pele que não o melanoma, enquanto episódios de exposição intensa estão mais relacionados com melanoma.

Estudos que analisam causa/risco

Os delineamentos de estudo mais adequados para se estabelecer relação de causalidade seriam os experimentais, em que um grupo de sujeitos seria alocado para receber o fator de exposição (risco ou causa) e outro grupo não receberia o fator, de modo aleatório, sendo ambos acompanhados prospectivamente para a determinação do desfecho. No entanto, sabemos que, na maioria das situações, esse tipo de estudo é impossível ou não ético. Por exemplo, não se pode fazer um ensaio clínico para avaliação do papel causal ou de risco do tabagismo em vários tipos de câncer. Também não se consegue fazer um ensaio clínico para estudar o uso do celular como fator de risco para câncer de cérebro. Os pesquisadores não podem expor pessoas a potenciais fatores de risco mesmo com propósitos científicos.

Portanto, os estudos mais indicados são os observacionais do tipo coorte, seguidos pelos estudos do tipo caso-controle e, por último, os transversais. Por exemplo, indivíduos fumantes e não fumantes podem ser acompanhados ao longo do tempo para ver quem desenvolve ou não câncer de pulmão (estudo de coorte), ou pacientes com câncer de pulmão e pacientes sem câncer de pulmão podem ser investigados quanto à exposição passada ao fumo (estudo de caso-controle) ou, ainda, um grupo de pacientes com câncer e um de pessoas sem câncer são investigados em determinado tempo com relação à presença ou ausência de tabagismo (transversal). Obviamente, cada delineamento traz vantagens e desvantagens, já expressas anteriormente.

AVALIANDO PROPRIEDADES DOS TESTES DIAGNÓSTICOS

O diagnóstico clínico é etapa fundamental na prática médica e baseia-se, principalmente, em dados provenientes da anamnese, do exame físico e dos exames complementares. Consideraremos, portanto, *teste diagnóstico* como qualquer informação que possa contribuir no processo diagnóstico, aumentando ou diminuindo a probabilidade de determinada doença. Em cenário ideal, um teste diagnóstico positivo deveria indicar presença de doença e um negativo deveria indicar ausência da doença. No entanto, na vida real todos os testes são falíveis, e estabelecer um diagnóstico é um processo imperfeito, resultando em probabilidade e não em certeza.

Cada vez que surge uma informação importante para o diagnóstico, a probabilidade de uma doença em particular estar presente oscila de zero a 100%. Assim, o objetivo de um teste diagnóstico é mudar a estimativa de probabilidade de uma doença para mais ou para menos. Quando a probabilidade da presença de uma doença se aproxima de 100%, confirma-se a presença da doença; quando a probabilidade se aproxima do zero, afasta-se o diagnóstico daquela doença. O desafio para o clínico é coletar informações que irão promover a melhora progressiva na probabilidade até que a presença de uma doença seja confirmada ou afastada.

ESTABELECENDO AS PROPRIEDADES DE UM TESTE DIAGNÓSTICO

Para que um novo teste diagnóstico seja inserido na prática clínica e incorporado no processo diagnóstico devem ser demonstradas, inicialmente, suas propriedades diagnósticas com relação a suas reprodutibilidade e acurácia, bem como sua factibilidade e impacto nas decisões clínicas (Quadro 8.4).

QUADRO 8.4 Questões usadas para determinar a utilidade de um teste diagnóstico e delineamentos possíveis

Questão	Delineamentos possíveis
Qual é a reprodutibilidade do teste?	Estudos de variabilidade intra e interobservador e intra e interlaboratório
Qual é a acurácia do teste?	Delineamentos como o transversal, caso-controle e coorte, em que se compara o resultado do teste com um "padrão-ouro"
Com que frequência os resultados do teste afetam as decisões clínicas?	Estudos de rendimento diagnóstico, análises de decisão clínica pré e pós-teste
Quais são os custos, os riscos e a aceitabilidade do teste?	Estudos prospectivos ou retrospectivos
A realização do teste melhora o desfecho clínico ou produz efeitos adversos?	Ensaios randomizados ou estudos de coorte ou de caso-controle nos quais a variável preditora é a aplicação do teste e a de desfecho inclui morbidade, mortalidade ou custos relacionados com a doença ou seu tratamento

Fonte: adaptado de Newman, 2003.

A *acurácia* do teste é determinada pela comparação entre o resultado do teste num grupo de pacientes com a doença e o de outro grupo de pacientes sem a doença. A classificação de "doentes" e "não doentes" é realizada utilizando-se um teste *padrão-ouro* para o diagnóstico da doença em questão. Certas doenças contam com um exame padrão-ouro (por exemplo, cultura de garganta positiva para estreptococo), utilizado como indicador da presença ou ausência da doença. Em outras situações, o padrão-ouro é uma definição (por exemplo, doença coronariana é definida quando se encontra uma obstrução de 50% na angiografia de pelo menos uma coronária) ou um conjunto de manifestações clínicas e de exames complementares (por exemplo, lúpus eritematoso sistêmico é definido quando se encontram pelo menos quatro de 17 manifestações clínicas e laboratoriais).

Algumas vezes, o padrão-ouro para diagnóstico de determinada doença é caro, invasivo ou de risco para o paciente. Nessas situações, os clínicos preferem utilizar-se de testes mais simples, pelo menos inicialmente. Raios X de tórax e esfregaço de secreção do escarro, por exemplo, podem ser suficientes para diagnosticar a causa de uma pneumonia, em vez de se lançar mão de uma biópsia pulmonar. Eletrocardiograma e exames de sangue também podem ser usados, inicialmente, para diagnóstico de infarto agudo do miocárdio, antes do cateterismo cardíaco. O problema da utilização de exames mais simples para o diagnóstico reside na possibilidade de classificar erroneamente (*misclassification*) o paciente como "não doente" quando ele, na verdade, tem a doença. Portanto, testes mais simples só são úteis quando os riscos de *misclassification* são conhecidos e aceitavelmente baixos.

Uma maneira simples de se visualizar a relação entre os resultados do teste e o diagnóstico verdadeiro é por meio de uma *tabela 2×2* (Figura 8.1). O teste é considerado positivo (anormal) ou negativo (normal) e a doença pode estar presente ou ausente. Existem, portanto, quatro tipos possíveis de resultados do teste: quando o sujeito tem a doença e o teste é positivo, o teste é *verdadeiramente positivo*; quando ele é negativo na ausência da doença, ele é *verdadeiramente negativo*; se, por outro lado, o teste é negativo na presença da doença, ele é *falso-negativo*; quando positivo na ausência da doença, ele é *falso-positivo*.

Sensibilidade e especificidade

A *sensibilidade* de um teste diagnóstico é definida como a proporção de pessoas com a doença que têm o teste positivo para a doença. Observando a tabela 2×2 (Figura 8.1), é possível calcular a sensibilidade dividindo os verdadeiramente positivos pelo total de pacientes com a doença (a/a+c). *Especificidade* é a proporção de pessoas sem a doença que apresentam o teste negativo (d/b+d). Essas propriedades dos testes devem ser levadas em consideração pelo clínico quando o teste é selecionado, ou seja, antes de sua solicitação.

Um teste com alta sensibilidade deve ser selecionado quando se quer diagnosticar todos os indivíduos com a doença, sem perder nenhum caso. Outra indicação de um teste altamente sensível é na avaliação inicial do diagnóstico diferencial, quando muitas possibilidades são consideradas. Nesse caso, se o teste resultar negativo, praticamente se exclui aquela doença considerada no diagnóstico diferencial. Por exemplo, a sensibilidade do fator antinúcleo (FAN) no diagnóstico do lúpus eritematoso sistêmico (LES) é de aproximadamente 98%. Na abordagem de uma paciente com queixas articulares, onde várias condições são consideradas, um teste de FAN não reagente (negativo) praticamente afasta o diagnóstico de LES. Em síntese, um teste muito sensível é mais útil para o médico quando ele resulta negativo, pois praticamente exclui a doença.

Um teste com alta especificidade deve ser selecionado para confirmar o diagnóstico que foi sugerido por outros dados ou exames, pois um teste muito específico é raramente positivo na ausência da doença. Teste com especificidade alta também deve ser considerado quando resultados falso-positivos podem prejudicar o paciente. Por exemplo, perante a suspeita de infecção pelo HIV e positividade pelo teste de ELISA (alta sensibilidade), torna-se necessário realizar um teste mais específico para confirmar o diagnóstico de infecção pelo HIV, o que é feito utilizando-se o *Western blot*. Antes de se programar cirurgia, quimioterapia e/ou radioterapia diante de um nódulo mamário suspeito à mamografia, torna-se necessária uma biópsia do tecido (teste mais específico) para confirmar o diagnóstico de câncer de mama.

O ideal seria um teste diagnóstico com altas sensibilidade e especificidade. No entanto, isso nem sempre é possível e, quando se ganha muito em especificidade, perde-se em sensibilidade, e vice-versa. Em situações em que o resultado do teste cai dentro de uma faixa contínua entre valores normais e anormais, para cada *ponto de corte* (*cutoff*) existem uma sensibilidade e uma especificidade. Por exemplo, à medida que os valores do antígeno prostático específico (PSA) aumentam, a sensibilidade diminui e a especificidade aumenta. O Quadro 8.5 exemplifica a relação de vários pontos de corte do PSA com câncer de próstata, em estudo realizado em homens afro-americanos com idade entre 70 e 79 anos (MORGAN et al., 1996).

A relação entre sensibilidade e especificidade pode ser representada graficamente por meio de uma curva chamada *curva ROC* (*receiver-operating characteristic*). Ela é construída colocando-se as taxas de verdadeiro-positivos (os valores da sensibilidade) num eixo e as taxas de falso-positivos (1 – especificidade) no outro eixo, para cada ponto de corte do exame. Teste de bom poder discriminatório concentra os pontos de corte mais para o canto superior esquerdo da curva, onde a sensibilidade é mais alta, sem perda da especificidade. A área sob a curva ROC também pode ser calculada para se medir a acurácia do teste: quanto maior a área, melhor o teste. Uma

	DOENÇA PRESENTE	DOENÇA AUSENTE
TESTE POSITIVO	Verdadeiro--positivo **a**	Falso-positivo **b**
TESTE NEGATIVO	Falso-negativo **c**	Verdadeiro--negativo **d**

FIGURA 8.1 Relação entre o resultado de um teste diagnóstico (positivo ou negativo) e a ocorrência da doença (presente ou ausente).

QUADRO 8.5 Valores da sensibilidade e da especificidade dependendo da dosagem de PSA para detecção de câncer de próstata em homens afro-americanos de 70 a 79 anos

Nível de PSA (ng/mL)	Sensibilidade	Especificidade
1,0	100	21
2,0	100	48
3,0	100	60
4,0	99	73
5,0	96	76
6,0	94	79
7,0	90	83
8,0	90	88
9,0	68	90
10,0	54	93
11,0	47	94
12,0	30	95
13,0	23	96
14,0	17	97
15,0	11	97

Fonte: adaptado de Morgan, 1996.

área de 100% indica um teste perfeito, e uma área de 50% indica que o teste é incapaz de distinguir pessoas com e sem a doença de interesse.

Áreas de testes diagnósticos diferentes podem ser comparadas para identificação do teste com melhor valor diagnóstico. Um estudo brasileiro com crianças de 2 a 11 anos de idade com obesidade e sobrepeso teve como objetivo determinar o melhor ponto de corte de um índice para avaliar resistência à insulina, chamado *homeostasis model assessment for insulin resistance* (HOMA-IR), que melhor identificasse a síndrome metabólica em crianças (MADEIRA et al., 2008). A curva ROC, construída a partir da representação gráfica dos valores de sensibilidade e especificidade encontrados, está representada na Figura 8.2. Dos pontos de corte de HOMA-IR

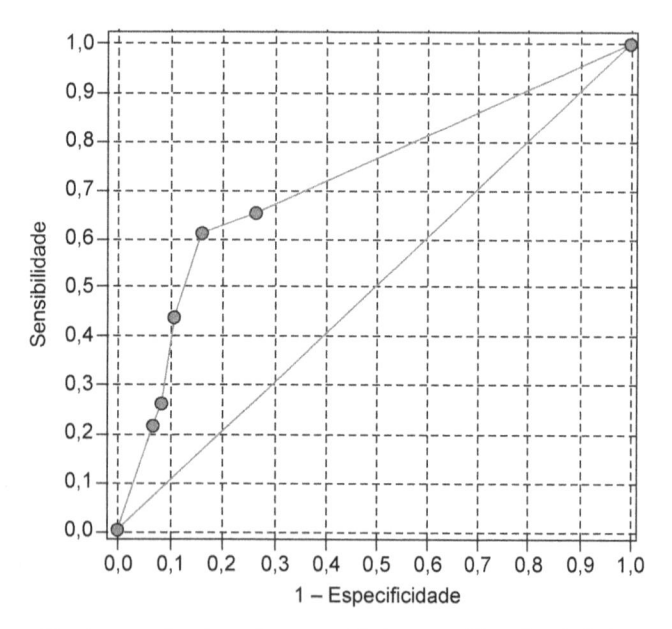

Os cinco pontos de corte representados no gráfico são, de baixo para cima: 3,8; 4,45; 3,16; 2,5 e 2

FIGURA 8.2 Curva ROC de pontos de corte de HOMA-IR para detecção de síndrome metabólica em crianças pré-púberes. (Fonte: extraída de Madeira et al., 2008.)

testados, o que se situou no ombro da curva foi o de 2,5. A acurácia do teste, determinada pela área sob a curva ROC, foi de 72% (IC 95%: 60% a 83%).

Valor preditivo

Sensibilidade e especificidade são propriedades de um teste que devem ser levadas em consideração ao se decidir sobre qual teste será solicitado. Perante o resultado do exame positivo ou negativo, o médico precisa agora saber se o paciente tem ou não a doença. Quando o resultado do teste foi positivo, a probabilidade de doença é chamada *valor preditivo positivo* (a/a+b). *Valor preditivo negativo* é a probabilidade de não se ter a doença, dado que o resultado do teste foi negativo (d/c+d).

O valor preditivo (VP) de um teste depende da sensibilidade, da especificidade e também da prevalência da doença (probabilidade pré-teste da doença) na população estudada. O resultado positivo de um teste, mesmo que seja muito específico, poderá ser falso-positivo quando aplicado em paciente com baixa probabilidade de ter a doença. Por outro lado, o resultado negativo de um teste, mesmo que seja muito sensível, provavelmente é falso-negativo quando aplicado num contexto em que a prevalência da doença é alta.

Portanto, ao se extrapolarem dados de um estudo científico da literatura acerca dos valores preditivos de determinado teste, deve ser levada em consideração a prevalência da doença no local do estudo. Em geral, esses estudos são realizados com pacientes de hospitais universitários, onde a frequência da doença pode ser muito mais alta do que em outros contextos da prática médica, como ambulatórios na assistência básica de saúde ou mesmo em consultórios privados.

Uma maneira de se calcular também o valor preditivo positivo levando em consideração a prevalência é por meio da seguinte fórmula matemática:

$$\text{VP positivo} = \frac{\text{sensibilidade} \times \text{prevalência}}{(\text{sensibilidade} \times \text{prevalência}) + (1 - \text{especificidade}) \times (1 - \text{prevalência})}$$

Razão de verossimilhança ou razão de probabilidades (likelihood rations)

Razão de verossimilhança (RV) é outro modo, melhor do que a sensibilidade e a especificidade, de avaliação das propriedades do teste diagnóstico. A razão de verossimilhança expressa quantas vezes o resultado de determinado teste diagnóstico é mais provável (ou menos provável) em indivíduos com a doença, quando comparados com indivíduos sem a doença. Ela pode ser positiva ou negativa, dependendo de o resultado do teste ser positivo ou negativo, respectivamente. O cálculo da RV positiva e negativa é feito conforme as fórmulas a seguir:

$$\text{RV positiva} = \frac{\text{Proporção de pessoas com a doença e teste positivo (sensibilidade)}}{\text{Proporção de pessoas sem a doença com o teste positivo (1 - especificidade)}}$$

$$\text{RV negativa} = \frac{\text{Proporção de pessoas com a doença e}}{\text{Proporção de pessoas sem a doença}}$$
$$\frac{\text{teste negativo (1 – sensibilidade)}}{\text{com o teste negativo (especificidade)}}$$

Multiplicando a RV pela probabilidade pré-teste de doença (prevalência), teremos a probabilidade pós-teste de doença. Portanto, a RV indica quanto o resultado de um teste diagnóstico aumenta ou diminui a probabilidade pré-teste de se ter determinada doença. Quando a RV é igual à unidade, isso significa que o resultado do teste não ofereceu vantagem nenhuma ao diagnóstico, pois a probabilidade pós-teste é a mesma da probabilidade pré-teste. Se a RV é maior do que a unidade, significa que a probabilidade pós-teste foi maior do que a pré-teste e, portanto, o teste aumentou a probabilidade do diagnóstico. Quanto maior a RV, melhor o resultado do teste para confirmação de um diagnóstico. Se a RV é menor do que a unidade, significa que a probabilidade pós-teste foi menor do que a pré-teste e, portanto, o teste diminuiu a probabilidade do diagnóstico. Quanto menor a RV (quanto mais próxima ela for de zero), melhor o resultado do teste para exclusão da doença.

A razão de verossimilhança apresenta várias vantagens sobre as outras propriedades dos testes diagnósticos: (a) sumariza a mesma informação da sensibilidade e especificidade numa mesma medida; (b) não varia com a prevalência; (c) pode ser calculada para vários pontos de corte dos resultados de um mesmo teste; (d) pode ser calculada para múltiplos testes no processo diagnóstico.

Estudos que avaliam propriedades diagnósticas de um teste

Estudos de acurácia de um teste são delineados utilizando-se os princípios dos estudos de caso-controle ou transversais. No caso-controle, sujeitos com e sem a doença são amostrados separadamente e os resultados dos testes nos dois grupos são comparados. Em razão do grande potencial para vários vieses nesse tipo de estudo, amostragem de caso-controle para testes diagnósticos só deve ser usada em caso de diagnóstico raro. O delineamento transversal é o mais adequado quando, numa amostra representativa de pacientes que podem ou não ter a doença, é realizado o teste em questão em todos os pacientes. Um padrão-ouro para o diagnóstico da doença também é aplicado em todos os pacientes, independentemente do resultado do teste em estudo, separando os que apresentam a doença em questão dos que não apresentam a doença.

AVALIANDO TRATAMENTO

Os estudos que avaliam tratamento são denominados estudos experimentais, estudos de intervenção ou, mais comumente, *ensaios clínicos* (HAYNES et al., 2006; SACKETT, 2006; FLETCHER & FLETCHER, 2014). Esse modelo pode ser controlado ou não controlado. Definem-se ensaios clínicos controlados como aqueles modelos nos quais o medicamento ou procedimento experimental é comparado com outro medicamento ou procedimento, que pode ser um placebo ou algum outro medicamento com aceitação estabelecida. Já os ensaios não controlados são aqueles nos quais a experiência dos pesquisadores com o fármaco ou o procedimento experimental é descrita, porém o tratamento não é comparado com outro tratamento, pelo menos formalmente. Cumpre enfatizar que, como o objetivo de um estudo que avalia tratamento é determinar se o tratamento em questão faz diferença, os estudos controlados são considerados de maior validade em comparação com os estudos não controlados.

Um modo de controlar um estudo é tendo dois grupos de comparação: um que recebe o procedimento experimental (*grupo experimental*) e o outro que recebe o placebo ou o experimento convencional (*grupo controle*). Os grupos experimental e controle devem ser tratados do mesmo modo, exceto quanto ao próprio experimento, de modo que quaisquer diferenças entre os grupos sejam mais provavelmente devidas ao procedimento em estudo (intervenção) e não a outros fatores. A melhor maneira de assegurar que os grupos sejam tratados de modo semelhante consiste em planejar intervenções para ambos os grupos no mesmo período durante o estudo. Desse modo, os estudos adquirem controle concorrente.

Para reduzir as oportunidades de os sujeitos da pesquisa (pacientes) ou os pesquisadores influenciarem a medida dos efeitos das intervenções, utiliza-se do *mascaramento* (*blinding*), técnica em que os participantes do estudo não tomam conhecimento do grupo de tratamento no qual os pacientes foram randomizados (se estão recebendo a intervenção experimental ou controle). No caso de nem os sujeitos do estudo nem os pesquisadores conhecerem qual tratamento está sendo feito, o estudo é chamado *duplo-cego* (*double-blind*). Quando apenas os sujeitos da pesquisa não sabem, o estudo se chama *estudo cego* ou *unicego* (*single-blind*). Se outros participantes envolvidos no estudo (por exemplo, médico que avalia resultado de raios X ou de biópsias) são mascarados quanto ao grupo a que os pacientes pertencem, então o estudo é chamado *triplo-cego* (*triple-blind*).

Outra questão importante a ser definida nos ensaios clínicos refere-se à alocação dos pacientes nos grupos de controle e de intervenção. A melhor maneira é mediante designação aleatória. Nessa situação, o estudo é considerado um *ensaio clínico randomizado*. A randomização consiste em alocar cada paciente do estudo de maneira aleatória no grupo experimental ou controle, utilizando-se de princípios semelhantes ao lançamento de uma moeda. Cada vez que se lança uma moeda, a probabilidade de resultar em cara ou coroa é igual. Pelo método de randomização, cada paciente tem chance igual de ficar em um ou em outro grupo de comparação. Assim, todos os fatores conhecidos e não conhecidos relacionados com os desfechos tendem a ficar igualmente distribuídos entre os grupos. Alocação randômica, no entanto, não garante que os grupos fiquem similares, principalmente se o número de pacientes do estudo é pequeno.

Pelo exposto, podemos categorizar os ensaios clínicos conforme: a presença ou não de um comparativo (controlado e não controlado); conhecimento para qual grupo de tratamento o paciente foi randomizado (cego, duplo-cego, triplo-cego ou não cego); e o modo de alocação dos pacientes entre os grupos (randomizado e não randomizado). Os ensaios clínicos também podem ser classificados de acordo com a maneira como se analisam os resultados da intervenção: se em situação ideal ou no mundo real. Estudos que são realizados sob circunstâncias ideais, que incluem amostra de pacientes com rigorosos critérios de inclusão e exclusão, que recebem e aderem às intervenções e que recebem o melhor tratamento (situação ideal), são chamados ensaios de *eficácia*. Já os estudos desenhados para as circunstâncias reais, em que os pacientes podem não aderir ao tratamento, trocar de tratamento, sair do estudo e onde as condições para o estudo não são as melhores, são chamados ensaios de *efetividade*.

Os ensaios clínicos duplo-cegos (ou triplo-cegos) e randomizados são, portanto, considerados como epítome de todos os delineamentos de pesquisa porque fornecem as provas mais sólidas para a conclusão da relação causal, bem como maior segurança de que o resultado foi consequência da intervenção. Por essa razão, são denominados delineamentos padrão-ouro. Apesar dessa preciosidade, apresentam como desvantagem o fato de serem estudos dispendiosos e exigirem um tempo relativamente longo para que seus resultados sejam confiáveis. Adicionalmente, alguns critérios precisam ser estabelecidos para que o estudo tenha uma metodologia válida com resultados reprodutíveis e aplicáveis.

Validade interna do ensaio clínico

A fim de definir a validade de um ensaio clínico, algumas premissas precisam ser respeitadas. No processo metodológico, as perguntas se direcionam ao recrutamento, à alocação, ao seguimento, à manutenção do controle e randomização e, por fim, aos desfechos selecionados.

Quanto ao recrutamento, é importante nos certificarmos de que os indivíduos selecionados foram representativos da população-alvo. Para respondermos essa questão é necessário avaliarmos os critérios de elegibilidade dos pacientes. Ensaios clínicos utilizam-se de rígidos *critérios de inclusão e exclusão* para participação dos sujeitos no estudo com o propósito de aumentar a homogeneidade dos pacientes. Embora esse procedimento aumente a validade interna do estudo, também reduz a generalização dos resultados. Desse modo, os critérios de inclusão e exclusão devem ser explícitos e explicativos o suficiente para que o leitor possa avaliar se o perfil dos pacientes na prática é semelhante ao dos pacientes do estudo. Assim, se um estudo incluiu somente pacientes em estágio leve da doença, sem quaisquer complicações, é pouco provável que seus resultados possam ser extrapolados para outro grupo de pacientes com doença em estágio mais avançado e com outras comorbidades.

No que concerne à *alocação*, é necessário aqui que o estudo deixe explícito o modo pelo qual os pacientes foram distribuídos entre os grupos. É necessário que sejam comparáveis desde o início do estudo. Se um grupo tiver diferenças significativas de idade, comorbidades, estágios diferentes da doença e qualidade de vida, dentre outros, formam-se grupos diferentes e pouco comparativos, comprometendo a validade da metodologia proposta. O método mais adequado de alocação, como já salientado, é a *randomização* que, quando bem empregada, permite que características dos pacientes que podem influenciar os desfechos fiquem igualmente distribuídas entre os grupos de comparação.

Assim, se os grupos são similares e a única diferença entre eles é a intervenção, as diferenças que ocorrerem na evolução dos pacientes poderão ser atribuídas à intervenção. Em geral, os ensaios clínicos randomizados apresentam na seção de resultados uma tabela comparando as características iniciais (*baseline characteristics*) dos pacientes nos dois grupos, principalmente aqueles fatores conhecidos que poderiam influenciar a evolução dos pacientes. Se os grupos se apresentarem muito diferentes, significa que a randomização não cumpriu seu objetivo principal, e isso poderá comprometer muito os resultados. Por exemplo, suponha-se que uma droga A (experimental) mostrou-se mais eficaz (reduziu as complicações vasculares) do que uma droga B (controle) num ensaio clínico randomizado com pacientes diabéticos tipo II. No entanto, ao analisarmos as características iniciais dos pacientes, constatamos que os pacientes do grupo experimental apresentavam menor tempo de doença, eram mais jovens, fumavam menos ou tinham menos comorbidades (por exemplo, hipertensão arterial, dislipidemias), fatores que podem ter influenciado o melhor resultado nesse grupo.

O *seguimento (follow-up)* de um ensaio clínico consiste numa etapa delicada. É necessário que os grupos tenham recebido manejo semelhante e que esse acompanhamento tenha sido adequado e por tempo suficiente para o surgimento dos desfechos. Durante um ensaio clínico que avalia inúmeros pacientes durante anos, pode acontecer de alguns pacientes serem perdidos do seguimento por vários motivos: mudança de endereço, desinteresse em continuar no estudo, morte, efeitos colaterais, melhora clínica etc. Essa perda de seguimento, dependendo da quantidade e do motivo, pode comprometer muito os resultados do estudo.

De maneira geral, perdas menores do que 5% do tamanho amostral geralmente produzem poucos vieses, mas perdas maiores do que 20% representam séria ameaça à qualidade do estudo. Perdas entre esses valores devem ser analisadas utilizando-se do método chamado *análise de sensibilidade*, em que são cogitados dois cenários hipotéticos: (a) todas as perdas apresentaram o desfecho (por exemplo, morte) e (b) todas as perdas apresentaram desfecho favorável (estão vivos). Se os cálculos das medidas nas duas situações não forem muito diferentes do estudo, isso sugere que as perdas não provocaram vieses no estudo. Nessa etapa do ensaio clínico é muito importante, também, assegurar a *aderência (compliance)* dos pacientes aos tratamentos, pois o uso inadequado ou errado das medicações pode limitar os resultados do estudo.

Os *desfechos clínicos* avaliados num ensaio clínico devem incluir o espectro de manifestações da doença consideradas relevantes para os pacientes. Nem sempre alterações bioquímicas, fisiológicas, laboratoriais ou radiológicas apresentam expressão clínica. Por exemplo, na avaliação de drogas para tratamento de osteoporose, o que mais importa ao paciente é se a droga reduz a incidência de fraturas, pois o aumento da densidade mineral óssea (avaliada na densitometria) nem sempre se relaciona com melhora óssea e com redução do risco de fratura. Na AIDS, o que mais importa ao paciente não é a contagem de CD4 ou carga viral, mas a redução das infecções, o ganho de peso e a qualidade de vida.

Embora os *desfechos primários* devam ser sempre as manifestações mais relevantes para os pacientes, outros desfechos que contribuam para a compreensão do mecanismo de ação das intervenções também podem ser estudados como *desfechos secundários*. Se esses desfechos são utilizados como desfechos substitutos dos desfechos primários, espera-se que eles guardem correlação e que os desfechos substitutos reflitam alterações de mesma magnitude sobre os desfechos clínicos relevantes. É muito importante que os desfechos primários e secundários sejam claramente definidos no estudo.

Os desfechos podem ainda ser classificados como *desfechos binários* e *contínuos*. Desfechos binários são os que contêm resposta dicotômica, do tipo sim ou não (por exemplo, morte, fratura, infarto do miocárdio). Desfechos contínuos são aqueles que variam ao longo de uma série contínua, como pressão arterial, níveis de colesterol, carga viral, temperatura, escalas de dor, qualidade de vida etc.

Medidas para avaliação do efeito do tratamento

Existem várias medidas para avaliação do efeito do tratamento em investigação: *redução do risco relativo* (RRR), *redução do risco absoluto* (RRA) e *número necessário para tratar* (NNT) (veja o Quadro 8.2). A RRR expressa a redução na taxa de evento no grupo tratamento em relação à mesma taxa no grupo controle. Provavelmente é a medida de efeito do tratamento mais comumente relatada nos estudos. A RRA, ou diferença de risco, nos informa a diferença absoluta nas taxas de eventos entre os dois grupos. Já o NNT nos informa quantos pacientes são necessários tratar para se prevenir um evento ruim. Matematicamente, ele é o inverso da RRA. Por exemplo, no Quadro 8.6, que mostra vários NNT em situações diferentes, no estudo comparando incidência de neuropatia com esquema intensivo e intermitente de insulina em pacientes diabéticos insulino-dependentes, o NNT foi de 14,7 (aproximadamente 15). Isso significa que é necessário o tratamento de 15 pacientes com *diabetes mellitus* insulino-dependentes com terapia intensiva de insulina durante 6,5 anos para se evitar um caso de neuropatia ou, de outro modo, de cada 15 pacientes diabéticos do tipo 1 tratados por 6,5 anos com insulinoterapia, evita-se um caso de neuropatia. Já no exemplo do uso da pravastatina em homens com hipercolesterolemia, o NNT foi de 200, ou seja, de cada 200 homens com hipercolesterolemia tratados com pravastatina por 5 anos, evita-se um caso de doença coronariana.

Intervenções que apresentam NNT pequeno têm impacto muito maior do que as que apresentam NNT com valores altos; no entanto, outros fatores devem ser levados em consideração na incorporação de um novo tratamento com base no NNT. Numa situação em que o desfecho é muito grave, frequente e sem opções terapêuticas (por exemplo, determinado tipo de câncer com mortalidade alta e precoce), mesmo uma intervenção com NNT muito alto pode ser recomendada, principalmente se seu custo for baixo. A desvantagem da RRR é que essa medida não sofre influência da taxa de desfecho, enquanto a RRA e o NNT levam-na em consideração.

Vejamos uma situação hipotética em que as taxas de ocorrência de neuropatia diabética são muito diferentes (Quadro 8.7): o Cenário A é de uma situação real (THE DIABETES CONTROL AND COMPLICATIONS TRIAL RESEARCH GROUP, 1995); no cenário B, hipotético, a taxa de neuropatia foi 10 vezes maior, e no cenário hipotético C a taxa de neuropatia foi 10 mil vezes menos frequente que o real. Mesmo com frequências muito variadas de neuropatia nos diferentes contextos, a RRR não se altera, enquanto a RRA e o NNT acompanham as taxas do desfecho. Portanto, é importante a apresentação dos resultados de um ensaio clínico de várias maneiras.

DETERMINANDO O PROGNÓSTICO

Prognóstico é uma suposição que se faz sobre a evolução de uma doença após seu diagnóstico. O prognóstico pode ser estabelecido com base no curso clínico da doença ou na história natural da doença. *Curso clínico* refere-se à evolução da doença com os cuidados médicos e o tratamento, enquanto *história*

QUADRO 8.6 Exemplos de NNT para diferentes tratamentos

População	Intervenção	Desfecho	Tempo de seguimento	NNT
Diabetes do tipo 1*	Insulina intensiva	Neuropatia	6,5 anos	14,7
Insuficiência cardíaca crônica**	Carvedilol	Morte	1 ano	22
Homens com hipercolesterolemia#	Pravastatina	Doença coronariana	5 anos	200

Fontes: *The Diabetes Control and Complications Trial Research Group, 1995; **Packer et al., 1996; #Shepherd et al., 1995.

QUADRO 8.7 Valores de RRR, RRA e NNT de acordo com a taxa de desfecho clínico

Cenários clínicos	Taxa de neuropatia com insulina intermitente	Taxa de neuropatia com insulina intensiva	RRR	RRA	NNT
A*	9,6%	2,8%	71%	6,8%	14,7
B	96%	28%	71%	68%	1,47
C	0,00096%	0,00028%	71%	0,00068%	147.000

Fonte: *The Diabetes Control and Complications Trial Research Group, 1995.

natural diz respeito ao curso da doença sem nenhuma intervenção. *Fatores prognósticos* são condições associadas a determinado desfecho clínico. Eles podem ser específicos do indivíduo (por exemplo, sexo, idade, fumo) ou relacionados com a doença (por exemplo, presença de insuficiência cardíaca ou arritmia ventricular no infarto agudo do miocárdio). *Fatores de risco* devem ser diferenciados de fatores prognósticos. No espectro evolutivo de uma doença (sem doença-doença-evolução/desfecho), os fatores de risco são avaliados antes do aparecimento da doença, e os prognósticos, após o aparecimento da doença.

Para o risco, o evento que interessa é o aparecimento da doença. Para o prognóstico, o foco está sobre os vários desfechos relacionados com a doença, como morte, incapacidade e complicações da doença. Por exemplo, hipertensão arterial, dislipidemia, fumo, sexo masculino, idade avançada e processo inflamatório crônico são considerados fatores de risco para infarto agudo do miocárdio (IAM), enquanto hipotensão arterial, insuficiência cardíaca congestiva, arritmia ventricular, infarto de parede anterior, sexo feminino, idade avançada e fumo são considerados fatores prognósticos do IAM que estão associados a maior mortalidade (FLETCHER & FLETCHER, 2005). Alguns fatores podem ser tanto de risco como prognósticos.

Estudos que avaliam o prognóstico

A evolução de determinada doença interessa tanto aos pacientes como aos médicos, que, no entanto, querem ter informações mais precisas acerca da situação em particular, levando-se em consideração aspectos individuais dos pacientes. O importante não é só conhecer quais pacientes com *diabetes mellitus* do tipo 2 apresentam risco maior de complicações vasculares, por exemplo, mas saber quais fatores estão mais associados ao prognóstico e quais as probabilidades das várias complicações (IAM, retinopatia, acidente vascular cerebral, doença vascular periférica etc.), levando-se em consideração a presença de fatores prognósticos específicos etc.

Para o estudo do prognóstico, os estudos de coorte prospectivos são os mais adequados, quando indivíduos são seguidos longitudinalmente após o diagnóstico da doença (com a presença ou não de fatores prognósticos) por determinado tempo e os eventos de interesse são registrados. Em algumas situações, estudos de caso-controle também são usados para o estudo de fatores prognósticos, embora esse tipo de delineamento esteja mais sujeito a vieses. O ideal seria que toda a população de sujeitos com a doença em questão de uma região geográfica definida fosse estudada para se evitar o viés de amostra e aumentar a generalização dos resultados do estudo. No entanto, a maioria dos estudos de prognóstico é feita com amostras de pacientes de centros universitários ou centros de referência da doença, onde existe a possibilidade de inclusão de pacientes mais graves, com mais comorbidades e, portanto, prognóstico pior. Nesse caso, os pesquisadores devem deixar bem claro como os pacientes foram selecionados, além de descrever com detalhes as características dos pacientes da amostra e do local onde foi realizado

o estudo. Isso facilitará o processo de aplicabilidade dos resultados do estudo (generalização) em situações individuais na prática clínica.

O momento da doença em que cada paciente entra no estudo deve ser o mesmo (por exemplo, o tempo do início dos sintomas, o tempo do diagnóstico ou o tempo em que se iniciou o tratamento). Esse ponto no tempo no curso da doença é chamado *ponto zero*. Se pacientes entram no estudo em estágios diferentes da doença, isso pode afetar a avaliação do prognóstico, pois, quanto maior o tempo de doença, maior a possibilidade de aparecimento do desfecho.

Outro aspecto importante nos estudos acerca do prognóstico é o *tempo de seguimento* dos pacientes, o qual deve ser adequadamente suficiente para que os desfechos clínicos apareçam. O tempo de seguimento pode variar de dias a anos, dependendo da questão do estudo. Por exemplo, para se avaliar o prognóstico do envolvimento renal em pacientes com LES, os pacientes devem ser seguidos por, no mínimo, 5 anos após a nefrite. Em estudos de prognóstico de pneumonias bacterianas, o tempo de acompanhamento pode ser de dias ou algumas semanas.

Os desfechos clínicos nos estudos de prognósticos devem incluir todas as manifestações da doença consideradas importantes para os pacientes, como, por exemplo, morte, complicações da doença, incapacidade, dor, qualidade de vida etc.

Medidas para descrever o prognóstico

Uma forma quantitativa de expressar o prognóstico é calculando-se a proporção de pacientes do estudo que desenvolvem o desfecho em determinado tempo. O Quadro 8.8 mostra as taxas mais comumente usadas para descrever o prognóstico. Embora essas taxas representem uma maneira mais simples de sintetizar o curso da doença, elas omitem informações importantes que podem acontecer ao longo da doença. Por exemplo, a taxa de sobrevida em 5 anos de câncer de pulmão, infecção por HIV e aneurisma dissecante da aorta é de aproximadamente 10% para as três condições. A evolução dos pacientes durante esses 5 anos, no entanto, é muito diferente para as três doenças. Enquanto a grande maioria das

QUADRO 8.8 Taxas mais comumente usadas para descrever o prognóstico

Taxa	Definição
Sobrevida em 5 anos	Porcentagem de pacientes que sobrevivem após 5 anos a um determinado ponto da doença
Mortalidade	Porcentagem de pacientes com a doença que morrem
Mortalidade específica da doença	Número de pessoas que morrem de uma doença específica por 10 mil (ou 100 mil) da população
Resposta	Porcentagem de pacientes que melhoram após intervenção
Remissão	Porcentagem de pacientes que entram em fase em que a doença não é detectada
Recorrência	Porcentagem de pacientes que apresentam manifestação da doença após período livre de doença

Fonte: adaptado de Fletcher & Fletcher, 2005.

mortes por aneurisma dissecante da aorta ocorre nos primeiros meses, a taxa de mortalidade por câncer de pulmão se mantém relativamente constante ao longo dos 5 anos e a taxa de mortalidade dos pacientes com HIV aumenta ao longo do tempo (FLETCHER & FLETCHER, 2005).

Por isso, uma forma melhor de avaliação do prognóstico consiste em conhecer a situação do paciente ponto a ponto no tempo. Essas informações são mais bem expressas por meio de figuras que mostram a probabilidade de o desfecho ocorrer ao longo do tempo. Quando o desfecho em análise é a taxa de sobrevida, essas figuras são chamadas *curvas de sobrevida*. No entanto, figuras podem ser construídas para qualquer outro desfecho considerado importante, como morte, recorrência, cura, remissão etc.

Dois estatísticos, Edward Kaplan e Paul Meier, desenvolveram em 1958 um método para análise da sobrevida chamado *análise de Kaplan-Meier*, a qual fornece uma estimativa mais bem elaborada da probabilidade de sobrevida em cada ponto no tempo. No eixo vertical registra-se a probabilidade de sobrevida e no eixo horizontal coloca-se o tempo após o início da observação. A probabilidade de sobrevida em cada ponto no tempo é calculada sempre que um evento acontece (por exemplo, morte) e é estimada como a razão entre o número de pacientes sobreviventes e o número de pacientes em risco de morrer naquele ponto. Pacientes que já morreram antes daquele ponto ou que foram perdidos no acompanhamento não são usados no denominador. A probabilidade de sobrevida até determinado ponto é estimada pelo produto de todas as probabilidades precedentes. A Figura 8.3 mostra um exemplo da curva de sobrevida de 509 pacientes com diagnóstico de LES acompanhados no Hospital das Clínicas da Unicamp (APPENZELLER & COSTALLAT, 2004). A sobrevida estimada pelo método de Kaplan-Meier foi de 96% ao primeiro ano, 93% aos 2 anos, 88% aos 5 anos, 80% aos 10 anos e 75% aos 20 anos.

REALIZANDO REVISÕES SISTEMÁTICAS

Nas seções anteriores, os temas abordados foram elaborados sob a perspectiva da pesquisa clínica primária. Nesta seção serão feitas considerações acerca da pesquisa secundária, ou seja, um tipo específico de pesquisa que se caracteriza como revisões e sínteses objetivas da literatura. Os tipos de pesquisas secundárias incluem *revisão sistemática, diretrizes para a prática clínica e ferramentas de decisão*. Para o contexto deste capítulo, serão debatidas as peculiaridades de uma revisão sistemática.

Uma *revisão sistemática* (RS), assim como outros tipos de estudo de revisão, é uma forma de pesquisa que utiliza como fonte de dados a literatura sobre determinado tema (SACKETT, 2002; HAYNES et al., 2006; FLETCHER & FLETCHER, 2014). Esse tipo de investigação disponibiliza um resumo das evidências relacionadas com uma estratégia de intervenção específica, mediante a aplicação de métodos explícitos e sistematizados de busca, apreciação crítica e síntese da informação selecionada. As revisões sistemáticas são particularmente úteis para integrar as informações de estudos primários sobre tratamento, bem como identificar temas que ainda necessitam de investigações futuras (por falta de evidências). Embora as RS sejam realizadas, principalmente, para questões sobre intervenção e utilizando-se dos ensaios clínicos randomizados, os mesmos princípios metodológicos são usados para se fazer RS sobre questões de risco, diagnóstico ou prognóstico.

Ao viabilizarem, de maneira clara e explícita, um resumo de todos os estudos sobre determinada intervenção, as RS nos permitem incorporar um espectro maior de resultados relevantes, em vez de limitar nossas conclusões à leitura somente de alguns artigos. Outras vantagens incluem a possibilidade de avaliação da consistência e generalização dos resultados entre populações ou grupos clínicos, bem como especificidades e variações de protocolos de tratamento. É importante destacar que esse é um tipo de estudo retrospectivo e secundário, isto é, a revisão é usualmente desenhada e conduzida após a publicação de muitos estudos experimentais sobre um tema. Desse modo, uma revisão sistemática depende da qualidade da fonte primária.

Existe inconsistência na terminologia usada para a descrição das RS, considerando que algumas incluem uma síntese estatística dos resultados dos estudos e outras, não. Autores apontam que RS com metanálise são diferentes de outras revisões por seu componente metanalítico. *Metanálise* consiste na análise da análise, ou seja, é um estudo de revisão da literatura em que os resultados de vários estudos independentes são combinados e sintetizados por meio de procedimentos estatísticos de modo a produzir uma única estimativa ou índice que caracterize o efeito de determinada intervenção. Em estudos de metanálise, ao se combinarem amostras de vários estudos, aumenta-se a amostra total, melhorando o poder estatístico da análise, assim como a precisão da estimativa do efeito do tratamento.

A realização de uma revisão sistemática envolve o trabalho de pelo menos dois pesquisadores, que avaliarão, de maneira independente, a qualidade metodológica de cada artigo selecionado (SACKETT, 2002; FLETCHER & FLETCHER, 2005; HAYNES et al., 2006). É importante que os pesquisadores elaborem um protocolo de pesquisa que inclua os seguintes itens: como os estudos serão encontrados, critérios de inclusão e exclusão dos artigos, definição dos desfechos de interesse, verificação da acurácia dos resultados, determinação da qualidade dos estudos e análise da estatística utilizada. O Quadro 8.9 sumariza os elementos de uma RS.

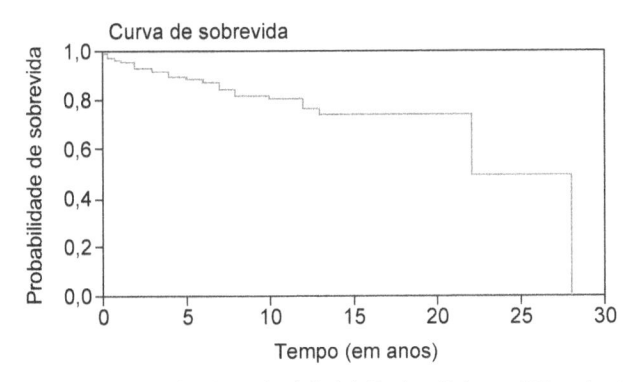

FIGURA 8.3 Curva de sobrevida global de Kaplan-Meier em 509 pacientes com lúpus eritematoso sistêmico.

QUADRO 8.9 Elementos de uma revisão sistemática

1. Definir a questão do estudo
2. Identificar todos os estudos completos publicados e não publicados sobre a questão
3. Selecionar os estudos de melhor qualidade
4. Investigar a presença de vieses nos estudos selecionados
5. Descrever a qualidade metodológica dos estudos
6. Apresentar os estudos por meio de figuras
7. Decidir se os estudos apresentam homogeneidade para serem combinados
8. Calcular uma medida de efeito para sumarizar os resultados dos estudos homogêneos

Princípios básicos para o desenvolvimento de uma revisão sistemática

Revisões sistemáticas, como em todos os outros tipos de delineamentos, são estudos sujeitos a vieses e, portanto, é muito importante o desenvolvimento de protocolos e procedimentos cuidadosos e reprodutíveis. Haynes et al. (2006) propõem passos para a condução de uma RS.

Definindo a pergunta

Assim como qualquer outra investigação científica, uma boa revisão sistemática exige uma pergunta ou questão bem-formulada e clara. Ela deve conter a descrição da doença ou condição de interesse, a população, o contexto, a intervenção e o desfecho. É necessário que o leitor identifique a pergunta do estudo e avalie se está relacionada com sua pergunta acerca da prática clínica que pretende resolver.

Buscando a evidência

Os pesquisadores devem certificar-se de que sejam incluídos todos os artigos importantes ou que possam ter algum impacto na conclusão da revisão. A busca da evidência tem início com a definição de termos ou palavras-chave, seguida das estratégias de busca, definição das bases de dados e de outras fontes de informação a serem pesquisadas. A busca em base de dados eletrônica e em outras fontes é uma habilidade importante no processo de realização de uma revisão sistemática, considerando que sondagens eficientes maximizam a possibilidade de se encontrarem artigos relevantes num tempo reduzido. Uma procura eficaz envolve não só uma estratégia que inclua termos adequados, mas também a escolha de bases de dados que insiram mais especificamente o tema (por exemplo, biblioteca Cochrane, MEDLINE, EMBASE, CINAHL, SciELO, entre outras).

Revisando e selecionando os estudos

O primeiro passo para evitar o viés de seleção consiste no uso de métodos sistemáticos e objetivos para encontrar todos os artigos de alta qualidade que se relacionam com a questão da pesquisa. Assim, a pesquisa secundária de boa qualidade inclui um protocolo de busca que mostra claramente os métodos usados para pesquisa na literatura. Durante a seleção dos estudos, a avaliação dos títulos e dos resumos (*abstracts*) identificados na busca inicial deve ser feita por, pelo menos, dois pesquisadores, de maneira independente e cega, obedecendo rigorosamente aos critérios de inclusão e exclusão definidos no protocolo de pesquisa. Quando o título e o resumo não são esclarecedores, deve-se buscar o artigo na íntegra para não correr o risco de deixar estudos importantes fora da revisão sistemática. Os critérios de inclusão e exclusão são definidos com base na pergunta que norteia a revisão: tempo de busca apropriado (por exemplo, 5 anos), população-alvo (por exemplo, adulto, criança, atleta), intervenções, mensuração dos desfechos de interesse, critério metodológico, idioma, tipo de estudo, entre outros. As discordâncias porventura existentes devem ser resolvidas por consenso.

É importante atentar para o viés de publicação. Pesquisas com resultados nulos ou negativos são tão importantes quanto aquelas com resultados positivos e também devem ser incluídas na análise. Por isso, a pesquisa secundária de boa qualidade precisa levar em conta tanto estudos não publicados como estudos publicados.

Analisando a qualidade metodológica dos estudos

A qualidade de uma revisão sistemática depende da validade dos estudos nela incluídos. Nessa fase é importante que os pesquisadores considerem todas as possíveis fontes de vieses que podem comprometer a relevância do estudo em análise. Um conhecimento aprofundado de métodos de investigação e de análise estatística, bem como das medidas ou instrumentos de mensuração empregados, é requisito indispensável para que os pesquisadores possam desempenhar sua tarefa. No caso de uma RS de ensaios clínicos, por exemplo, existem escalas simples para avaliação da qualidade dos estudos. A mais usada é a proposta por Jadad (1996), que contempla três questões: o estudo foi randomizado?; o estudo foi duplo-cego?; houve descrição das perdas durante o seguimento? Para cada resposta afirmativa se pontua 1 e cada negativa é pontuada como zero. Mesmo que a busca tenha sido bem-feita, a validade dos resultados e as conclusões da revisão dependerão da qualidade dos estudos individuais incluídos. Uma apreciação crítica de cada estudo deve ser feita por dois avaliadores, que deverão apontar qual foi a qualidade mínima do estudo necessária para a inclusão e, ainda, traçar um panorama claro da qualidade e das limitações dos estudos incluídos.

Apresentando os resultados

Os artigos incluídos na RS podem ser apresentados em gráficos ou figuras que destacam as características principais dos estudos incluídos, como autores, ano de publicação, número de sujeitos (N) incluídos, grupos de comparação e caracterização do protocolo de intervenção. Além disso, a figura destaca o tamanho do efeito medido para cada estudo e a síntese estatística do tamanho do efeito com seus respectivos intervalos de confiança. O gráfico que apresenta os resultados estimados de cada estudo com seus intervalos de confiança, bem como o peso relativo de cada estudo e a medida de efeito total da metanálise, é chamado *gráfico de Forest* (*Forest plot*) (Figura 8.4).

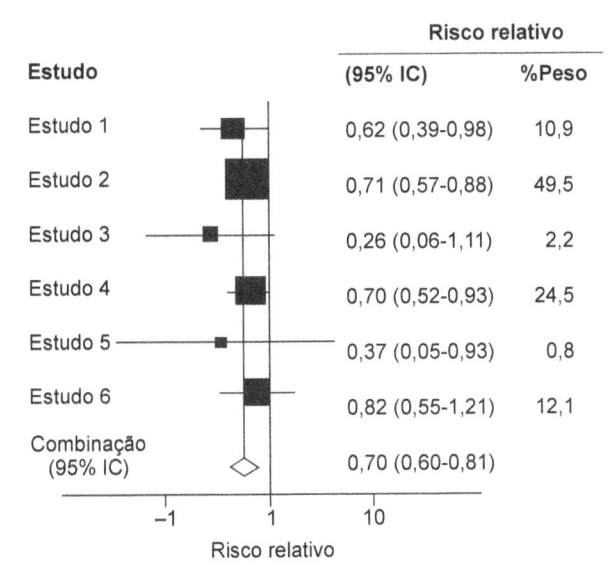

Estudo	Risco relativo	
	(95% IC)	**%Peso**
Estudo 1	0,62 (0,39-0,98)	10,9
Estudo 2	0,71 (0,57-0,88)	49,5
Estudo 3	0,26 (0,06-1,11)	2,2
Estudo 4	0,70 (0,52-0,93)	24,5
Estudo 5	0,37 (0,05-0,93)	0,8
Estudo 6	0,82 (0,55-1,21)	12,1
Combinação (95% IC)	0,70 (0,60-0,81)	

FIGURA 8.4 Exemplo de gráfico de Forest.

Escolhendo o tamanho da amostra

Em geral, as RS incluem todos os estudos primários disponíveis. No entanto, quando existem vários ensaios clínicos randomizados sobre a questão em estudo (> 50 estudos), pode-se escolher uma amostra aleatória de estudos para serem analisados com detalhe. O número de estudos incluídos deve estar baseado num cálculo de tamanho amostral, no qual deve estar explícito o método, bem como as pressuposições usadas para o cálculo. Quando, por outro lado, o número de estudos sobre a questão clínica é pequeno, a RS deve incluir todos os estudos.

A publicação de estudos de RS, bem como de outros que sintetizam resultados de pesquisa, é um passo para a prática baseada em evidência. No entanto, para que isso ocorra de fato torna-se necessária uma mudança de comportamento por parte dos profissionais da saúde. Essa mudança implica não só consumir a literatura disponibilizada, mas também levar essa informação para a prática clínica cotidiana. O objetivo final desse processo é melhorar a qualidade dos cuidados oferecidos pelos profissionais da saúde.

AVALIANDO A QUALIDADE DE VIDA

Conceituar e medir a qualidade de vida (QV) tem sido desafiador e vem conquistando espaço progressivo na literatura. O interesse crescente da comunidade científica pelo campo da QV levou ao desenvolvimento marcante desse construto (GUILLEMIN et al., 1993). Em grande parte influenciada pelo conceito de saúde da OMS (1947) – "saúde é o estado de completo bem-estar físico, mental e social, e não apenas a ausência ou presença de doença" – o conceito ampliou-se para além da significação do crescimento econômico, buscando envolver os diversos aspectos do desenvolvimento social.

Duas abordagens principais têm sido utilizadas para avaliação da QV relacionada com a saúde: a utilização de medidas descritivas e a utilização de medidas de preferência por estados de saúde (FRANK et al., 1998). As abordagens descritivas são aquelas que se utilizam de instrumentos com vários domínios, possibilitando traçar uma ampla descrição do estado de saúde. As abordagens baseadas em preferências são aquelas que procuram captar o valor ou a utilidade atribuída pelos indivíduos a um determinado estado de saúde, relacionando, em escalas quantitativas, diversos cenários possíveis e variáveis, desde a saúde perfeita até a morte.

Outra maneira de classificação dos instrumentos de QV é quanto aos desfechos reportados pelo paciente, que são compreendidos, basicamente, em três categorias: instrumentos genéricos, instrumentos específicos de doença e instrumentos de mensuração de preferências. O objetivo desses instrumentos é estimular o paciente a expressar o impacto de uma doença ou seu tratamento em sua qualidade de vida.

Os instrumentos genéricos foram desenvolvidos para avaliar estados de saúde entre todas as doenças e aqueles de relevância para todos os problemas relacionados com a saúde. Sua vantagem reside em permitir comparações de tratamento entre doenças e a principal desvantagem é poder falhar na captura de pequenos efeitos específicos de uma doença (KAPLAN & ANDERSON, 1988). Entre seus principais representantes estão o *The Medical Outcomes Study 36-Item Short-Form Health Survey* (SF-36) (WARE & SHERBOURNE, 1992) e o *12-Item Short Form Health Survey* (SF-12) (GANDEK et al., 1998). Esses questionários têm sido amplamente avaliados e aplicados em mais de 200 doenças, com tradução, adaptação cultural e validação em aproximadamente 40 países, inclusive no Brasil (CICONELLI et al., 1999).

Os instrumentos específicos de doença foram desenvolvidos para capturar os detalhes de uma dada doença num paciente, o que não se alcança por meio dos instrumentos genéricos. São úteis nos ensaios clínicos, na avaliação de necessidades específicas e no monitoramento de pacientes. Entretanto, não são úteis para comparação entre doenças e, portanto, não são úteis para decisões relacionadas com a alocação de recursos entre áreas de tratamento (KAPLAN & ANDERSON, 1988; FITZPATRIC et al., 1992; GUYATT, 1995). Como exemplo, pode ser citado o *Kidney Disease Quality of Life* (*KDQOL*) (CAGNEY et al., 2000), o qual é específico para avaliação de qualidade de vida em pacientes renais crônicos, tendo sido traduzido, adaptado culturalmente e validado para o Brasil, dentre outros países, em estudos prévios (DUARTE et al., 2003).

O SF-36 e o SF-12 são os instrumentos multi-itens de qualidade de vida mais frequentemente utilizados em pesquisas clínicas e inquéritos populacionais. O SF-36 é composto de oito escalas multidimensionais (35 itens) que avaliam função física (10 itens), limitações decorrentes de problemas na saúde física (4 itens), dor corporal (2 itens), saúde geral (5 itens), vitalidade (4 itens), função social (2 itens), limitações decorrentes de problemas emocionais (3 itens) e bem-estar emocional (5 itens). Essas oito escalas podem ser agregadas em duas medidas sumárias, que representam os escores do Sumário do Componente Físico (SCF) e do Sumário do Componente Mental (SCM) (WARE & SHERBOURNE, 1992). O SF-12 é um subtipo do SF-36 que contém 12 itens e confere duas medidas sumárias: Sumário do Componente Físico (SCF) e Sumário do Componente Mental (SCM) (GANDEK et al., 1998). Para ambos os questionários, suas escalas variam de 0 a 100, com 0 representando o pior estado de saúde e 100, o melhor.

Avaliando a mudança na qualidade de vida ao longo do tempo: a questão da significância

Medidas para detectar importantes efeitos no tratamento devem ser válidas (devem medir aquilo que se propõem medir), responsíveis (capazes de detectar uma mudança importante, ainda que essa mudança seja pequena) e interpretáveis (compreensíveis para aqueles que pretendem usar o resultado) (ADAM et al., 2005). Para o clínico, o resultado de um ensaio clínico influencia sua decisão ou não de incorporar a alternativa em julgamento à medida que os resultados apresentarem redução do risco absoluto, redução do risco relativo ou valor pequeno do NNT. Esses indicadores têm relevância incontestável quando a questão da decisão se refere a variáveis dicotômicas, como infarto agudo do miocárdio, redução de eventos cerebrovasculares ou redução de morte (GUYATT et al., 2002).

Para o paciente que deseja participar do processo de tomada de decisão, o que entra em juízo de valor é a magnitude do benefício e do risco e uma ponderação entre ambos. Para um executivo em saúde, um gestor ou um político de saúde, se este pretende tomar decisões criteriosas, o que deve ser valorado é o impacto de suas decisões entre as escolhas alocativas no bem-estar do paciente. Por esses fatores, definir que mudança é, de fato, significante, além da consideração estatística, depende diretamente de a quem esse resultado se direciona e do que está em juízo de valor. Esse desafio se torna mais evidente quando estão sendo avaliadas variáveis contínuas, cujas variações de seus escores são difíceis de interpretar, mesmo para aqueles que se sintam familiarizados com os conceitos de qualidade de vida e seus questionários.

Guyatt et al., em 2002, apresentaram uma série de artigos que trataram da questão da significância clínica em QV. Nessa série, os autores apontam as principais questões que devem ser consideradas na análise e interpretação dos resultados de significância clínica em se tratando de instrumentos de QV. O autor conceitua dois passos no processo de interpretação desses resultados: o primeiro consiste em compreender o quanto as mudanças no escore significam para o indivíduo e a outra, tornar esses resultados dos ensaios clínicos compreensíveis para aqueles que tomarão as decisões acerca de sua incorporação.

Abordagens para identificar a significância clínica

Um desafio crucial para o clínico, ao interpretar resultados de QV, consiste em determinar como medir e avaliar as mudanças observadas (ADAM et al., 2005). Um aspecto importante a ser considerado na interpretação da significância clínica é se a ausência de documentação da mudança representa, de fato, ausência de mudança e, de modo inverso, se a mudança estatisticamente significante tem importância do ponto de vista clínico. O Clinical Significance Consensus Meeting Group (SPRANGERS et al., 2002) orienta que uma série de questões devem ser levantadas ao se interpretarem resultados de estudos longitudinais, levando-se em consideração o caráter da significância clínica. De acordo com esse grupo de trabalho, detectar mudanças significantes depende de alguns aspectos metodológicos da pesquisa, como o desenho da pesquisa, a medida (instrumento) de qualidade de vida adotada e a análise dos dados. A utilização desses resultados na prática clínica depende de alguns critérios e, para compreendê-los, algumas questões são levantadas (CELLA et al., 2002):

Questão 1: Qual é a característica da população cujas características em qualidade de vida estão sendo avaliadas?

É importante identificar se as características da população avaliada no estudo se aplicam às características da população ou do paciente para o qual a intervenção deverá ser feita. Essa etapa é importante, pois, frequentemente, apenas a média de efeito do tratamento é reportada para cada regime de tratamento, e nem sempre esse efeito médio reflete o real estado de qualidade de vida num único paciente do estudo. Por isso, uma aplicação apropriada dos resultados de qualidade de vida para a prática clínica depende do conhecimento sobre a extensão da variação individual nesses resultados.

Questão 2: O questionário de qualidade de vida utilizado é relevante, reprodutível, válido e responsivo às mudanças para os desfechos de maior interesse?

A determinação da propriedade do instrumento de QV exige atenção aos objetivos da pesquisa para a especificação da razão da análise de QV no estudo e identificação dos domínios relevantes de QV, das características da doença e da população do estudo, das características psicométricas (isto é, reprodutibilidade e validade) dos instrumentos de QV e considerações práticas (carga para a aplicação do instrumento para o paciente, tradução e adaptação cultural para diferentes países e culturas etc.).

A responsividade de um instrumento às mudanças é um importante aspecto de sua validade. A responsividade de uma medida de estado de saúde pode ser vista como a capacidade de uma medida em particular, numa aplicação específica, detectar mudanças minimamente importantes (ADAM et al., 2005). A responsividade de uma escala de QV depende do estado de saúde inicial do paciente, sendo importante notar que pode ser mais difícil capturar mudanças nos extremos de um estado de saúde (efeito-chão ou efeito-teto). Em outras palavras, um paciente pode começar com um estado de saúde tão precário que uma piora clínica pode não ser identificada (efeito-chão). A importância da magnitude da mudança depende de seu estado no ponto inicial do estudo, e essa cautela deve ser tomada na interpretação de mudanças em QV e na incorporação de QV entre grupos diferentes no ponto inicial do seguimento.

Questão 3: O tempo e a frequência de avaliação são adequados?

O tempo e a frequência de avaliação de um instrumento de QV num estudo em particular devem ser avaliados com base no objetivo do estudo, nas características e no curso natural da doença, no regime de tratamento e nos efeitos esperados desse tratamento. No mínimo, o início e uma medida de seguimento são necessários para avaliar mudança.

Questão 4: O estudo tem um poder adequado para detectar mudanças significantes?

Consideremos que um ensaio clínico não mostrou diferença entre o grupo experimental e o controle ao longo do tempo. Isso poderia, de fato, ser verdade, mas o resultado também poderia não estar correto. A diferença poderia existir verdadeiramente, mas o estudo não foi capaz de demonstrar. Essa conclusão falso-negativa é chamada *erro tipo II* ou erro β, ou seja, a probabilidade de não encontrar nenhuma diferença entre os tratamentos quando ela existe. O *erro tipo I* ou erro α refere-se à probabilidade de se concluir que existe diferença entre os tratamentos quando, na verdade, não existe.

A probabilidade de um ensaio clínico encontrar uma diferença entre os grupos quando a diferença realmente existe é chamado *poder* (*power*) do estudo e é o complemento da probabilidade do erro β (1 – Pβ). O erro β está muito relacionado com o tamanho da amostra. Portanto, quanto maior o tamanho da amostra, menor a probabilidade do erro β e maior o poder do estudo. Então, é importante ter o tamanho da amostra quando se interpretam resultados não significantes. Tamanho da amostra e cálculo de poder devem estar contidos em todos os artigos, que devem também especificar o racional e/ou a fonte para a mudança mínima clinicamente significante. Quanto a esse aspecto, não existe diferença fundamental em interpretar um estudo cujo desfecho seja um parâmetro clínico ou especificamente de QV.

Questão 5: Quais os múltiplos desfechos nessa análise?

Os instrumentos de QV medem múltiplos domínios (isto é, funções física, psicológica e social e bem-estar). Dado que muitos testes estatísticos são requeridos, resultados significantes podem ocorrer pelas chances. Não existe consenso quanto à melhor abordagem estatística para a multiplicidade dos desfechos em QV. De modo geral, métodos estatísticos para manejar multiplicidade incluem os seguintes: identificação de um *end point* primário, uso de medidas sumárias, ajustes de testes estatísticos e/ou valor de p, análise estatística multivariada e modelagem (ADAM et al., 2005).

O Clinical Significance Consensus Meeting Group recomenda que um ou dois desfechos primários sejam identificados e que os valores de significância estatística (p) para essas comparações sejam corrigidos (GUYATT et al., 2002). A seleção dos desfechos primários de QV deveria ser guiada pelas características da doença, da população estudada e dos efeitos esperados. Os autores desse consenso salientam que a multiplicidade é um problema para a análise dos dados de QV e que os artigos devem debater sobre essa questão, incluindo a abordagem estatística realizada, se houve ajuste estatístico e modelagem. Essas informações permitem um julgamento acerca da validade dos resultados apresentados.

Se um ensaio clínico mostra mudanças estatisticamente significantes ao longo do tempo, a questão-chave é compreender a extensão na qual esses resultados são, de fato, clinicamente significantes. O Clinical Significance Consensus Meeting Group define como clinicamente significante o ponto que respalda uma decisão, seja de mudança de tratamento, seja de manutenção do que já havia sido planejado. O ponto-chave consiste em compreender que "significância clínica" se refere ao fato de que implicações clínicas quaisquer podem decorrer como resultado de uma avaliação de QV.

Significância estatística se refere ao valor de p que, por sua vez, indica a probabilidade de a diferença ser causada pela chance. Significância clínica vai além da significância estatística para identificar se essa significância estatística tem alguma implicação para o cuidado do paciente. É necessária, portanto, uma definição prévia no estudo daquilo que será considerado clinicamente significante mediante justificativas. Exemplificando, resultados clinicamente significantes podem ser definidos como uma proporção particular de pacientes que alcancem um grau de benefício predefinido. Alternativamente, mudança significante pode ser avaliada pela relação entre medidas de qualidade de vida e estado de saúde e outras âncoras, as quais necessitam de significância para a população-alvo (GUYATT et al., 2002). O Clinical Significance Consensus Meeting Group aponta alternativas para avaliação de mudança mínima clinicamente significante, desenvolvidas e testadas ao longo dos últimos 15 anos, mas a questão ainda é controversa.

VIESES NA PESQUISA CLÍNICA

A prática médica é baseada, principalmente, em informações produzidas por pesquisas científicas e publicadas em periódicos médicos. A rápida aceitação de uma pesquisa publicada e a incorporação da informação na prática médica sem uma avaliação crítica do estudo podem levar a graves erros e ao uso inadequado de recursos. Os resultados de determinado estudo podem ser verdadeiros, mas podem ter sido gerados por acaso (erros aleatórios) ou por desvios sistemáticos da verdade. Portanto, quando se lê um estudo científico, duas questões principais devem ser consideradas: os resultados do estudo são válidos e confiáveis e, se são, eles são relevantes e podem ser aplicados a um determinado paciente?

A primeira questão refere-se ao conceito de *validade interna* do estudo, ou seja, a capacidade de os resultados do estudo serem verdadeiros para aquela população que foi estudada. A validade interna pode ser afetada pelo *erro aleatório* ou pelo *erro sistemático*. O erro aleatório se deve ao acaso e pode ser minimizado mediante o aumento do tamanho da amostra ou a diminuição da variação nas medidas. O erro sistemático consiste em qualquer erro introduzido no estudo, desde sua preparação até sua publicação, que distorça sistematicamente os resultados e as conclusões do estudo. A segunda questão refere-se ao conceito de *validade externa*, ou seja, até que ponto os resultados de um estudo são aplicáveis a outras situações ou outros pacientes. A validade externa também é denominada capacidade de generalização.

Na avaliação da validade interna do estudo, deve-se ficar atento a qualquer situação de erro sistemático, também chamado viés, tendenciosidade e *bias* (em língua inglesa). Eles podem ser introduzidos num estudo de maneira intencional ou não intencional e também pelos investigadores ou pelos próprios sujeitos da pesquisa. Sua presença não só leva a falsos resultados, interpretações e conclusões, como pode limitar o poder de generalização dos resultados. Por exemplo, durante muitos anos, numerosos estudos observacionais sugeriram um efeito protetor cardíaco da terapia de reposição hormonal (TRH) em mulheres na pós-menopausa. Por causa desses estudos, muitas mulheres foram incentivadas a usar TRH não só para minimizar os efeitos hormonais provocados pela menopausa, mas com o objetivo de redução do risco cardíaco.

No entanto, em 2002, um grande ensaio clínico randomizado (*Women's Health Initiative*) mostrou que a TRH, na verdade, aumentava o risco de doenças cardíacas (ROSSOUW et al., 2002). Provavelmente, diferentes características socioeconômicas, clínicas (menos mulheres com diabetes, hipertensão arterial etc.) e de estilo de vida (dieta mais adequada, mais atividade física) relacionadas com as mulheres que usavam TRH nos estudos observacionais poderiam ter produzido vieses, levando ao efeito protetor da TRH no risco cardíaco, quando na verdade era o contrário (GARBE & SUISSA, 2004; PRENTICE et al., 2005). Vieses podem estar presentes em qualquer fase do estudo (desde o planejamento, passando pela sua execução, análise, conclusão, até sua publicação), mas eles são, principalmente, originados no desenho/delineamento da pesquisa e na metodologia. Portanto, sua identificação deve ser uma preocupação de todo pesquisador e de todo leitor de artigos médicos-científicos.

Os vieses, os quais afetam a validade do estudo, podem existir em qualquer tipo de estudo, sendo alguns tipos de *bias* mais inerentes a determinados tipos de delineamentos. Quanto maior o potencial para vieses, maior o risco de resultados (associações) e conclusões espúrios. Com base nisso, tem sido proposta a graduação dos níveis de evidência científica, sendo considerados os estudos de melhor qualidade (maior validade interna) aqueles provenientes dos ensaios clínicos randomizados. No entanto, estudos observacionais bem-delineados e bem-conduzidos, com controle dos vieses em todas as etapas do estudo, podem oferecer informações no mesmo nível de evidência do ensaio clínico randomizado (CONCATO et al., 2000). Na avaliação crítica de um estudo, mais importante do que a identificação da ausência ou presença de viés (e, neste último caso, descarte do estudo) é a avaliação de o quanto aquele determinado viés poderia ter influenciado os resultados e as conclusões.

Inúmeros tipos de *bias* têm sido descritos na literatura e sua terminologia e classificação são, muitas vezes, confusas e superpostas. Em 1979, Sackett descreveu 35 tipos de vieses (SACKETT, 1979) e, em 2004, Delgado-Rodríguez e Llorca identificaram mais de 70 tipos (DELGADO-RODRÍGUEZ & LLORCA, 2004). Alguns autores, na tentativa de evitar a confusão causada pela nomenclatura, optam por não apresentar os nomes específicos dos vieses e identificam os modos pelos quais os vieses foram introduzidos no estudo ou seus efeitos na associação que está sendo estudada (GERHARD, 2008). A associação entre uma determinada exposição e o desfecho (doença), por exemplo, pode ser superestimada, subestimada ou, até mesmo, pode ser revertida, caso ocorra erro sistemático no estudo. Os estudos observacionais que avaliam a relação entre TRH e cardiopatia no passado exemplificam bem esse último tipo de associação. Apesar de a nomenclatura não ser padronizada, os principais tipos de vieses podem ser inseridos em três grupos principais: seleção, informação e confusão.

Vieses de seleção

A característica principal de um estudo epidemiológico é a comparação de dois ou mais grupos com relação à frequência de um desfecho/doença ou de exposição. Vieses de seleção podem ocorrer quando a identificação ou seleção dos indivíduos para inclusão no estudo com base no *status* de exposto (estudo de coorte) ou doente (estudo de caso-controle) depende de outro fator de interesse, levando a uma distorção do efeito medido. Em outras palavras, o viés ocorre quando os critérios utilizados para recrutar os pacientes são diferentes entre os grupos de comparação. Os vieses de seleção são mais frequentes nos estudos retrospectivos (caso-controle e coorte retrospectiva), tendo em vista que tanto a exposição como a doença já aconteceram no tempo em que os indivíduos são selecionados para o estudo. Nos estudos prospectivos (coorte prospectiva e ensaio clínico randomizado), em que o desfecho de interesse é desconhecido no momento de recrutamento e alocação dos pacientes, esse viés é menos provável de acontecer.

Os principais vieses de seleção são: viés de amostragem, viés por perda de seguimento, viés de espectro da doença, viés de participação, viés de incidência-prevalência, viés de autosseleção e viés de diagnóstico.

Viés de amostragem

Como não é possível o estudo de toda a população de pacientes (população de referência ou alvo) num estudo, escolhe-se uma amostra da população (população do estudo) que deve ser a mais representativa da população de interesse. O viés de amostra ocorre quando a amostra do estudo não reflete adequadamente as características da população-alvo. Isso acontece frequentemente quando se utiliza amostra de pacientes de centros especializados ou terciários, nos quais o espectro de doença, em geral, é mais grave e não reflete o espectro clínico da maioria dos pacientes. Esse tipo de viés acontece, principalmente, em estudos do tipo descritivo e caso-controle. Se, por exemplo, queremos estudar a associação do fumo com a artrite reumatoide (AR) e selecionarmos um grupo de pacientes com diagnóstico de AR de um hospital universitário e o compararmos com um grupo de indivíduos pareados por sexo e idade da comunidade, muito provavelmente encontraremos uma associação bem maior do que a real entre AR e fumo, tendo em vista que pacientes de hospital terciário são mais graves e apresentam mais comorbidades que podem estar associadas ao hábito de fumar.

Viés de perda de seguimento

Durante o seguimento dos pacientes no estudo, eles podem deixar de participar por vários motivos, incluindo piora da doença (e procura por outro médico), morte, mudança de endereço, melhora clínica, cura etc. Se, por exemplo, o motivo da perda de seguimento for um desfecho desfavorável (morte ou piora), os pacientes que chegarão ao final do estudo serão os que evoluíram melhor, diminuindo assim a associação entre exposição e desfecho desfavorável. Se, por outro lado, os pacientes com melhor evolução diminuírem sua participação no seguimento, somente os mais graves serão analisados no final, aumentando a associação entre a exposição e o desfecho.

Por exemplo, num estudo de coorte prospectivo para avaliar a incidência de câncer de pulmão (doença) com tomografia computadorizada (TC) anual em indivíduos fumantes (exposição) e não fumantes (não expostos), o resultado negativo da TC no grupo de não fumantes, após vários anos de acompanhamento, pode desmotivar a participação destes até o final. Esse viés levaria a uma maior associação entre fumo e câncer de pulmão. Contudo, também os pacientes fumantes, por apresentarem risco aumentado para outras doenças, poderiam deixar de fazer o seguimento anual com TC devido ao surgimento de outras complicações relacionadas com o fumo. Isso levaria a uma menor associação entre fumo e câncer do pulmão. Portanto, muitas vezes, torna-se difícil avaliar a direção do viés. Esse tipo de viés ocorre, principalmente, em estudos de coorte prospectivos e ensaio clínico, onde é necessário o acompanhamento dos sujeitos da pesquisa por determinado tempo.

Viés de espectro da doença

O viés de espectro da doença ocorre somente quando casos com espectro limitado da doença são incluídos no estudo, diferindo daquele esperado na população para a qual o investigador quer generalizar seus resultados. Doença mais leve ou no início pode não ser facilmente diagnosticada, levando à inclusão no estudo apenas de pacientes com quadro mais grave ou avançado.

Viés de participação/não participação

Este viés ocorre quando a participação ou não participação dos sujeitos no estudo está relacionada com a exposição e, independentemente, com a doença/desfecho. Suponha-se, por exemplo, que se quer estudar a relação do fumo (exposição) com a insuficiência renal crônica (IRC) (desfecho) a longo prazo e um percentual de fumantes com hipertensão arterial grave não concorda em participar do estudo. Como a hipertensão arterial grave tem relação com disfunção renal, a não participação desses pacientes pode diminuir a associação entre fumo e IRC.

Viés de incidência-prevalência (viés de Neyman ou de sobrevivência)

Este é um tipo de viés particularmente comum em estudos de incidência e prevalência de doenças, quando essas doenças são autolimitadas, subclínicas ou mesmo de evolução rapidamente fatal. Nesses casos, a investigação de casos novos de doença (incidência) em determinado período de tempo ou de casos de doença já existentes (prevalência) em determinado ponto do tempo pode não incluir aqueles casos não diagnosticados ou que tiveram evolução fatal e, portanto, só vai incluir os casos sobreviventes ou com doença com mais tempo de evolução ou diagnóstico mais típico. Isso pode levar à subestimativa da taxa de incidência ou prevalência da doença.

Viés de autosseleção (viés do voluntário)

Viés de autosseleção ocorre quando os sujeitos que se candidatam a um estudo após anúncio publicitário apresentam características clínicas relevantes diferentes daqueles que não se apresentam. As razões para a autorreferência podem estar relacionadas com a exposição do estudo e independentemente ligadas ao desfecho do estudo, comprometendo a validade interna da pesquisa. Um estudo de coorte prospectiva populacional comparou a taxa de mortalidade em 1.366 indivíduos recrutados a partir de um esforço intenso dos pesquisadores com a de 315 voluntários que concordaram em participar do estudo logo após uma primeira correspondência (GANGULI et al., 1998). Após 6 a 8 anos de acompanhamento, a taxa de mortalidade dos voluntários foi muito menor do que a dos outros participantes. Observou-se que, no início do estudo, os voluntários eram principalmente mulheres com alto nível educacional, melhores escores nos testes cognitivos e com menos procura pelos serviços de saúde do que os outros indivíduos recrutados com esforço.

Viés de diagnóstico (viés de Berkson ou viés de taxa de admissão)

Este viés ocorre, principalmente, em estudos do tipo caso-controle realizados com indivíduos admitidos num hospital, quando as taxas de admissão para casos e controles são diferentes. O conhecimento prévio da exposição de interesse pode levar a mais internações na busca da doença/desfecho. Por exemplo, médicos internaram com maior frequência mulheres com salpingite usando dispositivo intrauterino (DIU) do que mulheres tomando anticoncepcional hormonal, aumentando a associação entre salpingite (doença/desfecho) e DIU (exposição) (KRONMAL, 1991).

Vieses de informação

Também denominados vieses de observação, classificação ou mensuração, podem ocorrer quando as informações referentes ao estado de exposição ou desfecho/doença são coletadas de maneira incorreta e diferente entre os grupos de comparação. Nos estudos de coorte prospectiva e ensaio clínico, as informações referentes à evolução de interesse devem ser obtidas da mesma maneira tanto para os expostos como para os não expostos. Nos estudos de caso-controle, as informações acerca da presença ou ausência da exposição devem ser coletadas da mesma maneira nos casos e controles. Existem vários tipos de vieses de informação: viés de memória, viés do entrevistador, viés de verificação etc.

Viés de memória (recall bias)

Indivíduos com determinado desfecho desfavorável tendem a pensar mais sobre a possível "causa" (exposição) de sua doença ou desfecho desfavorável, ao contrário das pessoas que não apresentam a doença/desfecho. Além disso, indivíduos que foram expostos a determinados fatores são mais prováveis de relembrar suas experiências, diferentemente daqueles que não foram expostos. Esse tipo de viés é especialmente problemático nos estudos de caso-controle e coorte retrospectiva, pois tanto a exposição como a doença já aconteceram no momento em que os participantes entram no estudo.

O viés de memória pode levar tanto à superestimativa como à subestimativa da associação entre exposição e doença, dependendo se os casos relembram suas exposições em maior ou menor grau do que os controles. Por exemplo, um estudo de caso-controle desenhado para avaliar a relação de fraturas ósseas com o uso de inibidores da bomba de prótons (IBP) poderá encontrar uma associação maior se os pacientes com fratura se esforçarem mais para lembrar se usaram ou não IBP ou, ao contrário, se os doentes com fratura não se importarem muito em se lembrar da presença da exposição.

Viés do entrevistador

Este viés se refere a qualquer diferença sistemática na solicitação, registro ou interpretação da informação coletada pelos participantes do estudo ("entrevistador"). Embora esse tipo de viés ocorra, principalmente, quando as informações são coletadas por meio de questionários (quando o entrevistador, ciente da condição do indivíduo, facilita ou induz determinadas respostas) ou com a utilização de prontuários/registros médicos (o investigador pode interpretar dados dos pacientes de modos diferentes com relação à exposição ou à doença), ele pode afetar qualquer tipo de estudo epidemiológico. Por exemplo, num estudo proposto para avaliar a qualidade de vida dos pacientes com AR, comparando-os com controles saudáveis, se o entrevistador tiver conhecimento de quem é doente, ele pode induzir respostas mais comprometedoras da qualidade de vida dos pacientes ou permitir reavaliação das respostas dadas pelos controles ou pacientes caso não estejam de acordo com o esperado por ele ("Você tem certeza desta resposta? Não quer pensar mais uma vez? Você não acha que...").

Viés de verificação

O viés de verificação ocorre quando a investigação da doença é feita de modo diferente entre expostos e não expostos. Esse tipo de viés ocorre particularmente em estudos que avaliam as propriedades diagnósticas de determinado teste ou exame. Por exemplo, um estudo para avaliar se a pesquisa de sangue oculto nas fezes é um bom teste de *screening* para câncer de cólon pode superestimar a sensibilidade do exame, caso os pacientes com sangue oculto positivo nas fezes sejam mais sistematicamente investigados com colonoscopia e biópsia do que os pacientes com teste negativo (ROSMAN & KORSTEN, 2010).

Vieses de confusão (confundimento)

Vieses de confusão são fatores que estão associados à exposição e, independentemente da exposição, também representam risco para doença, estabelecendo uma associação espúria entre exposição e doença. Viés de confusão pode tanto superestimar, subestimar a verdadeira associação, como também pode alterar a direção do efeito observado. Por exemplo, considere um estudo que mostrou associação entre consumo de café e IAM; nesse caso, o tabagismo foi considerado um fator de confusão, pois está associado ao hábito de tomar café e também é considerado fator de risco para IAM. Considere também outro estudo que mostrou uma associação entre atividade física intensa e menor taxa de IAM. Nesse caso, a idade poderia ser um fator de confusão, pois pessoas que se exercitam mais intensamente podem ser mais jovens e, quanto menos idade, menor o risco para IAM, independentemente de atividade física. Sexo e idade podem gerar vieses de confusão com certa frequência, mas nem sempre os fatores de confusão são conhecidos, identificados ou controlados.

Outros tipos de vieses

Além dos vieses secundários aos aspectos metodológicos da pesquisa, também existem outros que devem ser considerados: viés de publicação, viés de citação e viés de conflito de interesses.

Viés de publicação

Este viés pode ocorrer quando os jornais/periódicos científicos tendem a publicar somente estudos com resultados positivos ou os de melhor qualidade, o que repercute numa superestimativa dos efeitos do tratamento, observada, principalmente, quando se realiza uma revisão sistemática/metanálise. Um estudo avaliou todos os estudos submetidos a um comitê de ética num período de 10 anos (STERN & SIMES, 1997). Os estudos com resultados estatisticamente significantes apresentaram probabilidade muito maior de terem sido publicados do que os estudos com resultado negativo, e também foram publicados muito mais rapidamente. Outro estudo, que analisou os ensaios clínicos randomizados enviados para publicação no *Journal of the American Medical Association* (JAMA), mostrou que a chance de publicação de um estudo com resultado negativo foi igual à de um estudo com resultado positivo (OLSON et al., 2002). Isso pode significar que a relutância em submeter estudos negativos pode partir do próprio pesquisador, mas também pode ser uma política editorial do jornal não publicar estudos sem significância estatística ou preferir os estudos com resultados positivos.

Viés de citação

Algumas vezes, os pesquisadores podem omitir da publicação alguns resultados seletivos da pesquisa ou demoram a publicar esses resultados. A citação incompleta pode ser devida, principalmente, à não significância estatística de determinada análise, mas também pode ser ocasionada por um resultado não esperado pelo pesquisador. Uma análise de 122 publicações mostrou que pelo menos um desfecho primário foi alterado, introduzido ou omitido em 62% dos ensaios clínicos (CHAN et al., 2004).

Viés de conflitos de interesse

Um conflito de interesse ocorre quando os interesses pessoais interferem nas obrigações profissionais. Este tema tem sido muito discutido nos últimos tempos, tanto na imprensa leiga como na científica, e muito do que se tem publicado se refere às vantagens econômicas recebidas por pesquisadores por meio da indústria farmacêutica. Entretanto, conflitos de interesse podem acontecer com editores de jornais, revisores de manuscritos e com os próprios autores. A vantagem pessoal nem sempre é monetária, podendo ser uma promoção ou reconhecimento profissional. Se por um lado o financiamento das pesquisas pela indústria tem sido associado a estudos de qualidade, por outro os interesses financeiros por parte dos pesquisadores e patrocinadores podem enviesar a interpretação dos resultados. Vários estudos têm documentado que ensaios clínicos randomizados patrocinados pela indústria exibem probabilidade muito maior de apresentar conclusões favoráveis do que os estudos não patrocinados.

Métodos para controle ou diminuição dos vieses

A prevenção e o controle dos potenciais vieses devem começar com um cuidadoso delineamento da pesquisa, escolhendo-se o melhor tipo de desenho para responder a questão do estudo e identificando previamente os potenciais vieses inerentes a cada delineamento. Alguns tipos de vieses podem ser controlados, pelo menos parcialmente, na análise, enquanto outros (por exemplo, o viés de seleção) não têm mais como ser corrigidos. As estratégias preventivas mais comuns para diminuir ou evitar alguns tipos de vieses são: *randomização*, *mascaramento* e *pareamento*. Já as estratégias que podem ser usadas após concluído o estudo, ou seja, na fase de análise, são a *estratificação* e a *análise multivariada*.

Randomização

A randomização assegura que os sujeitos do estudo tenham a mesma chance de serem alocados no grupo de controle e no grupo experimental e tem como propósito propiciar que as características dos pacientes sejam as mais semelhantes possíveis no início do estudo. A randomização é o melhor método para controlar o viés de seleção, além de controlar os vieses de confusão conhecidos e também não conhecidos.

Mascaramento (blinding)

O mascaramento (*blinding*) consiste em qualquer tentativa de se evitar que os pacientes e investigadores do estudo tenham conhecimento do tipo de intervenção que está sendo feito. Quando somente os investigadores ou somente os pacientes não conhecem o tipo de tratamento que está sendo administrado a cada paciente, o estudo é chamado *single--blind*. Quando tanto os investigadores como os pacientes são mascarados, o estudo chama-se *double-blind*, e quando tanto

os pacientes como aqueles que administram o tratamento e aqueles que analisam os desfechos não conhecem qual tratamento está sendo oferecido a cada paciente, o estudo chama-se *triple-blind*. O principal objetivo do mascaramento é controlar o viés de informação.

Pareamento (matching)

Quando fatores potenciais de confusão são conhecidos previamente, pode-se utilizar a estratégia do pareamento, em que para cada indivíduo selecionado para compor o grupo de expostos ou de casos é recrutado um indivíduo idêntico com relação a características confundidoras para o grupo de comparação. No entanto, isso não resolve o controle dos vieses de confusão que não são conhecidos, e também só é possível parear algumas variáveis. Se, por exemplo, num estudo de caso--controle que avalia exercício e risco de IAM, idade, sexo e fumo são potenciais fatores de confusão, então para cada paciente com infarto um controle deve ser selecionado com a mesma idade, o mesmo sexo e o mesmo nível de tabagismo.

Estratificação

Esta técnica é usada para controlar os fatores de confusão na análise do estudo e envolve a medida da associação dentro de categorias. Se no exemplo anterior, de exercício e infarto, sexo é uma variável confundidora e não foi controlada durante o estudo (por exemplo, pareamento), então a medida da associação entre exposição e doença pode ser feita na análise, separando homens e mulheres e calculando-se a associação. Se fumo também é uma variável de confusão, então é possível fazer análises da associação entre exercício e infarto nos seguintes estratos: homem fumante, homem não fumante, mulher fumante e mulher não fumante. Assim como o pareamento, essa estratégia só controla algumas variáveis de confusão e aquelas conhecidas.

Análise multivariada

A análise multivariada possibilita calcular a estimativa de associação controlando vários fatores de confusão simultaneamente, mesmo quando a estratificação falhou devido a uma amostra de tamanho insuficiente. Envolve a construção de um modelo matemático para descrever mais eficientemente a associação entre exposição e doença.

Referências

Adam Kelly P, O'Malley KJ, Kallen MA, Ford ME. Integrating validity theory with use of measurement instruments in clinical settings. Health Serv Res 2005; 40:1605-19.

Appenzeller S, Costallat LTL. Análise de sobrevida global e fatores de risco para óbito em 509 pacientes com lúpus eritematoso sistêmico. Rev Bras Reumatol 2004; 44(3):198-205.

Cagney KA, Wu AW, Fink NE et al. Formal literature review of quality of life instruments used in end-stage renal disease. Am J Kidney Dis 2000; 36(2):327-36.

Cella D, Bullinger M, Scott C, Barofsky I; Clinical Significance Consensus Meeting Group. Group VS individual approaches to understanding the clinical significance of differences or changes in quality of life. Mayo Clin Proc 2002; 77(4):384-92.

Chan AW, Hróbjartsson A, Haahr MT et al. Empirical evidence for selective reporting of outcomes in randomized trials: comparison of protocols to published articles. JAMA 2004; 291:2457-65.

Ciconelli RM, Ferraz MB, Santos W, Meinão I, Quaresma MR. Brazilian-Portu-guese version of the SF-36: a reliable and valid quality of life outcome measure. J Rheumatol 1999; 39:143-50.

Concato J, Shah N, Horwitz RI. Randomized controlled trials, observatio-nal studies, and the hierarchy of research designs. N Engl J Med 2000; 342:1887-92.

Cummings SR, Browner WS, Hulley SB. Elaborando a questão da pesquisa. In: Hulley SB, Cummings SR, Grady D, Hearst N, Newman TB. Delinean-do a pesquisa clínica: uma abordagem epidemiológica. Porto Alegre: Artmed, 2003:35-42.

Delgado-Rodriguez M, Llorca J. Bias J Epidemiol Community Health 2004; 58:635-41.

Duarte PS, Miyazaki MC, Ciconelli RM, Sesso R. Translation and cultural adaptation of the quality of life assessment instrument for chronic re-nal patients (KDQOL-SF). Rev Assoc Med Bras 2003; 49(4):375-81.

Feinstein AR. Clinical epidemiology: the architecture of clinical research. 2nd edition. Philadelphia: WB Saunders, 1995.

Fitzpatrick R, Fletcher A, Gore S, Jones D, Spiegelhalter D, Cox D. Quality of life measures in health care. I: Applications and issues in assessment. BMJ 1992; 305:1074-7.

Fletcher RH, Fletcher SW. Clinical epidemiology: the essentials. 5. ed. Balti-more: Lippincott Williams & Wilkins, 2014.

Frank L, Kleinman L, Leidy NK, Legro M, Shikiar R, Revicki D. Defining and measuring quality of life in medicine. JAMA 1998; 279(6):429-30.

Gandek B, Ware JE, Aaronson NK et al. Cross-validation of item selection and scoring for the SF-12 Health Survey in nine countries: results from the IQOLA Project International Quality of Life Assessment. J Clin Epide-miol 1998; 51 (11):1171-8.

Ganguli M, Lutle ME, Reynolds MD, Dodge HH. Randon versus volunteer selection for a community-based study. J Gerontol A Biol Sci Med Sci 1998; 53:M39-M46.

Garbe E, Suissa S. Hormone replacement therapy and acute coronary out-comes: methodological issues between randomized and observatio-nal studies. Hum Reprod 2004; 19:8-13.

Gerhard T. Bias: considerations for research practice. Am J Health-Syst Pharm 2008; 65:2159-68.

Guillemin F, Bombardier C, Beaton D. Cross-cultural adaptation of health--related quality of life measures: literature review and proposed guide-lines. J Clin Epidemiol 1993; 46(12):1417-31.

Guyatt GH. A taxonomy of health status instruments. J Rheumatol 1995; 22(6):1188-90.

Guyatt G, Cairns J, Churchill D et al. Evidence-based medicine. A new approach to teaching the practice of medicine. JAMA 1992; 268(17):2420-5.

Guyatt G, Osoba D, Wu AW, Wyrwich KW, Norman GR. Clinical Significance Consensus Meeting Group. Methods to explain the clinical significance of health status measures. Mayo Clin Proc 2002; 77:371-83.

Haynes RB, Sackett DL, Guyatt GH, Tugwell P. Clinical epidemiology: how to do clinical practice research. 3. ed. Philadelphia: Lippincott Williams & Wilkins, 2006.

Hennekens CH, Buring JE, Mayrent SL. Epidemiology in medicine. 1. ed. Bos-ton/Toronto: Little, Brown and Company, 1987.

Holanda AB. Dicionário da língua portuguesa. Rio de Janeiro: Nova Frontei-ra Ed., 1998: 626 p.

Jadad AR, Moore RA, Carrol D et al. Assessing the quality of reports of ran-domized controlled trials: is blinding necessary? Controlled Clinical Trials 1996; 17:1-12.

Jordan WM. Pulmonary embolism. Lancet 1961; 2:1146.

Kaplan RM, Anderson JP. A general health policy model: update and appli-cations. Health Serv Res 1988; 23(2):203-35.

Kramer MS. Clinical epidemiology and biostatistics: a primer for clinical in-vestigators and decision-makers. Berlin: Springer-Verlag, 1988.

Kronmal RA, Whitney CW, Mumford SD. The intrauterine device reanalyzed. J Clin Epidemiol 1991; 44:109-22.

Madeira IR, Carvalho CNM, Gazolla FM, Matos HJ, Borges MA, Bordallo MAN. Ponto de corte do índice Homeostatic Model Assessment for Insulin Re-sistance (HOMA-IR) avaliado pela curva Receiver Operating Characteris-tic (ROC) na detecção da síndrome metabólica em crianças pré-púbe-res com excesso de peso. Arq Bras Endocrinol Metab 2008; 52/9:1466-73.

Morgan TO, Jacobsen SJ, McCarthy WF, Jacobson DJ, McLeod DG, Moul JW. Age-specific reference ranges for serum prostate-specific antigen in black men. N Eng J Med 1996; 335:304-10.

Newman TB, Browner WS, Cummings SR. Delineando estudos de testes mé-dicos. In: Hulley SB, Cummings SR, Grady D, Hearst N, Newman TB. Deli-neando a pesquisa clínica: uma abordagem epidemiológica. Porto Ale-gre: Artmed, 2003:204-24.

Olson CM, Rennie D, Cook D et al. Publication bias in editorial decision ma-king. JAMA 2002; 287:2825-8.

Packer M, Bristow MR, Cohn JN et al. The effect of carvedilol on morbidity and mortality in patients with chronic heart failure. N Eng J Med 1996; 334 (21):1349-55.

Paul JR. Clinical epidemiology. J Clin Invest 1938; 17:539-41.

Prentice RL, Langer R, Stefanick ML et al. Combined postmenopausal hor-mone therapy and cardiovascular disease: toward resolving the discre-pancy between observational studies and the Women's Health Initiati-ve Clinical Trial. Am J Epidemiol 2005; 162:404-14.

Rosman AS, Korsten MA. Effect of verification bias on the sensitivity of fecal occult blood testing: a meta-analysis. J Gen Intern Med 2010; 25(11):1211-21.

Rossouw JE, Anderson GL, Prentice RL et al. Risks and benefits of estrogen plus progestin in healthy postmenopausal women: principal results from the Women's Health Initiative randomized controlled Trial. JAMA 2002; 288:321-33.

Sackett DL. Bias in analytic research. J Chronic Dis 1979; 32:51-63.

Sackett DL. Clinical epidemiology: what, who, and whither. J Clin Epidemiol 2002; 55:1161-6.

Shepherd J, Cobre SM, Ford I et al. Prevention of coronary heart disease with pravastatin in men with hypercholesterolemia. Atheroscler Suppl 2004; 5(3):91-7.

Sprangers MA, Mainpour CM, Moynihan TJ, Patrick DL, Revicki DA; Cli-nical Significance Consensus Meeting Group. Mayo Clin Proc 2002; 77(6):561-71.

Stedman TL. Dicionário médico. Rio de Janeiro: Guanabara Koogan, 1996: 1657p.

Stern JM, Simes RJ. Publication bias: evidence of delayed publication in a cohort study of clinical research projects. BMJ 1997; 315:640-5.

The Diabetes Control and Complications Trial Research Group. The effect of intensive diabetes therapy on the development and progression of neuropathy. Ann Intern Med 1995; 122(8):561-8.

Ware JE, Sherbourne CD. The MOS 36-Item Short-Form Health Survey (SF-36): Conceptual framework and item selection. Med Care 1992; 30:473-83.

Weiss NS. Clinical epidemiology: the study of the outcome of illness. 3. ed. Oxford: Oxford University Press, 2006.

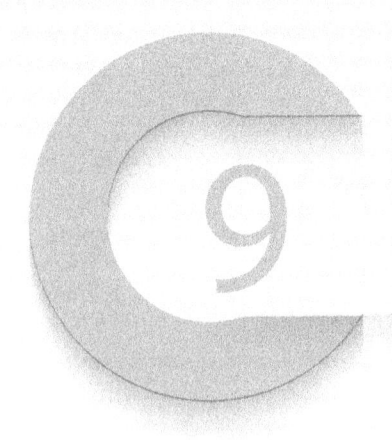

Medicina Baseada em Evidências

Paula Frassinetti Castelo Branco Camurça Fernandes

INTRODUÇÃO

A medicina baseada em evidências (MBE), movimento médico que teve início por volta da década de 1970, propõe que a prática médica deva seguir o rigor do método científico.

Este tema é de especial interesse para a população para que haja um entendimento de como os médicos atualmente estruturam seu raciocínio e adotam condutas perante seus pacientes. As raízes filosóficas da MBE têm origem na metade do século XIX em Paris, França (LOGAN, 1978; EVIDENCE-BASED MEDICINE WORKING GROUP, 1992).

A prática baseada em evidências associada à medicina nasceu no Canadá com um grupo de estudos da Universidade McMaster, na década de 1980, com a finalidade de promover a melhoria da assistência à saúde e do ensino. A promoção da prática baseada em evidências no Reino Unido ocorreu em razão da necessidade de aumentar a eficiência e a qualidade dos serviços de saúde e diminuir os custos operacionais (GALVÃO et al., 2003).

No Brasil, o Grupo Interdepartamental de Epidemiologia Clínica (GRIDEC) foi criado no início dos anos 1990 por professores da Universidade Federal de São Paulo. O GRIDEC formou professores de outros estados em epidemiologia clínica (curso de Mestrado em Epidemiologia Clínica), que fundaram várias Unidades de Epidemiologia Clínica (UEC) no Brasil, ligadas à Rede Internacional de Epidemiologia Clínica (International Network of Clinical Epidemiology – INCLEN). Em Fortaleza foi criada uma dessas UEC, da qual a autora deste capítulo é membro efetivo.

O *Centro Cochrane do Brasil*, cuja missão é elaborar, manter e divulgar revisões sistemáticas de ensaios clínicos randomizados com o melhor nível de evidência para as decisões em saúde, foi inaugurado em 1996. A Colaboração Cochrane representa um excelente avanço para a tomada de decisões no campo dos cuidados à saúde, sendo comparada ao Projeto Genoma em importância para a medicina clínica mundial (NAYLOR, 1995). Os objetivos da Colaboração Cochrane são fornecer informação precisa sobre os efeitos do cuidado à saúde prontamente disponível por todo o mundo, produzir e disseminar revisões sistemáticas de intervenções aos cuidados à saúde e promover a busca por evidências na forma de ensaios clínicos e outros estudos de intervenção (ATALLAH, 1996; GALVÃO, 2003).

NOVO PARADIGMA

A MBE representa um novo paradigma da medicina e visa decidir o tratamento segundo as melhores e mais consistentes evidências científicas; não no que o médico acredita, mas no que está demonstrado. Deseja-se saber o que é mais seguro, eficiente, efetivo e o que pode trazer mais benefício para o tomador de decisão – o médico –, para o sistema de saúde, o paciente e o hospital. Nos últimos anos, a expressão foi ampliada para *saúde baseada em evidências*. O objetivo é mostrar que o recurso pode dar suporte não só aos médicos, mas aos enfermeiros, psicólogos e demais profissionais ligados à área da saúde, como também aos pacientes, que passam a ter acesso às evidências obtidas.

DESAFIOS ATUAIS

Os desafios atuais da medicina e da atenção em saúde, de modo geral, consistem em lidar com problemas como:

- Grande quantidade de informações científicas disponíveis nos periódicos e banco de dados eletrônicos ("avalanche" de informação científica – 21 milhões de citações no PubMed).
- Qualidade das informações disponíveis (nem todas as informações têm a mesma qualidade).
- Viés de publicação (maior chance de publicação de resultados positivos e menor chance de publicação de pesquisas provenientes de centros menos famosos, pesquisas financiadas pela indústria; falta de acesso às bases de dados para fazer consulta).
- Práticas e *performances* clínicas muito diversas (grande variação na realização de tratamentos por médicos de mesmas instituições, cidades e países).
- Deterioração da *performance* com o tempo. Enquanto a prática adquirida é adequada para algumas situações clínicas, o

conhecimento e a *performance* dos médicos podem declinar com a passagem do tempo. Avanços médicos ocorrem frequentemente, e o conhecimento científico do médico facilmente se torna desatualizado (Figura 9.1).

- Carga de trabalho do médico, como jornadas dupla e tripla de trabalho, fazendo com que o excesso de trabalho leve à competição com horas de sono, lazer e estudo.
- A medicina tornou-se um campo de múltiplos interesses: a indústria da tecnologia, a indústria farmacêutica e a indústria de órteses e próteses têm seus próprios interesses. O lucro é a prioridade em detrimento da melhoria da saúde humana.

O grande número de opções (possibilidades) diagnósticas, terapêuticas e preventivas exige do médico e do paciente uma escolha criteriosa, visando obter o máximo de benefício com o mínimo de risco (SACKETT et al., 1997, 2000a; DUNCAN & SCHMIDT, 2005).

DEFINIÇÃO

Um conjunto de princípios, regras e informações que se utilizam da epidemiologia clínica foram desenvolvidos em prol de uma nova prática médica, referida como medicina baseada em evidências (SACKETT et al., 1997). A MBE é uma abordagem que se utiliza das ferramentas da epidemiologia clínica, da estatística, da metodologia científica e da informática para trabalhar a pesquisa, o conhecimento e a atuação em saúde com o objetivo de oferecer a melhor informação disponível para a tomada de decisão nesse campo. A prática da MBE busca promover a integração da experiência clínica às melhores evidências disponíveis, considerando a segurança nas intervenções e a ética na totalidade das ações. A saúde baseada em evidências é a arte de avaliar e reduzir a incerteza na tomada de decisão em saúde (ATALLAH, 2004).

ELO ENTRE A PESQUISA CIENTÍFICA E A PRÁTICA CLÍNICA

A MBE é uma abordagem para a prática de cuidados em saúde na qual o médico está ciente da evidência que apoia sua prática clínica e da força dessa evidência. Consiste no uso

consciencioso, explícito e judicioso da melhor evidência disponível na tomada de decisão acerca dos cuidados clínicos para os pacientes individuais. A prática da MBE significa integrar a *expertise* clínica individual à melhor evidência clínica externa a partir da pesquisa sistemática (SACKETT et al., 1997). A MBE é o elo entre a boa pesquisa científica e a prática clínica. Em outras palavras, a MBE se utiliza das provas científicas existentes e disponíveis no momento, com boa validade interna e externa, para a aplicação de seus resultados na prática clínica (EL DIB, 2007).

Existe grande variação no modo como as especialidades médicas são aplicadas. As práticas e *performances* são muito diversas, e até 40% das decisões clínicas não são corroboradas por evidências de pesquisas (GREENHALGH, 2001). Dois tipos de problemas relacionados com a informação contribuem para os pacientes receberem menos cuidados do que o ideal: em primeiro lugar, "a sobrecarga de informações" e, em segundo, "a aceitação das informações disponíveis sem uma avaliação crítica" (GRAY, 2004).

Informação científica

A sobrecarga de informações cria dificuldades para os clínicos determinarem os tratamentos mais eficazes. O volume de publicações é imenso – o PubMed (2012), por exemplo, tem mais de 21 milhões de citações, há 30 mil revistas biomédicas, mais de quatro mil revistas no MEDLINE e 851 no LILACS. Aproximadamente 75 ensaios clínicos são publicados por dia (BASTIAN et al., 2010). Desde 2005, entre duas e quatro mil referências são adicionadas por dia. Aproximadamente 700 mil referências foram adicionadas em 2010.

Sigla em inglês para Sistema *Online* de Busca e Análise de Literatura Médica (*Medical Literature Analysis and Retrieval System Online*), o *MEDLINE*® é a base de dados bibliográficos da Biblioteca Nacional de Medicina dos Estados Unidos da América (US National Library of Medicine's – NLM). Contém mais de 21 milhões de referências a artigos de jornais científicos, com maior concentração em biomedicina, como também artigos sobre enfermagem, veterinária, farmacologia e odontologia, entre outros. Uma característica marcante da MEDLINE é que os dados gravados no sistema são indexados com palavras-chave específicas de um sistema chamado MeSH (*Medical Subject Heading*, que corresponde à tradução brasileira de Descritores em Ciências da Saúde – DeCS).

Por sua vez, o *PubMed* é a versão gratuita do banco de dados do MEDLINE. Desenvolvido pelo National Center for Biotechnology Information – NCBI (em português, Centro Nacional para a Informação Biotecnológica), utiliza o *tesauro* (termo descritor atribuído por um indicador para descrever um assunto) de *Medical Subject Headings*.

O *LILACS* (2012) é o mais importante e abrangente banco de dados da literatura científica e técnica da América Latina e Caribe. Há 26 anos contribuindo para o aumento da visibilidade, do acesso e da qualidade da informação em saúde na região, abrange 27 países, 851 periódicos, 587.658 registros, 475.873 artigos, 77.252 monografias, 28.174 teses e 205.993 textos completos.

MBE – desafios

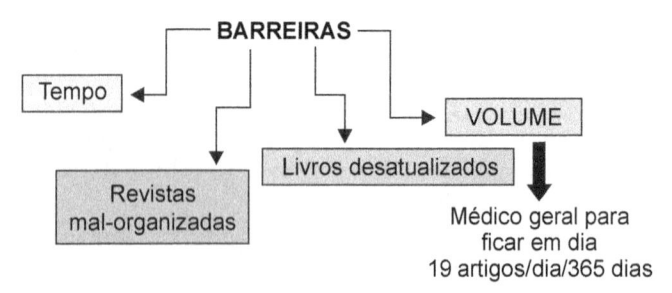

FIGURA 9.1 Medicina baseada em evidências (MBE) – desafios. (Fonte: Sackett et al. Evidence-based medicine: how to practice and teach EBM. Edinburg: Churchill Livingstone, 1997.)

A *EMBASE* (2012) é uma base de dados (editada pela editora Elsevier) abrangente e fonte confiável *on-line* de respostas biomédicas com resultados relevantes da literatura para ajudar na tomada de decisões. Nela é possível localizar informações específicas sobre medicamentos, pois contém mais de 20 milhões de registros indexados de mais de sete mil periódicos ativos e confiáveis, incluindo todo o MEDLINE. Disponibiliza, também, 1.800 periódicos biomédicos que não são atualmente abrangidos pelo MEDLINE, muitos deles de procedência europeia.

Avaliação da literatura científica

Outro problema é a falta de avaliação crítica da literatura, que pode ocorrer por vários motivos: confiança nas próprias experiências clínicas e na opinião dos especialistas, aceitação de estudos isolados e influência excessiva da indústria farmacêutica por meio da propaganda e do patrocínio de palestrantes (SACKETT et al., 2000a; GREENHALGH, 2001).

A MBE visa preencher a lacuna existente entre a pesquisa e a prática, melhorando, desse modo, a qualidade do cuidado com o paciente (GRAY, 2004). Isso é possível da seguinte maneira: aplica-se "um determinado conhecimento da informação médica e da epidemiologia clínica para o tratamento de pacientes individuais" (GRAY, 2002), levando em consideração "a integração das principais evidências da pesquisa com a experiência clínica, com os valores dos pacientes e com o contexto cultural onde eles estão inseridos: seus valores culturais, religiosos e suas crenças" (SACKETT et al., 2000a).

Deve-se considerar se as evidências são aplicáveis ao paciente, ser capaz de individualizar os resultados para o paciente e avaliar se as evidências são consistentes com as necessidades do paciente. Por exemplo, ao se prescrever anticoagulante para uma pessoa idosa, que tem um risco maior de sofrer quedas, deve-se avaliar se não seria melhor colocar um filtro na veia cava para evitar tromboembolismo. Ao se prescrever anticoagulante para uma pessoa etilista crônica, devem ser avaliados os riscos *versus* benefícios, porque há maior probabilidade de pessoas alcoolizadas sofrerem quedas e, por conseguinte, é maior o risco de sangramento com a anticoagulação. Portanto, além de individualizar o tratamento, é preciso avaliar se a melhor evidência pode ser aplicada no contexto e no local em que o paciente se encontra.

Ao contrário das afirmações de alguns críticos de que a MBE desvaloriza o julgamento crítico e a "arte" da medicina, a experiência clínica continua a desempenhar um papel importante na MBE, pois permite ao médico integrar as evidências da pesquisa, as preferências do paciente e a condição clínica na tomada de decisão (GRAY, 2004) (Figura 9.2).

A prática clínica exige informações atualizadas acerca dos seguintes enfoques: *prevenção*, *diagnóstico*, *tratamento* e *prognóstico*. Posteriormente, foram incluídas também *avaliações econômicas* e de *qualidade de vida*. O processo de análise das evidências externas demanda um conjunto de novos conhecimentos e habilidades para o médico atual. Essas habilidades visam capacitar o médico a adquirir autonomia no julgamento crítico acerca da qualidade das informações que estarão disponíveis para seu processo de educação continuada e, assim, diminuir as incerte-

Paradigma médico tradicional	Paradigma da medicina baseada em evidências
1. A experiência clínica individual fornece a base para o diagnóstico, o tratamento e o prognóstico 2. A fisiopatologia fornece a base para a prática clínica 3. O treinamento médico tradicional e o bom senso são suficientes para capacitar o médico a avaliar novos testes e tratamento	1. Informações provenientes de estudos sistemáticos, reprodutíveis e sem tendenciosidade 2. A compreensão da fisiopatologia é necessária, mas insuficiente para a prática clínica 3. A compreensão de determinadas regras de evidências é necessária para avaliar e aplicar de forma efetiva a literatura médica

FIGURA 9.2 Paradigmas. (Fonte: Sackett et al., 1997.)

zas de suas decisões clínicas sobre a saúde dos pacientes (LEITE, 1999). A ciência de maior relevância na prática da saúde baseada em evidências é a epidemiologia clínica.

A MBE procura responder a alguns desafios que estão presentes no exercício da prática clínica:

- como se manter atualizado diante da crescente disponibilidade de informações em saúde;
- como selecionar eficientemente as melhores fontes de informação (Figura 9.3);
- como avaliar criticamente as informações científicas disponíveis: os artigos originais, as revisões sistemáticas (metanálises), as diretrizes (*guidelines*);
- como ler um artigo científico;
- como sintetizar as evidências encontradas;
- como integrar as evidências selecionadas e a experiência clínica no manejo dos problemas dos pacientes;
- como reduzir a utilização de procedimentos que podem ser danosos à saúde dos pacientes;
- como dimensionar o caráter científico da prática clínica.
- quais as evidências para melhores decisões clínicas.

CONVERSA COM COLEGAS CONVERSA COM REPRESENTANTES FARMACÊUTICOS ARTIGOS DE REVISÃO LIVRO-TEXTO EXPERIÊNCIA PESSOAL REVISTAS MÉDICAS pesquisa clínico-epidemiológica	Todas as fontes de informação têm a mesma qualidade científica? Todas as fontes de informação produzem evidências científicas de igual qualidade?

FIGURA 9.3 MBE – fontes de informação. (Fonte: retirada do banco de aulas da Unidade de Epidemiologia Clínica – UEC – da Universidade Federal do Ceará. Adaptada de Sackett et al., 2000a; Gray, 2004.)

MODELO DOS CINCO PASSOS

A MBE se utiliza de estratégias e métodos específicos e diretos. Envolve a utilização de um modelo de cinco passos para aplicação das evidências da literatura médica aos problemas do paciente (Figuras 9.4 a 9.6):

1. Formulação da pergunta (converter a necessidade de informação em questões passíveis de esclarecimento).
2. Busca por respostas (procurar a melhor evidência disponível com a máxima eficiência).
3. Avaliação das evidências (avaliar criticamente as evidências encontradas em termos de validade/proximidade com a verdade e utilidade/aplicabilidade clínica).
4. Aplicação dos resultados (aplicar os resultados da avaliação crítica na prática clínica).
5. Avaliação do desfecho (avaliar desempenho clínico constantemente).

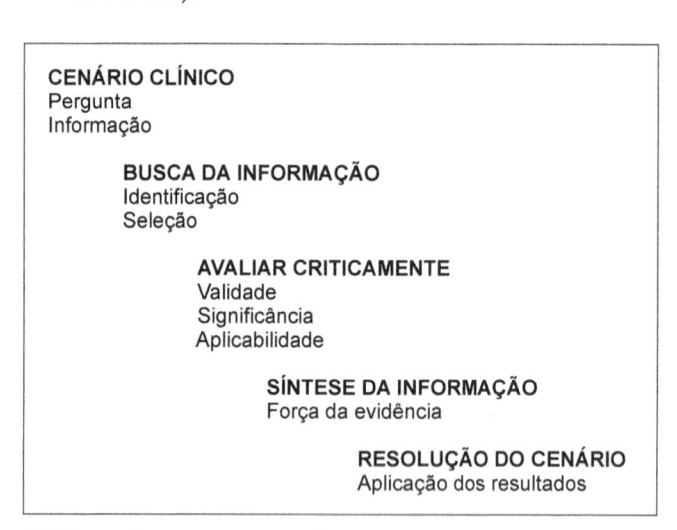

FIGURA 9.4 Passos para a prática de MBE. (Fonte: retirada do banco de aulas da Unidade de Epidemiologia Clínica – UEC – da Universidade Federal do Ceará. Adaptada de Sackett et al., 2000a; Gray, 2004.)

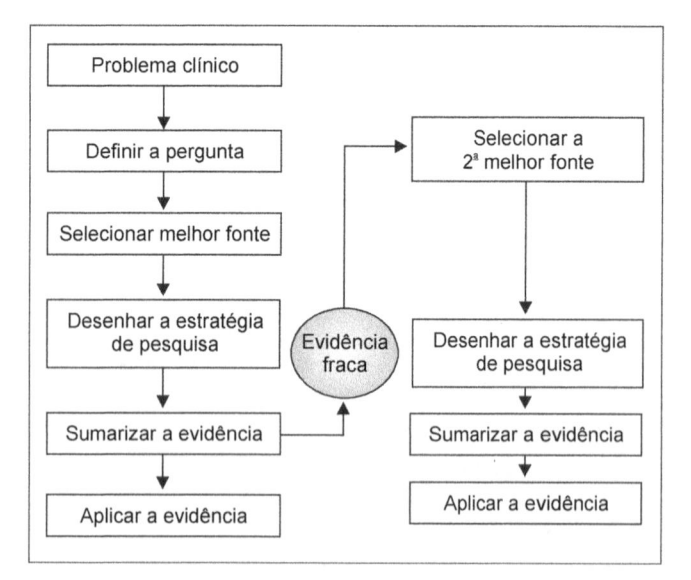

FIGURA 9.5 MBE – decisões clínicas. (Fonte: retirada do banco de aulas da Unidade de Epidemiologia Clínica – UEC – da Universidade Federal do Ceará. Adaptada de Sackett et al., 2000a; Gray, 2004.)

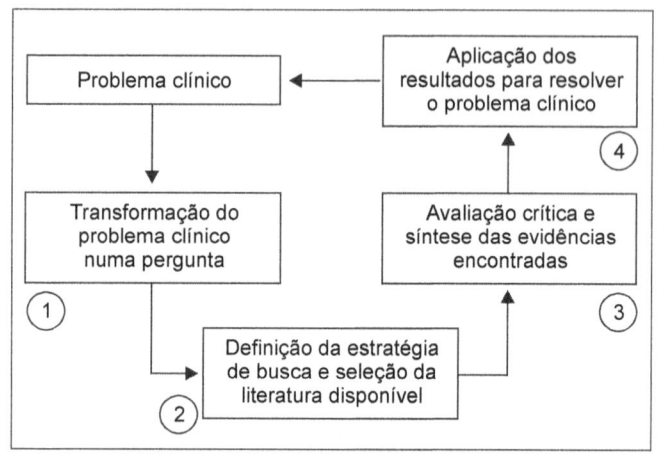

FIGURA 9.6 Medicina baseada em evidências – (Fonte: retirada do banco de aulas da Unidade de Epidemiologia Clínica – UEC – da Universidade Federal do Ceará. Adaptada de Sackett et al., 2000a; Gray, 2004.)

Portanto, as bases fundamentais para a prática da MBE são:

1. As decisões clínicas devem ser baseadas na melhor *evidência científica disponível*.
2. O *problema* clínico – em vez de hábitos e protocolos – deve determinar o tipo de evidência a ser pesquisada.
3. A identificação da melhor evidência significa usar princípios *epidemiológicos* e *bioestatísticos*.
4. As *conclusões* derivadas de evidências identificadas e avaliadas criticamente são úteis somente se influenciarem o *manuseio de pacientes* ou as *decisões sobre políticas de saúde*.
5. O *desempenho* de quem pratica MBE deve ser satisfatoriamente *avaliado*.

Um exemplo da aparente discrepância entre a experiência clínica individual e o conhecimento impessoal da literatura é a hipertensão relacionada com doença renal. A hipertensão essencial pode causar insuficiência renal crônica terminal, estágio V (nesse estágio, o paciente deve ser submetido a terapia substitutiva renal: diálise ou transplante renal), e pode ser consequência de uma doença renal. Os dados epidemiológicos têm mostrado que há um viés de classificação nos Registros Internacionais de Insuficiência Renal Crônica Terminal. O diagnóstico de nefroesclerose hipertensiva tem sido superestimado porque costuma ser feito por exclusão. A proporção de insuficiência renal crônica terminal (estágio V) atribuída à hipertensão primária é superestimada e o diagnóstico é feito por meio de critérios inadequados (FERNANDES, 1999; FERNANDES et al., 2000). Existem evidências de que a hipertensão pode levar à doença renal crônica, pode acelerar uma doença renal preexistente e pode ser consequência de uma doença renal. As seguintes perguntas: "a hipertensão essencial pode levar à doença renal crônica terminal?" e "qual anti-hipertensivo tem melhor efeito na redução da proteinúria e no retardo da progressão da doença renal?" não podem ser respondidas apenas com base na experiência pessoal; de fato, estudos epidemiológicos são necessários para responder essas perguntas. Nesse exemplo, para uma melhor compreensão científica das questões relacionadas com a etiologia e o tratamento da hipertensão, as decisões clínicas devem ser embasadas na melhor evidência disponível, e a melhor evidência só pode ser identificada utilizando-se a epidemiologia clínica e a bioestatística.

Passo 1– A pergunta da pesquisa

O processo da MBE começa com uma questão clínica: a pergunta. Transforma-se a dúvida numa pergunta dentro de um cenário clínico (Figuras 9.7 e 9.8).

A pergunta ou questão clínica deve estar relacionada com o diagnóstico, o tratamento, o prognóstico ou a etiologia da doença de um paciente. A pergunta é estruturada de modo a incluir o problema ou diagnóstico do paciente, o tratamento, o teste diagnóstico, o fator de risco ou o fator de interesse do prognóstico, bem como qualquer comparação e o desfecho de interesse.

Passo 2 – A busca das evidências

Nessa etapa, procura-se uma resposta na literatura para a questão formulada. É importante entender a natureza da questão e o tipo de evidência que poderia melhor respondê-la.

O Quadro 9.1 mostra os tipos de estudos mais adequados para cada enfoque clínico ou questão clínica.

A pergunta ou questão pode ser transformada num cenário clínico que ocorre na prática clínica (Figuras 9.9 a 9.11). Como pode ser observado no Quadro 9.1, um estudo de coorte consiste num delineamento mais adequado para questões relacionadas com a etiologia, enquanto os testes diagnósticos são mais bem avaliados em estudos transversais.

A Figura 9.12 mostra a hierarquização das evidências. A hierarquização implica que evidências mostradas por revisões sistemáticas e estudos randomizados, quando conduzidos apropriadamente (seguindo os critérios metodológicos adequados), constituem a maneira mais adequada para a obtenção de evidências científcas (GUYATT et al., 2002). A opinião do especialista está no fim da lista porque não reflete, necessariamente, a melhor evidência encontrada na pesquisa da literatura.

Artigos, diretrizes, livros-textos ou outros documentos sobre condutas clínicas baseadas em evidências apresentam, além dos níveis de evidências, os graus de recomendação para as condutas sugeridas (Figura 9.13).

Os níveis de evidência nos enfoques de terapia, prevenção, etiologia/risco, diagnóstico e análise econômica podem ser encontrados na página do Oxford Center for Evidence Based Medicine – Levels of Evidence (CEBM, 2012).

A estratégia de busca é importante porque, ao se iniciar uma busca pelo MEDLINE, um grande número de artigos será identificado e será necessário analisar individualmente a validade de cada artigo. Uma abordagem mais eficiente consiste na estratégia hierárquica dos quatros passos de Haynes

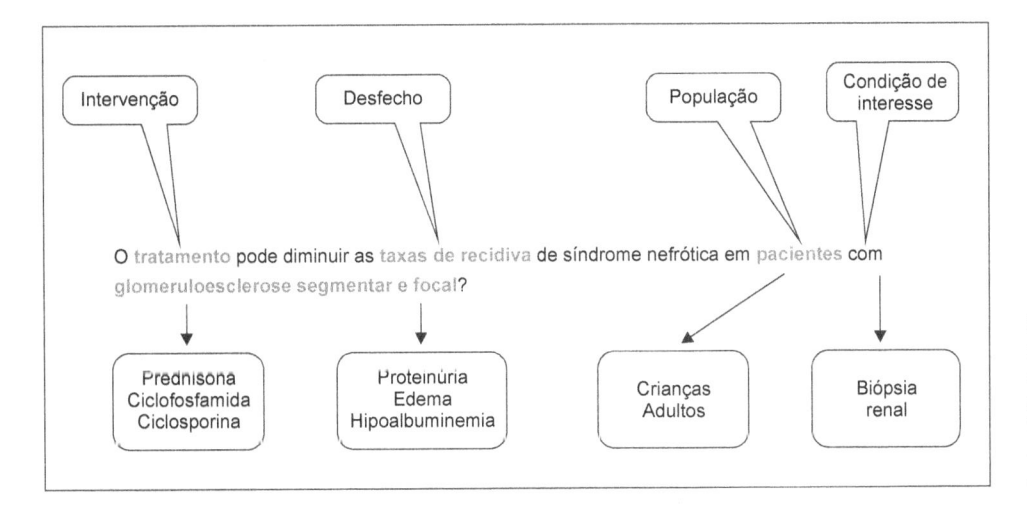

FIGURA 9.7 MBE – Fontes de informação. Passos para uma busca da literatura baseada em evidências. (Fonte: retirada do banco de aulas da Unidade de Epidemiologia Clínica – UEC – da Universidade Federal do Ceará. Adaptada de Sackett et al., 2000a; Gray, 2004.)

Sujeitos Problema	Exposição	Comparação	Desfechos de interesse
Pacientes similares aos meus com problema	Que tratamento, fator de risco ou exposição de interesse	Alternativa para comparar com a intervenção ou exposição	O que eu espero que ocorra
Em pacientes hipertensos, a nifedipina aumenta o risco de evento cardiovascular adverso	Nifedipina	Placebo, outros anti-hipertensivos	Evento cardiovascular

FIGURA 9.8 Anatomia da pergunta. (Fonte: retirada do banco de aulas da Unidade de Epidemiologia Clínica – UEC – da Universidade Federal do Ceará. Adaptada de Sackett et al., 2000b; Gray, 2004.)

QUADRO 9.1 Adequando o delineamento do estudo à pergunta

Tipo de questão	Delineamento
Diagnóstico	Estudo transversal
Tratamento	Estudo controlado randomizado; metanálises
Prognóstico	Estudo de coorte
Etiologia ou danos	Estudo de coorte ou estudo de caso-controle

Fonte: adaptado de Gray, 2002.

MEDICINA BASEADA EM EVIDÊNCIAS
A prática clínica

Questões Clínicas

Diagnóstico
Doutor, para que eu vou fazer essa colonoscopia?

Tratamento
Doutor, qual o medicamento que eu vou tomar?

Prognóstico
Doutor, meu filho vai precisar fazer drenagem pleural?

Risco
Doutor, devo parar de fumar nesta gravidez?

FIGURA 9.9 MBE – a prática clínica. (Fonte: retirada do banco de aulas da Unidade de Epidemiologia Clínica – UEC – da Universidade Federal do Ceará. Adaptada de Sackett et al., 2000b; Gray, 2004.)

- Cenário clínico:
  ▶ Paciente 35 anos, feminino, não grávida, apresentando cistite de repetição, está sendo atendida no ambulatório de nefrologia.

- Pergunta:
  ▶ O Interno pergunta ao Residente se deve ser feita profilaxia com antibiótico.

FIGURA 9.10 Praticando medicina baseada em evidências. (Fonte: retirada do banco de aulas da Unidade de Epidemiologia Clínica – UEC – da Universidade Federal do Ceará. Adaptada de Sackett et al., 2000b; Gray, 2004.)

▶ Qual a acurácia do exame clínico para diagnosticar trombose venosa? (DIAGNÓSTICO)

▶ A heparina de baixo peso molecular é mais eficiente e segura que a heparina não fracionada no tratamento da trombose venosa? (TERAPÊUTICA)

▶ A meia elástica com compressão gradual é eficiente e segura para prevenir a TVP? (PROFILAXIA)

FIGURA 9.11 Paciente internado com acidente vascular cerebral (AVC) desenvolve dor e edema no membro inferior esquerdo 10 dias após o AVC. (Fonte: retirada do banco de aulas da Unidade de Epidemiologia Clínica – UEC – da Universidade Federal do Ceará. Adaptada de Sackett et al., 2000b; Gray, 2004.)

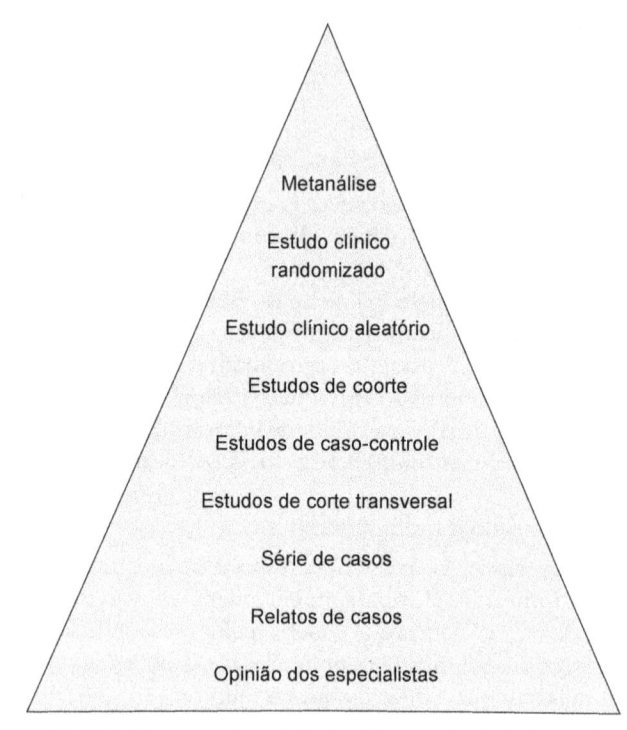

FIGURA 9.12 Hierarquia das evidências. (Fonte: retirada do banco de aulas da Unidade de Epidemiologia Clínica – UEC – da Universidade Federal do Ceará. Adaptada de Sackett et al., 2000b; Gray, 2004.)

EVIDÊNCIA Nível I
Ensaio clínico randomizado (ECR) ou revisão sistemática (RS) de ECR com desfechos clínicos*

EVIDÊNCIA Nível II
ECR ou RS de ECR de menor qualidade:
Com desfechos substitutos validados*
Com análise de subgrupos ou de hipóteses a posteriori
Com desfechos clínicos, mas de menor rigor metodológico
Estudo observacional de reconhecido peso científico (estudo de coorte ou de caso-controle aninhado a uma coorte, séries temporais múltiplas) ou revisão sistemática desses estudos

EVIDÊNCIA Nível III
ECR com desfechos substitutos não validados#
Estudos de caso-controle

EVIDÊNCIA Nível IV
ECR com desfechos clínicos, mas com maior potencial de viés (tal como experimentos não comparados e demais estudos observacionais)

EVIDÊNCIA Nível V
Fórum representativo ou opinião de especialistas sem evidências dos níveis supracitados

---

*Para fornecer evidência nível I, o ECR deve, em geral, atender quesitos de qualidade, como ser duplo-cego, ter alocação sigilosa, completar acompanhamento de ≥ 80% e explicitar poder adequado (≥ 80%, a = 0,05) para um desfecho clínico. Em casos raros, evidências não geradas por ECR podem alcançar nível I quando a nova terapia traz benefício e a convencional é aceita como ineficaz [por exemplo, desfibrilação para fibrilação ventricular], ou então quando há sucesso terapêutico inquestionável e a terapia convencional é pouco eficaz.
#Um desfecho substituto é considerado validado quando se correlaciona com o desfecho clínico em questão, em ECR de longa duração; além disso, o desfecho substituto precisa captar todos os efeitos relevantes da terapia [por exemplo, contagem de células CD4, que foi validada como preditiva de incidência e mortalidade de AIDS].

FIGURA 9.13 Níveis de evidência. (Fontes: Sackett et al., 2000b; Gray, 2004.)

QUADRO 9.2 Estratégia de busca de artigos científicos – os quatro passos de Haynes

Sistemas (fontes abrangentes)	Clinical Evidence	http://clinicalevidence.com
Sinopses (resumos estruturados)	Evidence-Based Medicine	http://ebm.bmj.com/content/
	ACP Journal Club	http://www.acpjc.org/
Sínteses (revisões sistemáticas)	Cochrane Database of Systematic Reviews	http://www.cochrane.org/cochrane-reviews/cochranedatabase-systematicreviews-numbers
	Database of Abstracts of Effectiveness (DARE)	http://www.cochrane.org/
Estudos (artigos originais)	MEDLINE (PubMed)	http://www.ncbi.nlm.nih.gov/pubmed/

Fonte: adaptado de Haines, 2001a, 2001b; Gray, 2002, 2004.

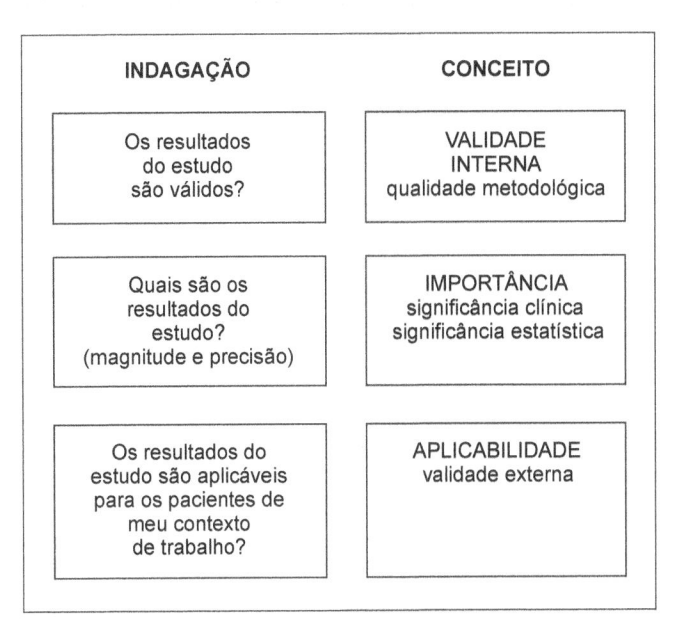

FIGURA 9.15 Critérios para iniciar a avaliação de um artigo científico – Questões fundamentais. (Fonte: retirada do banco de aulas da Unidade de Epidemiologia Clínica – UEC – da Universidade Federal do Ceará. Adaptada de Sackett et al., 2000b; Gray, 2004.)

(2001a e 2001b), que envolve sistemas, sinopses, sínteses e estudos (Quadro 9.2).

Nesse tipo de estratégia, é dada prioridade às fontes de informações de alta qualidade, previamente avaliadas, ou seja, a avaliação crítica já foi feita por outro grupo (literatura secundária) (Figura 9.14).

A estratégia dos quatro passos de Haynes (2001a, 2001b) se utiliza de uma busca gradual, começando com os sistemas até que seja encontrada uma resposta para a questão clínica. Pode-se usar uma estratégia alternativa: buscar simultaneamente vários bancos de dados que incluam dois ou mais níveis na hierarquia. Dois instrumentos de busca que realizam essa função são o TRIP Database e o SUM Search (GRAY, 2004).

Quando se faz a busca no MEDLINE (versão PubMed), é possível melhorar a estratégia de busca na interface *Clinical Queries* (perguntas clínicas), onde é possível selecionar os artigos de acordo com o enfoque etiologia, diagnóstico, tratamento, prognóstico ou guia de predição clínica. Essa estratégia foi desenvolvida a partir do uso de filtros metodológicos

de pesquisa (atualizada em dezembro de 2011) com base no trabalho de Haynes et al. (2004, 2005).

Caso não seja encontrada uma resposta após a busca na literatura, existem três possibilidades: a estratégia de busca não foi eficaz, a população de pacientes na questão é muito específica (seria necessário aumentar o tamanho da amostra) ou não existe evidência ou a única evidência encontrada não é confiável.

Quando não são encontradas evidências, após a procura na literatura se torna mais importante o julgamento clínico.

Passo 3 – Avaliação crítica da literatura

Após a fase de identificação e seleção dos artigos considerados mais relevantes para a pergunta formulada, deve-se fazer a avaliação crítica dos artigos selecionados. A avaliação crítica se diferencia da leitura tradicional porque para a avaliação de um artigo científico são usados métodos objetivos (as regras formais de evidência) para análise da qualidade da literatura médica. Em outras palavras, será avaliado se o artigo tem validade interna (se o estudo reflete a verdade para os pacientes da amostra que está sendo estudada) e utilidade (aplicabilidade clínica para pacientes atendidos no contexto do médico que está fazendo a avaliação crítica). Para cumprir essa etapa é preciso estar familiarizado com as linhas gerais da investigação científica.

Como ler artigos/decisões clínicas com base em evidências

O EBMWG (Evidence-Based Medicine Working Group) (JAMA, 1992) aceitou o desafio de avaliar sistematicamente a diversidade da pesquisa médica publicada. Sua abordagem resultou numa série de artigos – *User's Guide to the Medical Literature*. Em 1981, o *Canadian Medical Association Journal* publicou

1. Julgamento individual das informações científicas

- **Análise da literatura primária**
  revistas biomédicas
  base de dados eletrônicos
  MEDLINE – EMBASE – LILACS

2. Utilizar julgamento de especialistas

- **Resumos da literatura primária avaliados por especialistas**
  ACP Journal Club
  Evidence Based Medicine
  Best Evidence
  Critically Appraised Topics – CATs

- **Análise da literatura secundária**
  Consensos
  Guias clínicos (*guidelines*)
  Revisão sistemática/*Metanálise*
  Revistas – *Clinical/Evidence*

FIGURA 9.14 Como praticar medicina baseada em evidências. (Fonte: retirada do banco de aulas da Unidade de Epidemiologia Clínica – UEC – da Universidade Federal do Ceará. Adaptada de Sackett et al., 2000b; Gray, 2004.)

uma série de cinco artigos intitulados *How to read clinical journals* (SACKETT, 1981), onde era explicado como fazer a avaliação crítica da literatura médica. Em 1992, o *Journal of the American Medical Association* publicou uma nova série de artigos – *User's Guide to the Medical Literature* (JAMA, 1992). O objetivo consistia em uniformizar a maneira como era feita a avaliação crítica da literatura em diferentes instituições. Esse modelo de avaliação crítica vem sendo usado amplamente nas reuniões de revista (*Journal clubs*) dos programas de residência médica e pós--graduação.

Esses guias ou roteiros contêm uma série de perguntas que são ajustadas individualmente para múltiplos tipos de estudos (*terapia, diagnóstico, risco e prognóstico*) e literatura integradora (*resumos, análise de decisão, parâmetros de prática* e *análises de custo-efetividade*).

Denominados CATs (*Critical Appraisal Topics*) na língua inglesa, esses guias podem ser encontrados nos seguintes endereços eletrônicos:

a. Centre for Evidence-based Medicine, Universidade de Oxford, Reino Unido: http://www.cebm.net/index.aspx?o = 1216; http://www. fisterra. com/.
b. The Centre for Health Evidence (CHE), Universidade de Alberta, Canadá: http://www.cche.net/text/usersguides/diagnosis.asp.
c. Users' Guides to the Medical Literature: A manual for evidence-based clinical practice. 2. ed.: http://www.jamaevidence.com/.
d. Quatro roteiros ou guias traduzidos para o português podem ser encontrados nos Quadros 9.3 a 9.6.
e. Ferramentas de avaliação clínica:
   - *Consort Statement:* http://www.consort-statement.org/.
   - *Quadas Statement:* http://www.biomedcentral.com/14712288/3/25.
   - *Strobe Statement:* http://www.strobe-statement.org/.
   - *Prisma Statement:* http://www.prisma-Statement.org/statement.htm.

QUADRO 9.3 Roteiro para a leitura de artigos sobre testes diagnósticos (guia para avaliação crítica)

I. Os resultados deste teste diagnóstico são válidos? 1. Houve uma comparação independente, mascarada, com o padrão de referência ("padrão-ouro") do diagnóstico? 2. O teste diagnóstico foi avaliado no contexto apropriado (como naqueles pacientes nos quais o teste será usado na prática)? 3. O padrão de referência (ouro) foi aplicado independentemente do resultado do teste diagnóstico? 4. A metodologia do teste foi descrita com suficientes detalhes para permitir replicação? **II. Quais foram os resultados?** a. As razões de verossimilhança ou dados necessários para seus cálculos foram apresentados nos resultados? **III. Os resultados serão úteis para os meus pacientes?** a. Os resultados do teste são aplicáveis aos meus pacientes? b. Os resultados do teste alterarão minha conduta? c. Os resultados do teste beneficiarão meus pacientes?

Fonte: retirado do banco de aulas da Unidade de Epidemiologia Clínica – UEC – da Universidade Federal do Ceará. Adaptado de Sackett et al., 2000a; Gray, 2004.

QUADRO 9.4 Roteiro para a leitura de artigos sobre tratamento (guia para avaliação crítica)

1. Os resultados dos estudos são válidos?
a. A alocação dos pacientes foi randomizada
b. Todos os pacientes que participaram do estudo foram adequadamente avaliados?
  • O seguimento foi completo?
  • Os pacientes foram analisados de acordo com a randomização (princípio da "intenção de tratar")?
c. Houve mascaramento dos pacientes médicos e analisadores?
d. Os grupos foram semelhantes no início do estudo, exceto pela intervenção?
e. Os grupos foram acompanhados igualmente?
2. Quais foram os resultados?
a. Qual foi a magnitude do efeito?
b. A estimativa do efeito foi precisa?
3. Os resultados serão úteis no tratamento dos meus pacientes?
a. Os resultados são aplicáveis aos meus pacientes?
b. Todos os desfechos clinicamente importantes foram considerados no estudo?
c. Os benefícios do tratamento superam os riscos e custos?

Fonte: retirado do banco de aulas da Unidade de Epidemiologia Clínica – UEC – da Universidade Federal do Ceará. Adaptado de Sackett et al., 2000a; Gray, 2004.

QUADRO 9.5 Roteiro para a leitura de artigos sobre prognóstico (guia para avaliação crítica)

1. Os resultados dos estudos são válidos?
a. Guias primários
  • A amostra de pacientes foi representativa e bem definida num ponto comum e no início do curso clínico da doença (*inception cohort*)?
  • O seguimento foi suficientemente longo e completo?
b. Guias secundários
  • Os critérios utilizados para os desfechos (eventos) estudados foram objetivos e sem viés?
  • Houve ajuste para fatores prognósticos importantes?
2. Quais foram os resultados?
a. Qual a probabilidade de o evento de interesse ocorrer num período específico de tempo?
b. A estimativa da desfecho clínico foi precisa?
3. Os resultados serão úteis no manuseio dos meus pacientes?
a. Os resultados são aplicáveis aos meus pacientes? Os pacientes do estudo são semelhantes aos meus pacientes?
b. Os resultados levarão diretamente a indicar ou afastar o tratamento?
c. Os resultados são úteis para o aconselhamento dos pacientes?

Fonte: retirado do banco de aulas da Unidade de Epidemiologia Clínica – UEC – da Universidade Federal do Ceará. Adaptado de Sackett et al., 2000a; Gray, 2004.

Passo 4 – Aplicação dos resultados ao paciente

Nessa etapa, após a avaliação dos estudos, se foi encontrada uma evidência válida e importante com significância estatística e clínica aplicável ao paciente, o próximo passo consiste em aplicá-la. É importante ressaltar que a prática da MBE não substitui o raciocínio clínico:

- A experiência clínica é importante. A MBE não é uma receita de "bolo".
- Sem experiência clínica, a prática corre o risco de tornar-se tiranizada pela evidência externa (SACKETT, 1997).
- Sem a melhor evidência externa, a prática clínica corre o risco de rapidamente se tornar desatualizada/ultrapassada (SACKETT, 1997). A evidência externa de excelente qualidade pode ser inaplicável ou inadequada para um paciente individualmente (Figuras 9.16 e 9.17).

QUADRO 9.6 Roteiro para a leitura de artigos sobre revisão sistemática*

Enfoque clínico: tratamento
(Guia para avaliação crítica)

1. **Os resultados dos estudos são válidos?**
   a. Houve enfoque na questão clínica:
      • Pacientes, exposição, desfechos, prognóstico, causalidade, tratamento, diagnóstico
   b. Os critérios para selecionar os artigos foram apropriados?
   c. É improvável que os estudos importantes e relevantes tenham sido perdidos?
   d. Houve uma revisão completa da literatura
      • Todos os bancos de dados relevantes foram pesquisados?
      • Foi feita Lista de referências
      • Lista dos Contatos pessoais
      • A estratégia de pesquisa foi descrita adequadamente?
   e. A validade dos estudos incluídos foi avaliada?
   f. As avaliações são reprodutíveis
      • Houve mascaramento
      • Qual a concordância interobservador
   g. Os resultados são semelhantes entre os estudos
      • Teste de homogeneidade
2. **Quais foram os resultados?**
   a. Quais são os resultados gerais da revisão?
      • *Odds ratio* (OR), risco relativo (RR)
      • Ponderação dos estudos
   b. Quão precisos são os resultados?
      • Qual o intervalo de confiança?
      • O tamanho da amostra é adequado?
3. **Os resultados serão úteis no atendimento dos meus pacientes?**
   a. Os resultados são aplicáveis aos meus pacientes?
      • Demografia, severidade, comorbidades
      • Todos os desfechos clínicos relevantes foram considerados?
   b. Os benefícios do tratamento superam os riscos e custos?
      • O NNT (Número Necessário para Tratar) foi calculado

*Elaborado pela autora.
Fonte: adaptado de http://www.ebm.med.ualberta.ca/SystematicReview.html. Acesso em 10 de julho de 2017.

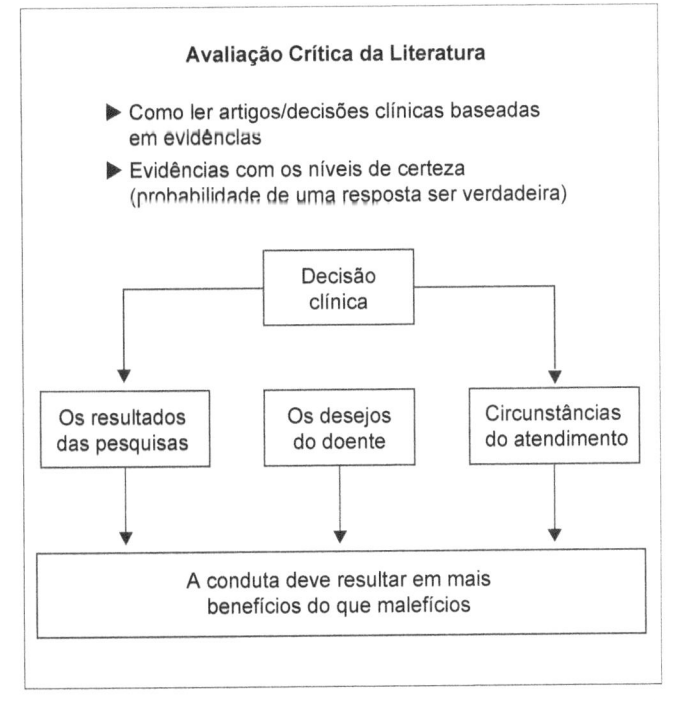

FIGURA 9.16 Avaliação crítica da literatura. (Fonte: retirada do banco de aulas da Unidade de Epidemiologia Clínica – UEC – da Universidade Federal do Ceará. Adaptada de Sackett et al., 2000a; Gray, 2004.)

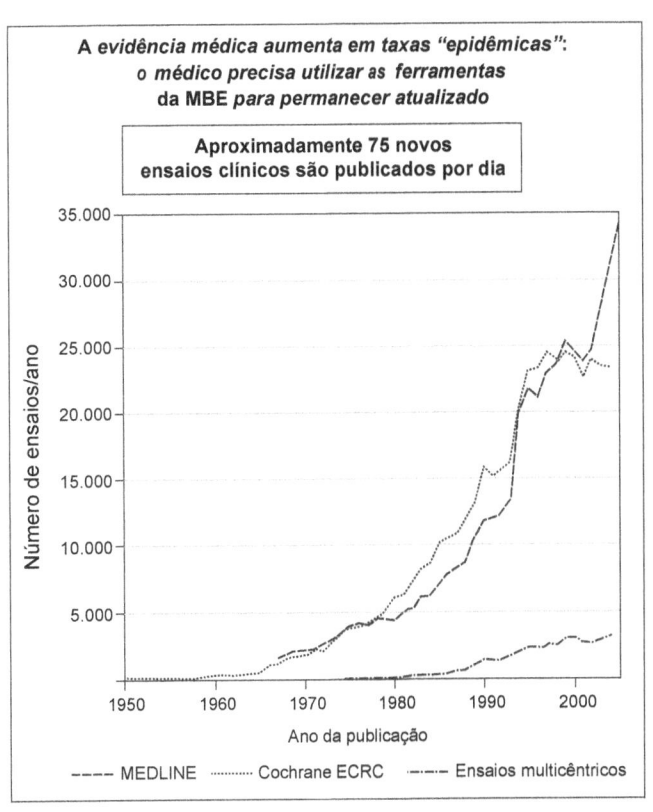

FIGURA 9.17 A evidência médica aumenta em taxas "epidêmicas". (Fonte: traduzida de Bastian et al., 2010.)

Passo 5 – Avaliação do desfecho

O quinto passo consiste na avaliação do desempenho no processo de busca da literatura e na descoberta de uma resposta à questão clínica, bem como na avaliação da resposta do paciente ao tratamento empregado. O médico deve refletir sobre seu próprio desempenho e como pode melhorar suas habilidades no campo da MBE.

CONSIDERAÇÕES FINAIS

A decisão clínica baseada nos resultados das pesquisas é importante e deve levar em conta os desejos dos pacientes e as circunstâncias do atendimento, devendo a conduta resultar em mais benefícios do que malefícios.

Podemos concluir dizendo que a MBE tem como objetivo:

• melhorar a prática clínica e a pesquisa científica;
• oferecer os melhores testes diagnósticos, tratamentos e informações acuradas sobre prognóstico, riscos e prevenção;
• causar mais benefícios do que malefícios ao paciente com a investigação e o tratamento;
• respeitar medos, angústias, valores culturais e preferências dos pacientes.

A MBE é necessária, mas não suficiente para fornecer cuidados de alta qualidade aos pacientes. Além da evidência e das habilidades (expertise) clínicas, é necessário que o médico tenha habilidade para ouvir, sensibilidade e capacidade para lidar com o sofrimento alheio e que se utilize de uma abordagem ampla com a visão humanística e das ciências sociais. Esses atributos possibilitam entender a enfermidade dos pacientes no contexto de suas experiências, medos, angústias, personalidade e meio cultural onde eles estão inseridos (GUYATT et al., 2000).

O contexto onde o médico trabalha – em unidades de emergência, ambulatórios, enfermarias do sistema público de saúde – deve ser levado em consideração. Há, por exemplo, dificuldade em realizar o exame mais adequado e prescrever o medicamento mais eficaz por falta de condições financeiras ou estruturais. Nesse ambiente, o médico e outros profissionais da saúde têm de lidar com a frustração de não poderem aplicar o melhor teste diagnóstico ou o melhor tratamento.

Muitas questões não respondidas dizem respeito a como incorporar as preferências individuais nas consultas no encontro médico-paciente. O tempo permanece como uma limitação e um grande obstáculo à prática da MBE; no entanto, os médicos devem procurar as evidências, de acordo com os mais elevados níveis de evidência (obedecendo à hierarquia da evidência), e cada decisão clínica deve ser dirigida às circunstâncias particulares de cada paciente. Atingir esses objetivos constitui um grande desafio para a prática da MBE: tratar o ser humano de maneira integrada com uma equipe multidisciplinar.

Referências

Atallah AN. A incerteza, a ciência e a evidência. Diagn Tratamento 2004; 9:27-8.

Atallah AN. Medicina baseada em evidências: uma nova maneira de ensinar e praticar a medicina. Rev Diag Trat 1996; 1(2):8-10.

Bastian H, Glasziou D, Chalmers I. 75 trials and 11 systematic reviews a day: how will we ever keep up? PLoS Med 2010; 7(9):1-6.

BIREME. Descritores em saúde (DeCS). 3. ed. São Paulo: BIREME, 1996. Disponível em: <http:// www.decs.bvs.br/p/decswpb2012> htm. Atualizado em fevereiro de 2012. Acesso em 26 de agosto de 2012.

Center for Evidence Based Medicine (CEBM). University of Oxford. Disponível em: http://www. cebm.net/index.aspx?o=1025. Acesso em 29 de maio de 2012.

Duncan BB, Schmidt MI. Medicina baseada em evidências. In: Duncan BB, Schmidt MI, Giugliani ERJ. Medicina ambulatorial: condutas de atenção primária baseadas em evidências. 3. ed. São Paulo: Artmed, 2005:3-40.

El Dib RP. Como praticar a medicina baseada em evidências. J Vasc Bras 2007; 6(1):1-4.

EMBASE. Disponível em: www. America latina.elsevier.com/sul/pt-br/material_apoio/EMBASE_QG_ PORT.pdf. Acesso em 27 de maio de 2012.

Evidence-Based Medicine Working Group. Evidence-based medicine. A new approach to teaching the practice of medicine. JAMA 1992; 368:2420-5.

Fernandes PF, Ellis PA, Roderick PJ et al. Causes of end-stage renal failure in black patients starting renal replacement therapy. AJKD 2000; 36(2):301-9.

Fernandes PF. Validação das causas de insuficiência renal crônica terminal em negros em três hospitais universitários da cidade de Londres [tese]. São Paulo: Departamento de Medicina Interna e Terapêutica, Universidade Federal de São Paulo, 1999.

Galvão MG, Sawada NO, Mendes IAC. A busca das melhores evidências. Rev Esc Enferm USP 2003; 37(4):43-50.

Gray GE. Evidence-based medicine: an introduction for psychiatrists. J Psychiatr Pract 2002; 8:5-13.

Gray GE. Introdução à medicina baseada em evidências. In: Gray GE. Psiquiatria baseada em evidências. 1. ed. Porto Alegre: Artmed, 2004:21-30.

Greenhalgh T. How to read a paper: The basics of evidence based medicine. 2. ed. London: BMJ Books, 2001.

Guyatt G, Haynes B, Jaeschke R et al. Users' guides to the medical literature. XXV. Evidence-based medicine: principles for applying the users' guides to patient care. JAMA 2000; 284:1290-6.

Guyatt G, Haynes B, Jaeschke R et al. Introduction: the philosophy of evidence-based medicine. In: Guyatt G, Rennie D. Users' guide to the medical literature: a manual for evidence-based clinical practice. Chicago (IL): AMA Press, 2002:3-12.

Haynes RB. Of studies, summaries, synopses, and systems: the "4S" evolution of services for finding current best evidence. Evid Bass Ment Health 2001a; 4:37-9.

Haynes RB. Of studies, syntheses, synopses, and systems: the "4S" evolution of services for finding current best evidence. ACP J Club 2001b; 134:A13-A13.

Haynes RB, McKibbon KA, Wilczynski NL et al. Optimal search strategies for retrieving scientifically strong studies of treatment from MEDLINE: analytical survey. BMJ 2005; 330(7501):1179.

Haynes RB, Wilczynski NL for the Hedges Team. Optimal search strategies for retrieving scientifically strong studies of diagnosis from MEDLINE: analytical survey. BMJ 2004; 328(7447):1040.

Leite AJM. Medicina baseada em evidência: um exemplo no campo da pediatria. J Pediatr 1999; 75(4):215-26.

LILACS. Disponível em: http:// lilacs.bvsalud.org/. Acesso em 16 de maio de 2012.

Logan AS. Investigation of Toronto General Practitioner's Treatment of Patients with Hypertension. Toronto Canadian Facts, 1978.

Naylor CD. Grey zones of clinical practice: some limits to evidence-based medicine. Lancet 1995; 345:840-2.

PubMed. Disponível em: http:// www.ncbi.nlm.nih.gov/pubmed/. Acesso em 27 de maio de 2012.

Sackett DL, Richardson WS, Rosemberg W, Haynes RB. Introduction: on the need for evidence-based medicine. In: Sackett D, Richardson WS, Rosemberg W, Haynes RB. Evidence-based medicine. How to practice & Teach EBM. 1. ed. New York: Churchill Livingstone, 1997:1-20.

Sackett DL, Strauss SE, Richardson WS et al. How to find current best evidence. In: Sackett DL, Strauss SE, Richardson WS, Rosenberg W, Haynes RB. Evidence-based medicine: how to practice and teach EBM. 2. ed. London: Churchill Livingstone, 2000a:1-20.

Sackett DL, Richardson WS, Rosemberg W, Haynes RB. Introduction: on the need for evidence-based medicine. In: Sackett D. Evidenc-based medicine. How to practice & teach EBM. 2. ed. New York: Churchill Livingstone, 2000b.

Pesquisa Qualitativa em Saúde: Aspectos Teórico-Metodológicos e sua Interface com a Saúde Coletiva

Maria Salete Bessa Jorge
Ana Maria Fontenelle Catrib
Geison Vasconcelos Lira

INTRODUÇÃO

Este capítulo é constituído de três subdivisões, que se interpenetram e conformam seus conteúdos, que são: (a) a visão da epistemologia no contexto da saúde coletiva; (b) marco teórico-filosófico da pesquisa qualitativa em saúde; (c) fluxogramas, narrativas e hermenêutica como fontes de inspiração para análise em pesquisa social.

A VISÃO DA EPISTEMOLOGIA NO CONTEXTO DA SAÚDE COLETIVA

Com o objetivo de analisar o modo pelo qual a saúde coletiva, como disciplina e campo do saber, conforma seu projeto epistemológico, adotamos a estratégia topológica de prática metodológica da pesquisa proposta por Bruyne et al. (1977). Com base na pesquisa, argumentamos que a saúde coletiva representa uma prática metodológica constituída pela interação dialética de quatro polos no campo autônomo da prática científica.

O *polo epistemológico* cuida da vigilância crítica do processo metodológico, visando à ruptura dos objetos científicos com os do senso comum. Garante a produção desses objetos e a explicitação das problemáticas da pesquisa, e decide (a) as regras de produção e explicação dos fatos, de transformação dos objetos científicos, e (b) a compreensão e a validade das teorias.

O *polo teórico* é o lugar da formulação sistemática dos objetos científicos, tendo por função ser o instrumento mais poderoso da ruptura epistemológica em face das pré-noções do senso comum, pelo estabelecimento de um corpo de enunciados sistemático e autônomo, de uma linguagem com suas regras e dinâmica próprias que lhe asseguram um caráter de fecundidade.

O *polo morfológico* é a instância que enuncia as regras de estruturação e formação do objeto científico, impondo-lhe certo quadro figurativo e determinada ordem entre seus elementos. É o espaço configurativo onde ocorreram a representação e a articulação dos conceitos, dos elementos e variáveis numa arquitetura mais ou menos rigorosamente constituída.

O *polo técnico* trata dos procedimentos de coleta das informações e das transformações dessas últimas em dados pertinentes à problemática geral e tem a função de circunscrever os "fatos" em sistemas significantes, por protocolos de evidenciação experimental desses dados empíricos, visando confrontá-los com a teoria que os suscitou.

A pesquisa em saúde coletiva pode ser, portanto, enquadrada numa prática metodológica que parte de um polo epistemológico, que interage dialeticamente com os demais polos, o qual é delimitado por conceitos importantes, como "epistemologia" e "paradigma".

Do conceito de "epistemologia"

Uma pesquisa metodológica pressupõe uma estratégia que parte da análise do modo como a ciência se constitui e estabelece sua autorregulação, tarefa que remete ao papel e à contribuição de uma instância epistemológica no processo de pesquisa. O que é "epistemologia"? Qual a sua função na reflexao sobre a ciência? Como o processo de pesquisa se insinua na produção do conhecimento científico e no estabelecimento da credibilidade sobre o saber produzido? Quais as lentes que a epistemologia estabelece para a apreensão substantiva da prática científica? Qual seu papel pedagógico na criação científica?

Muitas são as perspectivas de resposta a essas questões, sobre as quais se debruçam os epistemólogos contemporâneos, a exemplo dos positivistas lógicos do Círculo de Viena, em particular Rudolf Carnap, Karl R. Popper e seu racionalismo crítico, Gaston Bachelard e seu racionalismo pedagógico, Thomas S. Kuhn e sua teoria da estrutura das revoluções científicas, Lakatos e sua metodologia de programas científicos de pesquisa, Paul K. Feyerabend e sua epistemologia anárquica, Willard van Orman Quine e sua epistemologia naturalizada, Richard Boyd e seu realismo científico e de Bas van Fraassen e seu empirismo construtivo. Essas epistemologias contemporâneas sequenciam uma longa reflexão sobre conhecimento, verdade e método que esteve, no âmbito da filosofia, vinculada à Teoria do Conhecimento, fato que cria uma dificuldade de delimitar conceitualmente a epistemologia, seja no ambiente filosófico, seja no âmbito específico das ciências.

Algumas tentativas de delimitação desse conceito situam-se num espectro que vai desde (a) aquelas que concebem a epistemologia como indiferenciada da filosofia tradicional, estabelecendo *a priori* os fundamentos da atividade científica, até (b) as que entendem a epistemologia como uma ciência empírica, demarcada totalmente em relação à filosofia, passando (c) pela concepção de epistemologia como nova filosofia, instruída pelo avanço das ciências.

Hessen (2003), por exemplo, ao definir "Filosofia" como a autorreflexão do espírito sobre seu comportamento valorativo teórico e prático, entende que, como reflexão especificamente sobre o comportamento teórico, ou seja, sobre aquilo que chamamos de ciência, a filosofia é "teoria da ciência". No âmbito da Teoria da Ciência, a "Teoria do Conhecimento" é um seu constituinte, podendo ser denominada também "Teoria Material da Ciência", ou "Teoria dos Princípios Materiais do Conhecimento Humano", sendo definida como a "Teoria do Pensamento Verdadeiro", por oposição à lógica, definida como a "Teoria do Pensamento Correto".

No que concerne à epistemologia, ainda numa acepção indiferenciada da filosofia, ela é entendida, por exemplo, em Harré (1988), como sinônimo de "Teoria do Conhecimento". Segundo esse autor:

> É tarefa do epistemólogo demonstrar como é possível distinguir o conhecimento da crença na verdade e diferençar a certeza da probabilidade. Este estudo é uma parte da Filosofia da Ciência. Os filósofos da Ciência estão interessados em determinar até que ponto se deverá fazer fé em métodos de descobertas específicos. Ocupam-se também de questões epistemológicas de caráter mais geral, tal como a de saber se o conhecimento da existência das coisas e da matéria é mais certo do que o conhecimento dos efeitos que as coisas e a matéria exercem sobre os nossos sentidos (HARRÉ, 1988).

De modo mais delimitado, porém ainda sem uma demarcação radical com relação à filosofia, "epistemologia" designa o estudo das ciências, sendo essencialmente, num sentido fundacionalista, "o estudo crítico dos princípios, das hipóteses e dos resultados das diversas ciências, destinado a determinar sua origem lógica (não psicológica), seu valor e sua importância objetiva" (LALANDE, 1999). Seguindo-se a essa definição, acentue-se que a "epistemologia" é distinta da "metodologia", subdivisão da "Lógica", a qual, segundo Lalande (1999), tem por objeto o estudo dos métodos científicos, e da "Teoria do Conhecimento", proposta por Quine (1977), que concebe a epistemologia como uma ciência empírica do conhecimento, vinculada à psicologia, que se dedica aos problemas epistemológicos das ciências e que, portanto, compartilha com elas suas mesmas limitações.

Nesse sentido, a epistemologia naturalizada, ao contrário das teorias tradicionais do conhecimento, tal como aparecem, por exemplo, em Lalande (1999), não visa a um estabelecimento definitivo do saber, mas apenas propõe soluções científicas para os problemas epistemológicos, do mesmo modo que as teorias científicas, em geral, propõem soluções para os problemas que enfocam. Numa palavra, uma teoria epistemológica é uma teoria científica que emprega os mesmos meios que estão ao alcance dos cientistas em geral. E, por ser naturalista, tal perspectiva de epistemologia entende que se deve investigar o próprio fenômeno do conhecimento, o qual é concebido como natural como outros do mundo físico, cujo processo de elaboração, no que concerne ao raciocínio e à cognição humana, deve ser considerado essencial e útil ao progresso da epistemologia.

Em posição intermediária às concepções tradicional e naturalizada está o filósofo francês Gaston Bachelard, o qual, com seu racionalismo pedagógico, pretende fundar a epistemologia como a filosofia que a ciência merece, estruturada com base numa razão polêmica instruída pelos avanços das ciências (BACHELARD, 1991). O autor distingue duas formas de conhecimento: (a) o conhecimento pressuposto pela concepção tradicional de epistemologia é entendido como um "conhecimento-estado", chamado "epistemologia fixista", em oposição ao (b) "conhecimento-processo", denominado "epistemologia continuísta".

A primeira noção, identificada por Japiassu (1986) à concepção de epistemologia tradicional em Lalande (1999), toma a epistemologia como uma disciplina especial no interior da filosofia, sendo "para" a ciência ou "sobre" a ciência, mas não obra dos próprios cientistas. Sendo um simples pretexto para filosofar, ela manifesta três funções clássicas: (a) situar o lugar do conhecimento científico dentro do domínio mais amplo do saber; (b) estabelecer os limites do conhecimento científico, que não pode tudo conhecer; e (c) buscar a natureza da ciência, entendida como um objeto ideal e não em sua gênese e estruturação progressiva. As questões colocadas por esse tipo de epistemologia referem-se, sobretudo, à possibilidade do conhecimento. "Ela não se interroga sobre suas condições concretas de elaboração, de gênese, de organização, de estruturação ou de crescimento" (JAPIASSU, 1986).

A segunda noção, por outro lado, vê o conhecimento como um devir, uma história que, progressiva e incessantemente, nos faz apreender a realidade cognoscível. Numa mesma linha de raciocínio, Bruyne et al. (1977) distinguem duas funções da epistemologia: (a) uma metacientífica, refletindo *a posteriori* sobre as ciências, acerca de seus princípios, fundamentos e validade; e (b) uma função intracientífica, representando um polo intrínseco à pesquisa científica. A segunda função é ressaltada pelos autores, em detrimento da primeira, por entenderem que a concepção e o desenvolvimento das ciências exigem uma epistemologia que não seja fixista, regendo as ciências de fora, mas, ao contrário, uma epistemologia ligada à própria produção da ciência, no âmbito de suas várias disciplinas, cujas epistemologias se aproximam umas das outras.

Essa concepção da epistemologia como reflexão, vigilância interna da ciência sobre seus procedimentos e seus resultados é a única que respeita o caráter constantemente aberto das ciências, sem lhes impor dogmaticamente exigências ilusórias de fechamento (JAPIASSU, 1986).

Para os autores, uma ciência das ciências é possível, mas não corresponde a uma metaciência que tenda para uma compreensão absoluta das ciências. Trata-se de uma: "[...] reflexão dos próprios pesquisadores sobre os instrumentos de conhecimento dos quais suas ciências dispõem, reflexão com vistas a superar as crises, revendo a pertinência dos conceitos, das teorias e dos métodos diante das problemáticas que são objeto de suas investigações" (BRUYNE, HERMAN & SCHOUTHEETE, 1977).

Dessa perspectiva de uma epistemologia que se desenvolve internamente às próprias práticas científicas, eles situam o problema do conteúdo da reflexão epistemológica, que se enriquece com a colaboração das diversas disciplinas, ao trocarem interdisciplinarmente suas reflexões epistemológicas específicas. Daí se constitui uma epistemologia geral, que é a articulação das epistemologias internas que se fecundam mutuamente e cujos métodos são, necessariamente, múltiplos.

Nesse sentido, a epistemologia é um domínio não sistemático e não empírico, características que asseguram sua fecundidade e sua função crítica e polêmica. Portanto, na óptica daqueles autores, a epistemologia não pode estar completamente distanciada da filosofia, contrariamente às aspirações do positivismo; mas a filosofia, em sua relação com a epistemologia, é referida à prática científica, onde todo pesquisador se torna um filósofo, obrigando-se a autoimpor questões epistemológicas para ajudá-lo a resolver os problemas que encontra em suas abordagens e a elaborar soluções teóricas válidas. "O pesquisador, como prático, se refere forçosamente a uma epistemologia interna específica; como metodólogo, coloca, além disso, questões de epistemologia geral que só podem ajudar o bom andamento de sua pesquisa" (BRUYNE, HERMAN & SCHOUTHEETE, 1977).

Com efeito, para o desenvolvimento dos processos de investigação é necessário converter a questão de pesquisa em certa problemática, a qual se acha vinculada a suposições filosóficas de que partem os pesquisadores sobre a realidade e sua apreensão científica. Essas suposições filosóficas recebem distintas denominações, como "paradigmas de pesquisa" em Kuhn (1998) e em Guba (1990), "programas de pesquisa" em Lakatos (2008), "esquemas de inteligibilidade" em Berthelot (1990) e "alegações de conhecimento" em Creswell (2007). Para os fins deste trabalho, consideramos que os pesquisadores conformam suas problemáticas, enquadrando as questões de pesquisa num dado "paradigma".

Do conceito de "paradigma"

O termo "paradigma" adquiriu grande proeminência desde o trabalho seminal de Thomas Kuhn (1998), ainda que uma definição clara e precisa não tenha sido efetuada nessa obra, ensejando debates e tentativas posteriores de sua delimitação conceitual. Uma delas, que se considera particularmente didática, é aquela empreendida por Guba (1990). Para ele, o termo "paradigma" refere-se a um conjunto de crenças que guiam a investigação científica disciplinada, dando conta de responder três questões fundamentais: (a) ontológica, ou seja, sobre a natureza do cognoscível, ou sobre a natureza da realidade; (b) gnosiológica,[1] ou seja, sobre a natureza da relação entre o sujeito cognoscente e o conhecido ou cognoscível; e (c) metodológica, ou seja, sobre como se deve obter conhecimento válido, tendo em vista as respostas às duas questões anteriores. As respostas a essas três questões são formulações humanas e servem de ponto de partida ou pressuposições que determinam o que é a investigação científica e como esta deve ser praticada, não podendo ser confirmadas nem infirmadas. Guba (1990) e Lincoln & Guba (2005) caracterizaram quatro sistemas de crenças ou paradigmas, conforme as respostas possíveis àquelas três questões: (a) positivismo, (b) pós-positivismo, (c) construtivismo e (d) teoria crítica. A comparação entre os quatro paradigmas pode ser vista no Quadro 10.1.

Consideramos importante, contudo, delimitar outros conceitos associados à compreensão da empresa científica e que não podem ser confundidos com o conceito de "paradigma". Domingues (2004) propôs restringir o termo "paradigma" a seu uso intelecto-científico, distinguindo-o da palavra "modelo" e aproximando, pois, o "paradigma" da teoria no sentido *lato* e integrando o "modelo" ao método propriamente dito. Tal distinção, na óptica do autor, impõe-se em virtude da necessidade de fazer jus a um estado de coisas que caracteriza as ciências em geral e as ciências humanas em particular, segundo o qual o campo das atividades científicas comporta: (a) uma dimensão teórica em cujo interior formula-se o problema a ser investigado, postula-se algo a respeito da realidade, elege-se uma parte ou segmento do real como elemento ou princípio explicativo – uma força, um ente, um objeto; e (b) uma dimensão metódica, instalada pela teoria e guiada por ela, a qual se encarregará, entre outras coisas, de contrastar a teoria em relação à realidade, servindo-se de técnicas e procedimentos apropriados.

Em síntese, quando se trata de empreender pesquisa no âmbito da saúde coletiva, deve-se partir da formulação de problemáticas com origem no enquadramento das questões propostas no início do empreendimento heurístico num *paradigma*. A resultante desse processo é a conformação de vários *modelos* heurísticos com base em suposições sobre a natureza do objeto de pesquisa (*ontologia*), acerca do modo como se relacionam o pesquisador e o objeto de pesquisa (*gnosiologia*) e a respeito de como obter conhecimento válido sobre o objeto de pesquisa (*metodologia*).

---

[1] No original, em inglês, o autor escreve *"epistemological question"*. Contudo, para maior clareza conceitual deste texto, traduzimos essa expressão por "questão gnosiológica", entendendo que, seguindo Lalande (1999), o termo "epistemologia" e seus correlatos aproximam-se do *estudo das ciências*, enquanto que o termo "gnosiologia" e seus correlatos se aplicam à "análise reflexiva do ato ou da faculdade de conhecer", mais de acordo com a definição proposta por Guba (1990).

QUADRO 10.1 Caracterização dos paradigmas de investigação consoante três questões fundamentais

Questão concernente à	Paradigma positivista	Paradigma pós-positivista	Paradigma construtivista	Paradigma da teoria crítica
Ontologia	Realismo ingênuo – realidade "real", mas inteligível	Realismo crítico – realidade "real", mas apenas imperfeita e probabilisticamente inteligível (apreensível)	Relativismo – local e realidades especificamente construídos	Realismo histórico – realidade virtual influenciada por valores sociais, políticos, econômicos, étnicos e de gênero cristalizados ao longo do tempo
Gnosiologia	Dualista/objetivista; descobertas verdadeiras	Dualista/objetivista modificada; tradição crítica/comunidade; descobertas provavelmente verdadeiras	Transacional/subjetivista; descobertas criadas	Transacional/subjetivista; descobertas mediadas por valores
Metodologia	Experimental/manipulativa; verificação de hipóteses; métodos, sobretudo, quantitativos	Experimental/manipulativa modificada; multiplismo crítico; falsificação de hipóteses; pode incluir métodos qualitativos	Hermenêutica/dialética	Dialógica/dialética

Fontes: Guba, 1990; Lincoln & Guba, 2005.

MARCO TEÓRICO-FILOSÓFICO DA PESQUISA QUALITATIVA EM SAÚDE

As diversas profissões da área da saúde transitam predominantemente nas relações interpessoais e de assistência à saúde e à doença. Por isso, encontram coerência na interação humana e no aprofundamento das experiências individuais possibilitadas pela pesquisa qualitativa.

A pesquisa qualitativa é originada da pesquisa antropológica e sociológica. Constitui-se na denominação de conceitos e hipóteses oriundos de várias disciplinas e áreas de conhecimento. É definida como atividade na qual o observador se expressa no mundo e, com esteio em práticas interpretativas e naturalísticas, o torna visível e passível de transformação, fazendo do mundo um conjunto de representações, que incluem: notas de campo, entrevistas, diálogos, fotografias, gravações e memórias pessoais.

O *polo teórico*, segundo Bruyne, Herman & Schoutheete (1977), é o lugar da formulação sistemática dos objetos científicos, tendo por função ser o instrumento mais poderoso da ruptura epistemológica em face das precauções do senso comum, pelo estabelecimento de um corpo de enunciados sistemático e autônomo e de uma linguagem com suas regras e dinâmica próprias que lhe asseguram um caráter de fecundidade.

Do conceito de "teoria"

Na visão dos autores, o polo teórico é o lugar da formulação sistemática dos objetos científicos. É onde ocorre a objetivação dos fenômenos de que se ocupa a pesquisa científica. Uma de suas principais características, para esses autores, é a de ser a confluência dos outros três polos metodológicos: (a) do "polo epistemológico" com sua exigência de pertinência; (b) do "polo morfológico" com sua exigência de coerência; e (c) do "polo técnico" com sua exigência de testabilidade.

> [...] A teoria apresenta-se assim de três maneiras complementares, conforme seja abordada a partir de cada um dos três outros polos metodológicos. Face ao polo epistemológico, a teoria é um conjunto significativo pertinente a uma problemática da qual ele apresenta uma solução válida; face ao polo morfológico, a teoria é um conjunto coerente de proposições que fornecem um quadro explicativo e compreensivo; face ao polo técnico, a teoria é um conjunto de hipóteses falsificável, testável (BRUYNE, HERMAN & SCHOUTHEETE,1997).

Em Lalande (1999), "teoria" é, genericamente, uma construção especulativa do espírito, que liga consequências a princípios e, por oposição ao conhecimento vulgar, é "aquilo que constitui o objeto de uma concepção metódica, sistematicamente organizada, e dependente, por consequência, na sua forma, de certas decisões ou convenções científicas que não pertencem ao senso comum".

Como prática metodológica, ela é imanente a toda observação pertinente. "O processo científico não vai dos 'dados' à teoria, mas parte de determinadas informações, mediatizadas por uma problemática, para uma formulação epistemológica de problemas e, em seguida, desses problemas para um corpo de hipóteses que forma a base de toda teorização" (BRUYNE, HERMAN & SCHOUTHEETE, 1997). Sendo, pois, um dos elementos essenciais da construção da prática científica, a teoria dirige a experiência do real, onde ela confronta os fatos que ela própria suscitou com seu sistema de hipóteses; numa palavra, ela implica a pesquisa empírica, a confrontação com o real que ela se propõe apreender.

Assim, toda investigação requer, nos seus começos, um processo de teorização cuja gênese deve ser procurada no nível do polo epistemológico.

> [...] A teorização inicia-se, portanto, no momento em que começa a pesquisa, e a marcação constante e explícita do nível de teorização torna-se primordial; a posição dos objetos de investigação comanda a pertinência, a coerência e a verificabilidade das teorias (BRUYNE, HERMAN & SCHOUTHEETE, 1977).

Diversos processos são propostos para a formulação de teorias, dentre os quais autores citados mencionam aqueles constantes do Quadro 10.2.

Particularmente no que concerne à "problemática" como teorização, que é de relevância para este trabalho, os autores argumentam que ela é como o lugar do erro constantemente retificado, bem como o fundamento de toda interrogação científica. Assim, a verdadeira ideia-diretriz de toda investigação consiste em adaptar um método a um problema. Para Quivy & Campenhoudt (2008): a "problemática" é a abordagem ou a perspectiva teórica que decidimos adotar para tratarmos o problema formulado pela pergunta de partida. É uma maneira de interrogar os fenômenos estudados. Constitui uma etapa-charneira da investigação, entre ruptura e construção. Trata-se de uma operação frequentemente realizada em dois momentos: (a) fazer um balanço das diferentes problemáticas possíveis, elucidando seus pressupostos, comparando-os e refletindo sobre suas implicações metodológicas; e (b) escolha e elaboração progressiva do problema próprio da pesquisa, em função da dinâmica inerente ao trabalho de investigação, apoiando-se no confronto crítico das diversas perspectivas que se afiguram possíveis.

A problematização consiste, então, em formular seu projeto de investigação, articulando duas dimensões que se constituem mutuamente nele: uma perspectiva teórica e um objeto de investigação concreto, ou ainda, indissociavelmente, um olhar e o objeto desse olhar.

> [...] é igualmente explicitar o quadro conceptual da investigação, quer dizer, descrever o quadro teórico em que se inscreve a metodologia pessoal do investigador, precisar os conceitos fundamentais e as relações que eles têm entre si, construir um sistema conceptual adaptado ao objeto da investigação (QUIVY & CAMPENHOUDT, 2008).

No âmbito da concepção de epistemologia de que tratamos na seção anterior, pressupõe-se que a formulação da teoria é um artefato de pesquisa, elaborada em linguagem simbólica, isto é, artificial, formulada especificamente para finalidades científicas. De fato,

> [...] toda a ciência se produz numa linguagem, ou seja, mais geralmente num sistema simbólico. [...] O uso de um sistema simbólico não é apenas um traço acessório e secundário do conhecimento científico. Só pode haver ciência, no sentido estrito do termo, expressa, ou seja, que represente seus objetos num sistema simbólico (GRANGER, 1994: 51-2).

Nessa medida, a linguagem simbólica é um sistema fechado, no qual a feitura de novos signos, se for admitida, é submetida a regras, e comporta conceitos de tipo semântico, que se referem a aspectos dos fenômenos, e conceitos de tipo sintático, cujo papel é articular outros conceitos. Ambos os tipos de conceitos são, de fato, dois aspectos indissociáveis dos sistemas teóricos. Em consequência, dois aspectos fundamentais se destacam da teoria: (a) o de explicitação do sentido, que é o aspecto significativo dos sistemas teóricos, enquanto comportam conceitos cuja compreensão deve ser intersubjetivamente evidente, manifestando a dependência de toda teoria para com sua problemática; e (b) o de formulação lógica, que é aquele propriamente sintático, assumido pelos sistemas teóricos como articulações de proposições segundo regras de derivação lógica, sendo o pré-requisito da realização empírica da teoria. No primeiro aspecto, a teoria manifesta sua consistência semântica, enquanto no segundo ela obtém sua unidade formal e lógica, permitindo-lhe operações sintáticas no interior de seus objetos de análise.

Segundo Bruyne, Herman & Schoutheete (1977), a teoria funda um corpo de hipóteses metodicamente constituído visando à prova experimental, isto é, visando ao confronto com a realidade das informações recolhidas, cuja sistematicidade de elaboração encontra sua expressão no polo morfológico da pesquisa. Tal corpo de hipóteses é expresso mediante um sistema de proposições de dois tipos: (a) a "proposição sintética", que é a forma lógica que a hipótese assume para submeter-se ao teste empírico; e (b) a "proposição analítica", que é uma tautologia, cuja função é operar a ligação entre proposições sintéticas.

Outrossim, há nesse sistema de proposições uma proposição universal que permite sintetizar um grande número de leis hipotéticas particulares, constituindo-se no próprio coração da teoria, pois permite e suscita observações bem mais complexas do que simples constatações empíricas. Deve ser

QUADRO 10.2 Origens do processo de teorização

Origem	Descrição
Indução	Permite a inferência do fato à lei, do caso singular ao universal, estando sempre submetida ao princípio da validade transitória até novas informações, só autorizando a produção de generalizações empíricas ou de conceitos genéricos
Acaso	A gênese de uma nova teoria, de um corpo de hipóteses, pode ser provocada pela descoberta, por puro acaso e por sorte, de fatos com os quais não se contava
Crítica	Demolição de todos os conceitos estabelecidos, adquiridos, cristalizados, "mumificados", e dos quadros de referência teóricos, só sendo possível por oposição a objetos constituídos
Análise comparativa	Substitui tradicional da experimentação nas ciências sociais, assume frequentemente a forma quantitativista do teste estatístico, que pode fazer aparecer correlações inesperadas e novas hipóteses, ou mesmo novas teorias
Analogia controlada	Pode ser considerada o princípio unificador dos objetos submetidos à definição em sistemas teóricos, podendo ser um instrumento provisório de determinação das hipóteses
Intuição	Não se trata da intuição como conhecimento inefável e misterioso, mas da intuição como método elaborado que permite levar a reflexão ao próprio nível das problemáticas
Problemática	Concretamente, a fonte direta das teorias e das hipóteses deve ser vista principalmente na insistência dos problemas concretos que tanto as suscitaram quanto toda teorização anterior, permitindo submeter a uma interrogação sistemática os aspectos da realidade postos em relação pela questão que lhes é colocada

Fonte: Bruyne et al., 1977.

lembrado que as proposições contêm conceitos que devem ser homogêneos, pertencer a famílias semânticas equivalentes e ser articulados e conectados entre si e distribuídos na rede complexa de proposições.

Com base nessa discussão, é importante destacar que partimos da premissa de que a teoria é um recurso do espírito capaz de construir o objeto científico no campo da saúde coletiva.

Metassíntese qualitativa

O tratamento de resultados qualitativos obtidos numa revisão sistemática pode ser apresentado de duas formas narrativas: (a) a "metassumarização" – quantitativa de achados qualitativos; (b) e a metassíntese – interpretação dos resultados de outros estudos.

A "metassumarização" constitui-se no agrupamento de achados qualitativos apresentados e orientados quantitativamente como a soma de partes dos resultados sobre um tema na forma de tópicos ou sumários temáticos que indicam o conteúdo manifesto nos resultados e refletem a lógica quantitativa para validá-los: frequência de cada resultado e maior prevalência (SANDELOWSKI & BARROSO, 1997).

A metassíntese qualitativa descreve, de modo coerente, um determinado fenômeno social ou experiência, tratando-se de conexão interpretativa de resultados qualitativos que são, em si próprios, a síntese interpretativa de dados, incluindo fenomenologia, etnografia, teoria fundamentada nos dados, bem como outras descrições, coerentes e integradas, ou explanações de determinados fenômenos, eventos ou de casos que são as marcas características da pesquisa qualitativa (SANDELOWSKI & BARROSO, 1997).

Tais conexões interpretativas demandam do pesquisador a habilidade de perceber as sínteses que compõem os resultados de pesquisas individuais acoplados para delinear uma ou mais metassínteses. Sua validade está na lógica integradora, cujas conclusões são expostas no produto final.

Na metassíntese, os métodos incluem constante comparação, análise taxonômica, tradução recíproca de conceitos, bem como a utilização de conceitos importados para enquadrar dados (SANDELOWSKI & BARROSO, 1997).

Originada da sociologia, a metassíntese constitui-se numa modalidade de estudo qualitativo que se utiliza dos achados de outros estudos qualitativos sobre determinado tema, ou temas que se correlacionam, tendo o propósito de criar traduções interpretativas ampliadas de todos os estudos examinados em determinado domínio, de modo que seu resultado seja fiel à tradução interpretativa de cada estudo em particular (LALANDE, 1999).

Trata-se da óptica interpretativa do pesquisador sobre as interpretações dos dados realizadas pelos autores dos estudos que são objeto da metassíntese, ou seja, estudos qualitativos distintos, selecionados a partir de sua relevância para uma questão de pesquisa.

Na tentativa de agrupar ou resumir os resultados dos estudos pesquisados, em função da grande variedade de disciplinas, políticas, teorias, filosofias, princípios éticos e metodologias envolvidos nas pesquisas selecionadas, é necessário dar atenção aos aspectos caracterizadores e às estruturas relevantes da pesquisa qualitativa para não correr o risco de perdê-los, como chamam atenção vários pesquisadores (EVANS & PEARSONS, 2001; ZIMMER, 2006).

Diferentemente da metanálise, que é agregativa e reduz os dados à unidade, a metassíntese acarreta comparação, tradução e análise dos dados originais que resultam em novas interpretações (ZIMMER, 2006).

Portanto, a metassíntese pode ser considerada:

> [...] análoga à metanálise, como "um interesse compartilhado de sintetizar estudos empíricos", bem como no mesmo desejo de usar uma abordagem sistemática, inclusiva e comunicável na integração entre pesquisas; na metassíntese qualitativa não se calculam médias ou se reúnem resultados dentro de um mesmo intervalo de medidas, e sim se criam amplas traduções interpretativas de todos os estudos examinados (BARROSO et al., 2003).

As pesquisas qualitativas privilegiam os conhecimentos referentes à profunda compreensão da experiência vivida com origem nos contextos sociais, históricos e culturais específicos. Tal argumento, associado à visão do pesquisador, possibilitará diferentes modos de coleta, análise e interpretação de dados, podendo contraindicar a integração de pesquisas qualitativas. Justifica-se a teoria, uma vez que os resultados obtidos podem influenciar o conhecimento, proporcionando tomadas de decisões que considerem esses aspectos essenciais à vida humana (EVANS & PEARSONS, 2001; SANDELOWSKI & BARROSO, 2004; FLEMMING & BRIGGS, 2007).

O esforço de compreensão da síntese dos estudos qualitativos potencializa-se como indispensável para atingir proposições analíticas mais pertinentes e para aprofundamento das questões elaboradas na investigação, as quais indicam os objetivos a serem alcançados.

Desse modo, consideramos a metassíntese qualitativa a interpretação multidimensional das manifestações subjetivas e intersubjetivas de um fenômeno, cujas vozes de participantes diferentes podem estar num mesmo estudo. Apreendemos, contudo, a ideia de que os sujeitos não têm a mesma história, crenças ou visão de mundo, tampouco as metodologias ou os pesquisadores individuais compartilham a mesma filosofia e as mesmas propostas. Portanto, o pesquisador da metassíntese precisa ser cauteloso em razão da complexidade teórica e metodológica dos estudos primários e da subjetividade dos pesquisadores de cada estudo.

A literatura discorre sobre três estratégias para a síntese de resultados de estudos qualitativos. A primeira constitui-se na integração de resultados de múltiplos caminhos desenvolvidos por um mesmo investigador (SANDELOWSKI & EMDEN, 1997). A segunda consiste na síntese dos resultados de pesquisas de diferentes investigadores, integradas por técnicas como análise comparativa qualitativa, tradução recíproca de metáfora-chave, análise de conteúdo, entre outras (SANDELOWSKI et al., 1997). A terceira envolve o uso de métodos quantitativos para reunir resultados qualitativos de estudos diferentes, de modo a transformá-los em dados passíveis de análise estatística – "metassumarização" (SANDELOWSKI et al., 1997).

Um dos dilemas fundamentais na condução da metassíntese qualitativa refere-se à decisão sobre quais estudos tratam, realmente, do mesmo fenômeno, evento ou experiência. A utilização de técnicas adequadas na busca de questões que identifiquem as propostas do estudo primário pode proporcionar uma visão multifacetada e multidimensional das diferentes facetas estudadas de um mesmo recorte, auxiliando a compreensão das diferentes linguagens e possibilitando selecionar os estudos que tratem do mesmo aspecto do fenômeno desejado para a síntese (SANDELOWSKI et al., 1997). Com efeito, cada aspecto possibilita a condução de uma nova metassíntese; daí a importância de se decidir quantos aspectos serão tratados na metassíntese, uma vez que, quanto mais pesquisas originais houver na seleção da amostragem do estado da arte, menos aprofundadas serão a análise e a interpretação dos resultados.

A complexidade dos problemas enfrentados pelo revisor de estudos qualitativos refere-se ao desenvolvimento das técnicas utilizadas para comparar os resultados de cada estudo. Considerando-se, no entanto, que a razão de ser da metassíntese qualitativa está, exatamente, na reunião dos resultados, ressalta-se que:

> [...] não importa qual método é utilizado, o objetivo da metassíntese qualitativa é levar em conta toda importante similaridade e diferença na linguagem, nos conceitos, nas imagens e noutras ideias em torno de determinada experiência... ampliando as possibilidades interpretativas dos resultados e construindo narrativas ampliadas ou teorias gerais (SANDELOWSKI et al., 1997).

Ante as concepções dos autores, a metassíntese qualitativa tem o potencial de ampliar o alcance dos resultados advindos de percepções, sentimentos, visões de mundo, vivências e experiências dos sujeitos, contribuindo para destacar as nuanças predominantes na produção científica selecionada para responder aos fenômenos do cotidiano vivenciados pelos sujeitos investigados.

FLUXOGRAMAS, NARRATIVAS E HERMENÊUTICA COMO FONTES DE INSPIRAÇÃO PARA ANÁLISE EM PESQUISA SOCIAL

A análise na pesquisa qualitativa é multifacetada e aponta diversidades de conhecimento das ciências humanas e sociais, que se conectam ao contexto social, apreendendo as dimensões de compreensão dos fenômenos e suas interfaces. Aqui faremos alusão ao fluxograma descritivo, à narrativa e à hermenêutica.

Há evidências circulantes no viver humano. O contexto das relações sociais implica desejos, pensamentos e intencionalidades. A interação dos sujeitos (intersubjetividade), a depender do modo de subjetivação entre os indivíduos, pode indicar desvelamentos de seu cotidiano com base em ativações analíticas de compreensão.

Nos processos de trabalho, o fluxograma torna-se uma ferramenta para disparar diálogos e interpretações do *modus operandi* do cotidiano. De maneira rizomática (DELEUZE & GUATARRI, 1996), ou seja, pela complexidade por vezes tangível e também submersa nas subjetividades humanas,

as relações incorporam e extrapolam afetos múltiplos e nem sempre homogêneos. O pensamento pauta-se instituído no espaço do conhecimento, mas é pelo desejo e sua potência que a ação fomenta sua corporeidade existencial.

O desvelar ocorre nas rupturas do instaurado como pleno e no estranhamento dos processos institucionais, coletivos, singulares ou existenciais. É na falha processual que se inicia a análise do que pode ser a interrogação investigativa. Assim, o modelo da pesquisa decorre da interação ativa de pesquisador-pesquisado(s).

Dispor de uma compreensão desveladora é entender o movimento vibrátil da vida humana (ROLNICK, 2007). Passa a ser um acompanhamento dinâmico das subjetividades. Os ruídos, desconfortos e dores dos processos nos contextos indicam o (des)compasso das interações, das relações e do modo de subjetivação.

As discussões sobre a subjetividade por um ângulo mais afetivo (afecção), ou seja, numa relação de interioridades, intencionalidades e sentimentos díspares de novas argumentações ou novas regências do pensar, do pesquisar, do viver, apresentam inúmeras possibilidades de trajetórias e aproximações.

O fluxograma descritivo exibe e implica os sujeitos na visão externa de seus processos e agires. É na composição grupal de uma descrição gráfica sobre uma atividade realizada, quase sempre particularizada institucionalmente, que ocorre o entendimento do todo, ou seja, a soma das partes.

A elaboração crítico-participativa e histórico-social inerente à investigação em ciências sociais obtém no recurso metodológico do fluxograma a alternativa para compor coletivamente diferentes singularidades em seus sujeitos. Pelo diálogo, a narratividade e, principalmente, via atitudes é que se torna possível vislumbrar determinados acontecimentos, jogos de poder e vieses da lógica institucional ou socioconformada.

Para tanto, a cartografia, base para a formação ilustrativa dos fluxos e processos, dimensiona-se nesse trilhar da vida e no dinamismo espacial dos fatos, convívios, atitudes e situações. Processualmente, recupera-se a ideia do corpo-sujeito como conjunto integrado dessas vivências e interpretações acumuladas em sentimentos singulares, no todo, por cada um dos sujeitos. Enfim, a aproximação interpretativa da cartografia constitui-se na conformação da realidade por intermédio dos territórios existenciais, simbólicos e significativos (GUATTARI & ROLNICK, 1985).

Para Saidon (2008), a desterritorialização na subjetividade é um constituinte existencial. É na evidência interativa dos múltiplos encontros que os sujeitos (assujeitados ou não) intercorrem seus agenciamentos. Assim, as subjetividades são (re)produzidas e o legado do pensamento e da própria investigação revaloriza-se no "entre", permeando o vivido.

Metodologicamente, a cartografia formata-se numa espécie de pesquisa-intervenção que pressupõe uma orientação do trabalho investigativo de modo não prescritivo, sem regras prontas nem objetivos rígidos previamente estabelecidos. É preciso apenas delinear um trajeto inicial, porém no curso do estudo realizam-se reversões por considerar os efeitos da própria pesquisa sobre o objeto, pesquisador e os resultados (PASSOS & BARROS, 2000).

A concepção cartográfica navega pelo imenso mar subjetivo da condição humana, mas também flui para outros espaços em que a multiplicidade de invocações, pensamentos e atitudes exige uma sensibilidade investigativa maior. A explicação cartográfica para a dinâmica social redescobre saberes e favorece a transposição intelectual e política (ALEVATO, 2008).

O cartógrafo toma a realidade e a reflete com base em suas ferramentas teóricas, ou seja, de seus saberes. Na condição de interpretador, ele perpassa as narrativas e os diálogos de modo a expropriar-se da vida dita alheia, que tende a ser também sua, pela aproximação permitida. Nesse processo, o pesquisador vai além da mera interpretação, pois reconstitui e transvaloriza os construtos vivenciados no campo para sobrepor até mesmo a empiria.

Fica fácil entender, portanto, a estreita relação entre o campo das ciências sociais e humanas e os métodos de pesquisa de consistência mais heterogênea, múltipla e subjetiva. O método cartográfico de natureza qualitativa está sendo utilizado em diversos estudos que apresentam objetos de investigação de complexidade social ampla.

Em tempos de controle refinado e "eficaz" sobre o modo de vida das pessoas na contemporaneidade, a interposição de métodos que possibilitem a reflexão, a autoanálise e a crítica compreensiva repõe o espaço subjetivo no *setting* da produção do tal conhecimento. A propensão indicativa da pesquisa qualitativa tenta ressignificar as resistências vitais enunciadas coletivamente que direcionam o saber para a proximidade do pensamento e da criação em ato quase único, unilateralmente. Assim, põe-se contrária à limitação institucional sobre os sujeitos, seja nas relações socioinstitucionais, seja no próprio processo investigativo (PELBART, 2003).

Um exemplo interessante é a investigação sobre a cartografia do trabalho vivo, em que a análise do processo de trabalho e a produção do cuidado em saúde possibilitaram o debate sobre a superação do modelo médico hegemônico neoliberal e suas implicações no gerenciamento das organizações de saúde. Para a construção de um sistema de saúde voltado para o usuário foi requisitado um modo de olhar esse cotidiano por entre vínculos e responsabilizações, na utilização de tecnologias em saúde, conforme as necessidades de saúde de cada sujeito na sua singularidade e em coletividade (MERHY, 2002).

Assim, encontramos o método cartográfico no campo da saúde coletiva: próximo à interpretação da realidade social. A inclusão de atributos voltados para a singularidade de cada participante e a potencialidade para a participação e transformação da realidade remete à adoção metodológica para a execução em estudos diversos.

É ainda válido apontar que a definição de um modo de abordar e interrogar determinado questionamento se define pela própria constituição do objeto de estudo. No caso do campo da saúde coletiva, da análise das relações no cuidado em saúde, do processo de trabalho, das relações de poder, dentre outros, a cartografia agrega múltiplas potencialidades que fortalecem ainda a perspectiva histórica dos fatos e das pessoas.

Em sua potencialidade maior de conectar saberes, subjetividades e significados, ainda se finca a possibilidade de par-

cializar outras abordagens e métodos conjuntamente. As próprias teorias que "fundamentam" um estilo hegemônico de fazer pesquisa científica, apropriando-se de enunciados consolidados historicamente, podem também permear o formato de investigação cartográfica, na condição de que a finitude da interpretação não aporte a simples adequação da realidade a tais modelos de análise.

Corrobora-se com o argumento que a pesquisa qualitativa sempre se destacou como fonte de inspiração na saúde coletiva brasileira, haja vista a própria transformação da saúde pública em saúde coletiva no encontro e diálogo com as ciências sociais e seus métodos de investigação (ONOCKO-CAMPOS et al., 2008).

O estado da arte, com efeito, apontou-nos que nas pesquisas mais recentes é observado o fato de que as temáticas vinculadas à subjetividade e abordagens narrativas adquiriram maior relevância com estudos antropológicos e etnográficos (SCHRAIBER, 1995; CRESWELL, 2007).

As narrativas da vida em sua historicidade subjetiva são interpretadas na configuração textual que representa a disposição do mundo vivido. A compreensão desse mundo perpassa as etapas miméticas da pré-compreensão do agir humano, do agenciamento dos fatos e da interseção do mundo dos fatos como da interpretação do leitor, ou seja, do texto à ação (SCHRAIBER, 1995; CAPRARA, 2003).

O fato de se considerar uma proposta investigativa na dimensão compreensiva e crítica como possibilidade de acionamento interpretativo exige uma tomada de posição subjetiva e também política. Consubstancialmente, tenta-se impor uma análise apartada da quantidade e suas expressões para dispor uma forma alinhada com a hermenêutica e a explicitação crítica do fenômeno social e humano.

Pressupõe-se que a determinação e a escolha do método ou abordagem não são apenas do sujeito-investigador, mas que partem do próprio objeto de estudo em si pela sua dinâmica, constituição e formato sócio-histórico. Para considerar o campo da saúde coletiva e a produção do conhecimento um fenômeno, cenário, contexto ou *setting* a ser investigado, torna-se necessário multiplicar as possibilidades investigativas, com aproximações mais sensíveis à dinâmica do que o campo da saúde coletiva exige.

As investigações no campo das ciências sociais e humanas precisam alocar o objeto de estudo em determinados princípios que o diferem de outros campos da ciência. O primeiro princípio é que o objeto é histórico, existe num espaço cuja formação é social e cultural ao longo de um período passado, presente ou futuro. Desse modo, os sujeitos desse campo têm consciência histórica do possível e do real. Por assim serem, relativizam uma identidade entre o ser subjetivo e o objeto investigado. Por último, é condição essencial do objeto desse campo sua natureza qualitativa (MINAYO, 2008).

Entre os autores que conformam a origem das narrativas, situamos Ricoeur na *Poética* de Aristóteles e nas aporias do ser e não ser do tempo de Santo Agostinho (354-430 d.C.). Para esse autor, a narrativa é uma operação mediadora entre a experiência viva e o discurso. Ela liga a explicação à compreensão: "supera a distância entre compreender e explicar"

(p. 11). Na obra de Santo Agostinho, Ricoeur discute as aporias da experiência do tempo para chamar a atenção sobre o caráter temporal da experiência humana. Para ele, a especulação sobre o tempo é ruminação inconclusiva, a qual só replica a atividade narrativa. A narração implica memória e a previsão sobre a espera (RICOEUR, 1994).

A narrativa expõe, explicita e desvela a ação do sujeito. Pelo diálogo, ao tempo que fala, que diz ou cala e silencia, exprime sua subjetividade e como interage com o outro, com o contexto e consigo próprio. É na narratividade que os processos de desvelamentos incidem e intensificam as compreensões e interpretações participativas, num processo de des(construção) ativa e dinâmica.

Na interação, a lateralidade dos sujeitos ocorre numa participação franca e implicada com o processo analisado. A questão é coletiva e torna-se múltipla pela própria heterogeneidade de objetos, necessidades, saberes, práticas e, evidentemente, subjetividades.

Enfatiza-se, em razão da espera presente, que as coisas futuras estão configuradas como porvir. Portanto, como procedimento, não se trata de abolir a temporalidade, mas de aprofundá-la (ONOCKO-CAMPOS et al., 2008).

Desse modo, o devir não é só temático. Não se trata de uma formulação *a priori*, tampouco *a posteriori*. É delimitado um espaço relacional entre sujeitos que estão a viver. O vivido é base para as interlocuções, mas as ocorrências, os ditos e os agenciamentos desses encontros apenas percorrem os polos dos sujeitos envolvidos. A multiplicidade de possibilidades é a característica do devir, nem inimaginável, apenas (re) ou (des)territorializante para a existência humana.

É na possibilidade do devir que também se releva o componente tempo do processo social, pois, como é sabido, o tempo torna-se tempo humano na medida em que há articulação de um modo narrativo; em compensação, a narrativa é significativa na medida em que esboça os traços da experiência temporal (RICOEUR, 1994).

Para o tempo, temos a compreensão como resultante e disparadora de olhares, implicações e indagações. É um agir interpretativo continuamente ativo e formulador de inúmeros estranhamentos, outros objetos e quase sempre inovadoras implicações.

A hermenêutica consiste na reflexão e compreensão metadiscursiva das realidades humanas. Para Gadamer (1997), o processo hermenêutico envolve as concepções de tradição, preconceito e história que operacionalizam a elucidação interpretativa, o distanciamento e o envolvimento histórico na formulação de interrogações e sua interlocução com o sujeito, a verdade e o método.

Classicamente, Schleiermacher (1768-1834) indica que a compreensão tem como princípio prático o entendimento de uns com os outros. É, ao mesmo tempo, compreensão e interpretação. O que é externo ao Ser e seu contexto é também interno a ambos. Cabe ao diálogo, à interação, a evidência de possíveis problemas e suas conscientes soluções, pela compreensão, pois o existir já é interpretação (GADAMER, 1997).

Nesse pensar, Guba & Lincoln (1989) enfatizam a compreensão no processo de desvelamentos de sentidos e significados dos processos sociais, singulares e subjetivos. Os saberes e práticas dos sujeitos em seus cotidianos interagem ativamente na constituição de tais percepções e indicam a trajetória pragmática do ser social.

No processo interpretativo, as linhas de produção de subjetividade são circulares, e, pela formulação do círculo hermenêutico, cada observação e revelação de si, do outro e da conjuntura dispara novas abordagens crítico-teóricas numa (re)construção do conhecimento. O horizonte investigativo é o próprio processo, é o "estar com".

Na aplicabilidade do círculo hermenêutico, o campo da saúde coletiva instaura os processos avaliativos de quarta geração, na qual a participação dos sujeitos nos serviços de atenção à saúde implica um modo crítico e reflexivo. Assim, o processo é predeterminado, circular, lateralizado e ativo pelas proposições implicadas por quem avalia e ao mesmo tempo usufrui de tal realidade (FURTADO, 2001).

Enfim, a pesquisa qualitativa considera a subjetividade do pesquisador parte explícita da produção do conhecimento, em vez de simplesmente tomá-la como uma variável a interferir no processo. Pelo contrário, as intencionalidades e subjetividades de quem processa a pesquisa, bem como suas reflexões, atitudes, irritações e sentimentos, tornam-se dados em si próprios e constituem material para interpretação (FLICK, 2009).

O dinâmico campo da saúde coletiva exige um delineamento investigativo que absorva as linguagens de seus principais eixos: epidemiologia, gestão e planejamento e clínica. Cada expressividade acarreta um diálogo singular. A simetria de algumas abordagens impossibilita o estabelecimento de convergências múltiplas em algumas dimensões e/ou objetos. Assim, a unilateralidade no modo de investigar pelo sentido pesquisador-método-objeto pode diminuir o espectro interpretativo.

Conclui-se, neste capítulo, que a pesquisa qualitativa é complexa e busca sentidos, significados, experiências e subjetividades. Para adentrar esse mundo subjetivo, necessitamos compreender e explicar o fenômeno em suas diversas dimensões, com eixos teóricos, técnicas qualitativas e métodos que abarquem o sujeito numa relação sujeito-sujeito e em teorias multirreferenciais.

Referências

Alevato H. Sobre a cartografia dos estressores. Documento eletrônico. Acesso em 26 de abril de 2010. Disponível em: http://nestuff.blogspot.com/2008/07/sobre-cartografia-dos-estressores.html.

Bachelard G. A filosofia do não: filosofia do novo espírito científico. Lisboa: Editorial Presença, 1991. 136 p.

Barroso J, Gollop CJ, Sandelowski M et al. The challenges of searching for and retrieving qualitative studies. West J Nurs Res 2003; 25(2):153-78.

Berthelot JM. L'Intelligence du social: Le pluralisme explicatif en sociologie. Paris: Presses Universitaires de France, 1990. 249 p.

Bruyne P, Herman J, Schoutheete M. Dinâmica da pesquisa em ciências sociais. Rio de Janeiro: Francisco Alves, 1977. 251 p.

Caprara A. Uma abordagem hermenêutica da relação saúde-doença. Cad Saúde Pública 2003; 19(4):923-31.

Creswell JW. Projeto de pesquisa: métodos qualitativo, quantitativo e misto. 2. ed. Porto Alegre: Artmed, 2007. 248 p.

Deleuze G, Guattari F. Mil platôs: capitalismo e esquizofrenia. Vol. 3. Rio de Janeiro: Ed. 34, 1996:9-29.

Domingues I. Epistemologia das ciências humanas (tomo 1): positivismo e hermenêutica. São Paulo: Edições Loyola, 2004. 671 p.

Evans D, Pearsons A. Systematic reviews: gatekeepers of nursing knowledge. J Clin Nurs 2001; 10(4):593-9.

Flemming K, Briggs M. Eletronic searching to locate qualitative research: evaluation of three strategies. J Adv Nurs 2007; 57(1):95-100. review.

Flick U. Introdução à pesquisa qualitativa. 3. ed. Porto Alegre: Artmed-Bookman, 2009.

Furtado JP. Um método construtivista para a avaliação em saúde. Ciência e Saúde Coletiva 2001; 6(1):165-82.

Gadamer Hans-Georg. Verdade e método: traços fundamentais de uma hermenêutica filosófica. Petrópolis: Editora Vozes, 1997. 731 p.

Granger GG. A ciência e as ciências. São Paulo: Editora UNESP, 1994. 123 p.

Guattari F, Rolnik S. Micropolítica: cartografias do desejo. Petrópolis: Editora Vozes, 1985.

Guba EG. The alternative paradigm dialog. In: Guba E (ed.) The paradigm dialog. Newbury Park: SAGE Publications, 1990:17-30.

Guba EG, Lincoln YS. Fourth generation evaluation. Newbury Park: Sage Publications, 1989. 294 p.

Harré R. As filosofias da ciência. Lisboa: Edições 70, 1988. 237 p.

Hessen J. Teoria do conhecimento. 2. ed. São Paulo: Martins Fontes, 2003. 177 p.

Japiassu H. Introdução ao pensamento epistemológico. 4. ed. Rio de Janeiro: Francisco Alves, 1986. 202 p.

Kuhn TS. A estrutura das revoluções científicas. 5. ed. São Paulo: Perspectiva, 1998. 257 p.

Lakatos I. Falsification and the methodology of scientific research programmes. In: Lakatos I, Musgrave A (eds.) Criticism and the growth of knowledge. Cambridge: Cambridge University Press, 2008: 91-196.

Lalande A. Vocabulário técnico e crítico da filosofia. 3. ed. São Paulo: Martins Fontes, 1999. 1336 p.

Lincoln YS, Guba E. Paradigmatic controversies, contradictions, and emerging confluences. In: Denzin NK, Lincoln YS (eds.) The SAGE handbook of qualitative research. 3. ed. Thousand Oaks: SAGE Publications, 2005:191-216.

Merhy EE. Saúde: a cartografia do trabalho vivo. 3. ed. São Paulo: Editora Hucitec, 2002.

Minayo MCS. O desafio do conhecimento: pesquisa qualitativa em saúde. 11. ed. São Paulo: Hucitec, 2008.

Onocko-Campos R, Furtado JP, Passos E, Benevides R. Pesquisa avaliativa em saúde mental. Desenho participativo e efeitos da narrativida de. Campinas: Hucitec, 2008:428.

Passos E, Barros RB. A construção do plano da clínica e o conceito de transdisciplinaridade. Psic Teor Pesq 2000; 16(1):71-9.

Pelbart PP (org.) Vida capital: ensaios de biopolítica. São Paulo: Iluminuras, 2003:145-50.

Quine WO. Ontological relativity and other essays. New York: Columbia University Press, 1977. 165 p.

Quivy R, Campenhoudt L. Manual de investigação em ciências sociais. 5. ed. Lisboa: Gradiva, 2008.

Ricoeur P. Do texto a ação: ensaios de hermenêutica II. Portugal: RÉS, 1990.

Ricouer P. Tempo e narrativa (tomo I). São Paulo: Papirus, 1994.

Rolnik S. Cartografia sentimental: transformações contemporâneas do desejo. Porto Alegre: Editora da UFRGS, 2007.

Saidon O. Devires da clínica. São Paulo: Aderaldo & Rothschild, 2008.

Sandelowski M, Barroso J. Sandbar Digital Library Project. Qualitative metasummary method [página na Internet]. Chapel Hill (USA): University of North Carolina at Chapel Hill School of Nursing, 2004. Acesso em 4 de junho de 2012. Disponível em: http://sonweb.unc. edu/sandbar/index. cfm? fuseaction=about#.

Sandelowski M, Docherty S, Emden C. Focus on qualitative methods. Qualitative metasynthesis: issues and techniques. Res Nurs Health 1997; 20(4):365-71.

Schraiber LB. Pesquisa qualitativa em saúde: reflexões metodológicas do relato oral e produção de narrativas em estudo sobre a profissão médica. Rev Saúde Pública 1995; 29(1):63-74.

Zimmer L. Qualitative meta-synthesis: a question of dialoging with texts. J Adv Nurs 2006; 53(3):311-8.

11 Aspectos Epidemiológicos das Doenças Transmissíveis

Maria Zélia Rouquayrol
Fátima Maria Fernandes Veras
Lara Gurgel Fernandes Távora

INTRODUÇÃO

As doenças transmissíveis constituem importante causa de morte e ainda afligem milhões de pessoas em numerosas regiões, especialmente nos países em desenvolvimento.

A partir da descoberta básica de Fleming (1929), o ser humano viveu um período de enorme esperança, apoiado na possibilidade de aniquilar os microrganismos causadores dessas doenças (CHAMBERS, 2009). Com a síntese dos antibióticos (FLOREY & CHAIN, 1940; WAKSMAN, 1941), seu uso popularizou-se, e posteriormente, com o aparecimento da resistência microbiana, vários pesquisadores passaram a dedicar-se ao estudo sistemático de novos antibióticos, acalentando o desejo de melhorar sua eficácia. Os microrganismos, por sua vez, foram desenvolvendo novos mecanismos de sobrevivência, seja pelo rompimento das barreiras mantenedoras do equilíbrio ambiental, seja pelo oportunismo de hospedeiros suscetíveis, seja ainda pelas mutações provedoras das chamadas doenças emergentes.

Este capítulo foi subdividido em duas partes fundamentais, priorizando, na Parte A, alguns conceitos envolvendo os modos de transmissão e, na B, com destaque para as doenças mais frequentes.

PARTE A
Conceitos Básicos

A DOENÇA

A doença pode ser definida como um "desajustamento ou uma falha nos mecanismos de adaptação do organismo ou uma ausência de reação aos estímulos a cuja ação está exposto. O processo conduz a uma perturbação da estrutura ou da função de um órgão, ou de um sistema, ou de todo o organismo ou de suas funções vitais" (JENICEK & CLÉROUX, 1982).

A história natural da doença mostra que de um estado inicial de saúde passa-se a uma situação interativa na qual o organismo sadio se encontra em presença de agentes patogêni-cos ou de fatores de risco que virão a perturbar sua normalidade ou contribuir para tanto. Às primeiras inter-relações sucedem as primeiras perturbações leves, mas perfeitamente detectáveis, caso se busque por elas. O estágio inicial é seguido de outros até o estado avançado da doença. Nessa etapa ocorrem alterações irreversíveis da morfologia, podendo evoluir para invalidez total ou parcial ou para a morte.

As doenças, sob o ponto de vista do mecanismo etiológico subjacente, pertencem a duas categorias: doenças infecciosas e não infecciosas. *Doença infecciosa*, segundo a Organização Pan-Americana da Saúde (OPAS, 1983), é a "doença, clinicamente manifesta, do homem ou dos animais, resultante de uma infecção". Assim, *doenças não infecciosas*, também chamadas de *doenças não transmissíveis*, serão todas aquelas que não resultarem de infecção: doença coronariana, diabetes e outras. A doença de Hodgkin e a leucemia eram tidas como doenças exclusivamente não infecciosas; atualmente, reconhece-se a contribuição de um mecanismo infeccioso em sua eclosão. As doenças não infecciosas são também chamadas de doenças não transmissíveis (veja o Capítulo 14).

Quanto à duração, as doenças são crônicas e agudas: crônicas são as doenças que se desenrolam a longo prazo e agudas são as de curta duração. Usando-se os dois critérios classificatórios, quatro são as categorias fundamentais de doenças (Quadro 11.1). Destas, as infecciosas agudas e as não infecciosas crônicas incluem o maior número dentre as doenças conhecidas. De acordo com a OPAS (1983), à penetração e desenvolvimento ou multiplicação de um agente infeccioso no organismo de uma pessoa ou animal dá-se o nome de *infecção*. Infecção não é sinônimo de doença infecciosa. Pode ocorrer infecção sem doença (infecção assintomática).

A doença infecciosa é, portanto, doença clinicamente manifesta do ser humano ou dos animais, resultado de uma infecção. A expressão *infestação de pessoas ou animais* refere-se ao alojamento, desenvolvimento e reprodução de artrópodes na superfície do corpo ou nas vestes. Objetos e locais infestados são os que albergam ou abrigam formas animais, especialmente artrópodes e roedores. A designação de doença

QUADRO 11.1 Categorias fundamentais de doenças

Etiologia	Duração	
	Agudas	Crônicas
Infecciosas	Tétano, raiva, sarampo, gripe, dengue	Tuberculose, calazar, hanseníase, doença de Chagas, AIDS
Não infecciosas	Envenenamento por picada de cobra	Diabetes, doença coronariana, cirrose alcoólica

contagiosa é reservada para as doenças infecciosas cujos agentes etiológicos atingem os sadios mediante o contato direto desses com os indivíduos infectados. Tomem-se como exemplos o sarampo, transmitido por secreções oronasais, e as doenças transmitidas por contato sexual (gonorreia, por exemplo). Toda doença contagiosa é infecciosa. O inverso não é verdadeiro. O tétano, por exemplo, é uma doença infecciosa não contagiosa, porque não se transmite diretamente de pessoa a pessoa, mas é transmissível porque os esporos dispersos no meio ambiente podem ser transmitidos às pessoas sadias através de solução de continuidade de pele ou mucosa.

A expressão *doença transmissível* é termo técnico de uso generalizado e definido pela OPAS: é qualquer doença causada por um agente infeccioso específico, ou seus produtos tóxicos, que se manifesta pela transmissão desse agente ou de seus produtos, de uma pessoa ou animal infectados ou de um reservatório a um hospedeiro suscetível, direta ou indiretamente, por meio de um hospedeiro intermediário, de natureza vegetal ou animal, de um vetor ou do meio ambiente inanimado.

A expressão *doença transmissível* pode ser sintetizada como doença cujo agente etiológico é vivo e é transmissível. São doenças transmissíveis aquelas em que o organismo parasitante pode migrar do parasitado para o sadio, havendo ou não uma fase intermediária de desenvolvimento no ambiente.

A maioria das doenças infecciosas está associada à pobreza e ao subdesenvolvimento. Nas economias fracas, dependentes, a concausalidade das doenças transmissíveis, especialmente as chamadas doenças tropicais, está tão fortemente vinculada à miséria que como suporte para as medidas de controle dessas doenças poder-se-ia propor a remoção da miséria e seu cortejo (falta de acesso à terra, à escola, à água tratada etc.). Medidas de caráter permanente, para suprir essa falta, sairiam mais baratas a longo prazo e trariam o controle definitivo de várias dessas enfermidades (febre tifoide, cólera, tracoma, doença de Chagas, leishmaniose, peste, esquistossomose e outras verminoses etc.).

As doenças infecciosas podem assumir várias formas. Uma doença manifesta é aquela que apresenta todas as características clínicas que lhe são típicas. Em contraposição, na infecção inaparente o indivíduo não apresenta sinais ou sintomas clínicos manifestos. Fala-se usualmente numa forma subclínica ou assintomática da doença. Essa forma de infecção tem grande importância em epidemiologia, dado o fato de que as pessoas podem transmitir o agente aos suscetíveis com a mesma intensidade encontrada na doença manifesta, porém de uma maneira encoberta. Em várias doenças infecciosas, como leptospirose, dengue e meningite meningocócica, por exemplo, o número de infecções inaparentes é muito superior ao de doenças manifestas.

Uma doença sob a forma latente representa um período de equilíbrio durante o qual não existem sinais clínicos manifestos da doença e o doente ainda não constitui fonte de contágio. São exemplos algumas fases da tuberculose ou da sífilis. Na forma *abortiva* ou frustra, acontece que nem todos os sinais clínicos da doença emergirão acima do horizonte clínico. O modo fulminante de doença é o que ocorre de maneira excepcionalmente grave com um coeficiente de letalidade elevado. As septicemias são um bom exemplo dessa categoria.

Doenças quarentenáveis

Doenças quarentenáveis são aquelas que podem levar à restrição de atividades os comunicantes, durante o período máximo de incubação, a fim de evitar a propagação da doença. São exemplos: peste pneumônica, febre do ebola, cólera e febre amarela.

Doenças de isolamento

Doenças de isolamento são aquelas que exigem a segregação dos indivíduos doentes durante o período de transmissibilidade da doença, em lugar e condições que evitem a transmissão direta ou indireta de agente infeccioso a pessoas ou animais suscetíveis (febre tifoide, difteria, raiva e outras).

Dependendo da forma de transmissão, as doenças exigem diferentes tipos de isolamento (por exemplo, tuberculose – isolamento respiratório para aerossóis [uso de máscara N95]; cólera – isolamento entérico [uso de luvas para lidar com as fezes]; infecção estafilocócica cutânea – isolamento de contato [uso de luvas e capote não estéril]; meningite meningocócica – isolamento respiratório para gotículas [uso de máscara cirúrgica]).

Período de incubação

O período de incubação consiste no intervalo de tempo decorrente entre a exposição a um agente infeccioso e o aparecimento de sinais ou sintomas da doença. É extremamente variável, desde algumas horas (cólera) até meses ou anos (hanseníase, AIDS).

Período de transmissibilidade

Período durante o qual o agente infeccioso pode ser transferido, direta ou indiretamente, de uma pessoa infectada a outra, ou de um animal infectado ao ser humano, ou de um ser humano infectado a um animal, inclusive artrópodes.

OS BIOAGENTES PATOGÊNICOS

Agente infeccioso é um ser vivo, vírico, ricketsial, bacteriano, fúngico, protozoário ou helmíntico que, por meio de uma das formas que assume em seu ciclo reprodutivo (adulto, larva, cisto, ovo, esporo etc.), pode ser introduzido em outro ser vivo, onde é capaz de se desenvolver ou de se multiplicar, e, dependendo das predisposições intrínsecas do novo hospedeiro, pode aí gerar ou não um estado patológico manifesto, denominado doença infecciosa, que também é doença transmissível.

Os agentes infecciosos, como definidos previamente, são igualmente denominados agentes etiológicos vivos ou bioagentes patogênicos. Com o emprego da expressão *bioagente patogênico* procura-se diminuir o predomínio causal que é imputado ao ser vivo parasítico pela expressão anterior. O agente é vivo (*bio*) e sua importância reside no fato de ser capaz de gerar (*geneo*) doenças (*patos*) quando associado a outros fatores do hospedeiro suscetível e do ambiente.

Sob o ponto de vista estrutural epidemiológico, as propriedades dos bioagentes que mais importam são as que regem sua relação com o hospedeiro e as que contribuem para o aparecimento de doença como produto dessa relação. Infectividade, patogenicidade, virulência, poder invasivo e poder imunogênico são essas propriedades. Vale salientar que essas propriedades podem ser amplificadas ou não, dependendo da resposta do hospedeiro e do ambiente em que estão inseridos.

Infectividade

Infectividade é o nome que se dá à capacidade de certos organismos de penetrar e se desenvolver ou se multiplicar no novo hospedeiro, ocasionando infecção. Nesse caso, o agente etiológico é também chamado agente infeccioso. Há agentes dotados de alta infectividade; tome-se como exemplo o vírus da gripe. Já os fungos, em geral, caracterizam-se por baixa infectividade; embora bastante difundidos no ambiente, dificilmente se instalam e se multiplicam no organismo humano, produzindo infecção.

Segundo Armijo Rojas (1978), a doença infecciosa é um acidente na competição entre duas espécies. Em período de tempo suficientemente longo, o ser humano e os microrganismos tendem a se adaptar mutuamente. O micróbio passa gradualmente de uma situação de parasito à de comensal. As relações agente-hospedeiro atravessam etapas que se iniciam com grandes flutuações epidêmicas, variando ciclicamente em ondas cuja intensidade vai se fazendo decrescente até se transformar numa endemia.

A par dessas modificações quantitativas, ocorrem importantes modificações qualitativas quanto à gravidade do quadro clínico e à letalidade. No começo, a enfermidade é grave e mortal para ir se tornando gradualmente mais benigna à medida que a condição do germe passa de parasito a comensal. Essa adaptação é uma etapa necessária para a sobrevivência do parasito.

Patogenicidade

Patogenicidade é a qualidade que tem o agente infeccioso de, uma vez instalado no organismo do ser humano e de outros animais, produzir sintomas em maior ou menor proporção dentre os hospedeiros infectados. Há agentes dotados de alta patogenicidade, como o vírus do sarampo, em que praticamente todos os infectados desenvolvem sintomas e sinais específicos. Numa situação oposta se encontra o vírus da poliomielite, dotado de baixa patogenicidade. Dentre os infectados, somente cerca de 1% desenvolve a paralisia.

$$Patogenicidade = \frac{Casos\ de\ doença}{N^{\circ}\ total\ de\ infectados} \times 100$$

Virulência

Virulência é a capacidade de um bioagente produzir casos graves ou fatais. Alta virulência indica uma grande proporção de casos fatais ou graves. É o que acontece na raiva, por exemplo – todo caso é fatal. Já o vírus do sarampo, apesar da alta infectividade e da alta patogenicidade, é de baixa virulência.

$$Virulência = \frac{Casos\ graves\ ou\ fatais}{Total\ de\ casos\ de\ doença} \times 100$$

A virulência está associada às propriedades bioquímicas do agente, relacionadas com a produção de toxinas, e à sua capacidade de multiplicação no organismo parasitado, o que o torna metabolicamente exigente, com prejuízo do parasitado. A criança desnutrida oferece margem à gravidade da doença e até à morte. A virulência de determinado bioagente pode ser avaliada a partir dos coeficientes de letalidade e de gravidade. O *coeficiente de letalidade* indica a porcentagem de casos da doença que são mortais e o *coeficiente de gravidade*, a porcentagem dos casos considerados graves segundo critérios pre-estabelecidos.

Dose infectante

Consiste na quantidade do agente etiológico necessária para iniciar uma infecção. Varia com a virulência do bioagente e a resistência do acometido. Quanto maior o número de parasitos inoculados no suscetível, tanto maior será a probabilidade de infectá-lo.

Segundo informe da OPAS (1964), a picada de um único mosquito infectado pode introduzir em pessoas suscetíveis quota suficiente de parasitos capaz de iniciar o ataque clínico de malária. Quanto à filariose, talvez sejam necessárias picadas de mil mosquitos e a inoculação de muitas filárias para produzir um caso clínico.

O botulismo é causado pela toxina produzida por *Clostridium botulinum* em alimentos contaminados. Sua dose letal é mínima. Embora em dose maior do que aquela necessária para desencadear o botulismo, as cepas enterotoxigênicas de *S. aureus* também podem produzir intoxicação alimentar severa.

Poder invasivo

Consiste na capacidade que tem o parasito de se difundir, através de tecidos, órgãos e sistemas anatomofisiológicos do hospedeiro. Há parasitos que se multiplicam em tecidos superficiais, como no caso do *Microsporum canis*, agente de *Tinea corporis*. Há os que se multiplicam nos vasos linfáticos e tecidos adjacentes, formando os bubões, como *Yersinia pestis* na peste bubônica. Outros se instalam em órgãos (tuberculose pulmonar é o exemplo clássico), e há ainda os que invadem a corrente sanguínea, produzindo septicemia, como meningococcemia, a exemplo de *Neisseria meningitidis*.

Imunogenicidade

Também chamada poder imunogênico, *imunogenicidade é a capacidade que tem o bioagente de induzir imunidade no hospedeiro*. Há agentes, como os vírus da rubéola, do sarampo, da caxumba e da varicela, entre outros, dotados de alto poder imunogênico. Uma vez infectadas por esses microrganismos, as pessoas, em geral, ficam imunes para o resto da vida. Há outros agentes etiológicos de baixo poder imunogênico: o vírus da rinofaringite aguda, as salmonelas e as shigelas, por exemplo, conferem imunidade apenas temporária aos suscetíveis.

O HOSPEDEIRO SUSCETÍVEL

O termo *hospedeiro* é usado com dois níveis de abrangência: algumas vezes no sentido concreto, referindo-se aos indivíduos, e outras vezes no sentido abstrato, referindo-se a toda a espécie. Assim, pode-se definir *hospedeiro suscetível* como o indivíduo, pessoa ou animal, ou a espécie humana ou outra, que, em condições naturais, penetrada por bioagentes patogênicos, concede subsistência a estes, permitindo-lhes seu desenvolvimento ou multiplicação. Em oposição a este conceito emerge o de *espécie refratária*, isto é, espécie, humana ou outra que, penetrada por bioagente patogênico específico, inviabiliza seu desenvolvimento ou multiplicação. Por exemplo, o ser humano é refratário ao bacilo da cólera aviária.

As expressões definidas a seguir são denotativas da possibilidade (ou impossibilidade) de acidente infeccioso envolvendo a espécie. Em nível de referência estritamente individual, indicando possibilidade, são as seguintes as expressões mais comumente usadas na epidemiologia das doenças transmissíveis:

- **Indivíduo suscetível ou infectável:** é a pessoa ou animal sujeito a uma infecção.
- **Indivíduo resistente:** é aquele que, via algum mecanismo natural ou por meio de imunização artificial, tornou-se capaz de impedir o desenvolvimento, em seu organismo, de agentes infecciosos.

Em dado momento, o conjunto de todos os indivíduos de uma espécie hospedeira suscetível à infecção (o hospedeiro suscetível, tomado como espécie) estará formado por:

- **Indivíduos não infectados:**
  - não expostos;
  - suscetíveis-expostos, ainda não infectados;
  - expostos, porém resistentes.
- **Indivíduos infectados:**
  - doentes;
  - portadores.
- **Indivíduo não infectado:** é a pessoa ou animal pertencente a uma espécie suscetível que, na atualidade, não alberga um determinado agente infeccioso.
- **Indivíduo infectado:** é a pessoa ou animal que alberga um agente infeccioso e que apresenta manifestações da doença ou uma infecção inaparente.

- **Indivíduo infectante:** é a pessoa ou animal do qual o agente infeccioso possa ser adquirido em condições naturais.
- **Paciente enfermo ou caso de doença infecciosa:** é o indivíduo infectado, pessoa ou animal, que alberga um agente infeccioso e que apresenta manifestações da doença.
- **Suspeito:** é aquele cuja história clínica e sintomatologia indicam estar acometido por alguma doença ou tê-la em incubação.
- **Portador:** é o indivíduo infectado (ou animal) que alberga um agente infeccioso de uma doença sem apresentar sintomas e constituindo fonte potencial de infecção. O estado de portador pode ocorrer a um indivíduo durante o curso de uma infecção inaparente (geralmente denominado portador são ou assintomático), ou durante o período de incubação, nas fases de convalescença e pós-convalescença de infecções que se manifestam clinicamente (comumente chamados portador em incubação e portador convalescente, respectivamente). Em qualquer dos casos, o estado de portador pode ser breve (portador temporário ou transitório) ou prolongado (portador crônico).

A OPAS define como *hospedeiro o homem ou outro animal vivo, inclusive aves e artrópodes, que ofereça, em condições naturais, subsistência ou alojamento a um agente infeccioso. Alguns protozoários e helmintos passam fases sucessivas em hospedeiros alternados, de diferentes espécies. O hospedeiro em que o parasito atinge a maturidade ou passa sua fase sexuada denomina-se hospedeiro primário ou definitivo; e aquele em que o parasito se encontra em forma larvária ou assexuada, hospedeiro secundário ou intermediário.*

Sob o ponto de vista estrutural epidemiológico, o ser humano poderá funcionar tanto como hospedeiro intermediário quanto definitivo. O ser humano pode sofrer infecção por forma adulta de tênia, sendo, portanto, um hospedeiro definitivo da teníase. Pode, também, funcionar como hospedeiro intermediário da forma larvária da tênia. A infecção, então produzida, denomina-se cisticercose.

As relações do hospedeiro com o bioagente patogênico podem ser descritas pelas categorias resistência, suscetibilidade e imunidade.

Resistência

Resistência caracteriza o sistema de defesa com o qual o organismo impede a difusão ou a multiplicação de agentes infecciosos que o invadiram ou os efeitos nocivos de seus produtos tóxicos. Está associada ao estado de nutrição, integridade de pele e mucosas, capacidade de reação e adaptação aos estímulos do meio, fatores genéticos, estado atual de saúde, estresse e imunidade específica.

Suscetibilidade

Considerando a espécie como suscetível a determinadas infecções e que, dentro da mesma espécie, alguns indivíduos são resistentes, os indivíduos não resistentes serão indivíduos suscetíveis.

Indivíduo suscetível é, portanto, aquele que não apresenta resistência a determinado agente patogênico e que, por esta razão, pode contrair a doença, se posto em contato com ele.

Resistência natural

Tem caráter inespecífico. É a capacidade de resistir à doença independentemente de anticorpos ou de reação específica dos tecidos. Resulta de fatores intrínsecos do hospedeiro, anatômicos ou fisiológicos; pode ser genética ou adquirida, permanente ou temporária. De modo geral, por exemplo, a espécie humana é suscetível à penetração pelas larvas de ancilostomídeos. Indivíduos da raça negra apresentam maior resistência a essa penetração, talvez devido à textura ou à cor da pele.

Indivíduo imune

Indivíduo imune é o que contém anticorpos protetores específicos ou imunidade celular em consequência de uma infecção ou imunização anterior, sendo capaz de reagir eficazmente para prevenir uma infecção ou doença clínica quando exposto a seu agente infeccioso.

Imunidade

Imunidade consiste no estado de resistência, geralmente associado à presença de anticorpos que exercem ação específica sobre o microrganismo responsável por determinada doença infecciosa ou sobre suas toxinas. A imunidade passiva humoral de curta duração (de alguns dias a vários meses) pode ser obtida naturalmente, por transferência de mãe a filho, ou artificialmente, pela inoculação de anticorpos protetores específicos (soro hiperimune de convalescente ou imunoglobulina humana). A imunidade ativa, que dura anos, pode ser adquirida naturalmente, em consequência de uma infecção com ou sem manifestações clínicas, ou artificialmente, mediante a inoculação de frações ou produtos do agente infeccioso, do próprio agente, morto ou atenuado, ou de suas variantes. A imunidade ativa depende da imunidade celular, que é conferida pela sensibilização de linfócitos T, e da imunidade humoral, que se baseia na resposta aos linfócitos B.

O Quadro 11.2 resume os principais tipos de imunidade, usando como exemplo a difteria.

O AMBIENTE NAS DOENÇAS TRANSMISSÍVEIS

O ambiente inclui todos os fatores que não sejam específicos do agente infeccioso ou do hospedeiro. Os fatores específicos do ambiente interagem com os fatores do agente e do hospedeiro na promoção ou na manutenção das doenças. O mesmo indivíduo infectado por um dado agente poderá participar de dois dos elementos estruturais epidemiológicos.

Esse indivíduo será hospedeiro quando sua função for servir de substrato onde evolua a infecção e se exteriorize a doença, e será tomado como fator ambiental ao participar como reservatório do bioagente.

QUADRO 11.2 Imunização natural e artificial

Imunidade	Passiva	Ativa
Natural	Adquirida por via transplacentária: recém-nascido imune à difteria	Adquirida como consequência de infecção diftérica
Artificial	Adquirida por aplicação de soro antidiftérico	Adquirida pela aplicação de vacina contra difteria

De modo geral, o ambiente pode ser visto como o reservatório de bioagentes.

> Reservatório de agentes infecciosos é o ser humano ou animal, artrópode, planta, solo ou matéria inanimada (ou uma combinação desses), em que um agente infeccioso normalmente vive e se multiplica em condições de dependência primordial para a sobrevivência e no qual se reproduz de modo a poder ser transmitido a um hospedeiro suscetível (OPAS, 1983).

Entre o reservatório e o suscetível coloca-se o conceito de *fonte de infecção, definida como a pessoa, animal, objeto ou substância da qual um agente infeccioso passa diretamente para o hospedeiro.* Em alguns textos encontra-se que "reservatório" é sinônimo de "fonte primária de infecção" e que "fonte de infecção", como definido aqui, é sinônimo de "fonte secundária de infecção". Lendo-se cuidadosamente o conceito de reservatório da OPAS, verifica-se que, ao empregar a expressão "uma combinação desses", ela quis se referir a uma estrutura organizada sistemicamente e constituída pelo hospedeiro, pelo vetor e pelo bioagente, ou outras combinações.

A função do reservatório é central no ciclo biológico de manutenção das doenças infecciosas. É através do reservatório que o agente mantém sua vitalidade e se perpetua. São reservatórios humanos os casos clínicos e os portadores. Os casos clínicos, sejam moderados, graves ou fatais, são identificáveis por meio de sintomas e sinais. Os casos atípicos e abortivos são ainda mais importantes do ponto de vista epidemiológico por constituírem uma fonte de infecção de difícil controle. Por outro lado, *os portadores*, nas diversas categorias, *são excelentes fontes de infecção porque passam despercebidos quando examinados*. São classificados como *portadores ativos e passivos*:

- *Portadores* são todos aqueles que, embora estejam eliminando o agente, não apresentam sintomas clínicos no momento em que estão sendo examinados.
- *Portadores convalescentes* são os que já apresentaram os sintomas clínicos e *portadores incubados* são os que ainda vão desenvolver a doença.
- *Portadores sãos ou assintomáticos* são os que nunca apresentaram nem apresentarão quaisquer sintomas. Estes são, sob o ponto de vista epidemiológico, os mais importantes porque, não sendo clinicamente diagnosticados, passam totalmente despercebidos e continuam difundindo o agente etiológico de modo contínuo ou intermitente.

Pelo exposto, verifica-se que a infecção pode estar inaparente. Em epidemiologia, esse efeito é chamado fenômeno do *iceberg*. A expressão refere-se à pequena porção de casos clínicos em relação à elevada proporção de infecções inaparentes de determinadas doenças distribuídas na coletividade.

É o que ocorre, por exemplo, nas epidemias de meningite, difteria, febre tifoide e outras; apenas por meio de inquéritos sorológicos poderão ser detectados os portadores. O Quadro 11.3 apresenta as diversas categorias de casos e de portadores.

São chamadas *antroponoses* as doenças nas quais o ser humano é o único reservatório, único hospedeiro e único suscetível. Estão nessa categoria a coqueluche, a gripe, a AIDS e a febre tifoide, por exemplo.

QUADRO 11.3 Casos e portadores

Casos	Portadores
Atípicos	Incubados
Abortivos	Convalescentes
Benignos	Sãos ou assintomáticos
Moderados	Intermitentes
Graves	Contínuos
Fatais	

Os animais e os vegetais também atuam como reservatórios. Zoonoses são infecções comuns ao ser humano e a outros animais. Nas *antropozoonoses*, o reservatório consiste nas populações animais. Estão aí classificadas, entre outras, as arboviroses silvestres, a leishmaniose tegumentar e a brucelose. São denominadas *zooantroponoses* as zoonoses nas quais as populações humanas constituem o reservatório. Por exemplo, porcos alimentados com fezes humanas contendo ovos de *Taenia* adquirem cisticercose. Nas *anfixenoses*, tanto os seres humanos como os animais podem funcionar como reservatório, dependendo de fatores circunstanciais. Nessa categoria colocam-se a doença de Chagas e a leishmaniose visceral.

Vetores são seres vivos que veiculam o agente desde o reservatório até o hospedeiro potencial. Os *vetores mecânicos* agem apenas como transportadores de agentes infecciosos: são insetos que caminham ou voam e que carregam o agente através de suas patas, probóscida ou asas contaminadas, ou pela passagem do microrganismo através do trato gastrointestinal. Neles, os parasitos não se multiplicam nem sofrem quaisquer modificações em seu interior. Moscas e baratas transportam externamente microrganismos. Além disso, também os conduzem internamente, ingerindo-os e regurgitando-os sobre os alimentos, contaminando-os. Cistos de ameba têm sido detectados no estômago de baratas e em material regurgitado por estas.

São denominados *vetores biológicos* aqueles nos quais os microrganismos desenvolvem obrigatoriamente uma fase de seu ciclo vital antes de serem disseminados no ambiente ou inoculados em novo hospedeiro (por exemplo, insetos anofelinos como vetores biológicos na transmissão da malária).

Alguns autores colocam os vetores mecânicos na categoria de fômites ou de veículos. Os veículos são fontes secundárias de infecção; fazem a intermediação entre o reservatório e o hospedeiro. Alguns elementos que normalmente seriam tidos como veículos – o solo, por exemplo – em condições especiais atuam como reservatórios. É o caso de *Nocardia brasiliensis*, responsável pelo actinomicetoma, cujo reservatório é o solo com certos vegetais em processo de decomposição.

TRANSMISSÃO

Termo técnico empregado em ciências e tecnologias várias, *transmitir significa levar ou fazer passar algo de um ponto a outro*. Esse algo é um ente dotado de certa imaterialidade, como o são os sinais, as mensagens, as formas de energia, as doenças ou mesmo entes abstratos, como o pensamento, por exemplo. A compreensão do fenômeno denotado pelo verbo "transmitir" fica na dependência do conhecimento das respostas às seguintes questões:

- O quê?
- De onde?
- Para onde?
- Por quais meios?

Transmite-se *algo* de uma *fonte* para um *receptor* utilizando-se de meios materiais para o transporte. O termo "transmissão" raramente vem isolado em seu emprego em epidemiologia e em clínica, estando, quase sempre, vinculado a um complemento que especifica aquilo que está sendo transmitido. São exemplos as expressões "transmissão de agente infeccioso" e "transmissão de doença"; acrescentem-se ainda as especificações de uns e de outras, como, por exemplo, transmissão do vírus da influenza ou transmissão da gripe.

Transmissão de doença

Transmissão de doença é uma expressão consagrada e em pleno uso pela comunidade dos que trabalham em saúde. Na verdade, ao ser referida a transmissão de uma doença infecciosa qualquer – transmissão da sífilis, por exemplo – quer-se denotar o fenômeno substituindo-se aquilo que na realidade é transmitido – o agente infeccioso *Treponema pallidum* – pelo resultado observável, a doença. Esta é coproduzida com a contribuição de um grande número de fatores intrínsecos e extrínsecos ao indivíduo afetado e não somente pelo agente nele introduzido. Esses fatores, não menos importantes que o agente na produção da doença, são de múltipla natureza: hereditários, congênitos, anatomofisiológicos, imunitários, ambientais e socioeconômico-culturais.

Numa coletividade, a doença existe porque existem pessoas doentes. Quando a palavra é aplicada para referir-se ao fenômeno que afeta um conjunto de pessoas, tem-se uma abstração. Essa abstração é usada para transmitir a ideia de que um fenômeno mórbido dotado de características semelhantes afeta, onde quer que atue, pessoas diversas. No entanto, nem sempre foi assim. Aquilo que hoje é aceito como uma abstração ou uma força de expressão já foi ideia de aceitação universal. A ideia nasceu com o ser humano. No princípio, a doença deve ter sido considerada um instrumento real e invisível, usado pelos deuses para o exercício de sua vingança e o controle da humanidade. A ideia persistiu mesmo após a descoberta da existência dos agentes infecciosos, de início confundidos com a própria doença. Só modernamente *a doença infecciosa passa a ser compreendida como uma resultante da associação de múltiplos fatores, incluindo-se aí a presença de um agente vivo indispensável porque sem ele não há infecção, embora o bioagente nem sempre seja condição suficiente para a instalação de doença infecciosa na população.*

Transmissão de agentes infecciosos

Trata-se do processo pelo qual o agente infeccioso, oriundo de um indivíduo infectado, pessoa ou animal, com passagem ou não por intermediários vivos ou por objeto ou material inanimado, tem acesso ao meio interno de um novo hospedeiro.

O termo *transmissão* será utilizado, nos próximos trechos, para denominar *os modos de transferência de agentes infecciosos.*

Elos na transmissão de bioagentes patogênicos

Para o melhor entendimento dos mecanismos de transmissão de agentes infecciosos é necessário o conhecimento da cadeia epidemiológica (Figura 11.1), envolvendo os suscetíveis, os bioagentes patogênicos e os reservatórios, já referidos anteriormente. A partir desse esquema geral serão detalhados os modos unitários de transmissão, bem como os veículos e as vias de entrada e eliminação de agentes infecciosos.

A epidemiologia das doenças transmissíveis, tomada genericamente, interessa-se pelo fato "doença", tanto considerado um evento atual como um evento previsível, sem discriminar entre as espécies que podem ser afetadas. Seres humanos e animais são colocados em posição de destaque quando se trata de analisar sua atuação como hospedeiros de bioagentes com os quais não mantêm relação pacífica e, portanto, patogênica para si. Assim, no estudo das interações mórbidas de interesse epidemiológico é lícito, para efeito de análise, colocar os principais interagentes em evidência, dissociando a espécie sujeita à ação patogênica, hospedeiro (espécie) suscetível à infecção, de seu ecossistema, do qual recebe e para o qual fornece contingentes do bioagente patogênico (AG) (Figura 11.2).

No modelo proposto, o ecossistema contém, em relação interativa sistêmica, todos os elementos que o compõem, inclusive destacando-se o hospedeiro suscetível de ser infecta-do. São seus elementos: o meio físico abiótico, os componentes biológicos em decomposição, outros hospedeiros naturais sujeitos e não sujeitos à infecção, vetores e espécies animais e vegetais diretamente contribuintes na preservação, na propagação e na veiculação de bioagentes.

Nesse modelo, apresentado sob a forma de esquema na Figura 11.2, o hospedeiro suscetível à infecção, também chamado hospedeiro suscetível ou simplesmente suscetível, foi racionalmente destacado de seu ecossistema e colocado como fulcro da análise epidemiológica, devendo-se ter em mente, no entanto, que o *hospedeiro suscetível é um dos componentes ativos e, portanto, na realidade objetiva, indissociável de seu ecossistema.*

A Figura 11.3 detalha esquematicamente os fluxos, em duas mãos, de contingentes de bioagentes patogênicos entre o ecossistema e populações de hospedeiros suscetíveis à infecção. Mostra também as mudanças de categoria por que podem passar indivíduos suscetíveis. A partir dos indivíduos infectados, portadores ou enfermos, obedecendo a algum mecanismo que será discutido posteriormente, estabelece-se um fluxo de formas vivas do agente infeccioso (AG) em alguma etapa de seu ciclo vital. Ao final, o ecossistema se enriquece de formas viáveis do bioagente (AG). Um fluxo em sentido contrário é estabelecido quando o bioagente (AG), por algum mecanismo de entrada, é transportado para o meio interno de indivíduos suscetíveis até então ainda não infectados. Nesses, o bioagente imigrante se desenvolverá ou se multiplicará, estabelecendo a infecção. Estabelecida a infecção,

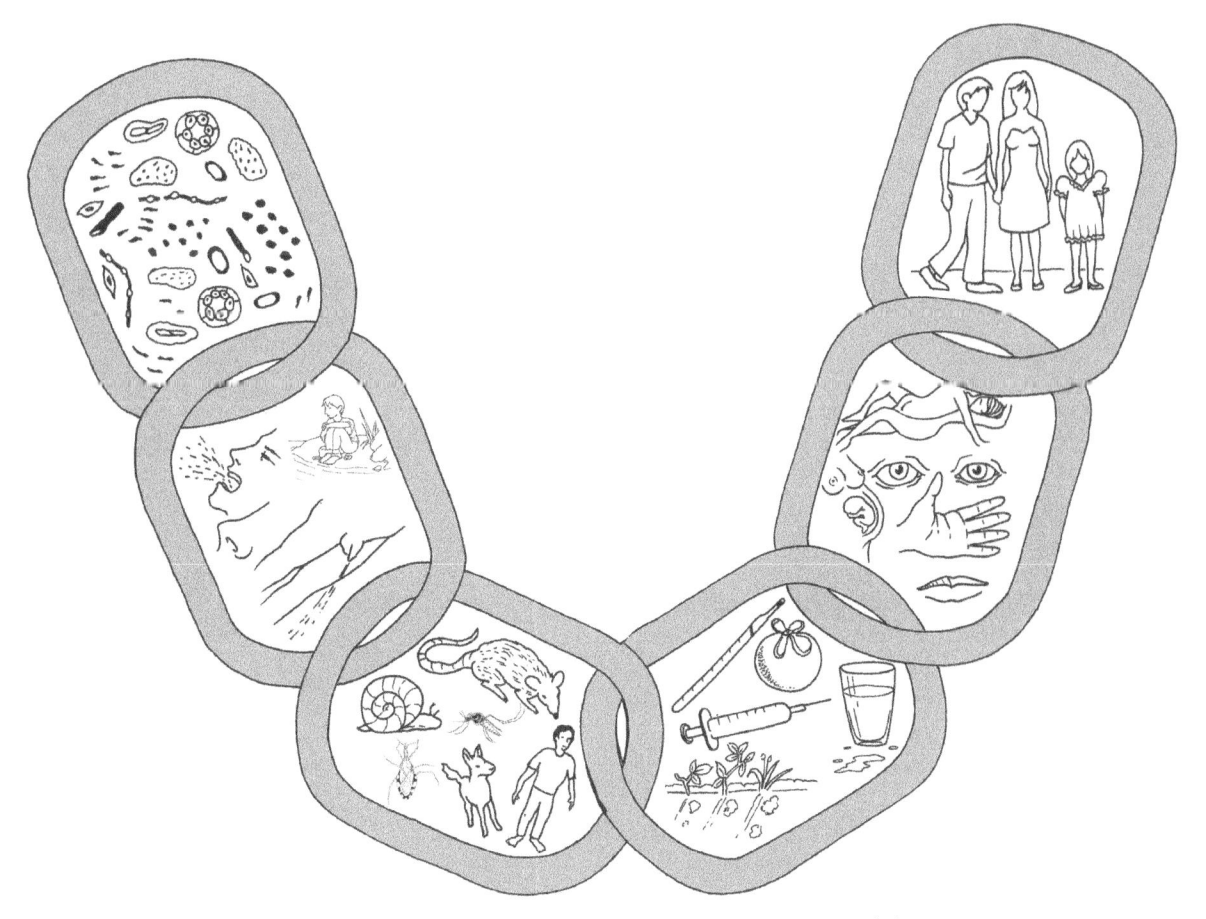

FIGURA 11.1 Esquema geral para transmissão de bioagentes patogênicos.

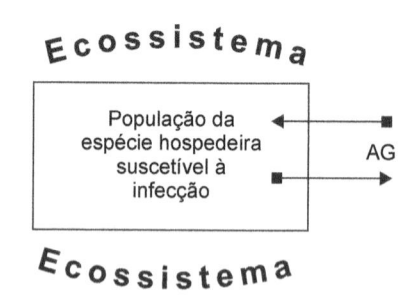

FIGURA 11.2 O agente infeccioso (AG) e o hospedeiro.

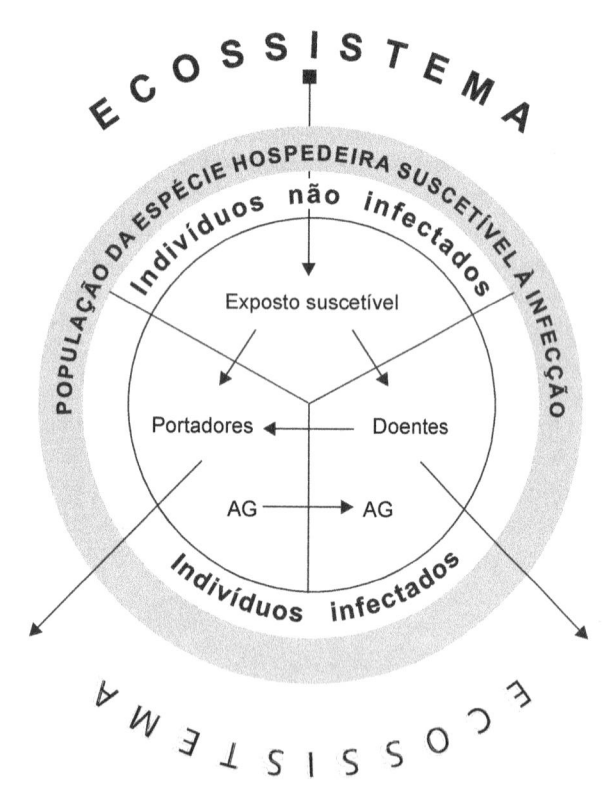

FIGURA 11.3 Fluxos de bioagentes patogênicos entre o ecossistema e os hospedeiros suscetíveis.

o indivíduo infectado passará à categoria de portador ou diretamente à de doente, em fase aguda ou crônica. Este, ao convalescer, passará a portador-convalescente.

Generalizando a partir dos processos transmissíveis particulares, pode-se afirmar que, na maioria dos casos, a transmissão do agente infeccioso é efetivada em três etapas, todas elas atribuídas de importância epidemiológica: saída do agente infeccioso, estágio no ambiente e entrada num novo hospedeiro (Figura 11.4A).

Há exceções. São conhecidos mecanismos de transmissão que se completam em duas etapas, mantida sempre a penetração no novo hospedeiro. A primeira etapa não é efetivada quando o agente é essencialmente saprófita e só eventualmente parasita: é o caso daquelas doenças cujos agentes são fungos, habitantes normais do solo ou de vegetais superiores, onde se nutrem de matéria orgânica em decomposição: histoplasmose, blastomicose e zigomicoses (Figura 11.4B).

Em alguns outros processos de transmissão, a primeira e a terceira etapas são concomitantes (como se se tratasse de uma só etapa), anulando-se, portanto, a segunda, o estágio ambiental. Assim é que se passa a transmissão direta imediata de um agente infeccioso (por exemplo, a transmissão de doenças chamadas congênitas, da mãe para o feto, a transmissão de gonorreia pelo contato corporal durante o ato sexual ou a transmissão da raiva por mordedura de cães com o vírus da raiva – Figura 11.4C).

O alastramento de uma doença infecciosa numa população prossegue por dispersão de bioagente por entre os indivíduos suscetíveis, por meio de um mecanismo em cadeia. Ao conjunto encadeado de elos de transmissão de uma dada patologia pode ser dado o nome de *módulo de transmissão* (Figura 11.5).

O *módulo ou processo unitário de transmissão* vem a ser o padrão que é reiterado durante todo processo de dispersão do bioagente na população afetada pela doença. São fatores vivos essenciais num módulo de transmissão: o indivíduo infectado e dotado de poder infectante, o agente infeccioso e o indivíduo suscetível ou infectável, que se transmutará no indivíduo infectado na etapa seguinte. Os módulos ou processos unitários referentes aos mecanismos transmissíveis podem ser reduzidos a três esquemas básicos:

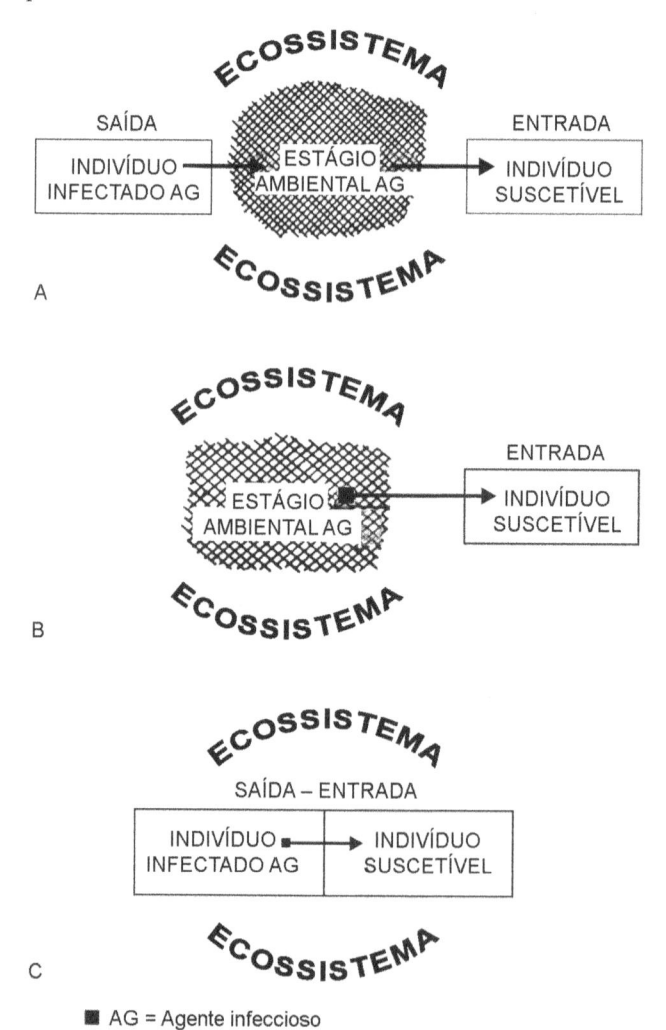

FIGURA 11.4 A Transmissão em três etapas. **B** Transmissão em duas etapas. **C** Transmissão sem estágio ambiental.

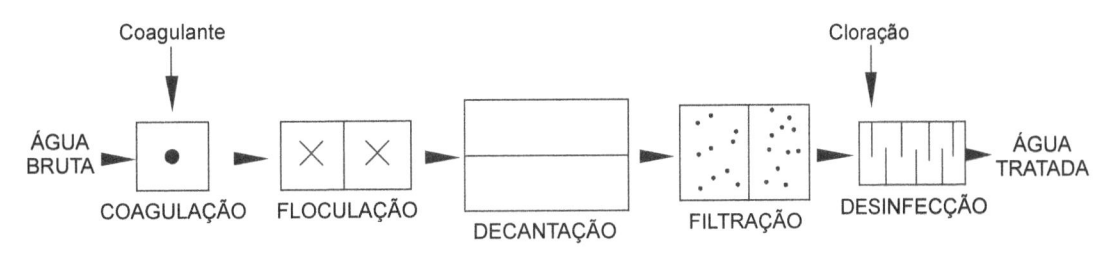

FIGURA 11.5 Módulo ou processo unitário de transmissão.

Esquema 1

Dois fatores vivos estão envolvidos no módulo-padrão da cadeia de transmissão: o hospedeiro suscetível à infecção e o agente infeccioso. O agente infeccioso passa de um hospedeiro primário (ou definitivo) infectado para o hospedeiro primário (ou definitivo) infectável. Se considerarmos o número de espécies vivas envolvidas, teremos três possibilidades:

1. Os indivíduos infectado e infectável pertencem à mesma espécie. Tome-se como exemplo a transmissão do *Treponema pallidum*, agente da sífilis, através de contato sexual (Figura 11.6*A*).
2. São duas as espécies hospedeiras envolvidas. O infectante pertence a uma espécie suscetível e o infectável a outra espécie igualmente suscetível. A transmissão do vírus rábico através da mordedura de cão em humano é um exemplo (Figura 11.6*B*).
3. Um caso especial é o que envolve, como hospedeiro primário, somente a figura do indivíduo suscetível, desaparecendo, no processo unitário de transmissão, a figura do indivíduo infectado e infectante. Anteriormente foi introduzido o exemplo das micoses, cujos agentes etiológicos, os fungos, são habitantes saprófitas do solo e de material biológico em decomposição, donde são veiculados ao suscetível, infectando-o. *Clostridium tetani*, agente etiológico do tétano, também é transmitido como nesse esquema. Esporos potencialmente infectantes do bacilo são encontrados em fezes de animais e humanos, terra ou areia contaminada com fezes, água com material biológico em putrefação, pregos e latas contaminados, fios de categute e agulhas de injeção inadequadamente esterilizados. Os indivíduos com ferimentos na pele, que são infectados por esporos veiculados por esses materiais e acometidos de tétano, não se tornam infectantes (tétano não é doença contagiosa). Os contingentes do bioagente sob forma esporular encontrados no meio ambiente, potencialmente infectantes, são oriundos dos reservatórios naturais construídos pelos intestinos de animais e do ser humano, onde é habitante normal e inócuo (Figura 11.6*C*).

Esquema 2A

Nesse esquema, o processo unitário reiterado na cadeia de transmissão inclui *três fatores vivos*: o hospedeiro primário (hospedeiro definitivo e também hospedeiro suscetível à infecção), o agente infeccioso e um hospedeiro intermediário que funciona como vetor e que, como hospedeiro, tem caráter transitório. Seu papel é o de intermediar o agente entre indivíduos da espécie hospedeira definitiva, isto é, entre o infectante e o infectável. Nesse esquema, o mecanismo de transporte do agente pode ser desdobrado em duas possibilidades:

1. O vetor tem desempenho puramente mecânico e é, por este motivo, denominado *vetor mecânico*. O agente infeccioso é apenas transportado pelo vetor, onde não se desenvolve nem se multiplica. É exemplo o transporte nas patas de inseto vetor de clamídias, responsáveis pelo tracoma endêmico. A mosca que funciona como vetor, ao pousar nos exsudatos oculares ou nas secreções, arrasta em suas patas parte do material contaminado. Novamente, ao pousar em partes próximas ao globo ocular do indivíduo sadio suscetível, deposita parte de sua carga infectante, de onde será veiculada até a conjuntiva.

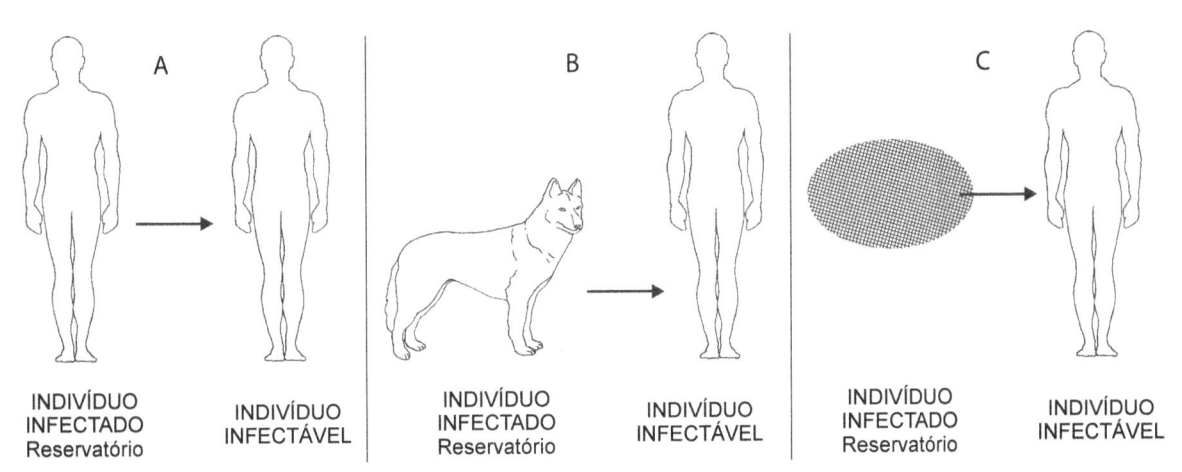

FIGURA 11.6 Dois fatores vivos envolvidos na cadeia de transmissão.

2. O vetor, além de funcionar como veiculador do agente infeccioso, desempenha também a função de abrigo biológico, no qual o agente cumpre parte necessária de seu ciclo vital, donde o nome *vetor biológico*. O plasmódio, agente etiológico da malária, passa no mosquito anofelino parte de seu ciclo vital. O protozoário sugado com o sangue humano, sob a forma de gametócitos, sofre transformações até a forma de esporozoíta localizada nas glândulas salivares do vetor, donde pode ser injetada em novo hospedeiro (Figura 11.7*A*).

Esquema 2B

São ainda três os fatores vivos: o hospedeiro definitivo, o agente infeccioso e um hospedeiro intermediário que, no processo unitário de transmissão, desempenha tão somente o papel de *abrigo biológico necessário de uma parte do ciclo vital do agente infeccioso e não o de seu vetor*. Esse tipo de hospedeiro intermediário tem sido denominado *hospedeiro intercalado* (BARANSKI & SILVA, 1982; LESER, 1985). Ele não tem a função de conduzir o agente infeccioso de uma fonte para outro hospedeiro, não exercendo o papel de vetor. Na verdade, entendem-se pelo termo vetor os seres vivos que transladam o agente infeccioso da fonte primária de infecção para um novo hospedeiro. Conforme o esquema anterior, vetor biológico é aquele que, além da ação de transportar, abriga uma parte do ciclo vital do bioagente. Os moluscos que abrigam a transformação de miracídios em cercárias não praticam a vetoração do bioagente e por isso são mais bem referidos como hospedeiros intermediários intercalados (Figura 11.7*B*).

Esquema 3

Um hospedeiro normal, um hospedeiro suscetível acidental, um agente infeccioso e um vetor são os *quatro fatores vivos* presentes nesse esquema. A expressão *hospedeiro normal* significa aquela espécie que, a princípio, foi objeto da ação parasitária e espoliativa de um agente infeccioso e que com este, e com a intervenção de um vetor conveniente, pôde manter ativa uma cadeia de transmissão, sem necessidade da inclusão de um novo fator. Hospedeiro acidental é a espécie hospedeira suscetível que foi incorporada ao processo transmissi-

vo após este já estar estabelecido e estabilizado. A remoção do hospedeiro acidental não inviabiliza a cadeia de transmissão primitiva. Para o hospedeiro normal, o hospedeiro acidental funciona como reservatório de bioagentes patogênicos, mobilizável assim que os interagentes forem colocados em contato. São hospedeiros normais da febre amarela silvestre no Brasil diversas variedades de primatas, especialmente saguis da espécie *Calitrix penicillata*, bem como marsupiais e outros animais silvestres. O vetor mais importante na transmissão silvestre é o mosquito culicíneo denominado *Haemagogus spegazzinii*. O hospedeiro acidental é o ser humano.

Os vírus amarílicos existem normalmente no sangue de animais vertebrados selváticos e a cadeia de transmissão é mantida de modo semelhante à do esquema 2: animal-mosquito-animal. Ocasionalmente, ao penetrar na floresta, o ser humano suscetível (hospedeiro acidental) poderá infectar-se e passar a constituir o quarto fator desse esquema (Figura 11.8). Os mecanismos específicos de transmissão dos agentes das arborviroses silvestres, da peste bubônica, da leishmaniose tegumentar, do calazar, da doença de Chagas e de outras zoonoses baseiam-se nesse esquema.

No ecossistema, ao lado de fatores viventes, fatores inanimados têm vez e função em processos transmissivos de agentes infecciosos. Na literatura e na prática de saúde, esses agentes de transmissão inanimados são referidos genericamente sob a designação de veículos.

VEÍCULOS

Veículos são objetos ou materiais contaminados que sirvam de meio mecânico, auxiliando um agente infeccioso a ser transportado e introduzido num hospedeiro suscetível. São veículos: a água, o leite, outros alimentos e objetos contaminados. Denomina-se *contaminação* a presença de agente infeccioso na superfície do corpo, no vestuário e nas roupas de cama, em brinquedos, instrumentos cirúrgicos, em outros objetos inanimados ou na água, no leite ou em outros alimentos. A contaminação é distinta da poluição. *Poluição* implica a presença de substâncias nocivas mas não necessariamente infecciosas no ambiente. A contaminação numa superfície do corpo não implica um estado de portador (OPAS, 1983). Observem-se os se-

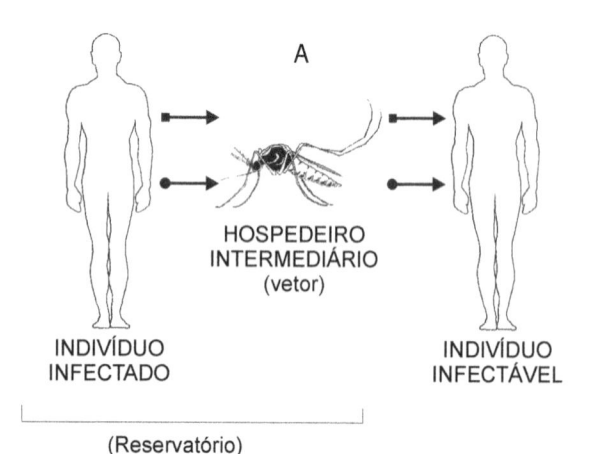
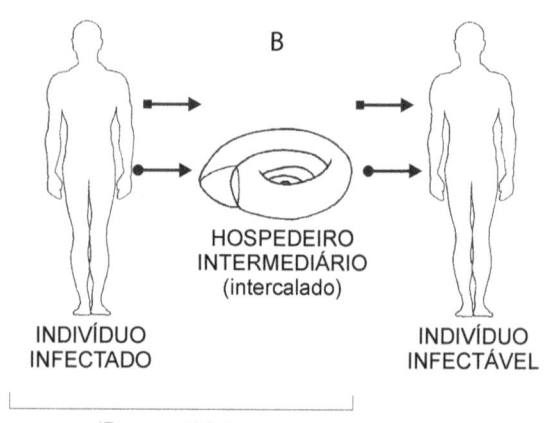

FIGURA 11.7 Três fatores vivos envolvidos na cadeia de transmissão.

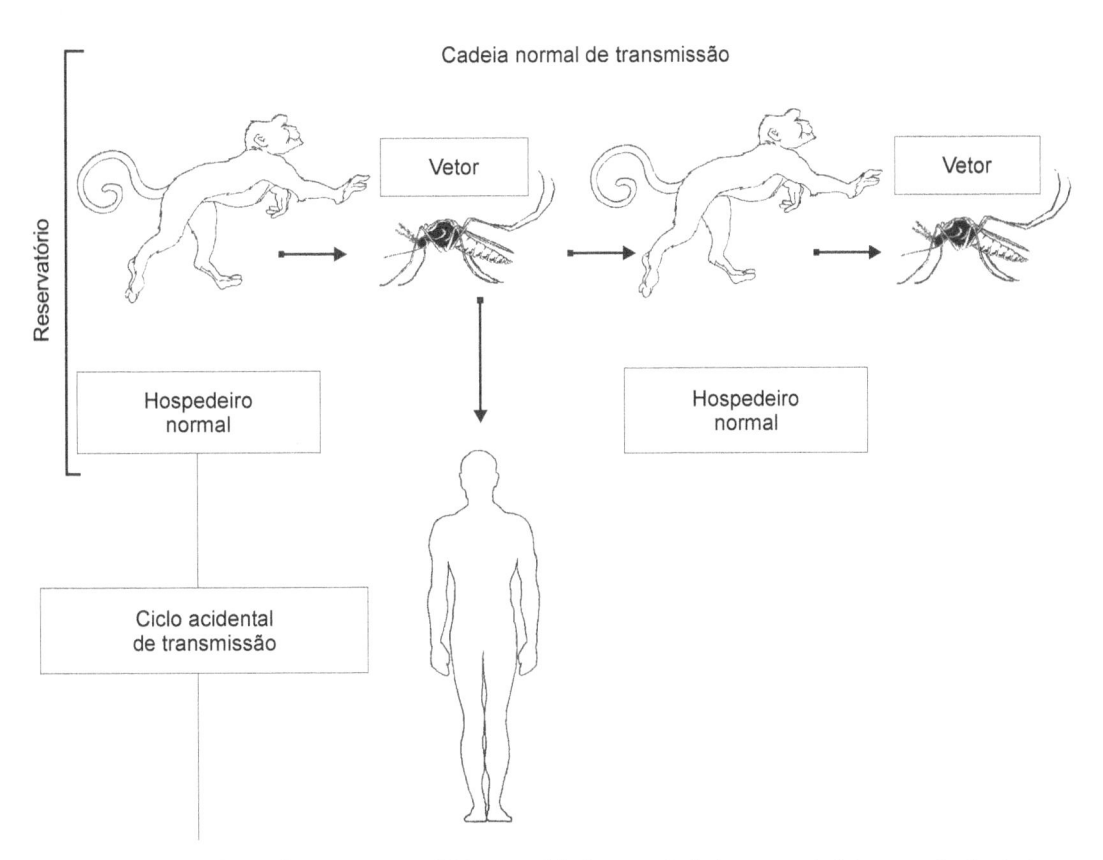

FIGURA 11.8 Quatro fatores vivos envolvidos na cadeia de transmissão (por exemplo, febre amarela silvestre).

guintes exemplos: o alimento está contaminado por fungos; a água está poluída por mercúrio; o sangue estocado para transfusão está contaminado por HIV.

Dentre os objetos contaminados citam-se comumente peças de vestuário, roupas de cama, utensílios de copa e cozinha, instrumentos cirúrgicos, objetos de uso pessoal usados interpessoalmente e outros, os quais recebem generalizadamente a designação de fômites, além de partículas de solo, poeira em suspensão, ar, produtos biológicos, inclusive sangue para transfusão, soro e plasma.

Às vezes, o veículo funciona como meio de cultura para certos microrganismos. É possível que os inóculos, com que o doente ou portador contamina os alimentos, raras vezes sejam suficientes para infectar uma pessoa sadia. No entanto, quando as circunstâncias favorecem, seja por má refrigeração, seja por mau cozimento ou acondicionamento inadequado, dá-se a multiplicação dos microrganismos nos alimentos.

Os alimentos são veículos não só de agentes infecciosos, mas também de suas toxinas. É o caso das toxinfecções alimentares. Paroníquia estafilocócica, em portadores que lidam com o preparo de alimentos, tem sido relatada como a fonte de infecção em inúmeras epidemias de intoxicação alimentar. Manipulação, refrigeração inadequada, vasilhames contaminados, preparação com material em processo de deterioração, ou com período de validade já vencido, são alguns dos fatores que poderão causar epidemias.

Exemplo significativo é citado por Armijo Rojas (1978): no dia 10 de outubro de 1973, vários passageiros de três aeronaves que fizeram o percurso Europa-EUA foram surpreendidos por quadro agudo gastrointestinal. No primeiro voo, que partiu de Roma, adoeceram 47 dos 170 (28%) passageiros da classe turística. O quadro clínico, incluindo vômitos intensos, fortes dores abdominais e diarreia, começou 1 a 2 horas após ser servido o almoço. No segundo voo, também procedente de Roma, 50 dentre 91 (55%) passageiros apresentaram quadro semelhante e de maior gravidade. O terceiro voo, procedente de Lisboa com destino à Filadélfia, incluía 179 passageiros, dos quais 150 (84%) adoeceram. Investigação epidemiológica cuidadosa incriminou como fonte de infecção a sobremesa fornecida pela mesma empresa e preparada à base de ovos, leite, açúcar, chocolate, suco de fruta e gelatina. Foram comprovados refrigeração inadequada e muito manuseio na preparação do referido alimento. Foram isoladas cepas toxigênicas de *Staphylococcus aureus* até a concentração de 108/g. As taxas de ataque mais elevadas entre os passageiros no último voo foram decorrentes do tempo em que as iguarias permaneceram sob refrigeração inadequada, aumentando a quantidade de toxinas nos alimentos e, consequentemente, o número de doentes e a gravidade do quadro clínico.

A introdução do item veículo nos três esquemas básicos de transmissão, para cujo delineamento só foram levados em conta os fatores vivos, faz com que se acrescente, aos já existentes, uma variedade de esquemas derivados. Esses novos esquemas diferirão entre si, levando-se em conta as seguintes variáveis:

1. Função básica do veículo no processo unitário de transmissão.
2. Ponto do processo unitário em que será inserido o veículo.
3. Número de veículos inseridos no módulo.

Destes, o primeiro será tratado com maior detalhamento. Tomando-se como critério a função exercida no processo unitário de transmissão, podem ser estabelecidas as seguintes categorias de veículos:

Veículos transportador e introdutor

Essa categoria é a que mais estritamente se coloca em acordo com a definição dada: transporta e introduz o agente infeccioso no hospedeiro suscetível. Ao citar esse tipo de veículo como transmissor de bioagentes, ficam bem expressões como "transmitido por" ou "transmitido pelo". Essa forma de dizer significa que o bioagente é *passivamente* levado e introduzido no hospedeiro. Tome-se como exemplo a transmissão do vibrião colérico: o agente infeccioso é eliminado do organismo do atual hospedeiro pelo vômito e pelas fezes; esses substratos contaminados são levados a fossas e esgotos; se houver contato desse material com a água de beber, esta passará a ser um veículo contaminado que transportará e introduzirá o bioagente no novo hospedeiro. Diz-se, nesse caso, que "*Vibrio cholerae* pode ser transmitido pela água". No caso em que *Clostridium tetani*, veiculado em porções de solo contaminado, infecta ferimentos, diz-se que "o bioagente pode ser transmitido pelo solo".

Veículo suporte

Essa categoria de veículo não exerce ação que possa ser caracterizada como transportadora ou como introdutora. Veículo suporte é o meio físico que coloca em comunicação os fatores envolvidos no processo transmissivo, possibilitando que o bioagente se transmita ativamente do indivíduo infectado para o infectável ou do indivíduo infectado para o hospedeiro intermediário ou, ainda, do hospedeiro intermediário para o indivíduo infectável. A melhor forma de fazer referência a esse tipo de veículo é pelo emprego da locução prepositiva *através de*, indicando com isso que o veículo apenas possibilita a comunicação entre os fatores envolvidos, não funcionando como agente de transporte ou de introdução. O agente infectante é introduzido no novo hospedeiro pelos seus próprios meios e esforços ou pela força propulsora com a qual é expelido do indivíduo infectado.

Serve como exemplo esclarecedor a função do solo na transmissão do *Necator americanus*. Aqui o chamado veículo, o solo, apenas viabiliza o contato entre a larva do nematódeo e a pele exposta do novo hospedeiro. Pode-se dizer, nesse caso, que os ancilostomídeos são transmitidos através do solo. Ainda como exemplo, considere-se o módulo unitário de transmissão do *Schistosoma mansoni*. A água possibilita a comunicação entre os miracídeos móveis, eclodidos do ovo, e o hospedeiro molusco intercalado; possibilita também a comunicação entre o ser humano, hospedeiro definitivo, e as cercárias saídas do molusco; em ambos os casos, miracídeos e cercárias exercem penetração ativa.

O ar atmosférico é um meio pelo qual transita um grande número de agentes infecciosos entre indivíduos infectantes e infectáveis. Dois mecanismos de transmissão são propostos para explicar a transmissão de bioagentes pelo ar: transmissão com a intervenção de aerossóis primários e transmissão por aerossóis secundários.

Aerossóis primários

Denominam-se aerossóis primários as suspensões de micropartículas de secreções ou excreções de líquidos no ar atmosférico.

Essas micropartículas são expelidas diretamente da cavidade oronasal, por isso o nome de aerossol primário, originadas como produto da atividade fisiológica: falar, cantar, tossir ou espirrar. Essas gotículas contêm energia cinética suficiente para serem levadas até objetos situados a curta distância (até 1 metro). Se o indivíduo que as produz está infectado por algum agente eliminável através das secreções oronasais, os agentes infecciosos transitarão diretamente do indivíduo infectado para o suscetível, neste penetrando com sua carga. Em homenagem ao cientista que produziu o estudo mais extenso sobre esses aerossóis, deu-se o nome de gotículas de Flügge às microgotas em suspensão no aerossol primário. Gripe, sarampo e caxumba são exemplos de viroses cujos agentes são veiculados por aerossóis primários.

Aerossóis secundários

É óbvio que a grande maioria das gotículas expelidas não atinge indivíduos situados nas proximidades da fonte de infecção. Caem no chão, e grande parte sofre processo de evaporação e dessecação dos bioagentes. Algumas gotículas serão envolvidas em poeira, o que evitará sua dessecação. Esses núcleos líquidos protegidos da dessecação pela poeira são denominados núcleos de Wells ou aerossóis secundários.

Os aerossóis secundários são, portanto, formados por atividades que possam imprimir energia cinética a essas partículas (varredura, batimento de lençóis). Devido à pequena massa dos núcleos de Wells, bem menores do que a das gotículas de Flügge, o aerossol secundário é bem mais estável do que o aerossol primário, possibilitando à micropoeira em suspensão difundir-se a grandes distâncias. Essa micropoeira que preserva alguma vida em seu interior pode ser levada pelo ar inspirado até o interior do pulmão e, se portadora de bioagentes patogênicos, terá possibilidade de causar doenças nos suscetíveis. Escarro contendo *Mycobacterium tuberculosis*, quando ao abrigo da luz, poderá dar origem a aerossóis secundários (veja alguns exemplos de veículos no Quadro 11.4).

SAÍDA DO AGENTE INFECCIOSO

A saída do agente infeccioso de sua relação parasitária atual do meio interno do indivíduo infectado, portador ou doente, ou de um reservatório vivo não infectado, corresponde à sua entrada no ecossistema ou, então, à penetração direta em outro hospedeiro infectável, com o qual passará a estabelecer, de imediato, uma nova relação parasitária (Figura 11.9). Ao sair para o ecossistema, o agente, através de uma de suas formas de sobrevivência, poderá passar por um estágio de vida livre no ecótopo (parte abiótica do ecossistema, constituída por fatores

QUADRO 11.4 Principais veículos e exemplos de doenças transmissíveis

Alimentos	Amebíase – *Entamoeba histolytica* Ascaridíase – *Ascaris lumbricoides* Brucelose – *B. abortus, B. suis, B. melitensis* Fascioliíase – *Fasciola hepatica* Febre tifoide – *Salmonella typhi* Hidatidose – *Echinococcus granulosus* Teníase – *Taenia solium, Taenia saginata* Tricuríase – *Trichocephalus trichiurus* Triquinelose – *Trichinella spiralis*
Fômites	Estafilococcias – *Staphylococcus aureus* Tinha do couro cabeludo – *Microsporum, Trichophyton* Tinha das unhas – *Trichophyton, Epidermophyton*
Ambiente hospitalar (infecções hospitalares)	*Actinomyces* *Aspergillus* *Candida* sp. *Klebsiella pneumoniae* *Pseudomonas aeruginosa* *Staphylococcus* sp.
Água utilizada como bebida	Giardíase – *Giardia lamblia* Amebíase – *Entamoeba histolytica* Cólera – *Vibrio cholerae* Febre tifoide – *Salmonella typhi* Hepatite A – vírus da hepatite A Poliomielite – *Poliovirus 1, 2, 3* Salmoneloses – *Salmonella* Shigeloses – *Shigella*
Ar atmosférico	Gripe – *Orthomyoviridae* (tipos A, B, C) Legionelose – *Legionella pneumophila* Resfriado comum – *Rhinovirus* Rubéola – *Rubivirus* Sarampo – *Morbillivirus* Tuberculose – *Mycobacterium tuberculosis* Varicela – vírus *varicella-zoster*
Sangue para transfusão	AIDS – vírus da imunodeficiência humana (HIV) Sífilis – *Treponema pallidum* Doença de Chagas – *Trypanosoma cruzi* Hepatite C – vírus da hepatite C

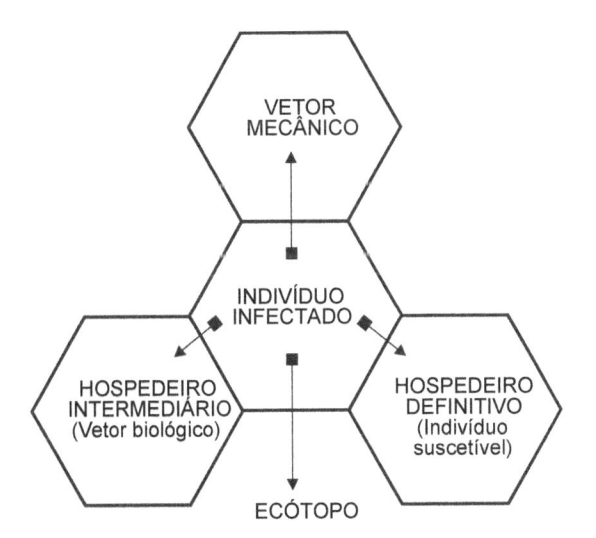

FIGURA 11.9 Saída do bioagente patogênico de um indivíduo infectado.

inanimados de ordem física e química), ou na superfície de um vetor mecânico ou, até mesmo, penetrar no meio interno de um hospedeiro intermediário integrante da biocenose.

Quanto a esta última possibilidade, penetração num vetor, são duas as variações que devem ser levadas em consideração:

1. A população de agentes infecciosos, transferida do indivíduo infectado para o vetor, apenas passa pelo trato gastrointestinal deste último, sem sofrer multiplicação ou desenvolvimento.
2. A propagação, o desenvolvimento cíclico ou o ciclo propagativo do bioagente, em suma, sua sobrevivência nessa fase passada fora do hospedeiro primário, corresponde a uma etapa biológica e que depende do hospedeiro intermediário para ser realizada.

Substrato de eliminação

Substrato é o material de origem vital produzido em processo fisiológico ou patológico por organismos vivos e que, quando destacado desses, carreia consigo formas de sobrevivência do bioagente infectante (Figura 11.9). São exemplos as excreções ou secreções animais, os tecidos necrosados e mesmo tecidos vivos, como o sangue, e produtos próprios do processo patológico. A saída do bioagente patogênico depende do suporte biológico que o contenha e que é utilizado para sua veiculação desde o meio interno até o exterior do organismo. No Quadro 11.5 são apresentados exemplos de substratos de eliminação e os agentes infectantes veiculados por eles.

QUADRO 11.5 Substratos de eliminação e agentes infecciosos veiculados por eles

Substrato	Bioagente patogênico	Doença
Escarro	*Mycobacterium tuberculosis*	Tuberculose
Esperma	Vírus da imunodeficiência humana (HIV)	AIDS
Exsudato de lesões cutâneas	*Treponema pallidum*	Sífilis
Exsudatos oculares	*Chlamydia trachomatis*	Tracoma
Fezes	*Entamoeba histolytica*	Amebíase
Fígado de ovinos	*Echinococcus granulosus*	Equinococose
Leite de vaca	*Brucella abortus*	Brucelose
Leite materno	*Mycobacterium leprae*	Hanseníase virchowiana
Muco nasal	*Mycobacterium leprae*	Hanseníase
Músculo de gado	*Taenia saginata*	Teníase
Músculo de porco	*Taenia solium*	Teníase
Pus	*Streptococcus pyogenes* *Staphylococcus aureus*	Impetigo
Sangue	Vírus da hepatite B (VHB)	Hepatite B
Saliva	*Rhabdovirus*	Raiva
Secreção oronasal	*Neisseria meningitidis*	Doença meningocócica
Secreção vaginal	*Neisseria gonorrhoeae*	Gonorreia
Secreção uretral	*Chlamydia* (tipos D até K)	Uretrite clamidial
Urina	*Schistosoma haematobium*	Esquistossomose vesical

Mecanismos de eliminação

A saída do bioagente patológico dar-se-á por um dos seguintes mecanismos gerais: (a) por eliminação natural; (b) por extração mecânica; (c) por morte de indivíduos infectados.

Eliminação natural

Eliminação natural consiste no processo pelo qual um organismo infectado expele para o exterior, por ação de força propulsora natural, contingentes de bioagentes infectantes sem a interferência de auxílios externos. As vias de acesso ao exterior por processo de eliminação dependem da localização da infecção. De modo geral, os orifícios naturais e as lesões expostas constituem portais de eliminação de agentes infecciosos. A especificidade da via de eliminação depende do substrato que será eliminado, carreando consigo o bioagente. Um mesmo agente pode ser levado ao exterior por diferentes vias de eliminação. O *Treponema pallidum*, agente da sífilis, por exemplo, é eliminado com exsudatos de lesões cutâneas úmidas, com a saliva, o sêmen, as secreções vaginais, ou transferido da mãe para o feto por via transplacentária.

Alguns agentes infecciosos não dispõem de uma via natural de acesso ao exterior. Para esses, a possibilidade de transferência para um novo hospedeiro está condicionada à existência de agentes e de ações que possam extraí-los de seu hospedeiro atual. Assim, por exemplo, a saída de bioagentes por extração mecânica difere da eliminação natural por ocupar necessariamente um agente externo.

Extração mecânica

Extração mecânica é o processo pelo qual bioagentes patogênicos são retirados de seu hospedeiro atual conjuntamente com o substrato onde se encontram no ser vivo, por intermédio de agentes vivos ou inanimados.

São por demais conhecidos os riscos de infecção existentes com o uso de sangue contaminado com os agentes da AIDS, da sífilis, da doença de Chagas e da hepatite B. Nesses exemplos, é o uso de seringas que viabiliza a presença de infectantes fora dos organismos afetados. Uma segunda forma de extração mecânica de bioagente patogênico é pelo atrito exercido durante o ato sexual com escarificação e transferência de material. A retirada de órgãos para transplante também representa uma forma de extração mecânica de bioagentes patogênicos. Este é também um dos mecanismos de transmissão do vírus da AIDS. Uma terceira forma dá-se com o auxílio de mosquitos. Um dos modos de eliminação de plasmódios da malária é feito com a intermediação de anofelinos que sugam o sangue do malarioso, carreando os bioagentes patogênicos. Esses também poderão ser extraídos pelo primeiro processo acima descrito (uso de seringas e agulhas para coleta de sangue).

Morte de infectados

A postura no meio ambiente de formas infectantes do bioagente patogênico, em algumas situações, só pode se dar com a morte do hospedeiro infectado e com o uso, como alimento, de partes de seu corpo. Pertencem a essa categoria os cisticercos de *Taenia solium* e de *Taenia saginata* veiculados no músculo de suínos e gado abatidos. O cisto hidático é uma forma infectante para os canídeos, veiculada em vísceras de ovinos e bovinos. A triquinelose é uma doença causada por larvas de *Trichinella spiralis* veiculadas pela carne crua ou pouco cozida. A carne de porco é o substrato mais comum do agente infeccioso.

ESTÁGIO DO AGENTE INFECCIOSO NO AMBIENTE

Dentro do ciclo de vida do bioagente, denomina-se estágio infectante o estágio que se passa no meio interno de um hospedeiro definitivo. O estágio passado fora do organismo do hospedeiro é denominado estágio no ambiente. Este último poderá ser efetivado por passagem em hospedeiro intermediário ou por uma etapa de vida livre ou pelos dois processos sequencialmente.

O agente infeccioso, ao ser provisoriamente liberado da relação parasitária que mantém com seu hospedeiro atual, estará vivendo alguma etapa específica de seu ciclo biológico. Essa etapa biológica, para ter importância no mecanismo de transmissão, deverá permitir ao bioagente infectar de imediato um novo hospedeiro ou, então, que ele contamine o ambiente com possibilidade futura de infectar outro hospedeiro, nessa mesma etapa ou em outra que lhe suceda no ciclo biológico.

Em geral, a eliminação de exemplares adultos de helmintos nas fezes não tem importância no processo transmissivo. O verme adulto em vida livre não é capaz de sequenciar seu ciclo biológico através de estágios infectantes. Um caso curioso é o da eliminação de proglotes de *Taenia*, as quais, por movimentos próprios ou por expulsão, podem deixar o intestino do hospedeiro, atingindo o exterior. A ingestão dessas proglotes pelo porco, no caso de *Taenia solium*, ocasionará uma cisticercose, sequenciando dessa maneira seu ciclo biológico.

Alguns bioagentes dependem tão estritamente da vida parasitária para sua sobrevivência que, colocados fora de seu hospedeiro, não tendo acesso a outro, perecem em pouco tempo. Os vírus constituem o melhor exemplo desse parasitismo estrito. A transmissão desse tipo de agente infeccioso, que pouco resiste no ambiente, exige um contato direto entre infectado e infectável ou um vetor que o extraia do hospedeiro atual e o injete no novo hospedeiro. Apresentam o primeiro tipo de comportamento (exigência de contato direto) os vírus do sarampo, da caxumba, da varíola e da gripe, por exemplo. Os vírus da febre amarela e da dengue são exemplos do segundo tipo (necessidade de vetor). Cabe notar, no entanto, que alguns vírus têm maior resistência à vida livre, propiciando que sua transmissão possa se dar por veículos: água, alimentos. Estão nesse caso os vírus da hepatite A e da poliomielite.

Dentre as bactérias, algumas se especializaram de tal modo na vida parasitária que se tornaram sensíveis ao ambiente, exigindo que sua transmissão se dê por contágio. É o caso de bactérias responsáveis por doenças sexualmente transmissíveis ou outras, como a *Neisseria meningitidis*, agente da doença meningocócica (contato imediato).

De modo geral, os estágios vegetativos de bactérias têm, em média, capacidade de resistir no ecótopo por mais tempo do que a média dos vírus. Essas bactérias podem conservar-se viáveis por longo tempo se colocadas em condições biofísico-

-químicas convenientes e assim infectarem um suscetível colocado distante do ponto e da ocasião em que se deu sua eliminação. Há a possibilidade de que esse tipo de bioagente seja transmitido por contato direto, mas é bastante viável também sua transmissão indireta pela intermediação de veículos.

Um exemplo típico e esclarecedor é dado pelas infecções hospitalares. O paciente, ao ser admitido para pequenas ou grandes intervenções cirúrgicas e cateterismos, por exemplo, enfrenta o risco de ser infectado por agentes microbianos presentes em locais, objetos e instrumentos de uso hospitalar. Esses agentes responsáveis por infecções nosocomiais têm uma sobrevida bastante dilatada fora do hospedeiro. No cortejo dessas bactérias incluem-se estafilococos, pseudomonas, salmonelas e klebsielas.

Muitos bioagentes têm possibilitado sua permanência por tempo dilatado no ecótopo, assumindo formas nas quais o metabolismo é reduzido a determinadas formas de resistência. Existem bactérias que esporulam, e seus esporos, que são formas de resistência, podem permanecer viáveis no ambiente durante anos. São exemplos, entre outros, bactérias do gênero *Clostridium*, das espécies *C. perfringens*, *C. tetani* e *C. botulinum*, responsáveis, respectivamente, pela gangrena gasosa, pelo tétano e pelo botulismo.

Protozoários como a *Entamoeba histolytica* e a *Giardia lamblia* evoluem das formas trofozoíticas para formas císticas infectantes, de grande resistência. Ao contrário dos antes citados, alguns protozoários da classe Sporozoa não têm existência livre; passam parte de seu ciclo biológico no hospedeiro definitivo e parte no hospedeiro intermediário. Este é o caso, por exemplo, de espécies do gênero *Plasmodium* (*P. vivax*, *P. malariae*, *P. falciparum* e *P. ovale*), agentes das várias formas de malária; dependem da ação de um mosquito para serem retirados de seu hospedeiro e passarem a outro.

Considerando o fato que vem sendo ventilado, qual seja, a baixa ou a alta probabilidade de poderem subsistir livres no ambiente, os fungos dotados de poder infectante colocam-se na extremidade oposta aos parasitos estritos: podem permanecer no ambiente por gerações sem necessidade de passagem por um ser vivo; é o caso, já citado anteriormente, do *Histoplasma capsulatum*, fungo saprófita, agente da histoplasmose. Nos agentes infecciosos que têm necessidade essencial de passar por um hospedeiro intermediário quando de seu trânsito entre um indivíduo infectado e o indivíduo infectável, podem ser detectados dois tipos de comportamento:

1. A população infectante adquirida pelo hospedeiro intermediário, que funciona como vetor, é destruída com a extinção deste; é o caso, por exemplo, dos agentes da malária, que são destruídos com a morte do mosquito *Anopheles*.
2. A população infectante é transmitida, pelo indivíduo que a adquiriu, à sua descendência por gerações e gerações. A destruição daquele que recebeu o agente infeccioso não cancela a corrente de transmissão. A *Rickettsia rickettsii*, agente da febre maculosa, é transmitida ao ser humano por picada de carrapato infectado. O agente infeccioso é passado a toda a descendência do vetor por via transovariana e a cepa originada do primeiro carrapato torna-se uma cepa infectante. O vetor já nasce infectado.

No ecótopo, o bioagente é passível de sofrer as modificações biológicas abaixo discriminadas, conforme está determinado pelas exigências de seu ciclo vital e dependendo das condições favoráveis ou desfavoráveis que o meio ambiente lhe propicie.

Maturação

Algumas formas de vida dependem do ecótopo para amadurecerem e se tornarem infectantes, seja para um hospedeiro definitivo, seja para um vetor biológico. Os exemplos mais claros dessa contingência biológica são dados pelos helmintos parasitas. Os ovos de *Ascaris lumbricoides* e *Trichuris* (*Trichocephalus*) *trichiura* podem necessitar de um tempo médio de 3 semanas após eliminação com as fezes para se tornarem maduros e, portanto, infectantes. Os ovos de *Schistosoma mansoni* eliminados devem ter contato com a água para que se dê a eclosão, com a competente liberação dos miracídios infectantes para o molusco, hospedeiro intermediário intercalado.

Multiplicação

A cultura *in vitro* representa um dos conhecimentos fundamentais da bacteriologia. Mesmo bactérias de costumes parasíticos podem ser cultivadas em meios de cultura apropriados, à exceção da *Mycobacterium leprae*. Em condições naturais, fora dos artifícios de laboratório e obedecendo ao mesmo princípio do desenvolvimento em meio de cultura, as bactérias podem colonizar por multiplicação. O exemplo mais típico desse tipo de comportamento é dado pelos agentes responsáveis pela intoxicação alimentar, que se multiplicam em alimentos mal-esterilizados, mal-acondicionados ou mal-conservados, ou ainda contaminados por pessoas infectadas: *Clostridium botulinum*, *Staphylococcus aureus* (enterotoxigênico), *Vibrio parahaemolyticus* e *Bacillus cereus*.

Há pouco menos de uma década, em surtos epidêmicos de uma doença denominada legionelose, foi isolado um bastonete gram-negativo chamado *Legionella pneumophila*. Essa bactéria tem duas características interessantes: (a) é de difícil reprodução *in vitro* nas condições usuais de laboratório; (b) os estudos epidemiológicos realizados até o momento favorecem a hipótese da existência de um reservatório ambiental. Suspeita-se, portanto, que a *Legionella* se multiplique *in vitro*, obedecidas algumas condições que são naturalmente propiciadas pelo meio ambiente. Suspeita-se que esse microrganismo colonize no solo, na água, em torres de resfriamento e em condensadores de evaporação de sistema de ar condicionado. O microrganismo sobrevive por meses na água de abastecimento ou em água destilada. Outro exemplo de bioagentes que se multiplicam no meio ambiente é dado pelos fungos, citados previamente.

Desenvolvimento

Alguns parasitos devem ter parte de seu ciclo biológico passada no ecossistema. O melhor exemplo nos é dado pelo ciclo biológico dos ancilostomídeos. Os ovos do verme, eliminados com as fezes e depositados sobre o solo, passam por um processo de amadurecimento com formação de larva rabditoide, que é eliminada com a eclosão do ovo. Esse primeiro estágio larvar sofre uma muda, passando à larva filarioide, a qual sofre uma segunda muda, passando à larva filarioide infectante.

Entre os agentes infecciosos que necessitam de um hospedeiro intermediário onde realizem parte de seu ciclo vital, podem ser estabelecidos dois padrões:

1. O bioagente não tem condições de viver nenhuma de suas etapas biológicas fora de um organismo hospedeiro.
2. O agente infeccioso, através de seus estágios biológicos, deve passar parte de seu ciclo em vida livre e parte em vida parasitária.

Qualquer que seja a existência biológica imposta ao agente infeccioso, a parte do ciclo vital passada no hospedeiro intermediário poderá assumir o caráter de propagação, de desenvolvimento cíclico ou desenvolvimento ciclo-propagativo, a saber:

Doença	Agente	Vetor
Doença de Chagas	*Trypanosoma cruzi*	Triatomíneos
Febre amarela	*Flavivirus*	Culicíneos
Febre maculosa	*Rickettsia ricketsii*	Carrapatos
Febre recorrente	*Borrelia recurrentis*	Carrapatos
Filaríase	*Wuchereria bancrofti*	Culicíneos
Malária	*Plasmodium*	Anofelíneos
L. tegumentar	*Leishmania brasiliensis*	Flebótomos
Calazar	*Leishmania donovani*	Flebótomos
Peste bubônica	*Yersinia pestis*	Pulgas

1. **Propagação:** segundo Forattini (1976), trata-se de multiplicação sem desenvolvimento. A população de bioagentes que têm acesso ao hospedeiro intermediário reproduz indivíduos idênticos, e estes dão origem a outros. Ao final de algum tempo, uns poucos indivíduos iniciais transformaram-se numa carga de grande poder infectante. Os vírus e as riquétsias transmitidos por artrópodes – a *Yersinia pestis*, agente da peste bubônica – dispõem desse mecanismo biológico de sobrevivência.
2. **Desenvolvimento cíclico:** também chamado de desenvolvimento sem multiplicação. Por esse mecanismo de sobrevivência o indivíduo que teve acesso ao hospedeiro passa por uma série de mudas, cumprindo os estágios biológicos de seu ciclo vital. Ao término do ciclo, o número de indivíduos produzidos é igual ao número daqueles que tiveram acesso ao hospedeiro. Não houve multiplicação. Indivíduos adultos do nematoide de *Wuchereria bancrofti*, agente da filaríase, vivem no sistema linfático do ser humano, onde depositam ovos, que eclodem, dando origem a embriões denominados microfilárias. Estas podem alcançar a corrente sanguínea e aí circular sem maior desenvolvimento. Mosquitos culicídeos conseguem extraí-las ao sugar o sangue de pessoas infectadas. Uma vez no interior do hospedeiro intermediário, o agente infeccioso passa do estágio de embrião para o de larva. Nessas condições, passa por três estágios larvários, o último dos quais já na probóscida do mosquito e em condições de infectar um novo hospedeiro. O número de larvas infectantes continua sendo igual ao de microfilárias inicialmente extraídas com o sangue.

3. **Ciclo propagativo:** segundo Forattini, trata-se de multiplicação com desenvolvimento. Os plasmódios fornecem um exemplo típico desse mecanismo. A multiplicação do agente infeccioso é procedida por meio de etapas evolutivas do ciclo biológico. Ao final da parte do ciclo que se passa no hospedeiro intermediário, a carga infectante do bioagente é bem maior que aquela que foi extraída da fonte de infecção. Houve multiplicação e, portanto, a forma infectante do agente infeccioso encontra-se num estágio biológico que representa uma evolução daquele sob o qual foi extraído do hospedeiro. A multiplicação foi acompanhada pelo desenvolvimento do agente infeccioso.

Uma vez saído do organismo parasitado, há sempre uma possibilidade de que o substrato e sua carga de bioagentes sejam colocados em situação de acessibilidade para novos hospedeiros, intermediários ou definitivos, ou para a interação com fatores físicos do meio ambiente. Se forem realizadas essas precondições e se o contingente for mantido fisiologicamente viável, o bioagente tornar-se-á de imediato infectante ou contaminante. Será infectante para hospedeiros intermediários que funcionem como vetores biológicos ou como hospedeiros intercalados e, ainda, para hospedeiros primários. Será contaminante para elementos físicos do ecótopo e para hospedeiros que os mantenham em sua superfície externa ou que lhes deem apenas passagem pelo seu trato gastrointestinal, sem que com isso lhes seja dada a oportunidade de promover infecção.

Conforme visto anteriormente, contaminação é a presença de agente infeccioso na superfície de um corpo, no vestuário e nas roupas de cama, em brinquedos, instrumentos ou pensos cirúrgicos, em outros objetos inanimados ou em substâncias como a água, o leite e os alimentos. São exemplos de contaminação: a presença de fezes com formas viáveis de *Shigella* nas patas de moscas; cistos de ameba no aparelho gastrointestinal de baratas; a entrada de material de fossas sépticas ou de esgotos em depósitos de água potável, ou mesmo a comunicação de fossas negras com lençóis freáticos.

ENTRADA NUM NOVO HOSPEDEIRO

Um novo hospedeiro, que sirva de abrigo biológico ao agente infeccioso, deve ser um indivíduo (pessoa ou animal) suscetível a uma possível infecção que possa ser produzida por esse agente. Caso contrário, o contingente de bioagentes, não encontrando condições de sobrevivência, tende a perecer. O indivíduo suscetível à infecção é também denominado indivíduo infectável.

Acesso ao novo hospedeiro

O bioagente, por intermédio de uma de suas formas infectantes, terá acesso ao meio interno do indivíduo infectável vindo de uma das seguintes origens (Figura 11.10):

1. **Diretamente de outro indivíduo da mesma espécie anteriormente infectado:** o contato sexual com por-

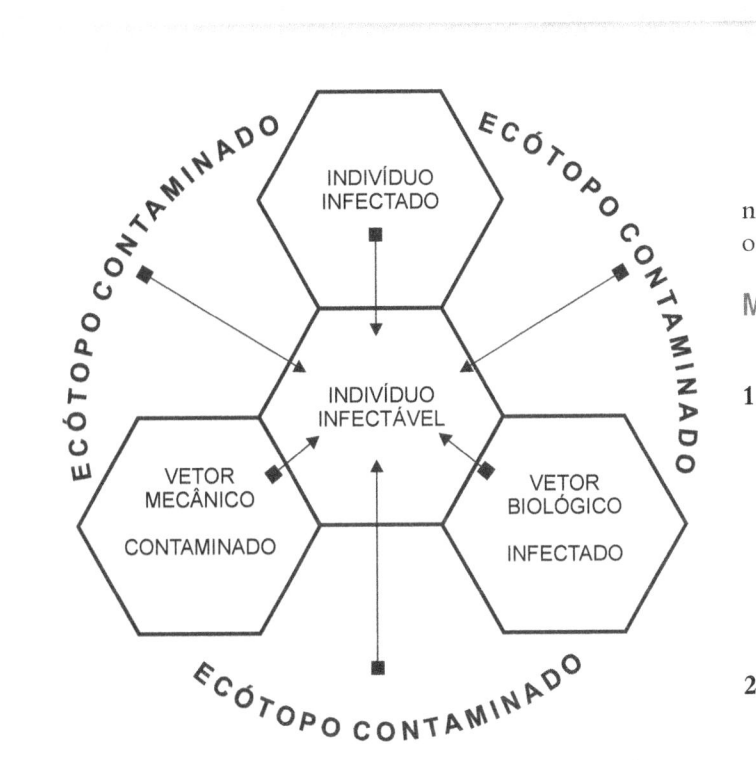

FIGURA 11.10 Entrada de bioagente patogênico em indivíduo infectável.

tadores de *Neisseria gonorrhoeae* pode resultar em infecção gonocócica no suscetível.

2. **Diretamente da mãe para o feto por via placentária:** alguns agentes infecciosos, dentre os que se abrigam no sangue, podem passar através da placenta, circulando da mãe para o feto, podendo gerar neste doenças congênitas: sífilis, doença de Chagas, rubéola, toxoplasmose etc.

3. **Diretamente de indivíduos de outra espécie, igualmente suscetível:** o vírus rábico é passado ao ser humano por mordedura de cão raivoso.

4. **Introduzido por ação ou com a contribuição de um vetor biológico infectado:** o agente da peste bubônica, *Yersinia pestis*, é levado à circulação do novo hospedeiro por picada de pulgas, principalmente da espécie *Xenopsylla cheopis*. Por outro lado, os triatomíneos, vetores biológicos do *Trypanosoma cruzi*, agente da doença de Chagas, depositam suas fezes contaminadas na pele ou nas mucosas do novo hospedeiro, a partir das quais o agente infeccioso penetra diretamente na mucosa ou através de solução de continuidade da pele.

5. **Trazido em algum substrato contaminado, de origem vital, por um vetor mecânico:** por exemplo, a *Chlamydia trachomatis* (imunotipos A, B e C), agente do tracoma endêmico, pode ser veiculada em exsudatos oculares transportados nas asas e patas de muscídeos, desde um olho doente até o olho sadio do novo hospedeiro.

6. **Veiculado por algum elemento não vivo do ecótopo, seja físico, seja biológico:** neste item se incluem também mãos contaminadas, as próprias ou as de outrem. Assim é que um grande número de infecções hospitalares é veiculado por instrumentos contaminados. São exemplos as infecções bacterianas que se instalam no sistema urinário, veiculadas por sondas uretrais mal-esterilizadas. Por outro lado, é grande o número de bioagentes veicula-

dos por alimentos. Outros exemplos são as enteroinfecções mantidas e difundidas através de mãos sujas.

As portas de entrada para acesso do agente infeccioso ao novo hospedeiro são os orifícios naturais, as mucosas, a pele ou solução de continuidade existente nesta.

Mecanismos de penetração

Os *mecanismos de penetração* mais comuns são os seguintes:

1. **Ingestão:** a água, os alimentos em geral, mãos e objetos, quando levados à boca, constituem as principais maneiras pelas quais a maioria dos agentes infectantes é transportada e introduzida no organismo por via oral: ovos de helmintos (*Ascaris lumbricoides, Enterobius vermiculares, Trichuris trichiura, Trichocephalus trichiurus*); cistos de protozoários (*Entamoeba histolytica, Giardia lamblia*); bactérias entéricas (*Salmonella* sp., *Shigella* sp., *Escherichia coli* enteropatogênica) e enterovírus (vírus da poliomielite, por exemplo).

2. **Inalação através das vias respiratórias superiores:** fezes dessecadas de piolho suspensas no ar e que contêm *Rickettsia prowazekii*, agente do tifo exantemático; gotículas expelidas pela boca e pelo nariz (gotículas de Flügge) contendo vírus diversos (gripe, sarampo etc.); população viável de *Mycobacterium tuberculosis* no escarro em dessecação, associada a micropartículas de poeira (núcleos de Wells); esporos de fungos das espécies *Histoplasma capsulatum* e *Paracoccidioides brasiliensis* responsáveis, respectivamente, pela histoplasmose e pela paracoccidioidomicose; frações de muco nasal contendo *Mycobacterium leprae*, agente da hanseníase; todas essas citações, elementos de uma lista bastante longa, constituem uns poucos exemplos do mecanismo de introdução de bioagentes em suspensão no ar inalado.

3. **Transmissão da mãe para o feto por via transplacentária:** conforme citado anteriormente, o produto da concepção, ainda na fase fetal, está sujeito a receber da mãe, por via placentária, agentes infecciosos tão díspares como o *Toxoplasma gondii*, protozoário responsável pela toxoplasmose, o *Treponema pallidum*, espiroqueta da sífilis, ou o vírus responsável pela rubéola, doenças que podem ter caráter congênito.

4. **Penetração através das mucosas:** de modo geral, as mucosas – vagina, uretra, olhos, boca – expostas aos fatores ambientais dispõem de condições biofísico-químicas favoráveis à instalação de germes e ao consequente desenvolvimento de infecções específicas. O material que chega à mucosa sadia pode ter tido origem no contato direto com outra mucosa doente ou ter sido transportado por algum veículo ou vetor. A *Neisseria gonorrhoeae*, responsável pela gonorreia (blenorragia) e pela oftalmia *neonatorum*, e as clamídias, responsáveis por uretrites e pelo tracoma endêmico, são exemplos de bioagentes que penetram pelas mucosas, aí permanecendo e desenvolvendo estado patológico. O *Trypanosoma cruzi*, agente da doença de Chagas, pode penetrar pela mucosa ocular e daí invadir a corrente sanguínea e outros tecidos.

5. **Penetração através de solução de continuidade na pele:** feridas cirúrgicas, ferimentos acidentais, tecidos

necrosados, queimaduras, escarificações e, de modo geral, toda descontinuidade da pele podem servir de porta de entrada para agentes infecciosos. Estes podem ter sido depositados sobre a pele antes de ocorrido seu rompimento naquele ponto e introduzidos durante o processo, ou podem vir a ser aí depositados por vetores ou veículos após a ocorrência. São conhecidos casos de tétano produzidos por contaminação do coto umbilical pela deposição intencional de excremento animal, usado como curativo. No entanto, a penetração de *Clostridium tetani* não se dá, na maioria dos casos, de maneira tão inusitada; o processo é bem mais simples. Os esporos são veiculados por poeira e terra contaminadas com fezes humanas ou de animais. Em alguns casos, o ferimento que deu acesso ao esporo é tão insignificante que passa despercebido. *Trypanosoma cruzi* pode ser levado à circulação com o rompimento da pele por ação da unha no ato de coçar locais onde o barbeiro defecou ao sugar o sangue do suscetível. Do mesmo modo, o esmagamento sobre a pele de piolhos infectados com *Rickettsia prowazekii* promove a penetração desse agente no suscetível através de alguma escarificação produzida pela unha. Em casos clínicos de acne, sarna e outras coceiras, desenvolvem-se infecções secundárias por estafilococos, que têm acesso ao meio interno do suscetível quando este, ao coçar a pele com mãos contaminadas, produz escarificações.

6. **Deposição sobre a pele seguida de propagação localizada:** os agentes etiológicos das dermatofitoses (dermatomicoses), fungos dos gêneros *Microsporum* e *Trichophyton*, têm acesso ao couro cabeludo, às unhas e à pele por contato direto com indivíduos infectados ou indiretamente por contato com objetos, pisos úmidos, instrumentos de barbearia e manicure.

7. **Penetração ativa por alguma forma de sobrevivência do bioagente patogênico:** um exemplo desse tipo de penetração ocorre quando indivíduos infectados com *Sarcoptes scabiei*, agente da sarna, entram em contato com suscetíveis. As fêmeas recém-fecundadas do agente infeccioso abandonam seu hospedeiro atual e penetram ativamente no novo hospedeiro. Cercárias de *Schistosoma mansoni* saídas de seu hospedeiro intermediário, um molusco do gênero *Biomphalaria*, e vivendo em coleções dulciaquícolas, penetram ativamente pela pele de pessoas suscetíveis que estejam imersas na água durante o trabalho ou a recreação. Larvas infectantes de *Strongyloides stercoralis*, agente da estrongiloidíase, *Ancylostoma caninum* e *Ancylostoma brasiliensis*, agentes da dermatite serpiginosa (*larva migrans* cutânea), podem penetrar ativamente na pele de suscetíveis, especialmente em pés descalços, a partir do solo contaminado.

8. **Introdução no organismo com auxílio de objetos e instrumentos:** neste caso, o acesso pode se dar pelos orifícios naturais através de perfurações cirúrgicas ou acidentais. A transmissão por transfusão de sangue poderia também ser enquadrada neste item, considerando que a penetração do bioagente se dá por intrusão, no corpo, com auxílio de objeto mecânico. Uma parte das infecções hospitalares é resultante de endoscopias e de cortes cirúrgicos.

9. **Introdução em tecido muscular ou na corrente sanguínea por picadas de inseto ou por mordedura de animais:** por intermédio de sua probóscida introduzida na pele, fêmeas dos mosquitos anofelinos injetam no suscetível cargas de plasmódios sob a forma de esporozoítas, que darão origem à malária. Mosquitos do gênero *Culex* são responsáveis pela introdução, no organismo do hospedeiro, de larvas infectantes de *Wuchereria bancrofti*, agente causal da filaríase. Nesse caso, também a penetração se faz por inoculação através da probóscida do mosquito. Os agentes causais do calazar (leishmaniose visceral) e da úlcera de Bauru (leishmaniose tegumentar) são introduzidos no organismo do suscetível através da picada da fêmea do mosquito flebótomo. O vírus rábico é introduzido no organismo de seres humanos por mordedura lacerante de cães e gatos infectados e, em bovinos, por mordedura de morcego.

10. **Ingestão com tecido animal utilizado como alimento:** esta é uma das formas de introdução, no suscetível, dos agentes da triquinelose, teníase, hidatidose e capilaríase intestinal.

Uma vez detalhados os mecanismos de saída e de penetração de agentes infecciosos, apresentam-se a seguir os modos mais gerais de transmissão (direta imediata/mediata e indireta), ilustrados por alguns exemplos de doenças relativamente comuns.

PARTE B
Modos de Transmissão

TRANSMISSÃO HORIZONTAL

São considerados modos de transmissão horizontal aqueles em que o agente infeccioso é passado de uma pessoa a outra num grupo de pessoas. Essa transmissão pode ser direta imediata, como na maioria das doenças sexualmente transmissíveis (DST), ou indireta, através de um substrato ambiental, como na cólera, ou por intermédio de um vetor, como na doença de Chagas.

Transmissão direta imediata

Denomina-se transmissão direta imediata o mecanismo segundo o qual um substrato vital, eliminado por um indivíduo infectado em relação íntima com o suscetível, carreia consigo o bioagente patogênico, sem passagem pelo meio ambiente, até o meio interno do indivíduo suscetível, onde se desenvolve ou se multiplica, estabelecendo a infecção. A esse mecanismo de transmissão dá-se o nome de contágio imediato ou contato direto.

Certos agentes infecciosos não suportam o meio externo e em poucas horas morrem por não resistirem à dessecação e à variação de temperatura. Não sobreviveriam no ar, no solo, na água, nos alimentos, nem mesmo no organismo de vetores. São microrganismos que se utilizam do ser humano como reservatório, fonte de infecção e hospedeiro. Para serem introduzidos no novo hospedeiro, exigem contato físico entre a fonte de infecção e o suscetível, havendo pouca ou nenhuma interferência de fatores do meio ambiente.

De modo geral, esse tipo de transmissão costuma ocorrer por contato de superfícies cutâneas ou mucosas, como nas relações sexuais, em mordeduras e no ato de beijar. Detalham-se a seguir algumas doenças de transmissão direta, exceto a AIDS que, além de propagação direta, envolve também alguns mecanismos de transmissão indireta.

Doenças sexualmente transmissíveis

Dentre as doenças transmitidas por contato direto imediato, as doenças de transmissão sexual avultam por sua disseminação universal e importância social. Durante as décadas de 1940 a 1950, obteve-se relativo êxito no combate às infecções sexualmente transmissíveis (IST) com o uso de antibióticos e quimioterapêuticos. Na década de 1960 foram divulgadas taxas alarmantes de IST atribuídas a microrganismos tornados resistentes pelo uso indiscriminado de antimicrobianos, múltiplos parceiros sexuais, adolescentes mal-informados, liberação sexual feminina, desemprego e marginalização, entre outros (OPAS, 1981). As IST clássicas são gonorreia, sífilis, cancro mole, linfogranuloma venéreo e donovanose. No entanto, várias outras doenças são consideradas de transmissão sexual (Quadro 11.6).

Em virtude da dificuldade de confirmação etiológica, para interromper mais precocemente a cadeia de transmissão e evitar as complicações das IST o Ministério da Saúde padronizou a abordagem sindrômica das IST (Quadro 11.7) (MINISTÉRIO DA SAÚDE, 2015).

Gonorreia

A *Neisseria gonorrhoeae* é um diplococo gram-negativo altamente sensível à dessecação, não podendo sobreviver mais do que 1 ou 2 horas no meio ambiente. Por isso, é transmitida, sobretudo em adulto, por contato sexual. A incidência máxima ocorre dos 20 aos 25 anos de idade, não sendo conhecidas a relação verdadeira de casos e a proporção homem:mulher.

Os portadores assintomáticos variam de 40% a 50% entre as mulheres e de 5% a 10% entre os homens (GHANEM, 2012), sendo os principais responsáveis pela disseminação da

QUADRO 11.6 Doenças de transmissão sexual e seus agentes

Síndrome clínica	Doenças	Transmissão sexual	Cura
Úlceras	Sífilis primária	Sim	Sim
	Cancro mole	Sim	Sim
	Herpes genital	Sim	Não
	Donovanose	Sim	Sim
	Linfogranuloma	Sim	Sim
Corrimento	Gonorreia	Sim	Sim
	Uretrite clamidial	Sim	Sim
	Tricomoníase	Sim	Sim
	Vaginose bacteriana	Não	Sim
	Candidíase vaginal	Não	Sim
Verrugas	Condiloma	Sim	Não

Fonte: adaptado de OPAS – Bol Epi 1983; 4(2).

QUADRO 11.7 Abordagem sindrômica das doenças sexualmente transmissíveis

Doença	Bioagente patogênico	Tipo
Hepatite B	Vírus da hepatite B	Vírus
Hepatite C	Vírus da hepatite C	Vírus
Condiloma	Papilomavírus humano	Vírus
Sífilis	*Treponema pallidum*	Bactéria
Infecção pelo HIV/AIDS	Vírus da imunodeficiência humana	Vírus
Herpes genital	*Herpesvirus simplex 2*	Vírus
Gonorreia	*Neisseria gonorrhoeae*	Bactéria
Cancro mole	*Haemophylus ducreyi*	Bactéria
Donovanose	*Klebsiella granulomatis*	Bactéria
Linfogranuloma	*Chlamydia trachomatis*	Bactéria
Uretrite clamidial	*Chlamydia trachomatis*	Bactéria
Tricomoníase	*Trichomonas vaginalis*	Protozoário

Fonte: adaptado de Ministério da Saúde/Secretaria de Vigilância em Saúde/ Departamento de IST, Aids e Hepatites virais – Protocolo clínico e diretrizes terapêuticas (PCDT): atenção integral à pessoas com doenças sexualmente transmissíveis. Brasília, Ministério da Saúde, 2015.

doença. A doença gonocócica pode manifestar-se de diversas formas clínicas, dependendo do sexo, da idade e da região anatômica acometida. No homem, a uretrite com disúria, polaciúria e secreção uretral, que surge de 2 a 5 dias após a exposição, é uma manifestação frequente. Na mulher, pode manifestar-se como uretrite ou endocervicite com disúria, polaciúria e alteração menstrual. Pode ter como complicações a salpingite aguda e abscessos anexiais. A localização anorretal é mais comum entre pessoas que têm relações sexuais anais; nas mulheres, também pode ocorrer devido à contaminação por exsudato vaginal.

Cerca de 90% dos casos são assintomáticos. Nos sintomáticos, podem ocorrer prurido anal, dor retal com tenesmo e secreção anal purulenta ou até hemorrágica, quando há proctite grave. Entre as pessoas que praticam sexo oral, pode ocorrer faringite. Nos recém-nascidos, a contaminação no canal de parto pode ocasionar a oftalmia *neonatorum*. Crianças que sofrem abuso sexual podem apresentar uretrite, vulvite e até proctite.

O tratamento da doença gonocócica consiste no uso de antibióticos. Nos casos de uretrites, quando não há disponibilidade do exame bacterioscópico da secreção uretral, deve ser instituída terapia antimicrobiana empírica, contemplando os dois agentes mais prevalentes: gonococo e clamídia. O esquema preconizado pelo Ministério da Saúde para o tratamento da uretrite gonocócica consiste em ciprofloxacino, 500mg, VO, em dose única, ou ceftriaxona, 500mg, IM, em dose única (MINISTÉRIO DA SAÚDE, 2015).

Sífilis

A sífilis, causada por *Treponema pallidum*, é uma doença sistêmica sexualmente transmissível classificada operacionalmente como sífilis recente, com menos de 1 ano de duração e abrangendo a sífilis primária e a secundária, e como sífilis tardia, quando com mais de 1 ano de duração e abrangendo a sífilis terciária. A partir do ano 2000, a prevalência da doença vem aumentando, principalmente, entre os homossexuais masculinos. Isso é um dado preocupante, principalmente pelo fato de as lesões sifilíticas facilitarem a transmissão do HIV (CDC, 2007, 2015; RISSER et al., 2008).

A principal via de transmissão é a sexual; ocasionalmente, pode transmitir-se através de transfusão sanguínea ou por via transplacentária (da mãe infectada para o feto) ou, mais remotamente, através de contato com fômites contaminados. Em mulheres não tratadas corretamente, a taxa de infecção do feto é de 70% a 100% nas duas fases iniciais da doença (primária e secundária). Nas fases tardias, é de aproximadamente 30%.

Após um período de incubação de 20 a 30 dias, surge pápula ou típico cancro sifilítico de localização variável, conforme o tipo de coito. A lesão inicial, denominada protossifiloma, involui espontaneamente dentro de 3 a 6 semanas. A fase secundária inicia-se, aproximadamente, 4 a 8 semanas após instalada a fase primária. Apresenta lesões dermatológicas variadas, denominadas sifílides, que muitas vezes podem coexistir com lesões primárias. Após um período de 10 a 25 anos, 30% dos indivíduos infectados e não tratados evoluem para a fase terciária, quando passam a apresentar lesões cardiovasculares ou neurológicas em sua grande maioria. Poderá haver, também, comprometimento ósseo com destruição de cartilagens e formação de fístulas.

Aborto espontâneo, natimorto ou morte perinatal ocorrem em aproximadamente 40% das crianças infectadas a partir de mães não tratadas. Mais de 50% dos recém-nascidos infectados por transmissão vertical apresentam infecção assintomática ao nascimento com surgimento dos primeiros sintomas, geralmente, nos primeiros 3 meses de vida. Por isso, é muito importante a triagem sorológica da mãe na maternidade.

A eliminação da sífilis congênita faz parte das metas do Ministério da Saúde. Para isso, tem sido enfatizada a realização de um VDRL no primeiro trimestre da gestação e de outro no terceiro e/ou por ocasião do parto, bem como o tratamento da mãe, do recém-nascido e do(s) parceiro(s) sexual(is), quando indicado (MINISTÉRIO DA SAÚDE, 2006b).

A cadeia de transmissão é interrompida pelo tratamento com antimicrobiano, sendo a penicilina benzatina o agente de escolha nas fases iniciais da doença (primária, secundária e latente sem comprometimento do sistema nervoso central). Doxiciclina e eritromicina são opções para os casos de alergia grave às penicilinas.

Nas gestantes alérgicas, deve-se tentar a dessensibilização. A prevenção deve ser feita permanentemente mediante educação sexual do jovem pela família, escola, centros de saúde e meios de comunicação. Nas regiões subdesenvolvidas, a prostituição, fomentada pela miséria, é um dos mecanismos de manutenção e disseminação de agentes das IST. As medidas de prevenção, nesse caso, não são médicas, mas eminentemente econômicas e políticas com o trabalho condigno e a educação constituindo seu fulcro.

Uretrites não gonocócicas

Uretrite não gonocócica (UNG) é uma expressão muito utilizada para designar as uretrites de etiologia não gonocócica, mas que tende a desaparecer à medida que técnicas laboratoriais adequadas passem a identificar seus agentes etiológicos. *Chlamydia trachomatis*, *Ureaplasma urealyticum* e *Mycoplasma hominis* são possíveis agentes causais, sendo a primeira o mais prevalente.

O mecanismo básico de transmissão da uretrite clamidial é o contato sexual. Nos recém-nascidos, a contaminação se dá por ocasião do nascimento, quando do contato com clamídias que colonizavam a vagina ou o colo do útero. As principais manifestações clínicas no sexo masculino são a disúria e a secreção mucoide uretral; a forma assintomática é também muito frequente. No sexo feminino, os sintomas são muito semelhantes aos da uretrite gonocócica. A principal complicação é a salpingite, podendo ocasionar posteriormente gravidez ectópica ou infertilidade.

As clamídias são sensíveis aos macrolídios, estando indicado o uso preferencial de azitromicina, 1g, em dose única. Doxiciclina, tetraciclina e eritromicina estão entre as demais opções terapêuticas. A prevenção é a mesma adotada para todas as IST.

Herpes genital

Herpes genital é a causa mais comum de doença genital vesículo-ulcerativa, sendo mais frequente em indivíduos sexualmente ativos na faixa etária de 15 a 29 anos. *Herpesvirus hominis* sorotipo 2 (HSH-2) é o principal agente do herpes genital, respondendo por 80% a 90% dos casos; o sorotipo 1 é responsável por 10% a 20% dos casos.

O tipo 1 é mais frequentemente associado ao herpes labial (extravenéreo) (OPAS, 1991). Epidemiologicamente, existem duas formas de herpes genital: a primária e a recorrente. O herpes genital primário é uma infecção exógena transmitida por contato sexual do parceiro infectado com o sadio. No sexo feminino acomete, principalmente, os órgãos genitais externos. No sexo masculino pode comprometer prepúcio, glande ou ânus, quando existem relações homossexuais. Clinicamente, abrange um período de 3 a 4 semanas, podendo ser mais prolongado. O herpes genital recorrente resulta da reativação endógena dos vírus mantidos em estado latente e ocorre em aproximadamente 50% dos casos. Pode-se observar, no sexo feminino, o envolvimento da vulva, das regiões perineal e glútea e dos membros inferiores. Dura cerca de 7 a 10 dias.

Existe evidência de que a presença de herpes genital resulta numa transmissão mais eficaz do HIV-1 e numa maior replicação deste último durante um episódio de reativação herpética (SCHACKER, 2001), o que torna ainda mais importante a adoção de medidas preventivas eficazes. São elas: educação sexual ampla, uso de preservativos e tratamento com aciclovir, que reduz o período de eliminação dos vírus, o tempo de cicatrização e a duração dos sintomas.

Linfogranuloma venéreo (doenças de Durand, Nicholas-Favre e Frei)

Doença de transmissão sexual produzida pelas cepas L1, L2, L3 da *Chlamydia trachomatis*, o linfogranuloma venéreo tem distribuição mundial, ocorrendo predominantemente em regiões subdesenvolvidas. As manifestações clínicas surgem em 3 a 30 dias após a exposição inicial, quando se observa a lesão primária caracterizada por lesão vesicular ou papulovesicular nos órgãos genitais externos; 1 a 3 semanas depois da lesão inicial surgem adenomegalias coalescentes que podem drenar espontaneamente. No homem, os gânglios geralmente são inguinais. Podem aparecer também sintomas sistêmicos, como febre e mal-estar geral. A proctite ou a proctocolite, às vezes, acompanham a doença genital ou constituem a única manifestação clínica. Na mulher, o diagnóstico é mais tardio e podem ocorrer complicações, como elefantíase genital.

O tratamento é feito com doxiciclina, 100mg, VO, a cada 12 horas por 21 dias, tetraciclina, azitromicina, 1g por semana, VO, durante 3 semanas (preferencial em gestantes), ou eritromicina.

Granuloma inguinal

Também chamado donovanose, tem como agente infeccioso um bacilo gram-negativo, a *Klebsiella granulomatis*. Rara em países desenvolvidos, é mais comum em regiões subdesenvolvidas, especialmente entre pessoas de baixo padrão socioeconômico, vivendo na pobreza e na promiscuidade. Ocorre mais entre os homens do que entre as mulheres, na proporção de 3:1, especialmente no grupo de 20 a 40 anos.

As manifestações clínicas surgem entre 3 dias e 3 meses após contato sexual com parceiro infectado e se caracterizam por ulceração mucocutânea, indolor, sem sintomas sistêmicos ou adenopatia satélite. Atinge a pele e as mucosas dos órgãos genitais externos e as regiões inguinal e anal. Um pequeno nódulo lentamente evolui para ulceração granulomatosa de bordas viradas e formação de tecido fibroso. Caso não seja tratado, pode destruir os órgãos genitais e estender-se a outras partes do corpo.

A terapêutica recomendada consiste em doxiciclina, 100mg, VO, a cada 12 horas por pelo menos 21 dias ou até o desaparecimento completo das lesões. Outras opções são azitromicina e a tetraciclina, e as medidas de prevenção são as mesmas adotadas nas outras IST.

Cancro mole

Também chamado cancroide, o cancro mole é uma doença de transmissão sexual cujo agente etiológico é a bactéria *Haemophilus ducrey*. Incide preferencialmente em pessoas de baixo poder aquisitivo e do sexo masculino – 20 a 30 homens para cada mulher – na faixa etária de 15 a 30 anos de idade.

Os primeiros sintomas surgem, aproximadamente, em 3 a 5 dias após contato sexual com parceiro infectado e se caracterizam por ulcerações necrosantes, de bordos moles, extremamente dolorosas. As lesões podem ser localizadas no pênis, ânus, meato urinário, fúrcula e face interna dos pequenos e grandes lábios, podendo ser únicas ou múltiplas.

Apresenta boa resposta terapêutica à azitromicina, 1g, VO, em dose única. Outras opções são ciprofloxacino, eritromicina e sulfametoxazol + trimetoprima.

Outras doenças de transmissão sexual eventual

Tricomoníase

O protozoário *Trichomonas vaginalis* é o agente infeccioso da tricomoníase. Muito difundida em todos os países e em quaisquer classes sociais, a doença é mais prevalente nos grupos populacionais que exibem baixo padrão de higiene. Atinge pessoas de todas as idades, especialmente mulheres jovens e adolescentes. Doença extravenérea e apenas ocasionalmente venérea, é caracterizada, na maioria dos casos, por inflamação dos órgãos genitais externos com corrimento aquoso, amarelado e fétido.

A transmissão do bioagente pode se dar diretamente de pessoa a pessoa, por contato do sadio com secreções vaginais contaminadas, durante o coito e, mais raramente, por transmissão indireta, por objetos contaminados. Pessoas do sexo masculino são portadoras assintomáticas, podendo veicular o agente para parceiras sexuais. O tratamento deve ser feito com metronidazol.

Candidose

Também chamada monilíase, é uma micose causada por fungos do gênero *Candida* que, em condições de saúde orgânica, são encontrados na microbiota normal da espécie humana. *Candida* não é, estritamente, agente de doença sexual. Ocasionalmente, quando infectante, pode ser responsável por doença de transmissão não sexual e raramente sexual.

A transmissão pode se dar por contato com secreções da vagina, da pele ou da boca e com fezes de indivíduos infectados. A doença limita-se normalmente às camadas superficiais da pele ou membranas mucosas. Clinicamente, apresenta-se sob a forma de aftas, intertrigo, vulvovaginite, balanite, paroníquia e onicomicose. A disseminação hematogênica, muito rara, pode causar lesões em órgãos internos. A vulvovaginite, bastante frequente, apresenta-se como prurido, eritema, edema e exsudato esbranquiçado espesso e cremoso. É comum recém-nascidos adquirirem da mãe uma candidose oral durante o parto. A candidose, especialmente nas formas esofágica, brônquica ou pulmonar, pode ser infecção oportunista indicativa de imunodeficiência na associação com o HIV.

O tratamento das formas vaginais pode ser feito com fluconazol VO ou, ainda, nistatina, miconazol ou clotrimazol tópicos.

Hepatite por vírus B

O vírus da hepatite B é transmitido por sangue e sêmen. Pessoas se expõem ao vírus através de soluções de continuidade da pele ou mucosas ou inoculação percutânea, como profissionais de saúde e pessoas que fazem tatuagens. Seu período de incubação varia de 30 a 180 dias, com média de 60 a 90 dias. É transmissível 2 a 3 semanas antes do início dos sintomas e enquanto o paciente for portador do vírus. A Região Amazônica brasileira é considerada de alta endemicidade para a hepatite B e a Região Sul é considerada de baixa endemicidade, enquanto que praticamente todo o restante do país encontra-se na faixa de endemicidade intermediária.

A principal forma de prevenção é a vacina, que tem boa efetividade. Já inserida na rotina de diversos países do mundo, no Brasil foi implantada na rotina para crianças menores de 1 ano. Medidas de proteção individual devem ser adotadas por profissionais de saúde e por profissionais que lidam com sangue humano e nas relações sexuais. Recém-nascidos, filhos de mães com a infecção, devem receber, além da vacina, gamaglobulina específica, o mais precocemente possível, após o nascimento.

Síndrome de imunodeficiência adquirida (SIDA/AIDS)

Fundamentada num conjunto de casos notificados nos EUA, no período de 1978 a 1980, a AIDS foi assinalada oficialmente em 1981, pelo CDC (Centers for Disease Control), caracterizando-se por surgimento de infecções oportunistas e neoplasias em adultos jovens previamente sadios.

A partir das primeiras investigações epidemiológicas comprovando o principal envolvimento de homens homossexuais e de usuários de drogas por via parenteral, foram formuladas hipóteses de transmissão por relações sexuais e por agulhas contaminadas, tendo o sangue e o esperma como principais substratos de veiculação do possível bioagente patogênico.

A suscetibilidade a infecções oportunistas e o estado de profunda imunodepressão, sem que os pacientes tivessem feito uso de imunossupressores, levaram à designação desse fenômeno como imunodeficiência; ao cortejo de sintomas e sinais deu-se o nome de síndrome; ao fato de ser transmissível adjetivou-se de adquirida: SIDA (síndrome de imunodeficiência adquirida; em inglês AIDS – *acquired immune deficiency syndrome*).

Identificado pelo cientista francês Luc Montagnier em 1983, o vírus HIV é um tipo de retrovírus da família Retroviridae, subfamília Lentivirinae, gênero *Lentivirus*, classificado em dois tipos: HIV-1 e HIV-2, distintos do ponto de vista geográfico e sorológico. O HIV-1 é encontrado nas Américas, Europa, África Subsaariana e na maioria dos outros países; o HIV-2 foi encontrado inicialmente na África Ocidental, mas houve registro de alguns casos em outros países.

O HIV, agente etiológico da AIDS, é transmitido por: relação sexual (homossexuais ou heterossexuais); transfusão de sangue ou de produtos sanguíneos contaminados; uso de agulhas ou seringas contaminadas; da mãe para o filho, durante a gravidez, parto ou através de leite materno infectado; acidentalmente, através do contato de sangue com mucosas ou ferimentos na pele ou por perfurações com instrumentos perfurocortantes, principalmente agulhas ocas.

Alguns fatores favorecem a transmissão do HIV. Entre eles citam-se aqueles relacionados com o hospedeiro, o tamanho do inóculo e a virulência do microrganismo. Infecções por herpesvírus 6, micoplasma, vírus Epstein-Barr, citomegalovírus, vírus da hepatite B, sífilis e outras IST parecem funcionar como fatores condicionadores da infecção por HIV. O tamanho do inóculo parece ser importante na transmissão do HIV. Pessoas com cargas virais mais altas transmitem a infecção mais eficientemente do que aquelas com cargas virais mais baixas. Além disso, embora o HIV tenha sido isolado de suor e lágrima, estes não têm importância epidemiológica na transmissão da doença, provavelmente por conterem o vírus em pequena quantidade. Aparentemente, existem cepas do vírus com maior virulência do que outras.

O espectro clínico da infecção por HIV é contínuo, indo de portador assintomático até AIDS avançada, podendo ser precedida por manifestação de infecção aguda e passando por diversos estágios intermediários nessa evolução. Dentre os sintomas gerais apontam-se, geralmente: febre, astenia, perda de peso, dispneia, disfagia e diarreia crônica. Os sinais mais comuns são adenopatia múltipla e lesões da pele e de mucosas. Mais característica do que os sinais e sintomas citados é a presença sistemática de infecções oportunistas causadas por um ou mais dos seguintes bioagentes: protozoários como *Pneumocystis carinii*, *Cryptosporidium*, *Toxoplasma gondii*; fungos como os dos gêneros *Pneumocystis jiroveci*, *Cryptococcus*, *Candida*, *Aspergillus*, *Mucor* e *Histoplasma*; vírus *Herpes simplex* e citomegalovírus; e bactérias de espécies diversas, inclusive *Mycobacterium tuberculosis*. A maioria dessas doenças somente se manifesta por ocasião de uma imunodeficiência mais profunda, geralmente com níveis de linfócitos T CD4 inferiores a 100 células/dL.

Para fins de vigilância epidemiológica, em 2008 o CDC revisou a definição de caso de AIDS em adultos, baseando-a em critérios clínicos, epidemiológicos e imunopatológicos. Do ponto de vista clínico, o diagnóstico baseia-se na presença de uma doença, pelo menos moderadamente preditiva de deficiência da imunidade celular (doença oportunista), numa pessoa que não tenha nenhuma outra causa que possa ser responsável por essa suscetibilidade (por exemplo, doença neoplásica ou terapia imunossupressora). Entre elas se incluem neoplasias e infecções. Entre essas condições se encontram candidose de brônquios, traqueia, pulmões ou esôfago, câncer cervical invasivo, coccidioidomicose disseminada ou extrapulmonar, criptococose extrapulmonar, criptosporidiose intestinal com mais de 1 mês de duração, citomegalovirose (exceto de fígado, baço e linfonodos), encefalopatia relacionada com HIV, herpes simples com úlceras com mais de 1 mês de duração, ou bronquite, pneumonia ou esofagite, histoplasmose disseminada ou extrapulmonar, isosporíase intestinal com mais de 1 mês de duração, sarcoma de Kaposi, linfoma de Burkitt, imunoblástico ou primário do cérebro, tuberculose pulmonar ou extrapulmonar ou infecção pelo complexo *M. avium*, *M. kansasii* ou outras espécies de *Mycobacterium* disseminadas ou extrapulmonares, pneumonia por *Pneumocystis jiroveci*, pneumonia recorrente, leucoencefalopatia multifocal progressiva, septicemia recorrente por *Salmonella*, toxoplasmose cerebral e síndrome de caquexia devido ao HIV. Pacientes que tenham menos de 200 linfócitos CD4+, mesmo que ainda assintomáticos, são também considerados como casos de AIDS.

No Brasil, utiliza-se uma classificação semelhante à do CDC no que diz respeito aos critérios clínicos. Entretanto, um paciente com nível de linfócitos T CD4 abaixo de 350 células/dL, mesmo que assintomático, já deve ser notificado como caso de AIDS (MINISTÉRIO DA SAÚDE, 2010). As crianças têm manifestações clínicas diferentes dos adultos e, portanto, têm uma definição de caso específica (MINISTÉRIO DA SAÚDE, 2009).

Estima-se que cerca de 36,7 milhões (34 a 39,8 milhões) de pessoas estavam vivendo com HIV/AIDS no mundo no final do ano de 2015. Embora o número de casos novos anuais esteja diminuindo, a prevalência de portadores do vírus aumentou, provavelmente em virtude da maior sobrevida dos pacientes com a instituição de terapia antirretroviral (TARV) (UNAIDS, 2016).

Segundo dados do boletim epidemiológico sobre HIV/AIDS de 2014, no Brasil, de 1980 a junho de 2014, foram notificados 757.042 casos de pessoas vivendo com HIV/AIDS, sendo a maior proporção encontrada nas regiões Sul e Sudeste do país (20% e 54,4% dos casos, respectivamente).

Apesar de nos últimos 10 anos a taxa de detecção de novos casos ter apresentado uma estabilização, ainda se observa uma tendência linear de crescimento em algumas regiões (Norte, Nordeste e Centro-Oeste). A maior taxa de detecção ocorreu entre indivíduos de 25 a 39 anos de ambos os sexos. Entretanto, observa-se tendência de aumento de casos entre os homens, especialmente aqueles entre 15 e 24 anos. A taxa de incidência entre os jovens de 15 a 24 anos estava estabilizada, mas com aumento nas regiões Norte e Nordeste e diminuição nas regiões Sul e Sudeste. Entretanto, se considerarmos apenas a população de homossexuais masculinos, observamos um aumento da incidência (46,4% em 2010). Nesse mesmo período ocorreram 278.306 óbitos por AIDS. Isso corresponde a uma redução de 6,6% na mortalidade por AIDS no país, quando se consideram os anos de 2004 a 2013. A razão sexo masculino/feminino vem diminuindo ao longo desses anos. Em 1985, a relação era de 26 homens para 1 mulher; em 2013, essa relação era de 1,8 homem para 1 mulher (MINISTÉRIO DA SAÚDE, 2014).

O tratamento da infecção pelo HIV baseia-se na TARV e no controle das doenças oportunistas. A TARV combinada vem mostrando resultados expressivos em todos os países em que os pacientes têm acesso a ela. Há redução dos gastos com medicamentos para infecções oportunistas, das internações hospitalares, da carga viral no sêmen e nas secreções cervicovaginais, com consequente redução na transmissão, aumento da sobrevida e melhora na qualidade de vida devido à melhora das condições físicas e emocionais, o que significa que os pacientes que fazem parte da população economicamente ativa continuem produtivos e não se utilizem dos benefícios da Seguridade Social (MINISTÉRIO DA SAÚDE, 2013a).

A recomendação atual, no Brasil, é tratar todo paciente diagnosticado como portador do HIV. A indicação quanto ao momento de início da TARV, bem como de quais medicamentos iniciar, vai depender da presença ou não de infecções oportunistas, da quantidade de linfócitos CD4+ e das comorbidades da carga viral. O Grupo Assessor para Terapia Antirretroviral do Ministério da Saúde revê periodicamente as indicações e os esquemas terapêuticos para infecção por HIV/AIDS e os publica sob a forma de consenso (MINISTÉRIO DA SAÚDE, 2010, 2013a, 2017).

A evolução no conhecimento da história natural e do tratamento da AIDS é muito rápida e num espaço de tempo muito curto as informações se tornam obsoletas ou clássicas; portanto, é necessário consultar frequentemente fontes atualizadas e confiáveis para manter-se em dia com os novos conhecimentos sobre a doença.

Medidas preventivas

Entre as medidas preventivas citam-se:

- Esclarecer a população em geral, sem distinção de idade e sem subterfúgios, de maneira ampla, clara, direta e continuada, sobre a doença e seus modos de transmissão.
- Informar e indicar medidas de prevenção concretas aos viciados em drogas endovenosas.
- Manter o controle do sangue e de seus produtos utilizados para transfusão.
- Oferecer teste anti-HIV às gestantes, fornecendo informações complementares e TARV às infectadas.
- Explicar, sistematicamente e por todos os meios de comunicação possíveis, aos adolescentes e jovens com vida sexual ativa ou prestes a ingressar nela, a necessidade do uso de preservativo de borracha nas relações sexuais.
- Instruir todas as pessoas, especialmente aquelas que mantêm relações sexuais com múltiplos parceiros (sejam profissionais do sexo masculino ou feminino ou outros heterossexuais), sobre as medidas de prevenção da infecção pelo HIV.
- Elaborar informes técnicos e prover as unidades de saúde e os profissionais que lidam com sangue humano do material necessário à prevenção da transmissão do HIV no ambiente de trabalho, como: uso de luvas no manuseio de sangue e secreções humanas; uso de óculos, gorro e avental durante procedimentos que acarretem o risco de contaminar mucosas com sangue ou secreções humanas; e descartar seringas, agulhas e outros materiais perfurocortantes contaminados com sangue em recipientes rígidos, para evitar acidentes.

É muito importante que as famílias, as escolas e os meios de comunicação estejam preparados para conversar sobre sexualidade, planejamento familiar, ética, preconceitos, IST e AIDS, de maneira continuada, para que seja possível vencer os tabus relacionados com o sexo e reduzir a transmissão dessa grave pandemia.

No momento, há diversos estudos sobre vacinas para AIDS em desenvolvimento. Entretanto, nenhuma está aprovada para uso na população.

Transmissão direta mediata

Denomina-se transmissão direta mediata ou contágio mediato o mecanismo segundo o qual um substrato vital, eliminado por um indivíduo infectado situado nas proximidades de um suscetível, carreia consigo o bioagente patogênico, com passagem reduzida pelo meio ambiente, até o meio interno do indivíduo suscetível, onde se desenvolve ou se multiplica, estabelecendo a infecção. As doenças cujos agentes causais são transmitidos por contato imediato ou por contato mediato são denominadas *doenças contagiosas*.

Note-se que, em alguns dos processos transmissivos que obedecem a esse mecanismo de transmissão direta mediata, o substrato deve oferecer ao agente infeccioso condições biológicas de sobrevivência no ecótopo por um lapso de tempo restrito.

É possível propor uma lista de pelo menos três possibilidades gerais de veiculação do bioagente no contato mediato:

- **Por meio das mãos:** se num processo transmissivo as mãos do hospedeiro atual (o infectado) forem usadas para levar os próprios substratos contaminados até um novo hospedeiro (o infectável), teremos um exemplo de transmissão direta mediata. Estafilococos, estreptococos, clamídias e picornavírus, agentes de conjuntivites, podem ser veiculados diretamente pelas mãos do infectado ao infectável. Este pode ainda contaminar suas mãos em substratos eliminados por outros e daí infectar-se sem ser por contato mediato. Assim podem ser transmitidos os agentes responsáveis por amebíase, giardíase, febre tifoide, cólera e hepatite A, todos veiculados através das fezes e transmitidos por um mecanismo mão/boca, indireto, ou pela água, também indireto (veja mais adiante o tópico sobre essa modalidade de transmissão).
- **Por meio de fômites:** a transmissão de agentes infecciosos por meio de fômites obedece, de modo geral, a um mecanismo de transmissão indireta. No entanto, em determinadas circunstâncias, fômites intermedeiam a transmissão direta mediata de bioagentes em casos bastante específicos, como, por exemplo, mediante a retirada fortuita de chupeta da boca de uma criança gripada e sua introdução na boca de outra suscetível.
- **Por secreções oronasais:** a transmissão direta mediata por meio de secreções oronasais pode ocorrer quando um indivíduo infectado, ao falar, tossir ou espirrar, produz aerossóis primários na atmosfera circundante e um outro, o indivíduo suscetível, recebe em suas mucosas as gotículas projetadas ou mesmo inaladas pelas vias respiratórias superiores (Figura 11.11). Por esse mecanismo o agente infeccioso é transportado em suspensão nas gotículas líquidas, denominadas gotículas de Flügge, que por sua vez, suspensas na atmosfera, compõem o aerossol primário. A transmissão em si resulta de envolvimento, na mesma atmosfera, sem necessariamente contato físico, entre a fonte de infecção e o novo hospedeiro ou suscetível. Estão enquadrados nesse processo de transmissão por aerossóis primários os vírus do sarampo, da caxumba, da varíola, da gripe, da rubéola e do resfriado comum, e bactérias, agentes da tuberculose pulmonar, da coqueluche, da difteria, da doença meningocócica e da peste pneumônica.

Vejamos dois exemplos de doenças na categoria de transmissão direta mediata: o sarampo e a tuberculose pulmonar. Ambas têm nas secreções oronasais recentes (aerossóis primários) o modo mais comum de transmissão. Além disso, embora em menor escala, a tuberculose pode também ser transmitida de maneira indireta por aerossóis secundários (núcleos de Wells).

Sarampo

Infecção produzida por um vírus do gênero *Morbillivirus*, da família Paramyxoviridae, eliminado pelas secreções da nasofaringe. A via de inoculação, ou porta de entrada, corresponde à mesma de eliminação, isto é, o trato respiratório superior. O vírus, ao penetrar no suscetível, passa a se multiplicar localmente, na região da nasofaringe, e em seguida se espalha para os tecidos linfáticos vizinhos.

Após um período de incubação de aproximadamente 10 dias, surge o período prodrômico, que se caracteriza clinicamente por mal-estar, febre, coriza, conjuntivite e fotofobia. No final do período prodrômico surge o sinal de Koplik, que se caracteriza por pequenos pontos esbranquiçados envoltos por um halo avermelhado na região interna da mucosa bucal, no nível dos pré-molares. Entre o quarto e o sexto dia de doença surge exantema maculopapular, iniciando-se pela face e expandindo-se posteriormente por todo o corpo.

Em crianças normais, o sarampo costuma ser benigno, mas em crianças desnutridas as complicações (pneumonia e broncopneumonia) poderão conduzir ao óbito. Por isso, a letalidade pelo sarampo no Sul é bem menor do que no Nordeste do Brasil. Não há tratamento específico para o sarampo. A prevenção é feita por meio de vacina eficiente e inócua, aplicada por via subcutânea, em crianças a partir do nono mês de vida. É feito um reforço com tríplice viral (sarampo, rubéola e caxumba) aos 15 meses de idade.

O sarampo está em fase de erradicação, e para isso é necessário que seja feita a notificação imediata de todo caso suspeito, no nível hierárquico superior, no prazo máximo de 24 horas, com início simultâneo da investigação, inclusive com vacinação na área de residência (MINISTÉRIO DA SAÚDE, 1999). Os últimos casos identificados no Brasil, 68 no ano de 2010 e 42 em 2011 (132 no total), ocorreram entre janeiro e outubro de 2013, e 56 acometeram crianças menores de 1 ano de idade. Foram identificados casos em São Paulo, Minas Gerais, Pernambuco, Santa Catarina, Distrito Federal e Paraíba. Ainda não foi identificado vínculo do caso-índice com viajante (MINISTÉRIO DA SAÚDE, 2013b); todos os casos foram importados, muitos deles de países europeus (CENTRO DE VIGILÂNCIA EPIDEMIOLÓGICA, 2012).

Transmissão por meio de secreções oronasais

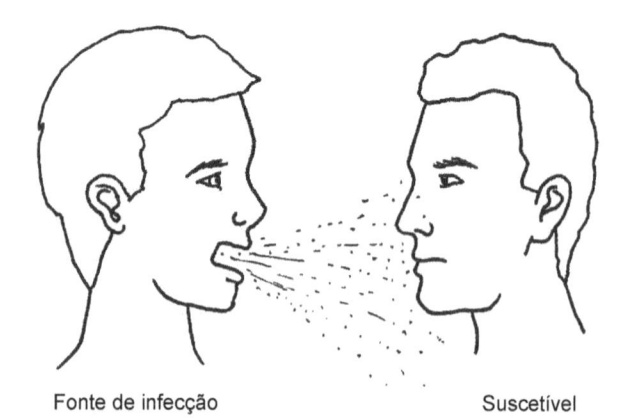

Fonte de infecção   Suscetível

FIGURA 11.11 Transmissão por meio de secreções oronasais.

Informação e educação da população quanto à importância da prevenção do sarampo e retroalimentação para profissionais de saúde, além do apoio dos dirigentes, são essenciais para a erradicação do sarampo. Para fins de Vigilância Epidemiológica, caso suspeito consiste em toda ocorrência de febre igual ou maior que 38,5ºC, apresentando erupção cutânea, associada a um ou mais dos seguintes sintomas: tosse, coriza e conjuntivite.

Tuberculose pulmonar

O bacilo da tuberculose é veiculado entre os contatos e transmitido do doente ao sadio por meio de um dentre dois possíveis mecanismos:

- Transmissão direta mediata por meio de aerossóis primários, gotículas de Flügge em suspensão no ar, produzidos no ato de falar, espirrar ou tossir.
- Transmissão indireta através de aerossóis secundários, que são os núcleos de Wells, também em suspensão no ar, nos quais os microrganismos, contidos no muco de escarro e envolvidos pela poeira, poderão resistir à dessecação.

O mecanismo de mais alta probabilidade consiste na transmissão direta mediata através das secreções da nasofaringe de portadores bacilíferos em convivência estreita e prolongada com pessoas suscetíveis. O aerossol secundário apenas remotamente entra na cadeia de transmissão. Para que ocorra essa possibilidade é necessário que o escarro do doente fique em local relativamente úmido e ao abrigo da luz, condições necessárias para a preservação da vitalidade do microrganismo (Figura 11.12). A dessecação e a ação dos raios ultravioleta produzem uma assepsia específica relativa, diminuindo as probabilidades do mecanismo indireto.

Os modos de transmissão e as probabilidades relativas explicam a transmissão quase que exclusiva aos contatos diretos de

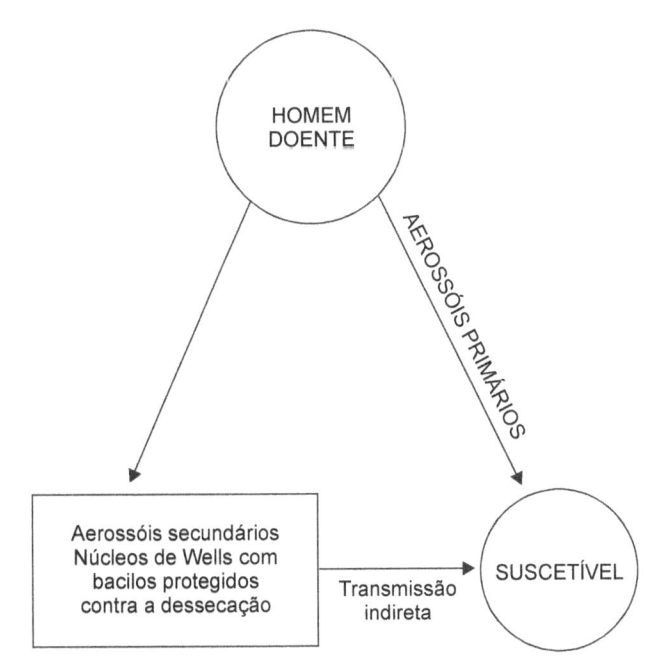

FIGURA 11.12 Transmissão da tuberculose pulmonar.

pacientes portadores de escarros positivos em contato estreito e duradouro, especialmente intrafamiliar. A prevalência da doença está associada a desemprego ou subemprego, baixo grau de escolaridade, alimentação deficiente e insuficiente, habitação insalubre e a outros fatores relacionados com a pobreza.

Sabe-se que o BCG em dose única por via intradérmica, como medida preventiva, tem eficácia de cerca de 80% na prevenção da meningite tuberculosa (SMITH, 1982). Está confirmado, também, que o tratamento antibiótico e quimioterapêutico diminui o período de transmissibilidade, reduzindo a efetividade do doente como dispersor de bacilo. É de conhecimento comum, atualmente, que a tuberculose é uma doença eminentemente social e que, indiscutivelmente, a melhor prevenção reside nas ações que busquem erradicar a miséria e corrigir o desnível econômico a que está submetida a classe trabalhadora. Pereira & Ruffino Netto (1982), tratando do tema, opinam que: "...se não nos voltarmos para as diferenças sociais de incidência da doença na população, na verdade nossas constatações serão, concretamente falando, incorretas. Isto porque serão principalmente alguns segmentos da população, ou já determinados grupos ocupacionais e classes sociais que serão afetados, enquanto outros serão pouco ou nada."

Hanseníase

A hanseníase é, basicamente, uma doença de comprometimento neurológico, incapacitante quando não tratada, e restrita ao ser humano. Ocorre em caráter endêmico em todos os continentes. Tem baixa prevalência em alguns países, como nos EUA (na maioria, casos importados) e taxas elevadas em outras regiões, especialmente naquelas áreas subdesenvolvidas da Ásia, África, Índia e América Latina.

No início de 2005, a prevalência mundial da hanseníase era de 286.063 casos e o número de casos novos descobertos durante o ano de 2004 foi de 407.791. A incidência da doença vem diminuindo em todo o mundo: 265.661 casos novos notificados em 2006 para 213.899 em 2015; desses últimos, 13% ocorreram no Brasil, sendo 21% durante o ano de 2004. Essa redução deveu-se, principalmente, à diminuição de casos novos na Índia. No Brasil, a prevalência da doença é bastante heterogênea, havendo maior concentração nas regiões Norte e Centro-Oeste (MEIMA, 2004; MINISTÉRIO DA SAÚDE, 2005; OMS, 2005, WHO, 2016).

O bacilo é eliminado pelas vias aéreas superiores, que são também sua principal porta de entrada, embora também possa penetrar por soluções de continuidade da pele. Seu período de incubação é de 2 a 7 anos, embora haja descrição de casos com períodos de incubação de 7 meses e de mais de 10 anos. Seu reservatório é o ser humano, e o espaço onde a transmissão ocorre é o domicílio.

As manifestações clínicas ocorrem na pele com manchas ou placas hipocrômicas ou eritematosas, lesões pré-foveolares, foveolares, tubérculos e acometimento de troncos nervosos, acarretando hipo ou hiperestesia. De acordo com as manifestações clínicas, a bacterioscopia e a histopatologia, é classificada nas formas indeterminada, tuberculoide, dimorfa ou virchowiana. Em termos operacionais, é classificada nas formas paucibacilar (que inclui a indeterminada e a tuberculoide) e multibacilar (dimorfa e virchowiana).

O tratamento é ambulatorial. Os esquemas padronizados pelo Ministério da Saúde (2002a, 2016) são:

- **Paucibacilar:** rifampicina (600mg mensais supervisionados) e dapsona (100mg mensais supervisionados e 100mg diários autoadministrados) por 6 meses.
- **Multibacilar:** rifampicina (600mg mensais supervisionados), clofazimina (300mg mensais supervisionados e 50mg diários autoadministrados) e dapsona (100mg mensais supervisionados e 100mg diários autoadministrados) por 12 meses.

A hanseníase é uma das doenças que o Ministério da Saúde tem por meta eliminar como problema de saúde pública. As medidas de controle da doença baseiam-se em diagnóstico precoce e tratamento adequado dos casos, prevenção das incapacidades físicas, vigilância dos contatos domiciliares (anamnese e exame físico e uma dose de reforço de BCG, ou duas doses com intervalo de 6 meses, caso o contato não tenha cicatriz vacinal) e informação e educação para o paciente, os familiares e a comunidade, para redução da descriminação, manutenção e reinserção do paciente na sociedade e busca de diagnóstico e tratamento precoces.

Tracoma

Tracoma é uma afecção inflamatória crônica da conjuntiva e da córnea, uma ceratoconjuntivite palpebral crônica recidivante que, em decorrência das infecções repetidas, pode levar a cicatrizes na conjuntiva palpebral. Em casos mais graves, podem ocorrer sequelas, provocando lesões corneanas que podem produzir cegueira. O agente etiológico é *Chlamydia trachomatis*, o mesmo agente do linfogranuloma venéreo e da conjuntivite de inclusão. Seu principal reservatório são as crianças menores de 10 anos de idade. O microrganismo é parasito intracelular obrigatório, sobrevive mal fora do hospedeiro humano e não há reservatório animal.

A transmissão ocorre de maneira direta, de olho para olho, ou de modo indireto, através de objetos contaminados. Insetos, especialmente moscas, podem atuar como vetores mecânicos. O período de incubação é de 5 a 12 dias, e a transmissibilidade perdura enquanto houver lesão ativa na conjuntiva, sendo a transmissão maior no início da doença. O tratamento é feito com antibióticos sistêmicos e tópicos à base de tetraciclina e sulfa, entre outros. A principal medida de controle consiste no tratamento dos casos. Outras medidas incluem melhorias no abastecimento de água, das condições de higiene e da educação (MINISTÉRIO DA SAÚDE, 2002b, 2015).

Transmissão indireta

Denomina-se transmissão indireta o mecanismo segundo o qual bioagentes patogênicos, montados ou não no substrato com o qual são eliminados, necessitam de um suporte mediatizador, veículo ou hospedeiro intermediário para percorrer toda ou parte da distância que separa o indivíduo infectado do suscetível, onde deverá desenvolver-se ou multiplicar-se, estabelecendo a infecção. A transmissão indireta poderá ser efetivada, conforme visto anteriormente, com a introdução dos seguintes intermediários: veículo, vetor mecânico, vetor biológico ou a combinação destes. Exemplificam-se, a seguir, alguns dos mecanismos de transmissão indireta envolvendo hospedeiro intercalado (esquistossomose), vetor biológico (doença de Chagas) e veículo (cólera).

Esquistossomose mansônica

O bioagente patogênico da esquistossomose enfrenta inúmeras barreiras para atingir novo hospedeiro, a partir da fonte de infecção, representada por portadores de *Schistosoma mansoni*.

Os ovos de *S. mansoni*, expelidos juntamente com as fezes dos portadores, liberam os miracídios que, ao penetrarem no caramujo, passam por transformações sucessivas até atingirem a forma de cercárias. Estas, eliminadas na água, a partir dos planorbídeos, penetram no ser humano, atingindo a maturidade sob a forma de vermes adultos que se acasalam, iniciando um novo ciclo com a postura e a eliminação de ovos (Figura 11.13).

Para que se estabeleça a transmissão de *S. mansoni*, vários fatores são necessários: que os indivíduos doentes eliminem uma quantidade razoável de ovos em suas fezes nas proximidades das coleções de água e que nestas haja caramujos das espécies *B. glabrata*, *B. straminea* ou *B. tenagophila*, para que os miracídios possam neles penetrar, transformando-se em esporocistos e depois, através de fases sucessivas, em cercarias; finalmente, os suscetíveis devem entrar em contato com as cercárias eliminadas pelos planorbídeos.

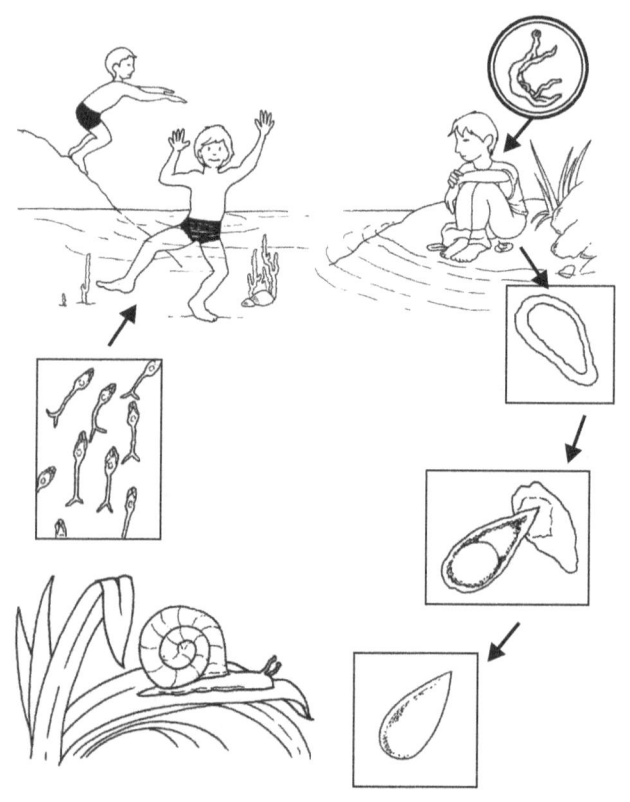

FIGURA 11.13 Transmissão da esquisstossomose mansônica.

Além disso, são necessárias certas condições comuns no interior do Nordeste brasileiro: que as pessoas tenham contato frequente com as águas contaminadas por meio do trabalho (irrigação, lavagem de roupa, plantações etc.), do lazer (banho, natação, pescaria etc.), ou por necessidade de obter água para beber. Ainda no ciclo de transmissão, influem a inexistência de esgoto, fossas, o desuso de aparelhos sanitários, a pobreza, a inexistência de água encanada e a pequena quantidade de chafarizes e de lavanderias.

A ausência de caramujos do gênero *Bullinus* fez com que o *Schistosoma haemotobium*, agente etiológico da esquistossomose vesical, importado da mesma forma que o *Schistosoma mansoni*, não encontrasse condições de sobrevivência. Vê-se claramente, portanto, a necessidade de um intermediário biológico para a transmissão do esquistossoma e, por decorrência, para a difusão da doença.

No entanto, é necessário enfatizar que, se a presença e a difusão do parasito foram decorrentes da existência de hospedeiros intermediários específicos, ou seja, de uma relação ecológica favorável à sua sobrevivência, a origem e a difusão da doença não podem admitir uma análise tão simples, uma vez que a doença coletiva, como um fato social, existe num contexto socioeconômico mais amplo e mais complexo (BARRETO, 1984).

A partir dos focos originais da doença, nas zonas canavieiras do Nordeste, o esquistossoma foi transportado para diferentes regiões do território nacional, onde encontrou condições ecológicas propícias, isto é, a presença do caramujo planorbídeo e do ser humano suscetível. Inicialmente foram afetadas as zonas rurais (BARBOSA, 1970) e em seguida as periferias urbanas de cidades de grande porte ou industriais (PIZA & RAMOS, 1960). A dispersão da doença esquistossomótica, colocada na totalidade socioeconômica que lhe dá significação, é explicada pelas precárias condições de vida do nordestino, determinadas pela exploração do trabalho nas zonas esquistossomóticas originais, seguida pela necessidade de migrar em busca de sobrevivência ou, no mínimo, de condições mais humanas de vida em polos de desenvolvimento ou industriais.

A aplicação de moluscicidas e o tratamento de doentes sem a conscientização da comunidade, sem saneamento básico e sem justiça social são ações preventivas isoladas que se têm revelado ineficientes e temporárias. Uma vez cessada a ação, a prevalência volta aos níveis anteriores, com reinfecções e o aparecimento de novos casos. A prevenção reside basicamente na melhoria das condições de vida.

Doença de Chagas

A transmissão da doença de Chagas pode ocorrer em três níveis: intradomiciliar, silvestre e acidental ou em laboratório, além da transfusional e transplacentária. A transmissão habitual ocorre intradomiciliarmente por via cutânea ou mucosa com a contaminação por fezes de vetores infectados, insetos dos gêneros *Triatoma*, *Rhodnius* e *Panstrongylus*, denominados "barbeiro" ou "chupança". É importante salientar que os triatomíneos são insetos hematófagos que, ao se infectarem com *T. cruzi*, permanecem infectantes para o resto da vida.

Na transmissão silvestre, o ser humano, os animais domésticos e os triatomíneos domiciliados em contato ocasional com os reservatórios silvestres poderão infectar-se, trazendo para dentro da casa o agente infeccioso que, após uma fase evolutiva específica, dará seguimento a seu ciclo de transmissão. O ciclo silvestre transmuta-se em intradomiciliar pela existência de casas de má qualidade, onde residem pessoas pobres.

Outras formas de transmissão seriam a congênita ou aquela relacionada com a transfusão de hemoderivados, especialmente a transfusão de plaquetas. Essas formas seriam mais frequentes na ocorrência da doença em países não endêmicos (RASSI et al., 2012).

Há o registro de casos de doença de Chagas em indivíduos que nunca tiveram contato com quaisquer reservatórios animais. A investigação epidemiológica registra como fonte de infecção o sangue de doadores infectados (LIMA et al., 1967).

A transmissão acidental pode ocorrer entre pesquisadores e pessoal auxiliar por manipulação de material infectado (em laboratório, por exemplo). Minter (1978), citando Hoare & Zeledon, relata que devem ser consideradas outras vias de transmissão secundárias e terciárias, além da pele e da mucosa: ingestão de barbeiros infectados (ratos que ingerem triatomíneos); ingestão de animais infectados (gatos que ingerem ratos); ingestão de bebidas e alimentos contaminados com fezes de triatomíneos ou com urina de animais infectados; transmissão pelo leite materno; transmissão por contato direto com secreções corporais infectadas. A ingestão de alimentos contaminados é um dos mecanismos responsáveis por surtos isolados da doença descritos na literatura (ROQUE, 2008; PINTO et al., 2009).

Os tripanossomas podem sobreviver de modo exclusivamente silvestre, atingindo o ser humano apenas fortuitamente. Ocorre, entretanto, que a precariedade das habitações rurais e suburbanas, o estilo de vida e a pobreza, de maneira geral, criam condições para a transmissão e a manutenção do ciclo intradomiciliar. Para isso, muito influem a população de cães e gatos que formam o reservatório intradomiciliar e o tipo de habitação (casas de taipa com frestas e reentrâncias oportunas para os ninhos de triatomíneos), além dos aspectos socioeconômico-culturais da comunidade.

Alencar et al. (1982), em inquéritos epidemiológicos realizados nos municípios de Russas, Icó e Pereiro, no estado do Ceará, informam que nas casas de taipa da zona rural há uma enorme diversidade de população intra e peridomiciliar, além das pessoas: cães, gatos, porcos, cabritos, caçotes, ratos, galinhas, papagaios, outros pássaros e triatomíneos diversos. Esses autores assinalam também que mesmo casas de taipa recentemente borrifadas com BHC ainda mantinham inúmeros triatomíneos em ecótopos protetores (o teto, por exemplo) que lhes serviriam de abrigo, garantindo-lhes a sobrevivência e, consequentemente, a continuidade do ciclo de transmissão.

A Figura 11.14 ilustra o fluxo do agente infeccioso na doença de Chagas. Em primeiro plano, onde se descreve o ciclo extradomiciliar, pode-se observar que os triatomíneos poderão infectar-se ao se alimentar de sangue de animais silvestres, como gambá, tatu ou raposa, que, por sua vez, poderão ser infectados por triatomíneos portadores de *Trypanosoma cruzi*, fechando o ciclo silvestre. O ciclo doméstico pressupõe outros

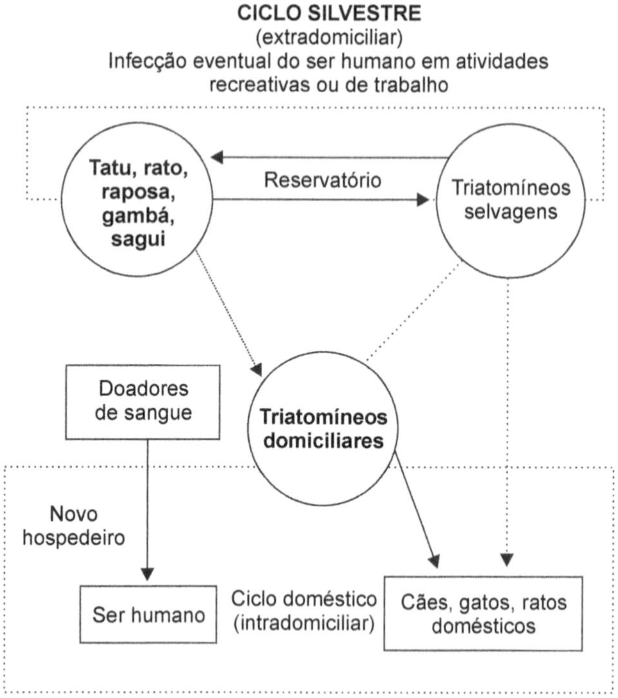

CICLO SILVESTRE
(extradomiciliar)
Infecção eventual do ser humano em atividades
recreativas ou de trabalho

FIGURA 11.14 Transmissão da doença de Chagas.

fatores covariantes com o agente infeccioso: promiscuidade, tipo de habitação, fatores culturais e socioeconômicos relacionados com os modos de vida, tais como depósitos de milho, feijão, farinha e lenha no interior do domicílio, juntamente com almofadas de bilros, santuários, figuras de jornais e revistas nas paredes, depósitos de queijo, além do contato íntimo com cães e gatos que dormem nos mesmos aposentos das pessoas, e ainda o chiqueiro e o galinheiro ao lado da casa, fazendo parte do mesmo ecossistema. Tudo isso faz parte do ciclo de transmissão intradomiciliar, o que torna a doença de Chagas uma endemia de difícil controle dentro do sistema vigente.

A domiciliação de triatomíneos constitui importante fator quanto à prevalência; para tanto contribuem a precariedade das habitações e o baixo nível socioeconômico da população. No Sul dos Estados Unidos a infecção humana é extremamente rara: entretanto, vários mamíferos silvestres apresentam-se infectados e o índice natural de infecção dos triatomíneos é de 20%, aproximadamente, cifra semelhante à de regiões sul-americanas onde a doença é altamente endêmica; isso se explica por que lá a moléstia persiste como enzootia de animais silvestres, com triatomíneos não adaptados ao domicílio humano, mercê das melhores condições habitacionais. A diferença assinalada evidencia o importante fato de que a moléstia de Chagas é antes um problema sociocultural do que médico e que o fulcro da questão refere-se à habitação de má qualidade (MINTER, 1978).

Cólera

A cólera, enfermidade infecciosa intestinal aguda causada pela enterotoxina de *Vibrio cholerae*, teve como reduto tradicional endêmico os vales dos rios Ganges e Brahmaputra, na Índia. A partir dessa área, no período de 1817 a 1862, a doença expandiu-se por outras regiões sob a forma de epidemias maciças. Num desses surtos, em meados do século XIX, a doença atingiu de maneira dramática os moradores da cidade de Lon-

dres. Data dessa época o tão citado episódio da Broad Street onde, em espaço e tempo restritos, sucederam centenas de mortes por cólera. Essa ocorrência, descrita detalhadamente por John Snow (1854), tem sido relatada como a mais valiosa contribuição para o conhecimento médico-científico dessa enfermidade por suas conclusões sobre a origem hídrica da transmissão e suas significativas observações sobre o ambiente físico e social da época. Também tem servido como exemplo para o aperfeiçoamento de estudos epidemiológicos de naturezas diversas.

Durante a primeira metade do século XX a cólera, embora se manifestando esporadicamente em outros continentes, ficou circunscrita a algumas regiões da Ásia. Em 1961, a partir de Sulawesi, Indonésia, propagou-se por quase toda a Ásia até a Europa Oriental e a África, sendo então denominada sétima pandemia. No Hemisfério Ocidental, de 1911 a 1973, não foi registrada a ocorrência de cólera. Casos esporádicos e importados, no entanto, vinham sendo notificados nesse hemisfério, especialmente nos EUA e no Canadá. Somente em fins de janeiro de 1991 a cólera atinge o Peru e logo em seguida o Equador (1º de março), a Colômbia (10 de março), o Chile (12 de abril), a Bolívia (26 de agosto) e outros países.

O Brasil foi incluído no cinturão dessa sétima pandemia em abril de 1991, tendo sido notificados os primeiros casos em cidades amazônicas fronteiriças ao Peru, e daí, na rota dos rios Amazonas, Solimões e afluentes, a doença atingiu outras áreas da região Norte. Do Pará, por via rodoviária, em fins de 1991 e já no início de 1992, chegaram a São Luís do Maranhão os primeiros doentes, sendo em seguida notificados vários casos autóctones. Daí, ainda em janeiro, registram-se casos na Paraíba, em Pernambuco, no Ceará e em outros estados nordestinos onde, dadas as precárias condições de saneamento básico aliadas à elevada concentração demográfica e à existência de pobreza cronificada, era previsível um desfecho epidêmico de elevadas proporções (PENNA, 1992).

Os modos mais frequentes de transmissão do *Vibrio cholerae* abrangem, entre outros, os seguintes: ingestão de água contaminada com fezes de pacientes ou de portadores sãos; ingestão de alimentos mal-lavados crus ou malcozidos (leite, legumes, verduras, hortaliças diversas, ostras e outros frutos do mar); mãos contaminadas no trato com pacientes ou portadores ou no manuseio de materiais contaminados.

A cólera, doença diarreica aguda com curto período de incubação (poucas horas a 5 dias, no máximo), na atual epidemia por *Vibrio cholerae El Tor*, tem sido descrita, por um lado, como doença de manifestação leve a moderada, com dejeções pastosas ou líquidas, que, mesmo na ausência de tratamento, evolui para a cura em poucos dias. Os portadores sãos só são detectados por inquérito epidemiológico com investigação laboratorial. Cerca de 10% dos casos são graves, caracterizando-se por diarreia aquosa profusa com grande perda de água e eletrólitos, sobrevindo em consequência rápida desidratação que, se não tratada rápida e adequadamente, pode levar ao óbito. A perda de líquidos pela evacuação pode alcançar uma média de 1,5 litro por hora.

São múltiplas as manifestações decorrentes da profunda desidratação, como os distúrbios metabólicos e hidroeletrolíticos que a caracterizam: sede intensa, astenia, perda rápida de peso, perda de turgescência da pele, prostração, olhos encovados, olhar perdido e vago, voz sumidiça e câimbras musculares. O pulso é débil e rápido, às vezes imperceptível, e a pressão arterial é baixa ou não se pode determinar pelos métodos habituais. Há cianose, colapso periférico, taquicardia, anúria e coma. Nos casos que apresentam essa sintomatologia, a letalidade pode exceder a 50%. A letalidade sofre oscilação em função da organização dos serviços de saúde, do grau de conscientização sobre a doença pela coletividade, da conduta profissional e da rapidez no deslocamento e no atendimento do paciente. Quanto mais precoce o tratamento, menor a letalidade, chegando às vezes a menos de 1%.

A depleção salina e a acidose podem ser corrigidas, nos adultos, de 2 a 3 horas após o início do tratamento; nas crianças, no decurso de 8 horas. Com a reidratação (venosa/oral nos casos graves; oral nos leves) os vômitos param e o doente sente-se melhor, mas a diarreia pode continuar por 2 a 6 dias. Antibioticoterapia está indicada apenas nos casos graves: doxiciclina ou tetraciclinas para os adultos e sulfametoxazol + trimetoprima para as crianças. O diagnóstico de certeza é feito mediante o cultivo de *V. cholerae* a partir de fezes ou vômitos. Havendo surto, os casos podem ser confirmados por critério clínico-epidemiológico. Para fins de vigilância epidemiológica, o Ministério da Saúde, no *Guia de Vigilância Epidemiológica* (de 2009), define como caso suspeito de cólera em áreas onde não há circulação do vibrião:

- Qualquer indivíduo, independentemente da faixa etária, proveniente de áreas com ocorrência de casos de cólera, que apresente diarreia aquosa aguda até o 10º dia de sua chegada (tempo correspondente a duas vezes o período máximo de incubação da doença).
- Qualquer indivíduo com diarreia que coabite com um caso suspeito, de acordo com o item anterior, ou com pessoas que retornaram há menos de 30 dias de área onde estejam ocorrendo casos. Qualquer indivíduo com diarreia, independentemente de faixa etária, que coabite com pessoas que retornaram de áreas endêmicas ou epidêmicas há menos de 30 dias (tempo correspondente ao período de transmissibilidade do portador somado ao dobro do período de incubação da doença).
- Todo indivíduo com mais de 10 anos de idade que apresente diarreia súbita, líquida e abundante. A presença de desidratação rápida, acidose e colapso circulatório reforça a suspeita. Em locais onde a sensibilidade e a capacidade operacional do Sistema de Vigilância Epidemiológica permitam, esse limite deverá ser modificado para maiores de 5 anos (especificamente áreas de risco ainda sem casos)
- Comunicantes domiciliares de caso suspeito, definido de acordo com o item anterior, que apresentem diarreia. Nas áreas onde o vibrião já foi isolado de pelo menos cinco casos autóctones ou do meio ambiente, é considerado suspeito qualquer caso de diarreia, independentemente da faixa etária.

São considerados confirmados aqueles com isolamento de *V. cholerae* das fezes ou vômitos e os que tiverem história de contato com outros casos, desde que não se comprove outra etiologia (MINISTÉRIO DA SAÚDE, 2009). O quadro clínico clássico não é o mais frequente, e há necessidade de alto grau de suspeição para detecção precoce da introdução de cólera numa região. Para isso é possível acompanhar o aumento no número de casos de diarreia, se está predominando em adultos e se há elevação no número de casos graves. A isto se chama monitoração das diarreias.

Medidas de prevenção e controle

- Não há vacinas eficazes contra a cólera.
- A medida de prevenção essencial é o saneamento básico: água abundante e de boa qualidade; destino adequado dos dejetos; coleta de lixo; aterro e drenagem.
- A notificação de casos suspeitos é outra medida fundamental no controle de surtos.
- Medidas de ordem individual são também muito importantes: lavar as mãos antes das refeições e após o trato com pacientes; lavar verduras, legumes e hortaliças; ferver o leite e a água (quando não tratados); cozinhar adequadamente os alimentos (peixes, frutos do mar etc.); usar o hipoclorito de sódio na água de beber (duas gotas por litro).
- Desinfecção concorrente de fezes e vômitos (com o uso de hipoclorito de sódio a 5% ou hipoclorito de cálcio a 25%).

TRANSMISSÃO VERTICAL

A transmissão vertical ocorre durante o processo de reprodução (através do esperma ou óvulo), desenvolvimento fetal ou parto. Esse tipo de transmissão pode ocorrer em casos de AIDS, encefalite herpética, sífilis congênita, rubéola congênita e citomegalovirose, entre outras.

A transmissão vertical da sífilis tem como consequência a sífilis congênita. A transmissão do agente etiológico, *Treponema pallidum*, da mãe para o concepto pode ocorrer em qualquer fase da gestação. É responsável por incidência aumentada de abortos, natimortos, prematuros, além de crianças com diversas formas de manifestações clínicas da doença. A taxa de óbito varia entre 25% e 40%.

A efetividade da transmissão será maior se a mãe da criança tiver contraído a infecção recentemente em relação à transmissão. Se a mãe estiver na fase primária ou secundária da doença, a chance de transmissão será maior (70%). Se a mãe estiver numa fase mais tardia, a transmissão será menos eficiente (10% a 30%).

As manifestações clínicas podem ser precoces ou tardias. Entre as manifestações da sífilis congênita recente chamam a atenção: baixo peso ao nascer, secreção nasal serossanguinolenta, choro ao manuseio, hepatoesplenomegalia, icterícia, anemia e lesões cutâneas. Na sífilis congênita tardia podem ser encontrados: fronte olímpica, tíbia de sabre, nariz em cela, dentes deformados, mandíbula curta, dificuldade de aprendizado e retardo mental.

O diagnóstico baseia-se nos exames sorológicos. O tratamento do recém-nascido é à base de penicilina cristalina. A prevenção baseia-se no tratamento da gestante e de seu(s) parceiro(s). É meta do Ministério da Saúde a eliminação da sífilis congênita. Por esse motivo, está sendo implantada na rotina do pré-natal a solicitação de duas sorologias para lues durante a gestação: uma no primeiro e outra no terceiro trimestre da gravidez ou no momento do parto (MINISTÉRIO DA SAÚDE, 2006b).

Referências

Alencar JE et al. Estudos sobre a epidemiologia da doença de Chagas no Ceará. Rev Soc Bras Med Trop 1982; 15:61-72.

Armijo Rojas A. Epidemiologia básica. 2. ed. Buenos Aires: Intermédica, 1978. 190p.

Baranski MC, Silva AF. Fasciolíase. In: Veronesi R. Doenças infecciosas e parasitárias. Rio de Janeiro: Guanabara Koogan, 1982.

Barbosa FS. Epidemiologia da esquistossomose. In: Cunha AS. Esquistossomose mansoni. São Paulo: Sarvier, 1970:31-59.

Barreto ML. Esquistossomose mansônica, distribuição da doença e organização social do espaço. Secretaria da Saúde da Bahia – Série de Estudos em Saúde, 6 (mimeo), 1984.

Centers for Disease Control and Prevention (CDC). Sexually transmitted disease surveillance 2014. Atlanta: US Department of Health and Human, 2015. Disponível em: https://www.cdc.gov/std/stats14/surv-2014-print.pdf. Acesso em abril de 2017.

Centers for Disease Control and Prevention (CDC). Revised surveillance case definitions for HIV infection among adults, adolescents, and children aged <18 months and for HIV infection and AIDS among children aged 18 months to <13 years–United States, 2008. MMWR Recomm Rep. 2008; 57(RR-10):1-12.

Centro de Vigilância Epidemiológica. Boletim epidemiológico do Centro de Vigilância Epidemiológica. Atualização epidemiológica e alerta. Sarampo 2012; 2(3).

Chain E, Florey HW, Gardner AD et al. Penicillin as a chemotherapeutic agent. Lancet 1940; 1:226-8.

Chambers HF. Penicillins. In: Mandell GL, Douglas R, Bennett JE. Principles and practice of infectious diseases. New York: Livingstone, 2009.

Forattini OP. Epidemiologia geral. São Paulo: Blücher, 1976. 259p.

Ghanem KG. Sexually transmitted diseases. In: Bope and Kellerman: Conn's Current Therapy. Philadelphia: Elsevier, 2012.

Jenicek M, Cleroux R. Epidemiologie: principes, techniques et aplications. Paris: Maloine, 1982. 454p.

Leser W, Baruzzi RG, Barbosa V, Ribeiro F. Elementos de epidemiologia geral. Rio de Janeiro: Atheneu, 1985. 178p.

Lima LA et al. Estudos dos doadores de sangue com respeito à doença de Chagas. Rev Fac Med UFC 1967; 7(1):3-13.

Meima A, Richardus JH, Habbema JDF. Trends in leprosy case detection worldwide since 1985. Lepr Rev 2004; 75:19-33.

Ministério da Saúde/Secretaria de Vigilância em Saúde/Programa Nacional de DST e AIDS – Manual de controle das doenças sexualmente transmissíveis – DST. 4. ed. Brasília: Ministério da Saúde, 2006a.

Ministério da Saúde. Plano Nacional de erradicação do sarampo, 1999. Disponível em: http://www.cve.saude. sp.gov.br/htm/resp/Planosar.htm. Acesso em junho de 2012.

Ministério da Saúde/Secretaria de Vigilância em Saúde/Programa Nacional de DST e AIDS. Diretrizes para o controle da sífilis congênita. Brasília: Ministério da Saúde, 2006b.

Ministério da Saúde/Fundação Nacional de Saúde/ Secretaria de Vigilância em Saúde/ Departamento de Vigilância Epidemiológica. Guia de vigilância epidemiológica. 7. ed. Brasília: Fundação Nacional de Saúde. Ministério da Saúde, 2009.

Ministério da Saúde/Secretaria de Vigilância em Saúde/Departamento de DST, AIDS e Hepatites virais. Protocolo clínico e diretrizes terapêuticas para manejo da infecção pelo HIV em adultos. Brasília, Ministério da Saúde, 2013a.

Ministério da Saúde/Secretaria de Vigilância em Saúde. Boletim epidemiológico. Sarampo 2013b; 44(16):1-4.

Ministério da Saúde/Secretaria de Vigilância em Saúde/Departamento de DST, AIDS e Hepatites Virais. Boletim epidemiológico HIV/AIDS. Ano III, N° 1. Brasília: Ministério da Saúde, 2014.

Ministério da Saúde/Secretaria de Vigilância em Saúde/Departamento de IST, Aids e Hepatites virais – Protocolo clínico e diretrizes terapêuticas (PCDT): atenção integral a pessoas com doenças sexualmente transmissíveis. Brasília, Ministério da Saúde, 2015.

Ministério da Saúde/Secretaria de Vigilância em Saúde/Programa Nacional de DST e AIDS. Recomendações para terapia antirretroviral em crianças e adolescentes infectados pelo HIV. Brasília: Ministério da Saúde, 2009.

Ministério da Saúde/Secretaria de Vigilância em Saúde/Departamento de DST, AIDS e Hepatites Virais. Boletim epidemiológico AIDS e DST, Ano VIII, N° 1. Brasília: Ministério da Saúde, 2012.

Ministério da Saúde/Secretaria de Vigilância em Saúde/Departamento de Vigilância das Doenças Transmissíveis. Diretrizes para vigilância, atenção e eliminação da hanseníase como problema de saúde pública: manual técnico-operacional. Brasília, 2016.

Ministério da Saúde/Secretaria de Vigilância em Saúde/Departamento de vigilância, prevenção e controle das IST, do HIV/AIDS e das Hepatites Virais. Nota informativa N° 007/2017 DDAHV/SVS/MS. Brasília, 2017.

Ministério da Saúde/Secretaria de Vigilância em Saúde/Departamento de DST, AIDS e Hepatites Virais. Recomendações para terapia antirretroviral em adultos infectados pelo HIV – 2008. Brasília: Ministério da Saúde, 2008.

Ministério da Saúde/Secretaria de Vigilância em Saúde. Meta do Ministério da Saúde em relação à hanseníase é de um caso por 10 mil habitantes até final de 2005. Brasília: Ministério da Saúde, 2005.

Ministério da Saúde/Secretaria de Políticas de Saúde/Departamento de Atenção Básica. Guia para o controle da hanseníase. Brasília: Ministério da Saúde, 2002.

Minter DM. Efeitos de la presencia de animales domesticos en viviendas infestadas sobre la transmisión de la enfermedad de Chagas al hombre. Bol Of Sanit Panamer 1978; 84(4):332-41.

Organização Mundial da Saúde. World Health Statistics Annual, Geneve, 1991.

Organização Mundial da Saúde. Leprosy global situation. Wkly Epidemiol Rec 2005; 34:289-96.

Organização Pan-Americana da Saúde. Epidemiologia y controle de las enfermidades transmitidas por vectores. Washington, 1964. Publ. Cint. no 105. 31p.

Organização Pan-Americana da Saúde. Controle das doenças transmissíveis no homem. Publ Cient 1983; 442. 420p.

Organização Pan-Americana de Saúde. Enfermedades de transmission sexual. Bol Epid 1981; 2(1):1-5.

Penna MLF, Silva DP. Algumas considerações sobre a ocorrência da cólera no Brasil. Informe Epidemiológico do SUS 1992; 1(1):7-15.

Pereira JC, Rufino Neto A. Saúde/doença e sociedade. A tuberculose – o tuberculoso. Revista Medicina 1982; 15(1 e 2):5-11.

Pinto AY. Urban outbreak of acute Chagas disease in Amazon region of Brazil: four-year follow-up after treatment with benznidazole. Rev Panam Salud Publica 2009; 25(1):77-83.

Piza JT, Ramos AS. Os focos autóctones da esquistossomose no Estado de São Paulo. Arq Hig Saúde Publ 1960; 25:265-9.

Rassi Jr A, Rassi A, Rezende JM. American trypanosomiasis (Chagas disease). Infect Dis Clin N Am 2012; 26:275-91.

Risser JMH, Risser WL, Risser AL. Epidemiology of infections in women. Infect Dis Clin N Am 2008; 22:581-99.

Roque AL. Trypanosoma cruzi transmission cycle among wild and domestic mammals in three areas of orally transmitted Chagas disease outbreaks. Am J Trop Med Hyg 2008; 79(5):742-9.

Schacker T. The role of HSV in the transmission and progression of HIV. Herpes 2001; 8:46-9.

Smith PG. Assessment of the efficacy of BCG vaccination against tuberculosis, using the case control method. Tubercle 1982; 62:23-35.

Snow J. Sobre el modo de transmisión del cólera. In: Buck C, Llopis A, Nájera E et al. El desafío de la epidemiología: problemas y lecturas seleccionadas. Washington: OMS/OPAS, 1998:43-6.

UNAIDS. Report on the global AIDS epidemic 2010. Disponível em: http://www.unaids.org/globalreport/Global_ report.htm. Acesso em junho de 2012.

UNAIDS. Global AIDS update 2016. Disponível em: http://www.unaids.org/sites/default/files/media_asset/global-AIDS-update-2016_en.pdf. Acesso em abril de 2016.

Waksman SA, Woodruff HB. Actinomyces antibioticus, a new soil organism antagonistic to pathogenic and non-pathogenic bacteria. J Bacteriol 1941; 42:231-49.

World Health Organization. Weekly epidemiological record. Global leprosy update, 2015: time for action, accountability and inclusion. 2016; 35:405-20.

Doenças Emergentes e Reemergentes

Mônica Cardoso Façanha
Luciano Pamplona de Góes Cavalcanti

INTRODUÇÃO

Doenças infecciosas emergentes são as que surgiram recentemente numa população ou as que ameaçam expandir-se em futuro próximo. Doenças infecciosas reemergentes são aquelas causadas por microrganismos bem conhecidos que estavam sob controle, mas se tornaram resistentes aos agentes antimicrobianos comuns (por exemplo, malária, tuberculose) ou estão se expandindo rapidamente em incidência ou em área geográfica (por exemplo, como ocorreu com a cólera nas Américas). Essas infecções também incluem as "deliberadamente emergentes" (por exemplo, as que são decorrentes de bioterrorismo) (MORENS, 2008).

ASPECTOS HISTÓRICOS DE DOENÇAS INFECCIOSAS EMERGENTES

As doenças emergentes sempre foram, e continuam sendo, uma grande preocupação para a saúde pública. Entretanto, embora pareça novo, há relatos de novas doenças "introduzidas", "invasoras", "disseminadas" no Antigo Testamento, em escritos da China antiga, da Grécia clássica, da Roma antiga e em séculos posteriores. Sobre a Praga de Atenas, ocorrida entre 430 e 426 a.C., Tucídides relatou que era dito que se originara na Etiópia, se espalhara pelo Egito, pela Líbia e pelo território do rei da Pérsia, e que na cidade de Atenas surgira abruptamente. Embora a etiologia dessa doença não esteja bem definida (pode ter sido antraz, varíola, tifo, entre outras), esse é um relato clínico-epidemiológico indubitável de uma doença emergente.

A Febre Negra de 1347-1350 (peste bubônica/pneumônica) matou cerca de 34 milhões de europeus e 16 milhões de asiáticos. Provavelmente originada na China, nos anos 1330, antes migrara para o oeste com as caravanas e os navios. Com a Febre Negra houve um dos primeiros registros de bioterrorismo: cadáveres resultantes da agressividade da peste (provavelmente milhares) foram catapultados para dentro das muralhas da cidade de Caffa (atualmente Feodosia, Ucrânia) em 1346, durante o cerco do exército tártaro.

Em 1494, a sífilis foi descrita como uma doença emergente que se originou em Nápoles, na Itália, e disseminou-se por intermédio de prostitutas para o exército francês e mercenários procedentes de toda a Europa, espalhando-se depois pelos outros continentes. Anos se passaram antes que fosse feita a associação entre o retorno de Colombo em 1493 e a importação da sífilis do continente americano.

Em 1520, a introdução da varíola no continente americano foi devastadora. Sua emergência parece ter ocorrido na África Central há mais de 5.000 anos, quando um ortopoxvírus animal adaptou-se ao novo hospedeiro humano. Entretanto, esse vírus não parece ter alcançado o Novo Mundo antes da era colombiana. Estima-se que 3 a 5 milhões de pessoas tenham morrido no primeiro ano da epidemia e que até o final do século XVIII morreram entre 18,5 e 25 milhões de habitantes das Américas. A varíola destruiu os impérios Inca e Asteca.

Entre 1793 e 1798, a Filadélfia, nos EUA, enfrentou uma grave epidemia de febre amarela (Peste Americana), que matou mais de 5 mil de seus 50 mil habitantes. A cidade tornou-se vazia e a doença migrou para as principais cidades norte-americanas, incluindo Baltimore, Boston e Nova York.

Em 1832, a cólera explodiu na Europa, procedente da Ásia, de onde vinha lentamente desde 1830. Embora observadores tenham sido enviados para a Rússia e a Polônia e tomadas medidas como educação do público e construção de esgotos, fontes e latrinas públicas, entre outras, essas medidas não foram suficientes.

A pandemia de influenza de 1918-1919 e as epidemias de AIDS, chikungunya e zika são exemplos mais recentes da ameaça que as doenças emergentes têm exercido ao longo dos milênios. Além disso, pode-se verificar a associação entre a disseminação das doenças e os deslocamentos humanos, como através da Grécia (Praga de Atenas), da Europa Medieval (Febre Negra) e da África (AIDS).

FATORES ASSOCIADOS À EMERGÊNCIA DE DOENÇAS INFECCIOSAS

Uma emergência viral, em geral, é definida como o surgimento de um novo patógeno para um hospedeiro, como o do vírus da imunodeficiência humana no século XX. Uma reemergência viral frequentemente se refere à reaparição de um patógeno depois de um longo período de ausência, como nas epidemias periódicas de influenza humana e nas pandemias (DOMINGO, 2010). Três etapas são necessárias para que ocorram a emergência e a reemergência de uma doença viral:

1. Introdução de um patógeno viral numa nova espécie de hospedeiro.
2. Adaptação do patógeno ao novo hospedeiro.
3. Disseminação do patógeno para uma grande quantidade de indivíduos da nova espécie para desencadear surtos, epidemias ou pandemias (DOMINGO, 2010).

Uma complexa rede de influências ambientais, ecológicas e sociológicas pode alterar a probabilidade de contato entre o patógeno e o novo hospedeiro. Entre os fatores que influenciam as emergências infecciosas citam-se o comércio internacional, a demografia e o comportamento humano, a suscetibilidade humana a infecções, a pobreza e a desigualdade social, a guerra e a fome, a falta de continuidade das medidas preventivas de saúde pública, a indústria e a tecnologia, as modificações do clima e do tempo, a alteração dos ecossistemas, a intenção de provocar o mal, a falta de vontade política, a adaptabilidade e a alteração genômica do microrganismo, o desenvolvimento econômico, o uso da terra (MORENS, 2008) e a possibilidade de detecção e identificação do microrganismo (SCULLY & SARAMARANAYAKE, 2016). De que modo esses fatores interferirão no surgimento de infecções emergentes é difícil prever. Por exemplo, uma mudança na temperatura e na umidade de uma região pode alterar a fauna e a flora e, consequentemente, a distribuição dos vetores de patógenos (artrópodes, pássaros, mamíferos). No entanto, é difícil prever quais vetores serão atingidos como resultado das interações ecológicas (DOMINGO, 2010).

Aparentemente, a variação do genoma participa em cada uma das fases do processo que culmina na disseminação de um novo patógeno em hospedeiro recentemente colonizado. Com relação à primeira etapa do processo, isto é, a introdução do novo patógeno, possivelmente as oportunidades de encontro com o novo hospedeiro são frequentes. Considerando as diversas áreas do globo em que há contato regular entre humanos e animais (por exemplo, em fazendas) ou vetores (como as diversas espécies de mosquitos e outros artrópodes) que carreiam vírus, é provável que apenas uma minoria desses "encontros" resulte em doença viral emergente ou reemergente (WOO, 2006).

Possíveis explicações para o sucesso da introdução de um vírus numa nova espécie são o fato de o vírus ser capaz de colonizar o novo indivíduo, sem necessidade de variação genética, e de se reproduzir em quantidade suficiente para ser transmitido a um novo indivíduo. Nesse caso, a emergência desse patógeno ainda não havia ocorrido porque não houvera o encontro entre os hospedeiros. A quantidade necessária para a transmissão vai depender da estabilidade da partícula viral e de sua capacidade de escapar da resposta imune do novo hospedeiro, entre outros fatores. Se o vírus não é tão eficiente em se replicar no novo hospedeiro, então precisará da intervenção da variação genética para ser introduzido eficientemente.

A adaptação do vírus ao novo hospedeiro, isto é, sua capacidade de se replicar, produzindo novas partículas infectantes num dado ambiente, dependerá de ajustes que podem ser mediados por mutações pontuais e de sua capacidade de escapar da resposta imune natural (anticorpos neutralizantes ou células T citotóxicas) ou farmacológica (medicamentos antivirais) (DOMINGO, 2010).

A disseminação de vírus por meio de uma nova espécie será tão mais eficiente quanto menor for a quantidade de partículas virais necessárias para desencadear a infecção. Essa etapa dependerá da carga viral alcançada no hospedeiro-fonte, da quantidade de vírus nas secreções (saliva, sangue, sêmen, fezes, entre outras), do modo de transmissão (contato, aerossol, sanguínea, sexual etc.) e da estabilidade das partículas virais, entre outras. Nesse aspecto, tanto a genética do vírus como a natureza da relação entre o vírus e o hospedeiro influenciam a transmissibilidade. Por exemplo, o coronavírus da SARS (síndrome respiratória aguda grave) não alcança quantidades capazes de infectar os contatos do hospedeiro infectado, o que impede sua expansão continuada e possibilita seu controle por meio de medidas de saúde pública. A capacidade de transmissão da infecção pelo vírus da raiva e da infecção respiratória por hantavírus de um ser humano infectado a outros indivíduos é nenhuma, o que as torna pouco eficientes em propagar uma epidemia.

Rhinovírus, HIV-1 e vírus da varíola são altamente eficientes em manter sua expansão. A quantidade de partículas virais eliminadas pelo hospedeiro é variável e da maior importância tanto para a eficiência da transmissão como para a geração de novos mutantes, uma vez que, quanto maior o número de replicações, maior a chance de haver modificação no genoma viral. Pessoas imunocomprometidas podem eliminar grande quantidade de partículas virais, e por isso são também chamadas "superdisseminadoras", e podem também ser um reservatório de variantes do vírus (BULL, 2003; DOMINGO, 2010).

MECANISMOS BIOLÓGICOS ENVOLVIDOS NA EMERGÊNCIA DE DOENÇAS VIRAIS

A capacidade do vírus de se replicar no novo hospedeiro e de produzir novas partículas que possam ser transmitidas a outro indivíduo suscetível é essencial para a emergência de uma nova infecção. Por esse ângulo, uma infecção emergente ou reemergente pode ser definida como episódios de adaptação de um patógeno a um novo ambiente.

O agente será responsável pela emergência de doenças com potencial epidêmico se ele for capaz de causar infecção em série em mais de um indivíduo (R0>1). Se R0 estiver próximo a zero, a tendência é que a transmissão não seja importante, mesmo que a doença seja grave, como é o caso da raiva humana e da hantavirose. Entretanto, se R0 estiver próximo a 1, o agente poderá sofrer pequenas adaptações genéticas, passar para o nível de transmissão epidêmica e tornar-se emergente. A transmissão do Ebola, que ocorreu no Sudão em 1989, provavelmente foi possível em decorrência de mutações sofridas pelo vírus depois de infectar humanos. Sob esse aspecto, seria possível estudar agentes responsáveis por doenças epidêmicas em animais e estimar sua capacidade de se tornarem emergentes em humanos, centrando a atenção na dinâmica dos parasitos no período pré-epidêmico e contribuindo para a elaboração de estratégias globais para a defesa contra doenças emergentes (ANTIA, 2003; BULL, 2003).

A adaptação epidemiológica descreve de modo semiquantitativo (por meio de pesquisas de campo, amostragem de sequências de nucleotídeos de vírus que competem em determinada área) a capacidade de um vírus (sorotipo, cepa ou variante) tornar-se dominante em relação a outros sorotipos, cepas ou variantes da mesma espécie. Um exemplo é o vírus da influenza H1N1, de origem suína, que deslocou o H3N1, que era a espécie dominante no início da pandemia de 2009 (SCHNITZLER, 2009).

Os mecanismos de adaptação do novo patógeno parecem estar associados a *mutações*, *recombinações* e *rearranjos* segmentares genômicos. Vários fatores estão envolvidos na probabilidade de geração de *mutações*. Um dos mais importantes é a ausência de uma enzima polimerase que corrige erros na codificação do ácido nucleico. Os vírus que têm RNA como um intermediário em sua sequência de replicação não têm essa enzima e apresentam maior chance de mutações. Um exemplo é o vírus da imunodeficiência adquirida, e supõem-se como exceções o vírus da influenza e alguns coronavírus.

A alta frequência de mutações nos vírus RNA origina mutantes, denominados quasiespécies, que constituem um reservatório de variantes genéticas e fenotípicas com diversas implicações biológicas no que se refere à patogênese e que podem ser selecionadas em resposta a uma mudança ambiental, como um hospedeiro alternativo. Sob esse aspecto, a mutação não seria um evento ocasional, mas um evento contínuo (FLIGEROWICZ, 2003).

Recombinação ocorre tanto em vírus DNA como RNA, independentemente de haver ou não replicação viral. Trata-se de uma forma de recuperar a adaptação dos progenitores que ficou baixa ou de eliminar mutações nocivas ou, ainda, de explorar potenciais adaptativos de combinações genômicas raras. Recombinação entre poliovírus vacinal atenuado e outros enterovírus circulantes foi responsável por alguns surtos de poliomielite (SIMMONDS & WELCH, 2006).

Rearranjos de segmentos do genoma têm grande importância evolutiva para os vírus com genoma segmentado, sendo os mais estudados os do vírus influenza A. Rearranjos com vírus de animais, especialmente aves e suínos, deram origem à aquisição de genes de hemaglutinina e/ou neuraminidase que foram responsáveis pelas pandemias de influenza de 1918 (Gripe Espanhola, vírus H1N1), 1968 (Hong Kong, vírus H3N2) e 2009 (H1N1). Esses vírus adquiriram antígenos que não eram (bem) reconhecidos pelos anticorpos neutralizadores presentes na população humana. A aquisição de novos segmentos de genoma que produzem modificação na especificidade antigênica é denominada *shift* antigênico. Modificações antigênicas graduais durante a fase de circulação do vírus na população humana são denominadas *drift* antigênico e resultam de mutações pontuais para melhor adaptação do vírus ao novo ambiente (PARRISH & KAWADBA, 2005).

Mutação, recombinação e rearranjo podem produzir novas formas virais, mas apenas uma minoria delas será competente para se replicar no novo hospedeiro, uma vez que essas novas formas terão de superar a resposta imune do hospedeiro e talvez outras ameaças do novo meio. Desse modo, os múltiplos mecanismos adaptativos são importantes para formatar o patógeno que obtém sucesso como um emergente (GIBBS et al., 2001).

Entre as doenças infecciosas emergentes, citam-se HIV/AIDS, síndrome pulmonar por hantavírus, dengue, chikungunya e cólera (Quadro 12.1). Fatores específicos que precipitam o surgimento dessas doenças podem ser geralmente identificados. Entre eles, podem ser citados fatores demográficos, ecológicos e ambientais que aumentam o contato de suscetíveis com o hospedeiro natural ou com o que promove a disseminação. Os microrganismos também continuam evoluindo, surgindo variantes de vírus e bactérias, além da seleção daqueles resistentes a medicamentos (MORSE, 1995). Portanto, doenças infecciosas continuarão a surgir, e o pensamento de alguns anos passados, de que com os antibióticos e os inseticidas seria possível aposentar os livros de doenças infecciosas, não parece corresponder à verdade atual (GONÇALVES, 1995).

A facilidade de transporte, viagens, turismo e comércio entre as diversas nações do mundo torna fácil e rápida a disseminação de uma doença que surge numa população localizada em área geográfica remota para diversas partes do mundo. Ela pode sair de um vilarejo para uma cidade através das estradas vicinais e daí para cidades grandes através das autoestradas e de avião para outros grandes centros urbanos, em qualquer lugar do mundo. Portanto, uma doença com potencial epidêmico que ocorra em qualquer local pode ser um risco para a população de todo o planeta.

É provável que as desigualdades sociais, o empobrecimento dos povos e a decadência urbana tenham grande influência no surgimento de doenças emergentes. Guerras e grandes eventos religiosos (muçulmanos) e esportivos (Olimpíadas) promovem a migração de grande número de pessoas, aumentando a exposição a vetores (SULLY & SAMARANAYAKE, 2016).

PRINCIPAIS CARACTERÍSTICAS DE ALGUMAS DOENÇAS INFECCIOSAS EMERGENTES E REEMERGENTES

Uma revisão da literatura identificou 1.407 patógenos humanos, sendo 58% de origem zoonótica. Cerca de 177 são considerados emergentes ou reemergentes. Aqueles de origem zoonótica têm duas vezes mais chance de estar incluídos nessa categoria, embora não haja associação a uma espécie animal específica. Vários desses patógenos podem manifestar-se clinicamente de maneira semelhante (por exemplo, a diarreia infantil pode ser desencadeada por diversos patógenos).

Do total de patógenos, 208 são vírus ou príons, sendo 77 (37%) emergentes ou reemergentes. São 538 as bactérias patogênicas, sendo 54 (10%) emergentes. Fungos são 317 e 22 (7%), protozoários, 57 e 14 (25%), e helmintos, 287 e 10 (3%), respectivamente patogênicos e emergentes ou reemergentes (WOOLHOUSE & GOWTAGE-SEQUERIA, 2005).

QUADRO 12.1 Exemplos de infecções emergentes e dos prováveis fatores que contribuíram para sua emergência

Infecção ou agente	Fatores que contribuíram para a emergência
Viral	
Febre hemorrágica boliviana/argentina	Mudanças na agricultura que favoreceram a proliferação de roedores hospedeiros
Febre do Vale Rift	Construção de barragens, agricultura, irrigação, possivelmente mudança na virulência e na patogenicidade do vírus
Ebola, Marburg	Desconhecido (importação de macacos na Europa e nos EUA)
Febre de Lassa	Urbanização favorecendo o hospedeiro roedor e aumentando a exposição
Dengue/febre hemorrágica do dengue	Transporte, viagens, migração e urbanização
Febre amarela	Condições que favorecem o mosquito vetor: transporte, viagens, migração e urbanização
Hantavírus	Mudanças ecológicas e ambientais que aumentaram o contato com o roedor hospedeiro
Encefalopatia espongiforme bovina	Mudanças no processo de alimentação do gado
Hepatites B e C	Transfusões, transplante de órgãos, seringas e agulhas contaminadas, transmissão sexual, transmissão vertical de mãe para filho
HIV	Migração para cidades e viagens; depois de sua introdução, transmissão sexual, transmissão vertical de mãe para filho, seringas e agulhas contaminadas, transfusões, transplante de órgãos
HTLV	Seringas e agulhas contaminadas e outros
Influenza (pandemia)*	Cultivo de porcos e patos, facilitando a mistura de genes de vírus da influenza de mamíferos com os de aves
Chikungunya	Transporte, viagens, migração e urbanização
Bacteriana	
Febre purpúrica brasileira (*Haemophilus influenzae*, biótipo *aegyptis*)	Provavelmente uma nova cepa
Cólera	A epidemia recente da América do Sul, provavelmente introduzida por navio vindo da Ásia, foi facilitada pela reduzida cloração da água; uma nova cepa (O 139) originada na Ásia está se disseminando rapidamente através das viagens
Helicobacter pylori	Provável disseminação longa, só recentemente reconhecida (associada à úlcera gástrica e possivelmente a outras doenças gastrointestinais)
Síndrome hemolítico-urêmica (*Escherichia coli O157:H7*)	Tecnologia de processamento de alimentos em massa, possibilitando a contaminação da carne
Legionella (doença dos legionários)	Sistemas de ar condicionado (microrganismos crescem em biofilmes formados nos reservatórios onde a água se acumula)
Borreliose de Lyme (*Borrelia burgdorferi*)	Reflorestamento próximo a casas e outras condições que favorecem o desenvolvimento do vetor e de cervos (reservatório secundário)
Estreptococos, grupo A (invasivo; necrosante)	Desconhecido
Síndrome do choque tóxico (*Staphylococcus aureus*)	Tampões ultra-absorventes
Parasitária	
Cryptosporidium e outros patógenos transmitidos pela água	Águas superficiais contaminadas, falta de purificação da água
Malária (em novas áreas)	Viagens e migração
Esquistossomose	Construção de barragens, irrigação, migração

*Os reaparecimentos de influenza são decorrentes de dois mecanismos diferentes: epidemias anuais ou bienais envolvendo novas variantes decorrentes de alterações antigênicas (mutações pontuais, primariamente no gene da proteína de superfície – hemaglutinina) e cepas pandêmicas, geradas por mutações antigênicas (mistura genética, geralmente entre cepas de aves e de mamíferos).

DOENÇAS POR VÍRUS (INCLUINDO PRÍONS)

Doença emergente de maior impacto nos últimos anos, a AIDS foi descrita em 1981 em pacientes homossexuais jovens diagnosticados nos EUA com pneumonia rara e, subsequentemente, sarcoma de Kaposi. Em 1982, o quadro foi denominado síndrome de imunodeficiência adquirida.

Em 1983, um retrovírus foi isolado de paciente com AIDS. Nesse ano, transmissão heterossexual foi identificada na África Central, tendo se originado de transmissão do vírus da imunodeficiência símia a partir de primatas não humanos, sugerindo uma história mais antiga da pandemia. Extrapolações estatísticas sugerem o início da epidemia em Kinshassa, na República do Congo, na década de 1920. Em 1985, pelo menos um caso de AIDS já havia sido descrito em cada região do mundo e os primeiros testes para detecção do *vírus da imunodeficiência adquirida* (HIV) passaram a ser utilizados.

Em 1986, a zidovudina (AZT) passou a ser utilizada e a Organização Mundial da Saúde (OMS) lançou o primeiro Programa Global. Na década de 1990, a AIDS tornou-se a causa mais importante de óbito entre os americanos de 25 a 44 anos de idade. Em 1995 passaram a ser utilizados os inibidores de protease, e em 1996 o Brasil passou a distribuir racionalmente os medicamentos para tratamento da AIDS.

Depois de mais de 30 anos de epidemia, as vias de transmissão sexual, sanguínea e materno-fetal foram bem estabelecidas. Programas de prevenção e tratamento foram implantados. Mais de 40 milhões de pessoas já morreram e mais de 80 milhões já foram infectadas pelo HIV. Em 2014, de acordo com as estimativas da OMS, havia 37 milhões de pessoas vivendo com AIDS (WORLD HEALTH ORGANIZATION, 2012; BECERRA, BILDSTEIN & GACH, 2016).

As pessoas com infecção por HIV que têm acesso ao tratamento têm uma esperança de vida próxima à da população geral. A infecção deixou de ser fatal, com evolução em poucos meses, para se tornar uma doença crônica e passou a ter acompanhamento compatível com esse tipo de enfermidade. Em geral, o esquema terapêutico é feito com três ou quatro medicamentos, e os indicadores de sucesso são carga viral indetectável (< 50 cópias/mL) e reconstituição do sistema imune (BECERRA, BILDSTEIN & GACH, 2016).

Diversas abordagens preventivas têm sido postas em prática, como o controle da qualidade do sangue transfundido, a prevenção de acidentes por material perfurante e a conduta adequada diante dos acidentes ocorridos; as tentativas de redução de danos para usuários de drogas injetáveis; a redução da transmissão perinatal com a realização de sorologia no pré-natal e próximo ao parto para que todas as medidas, farmacológicas ou não, possam ser adotadas; e a prevenção da transmissão sexual por meio de campanhas incentivando o uso de preservativo, profilaxia pré e pós-exposição e circuncisão masculina. Duas vacinas se encontram em estudo com resultados promissores na redução de incidência de infecção: uma delas tem como base o vírus Canarypox (RV144) e a outra é um recombinante da subunidade gp120 da glicoproteína do envelope (AIDSVAC B/E). A vacina à base de adenovírus recombinante não mostrou eficácia e seu estudo foi descontinuado (BECERRA, BILDSTEIN & GACH, 2016).

Com a AIDS, diversos microrganismos emergiram como causadores de doenças em humanos. A maioria raramente era responsável por doenças e muitos já haviam infectado o hospedeiro, mas estavam sob o controle do sistema imune, que, no momento em que falha, os libera para que se manifestem clinicamente. Podem ser citados: *Pneumocystis jirovecci*, *Toxoplasma gondii*, vírus *Herpes zoster*, *Mycobacterium tuberculosis* e *Strongyloides stercoralis*, entre outros (MERSON, 2006; SEPKOWITZ, 2006).

Os *arbovírus* são causadores de infecções clínicas e subclínicas que normalmente se manifestam sob a forma de quatro síndromes: encefalites, febres benignas de curta duração, febres hemorrágicas e poliartrite acompanhada de erupção cutânea. Os quadros são de gravidade variada, podendo a infecção ser assintomática, apresentar sintomas moderados a graves ou ter evolução para óbito.

O termo *arbovirose* deriva da expressão inglesa *ARthropod Borne VIRUSES*, adotada em 1942 para designar um grupo de infecções virais cujos agentes foram isolados de animais que tinham participação na etiologia das encefalites. Um arbovírus é um vírus essencialmente transmitido por artrópodes, como os mosquitos (MUCHA-MACIAS, 1974).

Os arbovírus multiplicam-se nos tecidos dos artrópodes, que se infectam, tornando-se vetores depois de sugarem o sangue de hospedeiros em período de viremia.

O período de desenvolvimento do arbovírus que ocorre dentro do organismo do artrópode é denominado *período de incubação extrínseco*, após o qual o vírus poderá ser transmitido a novos hospedeiros suscetíveis por meio da picada desses animais. No organismo do hospedeiro vertebrado, esse período é denominado *período de incubação intrínseco* (MUCHA-MACIAS, 1974).

Os arbovírus são encontrados em todo o mundo. Atualmente, são conhecidos mais de 500, dos quais mais de 200 são transmitidos por mosquitos. Entre os mais importantes para a saúde pública podem ser citados o vírus causador da febre amarela, os da dengue (DENV-1, DENV-2, DENV-3 e DENV4), chikungunya e da zika.

Dengue

A *dengue* é uma enfermidade viral aguda que se caracteriza por início súbito com febre alta, que normalmente dura entre 3 e 5 dias (raramente mais de 7 dias), podendo ser acompanhada de cefaleia, mialgia, artralgia, prostração, astenia, dor retro-orbitária, exantema, prurido cutâneo, anorexia, náuseas e vômitos.

A infecção é causada por quatro sorotipos de flavivírus (DENV-1, DENV-2, DENV-3 e DENV-4) e produz imunidade sorotipo-específica. O vírus da dengue é transmitido pela picada de fêmeas de mosquitos do gênero *Aedes*, principalmente *Aedes aegypti*, e tem como reservatório o conjunto ser humano-mosquito. Os pacientes são infectantes para o mosquito, normalmente entre o dia anterior ao início dos sintomas e o quinto dia de doença. O mosquito torna-se infectante de 8 a 12 dias depois de alimentar-se com sangue contaminado e assim continua pelo resto de sua vida, podendo, inclusive, transmitir a infecção a seus ovos por via transovariana (TEIXEIRA et al., 2009; RANJIT & KISSOON, 2011).

Milhões de pessoas vivem em áreas sob risco de transmissão de dengue, a qual é endêmica em vários países. A circulação do vírus da dengue (DENV) no Brasil só foi comprovada em 1982, quando os vírus DENV-1 e DENV-4 foram isolados em Boa Vista, capital do antigo território federal de Roraima (OSANAI et al., 1983). Entretanto, existem outros relatos dessa circulação dos séculos XIX e XX em Niterói, Curitiba e Rio Grande do Sul (REGO, 1872; REIS, 1896; MARIANO, 1916; PEDRO, 1923; CAVALCANTI et al., 2017). Desde então, já circulam os quatro sorotipos no país.

O período de incubação da doença é de 3 a 6 dias, podendo estender-se por até 15 dias. O espectro clínico da infecção é contínuo, variando desde infecção assintomática, passando por quadros de infecção viral inespecífica e podendo evoluir para formas graves e óbito.

Comporta-se normalmente como uma doença sistêmica e dinâmica. Em 1997 foi adotada uma classificação pela Organização Mundial da Saúde (OMS) que dividia os pacientes em portadores de dengue clássico, febre hemorrágica da dengue e síndrome de choque da dengue (WHO, 1997). Diante de várias evidências de que essa classificação não se mostrava suficiente para captar os casos graves, o Ministério da Saúde do Brasil implantou, em 2001, a denominação *dengue com complicação* para agregar os casos que fossem graves, mas que não alcançassem os critérios estabelecidos para fechá-los como febre hemorrágica da dengue (SVS/MS, 2001). Diante das novas evidências científicas produzidas, em 2009 um grupo coordenado pela OMS propôs a classificação em dengue, dengue com sinais de alarme e dengue grave (WHO, 2009). Após várias avaliações, essa nova classificação se mostrou mais sensível e foi adotada pelo Ministério da Saúde do Brasil a partir de 2014, passando a valer desde então (CAVALCANTI et al., 2013; LIMA et al., 2013; MACEDO et al., 2014).

Desse modo, um caso suspeito de *dengue* consiste em toda pessoa que viva ou tenha viajado nos últimos 14 dias para área onde esteja ocorrendo a transmissão de dengue ou tenha a presença de *Aedes aegypti*, que apresente febre, usualmente com duração entre 2 e 7 dias, e duas ou mais das seguintes manifestações: náusea, vômitos, exantema, mialgia, artralgia, dor retro-orbitária, petéquias ou prova do laço positiva.

Dengue com sinais de alarme caracteriza os suspeitos de dengue que, no período de defervescência da febre, apresentam um ou mais dos seguintes sinais de alarme: dor abdominal intensa e contínua, vômitos persistentes, acúmulo de líquidos (ascite, derrame pleural, pericárdico), sangramento de mucosas, letargia ou irritabilidade, hipotensão postural e aumento progressivo de hematócrito.

São considerados casos de *dengue grave* aqueles que apresentam um ou mais dos seguintes resultados: choque devido ao extravasamento grave de plasma, evidenciado por taquicardia, extremidades frias e tempo de enchimento capilar ≥ 3 segundos, pulso débil ou indetectável, pressão diferencial convergente ≤ 20mmHg; hipotensão arterial em fase tardia, acumulação de líquidos com insuficiência respiratória; sangramento grave, segundo a avaliação do médico (por exemplos, hematêmese, melena, metrorragia volumosa, sangramento do sistema nervoso central) ou comprometimento grave de órgãos, tais como dano hepático importante (AST ou ALT > 1.000), sistema nervoso central (alteração da consciência), coração (miocardite) ou outros órgãos.

Casos graves são mais frequentes em áreas onde há circulação de vários sorotipos do vírus e em pessoas que têm infecções subsequentes por sorotipos diferentes. Além dos fatores de risco já conhecidos, é possível que haja cepas mais patogênicas e pessoas geneticamente mais suscetíveis à evolução para formas graves.

O diagnóstico de dengue é feito mais frequentemente pela pesquisa de IgM específica no soro, preferencialmente a partir do sexto dia de doença, por meio do método de ELISA. No entanto, outras técnicas podem ser utilizadas para o diagnóstico, como inibição de hemaglutinação, fixação de complemento, captação de anticorpos IgM e IgG e neutralização. O vírus pode ser isolado do sangue nos primeiros dias de doença. Entretanto, em áreas com cocirculação de zika, por exemplo, pode haver dificuldade na interpretação dos resultados laboratoriais em virtude de resposta cruzada de flavivírus.

O tratamento dos casos de dengue é prioritariamente fundamentado na hidratação de acordo com o peso dos pacientes e no uso de medicamentos sintomáticos para febre e dores. Importante evitar o uso de ácido acetilsalicílico.

O controle da dengue é uma atividade complexa, tendo em vista que há diversos fatores envolvidos, tanto internos como externos ao setor saúde.

As alternativas de controle disponíveis para controle de *Aedes aegypti* são utilizadas conforme a fase de desenvolvimento do mosquito (ovos, larvas, mosquito adulto). Essas atividades são divididas, basicamente, em medidas de controle químico, controle mecânico, controle biológico e controle legal. Essas estratégias de controle são desenvolvidas pelos municípios, a depender das condições epidemiológicas e de infestação por *Aedes aegypti*.

O *controle químico* é realizado por meio da aplicação de larvicidas em depósitos que contenham água e que possam servir como possível criadouro de mosquitos. Esses depósitos podem variar desde os de pequenos volumes (lixo, pneus velhos, depósitos de plástico) até os com capacidade para armazenar grandes volumes utilizados para acumular água (tanques, caixas d'água, cisternas). Em casos de epidemias, é possível a utilização de inseticidas por meio de borrifação espacial a ultrabaixo volume (UBV), mesmo que com evidências limitadas de sua ação.

O *controle mecânico* é desenvolvido com o objetivo básico de evitar o acesso das fêmeas do mosquito aos depósitos com água. Um dos exemplos dessa estratégia consiste na utilização de telas em depósitos como caixas d'água com água, já que elas não podem ser vedadas de maneira definitiva por conta da necessidade de limpeza frequente. Nos casos em que o depósito pode ser fechado de modo mais seguro, essa ação se torna muito mais eficiente.

O *controle biológico* pode ser realizado por meio da utilização de larvicidas biológicos ou de outros organismos vivos, como bactérias, microcrustáceos ou peixes larvófagos, a depender do tipo de depósito a ser trabalhado.

O *controle legal* consiste na aplicação de normas e leis de apoio às ações de controle do dengue. Essas leis podem ser municipais, estaduais e federais (por exemplo, as leis criadas no âmbito municipal que visam responsabilizar o proprietário de um terreno por sua manutenção e limpeza ou assegurar a visita domiciliar dos Agentes Comunitários de Endemias [ACE] aos imóveis fechados, abandonados ou onde exista recusa à visita).

Febre amarela

A *febre amarela* é uma doença febril aguda causada por um arbovírus do gênero *Flavivirus* e da família Togaviridae. É endêmica nas regiões tropicais das Américas e da África. Epidemiologicamente, a doença é dividida em febre amarela urbana e silvestre. A forma silvestre é transmitida, principalmente, entre macacos, por mosquitos do gênero *Haemagogus*, e o ser humano é infectado quando adentra esse ecossistema.

A forma urbana tem como vetor principal o mosquito *Aedes aegypti* e é mantida mediante a transmissão ser humano--mosquito-ser humano. Há transmissão transovariana em várias espécies de mosquito. O vetor, uma vez infectado, passa a transmitir a doença em 9 a 30 dias e mantém-se transmissor pelo resto de sua vida. No ser humano, o período de viremia vai desde 1 dia antes do aparecimento dos sintomas até 72 horas depois. O reservatório da doença urbana é o complexo ser humano-mosquito; da silvestre, são os mosquitos vetores, macacos e, talvez, alguns marsupiais.

A febre amarela urbana não é descrita no Brasil desde 1942, quando os últimos casos foram notificados no Acre. Casos de febre amarela silvestre continuam sendo notificados e, eventualmente, ocorrem surtos em várias regiões do país, consideradas áreas previamente consideradas de risco ou mesmo em áreas de transição. Por ocasião da emergência, a detecção da circulação do vírus amarílico em primatas não humanos permitiu, por exemplo, que o estado do Rio Grande do Sul aumentasse as coberturas vacinais, reduzindo o impacto da febre amarela silvestre entre os residentes das regiões afetadas.

Casos autóctones de febre amarela silvestre ocorrem regularmente no Brasil em pequenos aglomerados, transmitidos por outras espécies de mosquitos. Entretanto, recentemente foi detectado novamente surto importante de febre amarela silvestre envolvendo, entre 2016 e março de 2017, mais de 1.500 casos notificados em oito estados de quatro regiões do Brasil (BRASIL, 2017). A preocupação é que com a disseminação do *Aedes aegypti* pelo Brasil permaneça o risco de reintrodução da febre amarela urbana.

Houve uma dramática reemergência mundial da febre amarela entre 1987 e 1991, quando foi registrado um total de 18.735 casos e 4.522 mortes, principalmente na África. Isso representa a maior quantidade de casos de febre amarela notificados à OMS num período de 5 anos, desde 1948. Em 1992 e 1993 houve um declínio inexplicável no número de casos. Em 1994 houve novo incremento e em 1995 foi informado no Peru o maior surto de febre amarela da América do Sul desde 1950 (ROBERTSON et al., 1996; GARDNER & RYMAN, 2010).

A comprovação da infecção pode ser feita por isolamento do vírus, demonstração de antígeno viral no sangue ou em tecido ou demonstração do genoma viral em tecido por sonda de hibridização. O diagnóstico sorológico pode ser feito mediante a demonstração de IgM específica. O aumento do título de IgG específica pode ser detectado em amostras pareadas de sangue. A doença é aguda, de curta duração e de gravidade variável. Os casos leves apresentam quadro clínico indefinido. O caso clássico tem início súbito, com febre alta, calafrios, cefaleia, dorsalgia, mialgia, prostração, náuseas e vômitos. À medida que a enfermidade avança, o pulso torna-se mais lento e há dissociação pulso-temperatura. Podem ocorrer albuminúria e anúria. É comum uma curva térmica bifásica. Há leucopenia. Sangramentos incluem epistaxe, hemorragia vestibular e oral, hematêmese e melena. A icterícia, que é discreta no início da enfermidade, intensifica-se. A letalidade da doença é de 5% entre a população indígena das áreas endêmicas, mas chega a 50% nos surtos e entre grupos não indígenas.

A principal medida de controle consiste na imunização de todas as pessoas maiores de 9 meses de idade que estejam expostas ao risco da infecção por residir, trabalhar ou viajar para áreas endêmicas. Em momentos de surto, como o de 2016/2017, ocorre ampliação das áreas com indicação de vacina. Diante da gravidade da doença e da impossibilidade de predizer sua aparição, é conveniente considerar a vacina nos programas de imunização sistemáticos para as crianças de todos os países dentro do cinturão endêmico-epidêmico.

A erradicação ou controle dos mosquitos *Aedes aegypti* é capaz de prevenir a febre amarela urbana (VASCONCELOS, 2003). A notificação imediata de casos suspeitos, além de obrigatória, é essencial para impedir a disseminação da doença. A investigação de contatos, fonte de infecção e casos secundários deve ser feita pela vigilância epidemiológica. Deve-se proceder à vacinação dos contatos não imunes. É necessário impedir o contato do vetor com o sangue do paciente nos primeiros 5 dias de doença, utilizando telas nas janelas e mosquiteiros. Inseticida de ação residual pode ser aplicado na residência do paciente quando há indicação dessa alternativa de controle. A doença provoca imunidade duradoura e a vacina é administrada em dose única, a depender do calendário vacinal vigente à época.

Recentemente, dois novos arbovírus foram isolados no Brasil e têm aspectos que merecem ser destacados como doenças emergentes e graves problemas de saúde pública: zika e chikungunya.

Zika

O vírus zika (ZIKV) é um flavivírus (família Flaviviridae) originalmente isolado de uma fêmea de macaco *Rhesus* febril na Floresta Zika (daí o nome do vírus), localizada próximo de Entebe, em Uganda, em 20 de abril de 1947 (DICK et al., 1952; KARABATSOS, 1985).

Em 1952, em Uganda, foram detectados os primeiros casos de infecção por zika em seres humanos (DICK, 1952). A partir daí, há relato de casos em 1953 na Nigéria (MACNAMARA, 1954), em 1975 em Serra Leoa, Senegal, Costa do Marfim e no Gabão (ROBIN & MOUCHET, 1975; FAGBAMI, 1977; JAN et al., 1978; RENAUDET et al., 1978; CHIPPAUX et al., 1981; SALUZZO et al., 1981) e em 1977 na Indonésia (OLSON et al., 1981).

O primeiro foco fora da África e da Ásia ocorreu na federação dos Estados da Micronésia (na ilha de Yap) (LANCIOTTI et al., 2008; DUFFY et al., 2009).

Depois disso, a doença disseminou-se rapidamente pelas ilhas do Oceano Pacífico, sendo detectados, em outubro de 2013, os primeiros casos na Polinésia Francesa, onde a situação evoluiu para uma epidemia com cerca de 19 mil casos suspeitos e 284 casos confirmados de infecção pelo ZIKV (CAO-LORMEAU et al., 2014).

Em 2015 foi confirmada a circulação do vírus no Nordeste do Brasil a partir de isolamento viral em casos suspeitos de dengue (ZANLUCA et al., 2015). A partir de abril de 2015 foi confirmada a transmissão autóctone do ZIKV no Brasil (HEUKELBACH et al., 2016).

O ZIKV é transmitido por mosquitos, especialmente do gênero *Aedes* (HAYES, 2009). A transmissão inter-humana, por meio de relação sexual, já foi comprovada (FOY et al., 2011). Outras formas de transmissão já foram documentadas na literatura, como transmissão de mãe para filho, por transplante de órgãos e medula óssea, por transfusão sanguínea e exposição laboratorial. Há várias tentativas de identificar novas formas de transmissão (BESNARD et al., 2014; MUSSO et al., 2014, 2015). Até o momento não há evidências de transmissão por meio da amamentação, devendo ser reforçadas as recomendações de que mães com ZIKV devem manter a amamentação. Evidentemente, é preciso considerar a importância epidemiológica dessas formas de transmissão.

A doença causada pelo vírus ZIKV é descrita como uma doença febril aguda, autolimitada, com duração de 3 a 7 dias, geralmente sem complicações graves. Entretanto, há alguns registros de óbitos. Segundo o Ministério da Saúde do Brasil, a definição de caso suspeito consiste em todo paciente que apresente exantema maculopapular pruriginoso acompanhado de dois ou mais dos seguintes sinais e sintomas: febre ou hiperemia conjuntival sem secreção e prurido ou poliartralgia ou edema periarticular.

Diante da importância da disseminação do ZIKV pelo Brasil, a doença passou a ser de notificação compulsória, segundo a Portaria 204, de 17 de fevereiro de 2016.

Após hipóteses de associação entre o ZIKV e a microcefalia no Brasil, o vírus ganhou repercussão internacional e, em fevereiro de 2016, a doença foi declarada pela OMS uma emergência de saúde pública internacional (OLIVEIRA et al., 2016; MLAKAR et al., 2016; GARCEZ et al., 2016; TANG et al., 2016; WHO, 2016).

Entretanto, a vigilância inicialmente estava montada com foco nos casos de microcefalia, mas a questão era, também, como detectar casos mais leves (RIBEIRO et al., 2017). Pouco mais de 2 anos após o atendimento das primeiras crianças, ainda existem mais dúvidas do que certezas, e a infecção por ZIKV, que parecia ser inofensiva, agora tem consequências devastadoras. Não se fala mais em casos de microcefalia provavelmente associada ao ZIKV vírus, mas numa nova *síndrome da zika congênita* (DEL CAMPO et al., 2017).

Chikungunya

O vírus chikungunya (CHIKV) é um *Alphavirus* pertencente à família Togaviridae (BRASIL, 2015). O primeiro isolamento do CHIKV ocorreu em soro humano durante surto de doença febril na Tanzânia, em 1953. A palavra chikungunya é derivada da língua Makonde (Kimakonde), um dos idiomas falados no sudeste da Tanzânia, e significa "curvar-se ou se contorcer" (OMS, 2017; SANCHEZ et al., 2014). Entre 1961 e 1962, o papel do *A. aegypti* como principal vetor do CHIKV em ambientes urbanos foi confirmado na Tailândia. O vírus possui quatro linhagens geneticamente distintas: Oeste Africano, Leste-Centro-Sul Africano (ECSA), Asiático e Oceano Índico (IOL) (AZEVEDO et al., 2015).

Estudos filogenéticos realizados com a proteína E do capsídeo demonstraram que o vírus surgiu na África Central/

Oriental e logo se propagou para a Ásia e depois para a região da Indonésia e das Filipinas, onde originou grandes surtos em 2007 e 2013, respectivamente. Em dezembro de 2013, o genótipo CHIKV asiático surgiu no Caribe e rapidamente tomou as Américas (LEPARC-GOFFART et al., 2014; ZELLER, 2016). Essa rápida expansão se deve, entre outros fatores, à grande dispersão de seu principal transmissor (mosquito *Aedes aegypti*) e ao fato de a população não ter imunidade prévia (YACTAYO, 2017).

Os estudos disponíveis são muito variáveis em suas abordagens metodológicas e descrevem que a doença apresenta elevada taxa de ataque, sendo sintomática em 50% a 97% dos casos, os quais desenvolvem febre e poliartralgia, podendo causar graves problemas para os serviços de saúde (STAPLES, BREIMAN & POWERS, 2009; NAKKHARA, CHONGSUVIVATWONG & THAMMAPALO, 2013).

A doença comumente exibe artrite com duração de alguns dias ou que pode ser prolongada por semanas. A dor articular é comum, intensa e constante ou intermitente. O inchaço articular é frequentemente simétrico na fase aguda da doença, envolvendo, predominantemente, pequenas articulações, pulsos, pés e tornozelos com edema significativo de partes moles, sinovites e tenossinovites, um quadro clínico evocativo de artrite reumatoide (RA). Pode manifestar-se em até três fases, dependendo da evolução dos sintomas:

- **Aguda:** inicia-se após o período de incubação e tem duração de 3 a 15 dias. Caracteriza-se por febre alta e intensa poliartralgia, cefaleia e fadiga. Podem acontecer edema, exantema e prurido.
- **Pós-aguda:** normalmente sem febre, com agravamento da artralgia, da poliartrite distal e da dor articular. Essa fase pode permanecer por 2 a 3 meses.
- **Crônica:** quando os sintomas da fase pós-aguda permanecerem por mais de 3 meses, estará instalada a fase crônica. Essa fase acomete mais da metade dos pacientes, principalmente aqueles com mais de 40 anos, e pode durar longo tempo: de meses a anos (YASEEN et al., 2012; OMS, 2017).

A natureza benigna da infecção por CHIKV tem sido questionada. Formas graves da infecção por CHIKV podem estar associadas a falência múltipla de órgãos, hepatite, meningite, nefrite, encefalite, dermatite bolhosa, miocardite e doença cardíaca e arritmias. Embora manifestações graves ou atípicas na infecção por CHIKV sejam raras, a taxa de mortalidade é alta (quase 10%) (PINEDA, 2016). Embora CHIKV não seja considerado um vírus neurotrópico, complicações neurológicas têm sido descritas, incluindo convulsões, distúrbios da fala, disfunção motora, distúrbios e estado mental alterado e, mais recentemente, transtornos mentais têm sido relatados como consequência do envolvimento dos neurônios (AZEVEDO et al., 2015; MADARIAGA, TICONA & RESURRECION, 2016). Isso fortalece a ideia de que a infecção pelo CHIKV altera o funcionamento do sistema nervoso (MARTINS, 2016).

Apesar de alguns trabalhos apontarem baixa letalidade dos casos, há sub-registro muito importante do número de óbitos em virtude da dificuldade de confirmação dos casos, já que a maior parte dos óbitos acomete pessoas idosas e após o período febril (CAVALCANTI et al., 2017). Isso já foi demonstrado em capitais que tiveram epidemias recentes de chikungunya, quando avaliado o excesso de óbitos ocorridos durante a epidemia (BRITO & TEIXEIRA, 2017).

Em relação ao diagnóstico laboratorial, dois testes são os mais utilizados para detectar o CHIKV: RT-PCR para amostras de soro e de sangue total coletadas até o sexto dia após o início dos sintomas, sendo capaz de detectar a presença do vírus e quantificar a carga viral, e o ELISA para amostras de soro ou plasma coletadas a partir do sétimo dia do início dos sintomas – o ELISA detecta os anticorpos, mas não quantifica a carga viral (FIOCRUZ, 2016).

No Brasil, foram notificados três casos importados da doença em 2010 (ALBUQUERQUE, 2012). A transmissão autóctone foi documentada em setembro de 2014, na cidade do Oiapoque (Amapá) (HONÓRIO et al., 2015). Em 2014 foram notificados os primeiros casos autóctones suspeitos de chikungunya em oito municípios. Em 2015 foram registrados casos prováveis de chikungunya em 696 municípios com seis óbitos confirmados. Em 2016 foram registrados 271.824 casos prováveis em 2.829 municípios com a confirmação de 196 óbitos. Esses dados evidenciam a dispersão da doença no país e sua gravidade (BRASIL, 2016).

As ações de controle, assim como nas outras arboviroses, estão centradas no controle do mosquito *Aedes aegypti*.

Febres hemorrágicas virais

Entre as *febres hemorrágicas virais*, encontram-se as do Vale Rift, Crimeia-Congo, Ebola, Marburg, Lassa, argentina, boliviana, venezuelana e brasileira.

Causada por um vírus que pertence ao gênero *Phlebovirus* e à família Bunyaviridae, a *febre do Vale Rift* é transmitida pela picada de mosquitos, incluindo os dos gêneros *Aedes* e *Culex*, aerossóis e por contato com carcaças frescas. Descrita inicialmente em 1930, no Quênia, apresentou-se como surto em 1936/1937 e como grande epizootia em ovinos na África do Sul em 1950/1951, quando 100 mil ovelhas morreram e 50 mil abortaram (LINTHICUM, BRITCH & ANYAMBA, 2016).

A febre parece ser mantida nas regiões Leste e Sul da África mediante a transmissão transovariana de certos mosquitos do gênero *Aedes*, principalmente *A. mointoshi*. É largamente distribuída na África Subsaariana, onde é endêmica na estação chuvosa, e foi introduzida no Egito em 1977 e 1993, produzindo doença epidêmica disseminada. Outros mosquitos são importantes durante epizootias e epidemias e neles ocorre a transmissão horizontal. Ovinos e bovinos servem como fonte de infecção porque apresentam grande viremia durante a infecção.

Trata-se de uma doença febril aguda, com retinite, febre hemorrágica ou encefalites ocasionais. Em 1% dos casos pode desenvolver-se uma forma fulminante da doença com sangramentos, icterícia e hepatite, com letalidade de 50% (HARTLEY et al., 2011).

As devastantes epizootias e epidemias ocorridas na África nos últimos 60 anos apontam para um potencial significativo de disseminação internacional e para o bioterrorismo.

A vigilância de abortos em ovinos e bovinos e o monitoramento de excesso de chuva no leste da África, que pode acarretar aumento da população de mosquitos, podem servir de alerta para o surgimento de casos da doença (LINTHICUM, BRITCH & ANYAMBA, 2016).

Uma vacina inativada vem sendo testada. No entanto, a prevenção e o controle baseiam-se no uso de repelentes de insetos e aerossóis de inseticidas de liberação lenta e em evitar o contato com carcaças de animais (HARTLEY et al., 2011).

Causada por um vírus pertencente ao gênero *Nairovirus* e à família Bunyaviridae, a *febre hemorrágica da Crimeia-Congo* foi inicialmente descrita em 1944/1945 em 200 soldados alemães que desenvolviam atividades de agricultura numa fazenda abandonada na Crimeia, durante a ocupação alemã. A doença é transmitida pela picada de carrapatos, principalmente os do gênero *Hyalomma*, por contato com sangue humano ou de animais domésticos, podendo ser transmitida, de modo menos eficiente, por via sexual. O vetor, em seu estágio adulto, alimenta-se em animais domésticos e selvagens e pode manter-se infectado por longos períodos e transmitir o vírus por via transovariana a seus descendentes (SPLENGER et al., 2016). O vírus é largamente distribuído pelo sudoeste da antiga União Soviética, Bálcãs, Oriente Médio e África, onde ocorre mais frequentemente na primavera e no verão.

As mudanças climáticas que favorecem a proliferação do vetor podem ser responsáveis pela emergência ou reemergência da doença. Pessoas que trabalham em pecuária, agricultura, matadouros e veterinária são as mais propensas a ter a infecção. Nos casos mais graves, em 3 a 6 dias manifesta-se como febre hemorrágica grave. A letalidade varia entre 20% e 50%. A ribavirina parece ser efetiva no tratamento. O controle da população de carrapatos reduz a transmissão e a incidência da doença (MALTEZOU & PAPA, 2010; BAJPAI & NADKAR, 2011).

Ebola e *Marburg* são filovírus que acometem homens e macacos. Os reservatórios não estão bem definidos. Evidências sugerem que morcegos frugívoros da família Pteropodidae podem ser o reservatório. Os primeiros casos de Ebola foram descritos em 1976 em dois surtos quase simultâneos na República Democrática do Congo e no Sudão. Entre 1976 e 2014 foram registrados 24 surtos esporádicos em países da África Oriental e Central, com letalidade que variou entre 25% e 90%, ocorrendo em áreas com poucos recursos de saúde, transporte e outros serviços e durando de algumas semanas a meses.

Acredita-se que o vírus Ebola seja introduzido entre os humanos por meio do contato direto com sangue, fluidos corporais ou órgãos de animais infectados (morcegos frugívoros, chimpanzés, gorilas) ou por carne de animais infectados. Depois de sua introdução, a infecção entre humanos é mantida pelo contato direto com a pessoa sintomática, geralmente do doente para seu cuidador domiciliar ou, no ambiente hospitalar, para a equipe de saúde, nos locais onde a práticas de controle de infecção hospitalar são inadequadas e o equipamento de proteção individual não está disponível.

Entre 2014 e 2016 foram registrados 28.652 casos suspeitos, prováveis ou confrmados de Ebola, incluindo 11.325 óbitos, o que ultrapassa o total de casos registrados em todos os surtos anteriores. Libéria, Guiné e Serra Leoa foram os países mais acometidos. Foram registrados casos na Nigéria, no Senegal e em Mali. Dois casos importados e dois casos autóctones foram identificados nos EUA e outros seis profissionais de saúde foram repatriados depois de terem adoecido na África (BELL et al., 2016).

O período de incubação da doença é de 5 a 10 dias, podendo variar de 2 a 21 dias (3 a 9 para Marburg e 2 a 21 para Ebola). O início dos sintomas é súbito com febre alta, mialgia e cefaleia, podendo acompanhar-se de náuseas, vômitos, dor abdominal, tosse e faringite. Outras manifestações comuns incluem fotofobia, linfadenopatia, hiperemia conjuntival, icterícia e conjuntivite. O comprometimento do sistema nervoso central pode manifestar-se por sonolência, delírio ou coma.

À medida que a doença progride, a perda de peso torna-se marcante e surgem petéquias, hemorragias e equimoses nos locais de punção venosa e sangramentos em mucosas. Por volta do quinto dia desenvolve-se exantema maculopapular, mais proeminente no tronco. Na segunda semana, o paciente melhora ou morre em choque e com falência múltipla de órgãos, frequentemente acompanhada por coagulação intravascular disseminada e insuficiência hepática. A letalidade da infecção pelo vírus Marburg é de 25% e a do Ebola pode chegar a 90%, dependendo do subtipo.

A suspeita de infecção por filovírus baseia-se na história de viagem à África (provavelmente também às Filipinas) ou na exposição a primatas não humanos recentemente importados, associada a trombocitopenia, leucopenia e transaminases elevadas (AST > ALT) e uma evolução ruim com dor abdominal e diarreia. A cultura do vírus é positiva durante a fase aguda da doença, e a soroconversão ocorre entre 8 e 12 dias. O vírus continua sendo cultivável no sêmen durante semanas. Pode ser utilizada a detecção de antígeno viral por ELISA ou PCR. A pesquisa de anticorpos por imunofluorescência produz muitos resultados falso-positivos. A pesquisa de IgG por ELISA parece ser mais confiável. O diagnóstico *post-mortem* pode ser confirmado por microscopia eletrônica do fígado ou por imuno-histoquímica de tecidos fixados. O tratamento é basicamente de suporte à vida.

Medidas de prevenção individual e vacinas não se aplicam a essas doenças. Em nível hospitalar, recomenda-se o isolamento total do paciente. Quarentena está sendo aplicada a macacos importados para os EUA (BANNISTER, 2010; HARTMAN et al., 2010). Diversas medidas foram adotadas para o controle da maior epidemia de Ebola registrada na história, entre as quais podem ser citadas: apoio de uma equipe de resposta internacional para traçar estratégias de interrupção da epidemia com foco na identificação, isolamento e cuidado das pessoas com sintomas de infecção por Ebola; monitoramento dos contactantes, engajamento dos líderes comunitários, velórios seguros e controle efetivo de infecção em instituições de saúde; e testes laboratoriais confiáveis (BELL et al., 2016).

Diversos vírus da família Arenaviridae podem ser responsáveis por febres hemorrágicas (FH). Entre eles citam-se: Lassa (febre de Lassa), Junin (FH argentina), Machupo (FH boliviana), Guanarito (FH venezuelana) e Sabiá (FH brasileira).

Descoberta na cidade de Lassa, na Nigéria, em 1967, a *febre de Lassa* ocorre predominantemente no Oeste da África e particularmente em Serra Leoa, Guiné, Libéria e Nigéria. Em 2015 e em 2016 ocorreram surtos na Nigéria. O agente etiológico é um vírus RNA de cadeia simples (BROSH-NISSIMOV, 2016). Tem como reservatórios principais os roedores *Mastomy shuberti* e *M. erythroleucus*. A transmissão ocorre primariamente pelo contato com excretas de roedores, mas também por pessoa a pessoa dentro do domicílio e intra-hospitalar.

A maioria dos casos é leve ou subclínica. Doença multissistêmica grave ocorre em 5% a 10% dos casos. A letalidade dos casos hospitalizados é de 15% a 25%. As manifestações clínicas mais frequentes nos pacientes hospitalizados são dor retroesternal, dor de garganta, dor lombar, tosse, dor abdominal, vômitos, diarreia, conjuntivite e edema facial. Sangramento de mucosas pode ocorrer em 17% dos pacientes e proteinúria, em 43%. Uma combinação de febre, faringite, dor retroesternal e proteinúria pode predizer 70% dos casos laboratorialmente confirmados de febre de Lassa e excluir cerca de 80% das outras doenças incluídas no diagnóstico diferencial.

Pode ocorrer aumento da permeabilidade capilar por volta da segunda semana de doença, o que acarreta hipotensão, vasoconstrição periférica, redução do débito urinário, edema pulmonar e facial e, algumas vezes, derrame pleural e ascite, que podem levar ao óbito. Podem ocorrer outras complicações, como surdez, pericardite, uveíte, orquite e alopecia. O diagnóstico pode ser feito por sorologia (ELISA), isolamento do vírus, biópsia de pele positiva (imuno-histoquímica) e por detecção do ácido nucleico do vírus.

Evitar o contato com roedores, isolamento espacial e entérico dos pacientes, desinfecção do material contaminado com hipoclorito de sódio a 0,6% e redução de aerossóis, principalmente em laboratórios de análises clínicas, têm sido procedimentos utilizados como métodos de prevenção e controle da doença. Não há vacinas licenciadas para arenavírus. Soro de pacientes convalescentes e ribavarina têm sido utilizados para o tratamento (BAUSCH et al., 2010; LEPARC-GOFFART & EMONET, 2011).

As febres hemorrágicas sul-americanas constituem-se em problemas de saúde pública nos países em que ocorrem, com exceção do Brasil, onde é de descoberta mais recente e cujo impacto ainda não foi avaliado. Os arenavírus são responsáveis por essas febres hemorrágicas, sendo os mais frequentemente envolvidos com esses quadros os vírus Junin (JUNV), Machupo (MACV), Guanarito (GTOV) e Sabiá (SABV). A lesão endotelial parece ser crucial na patogênese da doença.

O período de incubação varia entre 5 e 19 dias, sendo mais frequente de 7 a 12 dias. Quando a exposição é parenteral, o período de incubação pode ser de até 2 a 6 dias. Seus reservatórios são roedores: FH argentina – *Calomys musculinis*; FH boliviana – *Calomys callosue*; FH venezuelana – *Sigmodon alstoni*. O reservatório da FH brasileira é desconhecido. As manifestações clínicas dessas doenças são semelhantes às da febre de Lassa, a não ser por encefalopatia, trombocitopenia e hemorragias, que são comuns (KUNZ, 2009).

A *hepatite B* e a *hepatite C* são responsáveis por 57% dos casos de cirrose hepática e por 78% dos carcinomas hepatocelulares que, juntos, provocam aproximadamente 1,4 milhão de mortes por ano, tendo como agravante o fato de se superporem ao acometimento de segmentos da população com infecção por HIV. Estima-se que haja 2,73 milhões de coinfectados HIV-HBsAg (antígeno de superfície de hepatite B) e 2,28 milhões de coinfectados HIV-anti-HCV (anticorpos antivírus da hepatite C) (EASTERBROOK et al., 2017).

A hepatite C tem como agente etiológico um vírus RNA, identificado em 1989, com período de incubação de 15 a 150 dias e transmissão parenteral por sangue e hemoderivados, sexual e vertical, da mãe para o filho. Essas duas últimas formas de transmissão são esporádicas. Predomina a transmissão por uso de substâncias ilícitas e iatrogenia. Estima-se que haja cerca de 110 milhões de pessoas com anticorpos contra o vírus da hepatite C e 80 milhões com infecção virêmica (EASTERBROOK et al., 2017) portadores do vírus, a maioria sob a forma crônica, tornando o ser humano seu reservatório. Atualmente, é o grande responsável pelas hepatites pós-transfusionais e em usuários de drogas. Nos países desenvolvidos, a transmissão ocorre, predominantemente, entre os usuários de substâncias injetáveis e nos países em desenvolvimento está associada a práticas não seguras de injeção e ao controle inadequado de infecção hospitalar nas unidades de saúde (EASTERBROOK et al., 2017).

A hepatite C é transmissível desde 1 semana antes do aparecimento dos sintomas; nos casos de portadores crônicos, esse período ainda é indefinido. A suscetibilidade é geral. Representa um grave problema entre os pacientes usuários de hemodiálise. Tem 85% de risco de cronificação. Muitas vezes, o quadro agudo não chega a se manifestar clinicamente. Constituem medidas de controle: triagem sorológica nos bancos de sangue, descartando para transfusão aquelas bolsas provenientes de pacientes com suspeita da infecção; seleção de máquinas para pacientes portadores da infecção e em uso de hemodiálise; e os profissionais de saúde devem seguir as normas universais de biossegurança (ALTER, 2007, 2011). Contribuiu para essa evolução a melhor qualidade dos exames utilizados para o diagnóstico, incluindo a identificação do ácido nucleico viral.

Em 2017, a OMS lançou diretrizes para a testagem da hepatite com o objetivo de tornar acessível e oportuno o teste para hepatites B e C, possibilitando o tratamento mais precoce e a redução da transmissão. Ainda há desafios para a operacionalização dessa estratégia, pois esses testes precisariam ser acessíveis do ponto de vista financeiro, confiáveis e estar disponíveis na atenção básica e até mesmo para autoaplicação e interpretação, inclusive para as populações de mais baixa renda (EASTERBROOK et al., 2017).

Nos países em desenvolvimento, a hepatite E é mais frequente do que o registrado, sendo responsável pela metade dos casos de hepatite viral aguda de transmissão fecal-oral. A soroprevalência nesses países varia de 15% a 60%, sendo menor do que a do vírus da hepatite A (95%), mesmo tendo transmissão semelhante. Casos esporádicos têm sido descritos na América do Norte, na Europa, no Japão, na Nova Zelândia e na Austrália, em pessoas sem história de viagens às áreas endêmicas. Nas áreas endêmicas, ocorre de maneira epidêmica, havendo casos esporádicos. O pico de incidência dos casos esporádicos ocorre entre os 15 e os 35 anos de idade, sendo mais frequente no sexo masculino e com letalidade geral de 1%, mas alcançando 20% nas gestantes (DALTON et al., 2008).

Os vírus do gênero *Hantavirus*, da família Bunyaviridae, são responsáveis por febre hemorrágica com síndrome renal e síndrome pulmonar. Sua primeira descrição ocorreu em 1993, no Sudoeste dos EUA. A transmissão se dá através de aerossóis de excretas (urina e fezes) de roedores infectados. A febre hemorrágica com síndrome renal ocorre de maneira endêmica e epidêmica na Europa e na Ásia. Caracteriza-se por febre, choque, sangramento e insuficiência renal. À histopatologia, há nefrite intersticial aguda típica. O período de incubação clássico é de 2 semanas, mas pode variar de 5 a 42 dias.

A síndrome pulmonar por *Hantavirus* começa com febre de início súbito e mialgia, seguidas por aumento da permeabilidade vascular dos pulmões, cujas manifestações podem variar desde tosse com discreta dispneia até síndrome de insuficiência respiratória do adulto e choque. O diagnóstico é feito mediante a detecção de anticorpos da classe IgM por ELISA. Tentativas de isolamento desse vírus devem restringir-se a laboratórios com grau máximo de segurança devido à possibilidade de formação de aerossóis e transmissão da doença. Ribavirina e análogos da guanosina têm sido utilizados para o tratamento (VINH & EMBIL, 2009).

O *HTLV*, vírus linfotrópico B humano, é um retrovírus endêmico no Japão, no Caribe e no Brasil, entre outros. Sua transmissão é semelhante à do HIV. É classificado em dois tipos: HTLV-I e HTLV-II. O HTLV-I tem período de incubação de 20 anos ou mais e é responsável por linfoma/leucemia de células T do adulto e por paraparesia espástica tropical. O HTLV-II é identificado entre usuários de substâncias venosas nos EUA e na Europa e em populações nativas das Américas Central e do Norte. Sua epidemiologia e implicações clínicas são menos conhecidas (FURMAN et al., 1996; WATANABE, 2011).

A *influenza* é enfermidade viral aguda das vias aéreas superiores que se caracteriza por febre, mialgia, prostração, coriza, dor de garganta e tosse. Em geral, tem duração autolimitada em 7 dias. Sua importância se deve à velocidade com que a epidemia se propaga, levando a uma grande morbidade.

É causada por três tipos do vírus: A, B e C. O tipo A inclui três subtipos, os quais têm causado epidemias e pandemias recentes. A doença pode comportar-se como pandemia, epidemia ou surtos localizados, dependendo das diferenças antigênicas entre as novas cepas que surgem frequentemente.

Quanto maiores as diferenças apresentadas pela nova cepa, maior a probabilidade de vir a ser responsável por uma pandemia. Nos últimos 100 anos ocorreram quatro pandemias por vírus A: a gripe espanhola, em 1918, causada por H1N1; a gripe asiática, em 1957, por H2N2; a gripe de Hong Kong, em 1977, por H3N2; e a gripe suína, em 2009, por H1N1. Representam ameaças de emergência o vírus da influenza aviária H5N1, detectada infectando uma criança em Hong Kong em 1997 e que ainda não se adaptou para transmissão inter-humana eficiente, a infecção por H7N9, que tem aumentado depois de 2013, e diversos outros subtipos de influenza aviária e suína, que incluem H9N2, H10N8, H10N7 e H6N1 (PAULES & SUBARAO, 2017).

O reservatório para infecções em humanos é o próprio ser humano, mas animais podem estar servindo como fonte de novos subtipos para o ser humano, provavelmente por recombinação genética. Assim, deve ser investigada a história de contato com porcos e produtos de feiras agrícolas, com aves doentes ou viagens a locais onde está ocorrendo influenza aviária para a identificação de novos vírus.

A transmissão ocorre através de aerossóis primários e secundários. O período de incubação é de 1 a 5 dias e o de transmissibilidade, de 3 a 5 dias no adulto, podendo chegar a 7 dias nas crianças pequenas. O vírus pode manter-se infectante por pouco tempo nas mãos, mas permanece por até 48 horas em superfícies não porosas. A suscetibilidade a um novo subtipo é geral. Dependendo da semelhança antigênica entre as cepas, pode haver resistência.

A apresentação clínica varia de infecção assintomática a uma infecção fulminante, dependendo das características do vírus e do hospedeiro. O quadro clássico caracteriza-se por febre alta, calafrios, cefaleia, mialgia, adinamia, anorexia, tosse não produtiva, rinorreia e odinofagia. Crianças apresentam quadros de febre mais alta e recém-nascidos podem exibir febre indiferenciada ou convulsão febril. Pneumonia bacteriana, bronquiolite, miosite, rabdomiólise, miocardite, pericardite, descompensação de doença cardíaca preexistente, além de síndrome de Reye, encefalomielite, mielite transversa, meningite asséptica e encefalite são complicações que podem surgir (PAULES & SUBARAO, 2017).

A prevenção baseia-se na educação da população, para que evite tossir e espirrar sem proteção e manter-se alerta para o perigo de transmissão da doença das mãos para membranas mucosas, e na imunização, principalmente para pessoas mais idosas. O tratamento é feito com oseltamivir (COOPER, 2012).

A pneumonia asiática (síndrome respiratória aguda grave – em inglês *Severe Acute Respiratory Syndrome* – SARS) foi identificada na China em novembro de 2002, e em julho de 2003 já haviam sido registrados 8.096 casos, incluindo 774 óbitos em 27 países. Nessa epidemia foi identificado um coronavírus transmitido, principalmente, por via respiratória, o qual infectou diversos profissionais de saúde enquanto atendiam os pacientes. Em junho de 2012, na Arábia Saudita, um homem evoluiu para óbito por pneumonia e insuficiência renal, tendo sido isolado um outro coronavírus, denominado MERS-CoV. Até abril de 2016 haviam sido registrados 1.728 casos confirmados de MERS com 624 óbitos em 27 países (WIT et al., 2016).

Os casos mais graves de SARS e MERS manifestam-se com febre acima de 38°C e tosse ou dispneia, taquipneia ou hipoxemia e manifestações radiológicas de pneumonia ou de síndrome de angústia respiratória; há, entretanto, casos menos graves e até mesmo assintomáticos. A confirmação diagnóstica é feita por exame sorológico efetuado na vigência da doença ou 21 dias depois, identificação do RNA por técnica de biologia molecular (PCR) e isolamento do vírus (PEKOSZ & GLASS, 2008). Vacinas para humanos estão em

fase de teste, mas ainda não estão disponíveis para uso em larga escala. Medicamentos para tratamento também estão sendo estudados. A prevenção da transmissão hospitalar é uma medida efetiva (WIT et al., 2016).

O *sarampo* é uma doença altamente contagiosa causada por um vírus da família Paramyxoviridae, que continua sendo causa importante de morte em menores de 5 anos de idade em todo o mundo. A doença é endêmica em diversas áreas do mundo. Em 2013 foram registrados 194.139 casos com 145.700 óbitos. Foram identificados casos em áreas onde a doença era considerada eliminada. Nos EUA foram registrados 644 casos, três vezes mais do que em 2013, embora a doença fosse considerada eliminada desde o ano 2000. No Brasil, onde também era considerada eliminada, mais de 200 casos foram relatados em 2013. A maioria das pessoas que adoeceu não havia sido vacinada (BORBA, VIDAL & MOREIRA, 2015).

A epidemiologia das encefalites e de outros acometimentos do sistema nervoso central muda constantemente, seja pela circulação de microrganismos que produziam infecção em áreas geográficas restritas, seja pela melhoria do diagnóstico. Entre os vírus que acometem o sistema nervoso central, podem ser citados como os mais frequentes os vírus *Herpes simplex*, *Varicela-zoster* e *Enterovirus*. Entretanto, cabe lembrar também do vírus da febre do Nilo, que se disseminou nos EUA, do vírus da encefalite japonesa, que se espalhou pela Índia, Nepal e norte da Austrália, da infecção pelo vírus chikungunya, que provocou um surto explosivo nas ilhas do Oceano Índico e na Índia (BURT et al., 2012; PEKOSZ & GLASS, 2008; BOUCHER et al., 2017) e chegou de forma intensa ao Brasil, e do vírus zika, responsável por lesões graves em fetos e outras manifestações neurológicas em adultos.

O *vírus do Nilo Ocidental*, um arbovírus do gênero *Flavivirus*, descrito em 1937, é transmitido, preferencialmente, por mosquitos do gênero *Culex*. Também foi observada transmissão por leite materno, transfusão, órgãos transplantados e por via transplacentária. Além dos humanos, os equinos e as aves podem ser acometidos. Ocorre em países europeus, como Itália e Grécia, mas também na África, no oeste da Ásia, no Oriente Médio e na Austrália. Introduzida nos EUA em 1999, a doença disseminou-se rapidamente nas Américas e provocou epidemias e surtos.

Aparentemente, o vírus já invadiu todos os países tropicais e subtropicais. O surgimento de novas cepas é responsável pela maior gravidade e por surtos, aparentemente porque desenvolveram mecanismos para escapar do sistema imune. A linhagem americana do vírus é mais neurovirulenta do que a africana, que causa mais doença febril. A maioria das infecções é assintomática; em cerca de 20% dos casos, a doença assemelha-se à gripe, com febre alta, e em 1% a infecção evolui com manifestações de doença neuroinvasiva grave (encefalite, meningite, paralisia flácida). Nesse grupo, a letalidade chega a 20%, sendo mais grave nos idosos e imunossuprimidos (PEKOSZ & GLASS, 2008; ULBERT, 2011).

A *encefalite japonesa* é a principal causa de encefalite viral na Ásia, com incidência anual de 30 mil a 50 mil casos de doença neurológica. A encefalite japonesa ocorre nas áreas temperada e tropical das regiões leste e sul da Ásia e mantém ciclo zoonótico entre o mosquito *Culex*, as aves e os porcos. Recentemente, expandiu-se para Paquistão, Papua Nova Guiné e norte da Austrália, provavelmente em virtude das aves migratórias virêmicas ou do transporte de mosquitos infectados pelo vento, veículos terrestres ou aviões. A letalidade varia de 20% a 50% (CAMPBELL et al., 2011).

Hendra é um paramixovírus identificado inicialmente em cavalos e em poucos humanos que tinham contato próximo com cavalos na Austrália, os quais adoeceram e apresentaram manifestações respiratórias e neurológicas. Um vírus relacionado, o vírus *Nipah*, foi reconhecido na Malásia devido a um surto de doença respiratória em suínos e encefalite em humanos expostos a esses suínos. Morcegos são reservatórios assintomáticos. Em Bangladesh, humanos desenvolveram doença neurológica fatal a partir da exposição a morcegos infectados e posterior transmissão inter-humana (GRIFFIN, 2010).

Doenças priônicas humanas são conhecidas como encefalopatias espongiformes transmissíveis que se caracterizam por serem doenças neurodegenerativas fatais. O principal representante desse grupo de doenças é a doença de Creutzfeldt-Jakob (DCJ), que consiste em três categorias principais: a esporádica (85% a 90%), a genética (10%) e a adquirida (2% a 5%) (CHEN & DONG, 2017).

A *encefalopatia espongiforme bovina*, também conhecida como *doença da vaca louca*, é uma forma adquirida inicialmente reconhecida no gado da Inglaterra, em 1986. Descrita como doença do sistema nervoso central progressiva e fatal, caracteriza-se pelo surgimento de vacúolos nos neurônios, os quais adquirem a aparência de esponja, o que originou seu nome. Uma doença semelhante já ocorria nas ovelhas pelo menos 200 anos antes. Aparentemente, o agente etiológico dessa doença foi transferido das ovelhas para o gado a partir da inclusão de carcaças de ovelhas como fonte de proteínas na alimentação do gado.

A epidemia no gado da Grã-Bretanha alcançou a incrível proporção de mil casos por semana em 1993. A doença é causada por príons, classificados como agentes subvirais. Príons são apenas proteínas, não contêm nenhum tipo de ácido nucleico, o que os torna diferentes de todas as formas de "vida" conhecidas. São variantes das proteínas que existem normalmente nas células e que, ao penetrar no corpo, têm a capacidade de tornar anormais as proteínas semelhantes a elas. Essas proteínas resistem à degradação normal das proteases, o que permite sua agregação, especialmente nos neurônios. Esses agregados de proteínas são semelhantes aos vistos na doença de Alzheimer.

Príons são sensíveis a solventes orgânicos, agentes oxidantes e a altas temperaturas em autoclaves, mas são resistentes à fervura. São transmitidos pela ingestão de carne, mas não há evidência de transmissão por leite; no entanto, há quatro casos suspeitos de transmissão sanguínea a partir de doadores assintomáticos que posteriormente desenvolveram a doença (IRONSIDE, 2010). Em 1996 foram descritos 10 casos da DCJ, que apresentavam alterações histopatológicas diferentes das usuais e que ocorreram em pessoas muito mais jovens do que o usual (27 *versus* 63 anos de idade).

A doença tem longo período de incubação. Sua prevenção baseia-se no sacrifício do gado que apresenta manifestações clínicas da doença, na vigilância sobre o gado abatido com exame de seus cérebros para detecção de anormalidades compatíveis com a doença e na não utilização das carcaças como fonte de proteínas para outros animais.

Doenças por bactérias (incluindo riquétsias)

Vibrio cholerae é responsável por doença diarreica aquosa aguda identificada desde a Antiguidade. A partir do delta do Ganges, na Ásia, originou pandemias que se iniciaram em 1817, 1829, 1852, 1863, 1881, 1889 e 1961 e que persistem até hoje. A atual pandemia foi registrada na Ásia na década de 1960; na África, partes da antiga União Soviética, Oriente Médio e sul da Europa na década de 1970; na América Latina, no início da década de 1990, e na América Hispânica, a partir de 2010. Estima-se a ocorrência de 2,86 milhões de casos de cólera, com 95 mil óbitos, e que 1,3 bilhão de pessoas estejam sob o risco de adoecer.

Durante as primeiras quatro pandemias, o microrganismo não foi isolado e a cepa causadora não foi identificada. A quinta e sexta foram causadas por *Vibrio cholerae* O1 biótipo clássico. A sétima pandemia foi desencadeada pelo biótipo El Tor, menos agressivo, um pouco mais indolente e com maior capacidade de permanecer no meio ambiente. Em 1992 foi identificado um clone epidêmico de uma cepa não-O1 identificado como sorogrupo O139. Esse microrganismo foi responsável por epidemia em Bangladesh e nos países vizinhos e, aparentemente, esse clone emergiu das cepas existentes no meio ambiente.

A hidratação, associada à antibioticoterapia nos casos graves, reduziu de 50% para menos de 1% a letalidade da cólera. O acesso à água de boa qualidade e à rede de esgotos reduziu drasticamente a incidência da doença nos países desenvolvidos. A higienização das mãos e dos alimentos contribui para a redução do número de casos. As vacinas parenterais mostraram-se ineficazes. Duas vacinas orais com *Vibrio* atenuado geneticamente foram testadas nas áreas endêmicas sem efetividade comprovada, mas parecem ser úteis para viajantes. Várias vacinas com *Vibrio* inativado também foram préqualificadas pela OMS para venda e administração ao público das áreas endêmicas (CHOWDHURRY et al., 2017; CLEMENS et al., 2017).

O *Helicobacter pylori*, antes denominado *Campylobacter pylori*, é um bacilo gram-negativo curvo, móvel, microaerófilo, flagelado, encontrado na camada mucosa sobre o epitélio gástrico e que tem como único reservatório o ser humano. Embora a maioria das pessoas com infecção por *H. pylori* nunca venha a apresentar úlceras gastroduodenais, esse microrganismo está relacionado com sua patogenia, e a maioria das úlceras pépticas, que antes se acreditava seriam causadas por esteroides não hormonais, é causada por ele. É também responsável por gastrite aguda e crônica, cofator na patogênese de adenocarcinoma gástrico e está relacionado com dispepsia. No Japão, o diagnóstico de infecção por *H. pylori* e sua erradicação fazem parte da estratégia de prevenção de câncer gástrico. Seu tratamento é à base de inibidor de bomba de prótons associado a dois antibióticos. Outros medicamentos têm sido propostos em substituição ao inibidor da bomba de prótons (GOH et al., 2011).

A *Escherichia coli* O157:H7 causou surtos epidêmicos de colite hemorrágica e síndrome hemolítico-urêmica em vários estados americanos. Até 10% dos pacientes apresentaram insuficiência renal aguda, plaquetopenia e anemia hemolítica microangiopática, além de diarreia. Foi registrado o óbito de pelo menos quatro crianças. Essa bactéria foi veiculada através de carne de hambúrgueres.

Outros microrganismos, como *EHEC E. coli* enteroinvasiva, *Yersinia*, *Clostridium difficile*, *Shigella*, *Salmonella* e *Campylobacter*, podem causar diarreia sanguinolenta. *Campylobacter jejuni* e *C. coli* são bactérias espiraladas que colonizam aves, inclusive galinhas. A ingestão de alimentos contaminados pode manifestar-se como diarreia aguda, disenteria e, até mesmo, como adenite mesentérica, que pode ser confundida com apendicite aguda.

Cepas de *E. coli* extraintestinais têm apresentado disseminação. A cepa O15:K52H1 foi inicialmente identificada em Londres, em 1986 e 1987. Em seguida, foi identificada tanto em infecções comunitárias como hospitalares na Dinamarca, na Espanha e em outros países da Europa, além de diversos estados dos EUA, e caracteriza-se por resistência aos antimicrobianos (RILEY, 2014).

Infecções invasivas por *estreptococos do grupo A* têm sido descritas com maior frequência a partir da década de 1980. O estreptococo do grupo A produz uma infecção severa de partes moles, incluindo fasciite e miosite. Enzimas líticas tóxicas podem ter importância nesse processo. Chama a atenção a dor, que tem início súbito e, muitas vezes, é bem maior do que a esperada pelo que se vê no exame físico. Eritema, edema e bolhas podem ocorrer. Leucograma com desvio para a esquerda (presença de granulócitos imaturos), linfopenia, hipoalbuminemia e hipocalcemia podem sugerir o diagnóstico (MAGNUSSEN, 1996). Uma cepa rara de estreptococo do grupo A foi responsável por 4.150 casos identificados entre 2006 e 2009 no Canadá (TYRRELL et al., 2010). Na Austrália, entre 1982 e 2001 foram isoladas cepas de 1.160 pacientes e observou-se tendência à resistência à eritromicina e à clindamicina (GARLAND et al., 2011).

A *síndrome do choque tóxico* é doença aguda causada por cepas produtoras de toxina. Embora inicialmente associada à vaginite estafilocócica em mulheres no período menstrual em uso de tampões, outras infecções estafilocócicas podem causá-la. O início é agudo, com febre alta e exantema (escarlatiniforme, maculoeritematoso ou papulopustuloso), associado a edema de mãos e pés e comprometimento de mucosas. Após 2 a 3 semanas pode haver descamação generalizada ou apenas das mãos e dos pés. Podem ocorrer manifestações digestivas, musculares, hepáticas, renais e do sistema nervoso central. O choque circulatório pode ser grave e a letalidade é de aproximadamente 7% (TANG et al., 2010; VOSTRAL, 2011).

A *melioidose*, também conhecida como doença de Whitmore, é uma doença infecciosa causada pela bactéria *Burkholderia pseudomalei*. Encontrada contaminando solo e água, a bactéria dissemina-se para humanos e animais através do contato direto com fonte contaminada e tem sido considerada um patógeno em potencial para uso em armas biológicas. A transmissão pessoa a pessoa através do contato com sangue ou secreções contaminadas já foi documentada. Trata-se de doença de climas tropicais, especialmente do Sudeste Asiático, onde é endêmica, mas casos esporádicos têm sido descritos nos EUA e em países das Américas Central e do Sul, inclusive no Brasil. Em 2003 foram diagnosticados três casos de melioidose em crianças do município de Tejussuoca, Ceará.

A doença pode manifestar-se como uma forma aguda e localizada com febre alta, mialgia e adenomegalia regional na área de drenagem do ponto de inoculação. A forma pulmonar da infecção caracteriza-se por tosse, produtiva ou não, febre alta, cefaleia, anorexia e mialgia, que pode estar associada a dor torácica. Infecção septicêmica aguda, mais comum em imunocomprometidos, geralmente se apresenta com insuficiência respiratória, cefaleia intensa, febre, diarreia, lesões cutâneas purulentas, mialgia e desorientação. Uma forma supurativa crônica pode ocorrer em articulações, vísceras, linfonodos, pele, cérebro, fígado, pulmões, ossos e baço. O diagnóstico é feito a partir do isolamento da bactéria em sangue, urina, escarro ou lesões cutâneas. O tratamento consiste no uso de antibióticos apropriados. Não há vacinas, e é muito difícil evitar o contato com água e solo contaminados nas áreas em que a doença é endêmica (ROLIM et al., 2005).

A *doença de Lyme* é causada por *Borrelia burgdorferi*, transmitida por carrapatos do gênero *Ioxides*, e pode desenvolver as mais diversas manifestações clínicas. Numerosos mamíferos, incluindo animais domésticos, aves, artrópodes e insetos, têm sido identificados como reservatórios da bactéria; no entanto, os mais importantes são os camundongos. A doença tem sido descrita na Europa desde o início do século XX, sendo registrada em 20 países e três continentes. Nos EUA, foi relatada pela primeira vez em 1976 e já foi reportada em 43 dos 50 estados.

No local da mordida do carrapato surge uma lesão eritematosa que se expande centrifugamente. O microrganismo alcança a corrente sanguínea e geralmente se implanta em outros locais da pele, onde assumirá a aparência semelhante à da primeira lesão, sendo denominado eritema *migrans*, e é o que mais chama a atenção para o diagnóstico da doença. Outras manifestações podem ocorrer nas articulações, no tecido neural e no miocárdio. A sorologia é útil para o diagnóstico. O microrganismo pode ser isolado da periferia das lesões cutâneas (MARQUES, 2010).

Diversas outras espécies de *Borrelia* têm sido descritas infectando as aves e o gado, provocando febre recorrente em humanos e sendo transmitidas por outras espécies de carrapatos e, até mesmo, por piolhos. Algumas delas são mais frequentemente diagnosticadas (CUTLER, RUZIC-SABLIJIC & POTKONJAK, 2016).

Algumas recomendações são essenciais para as pessoas que viajam para as áreas endêmicas:

1. Usar sempre roupas claras para facilitar a detecção dos carrapatos.
2. Usar calças compridas, dentro das meias ou dos sapatos, quando for andar no campo.

3. Usar blusas de mangas compridas.
4. Manter-se nas estradas em vez de ter contato com a relva.
5. Depois de ter estado fora de casa, examinar toda a pele, especialmente as dobras, para verificar a presença de carrapatos; isso deve ser feito a cada 3 a 4 horas, enquanto estiver no campo.

A *listeriose* é transmitida por alimentos especialmente prontos para comer, como queijos, salsichas, peixes e derivados do leite. A infecção pode ser assintomática ou manifestar-se na forma gastrointestinal cutânea ou como uma síndrome invasiva. A forma invasiva é infecção grave causada por *Listeria monocytogenes*, cujas principais formas de apresentação são a septicemia, a meningoencefalite e a infecção materno-fetal. Poucos clones (1/2a, 1/2b e 4b) são responsáveis pela maioria dos casos reconhecidos em todo o mundo, e sua grande adaptabilidade explica a capacidade de transmissão para animais e humanos (LOMONACO, NUCERA & FILIPELLO, 2015).

Genes que codificam *resistência antimicrobiana* a betalactâmicos, tetraciclinas e glicopeptídios foram detectados em DNA de bactérias de mais com 30 mil anos de idade. Tendo em vista que os antimicrobianos passaram a ser utilizados há cerca de 70 anos, a pressão seletiva não poderia responder isoladamente pelo surgimento dessa resistência. Entretanto, bactérias multirresistentes têm surgido e constituem um grave problema (D'COSTA et al., 2011). Décadas depois do tratamento dos primeiros pacientes com antibióticos, as infecções bacterianas voltaram a ser uma ameaça. Têm contribuído para essa situação as prescrições inadequadas quanto a indicação, duração e escolha do tratamento, o uso de antimicrobianos na pecuária e na agricultura e a falta de investimentos em pesquisa de novos antimicrobianos, uma vez que esse investimento é considerado "não lucrativo" (VENTOLA, 2015).

Os *enterococos* resistentes à vancomicina foram descritos inicialmente no Reino Unido e na Europa em 1986 (JOHNSON et al., 2010). Sua prevalência nos EUA passou de 0%, em 1989, a 28,3%, em 2003. Foram descritos na Austrália em 1994. Os enterococos resistentes à vancomicina estão disseminados, sendo isolados cada vez mais frequentemente com opções terapêuticas limitadas, de alto custo e de baixa efetividade (TOP et al., 2008). A higienização das mãos, a higiene ambiental, o uso de peróxido de hidrogênio e luz ultravioleta e o banho dos pacientes em unidades de terapia intensiva com clorexidina têm se mostrado efetivos na redução da infecção por enterococos (REYES, BARDOSSY & ZERVOS, 2016).

Descrito em 1935, o *Clostridium difficile* só passou a ter importância clínica na década de 1970, quando foi associado à colite pseudomembranosa. A partir de 2001, casos mais graves e surtos foram descritos e atribuídos a cepas mais toxigênicas. A doença manifestou-se com diarreia aguda, fezes líquidas e evacuações frequentes em paciente idoso que esteve internado por apresentar uma condição crônica e fez uso de antimicrobianos. O principal fator de risco é o uso de antimicrobianos, especialmente os de largo espectro, particularmente as fluoroquinolonas. O uso de inibidores de bomba de prótons também constitui fator de risco para a doença (BLOSSOM & MCDONALD, 2007).

A epidemia global de *tuberculose* (TB) foi complicada pela emergência de cepas de *Mycobacterium tuberculosis* resistentes aos medicamentos antituberculosos. Esses bacilos multirresistentes originaram-se do uso inadequado de medicamentos, da baixa adesão ao tratamento, da qualidade inadequada dos medicamentos e de outros motivos relacionados com os prescritores, os pacientes e os produtores. A disseminação da tuberculose multidrogarresistente (TB-MDR), e mais recentemente da extensamente resistente, é considerada uma ameaça real à meta de controle da tuberculose e sua eliminação até 2050. São necessários novos medicamentos e uma nova abordagem clínica para prevenir e evitar o surgimento de resistência adicional aos medicamentos disponíveis (MIGLIORIA et al., 2010). A detecção precoce, o tratamento oportuno e a adesão ao tratamento são medidas que devem ser associadas para o controle do tratamento da tuberculose (PUNJABI, PERLOFF & ZUCKERMAN, 2016).

Doenças por protozoários

A amebíase por *Entamoeba hystolitica* é endêmica na Índia, África, em partes da Ásia Oriental (Tailândia) e nas Américas Central e do Sul. Entretanto, a *E. dispar*, também era considerada uma espécie não patogênica e tem sido responsabilizada pela maioria dos casos relatados na última década, e a *E. moshkowskii* emerge como patógeno potencial.

Depois do advento da AIDS, passaram a ser reconhecidos surtos de diarreia profusa e aquosa causados por *Cryptosporidium*. *C. parvum* e *C. hominis* são as espécies responsáveis pela maioria dos casos. Algumas vezes, a diarreia é precedida por anorexia e vômitos em crianças. Acompanha-se de cólicas abdominais. Nas pessoas imunocompetentes, a diarreia aparece e desaparece, mas geralmente cessa em menos de 30 dias. Nos imunocomprometidos, a doença tem evolução prolongada, o que pode contribuir para a morte do paciente.

A transmissão ocorre por alimentos e água contaminados com oocistos do parasito provenientes de outra pessoa ou de um animal. Também pode ser transmitida de uma pessoa a outra. Os oocistos estão presentes nas fezes desde o início dos sintomas até várias semanas depois de seu desaparecimento. Fora do corpo, em local úmido, pode manter-se infeccioso por 2 a 6 meses. Tem distribuição mundial. Seu período de incubação é de 1 a 12 dias (em média, 7 dias). Sua prevenção baseia-se na eliminação adequada das fezes, na filtragem da água (desinfetantes químicos são ineficazes contra os oocistos) e em medidas de higiene pessoal, principalmente no que diz respeito à lavagem das mãos (BALDURSSON & KARRANIS, 2011; NISSAPATORN & SAWANGJAROEN, 2011). As opções de tratamento são limitadas, as técnicas utilizadas para o diagnóstico são pouco sensíveis e não há vacinas disponíveis (TURKELTAUB, CARTY & HOTZ, 2017).

Parasitos dos gêneros *Blastocystis* e *Dientamoeba* têm sido identificados em fezes humanas em todo o mundo e associados a diarreia, náuseas, dor abdominal e flatulência, algumas vezes acompanhadas de febre, adinamia, anorexia e outros sintomas gastrointestinais não específicos (TURKELTAUB, CARTY & HOTZ, 2017).

Doenças por fungos

Neutropenia, disfunções qualitativas de neutrófilos, disfunção da imunidade mediada por células e ruptura da integridade de mucosas estão entre os fatores predisponentes para infecção oportunista invasiva por fungos, particularmente candidíase e aspergilose. Ademais, o uso cada vez mais frequente de dispositivos invasivos, especialmente de cateter venoso central, tem resultado no aumento de infecção nosocomial de corrente sanguínea relacionada com cateter devido a *Candida* spp (SULEYMAN & ALANGADEN, 2016). Espécies de *Candida albicans* (por exemplo, *C. glabrata* e *C. krusei*) são resistentes aos tiazólicos (fluconazol) tradicionalmente utilizados e apresentam resistência cruzada aos tiazólicos mais novos (voriconazol) (LEWIS, 2009; GOMEZ et al., 2010).

A mucormicose, uma infecção oportunista causada por fungos da ordem Mucorales, tem letalidade alta se não diagnosticada e tratada precocemente. Em 2012 foram descritos 10 casos diagnosticados num hospital de Buenos Aires, sendo um da forma pulmonar (um paciente em uso de corticosteroides) e nove da forma rinocerebral (dois pacientes neutropênicos e sete diabéticos). A anfotericina B lipossomal é utilizada para o tratamento (TIRABOSCHI et al., 2012).

Os *Pneumocystis* foram reconhecidos como patógenos responsáveis por pneumonia em recém-nascidos prematuros e desnutridos em 1940. Na década de 1980 foram identificados causando pneumonia em portadores de leucemia e de outras doenças hematológicas malignas. Com o advento da AIDS aumentou o interesse por esses microrganismos, tendo em vista a frequência com que acometem esses pacientes.

O gênero *Pneumocystis* compreende um grupo altamente diversificado de microfungos, não cultiváveis, de virulência cujo genoma não possui genes para codificar fatores de virulência nem enzimas para biossíntese de aminoácidos. São transmitidos de pessoa a pessoa por via respiratória. Acometem especificamente células epiteliais alveolares do tipo I e proliferam no alvéolo, provocando pneumonia.

P. jirovecii (antigo *P. carinii*), responsável pela infecção em humanos, é capaz de colonizar pessoas imunocomprometidas, e pessoas sadias servem como reservatórios. Cerca de 69% dos pacientes infectados por HIV são colonizados por *P. jirovecii*. Testes sorológicos indicam que a maioria das crianças se infecta por volta dos 4 anos de idade. Pacientes com menos de 200 linfócitos T CD4$^+$/mm^3 são os mais suscetíveis a apresentar febre baixa, tosse seca, dispneia e adinamia. O diagnóstico é feito mediante a demonstração do parasito em escarro ou lavado broncoalveolar corado por Wright-Giemsa ou Grocott-Gomori. Sulfametoxazol-trimetoprima é o tratamento de escolha e também está indicado para profilaxia primária e secundária (ALIOUT-DENIS et al., 2008; TASAKA, 2015).

DOENÇAS EMERGENTES E REEMERGENTES NO BRASIL

Na segunda metade do século XX foi desenvolvida a teoria da transição epidemiológica, que considerava a existência de um primeiro estágio (a idade das pestilências e da fome), um segundo estágio (do declínio das pandemias) e um terceiro estágio (das doenças degenerativas e criadas pelo ser humano). Segundo essa teoria, todos os países evoluiriam, passando por esses estágios, havendo ganhos na expectativa de vida e redução na importância das doenças infecciosas. A coexistência de doenças infecciosas e degenerativas no Brasil representaria um modelo polarizado de transição. No entanto, essa teoria se baseia no pressuposto de que o subdesenvolvimento é apenas uma etapa para o desenvolvimento, o que representa uma visão amplamente contestada e, mais do que isso, não verificada (BARRETO, 1998).

As mortes por doenças infecciosas no Brasil caíram de 50% para 5% entre 1930 e 2007. Essa redução foi mais pronunciada em algumas doenças, como diarreias, pneumonias e doenças preveníveis por vacina, especialmente em crianças (BARRETO et al., 2011). Entretanto, o número de mortes por HIV/AIDS aumentou a partir de meados de 1980 e o daquelas por dengue e pneumonia em adultos também tem aumentado. Os óbitos por tuberculose e por doença de Chagas permaneceram estáveis (BARRETO et al., 2011).

A varíola foi erradicada em 1973 e a poliomielite em 1989. A incidência de tétano neonatal no país está abaixo da preconizada pela OMS, embora alguns municípios ainda não tenham alcançado a meta. A raiva humana transmitida por animais domésticos tende à eliminação. Caxumba, difteria, tétano acidental, febre tifoide, oncocercose, filariose e peste têm tendência declinante no Brasil (BRASIL, 2010). A doença de Chagas transmitida por barbeiro também se encontra em declínio; entretanto, desde 2005 passaram a ser notificados casos agudos da doença por transmissão oral após ingestão de açaí e bacabá, tendo sido registrados 977 casos e 20 óbitos até 2012 (COSTA et al., 2017).

Entre as doenças transmissíveis com quadro de persistência no Brasil, citam-se as hepatites virais, especialmente a B e a C, que têm ampla distribuição geográfica e gravidade. A tuberculose, embora esteja apresentando declínio, ainda tem elevada taxa de incidência e magnitude. A leptospirose, embora com distribuição geográfica mais restrita às áreas onde é possível sua transmissão, ainda tem grande quantidade de casos registrados nos períodos chuvosos. As infecções causadas por meningococos B e C persistem com alta incidência e com letalidade acima de 10%.

As leishmanioses (visceral e tegumentar) e a esquistossomose mantêm alta prevalência e vêm se expandindo devido às modificações ambientais produzidas pelo ser humano e aos deslocamentos populacionais de áreas endêmicas para outras sem infraestrutura de água e esgoto. A malária, embora tenha apresentado redução acentuada – de 100 mil casos anuais na década de 1960 para 313 mil em 2008 – ainda é uma doença de prevalência muito importante. A febre amarela silvestre tem incidência variável mas, em virtude da disseminação de mosquitos do gênero *Aedes* no país, a vacina universal contra a febre amarela é administrada à população das áreas de circulação do vírus amarílico e das áreas de transição (BARRETO, 1998).

Entre as doenças emergentes encontra-se a AIDS. Até 2016 haviam sido registrados 842.710 casos. Em 2015, a taxa de detecção por 100 mil habitantes por sexo e faixa etária era de 19,1 na população geral, 27,9 em homens, 12,7 em mulheres, 2,5 em menores de 1 ano e 13,7 nas pessoas de 15 a 24 anos. Estima-se que a taxa de prevalência da infecção seja de 0,6% na população de 15 a 49 anos de idade. Com a disponibilidade de novos medicamentos antirretrovirais, a letalidade, inicialmente de 100%, foi reduzida pela metade (BRASIL, 2017).

Reintroduzida no Brasil em 1991, a cólera atingiu seu pico epidêmico em 1993, com 60.340 casos. Sua incidência foi drasticamente reduzida e, entre 2000 e 2008, foram registrados 766 casos e 20 óbitos, sendo o estado de Pernambuco o líder em registro de casos da doença.

A dengue foi reintroduzida em 1982, após o retorno do mosquito transmissor da doença na década de 1970, o qual havia sido eliminado nas décadas de 1950 e 1960. A partir de 2012, os quatro sorotipos estão circulando no país.

Os primeiros casos de hantavirose no Brasil foram detectados em São Paulo, em 1993. Entre 1998 e 2007 foram identificados 70 casos na região de Ribeirão Preto. Já foram confirmados casos em todas as regiões brasileiras, com distribuição não homogênea nos 14 estados que os registraram.

Em 2009, o país enfrentou o novo vírus da influenza pandêmica, que acometeu principalmente os estados do Sul e Sudeste e apresentou uma taxa de insuficiência respiratória aguda de 12 casos para cada 100 mil habitantes, com incidência maior em crianças com menos de 2 anos de idade e em pessoas com idade entre 20 e 29 anos. Comorbidades e gestação foram considerados fatores de risco para complicações (BARRETO, 1998; CAMPOS et al., 2009).

Casos de melioidose, doença causada pela *Burkholderia pseudomalei*, foram diagnosticados em municípios do estado do Ceará. A doença manifestou-se principalmente como pneumonia aguda grave da comunidade e teve alta letalidade. Estudo soroepidemiológico demonstrou que cerca de 50% dos habitantes examinados em dois municípios em que os casos de melioidose foram diagnosticados apresentavam anticorpos para *B. pseudomalei* (INGLIS et al., 2006; ROLIM et al., 2011).

Dois novos arbovírus foram identificados recentemente no Brasil, o Roccio, que causa encefalite, e o Sabiá, responsável por febre hemorrágica.

A febre purpúrica brasileira foi descrita em São Paulo, em 1984. Em 1986 foi isolado o *Haemophilus influenzae*, biótipo *aegypti*. A doença foi identificada em São Paulo, no Mato Grosso, no Mato Grosso do Sul e no Pará. Fora do Brasil, foi reconhecida na Austrália. Cursa com febre alta, conjuntivite e exantema maculopapular, petequial ou purpúrico. Pode acompanhar-se de náuseas, vômitos, dor abdominal, enterorragia, diarreia, mialgia e insuficiência renal. Evolui com sonolência, cefaleia e convulsões em cerca de 3 dias. É fatal em 40% a 90% dos casos (BARRETO, 1998).

As doenças fúngicas, incluindo histoplasmose, paracoccidioidomicose e criptococose, ocorrem no país, mas não são doenças de notificação compulsória e, provavelmente, muitas vezes não são diagnosticadas. Casos autóctones de coccidioidomicose foram descritos em estados do Nordeste (MOMEM, 1998). Até o final da década de 1970 não havia casos registrados no Brasil. Desde então, vários casos foram relatados, procedentes da região semiárida do Brasil, a maioria relacionada com a caça de tatu (CORDEIRO et al., 2010). Embora um conjunto importante de doenças de altas prevalência e mortalidade tenha demonstrado redução, as doenças infecciosas continuam constituindo um grave problema de saúde pública, sendo responsáveis pelo gasto de cerca de 13% de todos os recursos da área da saúde (ALIOUT-DENIS, 2008).

O país persiste com populações vulneráveis a doenças que pareciam superadas e mantém frágil estrutura urbana. Novas doenças são introduzidas e antigos agentes etiológicos passaram a ser resistentes aos tratamentos. Com o envelhecimento da população, as doenças crônicas não apenas passaram a ter maior importância, como também a representar fatores de risco para complicações (BARRETO, 1998; ALIOUT-DENIS et al., 2008).

PREVENÇÃO E CONTROLE

Hoje se reconhece que uma epidemia em qualquer lugar do mundo representa um risco para todos e, potencialmente, uma emergência internacional. Por esse motivo, são necessários mecanismos de alerta e resposta local e global para assegurar acesso rápido e preciso a condutas, recursos e apoios à saúde pública nacional. Considerando que nenhuma instituição ou país é capaz, isoladamente, de responder às emergências internacionais causadas pelas epidemias e pelas doenças emergentes, a OMS lançou a *Rede de Resposta e Alerta Global de Epidemias*.

Essa rede tem como objetivos auxiliar os países com suporte técnico apropriado para apoiar as populações afetadas, investigar e caracterizar os eventos e avaliar os riscos das ameaças de doenças rapidamente emergentes e apoiar a preparação para assegurar respostas sustentáveis para conter a epidemia. Desde o ano 2000, a OMS e essa rede já apoiaram mais de 50 eventos com mais de 400 especialistas em 40 países (WHO, 2012).

A Rede de Resposta e Alerta Global de Epidemias é baseada num sistema de saúde pública nacional forte e capaz e numa resposta internacional coordenada. Suas principais funções incluem:

- Apoio aos estados membros na capacitação, planejamento e respostas, inclusive de laboratório, alertas e avisos precoces e sistemas de respostas.
- Apoio aos programas de treinamento nacionais e internacionais.
- Coordenação e apoio aos estados membros para a resposta à influenza pandêmica e sazonal.
- Desenvolvimento de abordagens padronizadas para responder às principais doenças potencialmente causadoras de epidemias (meningites, febre amarela e peste).
- Fortalecimento da biossegurança para o enfrentamento de surtos de patógenos emergentes (por exemplo, SARS, febres virais hemorrágicas).
- Manutenção e, posteriormente, desenvolvimento de uma plataforma para apoiar escritórios regionais na implementação de medidas no nível regional. Quando é soado

um alarme de epidemia para a OMS, algumas etapas são colocadas em prática:

- Inteligência epidemiológica – Detecção sistemática de eventos.
- Verificação de evento.
- Informação a respeito da abordagem e disseminação.
- Alerta em tempo real.
- Coordenação da resposta rápida à epidemia.
- Resposta logística ao surto.

O Regulamento Sanitário Internacional, implementado a partir de 2007, tem como objetivo prevenir, proteger, controlar e providenciar a resposta da saúde pública à disseminação internacional de doenças, de modo que os riscos à saúde pública possam ser restringidos e seja possível evitar maiores danos à saúde e ao comércio internacional.

Em 1998, o Centers for Disease Control and Prevention (CDC) dos EUA atualizou sua estratégia de prevenção de doenças emergentes para o século XXI, estabelecendo os seguintes objetivos: vigilância e resposta, pesquisa aplicada, infraestrutura e treinamento e prevenção e controle. Para cada objetivo maior foram definidos os específicos e as atividades a serem realizadas. Foram definidas, também, nove áreas prioritárias: resistência antimicrobiana, doenças transmitidas por água e alimentos, doenças zoonóticas e transmitidas por vetores, doenças transmitidas por transfusão de sangue e seus produtos, segurança da transfusão de sangue por meio do melhoramento da triagem do doador, testagem sorológica e práticas transfusionais, doenças crônicas causadas por agentes infecciosos, desenvolvimento e uso de vacinas, doenças de pessoas com as defesas comprometidas, doença na gestante e nos recém-nascidos, e doenças de viajantes, imigrantes e refugiados (CDC, 1998).

Para prevenção e controle das doenças infecciosas e parasitárias, inclusive detecção de doenças emergentes e reemergentes, a Organização Pan-Americana da Saúde (OPAS) realizou, em 1995, a conferência sobre "Combate às Doenças Infecciosas Emergentes: Desafio para as Américas". Essa conferência contou com ministros da Saúde e especialistas da OPAS e de outras organizações (HUGHES, 1995), os quais concluíram que são necessárias tanto a divulgação como a resposta rápida às ameaças de doenças infecciosas. Para isso é imprescindível a melhora em vigilância, pesquisa, informação e comunicação nos países em desenvolvimento.

Os especialistas elaboraram as seguintes recomendações:

Recomendações gerais

1. Definir prioridades entre as doenças emergentes e reemergentes e desenvolver e atualizar frequentemente as normas para prevenção e controle tanto individual como de saúde pública. Entre as prioridades, sugerem a inclusão de febre amarela, dengue, microrganismos resistentes a antimicrobianos (malária, tuberculose e doenças entéricas), sarampo, pólio, cólera e outras doenças transmitidas por alimentos, febres hemorrágicas virais, peste, raiva e outras zoonoses, tripanossomíase e outras doenças transmitidas por vetores.

2. Identificar indivíduos e organizações não governamentais que possam receber e transmitir informações dentro do país, além daqueles profissionais que trabalham em organizações governamentais e que precisam ser envolvidos.

3. Elaborar estratégias para a difusão de informações precisas e atualizadas para a população geral.

4. Fazer uso eficiente dos meios de comunicação, inclusive rádio, televisão e jornais, com o objetivo de obter a mobilização social rápida em situações de emergência.

5. Definir diferentes formas de manter uma educação continuada tanto da população geral como dos profissionais de saúde.

6. Desenvolver esforços para ações intersetoriais, incluindo treinamento das pessoas que fazem a vigilância aberta, independentemente dos profissionais de saúde.

Resistência antimicrobiana

1. Reduzir o acesso a antimicrobianos, inclusive àqueles utilizados em medicina veterinária. Para isso são necessários esforços que vão além dos concernentes aos profissionais de saúde e incluem educação e difusão de informação para todos os setores.

2. Intensificar o auxílio aos países em desenvolvimento na elaboração de normas para o uso racional de medicamentos/substâncias.

3. Monitorar a sensibilidade a antibióticos nos diversos países de modo a otimizar o uso de antimicrobianos e eliminar aqueles com pouco valor terapêutico.

4. Desenvolver e distribuir recomendações que prolonguem a vida útil de antibióticos.

5. Revisar frequentemente a lista de antimicrobianos essenciais com base em dados de sensibilidade.

6. Iniciar campanhas educacionais sobre o custo-benefício do uso racional de medicamentos/substâncias em hospitais.

7. Iniciar colaboração com a indústria farmacêutica sobre o uso racional de medicamentos/substâncias, rótulos padronizados e recomendações, além de estratégias de venda éticas.

Controle de surtos

1. Fazer recomendações atualizadas para coordenar respostas a surtos ou suas ameaças, inclusive recomendações para viagens, quarentena e comércio.

2. Desenvolver vigilância e planos operativos padronizados para surtos regionais ou nacionais, incluindo o treinamento das equipes.

3. Identificar indivíduos e grupos especialistas em doenças específicas, laboratórios com capacidades diagnósticas para as doenças priorizadas, além de reagentes, substâncias e vacinas licenciadas ou em fase de investigação. Atualizar frequentemente essa lista.

4. Estabelecer um sistema padronizado para o rápido acesso a vacinas, reagentes, inseticidas e antimicrobianos para uma pronta resposta aos surtos.

5. Definir procedimentos para a divulgação de informações precisas e frequentes para a imprensa e o público em geral durante surtos.

6. Conduzir avaliações formais da resposta a cada surto e usar a retroalimentação para melhorar a resposta a surtos subsequentes.

Informação e comunicação

Os especialistas recomendam a sensibilização das autoridades governamentais quanto à importância de uma infraestrutura básica de saúde pública, que inclui melhorias no abastecimento de água, no sistema de esgotos e nas condições socioeconômicas, para a prevenção de doenças, além da divulgação de informações sobre as implicações para a saúde pública de desmatamentos, construção de barragens e urbanização, entre outras, para a interação efetiva com outros setores.

A OPAS deverá:

1. Criar equipes com representação de diversos órgãos para doenças emergentes nos níveis regional e nacional.
2. Informar os governos, outras organizações e o público a respeito das condutas tomadas diante de doenças emergentes para obter apoio político.
3. Solicitar e alocar recursos específicos para dar suporte às medidas de controle de doenças emergentes, tanto em nível regional como nacional. Parte desses recursos deverá estar disponível tão logo o surto seja detectado.

Referências

Albuquerque IG et al. Chikungunya virus infection: reportof the first case diagnosed in Rio de Janeiro, Brazil. Revista da Sociedade Brasileira de Medicina Tropical 2012; 45(1):128-9.

Aliout-Denis CM, Chabé M, Demanche C et al. Pneumocystis species, coevolution and pathogenic power. Infect Genet Evol 2008; 8(5):708-26.

Alter MJ. Epidemiology of hepatitis C virus infection. World J Gastroenterol 2007; 13(17):2436-41.

Alter MJ. HCV routes of transmission: what goes around comes around. Semin Liver Dis 2011; 31(4):340-6.

Antia R, Regoes RR, Koella JC, Bergstrom CT. The role of evolution in the emergence of infectious diseases. Nature 2003; 426:658-61.

Azevedo RSS, Oliveira CS, Vasconcelos PFC et al. Risco do chikungunya no Brasil. Rev Saúde Pública 2015; 49 (58).

Bajpai S, Nadkar MY. Crimean Congo hemorrhagic fever: requires vigilance and notpanic. J Assoc Physicians India 2011; 59:164-7.

Baldursson S, Karanis P. Waterborne transmission of protozoan parasites: review of worldwide outbreaks – an update 2004-2010. Water Res 2011; 45(20):6603-14.

Bannister B. Viral haemorrhagic fevers imported into non-endemic countries: risk assessment and management. Brit Med Bull 2010; 95:193-225.

Barreto MB. Emergência e "permanência" das doenças infecciosas. Med HC-FMUSP 1998; 1:18-24.

Barreto ML, Teixeira MG, Bastos FI et al. Sucessos e fracassos no controle de doenças infecciosas no Brasil: o contexto social e ambiental, políticas, intervenções e necessidades de pesquisa. Lancet 2011:47-60. Acesso em 5 de março de 2012. Disponível em: www.thelancet.com.

Bausch DG, Hadi CM, Khan SH, Lertora JJ. Review of the literature and proposed guidelines for the use of oral ribavirin as postexposure prophylaxis for Lassa fever. Clin Infect Dis 2010; 51(12):1435-41.

Becerra JC, Bildstein LS, Gach JS. Recent insights into the HIV/AIDS pandemic. Microbial Cell 2016; 3(9):451-75.

Bell BP, Damon IK, Jernigan DB et al. Overview, control strategies, and lessons learned in the CDC response to 2014-2016 Ebola epidemic. MMWR 2016; 65(3):4-11.

Besnard M, Lastere S, Teissier A, Cao-Lormeau V, Musso D. Evidence of perinatal transmission of Zika virus, French Polynesia, December 2013 and February 2014. Euro Surveill 2014;19.

Blossom DB, McDonald LC. The challenges posed by reemerging Clostridium difficile infection. CID 2007; 45:222-7.

Borba RCN, Vidal VM, Moreira LO. The reemergency and persistence of vaccine preventable diseases. An Acad Bras Cienc 2015; 87(2 Suppl.):1311-22.

Boucher A, Herrmann JL, Morand P et al. Epidemiology of infectious encephalitis causes in 2016. Med Mal Infect 2017; 47(3):221-35.

Brasil. Boletim epidemiológico de Febre Amarela Silvestre, 2017. Disponível no link: http://portalarquivos.saude.gov.br/images/pdf/2017/marco/18/Informe-especial-COES-FA.pdf.

Brasil. Ministério da Saúde. Boletim Epidemiológico Monitoramento dos casos de dengue, febre de chikungunya e febre pelo vírus Zika. Brasília. Ministério da Saúde, Secretaria de Vigilância em Saúde, Ano 2016, n. 33, V. 47, 1ª à 33ª semana epidemiológica, jan./ago. 2016.

Brasil. Ministério da Saúde. Doenças infecciosas e parasitárias. Guia de Bolso. 8. ed. Brasília: Ministério da Saúde, 2010.

Brasil. Ministério da Saúde. Microcefalia – Ministério da Saúde lança boletim epidemiológico. http://portalsaude.saude.gov.br/index.php/cidadao/principal/agenciasaude/ 20805-ministerio-da-saude-divulga boletim- epidemiológico. Acesso em 11 de abril de 2016.

Brasil. Ministério da Saúde. Ministério da saúde confirma relação entre virus Zika e microcefalia. 2015. http://portalsaude.saude.gov.br/index.php/cidadao/principal/agenciasaude/ 21014-ministerio-da-saude-confirma-relacao-entre-virus-zika-e-microcefalia. Acesso em 11 de abril de 2016.

Brasil. Ministério da Saúde. Secretaria de Vigilância em Saúde. Departamento de Vigilância das Doenças Transmissíveis. Febre de chikungunya: manejo clínico/Ministério da Saúde, Secretaria de Vigilância em Saúde, Secretaria de Atenção Básica. Brasília: Ministério da Saúde, 2015.

Brasil. Ministério da Saúde. Indicadores e dados básicos da Aids nos municípios brasileiros. Disponível em http://indicadores.aids.gov.br. Acesso em 15 de junho de 2017.

Brosh-Nissimov T. Lassa Fever: another threat from West Africa. Disaster and Military Medicine 2016; 2:8.

Bull J, Dykhuizen D. Epidemics-in-waiting. Nature 2003; 426:609-10.

Burt FJ, Rolph MS, Rulli NE et al. Chikungunya: a reemerging virus. Lancet 2012; 379(9816):662-71.

Campbell GL, Hills SL, Fischer M et al. Estimated global incidence of Japanese encephalitis: a systematic review. Bull World Health Organ 2011 Oct 1; 89(10):766-74, 774A-774E.

Campos GM, Borges AA, Badra SJ et al. Pulmonary and cardiovascular syndrome due to hantavirus: clinical aspects of an emerging disease in southeastern Brazil. Revista da Sociedade Brasileira de Medicina Tropical 2009; 42(3):282-9.

Cao-Lormeau VM, Roche C, Teissier A et al. Zika virus, French Polynesia, South Pacific, 2013. Emerg Infect Dis 2014; 20:1085-6.

Cavalcanti LPG, Freitas ARR, Brasil P, Da Cunha RV. Surveillance of deaths caused by arboviruses in Brazil: from dengue to chikungunya [Submitted]. Mem Inst Oswaldo Cruz E-pub: 12 Apr 2017. doi: 10.1590/0074-02760160537.

Cavalcanti LPG, Mota LAM, Lustosa GP ET al. Evaluation of the WHO classification of dengue disease severity during an epidemic in 2011 in the state of Ceará, Brazil. Mem Inst Oswaldo Cruz, Rio de Janeiro, 2013; 109(1): 93-8.

Centers for Disease Control and Prevention. Preventing Emerging Infectious Diseases: A strategy for the 21st century overview of the updated CDC plan. MMWR-Recommendations and Reports 1998; 47(RR15):1-14.

Chen C, Dong XP. Epidemiologic characteristics of human prion diseases. Infectious Diseases of Poverty 2016; 5(47):1-10.

Chippaux A, Chippaux-Hyppolite C, Monteny-Vandervorst N, Souloumiac-Deprez D. Several yellow fever cases in an endemic area in Ivory Coast: serological and epidemiological evidence. Med Trop 1981; 41:53-61.

Chowdhury FR, Nur Z, Hassan N, von Seidlein L, Dunachie S. Pandemics, pathogenicity and changing molecular epidemiology of cholera in the era of global warming. Ann Clin Microbiol Antimicrob 2017 Mar 7; 16(1):10.

Clemens JD, Nair GB, Ahmed T, Qadri F, Holmgren J. Cholera. The lancet on line 2017. Disponível em: www.thelancet.com. Acesso em 15 de junho de 2017. DOI: http://dx.doi.org/10.1016/S0140-6736(17)30559-7.

Cooper CL. Pandemic H1N12009 influenza and HIV: a review of natural history, management and vaccine immunogenicity. Curr Opin Infect Dis 2012; 25(1):26-35.

Cordeiro RA, Brilhante RSN, Rocha MFG et al. Twelve years of Coccidioidomycosis in Ceará State, Northeast Brazil: epidemiologic and diagnostic aspects. Diagnostic Microbiology & Infectious Disease 2010; 66(1):65-72.

Costa EG, Santos SO, Milano MS et al. Acute Chagas disease in Brazilian Amazon: epidemiological and clinical features. Int Jour Cardiol 2017; 235:176-7.

Cutler SJ, Ruzic-Sabljic E, Potkonjav A. Emerging borrelae – Expanding beyond Lyme borreliose. Molecular and cellular probes 2017; 35:22-7.

D'Costa VM, King CE, Kalan L et al. Antibiotic resistance is ancient. Nature 2011; 477:457-61.

Dalton HR, Bendall R, Ijaz R, Banks M. Hepatitis E: an emerging infection in developed countries. Lancet Infect Dis 2008; 8:698-709.

De Brito CAA, Teixeira MG. Exceeding deaths during a chikungunya epidemic in Pernambuco, Brazil [Submitted]. Mem Inst Oswaldo Cruz E-pub: 4Apr 2017. doi: 10.1590/0074-02760170124.

Del Campo M, Feitosa IML, Ribeiro EM, et al. The phenotypic spectrum of congenital Zika syndrome. Am J Med Genet Part A 2017; 173A:841-57. Disponível em: https://doi.org/10.1002/ajmg.a.38170.

Dick GWA, Kitchen SF, Haddow AJ. Zika virus I. Isolation and serological specificity. Trans Roy Soc Trop Med Hyg 1952; 46(5):509-20.

Domingo E. Mechanisms of viral emergence. Vet Res 2010; 41:38-51.

Domingo E. Virus evolution. 5. ed. Philadelphia: Lippincott Williams & Wilkins, 2007.

Duffy MR, Chen TH, Hancock WT et al. Zika virus outbreak on Yap Island, Federated States of Micronesia. N Engl J Med 2009; 360:2536-43.

Easterbrook PJ, Roberts T, Sands A, Peeling R. Diagnosis of viral hepatitis. Curr Opin HIV AIDS 2017; 12(3):302-14.

Fagbami A. Epidemiological investigations on arbovirus infections at Igbo-Ora, Nigeria. Trop Geogr Med 1977; 29:187-91.

Fiocruz. Invivo. Febre Chikungunya. Disponível em: http://www.invivo.fiocruz.br /cgi/cgilua.exe/sys/start.htm?infoid=1415&sid=8 . Acesso em: 5 de abril de 2016.

Fligerowicz M, Alejska M, Kurzinska-Kokorniak A, Fligerowicz M. Genetic variability: the key problem in the prevention and therapy of RNA-based virus infections. Med Res Ver 2003; 23:488-518.

Foy BD, Kobylinski KC, Chilson Foy JL et al. Probable non-vector-borne transmission of Zika virus, Colorado, USA. Emerg Infect Dis. 2011; 17(15):880-2. Disponível em: http://dx.doi.org/10.3201/eid1705.101939.

Furman AC, Sepkowitz KA, Soave, R. Acquired immunodeficiency syndrome. In: Reese RE, Betts RF. A practical approach to infectious diseases. 4. ed. Boston: Little, Brown, and Company, 1996:716-84.

Garcez PP, Loiola EC, Madeiro da Costa R et al. Zika virus impairs growth in human neurospheres and brain organoids. Science. 2016; 352(6287):816-8.

Gardner CL, Ryman KD. Yellow fever: a reemerging threat. Clin Lab Med 2010 Mar; 30(1):237-60.

Garland SM, Cottrill E, Markowski L et al. Antimicrobial resistance in group B streptococcus: the Australian experience. J Med Microbiol 2011; 60(Pt 2):230-5.

Gibbs MJ, Armstrong JS, Gibbs AJ. The haemagglutinin gene, but not the neuraminidase gene, of "Spanish flu" was a recombinant. Philos Trans R Soc Lond B Biol Sci 2001; 356:1845-55.

Goh KL, Chan WK, Shiota S, Yamaoka Y. Epidemiology of Helicobacter pylori infection and public health implications. Helicobacter 2011 Sep; 16(Suppl 1):1-9.

Gomez J, García-Vázquez E, Hernández A et al. Nosocomial candidemia: new challenges of na emergent problem. Rev Esp Quimioter 2010; 23(4):158-68.

Gonçalves AJR. Mudanças dos padrões epidemiológicos e clínicos das doenças infecciosas nos últimos 35 anos. JBM 1995; 68(1/2):19-37.

Griffin DE. Emergence and re-emergence of viral diseases of the central nervous system. Progress in Neurobiology 2010; 91:95-101.

Hartley DM, Rinderknecht JL, Nipp TL et al. Potential effects of Rift Valley Fever in the United States. EID2011;17(8). Acesso em 24 de maio de 2012. Disponível em: http://wwwnc.cdc.gov/eid/article/17/8/10-1088_article.htm.

Hartman AL, Towner JS, Nichol ST. Ebola and Marburg hemorrhagic fever. Clin Lab Med 2010 Mar; 30(1):161-77.

Hayes EB. Zika virus outside Africa. Emerg Infect Dis 2009; 15(9):1347-50. Disponível em: http://dx.doi.org/10.3201/eid1509.090442.

Heukelbach J et al. Zika virus outbreak in Brazil. J Infect Dev Ctries 2016; 10(2):116-20, 2016; Doi:10.3855/jidc.8217.

Honório NA et al. Chikungunya: uma arbovirose em estabelecimento e expansão no Brasil. Cad. Saúde Pública, Rio de Janeiro, 2015; 31(5):906-8.

Hughes JM. Conference on emerging infectious diseases: Meeting the challenge. Emerging Infectious Diseases 1995; 1(3):101.

Hung C, Deng H, Hsiao W et al. Invasive amebiasis as an emerging parasitic disease in patients with human immunodeficiency virus type 1 infection in Taiwan. Arch Intern Med 2005; 165:409-15.

Inglis TJ, Rolim DB, Sousa Ade Q. Melioidosis in the Americas. Am J Trop Med Hyg 2006 Nov; 75(5):947-54.

Ironside JW. Variant Creutzfeldt-Jakob disease. Haemophilia. 2010; 16(Suppl 5):175-80.

Jan C, Languillat G, Renaudet J, Robin Y. A serological survey of arboviruses in Gabon. Bull Soc Pathol Exot Filiales 1978; 71:140-6.

Jensen AK, Ethelberg S, Smith B et al. Substantial increase in listeriosis, Denmark 2009. Acesso em 20 de maio de 2012. Disponível em: http://www.eurosurveillance.org/.

Johnson PDR, Ballard SA, Grabsch EA et al. A sustained hospital outbreak of vancomycin – Resistant Enterococcus faecium bacteremia due to emergence of vanB E. faecium sequence type 203. JID 2010; 202: 1278-86.

Karabatsos N. International catalogue of arboviruses including certain other viruses of vertebrates. 3. ed. San Antonio: American Society of Tropical Medicine and Hygiene, 1985. 1147 p.

Kunz S. The role of the vascular endothelium in arenavirus haemorrhagic fevers. Thromb Haemost 2009 Dec; 102(6):1024-9.

Lanciotti RS, Kosoy OL, Laven JJ et al. Genetic and serologic properties of Zika virus associated with an epidemic, Yap State, Micronesia, 2007. Emerg Infect Dis 2008; 14:1232- 9.

Leparc-Goffart I, Emonet SF. An update on Lassa virus. Med Trop 2011; 71(6):541-5.

Leparc-Goffart I et al. Chikungunya in the Americas. Lancet Feb 2014; v. 383(9916):514.

Lewis RE. Overview of the changing epidemiology of candidemia. Curr Med Res Opin 2009; 25(7):1332-40.

Lima FR, Croda MG, Muniz DA et al. Evaluation of the traditional and revised World Health Organization classifications of dengue cases in Brazil. Clinics 2013; 68:1299-304.

Linthicum KJ, Britch SC, Anyamba A. Rift Valley Fever: an emerging mosquito-bone disease. Annu Rev Entomol 2016; 61:395-415.

Lomonaco S, Nucera D, Filipello V. The evolution and epidemiology of Listeria monocytogenes in europeu and the United States. Infection, Genetics and Evolution 2015; 35:172-83.

Macedo GA, Gonin MLC, Pone SM, Cruz OG, Nobre FF, Brasil P. Sensitivity and specificity of the World Health Organization dengue classification schemes for severe dengue assessment in children in Rio de Janeiro. PLoS One 2014; 9:e96314.

Madariaga M, Ticona E, Resurreicion C. Chikungunya: bending over the Americas and the rest of the world. Braz J Infect Dis Jan./Feb. 2016; 20(1): 91-8.

Magnussen CR. Skin and soft tissue infection. In: Reese RE, Betts RF. A Practical approach to infectious diseases. 4. ed. Boston: Little, Brown, and Company, 1996:98-132.

Maltezou HC, Papa A. Crimean-Congo hemorrhagic fever: risk for emergence of new endemic foci in Europe? Travel Med Infect Dis 2010; 8(3):139-43.

Mariano F. A dengue. Considerações a respeito de sua incursão no Rio Grande do Sul, em 1916. Arch Med Res 1917; 7:272-7.

Marques AR. Lyme disease: a review. Curr Allergy Asthma Rep 2010; 10(1):13-20.

Martins HAL, Bernardino SN, Ribas KH et al. Outbreak of neuro-Chikungunya in Northeastern Brazil. J Neuroinfect Dis 2016; 7:218. Doi:10.4172/2314-7326.1000218.

Mayet A, Verret C, Haus-Cheymol R et al. Resurgence of measles in the French military forces in 2010. Eur J Clin Microbiol Infect Dis 2011; 30:1023-6.

Merson MH. The HIV-AIDS pandemic at 25 – The global response. NEJM 2006; 354(23):2414.

Miglioria GB, Centisa R, Langeb C et al. Emerging epidemic of drug resistant tuberculosis in Europe, Russia, China, South America and Asia: current status and global perspectives. Current Opinion in Pulmonary Medicine 2010; 16:171-9.

Mlakar J, Korva M, Tul N et al. Zika virus associated with microcephaly. New Engl J Med 2016; 374(10):951-8.

Momem H. Emerging infectious diseases – Brazil. Emerging Infectious Diseases 1998; 4(1).

Morens DM, Folkens GK, Fauci AS. Emerging infections: a perpetual challenge. Lancet Infect Dis 2008; 8:713-9.

Morse SS. Factors in the emergence of infectious diseases. Emerging Infectious Diseases 1995; 1(1):7-15.

Mucha-Macias J. Arbovírus. In: Veronesi R. Doenças infecciosas e parasitárias. 5. ed. Rio de Janeiro: Guanabara Koogan, 1972:210-6.

Musso D, Nhan T, Robin E et al. Potential for Zika virus transmission through blood transfusion demonstrated during an outbreak in French Polynesia, November 2013 to February 2014. Euro Surveill 2014; 19.

Musso D, Nilles EJ, Cao-Lormeau V.M. Rapid spread of emerging Zika virus in the Pacific area. Clin Microbiol Infect 2014; 20:595-6.

Musso D, Roche C, Robin E, Nhan T, Teissier A, Cao-Lormeau VM. Potential sexual transmission of Zika virus. Emerg Infect Dis 2015; 21:359-61.

Nakkhara P, Chongsuvivatwong V, Thammapalo S. Risk factors for symptomatic and asymptomatic chikungunya infection. Trans R Soc Trop Med Hyg 2013; 107:789-96.

Nissapatorn V, Sawangjaroen N. Parasitic infections in HIV infected individuals: diagnostic & therapeutic challenges. Indian J Med Res 2011; 134(6):878-97.

Nobre A, Antezana D, Tauil PL. Febre amarela e dengue no Brasil: Epidemiologia e controle. Rev Soc Bras Med Trop 1994; 29(Sup III):59-66.

Oliveira Melo AS, Malinger G, Ximenes R, Szejnfeld PO, Alves Sampaio S, Bispo de Filippis AM. Zika virus intrauterine infection causes fetal brain abnormality and microcephaly: tip of the iceberg? Ultrasound in obstetrics & gynecology: the official journal of the International Society of Ultrasound in Obstetrics and Gynecology 2016; 47(1):6-7.

Olson JG, Ksiazek TG, Suhandiman, Triwibowo. Zika virus, a cause of fever in Central Java, Indonesia. Trans R Soc Trop Med Hyg 1981; 75: 389-93.

OMS. Organização Mundial da Saúde. Alerta epidemiológico: síndrome neurológica, malformações congênitas e infecção pelo vírus Zika. Implicações para a saúde pública nas Américas. 2015. Disponível em: http://www.paho.org/hq/index.php?option=com_docman&task=doc_view&Itemid=270&gid=32 405&lang=en. Acesso em 11 de abril de 2016.

OMS. Organização Mundial da Saúde. Chikungunya. Fact sheet Updated April 2017. Disponível em http://www.who.int/mediacentre/factsheets/fs327/en/. Acesso em 26 de abril de 2017.

Osanai CH, Rosa APT, Tang A, Amaral R, Passos ADC, Tauil PL. Surto de dengue em Boa Vista, Roraima. Ver Inst Med Trop São Paulo 1983; 25(1): 53-4.

Parrish CR, Kawaoka Y. The origins of new pandemic viroses: the acquisition of new host ranges by canine parvovirus and influenza a vírus. Annu Rev Microbiol 2005; 59:553-86.

Paules C, Subarao K. Influenza. The Lancet, 2017, March 13:1-12. Disponível em: www.thelancet.com. Acesso em 22 de maio de 2017.

Pedro A. O dengue em Nictheroy. Brazil Médico 1923; 1(13):174-7.

Pekosz A, Glass GE. Emerging viral diseases. Md Med 2008; 9(1):11-6.

Pineda C, Muñoz-Louis R, Caballero-Uribe CV, Viasus D. Chikungunya in the region of the Americas. A challenge for rheumatologists and health care systems. International League of Associations for Rheumatology (ILAR) 2016:24 de agosto 2016. DOI 10.1007/s10067-016-3390-y.

Posen HJ, Keystone JS, Gubbay JB, Morris SK. Epidemiology of Zika virus, 1947–2007. BMJ Global Health 2016; 1(2):e000087.

Punjabi CD, Perloff SR, Zuckerman JM. Preventing transmission of mycobacterium tuberculosis in health care settings. Infect Dis Clin N America 2016; 30:1013-22.

Ranjit S, Kissoon N. Dengue hemorrhagic fever and shock syndromes. Pediatr Crit Care Med 2011; 12(1):90-100.

Rego JP. Esboço histórico das epidemias que tem grassado na cidade do Rio de Janeiro desde 1830 a 1870. Rio de Janeiro: Typhographia Nacional, 1872; 2(1):44-50.

Reis TJ. A febre dengue em Curityba. Gaz Med Bahia 1896; 97:163-266.

Renaudet J, Jan C, Ridet J, Adam C, Robin Y. A serological survey of arboviruses in the human population of Senegal. Bull Soc Pathol Exot Filiales 1978; 71:131-40.

Reyes K, Bardossy AC, Zervos M. Vancomycin-resistant Enterococci. Epidemiology, infection prevention and control. Infect Dis Clin N America 2016; 30:953-65.

Ribeiro EM, Lopes TF, Kerbage SC, Pessoa ALS, Cavalcanti LPG. From the perception of a cluster of cases of children with microcephaly to congenital Zika syndrome in Brazil: the lessons we have learned and the challenges that lie ahead of us. Journal of Venomous Animals and Toxins including Tropical Diseases 2017; 23(15):1-3. DOI 10.1186/s40409-017-0107-x.

Riley L W. Pandemic lineages of extraintestinal pathogenic Escherichia coli. Clin Microb Infect 2014; 20:380-90.

Robertson E, Hull BP, Tomori O et al. Yellow fever: a decade of reemergence. JAMA 1996; 276(14):1157-62.

Robin Y, Mouchet J. Serological and entomological study on yellow fever in Sierra Leone. Bull Soc Pathol Exot Filiales 1975; 68:249-58.

Rolim DB, Vilar DC, de Góes Cavalcanti LP et al. Burkholderia pseudomallei antibodies in individuals living in endemic regions in Northeastern Brazil. Am J Trop Med Hyg 2011; 84(2):302-5.

Rolim DB, Vilar DC, Sousa AQ et al. Melioidosis, northeastern Brazil. Emerg Infect Dis 2005; 11(9):1458-60.

Saluzzo JF, Gonzalez JP, Hervé JP, Georges AJ. Serological survey for the prevalence of certain arboviruses in the human population of the south-east area of Central African Republic. Bull Soc Pathol Exot Filiales 1981; 74:490-9.

Sánchez GP, Alvarez GR, Gijon YP, Leuch CC. Fiebre de Chikungunya: enfermedad infrecuente como emergencia médica en Cuba. MEDISAN, Santiago de Cuba jun. 2014; 18(6). Disponível em: http://scielo.sld.cu/scielo.php?script=sci_arttext&pid.

Schnitzler SU, Schnitzler P. An update on swine-origin influenza virus A/H1N1: a review. Virus Genes 2009; 39:279-92.

Scully C, Saramaranayake LP. Emerging and changing viral disease in the new millennium. Oral diseases 2016; 22:171-9.

Sepkowitz KA. One disease, two epidemics – Aids at 25. NEJM 2006; 354(23): 2411-4.

Shermana PM, Ossaa JC, Wineb E. Bacterial infections: new and emerging enteric pathogens. Current Opinion in Gastroenterology 2010; 26:1-4.

Simmonds P, Welch J. Frequency and dynamics of recombination within different species of human enterovirus. J Virol 2006; 80:483-93.

Splenger, JR, Estrada-Peña A, Garrison AR et al. A chronological review of experimental infection studies of the role of wild animals and livestock in the maintenance and transmission of Crimean-Congo hemorrhagic fever vírus. Antiviral Research 2016; 135:31-47.

Staples JE, Breiman RF, Powers AM. Chikungunya fever: an epidemiological review of a reemerging infectious disease. Clin Infect Dis, 2009; 49:942-8.

Suleyman G, Alangaden G. Nosocomial fungal Infections: epidemiology, control and prevention. Infect Dis Clin N Am 2016; 30:1023-52.

SVS/MS – Secretaria de Vigilância em Saúde/Ministério da Saúde Brasil 2011b. Dengue: diagnóstico e manejo clínico: criança, SVS/MS, Brasília, 52 pp.

Tang H, Hammack C, Ogden SC et al. Zika virus infects human cortical neural progenitors and attenuates their growth. Cell Stem Cell 2016; 18(5):587-90.

Tang YW, Himmelfarb E, Wills M, Stratton CW. Characterization of three Staphylococcus aureus isolates from a 17-year-old female who died of tampon-related toxic shock syndrome. J Clin Microbiol 2010; 48(5): 1974-7.

Tasaka S. Pneumocystis Pneumonia in human immunodeficiency virus-infected adults and adolescents: current concepts and future directions. Clin Med Insights: Circ Resp and Pulm Med 2015; 9(S1):19-28.

Teixeira MG, Costa MC, Barreto F, Barreto ML. Dengue: twenty-five years since reemergence in Brazil. Cad Saúde Pública 2009; 25(Suppl 1):S7-18.

Tiraboschi I, Bravo M, Fernández N et al. Mucormicosis – an emergent mycosis. Medicina (B. Aires) 2012; 72(1):23-7.

Top J, Willems R, Bonten M. Emergence of CC17 Enterococcus faecium: from commensal to hospital-adapted pathogen. FEMS Immunol Med Microbiol 2008; 52:297-308.

Turkeltaub JA, Carty TR, Hotz PJ. The intestinal protozoa: emerging impact on global health and development. Current Opinion 2017; 31(1):38-44.

Tyrrell GJ, Lovgren M, St Jean T et al. Epidemic of group A Streptococcus M/emm59 causing invasive disease in Canada. Clin Infect Dis 2010; 51(11):1290-7.

Ulbert S. West Nile virus: the complex biology of an emerging pathogen. Intervirology 2011; 54:171-84.

Vasconcelos PFC. Febre amarela. Rev Soc Bras Med Trop 2003; 36(2):275-93.

Ventola, CL. The antibiotic resistance crisis. Part 1: Causes and threats. Pharmacy and Therapeutics 2015; 40(4):277-83.

Vinh DC, Embil JM. Hantavirus pulmonary syndrome: a concise clinical review. South Med J 2009; 102(6):620-5.

Vostral SL. Rely and toxic shock syndrome: a technological health crisis. Yale J Biol Med 2011; 84(4):447-59.

Watanabe T. Current status of HTLV-1 infection. Int J Hematol 2011 Nov; 94(5):430-4.

WHO – World Health Organization 1997. Dengue hemorrhagic fever: diagnosis, treatment, prevention and control. 2. ed., WHO, Geneva, 84p. WHO. 2016. Available from: http://ais.paho.org/phip/viz/ed_zika_countrymap.asp.

WHO. World Health Organization 2009. Dengue, guidelines for diagnosis, treatment, prevention and control. WHO, Geneva, 160 pp.

Wit E, Doremalen N, Falzarano D, Munster VJ. SARS and MERS: recent insights into emerging coronavirus. Nature 2016; 14:523-34.

Woo PC, Lau SK, Yuen KY. Infectious diseases emerging from Chinese wetmarkets: zoonotic origins of severe respiratory viral infections. Curropin Infect Dis 2006; 19:401-7.

Woolhouse ME, Gowtage-Sequeria S. Host range and emerging and reemerging pathogens. Emerg Infect Dis 2005; 11:1842-7.

World Health Organization. Data on the size of the epidemic, Data by WHO regions. Disponível em: http://apps.who.int/ghodata/?vid=10012. Acesso em 26 de maio de 2012.

World Health Organization. Global Outbreak Alert and Response Network – GOARN. Disponível em: http://www.who.int/csr/outbreaknetwork/goarnenglish.pdf. Acesso em 27 de maio de 2012.

Yactayo S, Staples JE, Millot V. Epidemiology of Chikungunya in the Americas. The Journal of Infectious Diseases. Disponível em: <http://jid.oxfordjournals.org/> Universidade de Fortaleza. Janeiro 17, 2017.

Yaseen HM, Simon F, Deparis X, Marimoutou C. Estimation of lasting impact of a Chikungunya outbreak in Reunion Island. Epidemiol S2:003. 2012. Doi:104172/2161-1165S2-003.

Zanluca C, Melo VCA, Mosimann ALP, Santos GIV, Santos CND, Luz K. The first report of autochtonous transmission of Zika virus in Brazil. Mem Inst Oswaldo Cruz 2015 Jun; 110(4):569-72.

Zeller H, Van Bortil W, Sudre B. Chikungunya: its history in Africa and Asia and its spread to new regions in 2013-2014. The Journal of Infectious Diseases S U. Disponível em: <http://jid.oxfordjournals.org/> at University of South Carolina on December 5, 2016.

13

Vigilância Epidemiológica

Luciano Pamplona de Góes Cavalcanti
Expedito José de Albuquerque Luna
Wildo Navegantes de Araújo

INTRODUÇÃO

O propósito deste capítulo é sistematizar alguns conteúdos relacionados com a vigilância epidemiológica. Para tanto, será feita uma breve recuperação da história das práticas de vigilância e controle de doenças e serão discutidos os conceitos de vigilância em saúde pública, seus objetivos, a operacionalização das atividades e a avaliação dos sistemas de vigilância.

O interesse em contar o número de casos e óbitos e controlar a disseminação das doenças contagiosas surgiu há muito tempo em distintas sociedades e momentos históricos. Provavelmente as primeiras medidas de saúde pública decorrentes de ações de vigilância apareceram na República de Veneza, em meados do século XIV, quando a vigilância dos navios e a quarentena foram instituídas como formas de evitar a introdução da Peste Negra. Com o fim da Idade Média e a consolidação dos Estados nacionais europeus, surgiram em vários países iniciativas voltadas à coleta de informações demográficas, de mortalidade e de morbidade, estas últimas geralmente relacionadas com as doenças ditas "pestilenciais".

Na segunda metade do século XIX, a notificação compulsória de algumas doenças infecciosas, que tinha por objetivo a adoção de medidas de isolamento e quarentena, foi adotada em vários países da Europa e em alguns estados dos EUA (THACKER, 2001). No Brasil, a primeira lista de doenças de notificação obrigatória surgiu em 1894. O termo *vigilância* passa a ser utilizado para designar a monitoração de pessoas que haviam tido contato com um caso de uma doença transmissível grave, como, por exemplo, a varíola, com o objetivo de instituição oportuna de medidas de isolamento (THACKER, 2001). A concepção contemporânea de vigilância surge a partir da implantação, em 1951, do Serviço de Inteligência Epidemiológica (EIS – Epidemiologic Intelligence Service), junto ao Centro de Doenças Transmissíveis dos EUA (CDC – Communicable Diseases Center, à época). O termo é então usado para designar a detecção de casos das doenças-alvo de programas de controle, como a malária e a varíola, com o objetivo de orientar a adoção das medidas de controle e a interrupção das cadeias de transmissão (THACKER, 2001).

Na década de 1960, a Organização Mundial da Saúde (OMS) implanta sua Unidade de Vigilância Epidemiológica, dirigida por Karel Raska, que adiciona o termo *epidemiológica*, tornando a definição usada à época mais ampla e diferenciado-a de outros tipos de vigilância, como a militar (RASKA, 1966). Originalmente, essa expressão significava "uma observação sistemática e ativa de casos suspeitos ou confirmados de doenças transmissíveis e de seus contatos". Tratava-se, portanto, da vigilância de pessoas com base em medidas de isolamento ou de quarentena aplicadas individualmente, e não de maneira coletiva. Com a campanha de erradicação da varíola, as práticas de vigilância disseminaram-se por todo o mundo (WALDMAN, 1998).

DEFINIÇÃO

A definição de vigilância em saúde pública usada pelo CDC diz que "vigilância em saúde pública é a coleta sistemática e contínua, análise e interpretação de dados sobre desfechos específicos, para o uso no planejamento, implementação e avaliação de práticas em saúde pública" (THACKER, 1988; THACKER & BIRKHEAD, 2008). No Brasil, segundo a definição de vigilância epidemiológica incluída na Lei Orgânica da Saúde (Lei 8.080/90), "vigilância epidemiológica é um conjunto de ações que proporciona o conhecimento, a detecção ou prevenção de qualquer mudança nos fatores determinantes e condicionantes da saúde individual ou coletiva, com a finalidade de recomendar e adotar as medidas de prevenção e controle das doenças ou agravos" (BRASIL, 2010a).

Segundo o Ministério da Saúde do Brasil, a Campanha de Erradicação da Varíola (CEV), entre 1966 e 1973, poderia ser reconhecida como marco da institucionalização das ações de vigilância no país, tendo fomentado e apoiado a organização de unidades de vigilância epidemiológica na estrutura das secretarias estaduais de saúde. O modelo da CEV inspirou a Fundação Serviços de Saúde Pública (FSESP) a organizar, em 1969, um sistema de notificação semanal de doenças selecionadas e a disseminar informações pertinentes num boletim epidemiológico de circulação frequente. Esse processo contribuiu para consolidar, nos níveis nacional e estadual, as bases técnicas e operacionais que possibilitaram o futuro desenvolvimento de ações vitoriosas no controle de doenças evitáveis por imunização.

Como exemplo de êxito relacionado com esse esforço destaca-se o controle da poliomielite no Brasil, na década de 1980, que abriu perspectivas para a interrupção da transmissão da doença no continente americano, alcançada apenas em 1994. Desse modo, um sistema de vigilância epidemiológica pode também ser definido como um "sistema de coleta, análise e disseminação de informações relevantes para a prevenção e o controle de um problema de saúde pública" (PEREIRA, 2000).

Apesar das nuanças, as definições de vigilância epidemiológica apresentam alguns elementos comuns: incluem sempre as atividades de coleta, análise, interpretação e divulgação de informações sobre problemas de saúde específicos, desenvolvidas de maneira sistemática e rotineira. A maioria das definições de vigilância epidemiológica deixa fora da definição a execução das intervenções voltadas à prevenção e ao controle das doenças sob vigilância.

No Brasil, no modelo de organização das práticas de saúde coletiva adotado, principalmente, por estados e municípios, as ações de vigilância epidemiológica e as ações de prevenção e controle de doenças frequentemente são alocadas junto ao mesmo setor governamental, e a denominação *vigilância epidemiológica* acaba por englobar tanto as ações de vigilância em si como também as intervenções de prevenção e controle.

Instrumento inicialmente adotado para as doenças transmissíveis, influenciada por uma importante mudança no perfil epidemiológico da população mundial, a vigilância hoje incorpora novos campos de atuação, como a vigilância de mortes evitáveis; a vigilância dos eventos adversos aos medicamentos, vacinas e intervenções médico-sanitárias; a vigilância de doenças relacionadas com a poluição ambiental e em saúde do trabalhador; a vigilância de doenças não transmissíveis, frequentemente realizada em conjunto com a vigilância de alguns dos fatores de risco para essas doenças; a vigilância dos agravos relacionados com as causas externas de mortalidade e morbidade etc.

Na maior parte da literatura internacional sobre o tema, bem como na designação dos órgãos governamentais responsáveis pelas práticas de vigilância, tem-se optado pela denominação vigilância em saúde pública. Considera-se que a qualificação de "epidemiológica" seria restritiva e induziria confusão com a epidemiologia em si (WALDMAN, 1998; THACKER, 2001). No Brasil, a utilização da expressão vigilância sanitária para designar as práticas de controle sanitário de alimentos, medicamentos, serviços e produtos relacionados com a saúde adicionou mais um elemento confundidor ao uso do termo vigilância. Apesar de a designação vigilância epidemiológica ser amplamente utilizada no país, no sentido de alinhamento à nomenclatura consensualmente utilizada em nível internacional, será adotada neste texto a denominação *vigilância em saúde pública*.

OBJETIVOS DE UM SISTEMA DE VIGILÂNCIA EM SAÚDE PÚBLICA

O acompanhamento do comportamento epidemiológico das doenças sob vigilância pode ser considerado o principal objetivo dos sistemas de vigilância em saúde pública, possibilitando a detecção precoce de surtos e epidemias e mudanças na distribuição espacial da ocorrência das doenças, nos grupos mais afetados e na gravidade dos quadros dessas doenças.

O sistema deve também ter como objetivo a recomendação de medidas de prevenção e controle das doenças sob vigilância e a avaliação das medidas de intervenção adotadas. Na vigilância de doenças transmissíveis, um dos objetivos centrais continua a ser a interrupção das cadeias de transmissão das doenças (TEUTSCH, 2001). Além desses, um dos objetivos dos sistemas de vigilância em saúde pública é a identificação de novos problemas de saúde pública. Exemplos recentes de doenças infecciosas emergentes, como a síndrome da imunodeficiência adquirida, a síndrome cardiopulmonar por hantavírus, a síndrome respiratória aguda grave pelo coronavírus, a síndrome da zika congênita (SZC), dentre outros, ilustram o papel fundamental dos sistemas de vigilância em saúde pública em sua detecção, bem como na produção de conhecimento sobre elas.

MÉTODOS UTILIZADOS POR UM SISTEMA DE VIGILÂNCIA EM SAÚDE PÚBLICA

A operação de um sistema de vigilância em saúde pública inclui a coleta de dados, a identificação dos problemas de saúde prioritários, alvo do sistema, a definição dos objetivos da vigilância de cada doença em particular, os mecanismos de detecção e investigação de casos, a análise e interpretação dos dados, a recomendação das medidas pertinentes de prevenção e controle, a divulgação de informações a todos que tenham interesse sobre elas e a avaliação do sistema de vigilância em si e do impacto das medidas de intervenção adotadas. Essas ações devem ser desenvolvidas em todos os níveis de gestão do Sistema Único de Saúde – SUS (federal, estadual e municipal), mas de maneira complementar, pois as ações executivas são inerentes ao nível municipal de gestão, cabendo aos níveis estadual e federal conduzir e apoiá-las, na perspectiva do fortalecimento dos sistemas municipais de saúde. O que se pretende é que os municípios tenham autonomia técnico-gerencial para detectar e enfrentar os problemas de saúde prioritários em suas áreas de abrangência (Quadro 13.1).

Seleção de prioridades

A seleção das doenças, ou agravos, que serão alvo do sistema de vigilância em saúde pública geralmente leva em consideração a magnitude do problema, aferida em termos de sua incidência e prevalência, sua gravidade, considerando a mortalidade e a letalidade, a existência de fatores de risco suscetíveis à intervenção, a existência de medidas de intervenção eficazes, a necessidade de aprofundar os conhecimentos acerca do comportamento epidemiológico das doenças (especialmente no caso das doenças emergentes e reemergentes) e a adesão do país a acordos internacionais visando ao controle, à eliminação ou à erradicação de determinadas doenças (TEUTSCH, 2001).

Definição de objetivos

Para cada doença submetida à vigilância faz-se necessária a definição dos objetivos de seu sistema de vigilância em

QUADRO 13.1 Um sistema de vigilância em saúde pública e seus subsistemas

Num sistema de vigilância em saúde pública podem ser identificados pelo menos três subsistemas:

Subsistema de informações: operado pela rede de serviços de saúde. Tem por finalidade fazer com que as informações coletadas a partir da notificação e investigação de casos de interesse do sistema estejam disponíveis oportunamente a todos os envolvidos no processo de vigilância e controle. O subsistema de informações engloba os mecanismos de coleta de dados, fluxo de informações, sistemas computadorizados, rotinas de checagem e limpeza de dados, e todos os procedimentos necessários a tornar a informação sobre as doenças-alvo do sistema disponíveis aos responsáveis pela operação do sistema de vigilância e pela implementação das intervenções de prevenção e controle

Subsistema de inteligência epidemiológica: responsável por prover as bases científicas para análise e interpretação das informações produzidas pelo subsistema de informações, pela formulação de recomendações relativas à prevenção e ao controle das doenças sob vigilância e pela indução de pesquisas relacionadas com os objetos do sistema de vigilância, quando consideradas necessárias. O componente "inteligência epidemiológica" deve estar presente em todos os níveis de operação de um sistema de vigilância em saúde pública

Subsistema de divulgação de informações: deve fazer chegar as informações produzidas pelo sistema de vigilância em saúde pública a todos que possam ter interesse nelas, incluindo os participantes do próprio sistema, os demais profissionais de saúde e a população em geral. Como exemplos dessa divulgação destacam-se os boletins epidemiológicos e as notas técnicas produzidas pelos três níveis de gestão do SUS. O subsistema de divulgação deve desenvolver mecanismos e instrumentos que viabilizem sua missão nos diferentes níveis de operação do sistema de vigilância em saúde pública

particular. Esses objetivos, em geral, incluem o acompanhamento do comportamento epidemiológico da doença, possibilitando a identificação de tendências, a obtenção de informações que orientem a adoção das medidas de controle adequadas à interrupção de cadeias de transmissão e a avaliação das medidas de intervenção adotadas.

Os objetivos da vigilância de uma doença relacionam-se também com a situação epidemiológica daquela doença na população, em determinado local e período, e com os objetivos do programa de controle em execução. Salienta-se que na maioria das vezes devem existir objetivos da vigilância e do programa de controle de determinada doença. Com frequência, no caso das doenças emergentes, a vigilância tem papel fundamental na formulação de conhecimentos sobre essas doenças, contribuindo para a descrição da história natural da doença e para a identificação de grupos mais afetados e de maior risco, e de fatores de risco suscetíveis a intervenção, na indicação de intervenções e na avaliação de seu desempenho.

Detecção de casos

Uma vez estabelecidos os objetivos do sistema, o passo seguinte consiste no estabelecimento de mecanismos de detecção dos casos da doença em questão. Este processo se inicia com a definição de caso.

Definição de caso

A definição de caso é uma questão central para a operação do sistema de vigilância, permitindo a comparabilidade dos dados, mesmo que coletados por distintos serviços e profissionais. Pressupõe a adoção de critérios uniformes para diagnóstico clínico e laboratorial e subsidia a adoção de condutas terapêuticas padronizadas em muitas situações. As definições de caso relacionam-se com o nível de conhecimento sobre a doença, com sua situação epidemiológica e os objetivos do programa de controle, podendo ser mais sensíveis ou mais específicas, dependendo da frequência da doença e dos objetivos e metas a serem alcançados.

Na vigilância de doenças transmissíveis, em especial nas doenças agudas, nas quais um dos objetivos é a interrupção das cadeias de transmissão, frequentemente se utilizam definições de caso suspeito e caso confirmado. Convém esclarecer que, a depender da evolução histórica de determinada doença, essa definição de caso pode e deve ser revisada para que se torne mais ou menos específica; no entanto, no início da descrição de uma doença nova, opta-se por uma definição de caso mais sensível, tornando-a mais específica ao passar do tempo com o melhor conhecimento do que está sob vigilância (Quadro 13.2). Exemplo recente desse fato foram as várias mudanças na definição de caso suspeito a ser monitorado de microcefalia que, com o avançar das investigações, culminou na definição mais atual de SZC.

QUADRO 13.2 Definições de casos sensíveis e específicas

Malária: no Brasil, a definição de caso suspeito de malária leva em consideração a situação epidemiológica da doença. Na região do país considerada endêmica (que inclui a Amazônia e áreas limítrofes, nas regiões Nordeste e Centro-Oeste), considera-se caso suspeito de malária "toda pessoa que apresente quadro febril, seja residente ou tenha se deslocado para área onde haja transmissão de malária no período de 8 a 30 dias anteriores à data dos primeiros sintomas". Já na área considerada não endêmica, um caso suspeito de malária é definido como "toda pessoa procedente de área onde haja transmissão de malária, no período de 8 a 30 dias anteriores à data dos primeiros sintomas, e que apresente quadro de paroxismo febril acompanhado dos seguintes sintomas: calafrios, tremores generalizados, cansaço, mialgia". A primeira definição é altamente sensível (todo caso de febre), porém com menor especificidade (possivelmente incluirá quadros febris por outras etiologias). Já a definição usada nas áreas não endêmicas, ao agregar mais sintomas, perde em sensibilidade e ganha em especificidade

Sarampo: a transmissão autóctone do sarampo foi interrompida no Brasil no ano 2000. O país participa do esforço internacional de erradicação do sarampo. Para tanto, interessa identificar todos os casos suspeitos para que sejam adequadamente investigados. Assim, adotou-se uma definição de suspeito bastante sensível: "todo paciente que apresentar febre e exantema maculopapular, acompanhados de um ou mais dos seguintes sinais e sintomas: tosse, coriza e conjuntivite". Já a definição de caso confirmado requer: "caso suspeito com exame laboratorial reagente ou positivo para IgM antissarampo, acoplado à análise clínico-epidemiológica". Para o programa de erradicação é necessário identificar todos os possíveis casos; assim, adota-se uma definição de suspeito altamente sensível, que provavelmente incluirá casos de outras doenças exantemáticas que não o sarampo, diminuindo a probabilidade de perda de casos, mesmo que significando um incremento nos custos do sistema. Cada caso suspeito será submetido à investigação laboratorial, clínica e epidemiológica, promovendo a identificação dos verdadeiros casos de sarampo, aumentando a especificidade da definição de caso confirmado e possibilitando a avaliação do impacto do programa de vacinação

Mecanismos de detecção de casos

Atualmente, a maioria dos países trabalha com listas de doenças prioritárias para as quais é obrigatória a notificação de sua ocorrência à autoridade responsável pelo sistema de vigilância em saúde pública. Esses são sistemas ditos "universais", pois têm como propósito a detecção de todos os casos daquela doença por todos os serviços e profissionais de saúde. Os sistemas de vigilância "amostrais" são recomendados para aquelas situações nas quais a coleta de informação sobre todos os casos não é possível nem necessária.

Um exemplo de sistema de vigilância amostral é o sistema de vigilância da influenza. As infecções respiratórias agudas estão entre as doenças de maior frequência na população. A investigação clínico-epidemiológica e laboratorial de todos os casos seria provavelmente inviável, dado o volume de casos, especialmente nas estações do ano de maior frequência desses quadros. Por outro lado, a informação sobre cada caso individual pouco agregaria, pois não haveria recomendação de medidas de intervenção para a interrupção de cadeias de transmissão a partir de cada caso-índice. Na influenza, o que se almeja é a monitoração dos vírus respiratórios que estão circulando na população, e isso pode ser feito numa amostra dos doentes.

Assim, os sistemas de vigilância da influenza e outros vírus respiratórios geralmente têm por base uma amostra de serviços de saúde que regularmente monitora a frequência desses quadros sindrômicos em sua clientela e realiza o diagnóstico laboratorial para identificar os vírus circulantes. Os sistemas de vigilância da influenza constituem exemplos de sistemas baseados em "serviços-sentinela" ou, por vezes, em "médicos-sentinela", pois em alguns países um grupo de médicos, em seus consultórios, forma a base do sistema. Essa estratégia de "médico-sentinela" vem sendo testada em algumas cidades brasileiras para detecção precoce do aumento dos casos de dengue e melioidose, entre outros.

No Brasil, a lista de doenças de notificação compulsória é atualizada periodicamente pelo Ministério da Saúde. Sua versão mais recente inclui, além de um amplo elenco de doenças transmissíveis, doenças relacionadas com exposições ambientais e ocupacionais e os eventos adversos temporalmente associados à vacinação (BRASIL, 2016). Em sua última revisão, além da lista de doenças de notificação compulsória universal, foi divulgada uma segunda lista, de doenças e agravos a serem monitorados pela estratégia de vigilância-sentinela. Além disso, os estados e municípios têm autonomia para estabelecer e publicar portarias que definam notificação compulsória de doenças e/ou agravos que são importantes no nível local de gestão. Citamos a seguir três dessas portarias como exemplo dessa prática:

1. A partir da detecção do primeiro caso no Brasil da melioidose, descoberto no Ceará, o Estado definiu, por meio da Portaria 1.786/2005, a melioidose como doença de notificação compulsória e estabeleceu as devidas providências (Quadro 13.3 – veja o Anexo 1).
2. Diante da situação epidemiológica local, o estado de Santa Catarina estabeleceu que as doenças brucelose, cisticercose e teníase passam a ser de notificação compulsória em todos os seus municípios, por meio da Portaria 242/2015 (SANTA CATARINA, 2015).
3. A Secretaria Estadual de Saúde de Pernambuco, por meio da Portaria 390/2016, acrescenta doenças, agravos e eventos estaduais à Lista Nacional de Doenças de Notificação Compulsória e dá outras providências (PERNAMBUCO, 2016).

QUADRO 13.3 Vigilância de eventos-sentinela

> Outra modalidade de vigilância "sentinela" é a vigilância de "eventos-sentinela". O termo "evento-sentinela" tem sido aplicado a eventos que podem servir de alerta acerca da ocorrência de agravos de interesse. Na vigilância da febre amarela, o Brasil apresenta uma experiência exitosa de vigilância de evento-sentinela: a vigilância de óbito de macacos como sentinela da ocorrência de casos humanos de febre amarela silvestre. Por intermédio de uma extensa rede de informantes, que inclui os serviços e profissionais de saúde, os médicos veterinários e serviços de saúde animal, os biólogos e profissionais que trabalham em parques e áreas de conservação, as emissoras de rádio e a própria população das florestas e regiões endêmicas para febre amarela, a vigilância detecta a ocorrência de óbito de macacos. Óbitos de primatas não humanos geralmente precedem a ocorrência de casos humanos de febre amarela silvestre. Têm alta sensibilidade, porém limitada especificidade (nem sempre a causa dos óbitos de primatas é a febre amarela). Essa modalidade de vigilância de evento-sentinela tem possibilitado ao país a adoção precoce de medidas de controle (vacinação de bloqueio), muitas vezes antes da ocorrência de casos em humanos

Fontes de dados

Os sistemas de notificação coletam seus dados a partir da rede de serviços de saúde, dos serviços hospitalares, ambulatoriais, de urgência/emergência, dos núcleos hospitalares de epidemiologia e dos laboratórios de saúde pública, sejam essas instituições públicas ou privadas. Cabem aos profissionais que atuam nesses serviços a detecção dos casos suspeitos de interesse do sistema de vigilância, sua notificação e o desencadeamento dos procedimentos necessários para coleta de material para exames laboratoriais de confirmação do caso, além da transmissão da informação, em tempo oportuno, para aqueles responsáveis pela investigação epidemiológica e a adoção de intervenções de controle, quando pertinentes.

A rede de laboratórios de saúde pública desempenha um papel de destaque na detecção de casos. Ela pode identificar, por exemplo, casos de doença que eventualmente não tenham sido notificados ou aqueles em que houve mudança do diagnóstico, ou mesmo o aumento de suspeição por determinada doença, servindo como uma fonte oportuna de rumores na detecção de epidemias. Cabe à rede de laboratórios a identificação das espécies, subespécies e cepas dos microrganismos. Esse tipo de informação é essencial na investigação, por exemplo, de surtos de salmoneloses, nos quais a caracterização taxonômica e biomolecular pode tornar possível a confirmação da ocorrência de surtos a partir de casos que aparentemente não tinham vínculo epidemiológico entre si. Citamos dois exemplos distintos, mas que representam o papel determinante da rede de laboratórios.

O primeiro trata da investigação de um surto de endoftalmite após cirurgia em unidade de saúde em Roraima, ocorrido em 2006, em que a cepa de *Pseudomonas aeruginosa* isolada da ferida cirúrgica ocular de um paciente foi considerada genotipicamente igual à cepa isolada da solução salina (BSS) disponível numa seringa descartável resgatada no processo de inspeção sanitária dentro da clínica. Com isso foi possível determinar que os casos foram decorrentes da contaminação dentro da clínica, pois essa solução salina fora usada para umedecer o cristalino durante as cirurgias realizadas nos olhos dos pacientes (MELO et al., 2007).

O segundo exemplo consiste no modo como atualmente se realiza o processo de investigação de surtos de sarampo de casos alóctones, em que a genotipagem é essencial para demonstrar vínculo entre os casos do mesmo surto e, principalmente, para avaliar se aquele evento se trata de um surto por genótipo reconhecidamente circulante em outro continente ou país. Desse modo, assim foi identificado que os últimos casos confirmados de sarampo no Rio Grande do Sul, ocorridos em 2011, consistiam num genótipo que circulava produzindo séries de casos autóctones na África (LEITE et al., 2010). A informação laboratorial é igualmente fundamental na vigilância da resistência dos microrganismos às drogas utilizadas em seu tratamento e nas análises de impacto e eficácia de programas de intervenção (como a vacinação contra influenza), dentre outras aplicações.

Em geral, os sistemas de informação em saúde, como os Sistemas de Informação sobre Mortalidade (SIM), de morbidade, como o Sistema de Informação de Agravos de Notificação (Sinan) e o de internações hospitalares (SIH), são utilizados como subsidiários aos sistemas de notificação, promovendo a identificação de casos adicionais que não haviam sido notificados e tornando possível um controle de qualidade dos sistemas de notificação.

Exemplo importante foi a utilização de dados do SIM para monitorar e estimar o número de óbitos possivelmente associados à epidemia de chikungunya no Nordeste do Brasil (DE BRITO & TEIXEIRA, 2017; FREITAS et al., 2017). Outro exemplo é a vigilância do HIV/AIDS no Brasil, que se utiliza rotineiramente dos sistemas de informação laboratorial, sobre pedidos de exames de carga viral e contagem de linfócitos CD4+ (Sistema de Controle de Exames Laboratoriais – SISCEL), e do sistema de informação de dispensação de medicação antirretroviral (Sistema de Controle Logístico de Medicamentos – SICLOM) como sistemas adicionais de vigilância (BRASIL, 2011).

O estabelecimento de mecanismos de coleta de informações da rede de estabelecimentos educacionais e de cuidado infantil, por parte do nível local dos sistemas de vigilância em saúde, possibilita a detecção precoce de surtos na população escolar. Em algumas situações, esses surtos talvez não chegassem ao conhecimento do sistema de vigilância baseado em notificações dos serviços de saúde, pois a notificação dependeria do comportamento das famílias quanto à busca de serviços de saúde ou, por vezes, trata-se de doenças que estão fora do elenco de doenças de notificação compulsória (varicela, escabiose, pediculose, conjuntivite e outras). Obrigatória aos profissionais de saúde e aos dirigentes dos serviços de saúde, a notificação de doenças é facultada a todo cidadão. A qualquer pessoa que tenha conhecimento da ocorrência de uma das doenças de notificação compulsória ou outras de potencial interesse da saúde pública deve ser oferecida a oportunidade de notificar.

Com a ampliação do acesso à internet, além da popularização das redes e mídias sociais, essa possibilidade poderia ser facilmente incorporada aos sistemas de vigilância em saúde pública. No entanto, a incorporação efetiva dessa alternativa encontra dificuldades em virtude da resistência às novas tecnologias e da desestruturação de alguns serviços de vigilância, quase sempre operando com recursos humanos e financeiros insuficientes e, consequentemente, incapazes de responder a novas demandas.

Com a disseminação do acesso à internet, algumas vezes a imprensa divulga a ocorrência de surtos, epidemias e, até mesmo, casos isolados de algumas doenças de interesse da saúde pública, antes que eles tenham sido detectados pelo sistema de vigilância. Se, em nível subnacional ou nacional, a detecção de um problema de saúde pública por intermédio dos meios de comunicação de massa possa caracterizar a falha do sistema formal de vigilância, em nível internacional a busca de ocorrência de surtos e epidemias pela internet tem assumido um papel fundamental, em especial após a revisão de 2005 do Regulamento Sanitário Internacional. Apesar de poucas iniciativas no Brasil, ainda não é possível aceitar como realidade essa vigilância para o país.

Essa revisão promove um novo protagonismo da sociedade civil e órgãos não governamentais na notificação internacional de doenças. A GPHIN (*Global Public Health Intelligence Network*), rede mantida pela Agência de Saúde Pública do Canadá, tem como objetivo a detecção de qualquer notícia de surtos e epidemias divulgada pela internet. Operando 24 horas por dia, todos os dias da semana, a GPHIN realiza seu trabalho de busca em sete idiomas (inglês, francês, espanhol, russo, árabe, chinês tradicional e simplificado) e disponibiliza seus resultados aos governos e instituições interessadas (CANADÁ, 2011), atuando em parceria com a rede GOARN (*Global Outbreak Alert and Response Network*), da Organização Mundial da Saúde (OMS, 2011). A ampliação do acesso e divulgação de informações permitiu também o estabelecimento de iniciativas da sociedade civil que têm como objetivo a comunicação e discussão sobre surtos, ocorrências de eventos inusitados e doenças emergentes. Merece destaque a PROMED, rede de profissionais interessados na vigilância em saúde pública humana, animal e vegetal, coordenada pela Sociedade Internacional de Doenças Infecciosas (PROMEDMAIL, 2017).

No Brasil, desde março de 2006, esse processo ocorre de maneira semelhante. O trabalho é realizado pelos CIEVS (Centro de Informações Estratégicas em Vigilância em Saúde) das três esferas de governo. O CIEVS nacional, uma unidade técnica ligada à Secretaria de Vigilância em Saúde (SVS) do Ministério da Saúde, em Brasília, gerencia o conjunto de centros compostos por 27 unidades estaduais e 26 unidades em capitais. O CIEVS na SVS atua para detecção de ameaças e emergências em saúde pública de interesse nacional e em seu monitoramento sistemático. Atua também como componente operacional do ponto focal para o Regulamento Sanitário Internacional no Brasil situado na SVS, apoiando as comunicações sobre eventos de interesse internacional com a OPAS/OMS.

O CIEVS dispõe de diversas formas de captação das emergências ou potenciais emergências (rumores), como: verificação em meios de comunicação em massa, incluindo os *sites* na internet de mídia, informais, oficiais, nacionais ou internacionais; o Disque-Notifica, um telefone gratuito (0800-6446645) para notificação; o E-notifica, um *e-mail* institucional (notifica@saude.gov.br) para envio de notificações; e um *link* na janela eletrônica da vigilância no *site* eletrônico do Ministério da Saúde para notificações de eventos (www.saude.gov.br/svs).

Todos os eventos sofrem avaliação para classificação de relevância e posterior acompanhamento no âmbito da referida secretaria (Comitê de Monitoramento de Eventos da SVS – CME-SVS) e junto aos centros estaduais e das capitais (por meio do SIME – Sistema de Registro e Monitoramento de Eventos), com constante atualização das equipes técnicas que compõem esse conjunto de centros no âmbito da vigilância em saúde nas três esferas de gestão do SUS. No contexto do CME-SVS, acontecem dois fóruns semanais para tratar das discussões dos eventos/emergências.

Didaticamente, os dividiremos num fórum técnico, onde os profissionais de saúde que atuam no Ministério da Saúde e representantes de órgãos correlatos se reúnem para qualificar as informações técnico-científicas dos eventos notificados, e num outro fórum, composto basicamente pelos gestores e tomadores de decisão, que se reúne, também semanalmente, para atualização e tomada de decisões colegiadas sobre os eventos sanitários de interesse nacional.

NOTIFICAÇÃO INTERNACIONAL DE DOENÇAS

Desde a primeira versão do Regulamento Sanitário Internacional (RSI), de 1951, foi prevista a notificação internacional de doenças. A partir daquele ano, determinou-se que os governos nacionais deveriam obrigatoriamente notificar à OMS a ocorrência de casos de quatro doenças: varíola, febre amarela, cólera e peste. Com a certificação da erradicação da varíola, ao final da década de 1970, apenas três doenças notificáveis internacionalmente permaneceram na lista. Ao final do século passado havia se tornado consensual a necessidade de uma revisão ampla do RSI, atualizando-o de acordo com a nova realidade da globalização e da intensificação do transporte de passageiros e cargas em nível internacional. No entanto, as dificuldades de condução de uma discussão complexa, envolvendo os mais de 190 países membros da OMS, retardaram o passo da discussão.

A ocorrência da primeira pandemia do século XXI, a pandemia da síndrome respiratória aguda grave (SARS) pelo coronavírus, entre 2002 e 2003, seguida da emergência da influenza aviária de alta patogenicidade pelo vírus A/H5N1, trouxe de volta à agenda internacional a urgência de revisão do RSI.

A nova versão do RSI, aprovada pela Assembleia Mundial da Saúde, em 2005, que entrou em vigor a partir de 15 de junho de 2007, representou uma mudança de paradigma na notificação internacional de doenças (Quadro 13.4). De uma

QUADRO 13.4 Lista de doenças de notificação compulsória internacional e doenças de interesse internacional cuja notificação deve ser submetida ao instrumento de decisão

Doenças de notificação compulsória internacional:
Varíola
Poliomielite pelo poliovírus selvagem
Influenza humana por um novo subtipo viral
Síndrome respiratória aguda grave pelo coronavírus
Doenças cuja ocorrência deve ser submetida ao algoritmo de decisão:
Cólera
Peste pneumônica
Febre amarela
Febres hemorrágicas virais (Ebola, Lassa e Marburg)

lista restrita de doenças de notificação internacional, passou-se a trabalhar com o conceito de *emergências em saúde pública de interesse internacional* (OMS, 2005). Os eventos de interesse deveriam ser submetidos a uma avaliação padronizada, que os incluiria ou não nessa categoria (veja o Anexo 2). Os classificados como emergências em saúde pública de interesse internacional deveriam então ser notificados segundo as diretrizes do novo RSI (ANVISA, 2009).

Além disso, o novo RSI alterou o mandato da OMS com relação às potenciais emergências em saúde pública de interesse internacional. A partir da vigência do novo RSI, a OMS passou a aceitar notificações de eventos feitas por outros atores que não os governos nacionais, único mecanismo aceito até então. Agora, a OMS tem a autoridade de detectar eventos, por exemplo, por intermédio dos meios de comunicação de massa, e solicitar confirmação ou negação aos governos nacionais. Os governos têm notificação e resposta à OMS. Foram também estabelecidas capacidades mínimas que os governos nacionais devem ter para detecção, notificação e investigação das potenciais emergências em saúde pública.

A discussão e a negociação do novo RSI coincidiram com o interesse de alguns estados membros na ampliação das frentes de luta contra o terrorismo internacional. Essa discussão "contaminou" o processo de aprovação do novo RSI, pois alguns países exigiam que continuasse a existir uma lista de doenças de notificação compulsória internacional, na qual constassem as doenças cujos agentes etiológicos com maior probabilidade se prestariam ao uso como armas biológicas.

A solução de compromisso consistiu na adoção da nova sistemática, mantendo não apenas uma, mas duas listas de doenças de notificação internacional. Essa solução levou em conta a demanda de notificações relacionadas com o bioterrorismo e acrescentou aquelas relacionadas com os programas de erradicação de doenças, além daquelas que representaram riscos recentes de transmissão internacional. A primeira lista inclui doenças de notificação compulsória internacional em quaisquer circunstâncias. São elas a varíola, a poliomielite pelo poliovírus selvagem, a influenza humana por um novo subtipo viral e a SARS pelo coronavírus. A segunda lista inclui algumas doenças que tiveram sua importância destacada em razão do potencial de causar emergências em saúde pública, mas a decisão sobre sua notificação internacional deve ser submetida ao algoritmo de caracterização como emergência em saúde pública de interesse internacional.

Ao utilizarem o algoritmo, as autoridades responsáveis pela vigilância em saúde pública nos países deverão responder se o evento em análise é grave, se pode ser considerado inesperado, se apresenta risco de disseminação internacional e se ofereceria limitações ao comércio ou ao trânsito internacional de pessoas. A resposta afirmativa a essas questões torna o evento uma emergência sanitária de interesse internacional, constituindo-se, portanto, numa situação de notificação compulsória internacional. Cabe aos gestores da SVS, ponto focal do RSI no Brasil, a partir dos dados disponíveis no CIEVS nacional, fazer essa notificação compulsória à OPAS/OMS.

Exemplo recente foi a investigação da possível associação dos casos de zika em gestantes ao aumento do número de crianças com microcefalia em Pernambuco. Após a constatação de que havia casos semelhantes em outros estados do Nordeste, o Ministério da Saúde do Brasil declarou Emergência em Saúde Pública de Importância Nacional para dar maior agilidade às investigações. Essa situação é um mecanismo previsto em lei para casos de emergências em saúde pública que demandem o emprego urgente de medidas de prevenção, controle e contenção de riscos, danos e agravos à saúde pública. Com isso, o Ministério da Saúde também ativou o Centro de Operações de Emergência em Saúde (COES), em Brasília, que foi posteriormente reproduzido nos estados afetados. Essa ferramenta é um mecanismo de gestão de crise que reúne as diversas áreas que podem concorrer para resposta a um evento de saúde pública de modo que o assunto seja tratado como prioridade.

INVESTIGAÇÃO EPIDEMIOLÓGICA

Após a detecção dos casos de doenças de interesse da vigilância em saúde pública, a etapa seguinte consiste em sua investigação epidemiológica. A investigação se dá em dois momentos: a investigação clínico-laboratorial e epidemiológica do caso-índice e a investigação epidemiológica de "campo". O primeiro momento, a investigação clínico-laboratorial, tem por objetivos a elucidação do diagnóstico e a busca de informações epidemiológicas sobre o caso-índice. Essa investigação se direciona ao esclarecimento das circunstâncias e fatores relacionados com o adoecimento de cada paciente em particular. Dependendo da hipótese diagnóstica, a entrevista de investigação epidemiológica com o paciente poderá abordar questões como seu histórico de vacinação, viagens, situação ocupacional, condições de habitação, presença de insetos vetores ou animais reservatórios de agentes infecciosos no domicílio e no peridomicílio, fonte de abastecimento de água, hábitos alimentares, número e identificação de pessoas em contato próximo com ele, ou até questões mais sensíveis da intimidade do paciente, como orientação e práticas sexuais, número de parceiros sexuais, uso de substâncias consideradas ilícitas etc. Assim, recomenda-se que a entrevista seja realizada por profissional capacitado, em local adequado, e que se garanta o sigilo das informações de caráter pessoal fornecidas ao investigador (veja *Aspectos éticos*).

O outro momento da investigação epidemiológica consiste na investigação "de campo", que tem por objetivo aprofundar a investigação iniciada com a entrevista do caso-índice, visando coletar informações adicionais que possibilitem identificar a fonte de infecção, os fatores de risco relacionados com aquela cadeia de transmissão em particular, a identificação de casos semelhantes ou pessoas expostas aos mesmos fatores de risco e a orientação das medidas de controle e prevenção.

Nos sistemas de vigilância com notificação compulsória de casos, durante a investigação, na maioria das vezes, preenche-se um formulário de coleta de dados (a *Ficha de Investigação Epidemiológica*) padronizado, contendo questões que direcionam a investigação aos fatores de interesse para cada doença. A maioria dos países dispõe de publicações (guias, diretrizes, roteiros) que subsidiam e orientam a investigação. O Brasil tem o hábito salutar de usar uniformemente as mesmas fichas de investigação dos agravos para todos os municípios brasileiros e o Distrito Federal.

No caso do Brasil, o *Guia de Vigilância em Saúde* é publicado e atualizado periodicamente pelo Ministério da Saúde. Dependendo da doença, a investigação epidemiológica inicial desencadeará outras investigações. Nas doenças transmitidas por vetores, como no caso da febre amarela silvestre, por exemplo, deverá ser recomendada a investigação entomológica, que observará a presença ou ausência dos vetores de interesse, sua densidade, dispersão, hábitos de repasto, grau de antropofilia etc. Naquelas doenças que envolvem reservatórios animais, por vezes será necessário investigá-los para a doença em questão, como a leishmaniose visceral. Nos casos de doenças de veiculação hídrica e alimentar, a identificação do agente etiológico nos produtos suspeitos ajudará a concluir a investigação e quebrar a cadeia de transmissão.

CONSOLIDAÇÃO E ANÁLISE DOS DADOS

Com a coleta de dados realizada durante a investigação epidemiológica inicia-se o processo de consolidação e análise dos dados. A consolidação e a análise de dados devem ser realizadas em todos os níveis do sistema de vigilância em saúde pública. No nível local, a ênfase será dada à análise dos aspectos que promovam a recomendação de medidas que visem à interrupção das cadeias de transmissão. Por exemplo, diante da detecção de um caso-índice de tuberculose pulmonar bacilífera, a investigação e a análise dos dados coletados buscarão identificar os contatos próximos do caso-índice, entrevistá-los e encaminhá-los à investigação clínico-epidemiológica.

Diante da ocorrência de caso suspeito de doença meningocócica, a análise dos dados buscará identificar os contatos íntimos do paciente, aos quais se recomendará o uso de medicação profilática. Em casos de doenças preveníveis por vacinação, como sarampo, doença meningocócica, rotavirose, hepatite tipo A, dentre outras, a análise dos dados pode gerar a informação para subsidiar a decisão sobre a realização de vacinação de bloqueio, ou não, e sua extensão. Os dados coletados devem ser revisados no nível local, a completude do preenchimento dos instrumentos de coleta de dados deve ser avaliada, e deve ser realizada a busca de dados não coletados, como no surto de sarampo ocorrido no Ceará entre 2013 e 2015 (LEMOS et al., 2017).

No nível intermediário (distrito ou regional de saúde, município) deve ser feita a checagem dos dados; os dados faltantes devem ser solicitados ao nível local; a duplicidade de notificações deve ser eliminada e realizada a análise dos dados. A análise inicial se pautará pelo momento descritivo do método epidemiológico, caracterizando a doença segundo as variáveis de tempo, lugar e pessoa. Por vezes, situações de surtos e epidemias que não se haviam evidenciado na análise em nível local tornar-se-ão evidentes na análise nesse nível.

A análise descritiva, segundo as variáveis de tempo, lugar e pessoa, deve ser feita nesse nível, bem como a recomendação de medidas de intervenção. Os níveis subnacional (estadual) e nacional deverão realizar, em seus níveis, os mesmos procedimentos de checagem, eliminação de duplicidades, consolidação e análise descritiva dos dados. A análise dos dados se utiliza dos métodos da epidemiologia descritiva, considerando a distribuição temporal e espacial, e segundo as características pessoais. Todos os níveis têm a possibilidade de identificar a necessidade de aprofundamento das investigações, propondo, delineando e executando estudos analíticos, quando considerados necessários. Essa prática deve ser fomentada nos serviços de saúde, independentemente do nível de gestão, pois assim poderá se refletir em ações de prevenção e controle mais efetivas em médio e longo prazo.

RECOMENDAÇÃO DE MEDIDAS DE INTERVENÇÃO

Cada nível do sistema de vigilância em saúde pública deverá recomendar as medidas de prevenção e controle pertinentes a seu nível de abrangência. No modelo de organização das práticas de saúde coletiva no Brasil, os órgãos responsáveis pela vigilância em saúde pública são também responsáveis pela gestão e execução das medidas de prevenção e controle. Assim, em nosso meio, com frequência aqueles que desenvolvem as ações de vigilância são também responsáveis pela recomendação e execução das intervenções de controle e prevenção.

Para exemplificar, pode-se ilustrar com o surto de doença meningocócica entre os trabalhadores de complexo hoteleiro no Litoral Norte da Bahia em 2011, em que as equipes técnicas dos municípios envolvidos e da vigilância estadual atuaram na realização da ação de "bloqueio" com o uso da rifampicina nos contatos íntimos dos pacientes para evitar a ocorrência de outros casos, além da investigação epidemiológica dos casos suspeitos (MILAGRES, SILVA & ARAÚJO, 2011), e com o surto de sarampo ocorrido no estado do Ceará, entre os anos de 2013 e 2015, com ação coordenada entre os três níveis de gestão (municipal, estadual e federal) para implementação das medidas de controle adequadas (LEMOS et al., 2017).

DIVULGAÇÃO DE INFORMAÇÕES

A divulgação das informações produzidas pelos sistemas de vigilância em saúde pública a todos que nelas tenham interesse é um componente fundamental desses sistemas. A divulgação das informações funciona como retroalimentação do sistema, demonstrando aos participantes do sistema a utilidade deste e a importância de sua participação. O componente de divulgação de informações deve estar presente em todos os níveis de operação do sistema de vigilância em saúde pública e deve ter entre suas preocupações não apenas a divulgação de informações aos participantes do sistema e profissionais de saúde, mas também à própria população, utilizando-se para isso de todos os canais disponíveis e pertinentes ao tipo de informação e ao público-alvo.

O modelo tradicional de divulgação das informações de vigilância em saúde pública se dá pela publicação de boletins, dentre os quais o MMWR (*Morbidity and Mortality Weekly Report*), do CDC, publicado há mais de 60 anos, e o WER (*Weekly Epidemiological Record*), da OMS, são os mais reconhecidos em escala mundial.

A internet tornou muito mais fácil a divulgação das informações de vigilância em saúde pública. Inúmeros governos estaduais e municipais, institutos de pesquisa, laboratórios de saúde pública e outros têm seus boletins eletrônicos divulgados na rede. O Ministério da Saúde do Brasil publica, desde 2003, o *Boletim Eletrônico Epidemiológico*. A frequência de sua divulgação é regular e bastante influenciada por aspectos epidemiológicos específicos, sendo publicados e disponibilizados recentemente vários boletins sobre arbovírus, influenza, malformações congênitas, HIV/AIDS etc. (http://portalsaude. sau de.gov.br/index.php/o-ministerio/principal/secretarias/svs/ boletim-epidemiolo-gico#numerosrecentes).

Há outros exemplos regionais, como o *Boletim Epidemiológico Paulista* (BEPA – http://www.cve.saude.sp.gov.br/agencia/bepa37_apre.htm), da Secretaria de Estado de Saúde de São Paulo, que trata de temas de interesse em saúde pública que apresentam periodicidade regular. O boletim de dengue da Secretaria de Saúde do Ceará vem mantendo particularmente uma regularidade com atualização e disponibilização semanal há mais de 15 anos via internet (http://www.saude. ce.gov.br/index.php/boletins). A falha na divulgação de informações pode comprometer a credibilidade dos sistemas de vigilância em saúde pública e desestimular a participação dos profissionais.

ASPECTOS ÉTICOS

As ações de vigilância em saúde pública são chanceladas pelas sociedades, por seus governos, autoridades, e por todo um corpo de organizações supranacionais, porque se considera que os benefícios delas decorrentes são superiores aos riscos para os indivíduos e para a sociedade. Em geral, aceita-se que as atividades de vigilância têm um *status* diferente das pesquisas que envolvem seres humanos, pois seriam atividades de rotina dos serviços de saúde destinadas à promoção da saúde e à prevenção de doenças em nível coletivo. Assim, as ações de vigilância não estariam submetidas às mesmas regras que regulamentam a realização de pesquisas que envolvem seres humanos.

No entanto, com o avanço da vigilância, essa fronteira com a pesquisa se tornou tênue (SINDER, 2001). Quando se realizam, por exemplo, inquéritos sorológicos para busca ativa de casos em indivíduos assintomáticos, que muitas vezes desconheciam a ocorrência da doença em investigação em sua vizinhança, ou quando se realizam atividades de *screening* em escolas para detecção de casos de tracoma ou hanseníase sem autorização prévia de cada um dos pais dos escolares, não se estaria ultrapassando essa fronteira? Não estariam sendo desrespeitados os princípios da Resolução CNS 466/12, que estabelece as Diretrizes e Normas Regulamentadoras de Pesquisas Envolvendo Seres Humanos? Mais recentemente, muitos gestores municipais têm tido problemas com grupos e/ou associações protetoras de animais por causa dos programas de controle de doenças que ainda promovem a "eutanásia" de animais como medida de prevenção de casos humanos.

Por vezes, a investigação dos casos sob vigilância envolverá aspectos da intimidade dos sujeitos, relativos à vida sexual, número de parceiros, orientação sexual, tipo e frequência de determinadas práticas, uso de preservativo ou, ainda, o uso de substâncias consideradas ilícitas. Mais ainda, há situações em que seria necessária a convocação dos parceiros sexuais para investigação diagnóstica, situações em que, por vezes, o caso-índice sente-se desconfortável em fazê-lo, ou até mesmo, tem a suspeita de que aquele indivíduo que supostamente foi a fonte de infecção já conhecia seu *status* de portador de um agente etiológico e, mesmo assim, manteve práticas sexuais de risco com o caso-índice. A transmissão intencional de um agente patógeno em alguns países já é considerada uma infração criminal.

Algumas diretrizes gerais com relação à ética nas ações de vigilância em saúde pública devem ser consideradas. A primeira delas diz respeito ao sigilo e à confidencialidade das informações obtidas dos sujeitos em investigação. O sigilo deve ser protegido pela guarda de instrumentos de coleta de dados em arquivo lacrado, cujo acesso seja restrito aos profissionais diretamente envolvidos com a vigilância; uso de senhas individuais para acesso aos arquivos informatizados; e pela conduta dos profissionais, evitando comentários sobre assuntos sensíveis. A observação da confidencialidade por vezes é difícil, em especial em cidades pequenas ou em unidades de atenção primária, quando, frequentemente, os profissionais são moradores da comunidade.

Visitas domiciliares, quando não realizadas de rotina pelos serviços, devem preferencialmente ser acertadas com o próprio caso-índice e realizadas da maneira mais discreta possível, pois alguns diagnósticos podem desencadear preconceito e, até mesmo, ações violentas contra os envolvidos. Em intervenções de busca ativa de casos em vizinhança, escolas, locais de trabalho, de vacinação de bloqueio ou bloqueio quimioprofilático, deve-se evitar revelar a identidade dos casos já conhecidos. Na divulgação de informações da vigilância deve-se evitar qualquer dado que possibilite a identificação dos pacientes. Essa mesma regra vale para os contatos com a imprensa. Na execução de intervenções em comunidades, tudo aquilo que será realizado deve ser apresentado e discutido com os interessados. Deve-se obter o consentimento verbal para a realização das ações. Os resultados das intervenções de vigilância e controle devem ser comunicados aos envolvidos.

Os profissionais estão sujeitos às diretrizes éticas emanadas de seus órgãos de regulamentação profissional. Diante de situações inusitadas que envolvam dilemas éticos, devem seguir aquelas regras que forem pertinentes e, se elas não forem suficientemente específicas à situação enfrentada, devem agir com bom senso, tendo em mente a necessidade de preservação dos direitos dos sujeitos envolvidos na investigação e a preservação da credibilidade do serviço de vigilância em saúde pública.

AVALIAÇÃO DAS MEDIDAS DE INTERVENÇÃO

Ao manterem a coleta regular e contínua de dados sobre a ocorrência de determinadas doenças e/ou agravos, os sistemas de vigilância em saúde pública fornecem uma ferramenta simples para a avaliação das intervenções. A simples observação das séries temporais de incidência ou prevalência das doenças sob vigilância é capaz de fornecer elementos para a avaliação de desempenho das medidas de intervenção num nível ecológico de análise. Evidentemente, a interpretação das variações na frequência de ocorrência das doenças ao longo do tempo deve considerar as possíveis variações decorrentes de mudanças no sistema de vigilância em si (mudanças nas definições de caso, ampliação ou redução do número de serviços ou de profissionais participantes), as variações aleatórias (epidemias) e, por fim, o impacto das medidas de prevenção e controle adotadas. Na maioria das vezes, os sistemas de vigilância em saúde pública contribuirão para a formulação de hipóteses sobre o impacto das medidas de prevenção e controle, em nível ecológico, que poderão ser testadas mediante a realização de estudos analíticos.

AVALIAÇÃO DOS SISTEMAS DE VIGILÂNCIA

Os sistemas de vigilância em saúde pública, pela própria natureza de seu objeto de trabalho, devem ser sistemas dinâmicos, em contínua adequação às mudanças, seja na rede de serviços de saúde que os opera, seja nas doenças que são o objeto de sua ação. Embora tenham características comuns, os sistemas de vigilância em saúde pública refletem o modelo de organização governamental e dos serviços de saúde vigente nos países onde eles operam, bem como o grau de desenvolvimento e incorporação tecnológica das distintas sociedades. Consequentemente, os processos de avaliação devem considerar essas características, não havendo um modelo de avaliação válido para todas as situações.

Um dos modelos de avaliação dos sistemas de vigilância em saúde pública mais disseminado é o modelo proposto pelo CDC. Neste, o processo de avaliação inicia-se com a descrição do sistema de vigilância em foco, identificando seus objetivos e descrevendo seus componentes e os recursos utilizados em sua operação (CDC, 2001). Dentre os componentes destacam-se a identificação da população-alvo do sistema, o fluxo e a periodicidade de informações e a periodicidade de análise dos dados e da elaboração de relatórios de divulgação (ROMANGUERA, 2001). Em seguida, o modelo de avaliação propõe a análise de *nove atributos dos sistemas de vigilância*: simplicidade, flexibilidade, qualidade dos dados, aceitabilidade, sensibilidade, valor preditivo positivo, representatividade, oportunidade e estabilidade.

A *simplicidade* do sistema de vigilância reflete sua estrutura e facilidade de operação. O delineamento do fluxograma do sistema ajuda na avaliação da simplicidade. Dentre os parâmetros de avaliação da simplicidade podem ser destacados: o volume de dados coletados de cada caso, características de possíveis técnicas laboratoriais envolvidas, a necessidade ou existência dos sistemas de informação e sua operacionalização, o número de instituições envolvidas, o número de fontes de dados, o tempo necessário para a operação do sistema, o fluxo de informações e o gerenciamento dos dados.

A *flexibilidade* do sistema de vigilância em saúde reflete sua capacidade de adaptação às mudanças na estrutura organizacional, no comportamento epidemiológico da doença sob vigilância, na incorporação de tecnologia de diagnóstico e de informação e nas necessidades de informação. A flexibilidade pode ser mais bem avaliada quando analisada retrospectivamente, a partir da observação de como o sistema adaptou-se a mudanças já ocorridas.

A *qualidade dos dados* reflete a completitude e a validade dos dados coletados pelo sistema de vigilância. A maneira mais simples de se avaliar a qualidade dos dados é mediante a verificação da proporção de itens não preenchidos nas fichas de investigação epidemiológica (completitude). No entanto, uma avaliação mais aprofundada da qualidade dos dados pode demandar a realização de pesquisas com a obtenção de dados primários para comparação com os coletados pelo sistema. A qualidade dos dados pode ser influenciada pela clareza e simplicidade dos instrumentos de coleta, pela capacitação dos profissionais e pelo rigor na operação dos sistemas de informação.

A *aceitabilidade* do sistema de vigilância em saúde pública relaciona-se com a disposição dos profissionais em participar do sistema, tanto daqueles cuja responsabilidade é a operação do próprio sistema como daqueles cujo papel é notificar casos ao sistema. A aceitabilidade pode ser avaliada a partir da proporção de serviços de saúde que notificam, pela completude dos dados e pela oportunidade das notificações. Trata-se, em grande medida, de um atributo qualitativo, que se relaciona com o grau de importância conferido à doença sob vigilância, a simplicidade dos procedimentos envolvidos com a notificação, o grau de reconhecimento conferido aos profissionais que participam do sistema, a percepção da importância da participação pelos profissionais, a devolução de informações pelo sistema, dentre outras questões.

A *sensibilidade* do sistema de vigilância em saúde pública pode ser considerada em duas dimensões: uma é a proporção de casos de uma doença que o sistema consegue captar, e a outra se refere à capacidade do sistema de detectar oportunamente mudanças na frequência das doenças sob vigilância, identificando a ocorrência de surtos epidêmicos. A sensibilidade do sistema depende das definições de caso, da tecnologia de diagnóstico disponível, da proporção de serviços e profissionais que notificam, além da gravidade da doença sob vigilância. A análise da sensibilidade do sistema por vezes pode exigir a realização de estudos e a comparação com dados obtidos de outras fontes.

O Quadro 13.5 ilustra o cálculo da sensibilidade e do *valor preditivo positivo* (VPP) de um sistema de vigilância em saúde

QUADRO 13.5 Cálculo da sensibilidade e do valor preditivo positivo de um sistema de vigilância

Detectado pela vigilância	Doença presente		Total
	Sim	Não	
Sim	A	B	A + B
Não	C	D	C + D
Total	A + C	B + D	A + B + C + D

Sensibilidade = A/(A + C).
Valor preditivo positivo = A/(A + B).
Fonte: adaptado de CDC, 2001.

pública. O VPP representa a proporção dos casos notificados que foram confirmados, ou seja, que realmente tinham a doença sob vigilância, no Quadro 13.5 representado pela proporção A/(A + B). A interpretação do VPP deve levar em consideração os objetivos do sistema de vigilância. Nos programas de eliminação ou erradicação de doenças geralmente se adotam definições de caso suspeito muito sensíveis e de caso confirmado altamente específicas. Consequentemente, o VPP tenderá a ser baixo. O VPP reflete o volume de recursos alocados na detecção e confirmação de casos.

A *representatividade* de um sistema de vigilância em saúde pública relaciona-se com sua capacidade de descrever com precisão a distribuição temporal e espacial, e segundo características das pessoas, das doenças sob vigilância. A forma ideal de abordagem da representatividade de um sistema seria a comparação com outra fonte de dados sobre a ocorrência da doença, como, por exemplo, os inquéritos populacionais. Entretanto, a realização de inquéritos populacionais tem alto custo e nem sempre é factível, além de demandar bastante tempo. Ainda assim, a partir de algumas características da população, do sistema de saúde, da própria doença em análise, e pela comparação com dados de outros sistemas de informação em saúde (mortalidade, admissões e altas hospitalares, coberturas vacinais etc.), é possível se aproximar da representatividade do sistema.

A *oportunidade* de um sistema de vigilância reflete a rapidez com que ocorrem as diferentes etapas do sistema. Tradicionalmente, a oportunidade começa a ser avaliada a partir da ocorrência dos primeiros sintomas de um caso de uma doença sob vigilância e do tempo decorrido até sua detecção por um serviço de saúde e sua notificação. Também são analisados os tempos decorridos entre a notificação ao primeiro nível do sistema e aos demais níveis, entre a notificação e a implementação das medidas de controle e entre a notificação e a divulgação de informações aos interessados.

A *estabilidade* de um sistema de vigilância em saúde pública relaciona-se com sua confiabilidade e disponibilidade: confiabilidade no sentido da sua capacidade de prover dados válidos e oportunos, sem falhas, e disponibilidade no sentido de estar disponível e funcionando adequadamente sempre que necessário. A estabilidade pode ser analisada, por exemplo, a partir do número de vezes que o sistema computadorizado sai do ar e a duração dessas interrupções, do tempo necessário para coleta, processamento e análise dos dados e do tempo necessário para produzir e divulgar informações.

Além dos atributos descritos, o custo do sistema e a utilidade do sistema são dois pontos importantes numa avaliação, lembrando que a avaliação de custo do sistema trata, na verdade, de um tipo de estudo em economia da saúde e que nem sempre é de fácil execução devido aos poucos recursos humanos capacitados para fazer tal estudo, porém de relevância para os gestores tomarem decisões quanto a possíveis avaliações de custo-utilidade dos sistemas.

Quanto à utilidade, nesse guia do CDC aponta-se para que se estude se aquele sistema atinge ou não os objetivos propostos para a vigilância daquele agravo. Tradicionalmente, espera-se que os objetivos daquele sistema estejam descritos nos guias de vigilância dos determinados agravos.

VIGILÂNCIA DAS DOENÇAS EMERGENTES E REEMERGENTES

O fortalecimento dos sistemas de vigilância em saúde pública é fundamental para a adequada resposta às doenças emergentes e reemergentes. Sistemas de vigilância dotados de adequadas sensibilidade, oportunidade, representatividade e flexibilidade podem desempenhar um papel decisivo na detecção precoce e na execução oportuna de medidas de controle diante das emergências em saúde pública, reduzindo os custos das intervenções e, principalmente, salvando vidas.

A detecção precoce de doenças emergentes e reemergentes demanda um estado de alerta permanente de todos os níveis da rede de serviços de saúde. Evidentemente, o interesse maior da sociedade volta-se para aquelas doenças com maiores patogenicidade e virulência, e estas, com grande probabilidade, serão detectadas pela rede de serviços de urgência/ emergência e hospitalares. É enganoso, no entanto, pensar que o estado de alerta deva restringir-se a esses serviços.

O laboratório de saúde pública tem papel fundamental na detecção precoce das doenças emergentes e reemergentes, a partir da percepção do aumento de demanda de exames diagnósticos para patologias pouco frequentes ou aquelas com diagnósticos apenas sindrômicos. A rede ambulatorial, por sua amplitude e distribuição, tem também a capacidade de detectar outra gama de doenças emergentes e reemergentes.

Outro serviço que pode contribuir para aumentar a sensibilidade da vigilância e detecção de doenças novas, ou aumento de mortalidade, é o Serviço de Verificação de Óbitos (SVO). Esse serviço, implantado em articulação com os laboratórios de saúde pública e equipes de vigilância, pode incrementar a detecção de óbitos por doenças de notificação compulsória que não foram suspeitos durante o curso clínico da doença. Exemplo importante dessa articulação foi relatado no Ceará, com aumento de pelo menos 90 óbitos por dengue no período de 2011 a 2012, em que a suspeita foi levantada pelos patologistas do SVO (CAVALCANTI et al., 2016).

A maior integração com os serviços de saúde pública veterinária também é um passo importante no incremento da sensibilidade e oportunidade de detecção das doenças emergentes e reemergentes. Por ocasião da emergência, a detecção da circulação do vírus amarílico em primatas não humanos permitiu que o estado do Rio Grande do Sul aumentasse as coberturas vacinais, reduzindo o impacto da febre amarela silvestre (FAS) entre os residentes das regiões afetadas. Mais recentemente foi detectado novamente surto importante de FAS envolvendo, entre 2016 e março de 2017, mais de 1.500 casos notificados em oito diferentes estados de quatro diferentes regiões do Brasil (BRASIL, 2017).

Outro exemplo ilustrativo desse fenômeno foi a observação conjunta, com o Ministério da Agricultura, Pecuária e Abastecimento, dos casos de raiva bovina. Esse fato alertou o Ministério da Saúde para a necessidade de aumento da sensibilidade para raiva humana transmitida por morcegos hematófagos, após a ocorrência de alguns surtos de raiva humana por vírus variante de morcego no norte dos estados do Pará e Maranhão. Além disso, deve-se considerar o fato de que grande parte das doenças emergentes consiste em zoonoses. Para que a sociedade esteja realmente preparada para detectar precocemente e seja capaz de organizar com propriedade a resposta às doenças emergentes e reemergentes faz-se necessário atuar na formação dos novos profissionais de saúde e na educação continuada dos que já estão atuando, de modo a fomentar uma atitude investigativa e de vigilância na rede de serviços de saúde.

VIGILÂNCIA DAS EMERGÊNCIAS EPIDEMIOLÓGICAS: INVESTIGAÇÃO DE SURTOS E EPIDEMIAS

Como essa atividade é um ato discricionário dos gestores públicos da saúde do Estado brasileiro, vamos destacar como desempenhar essa atividade desenvolvida no âmbito do SUS. Tentaremos neste tópico realizar uma abordagem didática, em que dividimos em dez passos o processo de investigação de surtos. Salientamos que essa abordagem nem sempre é executada nessa sequência. Por vezes, há concomitância de execução dos passos ou mesmo antecipação de um ou mais deles (REINGOLD, 2000; GREGG, 2008).

Nesses passos estarão refletidas experiências desenvolvidas ao longo de mais de 15 anos do Programa de Treinamento em Epidemiologia Aplicada aos Serviços do SUS (EPISUS), da Secretaria de Vigilância em Saúde do Ministério da Saúde, que já realizou 315 investigações usando essa abordagem sistematizada, entre 2000 e abril de 2017.

O *primeiro passo* consiste no preparo para o trabalho de campo. Neste tópico subdividimos atividades que dizem respeito à força de trabalho, às necessidades político-administrativas e aos aspectos logísticos. Quanto à força de trabalho, é importante tentar equacionar a composição da equipe de profissionais que tenham perfil adequado para cada investigação. Por exemplo, em surtos em áreas remotas, de difícil acesso, nas quais por vezes não se dispõe de energia ou água potável provida por concessionárias; ou ainda, pela necessidade de compor uma equipe para responder a uma emergência em saúde pública com nível de biossegurança 3, em que especialistas precisarão ser envolvidos, ou seja, nesses casos a seleção dos técnicos responsáveis pela investigação precisa ser adequada à diversidade e à especificidade das situações.

Desse modo, os profissionais envolvidos na investigação do surto no campo deverão ter perfil adequado, disponibilidade de 100% de seu tempo, e deverão estar previamente imunizados, além de estar capacitados a responder à emergência em saúde pública. Pode parecer que não, mas o reajuste de agendas e compromissos pessoais, como programação de pagamento de contas pessoais ou mesmo dispensa de atividades familiares, é imprescindível e deve ser efetuado antes que a equipe se envolva com a investigação do surto ou epidemia, pois, uma vez envolvida na resolução da emergência em saúde pública, o foco das atividades passa a ser entender como reduzir a morbidade e/ou a mortalidade por aquele fenômeno sob investigação ou desenvolver conhecimentos para auxiliar a efetividade das medidas de controle nos próximos surtos com as mesmas características (ou seja, agente etiológico, modo de transmissão, fonte de infecção, manejo clínico etc.).

Quanto às necessidades político-administrativas, elas incluem desde a formalização do convite entre representantes de esferas diferentes de gestão do SUS, responsabilização e definição dos papéis dos profissionais de saúde envolvidos na resposta à emergência, até o repasse para a equipe responsável na investigação dos contatos telefônicos e endereços dos responsáveis pela gestão pública no município, estado ou distrito sanitário especial indígena onde está acontecendo aquela emergência em saúde pública, além da identificação e convite de instituições colaboradoras na resposta às investigações de maior complexidade.

As questões de ordem logística e de ordenação de execução orçamentária incluem a dispensação de equipamentos (ou seja, computadores, meios de comunicação, máquina fotográfica, GPS, equipamento de proteção individual, livros-textos, guias e artigos etc.), liberação de transporte (viaturas adequadas ao terreno com combustível disponível), ou mesmo transporte aéreo, assim como pagamento de proventos (ou seja, diárias para hotel e alimentação) para manutenção das equipes durante a investigação, assim como identificação de outras necessidades, como suplementação de recursos para compra de insumos laboratoriais, medicamentos ou imunobiológicos.

O *segundo passo* consiste em estabelecer a real existência de um surto ou epidemia, a fim de que se comece a dar cientificidade à investigação da emergência em saúde pública. Dessa maneira, é necessário determinar o número de casos (pacientes-caso) esperados daquela doença e, subsequentemente, compará-lo com o número de casos observados da mesma doença. Cabe ressaltar aqui que essa análise precisa ser efetuada fenômeno a fenômeno sob investigação, pois os indicadores de saúde que determinam a importância da ocorrência daquele agravo ou doença são muitas vezes específicos, sendo possível fornecer exemplos para tornar isso mais claro.

O número absoluto de casos de raiva humana basta para demonstrar a ocorrência de um surto, como ocorreu no norte do Pará e Maranhão com a emergência dos casos de raiva humana transmitidos por morcegos hematófagos (ROSA et al., 2006). Evidentemente, em virtude da emergência da forma de transmissão, da importância da doença (alta letalidade), dos compromissos internacionais e do tipo viral identificado, apenas os números absolutos de casos foram determinados, portanto, para mostrar que estava acontecendo o surto de raiva humana.

Em outros cenários, em razão de acordos políticos internacionais entre países nas Américas, a ocorrência de qualquer caso de sarampo no Brasil é tratada como emergência em saúde pública. Já doenças com maior morbidade, como diarreia ou arboviroses como dengue e chikungunya, precisam ser comparadas com o coeficiente de incidência observado, comparando-se com o mesmo coeficiente esperado, no mesmo lugar e no mesmo período de tempo.

Uma maneira de facilitar a visualização e o entendimento sobre a confirmação do surto consiste na construção de gráfico tipo histograma, em cujo eixo x estará a unidade de tempo por data de início dos sintomas dos casos e no eixo y, o número de casos. Esse tipo de gráfico é denominado "curva epidêmica". Com essa distribuição no tempo, a avaliação torna-se possível por meio de técnicas como "diagrama de controle". Um exemplo do uso do diagrama de controle foi a demonstração da ocorrência de surto de diarreia por rotavírus que provocou o óbito de crianças em Rio Branco, no Acre, em 2005, o que foi feito por meio do diagrama de controle construído tomando como base a série histórica de casos de diarreia identificados pela monitoração das doenças diarreicas agudas (MDDA) instalada em unidades de saúde da capital acreana (SIQUEIRA et al., 2010).

Uma questão relevante refere-se à possível fragilidade dos dados históricos disponíveis nos sistemas de informação oficiais sobre diversas doenças no país, mesmo aquelas de notificação compulsória. Em caso de indisponibilidade ou fragilidade dos dados históricos, a solução é a equipe tentar "construir" essa série histórica a partir de registros médicos dos pacientes atendidos por causa daquela doença (ou conjunto de sinais e sintomas) nas unidades de saúde representativas daquela população sob investigação.

O *terceiro passo* leva a pensar na necessidade de verificação do diagnóstico daquele fenômeno clínico sob investigação. Nessa etapa, se conhecida, é preciso identificar com qual doença se está lidando ou mesmo descartar aquelas conhecidas. Saliente-se que nesse momento é necessário prestar atenção a possíveis diagnósticos errados ou erros de laboratórios, que podem ser falso-positivos ou falso-negativos. Estes últimos podem levar a drásticas consequências, a partir das quais se deixa de identificar, e possivelmente tratar, casos, mas os quais também minimizam a chance de que os investigadores entendam melhor a dinâmica de ocorrência dos casos e, principalmente, executem ou recomendem medidas de prevenção e controle eficazes para aquele grupo de pessoas que deixaram de ser identificadas na população sob risco. Estamos falando aqui não só do diagnóstico laboratorial, mas também do clínico, o que possibilitará, em pouco tempo, a obtenção de um diagnóstico situacional mínimo com relação à emergência sob investigação.

Para se chegar a um bom diagnóstico é necessária a coleta de informações, mesmo que não padronizadas nesse momento, por meio de entrevistas com profissionais de saúde que atenderam os casos, se possível com os próprios pacientes e com os familiares destes, assim como a revisão das anotações médicas e dos demais dados disponíveis, como informações sobre exames complementares, na perspectiva de caracterizar o quadro clínico. Esse é o momento de buscar informações sobre testes laboratoriais realizados, além de identificar se ainda há amostras clínicas disponíveis, ou mesmo se ainda é possível coletar (ou resgatar nas geladeiras ou *freezers*) amostras clínicas e enviá-las aos laboratórios responsáveis para confirmar, descartar ou aprofundar/especificar os agentes etiológicos envolvidos. Saliente-se que essa abordagem não é específica para investigações de doenças infecciosas ou parasitárias. Sempre que possível, sugere-se a realização de alíquotas em duplicatas ou triplicatas de amostras, devidamente identificadas e, se possível, uma alíquota deve ser guardada no laboratório mais próximo, de modo a evitar perda ou extravio em caso de envio até os laboratórios de referência.

Um fato importante é o reconhecimento pela equipe de investigação dos princípios, sensibilidades e especificidades dos testes laboratoriais; viabilidade, condições de armazenamento e transporte da amostra disponível; e expectativa do tempo de resposta do laboratório para auxiliar o diagnóstico situacional do evento sob investigação, pois isso influenciará a tomada de decisões na emergência em saúde pública.

O *quarto passo* consiste no processo de identificação de casos (incluindo os óbitos) e sua contagem. Essa etapa tem como objetivos identificar o maior número possível de casos suspeitos e, com o auxílio de seus critérios de diagnóstico e definição de caso, excluir aqueles que não representam o evento sob investigação. As atividades dessa etapa incluem a construção de uma lista de casos e a criação de uma ou mais definições de caso. A lista de casos não precisa estar necessariamente informatizada, mas a forma escolhida para a compilação dos dados nessa lista deve promover uma padronização das questões relevantes para todos os casos suspeitos.

Caso esteja disponível um computador com *software* que permita construir tabelas ou planilhas de casos (em inglês, *line listing*), deve-se optar na primeira linha por colocar em cada célula uma questão ou informação de interesse, ou seja, em cada coluna ficarão cadastradas as variáveis de interesse (por exemplo, nome, sexo, idade, endereço, data dos primeiros sintomas etc.), e os casos serão adicionados sequencialmente nas demais linhas da planilha. Sugerimos a adição de uma coluna para uma variável numérica que denote a ordem de registro na lista de casos.

Para a construção da lista de casos é importante uma estratégia de busca sistemática de informações a respeito dos doentes, assim como a predefinição das diversas fontes possíveis para a identificação de casos. São incluídos como fonte de (novos) casos: os próprios pacientes, familiares ou comunidade, hospitais e demais unidades de atendimento, laboratórios e a imprensa. Algumas alternativas de anúncio em rádios, TV ou correspondência aos profissionais poderão ser utilizadas para a captação de casos. Anúncios em redes sociais na internet podem tornar-se uma alternativa para detecção de casos. Entretanto, estratégias ampliadas como essas podem levar pânico à população ou descrédito aos serviços de saúde, causando grandes prejuízos não apenas ao processo investigativo.

Para que haja eficácia na operacionalização do processo de identificação de casos durante a investigação, lança-se mão da estratégia de definições de caso. A(s) definição(ões) de caso precisa(m) incluir informações quanto à pessoa (quem), ao tempo (quando) e ao lugar (onde), assim como deve(m) ser

fácil(eis) de entender e simples de aplicar ou trabalhar, além de incluir critérios clínicos e, se necessário, laboratoriais.

A definição de caso deve ser aplicada a todas as pessoas investigadas, devendo ser abrangente (sensível) no início da investigação e ir se afunilando (tornando-se mais específica) com o passar do tempo, quando se espera que os dados produzidos e coletados se transformem em informações que possibilitem o melhor entendimento do fenômeno sob investigação. Para facilitar a compreensão, e apenas como exemplo, na investigação de surto de sarampo no Rio Grande do Sul, em 2010, foram utilizadas algumas definições de caso, duas delas para definir casos suspeitos ou confirmados, em que se percebe a redução da sensibilidade. Com relação ao caso suspeito, foi adotado: "pacientes atendidos em Porto Alegre, Cachoeirinha, Rio Grande, Uruguaiana, Porto Xavier e São Borja que apresentaram, a partir de 1º de julho de 2010, febre e exantema acompanhados de um ou mais dos seguintes sintomas: tosse, coriza ou conjuntivite"; no entanto, para a definição de caso confirmado usou-se: "pacientes atendidos em Porto Alegre, Cachoeirinha, Rio Grande, Uruguaiana, Porto Xavier e São Borja que apresentaram, a partir de 1º de julho de 2010, febre e exantema acompanhados de um ou mais dos seguintes sintomas: tosse, coriza ou conjuntivite com sorologia reagente ou positiva para IgM em amostra oportuna e/ou identificação viral em espécimes clínicos".

Percebe-se que no primeiro momento idealizou-se o resgate do maior número de casos a partir dos sintomas, mesmo que os profissionais de saúde que atenderam os pacientes não tenham suspeitado exatamente de sarampo, e a adição do diagnóstico laboratorial ("sorologia reagente ou positiva para IgM em amostra oportuna e/ou identificação viral em espécimes clínicos") à definição de caso confirmado torna patente a especificidade dada durante a investigação. No processo da criação e uso da(s) definição(ões) de caso, é possível optar por definições de caso suspeito, provável, confirmado, descartado etc. Essas definições deverão ser aplicadas firmemente pela equipe de investigação, mesmo sob pena de inclusão de não casos, o que é comum no início da investigação, ou mesmo de descarte de casos verdadeiros no processo de investigação.

O passo subsequente da investigação (o *quinto passo*), para ajudar a entender o que está sendo investigado, passa pela organização dos dados coletados no tempo, lugar e pessoa. Este é um passo da epidemiologia descritiva clássica, em que serão apontados quando as pessoas foram afetadas, onde foram afetadas e quem são elas. A organização desses dados facilita o entendimento do fenômeno sob investigação e a produção de questões (hipóteses) sobre como e por que as pessoas foram afetadas, de modo a perceber aglomerações, relação espaço-temporal etc. Com relação à organização dos dados quanto ao tempo, volta-se a falar da construção da curva epidêmica, na qual os casos serão distribuídos por data de início de sintomas, num gráfico tipo histograma que demonstrará a magnitude e a tendência temporal do surto ou epidemia. Na construção desse histograma, os intervalos de tempo deverão ser menores do que os períodos de incubação conhecidos/suspeitados.

A unidade de tempo (por exemplo, minutos, horas, dias, semanas, meses etc.) da curva epidêmica dependerá da história natural da doença e do interesse da equipe de investigação. A partir da construção da curva epidêmica, será possível classificar o evento sob investigação em fonte comum, em que há um ponto único de exposição, a qual poderá ser única ou intermitente, ou fonte propagada, em que há fontes/exposições múltiplas, como doenças com forma de transmissão pessoa a pessoa ou vetorial. Este tema, no entanto, é aprofundado no Capítulo 5.

A organização dos dados relativos às características das pessoas consiste na mensuração de idade, sexo, raça, estado conjugal, ocupação, educação, sinais e sintomas etc. A ideia é dispor de dados pessoais com a perspectiva de descrever grupos de casos em detalhes, incluindo a identificação de fatores comuns aos casos, além da obtenção de denominadores para o cálculo de coeficientes e taxas, assim como a comparação de grupos (por exemplo, coeficiente de incidência ou mortalidade por sexo ou faixa etária que possa permitir o melhor entendimento sobre o surto, auxiliando a tomada de decisão ante as necessárias medidas de controle ou, ainda, geração de hipóteses).

A organização dos dados com relação à caracterização do lugar refere-se à distribuição dos casos no espaço (por exemplo, se os casos se aglomeram ou não no espaço). Nesse aspecto, esses dados podem ser coletados e usados independentemente de tecnologias, porém o importante é o auxílio que eles possam oferecer para o entendimento da emergência em saúde pública sob investigação.

Características como local de residência, trabalho ou estudo podem favorecer o entendimento a respeito do local de exposição ao agente etiológico envolvido na causa do surto ou epidemia. Desse modo, podem ser apresentadas ou organizadas de diferentes formas, como mapas, cartogramas, croquis, figuras etc., e suas informações poderão advir da localização de casas, pontos de interesse, vizinhanças, quarteirões, bairros, cidades, estados, localização da estação de tratamento ou reservatório da água, dentre outras.

Durante o processo de investigação, a ocorrência de processos migratórios ou emigração, a sobreposição espacial de outras espécies de animais, a segregação de grupos étnicos ou a presença de visitantes podem interferir na caracterização do espaço, e atenção será necessária para que dados espaciais não sejam interpretados erroneamente. Atualmente, com a difusão das tecnologias, a redução dos preços dos equipamentos de GPS e a elaboração de *softwares* gratuitos e brasileiros, a exemplo do Terraview e do Spring, pelo Instituto Nacional de Pesquisas Espaciais, para exploração e análises ou, por outro lado, a simples distribuição dos casos de determinada infecção hospitalar numa planta baixa humanizada no papel de um hospital ou um simples croqui com a descrição das ruas de uma pequena comunidade podem facilitar e qualificar cada vez mais, favorecendo o entendimento sobre o surto, além de possibilitar a elaboração de hipóteses para a ocorrência dos surtos.

Seguindo essa linha, o *sexto passo* na investigação consiste em gerar ou formular hipóteses a partir da observação dos dados organizados em tempo, lugar e pessoa com o intuito de explicar o problema ou a emergência em saúde pública sob investigação. Nessa etapa, esperam-se hipóteses consistentes com os fatos, com o conhecimento científico e as análises dos dados daquela investigação, apontando para o estudo de possíveis fatores associados, agentes etiológicos, modo de transmissão, velocidade de transmissão ou ocorrência, dentre outras questões.

O *sétimo passo* passa pelo teste de hipóteses elaboradas a partir dos dados organizados em tempo, lugar e pessoa. Aqui, o que se espera é a inferência com relação aos dados, se possíveis diferenças representam um mero acontecimento ao acaso. Podemos citar, como exemplo, a possível associação que foi feita entre o consumo de um larvicida químico pelo programa de controle de vetores e o aumento dos casos de microcefalia em Pernambuco, que posteriormente foi avaliada e descartada (ALBUQUERQUE et al., 2016). Nesse momento, estamos falando de componentes da epidemiologia analítica. Tradicionalmente, os estudos de caso-controle são os estudos observacionais analíticos mais utilizados para a elucidação de relações causais em investigação de surtos, lembrando que ferramentas da estatística são utilizadas para o estudo dos fatores associados aos desfechos (por exemplo, infecção, doença, óbito etc.) de interesse.

O *oitavo passo*, se necessário, passa pelo refinamento ou geração de novas hipóteses, e ainda pela realização de estudos adicionais. Nessa etapa, além dos estudos epidemiológicos, são realizados estudos laboratoriais, experimentais ou ambientais para ratificação dos achados da aplicação do sétimo passo.

O sétimo e o oitavo passos não são necessariamente realizados, bastando, por vezes, a abordagem descritiva para entender e executar eficazmente as medidas de prevenção e controle. Quanto a estas, elas representam o *nono passo*. Trata-se de uma abordagem didática sobre como realizar investigações de surto ou epidemias, mas na verdade muitas, se não todas, as medidas de prevenção e controle são executadas no início da investigação. Nessa etapa, os objetivos são controlar a fonte do organismo ou produto, ou o conjunto de fatores que provocaram a ocorrência da doença ou agravo, e interromper sua ocorrência e controlar a resposta do(s) hospedeiro(s) a exposição(ões), evitando a ocorrência de mais casos.

O último passo (o *décimo passo*), apesar de semelhante ao anterior, pode ser executado a qualquer momento da investigação e trata-se da comunicação dos resultados. Essa comunicação tem diferentes alvos, desde pessoas ou familiares dos afetados, até outros países. Os objetivos dessa etapa são apresentar resultados e recomendações, documentar e compartilhar a experiência e produzir referências bibliográficas sobre aquele evento em saúde, disseminando informações sobre a investigação. Quanto às formas de disseminação dos resultados, estão incluídas apresentações em reuniões ou congressos e entrevistas à imprensa.

Comunicações escritas são importantes, como produção de manuais técnicos, relatórios, boletins epidemiológicos, notas técnicas e artigos científicos, as quais servirão para auxiliar novas equipes de investigação, ensinar novos profissionais ou, ainda, permitir que a população em geral, incluindo professores e pesquisadores, tenha acesso a essas informações. Acima de tudo, deve ser publicada a verdade e não escondidos dados com a perspectiva de manter a relação de confiança e honestidade entre os membros da equipe de investigação, bem como a instituição representada.

No que diz respeito, principalmente, à disseminação de dados pela mídia durante a investigação, uma autoridade sanitária deve responsabilizar-se por ser a interlocutora com a imprensa, e sua equipe de investigadores terá como papel prover as informações para esse responsável e para sua assessoria de comunicação social.

Algumas considerações, referentes às questões éticas, deverão ser respeitadas, como esclarecimento e orientação aos participantes, entendendo que a presença de qualquer pessoa é voluntária e a equipe e a instituição têm obrigação de conservar sob sigilo as informações pessoais, mantendo o respeito pelo doente e seus familiares, além de não utilizar as informações e/ou amostras clínicas coletadas para outras finalidades que não as da investigação.

Finalizando, é necessário que exista o respeito entre os membros da equipe de investigação, a população afetada, as autoridades sanitárias e a instituição representada, de modo a manter a qualidade da execução dos trabalhos realizados e a serem feitos.

VIGILÂNCIA DAS DOENÇAS CRÔNICAS NÃO TRANSMISSÍVEIS E DOS EFEITOS DOS ACIDENTES E VIOLÊNCIA

Nas últimas décadas, as doenças e agravos não transmissíveis (DANT), também denominadas doenças crônicas não transmissíveis (DCNT), assumiram a liderança entre as causas de óbito no país. Elas ultrapassaram as taxas de mortalidade por doenças infecciosas e parasitárias (DIP), que predominaram até meados da década de 1980. Em consequência da melhoria das condições de vida e da queda da mortalidade e da fecundidade no país, aumentou proporcionalmente o número de idosos. Segundo o Ministério da Saúde, nas próximas duas décadas é grande a possibilidade de duplicação da população idosa no Brasil, passando de 8% para 15%.

Para atender a essa demanda, um sistema de vigilância em DCNT deverá reunir um conjunto de ações que possibilitem conhecer a distribuição, a magnitude e a tendência dessas doenças e seus fatores de risco, identificando seus condicionantes socioeconômicos e ambientais. Seu principal objetivo será subsidiar o planejamento, a execução e a avaliação das ações de promoção, prevenção, prevenção e controle dessas doenças. A implementação dessas ações na prevenção e controle das DCNT e seus fatores de risco é fundamental para melhorar a qualidade de vida e viabilizar o melhor gerenciamento do sistema de saúde no Brasil.

Desde o ano 2000, o Ministério da Saúde, por intermédio do Centro Nacional de Epidemiologia (CENEPI) – a partir de 2003 transformado na Secretaria de Vigilância em Saúde (SVS) –, vem desenvolvendo ações no sentido de estruturar e operacionalizar, num país de dimensões continentais, um Sistema Nacional de Vigilância específico para as doenças e agravos não transmissíveis.

O próprio Ministério da Saúde já tem experiências exitosas em vigilância de doenças como o câncer. Um bom exemplo é

o Instituto Nacional de Câncer, a partir dos *Registros de Câncer de Base Populacional*, que geram boas estimativas de morbidade em todas as regiões do país. Entretanto, essa vigilância, na maior parte das vezes, está restrita às capitais. Como resultado dessa vigilância foram planejados o Programa de Controle do Tabagismo e programas para neoplasias passíveis de prevenção por diagnóstico precoce, como os cânceres de mama e colo uterino. Há também exemplos de vigilâncias locais para algumas DCNT que vêm apresentando boas informações para tomada de decisões, como na vigilância do acidente vascular encefálico, desenvolvida em Fortaleza (CARVALHO, 2011).

Por outro lado, um sistema de vigilância para DCNT estruturado e com base nacional demanda um grande esforço conjunto. Para isso é preciso um processo contínuo de capacitação dos profissionais de saúde dos três níveis de gestão do SUS com o estabelecimento de atividades hierarquizadas e a definição de indicadores para monitoramento e de metodologias apropriadas às realidades regionais e locais. Um importante evento que fomentou essas discussões foi o III Fórum Global da OMS para Prevenção e Controle de DCNT, realizado em 2003 no Rio de Janeiro.

O desencadeamento das ações para redução do impacto das DCNT no Brasil passou a ser uma prioridade a partir do momento em que o problema foi assumido pelo Ministério da Saúde, dentro do Pacto pela Saúde no Brasil, incentivando o incremento de iniciativas intersetoriais de prevenção e controle das principais DCNT. Entre essas prioridades, destaca-se como alicerce para atuação das ações de vigilância epidemiológica uma vigilância integrada dos principais fatores de risco modificáveis e comuns à maioria das doenças crônicas, como o tabagismo, a alimentação não saudável e a inatividade física (BRASIL, 2001). Na perspectiva de avaliar o impacto na redução das DCNT no Brasil foi pactuado um conjunto de indicadores para serem acompanhados pelos estados e suas respectivas capitais, além do Distrito Federal (Quadro 13.6).

Para estruturação dessa vigilância das DCNT no Brasil, a Coordenação Nacional de Vigilância de Doenças e Agravos Não Transmissíveis, do Ministério da Saúde, propôs estratégias que fossem sustentáveis e centradas nas seguintes linhas de ação:

- Monitoramento das doenças.
- Vigilância integrada dos fatores de risco.

QUADRO 13.6 Indicadores pactuados para vigilância das DCNT no Brasil

Mortalidade	Morbidade
Mortalidade proporcional por DCNT	Proporção de internações por DCNT
Taxas de mortalidade por DCNT	Taxas de internações SUS/habitante (10 mil) por DCNT
Taxas de mortalidade por causas específicas (AVE, IAM, diabetes, DPOC)	Proporções de internações por causas específicas (AVE, IAM, diabetes, DPOC)
	Taxas de internações por eventos específicos

AVE: acidente vascular encefálico; IAM: infarto agudo do miocárdio; DPOC: doença pulmonar obstrutiva crônica.
Fonte: Brasil, 2005.

- Indução de ações de prevenção e controle e de promoção à saúde.
- Monitoramento e avaliação das intervenções realizadas.

Ainda segundo o Ministério da Saúde, a estruturação da vigilância de DCNT implicaria a necessidade de:

- Equipe técnica mínima, que seja estável, composta de pessoas capacitadas em vigilância de DCNT, visto que a vigilância de DCNT pressupõe acompanhamento por tempo prolongado.
- Acesso garantido aos bancos de dados de mortalidade e outros disponíveis que subsidiem a vigilância.
- Proposta de monitoramento das principais DCNT com indicadores definidos anteriormente (veja o Quadro 13.1).
- Proposta estruturada de vigilância de fatores de risco.
- Proposta de vigilância da utilização dos serviços de saúde, mostrando os impactos nos custos diretos (ao sistema de saúde) e indiretos (sociais e econômicos para a sociedade) da epidemia de DCNT.
- Proposição de uma agenda de trabalho estratégico para as atividades de sensibilização e defesa (*advocacy*) intra e extrassetorial, enfatizando a necessidade de priorização das ações de prevenção de DCNT e promoção de saúde e demonstrando que esse é um investimento vital.

Outro aspecto que merece destaque nessa vigilância refere-se à real necessidade de incorporação da vigilância das violências e acidentes. Esses agravos vêm sendo incorporados recentemente à agenda do setor saúde, pautados pelo crescimento do número de óbitos e adoecimentos por causas externas.

Há um grande esforço em construir diretrizes e atividades para o setor saúde e políticas intersetoriais. Diante desse desafio, foi proposta a Política Nacional de Redução da Morbimortalidade por Acidentes e Violências do Sistema Único de Saúde (PNRMAV/SUS). Segundo as diretrizes dessa proposta, a PNRMAV aborda a violência em suas várias formas de expressão: agressão física, abuso sexual, violência psicológica e violência institucional. Nela, a violência é abordada como um problema de saúde pública a ser compartilhado com outros setores e que necessita definições de estratégias próprias de "promoção da saúde e prevenção de doenças e agravos" (BRASIL, 2001).

São pressupostos da PNRMAV:

- Saúde entendida como um direito humano fundamental e essencial ao desenvolvimento social e econômico.

- Direito e respeito à vida como valores éticos da cultura e da saúde.
- Promoção da saúde como base para o desenvolvimento de todos os planos, programas, projetos e atividades de redução da violência e dos acidentes.

Essa política também define as seguintes diretrizes:

- Promoção e adoção de comportamentos e ambientes seguros e saudáveis.
- Monitoramento da ocorrência de acidentes e de violências.
- Sistematização, ampliação e consolidação do atendimento pré-hospitalar.
- Assistência interdisciplinar e intersetorial às vítimas de acidentes e violências.
- Estruturação e consolidação do atendimento voltado à recuperação e à reabilitação.
- Capacitação de recursos humanos.
- Apoio ao desenvolvimento de estudos e pesquisas.

Na perspectiva da vigilância para redução das violências, um trabalho que avaliou as experiências exitosas no Brasil aponta como aspectos positivos a informação para a cidadania, a preparação para o trabalho, o envolvimento de crianças e adolescentes em atividades lúdicas e educativas e o fortalecimento da autoestima dos jovens e crianças participantes. Por outro lado, as principais limitações das experiências desenvolvidas no Brasil são a dificuldade de manutenção financeira e a articulação de suas propostas com as de outros grupos e instituições. Essa análise apontou para um horizonte novo pela forma como atuam, inovando e criando uma práxis diferenciada na abordagem da violência (GOMES, 2007).

Desse modo, o conhecimento dos principais fatores de risco é uma das principais atividades a serem implementadas de maneira sustentável e contínua na vigilância. O Brasil vem adotando a política de realização de inquéritos de diversos formatos (nacionais, locais, por telefone), o que possibilitará o monitoramento contínuo dos fatores de risco para DCNT. Assim, monitorar continuamente a morbimortalidade das DCNT é uma atividade fundamental para os sistemas de vigilância. A ideia é utilizar os indicadores propostos/pactuados e produzir documentos técnicos que possam subsidiar decisões governamentais e, consequentemente, reduzir as respectivas taxas de mortalidade e de morbidade por DCNT (MALTA, 2007).

ANEXO 1

Portaria 1.786/2005

DETERMINA QUE A MELIOIDOSE É UMA DOENÇA DE NOTIFICAÇÃO COMPULSÓRIA NO ESTADO DO CEARÁ E DÁ OUTRAS PROVIDÊNCIAS

O SECRETÁRIO DA SAÚDE DO ESTADO DO CEARÁ E GESTOR ESTADUAL DO SISTEMA ÚNICO DE SAÚDE, no exercício das atribuições legais que lhe confere o art. 93, inciso III, da Constituição Estadual e o art. 6º, inciso XIV do Decreto nº 27.419, de 14 de abril de 2004;

CONSIDERANDO a ocorrência de seis casos confirmados de melioidose em três municípios cearenses no decorrer de 2003, 2004 e 2005, denotando um potencial risco para a existência da doença em outros municípios;

CONSIDERANDO que cinco casos resultaram em óbitos, o que indica alta letalidade e, consequentemente de grande relevância social, configurando uma transcendência importante;

CONSIDERANDO que o diagnóstico e o tratamento precoces reduzem o risco de morte;

CONSIDERANDO que por se tratar de um agravo inusitado no Estado do Ceará e no Brasil, sendo necessário o conhecimento aprofundado de todos os casos, para uma melhor caracterização clínica e epidemiológica da doença em nosso território;

CONSIDERANDO que, segundo o disposto no art. 3º da Portaria nº 2.325/GM, de 8 de dezembro de 2003, "os gestores estaduais e municipais do Sistema Único de Saúde poderão incluir outras doenças e agravos no elenco de doenças de notificação compulsória em seu âmbito de ocorrência, de acordo com o quadro epidemiológico local"; RESOLVE:

Art. 1º Determinar que todos os casos suspeitos ou confirmados de melioidose terão notificação obrigatória e imediata no Estado do Ceará.

Art. 2º Incluir a melioidose na Lista de Doenças de Notificação Compulsória do Estado do Ceará.

Art. 3º Compete ao supervisor do Núcleo de Epidemiologia (NUEPI) da Secretaria da Saúde (SESA) editar normas referentes à definição de casos suspeitos e confirmados de melioidose, dentre outras definições técnicas necessárias à notificação compulsória e imediata da doença no âmbito da Vigilância Epidemiológica do Estado do Ceará.

Art. 4º Esta portaria entra em vigor na data de sua publicação, revogadas as disposições em contrário.

SECRETARIA DA SAÚDE DO ESTADO DO CEARÁ, em Fortaleza, aos 17 de outubro de 2005.

Jurandi Frutuoso Silva

SECRETÁRIO DA SAÚDE

Registre-se e publique-se.

ANEXO 2

Algoritmo de decisão para avaliação de possíveis emergências de saúde pública de importância internacional (ANEXO 2 do RSI 2005). (Fonte: ANVISA, Regulamento Sanitário Internacional, 2005, versão aprovada pelo Congresso Nacional, 2009.)

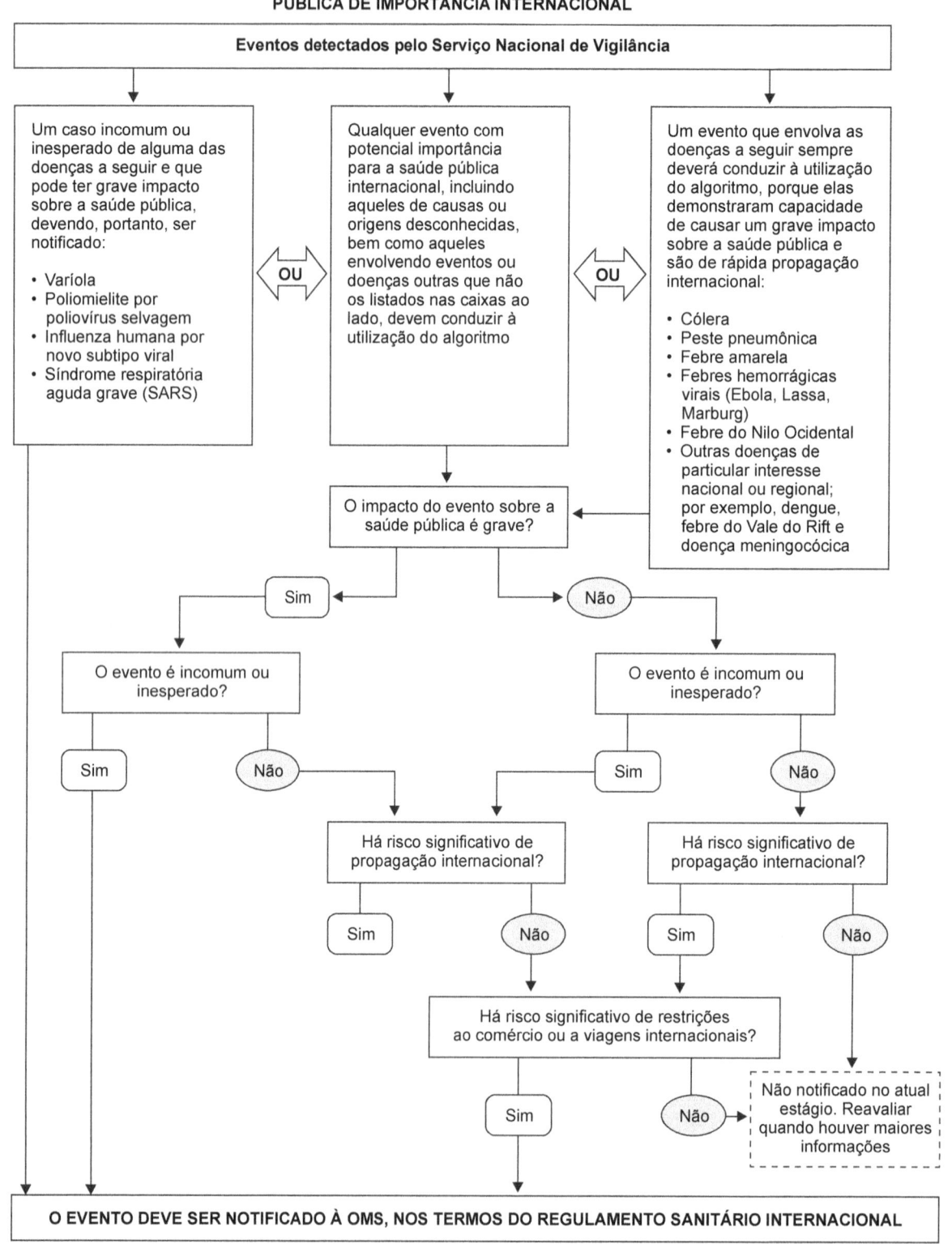

INSTRUMENTO DE DECISÃO PARA A AVALIAÇÃO E NOTIFICAÇÃO DOS EVENTOS QUE POSSAM CONSTITUIR EMERGÊNCIAS DE SAÚDE PÚBLICA DE IMPORTÂNCIA INTERNACIONAL

Eventos detectados pelo Serviço Nacional de Vigilância

Um caso incomum ou inesperado de alguma das doenças a seguir e que pode ter grave impacto sobre a saúde pública, devendo, portanto, ser notificado:

- Varíola
- Poliomielite por poliovírus selvagem
- Influenza humana por novo subtipo viral
- Síndrome respiratória aguda grave (SARS)

OU

Qualquer evento com potencial importância para a saúde pública internacional, incluindo aqueles de causas ou origens desconhecidas, bem como aqueles envolvendo eventos ou doenças outras que não os listados nas caixas ao lado, devem conduzir à utilização do algoritmo

OU

Um evento que envolva as doenças a seguir sempre deverá conduzir à utilização do algoritmo, porque elas demonstraram capacidade de causar um grave impacto sobre a saúde pública e são de rápida propagação internacional:

- Cólera
- Peste pneumônica
- Febre amarela
- Febres hemorrágicas virais (Ebola, Lassa, Marburg)
- Febre do Nilo Ocidental
- Outras doenças de particular interesse nacional ou regional; por exemplo, dengue, febre do Vale do Rift e doença meningocócica

O impacto do evento sobre a saúde pública é grave?

Sim — Não

O evento é incomum ou inesperado?

Sim — Não

O evento é incomum ou inesperado?

Sim — Não

Há risco significativo de propagação internacional?

Sim — Não

Há risco significativo de propagação internacional?

Sim — Não

Há risco significativo de restrições ao comércio ou a viagens internacionais?

Sim — Não

Não notificado no atual estágio. Reavaliar quando houver maiores informações

O EVENTO DEVE SER NOTIFICADO À OMS, NOS TERMOS DO REGULAMENTO SANITÁRIO INTERNACIONAL

a) De acordo com a definição da OMS.
b) A lista de doenças deve ser utilizada somente para os propósitos deste regulamento.

Referências

Agência Nacional de Vigilância Sanitária – ANVISA. Regulamento Sanitário Internacional 2005, versão em português aprovada pelo Congresso Nacional, por meio do Decreto Legislativo 395/2009. Brasília. ANVISA, 2009.

Albuquerque MFM, Souza WV, Mendes ACG et al. Pyriproxyfen and the microcephaly epidemic in Brazil – an ecological approach to explore the hypothesis of their association. Mem Inst Oswaldo Cruz, Rio de Janeiro, December 2016; 111(12):77476.

Brasil. Ministério da Saúde. A vigilância, o controle e a prevenção das doenças crônicas não-transmissíveis: DCNT no contexto do Sistema Único de Saúde brasileiro. Brasília, 80.:il., 2005.

Brasil. Ministério da Saúde. Portaria GM 737, de 16 de maio de 2001. Dispõe sobre a Política Nacional de Redução da Morbimortalidade por Acidentes e Violências. Diário Oficial da União, Brasília, 18 de maio de 2001. Seção 1e.

Brasil. Ministério da Saúde. Portaria 2.472/2010. Diário Oficial da União 156:50-51, 7 ed. Brasília: Ministério da Saúde, 2010a.

Brasil. Ministério da Saúde. Secretaria de Vigilância em Saúde. Departamento Nacional de DST, AIDS e Hepatites Virais. Sistemas de Vigilância. Disponível em: www.aids.gov.br/node/365. Acesso em 17 de março de 2011.

Brasil. Ministério da Saúde. Secretaria de Vigilância em Saúde. Guia de Vigilância em Saúde. Brasília: Ministério da Saúde, 1. ed. 775 p, 2016.

Brasil. Ministério da Saúde. Portaria nº 205, de 17 de fevereiro de 2016. Diário Oficial da União, nº 32, 18 de fevereiro de 2016, pp 23-24.

Brasil. Boletim epidemiológico de Febre Amarela Silvestre, 2017. Disponível no link: http://portalarquivos.saude.gov.br/images/pdf/2017/ marco/18/Informe-especial-COES-FA.pdf.

Carvalho JJF, Alves MB, Viana GAA et al. Stroke epidemiology, patterns of management, and outcomes in Fortaleza, Brazil: a hospital-based multicenter prospective study. Stroke 2011; 42:3341-6.

Cavalcanti LPG, Braga DNM, Silva LMA et al. Postmortem diagnosis of dengue as an epidemiological surveillance tool. Am J Trop Med Hyg 2016; 94(1):187-92. doi:10.4269/ajtmh.15-0392

de Brito CAA, Teixeira MG. Exceeding deaths during a chikungunya epidemic in Pernambuco, Brazil [Submitted]. Mem Inst Oswaldo Cruz E-pub: 4 Apr 2017. doi: 10.1590/0074-02760170124.

Freitas ARR, Donalísio MR, Zuben APBV, Cavalcanti LPG. Excess mortality related to chikungunya epidemics in the context of co-circulation of other arboviruses in Brazil. [Submitted]. Plos currents: outbreaks.

Gomes R, Minayo MCS, Assis SG, Njaine K, Schenker M. Êxitos e limites na prevenção da violência: estudo de caso de nove experiências brasileiras. Ciência & Saúde Coletiva 2007; 11:1291-302.

Government of Canada. Public Health Agency of Canada. Global Public Health Intelligence Network. Disponível em: emwww.phac-aspc.gc.ca/media/nr--rp/2004/2004_pphin-rmispbk-eng.php. Acesso em 17 de março de 2011.

Gregg MB. Conducting a field investigation. In: _____Field epidemiology. 3. ed. New York: Oxford Univ Press, 2008:81-96.

Leite PL et al. Relatório técnico da investigação do surto de sarampo em Porto Alegre e Cachoeirinha, agosto e setembro de 2010. 42p.

Lemos DR, Franco Ar, De Sá Roriz ML et al. Measles epidemic in Brazil in the post-elimination period: Coordinated response and containment strategies. Vaccine 2017 Mar; 23;35(13):1721-8. doi: 10.1016/j.vaccine.2017.02.023.

Malta DC, Lemos MSA, Silva MMA et al. Iniciativas de vigilância e prevenção de acidentes e violências no contexto do Sistema Único de Saúde (SUS). Epidemiol Serv Saúde 2007; 16:7-18.

Melo JRR, Benevides RG, Santos DA et al. Surto de endoftalmite aguda após cirurgias oftalmológicas em Boa Vista-RR. Boletim Eletrônico Epidemiológico 2007; 7(5):1-6.

Milagres BS, Silva DCC, Araújo WN. Relatório técnico da investigação do surto de doença meningocócica no complexo hoteleiro da Costa do Sauípe, Mata de São João, Bahia em 2011. 34p.

Pereira MG. Epidemiologia, teoria e prática. Rio de Janeiro: Guanabara Koogan, 2000. 596p.

Pernambuco. Portaria de notificação compulsória local, 390/2016. Disponível no link: https://www.legisweb.com.br/legislacao/?id=328576

PROMED. In: http://www.promedmail.org/aboutus/. Acesso em 19 de abril de 2017.

Raska K. National and inernational surveillance of communicables diseases. WHO Chron 1966; 20:315-21.

Reingold A. Outbreak investigation – a perspective. Epidemiol Bull 2000; 21(2):1-7.

Romanguera RA, German RR, Klaucke DN. Evaluating public health surveillance. In: Teutsch SM, Elliot Churchill R. Principles and practice of public health surveillance. 2. ed. Oxford Univ Press, 2001:176-93.

Rosa EST, Kotait I, Barbosa TFS et al. Bat-transmitted human rabies outbreaks, Brazilian Amazon. EID 2006; 12(8):1197-202.

Santa Catarina. Portaria de doenças de notificação compulsória local, 2015. Disponível no link: http://www.dive.sc.gov.br/conteudos/publicacoes/Legislacao/portaria-de-notificacao-compulsoria.pdf.

Sinder DE, Stroup DF. Ethical issues. Evaluating public health surveillance. In: Teutsch SM, Elliot Churchill R. Principles and practice of public health surveillance. 2. ed. Oxford Univ Press, 2001:194-214.

Siqueira AA, Santelli ACFS, Alencar Jr. LR et al. Outbreak of acute gastroenteritis in young children with death due to rotavirus genotype G9 in Rio Branco, Brazilian Amazon Region. 2005. Int J Infect Dis 2010; 14(10): e898-903.

Teutsch SM. Considerations in planning a surveillance system. In: Teutsch SM, Elliot Churchill R. Principles and practice of public health surveillance. 2. ed. Oxford Univ Press, 2001:17-29.

Thacker SB. Historical development. In: Teutsch SM, Elliot Churchill R. Principles and practice of public health surveillance. 2. ed. Oxford Univ Press, 2001:1-16.

Thacker SB, Berkelman RL. Public health surveillance in the United States. Epidemiol Rev 1988; 10:164-90.

Thacker SB, Birkhead GS. Surveillance. In: Gregg MB. Field epidemiology. 3. ed. New York: Oxford Univ Press, 2008:81-96.

US Department of Health and Human Services/CDC. Updated guidelines for evaluating public health surveillance systems. MMWR 2001; 50:RR 13.

Waldman EA. Vigilância em saúde pública. IDS/ NAMH/FSP/USP. 1998. 254p.

World Health Organization. Global Outbreak Alert and Response Network. Disponível em: em www.who.int/csr/outbreaknetwork/en/. Acesso em 17 de março de 2011.

World Health Organization. International Health Regulations 2005. 2. ed. WHO, Geneva, 2005.

14 Epidemiologia das Doenças Crônicas Não Transmissíveis no Brasil

Deborah Carvalho Malta
Lenildo de Moura
Jarbas Barbosa da Silva Júnior

INTRODUÇÃO

As doenças crônicas não transmissíveis (DCNT) constituem o maior problema global de saúde e estão relacionadas com número elevado de mortes prematuras e perda de qualidade de vida com alto grau de limitação e incapacidade, além de impactos econômicos para as famílias, as comunidades e a sociedade em geral.

Das 57 milhões de mortes ocorridas no mundo em 2008, 36 milhões, ou 63%, foram decorrentes das DCNT, com destaque para doenças do aparelho circulatório, diabetes, câncer e doença respiratória crônica (ALWAN et al., 2010). Cerca de 80% das mortes por DCNT ocorrem em países de baixa ou média renda, onde 29% da população são constituídos de pessoas com menos de 60 anos de idade, enquanto nos países de renda alta apenas 13% das mortes são precoces (WHO, 2011).

No Brasil, assim como nos outros países, as DCNT também consistem no problema de saúde de maior magnitude e correspondem a 72% das causas de mortes, com destaque para doenças do aparelho circulatório (31,3%), câncer (16,3%), diabetes (5,2%) e doença respiratória crônica (5,8%). As DCNT atingem indivíduos de todas as camadas socioeconômicas e de maneira mais intensa aqueles pertencentes a grupos vulneráveis, como os idosos e os de baixas escolaridade e renda (DUNCAN et al., 2011).

As DCNT caracterizam-se por sua etiologia múltipla, muitos fatores de risco, longos períodos de latência, curso prolongado e origem não infecciosa e também por se associarem a deficiências e incapacidades funcionais. Lessa (1998) acrescenta outras características às DCNT, que são: história natural prolongada, interação de fatores etiológicos conhecidos e desconhecidos, causa necessária desconhecida, especificidade de causa desconhecida, longo curso assintomático, curso clínico em geral lento e permanente, manifestações clínicas com períodos de remissão e exacerbação, lesões celulares irreversíveis e evolução para graus variados de incapacidade ou morte.

A emergência das DCNT é muito influenciada pelas condições de vida, não sendo resultado unicamente de escolhas individuais. As DCNT ainda necessitam de uma abordagem sistemática para o tratamento, exigindo novas estratégias dos serviços de saúde (WHO, 2005).

A Organização Mundial da Saúde (OMS) inclui como doenças crônicas não transmissíveis doenças do aparelho circulatório (cerebrovasculares, cardiovasculares), neoplasias, doenças respiratórias crônicas e *diabetes mellitus*. Esse conjunto de doenças tem em comum um conjunto de fatores de risco, resultando na possibilidade de adoção de uma abordagem comum para sua prevenção (WHO, 2005, 2011).

Outras condições crônicas também contribuem para o sofrimento de indivíduos, famílias e sociedade, tais como: desordens mentais e neurológicas, ósseas e articulares; osteoporoses; desordens genéticas; doenças bucais e doenças autoimunes; e patologias oculares e auditivas (WHO, 2005). No entanto, essas condições crônicas diferem do grupo denominado DCNT pela OMS pelo fato de, em geral, não partilharem os mesmos fatores de risco das DCNT, exigindo diferentes estratégias de intervenção e esforços de políticas públicas e pessoais em geral, como é o caso das doenças mentais (WHO, 2002, 2005).

As DCNT podem também cursar com eventos agudos ou emergenciais, como crises hipertensivas e infarto agudo do miocárdio, entre outros. Além disso, existem outras doenças, como hanseníase e HIV/AIDS, que, embora crônicas, não estão incluídas entre as DCNT por serem doenças transmissíveis (NOLTE & MCKEE, 2008).

Este capítulo seguirá o conceito de DCNT adotado pela OMS e abordará, prioritariamente, as doenças do aparelho circulatório, as neoplasias, as doenças respiratórias crônicas e o *diabetes mellitus*. Esse mesmo conjunto de doenças e seus fatores de risco foram selecionados para enfrentamento prioritário na Reunião de Alto Nível das Nações Unidas em 2011 (WHO, 2011).

UM PAÍS EM TRANSIÇÃO

O Brasil tem experimentado, nas últimas décadas, importantes transformações em seu padrão de mortalidade e morbidade em função dos processos de transição epidemiológica, demográfica e nutricional. Com relação à transição epidemiológica, ocorreram importante redução das doenças infecciosas e aumento das DCNT, acidentes e violências. A Figura 14.1 mostra séries históricas de mortalidade proporcional nas últimas décadas, que indicam essas mudanças (BRASIL, 2011a).

A *transição demográfica* (Figura 14.2) decorre de redução da mortalidade precoce, diminuição das taxas de fecundidade, aumento da expectativa de vida ao nascer e incremento da população idosa. O Brasil está mudando muito rapidamente sua estrutura etária e em breve terá pirâmides etárias semelhantes às dos países europeus (IBGE, 2008). Essas transformações promovem desafios para todos os setores, impondo a necessidade de se repensar a dimensão da oferta de serviços necessários para as próximas décadas. O aumento de idosos na população acarreta aumento da carga de doenças, em especial as DCNT (BRASIL, 2011a; MALTA et al., 2011).

Soma-se, ainda, a *transição nutricional*, que se processou de maneira muito rápida nas últimas três décadas com o declínio da desnutrição em crianças e adultos e o aumento da prevalência de sobrepeso e obesidade na população (IBGE, 2010a). A proporção de adultos com excesso de peso tem aumentado de modo progressivo em todos os inquéritos realizados. Em 1974/1975, no Estudo Nacional da Despesa Familiar (Endef) (IBGE, 1974), a prevalência foi de 18,6% entre os homens, passando, em 1989, para 29,9%, segundo a Pesquisa Nacional de Saúde e Nutrição (PNSN) (INAN, 1990), e atingindo 41,4% em 2002/2003 (IBGE, 2003) e 50,1% em 2008, de acordo com as Pesquisas de Orçamentos Familiares (POF) (IBGE, 2003, 2010b). Em mulheres, a tendência foi semelhante, atingindo 48% de excesso de peso em 2008 (IBGE, 2010b). A obesidade, por sua vez, passou, em homens, de 2,8% em 1974 (IBGE, 1974) para 5,4% em 1989 (INAN, 1990), 9,0% em 2003 (IBGE, 2003) e 12,4% em 2008 (IBGE, 2010). Entre as mulheres, essa prevalência passou nas mesmas pesquisas, respectivamente, de 8% em 1974 para 13,2% em 1989 e 13,5% em 2003, atingindo 16,9% em 2008 (Figura 14.3).

Na população de 10 a 19 anos de idade, o excesso de peso foi diagnosticado em cerca de um quinto dos adolescentes (Figura 14.4) e a prevalência de obesidade foi de 5,9% em meninos e 4% em meninas (IBGE, 2010a).

Na Pesquisa Nacional de Saúde do Escolar (PeNSE) foi avaliado o Índice de Massa Corporal (IMC) de escolares do nono ano (13 a 15 anos) das capitais brasileiras em escolas públicas e privadas. O sobrepeso atingiu 16% e a prevalência de obesidade foi de 7,2% para o conjunto das capitais (IBGE, 2009).

O excesso de peso e a obesidade entre crianças também têm sido preocupantes. A avaliação do estado nutricional de crianças de 5 a 9 anos de idade, estudada pela POF 2008-2009, mostrou que o excesso de peso já atinge a terça parte das crianças e a obesidade já atinge 14,3% (16,6% dos meninos e 11,8% das meninas) (Figura 14.5) (IBGE, 2010a).

IMPACTOS SOBRE O DESENVOLVIMENTO

A epidemia de DCNT tem afetado mais as pessoas de baixa renda, as quais estão mais expostas aos fatores de risco e têm menos acesso a serviços de saúde. Além disso, essas doenças criam um círculo vicioso, levando as famílias a um maior estado de pobreza (MALTA et al., 2011; WHO, 2011).

Existe forte evidência que correlaciona os determinantes sociais, como educação, ocupação, renda, gênero e etnia, à prevalência de DCNT e aos fatores de risco (WHO, 2008). No Brasil, os processos de transição demográfica, epidemiológica e nutricional, a urbanização e o crescimento econômico e social contribuem para o maior risco de desenvolvimento de doenças crônicas pela população. Nesse contexto, grupos étnicos e raciais menos privilegiados, como a população indígena, têm tido participação desproporcional nesse aumento verificado na carga de doenças crônicas (SCHMIDT et al., 2011).

O tratamento para diabetes, câncer, doenças do aparelho circulatório e doença respiratória crônica pode ser de curso prolongado, onerando os indivíduos, as famílias e os sistemas de saúde. Os gastos familiares com DCNT reduzem a disponibilidade de recursos para necessidades básicas, como ali-

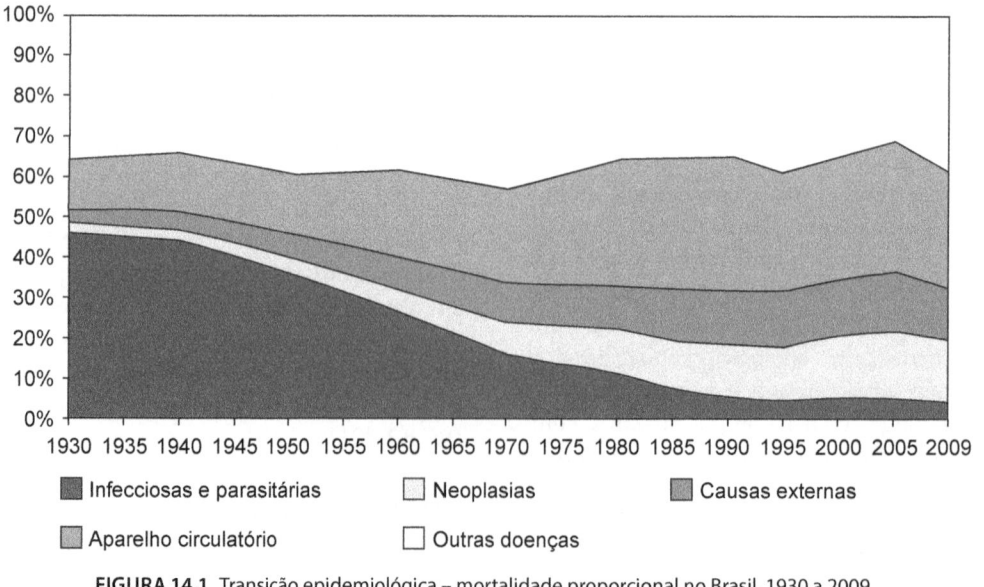

FIGURA 14.1 Transição epidemiológica – mortalidade proporcional no Brasil, 1930 a 2009.

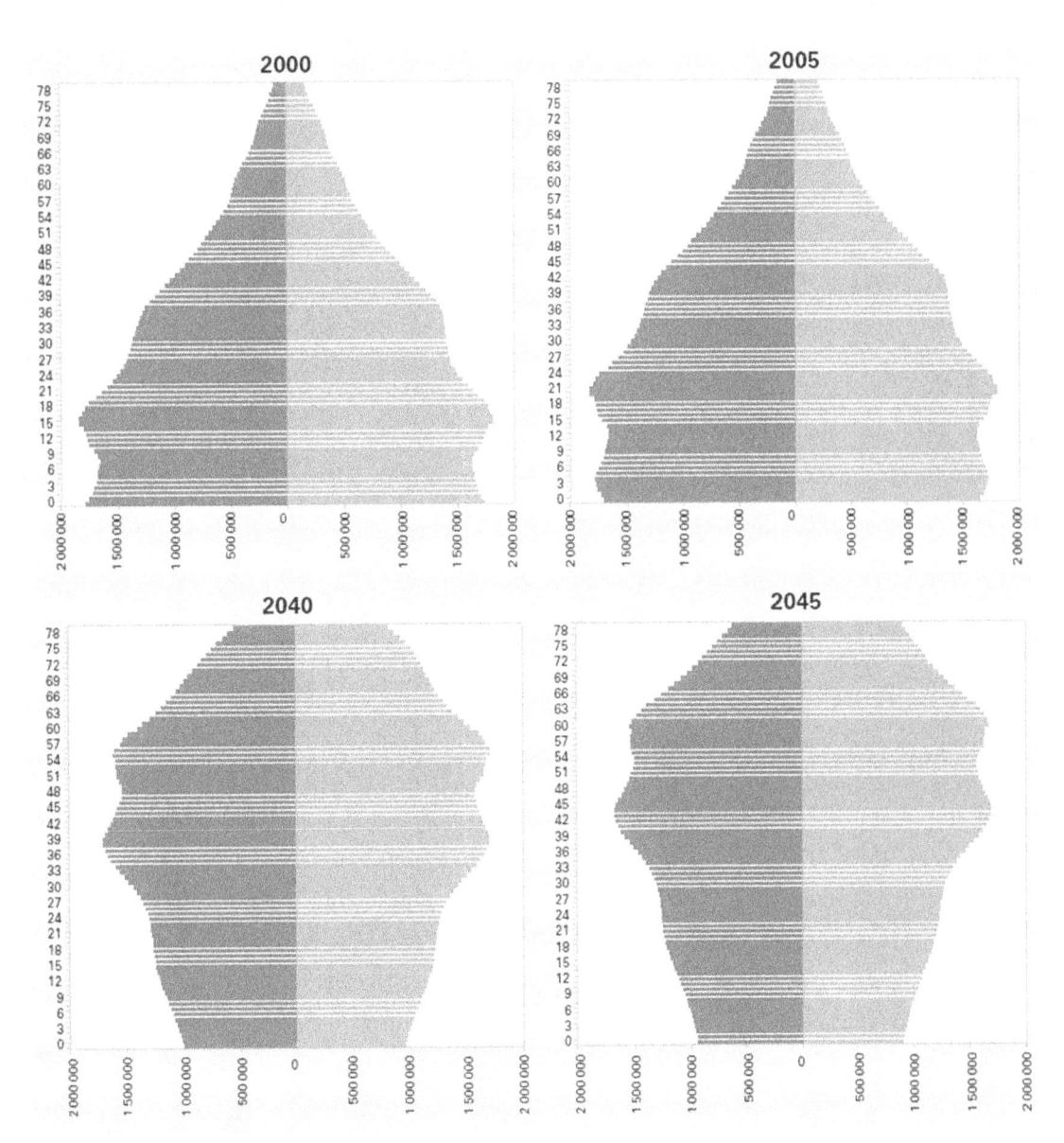

FIGURA 14.2 Transição demográfica – pirâmides etárias do Brasil de 2000 e 2005 e projeções para 2040 e 2045.

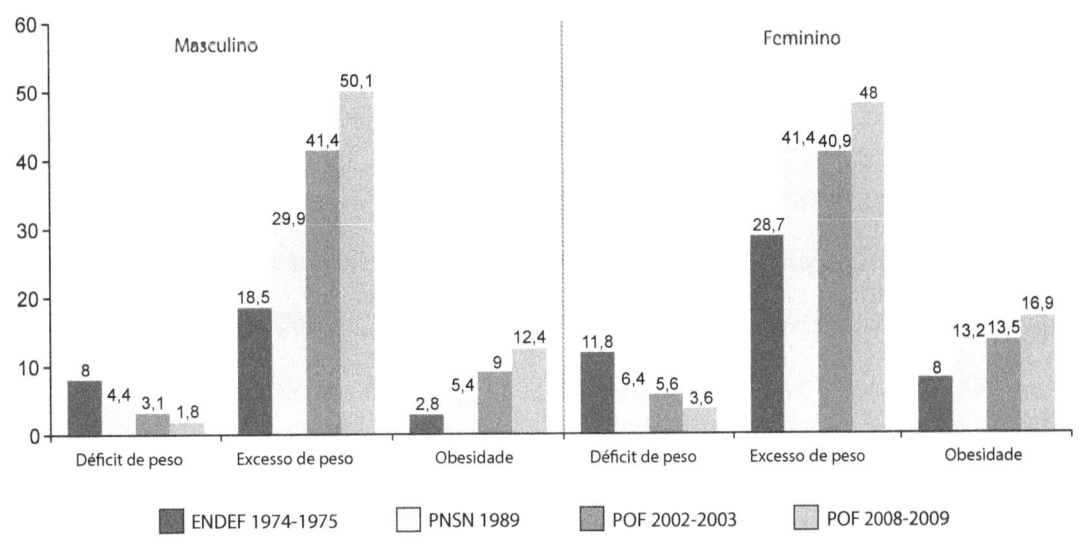

FIGURA 14.3 Prevalência de déficit de peso, excesso de peso e obesidade na população de 20 ou mais anos de idade, por sexo. Brasil – períodos 1974 a 1975, 1989, 2002 a 2003 e 2008 a 2009.

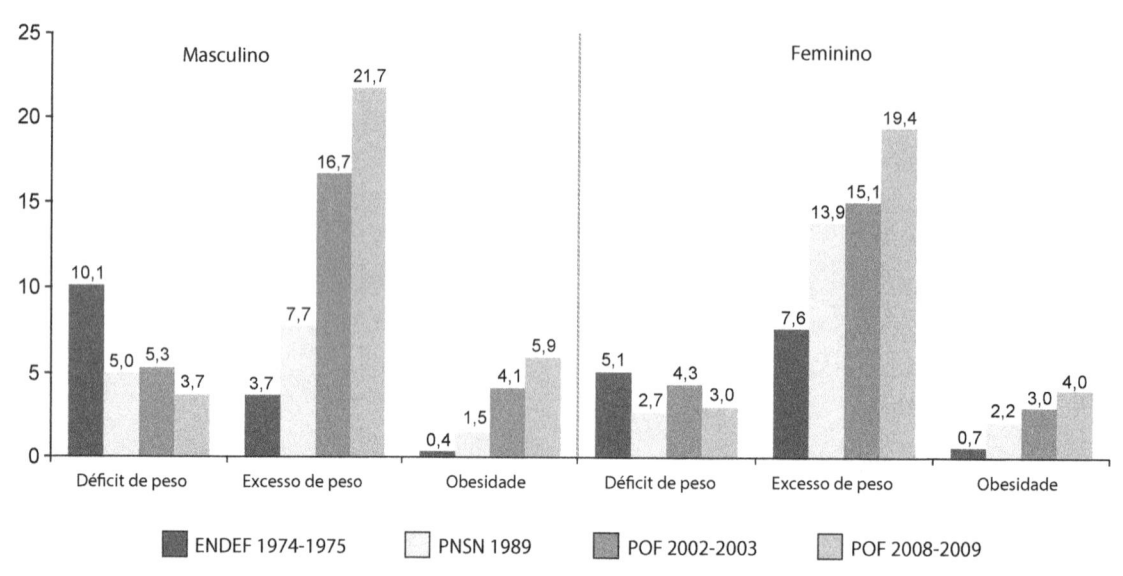

FIGURA 14.4 Prevalência de déficit de peso, excesso de peso e obesidade na população de 10 a 19 ou mais anos de idade, por sexo. Brasil – períodos 1974 a 1975, 1989, 2002 a 2003 e 2008 a 2009.

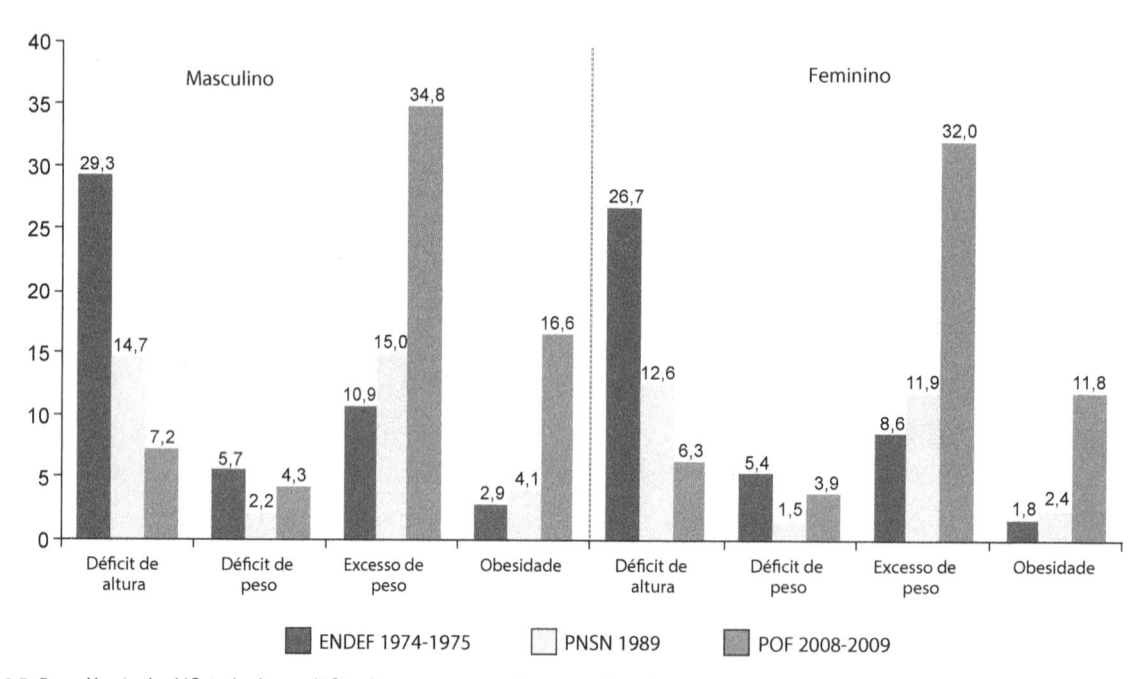

FIGURA 14.5 Prevalência de déficit dealtura, déficit de peso, excesso de peso e obesidade na população de 5 a 9 anos de idade, por sexo. Brasil – períodos 1974 a 1975, 1989 e 2008 a 2009.

mentação, moradia e educação, entre outras. A OMS estima que, a cada ano, 100 milhões de pessoas são empurradas para a pobreza nos países em que se tem de pagar diretamente pelos serviços de saúde (WHO, 2011).

No Brasil, mesmo com a existência do Sistema Único de Saúde (SUS), gratuito e universal, o custo individual de uma doença crônica ainda é bastante alto em função dos custos agregados, afastamentos do trabalho e perda de produtividade, o que contribui para o empobrecimento das famílias. Além disso, os custos diretos das DCNT para o sistema de saúde representam impacto crescente. No Brasil, as DCNT estão entre as principais causas de internações hospitalares.

Análise do Banco Econômico Mundial estima que países como Brasil, China, Índia e Rússia perdem, anualmente, mais de 20 milhões de anos produtivos de vida em razão das DCNT (WORLD ECONOMIC FORUM, 2008).

Estimativas para o Brasil sugerem que a perda de produtividade no trabalho e a diminuição da renda familiar resultantes de apenas três DCNT (diabetes, doença do coração e acidente vascular encefálico) levarão a uma perda na economia brasileira de US$ 4,18 bilhões entre 2006 e 2015 (ABEGUNDE, 2007).

Os custos diretos correspondem aos gastos com assistência médica, medicamentos, internações, exames, procedimentos, fisioterapia e reabilitação. Os custos indiretos estão ligados a perdas na produção e na renda, à perda de produtividade e de empregos e em razão de absenteísmos. Os custos intangíveis são difíceis de estimar e referem-se a renda familiar, cuidados informais e outros (ALWAN et al., 2010).

O impacto socioeconômico das DCNT tem afetado o progresso das Metas de Desenvolvimento do Milênio (MDM), que abrangem temas como saúde e determinantes sociais (educação e pobreza). Essas metas têm sido afetadas, na maioria dos países, pelo crescimento da epidemia das DCNT e seus fatores de risco (WHO, 2011).

O Quadro 14.1 expõe dez mitos comuns em relação às DCNT.

MODELOS EXPLICATIVOS DA CAUSALIDADE DAS DCNT

Os modelos epidemiológicos explicativos do processo saúde-doença das DCNT têm sido revistos em função da complexidade de suas causalidades e da interseção dos fatores.

O conhecido modelo ecológico, embasado na tríade agente-hospedeiro-meio ambiente, comumente usado nas doenças infecciosas e que tem como hipótese a unicausalidade, ou seja, uma causa única (microrganismos infecciosos) que leva a um efeito único, torna-se aqui insuficiente (DEVER, 1988). Para as doenças crônicas não transmissíveis, esse modelo se revela incapaz de apreender sua complexa cadeia de causalidade

QUADRO 14.1 Dez mitos comuns em relação às DCNT

Mito 1: "DCNT afetam predominantemente os países ricos."
Fato: a cada 5 mortes, quatro ocorrem em países em desenvolvimento

Mito 2: "Países em desenvolvimento poderiam controlar as doenças transmissíveis antes das DCNT."
Fato: ambas devem ser objeto de intervenção.

Mito 3: "DCNT afetam predominantemente pessoas ricas."
Fato: as pessoas pobres são as mais afetadas, pois, na maioria das vezes, não têm acesso a escolhas saudáveis nem a tratamento adequado.

Mito 4: "DCNT afetam predominantemente pessoas idosas."
Fato: a maioria das DCNT afeta pessoas com menos de 70 anos de idade, levando a incapacidades prematuras ou, até mesmo, à morte.

Mito 5: "DCNT afetam predominantemente homens."
Fato: na verdade, afetam igualmente homens e mulheres.

Mito 6: "DCNT sao resultado de estilos de vida não saudáveis."
Fato: os governos têm um papel crucial em prover escolhas saudáveis, em especial para providenciar proteção social para grupos vulneráveis.

Mito 7: "DCNT não podem ser prevenidas."
Fato: a eliminação dos fatores de risco pode acabar com pelo menos 80% dos casos de doenças cardiovasculares, diabetes do tipo 2 e acidente vascular encefálico (AVE) e 40% de câncer.

Mito 8: "Prevenir DCNT é muito caro."
Fato: a prevenção de DCNT é custo-efetiva em todas as regiões do mundo. Investir nessas ações custa muito pouco e tem ótimo resultado.

Mito 9: "Algumas pessoas têm muitos fatores de risco e vivem muito tempo."
Fato: esses casos certamente existem, mas não são frequentes. Na maioria das vezes, as pessoas adoecem e/ou morrem precocemente.

Mito 10: "Todo mundo irá morrer um dia."
Fato: isso é real, mas a morte não precisa ser lenta, prematura ou dolorosa.

Fonte: WHO, 2005 (adaptado pelos autores).

na medida em que não é possível a identificação de um agente único como *causa* (SILVA Jr. et al., 2003).

Entre outros autores, Laframboise (1973) propôs um novo modelo para abordar o binômio saúde-doença, denominado *Campo da Saúde*, que reconhece a multicausalidade na determinação da saúde ou da doença. Silva et al. (2003) sumarizam os seguintes elementos do modelo:

a. **Biologia humana:** inclui os fatores decorrentes da constituição orgânica do indivíduo, como a herança genética, o envelhecimento, os mecanismos de defesa do organismo, suas suscetibilidades e resistências, entre outros.

b. **Ambiente:** agrupa os fatores externos, como clima, água, radiações e exposição a agentes poluentes diversos (pesticidas, gases). Inclui também os aspectos sociais, que envolvem nível socioeconômico, renda, escolaridade, inserção no mercado de trabalho e riscos ocupacionais.

c. **Estilos de vida:** incluem as opções e decisões que o indivíduo toma a respeito de sua saúde no que se refere, por exemplo, a atividades de lazer, hábitos alimentares e comportamentos autodeterminados ou adquiridos social ou culturalmente, estando, portanto, parcialmente sob seu controle. São limitantes dessas escolhas individuais de "estilos de vida", em grande medida, o ambiente social e a condição socioeconômica.

d. **Organização da Atenção à Saúde:** envolve a disponibilidade, a quantidade e a qualidade dos recursos destinados aos cuidados com a saúde.

Inspirados nesse modelo e buscando sintetizar uma complexa cadeia de causalidade, que inclusive se insere em fortes condicionantes históricos e sociais, a OMS propôs um diagrama, representado na Figura 14.6, que procura sintetizar a história natural das DCNT, seus determinantes e desfechos. O diagrama representa a causalidade das DCNT de etiologia múltipla, mostrando sua complexidade. São identificados diversos elementos, como: (a) determinantes e condicionantes socioeconômicos, culturais e ambientais que estão na base das desigualdades do processo saúde-doença; (b) fatores não modificáveis (sexo, idade e herança genética); e (c) fatores de risco comportamentais (tabagismo, alimentação, inatividade física, consumo de álcool e outras drogas) que podem ser modificáveis (WHO, 2005; MALTA et al., 2006).

O modelo representado na Figura 14.6 apresenta limitações inerentes à tentativa de buscar sintetizar uma complexa cadeia de causalidade, que se insere fortemente em condicionantes históricos e sociais. No entanto, ele vem fornecendo suporte às metodologias de monitoramento e de intervenções que visam à prevenção e à redução da morbimortalidade por DCNT em todo o mundo. Apresentamos, a seguir, algumas evidências quanto ao papel dos fatores de risco modificáveis na causalidade das DCNT:

• **Tabaco:** cerca de 6 milhões de pessoas morrem a cada ano em razão do uso do tabaco, tanto por utilização direta como por fumo passivo (WHO, 2011). Segundo a OMS, até 2020 esse número deve aumentar para 7,5 milhões, contabilizando 10% de todas as mortes (MATHERS &

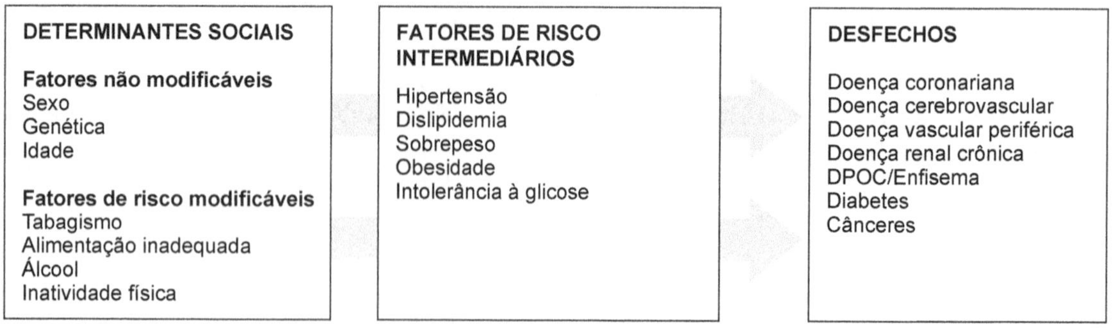

DETERMINANTES SOCIAIS	FATORES DE RISCO INTERMEDIÁRIOS	DESFECHOS
Fatores não modificáveis Sexo Genética Idade **Fatores de risco modificáveis** Tabagismo Alimentação inadequada Álcool Inatividade física	Hipertensão Dislipidemia Sobrepeso Obesidade Intolerância à glicose	Doença coronariana Doença cerebrovascular Doença vascular periférica Doença renal crônica DPOC/Enfisema Diabetes Cânceres

FIGURA 14.6 Causalidade das DCNT.

LONCAR, 2006). Estima-se que fumar cause, aproximadamente, 70% dos casos de câncer de pulmão, 42% das doenças respiratórias crônicas e cerca de 10% das doenças do aparelho circulatório (WHO, 2009).

- **Atividade física insuficiente:** estima-se que 3,2 milhões de pessoas morram a cada ano devido à inatividade física (WHO, 2009). Pessoas que são insuficientemente ativas têm entre 20% e 30% de aumento do risco de todas as causas de mortalidade (WHO, 2010a). Atividade física regular reduz o risco de doença circulatória, inclusive hipertensão, diabetes, câncer de mama e de cólon, além de depressão. Recomendam-se para os adultos 150 minutos/semana de atividade física leve ou moderada ou 75 minutos de atividade física intensa (WHO, 2010a).
- **Uso nocivo do álcool:** 2,3 milhões de pessoas morrem a cada ano em virtude do consumo nocivo de álcool, correspondendo a 3,8% de todas as mortes no mundo (WHO, 2010b). Mais da metade desses óbitos é causada por DCNT, incluindo câncer, doenças do aparelho circulatório e cirrose hepática. O consumo *per capita* é mais alto em países de alta renda (WHO, 2011).
- **Dieta não saudável:** o consumo adequado de frutas, legumes e verduras reduz os riscos de doenças do aparelho circulatório, câncer de estômago e outros tipos de câncer (WHO, 2005). A maioria das populações consome mais sal que o recomendado pela OMS para a prevenção de doenças (BROWN et al., 2009). O grande consumo de sal é importante determinante de hipertensão e problemas cardiovasculares (WHO, 2010c). A alta ingestão de gorduras saturadas e ácidos graxos trans está ligada às doenças cardíacas (WHO, 2010d). A alimentação não saudável, incluindo o consumo de gorduras, está aumentando rapidamente na população de baixa renda (WHO, 2011).
- **Pressão arterial elevada:** estima-se que a pressão arterial alta cause 7,5 milhões de óbitos, ou seja, 12,8% de todas as mortes (WHO, 2009). Esse é um fator de risco para doenças do aparelho circulatório (WHO, 2010d). A prevalência de pressão alta é semelhante em todos os grupos de renda, contudo é geralmente menor na população de alta renda (WHO, 2011).
- **Excesso de peso e obesidade:** 2,8 milhões de pessoas morrem a cada ano em decorrência do excesso de peso ou da obesidade (WHO, 2009). Os riscos de doença cardíaca, AVE e diabetes aumentam consistentemente com o aumento de peso (WHO, 2002). O IMC elevado também aumenta os riscos de certos tipos de câncer (WHO, 2011). O excesso de peso entre crianças e adolescentes tem aumentado.
- **Colesterol aumentado:** estima-se que o colesterol elevado cause 2,6 milhões de mortes a cada ano. Ele aumenta o risco de doença cardíaca e AVE. O colesterol elevado é mais prevalente em países de alta renda (WHO, 2009).

Os fatores de risco também estão em transição, já que em décadas passadas os mais comuns eram a desnutrição, a má qualidade da água e as condições sanitárias inadequadas. Atualmente, convive-se com outros riscos, como obesidade, excesso de peso, tabagismo, entre outros, sem que tenham sido superados completamente os fatores de risco anteriores.

As DCNT têm em sua rede de causalidade fatores de risco comuns. Por isso, atuar de maneira integrada na promoção da saúde e na prevenção desses fatores resulta em benefícios para a saúde no que se refere à maioria das DCNT (Figura 14.7) (Armstrong & Bonita, 2003).

DADOS EPIDEMIOLÓGICOS – MORTALIDADE POR DCNT

As informações aqui apresentadas baseiam-se nas séries históricas de mortalidade do Sistema de Informações sobre Mortalidade (SIM) da Secretaria de Vigilância em Saúde do Ministério da Saúde. Esse sistema torna possível o conhecimento do perfil epidemiológico das populações. Sabe-se que uma condição necessária para o estudo dos níveis e dos padrões de mortalidade, bem como para avaliação dos programas de saúde, é a qualidade da informação. O SIM, informatizado em 1979, conta com cobertura nacional e tem melhorado sensivelmente sua qualidade e ampliado a cobertura nos últimos anos (BRASIL, 2011b). Diversas análises têm sido realizadas usando-se os dados diretos do SIM, sem correção de sub-registro ou de causas maldefinidas. Estas últimas correspondem a 8,8%, em média, para o Brasil, aumentando nas regiões Norte e Nordeste (BRASIL, 2011b).

No sentido de promover maior comparabilidade entre as regiões e ao longo dos anos, os dados aqui apresentados foram corrigidos por Duncan et al. (2011) em relação às causas maldefinidas e o sub-registro. A redistribuição das causas maldefinidas de óbito seguiu a metodologia proposta por Mathers et al. (2003), que assume que a distribuição das causas verdadeiras desses óbitos é igual à dos óbitos por causas naturais relatados (excluindo-se as causas externas). Foi rea-

DCNT	Fatores de risco			
	Tabagismo	Alimentação inadequada	Inatividade física	Consumo abusivo de álcool
Doenças cardiovasculares	✓	✓	✓	✓
Câncer	✓	✓	✓	✓
Diabetes	✓	✓	✓	✓
Doenças respiratórias crônicas	✓			

FIGURA 14.7 DCNT e fatores de risco em comum.

lizada ainda a correção do sub-registro com base nas tábuas de vida estimadas pelo Instituto Brasileiro de Geografia e Estatística (IBGE) para cada uma das regiões do Brasil, entre 1991 e 2007. As DCNT foram classificadas de acordo com o Código Internacional de Doenças (CID) na versão 9 para o período 1991-1995 e na versão 10 para o período 1996-2009 e agrupadas de acordo com a OMS (MATHERS et al., 2003). Mais detalhes podem ser verificados em outros trabalhos (DUNCAN et al., 2011; SCHMIDT et al., 2011).

O Quadro 14.2 mostra o total de 1.115.695 óbitos descritos pelo SIM em 2009 por todas as causas, sendo 742.779 das mortes decorrentes de DCNT, compreendendo 66,6% do total de óbitos. Após efetuadas a correção para sub-registro e a redistribuição das causas maldefinidas de óbito, esse percentual aumentou para 72,4% (2009). Em comparação

com anos anteriores, a mortalidade proporcional por DCNT vem se ampliando, pois correspondia, anteriormente, a 61,6% (1991) e 67,6% (2000) (DUNCAN et al., 2011).

Em 2009, as causas mais frequentes de óbito foram as doenças cardiovasculares (31,3%), o câncer (16,2%), as doenças respiratórias (5,8%) e o diabetes (5,2%). No conjunto, essas quatro doenças representam 80,5% do total de óbitos por DCNT. Causas menos frequentes, agrupadas em "outras doenças crônicas", que incluem doenças renais crônicas, doenças autoimunes e outras, constituíram 14,1% do total de óbitos.

Os dados subsequentes de mortalidade aqui apresentados serão sempre corrigidos para sub-registro e causas maldefinidas.

Ao se analisarem as taxas de mortalidade ou óbitos por DCNT por 100 mil habitantes, as quais medem o risco de morrer, observa-se o inverso em relação à mortalidade proporcional.

QUADRO 14.2 Número absoluto (n) e proporção (%) de óbitos segundo causas básicas* – Brasil, 2009

Causa	Códigos CID-10	Óbitos		Corrigidos**
		Brutos		
		N	%	%
Doenças crônicas não transmissíveis		742.779	66,6	72,4
Doenças cardiovasculares	I00-I99	319.066	28,6	31,3
Neoplasias	C00-C97	168.562	15,1	16,2
Doenças respiratórias	J30-J98	59.721	5,4	5,8
Diabetes mellitus	E10-E14	51.828	4,6	5,2
Outras doenças crônicas	D00-D48, D55-D64 (menos D64.9) D65-D89, E03-E07, E15-E16, E20-E34, E65-E88, F01-F99, G06-G98, H00-H61, H68-H93, K00-K92, N00-N64, N75-N98, L00-L98, M00-M99, Q00-Q99	143.602	12,9	14,1
Maternas, infantis e transmissíveis	A00-B99, G00-G04, N70-N73, J00-J06, J10-J18, J20-J22, H65-H66, O00-O99, P00-P96, E00-E02, E40-E46, E50, D50-D53, D64.9, E51- 64	138.199	12,4	14,3
Causas externas	V01-Y89	135.919	12,2	13,2
Maldefinidas	R00-R99	97.824	8,8	–
TOTAL		**1.115.695**	**100,0**	**100,0**

* Sistema de Informações sobre Mortalidade (SIM), SVS/MS.
** Corrigidos por sub-registro e causas maldefinidas.
Fonte: Duncan et al., 2011; Brasil. Ministério da Saúde. Saúde Brasil 2011. Uma análise da situação de saúde e da agenda nacional e internacional de prioridades em saúde. Brasília: Ministério da Saúde, 2011.

Ocorreu um declínio de 26% (de 711/100 mil habitantes para 526/100 mil habitantes) nas taxas de DCNT por todas as causas após padronização por idade, ou seja, uma queda de 1,4% ao ano. O declínio foi relativamente uniforme ao longo do período, especialmente a partir de 1993, mantendo-se nos anos mais recentes. O declínio foi um pouco maior em mulheres (27%) do que em homens (24%), refletindo que o início da queda em homens se manifestou a partir de 1994. A Figura 14.8 inclui todas as DCNT (DUNCAN et al., 2011).

A Figura 14.9 mostra que as quedas mais importantes ocorreram nas doenças cardiovasculares (41%, isto é, de 383/100 mil habitantes para 226/100 mil habitantes) e nas doenças respiratórias crônicas (23%, isto é, de 55/100 mil habitantes para 42/100 mil habitantes). Estas últimas começaram a declinar somente a partir de 1999. Com relação ao total de cânceres, a taxa se manteve relativamente estável no período (declínio de 9%, de 129/100 mil habitantes para 118/100 mil habitantes). Com relação ao diabetes, houve aumento de 24% entre 1991 e 2000 (de 34/100 mil habitantes para 42/100 mil habitantes), seguido por declínio de 8% entre 2000 e 2009 (de 42/100 mil habitantes para 38/100 mil habitantes). Além das taxas crescentes de mortalidade, o diabetes preocupa pelo aumento em sua prevalência estimada em inquéritos e pelo número de atendimentos ambulatoriais e hospitalares provocados pela doença e suas complicações (DUNCAN et al., 2011).

A Figura 14.10 mostra que o declínio das taxas de mortalidade por DCNT ocorreu em todas as regiões do Brasil entre 1991 e 2009. As taxas mais elevadas foram verificadas na região Nordeste, seguida pela região Norte, a partir de 1999. A região Centro-Oeste sempre apresentou taxas de mortalidade

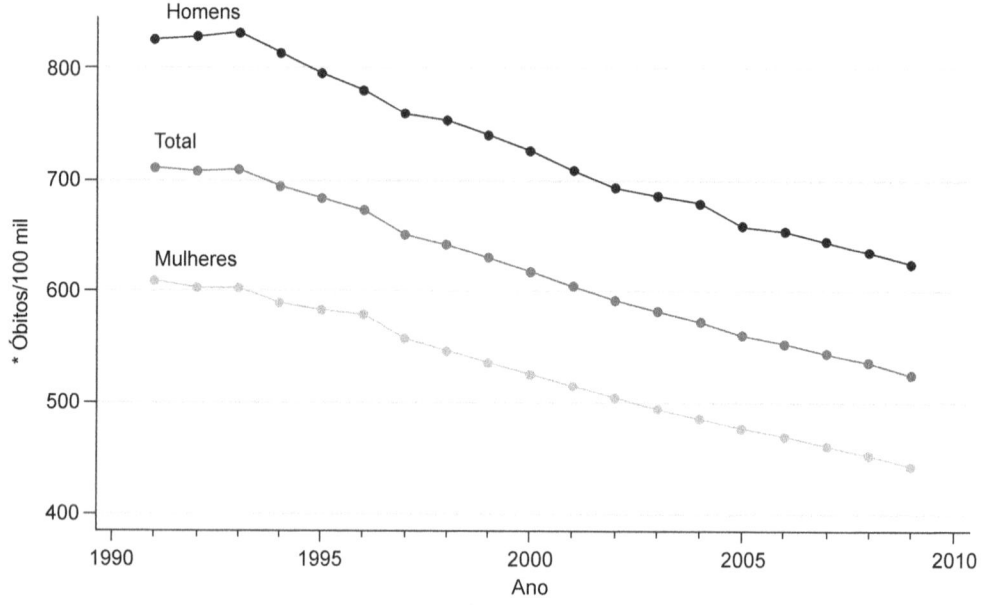

FIGURA 14.8 Tendências de mortalidade* por DCNT no Brasil, segundo gênero, 1991 a 2009.

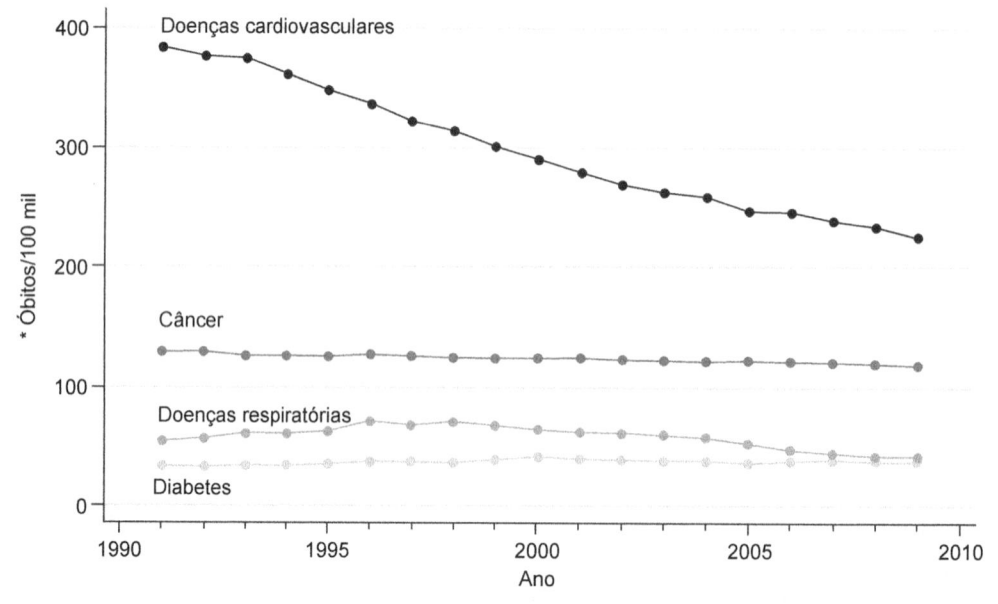

FIGURA 14.9 Tendências de mortalidade* pelas principais DCNT no Brasil, 1991 a 2009.

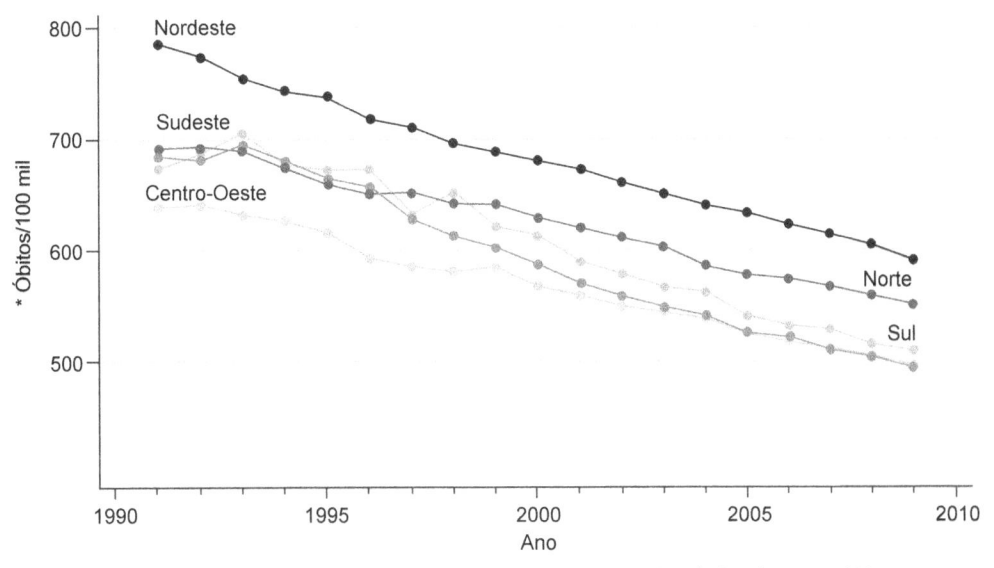

FIGURA 14.10 Tendências de mortalidade* por DCNT nas regiões do Brasil, 1991 a 2009.

mais baixas, embora em 2009 a região Sudeste tenha alcançado patamar semelhante. As diferenças regionais nas taxas de mortalidade por DCNT atenuaram-se levemente ao longo do período. Por exemplo, em 1991 a região Nordeste apresentou taxas 23% mais elevadas em relação à região Centro-Oeste, a qual apresentou as taxas mais baixas; em 2009, a taxa da região Nordeste foi 20% superior à da região Sudeste, onde se identificou a taxa mais baixa naquele ano (DUNCAN et al., 2011).

Nota-se que o método empregado por Schmidt et al. (2011) e Duncan et al. (2011), corrigindo os dados por sub-registro e por causas maldefinidas, foi capaz de identificar diferenças regionais que não eram apontadas anteriormente pelos dados diretos do SIM, sem correção das estimativas (BRASIL, 2009). Assim, as regiões Nordeste e Norte passaram a mostrar taxas maiores que Sudeste e Sul, o que é coerente com a literatura internacional, que aponta maiores taxas de mortalidade em países de rendas média e baixa (WHO, 2005). Esse tipo de análise é importante, pois permite conhecer a mortalidade real das DCNT e subsidia a organização e a elaboração de políticas de controle, vigilância e monitoramento focadas na prevenção e na atenção aos indivíduos sob risco ou portadores dessas doenças.

Hospitalizações

O Sistema de Informações Hospitalares do SUS (SIH/SUS) torna possível observar a ocorrência de cerca de 80% das internações hospitalares no país.

Como se pode observar na Figura 14.11, as doenças do aparelho circulatório são as principais causas de internações e geram o maior custo nesse componente do sistema de saúde nacional. Em 2007, 12,7% das hospitalizações não relacionadas com as gestações e 27,4% das internações de indivíduos de 60 anos ou mais foram causadas por doenças do aparelho circulatório (SCHMIDT et al., 2011). Entre 2000 e 2009 ocorreu uma leve queda nas taxas de internação hospitalar por doenças do aparelho circulatório.

A taxa de internação hospitalar em decorrência das neoplasias tem aumentado no Brasil, passando de 229/100 mil

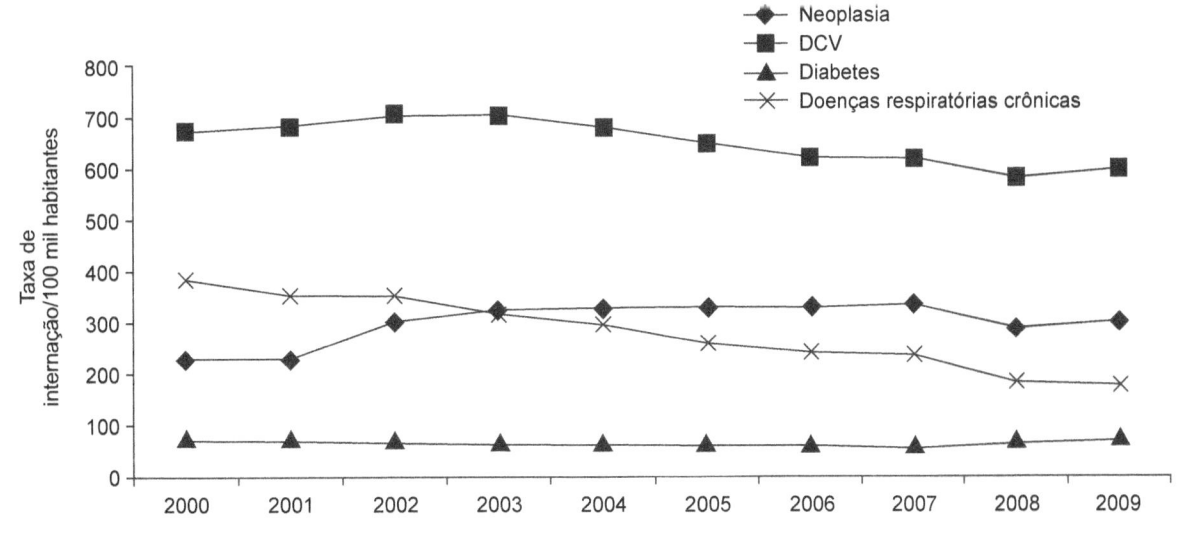

FIGURA 14.11 Taxa de internação hospitalar por doenças crônicas selecionadas – Brasil, 2000 a 2009.

habitantes em 2000 para 301/100 mil habitantes em 2009 (Figura 14.11). Os dados provenientes dos Registros de Câncer de Base Populacional indicam incidências de câncer de mama no Brasil semelhantes às verificadas nos países desenvolvidos, sendo mais altas as de câncer de esôfago e colo do útero (SCHMIDT et al., 2011).

Um estudo com dados nacionais mostrou que 7,4% de todas as hospitalizações não relacionadas com gestações e 9,3% de todos os custos hospitalares no período de 1999 a 2001 puderam ser atribuídos ao diabetes (ROSA, 2008). A taxa de internação hospitalar por diabetes tem se mantido estável nos últimos anos, da ordem de 65 a 75 internações/100 mil habitantes.

Acompanhando a queda na mortalidade, as hospitalizações por doenças respiratórias crônicas foram as que apresentaram maior redução nos últimos anos, passando de 383 internações/100 mil habitantes em 2000 para 177/100 mil habitantes em 2009 (Figura 14.11). Até que ponto essas tendências seculares se devem a melhorias no acesso à atenção à saúde, à diminuição do tabagismo ou a outras causas é uma questão que ainda precisa ser investigada (BRASIL, 2011a).

Morbidade referida e fatores de risco e proteção

Segundo a Pesquisa Nacional por Amostra de Domicílios (PNAD) (IBGE, 2010a), no Brasil, 59,5 milhões de pessoas (31,3%) afirmaram apresentar pelo menos uma doença crônica. Do total da população, 5,9% declararam ter três ou mais doenças crônicas, e esses percentuais aumentam com a idade (IBGE, 2010a). O percentual de indivíduos com 65 ou mais anos de idade que relataram apresentar pelo menos uma doença crônica chegava a 79,1%. Considerando que o Brasil tem uma das populações que mais rapidamente envelhecem no mundo, a carga de doenças crônicas no país tende a aumentar, exigindo um novo modelo de atenção à saúde para essa população (Figura 14.12).

Fatores de risco

No Brasil, os fatores de risco (FR) e proteção são monitorados por meio de diferentes inquéritos de saúde, com destaque para o monitoramento realizado pelo Vigitel (Vigilância de Fatores de Risco e Proteção para Doenças Crônicas por Inquérito Telefônico). As estimativas de prevalência de alguns desses fatores de risco entre 2006 e 2010 são apresentadas no Quadro 14.3, por meio do Vigitel, que desde 2006 coleta de maneira contínua, anualmente, 54 mil entrevistas nas 27 capitais brasileiras. O Quadro 14.3 mostra que o tabagismo vem se reduzindo de maneira significativa (p = 0,02) e atingiu 15,1% em 2010; a taxa de ex-fumantes mantém-se estável com prevalência de 22,0% em 2010; a atividade física no lazer (prática de atividade de intensidade leve ou moderada por pelo menos 30 minutos diários em 5 ou mais dias da semana ou atividades de intensidade vigorosa por pelo menos 20 minutos diários em 3 ou mais dias da semana) também se manteve e foi de 14,9% em 2010; o consumo de carnes com excesso de gordura (carne vermelha com gordura visível ou frango com pele) declinou significativamente (p < 0,001) e foi de 34,2% em 2010; o consumo regular de frutas e hortaliças (cinco ou mais porções em 5 ou mais dias da semana) chegou a 29,9% em 2010; o consumo excessivo de bebidas alcoólicas (quatro ou mais doses para as mulheres e cinco ou mais doses para os homens numa mesma ocasião nos últimos 30 dias, considerando como dose de bebida alcoólica uma dose de bebida destilada, uma lata de cerveja ou uma taça de vinho), aumentou (p < 0,001) e atingiu 18% em 2010; o excesso de peso (IMC $\geq$ 25kg/m^2) e a obesidade (IMC $\geq$ 30kg/m^2) aumentaram significativamente entre 2006 e 2010 (p < 0,001) e atingiram 48,1% e 15%, respectivamente.

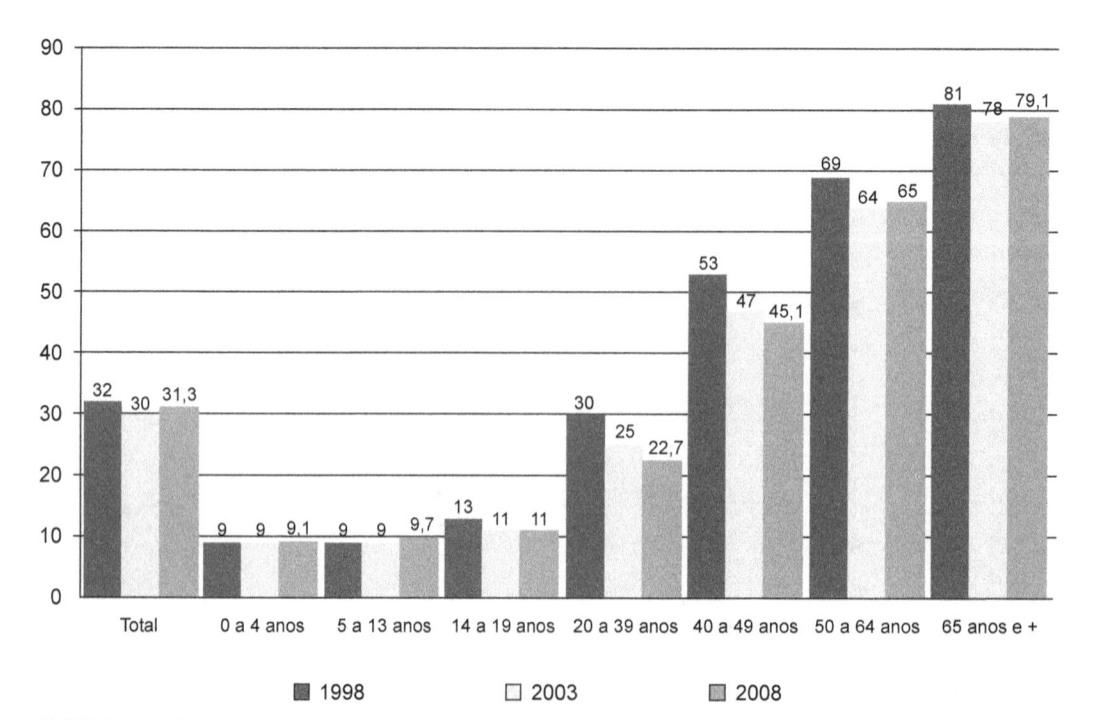

FIGURA 14.12 Percentual de pessoas que referiram doença crônica na PNAD 1998, 2003 e 2008, segundo faixa etária.

QUADRO 14.3 Prevalência de fatores de risco selecionados para doenças crônicas segundo estimativas do Vigitel, inquérito telefônico entre adultos residentes das capitais brasileiras – 2006 e 2010

	2006	2010	Mudança período valor de p
Tabagismo			
Fumante atual	16,2 % (15,4 a 17,0)	15,1% (14,2 a 16,0)	–1,1% (0,02)
Ex-fumante	22,1% (21,3 a 22,9)	22,0% (21,1 a 22,9)	–0,1% (0,81)
Atividade física			
Atividade física no lazer	14,8% (14,2 a 15,5)	14,9% (14,1 a 15,8)	0,1% (0,78)
Alimentação			
Consumo de carnes com gordura	39,1% (38,8 a 39,7)	34,2% (33,0 a 35,3)	–4,9% (<0,001)
Consumo regular de frutas e hortaliças	28,9% (28,6 a 29,6)	29,9% (28,9 a 30,9)	1% (0,03)
Consumo de bebidas alcoólicas			
Consumo excessivo nos últimos 30 dias	16,2% (15,5 a 16,9)	18,0% (17,2 a 18,9)	1,8% (<0,001)
Excesso de peso			
Excesso de peso	42,8% (41,8 a 43,8)	48,1% (46,9 a 49,3)	5,3% (<0,001)
Obesidade	11,4% (10,8 a 12,0)	15,0% (14,2 a 15,8)	3,6% (<0,001)

Nota: os dados são % (IC de 95%) ou % (valor p) – valor p estabelecido por regressão de Poisson, que comparou porcentagens nos anos de 2006, 2007, 2008, 2009 e 2010. Fonte: Brasil. Ministério da Saúde. Vigitel Brasil 2010: vigilância de fatores de risco e proteção para doenças crônicas por inquérito telefônico. Brasília: Ministério da Saúde, 2006-2010.

FUNDAMENTOS PARA A ABORDAGEM INTEGRAL DE DCNT

- **Abordagem precoce e abrangente:** os fatores de risco para DCNT estão disseminados na sociedade. Com frequência, iniciam-se de modo precoce e se estendem ao longo do ciclo vital. Evidências de países onde houve grandes declínios em certas DCNT indicam que são necessárias intervenções de prevenção e tratamento (WHO, 2000, 2011). Por essa razão, a reversão da epidemia de DCNT exige uma abordagem populacional abrangente, incluindo intervenções preventivas e assistenciais (BRASIL, 2011a).
- **Atuar em todo o ciclo vital:** a abordagem das DCNT estende-se por todo o ciclo da vida. As ações de promoção da saúde e prevenção iniciam-se durante a gravidez, promovendo os cuidados pré-natais e a nutrição adequada, passam pelo estímulo ao aleitamento materno, pela proteção à infância e à adolescência quanto à exposição aos fatores de risco (álcool, tabaco), estimulando os fatores de proteção (alimentação saudável e atividade física), e continuam na fase adulta e durante todo o curso da vida (Figura 14.13). Diversos estudos apontam que a desnutrição intraútero está associada a doenças cardiovasculares e obesidade, entre outras, na vida adulta (BLAIR et al., 2007; BRASIL, 2011a).
- **Modelos de atenção aos portadores de doenças crônicas:** o Observatório Europeu de Sistemas de Saúde e Políticas adaptou o modelo de cuidado crônico proposto por Wagner et al. (1999), o qual parte da premissa de que a alta qualidade do cuidado em parentes crônicos ocorre a partir da interação da equipe de saúde com os pacientes, envolvendo avaliação do cuidado, suporte ao autogerenciamento, otimização das terapias e acompanhamento dos portadores. O modelo compreende a interação de quatro componentes considerados chaves: suporte ao auto-

Prevenção de DCNT ao longo da vida

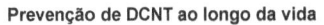
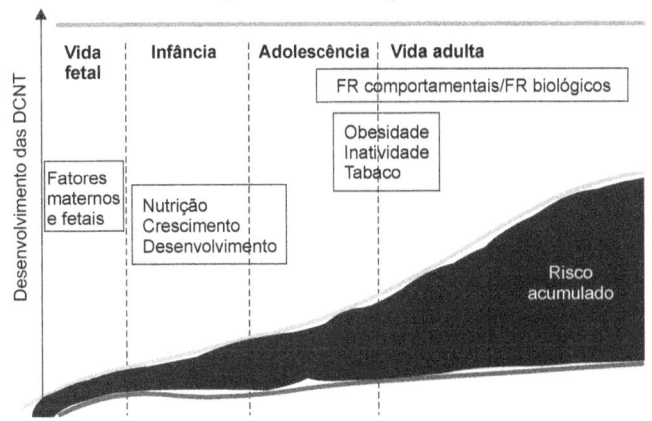

FIGURA 14.13 Benefícios na atuação sobre fatores ambientais e comportamento saudável ao longo do ciclo de vida. (DCNT: doenças crônicas não transmissíveis; FR: fatores de risco.)

gerenciamento (aconselhamento, educação e informação); apoio à decisão clínica (diretrizes baseadas em evidências, treinamento dos profissionais); desenho da linha do cuidado; e um sistema de informação clínico que monitore informações sobre o portador de DCNT. Esses componentes estão inseridos no contexto do sistema de saúde e articulados com a comunidade e com recursos e políticas gerais de promoção e proteção (NOLTE & MCKEE, 2008; WAGNER et al., 1999) (Figura 14.14).

Linha de cuidado de DCNT

Autores como Malta & Merhy (2010) discutem a abordagem integral das DCNT, articulando ações da linha do cuidado no campo da macro e da micropolítica. Essas linhas de cuidado são estratégias de estabelecimento do "percurso assistencial" com o objetivo de organizar o fluxo dos indivíduos de

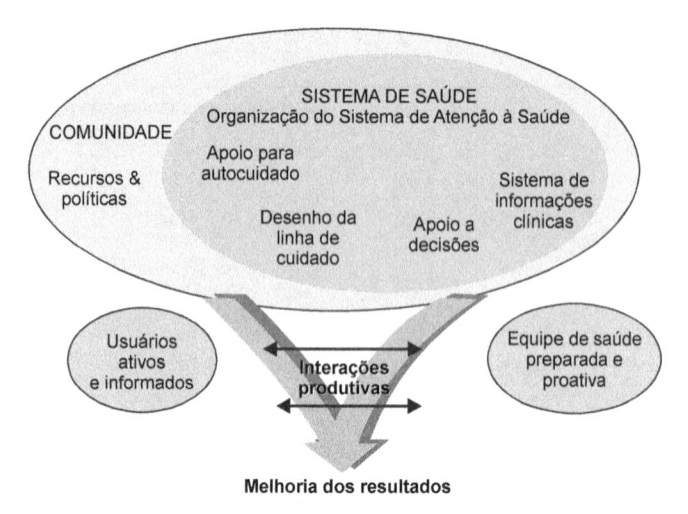

FIGURA 14.14 Modelos de atenção aos portadores de doenças crônicas.

acordo com suas necessidades. Essa abordagem inclui a atuação em todos os níveis (promoção, prevenção e cuidado integral). No campo da macropolítica, situam-se ações regulatórias, articulações intersetoriais e organização da rede de serviços; na micropolítica, atuação da equipe na linha do cuidado, vinculação e responsabilização do cuidador e produção da autonomia do usuário (MALTA & MERHY, 2010).

Abordar as DCNT sob a perspectiva da linha do cuidado implica atuar em toda a cadeia de produção de saúde, desde a promoção, passando pela prevenção, vigilância e assistência, até a reabilitação, repensando o processo saúde-doença quanto a seus determinantes e condicionantes. O enfrentamento das DCNT exige a adoção de políticas e ações de saúde pública abrangentes e integradas, baseadas em ações intersetoriais, considerando os ciclos da vida e as necessidades locais.

A linha do cuidado das DCNT baseia-se na articulação das ações na perspectiva da macropolítica ou no campo da gestão, que incluem intervenções nos determinantes sociais, medidas de regulação e legislação, e no campo da micropolítica, na articulação com o lugar singular no ato do cuidado e do trabalho vivo, cuidador, responsabilizando-se pelo usuário (MALTA & MERHY, 2010).

Linha do cuidado – Perspectiva da macropolítica

As abordagens populacionais são universais e de grande abrangência. Por isso, torna-se central a construção de políticas públicas centradas em diretrizes de promoção da saúde que abordem as questões relativas aos determinantes sociais, possibilitando o acesso dos cidadãos a escolhas mais saudáveis (MALTA & MERHY, 2010).

Os gestores controlam serviços e recursos assistenciais e são responsáveis pelo atendimento dos usuários desde sua entrada no sistema de saúde, garantindo o acesso aos serviços, os recursos necessários e a qualificação das respostas às necessidades em saúde (FRANCO & MAGALHÃES JR., 2003).

Entre as principais iniciativas nesse campo destacam-se:

- **Serviços de saúde integrados:** o fortalecimento dos sistemas de atenção à saúde para a abordagem de DCNT inclui o fortalecimento da atenção primária, articulando os demais níveis de atenção e as redes de serviços. Compreende-se a importância da atenção primária em saúde na realização de ações de promoção, vigilância em saúde, prevenção e assistência, com ênfase no acompanhamento longitudinal. Entretanto, a assistência aos portadores de DCNT pode ser realizada em qualquer outro nível do sistema (urgência, unidades especializadas e hospital, incluindo o domicílio). Para a garantia da integralidade da assistência, todos os níveis do sistema deveriam ser integrados e articulados.

- **Vigilância e monitoramento:** a vigilância de DCNT integra as informações em saúde e, sendo de base populacional, apoia as tomadas de decisões e a definição de prioridades. Torna-se necessária a adoção de indicadores sensíveis que monitorem o fluxo dos usuários, o acesso e a efetividade do cuidado prestado, bem como o desenvolvimento de sistemas de informação que monitorem os portadores de doenças crônicas em seu fluxo assistencial.

- **Articulação intersetorial:** integração de políticas públicas que busquem construir ambiente urbano e meios de transporte que facilitem modos saudáveis de viver. Ações de prevenção e controle de DCNT exigem articulação e suporte de todos os setores, visando à atuação nos determinantes sociais e na redução das desigualdades em saúde, priorizando pessoas com mais vulnerabilidades.

- **Mobilização social e *advocacy*:** envolve todos os segmentos, como o setor produtivo, a sociedade civil e o setor privado, com a finalidade de obter sucesso contra a epidemia das DCNT. As instituições e os grupos da sociedade civil têm um papel-chave na mobilização e no *advocacy*. Ainda se faz necessário o reconhecimento das DCNT como prioridade da agenda de desenvolvimento global. As empresas podem fazer contribuições importantes com relação aos desafios da prevenção de DCNT. O setor produtivo das indústrias de alimentos, por exemplo, pode aderir à redução dos teores de sal, gorduras saturadas e açúcar nos alimentos. Os governos são responsáveis por estimular as parcerias para a produção de alimentos mais saudáveis, bem como monitorar os acordos estabelecidos entre as partes. Torna-se importante a comunicação em saúde, no sentido de empoderar a população quanto aos temas da promoção, prevenção e cuidado.

- **Ações regulatórias:** legislação de controle do tabaco, do álcool e da alimentação que promova proteção coletiva extensiva a toda a população.

Linha do cuidado – Perspectiva da micropolítica

Nesse campo se destacam medidas que visam estimular práticas de cuidado pautadas por responsabilização, vinculação e cuidado. Torna-se importante o acompanhamento longitudinal dos usuários pelas equipes em busca de um fluxo contínuo, monitorado e controlado pelos "gestores do cuidado" ou "cuidadores". As equipes atuam na coordenação do cuidado no intuito de articular os diferentes acessos dos usuários nas redes assistenciais, visando à melhor resposta. A micropolítica do processo de trabalho é o lugar estratégico da mudança na busca de uma nova ética do compromisso com a vida. Buscam-se novos sentidos e formatos no trabalho em saúde, em que o usuário assume a centralidade do trabalho da equipe (MALTA & MERHY, 2010).

Outras medidas consistem em: (a) busca da autonomia do usuário – prover informações e suportes que possam favorecer escolhas responsáveis e que garantam maior qualidade de vida e independência dos atos de saúde; e (b) capacitação das equipes de saúde (em especial da atenção primária em saúde) – expandir recursos de telemedicina, segunda opinião e cursos a distância e disseminar os protocolos e as diretrizes de modo a qualificar a resposta às DCNT (MALTA & MERHY, 2010).

Modelo da OMS de planejamento para os países membros

Desde 2000, a OMS tem estimulado os países membros, por meio de resoluções, a adotarem um modelo abrangente de intervenção em DCNT. Destacamos a publicação *Doenças Crônicas, um Investimento Vital* (2005), na qual são apresentados três passos para o planejamento nacional e das regiões (América, África, Europa, Ásia e Oceania). Esse modelo inclui ações populacionais e individuais:

- **Passo 1:** estimar as necessidades da população; buscar informações sobre fatores de risco; disseminar as informações para a população e incentivar ações de promoção da saúde.
- **Passo 2:** formular e adotar políticas e ações de saúde pública abrangentes e integradas, baseadas em ações intersetoriais, considerando os ciclos da vida e as necessidades locais.
- **Passo 3:** financiamento de ações, proposição de medidas legislativas e regulatórias, ações sobre o ambiente urbano e meios de transporte que facilitem hábitos saudáveis, iniciativas de *advocacy*, mobilização da comunidade, organização dos serviços de saúde (protocolos baseados em evidência), autocuidado dos portadores de DCNT, garantia das ações de toda a linha de cuidado e equipes multidisciplinares (WHO, 2005).

Modelo de intervenções sobre os determinantes sociais

Dahlgreen & Whitehead (1991) propuseram um modelo do processo saúde-doença a partir da compreensão dos determinantes sociais da saúde, sumarizados na Figura 14.15, que compreendem três níveis de abrangência: proximal, intermediário e distal. Apoiados nesse modelo, Castro et al. (2010) discutem as intervenções em promoção da saúde nesses três níveis de abrangência:

a. **Nível proximal:** as intervenções se caracterizam pelas escolhas de estilos de vida, hábitos e rede de relações. Nesse nível, as intervenções envolvem políticas e estratégias que favoreçam escolhas saudáveis, mudanças de comportamento para redução dos riscos à saúde e a criação e/ou fortalecimento de laços de solidariedade e confiança. Assim, são propostos programas educativos, projetos de comunicação social, ações de ampliação do acesso a escolhas saudáveis (alimentação saudável, espaços públicos para prática de atividades físicas etc.), construção de espaços coletivos de diálogo e incentivo a organizações de redes sociais.

b. **Nível intermediário:** aqui estão as condições de vida e trabalho partilhadas numa determinada organização da sociedade. Nesse nível, as intervenções implicam a formulação e a implementação de políticas que melhorem as condições de vida, assegurando acesso à água potável, saneamento básico, moradia adequada, ambientes e condições de trabalho apropriadas, serviços de saúde e de educação de qualidade, entre outros. Exige-se a promoção de ações sinérgicas e integradas dos diversos níveis da administração pública.

c. **Nível distal:** neste nível são identificadas as políticas estruturantes da sociedade, ou políticas "macroeconômicas", de mercado de trabalho e de proteção ambiental, e a promoção de uma cultura de paz e solidariedade que vise promover o desenvolvimento sustentável, reduzindo as desigualdades sociais (CASTRO et al., 2010).

ORGANIZAÇÃO GLOBAL DAS INTERVENÇÕES POPULACIONAIS DE PROMOÇÃO DA SAÚDE, PREVENÇÃO E VIGILÂNCIA DE DCNT

Com a identificação dos principais fatores de risco para as DCNT, no início da década de 1970, vários projetos de intervenção populacional foram gradualmente desenvolvidos com o objetivo de promover mudanças comportamentais que reduzissem os fatores de risco para essas doenças.

O primeiro grande projeto de intervenção populacional foi o *North Karelia Project*, iniciado no ano de 1972 em resposta à alta mortalidade precoce por doenças cardiovasculares entre os moradores do oeste da Finlândia. Mais tarde, o programa expandiu-se para contemplar outras doenças não transmissíveis e demonstrou que as DCNT não são completamente evitáveis, mas que as intervenções podem reduzi-las drasticamente. O projeto abrangeu intervenções para redução do tabagismo (campanhas na mídia) e do colesterol sérico, além de envolver várias instituições e estimular profissionais de saúde a enfatizarem a importância desses temas aos pacientes (NISSINEN et al., 2001).

Estudos de avaliação foram conduzidos a cada 5 anos, no período de 1972 a 1992, e mostraram que, ao longo do tempo, o projeto foi bem-sucedido. Por exemplo, as taxas de mortalidade por doença cardiovascular, em homens de 35 a 64 anos de idade, decresceram 57% nesse período. O projeto contribuiu também para adoção de mudanças em políticas de saúde, agricultura e indústria no intuito de estimular hábitos de vida e alimentares saudáveis.

Essa experiência bem-sucedida levou ao desenvolvimento de dois importantes projetos na Europa e no Canadá: o *Monitaggio Cardiovascolare* (Monica) e o *Countrywide Integrated Noncommunicable Diseases Intervention* (Cindi), que abordavam simultaneamente dois aspectos das doenças cardiovasculares daquelas regiões: (a) obtenção de um mapa pormenorizado de prevalência de fatores de risco cardiovascular na população-

-alvo dos projetos e (b) acompanhamento contínuo dos principais eventos fatais e não fatais que acometiam o aparelho cardiovascular na mesma população-alvo. O projeto Monica estudou taxas de ataques cardíacos, fatores de risco e dados da assistência às doenças coronarianas em populações predefinidas de 37 países em meados das décadas de 1980 e 1990 (NISSINEN et al., 2001)

O Cindi, em 1983, contou com a participação de 20 países da Europa e do Canadá com o objetivo de desenvolver políticas amplas e integradas para prevenção de DCNT e redução de suas consequências. Nesse mesmo período, os EUA iniciavam programas e estudos em diferentes estados, como, por exemplo, o *Stanford Three-Community Study* (1972-1974), o *Stanford Five-City Project* (1978-1980), o *Minnesota Heart Health Program* (1980-1993) e o *Pawtucket Heart Health Program* (1980-1991) (NISSINEN et al., 2001).

No continente asiático destaca-se o *Projeto Tianjin*, iniciado em 1984, o primeiro grande projeto da China com foco nas quatro principais doenças crônicas do país: doença cerebrovascular, doença coronariana, câncer e hipertensão arterial. O projeto consistia em áreas de intervenção e áreas-controle, selecionadas e randomizadas, no distrito urbano de Tianjin, com cerca de nove milhões de habitantes, cujos objetivos principais eram reduzir o consumo de sal pela população e o tabagismo e prover cuidados para hipertensos por meio da reorganização dos serviços de atenção primária à saúde. Os resultados do programa revelaram redução no consumo de sal, especialmente entre os homens, em todos os estratos sociais, após 3 anos da intervenção. Após 5 anos, verificou-se redução na prevalência de hipertensão arterial e obesidade na faixa etária de 45 a 65 anos, mas com aumento entre os mais jovens. Observou-se aumento do tabagismo entre os homens, principalmente naqueles com maior escolaridade.

Na América do Sul destacam-se dois programas: o *Mirame*, no Chile, e o *Propia*, na Argentina. O Mirame iniciou, em 1986, com uma linha de investigação chamada "Iniciativa Chilena para o Estudo das Enfermidades Crônicas do Adulto, seus Fatores de Risco e sua Prevenção". O Mirame atuou junto à população escolar, baseado em conceitos sociais de que a educação levaria à adoção de estilos de vida saudáveis, o que não resultou em respostas satisfatórias. Assim, mudou-se o foco das ações do nível educacional para a implementação de protocolos em escolas e comunidades selecionadas, envolvendo professores, pais e profissionais de saúde, e apoiado em três conceitos: (a) crianças aprendem observando e imitando outras pessoas; (b) a sociedade influencia o comportamento das crianças; e (c) crianças necessitam de práticas positivas para desenvolver uma autoimagem saudável.

O Programa de Prevenção de Infartos na Argentina (Propia) foi criado em 1990 pela Universidade Nacional de La Plata e adotado pelo Ministério da Saúde da Argentina em 1994 em reação aos altos índices de mortalidade por doença isquêmica do coração. O programa propõe uma abordagem unificada de promoção de saúde, educação e outras intervenções direcionadas às comunidades e aos indivíduos. O objetivo fundamental do programa era modificar comportamentos associados a fatores de risco para doença isquêmica do coração. A abordagem geral do programa consistia na identificação das necessidades da comunidade e na elaboração de intervenções em parceria com ela. Foram propostas três intervenções principais: (a) modificar os fatores de risco na comunidade por meio do envolvimento dos meios de comunicação, profissionais de saúde, educadores e legisladores; (b) realizar diagnóstico e manejo sistemático das pessoas com fatores de risco e daquelas que já desenvolveram a doença; (c) adequar cuidados em saúde por parte dos serviços. Para esse fim, o

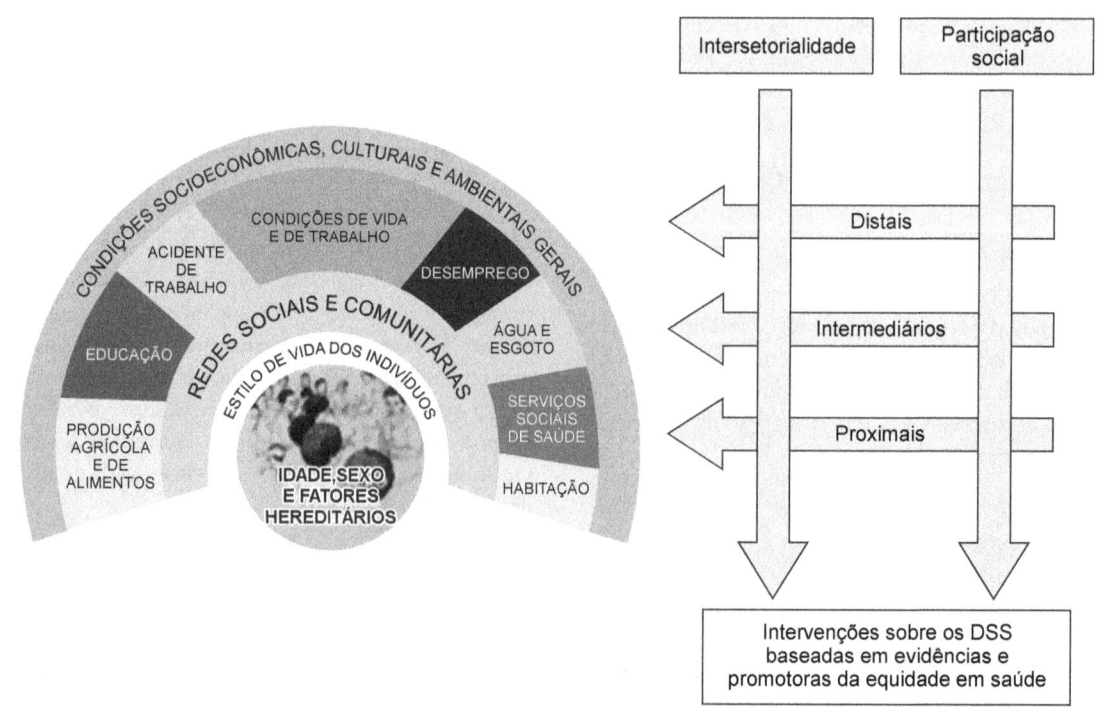

FIGURA 14.15 Modelo de intervenções sobre os determinantes sociais e promoção da saúde. (DSS: determinantes sociais de saúde.)

Propia criou centros de assistência para as demandas locais, agências executivas e locais de informação (BRASIL, 2007).

Em 1995, a Organização Pan-Americana da Saúde (OPAS) criou o projeto *Carmen* (*Conjunto de Acciones para la Reducíon Multifatorial de Enfermidades no Transmisibles*) como um instrumento prático para ajudar os países membros a enfrentarem o desafio de atingir o objetivo global da OMS de "Saúde para Todos no Ano 2000". O projeto Carmen estabeleceu como foco a atuação nos seguintes fatores de risco: tabagismo, hipertensão arterial sistêmica, obesidade/sobrepeso, *diabetes mellitus* e consumo excessivo de álcool, atuando de maneira integrada. Os alvos do projeto seriam atingidos por meio da comunidade, de locais de trabalho, de escolas e dos próprios serviços de saúde. Posteriormente, o projeto evoluiu para a Rede Carmen, da qual participam os países membros das Américas.

Acompanhando o esforço global no desenvolvimento de estratégias para a redução das DCNT e seus fatores de risco em 2000, durante a 53ª Assembleia Mundial de Saúde, aprovou-se a resolução sobre a prevenção e o controle de doenças não transmissíveis que recomendava aos estados membros:

---

o desenvolvimento de política nacional que consista de: 1) políticas públicas saudáveis que criem ambientes condizentes com estilos de vida saudáveis; e políticas fiscais de tributação diferenciada dirigidas para bens e serviços saudáveis e insalubres; 2) o estabelecimento de programas para prevenção e controle das DCNT, especificamente: avaliar e monitorar mortalidade e morbidade atribuível às DCNTs e o nível de exposição aos fatores de risco e seus determinantes na população, busca da intersetorialidade e de metas factíveis requeridas para prevenção e controle de DCNT, estabelecendo-as como prioritárias na agenda de trabalho da saúde pública.

Após essa assembleia, criou-se a *Rede Mega Country de Promoção da Saúde*. Onze países (Bangladesh, Brasil, China, Índia, Indonésia, Japão, México, Nigéria, Paquistão, Federação Russa e EUA) têm populações ao redor de ou excedendo 100 milhões e representam mais de 60% da população mundial. A rede foi desenhada a fim de apoiar esses países na condução global da vigilância de fatores de risco para DCNT.

Iniciativas de abrangência mundial foram desencadeadas nos últimos anos com o objetivo de fomentar ações de prevenção e vigilância de DCNT e seus fatores de risco. Destaca-se o Fórum Global para Prevenção e Controle de Doenças Crônicas Não Transmissíveis (DCNT), iniciado em 2000, que se tornou um veículo importante para a troca de experiências e discussão de ações comuns, reunindo as redes regionais da OMS, os centros de colaboração e outros entes da Organização das Nações Unidas (ONU) com organizações internacionais não governamentais para discutir intervenções contínuas de saúde pública com vistas ao progresso ininterrupto em prevenção, vigilância, reabilitação e capacitação técnica para deter o crescimento das DCNT.

Em 2000, a OMS apontou que a mortalidade, a morbidade e a incapacidade atribuídas às principais doenças não transmissíveis representavam em torno de 60% de todas as disfunções e que, segundo se previa, esses percentuais aumentariam para 73% antes de 2020 (WHO, 2000). Diante desse cenário, a OMS pactuou com os estados membros estratégias

importantes para dirimir a carga das doenças não transmissíveis. Destacam-se a Convenção-Quadro do Controle do Tabaco (2003), a Estratégia Mundial sobre Alimentação Saudável, Atividade Física e Saúde (2004), o relatório Prevenção de Doenças Crônicas: um Investimento Vital (2005), a Estratégia Global para Prevenção e Controle das Doenças Não Transmissíveis (2008) e a estratégia global para reduzir o uso nocivo do álcool (2010).

Em 2011, dando continuidade a essas iniciativas e a fim de preparar a Reunião de Alto Nível da ONU, a OMS realizou diversas reuniões com ministros da Saúde, como a Consulta Regional de Alto Nível das Américas contra ENCT y la Obesidad, em fevereiro, na Cidade do México, o Encontro Global de Ministros da Saúde, em abril, na Rússia, entre outros encontros realizados na Europa, no Caribe e na Ásia. Em maio de 2011, a 64ª Assembleia de Saúde da OMS (WHA) aprovou a Resolução 64/265, que declara a prioridade do tema de DCNT e conclama os países a desenvolverem ações específicas para vigilância, prevenção e controle das DCNT. Essas mobilizações culminaram com a Reunião de Alto Nível da Organização das Nações Unidas, em setembro de 2011, da qual participaram os chefes de Estado para debater sobre as DCNT. Destaca-se que desde a criação da ONU, no pós-guerra, essa foi a segunda vez que os chefes de Estado foram convocados para debater um tema relacionado com a saúde. Por isso, essa reunião se tornou um marco estratégico e constituiu uma mudança de paradigma na afirmação de compromissos, pelos países membros, com a prioridade do tema das DCNT, desenvolvendo ações e planos de ações estratégicas para o enfrentamento dessas doenças na próxima década (Quadro 14.4).

VIGILÂNCIA E MONITORAMENTO DE DCNT NO BRASIL

No Brasil, a Lei Orgânica da Saúde, Lei 8.080, de 19 de setembro de 1990, definiu o conceito de vigilância epidemiológica como:

---

o conjunto de atividades que permitem reunir a informação indispensável para conhecer, a qualquer momento, o comportamento ou história natural das doenças, bem como detectar ou prever alterações de seus fatores condicionantes, com o fim de recomendar oportunamente, sobre bases firmes, as medidas indicadas e eficientes que levem à prevenção e ao controle de determinadas doenças.

QUADRO 14.4 Marcos na agenda DCNT – OMS

2000	Estratégia global para prevenção e controle de doenças crônicas não transmissíveis
2003	Convenção-quadro para o controle do tabaco
2004	Estratégia global para alimentação, atividade física e saúde
2008	Plano de ação para a estratégia global de prevenção e controle das doenças crônicas não transmissíveis 2008-2013
2010	Estratégia global para redução do uso abusivo de álcool
2011	(maio) – 64ª Assembleia de Saúde da OMS (WHA): Resolução 64/265
2011	(setembro) – Reunião de Alto Nível da ONU para enfrentamento das DCNT

Cabe ressaltar que para as doenças e agravos não transmissíveis a vigilância epidemiológica se diferencia tanto em relação aos métodos utilizados como no que diz respeito aos objetivos. Para as doenças transmissíveis, a vigilância epidemiológica precisa conhecer cada caso individualmente para que sejam adotadas as medidas de controle apropriadas. Por isso, a vigilância epidemiológica de doenças transmissíveis está centrada na notificação obrigatória e imediata dos casos suspeitos, seguida de uma investigação que visa identificar a fonte da infecção, visto que a principal intervenção preventiva objetiva interromper, o mais cedo possível, a cadeia de transmissão. Para a vigilância epidemiológica das DCNT não há interesse em conhecer casos individualizados, na medida em que a prevenção não está centrada na ação imediata sobre um único agente que produziria a doença, pois suas etiologias são quase sempre multicausais. Aqui, a ênfase central está em estabelecer os níveis de exposição aos fatores de risco, que são diversos e também estão associados, em sua maioria, a diversas doenças ao mesmo tempo (SILVA Jr. et al., 2003).

Segundo Doll (1985), os objetivos da prevenção e do controle das doenças não transmissíveis são: reduzir a incidência e a prevalência, retardar o aparecimento de complicações e incapacidades delas advindas, aliviar a gravidade e prolongar a vida com qualidade.

Um importante objetivo estratégico para a prevenção das DCNT é buscar a mudança na percepção social sobre esses agravos à saúde e suas complicações de modo a remover certo caráter de *inevitabilidade* que ainda as acompanha, demonstrando que podem ter seu perfil epidemiológico extremamente modificado por intervenções tanto no setor saúde como por políticas de promoção da saúde, de caráter multissetorial, no campo regulatório, de intervenções com políticas públicas e da educação e mobilização comunitária (SILVA Jr. et al., 2003).

A vigilância em DCNT é uma ação de grande relevância em saúde pública, pois é uma ferramenta que possibilita conhecer a distribuição, a magnitude e a tendência dessas doenças e de seus fatores de risco na população e identificar seus condicionantes sociais, econômicos e ambientais com o objetivo de subsidiar o planejamento, a execução e a avaliação da prevenção e do controle.

Os três componentes essenciais da vigilância de DCNT são: (a) monitoramento dos fatores de risco; (b) monitoramento da morbidade e da mortalidade; e (c) avaliação da capacidade de respostas dos sistemas de saúde, que também incluem capacidade de atuar na prevenção de DCNT em termos de políticas ou planos, infraestrutura, recursos humanos e acesso a serviços de saúde e medicamentos (WHO, 2011).

O fortalecimento da vigilância é uma prioridade nacional e global. Há necessidade premente de se investir na melhoria de cobertura e da qualidade dos dados de mortalidade e na condução de inquéritos regulares dos fatores de risco nas escalas nacional e global.

Vigilância de fatores de risco e proteção

As quatro doenças crônicas de maior impacto mundial (doenças do aparelho circulatório, diabetes, câncer e doenças respiratórias crônicas) têm fatores de risco modificáveis em comum (tabagismo, inatividade física, alimentação não saudável, álcool). Em termos de mortes atribuíveis, os principais fatores de risco globalmente conhecidos são: pressão arterial elevada, tabagismo, altos níveis de glicose sanguínea, inatividade física, sobrepeso e obesidade (WHO, 2009). Torna-se importante monitorar os fatores de risco para atuação integrada, visando à sua redução.

No Brasil, a vigilância dos fatores de risco e proteção foi estruturada com base na *STEPwise Approach to Chronic Disease Risk Factor Surveillance*, abordagem por "passos crescentes" recomendada pela OMS (BONITA, 2001) (Figura 14.16). Essa abordagem organiza a vigilância de maneira crescente em três passos: 1º – "conjunto mínimo" de informações autorreferidas sobre os principais fatores de risco e proteção para DCNT e outras doenças e agravos de interesse nacional; 2º – medidas antropométricas; e 3º – medidas físicas, como a tomada de amostras de sangue (BONITA, 2000).

Sistemas de informação e inquéritos em saúde para vigilância de fatores de risco e proteção contra DCNT

O Brasil vem organizando, nos últimos anos, ações no sentido da estruturação e operacionalização de um sistema de vigilância específico para as doenças e agravos não transmissíveis de modo a conhecer a distribuição, a magnitude e a tendência das doenças crônicas e seus fatores de risco e apoiar as políticas públicas de promoção da saúde. Como parte do processo, o Brasil delineou um sistema baseado em informações de fatores de risco e morbimortalidade e inquéritos de fatores de risco, que se encontram detalhados na Figura 14.17.

A vigilância dos fatores de risco e proteção é um componente fundamental para desenvolver e implementar um efetivo programa de prevenção de DCNT e de políticas de promoção da saúde. Um sistema de vigilância de fatores de risco e proteção integrado produz informações sobre os vários fatores de comportamentos e fornece evidências para monitorar

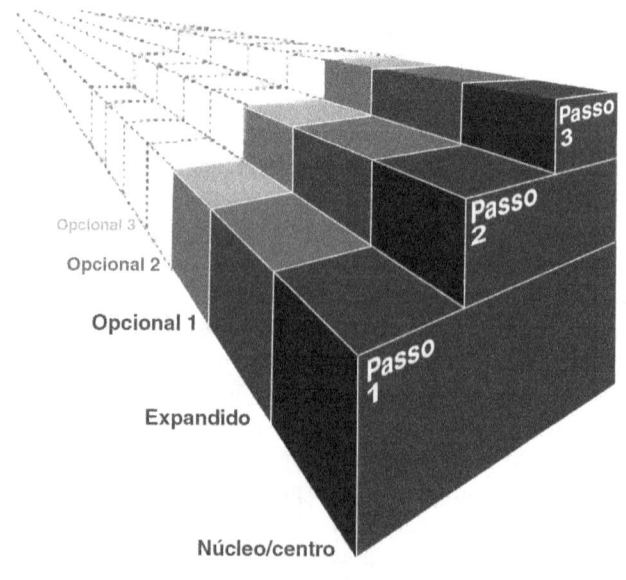

FIGURA 14.16 Abordagem por "passos crescentes" para a vigilância de fatores de risco para DCNT.

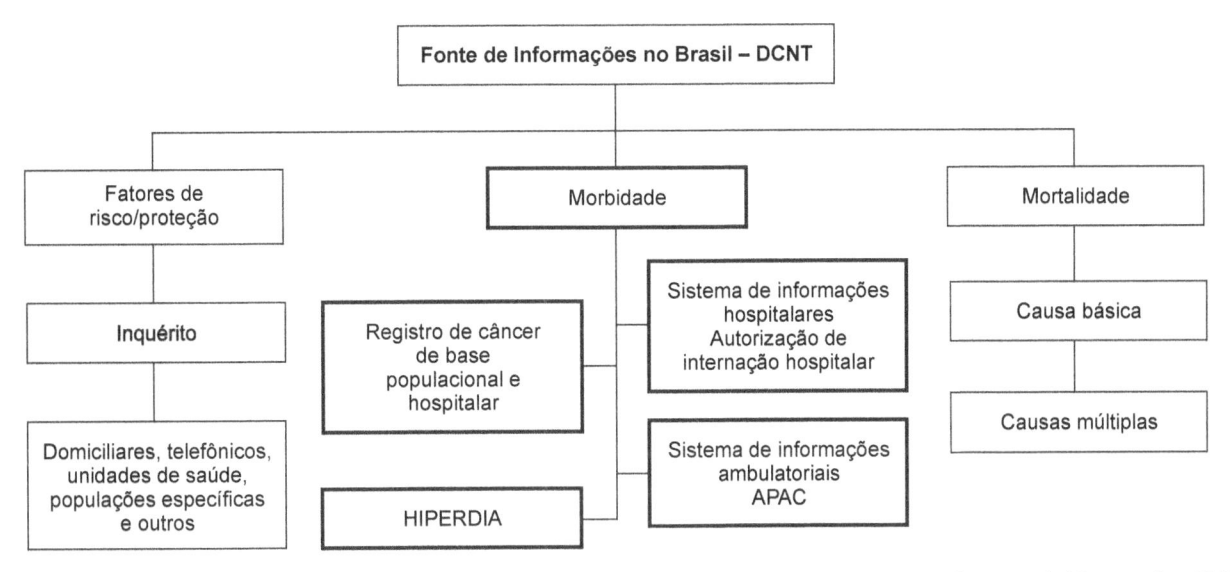

FIGURA 14.17 Fontes de informação para a vigilância de DCNT. (HIPERDIA: Sistema de Cadastramento e Acompanhamento de Hipertensão e Diabetes; APAC: Autorização de Procedimentos de Alta Complexidade.)

mudanças em comportamentos de saúde da população a qualquer tempo.

No Brasil, esse monitoramento inclui inquéritos domiciliares, telefônicos e em populações específicas, como os escolares (MALTA et al., 2008) (Figura 14.18).

O primeiro inquérito domiciliar acerca dos fatores de risco de DCNT foi realizado em 2003, por meio de parceria entre o Instituto Nacional de Câncer (INCA) e a Secretaria de Vigilância em Saúde do Ministério da Saúde (SVS/MS), em 17 capitais brasileiras e no Distrito Federal. Em 2006 foi implantado o Vigitel, que investiga a frequência de fatores de risco e proteção para doenças crônicas e morbidade referida em adultos (≥ 18 anos) residentes em domicílios com linha fixa de telefone nas capitais do Brasil. Pesquisas anuais são realizadas desde 2006, contabilizando 54 mil entrevistas a cada ano (MALTA et al., 2008).

Em 2008, a Pesquisa Nacional por Amostra de Domicílios (PNAD) incluiu informações sobre morbidade e alguns fatores de risco. Houve, também, a Pesquisa Especial de Tabagismo (PETab) como parte da iniciativa do *Global Adult Tobacco Survey* (GATS). Em 2009 foi realizada a I Pesquisa Nacional de Saúde do Escolar (PeNSE), inquérito com cerca de 63 mil alunos do nono ano das escolas públicas e privadas das capitais do Brasil e do Distrito Federal, numa parceria entre IBGE, Ministério da Saúde (MS) e Ministério da Educação. Planejada para acontecer a cada 3 anos, a PeNSE monitora a saúde dos adolescentes, coletando dados demográficos e sobre consumo alimentar, atividade física, álcool, tabaco, violência, saúde bucal, sexualidade e outros (Figura 14.18) (BRASIL, 2011a).

Em 2013 foi realizada a Pesquisa Nacional de Saúde, numa parceria do MS com o IBGE, com o objetivo de gerar informações e conhecimentos sobre o processo saúde-doença e seus determinantes sociais para formulação de políticas de saúde no Brasil. Foram pesquisados temas como acesso a serviços e sua utilização, morbidade e fatores de risco e proteção para DCNT, saúde dos idosos, das mulheres e das crianças, além de medidas bioquímicas e antropométricas. Esses inquéritos permitem o monitoramento dos fatores de risco e proteção na população brasileira (BRASIL, 2011a).

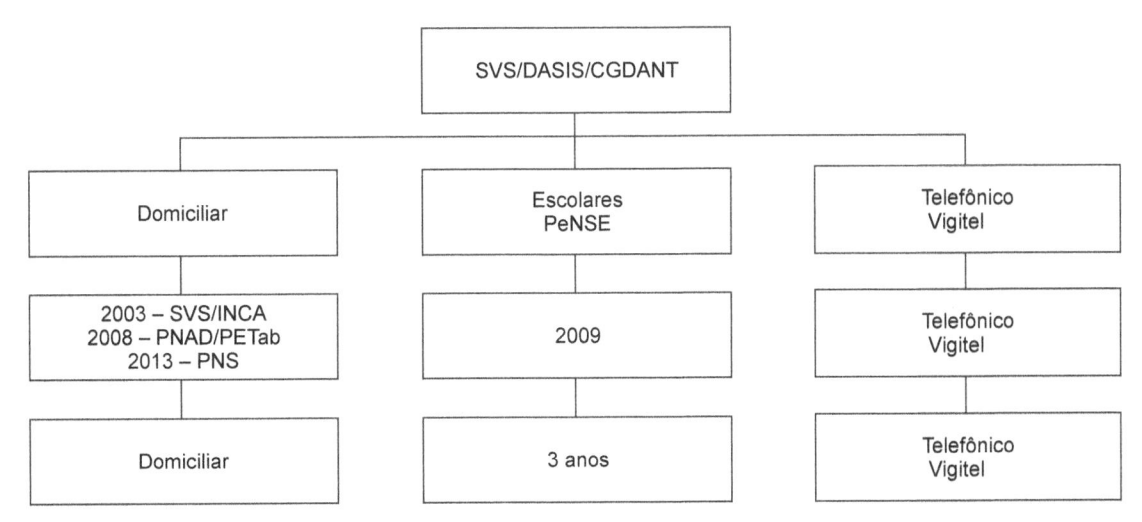

FIGURA 14.18 Inquéritos de saúde para vigilância de fatores de risco e proteção para DCNT.

Morbidade e mortalidade

O monitoramento da morbimortalidade em DCNT é um componente essencial para a vigilância, bem como para o conhecimento de suas características e tendências. O SUS dispõe de sistemas de informação que gerenciam diversas modalidades assistenciais que possibilitam a realização de análises do comportamento dessas doenças e agravos na população. O Sistema de Informações Hospitalares do SUS (SIH-SUS) detém um conjunto de variáveis, como causa da internação, dias de permanência, evolução da doença, custos diretos, entre outras, muito importante para a obtenção de indicadores úteis ao monitoramento das DCNT e estudos sobre os custos produzidos para o sistema.

O Sistema de Informações Ambulatoriais (SIA-SUS) possui um subsistema, denominado Autorização de Procedimentos de Alta Complexidade (APAC/SIA-SUS), que fornece informações relativas às doenças de pacientes que receberam tratamentos ou fizeram exames considerados de alta complexidade nas áreas de nefrologia, cardiologia, oncologia, ortopedia e oftalmologia, entre outras. Esse subsistema conta com uma base muito consistente, que possibilita análises de morbidade das DCNT na população em âmbito ambulatorial.

Outros sistemas de informações úteis para obtenção de dados sobre morbidade são os Registros de Câncer de Base Populacional (RCBP) e os Registros Hospitalares de Câncer (RHC). Esses registros promovem a obtenção de estimativas de incidência, sobrevida e mortalidade para diversos tipos de câncer. O Sistema de Informação do Câncer do Colo do Útero (Siscolo) e o Sistema de Informação do Câncer de Mama (Sismama) são considerados estratégicos para o monitoramento e o gerenciamento das ações nacionais para esses tipos de câncer. O Sistema de Cadastramento e Acompanhamento de Hipertensos e Diabéticos (Hiperdia) possibilita a obtenção de informações sobre o perfil dos portadores de diabetes e hipertensão arterial.

O Sistema de Informações sobre Mortalidade (SIM) coleta informações acerca dos óbitos ocorridos em todo o território nacional a partir do preenchimento da Declaração de Óbito (DO), sendo este o documento de entrada no sistema. Os dados coletados são de grande importância para vigilância e análise epidemiológicas, além de estatísticas de saúde e demográficas. Esse sistema oferece aos gestores de saúde, pesquisadores e entidades da sociedade informações da maior relevância para a definição de prioridades nos programas de prevenção e controle de doenças. Nos últimos anos têm sido relatadas melhorias progressivas na cobertura e na qualidade do SIM.

Essas fontes de informações possibilitam o monitoramento continuado da ocorrência das DCNT e têm subsidiado os tomadores de decisão na elaboração de políticas públicas de promoção da saúde, vigilância, prevenção e assistência.

Outro destaque da estruturação do sistema de vigilância e monitoramento de DCNT no Brasil é o processo de capacitação das equipes de estados e municípios com o estabelecimento de atividades e estratégias de prevenção, promoção e assistência e a definição de indicadores para monitoramento e de metodologias apropriadas às realidades regionais e locais.

EVIDÊNCIAS DE INTERVENÇÕES EFETIVAS EM DCNT

As DCNT impõem novos desafios aos sistemas de saúde, como a elaboração de políticas de promoção da saúde e de prevenção dos danos ocasionados por esse grupo de doenças. As intervenções curativas, além de seus elevados custos para o sistema de saúde, acontecem apenas após a doença já estar instalada. Existem inúmeras evidências de que, apesar da magnitude das DCNT, seu impacto pode ser revertido por meio de intervenções amplas e custo-efetivas de promoção de saúde, especialmente atuando de maneira integrada na redução de seus fatores de risco e que beneficiam, em geral, a maioria da população, não se restringindo aos doentes.

Medidas de prevenção e controle devem estar embasadas em claras evidências de efetividade e custo-efetividade. Intervenções de base populacional devem ser complementadas por intervenções individuais de atenção à saúde.

As intervenções para prevenção e controle de DCNT incluem diversas ações que têm sido monitoradas e avaliadas por meio de vários estudos. A OMS divulgou em 2011 as intervenções consideradas mais custo-efetivas, sendo algumas delas ainda consideradas as "melhores apostas" (*best buy*) – ações que devem ser executadas imediatamente para que produzam resultados acelerados em termos de vidas salvas, doenças prevenidas e custos altos evitados. A OMS divulgou, ainda, intervenções custo-efetivas de âmbito populacional (promoção da saúde) e também com relação à prevenção primária e secundária e ao tratamento. Existem ainda outras medidas promissoras, pois os estudos ainda estão em andamento. O Quadro 14.5 detalha as medidas propostas pela OMS (WHO, 2011).

Com relação aos rastreamentos de câncer, a OMS preconiza o rastreamento para câncer de mama e colo uterino em mulheres. Quanto aos outros tipos (próstata, intestino, pele e boca), não há indicação de rastreamento populacional organizado; entretanto, recomenda-se a avaliação individual conforme a avaliação clínica (WHO, 2002). Visando reduzir comorbidades em idosos e grupos de risco, a vacinação contra a influenza é mandatória. Na prevenção de doenças crônicas hepáticas, cirrose e câncer hepático, é recomendada a imunização contra a hepatite B. Ainda não está definida a recomendação da vacinação contra infecção por papilomavírus humano (HPV) para a prevenção de câncer de colo uterino. Uma das razões é o custo elevado da vacina, além da dificuldade de adesão ao tratamento (número de doses recomendadas e aplicação em adolescentes antes da iniciação sexual) (WHO, 2011).

POLÍTICAS DE DCNT EM DESTAQUE NO BRASIL

Vigilância de DCNT

O Brasil vem organizando, nos últimos anos, ações de estruturação e operacionalização de um sistema de vigilância específico para as doenças e agravos não transmissíveis de modo a conhecer a distribuição, a magnitude e a tendência das doenças crônicas e seus fatores de risco e apoiar as políticas públicas de promoção da saúde. Foram estruturados inquéritos domiciliares realizados a cada 5 anos, em escolares a cada 3 anos, e inquéritos anuais por telefone, além de análises dos Sistemas de Informação em Saúde.

QUADRO 14.5 Evidências de intervenções em DCNT

1. Intervenções populacionais consideradas as melhores apostas – *best buy* – pela OMS:

Aumentar impostos e preços sobre os produtos do tabaco

Proteger as pessoas da fumaça do cigarro, proibir que se fume em lugares públicos e advertir sobre os perigos do consumo de tabaco

Fazer cumprir a proibição da propaganda, do patrocínio e da promoção de tabaco

Restringir a venda de álcool no varejo

Reduzir a ingestão de sal e do conteúdo de sal nos alimentos

Substituir gorduras *trans* em alimentos por gorduras poli-insaturadas

Promover o esclarecimento do público sobre alimentação e atividade física, inclusive pela mídia de massa

2. Outras intervenções de base populacional custo-efetivas e de baixo custo:

Promoção da amamentação adequada e alimentação complementar

Aplicação das leis do álcool e direção

Restrições sobre o *marketing* de alimentos e bebidas com muito sal, gorduras e açúcares, especialmente para crianças

Impostos sobre alimentos e subsídios para alimentação saudável

Legislação protetora quanto aos fatores de risco ambientais ou ocupacionais, como amianto, aflotoxina, contaminantes na água potável, outros

3. Intervenções com evidências promissoras e estudos ainda em andamento:

Ambientes de nutrição saudável nas escolas

Informação nutricional e aconselhamento em atenção à saúde

Diretrizes nacionais em atividade física

Programas de atividade física para crianças com base na escola

Programas de atividade física e alimentação saudável nos locais de trabalho

Programas comunitários de atividade física e alimentação saudável

Construção de ambientes que promovam atividade física

4. Intervenções voltadas para o cuidado da saúde de grupos específicos:

Terapia de ácido acetilsalicílico, estatinas e anti-hipertensivo na prevenção de infarto agudo do miocárdio e outras doenças cardiovasculares

Aconselhamento e terapia multidrogas, incluindo o controle da glicemia para o diabetes, para pessoas com mais de 30 anos de idade, prevenindo evento cardiovascular fatal ou não fatal

Tratamento do câncer combinado com medidas de rastreamento

Rastreamento de câncer de mama e cervical

Rastreamento para câncer do colo do útero com garantia do seguimento dos casos alterados

Detecção precoce para câncer de mama por meio do rastreamento com exame bienal de mamografia (50 a 69 anos), seguido de confirmação diagnóstica e tratamento oportuno de 100% dos casos diagnosticados

Detecção precoce para câncer colorretal e oral

Tratamento da dependência da nicotina

Tratamento de asma persistente com inalantes de corticosteroides e agonistas beta-2

Vacinação contra a hepatite B

Financiamento e fortalecimento dos sistemas de saúde para oferecer intervenções individuais custo-efetivas por meio da abordagem da atenção primária

Fonte: WHO, 2011.

Política Nacional de Promoção da Saúde

Aprovada em 2006, prioriza ações de alimentação saudável, atividade física e prevenção ao uso de tabaco e álcool, inclusive com transferência de recursos a estados e municípios para a implantação dessas ações de modo intersetorial e integrado (BRASIL, 2006):

- **Atividade física:** em 7 de abril de 2011, o MS lançou o programa Academia da Saúde com o objetivo de promoção da saúde por meio de atividade física com meta de expansão para 4 mil municípios até 2015.

- **Tabaco:** destacam-se as ações regulatórias, como a proibição da propaganda de cigarros, as advertências sobre o risco de problemas nos maços do produto e a adesão à Convenção-Quadro do Controle do Tabaco em 2006. O Brasil apresenta redução do consumo do tabaco desde o ano de 1989, de 34,5% para 15,1% em 2010 (BRASIL, 2011a). Em 2011 foi publicada a Lei 12.546, de 14 de dezembro de 2011, que amplia as advertências nos maços, estabelece maior controle da propaganda nos pontos de venda, aumenta a taxação dos cigarros para 85% e define o preço mínimo de venda. Essas ações estão em sintonia com as melhores evidências na redução do tabagismo (BRASIL, 2011a).

- **Alimentação:** o incentivo ao aleitamento materno tem sido uma importante iniciativa do MS, ao lado de mensagens de incentivo à alimentação saudável, como o *Guia de Alimentação Saudável*. O Brasil também se destaca na regulamentação da rotulagem dos alimentos. Além disso, foram realizados acordos com a indústria para a redução do teor das gorduras trans e, posteriormente, outros acordos voluntários de metas de redução de sal em 10% ao ano em pães, macarrão e, até o final de 2011, nos demais grupos de alimentos (BRASIL, 2011a).

- **Expansão da atenção primária:** a Atenção Primária em Saúde cobre cerca de 60% da população brasileira. As equipes atuam em território definido, com população adstrita, realizando ações de promoção, vigilância em saúde, prevenção, assistência, além de acompanhamento longitudinal dos usuários, o que é fundamental para a melhoria da resposta ao tratamento dos usuários com DCNT.

- **Distribuição gratuita de medicamentos para hipertensão e diabetes:** expansão da atenção farmacêutica e distribuição gratuita de medicamentos para hipertensão e diabetes (anti-hipertensivos, insulinas, hipoglicemiante, ácido acetilsalicílico, estatina, entre outros). Em março de 2011, o Programa Farmácia Popular passou a distribuir medicamentos para hipertensos e diabéticos em mais de 15 mil farmácias privadas credenciadas pelo programa (BRASIL, 2011a).

- **Plano de Ações Estratégicas para o Enfrentamento das DCNT no Brasil, 2011-2022:** em 2011, após um longo processo de consulta a diversos setores, foi lançado o Plano de Ações Estratégicas para o Enfrentamento das DCNT no Brasil, 2011-2022, que define e prioriza as ações e os investimentos necessários para preparar o país para enfrentar e deter as DCNT nos próximos 10 anos (BRASIL, 2011a; MALTA et al., 2011).

O Plano aborda as quatro principais DCNT (doenças do aparelho circulatório, câncer, doenças respiratórias crônicas e diabetes) e os fatores de risco (tabagismo, consumo nocivo de álcool, inatividade física, alimentação inadequada e obesidade). Ele objetiva promover o desenvolvimento e a implementação de políticas públicas efetivas, integradas, sustentáveis e baseadas em evidências para prevenção e controle das DCNT e seus fatores de risco e fortalecer os serviços de saúde voltados para a atenção aos portadores de doenças crônicas. São definidos três eixos ou diretrizes: (a) vigilância, informação, avaliação e monitoramento; (b) promoção da saúde; (c) cuidado integral.

Entre as ações de vigilância, destacam-se a realização da Pesquisa Nacional de Saúde, em 2013, e os estudos sobre DCNT, como inquéritos telefônicos, pesquisa em escolares, avaliação de custos, identificação de populações vulneráveis e avaliações e monitoramento das intervenções. Para promoção da saúde foram recomendadas diferentes ações, que envolvem vários setores, organizações não governamentais e empresas, a sociedade civil e políticas públicas.

Para promoção da atividade física foi preconizada a criação do Programa Academia da Saúde, que incentiva a atividade física em articulação com a atenção básica, bem como ações na escola, como o Programa Saúde na Escola, atuações intersetoriais para a reformulação e a criação de espaços urbanos que promovam a atividade física (ciclovias, praças), além de campanhas de comunicação em promoção da saúde. Além disso, foram previstas ações intersetoriais para a promoção de alimentação saudável, como a melhoria da alimentação na escola, acordos com a indústria para redução do sal e do açúcar, plano intersetorial de prevenção e controle da obesidade, entre outros. Com relação ao tabaco e ao álcool, foram priorizadas ações para adequação da legislação nacional que regula o álcool e o tabaco, regulação de propaganda, controle de pontos de venda, entre outras.

Na assistência, são previstos o aumento do acesso e da qualidade ao diagnóstico e tratamento, o aperfeiçoamento da atenção básica, a melhoria da rede de serviços, a capacitação dos profissionais, o rastreamento de câncer do colo do útero e de mama, o acesso a medicamentos, a implantação de programas prioritários na urgência para atendimento aos pacientes com infarto e AVE, ampliando e criando Unidades Coronarianas e de AVE, a ampliação da atenção domiciliar, entre outros.

Metas nacionais propostas

- Reduzir a taxa de mortalidade prematura (< 70 anos) por DCNT em 2% ao ano.
- Reduzir a prevalência de obesidade em crianças e adolescentes.
- Deter o crescimento da obesidade em adultos.
- Reduzir as prevalências de consumo nocivo de álcool.
- Aumentar a prevalência de atividade física no lazer.
- Aumentar o consumo de frutas e hortaliças.
- Reduzir o consumo médio de sal.
- Reduzir a prevalência de tabagismo em adultos.
- Aumentar a cobertura de mamografia em mulheres entre 50 e 69 anos de idade.
- Ampliar a cobertura de exame preventivo de câncer de colo uterino em mulheres de 25 a 64 anos de idade.
- Tratar 100% das mulheres com diagnóstico de lesões precursoras de câncer.

DESAFIOS NO ENFRENTAMENTO DAS DCNT

A análise da situação de saúde nacional revela que são enormes os desafios impostos aos governos, aos gestores de saúde e à população em geral no que se refere à garantia dos direitos de cidadania e à melhoria da qualidade de vida e de saúde das populações. As evidências na produção técnico-científica atual apontam para os benefícios de políticas públicas integradas na resposta a esses desafios. Agrega-se, ainda, o aumento da população de idosos e da carga de doenças nas próximas décadas com ampliação crescente da demanda pelos serviços de saúde. A experiência de outros países mostra que o sucesso das intervenções de saúde pública e de promoção da saúde realizadas de maneira integrada com outros setores vem contribuindo para a redução de desigualdades. A produção de informações e análises da situação de saúde pode apoiar a implementação de estratégias setoriais e intersetoriais, promovendo o cuidado integral das DCNT e seus fatores de risco. Além disso, a melhoria dos serviços de saúde, em especial a qualificação da atenção básica, pode responder efetivamente à dupla carga de adoecimento dos países em desenvolvimento (WHO, 2005; BRASIL, 2008).

O Brasil tem mostrado redução nas taxas de mortalidade de DCNT e alcançou redução nas taxas de mortalidade por DCNT em 1,4% ao ano entre 2000 e 2009, o que pode ser atribuído, em parte, à grande expansão do acesso da população aos cuidados em saúde e à marcante redução na prevalência do tabagismo (BRASIL, 2011a). Alcançar a meta proposta no Plano de DCNT, de redução de 2% ao ano, constitui-se num grande desafio. O país tem investido na consolidação de sua vigilância e nas políticas de promoção da saúde e de atenção. Torna-se um grande desafio para o SUS o tratamento das doenças crônicas em razão de sua magnitude e de seu curso prolongado. O Brasil é o único país do mundo com mais de 100 milhões de habitantes que oferece assistência universal, integral e com acesso a medicamentos para DCNT. Essa é uma conquista do SUS que se deve preservar e ampliar.

A Reunião de Alto Nível da ONU foi um grande avanço e cabe, agora, estabelecer globalmente, entre todos os países membros, metas claras de redução das DCNT e de seus fatores de risco, garantindo acesso à assistência e às políticas de promoção e prevenção e vigilância. Além disso, torna-se fundamental reduzir as iniquidades em saúde, garantindo acesso a essas tecnologias a toda a população, em especial aos grupos mais vulneráveis. Desse modo será possível o enfrentamento das DCNT e reverter esse quadro alarmante.

Referências

Abegunde DO, Mathers CD, Adam T et al. The burden and costs of chronic diseases in low-income and middle-income countries. The Lancet 2007; 370:1929-38.

Alwan A, MacLean DR, Riley LM et al. Monitoring and surveillance of chronic noncommunicable diseases: progress and capacity in high-burden countries. The Lancet 2010; 376:1861-8.

Armstrong T, Bonita R. Capacity building for an integrated non-communicable disease risk factor surveillance system in developing countries. Ethnicity and Disease 2003; 13(Suppl 2):S13-8.

Blair NJ, Thompson JM, Black PN et al. Risk factors for obesity in 7-year- old European children: the Auckland Birthweight Collaborative Study. Arch Dis Child 2007; 92:866-71.

Bonita R, de Courten M, Dwyer T et al. Surveillance of risk factors for non-communicable diseases: The WHO STEPwise approach. In Summary Geneva, World Health Organization, 2001.

Brasil. Ministério da Saúde. Secretaria de Vigilância em Saúde. Política Nacional de Promoção da Saúde. Brasília: Ministério da Saúde, 2006.

Brasil. Ministério da Saúde. Guia metodológico de avaliação e definição de indicadores: doenças crônicas não transmissíveis e Rede Carmen. Brasília: Ministério da Saúde, 2007.

Brasil. Ministério da Saúde. Secretaria de Vigilância à Saúde. Secretaria de Atenção à Saúde. Diretrizes e recomendações para o cuidado integral de doenças crônicas não-transmissíveis: promoção de saúde, vigilância, prevenção e assistência, 2008.

Brasil. Ministério da Saúde. Saúde Brasil 2008. Uma análise da situação de saúde. Brasília: Ministério da Saúde, 2009.

Brasil. Ministério da Saúde. Plano de ações estratégicas para o enfrentamento das doenças crônicas não transmissíveis (DCNT) no Brasil, 2011-2022. Brasília: Ministério da Saúde, 2011a.

Brasil. Ministério da Saúde. Saúde Brasil 2011. Uma análise da situação de saúde e da agenda nacional e internacional de prioridades em saúde. Brasília: Ministério da Saúde, 2011b.

Brasil. Ministério da Saúde. Vigitel Brasil 2010: vigilância de fatores de risco e proteção para doenças crônicas por inquérito telefônico. Brasília: Ministério da Saúde, 2011c.

Brown IJ, Tzoulaki I, Candeias V, Elliot P. Salt intakes around the world: implications for public health. International Journal of Epidemiology 2009; 38:791-813.

Castro AD, Gosch CS, Malta DC et al. Curso de extensão para gestores do SUS em promoção da saúde. Brasília: Cead/FUB, 2010.

Dahlgreen G, Whitehead M. Policies and strategies to promote social equity in health. Stockholm: Institute for Futures Studies, 1991.

Dever AGE. A epidemiologia na administração dos serviços de saúde. São Paulo: Pioneira, 1988.

Doll R. Preventive medicine: the objectives. In: The value of preventive medicine. Proceedings from the Ciba Foundation Symposium. London: Pitman, 1985:3-21.

Duncan B, Stevens A, Iser BPM et al. Mortalidade por doenças crônicas no Brasil: situação em 2009 e tendências de 1991 a 2009. In: Saúde Brasil, 2010. Uma análise da situação de saúde. Brasília: Ministério da Saúde, 2011.

Franco TB, Magalhães Júnior HM. A integralidade na assistência à saúde. In: Merhy et al. (orgs.). O trabalho em saúde: olhando e experienciando o SUS no cotidiano. São Paulo: Hucitec, 2003: 125-33.

Instituto Brasileiro de Geografia e Estatística (IBGE). Pesquisa de Orçamentos Familiares (POF) 2002-2003. Primeiros resultados: Brasil e grandes regiões. Rio de Janeiro: IBGE; 2003. Disponível em: <http://www.ibge.gov.br/home/estatistica/populacao/condicaodevida/pof/2002/pof2002.pdf>.

Instituto Brasileiro de Geografia e Estatística (IBGE). Diretoria de Pesquisas, Coordenação de Trabalho e Rendimento. Estudo Nacional da Despesa Familiar (ENDEF) 1974-1975.

Instituto Brasileiro de Geografia e Estatística (IBGE). Projeção da População do Brasil por sexo e idade para o período 1980-2050. Revisão 2008. Diretoria de Pesquisas. Coordenação de População e Indicadores Sociais. Rio de Janeiro: IBGE, 2008.

Instituto Brasileiro de Geografia e Estatística (IBGE). Pesquisa Nacional de Saúde do Escolar (PeNSE) 2009. Rio de Janeiro: IBGE, 2009. Instituto Brasileiro de Geografia e Estatística. Pesquisa Nacional por Amostra de Domicílios (PNAD) 2008. Pesquisa Especial de Tabagismo (PETab). Rio de Janeiro: IBGE, 2009a.

Instituto Brasileiro de Geografia e Estatística (IBGE). Pesquisa de Orçamentos Familiares (POF) 2008-2009. Antropometria e estado nutricional de crianças, adolescentes e adultos no Brasil. Rio de Janeiro: IBGE, 2010a.

Instituto Brasileiro de Geografia e Estatística (IBGE). Pesquisa Nacional por Amostra de Domicílios. Panorama da Saúde no Brasil: acesso e utilização dos serviços, condições de saúde e fatores de risco e proteção à saúde (PNAD 2008). Rio de Janeiro: IBGE, 2010b.

Instituto Nacional de Alimentação e Nutrição. Pesquisa Nacional sobre Saúde e Nutrição (PNSN) 1989. Arquivo de dados da pesquisa. Brasília, 1990.

Laframboise HL. Health Policy: breaking the problem dowm in more manageable segments. Canadian Medical Association Journal 1973; (102):388-93.

Lessa I. O adulto brasileiro e as doenças da modernidade. São Paulo (SP): Hucitec/Abrasco, 1998.

Malta DC, Cezário AC, Moura L et al. Construção da vigilância e prevenção das doenças crônicas não transmissíveis no contexto do sistema único de saúde. Epidemiologia e Serviços de Saúde 2006; (15):47-64.

Malta DC, Leal MC, Costa MFL, Neto OLM. Inquéritos Nacionais de Saúde: experiência acumulada e proposta para o inquérito de saúde brasileiro. Revista Brasileira de Epidemiologia 2008; 11:159-67 (Supl. 1).

Malta DC, Merhy EE. The path of the line of care from the perspective of non-transmissible chronic diseases. Interface – Comunic., Saúde, Educ. jul./set. 2010; 14(34):593-605.

Malta DC, Morais Neto OL de, Silva JR JB da. Apresentação do plano de ações estratégicas para o enfrentamento das doenças crônicas não transmissíveis no Brasil, 2011 a 2022. Epidemiol Serv Saúde [online] 2011; 20(4): 425-38.

Mathers CD, Bernard C, Iburg K et al. Global burden of disease in 2002: data sources, methods and results. Geneva: World Health Organization (WHO), 2003.

Mathers CD, Loncar D. Projections of global mortality and burden of disease from 2002 to 2030. PLoS Medicine 2006; 3:e442.

Nissinen A, Berrios, Ximena, Puska P. Community-based noncommunicable disease interventions: lessons from developed countries for developing ones. Bull World Health Organ [online] 2001; 79(10).

Nolte E, McKee M. Caring for people with chronic conditions. A health system perspective. World Health Organization 2008 on behalf of the European Observatory on Health Systems and Policies. Open University Press, 2008.

Rosa RS. Diabetes mellitus: magnitude das hospitalizações na rede pública do Brasil, 1999-2001. Epidemiologia e Serviços de Saúde 2008; 17: 131-4.

Schmidt MI, Duncan BB, Azevedo e Silva G et al. Chronic non-communicable diseases in Brazil: burden and current challenges. The Lancet 2011; 377(9781):1949-61.

Silva Jr JB, Gomes FBC, Cezáro AC, Moura L. Doenças e agravos não transmissíveis: bases epidemiológicas. In: Rouquayrol MZ, Almeida Filho N. Epidemiologia & Saúde. 6. ed. Rio de Janeiro: Medsi-Guanabara Koogan, 2003.

Wagner EH, Davis C, Schaefer J et al. A survey of leading chronic disease management programs: Are they consistent with the literature? Manage Care Q 1999; 7:56-6.

WHO 2000. Global strategy for the prevention and control of noncommunicable diseases. Geneva: World Health Organization, 2000.

World Health Organization (WHO). National cancer control programmes, policies and managerial guidelines. 2. ed. Geneva: World Health Organization, 2002.

World Health Organization (WHO). Preventing chronic diseases: a vital investment. Geneva: World Health Organization, 2005.

World Health Organization (WHO). Closing the gap in generation health equality through action on the social determinants of health. Commission on Social Determinants of Health Final Report. Geneva: World Health Organization, 2008.

World Health Organization (WHO). Global health risks: mortality and burden of disease attributable to selected major risks. Geneva: World Health Organization, 2009.

World Health Organization (WHO). Global recommendations on physical activity for health. Geneva: World Health Organization, 2010a.

World Health Organization (WHO). Global strategy to reduce the harmful use of alcohol. Geneva: World Health Organization, 2010b.

World Health Organization (WHO). Creating an enabling environment for population-based salt reduction strategies: report of a joint technical meeting held by WHO and the Food Standards Agency, United Kingdom. Geneva: World Health Organization, 2010c.

World Health Organization (WHO). Package of essential noncommunicable disease interventions for primary health care in low-resource settings. Geneva: World Health Organization, 2010d.

World Health Organization (WHO). Global status report on noncommunicable diseases 2010. Geneva: World Health Organization, 2011.

World Economic Forum. Working towards wellness. The business rationale. Geneva, 2008.

15 Violências como um Problema de Saúde Pública

Marta Maria Alves da Silva
Otaliba Libânio de Morais Neto
Márcio Dênis Medeiros Mascarenhas
Eneida Anjos Paiva
Cheila Marina Lima
Mércia Gomes Oliveira de Carvalho

VIOLÊNCIA E SAÚDE

A violência e os acidentes têm se tornado um grave problema de saúde pública que afeta a saúde individual e a coletiva, acarretando grande incremento na morbimortalidade da população nas últimas décadas, notadamente nos países de média e baixa renda.

Trata-se da primeira causa de morte em adolescentes e adultos jovens, sendo responsável pelo grande impacto social e econômico, o que repercute nos altos custos com a assistência à saúde, auxílios previdenciários (auxílios-doença e aposentadorias precoces), absenteísmo ao trabalho, entre outros custos, além de grande sofrimento pessoal, familiar e coletivo decorrente da perda de um ente querido e da desestruturação familiar (BRASIL, 2005; NJAINE et al., 2009).

Em 1996, a Organização Mundial da Saúde (OMS) publicou a Resolução WHA 49.25 com o tema "Prevenção da Violência: uma prioridade em saúde pública", na qual endossa recomendações de conferências internacionais sobre o assunto (CAIRO, 1994; BEIJING, 1995) e as da declaração das Nações Unidas para a eliminação da violência contra a mulher, entre outras. A resolução declara ser a violência um relevante problema de saúde pública no mundo e conclama os países membros a enfrentarem o problema em seus territórios e reportarem à OMS a abordagem que propõem sobre o tema sustentada por informação consistente. O documento fornece ainda diretrizes para seu enfrentamento.

Na publicação intitulada *World Report on Violence and Health* (2002), a OMS apresentou definições dos tipos de violência, reconheceu a multicausalidade do problema e ofereceu recomendações aos estados membros para sua prevenção, as quais envolvem a vigilância das violências, a realização de estudos e pesquisas sobre causas, consequências e fatores de risco e proteção, a promoção de medidas de prevenção primária, o fortalecimento da atenção e dos cuidados às vítimas e a integração dos diversos setores para o enfrentamento das violências, entre outras.

Neste capítulo discutimos a produção de informação e sua aplicação na vigilância das violências e lesões decorrentes das causas externas no Brasil e o impacto desses agravos na saúde das pessoas e populações, além de ser exibido um panorama geral das estratégias de prevenção e políticas existentes no Brasil para seu enfrentamento.

COMO ENTENDER O CONCEITO DE VIOLÊNCIA E DE LESÕES

A violência é um fenômeno de conceituação complexa e multicausal, que abriga eventos de tipologias e naturezas diversas. Para além de fatores de risco, é preciso analisá-la a partir dos determinantes e condicionantes socioambientais e políticos e, portanto, com forte associação às desigualdades sociais. Desse modo, é preciso entender a violência dentro das estruturas sociais e relações de poder, que se traduzem em questões culturais e comportamentais, e deve ser analisada à luz das relações de gênero (MINAYO, 2006).

Conforme conceituação da OMS considera-se violência:

> o uso intencional de força física ou do poder, real ou em ameaça, contra si próprio, contra outra pessoa, ou contra um grupo ou uma comunidade que resulte ou tenha possibilidade de resultar em lesão, morte, dano psicológico, deficiência de desenvolvimento ou privação (WHO, 2002).

Tipologia da violência

A OMS também definiu a tipologia da violência e da natureza da violência (Figura 15.1). A tipologia da violência é baseada na caracterização do(a) provável autor(a) da violência. Existem três tipologias de violência: diretamente autoinfligida, interpessoal e coletiva (WHO, 2002).

A violência autoinfligida ou autoprovocada ocorre quando a pessoa produz violência diretamente contra si, podendo ser por meio de um comportamento suicida, com tentativas ou com o suicídio de fato, ou por meio da automutilação (WHO, 2002).

A violência interpessoal pode ser categorizada em dois tipos: a violência cujos(as) autores(as) são membros da família ou parceiros íntimos, que geralmente ocorre na própria residência; ou a violência comunitária, em que os indivíduos não

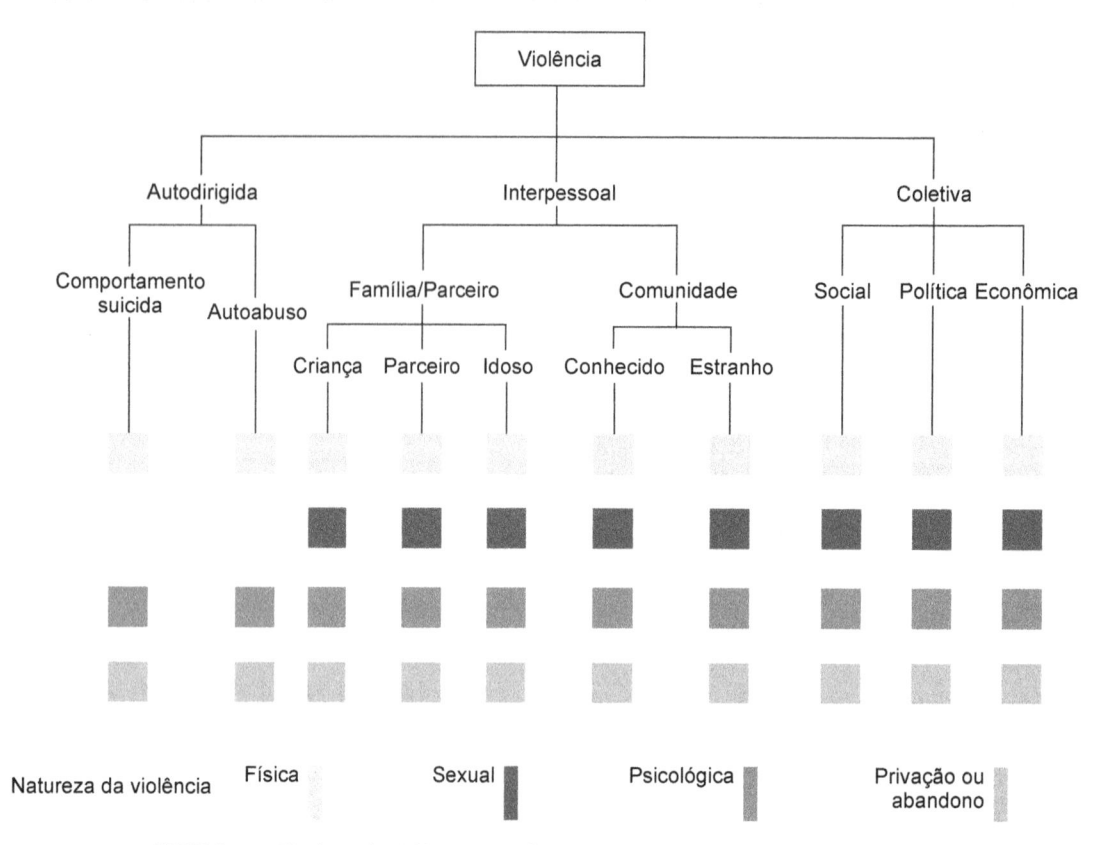

FIGURA 15.1 Tipologia da violência segundo a OMS. (Fonte: extraída de Krug et al., 2002.)

se relacionam habitualmente e podem ou não ser conhecidos entre si. Esse segundo tipo ocorre, em geral, fora da residência (WHO, 2002).

A violência coletiva, cometida por grandes grupos populacionais ou pelos estados, é categorizada, segundo a OMS, a partir do motivo que a gerou, podendo ser social, política ou econômica. São exemplos de violência social os ataques de grupos terroristas que alimentam ódio por determinados grupos étnicos ou a prática de grupos paramilitares contra populações em áreas de risco de comunidades periféricas dos conglomerados urbanos. A violência política pode ser identificada na promoção de guerras por determinados países, cuja base de sustentação econômica lhes confere *status* de potência bélica, com o objetivo de impor o poder político a determinado território e assumir o controle de seus meios de produção e riqueza ou ainda quando se reprime com a mão armada do Estado a manifestação de grupos sociais por mudanças no sistema político ou na administração pública de seu país. A violência econômica ocorre, por exemplo, quando grandes grupos promovem atos violentos que visam desestabilizar o andamento de alguma atividade produtiva para obtenção de ganhos econômicos ou quando impõem barreiras à população no acesso a serviços e bens de consumo.

Natureza da violência

Outra categorização definida pela OMS está relacionada com a natureza das violências, quais sejam, de natureza física, sexual, psicológica ou as que envolvem privação ou negligência. Na Figura 15.1, extraída da publicação da OMS, verifica-se

o relacionamento entre os tipos e as naturezas das violências e as categorias de vítimas.

Determinantes das violências

Para a compreensão dos determinantes da violência, Krug et al. (2002) baseiam-se no modelo ecológico. Nesse modelo, a violência manifestada pelos indivíduos não é unicausal e sim efeito da interação de um conjunto de determinantes e condicionantes individuais, relacionais, sociais, culturais e ambientais que atuam no modo como as pessoas, grupos e coletividades lidam com os tensionamentos do poder em seu cotidiano. No modelo ecológico, os fatores podem ser individuais, relacionais, comunitários e sociais.

No nível individual, características como fatores biológicos, história pessoal, fatores psicológicos, uso de substâncias químicas, passado de agressão e abuso, entre outras, contribuem para motivar manifestações violentas. No nível relacional, a violência manifesta-se a partir das relações entre os indivíduos: entre filhos e pais na residência; entre irmãos ou outros parentes; entre jovens e amigos nos grupos. Dependendo da maneira como as relações se estabelecem, da postura encorajadora ou não da violência pelo grupo e de como se negocia a resolução dos conflitos entre as pessoas, são criadas condições favoráveis ou não para a prática da violência.

No espaço comunitário, o modo de convivência entre grupos populacionais nos bairros ou no ambiente em que trabalham, na dependência do nível de adesão social do coletivo, da densidade, da heterogeneidade e dos fluxos de entrada e saída de pessoas, pode criar condições favoráveis para a ocorrência de atos de violência. No nível mais geral da sociedade encontram-se os fatores mais distais, como a desigualdade social entre os segmentos da sociedade, o clima social permissivo e tolerante para com a violência, bem como as políticas sociais e econômicas voltadas para a sociedade (KRUG et al., 2002).

Violências e lesões

As lesões decorrentes dos atos de violência e dos acidentes, agrupadas na Classificação Internacional de Doenças – CID-10 (OMS, 1997) como causas externas, são também denominadas agravos e, conforme mencionado anteriormente, provocam vultosos impactos, principalmente, na saúde pública dos países de média e baixa renda.

Responsáveis por grande demanda aos serviços de saúde, principalmente nos de urgência e reabilitação, além de acarretarem perdas de produção e sociais aos indivíduos e à coletividade, agravam-se quando persiste a noção de que os principais tipos de lesões – colisões de trânsito, afogamentos, envenenamentos e queimaduras – são acidentais e ocorrem de maneira aleatória. É necessário romper com essa noção de acidentalidade e fatalidade das lesões decorrentes dos atos de violência e acidentes; é preciso entender que elas são previsíveis e evitáveis.

Portanto, a vigilância das lesões pode contribuir muito para conhecer a magnitude do problema, as principais causas, os fatores de risco e proteção e os determinantes e condicionantes em que se pode intervir para prevenir e reduzir a sua intensidade.

Para a OMS, o conceito de lesão apresentado no *Guia de Vigilância para Lesões* (2004) é o seguinte:

[...] dano físico que resulta de situações nas quais o corpo humano é súbita ou brevemente sujeito a intoleráveis níveis de energia. Uma lesão física pode ser resultante tanto de uma exposição aguda à energia em quantidade que excede o limite físico de tolerância quanto da ausência de um ou mais elementos vitais (i.e., ar, água, calor), que ocorrem, por exemplo, nos afogamentos, estrangulamentos ou situações de perda aguda de calor. O intervalo de tempo entre a exposição à energia e o aparecimento da lesão é curto (HOLDER et al., 2002).

Os tipos de energia que podem provocar lesão são: mecânica, ionizante, térmica, elétrica e química.

VIGILÂNCIA DE LESÕES, DE VIOLÊNCIAS E ACIDENTES

Para a compreensão dos determinantes, condicionantes e estratégias de prevenção das violências têm sido utilizados os conceitos da epidemiologia aplicados às doenças, como os de vetor, hospedeiro e ambiente.

Um exemplo da aplicação desses conceitos pode ser visualizado na construção da Matriz de Haddon (HOLDER et al., 2002) – Quadro 15.1. Mediante o uso do modelo dessa matriz para as colisões no trânsito identificam-se as seguintes estratégias: (a) momento pré-colisão: ação direcionada ao humano (hospedeiro), como o aumento da fiscalização de trânsito; (b) momento da colisão: ação direcionada ao veículo (vetor), como a disponibilidade de *airbags*; (c) momento pós-colisão: ação direcionada ao ambiente, como ter rotas de escape para que as ambulâncias cheguem mais rápido aos serviços de urgências (PEDEN et al., 2004).

Para se conhecer a magnitude das violências no país são impostos vários desafios, inclusive a necessidade de integração com outras fontes de dados, como as oriundas da segurança pública, do trânsito, da área de direitos humanos e da assistência social, entre outras. Os dados obtidos por meio do Sistema de Informações sobre Mortalidade (SIM) e do Sistema de Informações Hospitalares (SIH) do Sistema Único de Saúde (SUS) são importantes fontes de informação para o planejamento e a gestão de políticas públicas de enfrentamento da violência.

No entanto, o sistema de vigilância das lesões decorrentes das violências e dos acidentes deve avançar em direção a dois grandes desafios:

1. Dimensionar e descrever o perfil desses agravos nas emergências hospitalares. Para a obtenção de um quadro mais completo do problema torna-se necessário conhecer, também, as lesões de menor gravidade, que não determinam mortes ou internações, mas que são responsáveis por uma forte demanda nas emergências, já costumeiramente abarrotadas.
2. Captar os atos de violência que demandam serviços de emergência, atenção básica ou primária, ambulatoriais, como os serviços de referência para violência sexual e doméstica, bem como outros tipos de violência que permanecem silenciados no âmbito da esfera privada, uma vez que ainda são desconhecidas a real magnitude e a gravidade da violência sobre a saúde da população brasileira.

Denota-se o agravamento do cenário quando se analisa a violência sexual, tais como os estupros e as tentativas, a exploração sexual, o turismo sexual, ou quando se analisa a violência doméstica ou intrafamiliar e outras formas de violência interpessoais, como o assédio moral, o tráfico de pessoas, a violência institucional, entre outras, e as violências autoprovocadas, como as tentativas de suicídio.

QUADRO 15.1 Matriz de Haddon

	Humano ou hospedeiro	Vetor	Ambiente físico	Ambiente socioeconômico
Pré-evento	O hospedeiro é predisposto ou superexposto ao risco	O vetor é fator de risco?	É um ambiente de risco?	O ambiente encoraja ou desencoraja o risco?
Evento	O hospedeiro é capaz de tolerar a força ou energia transferida?	O vetor fornece proteção?	O ambiente contribui para a lesão durante o evento?	O ambiente contribui para a lesão durante o evento?
Pós-evento	Quão grave é o trauma ou dano?	O vetor contribui para o trauma?	O ambiente contribuiu para a ocorrência do trauma após o evento?	O ambiente contribuiu para o restabelecimento?

Fonte: extraído de Holder Y et al., 2002.

Violências e epidemiologia

Ao se falar de violência como problema de saúde pública, é importante resgatar alguns elementos da epidemiologia, quais sejam:

- **Magnitude:** é traduzida pelo grande número de eventos a cada ano, sejam agravos, lesões ou mortes.
- **Gravidade:** relativa ao aumento na mortalidade por causas externas, notadamente por homicídios, o que tem contribuído para a queda na expectativa de vida de adolescentes e jovens; pode ser expressa pelo crescimento do número de internações, principalmente por acidentes de transporte terrestre e quedas, e o aumento no número de pessoas que ficam com sequelas, seja por acidentes ou violência.
- **Vulnerabilidade:** observam-se pessoas, grupos ou populações em situação de maior risco de sofrer violência. Com relação à violência comunitária, a vulnerabilidade é maior entre as pessoas do sexo masculino, principalmente adolescentes, jovens e adultos jovens da cor/raça negra ou parda, sendo as mulheres mais vulneráveis à violência doméstica e sexual em todos os ciclos de vida.
- **Prevenção e promoção da saúde:** esse fenômeno, apesar de sua magnitude e gravidade, é um evento passível de ser prevenido e evitável mediante a formulação de políticas específicas e a organização de práticas e serviços peculiares ao setor saúde em articulação com outros setores, por meio de ações que atuem sobre os condicionantes e determinantes e intervenções sobre os fatores de risco e de proteção. Isso rompe com o senso comum da não evitabilidade e da fatalidade do fenômeno da violência.

As consequências dos acidentes e das violências para os sistemas de saúde e para a sociedade apontam para a necessidade de aperfeiçoamento e implementação de ações de vigilância desses agravos e de sistemas de informações de mortalidade e morbidade por causas externas, com vistas a subsidiar políticas públicas para prevenção, atenção, promoção e proteção às vítimas.

Conhecer o problema, sua magnitude e impacto sobre a saúde individual e coletiva é fundamental para a formulação e implantação de políticas públicas promotoras de saúde e proteção.

Na maioria dos países, o conhecimento do impacto do problema das causas externas se dá por meio da análise dos dados de mortalidade, sendo poucos os países que conhecem a morbidade hospitalar e ambulatorial por essas causas. Os dados dos atendimentos realizados nas emergências hospitalares são ainda pouco estudados em todo o mundo devido ao volume e às características desse tipo de atendimento.

Vigilância das lesões, violências e acidentes

Para a identificação dos casos de vítimas de violências e acidentes, para o conhecimento da magnitude da violência e de seus fatores de risco e proteção e para o monitoramento das tendências e avaliação do impacto das medidas de prevenção das violências é fundamental a implementação de um sistema de vigilância de violências e acidentes.

Para o Centro de Controle e Prevenção de Doenças (CDC) dos EUA, vigilância em saúde pública é:

> [...] a coleta sistemática e continuada, análise e interpretação de dados relacionados com a saúde, essencial para planejamento, implementação e avaliação de práticas de saúde pública, integrada com a disseminação oportuna dos dados para quem necessita conhecê-los. O elo final da cadeia da vigilância é a aplicação dos dados para prevenção e controle. Um sistema de vigilância implica a capacidade funcional para a coleta de dados, análise e disseminação de forma articulada com os programas de saúde pública (CDC, 1986).

O CDC foi uma das instituições pioneiras de saúde pública a estruturar sistemas de vigilância para violências e lesões, adaptando os conceitos da epidemiologia para os acidentes e os atos de violência e definindo diretrizes para prevenção das violências. São exemplos de vigilância de violências e lesões nos EUA: Registro Nacional de Trauma (SLEET et al., 2011), Sistema Nacional de Registro de Morte Violenta e Inquérito Nacional sobre Violência entre Parceiros Íntimos e Violência Sexual (BLACK et al., 2011).

Nesse modelo, um sistema de vigilância deve ser capaz de: identificar a magnitude e as características do problema de saúde objeto da vigilância, as populações que estão em risco, os fatores de risco e as tendências do problema; desenhar e implementar intervenções apropriadas; e monitorar e avaliar o impacto das intervenções (HOLDER et al., 2002).

Um aspecto-chave da vigilância de violências e lesões consiste na identificação, integração e padronização das fontes e na coleta sistemática de dados. São exemplos de fontes de dados que podem ser utilizadas: inquéritos domiciliares; declarações de óbitos; laudos de necropsia do Instituto Médico Legal; registros médicos de estabelecimentos de saúde (unidades de urgência, serviços de resgate, unidades especializadas, unidades de atenção primária, hospitais, serviços de apoio diagnóstico, serviços de reabilitação); estatísticas vitais de registro civil; sistema de notificação compulsória de violência e lesões; registros na mídia; registros de delegacias de polícia, boletins de ocorrência policial, processos judiciais; registros de previdência social (absenteísmo, licenças médicas, pensões e aposentadorias).

Vigilância de violências e acidentes no Brasil

O avanço da legislação brasileira a partir da redemocratização do país no sentido da proteção e garantia dos direitos expressos na Constituição Federal de 1988, bem como da militância dos movimentos pró-direitos, em destaque os movimentos feminista, negro e LGBT, culminou por destacar as violências como importante meio de violação dos direitos humanos. Isso demandou o conhecimento de sua proporção, de sua determinação, dos fatores de risco e de proteção e a identificação de vulnerabilidades, provendo por fim substrato para as intervenções de proteção, as quais estão atreladas à prevenção, à promoção da saúde e à garantia de direitos.

Essas mudanças tiveram implicações para o setor saúde no sentido de garantir às vítimas da violência a atenção integral à saúde, mas também a responsabilidade sobre a vigilância desses agravos.

Atualmente, a vigilância das violências e dos acidentes está fundamentada, principalmente, no acompanhamento dos dados do SIM, que vem melhorando sua cobertura e qualidade, de modo a permitir o conhecimento das principais causas de morte dentro do grupo de causas externas da CID-10. Outra fonte de dados utilizada é o SIH, que registra as internações realizadas no SUS em todo o país. É possível, a partir desse sistema, conhecer as principais causas externas que levam as pessoas a se internarem num hospital, bem como as características dessas pessoas. Essas duas bases de dados são de acesso fácil e disponibilizadas pelo Ministério da Saúde (MS) por meio do Datasus.

Outra fonte de informações sobre acidentes e violências é obtida por meio da realização de inquéritos populacionais. No Brasil destaca-se a Pesquisa Nacional por Amostra de Domicílios (PNAD), que em duas edições abordou a temática das violências e acidentes: o Suplemento de Saúde de 2008 (IBGE, 2010) e o Suplemento sobre Características da Vitimização e do Acesso à Justiça no Brasil, publicado em 2009 (IBGE, 2009, 2011).

Além dessas pesquisas, destacam-se a Vigilância de Fatores de Risco e Proteção para Doenças e Agravos Não Transmissíveis por Inquérito Telefônico (Vigitel), que é realizada pelo MS, a Pesquisa Nacional de Saúde do Escolar (IBGE, 2009, 2015) e a Pesquisa Nacional de Saúde (IBGE, 2015), que deu continuidade aos temas abordados nos suplementos anteriores da PNAD, sendo ambas uma parceria entre o IBGE e o MS. A PNS apresenta informações acerca dos acidentes de trânsito, uso de cinto de segurança e violência. Dentre os temas pesquisados na Vigitel estão o uso excessivo de bebida alcoólica e a associação entre álcool e direção.

No entanto, procurando preencher lacunas de conhecimento sobre as violências e acidentes que não são identificados nos sistemas de informações rotineiros e nos inquéritos populacionais e buscando conhecer melhor a magnitude desse grave problema de saúde pública para a execução de intervenções de promoção e prevenção, o MS, por intermédio da Área Técnica de Vigilância e Prevenção de Violências e Acidentes da Coordenação Geral de Doenças e Agravos Não Transmissíveis e Promoção da Saúde (CGDANT) do Departamento de Vigilância e Prevenção de Doenças e Agravos Não Transmissíveis e Promoção da Saúde (DANTPS) da Secretaria de Vigilância em Saúde (SVS), implantou o sistema de "Vigilância de Violências e Acidentes – VIVA" no SUS. Esse sistema foi lançado no Seminário Nacional de Vigilância de DANT e Promoção da Saúde em março de 2006, em Brasília. O sistema VIVA tem como objetivo conhecer a magnitude do problema e usar as informações obtidas para subsidiar o desenvolvimento de ações de prevenção de violências e acidentes, promoção da saúde e cultura de paz, e atenção integral e proteção às pessoas em situação de violência. A coleta de dados iniciou-se em 1º de agosto daquele ano, e a iniciativa envolveu as três esferas de governo – MS e secretarias de saúde estaduais e municipais (SES e SMS) – as quais iniciaram o processo de implantação do VIVA por adesão (BRASIL, 2006; GAWRYSZEWSKI et al., 2007).

No SUS, a vigilância das causas externas, segundo o conceito de vigilância do CDC (1986), é feita por coleta de dados, produção e disseminação da informação a partir de várias fontes de dados (SIM, SIH, Sinan, inquéritos, boletins de ocorrência, mídia etc.). O SUS analisa, produz e difunde informações com o objetivo de subsidiar as intervenções de promoção, proteção, prevenção, atenção e reabilitação, bem como monitora e avalia essas ações. O sistema VIVA insere-se, portanto, na vigilância desses agravos.

O VIVA foi implantado, inicialmente, em serviços-sentinela, os quais são definidos como serviços de referência e principais portas de entrada para o atendimento de vítimas de violência e acidentes, como uma opção ágil e viável com o potencial de gerar informações de qualidade com os seguintes objetivos (BRASIL, 2006; GAWRYSZEWSKI et al., 2007):

- Caracterizar o perfil das vítimas de violência sexual, doméstica e outras violências interpessoais ou autoprovocadas que são atendidas nos serviços de saúde.
- Caracterizar o perfil dos(as) prováveis autores(as) de violências.
- Identificar o perfil dos atendimentos decorrentes de acidentes e violências nos serviços selecionados de emergências hospitalares e de referência em violências.
- Monitorar tendências dos atendimentos por violências e acidentes nos serviços de saúde.
- Atender à legislação vigente quanto à obrigatoriedade da notificação de violências cometidas contra crianças, adolescentes, mulheres e pessoas idosas.
- Utilizar a informação para formulação e implantação de políticas públicas de prevenção, promoção, proteção, atenção e recuperação, bem como para monitoramento e avaliação dessas políticas.

O sistema VIVA, que conta com dois componentes, Vigilância de Violências e Acidentes em Serviços-Sentinela e Vigilância Contínua de Violências, iniciou-se numa rede de serviços-sentinela, mesmo em relação ao componente de vigilância contínua, que diz respeito à notificação compulsória de atos de violência. Esses dois componentes contam com instrumentos de coleta distintos.

A vigilância-sentinela é feita por meio de inquéritos – estudos transversais realizados em serviços de urgência e emergência de municípios selecionados sobre os atendimentos das vítimas de violência e acidentes – e é denominada VIVA Inquérito.

A vigilância-contínua se dá mediante a notificação compulsória de violência doméstica, sexual e de outros tipos de violência. Essa vigilância, a partir do segundo semestre de 2009, passou a ser incorporada ao Sistema de Informação de Agravos de Notificação (Sinan) e a ser chamada de VIVA Sinan.

Vigilância-sentinela de violências e acidentes – VIVA Inquérito

O termo *sentinela* tem sido usado em duas situações: na primeira como evento-sentinela, termo adotado por Rutstein et al. (1976) para definir um dos métodos de vigilância à saúde, constituindo-se como sistema de alerta com relação a situações indesejáveis e possibilitando o monitoramento de serviços e sistema de saúde. Nesses casos, o evento-sentinela pode ser considerado um indicador de qualidade. A ocorrência dos eventos-sentinela serve de alerta aos profissionais da saúde a respeito de agravos preveníveis, incapacidades ou óbitos, possivelmente associados à má qualidade dos serviços ou das intervenções.

A segunda aplicação do termo refere-se aos serviços-sentinela. Muito difundidos em alguns países da Europa, têm por finalidade registrar informações relativas à incidência e aos aspectos mais importantes do comportamento de determinados eventos adversos à saúde (WALDMAN, 1998).

O estabelecimento da vigilância de violências e acidentes em hospitais e serviços-sentinela visa possibilitar o acesso a informações acerca das causas externas ainda pouco conhecidas, de alta prevalência e de impacto na saúde das pessoas.

Para a escolha dessa metodologia foram considerados as dificuldades inerentes à coleta universal de informações relativas à morbimortalidade decorrente desses agravos, tais como exigir um grande número de locais de notificação, necessitar da cooperação de considerável número de pessoas, ser significativamente onerosa e exigir grande esforço de coordenação. Esses limites levaram à opção pela implantação da vigilância-sentinela para os dois componentes do VIVA num primeiro momento.

Entre as vantagens dessa proposta podem ser citadas:

- **Qualidade da informação:** a adesão dos profissionais da saúde costuma representar um ponto crítico quanto à qualidade dos sistemas de notificação. Por isso, o aprimoramento e a formação das equipes, com o objetivo de reforçar a importância da notificação, devem ser previstos para que se obtenha a resposta esperada. A implantação num número menor de unidades torna possível aprofundar a formação e o acompanhamento do sistema, assim como facilita a supervisão regular das equipes responsáveis por essa informação, resultando na maior confiabilidade dos dados.
- **Implantação mais rápida:** um sistema universal consome muito tempo até que muitos profissionais o conheçam. Os serviços-sentinela possibilitam tanto a implantação como o conhecimento mais imediato dos resultados.
- **Agilidade no aprimoramento do sistema:** a avaliação é um componente primordial de qualquer sistema de informação. Como se trata de um sistema relativamente recente, ele deve ser avaliado para incorporação das possíveis mudanças que se fizerem necessárias no decorrer do processo ou mesmo para a inclusão de novas variáveis, se for o caso. Um número menor de serviços possibilita não só a implantação mais rápida, mas também a agilidade na análise das informações e na realização de possíveis ajustes. Mesmo nos EUA, que destinam muitos recursos aos sistemas de informação, não é realizada a coleta universal dos dados referentes aos atendimentos decorrentes de acidentes e atos de violências efetuados nas emergências.

As informações oficiais divulgadas consistem numa estimativa nacional realizada a partir de uma amostra representativa de hospitais para o país (BROWSON et al., 1993).

Entre as desvantagens que podem ser apontadas pela vigilância-sentinela cita-se a dificuldade para generalização de dados, pois as informações não são representativas do município ou do estado; portanto, não há possibilidade de construção de taxas. Waldman (1998) salienta a tendência atual, principalmente em países desenvolvidos, do uso mais frequente, mesmo para doenças infecciosas, de sistemas de vigilância cujas informações são provenientes de laboratórios e hospitais em vez da notificação de doenças.

No Brasil, a implantação do VIVA foi determinada a partir do referencial do CDC de vigilância de lesões em serviços-sentinela e com base na experiência da Secretaria de Saúde do estado de São Paulo, que realizou uma pesquisa sobre causas externas em serviços-sentinela em 2005 e obteve resultados positivos.

O VIVA Inquérito foi delineado como um estudo descritivo, de corte transversal, realizado num período de 30 dias consecutivos por amostragem de turnos de atendimento, devendo ocorrer entre setembro e novembro. Nos anos de 2006 e 2007 a amostra foi de conveniência, e a partir de 2007 essa pesquisa passou a ter periodicidade bienal e a amostra tornou-se aleatória; a partir de 2009, a pesquisa passou a ter periodicidade trianual. Foram realizadas cinco edições dessa pesquisa: 2006, 2007, 2009, 2011 e 2014, estando prevista a realização de um inquérito em 2017.

A coleta de dados é realizada em serviços de urgência e emergência, denominados "sentinela", que são definidos pelas SES e SMS e pactuados com o MS. Esses serviços incluem: pronto-socorro, serviços de referência para violências, unidades de pronto-atendimento (UPA), maternidades, entre outros, que são porta de entrada para o atendimento a casos de violência e acidentes. A pesquisa é realizada em todos os estados brasileiros e no Distrito Federal. O instrumento de coleta de dados é a *Ficha de Acidentes e Violências em Serviços de Urgência e Emergência*. Para a entrada dos dados utiliza-se o *software* EpiInfo Windows do CDC-Atlanta, que foi adaptado para esse fim.

A vigilância por inquérito – VIVA Inquérito – tem como objetivos específicos: descrever o perfil das violências (interpessoais ou autoprovocadas) e dos acidentes (trânsito, quedas, queimaduras, intoxicações, entre outros) atendidos em unidades de urgência e emergência-sentinela; produzir análises de tendência das violências e acidentes e, a partir dessas informações, desenvolver políticas de prevenção, proteção, promoção, atenção e recuperação.

Vigilância contínua de violências – VIVA Sinan

Essa modalidade de vigilância foi implantada a partir de 1º de agosto de 2006, inicialmente também em serviços-sentinela para violências (centros de referência para violências, centros de referência para DST/AIDS, ambulatórios especializados e maternidades, entre outros) de 39 municípios selecionados. No entanto, no segundo semestre de 2009 iniciou-se o processo de universalização da notificação para outros serviços de saúde, além dos serviços-sentinela, bem como a expansão da notificação para outros municípios. Esse processo foi realizado de modo gradual, mas articulado com a rede de atenção e proteção às pessoas em situação de violência e suas famílias. O instrumento de coleta utilizado é a *Ficha de Notificação de Violência Doméstica, Sexual e Outras Violências*. A entrada de dados entre 2006 e 2008 também foi por meio de *software* EpiInfo Windows, adaptado do CDC; a partir do segundo semestre de 2009 a digitação dos dados passou a ser feita no Sinan.

Com o objetivo de atender à legislação vigente e garantir a atenção e a proteção às pessoas em situação de violência, o MS universalizou a notificação de violências doméstica, sexual e outras violências, atualmente *Notificação de Violências Interpessoais e Autoprovocadas*, para todos os serviços de saúde no país, incluindo-a na relação de doenças e agravos registrados no Sinan. Essa universalização foi instituída por meio da Portaria GM/MS 104, de 25 de janeiro de 2011 (BRASIL, 2011).

A vigilância contínua – VIVA SINAN – tem como objetivos: descrever o perfil dos atendimentos por violências (doméstica, sexual e/ou outras violências) em unidades de saúde; caracterizar o perfil das vítimas e dos(as) prováveis autores(as) da agressão; tipificar as violências e os locais de ocorrência; conhecer a possível motivação das violências e intervir sobre os casos, articulando e integrando as ações de vigilância com a Rede de Atenção e Proteção às Vítimas de Violências e suas Famílias, garantindo assim a atenção integral e humanizada, a proteção e a garantia de direitos humanos.

O registro de qualquer caso suspeito ou confirmado de violência é de notificação compulsória pelos profissionais de saúde e pelos responsáveis por estabelecimentos e organizações públicos e privados das redes de saúde e ensino em conformidade com a legislação vigente:

- Estatuto da Criança e do Adolescente (ECA) – Lei 8.069/1990 – que instituiu a notificação compulsória de violência contra crianças e adolescentes.
- Estatuto do Idoso – Lei 10.741/2003 e Lei 12.461/2011 – que instituiu a notificação compulsória de violência contra a pessoa idosa.
- Lei 10.778/2003 e Decreto Federal 5.099/2004, que instituíram a notificação compulsória de violência contra a mulher.

ANÁLISE DA SITUAÇÃO DAS VIOLÊNCIAS E ACIDENTES NO BRASIL – MORBIMORTALIDADE

No processo de transição epidemiológica brasileira, diferentemente de outros países, a diminuição da carga de mortes por doenças infecciosas e parasitárias (DIP) em relação às doenças crônicas não transmissíveis foi acompanhada pelo aumento das causas externas. Enquanto as DIP reduziram de 46%, em 1930, para 4,3%, em 2009, as doenças do aparelho circulatório passaram de 12%, em 1930, para 29%, em 2009, e as causas externas subiram de 3%, em 1930, para 12,6%, em 2009 (BARBOSA DA SILVA et al., 2003).

A maioria das vítimas fatais de acidentes e violências é de adolescentes, jovens e adultos jovens, com maior risco para a população masculina e negra, que morre precocemente; além disso, esses casos são responsáveis pelo impacto nos anos potenciais de vida perdidos desse segmento da população. Esses agravos geram grande demanda por serviços de saúde e têm impacto maior sobre as populações mais pobres, as quais estão mais expostas aos ambientes inseguros e têm menos acesso aos serviços de saúde e aos benefícios das ações de prevenção (BRASIL, 2010).

Dados do MS registraram, em 2015, 152.135 óbitos por causas externas, representando 12,03% do total de óbitos (1.264.174). No período de 1980 a 2009 houve um incremento percentual de 35,5% (passando de 9,3%, em 1980, para 12,6%, em 2009) nos óbitos com causa básica dentro do Capítulo XX da CID-10 – causas externas de morbidade e de mortalidade (BRASIL, 2010).

Geograficamente, há desigualdades entre as regiões brasileiras: os casos de violência foram a segunda causa de morte nas regiões Norte e Nordeste, a terceira causa na região Centro-Oeste e a quarta nas regiões Sudeste e Sul (Quadro 15.2).

Com relação aos grupos de causas de morte por violências dentro do Capítulo XX da CID-10, destacam-se as agressões, as lesões autoprovocadas, os acidentes de transporte e os

QUADRO 15.2 Número de óbitos e ordenamento dos principais grupos de causas de morte segundo a região de residência – Brasil, 2015

Posição	Regiões					
	Norte	**Nordeste**	**Sudeste**	**Sul**	**Centro-Oeste**	**BRASIL***
1º	D. Ap. Circ. 17.889	D. Ap. Circ. 92.681	D. Ap. Circulatório 163.509	D. Ap. Circulatório 53.565	D. Ap. Circulatório 21.998	D. Ap. Circulatório 349.642
2º	C. Externas 14.337	C. Externas 49.213	Neoplasias 99.930	Neoplasias 40.163	Neoplasias 13.482	Neoplasias 209.780
3º	Neoplasias 10.573	Neoplasias 45.632	D. Ap. Resp. 74.601	D. Ap. Respiratório 23.128	C. Externas 13.370	C. Externas 152.135
4º	D. Ap. Resp. 7.585	D. Ap. Resp. 34.541	C. Externas 54.354	C. Externas 20.861	D. Ap. Respiratório 9.686	D. Ap. Respiratório 149.541
5º	Endócrinas 5.359	Endócrinas 25.275	D. Ap. Digestivo 29.864	D. Ap. Digestivo 9.411	Endócrinas 4.940	Endócrinas 76.235
6º	D. Infec. Parasitárias 3.979	D. Ap. Digestivo 17.031	Endócrinas 29.782	Endócrinas 10.879	D. Ap. Digestivo 4.462	D. Ap. Digestivo 64.202

Fonte: SIM/SVS/MS (www.datasus.gov.br. Acesso em 5 de junho de 2017).
*Total de óbitos = 1.264.174.

demais acidentes. Entre 1996 e 2010, a composição da mortalidade por causas externas registrou aumento de 25,6% nas mortes por agressões, que passaram de 38.894 óbitos em 1996 para 52.260 óbitos em 2010; crescimento de 19,2% nos acidentes de transporte; aumento de 28,3% nas mortes por outras causas acidentais (quedas e afogamentos, entre outros); e aumento de 28,6% nas mortes por lesões autoprovocadas.

No Brasil, considerando todas as causas de morte, as causas externas representam a terceira causa de morte na população geral e a primeira na população de 1 a 49 anos de idade. Entretanto, quando se analisa a distribuição das causas externas por grupos etários, verifica-se que as agressões e intervenções legais (homicídios) são a quarta causa de morte em crianças (0 a 9 anos), a primeira em adolescentes, jovens e adultos jovens (10 a 39 anos), passam a ser a segunda causa de morte na faixa etária de 40 a 59 anos e a quinta a partir dos 60 anos (Quadro 15.3). O número de homicídios foi obtido pela soma das seguintes CID-10: X85-Y09 e Y35-Y36, ou seja, óbitos causados por agressão mais intervenção legal.

A faixa etária que concentrou mais mortes por agressões e intervenções legais foi a de 20 a 39 anos (59,3% do sexo masculino e 50,8% do sexo feminino). Os acidentes de transporte terrestre (ATT) responderam por 25,4% dos óbitos por causas externas no Brasil (2015) e são responsáveis pela principal causa de morte na população de 40 a 59 anos. Nas demais faixas etárias, ocupam a segunda posição entre as mortes por causas externas. As outras causas externas, como asfixia e queimaduras, destacam-se como a primeira causa de morte entre as crianças, enquanto as quedas aparecem na primeira posição entre as pessoas com mais de 60 anos. As mortes por lesões autoprovocadas (suicídio) ocuparam a quinta posição na população de 10 a 14 anos, a terceira na faixa etária de 15 a 59 anos e a sexta entre as pessoas idosas (Quadro 15.3).

Segundo o SIM, em 2015 houve 59.080 agressões e intervenções legais (homicídios) no Brasil – o que equivale a uma taxa de homicídios de 28,9 por 100 mil habitantes. Esse é o maior número de homicídios já registrado e consolida uma mudança no nível desse indicador, que se distancia do patamar de 48 mil a 50 mil homicídios ocorridos entre 2004 e 2007 e das 50 a 53 mil mortes registradas entre 2008 e 2011 (BRASIL, 2016). Isso representa uma gravíssima situação epidemiológica, pois essas mortes representam mais de 10% dos homicídios registrados no mundo e colocam o Brasil como o país com o maior número absoluto de homicídios. Numa comparação com uma lista de 154 países com dados disponíveis para 2012, o Brasil, com esses números de 2014, estaria entre os 12 com maiores taxas de homicídios por 100 mil habitantes (BRASIL, 2016).

Uma característica marcante da mortalidade por causas externas é a grande sobremortalidade masculina: a maioria dos óbitos por causas externas ocorreu entre pessoas do sexo masculino – 82,06% das mortes (Quadro 15.4).

Risco de morte por causas externas no Brasil

O Quadro 15.4 apresenta as taxas de mortalidade por causas externas no Brasil em 2015 segundo sexo, idade e regiões geográficas. No Brasil, a taxa de mortalidade específica por esse grupo de causas foi de 74,3 óbitos por 100 mil habitantes, variando de 26,2 óbitos por 100 mil mulheres a 123,7 óbitos por 100 mil homens. Esse resultado indica que os homens no Brasil apresentam risco de morte por causas externas 4,7 vezes maior do que as mulheres (Quadro 15.4).

Quanto à idade, vale destacar as altas taxas de mortalidade por causas externas observadas a partir dos 15 anos de idade, em especial entre os adultos jovens de 20 a 39 anos de idade e entre os idosos de 60 e mais anos de idade. O risco de morte por causas externas foi de 92,5 óbitos por 100 mil habitantes

QUADRO 15.3 Número de óbitos e ordenamento das principais causas de morte no grupo de causas externas segundo a faixa etária – Brasil, 2015

Posição	Faixa etária (em anos)						
	0 a 9	10 a 14	15 a 19	20 a 39	40 a 59	60 e +	Brasil
1º	Outras C. Externas (1.214)	Agressões e Intervenção legal (645)	Agressões e Intervenção legal (9.988)	Agressões e Intervenção legal (34.575)	ATT (10.929)	Quedas (10.125)	Agressões e Intervenção legal (59.080)
2º	ATT (801)	ATT (588)	ATT (3.121)	ATT (16.889)	Agressões e Intervenção legal (10.186)	ATT (6.100)	ATT (38.651)
3º	Afogamento (581)	Afogamento (362)	Suicídio (722)	Suicídio (4.602)	Suicídio (3.753)	Outras C. Externas (5.178)	Outras C. Externas (14.291)
4º	Agressões e Intervenção legal (323)	Outras C. Externas (205)	Afogamento (678)	Outras C. Externas (3.559)	Outras C. Externas (3.356)	Int. Indetermin. (3.099)	Quedas (13.899)
5º	Int. Indetermin. (262)	Suicídio (132)	Outras C. Externas (678)	Int. Indetermin. (2.936)	Int. Indetermin. (2.570)	Agressões e Intervenção legal (2.433)	Suicídio (11.178)
6º	Quedas (127)	Int. Indetermin. (102)	Int. Indetermin. (556)	Afogamento (1.779)	Quedas (2.468)	Suicídio (1.943)	Int. Indetermin. (9.810)

Fonte: SIM/SVS/MS (www.datasus.gov.br. Acesso em 5 de junho de 2017).
Total de óbitos = 152.135.

QUADRO 15.4 Número (N), proporção (%) e taxa de mortalidade bruta (por 100 mil habitantes) por causas externas segundo sexo, faixa etária e região geográfica – Brasil, 2015

Características	Sexo*						Total		
	Masculino			Feminino					
Faixa etária	N	%	Taxa	N	%	Taxa	N	%	Taxa
0 a 9 anos	1.989	1,6	12,7	1321	4,9	8.9	3.310	2,2	10.8
10 a 14 anos	1.552	1,2	18,0	537	2,0	6.5	2.089	1,4	12,4
15 a 19 anos	14.221	11,4	163,3	1631	6,0	19.3	15.852	10,4	92,5
20 a 39 anos	58.618	47,0	172,6	6695	24,7	19,8	65.313	43,0	96,4
40 a 59 anos	29.439	23,6	125,3	5103	18,8	20,6	34.542	22,7	71,6
60 e mais	17.638	14,1	166,6	11698	43,1	87,6	29.336	19,3	122,5
Ignorado	1.382	1,1	–	145	0,5	–	1.527	1,0	–
Região									
Norte	12.408	9,9	140,0	1908	7,0	22,2	14.316	9,4	81,9
Nordeste	42.195	33,8	152,1	6969	25,7	24,2	49.164	32,4	86,9
Sudeste	42.572	34,1	100,9	11715	43,2	26,9	54.287	35,7	63,3
Sul	16.638	13,3	115,1	4214	15,5	28,5	20.852	13,7	71,3
Centro-Oeste	11.026	8,8	143,4	2324	8,6	30,0	13.350	8,8	86,5
Total	**124.839**	**100,0**	**123,7**	**27130**	**100,0**	**26,2**	**151.969**	**100,0**	**74,3**

*Excluídos 167 registros com sexo ignorado.
Fonte: SIM/SVS/MS (www.datasus.gov.br. Acesso em 9 de junho de 2017).

entre adolescentes (15 a 19 anos), de 96,4 entre jovens e adultos jovens (20 a 39 anos) e de 122,5 óbitos por 100 mil habitantes entre as pessoas idosas.

A análise do risco de morte por causas externas segundo regiões geográficas demonstrou uma distribuição menos desigual do que as análises anteriores, segundo atributos de idade e sexo, sendo as taxas de mortalidade apenas ligeiramente superiores nas regiões Nordeste (86,9 óbitos por 100 mil habitantes), Centro-Oeste (86,5 óbitos por 100 mil habitantes) e Norte (81,9 óbitos por 100 mil habitantes) (Quadro 15.4).

Analisando-se o perfil da mortalidade no Brasil em 2015, segundo os tipos de causas externas, observou-se que as taxas de mortalidade por acidentes e violência foram semelhantes, de 34,2 óbitos por 100 mil habitantes e 34,4 óbitos por 100 mil habitantes, respectivamente (Quadro 15.5). Essas taxas apresentaram, porém, grandes diferenças entre os sexos: para os homens o risco de morte por acidentes e por violências é marcadamente superior ao das mulheres.

Dentre os acidentes, destacam-se os ATT. A taxa de mortalidade por ATT foi de 18,9 óbitos por 100 mil habitantes, sendo o risco entre os homens (31,5 óbitos por 100 mil homens) equivalente a quase cinco vezes o das mulheres (6,58 óbitos por 100 mil mulheres) (Quadro 15.5).

Dentre os óbitos por violência, são as agressões e intervenções legais (homicídios) as que mais se sobressaem: a taxa de mortalidade foi de 53,8 por 100 mil homens e de 4,46 por 100 mil mulheres (Quadro 15.5). Novamente, vale ressaltar a grande magnitude desse risco entre os homens em comparação às mulheres: o risco de morte por homicídios entre os homens no Brasil é equivalente a 12,06 vezes o registrado en-

tre as mulheres. Houve predomínio dos homicídios mediante o uso de arma de fogo (20,5 óbitos por 100 mil habitantes) (Quadro 15.5).

Quanto às taxas de mortalidade por ATT no Brasil em 2015, os homens de 20 ou mais anos de idade, residentes nas regiões Centro-Oeste (26,1 óbitos por 100 mil habitantes) e Nordeste (21,4 óbitos por 100 mil habitantes), apresentaram maior risco de morte por essas causas (Quadro 15.6). Observa-se que a taxa de mortalidade por ATT eleva-se a partir do grupo etário de 15 a 19 anos (18,2 óbitos por 100 mil habitantes) e estabiliza-se com valores altos nos grupos etários de 20 anos de idade ou mais, alcançando a maior taxa na faixa etária acima dos 60 anos de idade (25,5 óbitos por 100 mil habitantes). Em geral, o risco de morrer por ATT entre os homens foi 4,77 vezes maior do que o observado entre as mulheres.

Com relação à mortalidade decorrente de quedas, os homens idosos (42,3 óbitos por 100 mil habitantes), residentes nas regiões Sul, Sudeste e Centro-Oeste, apresentaram maior risco de morte por essa causa (Quadro 15.7). O risco de morrer em consequência de uma queda entre os homens foi 1,4 vez maior do que o observado entre as mulheres. À análise da taxa de mortalidade segundo faixas etárias, observa-se grande magnitude de risco de morte entre os idosos tanto do sexo masculino (45,1 óbitos por 100 mil homens) como do sexo feminino (40,1 óbitos por 100 mil mulheres). Os residentes das regiões Sul (8,4 óbitos por 100 mil habitantes), Sudeste (8,2 óbitos por 100 mil habitantes) e Centro-Oeste (7,3 óbitos por 100 mil habitantes) foram os que atingiram os mais elevados valores na taxa de mortalidade por quedas no Brasil em 2015 (Quadro 15.7).

QUADRO 15.5 Número (N), proporção (%) e taxa de mortalidade bruta (por 100 mil habitantes) por causas externas segundo causas específicas e sexo – Brasil, 2015

Causas externas	Sexo*						Total		
	Masculino			Feminino					
	N	%	Taxa	N	%	Taxa	N	%	Taxa
Acidentes	53.376	42,8	52,9	16.588	61,14	16,03	69.998	46,0	34,2
Acidentes de transporte terrestre	31.829	25,5	31,5	6.806	25,09	6,58	38.651	25,4	18,9
Pedestres	5.154	4,1	5,1	1.815	6,69	1,75	6.979	4,6	3,4
Motociclistas	10.850	8,7	10,7	1.274	4,70	1,23	12.126	8,0	5,9
Ocupantes de veículos	7.042	5,6	7,0	2.134	7,87	2,06	9.178	6,0	4,5
Quedas	8.058	6,5	8,0	5.838	21,52	5,64	13.899	9,1	6,8
Quedas no mesmo nível	3.691	3,0	3,7	3.487	12,85	3,37	6.986	4,6	3,4
Quedas de um nível a outro	2.210	1,8	2,2	352	1,30	0,34	2.562	1,7	1,3
Quedas não especificadas	2.157	1,7	2,1	1.755	6,47	1,70	3.914	2,6	1,9
Demais acidentes	13.489	10,8	13,4	3.944	14,54	3,81	17.448	11,5	8,5
Violências	63.141	50,6	62,5	7.017	25,87	6,78	70.258	46,2	34,4
Lesões autoprovocadas	8.780	7,0	8,7	2.396	8,83	2,32	11.178	7,3	5,5
Homicídios (agressões e intervenções legais)	54.361	43,5	53,8	4.621	17,03	4,46	59.080	38,8	28,9
Arma de fogo	39.500	31,6	39,1	2.278	8,40	2,20	41.817	27,5	20,5
Perfurocortante	10.060	8,1	10,0	1.531	5,64	1,48	11.620	7,6	5,7
Eventos de intenção indeterminada	7.307	5,9	7,2	2.471	9,11	2,39	9.810	6,4	4,8
Demais causas externas	1.015	0,8	1,0	1.053	3,88	1,02	2.069	1,4	1,0
Total	**124.839**	**100,0**	**123,7**	**27.129**	**100,00**	**26,21**	**152.135**	**100,0**	**74,4**

*Excluídos 167 registros com sexo ignorado.
Fonte: SIM/SVS/MS (www.datasus.gov.br. Acesso em 9 de junho de 2017).

QUADRO 15.6 Número (N), proporção (%) e taxa de mortalidade bruta (por 100 mil habitantes) por acidentes de transporte terrestre (ATT) segundo sexo, faixa etária e região geográfica – Brasil, 2015

Características	Sexo*						Total		
	Masculino			Feminino					
Faixa etária	N	%	Taxa	N	%	Taxa	N	%	Taxa
0 a 9 anos	434	1,4	2,8	367	5,4	2,5	801	2,1	2,6
10 a 14 anos	406	1,3	4,7	182	2,7	2,2	588	1,5	3,5
15 a 19 anos	2.540	8,0	29,2	581	8,5	6,9	3.121	8,1	18,2
20 a 39 anos	14.576	45,8	42,9	2.309	33,9	6,8	16.885	43,7	24,9
40 a 59 anos	9.159	28,8	39,0	1.769	26,0	7,1	10.928	28,3	22,7
60 e mais	4.531	14,2	42,8	1.568	23,0	11,7	6.099	15,8	25,5
Ignorado	183	0,6	–	30	0,4	–	213	0,6	–
Região									
Norte	2.799	8,8	31,6	592	8,7	6,9	3.391	8,8	19,4
Nordeste	10.348	32,5	37,3	1.760	25,9	6,1	12.108	31,3	21,4
Sudeste	10.555	33,2	25,0	2.429	35,7	5,6	12.984	33,6	15,1
Sul	4.890	15,4	33,8	1.237	18,2	8,4	6.127	15,9	21,0
Centro-Oeste	3.237	10,2	42,1	788	11,6	10,2	4.025	10,4	26,1
Total	**31.829**	**100,0**	**31,5**	**6.806**	**100,0**	**6,6**	**38.635**	**100,0**	**18,9**

* Excluídos 16 registros com sexo ignorado.
Fonte: SIM/SVS/MS (www.datasus.gov.br. Acesso em 9 de junho de 2017).

QUADRO 15.7 Número (N), proporção (%) e taxa de mortalidade bruta (por 100 mil habitantes) por quedas segundo sexo, faixa etária e região geográfica – Brasil, 2015

Características	Sexo						Total		
	Masculino			Feminino					
Faixa etária	N	%	Taxa	N	%	Taxa	N	%	Taxa
0 a 9 anos	88	1,1	0,6	39	0,7	0,3	127	0,9	0,4
10 a 14 anos	45	0,6	0,5	10	0,2	0,1	55	0,4	0,3
15 a 19 anos	91	1,1	1,0	18	0,3	0,2	109	0,8	0,6
20 a 39 anos	891	11,1	2,6	95	1,6	0,3	986	7,1	1,5
40 a 59 anos	2.146	26,6	9,1	321	5,5	1,3	2.467	17,8	5,1
60 e mais	4.771	59,2	45,1	5.352	91,7	40,1	10.123	72,8	42,3
Idade ignorada	26	0,3	–	3	0,1	–	29	0,2	–
Região									
Norte	449	5.6	5,1	219	3,8	2,5	668	4,8	3,8
Nordeste	1.497	18.6	5,4	1.119	19,2	3,9	2.616	18,8	4,6
Sudeste	4.215	52.3	10,0	2.811	48,2	6,5	7.026	50,6	8,2
Sul	1.287	16.0	8,9	1.177	20,2	8,0	2.464	17,7	8,4
Centro-Oeste	610	7.6	7,9	512	8,8	6,6	1.122	8,1	7,3
Total	**8.058**	**100.0**	**8,0**	**5.838**	**100,0**	**5,6**	**13.896**	**100,0**	**6,8**

*Excluídos três registros com sexo ignorado.
Fonte: SIM/SVS/MS (www.datasus.gov.br. Acesso em 9 de junho de 2017).

Os maiores riscos de morte por agressões e intervenções legais (homicídios) encontram-se entre os homens de 15 a 39 anos de idade residentes nas regiões Nordeste e Norte (Quadro 15.8). Taxas elevadas de mortalidade por homicídio foram observadas nas populações de 15 a 19 anos (58,3 óbitos por 100 mil habitantes) e de 20 a 39 anos (51,0 óbitos por 100 mil habitantes). Além disso, existe acúmulo de risco de morte por homicídio entre os homens, em especial nessas faixas de idade. O risco de morte por homicídio entre os homens de 15 a 39 anos de idade foi, aproximadamente, 14,5 vezes maior do que entre as mulheres do mesmo grupo de idade. Os residentes das regiões Nordeste (41,0 óbitos por 100 mil habitantes), Norte (39,8 óbitos por 100 mil habitantes) e Centro-Oeste (36,0 óbitos por 100 mil habitantes) apresentaram risco mais elevado de morte por homicídio no Brasil em 2015 (Quadro 15.8).

O risco de morte por lesões autoprovocadas intencionalmente (suicídio) no Brasil em 2015 concentrou-se, principalmente, entre os homens com 40 anos ou mais e residentes na região Sul (Quadro 15.9). As taxas de mortalidade por suicídio aumentaram com a idade e apresentaram valores relativamente elevados nas populações de 20 a 39 anos (6,8 óbitos por 100 mil habitantes), 40 a 59 anos (7,8 óbitos por 100 mil habitantes) e a partir dos 60 anos de idade (8,1 óbitos por 100 mil habitantes). Importante notar que o risco de morte por essa causa entre homens idosos foi, aproximadamente, 5,0 vezes maior do que o risco observado entre as mulheres idosas. Os residentes da região Sul (8,5 óbitos por 100 mil habitantes), em especial os homens (13,6 óbitos por 100 mil homens), foram os que apresentaram as

mais elevadas taxas de mortalidade por suicídio no Brasil em 2015 (Quadro 15.9).

No período de 2000 a 2015, verificou-se aumento de 9% na taxa de mortalidade por causas externas, mas essa variação não foi uniformemente distribuída entre as causas (Quadro 15.10). O risco de morte por acidentes apresentou aumento de 12,4% (no período de 2000 a 2009, o risco era de 4,9%).

Dentre os acidentes, nota-se aumento de 13,1% no risco de morte por ATT, e o risco de morte por ATT envolvendo motociclistas apresentou aumento muito expressivo, de 312,8%. Entre os ocupantes de veículos, o aumento foi de 43,1%, enquanto que o risco de morte por ATT envolvendo os pedestres teve redução de 31,9%.

No mesmo período, houve também aumento importante na taxa de mortalidade por quedas (176,9%), com destaque para as quedas de mesmo nível, que apresentaram incremento de 606,4% (entre 2000 e 2009, o aumento foi de 352,5%).

O risco de morte por causas violentas apresentou incremento discreto de 14,2 (no período de 2000 a 2009, o aumento foi de 4,4%); nesse grupo de causas, o risco de morte por lesões autoprovocadas (suicídios) foi o que mais cresceu (39,9%). Os homicídios apresentaram aumento de 10,3% na taxa de mortalidade com aumento do risco de morte por arma branca de 29,1% (Quadro 15.10).

A Figura 15.2 ilustra a tendência das taxas de mortalidade segundo as principais causas externas ao longo do período de 2000 a 2015. Diferenciais expressivos são também observados nas variações percentuais das taxas padronizadas de mortalidade por causas externas, nesse período,

QUADRO 15.8 Número (N), proporção (%) e taxa de mortalidade bruta (por 100 mil habitantes) por agressões e intervenções legais (homicídios) segundo sexo, faixa etária e região geográfica – Brasil, 2015

Características	Sexo						Total		
	Masculino			Feminino					
Faixa etária	N	%	Taxa	N	%	Taxa	N	%	Taxa
0 a 9 anos	157	0,3	1,0	166	3,6	1,1	323	0,5	1,1
10 a 14 anos	532	1,0	6,2	113	2,4	1,4	645	1,1	3,8
15 a 19 anos	9.410	17,3	108,0	578	12,5	6,9	9.988	16,9	58,3
20 a 39 anos	32.222	59,3	94,9	2.346	50,8	6,9	34.568	58,6	51,0
40 a 59 anos	9.177	16,9	39,1	1.008	21,8	4,1	10.185	17,3	21,1
60 e mais	2.081	3,8	19,7	352	7,6	2,6	2.433	4,1	10,2
Ignorado	782	1,4	–	58	1,3	–	840	1,4	–
Região									
Norte	6.396	11,8	72,2	553	12,0	6,4	6.949	11,8	39,8
Nordeste	21.747	40,0	78,4	1.452	31,4	5,0	23.199	39,3	41,0
Sudeste	14.933	27,5	35,4	1.502	32,5	3,5	16.435	27,9	19,2
Sul	6.211	11,4	43,0	625	13,5	4,2	6.836	11,6	23,4
Centro-Oeste	5.074	9,3	66,0	489	10,6	6,3	5.563	9,4	36,0
Total	**54.361**	**100,0**	**53,8**	**4.621**	**100,0**	**4,5**	**58.982**	**100,0**	**28,8**

*Excluídos 98 registros com sexo ignorado.
Fonte: SIM/SVS/MS (www.datasus.gov.br. Acesso em 9 de junho de 2017).

QUADRO 15.9 Número (N), proporção (%) e taxa de mortalidade bruta (por 100 mil habitantes) por lesões autoprovocadas (suicídios) segundo sexo, faixa etária e região geográfica – Brasil, 2015

Características	Sexo						Total		
	Masculino			Feminino					
Faixa etária	N	%	Taxa	N	%	Taxa	N	%	Taxa
0 a 9 anos	3	0,0	0,0	–	–	–	3	0,0	0,0
10 a 14 anos	76	0,9	0,9	56	2,3	0,7	132	1,2	0,8
15 a 19 anos	517	5,9	5,9	205	8,6	2,4	722	6,5	4,2
20 a 39 anos	3.694	42,1	10,9	907	37,9	2,7	4.601	41,2	6,8
40 a 59 anos	2.918	33,2	12,4	835	34,8	3,4	3.753	33,6	7,8
60 e mais	1.553	17,7	14,7	390	16,3	2,9	1.943	17,4	8,1
Idade ignorada	19	0,2	–	3	0,1	–	22	0,2	–
Região									
Norte	704	8,0	7,9	175	7,3	2,0	879	7,9	5,0
Nordeste	2.004	22,8	7,2	536	22,4	1,9	2.540	22,7	4,5
Sudeste	3.370	38,4	8,0	953	39,8	2,2	4.323	38,7	5,0
Sul	1.968	22,4	13,6	526	22,0	3,6	2.494	22,3	8,5
Centro-Oeste	734	8,4	9,5	206	8,6	2,7	940	8,4	6,1
Total	**8.780**	**100,0**	**8,7**	**2.396**	**100,0**	**2,3**	**11.176**	**100,0**	**5,5**

*Excluídos dois registros com sexo ignorado.
Fonte: SIM/SVS/MS (www.datasus.gov.br. Acesso em 9 de junho de 2017).

QUADRO 15.10 Taxa de mortalidade bruta (por 100 mil habitantes) por causas externas e variação percentual no período – Brasil, 2000, 2005, 2010 e 2015

Tipos de causas externas	2000	2005	2010	2015	Variação (%) 2000 a 2015
Acidentes	30,5	31,4	35,6	34,2	12,4
Acidentes de transporte terrestre	16,7	19,4	21,9	18,9	13,1
Pedestres	5,0	5,6	5,1	3,4	-31,9
Motociclistas	1,4	3,2	5,6	5,9	312,8
Ocupantes de veículos	3,1	4,0	4,8	4,5	43,1
Quedas	2,5	3,7	5,3	6,8	176,9
Quedas no mesmo nível	0,5	1,0	2,3	3,4	606,4
Quedas de um nível a outro	0,6	0,9	1,1	1,3	117,1
Quedas não especificadas	1,4	1,7	1,8	1,9	37,3
Demais acidentes	11,3	8,3	8,3	8,5	-24,4
Violências	30,1	30,6	32,0	34,4	14,2
Lesões autoprovocadas	3,9	4,6	4,8	5,5	39,9
Homicídios (agressões e intervenções legais)	26,2	26,0	27,1	28,9	10,3
Arma de fogo	17,8	18,0	18,8	20,5	14,9
Perfurocortante (arma branca)	4,4	5,2	5,8	5,7	29,1
Eventos de intenção indeterminada	6,9	6,1	5,0	4,8	-30,3
Demais causas externas	0,8	0,8	0,8	1,0	23,6
Total	68,3	68,9	73,3	74,4	9,0

Fonte: SIM/SVS/MS (www.datasus.gov.br. Acesso em 9 de junho de 2017).

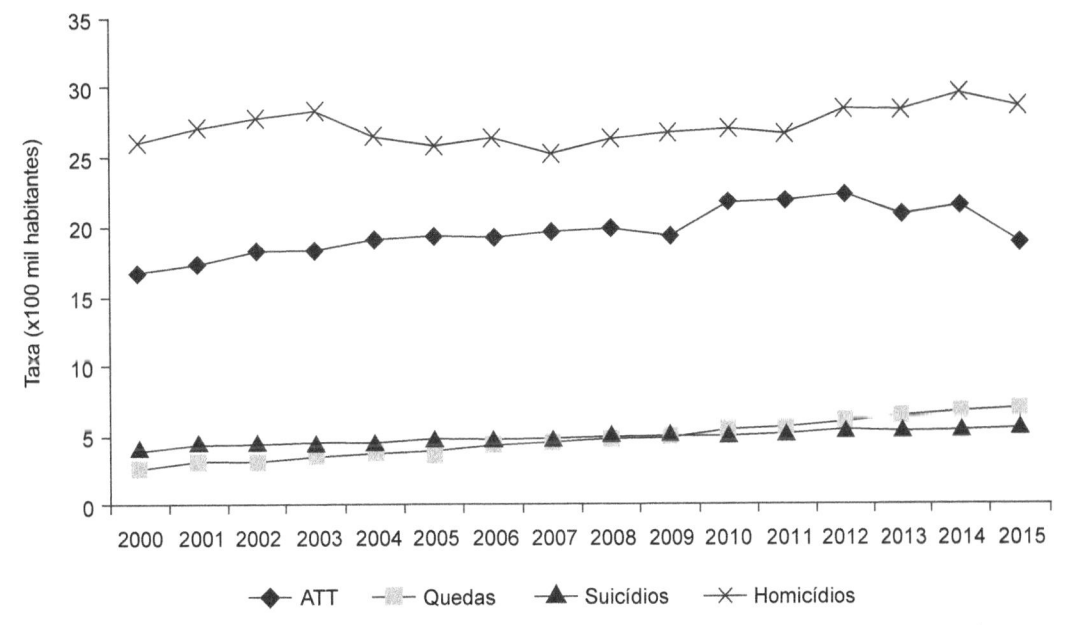

FIGURA 15.2 Taxa de mortalidade bruta (por 100 mil habitantes) por causas externas segundo principais tipos de causas – Brasil 2000 a 2015. Fonte: SIM/SVS/MS – www.datasus.gov.br. Acesso em 9 de junho de 2017.)

segundo as capitais de estados brasileiros e o Distrito Federal (Figura 15.3).

De maneira geral, houve redução nas taxas de mortalidade por causas externas em 14 capitais, sendo as maiores reduções identificadas em São Paulo (–47,4%), Porto Velho (–31,2%), Vitória (–26,1%), Florianópolis (–24,3%), Rio de Janeiro (–24,1%), Recife (–19,7%), Campo Grande (–19,4%), Brasília (–17,4%) e Rio Branco (–10,9%). Por outro lado, no mesmo período, observou-se incremento nessas taxas de mortalidade em outras 13 capitais, dentre as quais se destacaram: São Luís (+99,6%), Fortaleza (+93,4%), Belém (+83,4%), Natal (+56,4%), João Pessoa (+51,9%), Salvador (+43,7%), Teresina (+42,4%), Manaus (+40,2%) e Goiânia (+38,7%). Chama a atenção que as capitais com os maiores incrementos no risco de óbito por causas externas concentram-se na região Nordeste.

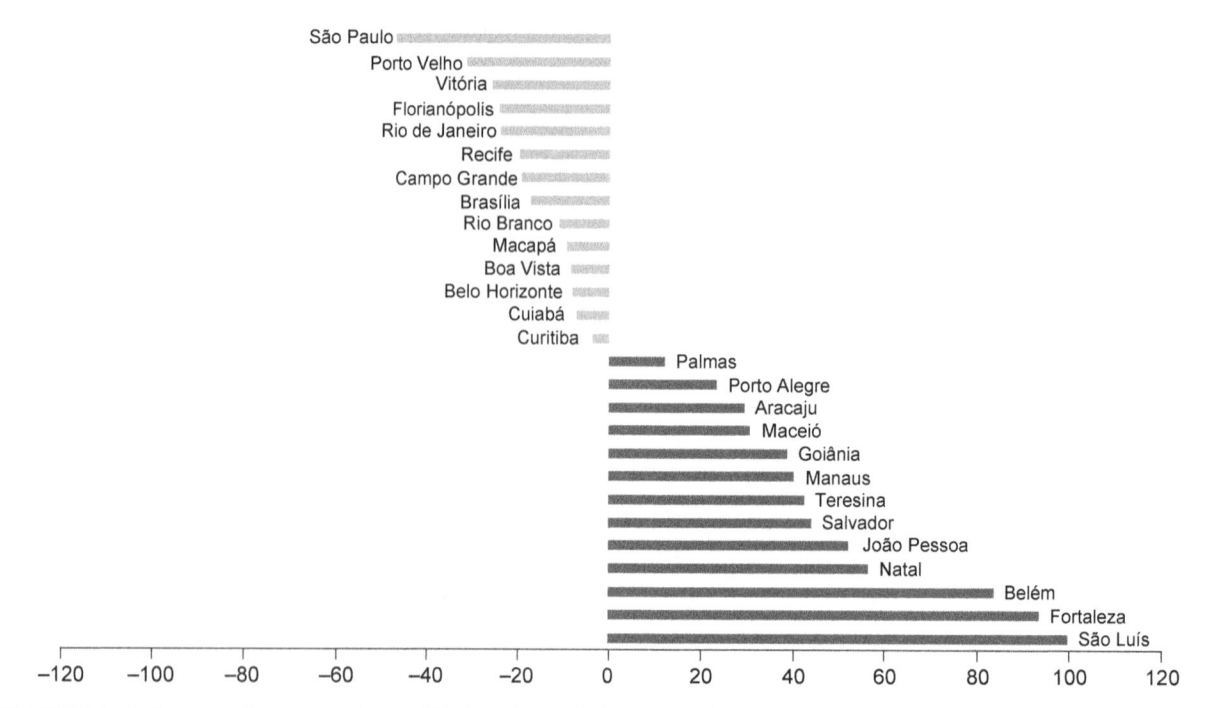

FIGURA 15.3 Variação (percentual) das taxas de mortalidade padronizada (por 100 mil habitantes)* por causas externas nas capitais brasileiras entre os anos de 2000 e 2015. (Fonte: SIM/SVS/MS – www.datasus.gov.br. Acesso em 9 de junho de 2017.) *Taxa padronizada: taxa ajustada por idade, tendo como referência a população brasileira no ano de 2010.

A Figura 15.4 apresenta a variação percentual das taxas padronizadas de mortalidade por causas externas entre 2000 e 2015 nas capitais dos estados e no Distrito Federal, desagregada segundo as causas mais frequentes de morte desse grupo. Somente sete capitais demonstraram aumento na taxa de mortalidade por ATT, dentre as quais se destacam: Salvador (+96,2%), Teresina (+30,1%), São Luís (+29,5%), São Paulo (+27,8%) e Natal (+21,3%) (Figura 15.4*A*).

A taxa de mortalidade por quedas obteve incremento em 24 capitais, com valores mais expressivos em Palmas (+645,8%), Fortaleza (+353,8%), São Paulo (+328,3%), Salvador (+306,4%), Curitiba (+288,2%), Goiânia (+219,7%) e João Pessoa (+216,4%) (Figura 15.4*B*).

Quanto aos homicídios, o risco de morte aumentou em 17 capitais, dentre as quais Natal (+757,9%), Salvador (+411,7%), São Luís (+408,8%), Belém (+215,7%), Fortaleza (+195,8%) e Goiânia (+141,2%) (Figura 15.4*C*).

O risco de morte por suicídio sofreu incremento em 21 capitais, com maiores valores encontrados em Salvador (+375,4%), Natal (+202,5%), Porto Velho (+154,7%), Aracaju (+133,4%), João Pessoa (+127,4%) e Maceió (+126,3%) (Figura 15.4*D*).

Notificação de violências

Segundo os dados divulgados no Saúde Brasil (2017), no período de 2011 a 2015 o número total das notificações de violências registrado no Sinan mais que dobrou, passando de 107.530 para 242.347. As notificações de violência contra a mulher também cresceram, passando de 75.033 para 162.575. Em 2015, do total de notificações de violências, 67,1% foram de violência contra a mulher.

Destacam-se, a seguir, algumas informações sobre notificações contra os grupos vulneráveis protegidos por leis, quais sejam: crianças e adolescentes (Lei 8.069/1990 – ECA), mulheres (Lei 10.778/2003) e pessoas idosas (Lei 10.741/2003 – Estatuto do Idoso e Lei 12.461/2011).

Em 2015, as mulheres adultas, com idade entre 20 e 59 anos, foram as que mais tiveram notificação de violência, com 98.200 notificações do total de 162.575 (60,4%), seguidas pelas adolescentes (30.989), crianças (25.449) e idosas (7.937). As mulheres negras são as que tiveram mais notificações de violências em quase todos os ciclos de vida, com exceção da faixa etária de 60 anos ou mais, em que houve predomínio das notificações entre as mulheres brancas (52%).

A violência de repetição representou 35,2% do total dos casos, sendo mais comum entre idosas (45%), seguidas de mulheres adultas (37,7%), adolescentes (29,7%) e crianças (29,1%).

As naturezas da violência mais comuns identificadas nas notificações, na população feminina, foram a violência física (48,1%), psicológica/moral (23,6%) e sexual, na forma de estupro (8,3%). Entre crianças, as violências mais comuns foram negligência/abandono (26,1%), física (22,2%) e estupro (20,2%). O número de vítimas de estupro é expressivo, com 17.871 casos notificados em 2015, sendo as crianças menores de 12 anos de idade as principais vítimas (6.706), seguidas de adolescentes (6.059), adultas (4.912) e idosas (194). Os dados revelam que as crianças e adolescentes foram as principais vítimas de estupro, representando 71,4% dos casos (12.765).

O meio de violência mais frequente foi a força corporal/espancamento (49,7%) em todas as faixas etárias. O local onde mais ocorreu a violência contra mulheres foi a residência, em todas as idades (63%), seguida de via pública (12,7%).

A – Acidentes de transporte terrestre

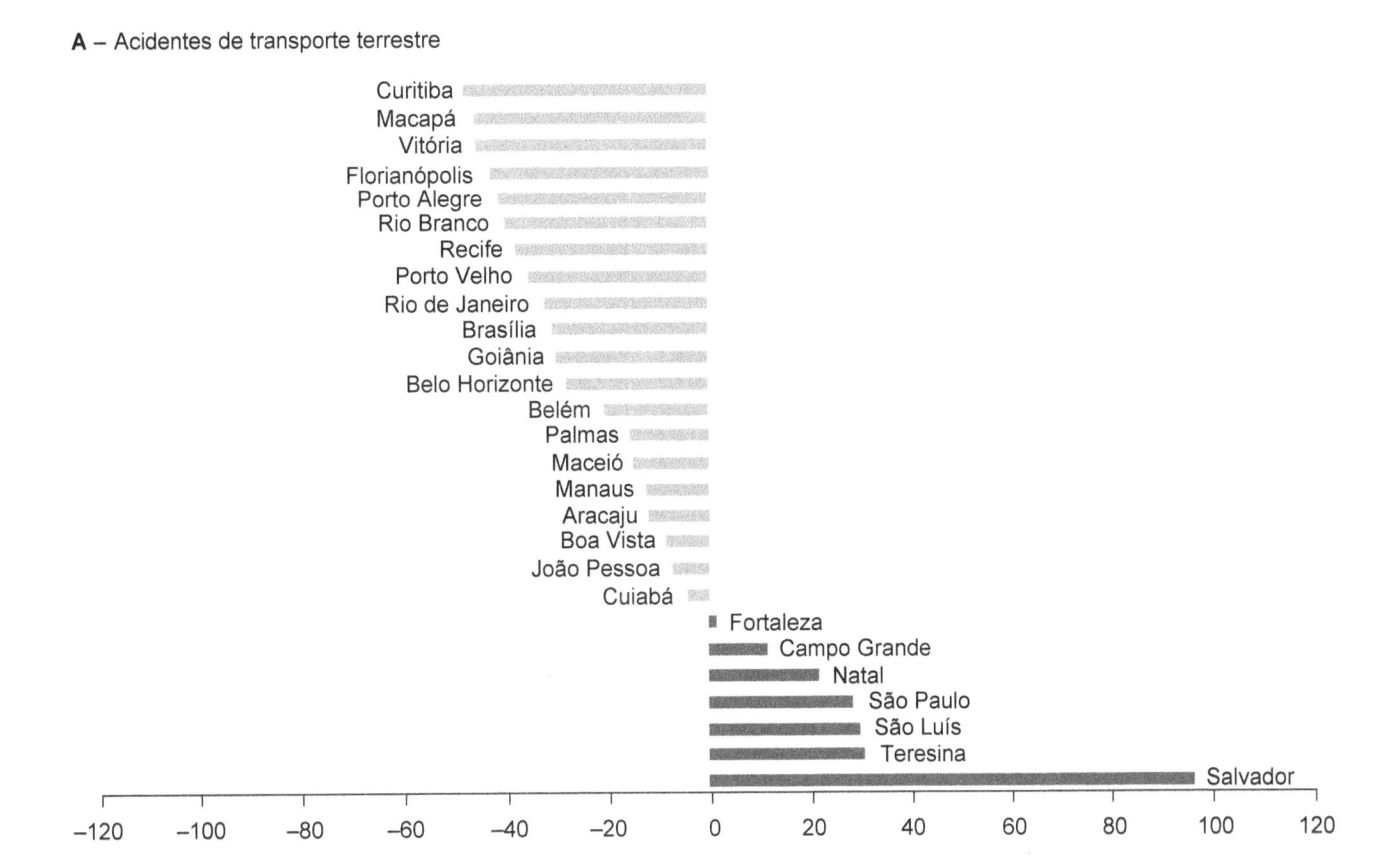

B – Quedas

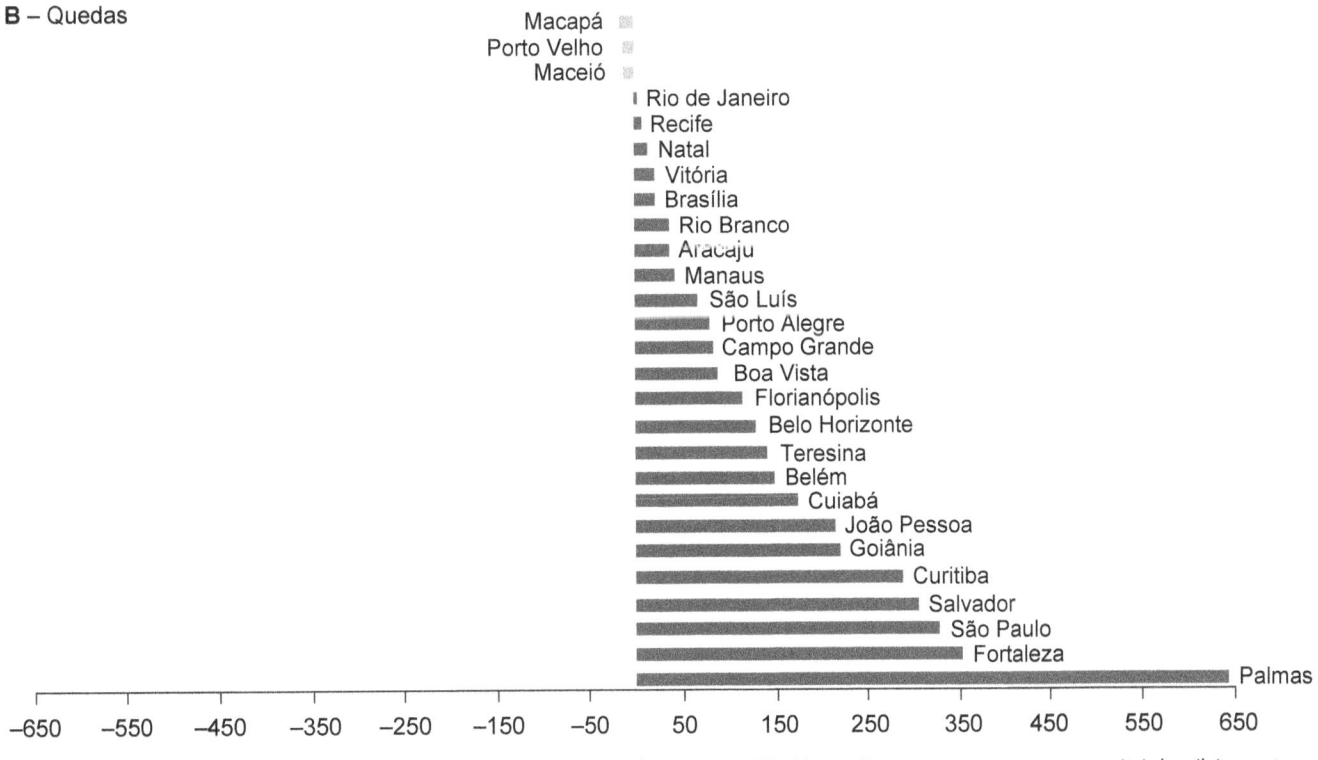

FIGURA 15.4 Variação (percentual) das taxas de mortalidade padronizada (por 100 mil habitantes)* por causas externas nas capitais brasileiras entre os anos de 2000 e 2015, segundo causas selecionadas. (Fonte: SIM/SVS/MS – www.datasus.gov.br. Acesso em 9 de junho de 2017.) *Taxa padronizada: taxa ajustada por idade, tendo como referência a população brasileira no ano de 2010 (*continua*).

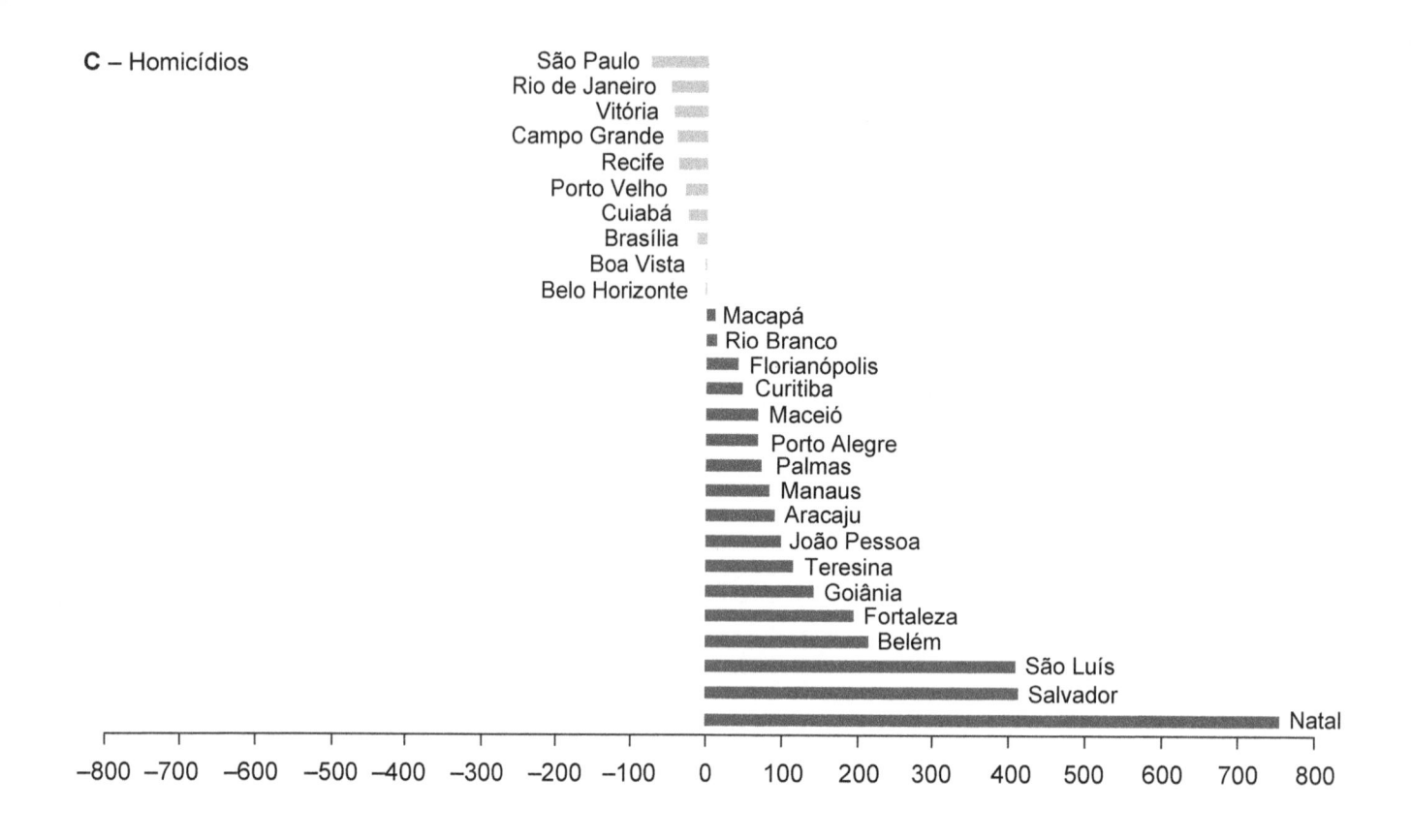

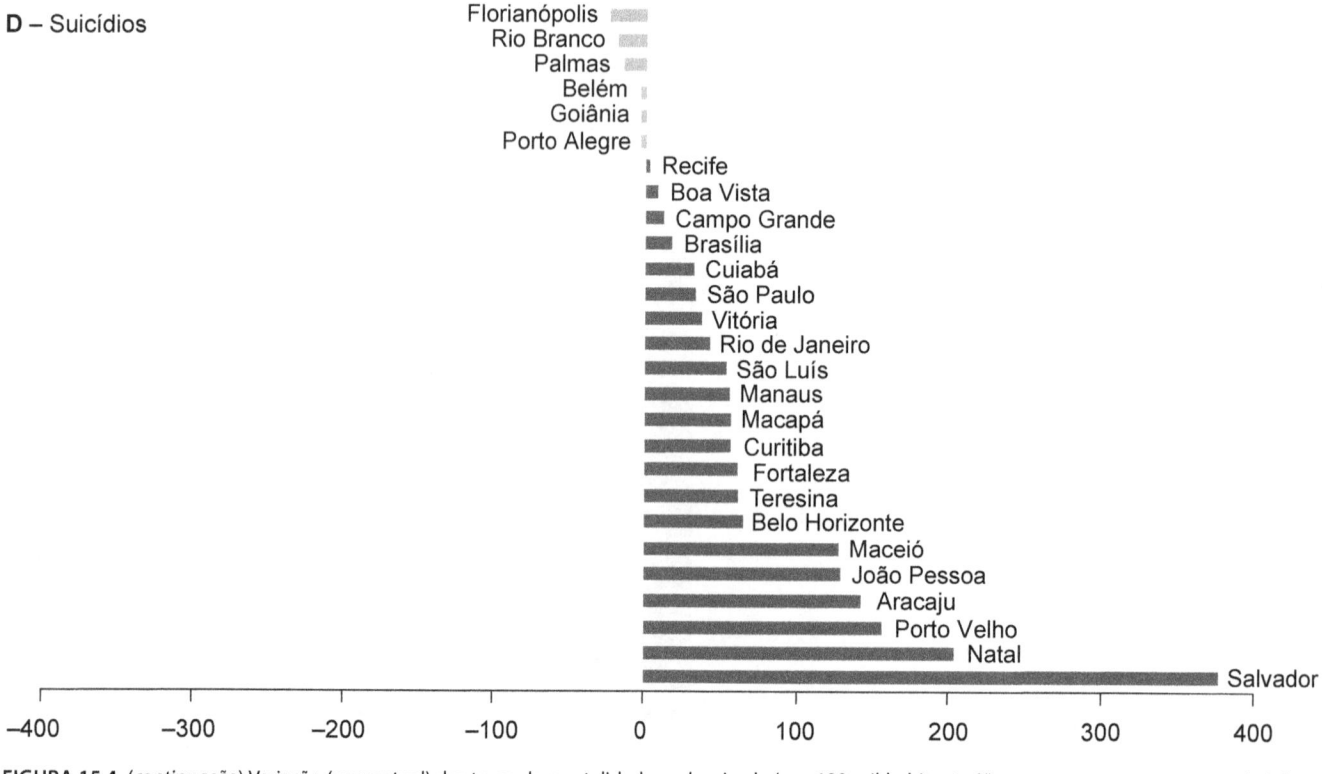

FIGURA 15.4 (*continuação*) Variação (percentual) das taxas de mortalidade padronizada (por 100 mil habitantes)* por causas externas nas capitais brasileiras entre os anos de 2000 e 2015, segundo causas selecionadas. (Fonte: SIM/SVS/MS – www.datasus.gov.br. Acesso em 9 de junho de 2017.) *Taxa padronizada: taxa ajustada por idade, tendo como referência a população brasileira no ano de 2010.

Esses percentuais reafirmam o contexto doméstico da violência, revelando o paradoxo entre o local seguro que deveria ser o domicílio e a realidade de violação dos direitos.

A lesão autoprovocada, incluindo a tentativa de suicídio, ocorreu em 25.327 casos (15,6%), com maior frequência entre as mulheres adultas (17.732 casos).

O(a) provável autor(a) da violência variou em função dos ciclos de vida. Considerando as mulheres em todas as idades, o(a) principal autor(a) da violência foi cônjuge/ex-cônjuge/namorado(a)/ex-namorado(a), com 33,8% dos casos notificados, seguido da própria pessoa (14,5%), amigos/conhecidos (11,6%), pai/padrasto (8%) e mãe/madrasta (7,8%). Entre as crianças, a principal autora foi a mãe/madrasta (30,5%), seguida pelo pai/padrasto (27,9%) e amigos/conhecidos (13,4%). Entre as adolescentes e as mulheres adultas, o(a) principal autor(a) da violência foi o cônjuge/ex-cônjuge/namorado(a)/ex-namorado(a) (22,7% e 48,2%, respectivamente). Em mulheres idosas, o(a) provável autor(a) da agressão foi a categoria outros, que englobava filho, irmão, cuidador, patrão, pessoa com relação institucional, policial/agente da lei (59,6%).

Essa relação entre vítima e autor(a) de violência, seja por vínculo familiar, consanguíneo ou afetivo, é o que define como violência doméstica ou intrafamiliar e revela uma grave situação: aqueles(as) que deveriam cuidar e proteger são os(as) principais autores(as) de violência.

Cabe salientar que, embora o número de notificações tenha aumentado nos últimos anos, ainda existe a subnotificação. Outro ponto a ser destacado refere-se à qualidade das informações, pois ainda existe a necessidade de qualificar o preenchimento do instrumento de coleta, que é a *Ficha de Notificação Individual de Violência Interpessoal e Autoprovocada*. O aprofundamento das análises a partir dessa qualificação tornará possível traçar um perfil mais detalhado das vítimas de violência e caracterizar o evento e o provável autor(a) da violência.

Sobre os efeitos das violências e lesões no Brasil, Reichenhein et al. (2011) ressaltam que a violência no país é um dos efeitos das iniquidades relativas ao pertencimento étnico-racial, de gênero e de classe a partir da observação de que pessoas do sexo masculino, negras e pobres constituem-se no principal grupo de vítimas e de autores da violência comunitária, enquanto as pessoas do sexo feminino negras e pobres são as principais vítimas da violência doméstica. Nesse segmento, a violência sexual afeta as faixas etárias mais jovens. Ainda sobre a violência doméstica, quanto à violência física por parceiros íntimos, os autores apontam para o padrão da iniquidade de gênero entre as regiões do país, revelando o efeito da cultura patriarcal mais evidente nas regiões Norte e Nordeste em contraste com as demais regiões.

PAPEL DO SETOR SAÚDE NO ENFRENTAMENTO DAS VIOLÊNCIAS E LESÕES

A violência, como referido no início deste capítulo, é um fenômeno complexo, multifacetado e sujeito a determinantes estruturais, como o contexto socioambiental, cultural, político e econômico, a posição socioeconômica que os indivíduos ocupam, sua escolaridade, o gênero e a raça/etnia a que pertencem, bem como aos determinantes intermediários, como as condições de vida, os comportamentos biológicos e psicossociais e os estilos de vida (SOLAR & IRWIN, 2010).

Prevenir a violência exige diferentes abordagens que tenham evidência científica e que interfiram nos vários níveis de determinação do fenômeno. Krug et al. (2002) categorizam as intervenções em três dimensões: universais, selecionadas e indicadas.

Nas universais, as ações devem ser direcionadas para toda a população, de modo a se modificar a cultura vigente e criar uma cultura de paz. Exemplos desse tipo de intervenção são: campanhas de *marketing* social; ações destinadas a reduzir desigualdades sociais no acesso a bens, serviços e oportunidades; ações que interfiram em aspectos culturais para reduzir diferenças de gênero e étnico-raciais; monitoramento de espaços públicos, como escolas, locais de trabalho e bairros; e tomar medidas para enfrentar problemas que possam levar à violência (KRUG et al., 2002).

Nas selecionadas, as ações devem ser direcionadas às pessoas expostas a um ou mais fatores de risco que as coloquem em situação de alto risco. As ações devem procurar influenciar as relações individuais próximas e criar ambientes familiares sadios, assim como fornecer ajuda profissional e apoio às famílias desintegradas. Um exemplo é o programa Primeira Infância Melhor (PIM), realizado no estado do Rio Grande do Sul, que acompanha crianças em situação de vulnerabilidade social e expostas a altos riscos de violência (SCHNEIDER & RAMIRES, 2007).

Nas intervenções indicadas, a abordagem é direcionada às pessoas e grupos que já manifestaram comportamento violento e às vítimas das violências. A principal ação consiste na inserção em projetos terapêuticos multiprofissionais que integrem os setores da saúde, segurança, justiça e assistência social (por exemplo, as redes de cuidados às vítimas de violência existentes em algumas cidades brasileiras).

POLÍTICAS DE ENFRENTAMENTO DAS VIOLÊNCIAS NO BRASIL E ARTICULAÇÕES COM O SETOR SAÚDE

As grandes referências para as ações de enfrentamento das violências são embasadas em legislações específicas, entre as quais se destacam:

- Estatuto da Criança e Adolescente – ECA (Lei 8.069/1990): dispõe sobre a proteção integral à criança e ao adolescente.
- Estatuto do Idoso (Lei 10.741/2003): institui a notificação compulsória de violências contra pessoas idosas.
- Estatuto do Desarmamento (Lei 10.826/2003).
- Lei 10.778/2003: obriga a notificação compulsória de violência contra mulher pelos serviços de saúde públicos e privados; esta lei foi regulamentada pelo Decreto-Lei 5.099, de 3 de junho de 2004.
- Lei 11.340, de 7 de agosto de 2006 ("Lei Maria da Penha").
- Decreto 5.948, de 26 de outubro de 2006: instituiu a Política Nacional de Enfrentamento ao Tráfico de Pessoas.
- Lei 12.015, de 7 de agosto de 2009: dispõe sobre os crimes hediondos e corrupção de menores; define estupro e crimes sexuais contra vulneráveis.

- Lei 12.461, de 26 de julho de 2011: estabelece a notificação compulsória de atos de violência praticados contra pessoas idosas atendidas pelos serviços de saúde.
- Decreto 7.958, de 13 de março de 2013: estabelece diretrizes ao atendimento às vítimas de violência sexual pelos profissionais de segurança pública e do SUS.
- Lei 12.845, de 1º de agosto de 2013: dispõe sobre o atendimento obrigatório e integral de pessoas em situação de violência sexual.
- Lei 13.104, de 9 de março de 2015: inclui o feminicídio no rol dos crimes hediondos.
- Lei 13.010, de 26 de junho de 2014 (Lei "Menino Bernardo"): estabelece o direito da criança e do adolescente de serem educados e cuidados sem o uso de castigos físicos ou de tratamento cruel ou degradante.
- Plano Nacional de Enfrentamento à Violência Sexual Infanto-Juvenil da Secretaria de Direitos Humanos – SDH.
- Plano de Ação para o Enfretamento da Violência Contra a Pessoa Idosa – SDH.
- Plano Nacional de Políticas para as Mulheres e Pacto Nacional pelo Enfrentamento à Violência contra a Mulher da Secretaria de Políticas para as Mulheres – SPM.
- Plano Juventude VIVA da Secretaria Nacional da Juventude – SNJ.
- Carta de Estratégias em Defesa da Proteção Integral dos Direitos de Crianças e Adolescentes – SDH (2012).
- Programa Mulher Viva Sem Violência.
- Portaria Interministerial 1, de 6 de fevereiro de 2015 (SDH, MJ, MS, SGPR e SPM): institui a Comissão Interministerial de Enfrentamento à Violência contra Lésbicas, Gays, Bissexuais, Travestis e Transexuais (CIEV-LGBT).
- Portaria Interministerial 288, de 25 de março de 2015 (SPM, MJ e MS): estabelece orientações para a organização e integração do atendimento às vítimas de violência sexual pelos profissionais de segurança pública e do SUS quanto à humanização do atendimento e ao registro de informações e coleta de vestígios.
- Código de Trânsito Brasileiro (CTB), de setembro de 1997: orienta as ações de segurança no trânsito, englobando desde a segurança das pessoas, das vias e dos veículos.
- Política Nacional do Trânsito (PNT), instituída em 2004 e atualizada em 2014, que elege como objetivos prioritários: a preservação da vida, da saúde e do meio ambiente e a educação contínua para o trânsito.

No âmbito do MS, com relação à atenção, à vigilância, à prevenção de acidentes e violências e à promoção da saúde e da cultura de paz, algumas estratégias e ações têm sido implementadas com a definição de portarias e normativas ministeriais, como a Portaria 1.968/2001, que normatizou a notificação compulsória de violências e maus-tratos contra crianças e adolescentes nos serviços de saúde; a Portaria 2.406/2004, que instituiu o serviço de notificação compulsória de violência contra a mulher dentro do SUS; a Portaria 2.472/2010, que incluiu na relação de doenças e agravos de notificação compulsória a violência doméstica, sexual e/ou outras violências em serviços-sentinela; a Portaria 104/2011,

que universalizou a notificação compulsória de violências; a Portaria 1.271/2014 (distinguiu os conceitos de notificação e registro no sistema de informação, como: Notificação Compulsória Imediata – NCI e Notificação Compulsória Semanal – NCS), que foi reiterada pela Portaria 204, de 17 de fevereiro de 2016.

Além das referências citadas, destacam-se três outros marcos como eixos norteadores da proposta de intervenção do MS, quais sejam: Política Nacional de Redução da Morbimortalidade por Acidentes e Violências, Rede Nacional de Núcleos de Prevenção da Violência e Promoção da Saúde e Política Nacional de Promoção da Saúde.

Política Nacional de Redução da Morbimortalidade por Acidentes e Violências

Em 2001, o MS implantou, por meio da Portaria MS/GM 737, a Política Nacional de Redução da Morbimortalidade por Acidentes e Violências (BRASIL, 2001), cujo principal propósito é a concepção da saúde como um direito e o fortalecimento da capacidade dos indivíduos, das comunidades e da sociedade em geral para desenvolver, melhorar e manter condições e estilos de vida saudáveis, buscando promover a adoção de comportamentos e de ambientes seguros e saudáveis.

Essa política está em conformidade com os seis passos recomendados pela OMS, quais sejam: implementação de um sistema de informação; desenvolvimento de pesquisas sobre violências; promoção de prevenção primária; promoção de igualdade e equidade social e de gênero; atendimento às vítimas e qualificação dos serviços de saúde; e desenvolvimento de um plano nacional de enfrentamento das violências.

Rede Nacional de Núcleos de Prevenção da Violência e Promoção da Saúde

Em 2004, por meio da Portaria MS/GM 936, o MS criou a Rede Nacional de Prevenção da Violência e Promoção da Saúde com a implantação de Núcleos de Prevenção às Violências e Promoção da Saúde (BRASIL, 2004), cujos propósitos são a promoção e participação de políticas e ações intersetoriais, a articulação da gestão do conhecimento, a formulação de indicadores para monitoramento, a disseminação de conhecimentos e práticas, a implantação da notificação de violências, dentre outras ações.

Com relação à atenção às vítimas e aos cuidados de saúde, propõe-se a articulação e integração intra e intersetorial, com fluxos de referência e contrarreferência, visando à atenção integral e humanizada à pessoa em situação de violência.

Essa rede envolve os serviços de saúde, assistência social, educação, os órgãos de responsabilização, como justiça e segurança pública, e os setores de garantia de direitos, como os conselhos tutelares, promotorias e defensorias, além de organizações não governamentais, entre outras instituições.

Política Nacional de Promoção da Saúde

A Portaria MS/GM 1.190, de 14 de julho de 2005, instituiu o Comitê Gestor da Política Nacional de Promoção da

Saúde (PNPS), tendo sido a PNPS implantada em 2006 MS/GM 687 de 30 de março de 2006. Em 2014, a PNPS foi republicada por meio da Portaria MS/GM 2.446, de 11 de novembro de 2014.

A PNPS tem como um de seus propósitos promover a qualidade de vida e reduzir a vulnerabilidade e os riscos à saúde relacionados com condicionantes e determinantes do processo saúde-doença. Essa política traz em seu escopo várias ações específicas e prioritárias, dentre as quais a redução do uso excessivo de álcool e outras drogas, a diminuição de lesões e mortes provocadas pelo trânsito, a redução da morbimortalidade por causas violentas e a promoção da cultura de paz.

Essa é uma política transversal, integrada e intersetorial, que se propõe a articular as diversas áreas do setor sanitário, os outros setores do governo e da sociedade, compondo redes de compromisso e corresponsabilidade com a qualidade de vida da população, onde todos são partícipes no cuidado com a vida (BRASIL, 2006).

Essa política é de fundamental importância quando se discutem a problemática da violência e seus fatores determinantes e condicionantes, e também quando se pensa nas redes de atenção e proteção social. Tem como prioridade reduzir a carga de morbimortalidade decorrente dos agravos por causas externas – acidentes e violências – e promover comportamentos, ambientes e entornos saudáveis, seguros e sustentáveis.

No que concerne às estratégias de enfrentamento das lesões e violências no país, Reichenhein et al. (2011), apesar de reconhecerem êxitos em algumas experiências, apontam para a ação ou omissão do Estado brasileiro no que concerne ao tema: modo de operar da segurança pública, enfatizando o confronto e a repressão em vez do compartilhamento de inteligência e prevenção; a prioridade do sistema de transporte para o modal rodoviário e privado; a corrupção disseminada; e as respostas insuficientes e inadequadas dos sistemas de justiça e segurança que reforçam a percepção de impunidade. Aliados ao consumo excessivo de álcool e outras drogas e ao volume considerável de armas de fogo em circulação, esses fatos contribuem para o aumento da sensação de insegurança por parte da população e se constituem em desafios a serem superados para o manejo do problema.

CONSIDERAÇÕES FINAIS

Ao longo dos últimos anos, muito se avançou no conhecimento da magnitude e do impacto das violências sobre a saúde das pessoas e da população, tanto em relação à morbidade como em relação à mortalidade, assim como na identificação dos fatores de risco e de proteção, o que tem contribuído para o conhecimento dos determinantes e condicionantes da violência. No entanto, ainda há lacunas no conhecimento que precisam ser preenchidas, pois ainda "enxergamos" apenas a ponta do *iceberg*.

Nesse sentido, a epidemiologia tem muito a contribuir, produzindo informações e evidências que possam de fato intervir nas causas e nos determinantes das violências, produzindo saúde e contribuindo para promover uma cultura de paz.

Referências

Batista da Silva J et al. Epidemiologia das doenças e agravos não-transmissíveis. In: Rouquayrol & Almeida Filho. Epidemiologia & Saúde. Rio de Janeiro: Medsi, 2003:293.

Black MC, Basile KC, Breiding MJ et al. The National Intimate Partner and Sexual Violence Survey (NISVS): 2010 Summary Report. Atlanta: National Center for Injury Prevention and Control, Centers for Disease Control and Prevention, 2011.

Brasil. Presidência da República. Casa Civil. Lei 9.503, de 23 de setembro de 1997, que estabelece o Código de Trânsito Brasileiro (CTB). Brasília/DF, Brasil, 1997. Disponível em: http://www.denatran.gov.br/publicacoes/download/ctb.pdf.

Brasil. Ministério da Saúde. Portaria 737/GM, de 16 de maio de 2001 – Aprova a Política Nacional de Redução da Morbimortalidade por Acidentes e Violências. Publicada no Diário Oficial da União – Seção 1, 18/05/2001. Brasília/DF: Ministério da Saúde, 2001.

Brasil. Ministério da Saúde. Secretaria de Assistência à Saúde. Notificação de maus-tratos contra crianças e adolescentes pelos profissionais – um passo a mais na cidadania em saúde. Normas e Manuais Técnicos, Série A, 167. Brasília: Ministério da Saúde, 2002.

Brasil. Ministério da Justiça. Secretaria de Direitos Humanos. Plano Nacional de Enfrentamento da Violência Sexual Infanto-Juvenil. Brasília, Ministério da Justiça, Secretaria de Estado dos Direitos Humanos, Departamento da Criança e do Adolescente. 2002. Disponível em: http://www.pr5.ufrj.br/pedh/documentos/plano_nacional%20Violencia.pdf.

Brasil. Presidência da República. Estatuto do Desarmamento. Lei 10.826, de 22/12/2003. Dispõe sobre registro, posse e comercialização de armas de fogo e munição, sobre o Sistema Nacional de Armas – Sinarm, define crimes e dá outras providências. Brasília/DF, 2003. Disponível em: http://www.planalto.gov.br/ccivil_03/leis/2003/L10.826.htm.

Brasil. Presidência da República. Casa Civil. Lei 10.741, de 01/10/2003. Estatuto do Idoso. Brasília/DF, 2003. Disponível em: http://www.planalto.gov.br/ccivil_03/leis/2003/L10.741.htm.

Brasil. Presidência da República. Casa Civil. Lei 10.778, de 24/11/2003. Estabelece a notificação compulsória de violência contra mulher em serviços de saúde. Brasília/DF, 2003. Disponível em: http://www.planalto.gov.br/ccivil_03/leis/2003/L10.778.htm.

Brasil. Decreto-Lei 5.099 de 03/06/2004, que regulamenta a Lei 10.778/03. Brasília/DF, 2004.

Brasil. Conselho Nacional de Trânsito – CONTRAN. Departamento Nacional de Trânsito. Resolução 166, de 15 de setembro de 2004. Aprova as diretrizes da Política Nacional de Trânsito. Brasília/DF, 2004. Disponível em: http://www.denatran.gov.br/index.php/resolucoes.

Brasil. Diário Oficial da União. Ficha de Notificação Compulsória de Violência contra a Mulher (e outras Violências Interpessoais). Publicada no Diário Oficial da União – Seção 1, 09/11/2004. Brasília/DF: Imprensa Nacional, 2004.

Brasil. Ministério da Saúde. Portaria 936, de 18/05/2004. Dispõe sobre a estruturação da Rede Nacional de Prevenção da Violência e Promoção da Saúde e a Implantação e Implementação de Núcleos de Prevenção de Violências e Promoção da Saúde em Estados e Municípios. Publicada no Diário Oficial da União – Seção 1, 20/05/2004. Brasília/DF: Ministério da Saúde, 2004.

Brasil. Ministério da Saúde. Gabinete do Ministro. Portaria 2.406, de 05/11/2004. Brasília: Ministério da Saúde, 2004. Disponível em: http://dtr2011.saude.gov.br/sas/portarias/port2004/em/2406.htm.

Brasil. Ministério da Saúde. Secretaria de Vigilância em Saúde. Departamento de Análise de Situação em Saúde. Impacto da Violência na Saúde dos Brasileiros. Org.: Cecília Minayo. Série B. Textos Básicos de Saúde. Brasília: Ministério da Saúde, 2005.

Brasil. Ministério da Saúde. Seminário Nacional de Vigilância de DANT e Promoção da Saúde, 2005, Brasília. Agenda de vigilância, prevenção e controle dos acidentes e violências. Brasília: Ministério da Saúde, 2005.

Brasil. Presidência da República. Subsecretaria de Direitos Humanos. Plano de Ação para o Enfrentamento da Violência Contra a Pessoa Idosa/Presidência da República. Subsecretaria de Direitos Humanos. Brasília: Subsecretaria de Direitos Humanos. 2005. Disponível em: http://bvsms.saude.gov.br/bvs/publicacoes/plano_acao_enfrentamento_violencia_idoso.pdf

Brasil. Presidência da República. Secretaria de Políticas para as Mulheres. Plano Nacional de Políticas para as Mulheres, instituído pelo Decreto 5.390, de 08/03/2005. Brasília/DF, 2005.

Brasil. Presidência da República. Subchefia para Assuntos Jurídicos/Casa Civil. Lei 10.764, de 12 de novembro de 2003. Altera a Lei 8.069, de 13 de julho de 1990, que dispõe sobre o Estatuto da Criança e do Adolescente e dá outras providências. Disponível em: http://www.planalto.gov.br/ccivil_03/Leis/2003/L10.764.html. Acesso em julho de 2006.

Brasil. Lei Maria da Penha (Lei 11.340, de 07/08/2006). Brasília/DF, 2006.

Brasil. Ministério da Saúde. Agência Nacional de Vigilância, Prevenção e Controle dos Acidentes e Violências – publicada nos Anais do Seminário Nacional de Vigilância em Doenças e Agravos Não Transmissíveis e Promoção da Saúde, realizado no período de 20 a 22 de setembro de 2005. Série D – Reuniões e Conferências. Brasília/DF: Ministério da Saúde, 2006.

Brasil. Ministério da Saúde. Portaria 1.356/GM, de 23/06/2006. Institui incentivo aos estados, ao Distrito Federal e aos municípios para a vigilância de violências e acidentes em serviços-sentinela com recursos da Secretaria de Vigilância em Saúde (SVS). Publicada no Diário Oficial da União Seção 1 – Número 120 de 26/06/2006. Brasília/DF: Ministério da Saúde, 2006.

Brasil. Ministério da Saúde. Secretaria de Vigilância em Saúde. Projeto de Vigilância de Violências e Acidentes em Serviços-Sentinela. Brasília/DF: Ministério da Saúde, 2006. (mimeo)

Brasil. Ministério da Saúde. Portaria 687/GM, de 30 de março de 2006 – Aprova a Política Nacional de Promoção da Saúde. Brasília/DF: Ministério da Saúde, 2006.

Brasil. Presidência da República. Casa Civil. Lei 11.340, de 07/08/2006. Lei Maria da Penha. Brasília/DF, 2006. Disponível em: http://www.planalto.gov.br/ccivil_03/_ato2004-2006/2006/lei/l11340.htm.

Brasil. Presidência da República. Casa Civil. Decreto 5.948, de 26/10/2006. Política Nacional de Enfrentamento ao Tráfico de Pessoas. Brasília/DF, 2006. Disponível em http://www.planalto.gov.br/ccivil_03/_ato2004-2006/2006/Decreto/D5948.htm.

Brasil. Ministério da Saúde. Secretaria de Vigilância em Saúde. Departamento de Análise de Situação em Saúde. Saúde Brasil 2010: uma análise da situação de saúde e de evidências selecionadas de impacto de ações de vigilância em saúde. Brasília: Ministério da Saúde, 2007. 372 p.

Brasil. Ministério da Saúde. Secretaria de Vigilância em Saúde. Departamento de Análise de Situação em Saúde. Vigilância de Violências e Acidentes (VIVA) – 2006/2007. Brasília/DF: Ministério da Saúde, 2008.

Brasil. Ministério da Saúde. Nota Técnica CGDANT/DASIS e GTSINAN/DEVEP da SVS/MS 22/2008. Brasília/DF: Ministério da Saúde, 2008.

Brasil. Ministério da Saúde. Portaria 2.472 MS/GM, de 31/08/2010. Brasília: Diário Oficial da União, 168, Seção 1, p. 50, 1° de setembro de 2010.

Brasil. Ministério da Saúde. Secretaria de Vigilância em Saúde. Departamento de Análise de Situação em Saúde. Vigilância de Violências e Acidentes (VIVA) – 2008/2009. Brasília/DF: Ministério da Saúde, 2010.

Brasil. Portaria 2.472, de 31/08/2010. Define as terminologias adotadas em legislação nacional, a relação de doenças, agravos e eventos em saúde pública de notificação compulsória em todo o território nacional. Brasília/DF, 2010.

Brasil. Ministério da Saúde. Portaria GM/MS 104, de 25/01/2011, que incluiu na relação de doenças e agravos de notificação compulsória a notificação de violência doméstica, sexual e/ou outras violências. Brasília/DF: Ministério da Saúde, 2011.

Brasil. Presidência da República. Casa Civil. Lei 12.461, de 26/07/2011. Estabelece a notificação compulsória dos atos de violência praticados contra pessoas idosas atendidas pelos serviços de saúde. Brasília/DF, 2011.

Brasil. Presidência da República. Secretaria de Políticas para as Mulheres. Pacto Nacional pelo Enfrentamento à Violência contra a Mulher. Brasília/DF, 2011. Disponível em: http://www.spm.gov.br/sobre/ publicacoes/publicacoes/2011/pacto-nacional.

Brasil. Portaria 104, de 25/01/2011. Define a Lista Nacional de Notificação Compulsória de doenças, agravos e eventos de saúde pública. Brasília, 2011. Disponível em http://bvsms.saude.gov.br/bvs/saudelegis/gm/2011/prt0104_25_01_2011.html.

Brasil. Decreto 7.958, de 13/03/2013. Estabelece diretrizes para o atendimento às vítimas de violência sexual pelos profissionais de segurança pública e da rede de atendimento do SUS. Brasília/DF, 2013.

Brasil. Lei 12.845, de 01/08/2013. Dispõe sobre o atendimento obrigatório e integral de pessoas em situação de violência sexual. Brasília/DF, 2013.

Brasil. Presidência da República. Secretaria de Políticas para as Mulheres. Plano Nacional de Políticas para as Mulheres. Brasília/DF, 2013. Disponível em: file:///C:/Users/m221511/Downloads/PNPM_2013_2015.pdf.

Brasil. Ministério das Mulheres, da Igualdade Racial e dos Direitos Humanos. Secretaria de Políticas para as Mulheres. Programa Mulher, Viver

sem Violência. Casa da Mulher Brasileira – Diretrizes Gerais e Protocolos de Atendimento. Brasília/DF, 2014. Disponível em: http://www.spm.gov.br/central-de-conteudos/publicacoes/publicacoes/ 2015/diretrizes-gerais-e-protocolo-de-atendimento-cmb.pdf.

Brasil. Conselho Nacional de Trânsito – CONTRAN. Departamento Nacional de Trânsito. Resolução 514, de 18 de dezembro de 2014. Dispõe sobre a Política Nacional de Trânsito, seus fins e aplicação. Brasília/DF, 2014. Disponível em: http://www.denatran.gov.br/download/Resolucoes/Resolucao5142014.pdf.

Brasil. Ministério da Saúde. Portaria 1.271, de 06/06/2014. Define a Lista Nacional de Notificação Compulsória de doenças, agravos e eventos de saúde pública. Brasília, 2014.

Brasil. Ministério da Saúde. Política Nacional de Promoção da Saúde. Portaria MS/GM 2.446, de 11/11/2014. Disponível em: http://bvsms.saude.gov.br/bvs/saudelegis/gm/2014/prt2446_11_11_2014.html.

Brasil. Secretaria Nacional da Juventude (SNJ) da Secretaria de Governo da Presidência da República. Secretaria de Políticas de Promoção da Igualdade Racial (Seppir). Plano Juventude Viva. Disponível em: http://juventude.gov.br/juventudeviva/o-plano.

Brasil. Secretaria de Governo da Presidência da República. Secretaria Nacional da Juventude. Plano Juventude Viva: Guia de implementação. Brasília, 2014. Disponível em: http://juventude.gov.br/articles/ participatorio/0009/4790/Guia_Plano_JuvViva_Final.pdf.

Brasil. Presidência da República. Casa Civil. Lei 13.010, de 26/06/2014 ("Lei Menino Bernardo"). Disponível em: http://www.planalto.gov.br/ ccivil_03/_Ato2011-2014/2014/Lei/L13010.htm.

Brasil. Portaria Interministerial 288, de 25/03/2015. Estabelece orientações para a organização e integração do atendimento às vítimas de violência sexual pelos profissionais de segurança pública e pelos profissionais de saúde do SUS. Brasília/DF, 2015.

Brasil. Ministério da Saúde. Secretaria de Vigilância em Saúde. Indicadores de Vigilância em Saúde analisados segundo a variável raça/cor. Boletim Epidemiológico. 2015; 46(10).

Brasil. Presidência da República. Casa Civil. Lei 13.104, de 09/03/2015. Prevê o feminicídio como circunstância qualificadora do crime de homicídio, e inclui o feminicídio no rol dos crimes hediondos. Brasília/DF, 2015.

Brasil. Ministério da Saúde. Secretaria de Vigilância em Saúde. Viva: instrutivo notificação de violência interpessoal e autoprovocada. 2. ed. Brasília, 2016. 92 p. Disponível em: http://bvsms.saude.gov.br/ bvs/publicacoes/viva_instrutivo_violencia_interpessoal_autoprovocada_2ed.pdf.

Brasil. Ministério da Saúde. Portaria 204, de 17/02/2016. Define a Lista Nacional de Notificação Compulsória de doenças, agravos e eventos de saúde pública. Brasília, 2016. Disponível em: http://bvsms.saude.gov.br/ bvs/saudelegis/gm/2016/prt0204_17_02_2016.html.

Brasil. Ministério do Planejamento, Orçamento e Gestão. IPEA. Instituto de Pesquisa Econômica Aplicada. Fórum Brasileiro de Segurança Pública. Nota Técnica 17. Atlas da Violência 2016. Brasília/DF, março, 2016. Disponível em http://www.ipea.gov.br/portal/images/stories/PDFs/ nota_ tecnica/160322_nt_17_atlas_da_violencia_2016_finalizado.pdf . Acesso em 12 de junho de 2017.

Brasil. Ministério do Planejamento, Orçamento e Gestão. IPEA. Instituto de Pesquisa Econômica Aplicada. Fórum Brasileiro de Segurança Pública. Nota Técnica 17. Atlas da Violência 2016. Brasília/DF, março, 2016. Disponível em http://www.ipea.gov.br/portal/images/stories/PDFs/nota_ tecnica/160322_nt_17_atlas_da_violencia_2016_finalizado.pdf. Acesso em 12/06/2017.

Brasil. Ministério da Saúde. Secretaria de Vigilância em Saúde. Departamento de Vigilância de Doenças e Agravos Não Transmissíveis e Promoção da Saúde. Viva: Vigilância de Violências e Acidentes: 2013 e 2014. Brasília: Ministério da Saúde, 2017. 218 p. Disponível em: http://portalarquivos.saude.gov.br/images/pdf/2017/janeiro/12/viva_vigilancia_violencia_acidentes_2013_2014.pdf.

Brasil. Ministério da Saúde. Secretaria de Vigilância em Saúde. Departamento de Vigilância de Doenças e Agravos Não Transmissíveis e Promoção da Saúde. Saúde Brasil 2015/2016: uma análise da situação de saúde e da epidemia pelo vírus Zika e por outras doenças transmitidas pelo Aedes aegypti. Brasília: Ministério da Saúde, 2017. 386 p. Disponível em: http://portalarquivos.saude.gov.br/images/pdf/2017/maio/12/2017-0135-vers-eletronica-final.pdf.

Browson RC, Remington PL, Davis JR. Chronic disease epidemiology and control. Washington: American Public Health Association, 1993. Centers for Disease Control and Prevention (CDC). Comprehensive plan for epidemiologic surveillance. Atlanta: US Department of Health and Human Services, 1986.

Deslandes SF. O atendimento às vítimas de violência na emergência: prevenção numa hora dessas? Ciência & Saúde Coletiva 1999; 4(1):81-94.

Gawryszewski VP, Silva MMA, Malta DC et al. A proposta da rede de serviços sentinela como estratégia da vigilância de violências e acidentes. Revista Ciência & Saúde Coletiva 2007; 11(Sup):1269-78.

Gawryszewski VP, Silva MMA, Malta DC et al. Violence-related injury in emergency departments in Brazil. Rev Panam Salud Publica 2008; 24(6):400-8.

Hammann EM, Laguardia J. Reflexões sobre a vigilância epidemiológica: mais além da notificação compulsória. Informe Epidemiológico do SUS 2000; 9(3):211-9.

Holder Y, Peden M, Krug E, Lund J, Gururaj G, Kobusingye O (eds.) Injury surveillance guidelines. Geneva: Center for Disease Control and Prevention/World Health Organization, 2002.

IBGE. Instituto Brasileiro de Geografia e Estatística. Coordenação de Trabalho e Rendimento. Pesquisa Nacional de Saúde, 2013: acesso e utilização dos serviços de saúde, acidentes e violências: Brasil, grandes regiões e unidades da federação. Rio de Janeiro: IBGE, 2015. 100 p.

Krug EG, Dahlberg LL, Mercy JA, Zwi AB, Lozano R (eds.) World report on violence and health. Geneva: World Health Organization, 2002.

Melo EM de, Silva JM da, Akerman M, Belisário AS (Orgs.). Promoção de saúde: autonomia e mudança. Coleção Promoção de Saúde e Prevenção da Violência. Vol. 1. Belo Horizonte: Folium, 2016. 338 p.

Minayo MCS. Violência e saúde [online]. Rio de Janeiro: Editora FIOCRUZ, 2006. Temas em Saúde collection. 132 p. Available from SciELO Books. http://books.scielo.org

Njaine K, Assis SG, Constantino P (org.) Impactos da violência na saúde. 2. ed. Rio de Janeiro: FIOCRUZ/ENSP/EAD, 2009.

OMS. Organização Mundial da Saúde. Classificação Estatística Internacional de Doenças e Problemas Relacionados à Saúde – décima revisão (CID-10). São Paulo: Centro Colaborador da OMS para a Classificação de Doenças em Português, 1997.

OMS. Organização Mundial de Saúde. Manual de Vigilância das Lesões. Traduzido por Vilma Pinheiro Gawryszewski, colaboração de Luis Jacintho da Silva e Eliseu Alves Waldman. 1. ed. São Paulo: Secretaria de Estado da Saúde de São Paulo, 2004. Disponível em: ftp://ftp.cve. saude.sp.gov.br/doc_tec/ outros/man_lesoes.pdf. Acesso em 27 de junho de 17.

OMS. Organização Mundial da Saúde. Manual de vigilância de lesões. 2. ed. São Paulo: Secretaria de Estado da Saúde de São Paulo, 2006.

Peden M, Scurfield R, Sleet D et al. (eds.) World report on road traffic injury prevention. Geneva: World Health Organization, 2004.

Reichenhein ME, Souza ER, Moraes CL, Jorge MHPM, Silva CMFP, Minayo MCS. Violence and injuries in Brazil: the effect, progress made and challenges ahead. The Lancet June 2011. 377(9781):1962-754. Disponível em: http://www. thelancet.com/journals/lancet/article/PIIS0140-6736(11)60053-6/fulltext.

Rutstein DD, Berenberg W, Chalmers TC, Child CG 3rd, Fishman AP, Perrin EB. Measuring the quality of medical care: a clinical method. The New England Journal of Medicine 1976; 294(11):582-8.

Schneider A, Ramires VR. Primeira Infância Melhor: uma inovação em política pública. Brasília: UNESCO, Secretaria de Saúde do Estado do Rio Grande do Sul, 2007.

Sleet DA, Dahlberg LL, Basavaraju SV, Mercy JA, McGuire LC, Greenspan A. Injury prevention, violence prevention, and trauma care: building the scientific base. MMWR 2011; 60 (supplement): 78-85.

Silva MMA, Malta DC, Morais Neto OL et al. Agenda de prioridades da vigilância e prevenção de acidentes e violências aprovada no I Seminário Nacional de Doenças e Agravos Não Transmissíveis e Promoção da Saúde. Epidemiologia e Serviços de Saúde 2007; 16(1):57-64.

Silva MMA, Malta DC. Promovendo uma Cultura de Paz e Prevenindo as Violências e Acidentes. In: Melo EM (Org.) Podemos Prevenir a Violência – Teorias e Práticas. Brasília/DF: Organização Panamericana de Saúde/ OPAS e Universidade Federal de Minas Gerais/UFMG, 2010. Série Promoção da Saúde e Prevenção da Violência. p. 81-93

Solar O, Irwin A. A conceptual framework for action on the social determinants of health. Social determinants of health discussion paper 2 (policy and practice). Genebra: OMS, 2010. Disponível em: http://whqlibdoc.who.int/publications/2010/9789241500852_eng.pdf. Acesso em 20 de junho de 2012.

Waldman EA. Vigilância em saúde pública. São Paulo: Universidade de São Paulo, Faculdade de Saúde Pública, 1998.

Epidemiologia Nutricional

Helena Alves de Carvalho Sampaio
Soraia Pinheiro Machado Arruda
Nágila Raquel Teixeira Damasceno

INTRODUÇÃO

O objetivo deste capítulo é discutir a contribuição da epidemiologia nutricional para o campo da saúde coletiva e da nutrição em saúde pública.

O conceito de epidemiologia nutricional não é consensual, o que tem sido inclusive destacado por outros autores (ASSIS & BARRETO, 2011). No entanto, a ideia que se tem do que seja epidemiologia nutricional está bem representada no conceito formulado por Boeing (2013). Para o autor, a epidemiologia nutricional é definida como uma subdisciplina da epidemiologia que fornece dados sobre a relação dieta-doença, os quais são transformados, pela nutrição em saúde pública, em práticas de prevenção. Inclui a avaliação dietética, a descrição de exposição nutricional e a avaliação estatística da relação dieta-doença.

Embora originalmente focada em deficiências nutricionais, a epidemiologia nutricional contemporânea se concentra no estudo sobre doenças cardiovasculares, câncer, diabetes e osteoporose, entre outras. Avalia a eficácia de intervenções nutricionais, incluindo educação nutricional, e desenvolve métodos de avaliação dietética que capacitam órgãos oficiais e pesquisadores a monitorar a ingestão dietética e outros comportamentos relacionados com a saúde de populações definidas (SPARK, 2007).

Revisão reflexiva de Bosi & Prado (2011) aponta as críticas feitas à área de epidemiologia nutricional na mesma vertente em que se critica a epidemiologia dentro da saúde coletiva. Muitos estudiosos, principalmente os humanistas, consideram que a epidemiologia fortalece o método em detrimento da reflexão, com excesso de mensurações quantitativas, muitas vezes mais acompanhadas de explicações sobre o processo saúde/doença. Embora essa discussão seja importante e possa definir os rumos da nutrição em saúde pública, inclusive contextualizando a epidemiologia nutricional, essas reflexões não serão aqui debatidas. Pretende-se explorar aqui o que a epidemiologia tem a oferecer no âmbito do conhecimento da realidade nutricional das populações e nas avaliações de intervenções em grandes grupos populacionais.

Todos que atuam em saúde coletiva e nutrição em saúde coletiva precisam entender que as áreas em que estas estão subdivididas não devem ultrapassar o caráter meramente didático, pois é o todo que importa, desde o uso dos números às reflexões teórico-filosóficas. Coloque-se, portanto, a epidemiologia nutricional como uma parte indissociável do todo. Uma tentativa que vem sendo feita nos últimos anos para realçar o papel menos sectário da epidemiologia nutricional consiste na ampliação de seus objetos de estudo, como, por exemplo, não apenas na avaliação do estado nutricional, mas na determinação social do estado nutricional.

Em virtude da magnitude dessa área, torna-se impossível esgotá-la num capítulo, pois livros inteiros podem ser escritos enfocando pressupostos, metodologia e resultados em epidemiologia nutricional. Assim, optou-se por convidar o leitor a uma atualização junto às diferentes subáreas da epidemiologia nutricional, respeitando o conceito supracitado. Desse modo, o capítulo foi dividido em quatro tópicos: investigação em nutrição; dieta, nutrição e desenvolvimento de doenças; políticas públicas e segurança alimentar e nutricional; e genômica nutricional. O conjunto formado por esses tópicos possibilitará ao leitor uma visão mais geral e atual da epidemiologia nutricional, assim como fornecerá caminhos para que os interessados no tema possam ampliar e aprofundar seu conhecimento.

INVESTIGAÇÃO EM NUTRIÇÃO

O delineamento de estudos epidemiológicos em nutrição segue a estrutura dos estudos epidemiológicos em geral. Assim, os métodos epidemiológicos variam de estudos descritivos a ensaios randomizados controlados (BRUEMMER et al., 2009).

Respeitando a definição de epidemiologia nutricional de Boeing (2013), podem ser realizados, principalmente, estudos transversais, de caso-controle e de coorte. A partir de tais delineamentos é possível desenvolver investigações que avaliem exposição a fatores de risco e evolução a partir dessa exposição, bem como análise da incidência, prevalência e presença de fatores confundidores (BRUEMMER et al., 2009).

Para que seja possível atingir os objetivos das pesquisas, todo o planejamento deve ser minucioso e adequado à resposta que se pretende obter, englobando delineamento do estudo, determinação da amostra e procedimentos de coleta e análise de dados.

Classicamente, as investigações epidemiológicas em nutrição, quaisquer que sejam as respostas procuradas, têm focalizado a determinação de estado nutricional e/ou a avaliação da ingestão dietética em confronto com a presença e a ausência de doença. Nos últimos anos, avanços na área ampliaram as ferramentas para uma avaliação mais acurada tanto do estado nutricional como da alimentação individual e de grupos populacionais. A seguir, serão detalhados os métodos utilizados para a obtenção de dados referentes aos temas citados.

Determinação do estado nutricional

Os métodos mais utilizados para avaliação do estado nutricional são os antropométricos. A avaliação antropométrica consiste na obtenção de medidas das dimensões físicas e de composição corporal em diferentes estágios da vida e na comparação com padrões que reflitam o crescimento e o desenvolvimento do indivíduo (HAMMOND & LITCHFORD, 2012). Além desses, são realizados exames clínicos e dosagens bioquímicas específicas. Neste capítulo será focalizada apenas a antropometria, dada sua maior utilização e aplicabilidade em saúde pública.

O Quadro 16.1 apresenta as principais vantagens da avaliação nutricional realizada por meio de indicadores antropométricos. Vale destacar que o método sofre limitações inerentes a todo tipo de método diagnóstico, como disponibilidade de equipamentos precisos, treinamento e capacitação adequados de examinadores e seleção adequada dos parâmetros de referência (VASCONCELOS, 2008).

Recém-nascidos, crianças e adolescentes

Nessa etapa da vida, o crescimento e desenvolvimento acelerados, associados à imaturidade da resposta imune e de alguns órgãos e sistemas, tornam recém-nascidos e crianças mais suscetíveis às inadequações nutricionais e ao desenvolvimento de doenças (TRAHMS & MCKEAN, 2012).

QUADRO 16.1 Principais vantagens da antropometria

Fácil padronização técnica
Uso de procedimentos não invasivos
Simplicidade de equipamentos
Baixo custo operacional
Facilidade e rapidez na coleta e interpretação de dados
Confiabilidade, desde que executada e interpretada por pessoas experientes
Boa reprodutibilidade com adequadas sensibilidade e especificidade
Aplicável a qualquer fase da vida

Fonte: Vasconcelos, 2008; Dias et al., 2009.

QUADRO 16.2 Classificação nutricional de recém-nascidos segundo o peso ao nascer

Peso ao nascer (g)	Classificação
< 800	Microprematuro
< 1.000	Recém-nascido de muitíssimo baixo peso
< 1.500	Recém-nascido de muito baixo peso
< 2.500	Recém-nascido de baixo peso
2.500 a 3.999	Normal
4.000 ou mais	Macrossomia

Fonte: Falcão, 2003.

De acordo com a literatura, o monitoramento do peso ao nascer representa uma medida simples mas de grande importância na determinação do estado de saúde dos recém-nascidos (MATTAR & GALISA, 2009; DEVINCENZI et al., 2011). O Quadro 16.2 mostra a classificação nutricional de recém-nascidos segundo o peso ao nascer.

Além do peso ao nascer, indicadores adicionais podem ser usados como medidas complementares, embora nem todos sejam adotados na rotina de avaliação: comprimento ao nascer, perímetro braquial, perímetro cefálico, perímetro torácico e dobras cutâneas (ESPÍNDOLA et al., 2009; MATTAR & GALISA, 2009; DEVINCENZI et al., 2011). São recomendados períodos diários (peso), semanais ou mensais (os demais) de avaliação e confrontos com tabelas ou curvas específicas, estabelecendo percentis, os quais são confrontados com padrões de normalidade. Estes diferem de acordo com a referência adotada (MATTAR & GALISA, 2009).

Há, ainda, a possibilidade de utilização de indicadores combinados: peso/idade, comprimento/idade, peso/comprimento, índice ponderal [peso ao nascer (g) $\times$ 100/comprimento ao nascer (cm)^3], relação perímetro braquial/perímetro cefálico ou índice de massa corporal [peso (kg)/ comprimento(m)^2] (MATTAR & GALISA, 2009; DEVINCENZI et al., 2011).

A avaliação nutricional também é muito importante para crianças e adolescentes, pois essa população apresenta ritmo acelerado de crescimento e desenvolvimento. Essa ferramenta torna possível avaliar a tendência de indivíduos ou grupos populacionais se distanciarem dos padrões de referência como resultado da presença de doenças carenciais ou excessos nutricionais (LUCAS et al., 2012; STANG & LARSON, 2012).

A Sociedade Brasileira de Pediatria (SBP) aponta como indicadores necessários para avaliação de crianças de 0 a 5 anos: peso para idade (P/I); estatura-comprimento ou altura para idade (E/I); peso para estatura-comprimento ou altura (P/E) e índice de massa corporal para a idade (IMC/I). Para crianças de 5 a 10 anos, os indicadores são P/I, E/I e IMC/I, e para adolescentes (10 a 19 anos), IMC/I e E/I (SBP, 2009; FONTES, MELLO & SAMPAIO, 2012). Para a interpretação dos dados, as propostas do National Center for Health Statistics – NCHS (1977), Centers for Disease Control 2000 (CENTERS FOR DISEASE CONTROL/NATIONAL CENTER FOR HEALTH STATISTICS, 2002) e do World Health Organization Multicentre Growth Reference Study Group

(2006) são as mais usadas. Posteriormente, este último grupo apresentou as curvas de referência para a faixa etária de 5 a 19 anos, que consistiu numa reconstrução da referência do NCHS de 1977 (DE ONIS et al., 2007). Como dados complementares podem ser utilizados o perímetro braquial e dobras cutâneas – tricipital e subescapular – para a faixa etária de 0 a 5 anos (ESPÍNDOLA, SARDINHA & GALANTE, 2009) e, para 5 a 19 anos, a circunferência abdominal e a determinação da circunferência muscular e área muscular braquiais (ESPÍNDOLA & GALANTE, 2009).

O Brasil adotou as curvas da OMS, tendo inclusive publicado normas para coleta dos dados e classificação nutricional (BRASIL, 2011).

Adultos e idosos

No caso de adultos (19 a 60 anos de idade), além de medidas antropométricas consideradas convencionais, há ainda a utilização de procedimentos não convencionais com parâmetros bem definidos para determinação de composição corporal. As medidas antropométricas têm ampla aceitação na prática clínica e nas investigações científicas, exibindo praticidade, custo relativamente baixo e boa precisão. Já os métodos não convencionais são mais restritos às pesquisas e, geralmente, têm custo elevado, embora apresentem maiores sensibilidade e especificidade (BAXTER et al., 2000; GONZALEZ et al., 2009).

Como métodos não convencionais para determinação de composição corporal podem ser citados: bioimpedância elétrica (BIA – *Bioelectrical Impedance Analysis*), absorciometria de dupla energia de raio-X (DEXA – *Dual-Energy X-ray Absorptiometry*), tomografia computadorizada, ressonância magnética e hidrodensitometria, entre outros (GONZALEZ et al., 2009).

Dentre as medidas antropométricas utilizadas no contexto da saúde pública destaca-se a determinação do índice de massa corporal (IMC), pelo qual os indivíduos são categorizados habitualmente segundo a OMS (WHO, 1998), como exposto no Quadro 16.3.

Além do IMC, outros indicadores podem ser utilizados, embora com menor frequência, em avaliação de coletividades: dobras cutâneas (bicipital, tricipital, subescapular e suprailíaca), circunferências corporais (braquial, cintura e quadril) e índice de conicidade (DIAS et al., 2009; FREIBERG et al., 2009). Parâmetros de normalidade não são consensuais.

Nas duas últimas décadas tem sido crescente o número de estudos que destacam a importância da adoção, de rotina,

QUADRO 16.3 Classificação nutricional de indivíduos adultos segundo o índice de massa corporal

Índice de massa corporal (kg/m²)	Classificação*
< 18,50	Baixo preso
18,50 a 24,99	Normal
25,00 a 29,99	Pré-obesidade
30,00 a 34,99	Obesidade classe I
35,00 a 39,99	Obesidade classe II
≥ 40	Obesidade classe III

*Segundo a OMS (WHO, 1998).

da mensuração da circunferência da cintura (CC) como forma de avaliar a distribuição da gordura corporal (FREIBERG et al., 2009).

A medida da CC é obtida no ponto médio entre a crista ilíaca e a última costela (WHO, 1998). A International Diabetes Federation (2006) propôs pontos de corte em função do sexo e da etnia. Para a população brasileira são adotados esses pontos de corte, considerando a descendência europeia, que são ≥ 80cm para mulheres e ≥ 94cm para homens (BRASIL, 2011; ABESO, 2016). No entanto, não há unanimidade na adoção de tais pontos de corte, pois alguns consensos internacionais de manejo de doenças crônicas (como obesidade e síndrome metabólica) ainda propõem valores ≥ 88cm para mulheres e ≥ 102cm para homens (NATIONAL HEART, LUNG, AND BLOOD INSTITUTE/OBESITY EDUCATION INITIATIVE, 1998; ALBERTI et al., 2009).

Existem alguns novos índices propostos, os quais se utilizam de diferentes combinações das medidas citadas. Desde seu desenvolvimento, publicações comparativas com medidas tradicionais vêm surgindo, de modo que é possível que em curto ou médio prazo esses novos índices se comprovem mais acurados do que os atualmente recomendados. No momento ainda não há diretrizes que os indiquem formalmente. Foge do escopo do presente capítulo detalhá-los quanto a aspectos operacionais e de classificação, mas é importante que sejam citados, a fim de que o leitor interessado possa aprofundar seu conhecimento. Alguns desses índices começam a ser avaliados quanto à aplicabilidade em outras faixas etárias.

Assim, encontram-se disponíveis o IMC invertido – IMCi (IMCi = 1.000/IMC, cm²/kg), proposto por Nevill et al. (2011); o índice de adiposidade corporal – IAC [IAC = circunferência do quadril/altura (1,5) – 18], proposto por Bergman et al. (2011); o *A Body Shape Index* – ABSI (ABSI = CC/IMC$^{2/3}$. altura$^{1/2}$), proposto por Krakauer & Krakauer (2012); e o *Body Roundness Index* – BRI [BRI = 364,2 – (365,5 × excentricidade), onde excentricidade = $\sqrt{1 - (CC/2\pi)^2/(0,5 \times altura)^2}$], proposto por Thomas et al. (2013).

Com relação à avaliação antropométrica de idosos (≥ 60 anos), o IMC permanece como parâmetro mais simples e prático, além de ser um método de baixo custo, mas existe muita discussão sobre a definição de pontos de corte apropriados para a população idosa. As modificações na composição corporal e na estrutura óssea do idoso dificultam uma avaliação nutricional adequada (FRANGELLA et al., 2009). No Brasil, o Ministério da Saúde recomenda a adoção da *The Nutrition Screening Initiative*, de 1994, propondo os seguintes pontos de corte para classificação nutricional segundo o IMC: ≤ 22kg/m² – baixo peso; 22 a 27kg/m² – adequado ou eutrófico; ≥ 28kg/m² – sobrepeso (BRASIL, 2011).

A Organização Pan-Americana da Saúde, com base nos dados do *Survey on Health and Well-Being of Elders* (ou Saúde, Bem-Estar e Envelhecimento – SABE), propôs pontos de corte alternativos voltados para a prevenção da desnutrição na população idosa, os quais são adotados em estudos nacionais integrantes do SABE (LEBRÃO & DUARTE, 2003): baixo peso (IMC < 23kg/m²), peso normal (23 < IMC < 28kg/m²), sobrepeso (28 < IMC < 30kg/m²) e obesidade (IMC ≥ 30kg/m²).

Como medidas complementares na avaliação antropométrica do idoso também se aplicam o uso de circunferência braquial, a avaliação das dobras cutâneas, a circunferência muscular do braço e a circunferência abdominal (FRANGELLA et al., 2009), embora a literatura destaque várias limitações adicionais em populações idosas quanto à operacionalização de sua obtenção com repercussão negativa na confiabilidade dos resultados (FRANGELLA et al., 2009).

Portanto, com limitações, pode-se considerar que a avaliação antropométrica do idoso se restringe à determinação de seu IMC. Nesse contexto foram desenvolvidas fórmulas para ajuste da altura perdida nesse grupo etário ou mesmo para compensar o fato de que alguns idosos não podem ficar em pé para aferição de sua altura e/ou peso. As fórmulas mais conhecidas são as de Chumlea et al. (1985, 1988).

Gestantes e nutrizes

É importante a detecção precoce de baixo ganho ponderal durante a gestação com vistas a reduzir a prevalência de recém-nascidos de baixo peso (GUERTZENSTEIN & GUIMARÃES, 2009a). Por outro lado, o ganho excessivo aumenta o risco de diabetes gestacional e hipertensão arterial (GUERTZENSTEIN & GUIMARÃES, 2009a). Há recomendações para ganho ponderal semanal e total (WERUTSKY et al., 2011).

A mulher gestante é avaliada quanto à altura, ao peso atual e à semana gestacional em que se encontra, determinando-se seu IMC atual, havendo tabelas de classificação nutricional que consideram as categorias baixo peso, eutrofia, sobrepeso e obesidade (BRASIL, 2011; WERUTSKY et al., 2011). Essa avaliação deve ser analisada em conjunto com o estado nutricional pré-gravídico, também a partir do IMC, o que torna possível estabelecer o ganho ponderal total seguro durante a gestação (GUERTZENSTEIN & GUIMARÃES, 2009a; BRASIL, 2011; WERUTSKY et al., 2011).

A avaliação antropométrica de nutrizes apenas recentemente passou a ser mais discutida. O foco dessa avaliação dirige-se para a saúde da mulher e o desempenho adequado na lactação (GUERTZENSTEIN & GUIMARÃES, 2009b). Não há consenso quanto ao uso de indicadores e parâmetros para esse grupo de mulheres. Assim, termina-se por utilizar o peso corporal, aceitando-se uma perda ponderal gradual de 0,6 a 0,8kg/mês durante os primeiros 6 meses pós-parto (GUERTZENSTEIN & GUIMARÃES, 2009b). Logicamente, atenção deverá ser dada à situação nutricional presente no início da gravidez e ao término desta, a fim de que se obtenha a máxima normalização do estado nutricional da nutriz com a máxima segurança para ela e para o bebê.

Avaliação da ingestão dietética

A correta avaliação dietética e de biodisponibilidade de nutrientes constitui uma etapa de difícil mensuração, embora seja fundamental para estimar o impacto de alimentos e nutrientes sobre o desenvolvimento das doenças.

A dieta consumida sofre diversas influências, como socioeconômicas, de estilo de vida e associadas a preferências e crenças alimentares (SANTOS et al., 2008).

Os estudos de epidemiologia nutricional buscam, por meio de ferramentas de avaliação de consumo alimentar, identificar a real participação dos nutrientes na relação dieta-doença. Tradicionalmente, a ingestão alimentar tem sido obtida a partir de inquéritos dietéticos, que tanto podem ser retrospectivos (por exemplo, questionário de frequência alimentar – QFA) como prospectivos, envolvendo dados de consumo atual (FISBERG et al., 2005). Nos últimos anos vem aumentando o número de estudos que se utilizam de marcadores bioquímicos para estimativa da ingestão dietética. Neste tópico serão enfocados aspectos gerais sobre inquéritos alimentares e marcadores bioquímicos de ingestão alimentar.

Embora a maioria dos estudos, na esfera da epidemiologia nutricional, se baseie no efeito específico de nutrientes ou alimentos isolados, a complexa combinação de compostos químicos da dieta humana dificulta o exame isolado do efeito de alimentos e nutrientes no risco de doenças (HU, 2002). Como alternativa, o estudo de padrões alimentares vem ganhando destaque, uma vez que expressam melhor a complexidade envolvida no ato de se alimentar (OLINTO, 2007).

Para a identificação de padrões alimentares é usada a correlação entre os alimentos, obtidos pelos inquéritos, para descrever a dieta como um todo, por meio de análise estatística, para posterior associação ao risco de doenças. Seu uso não está indicado se o efeito é causado por um nutriente específico, como no caso do defeito no tubo neural provocado pela deficiência de ácido fólico, mas pode ser muito útil quando na análise tradicional foram identificadas algumas associações, como para as doenças cardiovasculares e alguns tipos de câncer (HU, 2002).

Como permite uma melhor compreensão do papel da dieta nas doenças não transmissíveis e também uma fácil tradução desses achados em recomendações de saúde pública, a avaliação do consumo alimentar por padrões tem sido de grande relevância para os programas de intervenção (HU, 2002; NEWBY & TUCKER, 2004; HEARTY & GIBNEY, 2008). Entretanto, mesmo com as evidências da associação de padrões alimentares com biomarcadores e a ingestão de nutrientes, bem como da relação deles com doenças, ainda são necessários mais estudos para avaliar a validade de padrões alimentares e se eles predizem o risco de doenças, em longo prazo, em diversas populações (HU, 2002).

Inquéritos alimentares

Ainda não existe consenso sobre que tipo de inquérito alimentar poderia ser considerado o padrão-ouro para adequada identificação de consumo (SLATER & LIMA, 2005; JUZWIAK, 2011). Aqui serão enfocados três dos mais utilizados em epidemiologia nutricional: recordatório de 24 horas, diário alimentar e questionário de frequência alimentar. Vale destacar, no entanto, que a tendência futura é a troca dos atuais formatos de inquérito alimentar por versões mais curtas, autoadministradas através da internet, inclusive mediante a utilização de aplicativos, reduzindo os custos envolvidos (BOEING, 2013).

Recordatório 24h (R24h)

Esse é o método mais utilizado em estudos populacionais para avaliação da ingestão alimentar atual (FISBERG et al.,

2005). O R24h baseia-se na identificação e quantificação de todos os alimentos e bebidas consumidos no dia anterior à data da coleta de dados (GUIMARÃES & GALANTE, 2009; HAMMOND, 2012). Os dados são anotados pelo pesquisador.

É importante que se discriminem todos os ingredientes e as respectivas quantidades integrantes de preparações e que todo o consumo seja claramente definido em quantidades, razão pela qual se lança mão de tabelas de medidas caseiras e de padronização de quantidades para auxiliar o entrevistado (FISBERG et al., 2005), como copos (pequeno, médio, grande; cheio, não cheio), unidade (pequena, média, grande), colheres (de sopa, de chá; cheia, rasa) etc.

Podem ser citadas como vantagens desse tipo de inquérito: rapidez e facilidade de aplicação; baixo custo; ausência de influência da pesquisa sobre a ingestão do indivíduo, pois o consumo se refere ao dia anterior; não há necessidade de o entrevistado ser alfabetizado; e aplica-se a qualquer faixa etária (FISBERG et al., 2005; HAMMOND, 2012). Uma desvantagem, presente não só nesse mas em todos os inquéritos alimentares quantitativos, é a dificuldade em estimar o tamanho das porções por parte do participante, bem como o discernimento para listar adequadamente ingredientes presentes em preparações (FISBERG et al., 2005; SANTOS et al., 2008; HAMMOND, 2012). Uma limitação adicional, já citada, é que não há a possibilidade de extrapolar interpretação para o consumo habitual, a menos que múltiplos recordatórios sejam aplicados (FISBERG et al., 2005; SANTOS et al., 2008; GUIMARÃES & GALANTE, 2009; HAMMOND, 2012).

Os dados possibilitam o cálculo da ingestão energética e de nutrientes por meio de tabelas ou *softwares* específicos. Para que se possa considerar a ingestão habitual, e não apenas aquela referente a 1 dia, é necessário mais de um recordatório para que alimentos não consumidos diariamente possam ser identificados. Não há consenso quanto ao número mínimo de dias recomendado, mas Fisberg et al. (2005) citam que mais de duas avaliações aumentariam a confiabilidade do método. Certamente, um maior número de dias de R24h para cada indivíduo reduz o efeito da variação do dia a dia. Em estudos epidemiológicos, em que é difícil a coleta de múltiplos R24h, recorre-se a métodos estatísticos para correção dos dados pela variabilidade intrapessoal do consumo. Isso é recomendado tanto para o R24h como para o diário alimentar. Na impossibilidade de aplicar pelo menos 2 dias de inquérito alimentar, pode-se recorrer ao ajuste com uso de variância intrapessoal externa, obtida de população semelhante (VERLY JUNIOR et al., 2013).

Diário ou registro alimentar

O diário alimentar (DA), também denominado registro alimentar, é preenchido pelo entrevistado à medida que vai ingerindo os alimentos nas diferentes refeições e lanches, inclusive fora do domicílio, sendo considerado, portanto, um método prospectivo (GUIMARÃES & GALANTE, 2009; HAMMOND, 2012). Usualmente, o registro refere-se a um período de 3 a 7 dias (FISBERG et al., 2005; GUIMARÃES & GALANTE, 2009; HAMMOND, 2012).

A grande vantagem do DA se dá pelo fato de o registro ocorrer no momento do consumo e reduzir ou "eliminar" o viés da memória (FISBERG et al., 2005). Por outro lado, uma das limitações desse método é a tendência de o indivíduo alterar o consumo por saber que está sendo avaliado (FISBERG et al., 2005), o que pode levar à tentativa de encobrir exageros ou mesmo tornar o registro mais simples (JUZWIAK, 2011). Adicionalmente, tem a desvantagem de necessitar que o entrevistado seja alfabetizado, além das falhas já mencionadas relativas à estimativa de porções (FISBERG et al., 2005; GUIMARÃES & GALANTE, 2009; HAMMOND, 2012). O envolvimento do entrevistado e a necessidade de tempo para registro dos alimentos representam limitações adicionais desse método (FISBERG et al., 2005).

Questionário de frequência alimentar (QFA)

O QFA é um instrumento retrospectivo de avaliação dietética habitual referente a um passado próximo ou remoto (SANTOS et al., 2008; HAMMOND, 2012). Pode ser preenchido pelo entrevistado ou pelo entrevistador (SANTOS et al., 2008). O QFA pode ser qualitativo (refere-se apenas a alimentos consumidos) ou qualiquantitativo (abrange também a quantidade do alimento consumido). A escolha de um ou outro tipo dependerá da proposta do estudo. Deve ser lembrado que o QFA necessita validação junto à população em que será aplicado, tanto para que esta seja bem conhecida como para possibilitar a elaboração de uma lista de alimentos que reflita ao máximo os alimentos disponíveis para essa população (FISBERG et al., 2005; SANTOS et al., 2008; JUZWIAK, 2011).

Apresenta como vantagens a rapidez de aplicação, o baixo custo e a aplicabilidade à maioria dos estudos epidemiológicos que avaliam a relação entre dieta e doenças crônicas (FISBERG et al., 2005; SANTOS et al., 2008; GUIMARÃES & GALANTE, 2009). Como limitações podem ser citadas: requer alfabetização do entrevistado, caso seja preenchido por este; depende da memória; não permite a identificação do padrão de refeição adotado pelo entrevistado; e há dificuldade em estimar porções, caso seja utilizado um modelo quantitativo (FISBERG et al., 2005; SANTOS et al., 2008; HAMMOND, 2012).

Marcadores bioquímicos da ingestão alimentar – usos e limitações potenciais

Embora o uso de ferramentas de inquérito alimentar ainda seja a estratégia mais utilizada nas investigações do binômio dieta-doença, são crescentes os estudos experimentais, clínicos e epidemiológicos que têm buscado validar marcadores bioquímicos associados ao consumo alimentar. Sabe-se que o uso de marcadores bioquímicos elimina diversos vieses presentes nos inquéritos alimentares, mas sabe-se também que a resposta biológica ante a ingestão de determinado nutriente ou alimento depende de complexos mecanismos de controle homeostático e transformações bioquímicas, que, muitas vezes, distanciam o marcador bioquímico de um consumo real.

No Quadro 16.4 são apresentados alguns indicadores bioquímicos potencialmente importantes para a avaliação do

QUADRO 16.4 Marcadores bioquímicos de consumo alimentar e respectivos métodos de análise e substratos biológicos

Nutriente	Método	Substrato biológico
Retinol	HPLC	Plasma
Betacaroteno	HPLC	Plasma
Licopeno	HPLC	Plasma
Criptoxantina	HPLC	Plasma
Luteína	HPLC	Plasma
Alfatocoferol	HPLC	Plasma
Vitamina D	HPLC	Plasma
Vitamina C	HPLC	Plasma
Vitamina B_6	PLP	Plasma
Ácido fólico	MBA	Soro
Selênio	AB	Unhas/plasma
Ferro	FT	Soro
Sódio	AB	Urina 24h
Cálcio	AB	Urina 24h
Potássio	AB	Urina 24h
Magnésio	AB	Urina 24h
Ácido linoleico	HPLC/CG	Plasma
Ácido linolênico	HPLC/CG	Plasma
Ácido oleico	HPLC/CG	Plasma

HPLC: cromatografia líquida de alta *performance*; PLP: teste piridoxal 5'-fosfato; MBA: ensaio microbiológico; AB: absorção atômica; FT: teste da ferritina; CG: cromatografia gasosa.

consumo alimentar e respectivos substratos biológicos utilizados para sua quantificação.

Teoricamente, os marcadores bioquímicos podem ser considerados medidas objetivas, livres dos vieses relacionados com o entrevistador ou com a memória do entrevistado. Apesar disso, na prática, é importante destacar que os marcadores bioquímicos de consumo também têm limitações intrínsecas às análises, tais como sensibilidade e especificidade, que podem levar a erros de classificação semelhantes aos observados em outros métodos. A avaliação de nutrientes no plasma, na urina ou nos tecidos pode ser influenciada por *status* metabólico, nível de atividade física, fumo, drogas e condições fisiológicas, presença de doenças e polimorfismos que afetam o transporte, a circulação e a estocagem de nutrientes. Destaca-se ainda a importância da coleta adequada, da estocagem correta e da qualificação do laboratório responsável pelas análises, assim como a correta seleção de método analítico. A associação desses fatores visa reduzir os vieses e garante acurácia máxima nos resultados.

Portanto, embora o uso de marcadores de consumo forneça uma boa estimativa da ingestão verdadeira, é importante destacar que os resultados nunca refletirão uma relação dose-resposta de 100%, pois vários fatores, além da dieta, influenciam a biodisponibilidade do biomarcador no plasma, na urina e nos tecidos, associados a seu metabolismo. Em adição, um bom marcador bioquímico de consumo alimentar deve apresentar excelente e significativa correlação com o substrato consumido. A seguir serão discutidos alguns dos marcadores mais descritos na literatura.

Energia

O monitoramento do consumo da energia constitui etapa importante na validação das ferramentas subjetivas de consumo alimentar (R24h, DA, QFA). Segundo Schoeller (2002), o uso da água duplamente marcada evidencia de modo mais confiável a sub ou superestimação dos métodos subjetivos. O princípio desse método baseia-se no consumo de água marcada com deutério, um isótopo estável do hidrogênio (^{2}H) e do oxigênio (^{18}O), que se estabilizam rapidamente na água corporal. Considerando que o deutério é eliminado do corpo associado à água, sua taxa de eliminação é proporcional ao *turnover* corporal de água.

O ^{18}O é eliminado associado à água e também sob a forma de dióxido de carbono, e portanto sua eliminação é proporcional à soma do *turnover* de água e à produção de dióxido de carbono. A diferença entre essas duas taxas de eliminação é a produção proporcional de dióxido de carbono. O gasto de energia total pode ser calculado a partir da produção de dióxido de carbono, usando equações calorimétricas indiretas (DIENER, 1997).

As principais vantagens do método de água duplamente marcada são: (a) não alterar as atividades do indivíduo; (b) apresentar elevadas precisão e acurácia; (c) ser uma medida objetiva; (d) não depender da memória do indivíduo; e (e) ser química e biologicamente seguro. Mesmo diante das vantagens, a técnica da água duplamente marcada é limitada em razão de seu custo elevado (insumos, equipamentos e mão de obra).

Proteínas

A avaliação do consumo de proteínas por meio da medida do nitrogênio (N) urinário é realizada há mais de 75 anos e apresenta acurácia elevada (BINGHAM et al., 1994), sendo considerada o método mais adequado ao monitoramento de ingestão proteica. A validade desse método depende da correta coleta de urina, do número de dias de coleta e da avaliação de perdas extrarrenais. Nesse sentido, recomenda-se a associação a medidas simultâneas da creatinina e/ou excreção do ácido para-aminobenzoico (PABA). A velocidade de excreção de N varia em função do IMC e do nível de atividade física (WILLETT, 1998).

Apesar das influências descritas, o uso de um método indireto (excreção de N) apresenta-se como a melhor técnica para avaliar o consumo de proteínas, quando comparado a outros marcadores bioquímicos (proteínas séricas totais, albumina, pré-albumina etc.) ou inquéritos alimentares (R24h, QFA e DA) (WILLETT, 1998).

Lipídios

Em virtude da associação robusta entre os lipídios e o desenvolvimento das doenças cardiovasculares, câncer, obesidade, distúrbios de natureza hormonal e o *diabetes mellitus*, a avaliação de seus biomarcadores é alvo de diversos estudos (SHEKELLE et al., 1981; KUSHI et al., 1985). Apesar da importante relação entre os lipídios e a saúde, o monitoramento do consumo desses nutrientes apresenta algumas limitações: (a) não há um método que permita quantificar os lipídios totais provenientes unicamente da dieta; (b) o metabolismo de alguns lipídios, sobretudo o colesterol, é precisamente regulado por enzimas como a hidroximetilglutaril-coenzima A-redutase (HMG-CoA-redutase), que sofrem *up regulation ou down regulation* em resposta ao consumo de colesterol (ROSENDO et al., 2007). Portanto, o consumo de alguns lipídios não pode ser avaliado por meio de biomarcadores diretos.

Hegsted et al. (1965) e Keys et al. (1965) propuseram, respectivamente, equações em que o aumento no consumo de colesterol promoveria elevação linear, ou não, na colesterolemia. Embora essas equações apresentem resultados relativamente confiáveis quando a maioria dos grupos populacionais é avaliada, atualmente não são utilizadas por grande parte dos pesquisadores, pois, quando os indivíduos são avaliados isoladamente, há graves erros de classificação (WILLET, 1998).

Está bem estabelecido que outros lipídios (ácidos graxos saturados e trans e poli-insaturados) contribuem para o *pool* de colesterol circulante. Sabe-se ainda que a fermentação das fibras promove a formação de ácidos graxos de cadeia curta, que impactam direta e indiretamente na colesterolemia. Este fato torna a medida do colesterol circulante distante do real consumo de colesterol. Além desses fatores, Katan et al. (1986) verificaram que há indivíduos hipo ou hiper-responsivos ao colesterol dietético, sugerindo que alterações genéticas (mutações e polimorfismos) possam influenciar por diferentes vias o metabolismo lipídico.

De modo semelhante à medida de colesterol total, o monitoramento de colesterol associado à lipoproteína de baixa densidade (LDL-C) não representa um bom indicador de consumo de colesterol. Os ácidos graxos saturados e os ácidos graxos poli-insaturados são considerados, respectivamente, moduladores positivos e negativos do colesterol plasmático (CURI et al., 2002). Entretanto, nem todos os ácidos graxos apresentam o mesmo potencial modulador do colesterol plasmático total e lipoproteico (TEMME et al., 1996).

Nesse sentido, os lipídios mais passíveis de monitoramento são os essenciais (poli-insaturados) e aqueles que sofrem reduzida biotransformação ou que não são sintetizados pelo ser humano (ácidos graxos trans). A cromatografia gasosa (CG), acoplada ou não à espectrometria de massa (CG-MS), tem sido amplamente utilizada na avaliação do perfil de ácidos graxos (AG) plasmático e de diversos tecidos e células corporais. O perfil de AG plasmático reflete o consumo mais recente de gorduras e substratos utilizados na síntese de AG, enquanto que o conteúdo incorporado às membranas celulares e nos tecidos corporais representa o consumo pregresso (HARRIS et al., 2004, 2008).

Vitamina A

A vitamina A tem duplo impacto na saúde pública (BALLEW et al., 2001). Enquanto sua deficiência está marcadamente associada à morbidade e à mortalidade de indivíduos em países subdesenvolvidos (BEATON et al., 1993), a crescente suplementação farmacológica ou o enriquecimento/fortificação de alimentos têm sido relacionados com toxicidade aguda e crônica (HATHCOCK et al., 1990) e efeitos teratogênicos e carcinogênicos. Nesse sentido, os ésteres de retinil têm sido considerados potenciais marcadores de consumo excessivo de vitamina A. Em situações fisiológicas, a maior parte da vitamina A permanece associada às proteínas ligadoras de retinol (PLR) e, portanto, avaliar diretamente o retinol ou a PLR é um recurso bioquímico fácil e de custo relativamente baixo (LIMA et al., 2012).

Em situações de excessivo consumo de vitamina A, o fígado passa a liberar na circulação mais ésteres de retinol do que PLR, indicando um quadro de hipervitaminose e risco de toxicidade. De acordo com Willett et al. (1983), o retinol plasmático parece não ser um bom marcador de consumo a longo prazo, pois este tem apresentado baixa correlação com resultados obtidos por meio de QFA. Embora a maioria dos estudos se utilize de plasma ou soro para avaliar o consumo de retinol, segundo Vannucchi et al. (1994) esse substrato só reflete o *status* de vitamina A quando o fígado se encontra depletado ou saturado, pois cerca de 90% dos estoques corporais de vitamina A encontram-se armazenados nesse órgão. A vitamina A, o retinol e o betacaroteno têm sido utilizados como marcadores do consumo de vitaminas antioxidantes em razão de seu potencial de sequestrar radicais livres.

Carotenoides

Dos mais de 600 carotenoides naturais atualmente identificados, cerca de 20 deles, derivados de frutas e vegetais, podem ser absorvidos e metabolizados pelos humanos. Desses, os mais abundantes no plasma humano são luteína, zeaxantina, licopeno, betacaroteno, alfacaroteno e betacriptoxantina. Portanto, aceita-se que o monitoramento plasmático de carotenoides seja um bom indicador bioquímico do consumo de frutas, vegetais e suplementos contendo esses nutrientes (LIMA et al., 2012).

Embora vários estudos adotem uma única medida analítica como indicador do consumo de carotenoides, determinantes exógenos e endógenos, como ingestão, absorção, distribuição corporal, metabolização e excreção, devem ser considerados na interpretação dos resultados, além do método analítico (VAN KAPPEL et al., 2001).

Segundo Willett et al. (1983), os carotenoides se constituem em bons indicadores de ingestão a longo prazo e, portanto, parece ser razoável a realização de uma única análise. Contrários a essas observações, Tangney et al. (1987) e Cooney et al. (1995) afirmaram que a elevada variabilidade intra e interpessoal amplia os erros de classificação quando somente uma medida é realizada.

Tem sido verificada baixa correlação entre carotenoides plasmáticos e ingestão de carotenoides, frutas e vegetais (BYERS et al., 1993; JACQUES et al., 1993). Essa baixa correlação pode estar associada à degradação dos carotenoides (luz, temperatura, tempo de armazenagem) (HANKINSON et al., 1989; COMSTOCK et al., 1995), assim como a transformações endógenas.

Vitamina C

Das vitaminas antioxidantes, a vitamina C é a que apresenta maior instabilidade à luz, à temperatura, ao tempo de armazenagem e à elevada oxidabilidade, sendo provável que as baixas correlações observadas entre os valores plasmáticos e os resultados dietéticos tenham embutidas essas interferências (JACQUES et al., 1993).

Diante da instabilidade plasmática da vitamina C, Machefer et al. (2007) propuseram a avaliação dessa vitamina nos leucócitos, o principal sítio de armazenagem de ácido ascórbico em sistemas biológicos. Além dos fatores destacados acima, Faure et al. (2006), ao estudarem 12.741 voluntários, verificaram que o *status* de vitamina C variou em função de sexo, idade, nível de tabagismo, estação do ano, além do consumo alimentar.

Vitamina E

O termo vitamina E inclui o alfatocoferol e seus isômeros biologicamente ativos (β, γ e σ). A vitamina E é considerada um bom indicador de ingestão a longo prazo (STAHL et al., 2002). Portanto, parece ser razoável a realização de uma única análise.

Diante da natureza lipossolúvel dos tocoferóis, a LDL representa o principal componente plasmático associado a essa vitamina. Desse modo, Bach-Faig et al. (2006) propuseram que os valores de tocoferóis sejam normalizados pelo conteúdo de colesterol presente na LDL ou pelo conteúdo de Apo B.

Segundo Burton et al. (1998), a biodisponibilidade da vitamina E varia também em função de sua natureza, ou seja, verificou-se que formas naturais (RRR-alfatocoferol) são duas vezes mais disponíveis que as formas sintéticas (All-rac-alfatocoferol). Em sintonia com esses autores, Jessen et al. (2005) destacaram que a concentração de gamatocoferol em tecido adiposo, fígado, músculo e pele foi superior à encontrada no plasma. Em síntese, conclui-se que a matriz biológica utilizada para avaliar a relação com o verdadeiro consumo alimentar seja estabelecida em função da natureza química da vitamina E. Um aspecto importante a ser considerado na avaliação do consumo de vitamina E por meio de um marcador bioquímico refere-se à elevada incorporação dessa vitamina no tecido adiposo, o que pode promover significativa redução no conteúdo plasmático na presença de sobrepeso e obesidade.

Vitamina D

Além das clássicas funções da vitamina D associadas ao metabolismo ósseo e à síntese de hormônios, nas últimas décadas o papel extraósseo dessa vitamina tem sido relacionado com o desenvolvimento de diversas doenças crônicas (doenças cardiovasculares, obesidade e câncer). A ampliação do conhecimento sobre as funções da vitamina D reforça a importância do monitoramento de seu consumo nos níveis individual e coletivo.

Cerca de 90% a 100% da vitamina D biodisponível são produzidos endogenamente a partir da exposição da pele ao sol (HOLICK, 1995). A dieta e os suplementos de vitamina D são as outras fontes; no entanto, devido à pouca frequência com que a vitamina D se encontra distribuída nos alimentos, a maioria das populações apresenta consumo insuficiente ou deficiente desse nutriente (VAN DER MEER et al., 2011).

Apesar de a avaliação do metabólito ativo (1,25-di-hidroxivitamina D – 1,25-OH$_2$-D) ser uma medida direta da vitamina D biodisponível, esta sofre influência das concentrações de cálcio, fósforo e paratormônio, o que limita sua correlação direta com a vitamina D consumida. Nesse sentido, tem sido amplamente recomendado o monitoramento do metabólito circulante 25-hidroxivitamina D (25-OH-D) (CHATFIELD et al., 2007).

O monitoramento da concentração de vitamina D pode ser realizado por meio de imunoensaios (ELISA), HPLC e cromatografia líquida acoplada à espectrometria de massa, sendo este o método considerado padrão-ouro em termos de sensibilidade e especificidade.

Sódio

A relação direta entre consumo de sal e pressão arterial tem sido amplamente descrita na literatura (CUTLER et al., 1991; LAW et al., 1991; DENTON et al., 1995; HALDIYA et al., 2005; STAMLER et al., 1997). A análise de sódio plasmático, embora embasada em métodos relativamente simples, fornece resultados com baixa relação com o consumo de sódio, pois, devido ao elevado controle homeostático, a concentração de sódio mantém-se dentro de limites relativamente normais (WILLETT, 1998). Ao contrário, o monitoramento do sódio urinário constitui bom indicador do consumo recente.

Segundo Holbrook et al. (1984), 98% do sódio presente nos alimentos são absorvidos, sendo 86% detectados na urina. Apesar dessas observações, tem sido verificado que uma única coleta de urina de 24 horas não apresenta boa correlação com o consumo a longo prazo (SASAKI et al., 2003). Em adição aos cuidados na interpretação de resultados sobre o conteúdo de sódio plasmático e urinário, é importante considerar que há indivíduos hipo e hiper-responsivos à ingestão de sódio. Esse diferente nível de responsividade pode ser influenciado por outros componentes genéticos, além da raça.

Cálcio

Esse mineral é essencial à mineralização óssea em crianças, adolescentes e adultos, sobretudo em mulheres na menopausa (CAROLI et al., 2011). Além dessa função, tem sido descrito que o cálcio é fundamental na prevenção de doenças crônicas, como hipertensão e obesidade (ZEMEL et al., 2000). No entanto, segundo Willett (1998), o cálcio presente no plasma ou na urina de 24 horas não apresenta boa correlação com o consumo desse mineral.

Isoflavonas

Considerando a baixa incidência de câncer, osteoporose e doenças cardiovasculares nas populações orientais, diversos estudos têm sido realizados no sentido de identificar componentes da dieta associados à prevenção dessas doenças (ANDERSON et al., 1995; LU & ANDERSON, 1998; VATANPARAST & CHILIBECK, 2007). Dentre estes, as isoflavonas têm recebido atenção especial, sobretudo na década passada (DAMASCENO, 2001; NIELSEN & WILLIAMSON, 2007). As isoflavonas são amplamente distribuídas nas leguminosas (lentilha, feijão, grão de bico etc.), sendo a soja e seus derivados sua fonte principal. Naturalmente, as principais isoflavonas encontram-se sob a forma de aglicona (genisteína, daidzeína e gliciteína) ou associadas à glicose (genistina, daidzina, glicitina) (ZUBIK & MEYDANI, 2003). A correta aferição do consumo de isoflavonas por meio de biomarcadores deve considerar as seguintes variáveis: (a) enzimas glicolíticas (betaglucoronidases) intestinais; (b) microbiota intestinal; e (c) sulfuração e glucuronação de isoflavonas (NIELSEN & WILLIAMSON, 2007).

Nielsen & Williamson (2007) revisaram 16 estudos sobre biodisponibilidade de isoflavonas e concluíram que um rápido peristaltismo favorece a absorção e, de modo contrário, a presença de fibras alimentares reduz a biodisponibilidade de isoflavonas. Esses autores destacaram ainda que a frequência no consumo e a presença de outros alimentos modificam a absorção de isoflavonas.

DIETA, NUTRIÇÃO E DESENVOLVIMENTO DE DOENÇAS

Atualmente, é amplo o número de doenças que apresentam alguma associação a aspectos nutricionais, seja considerando o estado nutricional de indivíduos ou grupos populacionais, seja devido ao impacto direto de alguns nutrientes nos fatores de risco associados e nos desfechos clínicos. Este tópico abordará algumas associações já definidas para algumas doenças carenciais e crônicas com elevada prevalência na população brasileira e em outros países. Quanto às doenças carenciais, serão enfocadas a desnutrição energético-proteica (DEP), a anemia e a hipovitaminose A. No que se refere às doenças crônicas, típicas da transição nutricional, serão abordadas obesidade, *diabetes mellitus* do tipo 2, doença cardiovascular, síndrome metabólica, câncer e osteoporose.

Desnutrição energético-proteica (DEP)

Embora as doenças crônicas não transmissíveis (DCNT), como diabetes, doença cardiovascular e câncer, estejam aumentando em prevalência, a DEP necessita atenção e contextualização social, pois tem sido relatado que cerca de 40% das crianças e 60% dos adultos ainda apresentam a doença ou passaram por experiências a ela relacionadas (WHO, 2006).

Para Assis & Barreto (2011), a DEP representa um desafio contemporâneo na epidemiologia nutricional. Muitas crianças vivem em condições de pobreza, o que altera seu padrão dietético, mas este, por sua vez, sofre forte influência de aspectos ligados ao conhecimento e à cultura, fatores que necessitam ser considerados nas abordagens educativas (ASSIS & BARRETO, 2011).

Embora a desnutrição seja menos grave nos adultos, em crianças exerce efeito negativo na velocidade de crescimento e desenvolvimento. O período mais vulnerável no ciclo da vida é o compreendido entre a gestação e os 5 anos de idade, demandando preocupação adicional com a quantidade e a qualidade proteica (TIRAPEGUI et al., 2012).

Estima-se que 168 milhões de crianças com menos de 5 anos de idade apresentem baixa altura para a idade nos países em desenvolvimento e que 55 milhões delas tenham baixo peso para a altura. Além da mortalidade, é alto o impacto dessas condições sobre o desenvolvimento cognitivo dessas crianças e suas repercussões sobre seu potencial produtivo quando adultas (THE WORLD BANK GROUP, 2010). O progresso nessa área nos países em desenvolvimento tem sido lento, principalmente quando se considerava que a meta para 2015 seria reduzir pela metade o número de crianças com baixo peso para a idade (THE WORLD BANK GROUP, 2010).

Os indicadores mais utilizados para o diagnóstico da DEP estão ligados a dosagens bioquímicas, antropometria e exames clínicos.

Um aspecto importante na interpretação desses indicadores é que, em antropometria, valores que caiam dentro da variação de ±1DP (desvio-padrão) podem definir situação normal com uma probabilidade de 68%. Dentre os indicadores antropométricos mais utilizados para detecção da presença de DEP podem ser citados: peso ao nascer, peso para altura e altura para idade. Além desses, circunferência braquial, relação entre circunferência braquial e perímetro cefálico, dobras cutâneas e medidas de composição corporal são recomendadas como parâmetros complementares, pois sua aplicabilidade em populações pediátricas não é foco de consenso na literatura.

O diagnóstico da DEP é principalmente realizado em termos de classificação a partir de dados antropométricos, utilizando-se a classificação de: DEP leve, quando os valores se situam entre –1 e –2DP; moderada, ao atingirem –2DP; e grave, quando atingem –3DP (BATISTA FILHO & RISSIN, 2011).

Apesar do exposto, Tirapegui et al. (2012) ressaltam que a antropometria, *per se*, não possibilita avaliar o real estado nutricional proteico. Para isso devem ser investigadas as proteínas somática e visceral, as alterações metabólicas, a função muscular e a função imune.

Em termos globais, as regiões com maior taxa de prevalência de DEP são Ásia Meridional e África, ao sul do Saara. O Brasil integrava a lista de países com maior presença de DEP, mas há quase 40 anos esse cenário começou a mudar. Por outro lado, a prevalência de baixo peso ao nascer não tem melhorado de maneira marcante (BATISTA FILHO & RISSIN, 2011). Ainda segundo a revisão de Batista Filho & Rissin (2011), não se detecta mais problema de saúde pública no que tange à relação peso para altura nem peso para idade. Dados da Pesquisa Nacional de Saúde (PNS), realizada em 2013, apontaram déficit de peso em 2,5% da população adulta do Brasil (BRASIL, 2015), enquanto a Pesquisa Nacional de Saúde do Escolar (PeNSE) identificou déficit de peso para altura em 3,1% dos escolares de 13 a 17 anos de idade (BRASIL, 2016b). Já a altura para a idade ainda coloca o país com a DEP como um problema de saúde coletiva (6,8%), segundo dados da Pesquisa Nacional de Demografia e Saúde da Criança e da Mulher realizada em 2006 (BRASIL, 2006a).

A dieta inadequada e a presença de doenças com repercussões metabólicas, como as infecções, são fatores causais para a doença. Condições socioeconômicas e ambientais, como renda familiar, escolaridade, moradia e saneamento, também interferem na incidência da doença. Questões ligadas diretamente à saúde materna, como a história reprodutiva e a prática de aleitamento materno, também podem influenciar a incidência da doença (THE WORLD BANK GROUP, 2010; BATISTA FILHO & RISSIN, 2011).

Do ponto de vista preventivo, há ampla discussão sobre o momento ideal para a implementação de programas de políticas públicas voltados à prevenção da DEP. Segundo o Banco Mundial (THE WORLD BANK GROUP, 2010), as intervenções deveriam ser focalizadas durante a gestação e até os 2 anos de vida. Moutinho (2009), comentando sua experiência em Moçambique, propôs que a intervenção deveria ser realizada na presença de desnutrição infantil moderada e que não se deveria elaborar um protocolo generalizado, mas separando crianças que possam se beneficiar do aleitamento materno daquelas que não possam mais usufruir deste, como, por exemplo, utilizar protocolos distintos para crianças de 0 a 6 meses e para crianças de 7 meses a 5 anos. A autora considera importante uma abordagem com foco no aconselhamento nutricional, na quantidade e qualidade de alimentos a serem supridos e na distribuição de alimentos fortificados.

Um tópico relevante nas discussões é o que se reporta à qualidade proteica. Considerando a importância das proteínas no contexto da DEP, é válido lembrar que as de origem animal são as consideradas completas em termos de composição de aminoácidos, embora também sejam encontradas boas fontes de origem vegetal, como, principalmente, as leguminosas (TIRAPEGUI et al., 2012). Tradicionalmente, sabe-se que a mistura de leguminosas e cereais pode propiciar uma boa qualidade proteica à preparação consumida.

Além do perfil de aminoácidos presentes, aspectos como digestibilidade e presença de fatores antinutricionais são de grande importância nessa avaliação. Segundo revisão de Tirapegui et al. (2012), isolados e concentrados de proteínas vegetais, em sua maioria, contêm fatores antinutricionais, representados por inibidores de tripsina e quimotripsina e lectinas. Como alguns fatores antinutricionais são termolábeis, essa característica negativa pode ser eliminada com o tratamento térmico. Por outro lado, a temperatura excessivamente elevada também pode alterar a digestibilidade das proteínas por meio da indução da reação de Maillard (TIRAPEGUI et al., 2012).

Um aspecto também importante para discussão refere-se à avaliação do impacto da intervenção em razão de sua complexidade e dificuldade de vigilância (THE WORLD BANK GROUP, 2010).

As unidades de atenção básica constituem o local de abordagem preventiva e terapêutica da DEP (MEDEIROS, 2011). Outro espaço importante é a escola, tanto no que diz respeito à parte educativa em si, com a inclusão do tema nutrição no currículo, como em função da presença de uma merenda escolar balanceada, seja na escola pública, seja na escola privada (BOGUS et al., 2011).

No ambiente institucional brasileiro, a frequência de DEP varia de 16,3% a 91,6% (SILVA, 2010). Estima-se que, dentre as crianças com subnutrição grave, 20% a 30% vão a óbito durante o tratamento nos serviços de saúde (MAGALHÃES et al., 2013).

Infelizmente, a má nutrição também acomete indivíduos com mais de 65 anos de idade, principalmente idosos institucionalizados. Para Skinner et al. (2010), a população idosa representa um importante grupo para ações preventivas e terapêuticas. A prevalência de DEP é maior entre idosos que vivem sozinhos devido ao acesso limitado à alimentação em termos de aquisição e preparo.

É importante destacar ainda o impacto negativo da desnutrição na incidência de outras doenças, assim como a presença de doenças que podem ter a desnutrição como comorbidade. Um exemplo dessa associação são os portadores de doença de Parkinson, cuja prevalência na população varia de zero a 24% e o risco de má nutrição varia de 3% a 60% (SHEARD et al., 2011). Associação semelhante também tem sido observada em pacientes com câncer gástrico, cuja prevalência de desnutrição pode chegar a 43% (RYU & KIM, 2010).

Anemia

A anemia é o distúrbio sanguíneo mais comum e o maior problema de saúde mundial, principalmente nos países em desenvolvimento (MILMAN, 2011; NOOR, 2011).

A anemia é caracterizada por um estado em que a concentração de hemoglobina do sangue é anormalmente baixa em consequência da carência de um ou mais nutrientes essenciais. O ponto de corte adotado para definir o diagnóstico de anemia baseia-se em valores abaixo do percentil 5 para distribuição da concentração de hemoglobina de uma população normal de mesmos sexo e idade (WHO, UNICEF, UNU, 2001; JOINT WORLD HEALTH ORGANIZATION & CENTERS FOR DISEASE CONTROL AND PREVENTION, 2005). Dos diversos tipos de anemia, a causada por deficiência de ferro resulta da falta de estoque mobilizável desse oligoelemento com comprometimento de seu suprimento para os tecidos (WHO, UNICEF, UNU, 2001).

A anemia é um distúrbio multifatorial no qual deficiências nutricionais, parasitoses, doenças inflamatórias, infecções, sangramentos de etiologias diversas (traumáticos, hormonais, por úlceras ou tumores, por uso de anti-inflamatórios não esteroides ou de anticoagulantes), cirurgias em geral (inclusive de redução gástrica), doação de sangue, hemodiálise e hemoglobinopatias genéticas se apresentam como fatores de risco (BENOIST et al., 2008; JORDÃO et al., 2009; CANÇADO & CHIATTONE, 2010; NOOR, 2011). Além dessas, sua incidência pode estar associada a outras doenças primárias, como destacam Sandhu et al. (2010), citando a insuficiência cardíaca crônica, na qual a prevalência de anemia pode variar de 4% a 55% de acordo com o tipo de população estudada. Portanto, doenças primárias, determinadas condições clínicas e ambientais e o uso de medicamentos específicos podem favorecer o desenvolvimento da anemia.

Neste capítulo será abordada a anemia carencial, especificamente a anemia por deficiência de ferro, que responde por 75% a 80% das anemias e é, principalmente, decorrente da insuficiente ingestão dietética de ferro (MILMAN, 2011). No entanto, sabe-se que a deficiência isolada ou associada de folato e vitamina B_{12} tem relação direta com o desenvolvimento de anemia macrocítica. A segunda deficiência vitamínica que mais leva à anemia é a de vitamina B_{12}, a qual atinge aproximadamente 40% das mulheres em idade reprodutiva (MILMAN, 2011).

Em 2001, a OMS, o UNICEF (United Nations Children's Fund) e a UNU (United Nations University) estabeleceram pontos de corte para valores sanguíneos normais de hemoglobina e hematócrito. Valores inferiores configuram a presença de anemia e tais valores são diferentes de acordo com a idade ou a fase da vida, como exposto no Quadro 16.5.

Para identificar se a prevalência de anemia encontrada em dada população é ou não problema de saúde pública, foi proposto o seguinte ponto de corte: prevalência normal ≤ 4,9%; problema leve: 5% a 19,9%; problema moderado: 20% a 39,9%; problema grave: ≥ 40% (WHO, UNICEF, UNU, 2001).

O grupo de maior risco para anemia é o de crianças menores de 2 anos, mas também são atingidos gestantes, nutrizes, mulheres em idade reprodutiva, recém-nascidos de baixo peso, adolescentes (principalmente do sexo feminino) e idosos, principalmente nos países em desenvolvimento (JORDÃO et al., 2009; MARTINS, 2011; NOOR, 2011).

Uma revisão de McLean et al. (2009), utilizando dados da OMS e abrangendo 48,8% da população mundial, avaliou a prevalência de anemia em diferentes grupos, referente ao período de 1993 a 2005. Em geral, a anemia atingiu 24,8% das pessoas: 47,4% eram pré-escolares, 41,8% estavam grávidas e 30,2% eram não grávidas.

Dados apontam que no Brasil o problema é moderado, embora, dependendo do grupo populacional investigado e/ou região, a anemia possa representar grave problema de saúde pública ou, até mesmo, um dos principais problemas carenciais (BATISTA FILHO et al., 2008; BENOIST et al., 2008).

Em estudos nacionais, realizados com pré-escolares, foram detectadas prevalências variando de 23% a 58,5% (LIMA e SILVA et al., 2008; PRIETO et al., 2008; VIEIRA et al., 2010; LEAL et al., 2011; OLIVEIRA et al., 2011; SOUZA et al., 2011). Uma revisão sistemática conduzida por Jordão et al. (2009), abrangendo o período de janeiro de 1996 a janeiro de 2007, englobou dados de 20.952 crianças menores de 5 anos e constatou uma mediana de 53% de prevalência de anemia, o que representa, portanto, um grave problema de saúde pública. No caso de escolares, Santos et al. (2008) encontra-

ram prevalência de 14,3% em Teresina, investigando a faixa etária de 7 a 11 anos. Já Borges et al. (2009), ampliando a faixa avaliada para abranger de 7 a 14 anos, detectaram, em Salvador, prevalência de 24,5% de anemia. Em Minas Gerais, em escolares de 7 a 15 anos, Rezende et al. (2008) encontraram prevalência de 12,1%.

Dados da Pesquisa Nacional de Demografia e Saúde apontam uma prevalência entre menores de 5 anos de 20,9%, sendo de 24,1% em crianças menores de 2 anos (BRASIL, 2009).

Reportando-se às gestantes, revisão de Côrtez et al. (2009) confirma também poucas publicações envolvendo esse ciclo da vida, bem como a utilização de pontos de corte diferentes para definir a presença de anemia e mensurações em diferentes idades gestacionais. Considerando esses dois aspectos, as prevalências de anemia variaram de 3,6% a 52,3%. Segundo Batista Filho et al. (2008), apesar de na década de 1990 as Nações Unidas divulgarem a necessidade de reduzir um terço da prevalência da anemia em mulheres em idade fértil, os autores consideram que sua prevalência vem aumentando, o que evidencia o insucesso dos programas de políticas públicas voltados para prevenção e tratamento da anemia.

A anemia por deficiência de ferro é tratada por meio de uma dieta balanceada e pela administração farmacológica, por via oral ou parenteral, de composto contendo ferro. A primeira opção de administração de ferro é a via oral. A melhor conduta, no entanto, é a preventiva, que pode ser realizada mediante a fortificação de alimentos com ferro (CANÇADO & CHIATTONE, 2010). No Brasil, o ferro e o ácido fólico enriquecem as farinhas de trigo e de milho desde 18 de junho de 2004 – Agência Nacional de Vigilância Sanitária (ANVISA), Resolução RDC 344, de 13 de dezembro de 2002 (BRASIL, 2002).

Dentro da Política Nacional de Alimentação e Nutrição existe o Programa Nacional de Suplementação de Ferro, criado pela Portaria 730, de 13 de maio de 2005, que consiste na suplementação profilática de ferro para todas as crianças de 6 a 24 meses de idade, gestantes ao iniciarem o pré-natal, independentemente da idade gestacional até o terceiro mês pós-parto, e na suplementação de gestantes com ácido fólico (BRASIL, 2013).

Batista Filho et al. (2008) referem que, a partir de 2005, as publicações mostram que está havendo um declínio nas taxas de anemia em crianças, adolescentes e adultos, o que pode ser atribuído à fortificação das farinhas com ferro e ácido fólico. Os autores sugerem um acompanhamento mais aprofundado dessa evolução ao longo do tempo.

Hipovitaminose A

A deficiência de vitamina A é o principal problema de saúde pública em países de baixa e média renda. Segundo a OMS (WHO, 2009), avaliando dados de 1995 a 2005, a hipovitaminose A afetava cerca de 190 milhões de crianças menores de 5 anos de idade, ou cerca de 33,3% da população mundial de crianças nessa faixa etária, e 19,1 milhões de mulheres grávidas, o equivalente a 15,3% da população mundial de gestantes. Esses números permanecem elevados em nível mundial,

QUADRO 16.5 Pontos de corte de valores de hemoglobina e hematócrito utilizados para diagnosticar presença de anemia

Grupo etário	Hemoglobina (g/L)	Hematócrito (%)
6 a 59 meses	110	33
5 a 11 anos	110	34
12 a 14 anos	120	36
Mulher não grávida (a partir de 15 anos)	120	36
Mulher grávida (a partir de 15 anos)	110	33
Homem (a partir de 15 anos)	130	39

Fonte: WHO, UNICEF, UNU, 2001.

o que torna a hipovitaminose A um grave problema de saúde na infância, adolescência, gravidez e lactação (SHERWIN et al., 2012). Importante destacar que a hipovitaminose A apresenta-se como fator de risco para doença respiratória, diarreia, sarampo e distúrbios visuais, podendo levar à morte (SHERWIN et al., 2012). Dentre tais distúrbios destaca-se a xeroftalmia, uma das principais causas de cegueira (SHERWIN et al., 2012).

A deficiência de vitamina A é definida pela presença de retinol sérico em concentração menor que 0,70μmol/L. A deficiência é considerada grave quando essa concentração é menor que 0,35μmol/L (WHO, 2009).

Em 122 países a hipovitaminose A é considerada um médio a grave problema de saúde pública. Como problema de saúde pública a hipovitaminose A pode ser assim categorizada, segundo sua prevalência: entre ≥ 2% e < 10%: leve; entre ≥ 10% e < 20%: moderado; ≥ 20%: grave problema de saúde pública (WHO, 2009).

Ainda segundo a OMS (WHO, 2009) e considerando o baixo retinol sérico, no Brasil a hipovitaminose A é considerada um problema moderado de saúde pública entre pré-escolares e um problema leve de saúde pública entre gestantes.

No Brasil, segundo Saunders (2009), a Pesquisa Nacional de Demografia e Saúde da Criança e da Mulher (PNDS), realizada em 2006, detectou que concentrações baixas de vitamina A estão presentes em 17,4% das crianças menores de 5 anos de idade e em 12,3% das mulheres em idade fértil. Entretanto, há uma ampla variação na prevalência entre as regiões brasileiras. Em Alagoas, Vasconcelos & Ferreira (2009) avaliaram crianças de 0 a 59 meses e constataram 44,8% de prevalência de hipovitaminose A. Já em Belo Horizonte, avaliando crianças de 6 a 24 meses, Barros et al. (2010) detectaram prevalência de 17,7%. No Distrito Federal, Graebner et al. (2009) avaliaram dados de uma faixa etária maior, de escolares de 5 a 18 anos, encontrando prevalência de 34%. Oliveira et al. (2010), avaliando crianças menores de 5 anos em alguns municípios nordestinos com baixo Índice de Desenvolvimento Humano (IDH), encontraram prevalência variável, segundo o município, de 15,7% a 29,75%.

O principal objetivo da avaliação do *status* da vitamina A consiste em estabelecer a magnitude, a gravidade e a distribuição da deficiência de vitamina A na população. Apesar da importância de seu monitoramento bioquímico, informações sobre a incidência da deficiência de vitamina A sérica são escassas na literatura (SHERWIN et al., 2012). Desse modo, as três principais estratégias preventivas para reduzir a deficiência são a suplementação periódica com vitamina A, a fortificação de alimentos e o aumento da disponibilidade de alimentos fontes de vitamina A, além do incentivo ao aleitamento materno (WHO, 2011a).

A suplementação de vitamina A deve ser feita na forma líquida e sempre que a prevalência de baixo retinol sérico for de 20% ou mais, a fim de prevenir a cegueira noturna (WHO, 2011a). De 6 a 11 meses de vida deve ser realizada apenas uma suplementação e de 12 a 59 meses a suplementação deve ser feita a cada 4 a 6 meses. De modo a facilitar a logística de suplementação em massa, a OMS (WHO, 2011a) sugere que essa intervenção seja feita duas vezes ao ano, durante a realização de outras atividades de saúde pública, como o programa de imunização. Entretanto, não deve ser esquecida a orientação para diversificação dietética e fortificação de alimentos.

Com relação às gestantes, a OMS (WHO, 2011b) recomenda que sejam implementadas intervenções por meio da suplementação de vitamina A líquida nas regiões onde a prevalência de cegueira noturna em gestantes seja maior ou igual a 5%. De modo semelhante, recomendam-se a diversificação dietética e a fortificação de alimentos.

No Brasil, considerando a elevada prevalência de hipovitaminose A e doenças associadas, foi criado o Programa Nacional de Suplementação de Vitamina A pela Portaria 729, de 13 de maio de 2005, voltado às crianças de 6 a 59 meses e às puérperas (BRASIL, 2005b). A suplementação de vitamina A para crianças no Brasil segue as diretrizes da OMS (WHO, 2011a). Para puérperas é realizada suplementação logo após o parto, em apenas uma dose. A suplementação no pós-parto tem sido usada para melhorar o *status* da vitamina A na mulher e aumentar o conteúdo de vitamina A no leite materno. No entanto, a OMS (WHO, 2011c) considera que essa suplementação pós-parto ainda precisa de pesquisa para investigar como a vitamina A será distribuída no corpo em termos de estocagem e secreção no leite materno e como será excretada, de modo que tal suplementação não integra suas diretrizes.

Obesidade

A obesidade é importante problema de saúde pública e, em razão do aumento de sua prevalência, caracteriza-se, segundo a OMS (WHO, 1998), como uma epidemia global. Em 2014, mais de 1,9 bilhão de adultos (39%), com 18 anos ou mais velhos, estavam acima do peso. Destes, mais de 600 milhões eram obesos (13% da população mundial). A prevalência da obesidade em todo o mundo mais do que duplicou entre 1980 e 2014 (WHO, 2015). Estima-se que em 2030 a prevalência de sobrepeso e obesidade em adultos seja de 2,6 bilhões e 1,12 bilhão, respectivamente, em todo o mundo (KELLY et al., 2008).

No Brasil, o processo de transição nutricional, epidemiológica e geográfica tem contribuído para o aumento de excesso de peso em todas as regiões, em todas as faixas etárias e em ambos os sexos (IBGE, 2010). Dados de pesquisas nacionais apontam prevalência de 18,9% na população brasileira, tendo aumentado 60% entre 2006 e 2016 (BRASIL, 2016a). Entre escolares de 13 a 17 anos, a prevalência de excesso de peso foi de 23,7% e a de obesidade, 7,8% (BRASIL, 2016b).

A obesidade é considerada uma doença crônica e multifatorial, resultante de uma complexa interação entre genes, consumo alimentar, atividade física e outros fatores ambientais (WANDERLEY & FERREIRA, 2010; POPKIN, ADAIR & NG, 2012). Para Hamdy et al. (2006), o impacto da obesidade na saúde depende da distribuição da gordura corporal. A Associação Brasileira para o Estudo da Obesidade e da Síndrome Metabólica (ABESO) recomenda a associação de IMC e medidas de distribuição de gordura corporal para o diagnóstico da obesidade (ABESO, 2016). Essa recomendação é reforçada pela associação direta entre a obesidade e a incidência de doenças cardiovasculares, hipertensão arterial, *diabetes mellitus*, osteoartrite, osteoporose e câncer de mama, de endométrio e de cólon (RODRIGUES et al., 2005; GREENBERG & OBIN, 2006).

Modificações na dieta, com destaque para a inserção de alimentos industrializados com alto nível de processamento e elevada densidade calórica, associadas à inatividade física, decorrente da natureza sedentária de trabalho, dos meios de transporte e das facilidades fornecidas pela urbanização, resultam num número crescente de indivíduos com sobrepeso e obesidade (TAVARES et al., 2012). Estudos sugerem a relação entre o consumo excessivo de produtos processados, como refrigerantes, doces e carnes processadas, e o ganho excessivo de peso (MOZAFFARIAN et al., 2011).

Diante desse cenário, diversas iniciativas no campo das políticas públicas voltadas para a melhoria da alimentação e nutrição das populações em vários países do mundo propõem um conjunto de intervenções integradas para enfrentar o desafio de promover mudanças nos hábitos alimentares dos indivíduos e suas famílias (WHO, 2013a).

No Brasil, o Ministério da Saúde publicou em 2014 a nova versão do *Guia Alimentar para a População Brasileira*. O documento apresenta-se como um instrumento de educação alimentar e nutricional que aborda os princípios e as recomendações de alimentação adequada e saudável para a população brasileira por meio de um conjunto de informações, análises e recomendações sobre escolha, preparo e consumo de alimentos (BRASIL, 2014a).

Enquanto na edição anterior eram definidas porções diárias de cada grupo alimentar a serem consumidas e priorizado o consumo de frutas, hortaliças, leite e derivados de baixa gordura, carnes magras e cereais integrais (BRASIL, 2006a), a atual edição do guia aborda grupos alimentares com base no nível de processamento a que foram submetidos, porém não há recomendação quantitativa sobre o consumo desses alimentos (MONTEIRO et al., 2015).

O documento indica que a alimentação tenha como base alimentos *in natura* (frutas, carnes, legumes) e minimamente processados (arroz, feijão e frutas secas), evitando os ultraprocessados, como macarrão instantâneo, salgadinhos de pacote e refrigerantes. Essas informações são trazidas por meio de quatro recomendações e uma chamada "regra de ouro": (1) "faça de alimentos *in natura* ou minimamente processados a base de sua alimentação"; (2) "utilize óleos, gorduras, sal e açúcar em pequenas quantidades ao temperar e cozinhar alimentos e criar preparações culinárias"; (3) "limite o uso de processados, consumindo-os, em pequenas quantidades, como ingredientes de preparações culinárias ou como parte de refeições baseadas em alimentos *in natura* ou minimamente processados"; (4) "evite alimentos processados"; e a "regra de ouro": "prefira sempre alimentos *in natura* ou minimamente processados e preparações culinárias a alimentos ultraprocessados" (BRASIL, 2014a).

Doenças cardiovasculares

De acordo com Lloyd-Jones et al. (2009), as doenças cardiovasculares (DCV) constituem a principal causa de morte tanto nos países desenvolvidos como naqueles em desenvolvimento. Os fatores de risco clássicos identificados no estudo de Framingham, incluindo colesterol total e LDL-C elevados, HDL-C baixo, pressão sanguínea elevada, tabagismo e aumento da idade, têm sido avaliados e confirmados (WILSON et al., 1998; KANNEL, 2000; NATIONAL HEART, LUNG, AND BLOOD INSTITUTE/NCEP, 2002; GEORGIEVA et al., 2004). Entretanto, obesidade, história familiar precoce de DCV e sedentarismo também têm sido considerados fatores de risco para DCV. De modo semelhante, alguns marcadores inflamatórios, oxidativos e estruturais das lipoproteínas (tamanho de partículas, composição e funcionalidade) também têm sido alvo de inúmeras investigações (AUSTIN et al., 1988; TOSHIMA et al., 2000; ST-PIERRE et al., 2001; HULTHE & FAGERBERG, 2002; OLIVEIRA et al., 2006).

Mesmo considerando que as DCV na população americana apresentaram redução de 41% em sua incidência desde a década de 1980, segundo a American Heart Association, até 2050 haverá 25 milhões de novos casos somente nos EUA (FOOT et al., 2000). Portanto, apenas o foco na prevenção poderá reverter essa previsão e os altos custos relacionados com as DCV em todo o mundo.

Considerando as mudanças no estilo de vida, a dieta tem se mostrado a variável mais importante em virtude de seu impacto sobre a prevenção e também oferecendo suporte para o tratamento de DCV.

Dietas ricas em gorduras pró-aterogênicas (ácidos graxos saturados, ácidos graxos trans e colesterol), carboidratos refinados e sódio têm contribuído de maneira singular para o aumento na prevalência das DCV (VAFEIADOU et al., 2012). De modo inverso, é amplamente aceito que dietas contendo elevado conteúdo de ácidos graxos ômega-3 (ω-3), monoinsaturados, ricas em frutas, vegetais, frutos secos e, consequentemente, fibras e diversos compostos bioativos exercem efeito cardioprotetor (VIVANCOSV & MORENO, 2005; BLOMHOFF et al., 2006; HUYNH & CHIN-DUSTING, 2006). A Sociedade Europeia de Cardiologia e a Sociedade Europeia de Aterosclerose (ESC/EAS) (CATAPANO et al., 2016) orientam a redução do consumo de álcool e carboidratos menos complexos (alimentos ricos em mono e dissacarídeos).

A chamada "dieta do Mediterrâneo" reúne várias recomendações de uma dieta cardioprotetora. Segundo Estruch et al. (2006, 2013), a dieta mediterrânea, suplementada por azeite de oliva virgem e frutos secos (consumo diário de 30g/dia, sendo 15g de amêndoas, 7,5g de nozes e 7,5g de avelãs) e comparada com uma dieta com baixo conteúdo de gordura (< 7% ácidos graxos saturados), promove melhora da pressão sanguínea sistólica e diastólica, glicemia, resistência à insulina, LDL-C e triglicerídeos. Nesse mesmo estudo, denominado PREDIMED, Fitó et al. (2007) observaram menor conteúdo de LDL oxidada nos indivíduos que receberam a citada suplementação.

Embora o número de estudos associando consumo de gorduras e DCV ultrapasse 50 mil publicações, de acordo com o PubMed, dados dessa mesma fonte indicam que mais de 12 mil artigos científicos envolvem o tema ômega-6 (ω-6).

Apesar desse fato, o impacto desses ácidos graxos na saúde ainda é um tema bastante controverso, pois enquanto alguns estudos mostram seu papel pró-inflamatório, outros demonstram ação protetora ou neutra em diversos processos fisiopatológicos.

Acredita-se que as principais divergências quanto ao efeito do ω-6 nas DCV se associe à sua proporção em relação à do ω-3. De acordo com Simopoulos (2006, 2008), as dietas ocidentais incluem proporções médias de ω-6 e ω-3 que variam em torno de 20:1 a 25:1, perfil bastante distante das recomendações da OMS e da Food and Agriculture Organization of the United Nations Joint Consultation (1995), que vão de 5:1 a 10:1.

Somando-se a esse fato, a II Revolução Industrial, ocorrida no século XX, contribuiu de modo marcante para a incorporação de novos hábitos alimentares, entre os quais se destacam o uso rotineiro de alimentos processados e a hidrogenação dos óleos vegetais. Esses eventos contribuíram significativamente para a redução no consumo dos alimentos fontes de ω-3 e o aumento na ingestão de ácidos graxos ω-6.

No Brasil, as principais recomendações dietéticas que visam à prevenção e ao controle dos fatores de risco cardiovasculares para a população adulta podem ser encontradas na IV Diretriz Brasileira sobre Dislipidemias e Prevenção da Aterosclerose (SOCIEDADE BRASILEIRA DE CARDIOLOGIA, 2007) e na I Diretriz sobre o Consumo de Gorduras e Saúde Cardiovascular (SANTOS et al., 2013), na V Diretriz Brasileira sobre Dislipidemias e Prevenção da Aterosclerose (SOCIEDADE BRASILEIRA DE CARDIOLOGIA, 2013) e na 7ª Diretriz Brasileira de Hipertensão Arterial (SOCIEDADE BRASILEIRA DE CARDIOLOGIA, 2016). Embora alguns grupos alimentares (cereais integrais, frutas, legumes, nozes e sementes) tenham evidência em tais documentos, em âmbito preventivo, a Sociedade Brasileira de Cardiologia destaca que um tratamento dietético bem-sucedido depende da adoção de um plano alimentar saudável e sustentável com foco nos padrões alimentares que possibilite avaliar o sinergismo entre nutrientes e alimentos (SOCIEDADE BRASILEIRA DE CARDIOLOGIA, 2016).

Diabetes mellitus

De acordo com estimativas mundiais, em 2015 aproximadamente 415 milhões de pessoas eram diabéticas – 8,8% da população mundial. Desses, 80% viviam em países em desenvolvimento, onde o diagnóstico precoce e o tratamento eficiente permanecem aquém dos oferecidos pelos países ricos. Estimativas globais preveem que, até 2040, 642 milhões de pessoas (10,4% da população adulta) terão diabetes (INTERNATIONAL DIABETES FEDERATION – IDF, 2015). Embora o diabetes seja clínica e fisiologicamente classificado em tipos 1 e 2, aqui será abordado somente o tipo 2, cujo impacto epidemiológico em saúde pública é maior, pois representa 90% a 95% dos casos de diabetes (SOCIEDADE BRASILEIRA DE DIABETES – SBD, 2016).

Os principais fatores ambientais de risco associados ao desenvolvimento de diabetes são: fumo, elevado consumo de açúcares, elevado IMC, hipertrigliceridemia, inflamação sistêmica e diabetes gestacional. Nos estágios de "pré-diabetes" ou "subclínico" é frequente a presença de obesidade visceral, hipertensão arterial, dislipidemias e resistência insulínica (DUNCAN et al., 2005).

De acordo com a SBD, indivíduos com pré-diabetes devem adotar um estilo de vida saudável, devendo ser priorizada a redução de 5% a 10% do peso naqueles que têm excesso de peso, assim como devem ser estimuladas a prática regular de atividade física (150 minutos/semana) e a modificação dos hábitos alimentares (dieta variada e nutricionalmente adequada às necessidades individuais) (SBD, 2011).

Para os indivíduos com diabetes, as recomendações para as formas leves e moderadas têm a dieta como fator terapêutico associado ao esquema farmacológico. A dieta recomendada prevê o controle na ingestão de carboidratos, principalmente sacarose, e o consumo adequado de fibras, proteínas e de quantidade e proporções de gorduras e colesterol (SBD, 2016).

Síndrome metabólica

A síndrome metabólica (SMet) representa um grupo de fatores de risco cardiometabólico que incluem pelo menos três dos seguintes componentes: obesidade abdominal, hipertensão arterial, hiperglicemia, hipertrigliceridemia e redução na concentração de colesterol associado à HDL (ALBERTI et al., 2009). A presença de SMet está associada a risco aumentado de eventos cardiovasculares e mortalidade (GRUNDY et al., 2006).

Atualmente, a crescente incidência de diabetes e obesidade na população tem exercido forte impacto na prevalência de SMet. Desse modo, a SMet representa um importante problema de saúde pública, que ainda necessita de uma definição geral cientificamente aceita. Desde que Reaven (1988) apresentou uma definição para SMet, a falta de consenso em sua classificação tem motivado o desenvolvimento de diversos critérios: National Cholesterol Education Program Adult Treatment Panel III (NATIONAL HEART, LUNG, AND BLOOD INSTITUTE/NCEP, 2002), International Diabetes Federation (IDF, 2006) e American Heart Association (AHA), em conjunto com o National Heart, Lung, and Blood Institute (NHLBI) (GRUNDY et al., 2005). Posteriormente, Zimmet et al. (2007) propuseram os critérios para SMet em crianças e adolescentes. De acordo com Athyros et al. (2010), os critérios do ATP III e da AHA/NHLBI podem facilitar a identificação precoce de SMet, promovendo a adoção de medidas preventivas voltadas para a redução dos riscos para DCV e diabetes.

O uso de critérios distintos para o diagnóstico de SMet tem contribuído para taxas de prevalência extremamente variadas. No Brasil, os dados mostram a tendência da população, embora não existam estudos de base populacional em nível nacional. Assim, 30% dos moradores da Zona Rural da Bahia têm SMet, e esse percentual se eleva para 41,3% quando é considerada a presença de obesidade (OLIVEIRA et al., 2006). No Rio Grande do Sul foi detectada prevalência de 61,5% (BOPP & BARBIERO, 2009).

Considerando os fatores de risco para SMet, fica evidenciado o papel do estilo de vida e, particularmente, da dieta no desenvolvimento dessa síndrome. Segundo Damião et al. (2006), diversos componentes nutricionais podem contribuir para a redução do risco da SMet. Dentre esses se destacam o consumo de carboidratos integrais e as adequadas quantidade e qualidade das gorduras, com destaque para os ácidos graxos monoinsaturados e poli-insaturados, sobretudo o ω-3. Efeito positivo também tem sido observado com as fibras alimentares (VISIOLI, 2011), componentes antioxidantes (alfatocoferol, betacaroteno, ácido ascórbico, selênio, flavonoides, polifenóis e fitoestrógenos) (BECKMAN & AMES, 1998), em detrimento do efeito negativo do consumo de gorduras saturadas, trans, colesterol (CASCIO et al., 2012) e sódio (SARNO et al., 2009).

Grande atenção tem sido direcionada ao estudo dos padrões dietéticos, com destaque para os estudos comparativos entre dietas ocidentais e orientais, assim como com a dieta mediterrânea (ROS et al., 2004; FITÓ et al., 2007). O estudo de associação entre padrões dietéticos e doenças crônicas também tem incluído populações de migrantes, pois constituem um momento oportuno para avaliação de como a adoção de novos hábitos alimentares pode modificar o desenvolvimento das doenças (XAVIER et al., 2012).

Em termos de recomendação dietética, não há um consenso específico. A I Diretriz Brasileira para o Tratamento da Síndrome Metabólica (SOCIEDADE BRASILEIRA DE HIPERTENSÃO, 2005), de maneira similar à americana (SHAROVSKY et al., 2005), agrupa recomendações que seguem parâmetros de uma dieta saudável, os quais atendem à prevenção e ao controle de dislipidemias, hipertensão arterial e *diabetes mellitus*.

Câncer

O câncer, juntamente com as DCV, o diabetes e as doenças respiratórias crônicas, é responsável por 38 milhões de mortes ao ano (68% das mortes globais), representando aproximadamente 80% das mortes nos países de baixa e média renda (WHO, 2015).

No Brasil, o panorama segue um perfil semelhante, em que o câncer representa a segunda causa de mortalidade. Do ponto de vista epidemiológico, a evolução do câncer no Brasil segue uma estreita relação com o *status* socioeconômico da população, ou seja, os cânceres de mama, próstata, cólon e reto são mais frequentes nos estratos sociais mais favorecidos da sociedade, enquanto os cânceres de colo uterino, pênis, estômago e cavidade oral ocorrem mais nas camadas menos favorecidas (GUERRA et al., 2005). Esse perfil indica a forte influência dos fatores ambientais no desenvolvimento do câncer.

Dentre os diversos fatores ambientais, os nutricionais têm mostrado exercer um papel importante nas etapas de iniciação, promoção e propagação do câncer, destacando-se entre os outros fatores de risco. Estima-se que a dieta contribua com cerca de 35% dos fatores ambientais (WORLD CANCER RESEARCH FUND/AMERICAN INSTITUTE FOR CANCER RESEARCH, 2007).

Desse modo, nutrientes, alimentos e determinados padrões alimentares podem ter efeito protetor ou favorecer o desenvolvimento do câncer. O consumo regular de frutas e vegetais tem apresentado associações convincentes e consistência variando de forte a moderada em relação a vários tipos de câncer. Apesar dessas observações, os determinantes dessa proteção ainda não estão totalmente claros, embora o conteúdo de fibras, as vitaminas, os minerais, os fitoquímicos e outras substâncias bioativas sejam potenciais candidatos (GARÓFOLO et al., 2004; SAAD, 2006; GIL et al., 2010, 2011).

Em termos globais, há uma lista de recomendações preventivas contra o câncer no *Second Expert Report*, fruto do trabalho de revisão de estudos realizado pelo World Cancer Research Fund/American Institute for Cancer Research (2007). De acordo com esse documento, que divide as recomendações em metas individuais e populacionais, devem ser adotadas as seguintes condutas em termos populacionais: manter o IMC dentro dos limites de normalidade; ser fisicamente ativo; evitar alimentos com alta densidade energética, sobretudo bebidas açucaradas; reduzir o consumo de alimentos processados; comer pelo menos 600g de frutas/hortaliças por dia; consumir mais cereais integrais e limitar os refinados; comer menos de 300g de carnes vermelhas por semana e evitar carnes processadas; reduzir o consumo de bebidas alcoólicas; limitar o consumo de sal para não mais de 5g/dia. Os sobreviventes ao câncer também devem seguir essas recomendações.

O documento citado é atualizado a cada 10 anos, estando programada uma publicação para 2017. No entanto, considerando os avanços do conhecimento nessa área, o órgão mantém uma atualização constante através do *Continuous Update Project* (CUP), enfocando sítios anatômicos específicos, como mama, próstata, estômago, bexiga, cólon-reto, entre outros. Em todas essas atualizações, as recomendações citadas continuam justificadas.

Osteoporose

A osteoporose é um problema de saúde pública mundial, atingindo 200 milhões de pessoas e 30% a 50% das mulheres na pós menopausa. Na América Latina, a fratura mais frequente é a vertebral (11,18%), e o Brasil contribui para essa estatística (SIBOMM, 2009).

Considerando que o consenso nacional de abordagem preventiva e terapêutica da osteoporose é de 2002, as abordagens apresentadas serão ampliadas pelas diretrizes apresentadas no Consenso Ibero-Americano de Osteoporose (SIBOMM, 2009), que conta com a participação de entidades nacionais.

Embora em 2014 tenha sido homologada a portaria do Ministério da Saúde que aprova o Protocolo Clínico e Diretrizes Terapêuticas da Osteoporose, pouco se avançou no Brasil com relação ao cuidado nutricional na osteoporose. O documento destaca como medidas de tratamento não farmacológico apenas a prática de exercício físico, a prevenção de quedas e abandono do consumo de cigarro e álcool (BRASIL, 2014b).

Do ponto de vista fisiopatológico, a osteoporose é um transtorno esquelético caracterizado pelo comprometimento da força óssea, pela baixa massa óssea, pela deterioração da microarquitetura óssea e diminuição de sua resistência, aumento da fragilidade óssea e aumento do risco de fratura óssea (SIBOMM, 2009; KANIS et al., 2010).

No referido consenso é aceita a classificação diagnóstica da OMS (WHO, 2004), a partir da realização do exame de densidade mineral óssea (DMO): normal: *T-score* 1 > –1,0; osteopenia: *T-score* entre < –1,0 e > –2,49; osteoporose: *T-score* < –2,5; osteoporose grave ou estabelecida: *T-score* < –2,5 mais fratura por fragilidade. *T-score* é o número de DP acima ou abaixo da DMO média da população normal jovem do mesmo sexo.

A avaliação da DMO está indicada nos seguintes casos: mulher com idade ≥ 65 anos e homem ≥ 70 anos; mulher na pós-menopausa < 65 anos com fator de risco e homem < 70 anos com fator de risco; mulher em transição menopáusica com fator de risco; adultos com fratura por fragilidade óssea; adultos com condição clínica que se associa a baixa massa óssea ou perda de massa óssea; qualquer pessoa na qual se esteja considerando iniciar tratamento farmacológico; qualquer pessoa em tratamento para monitorar o efeito desse tratamento (SIBOMM, 2009).

Dentre os fatores de risco para osteoporose são citados: sexo feminino; idade avançada; raça branca e asiática; menopausa precoce e deficiência de estrógeno na pré-menopausa; IMC < 20kg/m^2; antecedentes de transtornos alimentares; antecedentes de fraturas prévias por traumas leves; história familiar de osteoporose; sedentarismo; tabagismo; etilismo (consumo acima de duas doses/dia); alta renovação óssea; uso de corticoide; transplantados; portadores de diabetes e outras doenças associadas a baixa massa óssea (SIBOMM, 2009).

No Brasil foi realizado o *The Brazilian Osteoporosis Study* (BRAZOS), um estudo epidemiológico de base populacional que avaliou fatores de risco para fratura em homens e mulheres com mais de 40 anos de idade, num total de 2.420 pessoas (PINHEIRO et al., 2010). Foi constatada, entre os homens, a presença de relação com sedentarismo, tabagismo atual, pior qualidade de vida e *diabetes mellitus*; entre as mulheres detectou-se relação com idade avançada, menopausa precoce, sedentarismo, pior qualidade de vida, maior consumo de fósforo, *diabetes mellitus*, quedas no último ano, uso crônico de benzodiazepínicos e história familiar de fratura de fêmur após os 50 anos em parentes de primeiro grau. A osteoporose teve uma prevalência de 12,8% nos homens e 15,8% nas mulheres.

Foi desenvolvido um instrumento para avaliação do risco de fratura, o FRAX® (*WHO Fracture Risk Assessment Tool*), detectando grupos de maior risco e otimizando diagnóstico e tratamento. O FRAX é um algoritmo que determina a probabilidade de ocorrer fratura em 10 anos. O uso sistemático dessa ferramenta torna possível a adoção de uma melhor estratégia de prevenção (KANIS et al., 2010).

Segundo a International Osteoporosis Foundation (IOF, 2011) há três procedimentos para a obtenção de ossos inquebráveis: vitamina D, cálcio e exercício. A seguir são resumidas as recomendações desse órgão relativas a esses aspectos.

A prevenção ocorre a partir dos 50 anos de idade, com uma dieta contendo 1.200mg de cálcio, o que se consegue, principalmente, com produtos lácteos ou com alimentos fortificados com cálcio. As proteínas, 1g/kg/dia, complementam o efeito do cálcio.

Indica-se o uso de suplemento de vitamina D a partir dos 60 anos de idade. É quase impossível conseguir vitamina D suficiente a partir da dieta, porque há pouca quantidade nos alimentos e porque a maioria dos adultos, principalmente os idosos, não têm exposição solar diária em quantidade suficiente. A vitamina D facilita a absorção do cálcio. A quantidade de suplemento recomendada é de 800 a 1.000UI/dia.

Quanto à atividade física, programas efetivos para DMO, força muscular e prevenção de quedas combinam três tipos de atividade com prática regular: aeróbica de moderada a alta intensidade, treinamento de resistência de alta intensidade e exercício de maior impacto.

A Fundação Nacional de Osteoporose dos EUA publicou revisão sobre o pico de desenvolvimento da massa óssea e fatores de estilo de vida. Na publicação, os autores afirmam que as escolhas de estilo de vida podem influenciar de 20% a 40% da massa óssea do indivíduo e que a melhor evidência de efeito positivo provém da ingestão de cálcio e da prática de atividade física, especialmente durante a infância e no início da puberdade. Também se observa uma boa evidência no papel da vitamina D e no consumo de leite. No entanto, é necessário investigar, ainda, a resposta à duração e ao tipo de atividade física e a interação desta com a qualidade da dieta. Por fim, apontam como estratégia prioritária seguir as recomendações dos guias nacionais para a ingestão de nutrientes e a prática de atividade física, ao mesmo tempo evitando comportamentos prejudiciais (WEAVER et al., 2016).

POLÍTICAS PÚBLICAS E SEGURANÇA ALIMENTAR E NUTRICIONAL

Uma das metas defendidas na Assembleia Geral das Nações Unidas realizada em 2000, ou a *United Nations Millennium Declaration* (UNITED NATIONS, 2000), era reduzir pela metade o número de pessoas no mundo que passavam fome até 2015. Sabe-se que este é um grande desafio, quando se pensa que a maioria dos países luta simultaneamente contra a fome e contra as "doenças dos excessos", as DCNT. Para que sejam atingidas essa e outras metas, os líderes de diferentes países participantes da reunião se comprometeram a executar, sempre que possível, em cooperação, uma agenda de ações. A arma que cada país pode usar para reduzir a fome é estabelecida a partir do delineamento, implantação e avaliação de políticas fortes de alimentação e nutrição.

No Brasil, o Ministério da Saúde, por meio da Portaria 2.715, de 17 de novembro de 2011, atualizou sua Política Nacional de Alimentação e Nutrição (PNAN), aprovada inicialmente nos anos 1990 (BRASIL, 2012). Alves & Jaime (2014) destacam seu papel como interlocutora entre o Sistema Único de Saúde (SUS) e a Política e Sistema Nacional de Segurança Alimentar e Nutricional (SISAN).

A revisão desse documento atende às mudanças no cenário epidemiológico das doenças e de comportamento alimentar, assim como às transformações sociais promovidas no Brasil. Tal revisão era necessária, uma vez que houve a redução da fome e da escassez de alimentos com a consequente diminuição das carências nutricionais, além de aumento na prevalência de doenças crônicas e da adoção de novos padrões alimentares. Além disso, a alimentação foi colocada como um direito social na Emenda Constitucional 64, de 4 de fevereiro de 2010 (BRASIL, 2010).

Cabe destacar aqui que um adequado estado de nutrição e saúde não depende apenas das escolhas e práticas individuais, mas também de todo um contexto social, econômico e político que favoreça a adoção de estilos de vida saudáveis. Por isso, a OMS reforça a importância de todos os setores incorporarem a saúde e o bem-estar como componentes centrais no desenvolvimento de políticas. A Declaração de Adelaide expressa a necessidade de se estabelecer um contrato social entre esses setores com vistas a ampliar o desenvolvimento humano, a sustentabilidade e a equidade, bem como as condições de saúde (OMS, 2010).

Para a nova PNAN, grande contribuição adveio dos debates propiciados pelo desenvolvimento do conceito de Segurança Alimentar e Nutricional (SAN). Segundo Burity et al. (2010), esse conceito continua em construção desde sua primeira proposição, em 1986, durante a realização da I Conferência Nacional de Alimentação e Nutrição. No momento, ele é assim enunciado, como constante na Lei 11.346, de 15 de setembro de 2006, que criou o Sistema Nacional de Segurança Alimentar e Nutricional (BRASIL, 2006b), em seu artigo 3º:

> A segurança alimentar e nutricional consiste na realização do direito de todos ao acesso regular e permanente a alimentos de qualidade, em quantidade suficiente, sem comprometer o acesso a outras necessidades essenciais, tendo como base práticas alimentares promotoras de saúde que respeitem a diversidade cultural e que sejam ambiental, cultural, econômica e socialmente sustentáveis.

As diretrizes que integram a atual PNAN são assim agrupadas: organização na atenção nutricional; promoção da alimentação adequada e saudável; vigilância alimentar e nutricional; gestão das ações de alimentação e nutrição; participação e controle social; qualificação da força de trabalho; controle e regulação dos alimentos; pesquisa, inovação e conhecimento em alimentação e nutrição; cooperação e articulação para segurança alimentar e nutricional (BRASIL, 2012). Considerando a temática deste capítulo, serão destacados alguns pontos associados à promoção da alimentação adequada e saudável, à vigilância alimentar e nutricional e à pesquisa, inovação e conhecimento em alimentação e nutrição.

No que se refere à promoção da alimentação adequada e saudável, a PNAN (BRASIL, 2012) prevê o atendimento ao conceito de SAN. Vale aqui destacar a previsão de incentivo à criação de ambientes institucionais que promovam uma alimentação saudável, como, por exemplo, escolas, locais de trabalho e pequenos comércios de alimentos. Se não houver uma influência articulada entre governo e sociedade sobre esses espaços, tanto no sentido de fiscalização e execução como no de propiciar condições operacionais, essa meta será inviabilizada.

A vigilância alimentar e nutricional é importante no contexto da epidemiologia nutricional, pois avalia as condições atuais de nutrição e alimentação, prevê as tendências dessas condições, bem como suas repercussões, e identifica os fatores determinantes. Para tanto é fundamental que haja uma produção científica direcionada para esses aspectos.

Quanto à pesquisa, inovação e conhecimento em alimentação e nutrição, podem derivar exatamente dos conhecimentos gerados pela vigilância alimentar e nutricional, permitindo o incentivo a situações favoráveis, à modificação de condições desfavoráveis e à descoberta de novas possibilidades com vistas a assegurar a saúde nutricional da população.

No contexto de uma PNAN bem-sucedida, é necessária a cooperação entre os setores públicos e privados. Segundo Hawkes (2011), o foco principal das atividades de cooperação pública e privada deveria estar sobre o desenvolvimento de campanhas de comunicação escrita; a educação nutricional formal e informal; a informação ao público sobre os produtos alimentícios, aprimorando rótulos com alertas e incentivos, respectivamente, contra alimentos não saudáveis e a favor de alimentos saudáveis; o desenvolvimento de estratégias para facilitar o acesso a produtos alimentícios saudáveis e dificultar o acesso aos não saudáveis; o financiamento ou condução de pesquisa para o desenvolvimento de novos produtos alimentícios; a alteração da composição de produtos alimentícios com vistas a uma composição mais saudável; o desenvolvimento de diretrizes e estratégias para o governo e a indústria, entre outras ações. Toda cooperação pública e privada necessita de fiscalização para evitar que o setor público deixe de cumprir seu papel ou que o privado extrapole o seu. É uma cooperação, e não uma substituição de papéis.

GENÔMICA E DEMAIS "ÔMICAS" APLICADAS À EPIDEMIOLOGIA NUTRICIONAL

A genômica nutricional se propõe a definir como os genes interagem com elementos da dieta humana, levando a alterações no metabolismo que, por sua vez, se associam ao risco de desenvolvimento de doenças (STOVER & CAUDILL, 2008; XACUR-GARCÍA et al., 2008).

Embora a genômica nutricional englobe várias "ômicas" (transcriptômica, proteômica, metabolômica, toxicogenômica, entre outras), dependendo do foco dos estudos, podem ser destacados dois domínios principais: a nutrigenética, que estuda os efeitos das variações genéticas na interação entre dieta e doença, e a nutrigenômica, que estuda o efeito dos nutrientes sobre o genoma (STOVER & CAUDILL, 2008; XACUR-GARCÍA et al., 2008).

O desafio da genômica nutricional é produzir conhecimentos aplicados que permitam revolucionar a nutrição clínica e a nutrição em saúde pública, estabelecendo (STOVER & CAUDILL, 2008):

1. Diretrizes alimentares e nutricionais baseadas nas informações do genoma para prevenção da doença e envelhecimento saudável.
2. Terapia médica nutricional individualizada para o manejo da doença.
3. Melhor direcionamento das intervenções, em nutrição, na saúde pública, inclusive fortificação de alimentos com micronutrientes que maximizem benefícios e minimizem efeitos adversos nas populações humanas geneticamente diferentes.

Teoricamente, a incorporação da genômica nutricional dentro da prática da política nutricional pode potencialmente personalizar a nutrição. Para citar um exemplo, a elaboração de recomendações dietéticas para a população não tem levado em conta os domínios citados (STOVER & CAUDILL, 2008).

O estudo sobre as interações nutriente-genoma e a presença de polimorfismos e mutações tem possibilidade de identificar subgrupos da população que poderiam se beneficiar mais ou menos de determinadas recomendações e intervenções nutricionais.

Polimorfismos representam alterações na sequência do DNA e podem ser classificados em polimorfismo de nucleotídeo simples (SNP), quando ocorrem com frequência superior a 1% na população, ou mutação, quando sua frequência é inferior a 1%. Em ambos os polimorfismos, a resposta de um indivíduo ou grupo populacional a um determinado nutriente pode ser diretamente influenciada pelo tipo de alteração no DNA. Esse conceito foi elegantemente descrito no estudo de Liedel et al. (1990), que aborda a interação entre polimorfismo e a obesidade.

Mais recentemente, Maintinguer et al. (2017) mostraram que a presença de variantes nos genes das interleucinas 1-β, 6 e 10 modulam o impacto dos ácidos graxos em indivíduos com síndrome metabólica. Previamente, Donadio et al. (2016) verificaram que os biomarcadores de selênio são influenciados pelo sexo e pela presença de SNP na enzima antioxidante glutationa peroxidase 1 (GPx1).

Paralelamente ao crescente número de estudos sobre genômica nutricional, diversos grupos têm dedicado atenção à era das "ômicas", também conhecida como "*big data*". Dentre essas, destacam-se os avanços na lipidômica qualitativa ou quantitativa da composição de espécies lipídicas de um determinado compartimento biológico (WENK, 2005). Assim como nas outras "ômicas", representa a mensuração de centenas de estruturas lipídicas com base na carga-massa específica de um componente e seus produtos de fragmentação (FAHY *et al.*, 2011).

Atualmente, quase 800 espécies lipídicas distintas já foram identificadas e quantificadas, abrangendo as seis principais categorias desse grupo: ácidos graxos, glicerolipídios, glicerofosfolipídios, esfingolipídios, esteróis e prenóis (FAHY et al., 2009). Embora a obtenção de dados complexos de natureza lipídica, proteica ou de origem metabólica exijam *expertise* analítica e infraestrutura adequada, a correta interpretação dos dados ainda representa uma etapa árdua e é limitada a poucos grupos.

Portanto, apesar das inúmeras possibilidades de estratégias baseadas nas "ômicas", sua aplicação no contexto da epidemiologia nutricional ainda tem um imenso potencial de expansão antes de poder ser adotada como ferramenta que dê suporte às estratégias das políticas públicas. Todavia, essa distância deverá ser rapidamente ultrapassada, pois diversos estudos têm evidenciado que o uso de estratégias "ômicas" possibilita uma visão mais profunda sobre o papel de um nutriente tanto no contexto da saúde como na fisiopatologia de doenças como obesidade, diabetes e hipertensão arterial (REBOLLEDO et al., 2008; SEGARRA et al., 2008; ZHANG et al., 2009).

Num futuro próximo, tais recomendações, bem como diretrizes de abordagem preventiva e terapêutica de doenças, poderão ser específicas para reações individuais às interações nutriente-genoma. No entanto, o progresso nessa área vai depender do avanço na compreensão dessas interações.

Referências

Alberti KGMM, Eckel RH, Grundy SM et al. Harmonizing the metabolic syndrome – A joint interim statement of the International Diabetes Federation Task Force on Epidemiology and Prevention; National Heart, Lung, and Blood Institute; American Heart Association; World Heart Federation; International Atherosclerosis Society; and International Association for the Study of Obesity. Circulation 2009; 120:1640-5.

Alves KPS, Jaime PC. A Política Nacional de Alimentação e Nutrição e seu diálogo com a Política Nacional de Segurança Alimentar e Nutricional. Ciência & Saúde Coletiva 2014; 19(11):4331-40.

Anderson JW, Johnstone BM, Cook-Newell ME. Meta-analysis of the effects of soy protein intake on serum lipids. N Engl J of Med 1995; 333(5):276-82.

Assis AMO, Barreto ML. Epidemiologia nutricional. In: Almeida Filho N, Barreto ML. Epidemiologia & Saúde: Fundamentos, métodos, aplicações. Rio de Janeiro: Guanabara Koogan; 2011:593-9.

Associação Brasileira para o Estudo da Obesidade e da Síndrome Metabólica. Diretrizes brasileiras de obesidade 2016/ABESO – Associação Brasileira para o Estudo da Obesidade e da Síndrome Metabólica. 4. ed. São Paulo: ABESO, 2016.

Athyros VG, Tziomalos K, Karagiannis A, Mikhailidis DP. Preventing type 2 diabetes mellitus: room for residual risk reduction after lifestyle changes? Curr Pharm Des 2010; 16(34):3847-939.

Austin M, Breslow J, Hennekens C, Buring J, Willet W, Krauss R. Low-density lipoprotein subclass patterns and the risk of myocardial infartion. JAMA 1988; 260:1917-21.

Bach-Faig A, Geleva D, Carrasco J, Ribas-Barba L, Serra-Majem L. Evaluating associations between Mediterranean diet adherence indexes and biomarkers of diet and disease. Public Health Nutr 2006; 9(8A):1110-7.

Ballew C, Bowman BA, Sowell AL, Gillespie C. Serum retinol distributions in residents of the United States: third National Health and Nutrition Examination Survey, 1988-1994. Am J Clin Nutr 2001; 73(3):586-93.

Barros ALA, Soares ADN, Pessoa MC, Teixeira RA, Beinner MA. Deficiência de vitamina A em crianças residentes na região metropolitana de Belo Horizonte, Minas Gerais. Rev Min Enferm 2010; 14(3):386-93.

Batista Filho M, Rissin A. Desnutrição energético-proteica. In: Taddei JAAC, Lang RMF, Longo-Silva G, Toloni MHA, editores. Nutrição em Saúde Pública. Rio de Janeiro: Rubio, 2011:167-77.

Batista Filho M, Souza AI, Brasani CC. Anemia como problema de saúde pública: uma realidade atual. Cien Saude Colet 2008; 13(6):1917-22.

Baxter YC, Waitzberg DL, Peres G. Métodos não-convencionais; estudo dietético e medida da qualidade de vida. In: Waitzberg DL. Nutrição oral, enteral e parenteral na prática clínica. 3. ed. São Paulo: Atheneu, 2000:305-19.

Beaton GH, Martorell R, Aronson K et al. Effectiveness of vitamin A supplementation in the control of young child morbidity and mortality in developing countries. Nutrition policy discussion paper 1993; 13.

Beckman KB, Ames BN. The free radical theory of aging matures. Physiol Rev 1998; 78(2):547-81.

Benoist B, McLean E, Egli I, Cogswell M (eds.) Worldwide prevalence of anaemia 1993-2005; WHO Global Database on Anaemia. Geneva: WHO, 2008.

Bergman RN, Stefanovski D, Buchanan TA et al. A better index of body adiposity. Obesity 2011; 19(5):1083-9.

Bingham S, Gill C, Welch A et al. Comparison of dietary assessment methods in nutritional epidemiology: weighed records v. 24 h recalls, food frequency questionnaires and estimated diet records. Bri J Nut 1994; 72(4):619-44.

Blomhoff R, Carlsen MH, Frost Andersen L, Jacobs DR Jr. Health benefits of nuts: potential role of antioxidants. Br J Nutr 2006; 96(2):52-60.

Boeing H. Nutritional epidemiology: new perspectives for understanding the diet-disease relationship? Eur J Clin Nutr 2013; 67(5):424-9.

Bogus CM, Westphal MF, Mendes R, Santos KF. A promoção da saúde no âmbito escolar: a estratégia escola promotora da saúde. In: Diez Garcia RW, Cervato-Mancuso AM. Mudanças alimentares e educação nutricional. Rio de Janeiro: Guanabara Koogan, 2011:181-6.

Bopp M, Barbiero S. Prevalence of metabolic syndrome in outpatients of the institute of cardiology of Rio Grande do Sul. Arq Bras Cardiol 2009; 93(5):473-7.

Borges CQ, Silva RCR, Assis AMO, Pinto EJ, Fiaccone RL, Pinheiro SMC. Fatores associados à anemia em crianças e adolescentes de escolas públicas de Salvador, Bahia, Brasil. Cad Saúde Pública 2009; 25(4):877-88.

Bosi MLM, Prado SD. Alimentação e nutrição em saúde coletiva: constituição, contornos e estatuto científico. Cien Saude Colet 2011; 16(1):7-17.

Brasil. Agência Nacional de Vigilância Sanitária. Resolução – RDC 344, de 13 de dezembro de 2002 – Aprova o Regulamento Técnico para Fortificação das Farinhas de Trigo e das Farinhas de Milho com Ferro e Ácido Fólico; 2002. Disponível em http://www.anvisa.gov.br/legis/resol/2002/344_02rdc.htm. Acesso em 10 de abril de 2012.

Brasil. Constituição Federal (1988). Emenda constitucional 64, de 4 de fevereiro de 2010 – Altera o art. 6° da Constituição Federal, para introduzir a alimentação como direito social; 2010. Disponível emhttp://www. planalto.gov.br/ccivil_03/Constituicao/Emendas/Emc/emc64.htm. Acesso 10 de abril de 2012.

Brasil. Instituto Brasileiro de Geografia e Estatística. Pesquisa nacional de saúde: 2013: ciclos de vida: Brasil e grandes regiões/IBGE, Coordenação de Trabalho e Rendimento. Rio de Janeiro: IBGE, 2015. 92 p.

Brasil. Instituto Brasileiro de Geografia e Estatística. Pesquisa nacional de saúde do escolar: 2015/IBGE, Coordenação de População e Indicadores Sociais. – Rio de Janeiro: IBGE, 2016b. 132 p.

Brasil. Lei 11.346, de 15 de setembro de 2006 – Cria o Sistema Nacional de Segurança Alimentar e Nutricional – SISAN com vistas a assegurar o direito humano à alimentação adequada e dá outras providências; 2006b. Disponível em: http://www.planalto.gov.br/ccivil_03/_ato2004-2006/2006/ Lei/ L11346. htm. Acesso em 10 de abril de 2012.

Brasil. Ministério da Saúde. Pesquisa Nacional de Demografia e Saúde da Criança e da Mulher – PNDS, 2006: Dimensões do processo reprodutivo e da saúde da criança. Série G. Estatística e Informação em Saúde. Brasília: Ministério da Saúde, 2009.

Brasil. Ministério da Saúde. Política Nacional de Alimentação e Nutrição: versão preliminar. Serie B Textos Básicos de Saúde. Brasília: Ministério da Saúde, 2012.

Brasil. Ministério da Saúde. Portaria 729, de 13 de maio de 2005 – Institui o Programa Nacional de Suplementação de Vitamina A e dá outras providências; 2005b. Disponível em: http://dtr2001.saude.gov.br/sas/ PORTARIAS/Port2005/GM/GM-729.htm. Acesso em 10 de abril de 2012.

Brasil. Ministério da Saúde. Portaria 730, de 13 de maio de 2005 – Institui o Programa Nacional de Suplementação de Ferro, destinado a prevenir a anemia ferropriva e dá outras providências; 2005a. Disponível em: http://dtr2001.saude.gov.br/sas/PORTARIAS/Port2005/ GM/GM-730. htm. Acesso em 10 de abril de 2012.

Brasil. Ministério da Saúde. Secretaria de Atenção à Saúde. Departamento de Atenção Básica. Coordenação-Geral da Política de Alimentação e Nutrição. Guia Alimentar para a População Brasileira: promovendo a alimentação saudável. Brasília: Ministério da Saúde, 2006a.

Brasil. Ministério da Saúde. Secretaria de Atenção à Saúde. Departamento de Atenção Básica. Orientações para a coleta e análise de dados antropométricos em serviços de saúde: Norma Técnica do Sistema de Vigilância Alimentar e Nutricional – SISVAN. Série G. Estatística e Informação em Saúde. Brasília: Ministério da Saúde, 2011. Disponível em: http://189.28.128.100/nutricao/docs/geral/orientacoes_coleta_analise_da-dos_antropometricos.pdf. Acesso em 10 de abril de 2011.

Brasil. Ministério da Saúde. Secretaria de Atenção à Saúde. Departamento de Atenção Básica. Programa Nacional de Suplementação de Ferro: Manual de condutas gerais/Ministério da Saúde. Secretaria de Atenção à Saúde. Departamento de Atenção Básica. Brasília: Ministério da Saúde, 2013. 24p.

Brasil. Ministério da Saúde. Secretaria de Atenção à Saúde. Portaria 224, de 26 de março de 2014 – Aprova o Protocolo Clínico e Diretrizes Terapêuticas da Osteoporose. Brasília: Ministério da Saúde,2014b.

Brasil. Ministério da Saúde. Secretaria de Vigilância em Saúde. Departamento de Vigilância de Doenças e Agravos não Transmissíveis e Promoção da Saúde. Vigitel Brasil 2016: Hábitos dos brasileiros impactam no crescimento da obesidade e aumentam a prevalência de diabetes e hipertensão [recurso eletrônico em power point]/Ministério da Saúde, Secretaria de Vigilância em Saúde, Departamento de Vigilância de Doenças e Agravos não Transmissíveis e Promoção da Saúde. Brasília: Ministério da Saúde, 2016a. Disponível em: https://www.endocrino.org.br/media/uploads/PDFs/vigitel.pdf. Acesso em 27 abril 2017.

Brasil. Secretaria de Atenção à Saúde. Coordenação-Geral da Política de Alimentação e Nutrição. Guia alimentar para a população brasileira. Brasília: Ministério da Saúde; 2014a Disponível em: http://portal-arquivos.saude.gov.br/images/pdf/2014/novembro/05/Guia-Ali-mentar-pa-ra-a-pop--brasiliera-Miolo-PDF-Internet.pdf. Acesso em 20 de abril de 2017.

Bruemmer B, Harris J, Gleason P et al. Publishing nutrition research: a review of epidemiologic methods. J Am Diet Assoc 2009; 109:1728-37.

Burity V, Franceschini T, Valente F. Segurança Alimentar e Nutricional (SAN) e o Direito Humano à Alimentação Adequada (DHAA) – Módulo I. In: Burity V, Franceschini T, Valente F, Recine E, Leão M, Carvalho MF. Direito humano à alimentação adequada no contexto da segurança alimentar e nutricional. Brasília: ABRANDH, 2010:9-32.

Burton GW, Traber MG, Acuff RV et al. Human plasma and tissue alpha-tocopherol concentrations in response to supplementation with deuterated natural and synthetic vitamin E. Am J Clin Nutr 1998; 67(4):669-84.

Byers T, Treiber F, Gunter E et al. The accuracy of parental reports of their children's intake of fruits and vegetables: validation of a food frequency questionnaire with serum levels of carotenoids and vitamins C, A, and E. Epidemiology 1993; 4:350-5.

Cançado RD, Chiattone CS. Anemia ferropênica no adulto – causas, diagnóstico e tratamento. Rev Bras Hematol Hemoter 2010; 32(3):240-6.

Caroli A, Poli A, Ricotta D, Banfi G, Cocchi D. Invited review: Dairy intake and bone health: a viewpoint from the state of the art. J Dairy Sci 2011; 94(11):5249-62.

Cascio G, Schiera G, Di Liegro I. Dietary fatty acids in metabolic syndrome, diabetes and cardiovascular diseases. Curr Diabetes Rev 2012; 8(1):2-17.

Catapano AL, Graham I, De Backer G et al. ESC/EAS guidelines for the management of dyslipidaemias. European Heart Journal 2016; 37:2999-3058.

Centers for Disease Control and Prevention (CDC). National Center for Health Statistics (NCHS). 2000 CDC Growth charts for the United States: methods and development. Vital Health Statistics series 11. Washington: National Center for Health Statistics, 2002.

Chatfield SM, Brand C, Ebeling PR, Russell DM. Vitamin D deficiency in general medical inpatients in summer and winter. Intern Med J 2007; 37(6):377-82.

Chumlea WC, Guo S, Roche AF, Steinbaugh ML. Prediction of body weight for the nonambulatory elderly from anthropometry. J Am Diet Assoc 1988; 88:564-8.

Chumlea WC, Roche AF, Steinbaugh ML. Estimating stature from knee height for persons 60 to 90 years of age. J Am Geriatr Soc 1985; 33:116-20.

Comstock GW, Norkus EP, Hoffman SC, Xu MW, Helzlsouer KJ. Stability of ascorbic acid, carotenoids, retinol, and tocopherols in plasma stored at-70 degrees C for 4 years. Can Epidem Biom & Prev 1995; 4(5):505-7.

Cooney RV, Franke AA, Hankin JH et al. Seasonal variations in plasma micronutrients and antioxidants. Can Epidem Biom & Prev 1995; 4(3):207-15.

Côrtes MH, Vasconcelos IAL, Coitinho DC. Prevalência de anemia ferropriva em gestantes brasileiras: uma revisãodos ultimos 40 anos. Rev Nutr 2009; 22(3):409-18.

Curi R, Pompeia C, Myasaka CK, Procopio J. Entendendo a gordura: os ácidos graxos. Barueri: Manole, 2002.

Cutler J, Follmann D, Elliott P, Suh I. An overview of randomized trials of sodium reduction and blood pressure. Hypertension 1991; 17(1 Suppl):127-33.

Damasceno NRT. Influência das isoflavonas extraídas da soja na hipercolesterolemia e na aterosclerose experimental induzida pela caseína: Universidade de São Paulo. Faculdade de Ciências Farmacêuticas, 2001.

Damião R, Castro TG, Cardoso MA, Gimeno SG, Ferreira SR; Japanese-Brazilian Diabetes Study Group. Dietary intakes associated with metabolic syndrome in a cohort of Japanese ancestry. Br J Nutr 2006; 96(3):532-8.

De Onis M, Onyango AW, Borghi E, Siyam A, Nishida C, Siekmann J. Development of a WHO growth reference for school-aged children and adolescents. Bull World Health Organ 2007; 85:660-7.

Denton D, Weisinger R, Mundy NI et al. The effect of increased salt intake on blood pressure of chimpanzees. Nature Medicine 1995; 1(10):1009-16.

DeVincenzi MU, Mattar MJG, Cintra EM. Nutrição no primeiro ano de vida. In: Silva SMCS, Mura JDP. Tratado de alimentação, nutrição & dietoterapia. 2. ed. São Paulo: Roca, 2011:370-99.

Dias MCGD, Orie LM, Waitzberg DL. Exame físico e antropometria. In: Waitzberg DL. Nutrição oral enteral e parenteral na prática clínica. 4. ed. São Paulo: Atheneu, 2009:383-419.

Diener JRC. Calorimetria indireta. Rev Ass Med Brasil 1997; 43(3):245-53.

Donadio JL, Guerra-Shinohara EM, Rogero MM, Cozzolino SM. Influence of gender and SNPs in GPX1 gene on biomarkers of selenium status in healthy Brazilians. Nutrients 2016; 8(5):E81.

Duncan BB, Duncan MS, Schmidt MI. Inflamação subclínica, obesidade, diabetes e doenças relacionadas. Rev HCPA 2005; 25(3):5-16.

Ebolledo OR, Marra CA, Raschia A et al. Abdominal adipose tissue: early metabolic dysfunction associated to insulin resistance and oxidative stress induced by an unbalanced diet. Horm Metab Res 2008; 40: 794-800.

Espíndola RM, Galante AP. Adolescentes. In: Rossi L, Caruso L, Galante AP. Avaliação nutricional. São Paulo: Roca, 2009:226-46.

Espíndola RM, Sardinha LMV, Galante AP. Crianças de zero a dez anos. In: Rossi L, Caruso L, Galante AP. Avaliação nutricional. São Paulo: Roca, 2009:163-225.

Estruch R, Martynez-Gonzalez M, Corella D et al.; On behalf of the PREDIMED Study Investigators. Effects of a Mediterranean-style diet on cardiovascular risk factors. A randomized trial. Ann Intern Med 2006; 145:1-11.

Estruch R, Ros E, Salas-Salvadó J et al. PREDIMED Study Investigators. Primary prevention of cardiovascular disease with a Mediterranean diet. N Engl J Med 2013; 368(14):1279-90. Erratum in: N Engl J Med 2014; 370(9):886.

Fahy E, Cotter D, Sud M, Subramaniam S. Lipid classification, structures and tools. Biochim Biophys Acta 2011; 1811(11):637-47.

Fahy E, Subramaniam S, Murphy RC et al. Update of the LIPID MAPS comprehensive classification system for lipids. J Lipid Res 2009; 50(Suppl):S9-S14.

Falcão MC. Avaliação e terapia nutricional do recém-nascido. In: Lopez FA. Nutrição e dietética em clínica pediátrica. São Paulo: Atheneu, 2003:37-51.

Fontes GAV, Mello AL, Sampaio LR. Manual de avaliação nutricional e necessidade energética de crianças e adolescentes: uma aplicação prática. Salvador: EDUFBA, 2012. 88p.

Frangella VS, Marucci MFN, Tchakmakian LA. Idosos. In: Rossi L, Caruso L, Galante AP. Avaliação nutricional. São Paulo: Roca, 2009:291-317.

Freiberg CK, Caramico DCO, Rossi L. Adultos. In: Rossi L, Caruso L, Galante AP. Avaliação nutricional. São Paulo: Roca, 2009:271-90.

Garófolo A, Avesani CM, Camargo KG et al. Dieta e câncer: um enfoque epidemiológico. Rev Nutr 2004; 17(4):491-505.

Georgieva, AM, Van Greevenbroek RM, Krauss RM et al. Subclasses of low-density lipoprotein and very low-density lipoprotein in familial combined hyperlipidemia: relationship to multiple lipoprotein phenotype. Arterioscler Thromb Vasc Biol 2004; 24:744-9.

Gil A, Ortega RM, Lozano JM. Importancia del pan en la prevención de las enfermedades crônicas. In: Libro Blanco del Pan, Gil A, Serra L, editors. Madrid: Editorial Medica Panamericana, 2010:141-58.

Gil A, Ortega RO, Maldonado J. Wholegrain cereals and bread: a duet of the Mediterranean diet for the prevention of chronic diseases. Pub Health Nut 2011; 14(12A):2316-22.

Gonzalez MC, Orie LM, Hoffman DJ, Heymsfield SB, Waitzberg DL. Composição corporal. In: Waitzberg DL. Nutrição oral enteral e parenteral na prática clínica. 4. ed. São Paulo: Atheneu, 2009:323-40.

Graebner IT, Saito CH, Souza EMT. Características socioeconômicas e alimentares como intervenientes na deficiência de vitamina A em estudantes de área rural no Distrito Federal. Com Ciências Saude 2009; 20(2):115-22.

Greenberg AS, Obin MS. Obesity and the role of adipose tissue in inflammation and metabolism. Am J Clin Nut 2006; 83:461-5.

Grundy SM, Cleeman JI, Daniels SR et al. Diagnosis and management of the metabolic syndrome: an American Heart Association/National Heart, Lung, and Blood Institute scientific statement. Curr Opin Cardiol 2006; 21(1):1-6.

Grundy SM, Cleeman JI, Daniels SR et al.; American Heart Association; National Heart, Lung, and Blood Institute. Diagnosis and management of the metabolic syndrome: an American Heart Association/National Heart, Lung, and Blood Institute Scientific Statement. Circulation 2005; 112:2735-52.

Guerra MR, Gallo CV, Azevedo G, Mendonça S. Risco de câncer no Brasil: tendências e estudos epidemiológicos mais recentes. Rev Bras de Canc 2005; 51(3):227-34.

Guertzenstein SMJ, Guimarães AF. Gestação e lactação: gestação. In: Rossi L, Caruso L, Galante AP. Avaliação nutricional. São Paulo: Roca, 2009ª:247-62.

Guertzenstein SMJ, Guimarães AF. Lactação. In: Rossi L, Caruso L, Galante AP. Avaliação nutricional. São Paulo: Roca, 2009a:263-70.

Guimarães AF, Galante AP. Anamnese nutricional e inquéritos dietéticos. In: Rossi L, Caruso L, Galante AP. Avaliação nutricional. São Paulo: Roca, 2009:23-44.

Haldiya KR, Sachdev R, Mathur ML, Saiyed HN. Knowledge, attitude and practices related to occupational health problems among salt workers working in the desert of Rajasthan, India. J Occup Health 2005; 47(1):85-8.

Hamdy O, Porramatikul S, Al-Ozairi E. Metabolic obesity: the paradox between visceral and subcutaneous fat. Curr Diabetes Rev 2006; 2(4):367-73.

Hammond KA, Litchford MD. Clinical: inflammation, physical, and functional assessments. In: Mahan LK, Escott-Stump S, Raymond JL. Krause's food and the nutrition care process. 13. ed. St Louis: Elsevier, 2012:163-77.

Hammond KA. Intake: analysis of the diet. In: Mahan LK, Escott-Stump S, Raymond JL. Krause's food and the nutrition care process. 13. ed. St Louis: Elsevier, 2012:129-43.

Hankinson S, London S, Chute C et al. Effect of transport conditions on the stability of biochemical markers in blood. Clinical Chemistry 1989; 35(12):2313-6.

Hathcock JN, Hattan DG, Jenkins MY, McDonald JT, Sundaresan PR, Wilkening VL. Evaluation of vitamin A toxicity. Am J Clin Nut 1990; 52(2):183-202.

Hawkes C. Public-private engagement for diet and health: addressing the governance gap. SCN News 2011; 39:6-10.

Hearty AP, Gibney MJ. Comparison of cluster and principal component analysis techniques to derive dietary patterns in Irish adults. British J Nutr 2008; 10:598-608.

Hegsted D, McGandy R, Myers M, Stare F. Quantitative effects of dietary fat on serum cholesterol in man. Am J Clin Nut 1965; 17(5):281-95.

Holbrook J, Patterson K, Bodner J et al. Sodium and potassium intake and balance in adults consuming self-selected diets. Am J Clin Nut 1984; 40(4):786-93.

Holick MF. Environmental factors that influence the cutaneous production of vitamin D. Am J Clin Nut 1995; 61(3):638-45.

Hu FB. Dietary pattern analysis: a new direction in nutritional epidemiology. Current Opinion in Lipidology 2002; 13:3-9.

Hulthe J, Fagerberg B. Circulating oxidized LDL is associated with subclinical atherosclerosis development and inflammatory cytokines (AIR Study). Arterioscler Thromb Vasc Biol 2002; 22:1162-7.

Huynh NN, Chin-Dusting J. Amino acids, arginase and nitric oxide in vascular health. Clin Exp Pharmacol Physiol 2006; 33:1-8.

Instituto Brasileiro de Geografia e Estatística (IBGE). Pesquisa de Orçamentos Familiares: 2008-2009. Antropometria e Estado Nutricional de Crianças, Adolescentes e Adultos no Brasil. 2010.

International Diabetes Federation. IDF Diabetes Atlas [Internet]. 7. ed. Brussels: International Diabetes Federation, 2015. Disponível em: <http://www.idf.org/diabetesatlas>. Acesso em 28 de abril de 2017.

International Diabetes Federation. The IDF consensus worldwide definition of the metabolic syndrome. Bélgica: International Diabetes Federation, 2006.

International Osteoporosis Foundation. Three steps to unbreakable bones vitamin D, calcium and exercise; 2011. Disponível em: http://www. ioflegacy.org/download/osteofound/filemanager/publications/pdf/Three--steps-to-unbreakable-bones-en.pdf. Acesso em 10 de abril de 2012.

Jacques P, Sulsky S, Sadowski J, Phillips J, Rush D, Willett W. Comparison of micronutrient intake measured by a dietary questionnaire and biochemical indicators of micronutrient status. Am J Clin Nutr 1993; 57(2):182-9.

Jessen N, Djurhuus CB, Jørgensen JOL et al. Evidence against a role for insulin-signaling proteins PI 3-kinase and Akt in insulin resistance in human skeletal muscle induced by short-term GH infusion. Am J Phys Endoc Metab 2005; 288(1):194-9.

Joint World Health Organization; Centers for Disease Control and Prevention Technical Consultation on the Assessment of Iron Status at the Population Level. Assessing the iron status of populations, Geneva, Switzerland 6-8 April 2004. Geneva: World Health Organization and Centers for Disease Control and Prevention, 2005.

Jordão RE, Bernardi LD, Barros Filho AA. Prevalência de anemia ferropriva no Brasil: uma revisão sistemática. Rev Paul Pediatr 2009; 27(1):90-8.

Juzwiak CR. Avaliação dietética. In: Silva SMCS, Mura JDP. Tratado de alimentação, nutrição & dietoterapia. 2. ed. São Paulo: Roca, 2011:163-71.

Kanis JA, McCloskey EV, Johansson H, Oden A, Strom O, Borgstrom F. Development and use of FRAX® in osteoporosis. Osteoporos Int 2010; 21 Suppl 2:407-13.

Kannel WB. The Framingham Study: its 50-year legacy and future promise. J Atheroscler Thromb 2000; 6(2):60-6.

Katan MB, Beynen AC, De Vries JHM, Nobels A. Existence of consistent hypo- and hyperresponders to dietary cholesterol in man. Am J Epidem 1986; 123(2):221-34.

Kelly T, Yang W, Chen CS, Reynolds K, He J. Global burden of obesity in 2005 and projections to 2030. Int J Obes 2008; 32(9):1431-7.

Keys A, Anderson JT, Grande F. Serum cholesterol response to changes in the diet: I. Iodine value of dietary fat versus 2S-P. Metabolism 1965; 14(7):747-58.

Krakauer NY, Krakauer JC. A new body shape index predicts mortality hazard independently of body mass index. PLoS One 2012; 7(7):e39504.

Kushi LH, Lew RA, Stare FJ et al. Diet and 20-year mortality from coronary heart disease. N Eng J Med 1985; 312(13):811-8.

Law M, Frost C, Wald N. By how much does dietary salt reduction lower blood pressure? III – Analysis of data from trials of salt reduction. Br Med J 1991; 302(6780):819-24.

Leal LP, Batista Filho M Lira PIC, Figueiroa JN, Osório MM. Prevalência da anemia e fatores associados em crianças de seis a 59 meses de Pernambuco. Rev Saúde Pública 2011; 45(3):457-66.

Lebrão ML, Duarte YAO. SABE (Saúde, Bem-estar e Envelhecimento) – O Projeto Sabe no município de São Paulo: uma abordagem inicial. Brasília: Organização Pan-Americana da Saúde, 2003. Disponível em http://www.opas.org.br/sistema/arquivos/l_saber.pdf. Acesso em 10 de abril de 2012.

Leibel RL, Bahary N, Friedman JM. Genetic variation and nutrition in obesity: approaches to the molecular genetics of obesity. World Rev Nutr Diet 1990; 63:90-101.

Lie D. DASH diet improves insulin sensitivity as well as hypertension. Diabetes Care 2004; 27:340-7.

Lima e Silva SC, Batista Filho M, Miglioli TC. Prevalência e fatores de risco de anemia em mães e filhos no Estado de Pernambuco. Rev Bras Epidemiol 2008; 11(2):266-77.

Lima JP, Lopes CO, Dias NA, Pereira MC. Atividade e biodisponibilidade dos Carotenóides no Organismo. Rev Ciênc em Saúde 2012; 2(1):5-9.

Lloyd-Jones D, Adams R, Carnethon M et al. AHA Statistical Update Heart Disease and Stroke Statistics – 2009 Update. A Report From the American Heart Association Statistics Committee and Stroke Statistics Subcommittee. Circulation 2009; 119:480-6.

Lu L, Anderson KE. Sex and long-term soy diets affect the metabolism and excretion of soy isoflavones in humans. Am J Clin Nutr 1998; 68(6):1500-4.

Lucas BL, Feucht AS, Ogata BN. Nutrition in childhood. In: Mahan LK, Escott-Stump S, Raymond JL. Krause's food and the nutrition care process. 13. ed. St Louis: Elsevier, 2012:389-409.

Machefer G, Groussard C, Vincent S et al. Multivitamin-mineral supplementation prevents lipid peroxidation during "The Marathon des Sables". J Am Coll Nutr 2007; 26(2):111-20.

Magalhães EA, Martins MALP, Rodrigues CC, Moreira ASB. Associação entre tempo de internação e evolução do estado nutricional de crianças internadas em um hospital universitário. Demetra 2013; 8(2):103-14.

Maintinguer NM, Oki E, Ferreira Carioca AA et al. Influence of IL1B, IL6 and IL10 gene variants and plasma fatty acid interaction on metabolic syndrome risk in a cross-sectional population-based study. Clin Nutr 2017; S0261-5614(17)30059-6 (ahead of print).

Martins DS. Anemia em crianças e adolescentes: prevalência dos últimos onze anos no Brasil [Monografia]. Porto Alegre: Universidade Federal do Rio Grande do Sul, 2011.

Mattar MJG, Galisa MS. Avaliação nutricional em diferentes situações: na infância e em recém-nascidos. In: Rossi L, Caruso L, Galante AP. Avaliação nutricional. São Paulo: Roca; 2009:145-62.

McLean E, Cogswell M, Egli I, Wojdyla D, Benoist B. Worldwide prevalence of anaemia – WHO Vitamin and Mineral Nutrition Information System, 1993-2005. Public Health Nutr 2009; 12(4):444-54.

Medeiros MAT. Desafio do campo da alimentação e nutrição na atenção básica. In: Diez Garcia RW, Cervato-Mancuso AM. Mudanças alimentares e educação nutricional. Rio de Janeiro: Guanabara Koogan, 2011:173-80.

Milman N. Anemia – still a major health problem in many parts of the world! Ann Hematol 2011; 90:369-77.

Monteiro CA, Cannon G, Moubarac JC et al. Dietary guidelines to nourish humanity and the planet in the twenty-first century. A blueprint from Brazil. Public Health Nutrition 2015; 18 (13):2311-22.

Moutinho VA. Estado da arte no tratamento da subnutrição moderada [Dissertação]. Porto: Universidade do Porto, 2009.

Muennig P. The body politic: the relationship between stigma and obesity-associated disease. BMC Public Health 2008; 21(8):128.

National Center for Health Statistics (NCHS). Growth curves for children, birth-18 years. United States. Vital Health Statistics series 11. Washington: National Center for Health Statistics, 1977.

National Heart, Lung, and Blood Institute. National Cholesterol Education Program (NCEP). Third Report of the National Cholesterol Education Program (NCEP) Expert Panel on Detection, Evaluation, and Treatment of High Blood Cholesterol in Adults (Adult Treatment Panel III): Final Report. National Institutes of Health Publication no. 02-5215. Bethesda: National Heart, Lung, and Blood Institute, 2002.

National Heart, Lung, and Blood Institute. Obesity Education Initiative. Clinical Guidelines on the Identification, Evaluation, and Treatment of Overweight and Obesity in Adults. National Institutes of Health Publication no. 98-4083. Bethesda: National Heart, Lung, and Blood Institute, 1998.

Nevill AM, Stavropoulos-Kalinoglou A, Metsios GS et al. Inverted BMI rather than BMI is a better proxy for percentage of body fat. Ann Hum Biol 2011; 38(6):681-4.

Newby PK, Tucker KL. Empirically derived eating patterns using factor or cluster analysis: a review. Nutrition Reviews 2004; 62(5):177-203.

Nielsen IL, Williamson G. Review of the factors affecting bioavailability of soy isoflavones in humans. Nutr Cancer 2007; 57(1):1-10.

Noor AM. The first model-based geostatistical map of anaemia. PLoS Medicine 2011; 8(6):1-2.

Oliveira CSM, Cardoso MA, Araújo TS, Muniz PT. Anemia em crianças de 6 a 59 meses e fatores associados no Município de Jordão, Estado do Acre, Brasil. Cad Saúde Pública 2011; 27(5):1008-20.

Oliveira EP, Souza MLA, Lima MDA. Prevalência de síndrome metabólica em uma área rural do semi-árido baiano. Arq Bras Endocrinol Metab 2006; 50(3):456-65.

Oliveira JS, Lira PIC, Osório MM et al. Anemia, hipovitaminose A e insegurança alimentar em crianças de municípios de baixo índice de desenvolvimento humano do Nordeste do Brasil. Rev Bras Epidemiol 2010; 13(4):651-64.

Organização Mundial da Saúde (OMS). Declaração de Adelaide sobre a Saúde em Todas as Políticas: no caminho de uma governança compartilhada, em prol da saúde e do bem-estar. Relatório do encontro internacional sobre a Saúde em Todas as Políticas, Adelaide, 2010. Disponível em: http://bvsms.saude.gov. br/bvs/publicacoes/declaracao_ adelaide.pdf. Acesso em 23 de abril de 2017.

Pinheiro MM, Ciconelli RM, Jacques NO, Genaro OS, Martini LA, Ferraz MB. O impacto da osteoporose no Brasil: dados regionais das fraturas em homens e mulheres adultos – The Brazilian Osteoporosis Study (BRAZOS). Rev Bras Reumatol 2010; 50(2):113-27.

Popkin BM, Adair LS, Ng SW. The global nutrition transition and the pandemic of obesity in developing countries. Nutrition reviews 2012; 70(1):3-21.

Prieto BP, Goulart RMM, Mendes GAN, Pereira EC, Braqqion GF. Avaliação do estado nutricional e da prevalência de anemia ferropriva em crianças de uma creche do município de São Paulo. Rev Bras Cienc Saude 2008; 18:13-20.

Reaven GM. Banting lecture 1988. Role of insulin resistance in human disease. Diabetes 1988; 37:1595-607.

Rezende EG, Bonomo E, Lamounier JA et al. Deficiência de ferro e anemia em escolares da área rural de Novo Cruzeiro, Minas Gerais. Rev Med Minas Gerais 2008; 18(4Supl 1):S40-S46.

Rodrigues EM, Soares FPTP, Boog MCF. Resgate do conceito de aconselhamento no contexto do atendimento nutricional. Rev Nutr 2005; 18(1):119-28.

Ros E, Núñez I, Pérez-Heras A. A walnut diet improves endothelial function in hypercholesterolemic subjects: a randomized crossover trial. Circulation 2004; 109(13):1609-14.

Rosendo AB, Dal-Pizzol F, Fiegenbau M, Almeida S. Farmacogenética e efeito antiinflamatório dos inibidores da HMG-CoA redutase. Arq Bras Endocrinol Metab 2007; 51(4):520-5.

Ryu SW, Kim IH. Comparison of different nutritional assessments indetecting malnutrition among gastric cancer patients. World J Gastroenterol 2010; 16(26):3310-17.

Saad SAI. Probióticos e prebióticos: o estado da arte. Rev Bras Ciênc Farm 2006; 42(1):1-16.

Sandhu A, Soman S, Hudson M, Besarab A. Managing anemia in patients with chronic heart failure: what do we know? Vasc Health Risk Manag 2010; 6:237-52.

Santos LC, Toral N, Cintra IP. Inquérito para avaliação do consumo alimentar: aplicabilidade na prática clínica. In: Moreira EAM, Chiarello PG. Nutrição e metabolismo: atenção nutricional abordagem dietoterápica em adultos. Rio de Janeiro: Guanabara Koogan, 2008:36-46.

Santos RD, Gagliardi ACM, Xavier HT et al. I Diretriz sobre o Consumo de Gorduras e Saúde Cardiovascular. Arq Bras Cardiol 2013; 100(1 supl 3).

Sarno F, Jaime PC, Ferreira SR, Monteiro CA. Consumo de sódio e síndrome metabólica: uma revisão sistemática. Arq Bras Endocrinol Metab 2009; 53(5):608-16.

Sasaki S, Ishihara J, Tsugane S. Validity of a self-administered food frequency questionnaire in the 5-year follow-up survey of the JPHC Study Cohort I to assess sodium and potassium intake: comparison with dietary records and 24-hour urinary excretion level. J Epidemiol 2003; 13(1):102-5.

Saunders C. Palavra de especialista. Boletim Carências Nutricionais – Deficiência de Vitamina A (DVA). 2. ed. Brasília: Ministério da Saúde, 2009.

Schoeller DA. Validation of habitual energy intake. Public Health Nutr 2002; 5(6a):883-8.

Segarra AB, Ramirez M, Banegas I et al. Dietary fat influences testosterone, cholesterol, aminopeptidase A, and blood pressure in male rats. Horm Metab Res 2008; 40:289-91.

Sharovsky LL, Van-Even Ávila AL, Perez GH et al. Tratamento não-farmacológico da síndromemetabólica: visão do psicólogo e do nutricionista. Rev Bras Hipertens 2005; 12(3):182-5.

Sheard JM, Ash S, Silburn PA, Kerr GK. Prevalence of malnutrition in Parkinson disease: a systematic review. Nutrition review 2011; 69(9):520-32.

Shekelle RB, Shryock AMM, Paul O et al. Diet, serum cholesterol, and death from coronary heart disease. N Engl J Medic 1981; 304(2):65-70.

Sherwin JC, Reacher MH, Dean WH, Ngondi J. Epidemiology of vitamin A deficiency and xerophthalmia in atrisk Populations. Trans R Soc Trop Med Hyg 2012; 106:205-14.

Silva JP. Avaliação nutricional em crianças internadas em hospitais públicos do Estado do Espírito Santo: atuação da equipe multidisciplinar de terapia nutricional. [Dissertação]. Belo Horizonte, MG: Faculdade de Medicina da Universidade Federal de Minas Gerais, 2010.

Simopoulos AP. Evolutionary aspects of diet, the omega-6/omega-3 ratio and genetic variation: nutritional implications for chronic diseases. Biomed & Pharmacotherapy 2006; 60:502-7.

Simopoulos AP. The importance of the omega-6/omega-3 fatty acid ratio in cardiovascular disease and other chronic diseases. Exp Biol and Med 2008; 233:674-88.

Skinner RA, Dugdale C, Crowe C, Fenlon D, Flaherty J, Fletcher A. Tackling malnutrition in the community, by review of the hot delivered meals service. Malnutrition Matters, Joint BAPEN and Nutrition Society Meeting; 2009 Oct 13-14 Cardiff. Proc Nutr Soc 2010; 69(OCE2):E183.

Slater B, Lima FEL. Validade e reprodutibilidade dos métodos de inquérito alimentar. In: Fisberg RM, Slater B, Marchioni DML, Martini LA. Inquéritos alimentares: métodos e bases científicas. Barueri: Manole, 2005:108-31.

Sociedad Iberoamericana de Osteología y Metabolismo Mineral (SIBOMM). Consenso Iberoamericano de Osteoporosis SIBOMM 2009 Osteoporosis: Prevención, Diagnóstico y Tratamiento, 2009. Disponível em http://www. schomm.cl/files/ Consenso_OP_SIBOMM_2009.pdf. Acesso em 10 de abril de 2012.

Sociedade Brasileira de Cardiologia. V Diretriz Brasileira sobre Dislipidemias e Prevenção da Aterosclerose. Arq Bras Cardiol 2013; 101(4 Supl 1):30p.

Sociedade Brasileira de Cardiologia. VII Diretrizes Brasileiras de Hipertensão. Arq Bras Cardiol 2016; 107(3 Supl 3):104p.

Sociedade Brasileira de Diabetes. Algoritmo para o tratamento do diabetes tipo 2 – Atualização 2011. Posicionamento Oficial SBD nº 3. São Paulo: Sociedade Brasileira de Diabetes, 2011.

Sociedade Brasileira de Diabetes. Diretrizes da Sociedade Brasileira de Diabetes (2015-2016) / org. Oliveira JEP, Vencio S. São Paulo: Farmacêutica, 2016.

Sociedade Brasileira de Hipertensão. I Diretriz de Diagnóstico e Tratamento da Síndrome Metabólica. Arq Bras Cardiol 2005; 84 Supl I:1-28.

Sociedade Brasileira de Pediatria (SBP). Avaliação nutricional da criança e do adolescente – Manual de Orientação/Sociedade Brasileira de Pediatria. Departamento de Nutrologia. São Paulo: Sociedade Brasileira de Pediatria. Departamento de Nutrologia, 2009. 112 p.

Souza AT, Faustino SMM, Rodrigues ASN. Determinação da anemia por deficiência de ferro em crianças de 03 a 04 anos associada a enteroparasitoses – Macapá-Amapá. Ciência Equatorial 2011; 1(1):58-63.

Spark A. Nutrition in public health: principles, policies, and practice. Boca Raton: CRC Press, 2007:63-89.

Stahl W, Henk Van den Berg H, Arthur J, Bast A, Dainty J, Faulks RM. Bioavailability and metabolism. Molecular Aspects of Medicine 2002; 23:39-100.

Stamler J, Caggiula AW, Grandits GA. Relation of body mass and alcohol, nutrient, fiber, and caffeine intakes to blood pressure in the special intervention and usual care groups in the Multiple Risk Factor Intervention Trial. Am J Clin Nut 1997; 65(1):338-65.

Stang JS, Larson N. Nutrition in adolescence. In: Mahan LK, Escott-Stump S, Raymond JL. Krause's food and the nutrition care process. 13. ed. St. Louis: Elsevier, 2012:410-30.

Stover PJ, Caudill MA. Genetic and epigenetic contributions to human nutrition and health: managing genome-diet interactions. J Am Diet Assoc 2008; 108:1480-7.

St-Pierre AC, Ruel IL, Cantin B et al. Comparison of various electrophoretic characteristics of LDL particles and their relationship to the risk of ischemic heart disease. Circulation 2001; 104(19):2295-9.

Tangney CC, Shekelle R, Raynor W, Gale M, Betz E. Intra- and interindividual variation in measurements of beta-carotene, retinol, and tocopherols in diet and plasma. Am J Clin Nutr 1987; 45(4):764-9.

Tavares LF, Fonseca SC, Rosa MLG, Yokoo EM. Relationship between ultra--processed foods and metabolic syndrome in adolescents from a Brazilian Family Doctor Program. Public health nutrition 2012; 15(1): 82-7.

Temme E, Mensink RP, Hornstra G. Comparison of the effects of diets enriched in lauric, palmitic, or oleic acids on serum lipids and lipoproteins in healthy women and men. Am J Clin Nutr 1996; 63(6):897-903.

The World Bank Group. What can we learn from nutrition impact evaluations; lessons from a review of interventions to reduce child malnutrition in developing countries. Washington: World Bank, 2010.

Thomas DM, Bredlau C, Bosy-Westphal A et al. Relationships between body roundness with body fat and visceral adipose tissue emerging from a new geometrical model. Obesity 2013; 21:2264-71.

Tirapegui J, Castro IA, Rossi L. Biodisponibilidade de proteínas. In: Cozzolino, SMF. Biodisponibilidade de nutrientes. 4. ed. Barueri: Manole, 2012:131-92.

Toshima S, Hasegawa A, Kurabayashi M et al. Circulating oxidized low density lipoprotein levels. A biochemical risk marker for coronary heart disease. Arterioscler Thromb Vasc Biol 2000; 20(10):2243-7.

Trahms CM, McKean KN. Nutrition in infancy. In: Mahan LK, Escott-Stump S, Raymond JL. Krause's food and the nutrition care process. 13. ed. St Louis: Elsevier, 2012:375-88.

United Nations. The General Assembly; United Nations Millennium Declaration; 2000. Disponível em: http://www.un.org/millennium/declaration/ ares552 e.htm. Acesso em 10 de abril de 2012.

Vafeiadou K, Weech M, Sharma V et al. A review of the evidence for the effects of total dietary fat, saturated, monounsaturated and n-6 polyunsaturated fatty acids on vascular function, endothelial progenitor cells and microparticles. Br J Nutr 2012;107(3):303-24.

Van der Meer IM, Middelkoop BJ, Boeke AJ, Lips P. Prevalence of vitamin D deficiency among Turkish, Moroccan, Indian and sub-Sahara African populations in Europe and their countries of origin: an overview. Osteoporos Int 2011; 22(4):1009-21.

Van Kappel AL, Steghens JP, Zeleniuch-Jacquotte A, Chajes V, Toniolo P, Riboli E. Serum carotenoids as biomarkers of fruit and vegetable consumption in the New York Women's Health Study. Public Health Nutr 2001; 4(3):829-35.

Vannucchi H, Cunha DF, Bernardes MM, Unamuno MR. Avaliação dos níveis séricos das vitaminas A, E, C e B_2, de carotenoides e zinco, em idosos hospitalizados. Rev Saúde Pública 1994; 28(2):121-6.

Vasconcelos AMA, Ferreira HS. Prevalência de hipovitaminose A em crianças da região semi-árida de Alagoas (Brasil). Arch Latinoam Nutr 2007; 59(2):152-8.

Vasconcelos FAV. Antropometria nutricional. In: Moreira EAM, Chiarello PG. Nutrição e metabolismo: atenção nutricional abordagem dietoterápica em adultos. Rio de Janeiro: Guanabara Koogan, 2008:20-35.

Vatanparast H, Chilibeck PD. Does the effect of soy phytoestrogens on bone in postmenopausal women depend on the equol-producing phenotype? Nutr Rev 2007; 65(6):294-9.

Verly Junior E, Cesar CLG, Fisberg RM, Marchioni DML. Variância intrapessoal da ingestão de energia e nutrientes em adolescentes: correção de dados em estudos epidemiológicos. Rev Bras Epidemiol 2013; 16(1):170-7.

Vieira RCS, Ferreira HS, Costa ACS, Moura FA, Florêncio TMMT, Torres ZMC. Prevalência e fatores de risco para anemia em crianças pré-escolares do Estado de Alagoas, Brasil. Rev Bras Saude Matern Infant 2010; 10(1):107-16.

Visioli F. Nutritional support in the pharmacological treatment of metabolic syndrome. Eur J Pharmacol 2011; 668(1 Suppl):S43S-9.

Vivancosv M, Moreno JJ. Beta-sitosterol modulates antioxidant enzyme response in RAW 264.7 macrophages. Free Radic Biol Med 2005; 39:91-7.

Wanderley EM, Ferreira VA. Obesidade: uma perspectiva plural. Ciência & Saúde Coletiva 2010; 15(1):185-94.

Weaver CM, Gordon CM, Janz KF et al. The National Osteoporosis Foundation's position statement on peak bone mass development and lifestyle factors: a systematic review and implementation recommen dations. Osteoporos Int 2016; 27:1281-386.

Wenk MR. The emerging field of lipidomics. Nat Rev Drug Discov 2005; 4(7):594-610.

Werutsky NMA, Frangella VS, Braganica D, Severine AN, Tonato C. Avaliação e recomendações nutricionais específicas para gestantes e puérperas gemelares. In: Silva SMCS, Mura JDP. Tratado de alimentação, nutrição & dietoterapia. 2. ed. São Paulo: Roca, 2011:307-19.

Willett W, Stampfer M, Underwood B, Speizer F, Rosner B, Hennekens C. Validation of a dietary questionnaire with plasma carotenoid and alpha-tocopherol levels. American J Clin Nutr 1983; 38(4):631-9.

Willett W. Nutritional epidemiology. 2. ed. New York: Oxford University Press, 1998.

Wilson PWF, D'Agostino RB, Levy D, Belanger AM, Silbershatz H, Kannel WB. Prediction of coronary heart disease using risk factor categories. Circulation 1998; 97:1837-47.

World Cancer Research Fund/American Institute for Cancer Research. Food, Nutrition, Physical Activity, and The Prevention of Cancer: a global perspective. Washington, DC: American Institute for Cancer Research (AICR), 2007.

World Health Organization (WHO). Fiscal policies for diet and prevention of noncommunicable diseases. Geneva: 2015 (WHO Technical meeting report).

World Health Organization Multicentre Growth Reference Study Group. WHO Child Growth Standards: Length/height-for-age, weight-for-age, weight-for-length, weight-for-height and body mass index-for-age: Methods and development. Geneva: World Health Organization, 2006.

World Health Organization scientific group on the assessment of osteoporosis at primary health care level. Geneva: World Health Organization, 2004.

World Health Organization. Global nutrition policy review: What does it take to scale up nutrition action? Geneva: WHO, 2013.

World Health Organization. Global prevalence of vitamin A deficiency in populations at risk 1995-2005. WHO Global Database on Vitamin A Deficiency. Geneva: World Health Organization, 2009.

World Health Organization. Guideline: vitamin A supplementation in infants and children 6-59 months of age. Geneva: World Health Organization, 2011a.

World Health Organization. Guideline: vitamin A supplementation in pregnant women. Geneva: World Health Organization, 2011b.

World Health Organization. Guideline: vitamin A supplementation in postpartum women. Geneva: World Health Organization, 2011c.

World Health Organization. Obesity and overweight. Factsheet n 311, jan, 2015. Disponível em: http://who.int/mediacentre/factsheets/fs311/en/. Acesso em 6 de janeiro de 2014.

World Health Organization. Obesity: preventing and managing the global epidemic. Geneva: World Health Organization, 1998.

World Health Organization; United Nations Children's Fund; United Nations University. Iron deficiency anaemia: assessment, prevention, and control. A guide for programme managers. Geneva, World Health Organization, 2001.

Xacur-García F, Castillo-Quan JI, Hernández-Escalante VM, Hugo Laviada-Molina H. Genómica nutricional: una aproximación de la interacción genoma-ambiente. Rev Méd Chile 2008; 136: 460-7.

Xavier NP, Chaim RC, Gimeno SG et al. Prevalence of metabolic syndrome in elderly Japanese-Brazilians. Med Sci Monit 2012; 18(2):1-5.

Zemel MB, Shi H, Greer B, Dirienzo D, Zemel PC. Regulation of adiposity by dietary calcium. The FASEB J 2000; 14(9):1132-8.

Zhang HJ, Zhou F, JI BP et al. Effects of fructose and/or fat in the diet on developing the type 2 diabetic-like syndrome on CD-1 mice. Horm Metab Res 2009; 41:40-5.

Zimmet P, Alberti KG, Kaufman F et al. IDF Consensus Group. The metabolic syndrome in children and adolescents – an IDF consensus report. Pediatr Diabetes 2007; 8(5):299-306.

Zubik L, Meydani M. Bioavailability of soybean isoflavones from aglycone and glucoside forms in American women. Am J Clin Nutr 2003; 77(6):1459-65.

Epidemiologia da Saúde da Criança

Álvaro Jorge Madeiro Leite
Antônio José Ledo Alves da Cunha
César Gomes Victora

INTRODUÇÃO

A probabilidade de sobrevivência e as possibilidades de distintos graus satisfatórios de vida começam a atingir parcelas expressivas das cerca de três milhões de crianças que nascem no Brasil a cada ano. Espelhando paradoxos e contradições da sociedade brasileira, a saúde da criança apresenta melhora nos principais indicadores de saúde nos últimos 30 anos. Tome-se como primeiro exemplo a redução da taxa de mortalidade infantil: de 83 mortes por mil nascidos vivos em 1980 (IBGE, 2010; estimativas indiretas) para 47 mortes em 1990, até alcançar 19 mortes por mil em 2007 (VICTORA et al., 2011).

Não obstante, persistem gritantes desigualdades regionais e diferenças acentuadas em áreas urbanas (microáreas de risco e áreas privilegiadas) e por grupos étnicos (maior mortalidade de crianças negras, quando comparadas com brancas), o que leva alguns estudiosos a considerar esses patamares incompatíveis com o nível de desenvolvimento econômico e tecnológico do país. Vale salientar que no período de 1980 a 2010 ocorreram transformações profundas no cenário socioeconômico brasileiro com repercussões positivas nos determinantes sociais das doenças e na organização dos serviços de saúde destinados às crianças.

O compromisso social do Estado e da sociedade com suas crianças costuma traduzir-se, na área da saúde, em políticas públicas voltadas à ampliação do acesso a bens e serviços. Frias et al. (2008) descreveram as políticas de saúde voltadas para as crianças no Brasil, com destaque para as mudanças ocorridas durante os últimos 20 anos após a criação do Sistema Único de Saúde (SUS). Enfatizam que, antes de 1980, convivíamos com padrões precários de intervenção estatal na área da saúde da criança, num cenário de forte exclusão da maioria dos brasileiros. A partir daí, observa-se o surgimento de iniciativas de implantação de programas direcionados à assistência à saúde das crianças originadas de medidas do Ministério da Saúde e de vários governos estaduais e municipais.

De acordo com recomendações de fóruns internacionais (Declaração de Alma-Ata, 1978, entre outros) e diante das altas taxas de mortalidade infantil no início dos anos 1980, a partir de 1984 foi implantado no país o Programa de Assistência Integral à Saúde da Criança (PAISC). Evoluções sociais, políticas, conceituais e paradigmáticas produziram, nesses anos, avanços consideráveis na formulação e na implantação de políticas de assistência integral à saúde da criança. Em 2005, o Ministério da Saúde apresentou a Agenda de Compromissos com a Saúde Integral da Criança e a Redução da Mortalidade Infantil, propondo a criação de uma rede integrada de assistência à criança, organizada em linhas de cuidado, identificando as principais diretrizes de responsabilidade dos governos estaduais e municipais.

Esse quadro provocou uma crescente mobilização em torno de uma reforma sanitária para o país, culminando na institucionalização do SUS, em 1988, por meio da criação de sua base legal e jurídica. Barros et al. (2010) procederam a exaustiva análise acerca das recentes tendências na saúde da mulher, do recém-nascido e da criança, enfatizando os progressos em direção aos objetivos do Desenvolvimento do Milênio, em especial a redução da desnutrição e da mortalidade infantil.

Victora et al. (2011) publicaram, no número especial que a revista *The Lancet* dedicou às transformações do setor saúde no país, um panorama completo dos progressos e dos desafios da saúde das crianças e suas mães. Os autores ressaltam como o Brasil evoluiu, em algumas décadas, de um país de baixa renda, com larga parcela de população rural e com um sistema de saúde múltiplo, para um país de renda média, urbanizado, com um sistema unificado de saúde.

As mudanças positivas ocorridas na saúde de mães e crianças no Brasil evidenciam como o país evoluiu na construção de um sistema público de saúde de abrangência nacional, financiado por impostos e contribuições sociais, nas condições de saúde e nos determinantes sociais, possivelmente resultado de significativas modificações impulsionadas pelo desenvolvimento conjunto de políticas intersetoriais.

Quando tomamos como parâmetro os últimos 50 anos, torna-se possível perceber o significado das transformações que o Brasil atravessou: de uma sociedade predominantemente rural para outra em que mais de 80% da população vive em áreas urbanas; a redução nas taxas de fecundidade, de mais de seis filhos por mulher para menos de dois; a universalização da educação primária; o incremento da expectativa de vida ao nascer de cerca de 5 anos por década.

Ressalte-se ainda a substancial redução da proporção de mortes provocadas por doenças infecciosas, decorrentes, inicialmente, do avanço espetacular no controle das doenças imunopreveníveis a partir da ampliação da cobertura de vacinação e, em seguida, por programas de controles de doenças diarreicas e respiratórias, nos anos 1980.

A partir da criação do SUS ocorreu a expansão do acesso aos serviços de saúde, com ênfase na atenção primária à saúde, sendo estabelecida a territorialização da atenção por meio de equipes de saúde da família nas áreas mais necessitadas do país. Concomitantemente, os recursos humanos para a saúde e o desenvolvimento científico e tecnológico no setor da saúde receberam grandes investimentos. Além disso, a partir dos anos 1990, as políticas de governo foram progressivamente direcionadas para a provisão de mecanismos de proteção social (esquemas de transferência condicional de renda e promoção da inclusão social em todos os setores da sociedade).

Como resultado dessas mudanças, as enormes diferenças no acesso à atenção de saúde verificadas entre as regiões Sul e Sudeste, mais ricas, e as regiões Norte e Nordeste, empobrecidas, foram reduzidas, assim como as diferenças de renda entre as famílias mais ricas e mais pobres do país (BARROS et al., 2010; VICTORA et al., 2011).

Não obstante, áreas de maior desenvolvimento no país ainda apresentam diferenciais intraurbanos de prevalência de baixo peso ao nascer, como é o caso de São Paulo, fruto de uma metrópole que combinou crescimento urbano desordenado e ausência de infraestrutura, resultando em espaços heterogêneos que revelam diversas formas de exclusão social (ALMEIDA et al., 2010). Do outro espectro de desenvolvi-

mento do país, no estado de Pernambuco também é visível como as desigualdades na mortalidade na infância refletem o acúmulo desigual de exposições a fatores de risco e de privação a fatores de proteção para a população das diferentes mesorregiões (MURAKAMI et al., 2011). O que fica evidente aqui é o desafio do poder público de reduzir as iniquidades, ampliando o acesso a bens e serviços de qualidade, inclusive os de saúde, com a implementação de políticas orientadas pelos princípios da universalidade e da equidade, de modo a alcançar toda a população, beneficiar aqueles que apresentam maior risco de morte e aumentar a chance de sobrevivência na infância.

Partindo de outra perspectiva, Almeida-Filho (2011) admite que o principal determinante da baixa qualidade dos cuidados prestados pela rede SUS é a limitação de recursos humanos, a qual, no entanto, é qualitativa, e não quantitativa. Adverte ainda que se pode encontrar uma compreensão mais aprofundada do problema na dissonância entre a missão do SUS e o sistema de ensino superior. Assim, a questão-chave para a saúde no Brasil poderia ser a deformação do ensino – humanístico, profissional e acadêmico – do pessoal da saúde, aspecto que retomaremos adiante, ao cotejarmos o problema dos cuidados neonatais de alto risco.

MORTALIDADE INFANTIL

Em 1980, a taxa de mortalidade infantil correspondia a 83 óbitos de menores de 1 ano para cada mil nascidos vivos. Os decréscimos anuais na mortalidade infantil aumentaram após 1980; ocorreram 47 mortes por mil nascidos em 1990, 27 mortes por mil em 2000 e 19 por mil em 2007 (Figura 17.1). As taxas anuais de redução foram de 5,5% nas décadas de 1980 e 1990 e 4,4% no período de 2000 a 2008. O decréscimo anual na mortalidade neonatal entre 2000 e 2008 (3,2% ao ano) foi menor do que o da mortalidade pós-neonatal (8,1%), e as mortes neonatais representaram 68% da mortalidade infantil em 2008 (VICTORA et al., 2011).

A queda nas taxas de mortalidade infantil, principalmente do componente pós-neonatal, é atribuída a vários fatores,

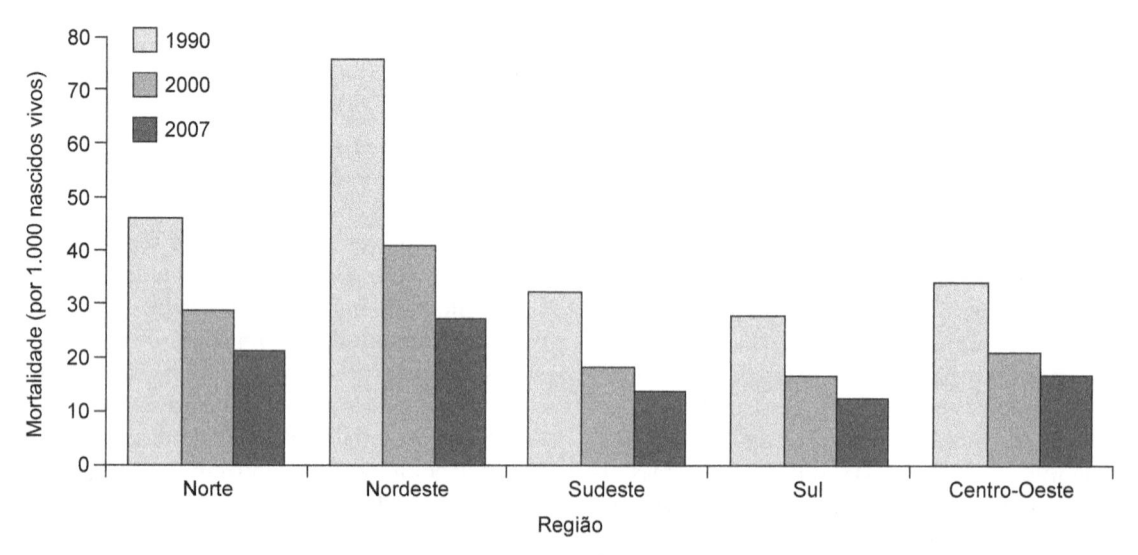

FIGURA 17.1 Mortalidade infantil por região e ano.

como a redução da fecundidade, a melhora do nível de educação materna, o maior acesso da população à água tratada, ao saneamento e aos serviços de saúde, o aumento da prevalência do aleitamento materno, da imunização, da antibioticoterapia e da terapia de reidratação oral, entre outros.

No período compreendido entre 1990 e 2000, a taxa de mortalidade infantil apresentou queda de 31%; essa redução ocorreu a despeito do contexto desfavorável de crescimento econômico, renda e altas taxas de desemprego no país. As causas evitáveis foram as principais responsáveis por essa queda, num cenário onde não se observou redução expressiva das desigualdades existentes no país, com municípios mais ricos e grupos populacionais mais privilegiados se beneficiando mais das estratégias utilizadas.

A implantação do Programa Saúde da Família (PSF), a partir de 1994, e as alterações no sistema de financiamento decorrentes da Norma Operacional Básica 1 (NOB-96) parecem ter sido as responsáveis pelo declínio. Já em 2004, a taxa chegou a 26,6 por mil nascidos vivos, e os principais fatores relacionados com essa queda foram: redução da taxa de fecundidade, melhoria das condições gerais de vida e a provisão de serviços de saúde. Em 2005, a taxa de mortalidade infantil era de 19,3 por mil nascidos vivos, cerca de três a seis vezes maior do que em países como Japão, Cuba, Chile e Costa Rica (LANSKY et al., 2009). Em 2010, a taxa foi reduzida para 15,6 por mil nascidos vivos (IBGE, 2010).

Ceccon et al. (2014) analisaram a relação entre mortalidade infantil e cobertura populacional da Estratégia Saúde da Família (ESF) nas unidades da Federação brasileira. A hipótese era a de que a implementação de políticas públicas voltadas à atenção básica no Brasil pode ter contribuído para a redução dos óbitos em crianças menores de 1 ano. Os dados ecológicos revelaram que a ampliação da cobertura da ESF esteve estatisticamente associada à redução nas taxas de mortalidade infantil.

As iniquidades em saúde entre grupos e indivíduos, ou seja, as desigualdades de saúde que além de sistemáticas e relevantes são também evitáveis, injustas e desnecessárias, segundo a definição de Margareth Whitehead (da Organização Mundial da Saúde – OMS), foram traços mais marcantes da situação de saúde do Brasil até a metade dos anos 2000. Portanto, os dados recentes produzidos pelo IBGE, a partir de estimativas indiretas, mostram que a mortalidade infantil caiu quase pela metade entre 2000 e 2010.

Os resultados gerais da Amostra do Censo 2010 constatam que o número de óbitos de crianças menores de 1 ano passou de 29,7 para 15,6 em cada mil nascidas vivas, o que representa uma queda de 47,6%. Entre as regiões do país, o Nordeste registra a queda mais expressiva da mortalidade infantil. No período, o índice passou de 44,7 para 18,5 óbitos para cada mil crianças nascidas vivas. No entanto, ainda é o nível mais alto no país. O menor índice é o do Sul, de 12,6 mortes. Ainda de acordo com o IBGE (2010), os principais fatores responsáveis pela queda do indicador são as políticas de medicina preventiva, curativa, saneamento básico, programas de saúde materna e infantil, além da valorização do salário-mínimo e dos programas de transferência de renda.

O IBGE também destaca que a queda da mortalidade infantil está ligada ao aumento da escolaridade materna e à diminuição do número de filhos por mulher, observada desde a década de 1960. Entre 2000 e 2010, a taxa de fecundidade registrou queda e passou de 2,38 crianças por mãe para 1,9. A menor taxa é a do Sudeste (1,7 filho por mulher) e a maior a do Norte, 2,47. Alguns fatores relacionados com a mortalidade infantil são bem conhecidos: condições biológicas maternas e infantis (idade da mãe, paridade, intervalo entre os partos, prematuridade, baixo peso ao nascer, retardo no crescimento intrauterino), condições ambientais (existência dos serviços de saúde e acessibilidade da população, abastecimento de água potável e saneamento básico adequados, poluição) e, principalmente, as condições socioeconômicas (moradia, trabalho, renda, escolaridade e proteção social).

Entretanto, desde 1990, a região com indicadores sociais mais desfavoráveis do Brasil – o Nordeste – apresentou a maior redução anual da mortalidade infantil do país – 5,9% ao ano, em média. Em 1990, o coeficiente de mortalidade infantil (CMI) na região Nordeste foi 2,6 vezes maior do que o da região Sul; em 2007, a razão entre os CMI do Nordeste e do Sul diminuiu para 2,2 vezes e a diferença dos coeficientes decresceu ainda mais rapidamente, de 47 em 1990 para 14 por mil nascidos vivos em 2007 (VICTORA et al., 2011).

Os maiores decréscimos na mortalidade infantil por causa específica, no Brasil, foram observados para diarreia e infecções respiratórias, com reduções de 92% e 82%, respectivamente, entre 1990 e 2007. A partir de 2006, a vacinação contra o rotavírus reduziu o número de mortes e internações de crianças por diarreia; as mortes por diarreia em crianças de até 5 anos sofreram redução de 22%, e houve redução de 17% nas internações causadas pela doença (MINISTÉRIO DA SAÚDE, 2010).

Em relação ao declínio das *hospitalizações infantis*, Pedraza & Araújo (2017) analisaram as causas de internações nas crianças brasileiras menores de 5 anos por meio de uma revisão sistemática da literatura de artigos publicados entre 2008 e 2015 a partir das bases eletrônicas Medline e Lilacs; os estudos foram avaliados criticamente, utilizando-se um instrumento validado. Os indicadores de mortalidade e morbidade segundo a lista de Internações por Condições Sensíveis à Atenção Primária (ICSAP), que toma como base os problemas de saúde para os quais a Atenção Primária de Saúde (APS) pode diminuir o risco de internações, revelaram que

pneumonias, gastroenterites e asma ainda constituem causas importantes de internações entre crianças, apesar de serem doenças preveníveis e tratáveis com o uso de tecnologias de baixo custo atualmente disponíveis. Quando analisadas as internações gerais, a realidade é similar, destacando-se, além das afecções perinatais, as doenças do aparelho respiratório e as infecções parasitárias, estas duas que incluem, respectivamente, as pneumonias e gastroenterites. Esse panorama é preocupante, considerando-se a existência da Estratégia Saúde da Família por mais de duas décadas.

Com relação à mortalidade neonatal, observa-se redução mais lenta e de difícil consecução. Neste século, as mortes ocorridas no período neonatal tornaram-se parcela significativa da taxa de mortalidade infantil. A sobrevivência dos recém-nascidos está diretamente relacionada com a assistência ofertada durante o pré-natal e o parto e a estrutura de atendimento ao neonato, expressando a qualidade dos serviços de saúde de dada região ou país; sua redução exige investimentos de alto custo e serviços hospitalares com excelentes padrões tecnológicos e gerenciais.

Em âmbito internacional, uma série da revista *The Lancet* apresentou um panorama mundial bastante desfavorável para a saúde neonatal, com a estimativa de cerca de quatro milhões de bebês mortos por ano. Os coordenadores da série (LAWN et al., 2004) destacam que o sucesso na redução das mortes neonatais está na dependência de iniciativas para garantir uma maternidade segura e em programas direcionados para a saúde infantil.

Muito embora as intervenções necessárias para o declínio das mortes neonatais em âmbito mundial sejam consideradas complexas, três milhões de cada quatro milhões de mortes neonatais poderiam ser evitadas com a adoção de 16 estratégias de intervenção eficazes e de baixo custo: (a) suplementação de ácido fólico na pré-concepção; (b) imunização com toxoide tetânico; (c) diagnóstico e tratamento da sífilis; (d) suplementação de cálcio para a prevenção de eclâmpsia e pré-eclâmpsia; (e) tratamento da malária; (f) diagnóstico e tratamento da bacteriúria assintomática; (g) uso de antibióticos em caso de ruptura prematura das membranas amnióticas; (h) uso de corticoides no trabalho de parto prematuro; (i) detecção e manejo da apresentação pélvica; (j) uso do partograma para diagnóstico precoce de complicações; (k) práticas higiênicas durante o trabalho de parto; (l) ressuscitação do recém-nascido deprimido; (m) amamentação; (n) prevenção e manejo adequado da hipotermia; (o) método "mãe canguru"; (p) tratamento adequado da pneumonia na população (DARMSTADT et al., 2005).

Outros autores enfatizam que o maior impacto na redução das mortes neonatais estaria na dependência direta da disponibilidade e qualificação dos recursos humanos, destacando que a escassez de profissionais adequadamente treinados configura-se como um dos maiores problemas em países com altos coeficientes de mortalidade neonatal.

No Brasil, a terapia de cuidados intensivos neonatais experimentou grande desenvolvimento nos últimos 20 anos, a exemplo da tendência mundial. No entanto, ainda se observam deficiências no planejamento, refletindo iniquidades na distribuição de leitos, com desigualdades nacionais e regionais, limitação do acesso dos serviços à população menos favorecida e variação da qualidade dos cuidados prestados, encontrando-se unidades altamente sofisticadas e outras sem a infraestrutura mínima necessária. Acrescentam-se à falta de equidade, ao acesso limitado e à infraestrutura desigual problemas relacionados com a falta de informações confiáveis e fiscalização precária das Unidades Neonatais de Alto Risco no Brasil. Dados recentes, oriundos da região Nordeste, revelam melhora no acesso, mas sem alcançar patamares satisfatórios e semelhantes aos das regiões mais desenvolvidas do país.

Dados recentes revelam para o país (revisão de estudos de base populacional) que a prevalência de prematuridade variou de 3,4% a 15,0% nas regiões Sul e Sudeste, entre 1978 e 2004, sugerindo tendência crescente a partir da década de 1990. Estudos na região Nordeste, entre 1984 e 1998, encontraram prevalências de prematuridade de 3,8% a 10,2%, também com tendência a aumento (SILVEIRA et al., 2008).

Além disso, vem sendo registrado aumento na incidência de prematuridade e baixo peso ao nascer em capitais e cidades de maior porte no país, como Rio de Janeiro (12%) e Pelotas (16%), o que tem sido fonte de grande preocupação.

No estudo realizado por Silva et al. (2010), as taxas de baixo peso ao nascer (BPN) foram mais altas e as taxas de mortalidade infantil mais baixas nas regiões mais desenvolvidas do que nas menos desenvolvidas. Em 2005, quanto mais elevada a taxa de mortalidade infantil, menor a taxa de BPN; quanto mais alta a taxa de baixa escolaridade, menor a de BPN; quanto maior o número de leitos de terapia intensiva neonatal por mil nascidos vivos, mais elevada foi a taxa de BPN. Com esses achados, os autores admitem a existência de um paradoxo epidemiológico relacionado com as taxas de incidência de baixo peso ao nascer no Brasil: a taxa de BPN está aumentando em algumas regiões brasileiras, e as diferenças regionais nessa taxa parecem estar mais relacionadas com a disponibilidade de assistência perinatal do que com as condições sociais.

O BPN é o fator de risco isolado mais importante para a mortalidade infantil. É maior nos extremos de idades da mãe e está em torno de 8% no país: 7,9% em 1996, 8,2% em 2007 e 9,3% em 2008. A prevalência é maior no Sudeste (9,1%) e no Sul (8,7%), o que pode estar associado a maiores taxas de cesariana.

Crianças de muito baixo peso ao nascer (< 1.500g) representam de 0,9% (no Norte) a 1,4% (no Sudeste) dos nascidos vivos. Embora essa prevalência não seja alta, 26,2% (região Norte) e 39% (região Sul) dos óbitos infantis ocorrem nesse grupo de bebês, o que reforça a importância da organização do sistema de assistência de saúde à gestante e ao recém-nascido de risco.

Victora (2001), em extensa revisão acerca das potenciais intervenções para melhorar a saúde materno-infantil no país, ressaltou o fato de que "a primeira prioridade para uma maior redução da mortalidade infantil no Brasil é melhorar a equidade entre as regiões, e reduções subsequentes da mortalidade infantil vão depender, em grande parte, da redução das mortes devidas a causas perinatais".

Sobre a morbidade neonatal, as mesmas condições responsáveis pelas mortes durante o período neonatal são as causas mais importantes do processo de adoecimento do neonato. A morbidade neonatal, particularmente associada a asfixia grave, infecção grave, anomalia congênita e desconforto respiratório grave, resulta em mortalidade retardada ou em graves sequelas. Assim, a compreensão sobre a epidemiologia das principais causas de morbidade neonatal auxilia a intervenção apropriada nos cuidados perinatais. A incidência de malformações congênitas (MFC) ao nascer, dado que consta na Declaração de Nascido Vivo (DNV), é subestimada, pois as mais graves levam a perdas fetais, enquanto outras são de difícil diagnóstico e podem não ser percebidas no momento do nascimento. A literatura aponta essa ocorrência em aproximadamente 2% a 3% dos nascidos vivos. O SINASC é a única fonte de dados de base populacional que contém essa informação no Brasil. Em 2008 houve o registro, como portadores de MFC, de 0,65% dos nascidos vivos.

Em 2006, a área de saúde da criança do Ministério da Saúde articulou, entre os estados das regiões Norte e Nordeste do Brasil, a criação de uma rede de atenção ao recém-nascido gravemente doente, objetivando enfrentar o problema da iniquidade na atenção às gestantes de risco, no parto e no nascimento. Apesar das iniciativas empregadas desde o início dos anos 1990, ainda não se configurou para nenhuma região do país um sistema regionalizado e hierarquizado de atenção perinatal; isso se revela pela ausência de integração dos diferentes elos que compõem a assistência perinatal (pré-natal, assistência ao parto, puerpério, assistência em sala de parto e unidades neonatais, em todos os níveis de complexidade). A constatação da fragilidade das instâncias de gestão nos âmbitos estadual e municipal tem limitado o potencial impacto positivo da ampliação na capacidade instalada que vem ocorrendo nos últimos anos, bem como das iniciativas oriundas do nível central.

De maneira geral, observa-se uma concentração de unidades neonatais de alto risco nas capitais, enquanto a maioria dos municípios acumula deficiências graves na disponibilidade desse tipo de atendimento; isso acontece num contexto onde a política de regionalização e otimização dos recursos disponíveis é praticamente inexistente. Uma das consequências mais visíveis desse fenômeno é que a maioria das unidades neonatais convive com períodos de "superlotação", com óbvio prejuízo para a segurança e a qualidade da assistência prestada e com graves implicações para a responsabilidade ética dos profissionais e das instituições. Também é comum a migração de gestantes de risco de municípios do interior para as capitais, em busca de serviços de referência por meios próprios, numa arriscada "peregrinação" por várias maternidades, potencializando o risco inicial. Eventos semelhantes ocorrem com a qualidade do transporte neonatal entre unidades de baixo e médio risco para as unidades de alto risco. Surge, então, a Rede Norte-Nordeste de Saúde Perinatal (RENOSPE), com o propósito de melhorar o desempenho das unidades neonatais por meio de uma série de ações articuladas, que incluem intervenções no campo da assistência, da gestão, da epidemiologia, da pesquisa e da educação permanente dos profissionais desses serviços (FRIAS et al., 2008).

Nos nove estados do Nordeste foram identificadas 41 unidades de terapia intensiva com diversos problemas: superlotação de pacientes, precariedade do trabalho especializado com médicos organizados em cooperativas, problemas na gestão da clínica, disponibilidade de insumos essenciais (surfactante, nutrição parenteral, cateter percutâneo etc.) e consequente variabilidade de desfechos clínicos.

Recentemente, surgiram investigações científicas acerca do fenômeno denominado *near miss* neonatal, um tipo de morbidade considerada um evento de grande importância para a saúde neonatal. Trata-se de um evento mórbido que quase resulta na morte do recém-nascido nos primeiros 28 dias de vida (AVENANT, 2009).

Estudos apontam que o número de recém-nascidos sobreviventes acometidos por tais morbidades é cerca de três a seis vezes maior do que o daqueles que chegaram ao óbito (AVENANT, 2009; Say, 2010; WHO, 2011).

Silva et al. (2014) enfatizam que a utilização desse conceito desperta grande interesse e pode trazer vantagens em relação à mortalidade neonatal, uma vez que morbidades graves que acometem recém-nascidos sem ocasionar óbito, em geral, não têm visibilidade nas estatísticas de saúde. Consequentemente, não são objeto de intervenções no âmbito da saúde pública, especialmente no que tange à qualidade da assistência na área materno-infantil. Esses autores utilizaram dados da pesquisa *Nascer no Brasil*, um estudo de coorte nacional de base hospitalar, que incluiu 24.197 puérperas e seus recém-nascidos, de fevereiro de 2011 a julho de 2012, para construir esse indicador de morbidade neonatal *near miss* (SILVA et al., 2014). Após serem testadas 19 variáveis, cinco foram escolhidas (peso ao nascer < 1.500g, Apgar no quinto minuto de vida < 7, uso de ventilação mecânica, idade gestacional < 32 semanas e relato de malformações congênitas). A taxa de morbidade neonatal *near miss* foi de 39,2 por mil nascidos vivos, três vezes e meia a taxa de mortalidade neonatal (11,1 por mil). O indicador de morbidade neonatal *near miss* foi capaz de identificar situações com alto risco de morte neonatal.

CESÁREA

No Brasil, a proporção de partos cesáreos elevou-se de 40,2%, em 1996, para 50%, em 2008, com as maiores taxas na região Sudeste (55,7%) e tendência crescente em todas as regiões. A proporção de cesáreas entre as mulheres de baixa escolaridade (menos de 8 anos de estudo) aproxima-se dos 20%, e quase 70% das cesáreas são realizadas entre as mães com 12 ou mais anos de estudo; em primíparas, em 2005, foi de 50,2%, fator predisponente para que os partos subsequentes sejam cirúrgicos com exposição a maiores riscos materno e infantil.

Alguns estudos recentes sugerem que o aumento da taxa de nascimentos pré-termo e de baixo peso ao nascer teve como uma de suas causas o aumento da taxa de cesáreas e de indução do parto. Na coorte de Pelotas, a prematuridade aumentou de 6,3%, em 1982, para 11,4%, em 1993, e 14,7%, em 2004. A tendência de crescimento na última década também incluiu as mães das classes sociais socialmente mais favorecidas da cidade.

Houve aumento concomitante de partos cesáreos (28%, 31% e 45% do total de partos nos três acompanhamentos) e do uso de técnicas de indução medicamentosa dos partos, num cenário de medicalização excessiva. No entanto, observou-se aumento importante na prevalência de nascimentos pré-termo também entre os partos vaginais.

Em contraste com os resultados de Pelotas, os dados das coortes de Ribeirão Preto mostraram que o aumento na taxa de nascimentos pré-termo (de 7,6% em 1978/1979 para 13,6% em 1994) esteve relacionado com o aumento das cesáreas. Cesárea eletiva em hospitais privados parece estar associada a aumento do baixo peso ao nascer em nascimentos a termo.

Os estudos apontam que esse aumento está relacionado com taxas crescentes de cesarianas programadas e interrupção indevida da gravidez, sem justificativa médica, tendo como consequências a prematuridade iatrogênica e o aumento do risco de morte infantil e perinatal mesmo entre os recém-nascidos prematuros tardios com peso adequado ao nascer. Esse último aspecto foi reportado por Santos et al. (2008), que relataram resultados provenientes da coorte de 2004 em Pelotas. Crianças com idades gestacionais entre 34 e 36 semanas – os pré-termo limítrofes – apresentam risco de morte cinco vezes maior durante o primeiro ano de vida do que crianças nascidas a termo, mesmo após ajuste para morbidade materna e fatores sociodemográficos.

Essa situação aponta para a necessidade de ações mais efetivas para a redução da realização de cesarianas desnecessárias, já que é fator de risco para prematuridade, baixo peso ao nascer e mortalidades neonatal e materna.

Atualmente, vários pesquisadores brasileiros estão empenhados em conceituar o que poderia ser chamado de cesáreas desnecessárias. Dentre as alternativas, uma primeira possibilidade seria a utilização de uma taxa ideal de cesárea como parâmetro e considerar desnecessária a diferença entre o número esperado assumido pelo parâmetro de referência e o ocorrido no grupo de estudo.

A OMS, em 1985, propôs como aceitáveis taxas entre 10% e 15%, sendo essa proporção reiterada no estudo publicado em 2007 em que as taxas de cesárea de 126 países foram correlacionadas com as respectivas mortalidades materna e infantil (WHO, 1985). Para as duas formas de mortalidade, o valor mais baixo encontrava-se no intervalo entre 10% e 15% de taxa de cesariana, aumentando em ambas as direções. Se considerarmos que a taxa de cesárea no Brasil em 2007 era de quase 50% dos partos, alcançando 80% no setor da saúde suplementar, torna-se evidente que muitos desses procedimentos cirúrgicos foram realizados sem indicação e, portanto, podem ser classificados como desnecessários.

Em publicação de Villar et al. (2006) sobre um inquérito realizado em oito países das Américas, os autores encontraram que as taxas de cesariana estavam associadas positivamente ao uso de antibiótico no pós-parto, morbidade materna grave e mortalidade, mesmo após ajuste para os fatores de confusão.

Em 2001, Robson propôs uma categorização epidemiológica das indicações de cesáreas que se presta ao monitoramento dessas indicações, combinando variáveis como paridade, cesárea prévia (multíparas), gestação (única ou gemelar), idade gestacional, tipo de apresentação, trabalho de parto (espontâneo ou induzido) e decisão quanto à cesárea (anterior ou durante o trabalho de parto). Essas dez categorias mutuamente exclusivas prestam-se à identificação de cesarianas desnecessárias por grupo de indicações e às taxas de cesáreas esperadas para cada estrato (Quadro 17.1).

De um ponto de vista mais abrangente, vários pesquisadores vêm assinalando um processo de intensa medicalização do modo de nascer, reduzindo esse acontecimento fisio-

Quadro 17.1 Taxas esperadas de cesariana segundo as categorias de Robson (2001)

Categorias de Robson	Taxa esperada de cesariana
1. Nulípara, gestação única, cefálica, > 37 semanas, em trabalho de parto espontâneo	7,9
2. Nulípara, gestação única, cefálica, > 37 semanas, com indução ou cesariana anterior ao trabalho de parto	31,2
3. Multípara (excluindo cesariana anterior), gestação única, cefálica, > 37 semanas, em trabalho de parto espontâneo	1,3
4. Multípara (excluindo cesariana anterior), gestação única, cefálica, > 37 semanas, com indução ou cesariana anterior ao trabalho de parto	13,6
5. Com cesariana anterior, gestação única, cefálica, > 37 semanas	64,0
6. Todos os partos pélvicos em nulíparas	92,3
7. Todos os partos pélvicos em multíparas (incluindo cesariana anterior)	66,7
8. Todas as gestações múltiplas (incluindo cesariana anterior)	63,6
9. Todas as outras apresentações anormais (incluindo cesariana anterior)	100
10. Todas as gestações únicas, cefálicas, < 36 semanas (incluindo cesariana anterior)	27,2
Total	**18,1**

lógico e natural da vida familiar e social a uma intervenção médico-cirúrgica. Advogam que o foco deve ser o parto respeitoso e digno, apoiado na rede de atenção articulada que garanta acesso oportuno à atenção qualificada desde o pré-natal até o parto e que garanta o protagonismo e os direitos da mulher e da criança nesse momento ímpar de celebração da vida e do afeto, de modo a promover sua saúde e as relações humanas e da sociedade.

Há algumas décadas enfrentamos no Brasil um paradoxo no nascimento. Nesse cenário, práticas baseadas em evidências científicas, que propiciam conforto à mulher, auxiliam a diminuição do estresse e aumentam a liberação da ocitocina endógena, a qual ajuda na evolução do parto, não são totalmente incorporadas, como, por exemplo, a livre movimentação, a escolha da posição de maior conforto durante o trabalho de parto e no parto, o apoio emocional por acompanhante de livre escolha e por doulas (acompanhantes de parto profissionais, responsáveis pelo conforto físico e emocional da parturiente durante o pré-parto, o nascimento e o pós-parto), entre outros.

DESNUTRIÇÃO

O estado nutricional é um dos principais determinantes proximais da mortalidade infantil e um dos indicadores que mais sofreram alterações positivas neste século. As estatísticas oficiais apontam para um declínio importante da desnutrição infantil nas últimas três décadas, tanto em termos de déficits de peso/idade como de peso/altura e altura/idade.

A análise de dados obtidos por três inquéritos domiciliares realizados nesse período mostrou melhora acelerada da nutrição infantil no país, em especial na região Nordeste. Déficits de altura para a idade, indicativos de comprometimento prolongado da nutrição infantil, foram reduzidos em cerca de um terço entre 1986 e 1996 (de 33,9% para 22,2%) e em quase três quartos entre 1996 e 2006 (de 22,2% para 5,9%) (LIMA et al., 2010). Análise da série temporal de inquéritos realizados desde os anos 1970 mostra redução expressiva na prevalência de déficit de altura (definido como altura para idade abaixo de –2 escores Z dos padrões da OMS), de 37,1%, em 1974/1975, para 7,1%, em 2006/2007. As taxas anuais de redução aumentaram com o tempo: 4,2% entre 1974/1975 e 1989, 5,4% entre 1989 e 1996 e 6,0% entre 1996 e 2006/2007 (MONTEIRO et al., 2009).

As desigualdades socioeconômicas nos déficits de altura também foram reduzidas. Em 1974/1975, crianças de famílias pertencentes ao quintil mais baixo de riqueza tinham 4,9 vezes mais chances de serem subnutridas do que aquelas cujas famílias estavam no quintil mais elevado. Essa razão se elevou para 7,7 vezes em 1989, estabilizou-se ao redor de 6,6 vezes em 1996 e se reduziu marcadamente para 2,7 vezes em 2007/2008.

Ao longo do tempo, a prevalência de déficit de altura tem se apresentado muito mais elevada na região Nordeste, mais pobre, do que no Sudeste, mais desenvolvido; em 1974/1975, déficits de altura eram duas vezes mais comuns no Nordeste do que no Sudeste; essa razão aumentou para três vezes em 1989 e para quatro vezes em 1996.

Na última década, entretanto, o déficit de altura na região Nordeste diminuiu substancialmente – de 22,2% em 1996 para 5,9% em 2006/2007 – o que praticamente eliminou as diferenças das regiões mais ricas. A maior prevalência de déficit de altura encontra-se, agora, na região Norte, área que contém a maior parte da Floresta Amazônica. Uma análise estatística da redução no déficit de altura infantil entre 1996 e 2006/2007 identificou quatro grandes fatores explanatórios: melhora na educação materna, aumento do poder aquisitivo da populaçao pobre, ampliação substancial da cobertura dos cuidados de saúde materna e infantil e, em menor grau, a expansão da rede de abastecimento de água e de saneamento básico (MONTEIRO et al., 2009).

A evolução simultaneamente favorável do poder aquisitivo familiar, da escolaridade materna, da disponibilidade de serviços de saneamento e de assistência à saúde e dos antecedentes reprodutivos das mães justificaria pouco mais da metade do declínio na prevalência da desnutrição infantil no decênio 1986/1996 e quase dois terços no decênio 1996/2006. Melhorias na escolaridade materna e na disponibilidade de serviços de saneamento foram particularmente importantes para o declínio da desnutrição no primeiro período, enquanto foram decisivos no segundo período o aumento do poder aquisitivo e, novamente, a melhoria da escolaridade materna. A aceleração do declínio da desnutrição do primeiro para o segundo período foi consistente com o aumento da intensidade das melhorias na escolaridade materna, saneamento, assistência à saúde, antecedentes reprodutivos e, sobretudo, com o excepcional aumento do poder aquisitivo familiar, observado apenas na primeira década do século XXI (MONTEIRO et al., 2009).

Por fim, os autores ressaltam que, se mantida a taxa anual de declínio de mais de 7% na prevalência de déficits de crescimento, a proporção de crianças da região Nordeste com altura aquém de dois desvios-padrão da mediana esperada para a idade chegaria a 2,3% em menos de 10 anos, o que significa igualar a proporção (geneticamente) esperada de crianças de baixa estatura sob condições ideais de alimentação, saúde e nutrição. Entretanto, para se chegar a esse resultado será necessário manter as ações que têm favorecido o aumento do poder aquisitivo dos mais pobres na região Nordeste e, não menos importante, assegurar investimentos públicos que permitam completar a universalização do acesso de toda a população aos serviços essenciais de educação, saúde e saneamento.

OBESIDADE

A obesidade vem aumentando sua prevalência de maneira expressiva em todo o mundo, o que motivou a OMS a qualificar tal situação como problema de saúde pública. Esse aumento ocorreu em todas as faixas etárias, tanto nos países desenvolvidos como naqueles em desenvolvimento.

O Brasil tem apresentado profundas modificações no perfil nutricional de sua população, fruto de um processo conhecido como transição nutricional. Evidências demonstram que a condição nutricional da criança brasileira apresenta modificações substanciais nos últimos 20 anos, com redução da taxa de desnutrição e aumento da obesidade infantil, em particular nas crianças de 6 a 10 anos e nos adolescentes. A obesidade está associada a hipertensão arterial, doença cardíaca, osteoartrite, diabetes tipo 2 e alguns tipos de câncer. Pessoas obesas, particularmente crianças e adolescentes, frequentemente apresentam baixa autoestima, afetando a *performance* escolar e os relacionamentos e levando a consequências psicológicas a longo prazo (POLETTI et al., 2003)

Dados brasileiros relacionados com a obesidade na infância e adolescência são ainda limitados, e a maioria dos estudos nacionais baseia-se em amostras de estudantes e alguns somente de escolas privadas. Além disso, a diversidade de critérios utilizados na definição de obesidade infantil acarreta dificuldades na comparação dos resultados do presente estudo com publicações nacionais e internacionais. Vários estudos constataram maior prevalência de sobrepeso/obesidade nas classes sociais de maior poder aquisitivo, possivelmente associada à maior disponibilidade de alimentos com maior densidade energética e em razão da menor atividade física nesses estratos sociais.

A frequência de excesso de peso nas adolescentes de estratos mais elevados manifesta-se de maneira diferente da dos meninos, pois, provavelmente, entre aquelas é maior a influência do culto ao corpo mais magro, como também pode haver influência do conhecimento dos riscos decorrentes do excesso de peso.

Nos estratos sociais mais altos encontrou-se, na adolescência precoce, maior prevalência de sobrepeso/obesidade. Já na adolescência tardia essa prevalência foi menor, sem diferenças entre os níveis sociais (CAMPOS et al., 2007). Uma provável justificativa seria a maior conscientização do problema em virtude da maturidade, principalmente nas camadas sociais mais elevadas, juntamente com o estirão que, naturalmente, faz com que esse excesso ponderal seja compensado pelo crescimento linear.

DESENVOLVIMENTO INFANTIL

Apesar da escassez de dados referentes ao mundo em desenvolvimento, existem evidências de que muitas crianças com menos de 6 anos de idade (período da vida denominado primeira infância por muitos pesquisadores e formuladores de políticas para assistência integral à saúde da criança) encontram-se expostas a múltiplas situações de risco que podem afetar desfavoravelmente seu desenvolvimento cognitivo, motor, social e emocional. Essas condições incluem pobreza, e mesmo extrema pobreza, desnutrição, acesso limitado a serviços de saúde e ambientes domésticos pouco estimulantes. Essas desvantagens estão associadas a baixo desempenho cognitivo e escolar, sendo estimado em cerca de 200 milhões o número de crianças que podem não estar alcançando seu desenvolvimento potencial diante dessas circunstâncias de vida, bem como contribuindo para a transmissão intergeracional da pobreza (GRANTHAM-McGREGOR et al., 2007).

Nesses ambientes inadequados, é fundamental reafirmar o respeito ao direito de todas as crianças à atenção, ao desenvolvimento e à educação de qualidade. Isso significa que para garantir a igualdade de oportunidades, um pré-requisito para a justiça social, devem ser implantados programas de assistência à primeira infância que compensem essas dificuldades em fases tão precoces da vida.

Desde meados da década de 1990, várias organizações internacionais, como a OMS, vêm ampliando esforços no sentido de estimular a implementação de políticas para a saúde na primeira infância, enfatizando tanto o desenvolvimento precoce como a saúde mental das crianças propriamente dita. Em publicação oficial (*Improving the Psychosocial Development of Children* – OMS, 1995), traduzida para o português pelo Departamento de Educação da Universidade do Estado da Bahia, chega-se a afirmar que: "Muitos esforços têm sido feitos a fim de propiciar diretrizes para promover a saúde física na infância por meio da amamentação e outros conselhos nutricionais, ou por imunização, mas pouca atenção tem sido dada à promoção da saúde mental de tais crianças."

Os progressos obtidos com a neurociência produziram informações preciosas para a compreensão do desenvolvimento da arquitetura cerebral e de que modo as experiências adversas, como exposição a riscos biológicos e riscos psicossociais que ocorrem no início da vida, podem afetar o cérebro e suas funções. Em revisão publicada na revista *The Lancet*, os autores listaram as seguintes condições de risco e ressaltaram sua interação cumulativa: estimulação cognitiva inadequada, desnutrição, deficiência de iodo, anemia por deficiência de ferro, restrição do crescimento intrauterino, malária, intoxicação por chumbo, infecção por HIV, depressão materna, institucionalização prolongada, violência doméstica e social,

baixa qualidade de cuidados e de nutrição pré-natal e estresse materno. Como fatores de proteção, foram identificados aleitamento e educação materna (WALKER et al., 2011).

Do ponto de vista da nutrição infantil, os pais têm uma oportunidade especial de influenciar o desenvolvimento dos filhos e de ajudá-los a se tornar adultos mais saudáveis. Entretanto, é preciso estar atento e agir rápido. Essa chance surge cedo e dura pouco. Começa na concepção e segue por apenas mil dias: os 270 da gestação mais os 730 dos dois primeiros anos de vida (http://www.thousanddays.org/).

Medidas básicas, como oferecer proteção e aconchego ao bebê e alimentá-lo adequadamente (dieta equilibrada da mãe na gravidez, aleitamento materno exclusivo nos primeiros 6 meses de vida e, a partir daí, amamentação acompanhada de água, sucos, chás, papinhas e alimentos sólidos ricos em proteínas, vitaminas e sais minerais), são fortemente recomendadas pela OMS.

A primeira infância é um período fundamental para o desenvolvimento mental, emocional e de socialização do indivíduo. É até os 6 anos de idade que as estruturas físicas e intelectuais de crescimento e aprendizagem emergem e começam a estabelecer suas fundações para o resto da vida da pessoa. As estruturas seguem alguns estágios de desenvolvimento que não acontecem de maneira linear e rígida. O referencial da primeira infância vem impulsionando diversos setores da sociedade em direção a uma abordagem que amplia o apoio ao crescimento e ao desenvolvimento integral das crianças, particularmente em cenários nos quais suas necessidades essenciais podem não estar sendo adequadamente satisfeitas.

Nas regiões mais desfavorecidas, muitas crianças estão impedidas de alcançar plenamente seu desenvolvimento potencial em virtude de crescerem em ambientes que não lhes favorecem o desenvolvimento. As estratégias de sobrevivência que lhes são possíveis nem sempre são suficientes ou dignas da condição humana e podem ter como consequência ritmos e conquistas de desenvolvimento aquém de suas potencialidades ou adaptações socialmente inadequadas.

O desenvolvimento das crianças pode ser seriamente prejudicado se ocorre ativação excessiva ou prolongada do sistema de resposta ao estresse do organismo, especialmente o cérebro, com potenciais danos para a aprendizagem, o comportamento e a saúde ao longo da vida. Aprender a lidar com as adversidades é um componente essencial do desenvolvimento infantil sadio. A resposta ao estresse inclui elevação da frequência cardíaca e da pressão arterial e liberação de hormônios do estresse, como o cortisol. Ambientes familiares de apoio podem ajudar as crianças a superar os efeitos indesejáveis da situação estressante por meio de respostas saudáveis. No entanto, quando essas respostas não são desenvolvidas, as repercussões negativas para o desenvolvimento das crianças podem ser muito desfavoráveis.

As respostas aos diversos níveis de estresse podem ser classificadas como: (a) resposta positiva ao estresse normal: é parte essencial para o desenvolvimento sadio e se caracteriza por aumentos discretos da frequência cardíaca e da pressão arterial (por exemplo, receber uma injeção como tratamento para alguma doença); (b) resposta tolerável ao estresse: os sistemas de alerta do organismo são ativados de maneira mais intensa e prolongada (por exemplo, perda de um parente afetivo, catástrofes naturais, acidentes graves); (c) resposta tóxica ao estresse: ocorre quando a criança está submetida a situações adversas de grande intensidade, frequentes ou prolongadas, como vitimização emocional ou física, negligência crônica, pais ou responsáveis com problemas de saúde mental ou uso de substâncias ilícitas. A neurociência nos alerta para possíveis alterações permanentes no desenvolvimento da arquitetura cerebral se a criança convive com níveis de estresse considerados tóxicos, uma vez que as outras modalidades de estresse podem ser superadas pela plasticidade cerebral.

Programas de intervenção devem incidir sobre a maioria dos fatores de risco a que as crianças estão submetidas num contexto específico. Para que demonstrem efetividade e eficiência, esses programas precisam alcançar as crianças no início da vida, em particular nos primeiros 3 anos, e ser direcionados para as crianças e suas famílias.

VIOLÊNCIA DOMÉSTICA

Outro problema importante de saúde pública refere-se aos maus-tratos às crianças e aos adolescentes. Esse fenômeno engloba todas as formas de maus-tratos físicos e emocionais, abuso sexual, descuido ou negligência, exploração comercial ou de outro tipo, que originem um dano real ou potencial à saúde da criança, sua sobrevivência, desenvolvimento ou dignidade, no contexto de uma relação de responsabilidade, confiança ou poder. Essa população, em pleno crescimento e desenvolvimento, é especialmente vulnerável às situações de violência que ocorrem na família, na escola e na comunidade em que vivem e depende da proteção dos adultos, das instituições e das políticas públicas. Estimativas mundiais revelam que a cada ano aproximadamente 875 mil crianças sofrem violência ou acidentes e muitas outras ficam incapacitadas, com problemas de saúde mental e problemas comportamentais e na saúde reprodutiva. Nesse período da vida, os maus-tratos têm sido associados a aumento do risco de alcoolismo, drogadição, depressão, tentativas de suicídio, tabagismo e doenças sexualmente transmissíveis.

Estudos epidemiológicos revelam que, no Brasil, a violência está muito presente no cotidiano de crianças e adolescentes, sendo um pouco mais conhecida a extensão da violência física dos pais contra os filhos do que a cometida por pessoas desconhecidas e a que ocorre fora dos lares.

O número de casos de violência psicológica e física contra crianças e adolescentes é elevado. Com relação ao abuso físico, por exemplo, estudo realizado numa comunidade de baixa renda do município de Embu, São Paulo (BORDIN et al., 2006), encontrou alta prevalência de punição física grave de crianças/adolescentes por mãe/pai nos últimos 12 meses (10,1%) e de punição física não grave (75,3%). Utilizando o mesmo instrumento (*World Studies of Abuse in Family Environments*), em comunidade com alto índice de pobreza e violência social no município de Fortaleza, Ceará, Brilhante (2009) encontrou maiores prevalências de ambos os tipos de violência – violência física grave (23,6%) e não grave (81,8%).

Embora estudos nacionais enfatizem a importância da negligência à infância como parte dos maus-tratos a crianças e adolescentes, não existem estudos de base populacional que reflitam sua abrangência em território nacional. No Brasil, pesquisas mostram que as consequências da violência na infância para a saúde podem manifestar-se em diferentes aspectos do crescimento e desenvolvimento, podendo estender-se até a idade adulta. Os efeitos de traumas físicos tendem a deixar marcas visíveis na pele e no sistema musculoesquelético. De maneira menos tangível, estudos mostraram associações entre abuso contra crianças e transtornos psiquiátricos em geral, uso de drogas, depressão e baixa autoestima na adolescência, transtornos de conduta, transtorno de estresse pós-traumático e comportamento transgressor na idade adulta.

CONSIDERAÇÕES FINAIS

A saúde da criança apresentou melhora expressiva nos principais indicadores de saúde a partir da década de 1980. Entre esses indicadores destacam-se a redução da taxa de mortalidade infantil, em especial no período pós-neonatal, e a queda dos índices de desnutrição. Nesse mesmo período, especialmente na última década, o Brasil tem experimentado desenvolvimento econômico e tecnológico significativo, o que tem impactado positivamente nos determinantes sociais das doenças e na organização dos serviços de saúde.

Apesar desses avanços, novos desafios apresentam-se ao país com relação à saúde da criança. Entre esses, destacam-se a tendência crescente de partos pré-termo, dificultando a redução da mortalidade neonatal, a obesidade na infância e a violência doméstica, além dos índices elevados de partos cesáreos. Além disso, persistem marcantes diferenças regionais nos indicadores de saúde infantil, refletindo inaceitáveis desigualdades regionais. Somam-se ainda a essas desigualdades diferenças acentuadas em áreas urbanas (microáreas de risco e áreas privilegiadas) e por grupos étnicos (maior mortalidade de crianças negras, quando comparadas com brancas), fazendo com que a situação atual de saúde da criança seja considerada incompatível com o nível de desenvolvimento econômico e tecnológico alcançado no país. Nesse sentido, faz-se necessário aumentar o compromisso social do Estado e da sociedade com suas crianças, mediante a adoção de políticas públicas que ampliem o acesso a bens e serviços e, simultaneamente, o incremento nos investimentos em educação e na geração de emprego para as famílias, para que a eficácia dessas políticas voltadas para a saúde das crianças seja duradoura.

Referências

Almeida MF, Alencar GP, Schoeps D, Novaes HMD, Campbell O, Rodrigues LC. Sobrevida e fatores de risco para mortalidade neonatal em uma coorte de nascidos vivos de muito baixo peso ao nascer, na Região Sul do Município de São Paulo, Brasil. Cad Saúde Pública, Rio de Janeiro, jun 2011; 27(6):1088-98.

Almeida-Filho N. Ensino superior e os serviços de saúde no Brasil. Publicado Online 9 de maio de 2011. DOI:10.1016/S0140- 6736(11)60326-7.

Assis SG, Avanci JQ, Pesce RP, Ximenes LF. Situação de crianças e adolescentes brasileiros em relação à saúde mental e à violência. Ciência & Saúde Coletiva 2009; 14(2):349-61.

Avenant T. Neonatal near miss: a measure of the quality of obstetric care. Best Pract Res Clin Obstet Gynaecol 2009; 23:369-74.

Barros FC, Matijasevich A, Requejo JH et al. Recent trends in maternal, newborn, and child health in Brazil: progress toward millennium development goals 4 and 5. Am J Public Health 2010; 100:1877-89.

Barros FC, Victora CG, Barros AJ et al. The challenge of reducing neonatal mortality in middle-income countries: findings from three Brazilian birth cohorts in 1982, 1993, and 2004. Lancet 2005; 365:847-54.

Bordin IAS, Paula CS, Nascimento R, Duarte CS. Severe physical punishment and mental health problems in an economically disadvantaged population of children and adolescents. Rev Bras Psiquiatr 2006; 28(4):290-6.

Brilhante APCR. Prevalência da violência intrafamiliar contra crianças menores de 12 anos em um bairro assistido pela estratégia saúde da família [dissertação]. Fortaleza: Faculdade de Medicina, Universidade Federal do Ceará, 2009.

Campos LA, Leite AJM, Almeida PC. Nível socioeconômico e sua influência sobre a prevalência de sobrepeso e obesidade em escolares adolescentes do município de Fortaleza. Rev Nutr, Campinas, set./out. 2006; 19(5).

Campos LA, Leite, AJM. Almeida PC. Prevalência de sobrepeso e obesidade em adolescentes escolares do município de Fortaleza, Brasil. Rev Bras Saúde Materno-Infantil. Recife, abr./jun. 2007; 7(2).

Castro ECM, Leite AJM. Mortalidade hospitalar dos recém-nascidos com peso de nascimento menor ou igual a 1.500g no Município de Fortaleza. J Pediatr 2007; 83(1):27-32.

Ceccon RF, Bueno ALM, Zielke Hesler LZ, Schreiner Kirsten KS, Portes VM, Viecili PRN. Mortalidade infantil e Saúde da Família nas unidades da Federação brasileira, 1998-2008. Cad. Saúde Colet, Rio de Janeiro, 2014; 22(2):177-8.

Darmstadt GL, Bhutta ZA, Cousens S, Taghreed A, Walker N, Bernis L. Neonatal Survival 2. Evidence-based, cost-effective interventions: how many newborn babies can we save? Lancet 2005; 365:977-88.

Engle PL, Black MM, Behrman JR et al. and the International Child Development Steering Group. Strategies to avoid the loss of developmental potential in more than 200 million children in the developing world. Lancet 2007; 369:229-42.

Engle PL, Fernald LCH, Alderman H et al. and the Global Child Development Steering Group. Strategies for reducing inequalities and improving developmental outcomes for young children in low-income and middle-income countries. Lancet 2011; 378:1339-53.

Frias PG, Mullachery PH, Giugliani ERJ. Políticas de saúde direcionadas às crianças brasileiras: breve histórico com enfoque na oferta de serviços de saúde. In: Ministério da Saúde. Saúde Brasil 2008: 20 anos do Sistema Único de Saúde no Brasil. Brasília: Ministério da Saúde, 2008:85-110.

Goldani MZ, Barbieri MA, Rona RJ, Da Silva AA, Bettiol H. Increasing preterm and low-birth-weight rates over time and their impact on infant mortality in southeast Brazil. J Biosoc Sci 2004; 36:177-88.

Granthan-McGregor S, Cheung YB, Cueto S, Glewwe P, Richter L, and the International Child Development Steering Group. Devolopmental potential in the first 5 years for children in developing courtries. Lancet 2007; 369(9555):60-70.

Instituto Brasileiro de Geografia e Estatística – IBGE. Censo demográfico, Rio de Janeiro, 2010:1-239.

Instituto Brasileiro de Geografia e Estatística – IBGE. Observações sobre a evolução da mortalidade no Brasil: o passado, o presente e perspectivas. IBGE, 56p. Rio de Janeiro, 2010. Disponível em: http:// www.ibge.gov. br/home/estatistica/populacao/tabuadevida/2009/notastecnicas.pdf.

Instituto Brasileiro de Geografia e Estatística – IBGE. Séries estatísticas e séries históricas. Saúde – Recursos e cobertura vacinal, Mortalidade. Indicadores de Mortalidade. Disponível em: http://www.ibge.gov.br. Acesso em 9 de junho de 2012.

Lansky S, França E, Cesar CC, Monteiro Neto LC, Leal MC. Mortes perinatais e avaliação da assistência ao parto em maternidades do Sistema Único de Saúde em Belo Horizonte, Minas Gerais, Brasil, 1999. Cad Saúde Pública 2006; 22(1):117-30.

Lansky S, França E, Kawachi I. Social inequalities in perinatal mortality in Belo Horizonte, Brazil: the role of hospital care. Am J Public Health 2007; 97:867-873.

Lansky S, Subramanian S, França E, Kawachi I. Higher perinatal mortality in National Public Health System Hospitals in Belo Horizonte, Brazil, 1999: a compositional or contextual effect? BJOG 2008; 114:1240-5.

Lawn JE, Cousens S, Zupan J. Neonatal Survival. 1.4 million neonatal deaths: When? Where? Why? Lancet 2005; 365:891-900.

Leal MC, Gama SG, Campos MR et al. Factors associated with perinatal morbidity and mortality in a sample of public and private maternity centers in the City of Rio de Janeiro, 1999-2001. Cad Saúde Pública 2004; 20 (suppl 1):S20-33.

Leite AJM, Marcopito LF, Diniz RLP et al. Mortes perinatais no Município de Fortaleza, Ceará: o quanto é possível evitar? J Pediatr 1997; 73(6):388-94.

Lima ALL et al. Causas do declínio acelerado da desnutrição infantil no Nordeste do Brasil (1986-1996-2006). Rev Saúde Pública Fev 2010; 44(1):17-27.

Ministério da Saúde. Secretaria de Vigilância em Saúde. Departamento de Vigilância Epidemiológica. Doença diarreica por rotavírus: vigilância epidemiológica e prevenção pela vacina oral de rotavírus humano – VORH. Documento elaborado pela COVEH/CGDT e CGPNI do DEVEP/SVS/MS. Brasília, julho de 2008.

Monteiro CA et al. Causas do declínio da desnutrição infantil no Brasil, 1996-2007. Rev Saúde Pública Fev 2009; 43(1):35-43.

Minuci EG, Almeida MF. Diferenciais intra-urbanos de peso ao nascer no Município de São Paulo: Rev Saúde Pública 2009; 43(2):256-66.

Mock C, Peden M, Hyder AA, Butcharta A, Kruga E. Editorial. Child injuries and violence: the new challenge for child health. Bulletin of the World Health Organization. June 2008, 86(6).

Murakami GF, Guimarães MJB, Sarinho SW. Desigualdades sociodemográficas e causas de morte em menores de cinco anos no Estado de Pernambuco. Rev Bras Saúde Materno-Infantil, Recife abr./jun. 2011; 11(2).

Pedraza DF, Araujo EMN. Internações das crianças brasileiras menores de cinco anos: revisão sistemática da literatura. Epidemiol Serv Saude, Brasília jan./mar. 2017; 26(1):169-82.

Poletti C, Oscar H, Barrios MI. Sobrepeso y obesidad como componentes de la malnutrición, en escolares de la ciudad de Corrientes, Argentina. Rev Chil Pediatr 2003; 74(5):499-503.

Reichenheim ME, Dias AS, Moraes CL. Co-ocorrência de violência física conjugal e contra filhos em serviços de saúde. Rev Saúde Pública 2006; 40(4):595-603.

Robson. Classification of caesarean sections. Fetal and Maternal Medicine Review 2001; 12(1):23-39.

Santos HG, Andrade SM, Birolim MM, Carvalho WO, Silva AMR. Mortalidade infantil no Brasil: uma revisão de literatura antes e após a implantação do Sistema Único de Saúde. Pediatria (São Paulo) 2010; 32(2):131-43.

Santos IS, Matijasevich A, Silveira MF et al. Associated factors and consequences of late preterm births: results from the 2004 Pelotas birth cohort. Paediatric and Perinatal Epidemiology July 2008:350-9.

Silva AAM, Silva LM, Barbieri MA et al. The epidemiologic paradox of low birth weight in Brazil. Rev Saúde Pública 2010; 44(5):767-75.

Say L. Neonatal near miss: a potentially useful approach to assess quality of newborn care. J Pediatr (Rio J.) 2010; 86:1-2.

Silva AAM, Leite AJM, Lamy ZC et al. Morbidade neonatal near miss na pesquisa Nascer no Brasil. Cad Saúde Pública 2014; 30(Suppl. 1):182-91.

Silveira MF, Santos IS, Barros AJ, Matijasevich A, Barros FC, Victora CG. Increase in preterm births in Brazil: review of population-based studies. Rev Saúde Pública 2008; 42:957-64.

Victora CG. Potential interventions to improve the health of mothers and children in Brazil. Rev Bras Epidemiol 2001; 4(1):3-69.

Victora CG, Aquino EML, Leal MC, Monteiro CA, Barros FC, Szwarcwald CL. Saúde de mães e crianças no Brasil: progressos e desafios. The Lancet [online]. Saúde no Brasil – maio de 2011. DOI:10.1016/ S0140-6736(11)60138-4.

Vilar J, Valladares E, Wojdyla D et al., for the WHO 2005 Global Survey on Maternal and Perinatal Health Research Group. Caesarean delivery rates and pregnancy outcomes: the 2005 WHO global survey on maternal and perinatal health in Latin America. The Lancet, 3 June 2006; 367(925):1819-29.

Walker SP, Wach TDS, Grantham-McGregor S et al. Inequality in early childhood: risk and protective factors for early child development. Lancet 2011; 378:1325-38.

World Health Organization. Evaluating the quality of care for severe pregnancy complications: the WHO near-miss approach for maternal health. Geneva: World Health Organization, 2011.

Saúde do Trabalhador

Wanderlei Antonio Pignati
Regina Heloísa Mattei de Oliveira Maciel
Raquel Maria Rigotto

INTRODUÇÃO

A relação entre o trabalho, a saúde e a doença é registrada desde a Antiguidade em papiros egípcios e textos judaicos, em Hipócrates, Platão, Virgílio, Plautus e Plínio, chegando a Galeno e Paracelso, entre tantas citações ao longo da história (WAISSMANN, 2000). Ainda na Idade Média, as doenças relacionadas com o trabalho foram sendo observadas e analisadas por Avicena (980-1037), que descreveu a cólica púmblica; por Dickerson, que observou a saúde dos trabalhadores em catedrais; por Ellenborg (1440-1499), que escreveu um livro sobre os riscos dos ourives; Vigo, sobre a febre dos marinheiros; e Agrícola, sobre a asma dos mineiros, entre outros (MENDES & WAISMANN, 2003). Entretanto, em 1700, com os escritos de Bernardino Ramazzini (2000) no livro *De morbis artificum diatriba* (Tratado sobre as doenças dos trabalhadores), foi dado início a uma sistematização da relação saúde-trabalho-doença em dezenas de categorias de trabalhadores pesquisados e analisados pelo autor.

No atual contexto histórico e social, aproximar-se da saúde do trabalhador envolve diferentes campos disciplinares e dimensões. Assim, neste capítulo é abordada, inicialmente, a questão do trabalho na contemporaneidade para depois serem tecidas considerações sobre o campo da saúde do trabalhador. Em seguida são descritos aspectos da relação saúde-trabalho no contexto atual da globalização e da reestruturação produtiva. São apresentados métodos e técnicas de estudo das relações trabalho-saúde e da construção de indicadores epidemiológicos. Para um melhor entendimento da situação de saúde dos trabalhadores no Brasil são apresentados alguns índices de acidentes e doenças ocupacionais.

TRABALHO E PROCESSO DE TRABALHO

O que é o trabalho? Segundo o dicionário organizado por Bueno (1996), trabalho associa-se a "esforço, fadiga, tarefa ou aplicação de atividade física ou intelectual". Nosella (1989) lembra que no regime escravo ou servil o trabalho era interpretado como castigo ou estigma, e a própria palavra deriva de *tripalium*, um instrumento de tortura com o qual os escravos ou servos eram açoitados quando não queriam executar tarefa ou trabalho.

É na obra marxiana que encontramos o trabalho como atividade fundante na transição humana entre o ser biológico e o ser social:

> Antes de tudo, o trabalho é um processo entre o Homem e a Natureza, um processo em que o Homem, por sua própria ação, medeia, regula e controla seu metabolismo com a Natureza. Ele mesmo se defronta com a matéria natural como uma força natural. Ele põe em movimento as forças naturais pertencentes a sua corporalidade – braços e pernas, cabeça e mão – a fim de apropriar-se da matéria natural numa forma útil para sua própria vida. Ao atuar por meio desse movimento sobre a natureza externa a ele, e ao modificá-la, ele modifica, ao mesmo tempo, sua própria natureza. Ele desenvolve as potências nela adormecidas e sujeita ao jogo de suas forças a seu próprio domínio (MARX, 1985, p. 149).

Importante reconhecer o trabalho como atividade exclusivamente humana, base da práxis social, de caráter teleológico, à medida que seu resultado já existe na forma ideal na mente do trabalhador antes mesmo da concretização daquele processo. Além disso, desde os primórdios da humanidade o trabalho se destinava à produção da vida na relação ser humano-natureza, criando valores de uso para viabilizar a existência.

As sociedades tradicionais por muito tempo mantiveram – e as que sobrevivem na contemporaneidade ainda buscam manter – uma relação harmônica no trabalho, seja com a natureza, na transformação que dela fazem, seja entre os homens e mulheres que trabalham e consomem. Na transição histórica entre as sociedades primitivas e a chamada modernidade, gestada a partir do século XV, muitas transformações foram acontecendo na relação dos seres humanos com a natureza e entre si: o trabalho é escravidão na democracia grega, é servidão no feudalismo. Para os fins deste texto daremos um salto no tempo e enfocaremos a abordagem na forma de organização social dominante na Era Moderna – o capitalismo – deixando de lado também a complexidade dessas relações nas formas de realização histórica do socialismo (RIGOTTO, 2008, p. 70).

Na sociedade capitalista passa-se de um trabalho que criava valores de uso para outro cuja organização se volta para a criação de valores de troca, orientado pela produtividade e o lucro. Nesse tipo de organização, o trabalho apresenta-se de fato como conceito imbuído de uma conotação negativa: o trabalhador vende sua força de trabalho, tornando o trabalho apenas uma maneira de sobreviver e não uma atividade com um fim em si própria ou de emancipação. O ato laborativo, atividade vital do ser social, transformou-se no único meio de subsistência e tornou-se mercadoria cuja finalidade é simplesmente produzir mais mercadorias. O trabalho na sociedade moderna tem resultado em sofrimento, adoecimento, enfim, em desgaste físico e mental do homem trabalhador.

No processo de desenvolvimento do capitalismo, o trabalhador tende a ser reduzido à condição de mercadoria e o trabalho se torna alienado e estranhado, enquanto se afastam os ideais de emancipação[1]. Essa passagem do trabalho escravo ou servil para o capitalista encontrou resistência por parte dos trabalhadores e exigiu o disciplinamento da força de trabalho, envolvendo repressão, familiarização, cooptação e cooperação, organizados tanto no local de trabalho como na sociedade como um todo:

> [...] A socialização do trabalhador nas condições de produção capitalista envolve o controle social bem amplo das capacidades físicas e mentais. A educação, o treinamento, a persuasão, a mobilização de certos sentimentos sociais (a ética do trabalho, a lealdade aos companheiros, o orgulho local ou nacional) e propensões psicológicas (a busca da identidade através do trabalho, a iniciativa individual ou a solidariedade social) desempenham um papel e estão claramente presentes na formação de ideologias dominantes cultivadas pelos meios de comunicação de massa, pelas instituições religiosas e educacionais, pelos vários setores do aparelho do Estado, e afirmadas pela simples articulação de sua experiência por parte dos que fazem o trabalho (HARVEY, 1992, p. 119).

A dimensão criativa do trabalho vai se empobrecendo, para a grande maioria, afastando os sentimentos de alegria e prazer (DEJOURS, 1992). É nesse contexto que se podem compreender os acidentes de trabalho (típicos, de trajeto e doenças ocupacionais) e as doenças relacionadas com o trabalho, bem como a degradação e contaminação dos bens naturais, como as águas, o ar, o solo, a biodiversidade, relacionadas com a crise ambiental mundial contemporânea.

Ao longo da história do trabalho sob o capitalismo, a classe trabalhadora organizada resiste e luta na perspectiva de colocar limites à subordinação e à superexploração da força de trabalho, o que leva a classe patronal a reinventar novas estratégias para atingir seus objetivos, como o controle do tempo, a divisão do processo de trabalho e o disciplinamento da força de trabalho.

Sobre o controle do tempo, Thompson (1979) registra que, na ordem capitalista, o trabalhador é radicalmente diferente do pré-capitalista, regido e movido pelo ciclo natural do tempo. Em tempos de modernidade, o controle do tempo tem sido um elemento fundamental para disciplinar e domesticar os trabalhadores.

Com o incremento industrial, a partir da construção da primeira máquina a vapor, a substituição do ferro pelo aço, o uso do carvão e, posteriormente, do petróleo e da energia elétrica, enfim, o contínuo desenvolvimento técnico-científico levou a uma constante transformação do sistema produtivo e da sociedade como um todo. Ao longo dessa evolução surgiram também novos equipamentos e outras inovações tecnológicas, dando origem a novas formas de organização e estruturação do trabalho com base na *divisão do trabalho*, que separa a concepção e a execução, se apropria do saber-fazer dos trabalhadores e, às vezes, transfere o controle e a imposição do ritmo às máquinas. O processo iniciou-se com a *cooperação simples-artesanal*, indo à *manufatura*, passando pela *maquinaria*, chegando à *automação* e se aperfeiçoando em várias técnicas de controle de qualidade e aumento de produtividade (COHN & MARSIGLIA, 1993).

Partindo dos princípios da administração científica propostos por Taylor & Fayol, constitui-se no início do século XX o sistema taylorista-fordista de produção industrial, que buscava reduzir custos, aumentar a eficiência e elevar a produtividade, implicando a racionalização do trabalho, organização de uma economia planejada e montagem de várias estruturas destinadas a controlar em diversos níveis a classe trabalhadora. O objetivo social era "criar um novo homem", adaptado às necessidades do capital, incapaz de pensar sobre o objeto do trabalho e seu poder de transformação, abandonando a capacidade criativa, a inteligência, a iniciativa, o autocontrole dos movimentos e o controle do tempo (GRAMSCI, 1991).

Na segunda metade do século XX, o capital gesta a terceira Revolução Industrial, caracterizada por processos de trabalho e mercados mais flexíveis, com mobilidade geográfica mundial (globalização), rápidas mudanças no perfil de consumo e inovações tecnológicas/organizacionais, conduzidas pela demanda de qualidade e diminuição do tempo útil do produto (HARVEY, 1992; ANTUNES, 1995). Esses novos sistemas são conhecidos como "toyotismo", *"just in time"*, "círculos de controle de qualidade", "gestão participativa" e outras denominações cujo desenvolvimento será abordado adiante.

Gomez & Lacaz (2005) consideram o "processo de trabalho" a unidade básica de estudo e intervenção em saúde do trabalhador. A análise dos processos de trabalho é o que permite identificar as transformações que necessitam ser introduzidas nos locais e ambientes para a melhoria das condições de trabalho e saúde. No entanto, seu uso sempre exige um tratamento interdisciplinar que possibilite contextualizar e interpretar a interseção das relações sociais e técnicas que ocorrem na produção, assim como considerar a subjetividade dos vários atores sociais nelas envolvidos. É essa mudança de foco, quase uma mudança paradigmática, que confere ao campo da saúde do trabalhador seu potencial explicativo e prático.

---

[1] Entende-se *trabalho estranhado*, segundo Marx (1985), quando não há identificação dos trabalhadores com os produtos por eles produzidos ou quando estes não reconhecem os frutos de seu trabalho, devido ao processo de alienação e pelo fato de estes produtos não lhes pertencerem. O *trabalho alienado*, segundo o mesmo autor, é aquele realizado em tarefas parcializadas na produção de uma mercadoria material ou realização de um serviço. A concepção está dissociada da realização, pois os trabalhadores apenas realizam o trabalho-tarefa concebido por outrem, de forma fragmentada, sem terem a ideia de todo o processo e do produto final.

O CAMPO DA SAÚDE DO TRABALHADOR

O campo da saúde do trabalhador vem se constituindo no Brasil a partir dos anos 1960-1970, tempo da ditadura militar, da abertura às empresas multinacionais e de acirramento dos conflitos no campo. Nutria-se, então, no sofrimento, na mutilação e no adoecimento dos trabalhadores e trabalhadoras, aos quais foram impostas precárias condições de trabalho e também o silêncio, inclusive nas organizações sindicais, reduzidas muitas vezes ao assistencialismo jurídico e médico. O espaço do trabalho no interior das grandes empresas é descoberto como um campo possível de luta política (BRESCIANI, 1982, pp. 9-10) e seus conflitos se constituem no objeto da luta do chamado Novo Sindicalismo – aumentos salariais, controle sobre as condições de trabalho, reconhecimento legal dos representantes eleitos nos locais de trabalho, regulação das horas de trabalho, incluindo assim as repercussões do trabalho na saúde (MOISÉS, 1982, pp. 178-83).

Esses processos reverberavam entre pesquisadores e profissionais inseridos nas universidades, nas secretarias de saúde, na previdência social, nas delegacias regionais do trabalho em diversos estados, e formavam o cenário empírico para a compreensão das formulações da epidemiologia social (LAURELL & NORIEGA, 1989), da epidemiologia crítica (BREILH, 2006) e para todo o efervescente debate que contribuiu na constituição do campo da saúde coletiva e alimentou a proposição da Reforma Sanitária, desaguando na 8ª Conferência Nacional de Saúde, em 1986 (MAENO & CARMO, 2005).

O governo também teve de reagir, pressionado no contexto político nacional e internacional, diante dos alarmantes índices de acidentes do trabalho, e alterar os critérios de notificação dos acidentes foi uma primeira providência, de efeitos vertiginosos nas estatísticas, mas não no cotidiano do trabalho. Em 1978 foi publicada a Portaria 3.214 (BRASIL, 2012b), que regulamentava aspectos de segurança e saúde no trabalho, já contidos na Consolidação das Leis do Trabalho (CLT), nos marcos da medicina do trabalho e da saúde ocupacional.

O campo da saúde do trabalhador, mais do que uma delimitação nos moldes tradicionais do estabelecimento de uma área de estudo e aplicação, é uma mudança na forma de pensar e uma maneira de implicar novos paradigmas e conceitos na área já conhecida e, até certo ponto insuficiente, da saúde ocupacional e da medicina do trabalho. Estas, que dominaram e determinaram as diretrizes para a prevenção dos acidentes e saúde no trabalho, começaram a dar sinais de exaustão nos anos de 1970-1980, principalmente em função das novas modalidades produtivas. Ao se contrapor aos conhecimentos e práticas da saúde ocupacional e da medicina do trabalho, a saúde do trabalhador busca superá-los, colocando em foco outras variáveis e processos que influenciam a ocorrência de acidentes e os processos saúde-doença no trabalho (BEZERRA & NEVES, 2010).

Dentro das diversas características desse novo campo, destaca-se a necessidade do encontro de saberes distintos que vão desde o conhecimento dos trabalhadores sobre seu trabalho e os processos saúde-doença nele envolvidos até a constatação de que a investigação sobre o trabalho é de tal modo complexa que exige a interação de diferentes disciplinas, incluindo aquelas que não faziam parte originalmente do campo da saúde ocupacional, como, por exemplo, a sociologia. O Quadro 18.1 mostra algumas das diferenças entre as abordagens.

Para o Ministério da Saúde:

A Saúde do Trabalhador constitui uma área da Saúde Pública que tem como objeto de estudo e intervenção as relações entre o trabalho e a saúde. Tem como objetivos a promoção e a proteção da saúde do trabalhador, por meio do desenvolvimento de ações de vigilância dos riscos presentes nos ambientes e condições de trabalho, dos agravos à saúde do trabalhador e a organização e prestação da assistência aos trabalhadores, compreendendo procedimentos de diagnóstico, tratamento e reabilitação de forma integrada, no SUS – Sistema Único de Saúde (BRASIL, MINISTÉRIO DA SAÚDE, 2001, p. 17).

De acordo com Oliveira & Vasconcellos (2000), a área da saúde do trabalhador deve envolver:

- a dimensão da abordagem, inserindo o trabalhador como ser social no processo de produção e na sociedade produtiva, na perspectiva do conceito ampliado de saúde;
- o profundo comprometimento e envolvimento do trabalhador no planejamento, desenvolvimento e execução das ações, considerando-o elemento atuante e central em todas as etapas do processo;
- a ruptura com a hegemonia tecnocorporativa e a abordagem interdisciplinar das diversas questões, na perspectiva de uma lógica de atuação técnica a favor dos trabalhadores;
- a proposição de soluções a partir do conhecimento empírico do trabalhador acerca dos riscos no ambiente de trabalho e de sua subjetividade na percepção desses riscos;
- o princípio da transparência das ações e de todas as informações, na perspectiva da negociação igualitária, entre trabalhadores e empregadores;
- a transformação das bases técnicas e organizacionais dos postos, das condições e do ambiente de trabalho, na perspectiva da democratização das decisões e do controle social referenciado ao processo de trabalho e ao ambiente de trabalho em sua relação com a saúde.

SAÚDE DO TRABALHADOR: NOVOS DESAFIOS EM TEMPOS DE GLOBALIZAÇÃO E REESTRUTURAÇÃO PRODUTIVA

A América Latina viveu sua primeira experiência de globalização no século XVI, quando os colonizadores europeus disputaram violentamente o território com os povos que aqui habitavam para implantar um modelo econômico baseado no saque das riquezas naturais e na escravidão dos povos originários e dos que foram trazidos da África:

Como destaca Eduardo Galeano, em *As veias abertas da América Latina*, a produção exigia grandes deslocamentos populacionais e desarticulava as unidades agrícolas comunitárias; não só extinguia incontáveis vidas mediante o trabalho forçado, como também abatia indiretamente o sistema coletivo de cultivos. [...]

A busca do ouro e da prata foi o motor central da conquista que [...] sustentava a matriz da exploração colonizadora (MIRANDA et al., 2011, p. 17).

QUADRO 18.1 Diferenças entre as abordagens da medicina do trabalho, saúde ocupacional e saúde do trabalhador

Predomínio	Medicina do trabalho	Saúde ocupacional	Saúde do trabalhador
Atuação profissional	Especialistas (médicos, enfermeiros, atendentes do trabalho)	Especialistas (sanitaristas)	Equipes de profissionais de saúde (várias profissões de especializações diversas) Agentes de saúde (trabalhadores)
Objeto de atenção da saúde	Indivíduo: trabalhadores sob a ação de agentes patogênicos no microambiente de trabalho	Grupo de risco: grupo de trabalhadores expostos e não expostos a agentes patogênicos no microambiente de trabalho	Classes sociais e frações de classes de trabalhadores industriais, agrícolas e de serviços Grupo de trabalhadores organizados política e economicamente
Ferramentas de apoio à atuação profissional	Empírico Técnica a serviço dos setores dominantes Clínica terapêutica	Empírico Técnica a serviço dos setores dominantes Ênfase na epidemiologia	Empírico-conceitual Técnica a serviço dos trabalhadores Saúde coletiva: clínica, epidemiologia, planejamento, engenharia, ciências sociais, pedagógicas e políticas
Concepção predominante saúde-doença	Unicausal	Multicausal	Determinação social do processo saúde-doença (categorias explicativas: processo de trabalho e classe social)

Fonte: Nunes, 2004, p. 66 (adaptado).

Desde então, as relações entre produção, trabalho, ambiente e saúde vêm se expressando de maneira intensa, especialmente nos países latinos, africanos e asiáticos, considerados periféricos. No momento em que o capitalismo avança na construção de sua civilização neocolonialista, neoimperialista e neoliberal, a globalização se afirma a partir da reestruturação produtiva e da reestruturação socioespacial. As facilidades de comunicação e transporte permitem localizar de modo seletivo os processos produtivos, de acordo com...

> [...] vantagens comparativas que lhes permitiriam manter a competitividade num mercado mundializado: legislações ambientais e trabalhistas menos rigorosas; políticas públicas de proteção do trabalho, do ambiente e da saúde inexistentes, frágeis ou com poucas condições para serem efetivamente implementadas; população e trabalhadores fragilizados pelas precárias condições de vida e dispostos a "aceitar qualquer coisa" em troca de uma fonte de renda; sociedade civil insuficientemente informada e organizada para defender seus interesses (RIGOTTO, 2004, p. 186).

Neste contexto, a atual divisão internacional do trabalho e dos riscos tem destinado ao Brasil a tarefa de produção de *commodities* de origem agropecuária, como é o caso do ciclo da cana e da soja para os agrocombustíveis – supostamente inseridos numa cadeia "sustentável" da "economia verde"; do monocultivo de árvores para celulose; de flores, frutas e camarões; de bovinos e aves para a carne, todos eles voltados para a exportação. A esses produtos de baixo valor agregado disponibilizados em grandes volumes no mercado mundializado corresponde a expansão da fronteira agrícola sobre biomas como a Amazônia, o Cerrado e o Semiárido, onde à grilagem e à concentração de terras se somam o desmatamento, as queimadas e a destruição da biodiversidade; a destruição do modo de vida e da soberania alimentar de comunidades tradicionais e sua expulsão para as cidades ou proletarização nas empresas do agronegócio; bem como a introdução de novos riscos tecnológicos com forte impacto sobre o processo saúde-doença.

Além dessas cadeias produtivas agropecuárias, tem sido destinada ao Brasil ainda a produção de ferro e aço, num perverso ciclo que envolve a mineração de recursos naturais não renováveis e o intenso consumo de energia, advinda da queima de carvão vegetal ou de hidrelétricas e, mais recentemente, de grandes empresas de "monocultivo do vento", que produzem energia numa lógica irreversivelmente nociva aos ecossistemas e às comunidades do entorno.

Alcançando regiões ricas em recursos naturais renováveis e não renováveis e em força de trabalho de baixo custo, os processos produtivos transnacionais se instalam e promovem profundas modificações no espaço: desde a paisagem, a distribuição e o preço das terras, as tecnologias, a economia, o trabalho, o ambiente, a cultura e a política. É o que autores como Haesbaert (2004) vêm denominando desterritorialização, quando o capital impõe sua lógica e suas necessidades a territórios antes ordenados por populações e comunidades tradicionais, como se verá no exemplo do agronegócio, descrito mais adiante.

Essas alterações nas "condições sociais nas quais as pessoas vivem e trabalham" (AKERMAN et al., 2011, p. 5) ou nos processos de reprodução social (BREILH, 2006) determinam a vulnerabilidade e a saúde-doença dos grupos populacionais. Assim, esses macroprocessos incidem sobre os territórios e atingem os trabalhadores e suas famílias nos locais de trabalho, de moradia, de circulação ou de vida.

Os processos produtivos representam o elo existente entre os campos de práticas da saúde do trabalhador e da saúde ambiental (CÂMARA et al., 2003, p. 469). No interior dos processos produtivos, as diversas manifestações da reestruturação produtiva podem ser identificadas, desde as mudanças nas relações de trabalho, nas tecnologias empregadas, nas formas de organizar o trabalho, repercutindo sobre a saúde dos trabalhadores. No ambiente de vida, também os trabalhadores e suas famílias sofrem impactos à medida que há ou contaminação ou mudanças na forma de acesso às riquezas naturais e serviços ambientais, nas relações econômicas, culturais e sociais, que modificam a vulnerabilidade.

Reestruturação produtiva é um conceito multifacetado. Em primeira instância se refere ao desenvolvimento e à introdução de novas tecnologias nos processos industriais com o advento, principalmente, da microeletrônica e suas aplicações. A entrada dos computadores e máquinas computadorizadas no chão da fábrica promoveu muito mais do que uma troca de equipamentos, constituindo-se no princípio de uma série de mudanças que passam pelo desemprego de grande número de trabalhadores e por transformações radicais na forma do trabalho industrial. A partir daí, a tecnologia tomou conta de todos os setores econômicos e sociais, modificando e transformando as comunicações e todos os processos de trabalho (não apenas as fábricas), e acabou modificando, também, nosso modo de viver e consumir.

A globalização trouxe, por sua vez, novas mudanças aos processos de trabalho, de tal modo que, atualmente, o próprio sentido do trabalho e do emprego se modificou. A ligação entre globalização e novas tecnologias, em termos ideológicos, baseia-se nas políticas neoliberais que tomaram conta do cenário econômico mundial. A essas mudanças profundas se convencionou chamar de reestruturação produtiva.

Russell & Gilbert (2002) acreditam que a nova ordem é a globalização da economia mundial dentro do paradigma do capitalismo do mercado livre. O mundo é agora uma "mercadocracia" ou dirigido pelo "culto do mercado" (política neoliberal). A globalização se refere, entre outros, ao processo de integração mundial dos mercados por meio da tecnologia de comunicação sem nenhuma limitação de fronteiras geográficas. Uma das principais consequências da globalização é que a competição por mercados pode vir de qualquer ponto do mundo, acirrando a necessidade de produzir mais e diminuir os custos de produção, seja de produtos manufaturados, serviços, seja de processos. Assim, tecnologia e globalização andam juntas e geram a necessidade da chamada reestruturação produtiva que, por sua vez, envolve outros procedimentos de adequação a essa nova ordem mundial.

A globalização é, portanto, um "movimento" de caráter estrutural do capitalismo, no qual as principais tendências do sistema são levadas às suas últimas consequências e se desenvolvem em seu limite máximo. Caracteriza-se pela radicalização dos processos de concentração e centralização de capitais (crescimento dos oligopólios, intensificação das fusões e incorporações de empresas) e pela difusão de micro, pequenas e médias empresas com a formação de redes de subcontratação (terceirização) (BORSOI, 2011).

O desemprego provocado pela reestruturação produtiva teve consequências palpáveis para os empregados no setor industrial. A primeira tem a ver com o decréscimo do emprego industrial e o aumento do emprego no setor terciário (serviços). Com essa transferência parece ter havido um decréscimo dos acidentes de trabalho, uma vez que a probabilidade de ocorrência de acidentes nas indústrias foi sempre maior do que no setor de serviços (WUNSCH FILHO, 2004). Por outro lado, a transformação do trabalho nas indústrias levou ao aumento da pressão por produção e a uma carga de trabalho maior para aqueles que permanecem empregados no setor.

Embora a carga física do trabalho tenha diminuído em função da introdução das novas tecnologias, a carga "psicológica" ou "emocional" aumentou, levando aos chamados transtornos psíquicos relacionados com o trabalho. Esses mesmos transtornos atingem também os trabalhadores do setor de serviços, uma vez que a pressão pela produção segue as mesmas tendên-

cias. Além disso, em ambos os setores houve a incorporação de novas formas de gestão que acompanham a introdução das tecnologias e da globalização. Esse mesmo processo segue agora em direção à agricultura, transformando o trabalho agrícola e o adequando à nova ordem do capital. Por fim, vem modificando de modo palpável os serviços públicos, antes tomados como processos não capitalizáveis e hoje objetos de privatizações e concessões ao setor privado, como é o caso, por exemplo, dos serviços portuários.

Assim, a reestruturação produtiva acabou impondo aos trabalhadores novos desafios no que se refere à prevenção e à manutenção de sua saúde, pois ela introduziu, nos processos de trabalho, formas diferentes de controle da produção.

As novas formas de gestão se consubstanciam por meio da introdução de novos padrões de gestão/organização do trabalho e da produção mediante a generalização do Modelo Japonês (a exemplo da qualidade total e terceirização) e da implementação de novas tecnologias de base microeletrônica (automação, informatização), como já pontuado. Dentre seus objetivos principais, como redução de custos, produtividade e competitividade, destaca-se a flexibilização do trabalho, em suas mais variadas formas, enquanto base de sustentação e ajuste às novas exigências do mercado. É condição essencial dessa flexibilização a neutralização dos conflitos entre capital e trabalho. Para essa nova forma de gestão da mão de obra é necessário buscar a hegemonia no interior da empresa, cooptando o trabalhador para os objetivos e metas de produção, incluindo aí a ideia de "captura" da subjetividade dos trabalhadores. No entanto, essa busca de hegemonia combina-se com uma gestão despótica, pois a ela se associam a ameaça e a prática do desemprego e da terceirização, que têm implicado a crescente precarização do trabalho.

No plano social, os resultados mais visíveis dessa fase histórica do capitalismo são: a globalização do desemprego, a globalização da exclusão social e a globalização de formas precárias de trabalho e de precarização da vida. Assim, a reestruturação produtiva concretiza nos processos de trabalho as necessidades da globalização. A fim de obter altos ganhos de produtividade para competir num mercado globalizado, controlado por grandes conglomerados transnacionais, é necessário "flexibilizar". Os efeitos perversos desses processos se expressam, no mundo inteiro, por aumento do desemprego estrutural, precarização do trabalho e do emprego, fragmentação dos coletivos de trabalhadores com um processo crescente de individualização e informalização do trabalho (BORSOI, 2011).

Um dos desafios impostos à área de saúde do trabalhador na atualidade é a questão da informalização do trabalho. A noção de informalidade é bastante controversa e envolve interpretações diversas. A expressão *setor informal* tem sua origem nos trabalhos produzidos pela Organização Internacional do Trabalho (OIT), em 1972. Esse documento é considerado um marco na delimitação do conceito de informalidade, pois seu propósito era "construir uma categoria de análise que descrevesse as atividades geradoras de rendas relativamente baixas e aglutinasse os grupos de trabalhadores mais pobres no meio urbano" (DALBOSCO & KUYUMJIAN, 1999, p. 204).

Apesar das controvérsias que o conceito gerou, a informalidade tem sido discutida por estudiosos de várias áreas. Trabalho informal e/ou emprego informal incluem o autoemprego ou o trabalho por conta própria, o emprego em micronegócios ou negócios familiares, bem como aqueles empregos em que o empregador não consegue propiciar ao trabalhador o acesso à proteção social ou ao registro formal da relação contratual.

Estudos recentes têm questionado a noção de que a informalidade é uma condição necessariamente ruim do ponto de vista econômico e social. Williams & Round (2008), por exemplo, entendem que a visão tradicional de equacionar a economia formal como "boa" e a informal como "ruim" vem se modificando, pois a informalidade pode ser uma alternativa, uma escolha, na forma de se obter progresso econômico e social. Henley, Arabsheibani & Carneiro (2009) pontuam que a escolha da atividade informal pode ser decorrente da percepção de melhores oportunidades financeiras ou condições de trabalho e autonomia e que, principalmente na América Latina, a atividade informal pode ser uma opção livremente escolhida por alguns trabalhadores. Esses indivíduos podem achar que a proteção social fornecida pelo Estado não compensa ou não querem ter de cumprir com certas obrigações, como a jornada e os horários de trabalho. Alternativamente, eles podem se deixar atrair pela perspectiva de maior satisfação no trabalho ou melhores ganhos associados à transição para um negócio próprio, ou podem perceber que os benefícios de uma atividade não registrada ultrapassam os riscos.

Do ponto de vista das comunidades tradicionais – indígenas, quilombolas, ribeirinhos, quebradeiras de coco, entre outras – o emprego formal, longe de ser uma forma de inclusão social, representa muitas vezes uma violência contra seus modos de vida e cultura. A venda da força de trabalho associa-se frequentemente a situações de conflitos em que têm o acesso aos ecossistemas nos quais constroem suas vidas disputado com grandes grupos econômicos ou projetos de "desenvolvimento", ameaçando sua continuidade e sobrevivência.

Do ponto de vista do indivíduo, o trabalho informal o coloca fora da proteção que o Estado deveria oferecer e, portanto, em situação de vulnerabilidade social (JÜTTING & DE LAIGLESIA, 2009). No entanto, apesar de o trabalho informal, na maior parte das vezes, estar relacionado com a pobreza e a precariedade, ele pode significar também maior mobilidade social e melhores oportunidades, uma vez que, em algumas regiões, o acesso ao trabalho formal de qualidade é praticamente inexistente (GAGNON, 2009). Assim, o trabalhador informal pode tanto ter sido excluído do mercado formal como ter optado por essa solução em busca de melhores condições de vida. Nos países africanos e em grande parte da América Latina, o trabalho informal parece ser a norma e não a exceção. Charmes (2010), em seu estudo sobre a informalidade na África, afirma que, entre 2000 e 2007, 69,7% da população urbana ativa era constituída de empregados informais.

Uma melhor compreensão do que é o trabalho informal e como vivem esses trabalhadores é um desafio, principalmente, por seu aumento real nos últimos anos, mas também pela constatação de que grande parte dos trabalhos informais, nos países em desenvolvimento, ocorre em condições de trabalho precárias com grande impacto sobre a saúde e o bem-estar dos trabalhadores (QUINLAN, 2009). Apesar desses aspectos negativos, a informalidade pode apresentar aspectos positivos para os indivíduos e grupos sociais, pois representaria a não subordinação à venda da força de trabalho e proporcionaria maiores liberdade e satisfação com o trabalho pelo exercício da autonomia.

Outro tópico de interesse, e que desafia as concepções tradicionais da saúde ocupacional, refere-se aos transtornos mentais relacionados com o trabalho. Uma das consequências da reestruturação produtiva é a cooptação da subjetividade dos trabalhadores, a introjeção das metas e objetivos da empresa como sendo seus. Essa é condição essencial para manter os conflitos capital/trabalho num baixo nível dentro das instituições com as vantagens que isso proporciona para as empresas.

No entanto, nesse processo, os trabalhadores, agora não mais alienados, pelo contrário, comprometidos com o trabalho e com a empresa, tendem a se identificar com a vida da empresa em detrimento de suas necessidades pessoais, levando aos chamados transtornos mentais decorrentes do trabalho. A depressão e a ansiedade estão entre as mais frequentes causas de afastamento do trabalho, e há evidências que relacionam o estresse decorrente de situações de trabalho inadequadas com a ocorrência de morbidade psiquiátrica (GLINA et al., 2001; BILSKER, WISEMAN & GILBERT, 2006).

De acordo com Sato & Bernardo (2005), cinco grupos de problemas podem ser identificados dentro do contexto de saúde mental e trabalho. O primeiro diz respeito à relação entre saúde mental e organização do processo de trabalho. Nesse caso, a organização do trabalho, que envolve as metas de produção, pressão por produtividade, entre outros determinantes, pode acarretar transtornos mentais, como depressão, síndrome do pânico, estresse e *burnout*, acompanhados de doenças psicossomáticas, como hipertensão arterial, insônia e disfunções sexuais, entre outras. O segundo se refere aos efeitos neuropsicológicos decorrentes da exposição a solventes e metais pesados. As intoxicações leves provocam, antes dos sintomas físicos, sinais psicológicos, como perda de memória e dexteridade, entre outros. O terceiro grupo tem como foco as repercussões psicossociais decorrentes dos acidentes de trabalho e de doenças do trabalho e profissionais. Nesse caso, verifica-se que há consequências psicológicas e sociais para os indivíduos após o acometimento pelas doenças ou acidentes decorrentes do trabalho, como, por exemplo, os transtornos de estresse pós-traumático (TEPT). Outra família de problemas congrega os relacionados com o sofrimento psíquico que pode estar associado ao fato de os trabalhadores enfrentarem cotidianamente situações de risco à vida, como, por exemplo, na construção civil, portos e indústrias petroquímicas. Por fim, tem-se verificado que as situações de desemprego prolongado repercutem nas condições psicológicas e sociais dos indivíduos.

Na atualidade, o assédio moral no trabalho e suas consequências, além da síndrome de *burnout*, têm chamado a atenção por sua frequência e repercussão na mídia em geral e entre os trabalhadores.

A sensação de estar "acabado", ou síndrome do *burnout* (do verbo inglês *to burn out*), é um tipo de resposta à exposição prolongada a estressores emocionais e interpessoais no trabalho. São situações de exposição constante ao estresse, causando quadros ansiosos, fadiga crônica e distúrbios do sono (MAS-LACH, SCHAUFELI & LEITER, 2001; BENEVIDES--PEREIRA, 2003; MASLACH, 2003; SCHAUFELI, 2003; CARLOTTO & CÂMARA, 2008; SCHAUFELI, BAKKER & RHENEN, 2009). A síndrome, também chamada síndrome do esgotamento profissional, é caracterizada por três componentes: exaustão emocional, diminuição da realização pessoal e despersonalização. O primeiro se refere a sentimentos de fadiga e redução dos recursos emocionais necessários para lidar com a situação estressora; o segundo diz respeito à percepção de deterioração da autocompetência e à falta de satisfação com as realizações e os sucessos pessoais no trabalho; e o terceiro componente se refere a atitudes negativas, ceticismo, insensibilidade e despreocupação com respeito a outras pessoas (BORGES et al., 2002).

Por sua vez, o assédio moral ou violência moral traduz-se pela exposição repetitiva e prolongada a situações humilhantes e constrangedoras dos trabalhadores no desempenho de suas funções, gerando sofrimento psíquico e degradação do ambiente de trabalho. No assédio moral, a vítima é humilhada, desqualificada e desestabilizada emocionalmente, por meio de condutas negativas, no intuito de prejudicar sua relação com o ambiente de trabalho e a organização, de maneira a forçá-la a desistir do emprego (BARRETO, 2003). O assédio moral consiste, portanto, em comunicações hostis e antiéticas, feitas de maneira sistemática por um ou mais indivíduos contra um outro indivíduo que, em consequência, é colocado numa situação indefesa e de isolamento, sob perseguição frequente.

Devido à alta frequência e à longa duração das condutas abusivas que atentam contra a dignidade e a integridade física e psíquica do indivíduo, o assédio resulta em considerável sofrimento mental, cujas consequências podem provocar perturbações funcionais de ordem psicossomática (EINARSEN & SKOGSTAD, 1996; LEYMANN, 1996; HIRIGOYEN, 2002). As vítimas do assédio moral apresentam, frequentemente, TEPT (ou PTSD – *Post-Traumatic Stress Disorders*) (LEYMANN & GUSTAFSSON, 1996). Pesquisas europeias revelam que entre 3% e 10% da população de trabalhadores sofrem assédio no trabalho (VARTIA, 1996; HOEL, COOPER & FARAGUER, 2001). No Brasil, os índices de assédio variam de 20% a 42%, dependendo da amostra do estudo e do método utilizado para medir a ocorrência do assédio – em geral, questionários (MACIEL et al., 2007; MACIEL & GONÇALVES, 2008; BORSOI, RIGOTTO & MACIEL, 2009).

Entender as relações trabalho-saúde-doença nesse contexto exige, portanto, novas ferramentas que possam lidar com a complexidade do trabalho e das relações de trabalho na contemporaneidade.

TRABALHO E RISCO: INSTRUMENTOS DE INVESTIGAÇÃO

Partindo do princípio de que a epidemiologia é a ciência que se destina à produção de conhecimento acerca da ocorrência, magnitude e distribuição das doenças e agravos à saúde na população e identificação dos fatores relevantes para sua determinação e controle, é necessário definir indicadores para avaliar e monitorar o perfil epidemiológico da saúde-doença

dos trabalhadores com vistas a estabelecer o gerenciamento de riscos, as políticas e ações de vigilância em saúde (ROUQUAYROL & ALMEIDA FILHO, 2003).

Esses indicadores devem levar em consideração o tempo e o espaço e podem ser entendidos como a expressão da relação entre a saúde e o processo de trabalho, em que os fatores de riscos podem ser técnicos (físico, químico, biológico, ergonômico e de acidentes), psíquicos, de organização do trabalho, de relações de trabalho, de produtividade e de desigualdades sociais vividos pelos trabalhadores e suas famílias.

Os riscos enunciam a probabilidade de adoecimento dos trabalhadores submetidos aos fatores de risco sociotécnicos, e seus indicadores podem contribuir para a vigilância em saúde do trabalhador. Os indicadores devem corresponder à realidade do ambiente de trabalho, ter sustentabilidade científica, ser de fácil manuseio, considerar a subnotificação e possibilitar compor uma matriz com outros indicadores de produção ou de trabalhadores e com outros sistemas de informação em saúde-doença (CORVALÁN et al., 1996; CÂMARA & GALVÃO, 2003; MACHADO, 2011).

De acordo com o Ministério da Saúde,

> Trabalhadores são todos os homens e mulheres que exercem atividades para sustento próprio e/ou de seus dependentes, qualquer que seja sua forma de inserção no mercado de trabalho, nos setores formais ou informais da economia. Estão incluídos nesse grupo os indivíduos que trabalharam ou trabalham como empregados assalariados, trabalhadores domésticos, trabalhadores avulsos, trabalhadores agrícolas, autônomos, servidores públicos, trabalhadores cooperativados e empregadores – particularmente, os proprietários de micro e pequenas unidades de produção. São também considerados trabalhadores aqueles que exercem atividades não remuneradas – habitualmente, em ajuda a membro da unidade domiciliar que tem uma atividade econômica, os aprendizes e estagiários e aqueles temporária ou definitivamente afastados do mercado de trabalho por doença, aposentadoria ou desemprego (BRASIL, MINISTÉRIO DA SAÚDE, 2001, p. 17).

Agravos à saúde relacionados ao trabalho

Em 1999, o Ministério da Saúde publicou, em acordo com o Ministério da Previdência Social, a Portaria/MS 1.339, que institui a Lista de Doenças Relacionadas ao Trabalho (BRASIL, 2001). Composta de 210 entidades nosológicas, classificadas de acordo com a CID-10, a lista incorpora 27 agentes de risco presentes nos ambientes de trabalho e apresenta as patologias a eles relacionáveis. Os agentes de risco são de natureza química, incluindo as seguintes substâncias e seus compostos: arsênio, asbesto ou amianto, benzeno, berílio, bromo, cádmio, carbonetos metálicos de tungstênio, chumbo, cloro, cromo, flúor, fósforo, hidrocarbonetos alifáticos ou aromáticos, iodo, manganês, mercúrio, substâncias asfixiantes (monóxido de carbono, cianeto de hidrogênio, sulfeto de hidrogênio), sílica livre, sulfeto de carbono ou dissulfeto de carbono, alcatrão, breu, betume, hulha mineral e parafina. Inclui também agentes de risco de natureza física, como ruído, vibrações, ar comprimido e radiações ionizantes. Também são indicados os microrganismos e parasitos infecciosos vivos e seus produtos tóxicos, bem como algodão, linho, cânhamo e sisal.

O amianto, por exemplo, pode causar um amplo leque de patologias do sistema respiratório, inclusive vários tipos de câncer: neoplasia maligna do estômago, da laringe, dos brônquios e do pulmão; mesotelioma da pleura, do peritônio, do pericárdio; placas epicárdicas ou pericárdicas; asbestose; derrame pleural e placas pleurais.

Essa lista é complementada por outra que organiza os agravos em grandes grupos, sistemas ou aparelhos: doenças infecciosas e parasitárias, neoplasias, doenças do sangue e dos órgãos hematopoéticos, doenças endócrinas, metabólicas e nutricionais; transtornos mentais e do comportamento; doenças do sistema nervoso; doenças do aparelho respiratório; doenças do ouvido; doenças do sistema circulatório; doenças do sistema digestivo; doenças do sistema geniturinário; doenças da pele e anexos; traumatismos e envenenamentos etc.

A listagem cumpre importante papel em instigar e facilitar a busca de uma possível origem ocupacional ou ambiental de agravos à saúde para os quais não é comum fazer este raciocínio clínico. Um exemplo seria a infertilidade masculina, que pode ser provocada pelo chumbo ou seus compostos tóxicos, por radiações ionizantes, pelo clordecona e dibromocloropropano, assim como pelo calor (trabalho em temperaturas elevadas). A hipertensão arterial, agravo prevalente na população, pode fazer parte da intoxicação por chumbo ou dos efeitos da exposição ao ruído, e também se reconhece sua possível ocorrência por "problemas relacionados com o emprego e o desemprego".

Para a Previdência Social, com base no artigo 19 da Lei 8.213, de 24 de julho de 1991 (BRASIL, 2012a), "acidente do trabalho é o que ocorre pelo exercício do trabalho a serviço da empresa, ou pelo exercício do trabalho do segurado especial, provocando lesão corporal ou perturbação funcional, de caráter temporário ou permanente". Pode causar desde um simples afastamento, perda ou redução da capacidade para o trabalho, até a morte do segurado. Segundo a legislação brasileira, também são considerados acidentes do trabalho: (a) o acidente ocorrido no trajeto entre a residência e o local de trabalho do segurado; (b) a doença profissional, assim entendida como aquela produzida ou desencadeada pelo exercício do trabalho peculiar a determinada atividade; e (c) a doença do trabalho, adquirida ou desencadeada em função de condições especiais em que o trabalho é realizado e que com ele estejam diretamente relacionadas.

Instrumentos para investigação das relações saúde-trabalho-doença

Há um leque variado de instrumentos para investigação das relações saúde-trabalho-doença, acolhendo a contribuição de diferentes campos disciplinares, como a toxicologia ocupacional, a ergonomia, a medicina, a engenharia e a sociologia do trabalho, entre outros (LAURELL & NORIEGA, 1989; RIGOTTO, 1993; ALMEIDA, 2011; GOMEZ, 2011; MACHADO, 2011).

Neste capítulo abordaremos a matriz de Corvalán, a territorialização em saúde, o mapa de riscos, a anamnese clínico-ocupacional, enquete coletiva, estudo *in loco* do processo de trabalho e ergonomia, e a matriz de produção e agravos à saúde.

Matriz de Corvalán e os determinantes socioeconômicos do processo saúde-trabalho-doença

Para análise dos determinantes da situação de saúde, a Organização Mundial da Saúde (OMS) propõe um modelo hierarquizado de indicadores que permite a identificação da articulação entre as características do macrossistema econômico e social: forças motrizes, as pressões que elas exercem, especialmente sobre a produção, o consumo e a urbanização; suas repercussões sobre o estado do ambiente em termos de seus bens naturais e da contaminação; a exposição das pessoas a riscos; e seus efeitos sobre o processo saúde-doença.

A matriz permite ainda indicar um conjunto de ações sobre os diversos níveis de determinação do problema necessárias na perspectiva da saúde (CORVALÁN et al., 1996).

No Quadro 18.2 pode ser vista a aplicação da matriz para o exemplo do amianto, um importante problema de saúde pública, já que se trata de substância cancerígena, da qual o Brasil ainda é um dos maiores produtores mundiais, utilizando cerca de 8 mil toneladas/ano e expondo não só os trabalhadores, mas toda a população (CASTRO, 2001). O Quadro 18.3 aplica a matriz para os agrotóxicos.

Territorialização em saúde

As relações entre a saúde, o trabalho e o ambiente se expressam concretamente na dinâmica dos territórios e devem ser contempladas nos processos de territorialização em saúde já previstos para a atenção primária no SUS, especialmente na Estratégia Saúde da Família (MONKEN & BARCELLOS, 2005).

Da perspectiva do território, cabe reconhecer os processos produtivos nele instalados, bem como os que se situam em seu entorno, ou mesmo remotamente, para estudá-los detalhadamente, conforme indicado adiante, e identificar suas relações com o ambiente e com a saúde dos trabalhadores e dos moradores.

A Figura 18.1 mostra essas relações de maneira esquemática, mediante um processo produtivo que, além dos riscos impostos aos trabalhadores no ambiente de trabalho, vai demandar *inputs* como o próprio espaço, a água, a energia e os combustíveis fósseis. Demanda também o transporte de matérias-primas, o que influi no trânsito e nos acidentes e na possibilidade de contaminação do ambiente com substâncias químicas perigosas.

Como *output* desse processo produtivo estão as mercadorias, os serviços ou as infraestruturas que podem exigir vigilância; resíduos sólidos, efluentes líquidos e emissões atmosféricas, os quais, se não forem tratados e destinados adequadamente, podem contaminar águas superficiais e subterrâneas, o solo, o ar e os alimentos no território da comunidade, causando impactos na saúde, na segurança alimentar, nas atividades econômicas de subsistência etc. Ainda como *output*, há elementos de natureza cultural e repercussões sobre os processos de urbanização.

Várias ferramentas vêm sendo desenvolvidas para essa abordagem, como a cartografia social, em que se constrói com a comunidade o mapeamento das atividades de trabalho. A Figura 18.2 mostra o mapa dos trabalhadores, identificando

QUADRO 18.2 Matriz de indicadores do processo de utilização do amianto na indústria

	Causa	Indicador	Ação	Indicador
Força motriz	Incremento na indústria Incremento na construção civil	Número de indústrias Número de casas construídas	Banimento	Número de indústrias sem amianto Número de casas sem amianto
Pressões	Indústria do amianto	Taxa de consumo por ramo industrial	Redução da compra de amianto Casas com telhas alternativas	Taxa de consumo de amianto reduzida
Estado	Uso do amianto	Taxa de produtos com amianto	Redução de produtos com amianto	Número de produtos sem amianto
Exposição	Trabalhadores expostos	Número de trabalhadores expostos	Normas de controle de saúde (RX, espirometria)	Número de exames realizados e alterados
Efeito	Câncer, mesotelioma, asbestose	Taxa de morbidade Taxa de mortalidade	Ações indenizatórias Reconhecimento previdenciário	Taxas de benefícios

Fonte: Castro, 2001.

QUADRO 18.3 Matriz de indicadores ambientais e de saúde para o processo produtivo agrícola com agrotóxicos

Forças motrizes	**Ações**
Crescimento populacional Globalização da economia Comércio globalizado de agrotóxicos Desenvolvimento econômico Desenvolvimento tecnológico Tipo de área geoclimática	Política nacional de desenvolvimento sustentável Política nacional de controle populacional Políticas de saúde, ambiente e agricultura
Pressão Demanda de alimentos Expansão das áreas dedicadas à agricultura Práticas agrícolas com agrotóxicos Propaganda/publicidade e promoção comercial dos agrotóxicos Resíduo de agrotóxicos	Uso de tecnologia de produção de alimentos baseada em práticas agrícolas sustentáveis e sem uso de agrotóxicos Legislação e promoção da ética publicitária Participação comunitária Melhora das barreiras sanitárias Fortalecimento dos registros dos agrotóxicos Desenvolvimento de alternativas ao uso de agrotóxicos (MIP e Agricultura Orgânica)
Estado Uso inadequado de agrotóxicos Contaminação do meio: solo, ar, água e alimentos Resistência de pragas e outras Mudanças no ecossistema	Controle de resíduos de agrotóxicos em alimentos e água Melhora da saúde ocupacional no uso dos agrotóxicos Uso de métodos menos perigosos Preservação da fauna e flora silvestre Fortalecimento de laboratório Educação do agrônomo em práticas menos perigosas
Exposição Uso de agrotóxicos na agricultura Consumo de alimentos com resíduos de agrotóxicos Uso de agrotóxicos em campanhas de controle de vetores de saúde pública Uso de agrotóxicos no ambiente doméstico para o controle de pragas e vetores	Monitoramento biológico Saúde ocupacional Sistema de vigilância fortalecido Monitoramento de resíduos de agrotóxicos em alimentos e água Educação da população sobre o uso dos agrotóxicos Porcentagem de empresas agrícolas onde se utilizam Manejo Integrado de Pragas (MIP) e Agricultura Orgânica
Efeitos Intoxicação aguda Efeitos crônicos, tais como alterações neurológicas, hepáticas, renais, dos sistemas imunológico, endócrino, câncer etc.	Vigilância epidemiológica de intoxicações agudas de agrotóxicos Investigações sobre os efeitos crônicos, principalmente aqueles que, como os imunológicos, podem agravar a resposta da população a doenças prevalentes Fortalecimento da capacidade de resposta da população a doenças prevalentes Tratamento e acompanhamento clínico

Fonte: Câmara & Galvão, 2003, p. 167.

os diversos ofícios presentes na comunidade estudada por Pessoa (2010) e suas ferramentas de trabalho.

Dados de fontes como IBGE, RAIS, Cadastro Industrial, Dataprev e Datasus são importantes para que se conheçam a localização das atividades econômicas, o perfil de empregos, as ocupações, os acidentes e as doenças relacionadas com o trabalho. Com as ferramentas do georreferenciamento, essas informações podem, até mesmo, ser cruzadas para melhorar a análise.

Um exemplo dessa abordagem, no plano estadual, é o Banco de Dados de Saúde do Trabalhador, desenvolvido pela Secretaria de Saúde do Estado do Ceará. O banco, permanentemente inacabado, focaliza os processos de trabalho a partir da identificação da empresa e de sua Classificação Nacional das Atividades Econômicas (CNAE), bem como da região onde a empresa se encontra. O objetivo é fornecer aos profissionais do SUS e a outros pesquisadores uma visão geográfica dos processos de trabalho e dos riscos envolvidos

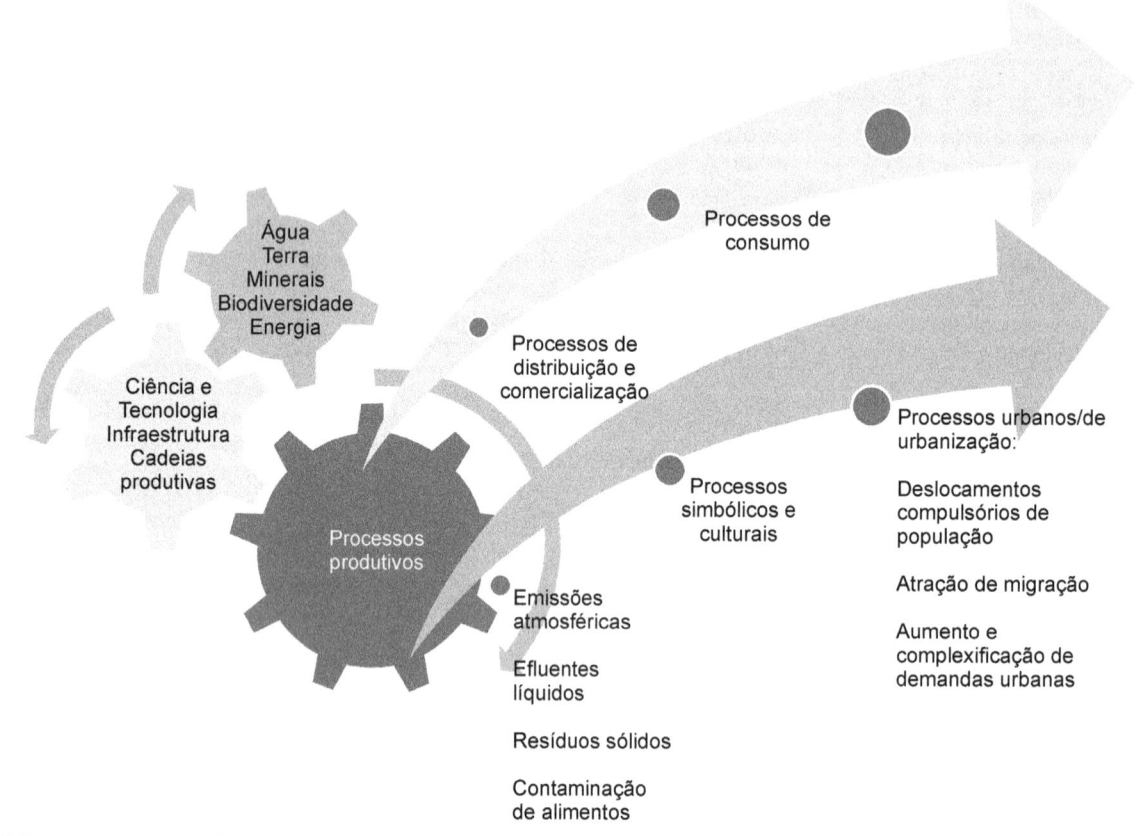

FIGURA 18.1 Diagrama das relações dos processos produtivos com o ambiente e a saúde no território. (Fonte: Santos & Rigotto, 2011.)

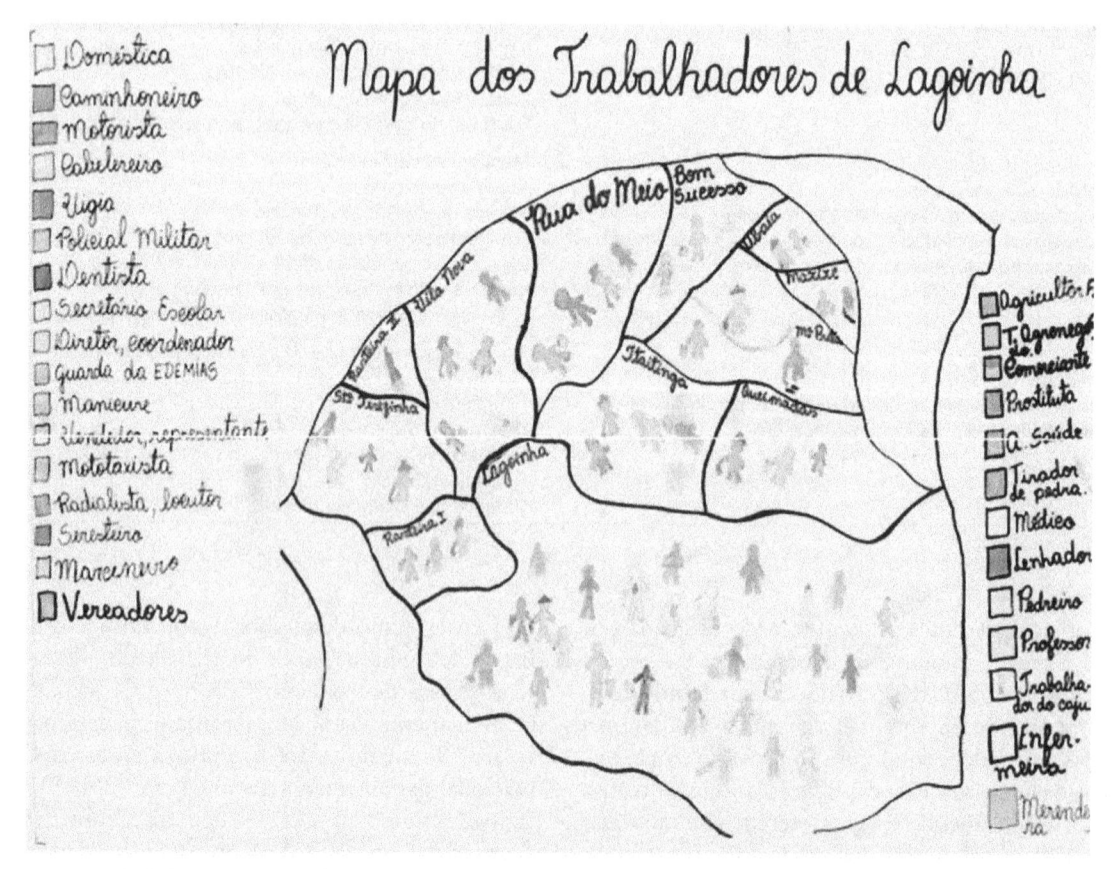

FIGURA 18.2 Cartografia das atividades de trabalho no território da "Lagoinha". (Fonte: Pessoa, 2010.)

nesses processos, alertando sobre as possíveis consequências para a saúde dos trabalhadores e das comunidades locais. Foi adicionado ao banco o prescrito na Lista B do Anexo II do Decreto 6.042/07, que descreve as doenças do trabalho em relação ao CNAE, denominado Nexo Técnico Epidemiológico Previdenciário (NTEP) (BRASIL, 2006; MACIEL & SANTOS, 2011).

Importante lembrar que os territórios não são ilhas; como alerta Santos (1999), eles são permeados por fluxos de diversas naturezas, externos a suas fronteiras, que os conectam ao mesmo tempo a inúmeras redes também externas ao seu espaço. Da mesma maneira, importa considerar a perspectiva de tempo, já que pode haver contaminações ambientais anteriores que ainda representam risco para a comunidade (SANTOS & RIGOTTO, 2011).

Mapa de riscos

O mapa de riscos é um instrumento incorporado à legislação brasileira e que tem suas origens no movimento sindical italiano dos anos 1960, motivado a defender a saúde no trabalho sob o lema "Saúde não se vende, nocividade se elimina!" (ODDONE, 1986). Apesar do vigor político dessa inspiração, no Brasil sua apropriação se deu dentro de modelos de explicação limitados à uni e à multicausalidade, utilizados pela medicina do trabalho e pela saúde ocupacional.

A elaboração do mapa de riscos orienta-se pelas Normas Regulamentadoras de Segurança e Medicina do Trabalho (NR) do Ministério do Trabalho, especificamente a NR 5 (BRASIL, 2012b), que trata da CIPA (Comissão Interna de Prevenção de Acidentes) e que estabelece como uma de suas funções "identificar os riscos do processo de trabalho e elaborar o mapa de riscos com a participação do maior número de trabalhadores, com assessoria do SESMT, onde houver".

Suas etapas de elaboração, de acordo com a Portaria SSST/MTb25/1994(BRASIL,2012b),compreendem:(a)conhecer o processo de trabalho; (b) identificar os riscos existentes conforme classificação mostrada no Quadro 18.4;

(c) identificar as medidas preventivas existentes e sua eficácia; (d) identificar os indicadores de saúde; (e) conhecer os levantamentos/mapas anteriores; (f) elaborar o mapa de riscos sobre o *layout* da empresa, indicando os riscos com os círculos das cores padronizadas no Quadro 18.4, bem como o número de trabalhadores submetidos a cada tipo e a intensidade de risco; (g) depois de discutido e aprovado pela CIPA, o mapa, completo ou setorial, deverá ser afixado em local visível e de fácil acesso aos trabalhadores; e (h) o mapa deverá conter as metas para melhorar as condições de trabalho encontradas e deverá ser revisto anualmente após análise do anterior.

Anamnese clínico-ocupacional

A abordagem clínica dos trabalhadores e trabalhadoras pelos profissionais de saúde deve incluir a investigação de sua história ocupacional e ambiental. No caso dos médicos, este é um imperativo do Conselho Federal de Medicina, estabelecido no artigo 2º da Resolução do CFM 1.488/1998:

Art. 2º – Para o estabelecimento do nexo causal entre os transtornos de saúde e as atividades do trabalhador, além do exame clínico (físico e mental) e dos exames complementares, quando necessários, deve o médico considerar:

I – a história clínica e ocupacional, decisiva em qualquer diagnóstico e/ou investigação de nexo causal;

II – o estudo do local de trabalho;

III – o estudo da organização do trabalho;

IV – os dados epidemiológicos;

V – a literatura atualizada;

VI – a ocorrência de quadro clínico ou subclínico em trabalhador exposto a condições agressivas;

VII – a identificação de riscos físicos, químicos, biológicos, mecânicos, estressantes e outros;

VIII – o depoimento e a experiência dos trabalhadores;

IX – os conhecimentos e as práticas de outras disciplinas e de seus profissionais, sejam ou não da área da saúde.

QUADRO 18.4 Classificação e exemplos dos principais riscos ocupacionais em grupos de acordo com sua natureza e a padronização das cores correspondentes. Portaria SSST/MTb nº 25/1994 (BRASIL, 2012b)

Grupo 1 Verde Riscos físicos	Grupo 2 Vermelho Riscos químicos	Grupo 3 Marrom Riscos biológicos	Grupo 4 Amarelo Riscos ergonômicos	Grupo 5 Azul Riscos de acidentes
Ruídos	Poeiras	Vírus	Esforço físico intenso	Arranjo físico inadequado
Vibrações	Fumos	Bactérias	Levantamento e transporte manual de peso	Máquinas e equipamentos sem proteção
Radiações ionizantes	Névoas	Protozoários	Exigência de postura inadequada	Ferramentas inadequadas ou defeituosas
Radiações não ionizantes	Neblinas	Fungos	Controle rígido de produtividade	Iluminação inadequada
Frio	Gases	Parasitos	Imposição de ritmos excessivos	Eletricidade
Calor	Vapores	Bacilos	Trabalho em turno e noturno	Probabilidade de incêndio ou explosão
Pressões anormais	Substâncias, compostos ou produtos químicos		Jornadas de trabalho prolongadas	Armazenamento inadequado
Umidade			Monotonia e repetitividade	Animais peçonhentos
			Outras situações causadoras de estresse físico e/ou psíquico	**Outras situações** de risco que poderão contribuir para a ocorrência de acidentes

Essa abordagem, inserida na anamnese clínica, está sistematizada em algumas publicações (RIGOTTO, 1993; BRASIL, 2001) e tem como objetivos:

- Possibilitar o diagnóstico dos agravos à saúde relacionados com o trabalho.
- Orientar o tratamento adequado.
- Possibilitar o acesso do paciente aos benefícios do Seguro de Acidentes do Trabalho do INSS, caso seja empregado formal.
- Informar o trabalhador sobre a gênese, a evolução e a prevenção de sua patologia.
- Orientar o trabalhador, a empresa e o INSS sobre as possibilidades de retorno do paciente ao trabalho e sobre a necessidade de remanejamento de função.
- Acionar as ações de vigilância relacionadas com a melhoria das condições sanitárias do ambiente gerador do caso, o diagnóstico precoce, a busca ativa de casos e o traçado do perfil epidemiológico da patologia ocupacional.
- Reunir dados para a produção científica, ampliando o conhecimento sobre os agravos à saúde dos trabalhadores.
- Compreender e difundir informações sobre as relações entre o trabalho e a saúde.

Para tanto, a história ocupacional deve incluir, para as ocupações anteriores e a atual, informações relacionadas com:

- Identificação da atividade e do local de trabalho.
- Descrição do processo produtivo.
- Descrição da função.
- Descrição das condições ambientais de trabalho.
- Relações e organização do trabalho.
- Atenção à saúde e dados epidemiológicos.
- História pregressa de adoecimentos e acidentes.

Esse conjunto de informações, que algumas vezes precisa ser complementado por estudo direto do processo de trabalho, estudo bibliográfico etc., deve facilitar a identificação dos riscos ocupacionais aos quais o trabalhador ou grupo de trabalhadores está exposto, bem como a possibilidade de que esses riscos se transformem em dano à saúde, considerando:

$$Risco\ ocupacional \cong Natureza\ dos\ agentes +$$
$$Condições\ de\ exposição + Vulnerabilidade$$

A *natureza do agente* de risco diz respeito à sua nocividade e pode ser pesquisada na literatura científica. As *condições de exposição* estão conformadas na maneira como se realiza o processo de trabalho (instrumentos, meios, atividades), no tempo de exposição, na concentração do agente etc. As *medidas de prevenção e controle* dos riscos, de natureza coletiva ou individual, de acordo com sua eficácia, serão as atenuantes nas condições de exposição. Já o *ritmo de trabalho* e o *esforço físico*, em algumas situações, podem vir a potenciar o risco, à medida que aumentam a frequência respiratória e, com isso, a inalação de contaminantes atmosféricos. Já a vulnerabilidade dos trabalhadores vai levar em consideração, entre outros fatores:

- o acesso à informação adequada que lhes permita compreender os riscos a que estão expostos e a aquisição de habilidades para o exercício das atividades com as medidas de proteção;
- a liberdade para se recusar ao trabalho insalubre e inseguro sem sofrer punições;
- a presença de outras alternativas de trabalho, renda e modelo de produção;
- o amparo e a liberdade de participar de entidades e associações de defesa de direitos;
- o acesso a políticas públicas e à garantia de direitos, como a saúde, a educação e a terra;
- o estado geral de saúde, incluindo o estado nutricional e a segurança alimentar;
- as condições de saúde, hábitos ou patologias pregressas que poderiam ampliar sua suscetibilidade aos riscos.

Esses elementos podem subsidiar a formulação de hipóteses diagnósticas que incluam os agravos à saúde relacionáveis com os riscos identificados. Firmado o diagnóstico ou a suspeita desses agravos, cabe ao serviço de saúde, além do tratamento e da competente informação do trabalhador, providenciar a notificação junto à Previdência Social, mediante a emissão da CAT (Comunicação de Acidente do Trabalho), e junto ao SUS, por meio do Protocolo do SINAN. Também deve ser notificada a Vigilância em Saúde para as providências de investigação epidemiológica, do ambiente de trabalho e do entorno, bem como o órgão regional do Ministério do Trabalho, caso se trate de empresa formal, para a devida fiscalização do cumprimento das leis e normas de segurança e saúde no trabalho.

A análise epidemiológica é feita a partir das análises dos questionários e prontuários, que devem conter o roteiro acima descrito, onde se verificarão a situação atual e a evolução da saúde-doença dos trabalhadores, podendo ser comparados com os de outros trabalhadores de outra empresa da mesma atividade econômica (estudo descritivo) ou com os de outros trabalhadores de setores diferentes da mesma empresa (estudo descritivo), ou os trabalhadores podem ser divididos em dois grupos, ou seja, um submetido a determinado risco e outro não submetido, procedendo a análises de correlação estatística para definição dos riscos relativos (estudo analítico de inferência causal).

Enquete coletiva e perfil epidemiológico de saúde-trabalho-doença

Essa metodologia de investigação do perfil de adoecimento dos trabalhadores e do processo de trabalho na empresa foi desenvolvida na década de 1980 na Itália, a partir das lutas dos trabalhadores, e posteriormente aplicada no México e no Brasil (ODDONE, 1986; LAURELL & NORIEGA, 1989; RIGOTTO, 1993; GOMEZ, 2011). Ela consiste em valorizar as práticas, as experiências e os conhecimentos técnicos dos trabalhadores sobre seus ambientes de trabalho e, após entrevistas coletivas por grupos homogêneos de locais de trabalho com riscos semelhantes, é feita uma validação consensual das informações.

Esse método é fundamental quando não há acesso às empresas para conhecer o processo de trabalho e seus riscos e, por intermédio das organizações sindicais ou sociais de trabalhadores, os trabalhadores podem ser reunidos em local fora da empresa, semelhante a um grupo focal. Por meio de entrevistas coletivas serão reconstruídos coletivamente os conhecimentos dos trabalhadores sobre o processo produtivo com que convivem, bem como sua percepção sobre o trabalho e a saúde.

Estudo in loco *do processo de trabalho e ergonomia*

Importante ferramenta para investigação do perfil epidemiológico de saúde-doença dos trabalhadores, o estudo *in loco* do processo de trabalho pode ser realizado em ocupações formais e informais. A possibilidade de coletar informações aumenta quando a visita técnica é precedida de diálogo com os trabalhadores envolvidos, os quais podem alertar para situações que passariam despercebidas. Também contribuem o estudo bibliográfico prévio sobre o setor de atividades, seus processos de produção e riscos, assim como o exame de documentos disponibilizados pela empresa (mapa de riscos, Programa de Prevenção de Riscos Ambientais [PPRA] e Programa de Controle Médico de Saúde Ocupacional [PCMSO]). Além da observação direta do processo de produção e trabalho, com registro imagético, se possível, o estudo deve incluir entrevistas com pessoas-chave (como membros da CIPA, representantes sindicais locais, gerente de produção, médico e engenheiro do trabalho). É desejável que o estudo seja realizado por equipe multiprofissional para que se viabilize uma abordagem mais complexa dos diferentes aspectos envolvidos, como os toxicológicos, ergonômicos, psicológicos e sociológicos (RIGOTTO, 1993; PIGNATI, 2003; PIGNATI & MACHADO, 2005; MACHADO, 2011; BRASIL, 2012a).

Os dados a serem coletados são basicamente os mesmos elencados na anamnese clínico-ocupacional. Os dados e informações coletados serão analisados com metodologia epidemiológica descritiva. Os dados de acidentes e doenças do trabalho, mortes e incapacidade permanente deverão ser levantados por meio da CAT. Após a visita, a equipe construirá um banco de dados e passará para a fase de análise epidemiológica, que deverá conter metodologias de estudos descritivos e analíticos de correlação.

Por exemplo, Pignati (2003) e equipe, ao estudarem uma indústria de bebidas, verificaram que o aumento da produtividade (hectolitros de cerveja por trabalhador), durante os 10 anos analisados, estava diretamente correlacionado ao aumento do número de acidentes/trabalhador, ou seja, no período a produtividade quadruplicou e o número de acidentes/trabalhador dobrou. Além disso, o número de dias perdidos com os acidentes aumentou 1,85 vez do primeiro ao último ano do estudo. Na busca dos fatores causais verificou-se que os afastamentos por lesão física haviam diminuído, porém os transtornos mentais haviam aumentado, e notou-se que eles demandavam muito mais dias de tratamento médico. A análise possibilitou acrescentar aos fatores causais a modernização dos equipamentos (automatização e infor-

matização), que exigiam menos tarefas físicas, porém as demandas mentais aumentaram e com isso havia mais desgaste mental, levando a doenças e transtornos. Acompanhando as transformações tecnológicas e organizacionais, os trabalhadores passaram a ser denominados "colaboradores", aumentando a responsabilidade e a pressão pela produtividade.

Analisando a cadeia produtiva da madeira em Mato Grosso, Pignati (2005) e equipe estudaram 1.328 indústrias madeireiras (serrarias, beneficiadoras, laminadoras e fábricas de compensado), mediante elaboração de mapa de risco, aplicação de questionários e exame de 4.563 trabalhadores (20% do total). Verificaram que, nos setores menos especializados (serrarias), a jornada de trabalho era maior em 2,5 horas por dia, o salário médio era 30% menor e apenas 10% dos trabalhadores eram sindicalizados. Estes apresentavam 1,65 vez mais lesões e/ou acidentes de trabalho que no setor mais especializado (fábricas de compensados). Além disso, quando foi feita a análise espacial dessas indústrias, verificou-se que quanto mais distante o estabelecimento da sede do município, menor era o salário, maior era a carga horária trabalhada, maior era a incidência de mortes, lesões e/ou acidentes de trabalho, mais precárias eram as condições de trabalho, havia mais trabalhadores morando nas residências (colônias) cedidas pelo empregador e menor era o número de visitas e fiscalizações da vigilância à saúde.

A ergonomia, por sua vez, focaliza o processo de trabalho a partir das unidades denominadas postos de trabalho, que compreendem o trabalhador e seu entorno: os aspectos físicos e ambientais, bem como a organização de trabalho e fatores psicossociais. A ideia é verificar quais aspectos do trabalho, a partir de uma análise pormenorizada do que o trabalhador realmente realiza (atividade real de trabalho), podem ser prejudiciais à saúde e ao bem-estar e quais estratégias são utilizadas para fazer frente às disparidades entre o trabalhado prescrito e o real.

O resultado final do estudo compreende uma descrição pormenorizada da atividade de trabalho, ressaltando-se os aspectos críticos, isto é, aqueles que podem de algum modo influir no bem-estar e na saúde dos trabalhadores, e um conjunto de sugestões de melhorias das condições de trabalho, justificadas pela análise.

Um exemplo desse tipo de estudo é a análise ergonômica do trabalho dos catadores de materiais recicláveis (MACIEL et al., 2010). Esse trabalho informal consiste no recolhimento do lixo reciclável, que tem valor econômico, por catadores que, puxando um carrinho, remexem as latas de lixo das residências. Esses trabalhadores se organizam essencialmente sob duas formas: vendendo seu material para depósitos pertencentes a empresários da sucata e dos materiais recicláveis ou sob o modelo de associações ou cooperativas, em que os próprios catadores se organizam autonomamente.

O trabalho consiste em coletar materiais reaproveitáveis nas ruas, terrenos ou latas de lixo das residências e condomínios. Para isso o trabalhador usa algum tipo de instrumento que acondicione os materiais, em geral um carrinho com quatro rodas e dois puxadores, mas há coletores que se utilizam apenas de um saco plástico, onde vão colocando os materiais encontrados. Geralmente, o coletor não é o dono do carrinho com o qual trabalha. Assim, no início da jornada de trabalho ele se dirige ao depósito ou à associação, tomando emprestado o instrumento de trabalho. O depósito ou associação fornece o carrinho para a realização da atividade, compra os materiais recolhidos e os revende para as usinas. Em troca do fornecimento do carrinho, os coletores são obrigados a vender os materiais coletados apenas para o depósito ou associação que forneceu o carrinho, sem possibilidade de negociação do preço dos materiais. Ao final da jornada, quando o carro está repleto de materiais, o coletor retorna ao depósito ou associação. Lá, utilizando uma série de bacias, separa o material a ser pesado. A pesagem é realizada por outro coletor e/ou um auxiliar do depósito ou associação. Os materiais coletados e sua quantidade são anotados e o trabalhador recebe seu pagamento ou a promessa de pagamento.

O alto nível de empobrecimento desses trabalhadores é patente, considerando que grande parte obtém seu alimento no lixo. Os coletores dizem que examinam "bem [o alimento] para ver se não tem tapuru", e se o aspecto for bom, o ingerem. Apesar disso, não relatam sofrer de diarreias ou problemas estomacais. Os coletores não usam qualquer tipo de equipamento de proteção, como luvas, chapéu ou botas. Esses equipamentos são importantes para proteger a pele na manipulação do lixo orgânico ou proteger o trabalhador da exposição ao sol e às intempéries. Durante a jornada, se surge a necessidade de alimentar-se, ir ao banheiro ou mesmo descansar, o catador procura um local isolado ou algum estabelecimento comercial que lhe permita fazer suas necessidades.

Há vários relatos de problemas musculoesqueléticos e cansaço devido ao enorme esforço físico que o trabalho exige. Alguns trabalhadores relatam que no meio da jornada, provavelmente devido ao calor e ao cansaço e/ou à falta de alimentação, sentem "um branco" e são obrigados a parar para descansar e/ou comer alguma coisa. Ainda que problemas de saúde sejam pouco relatados e os coletores não estabeleçam a relação entre esses problemas e o trabalho que realizam, um ou outro depoimento ressalta os problemas de saúde a que estão submetidos, como infecções devido ao contato com o lixo, acidentes com materiais perfurocortantes e atropelamentos, quedas e outros acidentes com carros nas ruas.

O custo envolvido nesse trabalho não se restringe apenas às questões relacionadas com a saúde física, mas também à questão da exclusão social e o estigma de realizar um trabalho com o lixo. São trabalhadores de origem humilde, sem escolaridade, excluídos do mercado de trabalho formal e vistos como desocupados e sujos: homens e mulheres da rua, peças descartáveis da engrenagem social (ADAMETES, 2004; WILSON, VELIS & CHEESEMAN, 2006; MEDINA, 2007).

No entanto, a atividade real dos trabalhadores envolve estratégias defensivas e de mediação diante da precarização das condições em que o trabalho é realizado, entre elas a escolha da rota, que acompanha o caminhão de coleta de lixo e busca os lugares onde pode ser encontrado o "lixo rico" e a formação de laços de solidariedade com diversos atores sociais, como seguranças, porteiros e donos de bares, que permitem a coleta de materiais em estabelecimentos comerciais e condo-

mínios e possibilitam a alimentação ou um espaço para dormir ou descansar.

As estratégias mais sólidas, no entanto, que revelam um cunho mais coletivo, são as proporcionadas pela organização associativa. Embora o trabalho seja precário em ambas as organizações, associações e depósitos, os coletores associados gozam de melhores condições com relação ao ambiente de trabalho. Essas condições envolvem o espaço físico, evidenciadas pelo melhor asseio na associação, pela existência de instalações sanitárias, locais para descanso e materiais para preparar uma refeição, sala de reuniões, bem como a existência de parcerias com algumas ONG, moradores e outras instituições que garantem, às vezes, o aporte de material reciclável sem que seja necessária a saída para a coleta de materiais nas ruas.

Os laços grupais nas associações parecem ser mais sólidos, de modo que os coletores representam a atividade não como um processo individual, mas inserido no contexto social de que fazem parte. O trabalho na associação garante um enquadramento para o coletor por meio de sua organização e a explicitação de uma identidade como "agente ambiental", o que favorece a autoestima. O estabelecimento de uma identidade coletiva, como ocorre nas associações, permite ressignificar o trabalho e, até certo ponto, desestigmatizá-lo. Já nos depósitos, as relações de trabalho são marcadas pela desinformação, efemeridade, corrupção e, às vezes, incentivo à contravenção.

A pobreza extrema e a falta de escolaridade ou qualquer outra qualificação, como é o caso dos coletores, dificultam a adoção de iniciativas que coloquem esses indivíduos numa condição humana digna. No entanto, sugerem-se maior fiscalização dos depósitos no sentido de coibir a exploração do trabalho dos catadores e a criação de associações e cooperativas.

Matriz de produção e agravos à saúde dos trabalhadores e da população

O olhar sobre as relações e os indicadores de saúde-trabalho-doença pode também extrapolar o posto de trabalho e a empresa e adotar como foco territórios mais abrangentes, como a área de responsabilidade de um Programa Saúde da Família (PSF) ou um município ou região, para o que demandará metodologias que vão além do somatório dos dados/informações de todos os ambientes de trabalho e seus riscos e agravos para contemplar inter-relações mais complexas.

Pignati & Machado (2011) desenvolveram metodologia com enfoque na produção global e indicadores de acidentes de trabalho e outros agravos, a que denominaram matriz de produção e agravos. Verificada a atividade produtiva predominante no território em análise, são estabelecidos indicadores de esforço produtivo (volume dos vários tipos de produtos, população envolvida direta ou indiretamente na cadeia produtiva principal etc.).

A Figura 18.3 mostra o exemplo de um estudo de Pignati (2007) realizado no estado de Mato Grosso. Trata-se de uma cadeia produtiva do agronegócio que se inicia com o desmatamento e a exploração comercial de madeira para então se ins-

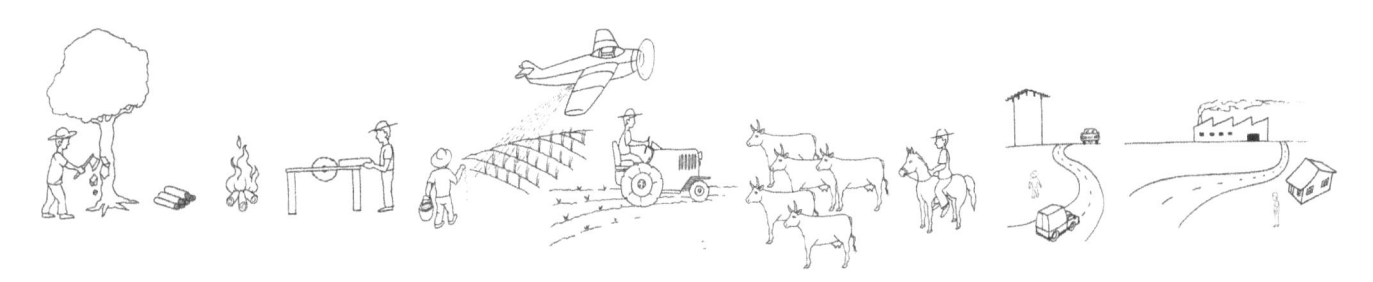

Desmatamento	Ind. madeireira	Agricultura	Pecuária	Transporte/Armazem	Agroindústria
Derrubada de árvores Seleção de madeiras Seleção de lenhas Queimadas Motosserras Combustível Tratores	Serraria/tábuas/vigas Laminadora Fabric. compensado Esquadrias e forros Serras, lâminas Polias Tratores	Preparo do solo Sementes Agrotóxico, calcário Fertilizantes químicos Tratores Aviões Máquinas agrícolas	Pastagens Manejo de bovinos, suínos e aves Agrotóxicos, calcário Fertilizantes químicos Tratores, aviões Máquinas agrícolas	Carga e descarga de cereais, gado, agrotóxicos, calcário, fertilizantes químicos Silos, caminhões, tratores, secadores máquinas agrícolas	Fáb. óleo e farelos, frigoríficos, usinas, açúcar/álcool, benef. de algodão, curtumes, silos, caminhões, tratores, máquinas industriais

Trabalhadores

Acidentes de Trabalho

Agravos na População Mutilados, sequelados, doenças inf. parasit., acid. anim. peçonh., doenças pulmonares	Agravos na População Mutilados, sequelados Hipertensos Desemprego	Agravos na População Intoxicação por agrotóxicos e fertilizantes químicos, neoplasias, malform.	Agravos na População Intoxicação por agrotóxicos e fertilizantes químicos, neoplasias, malform.	Agravos na População Acidentes de transporte e trânsito, mutilados e sequelados	Agravos na População Consumo de produtos com resíduos agrotóx. Mutilados e sequelados
Danos Ambientais Fumaça, erosão do solo, biopirataria, extinção de espécies, resíduos de agrotóxicos	Danos Ambientais Pós de serra, fumaça, resíduos de agrotóxicos	Danos Ambientais Erosão do solo, resíduos de fertilizantes e agrotóxicos, extinção de espécies	Danos Ambientais Erosão do solo, resíduos de fertilizantes e agrotóxicos, extinção de espécies	Danos Ambientais Poluição do ar, solo e água Acidentes com cargas perigosas	Danos Ambientais Poluição via efluentes: esgoto ind., chaminés e resíduos de agrotóxicos

FIGURA 18.3 Etapas do processo produtivo do agronegócio e seus impactos na saúde do trabalhador, na população e no ambiente. (Fonte: Pignati, 2007, p. 18.)

talarem a agricultura, a pecuária, os processos de transporte e a agroindústria. Nesse território, muitas e novas situações de riscos ocupacionais, sanitários, ambientais e sociais são impostas à população, externalizando-se em acidentes de trabalho, agravos à saúde da população em geral e danos ambientais.

Pignati & Machado (2011) elaboraram e aplicaram essa metodologia na avaliação do "agronegócio e seus impactos na saúde dos trabalhadores e da população do estado de Mato Grosso", ou seja, uma matriz de produção agropecuária e de agravos à saúde dos trabalhadores e da população do interior do estado. Inicialmente foram levantados os dados demográficos da população, de produção agrícola e pecuária, de produção de madeira e lenha (IBGE, 2012), de utilização de agrotóxicos (INDEA-MT, 2011), de fertilizantes químicos (ANDA, 2011), dos acidentes de trabalho (BRASIL, 2012b), dos acidentes ofídicos e das intoxicações por agrotóxicos (SINAN, 2012), dos casos e internações por câncer e malformações e dos casos e internações por doenças respiratórias agudas em menores de 5 anos (DATASUS, 2012).

Os indicadores epidemiológicos de saúde dessa matriz, mostrados na Figura 18.4, foram calculados com dados do "interior do estado", ou seja, os dados totais do estado menos os dados da Região Metropolitana de Cuiabá, e foram analisados através de séries temporais que se ajustaram à curva de "esforço produtivo" e na técnica de regressão linear. Eles indicaram que existem correlações positivas significativas entre

as incidências dos agravos e internações hospitalares específicas (acidentes de trabalho, intoxicações por agrotóxicos, malformações e cânceres) e os "esforços produtivos" (hectares plantados/habitante, bois/habitante e m³ de madeira/habitante) e demandas de agrotóxicos/habitante no período analisado anteriormente (1988 a 2005) e atualizado de 2006 a 2010. Além disso, Pignati & Machado (2011) verificaram que 70% dos acidentes de trabalho notificados pela CAT no estado estavam relacionados com as atividades do agronegócio e que a incidência no "interior" era duas vezes maior do que na Região Metropolitana naquele período.

Essa metodologia se mostrou útil no estabelecimento de indicadores para análise do processo saúde-trabalho-doença numa cadeia produtiva como a do agronegócio, onde o ritmo acelerado de produção, aliado ao uso de insumos e alta tecnologia agropecuária, contribuiu para aumentar a produtividade por hectare e a produção anual do agronegócio ao longo dos 10 anos analisados, assim como os danos à saúde.

INDICADORES DE ACIDENTES DE TRABALHO, MORTES E INCAPACIDADES PERMANENTES DOS TRABALHADORES BRASILEIROS

No Brasil, o setor saúde dispõe de uma complexa rede de sistemas de informação sobre saúde e doenças dos trabalhadores tanto no SUS, com o Sinan, SIM, Datasus, SIH e

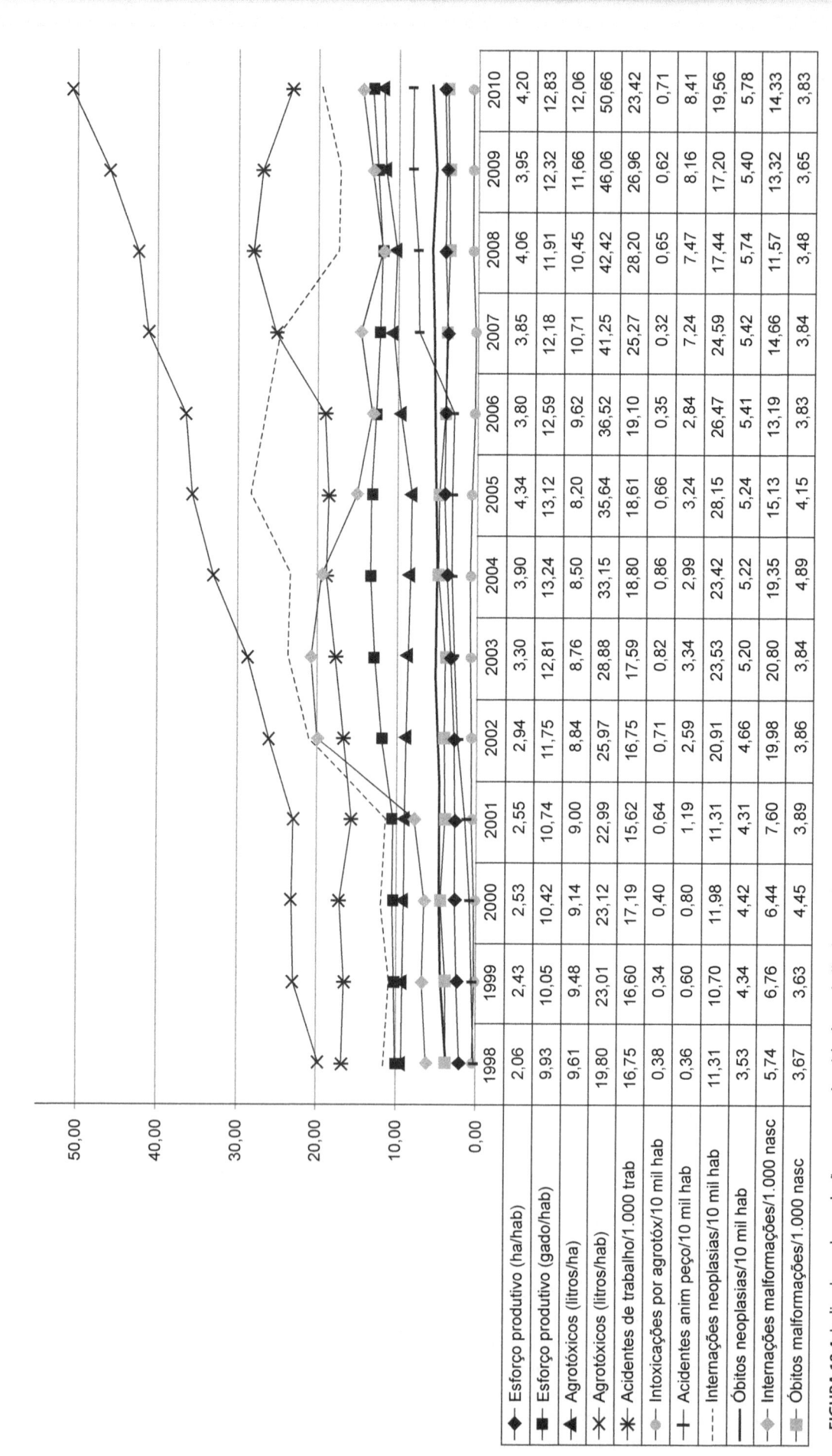

FIGURA 18.4 Indicadores de produção e agravos à saúde dos trabalhadores e da população do estado de Mato Grosso no período de 1998 a 2010. (Fonte: Pignati & Machado, 2011, atualizado em 2012).

o SINITOX, como no Ministério da Previdência Social, este voltado para os acidentes de trabalho daqueles contratados de acordo com a Consolidação das Leis Trabalhistas (CLT). Segundo a Portaria GM/MS 104/2011 do Ministério da Saúde (BRASIL, 2011), todos os acidentes e doenças do trabalho (AT) deverão ser notificados independentemente do vínculo dos trabalhadores, seja "celetista", informal ou servidor público.

Enquanto esse sistema segue em implantação nos estados e municípios, para fazermos uma análise do perfil epidemiológico dos AT deveremos utilizar o sistema de Comunicação de Acidentes de Trabalho (CAT) do Ministério da Previdência Social (MPS). Esse sistema obriga as empresas que têm trabalhadores com contrato CLT e contribuem para o SAT (Seguro Acidente de Trabalho) a notificarem o acidente dentro de 24 horas, via documento impresso, composto de uma parte que deverá ser preenchida pela empresa ou pelo trabalhador ou sindicato e outra parte que deverá ser preenchida pelo médico que atendeu na empresa ou no SUS, anotando-se o CID da lesão/agravo/acidente e a circunstância de ocorrência, examinando o trabalhador e realizando visita de vigilância em saúde no posto de trabalho para concluir o nexo técnico das causas do acidente. Esses procedimentos estão regulamentados na Lei dos Acidentes de Trabalho (BRASIL, 2012a) e em resolução do Conselho Federal de Medicina (CFM, 1998).

Esse sistema registra no Brasil cerca de 30% dos acidentes de trabalho em geral e 90% dos acidentes graves e fatais, segundo Facchini et al. (2005), Waldvogel (2011) e Almeida (2011). Além desses limites, outras estratégias dificultam a notificação, como a pressão do empregador sobre o médico do trabalho para não notificar os casos leves e moderados, em função de prejuízos, por exemplo, em selos de certificação como o ISO 9000; e/ou porque o trabalhador acidentado que se afasta do trabalho por mais de 30 dias, ao retornar, goza de estabilidade no emprego por 12 meses; e/ou porque os custos dos afastamentos até 15 dias são por conta do empregador; e/ou porque esses registros podem elevar a alíquota de contribuição previdenciária da empresa, em função do Nexo Técnico Epidemiológico Previdenciário (NTEP) (BRASIL, 2006).

O Quadro 18.5 mostra os números de trabalhadores, AT por tipo, óbitos, incapacidades permanentes e incidência de AT registrados pela CAT no Brasil e nos estados durante o ano de 2010, a partir do banco de dados do MPS[2]. O número de trabalhadores, imprescindível para calcular os indicadores, foi obtido do banco de dados do MTE (BRASIL, 2012c), que registra o número de empregos apurados anual-

mente pela Relação Anual de Informações Sociais (RAIS) e atualizado mensalmente pelo Cadastro Geral de Admitidos e Demitidos (CAGED)[3].

A Figura 18.5 mostra a distribuição espacial dos números absolutos de AT e a incidência dos AT/1.000 trabalhadores das Unidades Federadas (UF) brasileiras. Nota-se que o estado de São Paulo apresenta o maior número de acidentes, seguido do Rio Grande do Sul e do Rio de Janeiro, enquanto Santa Catarina, Rio Grande do Sul e Mato Grosso apresentaram as maiores incidências de AT, superiores a 20 por mil trabalhadores.

A Figura 18.6 mostra a distribuição espacial dos números de mortes por UF, entre as quais se destacam os estados de São Paulo e Minas Gerais. No que se refere à incidência de óbitos por AT por 100 mil trabalhadores, destacam-se Mato Grosso, Goiás e Rondônia. No outro mapa, dentro da Figura 18.6, é mostrada a letalidade, ou seja, o número de óbitos por mil acidentes de trabalho, com destaque para os estados de Mato Grosso, Rondônia, Goiás, Tocantins, Maranhão e Piauí, coincidindo com o "arco do desmatamento" brasileiro, onde predomina o agronegócio com implantação da agropecuária e suas várias atividades de alto risco para os trabalhadores.

O Quadro 18.6 mostra os números de trabalhadores, acidentes de trabalho por tipos e óbitos registrados pela CAT no Brasil durante os anos de 2002 a 2010. Eles foram levantados da mesma maneira que os dados do Quadro 18.5 e possibilitam a análise dos indicadores e do perfil epidemiológico durante esses 9 anos, conforme calculados e indicados no Quadro 18.7.

O Quadro 18.7 mostra os indicadores epidemiológicos de incidência de AT por tipo, a mortalidade e a letalidade dos AT registrados pela CAT no Brasil durante os anos de 2002 a 2010. Eles foram calculados pela incidência acumulada no ano, do total de AT, dos AT típicos, dos AT de trajeto e dos AT por doença ocupacional, utilizando como denominador o número de empregos, que representa o número de trabalhadores, e o indicador representado por mil trabalhadores:

$$\text{Incidência acumulada} = \frac{\text{Número de acidentes de trabalho registrados}}{\text{Número de trabalhadores (empregos)}} \times 100.000$$

O indicador de mortalidade ou coeficiente de mortalidade específico por AT foi calculado pelo número total de trabalhadores mortos por AT no ano, tendo como denominador o número de empregos, que representa o número de trabalhadores, e o indicador representado por 100 mil trabalhadores:

$$\frac{\text{Mortalidade por AT}} = \frac{\text{Número de trabalhadores mortos por AT}}{\text{Número de trabalhadores (empregos)}} \times 100.000$$

---

[2]Este banco de dados registra todas as CAT e disponibiliza os dados desde janeiro de 2002 (BRASIL, 2012b). Para gerar suas próprias tabelas, acesse aeat.infolog e organize a tabela escolhendo o estado, anos e tipos de acidente, óbitos, incapacidade < 15 dias, incapacidade > 15 dias, incapacidade permanente, número de acidentes que ocupara atendimento médico e o número de AT sem CAT. Este último dado representa os afastamentos por doença comum que os peritos do INSS, após análise epidemiológica, transformaram em AT relacionado com o trabalho, e os classificaram como *AT sem CAT* com base no Nexo Técnico Epidemiológico (BRASIL, 2006) e suas Normas (Instrução Normativa INSS/PRES nº 16, de 27 de março de 2007), que entrou em vigor em 2007.

[3]Após acessar o *site*, escolha PDET e cadastre-se para solicitar dados *on line*. Depois de cadastrado, você terá acesso à RAIS e poderá solicitar os dados por estabelecimento ou por vínculos (CBO e CNAE), por município, estado, período ou ano escolhido.

QUADRO 18.5 Número de trabalhadores, acidentes de trabalho (AT) por tipo, óbitos, incapacidade permanente e incidência de AT, registrados pela CAT no Brasil e estados durante o ano de 2010

Uf	Trabalhadores	AT Total	AT Típico	AT Trajeto	AT Doença	AT Sem CAT	Óbitos	Incapacidade Permanente	AT Total/ 1.000 Trab
Acre	121.187	1.086	411	148	22	505	4	42	9,0
Alagoas	470.992	9.185	5.709	695	139	2.642	29	284	19,5
Amapá	108.191	667	352	153	6	156	4	10	6,2
Amazonas	575.739	8.375	5.001	892	386	2.096	29	111	14,5
Bahia	2.139.232	23.934	10.845	2.202	730	10.157	119	1.268	11,2
Ceará	1.325.792	12.135	5.768	2.101	236	4.030	68	333	9,2
Distrito Federal	1.099.832	8.341	4.425	1.414	307	2.195	31	130	7,6
Espírito Santo	860.421	13.592	9.067	2.066	229	2.230	88	249	15,8
Goiás	1.313.641	15.625	9.792	3.110	210	2.513	133	274	11,9
Maranhão	636.625	5.969	2.598	655	94	2.622	49	261	9,4
Mato Grosso	656.542	13.376	7.606	1.584	223	3.963	104	230	20,4
Mato Grosso do Sul	560.789	10.032	5.616	1.477	221	2.718	43	236	17,9
Minas Gerais	4.646.891	74.763	45.008	8.345	1.092	20.318	343	1.493	16,1
Pará	951.235	11.435	7.526	1.179	201	2.529	72	290	12,0
Paraíba	579.504	4.957	2.166	568	190	2.033	24	190	8,6
Paraná	2.783.715	51.509	33.067	6.281	809	11.352	193	1.099	18,5
Pernambuco	1.536.626	19.936	10.575	2.561	537	6.263	98	287	13,0
Piauí	377.463	3.226	869	340	27	1.990	25	123	8,5
Rio de Janeiro	4.080.082	47.938	28.575	7.500	1.967	9.896	147	856	11,7
Rio Grande do Norte	575.026	7.023	3.961	1.016	147	1.899	15	194	12,2
Rio Grande do Sul	2.804.162	58.237	33.029	6.160	1.276	17.772	152	1.133	20,8
Rondônia	334.290	5.280	2.627	631	381	1.641	41	162	15,8
Roraima	78.585	513	194	130	5	184	3	31	6,5
Santa Catarina	1.969.654	47.107	22.384	5.666	767	18.290	152	1.449	23,9
São Paulo	12.873.605	242.271	154.984	37.244	5.276	44.767	710	3.186	18,8
Sergipe	369.579	3.120	1.874	388	99	759	19	115	8,4
Tocantins	238.955	1.864	795	283	16	770	17	61	7,8
Brasil	**44.068.355**	**701.496**	**414.824**	**94.789**	**15.593**	**176.290**	**2.712**	**14.097**	**15,9**

Fonte: Brasil, 2012c, 2012d.

O indicador de letalidade, ou coeficiente de letalidade, é definido como o total de trabalhadores mortos por AT ou doença ocupacional dividido pelo total de AT ocorridos no ano estudado. Essa taxa também expressa a gravidade com que uma situação de risco se manifesta num determinado ambiente de trabalho:

$$\text{Letalidade por AT} = \frac{\text{Número de trabalhadores mortos por AT}}{\text{Número total de AT}} \times 100.000$$

A Figura 18.7 representa os perfis epidemiológicos dos indicadores do Quadro 18.7 e mostra que, no período de 2002 a 2010, o indicador de AT total/1.000 trabalhadores apresentou elevação linear até o ano de 2008, com queda em 2009 e 2010. Os indicadores AT típico e AT trajeto se mantiveram dentro dos níveis epidêmicos e os indicadores AT por doença ocupacional reduziram-se pela metade no período. Os indicadores de mortalidade e letalidade por AT sofreram uma redução de 40% no período. O aumento expressivo dos AT totais de 2006 para 2008 e a queda posterior, mas que se mantém num patamar acima dos anos de 2002 a 2006, se devem à inclusão dos AT sem CAT e ao incremento da atividade produtiva nacional, que fez crescer o PIB brasileiro, mas com precarização das condições de trabalho.

O Quadro 18.8 mostra os AT total e por tipo, distribuídos pela Classificação Nacional de Atividades Econômicas (CNAE) de 2010. Foram levantados a partir do banco de dados do MPS, que organiza as CAT, também pela CNAE.[4] Verifica-se que, do total de AT, 43,81% ocorreram no setor

[4] No *site* do MPS (BRASIL, 2012c), acesse aeat.infolog e monte a tabela escolhendo Brasil, estados, anos e Setor de Atividade Econômica. Esta classificação está disponível para o Brasil e os estados, porém o MPS não disponibiliza os dados por município, o que seria um instrumento importante para planejar a vigilância em saúde dos trabalhadores, priorizando os setores econômicos com maior incidência e os setores que apresentarem maiores números de acidentes que terão impacto nos serviços de saúde e na Previdência.

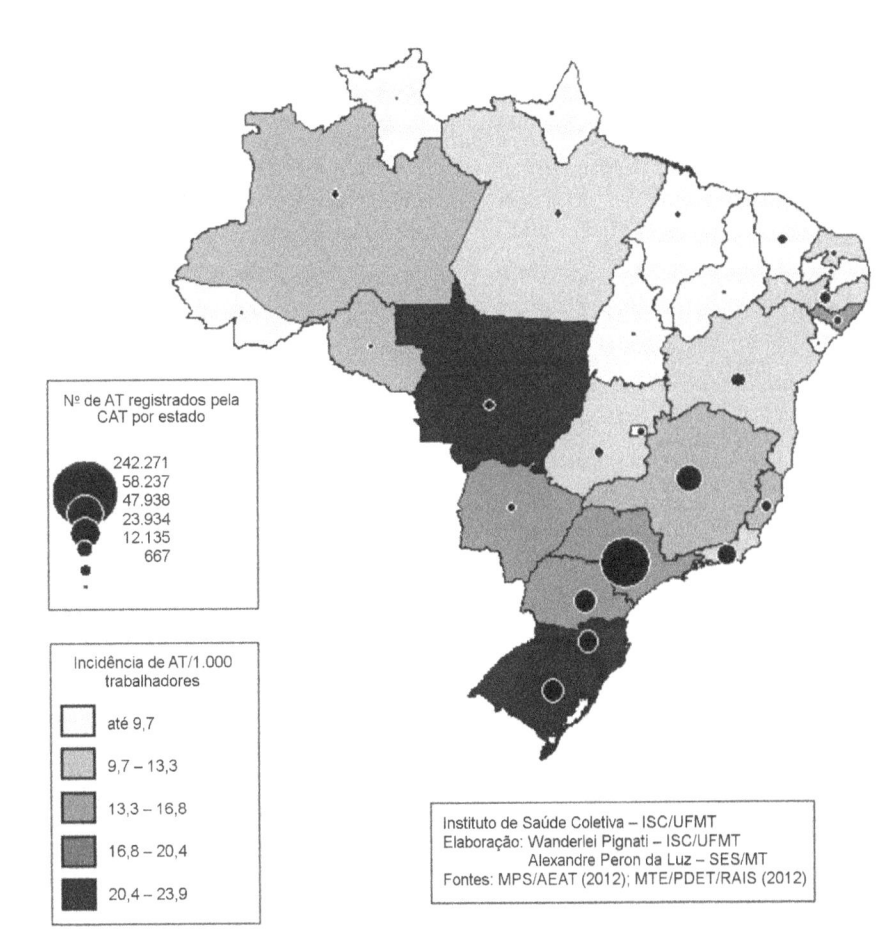

Nº de AT registrados pela CAT por estado

242.271
58.237
47.938
23.934
12.135
667

Incidência de AT/1.000 trabalhadores

até 9,7
9,7 – 13,3
13,3 – 16,8
16,8 – 20,4
20,4 – 23,9

Instituto de Saúde Coletiva – ISC/UFMT
Elaboração: Wanderlei Pignati – ISC/UFMT
Alexandre Peron da Luz – SES/MT
Fontes: MPS/AEAT (2012); MTE/PDET/RAIS (2012)

FIGURA 18.5 Número de acidentes de trabalho total e incidência de AT por 1.000 trabalhadores, registrados pela CAT, por UF, no ano de 2010 no Brasil.

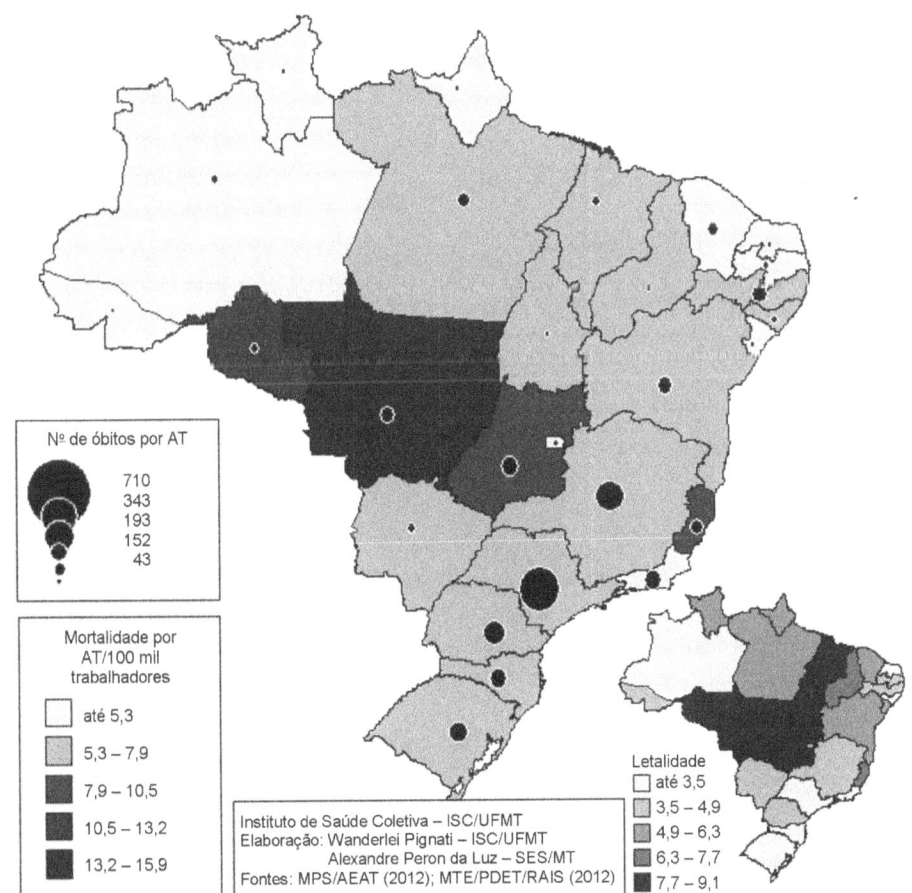

Nº de óbitos por AT

710
343
193
152
43

Mortalidade por AT/100 mil trabalhadores

até 5,3
5,3 – 7,9
7,9 – 10,5
10,5 – 13,2
13,2 – 15,9

Letalidade
até 3,5
3,5 – 4,9
4,9 – 6,3
6,3 – 7,7
7,7 – 9,1

Instituto de Saúde Coletiva – ISC/UFMT
Elaboração: Wanderlei Pignati – ISC/UFMT
Alexandre Peron da Luz – SES/MT
Fontes: MPS/AEAT (2012); MTE/PDET/RAIS (2012)

FIGURA 18.6 Número de óbitos por acidente de trabalho, mortalidade por 100 mil trabalhadores e letalidade por 1.000 AT, registrados pela CAT, por UF, no ano de 2010 no Brasil.

QUADRO 18.6 Número de trabalhadores, de acidentes de trabalho (AT) por tipo e de óbitos registrados pela CAT no Brasil durante os anos de 2002 a 2010

Brasil	2002	2003	2004	2005	2006	2007	2008	2009	2010
Trabalhadores	28.683.913	29.544.927	31.407.576	33.238.617	35.155.249	37.607.430	39.441.566	41.207.546	44.068.355
Total AT	393.071	399.077	465.700	499.680	512.232	659.523	755.980	733.365	701.496
AT Típico	323.879	325.577	375.171	398.613	407.426	417.036	441.925	424.498	414.824
AT Trajeto	46.881	49.642	60.335	67.971	74.636	79.005	88.742	90.180	94.789
AT Doença	22.311	23.858	30.194	33.096	30.170	22.374	20.356	19.570	15.593
AT sem CAT	0	0	0	0	0	141.108	204.957	199.117	176.290
Óbitos	2.968	2.674	2.839	2.766	2.798	2.845	2.817	2.560	2.712

Fonte: Brasil, 2012c, 2012d.

QUADRO 18.7 Indicadores epidemiológicos de incidência de AT por tipo e mortalidade e letalidade dos acidentes de trabalho, registrados pela CAT no Brasil durante os anos de 2002 a 2010

Brasil	2002	2003	2004	2005	2006	2007	2008	2009	2010
AT/1.000 trabalhadores	13,7	13,5	14,8	15,0	14,6	17,5	19,2	17,8	15,9
AT Típico/1.000 trab	11,3	11,0	11,9	12,0	11,6	11,1	11,2	10,3	9,4
AT Trajeto/1.000 trab	1,6	1,7	1,9	2,0	2,1	2,1	2,2	2,2	2,2
AT Doença/1.000 trab	0,8	0,8	1,0	1,0	0,9	0,6	0,5	0,5	0,4
Mortalidade/100 mil trab	10,3	9,1	9,0	8,3	8,0	7,6	7,1	6,2	6,2
Letalidade/1.000 AT	7,6	6,7	6,1	5,5	5,5	4,3	3,7	3,5	3,9

Fonte: Brasil, 2012c, 2012d.

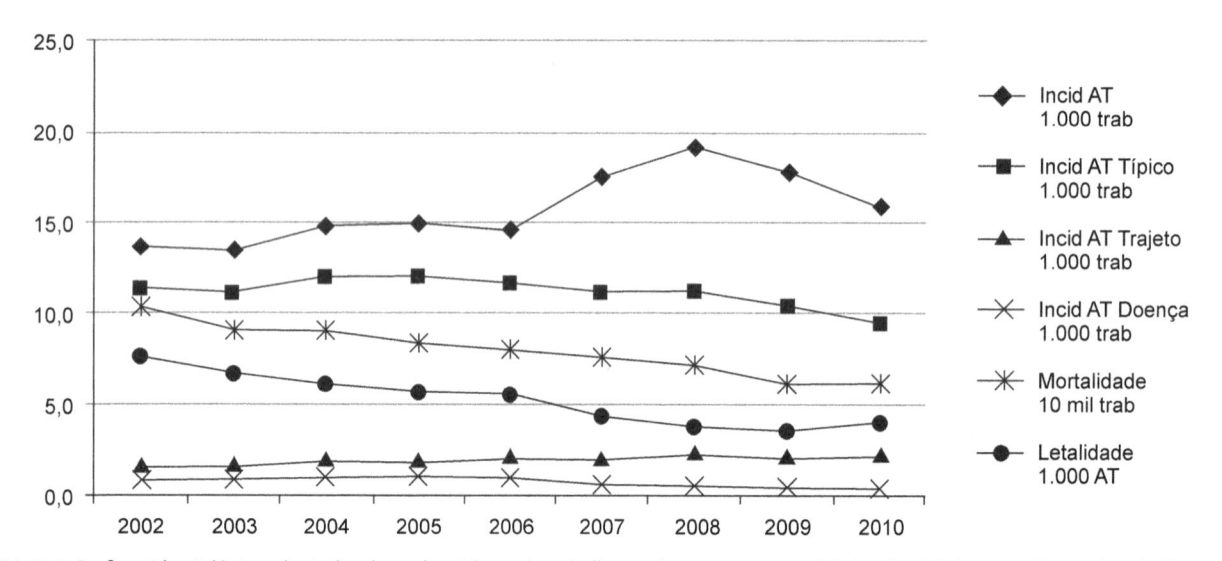

FIGURA 18.7 Perfis epidemiológicos dos indicadores de acidente de trabalho total e por tipo, mortalidade e letalidade por acidente de trabalho no Brasil no período de 2002 a 2010.

da indústria, 46,78% no de serviços e 3,84% na agropecuária. Entretanto, para inferir sobre o setor e a atividade que apresentam maior ou menor indicador epidemiológico é necessário levantar o número de trabalhadores por setor/atividade econômica, disponível no *site* do MTE/RAIS (BRASIL, 2012c).

Em números absolutos ou em agravos – que terão impacto no SUS e na Previdência – verificam-se as dez atividades econômicas que mais contribuíram com esse fator: comércio e reparação de veículos automotores, com 13,36%; produtos alimentícios e bebidas, com 9,2%; saúde e serviços sociais, com 7,96%; construção civil, com 7,48%; transporte, arma-

zenagem e correios, com 7,21%; serviços prestados principalmente a empresas ("terceirizados"), com 6,52%; produtos têxteis e artigos do vestuário, com 3,86%; agropecuária, com 3,84%; fabricação de veículos e equipamentos de transporte, com 3,53%; e administração pública, defesa e seguridade, com 3,18%.

O Quadro 18.9 mostra o total de AT, distribuídos pelos diagnósticos, segundo a Classificação Internacional de Doenças (CID-10), durante os anos de 2002 a 2010. Nota-se que a maioria dos diagnósticos está no grupo XIX (lesões, envenenamentos e algumas outras consequências de causa externa), seguido do grupo XIII (doenças do sistema osteo-

QUADRO 18.8 Acidentes de trabalho total e por tipo, distribuídos pela Classificação Nacional de Atividades Econômicas (CNAE) do ano de 2010

Setor de atividade econômica	Típico	Trajeto	Doença	Sem CAT	Total	%
INDÚSTRIA	**214.380**	**28.092**	**9.086**	**65.397**	**316.955**	**43,81**
Extrativa	4.677	452	140	817	6.086	0,84
Indústria de transformação	162.480	20.642	7.570	48.483	239.175	33,06
Produtos alimentícios e bebidas	47.491	4.389	1.818	12.856	66.554	9,2
Produtos têxteis e artigos de vestuário	15.173	3.541	638	8.585	27.937	3,86
Fabricação de papel e celulose	4.748	494	68	962	6.272	0,87
Petróleo, biocombustíveis e coque	6.715	475	72	928	8.190	1,13
Produtos químicos	5.942	998	268	1.156	8.364	1,16
Artigos de borracha e material plástico	9.651	1.263	420	2.633	13.967	1,93
Produtos minerais não metálicos	7.266	940	212	3.240	11.658	1,61
Metalurgia	7.408	685	575	1.316	9.984	1,38
Fabricação de produtos de metal	11.914	1.504	434	3.038	16.890	2,33
Fabricação de equipamentos eletrônicos e ópticos	1.390	423	384	931	3.128	0,43
Fabricação de máquinas e equipamentos	12.952	1.893	600	2.995	18.440	2,55
Fabricação de veículos e equipamentos de transporte	17.630	1.966	1.711	4.249	25.556	3,53
Outras indústrias de transformação	14.200	2.071	370	5.594	22.235	3,07
Construção civil	34.663	4.970	1.064	13.445	54.142	7,48
Serviços de utilidade pública	12.560	2.028	312	2.652	17.552	2,43
SERVIÇOS	**181.945**	**59.358**	**8.233**	**88.919**	**338.455**	**46,78**
Comércio e reparação de veículos automotores	51.614	17.213	1.955	27.314	98.096	13,56
Transporte, armazenagem e correios	29.340	7.632	1.038	14.116	52.126	7,21
Alojamento e alimentação	9.705	2.555	387	5.940	18.587	2,57
Comunicações	2.356	1.036	155	1.053	4.600	0,64
Serviços de tecnologia da informação	685	732	85	490	1.992	0,28
Atividades financeiras	2.930	1.741	2.056	3.608	10.335	1,43
Atividades imobiliárias	481	184	12	157	834	0,12
Serviços prestados principalmente a empresa	18.893	12.789	1.024	14.430	47.136	6,52
Administração pública, defesa e seguridade	10.414	2.675	248	9.649	22.986	3,18
Educação	4.823	1.669	186	1.651	8.329	1,15
Saúde e serviços sociais	41.850	8.588	708	6.460	57.606	7,96
Artes, cultura, esporte e recreação	1.448	313	45	511	2.317	0,32
Outros serviços	7.406	2.231	334	3.540	13.511	1,87
AGROPECUÁRIA	**20.054**	**1.666**	**315**	**4.915**	**27.750**	**3,84**
Ignorado	3.962	329	59	35.942	40.292	5,57
TOTAL	**421.141**	**89.445**	**17.693**	**195.173**	**723.452**	**100,00**

Fonte: Brasil, 2012c.

muscular e do tecido conjuntivo) e do grupo V (transtornos mentais e comportamentais).

CONSIDERAÇÕES FINAIS

Quando entendemos a experiência e a história humana no planeta Terra como um desafiante e dinâmico processo de humanização, nos encontramos diante da perspectiva de construir o trabalho como *poiesis* – atividade criadora, autônoma, livre.

Entretanto, o processo de precarização em curso aponta no sentido inverso ao colocar os trabalhadores em situação de vulnerabilidade tanto no que diz respeito à continuidade de seu contrato de trabalho e das garantias trabalhistas como no que se refere à aceitação de condições de trabalho insalubres e uma organização do trabalho pautada unicamente pela perspectiva do lucro. Somem-se a isso os riscos cada vez mais complexos trazidos pelas bio e nanotecnologias, entre outros, além das grandes ameaças à sobrevivência humana, que penalizam de modo desigual a classe trabalhadora e outros segmentos sociais.

No campo, o modelo de desenvolvimento tem atingido de maneira perversa povos indígenas e afrodescendentes, comunidades tradicionais e camponesas, que têm seu modo de

QUADRO 18.9 Total de acidentes de trabalho, distribuídos pelos diagnósticos, segundo a Classificação Internacional de Doenças (CID-10), durante os anos de 2002 a 2010

Capítulo CID–10	2002	2003	2004	2005	2006	2007	2008	2009	2010
I – D. infecciosas	587	626	858	1.045	844	2.726	3.542	2.552	2.368
II – Neoplasias	1.978	1.467	1.214	988	854	1.539	1.712	1.576	1.379
III – D. sangue e imu.	177	144	144	138	119	183	170	157	128
IV – D. endócrinas	144	94	78	90	79	142	226	272	234
V – Transt. mentais	1.970	2.801	3.848	5.246	4.530	11.207	17.534	17.482	15.525
VI – D. sist. nervoso	2.169	2.377	2.877	3.258	3.212	8.330	9.896	8.833	7.660
VII – D. olho, anexos	5.739	5.432	6.311	6.446	6.648	8.178	8.353	7.778	6.911
VIII – D. ouvido e apóf. mast.	5.437	5.215	4.530	5.093	4.042	3.540	2.533	2.700	1.909
IX – D. ap. circulatório	1.063	875	831	852	821	2.977	4.842	4.931	3.995
X – D. ap. respiratório	754	843	969	969	876	2.211	2.591	2.566	2.021
XI – D. ap. digestivo	571	738	1.162	1.334	1.414	1.635	5.012	6.563	5.295
XII – D. pele e subcut.	1.493	1.806	1.984	2.227	2.281	2.799	3.363	3.241	3.087
XIII – Osteomuscular	42.149	43.662	53.279	55.045	53.323	123.728	143.169	129.547	112.786
XIV – Geniturinário	398	343	324	336	290	507	550	560	458
XV – Gravidez, parto e puerpério	100	81	103	119	116	135	161	162	182
XVI – Afec. perinatal	41	29	47	61	50	66	64	62	63
XVII – Malformações	1.143	195	232	322	387	383	342	284	303
XVIII – Sintomas e puerpério	581	668	1.242	1.559	1.821	1.897	2.166	2.302	2.449
XIX – Lesões e enven.	311.394	316.724	367.931	395.125	408.557	463.168	523.108	512.414	503.936
XX – Causas externas	5.354	6.107	10.374	13.753	16.068	17.006	17.713	18.317	18.569
XXI – Fatores e contat.	7.548	7.229	5.978	5.636	5.831	6.918	8.525	10.649	12.066
Ignorado (ING)	2.281	1.621	1.384	38	69	248	408	417	172
Total	**393.071**	**399.077**	**465.700**	**499.680**	**512.232**	**659.523**	**755.980**	**733.365**	**701.496**

Fonte: Brasil, 2012c.

vida e trabalho ameaçado pela chegada de grandes empreendimentos, anunciados como "progresso", que vêm para disputar os bens naturais, contaminar e destruir culturas.

Cabe aos profissionais da saúde dar visibilidade a esses processos, desocultar seus impactos e danos e contribuir para que os direitos já conquistados sejam garantidos e ampliados.

Referências

Adametes M. Trajetória de uma associação de catadores(as) de lixo no Brasil: em busca do lugar social. In: VIII Congresso Luso-Afro-Brasileiro de Ciências Sociais. Coimbra: U. D. C. Centro de Estudos Sociais, Faculdade de Economia, 2004.

Akerman M, Maymone CC, Gonçalves CB, Buss PM. As novas agendas de saúde a partir de seus determinantes sociais. In: Galvão LSA, Finkelman J, Henao S (orgs.) Determinantes ambientais e sociais da saúde. Rio de Janeiro: OPAS-Editora Fiocruz, 2011.

Almeida IM. Acidentes de trabalho e a repolitização da agenda da saúde do trabalhador. In: Gomez CM, Machado JMH, Pena PGP (orgs.) Saúde do trabalhador na sociedade brasileira contemporânea. Rio de Janeiro: Editora Fiocruz, 2011.

Associação Nacional para Difusão de Adubos (ANDA). Estatísticas 2011. Disponível em: http://www.anda.org.br/. Acesso em 22 de dezembro de 2011.

Antunes R. Adeus ao trabalho. São Paulo: Unicamp, 1995.

Barreto M. Violência, saúde e trabalho: uma jornada de humilhações. São Paulo: EDUC, 2003.

Benevides-Pereira AM. O estado da arte do burnout no Brasil. Revista Eletrônica InterAção Psy 2003; 1(1):4-11.

Bezerra MLS, NEVES EB. Perfil da produção científica em Saúde do Trabalhador. Saúde e Sociedade 2010; 19:384-94.

Bilsker D, Wiseman S, Gilbert M. Managing depression-related occupational disability: a pragmatic approach. Canadian Journal of Psychiatry 2006; 51(2):76-83.

Borges LO, Argolo JCT, Pereira ALDS, Machado EAP, Silva WSD. A síndrome de burnout e os valores organizacionais: um estudo comparativo em hospitais universitários. Psicologia: Reflexão e Crítica 2002; 15(1):189-200.

Borsoi ICF. Vivendo para trabalhar: do trabalho degradado ao trabalho precarizado. Convergência 2011; 18(55):113-33.

Borsoi ICF, Rigotto RM, Maciel RH. Da excelência ao lixo: humilhação, assédio moral e sofrimento de trabalhadores em fábricas de calçados no Ceará. Cadernos de Psicologia Social do Trabalho 2009; 12(2):173-87.

Brasil. Lei 8.213 de 24 de julho de 1991 (Brasil). Dispõe sobre os planos de benefícios e acidentes de trabalho. In: Segurança e Medicina do Trabalho. São Paulo: Editora Revista dos Tribunais, 2012a.

Brasil. Portaria 3.214/1978, NR 5 (Brasil). Comissão Interna de Prevenção de Acidentes – CIPA. In: Segurança e Medicina do Trabalho. São Paulo: Editora Revista dos Tribunais, 2012b.

Brasil. Ministério da Previdência Social (Brasil). Anuário Estatístico de Acidentes de Trabalho (AEAT); 2012c. Disponível em: www.previdenciasocial.gov.br. Acesso em 25 de março de 2012.

Brasil. Ministério do Trabalho (Brasil). Dados de empregos apurados anualmente pela Relação Anual de Informações Sociais (RAIS); 2012d. Disponível em: www.mte.gov.br. Acesso em 25 de março de 2012.

Brasil. Portaria GM/MS 104 de 24 de janeiro de 2011 (Brasil). Define a relação nacional de doenças e agravos de notificação compulsória. Brasília: DOU de 26/01/2011, p. 38, seção 1.

Brasil. Lei 11.430 de 26 de dezembro de 2006, NTEP (Brasil). Dispõe sobre o Nexo Técnico Epidemiológico Previdenciário. Brasília: DOU de 27 de dezembro de 2006.

Brasil. Doenças Relacionadas ao Trabalho: manual de procedimentos para os serviços de saúde. Brasília: Ministério da Saúde, Organização Pan-Americana da Saúde no Brasil, 2001.

Breilh J. Epidemiologia crítica: ciência emancipadora e interculturalidade. Rio de Janeiro: Editora Fiocruz, 2006.

Bresciani MS. Prefácio. In: Maroni A. A estratégia da recusa: análise das greves de maio/78. São Paulo: Brasiliense, 1982.

Câmara VM, Galvão LAC. A patologia do trabalho numa perspectiva ambiental. In: Mendes R (org.) A patologia do trabalho. 2. ed. São Paulo: Editora Atheneu, 2003.

Câmara VM, Tambellini AT, Castro HA, Waissmann W. Saúde ambiental e saúde do trabalhador: epidemiologia das relações entre a produção, o ambiente e a saúde. In: Rouquayrol MZ, Almeida Filho N (eds.) Epidemiologia e saúde. 6. ed. Rio de Janeiro: Medsi, 2003.

Carlotto MS, Câmara SG. Análise da produção científica sobre a síndrome de burnout no Brasil. Psico, Porto Alegre, 2008; 39(2):152-8.

Castro HA. Implantação de um sistema integrado em vigilância em saúde do trabalhador para áreas que utilizam o amianto no Brasil. Rio de Janeiro: CESTEH/FIOCRUZ, 2001.

Charmes J. Informal Employment, Social Protection and Social Capital: Dimensions of Resilience in Sub Saharan Africa for Development Policies. European Report on Development. Robert Schuman Centre for Advanced Studies, 2010.

Cohn A, Marsiglia RG. Processo e organização do trabalho. In: Buschinelli JT, Rocha LE, Rigotto RM. Isto é trabalho de gente? Vida, doença e trabalho no Brasil. São Paulo: Vozes, 1993: 56-76.

Conselho Federal de Medicina (CFM). Resolução 1.488/1998 modificada pela Resolução 1810/2006 do Conselho Federal de Medicina. Dispõe de normas específicas para médicos que atendam trabalhadores. Brasília: DOU de 6/3/1998, seção 1, p. 150.

Corvalán C, Briggs D, Kjellstrom T. Development of environmental health indicators. In: Briggs D, Corvalán C, Nurminen M (eds.) Linkage Methods for Environmental and Health Analysis, general guidelines. A report of the health and environment analysis for decision-making (HEADLAMP). Geneva: WHO, Office of Global and Integrated Environmental Health, 1996:19-53.

Dalbosco E, Kuyumjian MMM. Os desafios de compreender o trabalho informal. Revista Ser Social 1999; 5(2):23-44.

Dejours C. A loucura do trabalho: estudo de psicopatologia do trabalho. São Paulo: Cortez-Oboré, 1992.

Departamento de Informática do SUS, do Ministério da Saúde (DATASUS). Disponível em: www.datasus.gov.br. Acesso em 21 de março de 2012.

Einarsen S, Skogstad A. Bullying at work: epidemiological findings in public and private organizations. European Journal of Work and Organizational Psychology 1996; 5(2):185-201.

Facchini LA, Nobre LCC, Faria NMX, Thumé E, Tomasi E, Santana V. Sistema de informação em saúde do trabalhador: desafios e perspectiva para o SUS. Ciência & Saúde Coletiva 2005; 10(4):857-67.

Gagnon J. Moving out of bad Jobs: more mobility, more opportunity. In: Jütting JP, De Laiglesia JR (eds). Is informal is normal? Towards more and better jobs in developing countries. Paris: OECD Development Centre, 2009.

Glina DMR, Rocha LE, Batista ML, Mendonça MGV. Saúde mental e trabalho: uma reflexão sobre o nexo com o trabalho e o diagnóstico, com base na prática. Cad Saúde Pública 2001; 17(3):607-16.

Gomez CM. Campo da saúde do trabalhador: trajetória, configuração e transformações. In: Gomez CM, Machado JMH, Pena PGP (orgs.) Saúde do trabalhador na sociedade brasileira contemporânea. Rio de Janeiro: Editora Fiocruz, 2011.

Gomez CM, Lacaz FADC. Saúde do trabalhador: novas-velhas questões. Ciência & Saúde Coletiva 2005; 10(4):797-807.

Gramsci A. A concepção dialética da história. Rio de Janeiro: Civilização Brasileira, 1991.

Haesbaert R. O mito da desterritorialização: do "fim dos territórios" à multiterritorialidade. Rio de Janeiro: Bertrand Brasil, 2004.

Harvey D. A condição pós-moderna. São Paulo: Edições Loyola, 1992.

Henley A, Arabsheibani GR, Carneiro FG. On defining and measuring the informal sector: Evidence from Brazil. World Development 2009; 37(5): 992-1003.

Hirigoyen M. Mal-estar no trabalho: redefinindo o assédio moral. Rio de Janeiro: Bertrand Brasil, 2002.

Hoel H, Cooper CL, Faraguer B. The experience of bullying in Great Britain: the impact of organizational status. European Journal of Work and Organizational Psychology 2001; 10(4):443-65.

Instituto Brasileiro de Geografia e Estatística (IBGE), Brasil: série histórica de área plantada; série histórica de produção agrícola; série histórica de pecuária; série histórica de madeira e lenha; 1998 a 2010. Disponível em: http://www.sidra.ibge.gov.br. Acesso em 20 de março de 2012.

Instituto de Defesa Agropecuária do Estado de Mato Grosso (INDEA/ MT). Relatório de consumo de agrotóxicos em Mato Grosso; 2005 a 2010. (banco eletrônico). Cuiabá: INDEA-MT, 2011.

Jütting JP, De Laiglesia JR. Employment, poverty reduction and development: what's new? In: Jütting JP, De Laiglesia JR (eds.) Is informal is normal? Towards more and better jobs in developing countries. Paris: OECD Development Centres, 2009.

Laurell AC, Noriega M. Processo de produção e saúde: o desgaste operário. São Paulo: Hucitec, 1989.

Leymann H. The content and development of mobbing at work. European Journal of Work and Organizational Psychology 1996; 5(2):165-84.

Leymann H, Gustafsson A. Mobbing at work and the development of posttraumatic stress disorders. European Journal of Work and Organizational Psychology 1996; 5(2):251-75.

Machado JMH. Perspectivas e pressupostos da vigilância em saúde do trabalhador no Brasil. In: Gomez CM, Machado JMH, Pena PGP (orgs.) Saúde do trabalhador na sociedade brasileira contemporânea. Rio de Janeiro: Editora Fiocruz, 2011.

Maciel RH, Cavalcante R, Matos TGR, Rodrigues S. Autorrelato de situações constrangedoras no trabalho e assédio moral nos bancários: uma fotografia. Psicologia & Sociedade 2007; 19(3):117-28.

Maciel RH, Gonçalves RC. Pesquisando o assédio moral: a questão do método e a validação do Negative Acts Questionnary (NAQ) para o Brasil. In: Soboll LAP (ed.) Violência psicológica e assédio moral no trabalho: pesquisas brasileiras. São Paulo: Casa do Psicólogo, 2008.

Maciel RH, Santos JBF. Manual do banco de dados sobre a saúde do trabalhador. Relatório interno, Secretaria de Saúde do Estado do Ceará. Fortaleza: SESA, 2011.

Maciel RH, Santos JBF, Matos TGR, Meireles GF, Vieira MEA, Fontenelle MF. Work, health and organisation of street scavengers in Fortaleza, Brazil. Policy and Practice in Health and Safety 2010; 8(2):95-112.

Maeno M, Carmo JC. Saúde do trabalhador no SUS: aprender com o passado, trabalhar o presente, construir o futuro. São Paulo: Hucitec, 2005.

Marx K. O capital: livro I, vol. 1. São Paulo: Nova Cultural, 1985.

Maslach C. Job burnout: new directions in research and intervention. Current Directions in Psychological Science 2003; 12(5):189-92.

Maslach C, Schaufeli WB, Leiter MP. Job burnout. Annual Review of Psychology 2001; 52:397-422.

Medina M. 6 Waste Picker Cooperatives in developing countries. Membership- based organizations of the poor. Routledge, 2007.

Mendes R, Waissmann W. Aspectos históricos da patologia do trabalho. In: Mendes R (org.) Patologia do trabalho. 2. ed. São Paulo: Atheneu, 2003:2-45.

Miranda AC, Tambellini AT, Benjamin C, Breilh J, Moreira JC. A transição para um desenvolvimento sustentável e a soberania humana: realidades e perspectivas na região das Américas. In: Galvão LAC, Finkelman J, Henao S (orgs.) Determinantes ambientais e sociais da saúde. Rio de Janeiro: OPAS/Editora Fiocruz, 2011.

Moisés JA. Lições de liberdade e opressão: o novo sindicalismo e a política. Rio de Janeiro: Paz e Terra, 1982.

Monken M, Barcellos C. Vigilância em saúde e território utilizado: possibilidades teóricas e metodológicas. Cad Saúde Pública 2005; 21(3):898-906.

Nosella P. O trabalho como princípio educativo em Gramsci. Revista de Educação 1989; 4:16-25.

Nunes EFPA. A saúde do trabalhador na rede de atenção básica de saúde: construindo viabilidades a partir de um projeto pedagógico. [Tese]. Universidade Estadual de Campinas. Campinas: UNICAMP, 2004.

Oddone I. Ambiente de trabalho. São Paulo: Hucitec, 1986.

Oliveira MHB, Vasconcellos LCF. As políticas públicas brasileiras de saúde do trabalhador tempos de avaliação. Revista do Centro Brasileiro de Estudos de Saúde: Saúde em Debate 2000; 24(55):1-13.

Pessoa VM. Abordagem do território na constituição da integralidade em saúde ambiental e saúde do trabalhador na atenção primária à saúde em Quixeré – Ceará. [Dissertação]. Fortaleza: Universidade Federal do Ceará, 2010. 296p.

Pignati WA. Acidentes de trabalho e gestão de qualidade total em uma indústria de bebidas em Cuiabá – MT. Revista Saúde e Ambiente 2003; 4(1/2):96-102.

Pignati WA. Os riscos, agravos e vigilância em saúde no espaço de desenvolvimento do agronegócio em Mato Grosso. [Tese]. Rio de Janeiro: ENSP/FIOCRUZ, 2007.

Pignati WA, Machado JMH. O agronegócio e seus impactos na saúde dos trabalhadores e da população do Estado de Mato Grosso. In: Gomez CM, Machado JMH, Pena PGP (orgs.) Saúde do trabalhador na sociedade brasileira contemporânea. Rio de Janeiro: Editora Fiocruz, 2011.

Pignati WA, Machado JMH. Riscos e agravos à saúde e à vida dos trabalhadores das indústrias madeireiras de Mato Grosso. Ciência & Saúde Coletiva 2005; 10(4):961-73.

Quinlan M. We've been down this road before: evidence on the health consequences of precarious employment in industrial societies, 1840-1920. AAHANZBS Conference 2009: 1-11. Melbourne: AAHANZBS, 2009.

Ramazzini B. As doenças dos trabalhadores. São Paulo: FUNDACENTRO, 2000.

Rigotto RM (org.) Agrotóxicos, trabalho e saúde: vulnerabilidade e resistência no contexto da modernização agrícola no Baixo Jaguaribe/CE. Fortaleza: Editora UFC, 2011.

Rigotto RM. Desenvolvimento, ambiente e saúde: implicações da (des) localização industrial. Rio de Janeiro: Fiocruz, 2008.

Rigotto RM. O "progresso" chegou. E agora? As tramas da (in)sustentabilidade e a sustentação simbólica do desenvolvimento [Tese]. Fortaleza: Programa de Pós-Graduação em Ciências Sociais, Universidade Federal do Ceará, 2004.

Rigotto RM. Investigando a relação entre saúde e trabalho. In: Buschinelli JT, Rocha LE, Rigotto RM. Isto é trabalho de gente? Vida, doença e trabalho no Brasil. São Paulo: Vozes, 1993: 159-77.

Rouquayrol MZ, Almeida Filho N. Epidemiologia, história natural e prevenção de doenças. In: Rouquayrol MZ, Almeida Filho N. Epidemiologia & saúde. 6. ed. Rio de Janeiro: Medsi, 2003.

Russell S, Gilbert MJ. Social control of transnational corporations in the age of marketocracy. International Journal of the Sociology of Law 2002; 30(1):33-50.

Santos M. A natureza do espaço: espaço e tempo, razão e emoção. 3. ed. São Paulo: Hucitec, 1999.

Santos AL, Rigotto RM. Território e territorialização: incorporando as relações produção, trabalho, ambiente e saúde na atenção básica à saúde. Trabalho e Educação em Saúde 2011; 8(3):387-406.

Sato L, Bernardo MH. Saúde mental e trabalho: os problemas que persistem. Ciência & Saúde Coletiva 2005; 10(4):869-78.

Schaufeli WB. Past performance and future perspectives of burnout research. Journal of Industrial Psychology 2003; 29(4):1-15.

Schaufeli WB, Bakker AB, Rhenen WV. How changes in job demands and resources predict burnout, work engagement, and sickness absenteeism. Journal of Organizational Behavior 2009; 30:893- 917.

Sistema de Informação Hospitalar do Ministério da Saúde (SIH). Disponível em: www.datasus.gov.br. Acesso em 21 de março de 2012.

Sistema de Informação de Mortalidade do Ministério da Saúde (SIM). Disponível em: www.datasus. gov.br. Acesso em 21 de março de 2012.

Sistema de Informação de Agravos de Notificação do Ministério da Saúde (SINAN). Disponível em: www. datasus.gov.br. Acesso em 21 de março de 2012.

Sindicato Nacional das Indústrias de Defensivos Agrícolas (SINDAG). Dados de produção e consumo de agrotóxicos. Disponível em: http://www. sindag.com.br/. Acesso em 20 de dezembro de 2011.

Sistema Nacional de Informações Tóxico-farmacológicas (SINITOX). FIOCRUZ. Disponível em: http://www. fiocruz.br/sinitox. Acesso em 8 de junho de 2012.

Thompson E. Tradición, revuelta y conciencia de clase: studios sobre la crisis de la sociedade preindustrial. Barcelona: Crítica, 1979. 318p.

Vartia M. The sources of bullying – psychological work environment and organizational climate. European Journal of Work and Organizational Psychology 1996; 5(2):203-14.

Waissmann W. A "Cultura de Limites" e a desconstrução médica das relações entre saúde e trabalho. [Tese]. Rio de Janeiro: ENSP/Fiocruz, 2000. 299p.

Waldvogel BC. Quantos acidentes de trabalho ocorrem no Brasil? Proposta de integração de registros administrativos. In: Gomez CM, Machado JMH, Pena PGP (orgs.) Saúde do trabalhador na sociedade brasileira contemporânea. Rio de Janeiro: Editora Fiocruz, 2011.

Williams CC, Round J. A critical evaluation of romantic depictions of the informal economy. Review of Social Economy 2008; 66(3):297-323.

Wilson DC, Velis C, Cheeseman C. Role of informal sector recycling in waste management in developing countries. Habitat International 2006; 30: 797-808.

Wünsch Filho V. Perfil epidemiológico dos trabalhadores. Revista Brasileira de Medicina do Trabalho 2004; 2(2):103-17.

Saúde Ambiental

Francisco Suetônio Bastos Mota

CONCEITOS BÁSICOS

A crescente degradação dos recursos naturais em consequência das atividades humanas tem resultado em problemas para a saúde da população, passando a exigir a participação do setor de saúde, além de sua atuação tradicional no cuidado das pessoas voltada para as ações de prevenção e promoção da qualidade de vida com uma visão mais ampla da saúde ambiental.

De acordo com a Secretaria de Vigilância em Saúde do Ministério da Saúde, na Instrução Normativa 01/2005, saúde ambiental compreende a área da saúde pública afeta ao conhecimento científico e à formulação de políticas públicas relacionadas com a interação entre a saúde humana e os fatores do meio ambiente natural e antropogênico que a determinam, condicionam e influenciam com vistas a melhorar a qualidade de vida do ser humano sob o ponto de vista da sustentabilidade.

Segundo o Ministério da Saúde (2007), trata-se de um campo de práticas intersetoriais e transdisciplinares voltadas para os reflexos, na saúde humana, das relações ecogeossociais do ser humano com o ambiente com vistas ao bem-estar, à qualidade de vida e à sustentabilidade, a fim de orientar políticas públicas formuladas com a utilização do conhecimento disponível e com a participação e o controle social.

A saúde ambiental constitui, portanto, a área da saúde pública que considera os efeitos que o meio ambiente pode exercer sobre o bem-estar físico, mental e social do ser humano, ou seja, que associa as condições do meio à saúde da população.

As ações de saúde ambiental compreendem: identificação e caracterização de fatores de risco para a saúde originados no ambiente; planejamento de ações de prevenção e promoção da saúde; desenvolvimento de ações de controle e vigilância sanitária de sistemas, estruturas e atividades com interação no ambiente.

De acordo com a Lei Federal 8.080, de 19 de setembro de 1990, que dispõe sobre as condições para promoção, proteção e recuperação da saúde, esta tem como fatores determinantes e condicionantes, entre outros, a alimentação, a moradia, o saneamento básico, o meio ambiente, o trabalho, a renda, a educação, o transporte, o lazer e o acesso aos bens e serviços essenciais.

São condições indispensáveis para a garantia da saúde de uma população: nutrição, habitação, educação, lazer, trabalho e renda, acesso a serviços de saúde, acesso a serviços de saneamento, higiene pessoal, higiene da moradia e das edificações em geral e ações para garantia de um ambiente saudável.

Observa-se que, entre os requisitos indispensáveis para promoção da saúde, encontram-se um ambiente saudável, os serviços de saneamento e as condições de higiene, que dependem da educação ambiental da população.

Infelizmente, as ações humanas têm resultado na degradação dos recursos naturais com reflexos negativos sobre a saúde. Além disso, são ainda deficientes, em muitas regiões, os serviços de saneamento básico. Tudo isso é agravado pela falta de educação ambiental de grande parte da população.

Estudo da Organização Mundial da Saúde (OMS) confirma que aproximadamente um quarto do total da incidência de doenças e mais de um terço da incidência entre crianças se devem a modificações ambientais. Entre as doenças mais frequentes encontram-se a diarreia, as infecções respiratórias, várias formas de danos não intencionais e malária. As doenças veiculadas a partir do ambiente têm maior incidência em países em desenvolvimento do que em países desenvolvidos, embora no caso de certas doenças de incidência não comunicável, como doenças cardiovasculares e câncer, a incidência *per capita* seja maior em países desenvolvidos (PRÜSS-ÜSTÜN & COVLÁN, 2006).

Doenças como diarreia, infecções respiratórias, malária e câncer estão associadas à poluição da água, do ar, de alimentos e de outros componentes do ambiente.

Segundo Cunha (2005), a história mostra que as pessoas sempre se utilizaram dos recursos naturais para o desenvolvimento da tecnologia e da economia para, com isso, garantir uma vida com mais qualidade. Entretanto, é fácil constatar que essa equação (exploração dos recursos naturais = desenvolvimento econômico e tecnológico = qualidade de vida) não se vem relevando verdadeira. Isso porque os recursos oriundos da natureza estão sendo aproveitados de maneira predatória, causando graves danos ao meio ambiente e se refletindo negativamente na própria condição de vida e de saúde humana.

Essa forma de agir tem de mudar para que seja garantido um ambiente que proporcione as condições necessárias à sobrevivência das gerações atual e futuras.

Para que seja alcançada a saúde, é importante que, além das condições de habitação, nutrição, lazer, trabalho e outras, as pessoas disponham de um ambiente saudável, equilibrado, não poluído, e que contem com os serviços essenciais de saneamento.

Neste capítulo será discutida a relação entre as atividades humanas e o meio ambiente, buscando indicar as melhores formas de utilização e proteção dos recursos naturais, com uma visão de desenvolvimento sustentável, assim entendido como aquele capaz de suprir as necessidades da geração atual, sem comprometer a capacidade de atender às necessidades das futuras gerações. Serão apresentadas, também, várias atividades do saneamento, sempre destacando sua importância para a promoção da saúde.

ATIVIDADES HUMANAS, MEIO AMBIENTE E DOENÇAS

Tudo que o ser humano necessita para sua sobrevivência é obtido no meio ambiente, a partir da utilização dos recursos naturais: água, ar, alimento, matéria-prima e energia. Por outro lado, aquilo que é considerado sem valor, constituindo os resíduos, é lançado no ambiente natural: esgotos, resíduos sólidos (lixo), resíduos gasosos e energia (Figura 19.1).

Constantemente estão sendo efetuadas mudanças no ambiente natural, as quais podem refletir-se negativamente no próprio ser humano, causando-lhe doenças e mortes.

A incidência e a transmissão de doenças dependem das condições, favoráveis ou não, que o meio lhes propicie. A presença de resíduos líquidos, sólidos e gasosos num ecossistema pode favorecer a sobrevivência de macro e microrganismos que fazem parte da cadeia de transmissão de doenças. A existência de compostos químicos ou na forma de energia (sonora, radioativa, por exemplo) no ambiente também pode resultar na incidência de doenças, algumas delas letais.

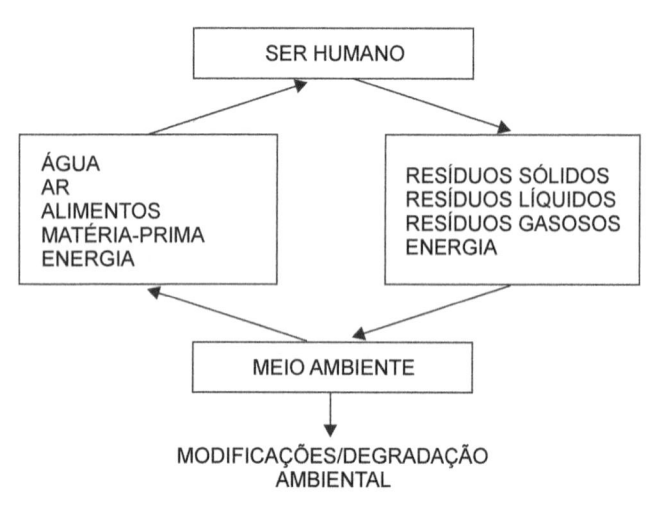

FIGURA 19.1 Utilização do meio ambiente pelo ser humano.

Os impactos das atividades humanas podem ser de caráter global, regional ou local, sendo importante identificar as causas de degradação ambiental, suas formas de ocorrência e suas consequências sobre a saúde humana, para que sejam propostas medidas de controle.

Alterações de caráter global ou regional
Efeito estufa

Parte da radiação solar que incide sobre a Terra é absorvida e o restante é refletido para o espaço. Isso tem proporcionado uma temperatura estável que garante a vida no planeta.

No entanto, com o aumento da concentração de alguns gases que resultam das atividades humanas, mais calor vem sendo retido na superfície da Terra, provocando um aquecimento global do planeta.

Esse aquecimento é chamado efeito estufa, que tem o gás carbônico (CO_2) como principal responsável, mas é causado, também, pelos clorofluorcarbonos (CFC), metano (CH_4), óxido nitroso (N_2O) e outros.

As principais atividades humanas que contribuem para o agravamento do aquecimento global são: indústrias, remoção da cobertura vegetal, queima da biomassa, queima de combustíveis fósseis (carvão e derivados do petróleo), uso de CFC em equipamentos de refrigeração e *sprays* e decomposição anaeróbia de matéria orgânica presente em esgotos e resíduos sólidos, entre outras.

As consequências do efeito estufa são:

- elevação gradual da temperatura ambiente;
- alteração na precipitação (regime de chuvas) com danos às atividades agrícolas e pecuárias;
- desaparecimento de espécies animais e vegetais e aumento das populações de pragas;
- elevação dos níveis dos oceanos devido à dilatação da água e ao derretimento gradual do gelo das calotas polares, podendo causar a inundação de grande parte das áreas litorâneas;
- possíveis impactos sobre a saúde da população.

Segundo o relatório do IPCC – Painel Intergovernamental sobre Mudanças Climáticas (IPCC, 2007) – a prosseguir a tendência de aquecimento global, alguns de seus efeitos poderão ser:

- Até o fim deste século, a temperatura média da Terra poderá subir de 1,8°C até 4°C. Na pior das previsões, essa alta poderá chegar a 6,4°C.
- O nível dos oceanos vai aumentar de 18 a 59 centímetros até 2100.
- As chuvas devem aumentar em cerca de 20%.
- O gelo do Polo Norte poderá ser completamente derretido no verão, por volta de 2100.
- O aquecimento da Terra não será homogêneo e será mais sentido nos continentes do que nos oceanos.
- O hemisfério norte será mais afetado do que o sul.

As mudanças climáticas podem produzir impactos sobre a saúde humana por diferentes vias: por um lado, de modo direto, como no caso das ondas de calor, ou em razão das mortes causadas por outros eventos extremos, como furacões e inundações. No entanto, muitas vezes esse impacto é indireto, sendo mediado por alterações no ambiente, como a alteração de ecossistemas e de ciclos biogeoquímicos, que podem aumentar a incidência de doenças infecciosas, mas também doenças não transmissíveis, que incluem a desnutrição e doenças mentais. Deve-se ressaltar, no entanto, que nem todos os impactos sobre a saúde são negativos. Por exemplo, a alta nas taxas de mortalidade observada nos invernos poderia ser reduzida com o aumento das temperaturas. Também, o aumento de áreas e períodos secos pode diminuir a propagação de alguns vetores. Entretanto, em geral, considera-se que os impactos negativos serão mais intensos do que os positivos (MINISTÉRIO DA SAÚDE, 2008).

De acordo com McMichael (2003), a análise dos efeitos sobre a saúde relacionados com os impactos das mudanças climáticas é extremamente complexa e exige uma avaliação integrada com uma abordagem interdisciplinar dos profissionais de saúde, climatologistas, cientistas sociais, biólogos, físicos, químicos, epidemiologistas, dentre outros, para análise das relações entre os sistemas sociais, econômicos, biológicos, ecológicos e físicos e suas relações com as alterações climáticas.

É necessário que toda a humanidade adote medidas que visem diminuir a emissão dos gases causadores do efeito estufa. Isso será conseguido por meio de redução do consumo de combustíveis fósseis, adoção de medidas de conservação de energia, redução das queimadas de florestas, reflorestamento, aumento do uso de fontes renováveis de energia e aproveitamento de gases causadores do efeito estufa, evitando seu lançamento para a atmosfera.

É imprescindível que os países cumpram o Tratado de Kioto com metas rígidas para a redução da emissão dos gases que provocam o aquecimento global.

Destruição da camada de ozônio

A camada de ozônio que existe na estratosfera absorve a radiação ultravioleta do sol, não permitindo que ela chegue até nós com grande intensidade. No entanto, o lançamento de CFC na atmosfera tem contribuído para a destruição da camada de ozônio.

Os CFC são decompostos pela radiação ultravioleta do sol, liberando o cloro, que destrói o ozônio. Com a destruição da camada de ozônio, há aumento da intensidade da radiação ultravioleta na superfície terrestre, podendo alterar as estruturas moleculares das células dos seres vivos.

Desse modo, se continuar o atual ritmo de destruição da camada de ozônio, a diversidade genética do planeta correrá sérios riscos. O aumento da radiação ultravioleta tem sido associado, também, ao câncer de pele nos seres humanos e à incidência de catarata.

Existem muitos danos e alguns efeitos benéficos da radiação ultravioleta solar à saúde humana. Câncer de pele e catarata são exemplos de danos, enquanto que o aumento do teor de vitamina D é um exemplo de benefício. Vários modelos têm demonstrado que o incremento dos casos de câncer de pele e de catarata tem sido atribuído à destruição da camada de ozônio (NORVAL et al., 2006).

Os CFC são usados em equipamentos de refrigeração, na fabricação de espumas de plástico, de material de limpeza, de *chips* de computadores e como propelentes em tubos de *sprays*.

Além da destruição da camada de ozônio, essas substâncias contribuem, também, para o agravamento do efeito estufa, como mostrado anteriormente. É necessário, portanto, que seu uso seja bastante reduzido para que se possa garantir a permanência da útil camada de ozônio na estratosfera.

Chuvas ácidas

Alguns gases que são lançados na atmosfera a partir de fontes poluidoras do ar, principalmente o dióxido de enxofre (SO_2) e os óxidos de nitrogênio (NOx), são transformados em sulfatos e nitratos e, pela combinação com o vapor de água, em ácido sulfúrico ou nítrico, provocando as chuvas ácidas, ou seja, aquelas chuvas cujo pH seja inferior a 5,65.

Outros gases também podem causar a acidificação das águas de chuvas, como o ácido clorídrico e o ácido fluorídrico.

Os gases responsáveis pelas chuvas ácidas originam-se, principalmente, da queima de combustíveis fósseis e das atividades industriais.

As chuvas ácidas podem resultar em problemas como:

- Diminuição do pH das águas superficiais e subterrâneas, com prejuízos ao abastecimento humano e a outros usos, e danos aos peixes e a outros organismos aquáticos.
- Aumento da solubilidade do alumínio e de metais pesados, como cádmio, zinco, chumbo e mercúrio, muitos deles extremamente tóxicos.
- Danos à saúde das pessoas que se alimentarem de peixes contendo elevadas concentrações de metais em sua carne.
- Danos à vegetação: amarelecimento das folhas, desfolhamento prematuro, diminuição do crescimento e da produtividade, morte de plantas.
- Impactos sobre o solo: alterações da química do solo; esterilização com impactos sobre a vegetação.
- Corrosão de monumentos históricos, estátuas, edificações, obras de arte e outros materiais.

Os poluentes que causam as chuvas ácidas podem resultar em danos à saúde humana. O SO_2, os NOx, o material particulado e o ozônio podem causar irritação e danos aos pulmões. Isso tem sido encontrado de maneira mais acentuada em pessoas já portadoras de doenças respiratórias, mas também pode ocorrer em pessoas saudáveis. O ozônio é um poluente perigoso, e exposições a altos níveis de ozônio têm sido associadas a problemas de saúde. O ozônio pode contribuir para o agravamento de doenças respiratórias, como asma, enfisema e bronquites. O material particulado presente em chuvas ácidas pode causar danos aos pulmões. Finas partículas de poeira podem acumular-se nos pulmões, causando irritações e outros danos (US EPA, 2008).

Para que sejam evitadas as chuvas ácidas, devem ser adotadas medidas de controle de emissão de gases poluidores do ar com ações junto às indústrias e nos veículos, os principais responsáveis pela emissão dos compostos que contribuem para a formação de ácidos. A combustão do carvão também deve ser controlada, de modo a reduzir-se a emissão de óxidos de nitrogênio e de dióxido de enxofre, principalmente.

Poluição ambiental

Poluição pode ser entendida como qualquer alteração num meio de modo a torná-lo prejudicial ao ser humano e às outras formas de vida que esse ambiente normalmente abriga ou que prejudique um uso previamente definido para ele.

Assim, qualquer mudança num ambiente, resultante da introdução de poluentes na forma de matéria ou energia, pode ser entendida como poluição.

Em geral, associa-se a poluição aos danos que possam ser causados às pessoas. No entanto, ela pode resultar em malefícios à fauna e à flora e ao ambiente como um todo.

A legislação brasileira (Lei 6.938, de 31 de agosto de 1981, que instituiu a Política Nacional do Meio Ambiente) define *poluição* como a degradação da qualidade ambiental resultante de atividades que direta ou indiretamente: (a) prejudiquem a saúde, a segurança e o bem-estar da população; (b) criem condições adversas às atividades sociais e econômicas; (c) afetem desfavoravelmente a biota; (d) afetem as condições estéticas ou sanitárias do meio ambiente; e (e) lancem matérias ou energia em desacordo com os padrões ambientais estabelecidos.

As atividades humanas, cada dia mais intensas devido ao acentuado crescimento populacional e ao desenvolvimento industrial, têm resultado na produção de resíduos na forma de energia ou de matérias sólidas, líquidas e gasosas, os quais são lançados no ambiente, causando a poluição.

Várias formas de poluição têm sido constatadas e, em função dos tipos de resíduos ou do ambiente onde eles são lançados, podem ser classificadas como poluição do solo, do ar, da água, sonora, radioativa, térmica, entre outras modalidades.

Poluição do solo

O lançamento de produtos químicos ou de resíduos no solo pode resultar em sua poluição. As principais fontes de poluição do solo são: aplicação de defensivos agrícolas (agrotóxicos) ou de fertilizantes, despejos de resíduos sólidos, lançamentos de esgotos domésticos ou industriais e dejetos de animais.

Os defensivos agrícolas, ou agrotóxicos, são usados no combate a animais nocivos (incluindo pragas de lavouras) ou a ervas daninhas e podem alcançar o solo, aí permanecendo por muito tempo, como ocorre com os pesticidas clorados orgânicos, os quais têm alta persistência. A partir do solo, esses produtos químicos podem ser carreados para as águas superficiais ou subterrâneas.

Os pesticidas organoclorados são relativamente inertes e sua alta estabilidade está relacionada com as ligações carbono-cloro. Esses compostos têm alta toxicidade e baixas biodegradabilidade e biossolubilidade em tecido lipídico. Alguns desses compostos podem persistir por 15 a 20 anos no solo, e parte pode ser arrastada pelas chuvas (por lixiviação) para os corpos d'água. Assim, tanto as águas de mananciais de rios e represas que abastecem as populações como os peixes que se alimentam de materiais retirados do fundo desses locais podem apresentar concentrações de agrotóxicos mesmo anos após cessada sua aplicação em regiões vizinhas (RISSATO et al., 2004).

Os pesticidas organofosforados, embora sejam de fácil degradação, apresentam alta toxicidade. São os inseticidas mais utilizados na agricultura brasileira para o controle de diversos tipos de pragas. A aplicação indiscriminada desses compostos pode resultar em graves problemas de contaminação do solo. Os pesticidas organofosforados são perigosos, pois seu efeito se processa, principalmente, por intoxicação aguda.

Outros pesticidas utilizados são os carbamatos, que estão estreitamente relacionados com os inseticidas organofosforados quanto ao desenvolvimento de resistência e à ação biológica.

Quando comparados aos pesticidas organoclorados e organofosforados, os carbamatos são considerados de toxicidade aguda média, sendo degradados rapidamente e não se acumulando nos tecidos gordurosos. Alguns carbamatos foram proibidos em diversos países em virtude de seu efeito cancerígeno.

A exposição constante a doses relativamente baixas de agrotóxicos acarreta o aparecimento de sintomas e sinais clínicos após períodos que variam de algumas semanas até vários anos, sendo alguns deles (RÜEGG et al., 1986): lesões hepáticas, lesões renais, neurite periférica, ação neurotóxica retardada, atrofia testicular, esterilidade masculina, cistite hemorrágica, hiperglicemia ou diabetes transitório, hipertermia, diminuição das defesas orgânicas, fibrose pulmonar irreversível, reações de hipersensibilidade (urticária, alergia, asma), teratogênese e carcinogênese.

Os fertilizantes, usados para melhorar a produtividade agrícola do solo, podem, em teores elevados, tornar-se prejudiciais, principalmente quando alcançam as coleções superficiais ou subterrâneas de água.

Alcançando os alimentos ou a água, os fertilizantes podem ocasionar danos à saúde humana: os nitratos combinam-se com a hemoglobina do sangue, causando a metemoglobinemia; os nitratos, reagindo com as aminas, produzem as nitrosaminas, que são cancerígenas; as impurezas químicas presentes nos fertilizantes (arsênio e metais pesados) podem causar intoxicações, câncer e outros danos.

O carreamento de fertilizantes para as águas superficiais pode resultar em eutrofização, que consiste na proliferação excessiva de algas e de vegetação aquática em razão do excesso de nutrientes. A eutrofização da água pode ocasionar a presença de cianobactérias, que são microrganismos autotróficos, sendo a fotossíntese seu principal meio para obtenção de energia e manutenção metabólica. Algumas cianobactérias são capazes de liberar toxinas, sendo conhecidas como cianotoxinas.

Os lançamentos de esgotos domésticos ou industriais no solo, em práticas inadequadas ou por meio de sistemas de tratamento tipo lagoas de estabilização ou de outras técnicas de disposição de resíduos líquidos no solo, podem resultar no carreamento de impurezas para águas superficiais ou subterrâneas, poluindo-as.

Os dejetos de animais, contendo microrganismos patogênicos, podem alcançar o corpo humano em função do contato com o terreno contaminado ou da água poluída a partir do solo.

Um solo com microrganismos oriundos de dejetos pode, por meio do contato com a pele humana, ser veículo na transmissão de algumas doenças, principalmente as verminoses (ancilostomíase e ascaridíase, por exemplo). Os dejetos podem, também, ser veículos de doenças por outros modos de transmissão, como mostrado no Quadro 19.1.

Os resíduos sólidos, de composição bastante variada, podem conter agentes biológicos patogênicos ou resíduos químicos tóxicos, os quais podem alcançar o ser humano por via direta ou indireta, causando danos à saúde.

Na Figura 19.2 estão indicadas as diversas formas de contato de uma pessoa com os resíduos sólidos.

Os resíduos sólidos dispostos de maneira inadequada no solo, constituindo os "lixões", favorecem a proliferação de animais, como moscas, baratas, mosquitos e ratos, os quais são vetores de transmissão de várias doenças, como indicado no Quadro 19.2.

Uma doença associada à má disposição dos resíduos sólidos é a dengue. O vírus da dengue é transmitido pela picada do mosquito *Aedes aegypti*, o qual se reproduz em águas acumuladas em recipientes dispostos inadequadamente no lixo. Assim, uma das importantes medidas de controle da dengue consiste na execução de boas práticas de gerenciamento dos resíduos sólidos, compreendendo acondicionamento, coleta, transporte, tratamento e destino final, com atenção especial aos resíduos que possam acumular água – latas, garrafas, copos plásticos, pneus, baldes, tampinhas de refrigerantes etc.

Ainda com relação aos depósitos de resíduos sólidos no solo, em aterros sanitários ou em "lixões", devem ser considerados os lixiviados, compostos pelos líquidos resultantes da decomposição dos resíduos (chorume) e da percolação de águas de chuva (percolados), os quais, geralmente, contêm microrganismos e produtos químicos tóxicos, podendo causar danos à saúde humana.

O controle da poluição do solo é conseguido por meio das seguintes medidas:

- Gestão dos resíduos sólidos, especialmente quanto ao acondicionamento e à destinação adequada dos próprios.
- Adoção de medidas de controle para os lixiviados de aterros sanitários, incluindo coleta, tratamento e destinação sanitariamente adequada.
- Sistemas de coleta e tratamento de esgoto com destinação segura para os efluentes tratados e controle de sua disposição no solo.
- Controle da aplicação de agrotóxicos, incluindo: uso de produtos menos persistentes; proibição da aplicação desses produtos em áreas próximas aos mananciais; obrigatoriedade do uso do receituário agronômico para utilização desses produtos; aplicação em dosagens corretas e nas épocas adequadas; utilização de outros métodos de combate às pragas.
- Controle da utilização de fertilizantes, evitando-se sua aplicação em áreas onde possa haver riscos de poluição da água; deve ser incrementado o uso de adubos orgânicos em substituição aos produtos químicos.
- Remoção periódica dos dejetos de animais com destinação adequada.

Poluição da água

As atividades humanas resultam na poluição dos recursos hídricos por diversas formas, sendo as principais:

1. **Fontes de poluição de águas superficiais:** esgotos domésticos, esgotos industriais, águas pluviais (carreando impurezas do solo ou conduzindo esgotos), resíduos sólidos (lixo), pesticidas, fertilizantes, detergentes, precipitação de poluentes atmosféricos e carreamento de solo para as águas como resultado da erosão.
2. **Fontes de poluição de águas subterrâneas:** infiltração de esgotos a partir de fossas, infiltração de esgotos dispostos

QUADRO 19.1 Doenças transmitidas a partir de dejetos humanos e seus modos de transmissão

Doenças	Modos de transmissão
Amebíase	Ingestão de água ou alimentos contaminados, moscas, mãos sujas
Ancilostomíase	Contato com o solo contaminado
Ascaridíase	Ingestão de ovos contidos no solo e nos alimentos
Cólera	Ingestão de água ou alimentos contaminados, mãos sujas, moscas
Diarreias infecciosas	Ingestão de água ou alimentos contaminados, mãos sujas, moscas
Esquistossomose	Contato da pele ou mucosas com água contaminada
Febre tifoide	Ingestão de água ou alimentos contaminados, mãos sujas
Febre paratifoide	Ingestão de água ou alimentos contaminados, mãos sujas
Giardíase	Por mãos contaminadas por fezes contendo cistos; água e alimentos na transmissão indireta
Hepatite infecciosa	Contaminação feco-oral; ingestão de água e alimentos contaminados
Poliomielite	Indiretamente, por meio da ingestão de água contaminada; as moscas podem funcionar como vetores mecânicos
Teníase	Carne de animais doentes (que se alimentaram de fezes); transferência direta da mão à boca; ingestão de água ou alimentos contaminados

Fonte: Mota (2016).

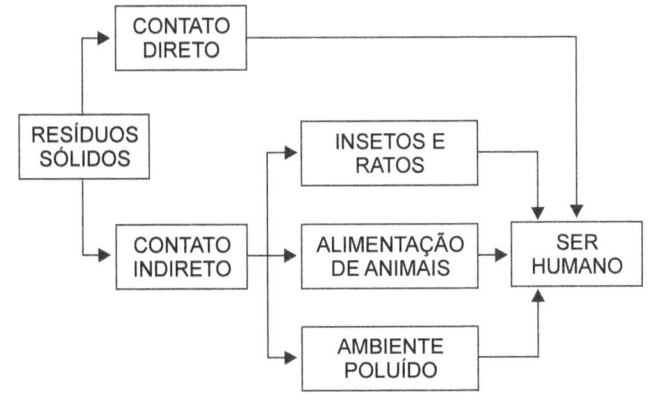

FIGURA 19.2 Formas de contato do ser humano com os resíduos sólidos.

QUADRO 19.2 Doenças relacionadas com os resíduos sólidos

Microrganismos	Doenças	Resistência (dias)	Vetores	Formas de transmissão
Bactérias				
Salmonella typhi	Febre tifoide	29 a 70	Mosca, barata	Asas, patas, corpo, fezes e saliva
Salmonella paratyphi	Febre paratifoide	29 a 70	Mosca, barata	Asas, patas, corpo, fezes e saliva
Salmonela sp.	Salmoneloses	29 a 70	Mosca, barata	Asas, patas, corpo, fezes e saliva
Shigella	Disenteria bacilar	2 a 7	Mosca, barata	Asas, patas, corpo, fezes e saliva
Coliformes fecais	Gastroenterites	35	Mosca, barata	Asas, patas, corpo, fezes e saliva
Leptospira	Leptospirose	15 a 43	Rato e pulga	Mordida, urina, fezes e picada
Mycobacterium tuberculosis	Tuberculose	150 a 180		
Vibrio cholerae	Cólera	1 a 13*	Mosca, barata	Asas, patas, corpo, fezes e saliva
Vírus				
Enterovírus	Poliomielite (poliovírus)	20 a 70	Mosquito	Picada
Helmintos				
Ascaris lumbricoides	Ascaridíase	2.000 a 2.500	Mosca, barata	Asas, patas, corpo, fezes e saliva
Trichuris trichiura	Triquiuríase	1.800**		
Larvas de ancilóstomo	Ancilostomose	35 **		
Outras larvas e vermes		25 a 40		
Protozoários				
Entamoeba histolytica	Amebíase	8 a 12	Mosca, barata	Asas, patas, corpo, fezes e saliva

*Em alimentos.
**Em laboratório.
Fonte: adaptado do Ministério da Saúde, 2008.

no solo, infiltração de lixiviados (percolado + chorume) de depósitos de resíduos sólidos no solo ("lixões"; aterros sanitários), infiltração de águas com pesticidas e/ou fertilizantes, cemitérios, vazamentos de óleos e similares e intrusão de água salgada.

Os poluentes, quando presentes na água, podem resultar em danos às pessoas, às outras formas de vida e ao próprio ambiente aquático, como:

- transmissão de doenças por meio dos microrganismos patogênicos;
- malefícios causados aos seres humanos e aos animais aquáticos pelos produtos químicos tóxicos;
- redução da quantidade de oxigênio dissolvido na água em consequência da intensa atividade das bactérias aeróbicas no consumo da matéria orgânica, resultando na morte de peixes e de outros organismos aquáticos;
- inconvenientes relativos aos usos da água para banhos e outras práticas recreativas;
- prejuízos ao abastecimento industrial e aos outros usos da água;
- danos às propriedades marginais com reflexos na agricultura e em outros usos, causando a desvalorização dessas áreas;
- proliferação excessiva de algas e de vegetação aquática, processo conhecido como eutrofização (excesso de nutrientes na água).

Várias doenças podem ter como meio de transmissão a água, constituindo as denominadas doenças de veiculação hídrica. Muitas dessas doenças têm origem, principalmente, a partir dos dejetos. Vários microrganismos patogênicos são parasitos do intestino humano e são eliminados juntamente com as fezes. Os dejetos de origem humana, alcançando mananciais superficiais ou subterrâneos de água, podem carrear microrganismos patogênicos. A água desses mananciais, ao ser utilizada para beber ou outros fins, pode resultar no acesso desses microrganismos ao organismo de uma pessoa, causando doenças. Outras doenças são causadas pela presença de substâncias químicas ou de poluentes radioativos na água. Tanto os agentes biológicos como os poluentes químicos e radioativos podem alcançar as pessoas por meio da ingestão direta da água, pelo contato desta com pele ou mucosas ou mediante o uso em irrigação ou na preparação de alimentos, como mostrado na Figura 19.3.

Entre as doenças veiculadas pela água por agentes biológicos destacam-se:

1. **Doenças veiculadas por ingestão da água:** febre tifoide, febre paratifoide, cólera, disenteria bacilar, amebíase, enteroinfecções em geral, hepatite infecciosa, giardíase e poliomielite.
2. **Doenças veiculadas pelo contato da água com a pele ou com as mucosas:** esquistossomose, doenças de pele e infecções dos olhos, ouvidos, nariz e garganta.

A transmissão de doenças via água pode ocorrer, também, em razão do carreamento de substâncias químicas e radioativas, podendo ser citados como exemplos: saturnismo (envenenamento causado pelo chumbo), fluorose (devido ao excesso

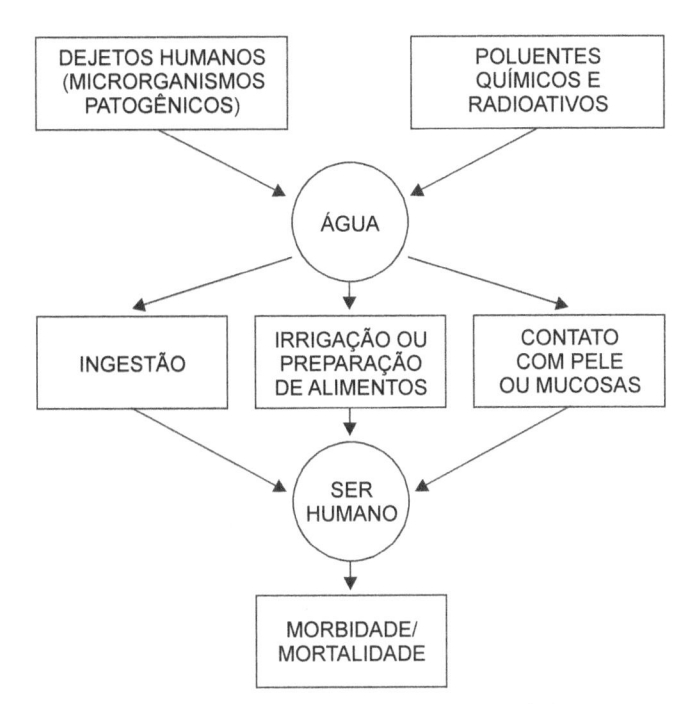

FIGURA 19.3 Meios de veiculação de doenças pela água.

de flúor), metemoglobinemia ou cianose (provocada pelos nitratos), intoxicações, câncer (causado por diversas substâncias químicas) e distúrbios causados por substâncias radioativas.

Devem ser destacadas, ainda, as doenças transmitidas por mosquitos que se procriam na água. Na ausência de fornecimento contínuo de água e instalações domiciliares completas, a população necessita recorrer ao armazenamento em vasilhames (tambores, latões, baldes etc.), que se tornam locais propícios ao desenvolvimento dos mosquitos (HELLER, 2006). Incluem-se nesse grupo:

- dengue, zika, chikungunya e febre amarela, transmitidas pelo mosquito do gênero *Aedes*;
- malária, transmitida pelo mosquito do gênero *Anopheles*;
- filariose ou elefantíase, transmitida pelo mosquito do gênero *Culex*.

Outros contaminantes podem estar presentes na água, como os protozoários *Giárdia* spp e *Cryptosporidium* spp. A *Giardia* spp é um dos principais parasitas intestinais do organismo humano e de outros animais, sendo frequentemente associada à ocorrência de diarreia. O *Cryptosporidium* spp é um protozoário de reconhecida importância como patógeno de veiculação hídrica, podendo provocar infecção grave com diarreia, perda de peso e dores abdominais.

Águas eutrofizadas (com grande proliferação de algas) podem conter cianobactérias, também conhecidas como cianofíceas ou algas azuis, que são microrganismos com capacidade de produção de toxinas em alguns casos altamente prejudiciais à saúde humana e animal.

No Brasil, o caso mais dramático relacionado com as cianotoxinas foi o evento hoje conhecido como a "Tragédia de Caruaru (PE)", quando 116 de 123 pacientes em hemodiálise apresentaram sintomas relacionados com a intoxicação por microcistina: 54 pessoas faleceram em até 5 meses após o início dos sintomas de hepatotoxicose devido à falência das funções hepáticas (AZEVEDO et al., 2002).

Devem ser considerados, também, outros poluentes da água, que apenas mais recentemente passaram a ser motivo de preocupação, e por essa razão são chamados poluentes emergentes, entre os quais se encontram os interferentes (disruptores) endócrinos, os produtos farmacêuticos e os produtos de cuidado pessoal, os quais podem causar danos às pessoas e aos animais.

A água para consumo humano não deve conter microrganismos patogênicos. Para saber se a água está em condições de ser utilizada para consumo humano, no que se refere aos patógenos, deve-se proceder à sua análise bacteriológica para determinar a presença ou não de coliformes fecais, os quais são bactérias indicadoras da presença de matéria fecal na água. Uma água com coliformes fecais é suspeita de conter microrganismos patogênicos presentes nas fezes.

De acordo com a Portaria 2.914 do Ministério da Saúde, de 12 de dezembro de 2011, que estabeleceu os padrões de potabilidade, a água para consumo humano deve ter ausência de *Escherichia coli* em amostras de 100mL. A *Escherichia coli*, também chamada *E. coli*, é uma bactéria que vive, habitualmente, em grande quantidade no interior dos intestinos dos mamíferos, sendo, na maioria dos casos, inofensiva quando restrita aos intestinos. No entanto, sua presença na água indica que pode haver outros microrganismos de origem fecal, os quais podem ser patogênicos.

A Portaria 2.914/2011 do Ministério da Saúde também definiu muitos outros padrões referentes a parâmetros físicos, químicos, biológicos, radioativos e relativos às cianotoxinas para a água destinada ao consumo humano (água potável).

Por se tratar de um recurso natural indispensável, é imprescindível que seja mantida a qualidade da água por meio de medidas de controle da poluição.

O controle da poluição da água deve ser essencialmente preventivo, sendo a medida mais eficaz a execução de sistemas de coleta e tratamento de esgotos domésticos e industriais.

Nas cidades, a construção de redes coletoras e de estações de tratamento de esgotos domésticos e industriais representa a melhor forma de evitar que esses resíduos sejam lançados nos recursos hídricos com qualidade não adequada.

Outras medidas devem ser adotadas, visando ao controle da poluição da água:

- afastamento adequado dos sistemas de fossas e poços;
- controle do lixiviado (chorume + percolado) em aterros de resíduos sólidos, evitando-se que alcancem os recursos hídricos sem tratamento prévio;
- preservação das áreas vizinhas aos recursos hídricos superficiais por meio da adoção de faixas de proteção marginais desses recursos, as quais devem ser mantidas com vegetação;
- controle da aplicação de pesticidas e fertilizantes;
- disciplinamento do uso do solo nas proximidades dos recursos hídricos, evitando-se atividades que possam resultar na poluição da água.

Poluição do ar

O lançamento de gases e pequenas partículas na atmosfera pode alterar sensivelmente a qualidade do ar, provocando sua poluição. Além da quantidade e do teor dos poluentes lançados na atmosfera, alguns fatores ambientais podem influir no processo de poluição do ar.

A poluição do ar depende, principalmente, de: tipos das fontes de emissão de poluentes; tipos e quantidades de resíduos emitidos para a atmosfera; período de emissão dos poluentes; características climáticas do ambiente, como a velocidade e direção dos ventos e a estabilidade atmosférica, as quais podem contribuir para maior ou menor dispersão, transformação ou remoção dos poluentes; condições topográficas do meio, influindo na circulação do ar.

As principais fontes de poluição atmosférica são:

- fontes industriais, incluindo as fábricas e outros processos, como a queima de combustíveis derivados do petróleo em fornos, caldeiras etc.;
- transportes, compreendendo os veículos automotores de vários tipos e o tráfego aéreo;
- outras fontes, como incineração dos resíduos sólidos, perdas, por evaporação, em serviços petroquímicos, queima de combustíveis para aquecimento de edificações e queima da vegetação (queimadas).

Os principais poluentes atmosféricos são: material particulado (fumos, poeiras, névoas), monóxido de carbono (CO), CO_2, NOx, óxidos de enxofre (SOx), hidrocarbonetos, oxidantes fotoquímicos e clorofluorcarbonos.

A presença de poluentes na atmosfera pode causar prejuízos à saúde humana, aos animais, aos vegetais e aos materiais em geral, podendo ser enumerados os seguintes efeitos:

- danos à saúde humana, contribuindo para a maior incidência de doenças respiratórias e irritação nos olhos e pulmões, que podem causar a morte;
- redução da visibilidade em virtude da presença de partículas de materiais na atmosfera;
- danos aos animais, podendo causar a morte em situações graves de poluição do ar;
- prejuízos aos materiais, como corrosão do ferro, aço e mármore, deterioração da borracha, de produtos sintéticos e tecidos e sujeira de roupas, prédios e monumentos;
- danos aos vegetais, causando descoloração de folhas e flores, queda de folhas, falhas na floração e produção de frutos, malformação e, até mesmo, a morte de plantas.

Algumas doenças respiratórias, como bronquite, enfisema, asma e câncer do pulmão, têm sido associadas à poluição atmosférica, embora não seja fácil precisar a relação entre a emissão de determinados poluentes e seus efeitos ao longo do tempo, bem como a que distância das fontes podem ocorrer.

No Quadro 19.3 encontram-se indicados os danos que vários poluentes atmosféricos podem causar à saúde humana.

O controle da poluição atmosférica, principalmente nas grandes cidades ou centros industriais, torna-se necessário

QUADRO 19.3 Danos à saúde humana causados por alguns poluentes atmosféricos

Poluente	Danos
Monóxido de carbono	Combina-se com a hemoglobina para formar a carboxi-hemoglobina, que, substituindo a oxi-hemoglobina, pode resultar em carência de oxigênio no organismo; pode causar náuseas, fraqueza, dor de cabeça, tonteira, deficiência de raciocínio e, em doses elevadas, até a morte
Óxidos de enxofre	Em pequenas quantidades, provocam faringite, conjuntivite, bronquite, perda parcial e temporária do olfato e do paladar; em concentrações elevadas, produzem forte irritação nos olhos e no aparelho respiratório, podendo causar danos irreversíveis aos pulmões, quando combinados com material particulado
Óxidos de nitrogênio	Causam irritação nos olhos e nos pulmões, podendo levar à morte, dependendo da concentração; o óxido nítrico reduz a capacidade do sangue de transportar oxigênio, semelhante ao monóxido de carbono; o dióxido de nitrogênio causa dificuldades respiratórias, diminuindo a resistência à pneumonia e à gripe
Hidrocarbonetos	Alguns são suspeitos de causar o câncer
Oxidantes fotoquímicos	Formam-se quando os hidrocarbonetos e os óxidos de nitrogênio reagem em presença da luz solar; podem causar irritações nos olhos e nos pulmões
Material particulado	Pode provocar doenças cardíacas e respiratórias (enfisema, bronquites); promove o carreamento de poluentes tóxicos para os pulmões

para garantir uma qualidade satisfatória do ar. Entre as principais medidas de controle, destacam-se:

- localização adequada de indústrias com relação às residências e a outros usos sensíveis, exigindo um afastamento conveniente em função do potencial de poluição da fonte;
- instalação de equipamentos de retenção de poluentes nas indústrias e outras fontes de poluição;
- controle da emissão de gases a partir dos veículos, utilizando-se técnicas de fabricação que conduzam a uma menor produção de poluentes atmosféricos;
- maior utilização do transporte coletivo, nas grandes cidades, em substituição ao transporte individual;
- melhoria do sistema de transporte urbano, buscando um fluxo mais rápido dos veículos, o que resultará em menor quantidade de poluentes lançados na atmosfera;
- controle da queima do lixo e de outros materiais; nos incineradores de resíduos sólidos, devem ser instalados dispositivos de controle da emissão de poluentes.

Poluição sonora

O excesso de ruído provoca alterações ambientais, constituindo a poluição sonora ou acústica.

Muitas atividades humanas, principalmente nos grandes centros urbanos, resultam na emissão de sons em altas intensidades. Entre as principais fontes de poluição acústica, citam-se:

- atividades industriais;
- construção civil: bate-estacas, serras, equipamentos pesados etc.;

- meios de transporte terrestres: veículos automotores, trens, metrôs de superfície;
- tráfego aéreo;
- oficinas mecânicas;
- restaurantes, bares, boates, clubes, casas de *show* etc.;
- aparelhos eletrodomésticos;
- outras fontes: buzinas, campainhas, sirenes, apitos, bombas etc.

A principal consequência da poluição acústica é a perda gradativa da audição. Além disso, o excesso de ruído pode causar outros danos às pessoas, como incômodo, irritabilidade, exaustão física, fadiga, perturbação do sono, insônia, problemas cardiovasculares e estresse.

Em razão dos efeitos maléficos do barulho, os quais tendem a acentuar-se principalmente nas grandes cidades, é necessária a adoção de medidas que visem ao controle da poluição sonora. Entre as medidas de controle da poluição sonora, destacam-se:

- controle da emissão de ruídos: limitação dos níveis de emissão;
- aperfeiçoamento de equipamentos e processos industriais, visando reduzir os níveis de emissão de ruídos;
- regulagem das descargas dos veículos;
- disciplinamento dos horários de funcionamento de equipamentos barulhentos;
- controle da propagação de ruídos a partir da execução de paredes, pisos e tetos com materiais isolantes acústicos;
- disciplinamento do uso e ocupação do solo, de modo que as atividades barulhentas, como em aeroportos, autoestradas e zonas industriais, fiquem adequadamente distantes de áreas residenciais e de outros usos sensíveis ao barulho;
- estabelecimento de níveis máximos de ruídos para as diversas zonas de uma cidade em função dos usos; para zonas residenciais ou de hospitais, por exemplo, devem ser estabelecidos níveis mais baixos do que para áreas comerciais ou industriais.

Além das medidas de caráter geral, é importante ressaltar que cada pessoa pode contribuir para o controle da poluição sonora, agindo de modo a não produzir ruídos em excesso. Como exemplos, podem ser citados: não usar a buzina de veículos de maneira excessiva; controlar a descarga dos veículos; evitar usar equipamentos barulhentos em horas impróprias; ouvir aparelhos sonoros de modo a não incomodar os vizinhos.

CONTROLE AMBIENTAL E SAÚDE

Como descrito nos tópicos anteriores, as condições ambientais interferem na saúde das pessoas. Um ambiente conservado, saudável, resulta em melhor qualidade de vida para a população, enquanto que um ambiente degradado contribui para a incidência de muitas doenças.

As atividades humanas têm provocado mudanças no ambiente, as quais repercutem negativamente nas condições de saúde da população.

É necessária uma reflexão acerca das características do atual modelo de desenvolvimento, considerando seus limites e possibilidades para uma verdadeira sustentabilidade, entendendo como os processos produtivos têm impacto sobre o ambiente natural e a saúde humana, para que possam ser desenvolvidas ações no sentido de preservação e proteção da qualidade de vida humana (VILELA et al., 2003).

A proteção do meio ambiente é conseguida mediante a execução de uma série de ações, as quais devem ser implantadas visando à preservação ou conservação dos recursos naturais, de modo que estes sejam utilizados sem causar danos ao meio e às pessoas, ou seja, sob uma visão de saúde ambiental. Entre essas ações, destacam-se o saneamento e a educação ambiental.

Saneamento

O saneamento compreende um conjunto de medidas que visam preservar ou modificar as condições do meio ambiente com a finalidade de prevenir doenças e promover a saúde.

De acordo com a OMS, "saneamento é o controle de todos os fatores do meio físico do homem que exercem ou podem exercer efeito deletério sobre seu bem-estar físico, mental ou social".

O objetivo maior do saneamento é a promoção da saúde humana em seu mais amplo sentido – "um estado de completo bem-estar físico, mental e social, e não apenas a ausência de doenças".

Muitas doenças são decorrentes da falta de saneamento. A não disponibilidade de água de boa qualidade, a má disposição dos resíduos sólidos e dos esgotos ou um ambiente poluído são alguns exemplos de fatores que contribuem para maior incidência de doenças.

Dados da OMS mostram a relação entre a falta de saneamento, com ênfase para os serviços de abastecimento de água, e a incidência de doenças e mortes: 1,8 milhão de pessoas morrem todos os anos por doenças diarreicas (incluindo a cólera); 90% são crianças com menos de 5 anos de idade, a maioria em países em desenvolvimento; 88% das doenças diarreicas são atribuídas ao suprimento inseguro de água e a saneamento e higiene inadequados (WHO, 2005).

Observe-se que a OMS faz referência "a saneamento e higiene inadequados", ressaltando que, além da importância dos serviços de saneamento, é indispensável que a população adquira hábitos de higiene, ou seja, demonstre nível satisfatório de educação ambiental.

No Quadro 19.4 enumeram-se as doenças relacionadas com o saneamento ambiental inadequado. A grande incidência dessas doenças ressalta a importância das ações de saneamento para seu controle.

Atividades do saneamento

O saneamento tem uma área de atuação ampla que tende a aumentar, principalmente, devido à necessidade cada vez mais intensa de controlar a ação humana sobre o ambiente.

As principais atividades do saneamento são: abastecimento de água, esgotamento sanitário, gestão de resíduos sólidos,

QUADRO 19.4 Doenças relacionadas com o saneamento ambiental inadequado (DRSAI)

Categoria	Grupos de doenças	Doenças	
Doenças de transmissão feco-oral	1. Diarreias	1.1	Cólera
		1.2	Infecções por *Salmonella*
		1.3	Shigelose
		1.4	Outras infecções intestinais bacterianas (*Escherichia coli, Campylobacter, Yersinia enterocolitica, Clostridium difficile*, outras e as não especificadas)
		1.5	Amebíase
		1.6	Outras doenças intestinais por protozoários (balantidíase, giardíase, criptosporidiose)
		1.7	Isosporíase, outras e as NE
		1.8	Doenças intestinais por vírus (enterite por rotavírus, gastroenteropatia aguda pelo agente de Norwalk, enterite por adenovírus, outras enterites virais e as NE)
	2. Febres entéricas	2.1	Febre tifoide
		2.2	Febre paratifoide
	3. Hepatite A		
Doenças transmitidas por inseto vetor	4. Dengue		
	5. Febre amarela		
	6. Leishmaniose	Leishmaniose tegumentar Leishmaniose visceral	
	7. Filariose linfática		
	8. Malária		
	9. Doença de Chagas		
Doenças transmitidas pelo contato com a água	10. Esquistossomose		
	11. Leptospirose		
Doenças relacionadas com a higiene	12. Doenças dos olhos	Tracoma Conjuntivites	
	13. Doenças da pele	13.1	Dermatofitoses (tinha da barba e do couro cabeludo, tinha das unhas, tinha das mãos, tinha dos pés, tinha do corpo, tinha imbricada, *tinea cruris*, outras dermatofitoses e as NE)
		13.2	Outras micoses superficiais (pitiríase *versicolor*, tinha negra, *piedra* branca, *piedra* negra, outras e as NE)
Geo-helmintos e teníases	14. Helmintíases	14.1	Equinococose
		14.2	Ancilostomíase
		14.3	Ascaridíase
		14.4	Estrongiloidíase
		14.5	Tricuríase
		14.6	Oxiuríase
	15. Teníases	15.1	Teníase
		15.2	Cisticercose

Fonte: Costa et al., 2002. NE: não especificadas.

drenagem de águas pluviais, controle da poluição (do solo, do ar, da água, sonora), controle de insetos e roedores, saneamento dos alimentos, saneamento dos locais de trabalho, saneamento dos locais de recreação, saneamento aplicado ao planejamento territorial, avaliação de impactos ambientais e gestão ambiental.

Os problemas ambientais, decorrentes do crescimento populacional e do desenvolvimento industrial, exigem soluções técnicas de saneamento cada vez mais aperfeiçoadas e eficazes. A seguir, serão descritas algumas das principais atividades do saneamento.

Abastecimento de água

Os sistemas de abastecimento têm por objetivo o fornecimento de água à população para atendimento de suas necessidades básicas e para suprimento de várias atividades indispensáveis à vida humana.

A água para consumo humano deve ter qualidade tal que não cause doenças à população abastecida. Assim, a água deve ser tratada, se necessário, para que seja distribuída à população uma "água potável", assim entendida aquela que está de acordo com os padrões de potabilidade definidos pela Portaria 2.914, de 12 de dezembro de 2011, do Ministério da Saúde.

O abastecimento de água deve ser feito considerando a quantidade necessária a seus diversos usos nas edificações. Além da ingestão, as pessoas utilizam a água para outros fins, como para preparação de alimentos, lavagem de utensílios, higiene corporal, lavagem de roupas, afastamento de dejetos e higiene do ambiente.

O abastecimento de água pode ser feito de maneira individual ou coletiva, sendo esta última recomendada para as áreas urbanas. As soluções individuais de suprimento de água aplicam-se às zonas rurais, mas ainda são utilizadas em cidades devido à inexistência de sistemas coletivos, o que tem resultado, muitas vezes, em problemas sanitários, pois nem sempre é garantida a qualidade recomendada para o consumo humano.

As soluções individuais mais adotadas são: coleta direta em rios, represas, lagos e lagoas e em fontes naturais; acumulação de águas de chuva em cisternas; e captação em poços.

Algumas soluções simplificadas podem ser adotadas para tratar a água de sistemas individuais de abastecimento:

- **Filtração:** embora não removam todos os microrganismos, os filtros são úteis para a retenção de grande parte das impurezas. Os filtros comerciais para uso doméstico estão disponíveis em diversos modelos, recomendando-se sua utilização pelas populações que ainda não dispõem de sistemas públicos de abastecimento de água. Para águas que apresentam riscos de contaminação biológica recomenda-se, após a filtração, a fervura da água de beber ou outro método de desinfecção.
- **Fervura:** a fervura da água constitui um modo simples de desinfecção, ocorrendo a eliminação dos microrganismos pelo aquecimento a 100°C. A fervura deve ser feita durante 10 a 15 minutos, para assegurar o aquecimento total do líquido e o extermínio dos microrganismos. Como durante o aquecimento há liberação de gases dissolvidos, tornando a água com sabor desagradável, recomenda-se seu arejamento, passando-a de uma vasilha limpa para outra.
- **Produtos à base de cloro:** o cloro tem ação germicida e é muito usado no tratamento de água para abastecimento humano. Existem produtos à base de cloro (comprimidos ou líquidos), como os hipocloritos, que são utilizados para tratamento da água. Os fabricantes especificam a dosagem do produto que deve ser aplicada em função do volume de água a ser tratado. É importante observar que deve ser feita uma mistura completa do produto com a água e que é necessário um tempo de contato deste com toda a massa líquida. Para isso, após aplicação e mistura do produto químico contendo cloro, recomenda-se um tempo de contato com a água de 15 a 20 minutos para que ocorra o extermínio completo dos microrganismos patogênicos.

A água sanitária comercial clorada tem sido usada como desinfetante. Algumas marcas trazem no rótulo a dosagem a ser aplicada por litro de água. Para as águas sanitárias de uso nos domicílios, com 2% de cloro ativo, recomenda-se a aplicação de duas gotas para cada litro de água, misturando-as bem e utilizando a água cerca de 20 minutos depois. Para 100 litros de água, deve-se colocar uma colher de sobremesa (5mL) de água sanitária, misturar bem e esperar cerca de 20 minutos.

Nas cidades, a solução indicada para o abastecimento de água é o sistema coletivo, que deve garantir a distribuição de água potável à população. De modo geral, um sistema de abastecimento de água é composto das seguintes unidades: captação, adução, tratamento, reservação e distribuição. A Figura 19.4 descreve um esquema de um sistema coletivo de abastecimento de água.

A captação da água pode ser feita em mananciais superficiais – rios, represas, lagos, lagoas – ou em mananciais subterrâneos – fontes naturais ou poços. A escolha do manancial vai depender, entre outros fatores, da quantidade de água necessária para abastecer a população, da qualidade da água do manancial, de sua distância e do desnível para a área urbana.

A adução compreende o transporte da água entre o manancial e a estação de tratamento (adução de água bruta) ou entre esta e o restante do sistema (adução de água tratada). A adução pode ser feita em canais ou tubulações, por gravidade ou por recalque, dependendo da topografia do terreno.

O tratamento da água tem por objetivo reduzir, ao mínimo desejável, as impurezas presentes na água, tornando-a potável. Dependendo da qualidade da água no manancial, esse tratamento pode ser mais ou menos rigoroso. Numa estação de tratamento de água (ETA) convencional, a água passa pelas seguintes unidades (Figura 19.5):

- Mistura do coagulante (coagulação) com o objetivo de agregar as impurezas, geralmente muito pequenas e leves, para a formação dos flocos.
- Floculação – as sujeiras aderem ao coagulante, formando flocos que, mais pesados, vão sedimentar-se na unidade seguinte.

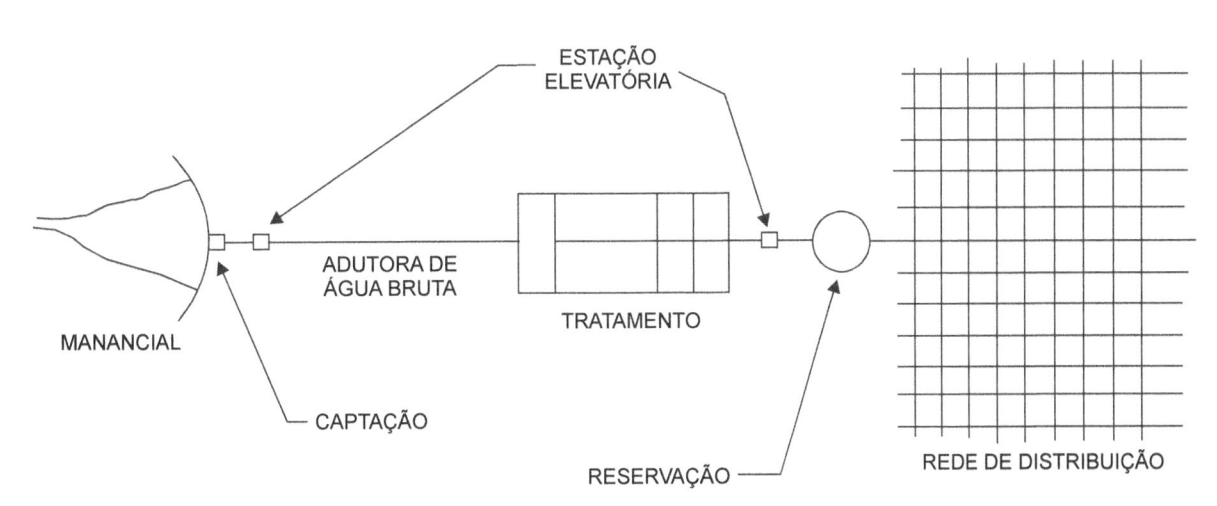

FIGURA 19.4 Esquema de um sistema de abastecimento de água.

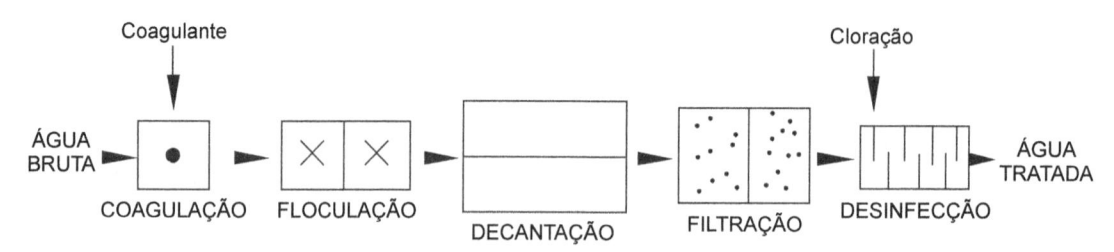

FIGURA 19.5 Unidades de uma estação de tratamento de água convencional.

- Decantação – nos tanques chamados decantadores há a sedimentação dos flocos formados nas etapas anteriores.
- Filtração – os filtros, geralmente construídos com camadas de areia com granulometria variável, destinam-se a reter as impurezas que conseguem passar pelos decantadores.
- Desinfecção – tem o objetivo de eliminar os microrganismos patogênicos. Usam-se produtos químicos desinfetantes, sendo os mais comuns aqueles à base de cloro. O ozônio também tem sido utilizado como desinfetante da água.
- Em algumas estações de tratamento de água são adicionados outros produtos químicos, como flúor (preventivo da cárie) e produtos para correção do pH da água.

Depois do tratamento, o líquido é destinado à reservação, que tem o objetivo de acumular água para atender às variações horárias de consumo ou às situações de emergência, bem como assegurar a pressão necessária na rede de distribuição. Dos reservatórios é feita a distribuição da água para as edificações através de tubulações colocadas nas vias públicas.

Um sistema de abastecimento de água bem projetado, construído e operado garante o fornecimento de água à população, na quantidade e qualidade necessárias aos múltiplos usos, constituindo uma das medidas mais importantes para o controle preventivo das doenças de veiculação hídrica.

Esgotamento sanitário

Como comentado anteriormente, muitas doenças são transmitidas por microrganismos patogênicos presentes no aparelho intestinal e eliminados com as fezes. Por isso, é importante que os esgotos sejam coletados e destinados adequadamente, para que sejam evitadas muitas doenças.

O esgotamento sanitário pode ser feito por meio de sistemas individuais ou coletivos. Em regiões que não contam com rede coletora de esgoto, as águas residuárias devem destinar-se a sistemas individuais – fossas.

As fossas nem sempre constituem uma solução sanitária segura, mas surgem como opção para a disposição de dejetos em áreas desprovidas de sistemas públicos de esgotos.

De modo geral, as fossas podem ser classificadas em dois tipos: fossa séptica – para a qual os dejetos são transportados por via hídrica – e fossa seca – que recebe os dejetos diretamente, sem água.

A fossa séptica é constituída de dois compartimentos: o tanque séptico e o sumidouro (Figura 19.6). O tanque séptico é impermeável, podendo ser prismático ou cilíndrico. Destina-se a reter o esgoto por algum tempo para sedimentação do material sólido (lodo de esgoto). O lodo sofre um processo anaeróbio de digestão, decompondo-se em gases, líquido e sólido estável (lodo digerido).

O líquido efluente do tanque séptico é destinado ao sumidouro, um tanque de paredes permeáveis que permite sua infiltração no solo. Esta é a parte da fossa que oferece maior risco, pois o líquido, infiltrando-se no terreno, pode contaminar o lençol freático. Em alguns casos, quando o terreno é pouco permeável ou o lençol freático é muito elevado, substitui-se o sumidouro por valas de infiltração.

A fossa seca é usada nas edificações onde não existe água corrente encanada. Consta de um buraco com cerca de 1m de diâmetro (ou largura) e profundidade de 2 a 2,5m (dependendo da profundidade do lençol), sobre o qual se constrói um piso com abertura para a passagem dos dejetos, e acima executa-se uma casinha (Figura 19.7). A profundidade do buraco deve ser tal que se mantenha uma distância de, pelo menos, 1,5m entre o fundo e o nível máximo do lençol freático.

A melhor solução para o esgotamento em áreas urbanas consiste na implantação de sistemas de coleta e tratamento

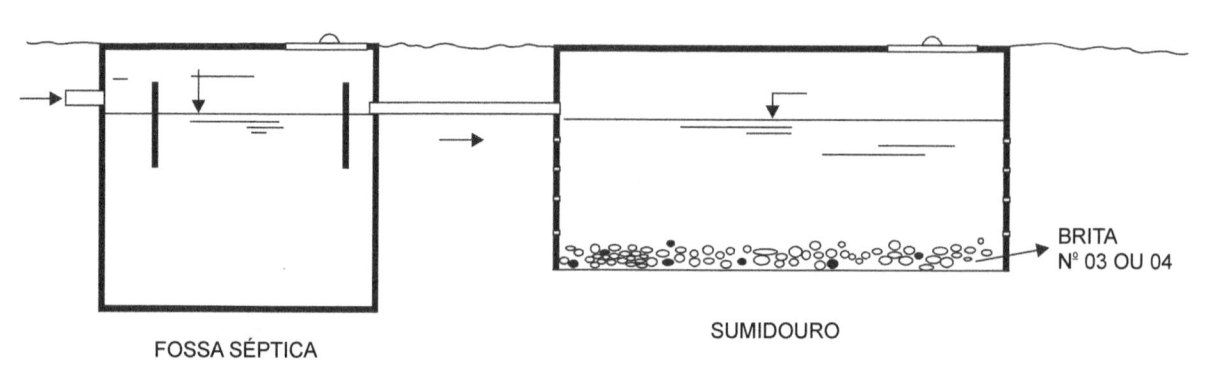

FIGURA 19.6 Fossa séptica.

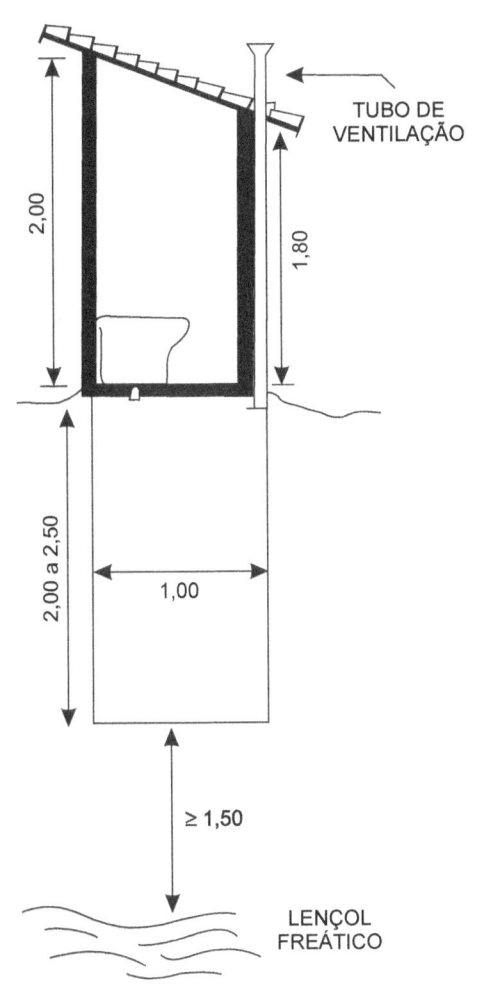

FIGURA 19.7 Fossa seca.

dos esgotos, como indicado na Figura 19.8. As tubulações de esgoto das edificações são ligadas às canalizações que passam pelas vias públicas, chamadas redes coletoras de esgotos. Nos cruzamentos das tubulações são colocados poços de visita para inspeções e manutenção da rede. Quando as tubulações alcançam grandes profundidades, tornam-se necessárias as estações elevatórias, onde o esgoto é recalcado para uma cota superior. A tubulação final da rede é, muitas vezes, denominada interceptor. O líquido coletado na rede de esgoto é levado à Estação de Tratamento de Esgoto (ETE), onde é removida grande parte das impurezas físicas, químicas e biológicas.

O tipo de tratamento depende das características do esgoto, do volume de água do corpo receptor e de seus usos, além do local de lançamento. Existem várias alternativas de tratamento de esgotos, mais ou menos rigorosas. Após o tratamento, o esgoto deverá ser lançado em algum corpo receptor, que pode ser o mar, um rio ou outro recurso hídrico. O lançamento é feito por uma tubulação denominada emissário. Embora passando por um tratamento, o líquido efluente ainda apresenta riscos de contaminação; por isso, o lançamento final deve ser um aspecto a ser considerado com maior cuidado para evitar a poluição do corpo hídrico receptor.

Gestão de resíduos sólidos

O lixo, como mostrado em item anterior, quando não adequadamente manuseado, pode causar danos à saúde humana por meio de microrganismos e produtos químicos presentes nos resíduos e por intermédio de animais, como moscas, baratas, mosquitos e ratos.

A gestão dos resíduos sólidos é uma atividade importante para o controle de muitas doenças e deve compreender várias atividades, como acondicionamento dos resíduos nas edificações, limpeza de logradouros públicos (capinação, roçagem, raspagem), coleta dos resíduos, transporte dos resíduos, triagem e reciclagem dos resíduos aproveitáveis, tratamento dos resíduos (compostagem, incineração) e destinação final (aterros sanitários).

Na Figura 19.9 é mostrado um esquema das atividades de um sistema de gestão de resíduos sólidos urbanos.

A Política Nacional de Resíduos Sólidos, instituída pela Lei 12.305, de 2 de agosto de 2010, estabelece como prioridades na gestão de resíduos sólidos a não geração, a redução, a reutilização, a reciclagem e o tratamento dos resíduos sólidos, bem como a disposição final ambientalmente adequada dos rejeitos.

Na Figura 19.10 é apresentado um esquema das prioridades na gestão de resíduos sólidos.

Quanto mais os resíduos sólidos forem aproveitados, menor será a quantidade de lixo destinada à disposição final e, consequentemente, menores serão os riscos de poluição do meio.

A disposição final em aterros é uma das atividades que exigem maior controle para evitar a poluição ambiental. Algumas medidas devem ser adotadas para minimizar seus impactos: localização afastada de áreas urbanas e de recursos hídricos; impermeabilização do fundo do aterro; distância adequada entre o fundo do aterro e o lençol freático; coleta, tratamento e destinação correta dos lixiviados; coleta, tratamento e aproveitamento dos gases resultantes da decomposição dos resíduos; compactação e cobertura diária dos resíduos.

Outras atividades de saneamento

Outras atividades de saneamento são importantes para promoção da saúde ambiental, algumas das quais serão comentadas a seguir.

Drenagem de águas pluviais

As águas pluviais têm sido responsáveis por muitos problemas nas áreas urbanas, havendo a necessidade de implantação de sistemas para coleta, armazenamento ou infiltração dessas águas. A drenagem é necessária para que se evitem danos materiais e sociais, decorrentes de deslizamentos e enchentes, com prejuízos para a população afetada, causando, algumas vezes, a morte de pessoas. As águas empoçadas, muitas vezes, constituem focos para proliferação de mosquitos transmissores de doenças, sendo necessária sua drenagem.

Controle de insetos e roedores

Moscas, baratas, mosquitos e ratos, como comentado em item anterior, podem constituir-se em vetores de transmissão

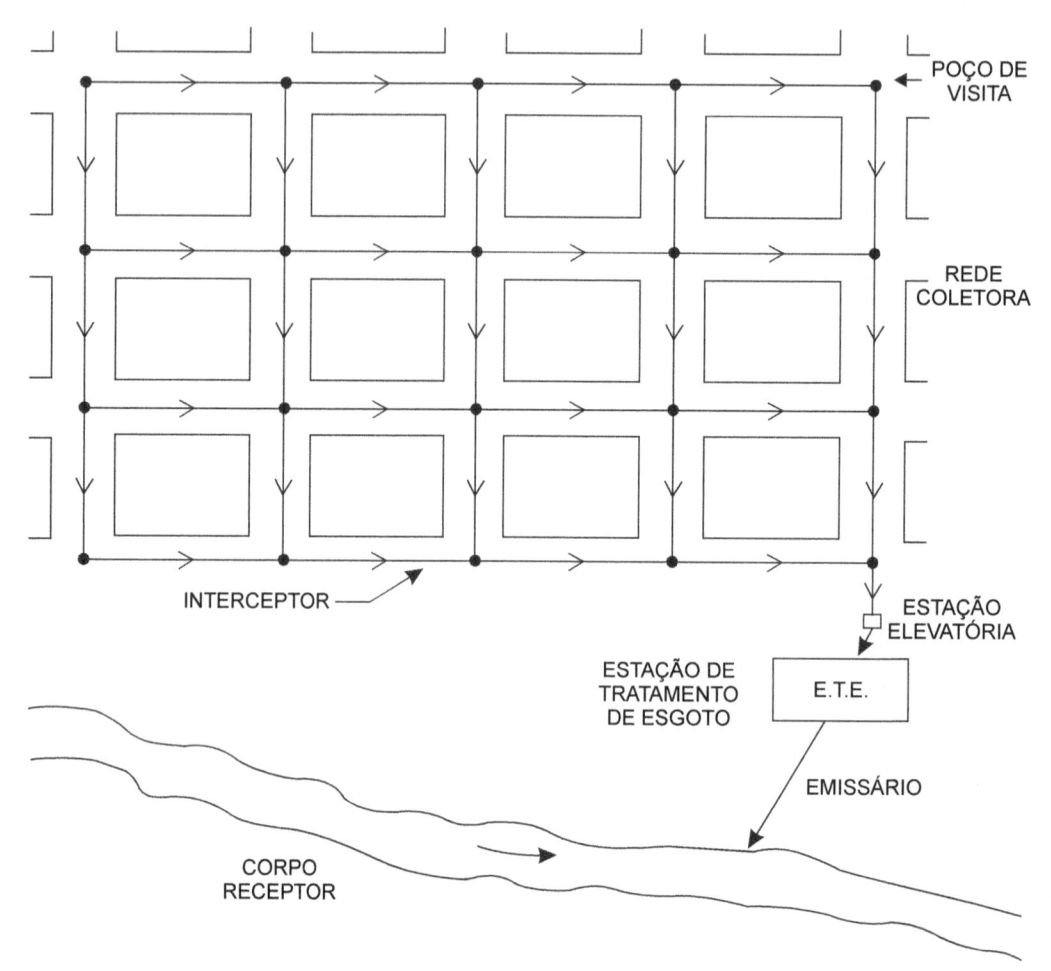

FIGURA 19.8 Esquema de um sistema de coleta de esgoto.

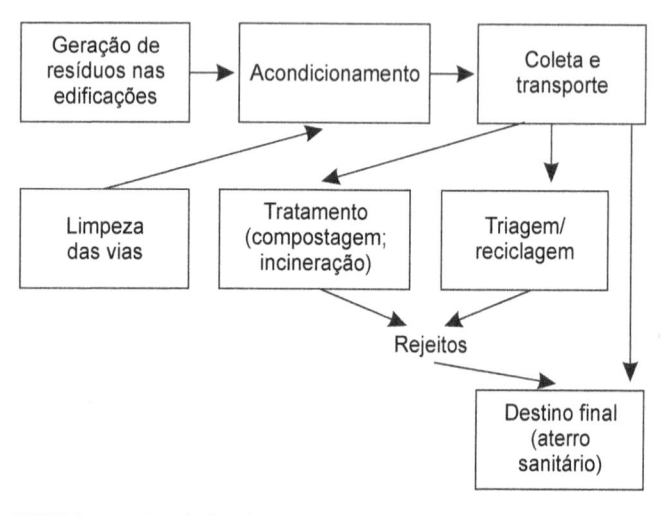

FIGURA 19.9 Atividades de um sistema de gestão de resíduos sólidos. (Fonte: Mota, 2016.)

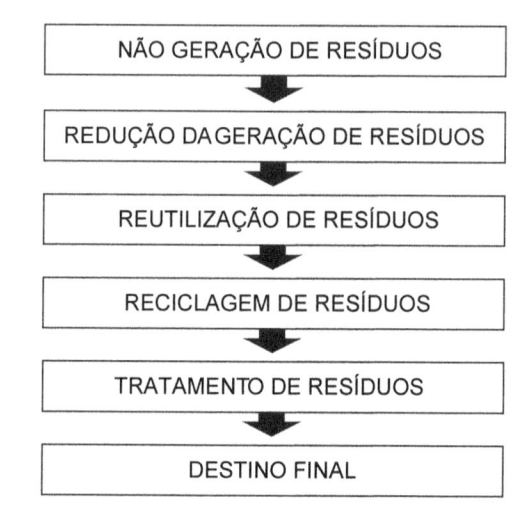

FIGURA 19.10 Prioridades na gestão de resíduos sólidos. (Fonte: Mota, 2016.)

de muitas doenças. Algumas medidas de saneamento são necessárias para seu controle, que deve objetivar, principalmente, a eliminação ou não formação de possíveis focos de reprodução: destino adequado para os dejetos; manuseio correto dos resíduos sólidos, evitando-se sua exposição; não acumulação de água onde possa haver a reprodução de mosquitos; drenagem de águas empoçadas; combate aos insetos e ratos.

Gestão ambiental

A gestão ambiental compreende um conjunto de ações que visam ao uso racional e sustentável dos recursos ambientais: estudos de impacto ambiental, licenciamento ambiental, auditoria ambiental, manejo de recursos ambientais, planejamento ambiental, gestão de bacias hidrográficas e gestão de áreas de valor ambiental. Essas e outras ações de gestão ambiental visam à conservação do meio ambiente, resultando em condições adequadas para a promoção da saúde ambiental.

Educação ambiental

De acordo com a Lei Federal 9.795, de 27 de abril de 1999, que instituiu a Política Nacional de Educação Ambiental (PNEA), a educação ambiental compreende os processos por meio dos quais o indivíduo e a coletividade constroem valores sociais, conhecimentos, habilidades, atitudes e competências voltados para a conservação do meio ambiente, bem de uso comum do povo, essencial à sadia qualidade de vida e sua sustentabilidade.

Quanto maior for o nível de educação ambiental de uma comunidade, mais eficazes serão as ações que visam à promoção da saúde e à preservação ou conservação dos recursos naturais.

As atividades de saneamento são importantes para a promoção da saúde, mas não serão suficientes se a população não praticar ações de higiene pessoal e das edificações e de proteção dos recursos ambientais (Figura 19.11).

De acordo com a OMS, ações educativas de higiene contribuem para a redução de 45% da morbidade por diarreia, enquanto que a melhoria dos serviços de saneamento pode reduzir 32% de sua incidência (WHO, 2004, apud ANA, 2011). Isso mostra a importância da educação ambiental como complemento às ações de saneamento.

A educação ambiental deve ser desenvolvida de maneira contínua e permanente em todos os níveis e modalidades do ensino formal e não formal, buscando a sensibilização da coletividade sobre as questões ambientais e sua organização e participação na defesa da qualidade do meio ambiente.

CONSIDERAÇÕES FINAIS

Um ambiente alterado, poluído e degradado pode resultar na incidência de várias doenças, sendo importante entender como isso ocorre para que sejam adotadas medidas de controle que visem à promoção da saúde humana. Este é o princípio básico da saúde ambiental.

Para a promoção da saúde é necessário que a população disponha de condições essenciais, como alimentação, moradia, saneamento básico, meio ambiente equilibrado, trabalho, renda, educação, transporte, lazer e acesso aos bens e serviços essenciais.

Entre essas condições, o saneamento e a educação ambiental destacam-se como requisitos essenciais para a saúde, como foi mostrado neste capítulo. As ações de saneamento e de educação ambiental, em conjunto, são fundamentais para a promoção da saúde. Sem elas, será sempre elevada a incidência de doenças e mortes associadas às condições do meio ambiente.

Referências

ANA – Agência Nacional de Águas (Brasil). Cuidando das águas: soluções para melhorar a qualidade dos recursos hídricos. Brasília: Agência Nacional de Águas/Programa das Nações Unidas para o Meio Ambiente, 2011.

Azevedo SM, Carmichael WW, Jochimsen EM et al. Human intoxication by microcystins during renal dialysis treatment in Caruaru, Brazil. Toxicology 2002; 181:441-6.

Costa AM, Pontes CAA, Lucena RCB, Gonçalves FR, Galindo EF. Classificação de doenças relacionadas a um saneamento ambiental inadequado (DRSAI) e os sistemas de informações em saúde no Brasil: possibilidades e limitações de análise epidemiológica em saúde ambiental. Anais do 28º Congresso Interamericano de Ingeniería Sanitaria y Ambiental; 2002; Cancun, México. São Paulo: AIDIS, 2002.

Cunha PR. A relação entre meio ambiente e saúde e a importância dos princípios da prevenção e da precaução. Revista Jus Navigandi 2005. Disponível em: http://jus.com.br/revista/texto/6484/a-relacao-entre-meio-ambiente-e-saude-e-a-importancia-dos-principios-da-prevencao-e-da-precaucao.

Heller L. Abastecimento de água, sociedade e ambiente. In: Heller L, Padua VL. Abastecimento de água para consumo humano. Belo Horizonte: Editora UFMG, 2006.

IPCC. Intergovernamental Panel on Climate Change: the Physical Science Basis. Summary for Policemakers. IPCC WGI Fourth Assessment Report, 2007.

McMichael AJ. Global climate change and health: an old story writ large. In: McMichael AJ, Campbell-Lendrum DH, Corvalán CF et al. (eds.) Climate change and human health: risks and responses. Genebra: WHO, 2003.

Ministério da Saúde (Brasil). Conselho Nacional de Saúde. Subsídios para construção da Política Nacional de Saúde Ambiental. Brasília: Editora do Ministério da Saúde, 2007.

Ministério da Saúde (Brasil). Mudanças climáticas e ambientais e seus efeitos na saúde: cenários e incertezas para o Brasil. Brasília: Organização Pan-Americana da Saúde/Ministério da Saúde, 2008.

Mota S. Introdução à engenharia ambiental. 6. ed. Rio de Janeiro: Abes, 2016.

Norval M, Cullen AP, de Gruijl FR et al. The effects on human health from stratospheric ozone depletion and its interactions with climate change. Nairobi, Kenya: United Nations Environment Programme (UNEP), 2006.

Prüss-Üstün A, Covlán C. Preventing disease through healthy environments. Towards an estimate of the environmental burden of disease. Geneva, Switzerland: World Health Organization, 2006.

Rissato SR, Libânio M. Determinação de pesticidas organoclorados em água de manancial, água potável e solo na região de Bauru (SP). Quím Nova 2004; 27(5):739-43.

Rüegg EF. Impactos dos agrotóxicos sobre o ambiente, a saúde e a sociedade. São Paulo: Ícone, 1986.

Secretaria Nacional de Saneamento Ambiental (Brasil). Resíduos sólidos. Plano de gestão integrada de resíduos sólidos. Salvador: Re-CESA. Rede Nacional de Capacitação e Extensão Tecnológica em Saneamento Ambiental, 2008.

US EPA. United States Environmental Protection Agency. Learning About Acid Rain. Washington, D.C.: US EPA/Clean Air Market Programs, 2008.

Vilela RAG, Iguti AM, Figueiredo PJ, Faria MAS. Saúde ambiental e o desenvolvimento (in)sustentável. Revista Saúde 2003; 5(11):67-77.

WHO – World Health Organization. Water for life: the international decade for action 2005-2015. An advocacy guide. Genebra: World Health Organization, 2005.

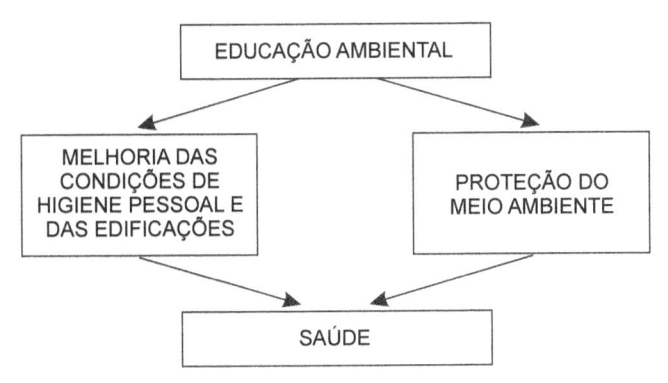

FIGURA 19.11 Educação ambiental como instrumento para a promoção da saúde.

Saúde do Idoso

João Macedo Coelho Filho

INTRODUÇÃO

O envelhecimento populacional, um dos principais fenômenos da humanidade nas últimas décadas, tem implicações profundas para os serviços e práticas de saúde. Nos países em desenvolvimento, o aumento do número de pessoas idosas na sociedade apresenta grandes singularidades, como a rapidez com que se vem processando e o fato de ocorrer num contexto social ainda caracterizado por marcantes desigualdades sociais e econômicas.

As pessoas idosas apresentam características especiais quanto à natureza de seus agravos, ao modo de adoecimento e ao uso dos serviços de saúde, o que exige um amplo redimensionamento das práticas de saúde para fazer face às novas demandas impostas pela rapidamente crescente população de longevos. Torna-se prioridade a implementação de serviços e programas inovadores, custo-efetivos, e que incorporem novos paradigmas da atenção à saúde, com foco na capacidade funcional muito mais do que na doença. Essa tarefa exige o desenvolvimento, a aplicação e o monitoramento de indicadores de saúde do idoso, que devem fomentar e redimensionar políticas para esse grupo etário, no que a contribuição da epidemiologia mostra-se imprescindível.

Numa sociedade em que as pessoas têm expectativa de vida cada vez maior, além da atenção à saúde na idade avançada, impõe-se como fundamental a promoção da longevidade bem-sucedida ou do envelhecimento ativo com foco em todos os grupos etários. Trata-se de aumentar a percepção e a consciência do envelhecimento como um fenômeno que se processa em todo o curso da vida, algo que diz respeito não somente aos mais velhos, mas a todos os membros de uma sociedade. O investimento individual e coletivo em promoção da saúde ao longo da vida é premissa básica para se atingir a velhice com menor carga de doença e incapacidade, maximizando a qualidade de vida na idade avançada e mitigando os custos e o impacto que a longevidade pode acarretar aos indivíduos e à nação.

Os vários aspectos envolvendo a dinâmica, o impacto e as possibilidades do envelhecimento populacional encontram-se discutidos, com mais detalhes, neste capítulo.

TRANSIÇÃO DEMOGRÁFICA NO BRASIL

Os fatores que contribuem para o aumento do número de pessoas podem ser entendidos a partir da descrição dos estágios demográficos na evolução histórica de uma sociedade, o que se encontra a seguir com dados da realidade brasileira.

As populações funcionam como um sistema dinâmico, contendo uma porta de entrada, que corresponderia aos nascimentos e às imigrações, e uma de saída, representada pelas mortes e a emigração de pessoas. Num primeiro estágio do processo histórico de uma sociedade, observa-se um grande número de nascimentos e de mortes, não resultando desse cenário um aumento da proporção de idosos. Essa condição foi registrada no Brasil até a década de 1930 (IBGE, 2009). Com o desenvolvimento tecnológico e industrial, a implementação de medidas de controle de doenças e outros fatores que ameaçam a vida, têm início a redução da mortalidade e a elevação da expectativa de vida ao nascer, permanecendo ainda elevada a taxa de fecundidade (número médio de filhos por mulher em idade fértil), o que favorece o crescimento da população.

No Brasil, observou-se um aumento da população de 2,3% ao ano na década de 1940, passando para 3% na década seguinte. Nesse período, a mortalidade reduziu pelo menos 25%, permanecendo estável a taxa de fecundidade, com 6,2 filhos (BERQUÓ & BAENINGER, 2000), e favorecendo o aumento das faixas mais jovens da população. A redução da mortalidade se faz inicialmente mais presente nos grupos de menor idade, por serem mais sensíveis ao impacto de medidas sanitárias, como o controle de doenças infecciosas.

Em estágio subsequente da evolução demográfica, a redução da mortalidade se intensifica e passa a ocorrer redução também da natalidade. As coortes de crianças e jovens começam a diminuir, deflagrando o aumento das pessoas idosas e a diminuição da taxa de crescimento da população (KINSELLA, 1996).

O auge do crescimento demográfico brasileiro em termos relativos ocorreu na década de 1950; a partir de 1960, houve redução do ritmo de crescimento da população. Comparando-se os dados dos Censos 2000 e 2010, a população do Brasil apresentou um crescimento relativo de 12,3%, resultando num crescimento médio geométrico anual de somente 1,17%, a menor taxa observada desde o século XIX. A redução da taxa de crescimento da população decorreu de queda importante da natalidade, que declinou 60% entre 1960 e 1991, sendo a queda mais intensa observada a partir de 1970. Nesse período, transcorre no país intenso debate ideológico envolvendo, de um lado, grupos classificados como antinatalistas, adeptos de teses malthusianas, segundo as quais haveria um preocupante desequilíbrio entre o crescimento da população e a produção de alimentos; e, de outro, aqueles que acreditavam no crescimento populacional como fenômeno importante para o desenvolvimento nacional, entendendo o controle dos nascimentos como estratégia de dominação dos países ricos.

Ressalte-se que é na década de 1960, quando a taxa de fecundidade era de pouco mais de seis filhos, que tem início a disponibilização ampla de métodos contraceptivos no país, particularmente na região Sudeste. Em 2000, a fecundidade foi de 2,4 filhos por mulher e, em 2006, de 2,0 filhos por mulher, valor este inferior ao nível de reposição, que é de 2,1 filhos por mulher (Quadro 20.1). Projeções populacionais recentes apontam para uma taxa de crescimento populacional de 0,7% ao ano para a década de 2010 a 2020 e negativa entre 2030 e 2040 (CAMARANO & KANSO, 2009; IBGE, 2001, 2010).

Vários fatores interligados contribuíram para a redução substancial da natalidade no Brasil, podendo ser citados: urbanização da população; maior acesso das pessoas à informação; necessidade de famílias com número menor de filhos; maior participação da mulher no mercado de trabalho; e maior acesso a métodos contraceptivos. A mudança de um cenário de altas taxas de mortalidade e natalidade para outro com baixas taxas de mortalidade e natalidade, convencionalmente chamada de transição demográfica, tem como resultante o aumento da expectativa de vida com incremento do número absoluto e proporcional de pessoas idosas.

ENVELHECIMENTO POPULACIONAL

Observando-se a proporção dos grupos etários na população, temos que a faixa de 0 a 14 anos se manteve estável entre 1940 e 1970. A partir da década de 1970, reduziu de 42% em 1970 para 25% em 2010. Por outro lado, nesse mesmo período a proporção de pessoas com 60 anos ou mais duplicou, passando de 5% em 1970 para 10% em 2010, representando o grupo

etário que proporcionalmente mais cresce na população brasileira, tendência essa que perdurará nas próximas décadas (Figura 20.1 e Quadro 20.2). Estima-se que em 2030 o número de idosos (40,5 milhões) ultrapasse o de crianças e adolescentes (36,8 milhões). Nesse ano, os idosos representarão 18,7% contra 17% de crianças e adolescentes no total da população (IBGE, 2009). Os efeitos dessas mudanças na participação dos grupos etários na população poderão ser percebidos claramente nos formatos das pirâmides etárias, que reduzirão progressivamente suas bases e alargarão seus estratos superiores (Figura 20.2).

A maior parte da população idosa encontra-se na faixa de 60 a 64 anos, que constitui o grupo de idosos jovens. O grupo com 75 anos ou mais, no entanto, foi o que teve maior aumento no período de 1991 a 2000, caracterizando a tendência de crescimento especialmente importante dos idosos mais velhos ou "muito idosos" (Figura 20.3 e Quadro 20.3). Nesse grupo, destacam-se os centenários. Atualmente, as pessoas com mais de 100 anos representam 0,01% da população brasileira. No Censo 2000, o número de centenários era de 14 mil, passando para mais de 23 mil em 2010 (IBGE, 2010).

Quanto ao sexo, a população idosa é constituída em sua maior parte por mulheres (Figura 20.2 e Quadro 20.4). Em 1991, as mulheres correspondiam a 54% dos idosos, passando para 55,1% em 2000 (IBGE, 2000). Explica-se essa predominância pelo fato de as mulheres terem uma expectativa de vida,

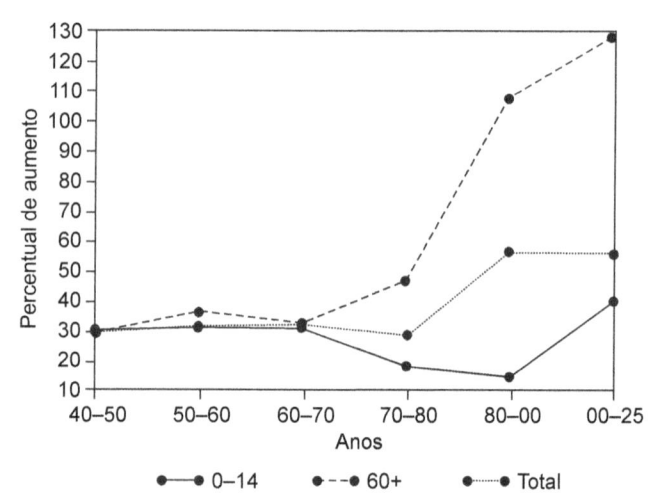

FIGURA 20.1 Crescimento (%) da população brasileira segundo grupos etários de 0 a 14 anos e 60 anos ou mais, no período de 1940 a 2025. (Fonte: Anuário Estatístico do Brasil, 1985.)

QUADRO 20.1 Taxas de fecundidade total no Brasil (1940 a 2006) segundo as grandes regiões

Grandes regiões	Taxas de fecundidade total									
	1940	1950	1960	1970	1980	1991	2000	2004	2005	2006
Brasil	6,2	6,2	6,3	5,8	4,4	2,9	2,4	2,2	2,1	2,0
Norte	7,2	8,0	8,6	8,2	6,5	4,2	3,2	2,7	2,5	2,5
Nordeste	7,2	7,5	7,4	7,5	6,1	3,8	2,7	2,4	2,2	2,2
Sudeste	5,7	5,5	6,3	4,6	3,5	2,4	2,1	1,9	1,9	1,8
Sul	5,7	5,7	5,9	5,4	3,6	2,5	2,2	2,0	1,9	1,9
Centro-Oeste	6,4	6,9	6,7	6,4	4,5	2,7	2,3	2,1	2,0	2,0

Fontes: IBGE, Censo Demográfico 1940/2000 e Pesquisa Nacional por Amostra de Domicílios 2004-2006.

QUADRO 20.2 Taxa de crescimento (%) médio anual da população do Brasil por grupos etários – 2000-2050

Períodos	Total	0 a 14 anos	15 a 24 anos	25 a 64 anos	65 a 74 anos	75 anos e mais
2000-2005	1,2	0,32	0,38	2,26	3,04	4,84
2010-2015	0,9	–0,26	–0,65	1,60	3,68	4,27
2020-2025	0,6	–0,75	–0,06	0,73	3,86	4,50
2030-2035	0,4	–0,41	–0,73	0,38	1,90	4,46
2045-2050	0,1	–0,52	–0,22	–0,42	2,14	2,27

Fonte: dados brutos, Nações Unidas, 2003.

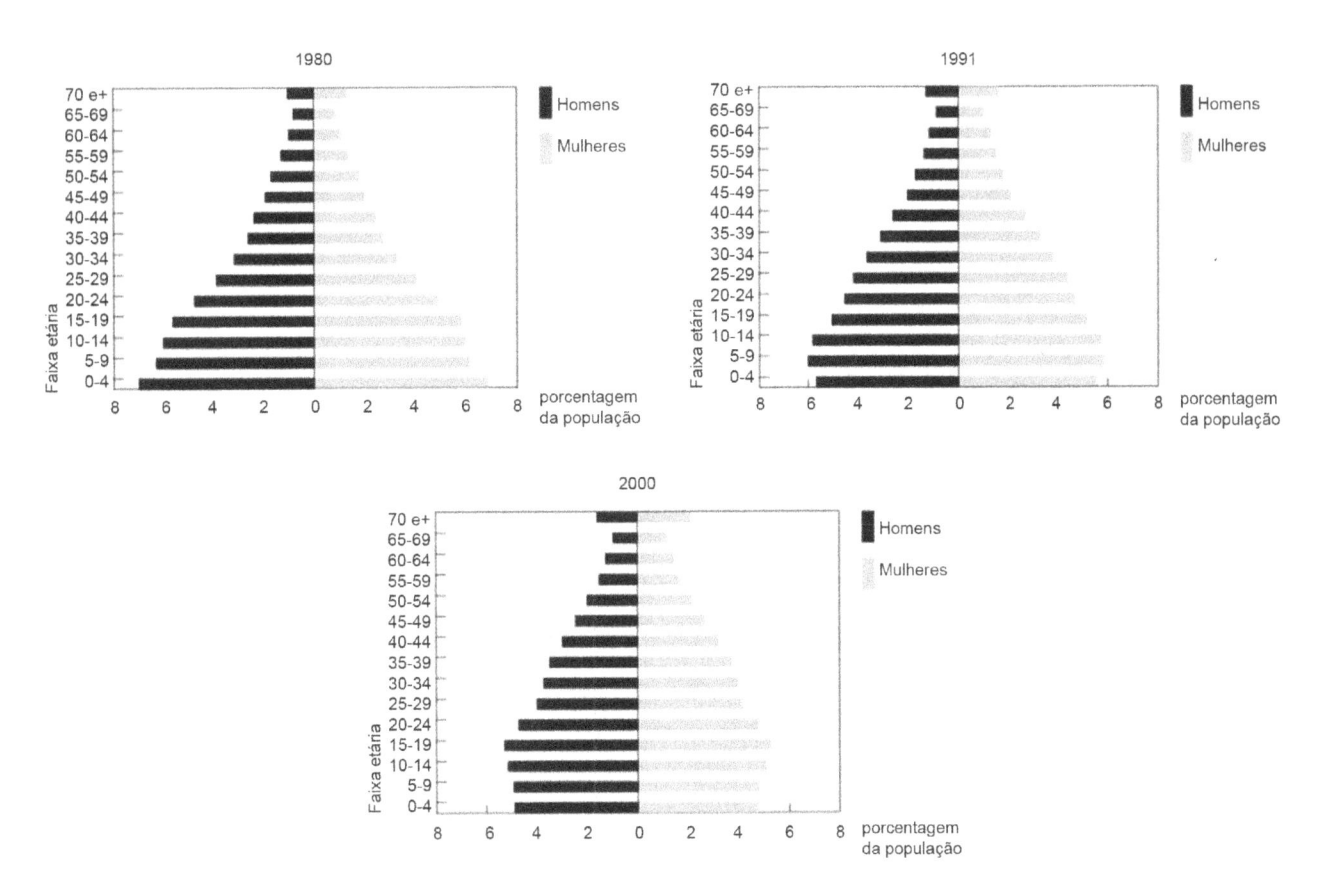

FIGURA 20.2 Pirâmides etárias do Brasil nos anos 1960, 2000 e 2010, de acordo com o sexo. (Fontes: IBGE, 1980, 1991, 2000; Carvalho & Garcia, 2003.)

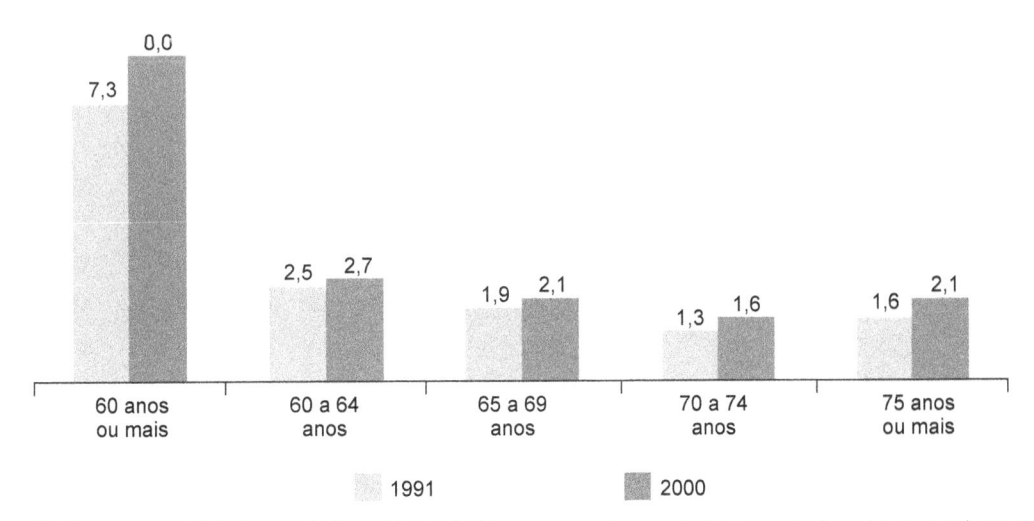

FIGURA 20.3 Distribuição percentual (%) da população residente de 60 anos ou mais, em relação à população residente total, segundo os grupos de idade – Brasil – 1991/2000. (Fontes: Censo Demográfico 1991: resultados do universo: microdados. Rio de Janeiro: IBGE, 2001. 21 CD-ROM; IBGE. Censo Demográfico 2000.)

QUADRO 20.3 Pessoas residentes de 60 ou mais anos de idade e respectivo crescimento relativo, segundo os grupos de idade – Brasil – 1991/2000

Grupos de idade	Pessoas residentes de 60 ou mais anos de idade		Crescimento relativo (%)
	1991	2000	
Total	**10.722.705**	**14.536.029**	**35,6**
60 a 64 anos	3.636.858	4.600.929	26,5
65 a 69 anos	2.776.060	3.581.106	29,0
70 a 74 anos	1.889.918	2.742.302	45,1
75 anos ou mais	2.419.869	3.611.692	49,3

Fontes: Censo Demográfico 1991: resultados do universo: microdados. Rio de Janeiro: IBGE, 2002. 21 CD-ROM; IBGE, Censo Demográfico 2000.

QUADRO 20.4 População residente de 60 ou mais anos de idade, em números absolutos e relativos, por sexo, segundo as grandes regiões – 2000

Grandes regiões	População residente de 60 ou mais anos de idade, por sexo				
	Absoluto			Relativo (%)	
	Total	Homem	Mulher	Homem	Mulher
Brasil	**14.536.029**	**6.533.784**	**8.002.245**	**44,9**	**55,1**
Norte	707.071	355.580	351.491	50,3	49,7
Nordeste	4.020.857	1.827.210	2.193.647	45,4	54,6
Sudeste	6.732.888	2.940.991	3.791.897	43,7	56,3
Sul	2.305.348	1.029.514	1.275.834	44,7	55,3
Centro-Oeste	769.865	380.489	389.376	49,4	50,6

Fonte: IBGE. Censo Demográfico 2000.

em média, 8 anos maior do que a dos homens, o que decorre de fatores como condicionamento biológico (hormônios femininos protegeriam contra isquemia miocárdica), menor exposição a riscos no trabalho, menor consumo de tabaco e álcool, atitudes diferentes em relação às doenças e à incapacidade (maior atenção ao aparecimento de sintomas, visitas mais frequentes aos serviços de saúde, melhor conhecimento sobre as doenças) e maior disponibilidade de serviços para a mulher, incluindo os programas de prevenção do câncer ginecológico.

Grande parte das mulheres chega à velhice sem cônjuge, vivendo só, não tendo experiência de trabalho no mercado formal e com menor escolaridade (CAMARANO, 2002).

Essa situação reflete seu papel na sociedade, sua inserção na família e sua realidade conjugal, conjunto de fatores que tornam a velhice uma experiência especialmente singular para as mulheres, o que tem sido genericamente chamado de "feminização do envelhecimento" (WHO, 2002).

O envelhecimento da população, embora classicamente considerado um fenômeno dos países desenvolvidos, é de ocorrência mundial. Cabe destacar que na década de 1970 a maior parte, em termos absolutos, dos idosos no mundo já residia nos países em desenvolvimento (Figura 20.4). Nesses países registra-se o crescimento mais acentuado do número de idosos, em que pese ser ainda a proporção destes em

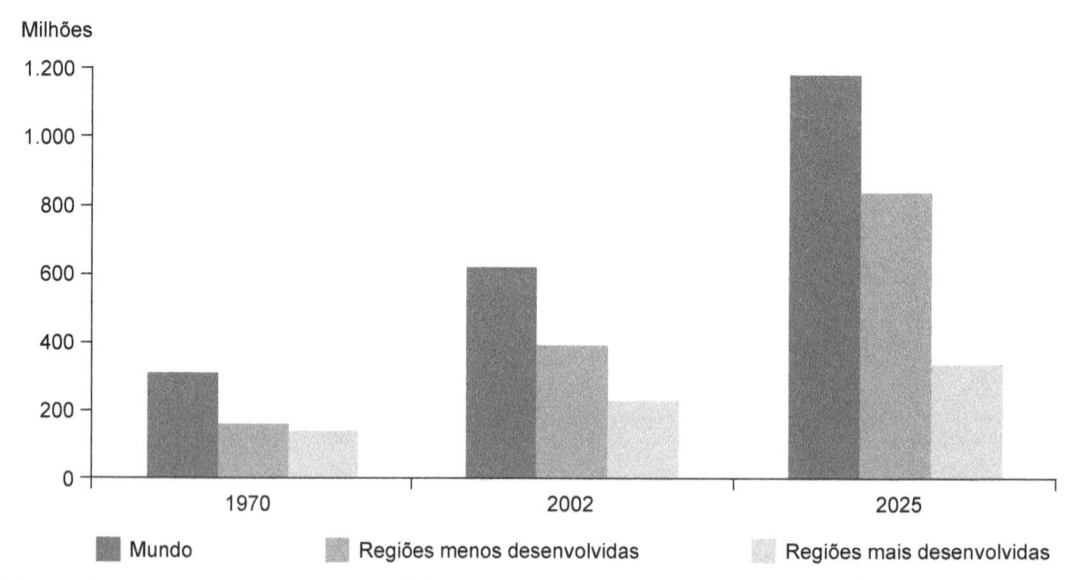

FIGURA 20.4 Número de pessoas com 60 ou mais anos de idade no mundo de acordo com o desenvolvimento das regiões – 1970, 2002 e 2025. (Fonte: Nações Unidas, 2001.)

relação à população total bem inferior àquelas observadas nos países ricos. Os cinco países com maior proporção de idosos são Itália (24,5%), Japão (24,3%), Alemanha (24,0%), Grécia (23,9%) e Bélgica (22,3%) (WHO, 2002) (Quadro 20.5).

Quando se compara o envelhecimento populacional em países desenvolvidos e em desenvolvimento, duas diferenças fundamentais podem ser assinaladas. A primeira diz respeito à velocidade com que vem se desenvolvendo. Enquanto, por exemplo, a França levou mais de um século para duplicar sua proporção de idosos, de 7% para 14%, esse fenômeno no Brasil ocorrerá em menos de 40 anos. Outra diferença importante é o fato de, quando o envelhecimento passou a ter maior impacto nos países da Europa e América do Norte, essas sociedades já haviam atingido níveis adequados de desenvolvimento social e econômico, enquanto que em países como Brasil o aumento da população geriátrica vem se processando ainda em meio à pobreza e à desigualdade social. Tornou-se clássico dizer que os países desenvolvidos primeiro enriqueceram para depois envelhecer, enquanto que os países em desenvolvimento envelhecem sem ter obtido ainda aumento substancial de sua riqueza (KALACHE & KELLER, 2000; WHO, 2002).

Na América Latina, o Uruguai é o país com o maior percentual (17,1%) de idosos. De acordo com o Censo Demográfico de 2010, o Brasil apresenta uma população de 190.755.799 habitantes, dos quais 10,8% apresentam 60 anos ou mais anos de idade. Mais da metade (55,6%) dos idosos é constituída por mulheres (IBGE, 2010). Segundo o Censo 2000, as regiões com maior proporção de idosos são o Sudeste (9,3%) e o Sul (9,2%), seguidas por Nordeste (8,4%), Centro-Oeste (6,6%) e Norte (5,5%) (Quadro 20.4).

Quanto aos estados brasileiros, a maior proporção de idosos é verificada no Rio de Janeiro (10,7%), no Rio Grande do Sul (10,5%) e na Paraíba (10,5%) (IBGE, 2001). O envelhecimento populacional é observado em todo o território nacional, mas com importantes desigualdades regionais, como exemplificado pelas diferenças na expectativa de vida nas regiões (Figura 20.5). Rio de Janeiro e Porto Alegre são as capitais com maiores proporções de idosos, ou seja, 12,8% e 11,8%, respectivamente. Por outro lado, Boa Vista e Palmas, capitais do Norte do país, apresentam as menores proporções de idosos, com apenas 3,8% e 2,7%, respectivamente (IBGE, 2001, 2010).

O Índice de Envelhecimento, que mede o número de pessoas idosas numa população em cada grupo de 100 pessoas jovens, pode demonstrar bem os diferentes estágios do envelhecimento nas regiões brasileiras. Para o Rio Grande do Sul, em 2010, esse indicador foi de 57,3 pessoas com 65 anos ou mais de idade para cada grupo de 100 pessoas menores de 15 anos de idade, enquanto para o estado do Amazonas este número foi de 9,4 pessoas com 65 anos ou mais de idade (IBGE, 2010).

QUADRO 20.5 Países com mais de 10 milhões de habitantes (em 2002) e com maior proporção de idosos, com projeção para 2025

2002		2025	
Itália	24,5%	Japão	35,1%
Japão	24,3%	Itália	34,0%
Alemanha	24,0%	Alemanha	33,2%
Grécia	23,9%	Grécia	31,6%
Bélgica	22,3%	Espanha	31,4%
Espanha	22,1%	Bélgica	31,2%
Portugal	21,1%	Reino Unido	29,4%
Reino Unido	20,8%	Países Baixos	29,4%
Ucrânia	20,7%	França	28,7%
França	20,5%	Canadá	27,9%

Fonte: Nações Unidas, 2001.

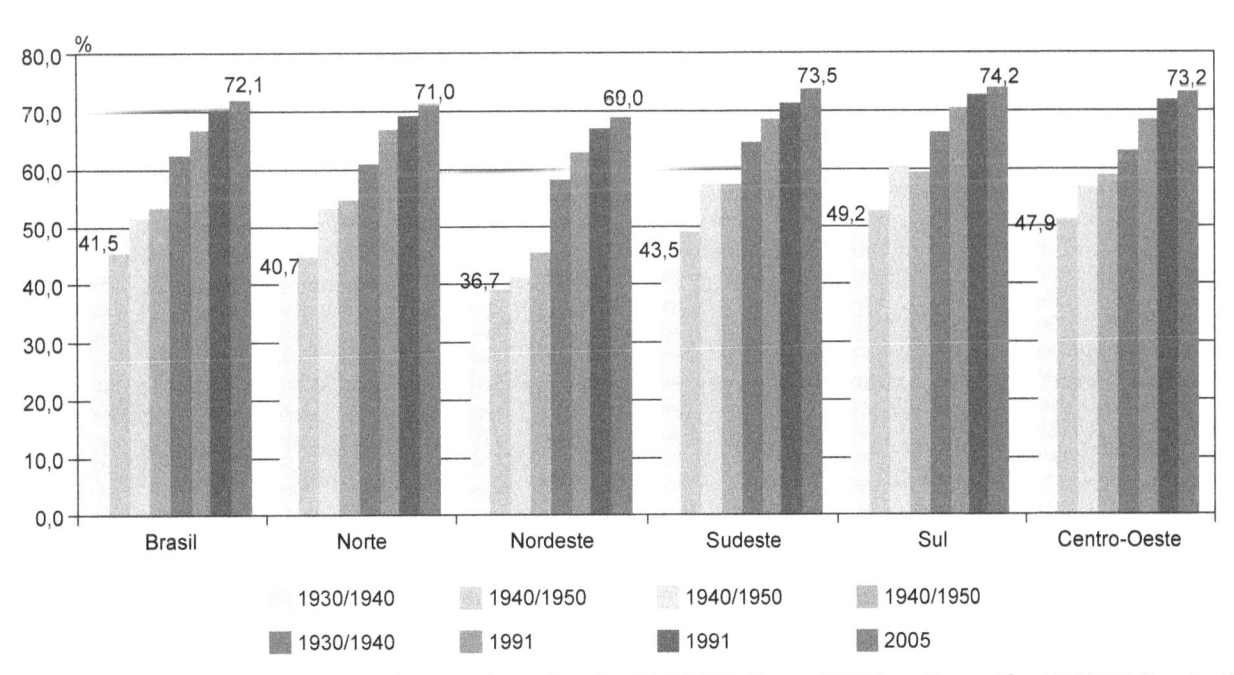

FIGURA 20.5 Esperança de vida ao nascer, segundo as grandes regiões – Brasil 1930/2005. (Fontes: IBGE, Censo Demográfico 1940/2000; Pesquisa Nacional por Amostra de Domicílios, 2005.)

SAÚDE DO IDOSO: CONCEITOS E PRINCÍPIOS BÁSICOS

O envelhecimento humano é um processo de declínio progressivo da capacidade adaptativa e compensatória diante de eventos estressores, associado a mudanças biológicas, psicológicas e sociais dos indivíduos. Pode também ser entendido, numa perspectiva biológica, como processo de limitação progressiva da capacidade homeostática, chamada homeoestenose (TAFFETT, 2003). O envelhecimento é um *continuum* presente na vida humana desde o nascimento ou, até mesmo, desde a vida intrauterina. A velhice pode ser considerada o ápice desse *continuum*, período em que se manifestam os efeitos de diversos fatores que atuam no processo de envelhecimento e na saúde ao longo da vida.

A promoção do envelhecimento bem-sucedido implica ações, iniciativas, atitudes e intervenções que dizem respeito a todos os grupos etários e não somente aos adultos e idosos. Por exemplo, a qualidade da alimentação na infância pode predispor menores mineralização e massa ósseas, resultando em osteoporose, um fator crítico para a incidência de fraturas, que têm grande papel na determinação de incapacidade na idade avançada. Há evidência de que a redução da força muscular, um importante marcador de fragilidade na idade avançada e que pode ser mensurada pela força de preensão palmar, estaria mais acentuada entre indivíduos que tiveram baixo peso ao nascer (WHO, 1999).

Nossos sistemas biológicos atingem o máximo de sua capacidade funcional durante a infância e passam a declinar a partir dessa etapa da vida, numa velocidade que depende muito de fatores ambientais e dos hábitos e estilos de vida dos indivíduos. As diferenças dos efeitos desses fatores nos indivíduos tornam-se mais evidentes em fases mais avançadas da vida (WHO, 2002), não sendo a velhice *per se* causa de doenças, nem se constitui numa doença.

A intensidade dos efeitos do envelhecimento no indivíduo decorre do equilíbrio entre eventos estressores (agressores) e eventos protetores (adaptativos ou compensatórios). Quanto maior o potencial adaptativo/compensatório de um indivíduo ante um evento estressor, menor a intensidade dos efeitos do envelhecimento. Isso se aplica tanto ao plano biológico como ao social. Exemplificando: um medicamento anti-hipertensivo prescrito em dose habitual para um idoso pode ter um efeito hipotensor muito além do esperado em consequência da limitação dos mecanismos compensatórios, como o aumento da frequência cardíaca (por disfunção de nó sinusal, por exemplo). Outro exemplo, agora no campo social: a aposentadoria funciona para muitos como evento estressor (perda de papéis sociais, de vínculos com outras pessoas, entre outros), e indivíduos que não desenvolvem mecanismos adaptativos nessa fase da vida (engajar-se em novos projetos, por exemplo) podem sofrer consequências deletérias, como isolamento social, depressão e declínio físico.

Medida fundamental diante do envelhecimento seria a intensificação das respostas adaptativas do indivíduo e da sociedade. A potencialização da força muscular proximal dos membros inferiores, por meio de atividade física dirigida, é um bom exemplo de reforço da capacidade adaptativa do ido-

so. Na mesma direção estaria o desenvolvimento de programas sociais para o idoso.

Os critérios, baseados em características físicas, psicológicas e sociais, que poderiam determinar o início da velhice em determinado indivíduo não são claramente estabelecidos. A definição de idoso mais utilizada baseia-se na dimensão cronológica.

Assim, idoso seria todo indivíduo com 60 ou mais anos de idade, nos países em desenvolvimento, ou 65 anos ou mais, nos países desenvolvidos. Embora bastante objetivo, esse critério é meramente operacional e não guarda qualquer relação com a biologia e a epidemiologia da idade avançada. O efeito do tempo não é exatamente o mesmo para todas as pessoas, dependendo da complexa interação da cronologia com uma série de fatores, incluindo genética, ambiente, hábitos e estilos de vida. Nessa perspectiva, um indivíduo com 55 anos de idade pode se apresentar numa situação muito mais próxima da condição de fragilidade que caracteriza muitos idosos do que outro de 70 anos. Utilizando o ponto de corte cronológico, temos um grupo etário com grande heterogeneidade, uma vez que os indivíduos nele incluídos têm idades que variam de 60 a mais de 100 anos (PAPALÉO NETTO, 2006).

Ainda que a população geriátrica seja extremamente heterogênea, pode-se afirmar que os traços que mais conferem especificidade a uma pessoa idosa são a maior ocorrência de incapacidade e morbidade e a maior vulnerabilidade a intercorrências clínicas e efeitos de agentes agressores, sejam sociais ou biológicos.

CAPACIDADE FUNCIONAL: FOCO DA ATENÇÃO GERIÁTRICA

Um elemento fundamental para a definição de saúde no indivíduo idoso é sua capacidade funcional, muito mais do que o número de doenças que apresenta. Capacidade funcional diz respeito à habilidade de o idoso exercer as atividades da vida diária. Esse exercício implica condições físicas e cognitivas.

As atividades da vida diária contemplam aquelas necessárias para nossa sobrevivência ou autocuidado (referidas como Atividades Básicas da Vida Diária – ABVD) e aquelas que dizem respeito à convivência e à interação com a comunidade (referidas como Atividades Instrumentais da Vida Diária – AIVD). As ABVD incluem alimentar-se, vestir-se, tomar banho, locomover-se e conter urina e fezes. Por sua vez, as AIVD incluem usar o telefone, fazer compras, viajar, preparar as refeições, gerenciar as finanças e tomar medicamentos.

Para melhor entendimento desse princípio, tomemos o seguinte exemplo: um indivíduo que tem somente osteoartrite nos joelhos, que o impede de se deslocar e consequentemente de sair sozinho de casa, tornando-se dependente, apresenta condições de saúde bem mais desfavoráveis do que outro com diabetes, hipertensão, hipotireoidismo e dislipidemia, todos compensados e sem nenhum comprometimento na realização das atividades diárias. A impossibilidade de se locomover sem ajuda pode favorecer, nesse caso, o isolamento social, a imobilidade e a perda de força muscular, fatores reconhecidamente associados a risco de incapacidade, bem como demandar fortemente a ajuda de terceiros.

De acordo com a capacidade funcional, poderíamos estratificar a população idosa em três grupos, de acordo com a Figura 20.6. O grupo de autônomos e independentes constitui a maioria dos idosos (COELHO FILHO & RAMOS, 1999; LIMA-COSTA et al., 2003; LEBRÃO & LAURENTI, 2005). *Autonomia* diz respeito à habilidade de tomar decisões por conta própria com base em suas preferências, valores e condições. *Independência funcional* significa a habilidade de executar, sem ajuda, tarefas do cotidiano, o que exige condições físicas e cognitivas. O grupo de idosos autônomos e independentes é integrado, principalmente, por idosos mais jovens (menos de 75 anos), muitos dos quais apresentam características funcionais praticamente iguais às dos indivíduos adultos. Nesse grupo não se observam com nitidez as características do cuidado geriátrico e, a rigor, a maioria dos membros desse grupo pode ser atendida em serviços para adultos, não genuinamente designados para idosos. Atividades de promoção de saúde e autocuidado devem ser especialmente incentivadas entre os idosos mais jovens.

O grupo intermediário é composto de idosos apresentando algum comprometimento da capacidade de realizar determinadas atividades diárias. São parcialmente dependentes de ajuda de terceiros, sendo tipicamente representados por idosos recentemente hospitalizados; em recuperação de fraturas; em estágios pós-AVE (acidente vascular encefálico); portadores de depressão, com disfunção cognitiva em fase inicial, entre outros. Esse é um grupo especialmente importante para intervenções de reabilitação e de cuidado multidisciplinar, as quais podem inclusive trazê-los de volta à condição de autonomia e independência.

Por último, o grupo de idosos altamente dependentes é composto por aqueles que necessitam de ajuda para realizar todas as atividades diárias, os quais representam a minoria da população geriátrica (COELHO FILHO & RAMOS, 1999; LIMA-COSTA et al., 2003; LEBRÃO & LAURENTI, 2005). Integram esse grupo idosos em estágios avançados de doenças crônicas, restritos ao leito, com grave disfunção cognitiva, portadores de síndrome de imobilização, usuários de sonda, entre outros. Exigem atenção diuturna por familiares

e cuidadores, bem como atendimento por equipe multidisciplinar, notadamente no domicílio.

A manutenção da independência e a prevenção da incapacidade constituem o objetivo central do cuidado ao idoso. Quando a incapacidade não pode ser totalmente evitada, uma tarefa fundamental consistiria no adiamento ao máximo de seu aparecimento. Um modelo ideal de longevidade seria aquele em que se vive até uma idade extrema com o menor tempo possível de incapacidade.

Existem várias rotas de determinação da incapacidade. As principais seriam: as rotas da senilidade (efeitos de doenças crônicas não controladas ou bem manejadas, levando a comprometimento funcional); a rota da senescência (efeitos das alterações anatômicas e funcionais que se instalam na velhice independentemente da doença e que aumentam a vulnerabilidade a eventos mórbidos e incapacidade); e a rota do ambiente (fatores do ambiente físico e cultural que determinam acidentes, atitudes, hábitos e estilos de vida deletérios) (FRIED et al., 2001). A primeira e a última rotas são potencialmente modificáveis por meio de práticas de saúde e intervenções sociais.

Ultimamente, tem sido definida a *síndrome de fragilidade*, uma condição que significa maior vulnerabilidade de uma pessoa idosa à ocorrência de eventos adversos, como quedas, incapacidade, hospitalização e morte. Alguns critérios têm sido propostos para o diagnóstico dessa síndrome, sendo um dos mais frequentemente utilizados aquele proposto por Fried et al. (2001), segundo o qual fragilidade seria definida pela presença de três ou mais das cinco seguintes características: perda de peso involuntária (perda de 5% ou mais do peso corporal no ano anterior), exaustão física (autorrelato de fadiga), redução da velocidade da marcha (mais de 10 segundos para percorrer 6 metros), baixo nível de atividade física e diminuição da força muscular. Outros critérios procuram ampliar o conceito de fragilidade, incorporando variáveis sociais, cognição e humor (ROCKWOOD, 2005).

INDICADORES DE SAÚDE DOS IDOSOS

Com o aumento da população de idosos, torna-se um imperativo para a sociedade a implementação de políticas que assegurem que as pessoas atinjam a idade avançada de maneira ativa e com menor carga de incapacidade. A conquista dessa meta possibilitará associar o envelhecimento à melhor qualidade de vida e minimizar seu impacto sobre a sociedade, as famílias e os indivíduos. Num contexto em que se projeta para um futuro próximo uma população com mais idosos do que jovens, assegurar seu pleno engajamento social passa a ser uma questão estratégica.

O planejamento de ações para a população idosa exige o acompanhamento por meio de indicadores que reflitam acuradamente suas condições de saúde e vida. Esses indicadores possibilitarão avaliar o impacto de políticas públicas, definir prioridades e tendências, bem como monitorar as condições de saúde dos idosos. No Brasil, dados de indicadores de saúde nos idosos podem ter como fontes o Instituto Brasileiro de Geografia e Estatística (IBGE), o Ministério da Saúde (Sistema

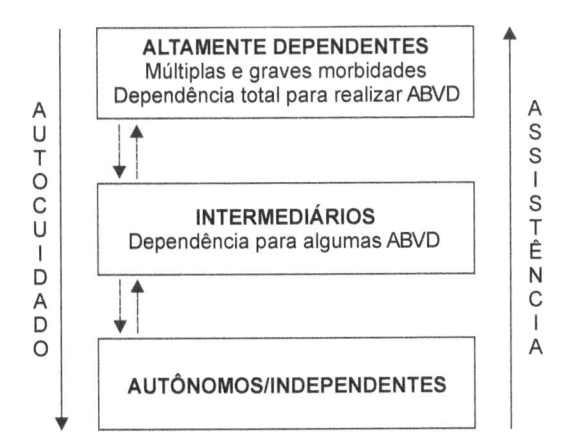

FIGURA 20.6 Representação esquemática da distribuição da população idosa quanto aos níveis de dependência funcional. (ABVD: atividades básicas da vida diária.)

de Informação sobre Mortalidade – SIM; Sistema de Autorização de Internações Hospitalares – SIH-SUS) e inquéritos populacionais brasileiros com cobertura nacional, como a Pesquisa Nacional por Amostra de Domicílios (PNAD), a Pesquisa de Orçamentos Familiares (POF) e o Inquérito Domiciliar sobre Comportamentos de Risco e Morbidade Referida de Doenças e Agravos Não Transmissíveis.

Em 2004 foi instituído o Comitê Temático Interdisciplinar Saúde do Idoso, da Rede Interagencial de Informações para a Saúde (RIPSA), com o objetivo de formular indicadores que possibilitem verificar e avaliar os agravos e a capacidade funcional dos idosos. Os indicadores selecionados para compor o conjunto de Indicadores Básicos para a Saúde no Brasil foram baseados nas seguintes dimensões: aspectos socioeconômicos e demográficos, apoio social, condições de saúde e uso de serviços de saúde, entendendo que os primeiros são determinantes dos últimos (RIPSA, 2005). Alguns dos indicadores de saúde do idoso encontram-se descritos a seguir:

1. **Número e proporção de habitantes com 60 ou mais anos de idade:** o número e a proporção de pessoas idosas refletem a dinâmica dos nascimentos, das mortes e das migrações de determinada sociedade ao longo do tempo (LEBRÃO, 2009). Como os dois primeiros são fortemente influenciados por condições socioeconômicas, pode-se dizer que o número de pessoas idosas reflete, em grande medida, o estágio de desenvolvimento de uma sociedade (WHO, 2002). Fluxos migratórios podem também contribuir para mudanças na proporção de idosos de uma população. Por exemplo, estima-se que o aumento nas taxas de crescimento da população idosa até 1980 tenha si-

do influenciado pela imigração de europeus no período de 1871 a 1900, especialmente nas regiões Sul e Sudeste. A forte atração para a imigração de indivíduos provenientes de outras áreas do país igualmente contribuiu para o aumento de idosos nessas regiões. Vale destacar também o fenômeno da migração de volta de idosos para suas regiões originais, como observado em alguns estados do Nordeste (BERQUÓ & BAENINGER, 2000). A urbanização está intrinsecamente associada à migração, registrando-se a entrada nos grandes centros urbanos de importante contingente de jovens oriundos de pequenas cidades, onde o aumento da proporção de idosos passa a gerar demandas para os serviços sociais e de saúde.

2. **Expectativa de vida aos 60 ou mais anos de idade:** a expectativa de vida a partir dos 60 anos é entendida como o número médio de anos de vida esperados para o indivíduo que atinge essa idade, mantido o padrão de mortalidade existente, em determinado espaço geográfico, em determinado ano. Esse indicador é importante, uma vez que taxas maiores de sobrevida da população idosa resultam em demandas adicionais para os setores de saúde, previdência e assistência social. O cálculo desse indicador é baseado, muitas vezes, em dados demográficos indiretos, uma vez que informações confiáveis de óbitos classificados por idade nem sempre se encontram disponíveis.

No Brasil, a expectativa de vida a partir dos 60 anos de idade aumentou no período de 1991 a 2000 em todas as faixas de idade e para ambos os sexos (Figura 20.7). Assim como observado com relação à expectativa de vida ao nascer, a expectativa de vida aos 60 anos no sexo feminino é maior do que no masculino (Figura 20.8). Em 2006,

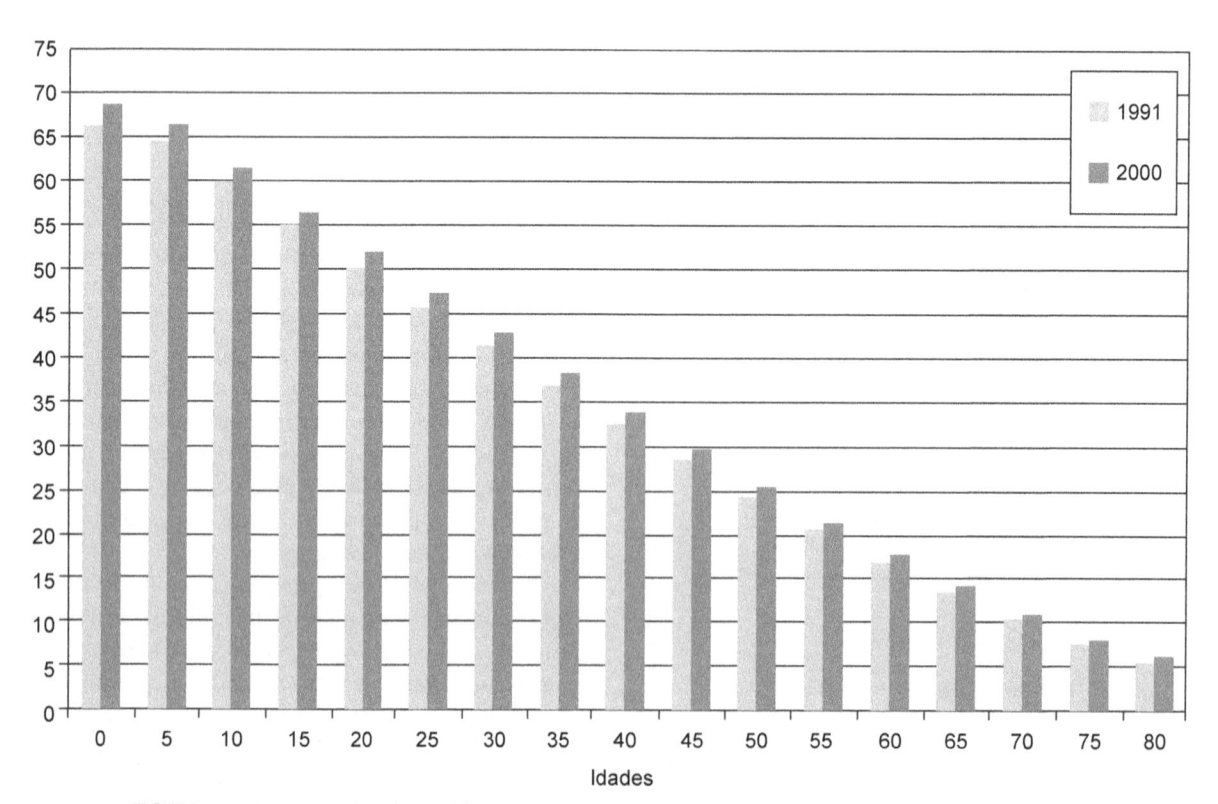

FIGURA 20.7 Esperança de vida em diferentes idades, em ambos os sexos – Brasil – 1991 e 2000. (Fonte: IBGE.)

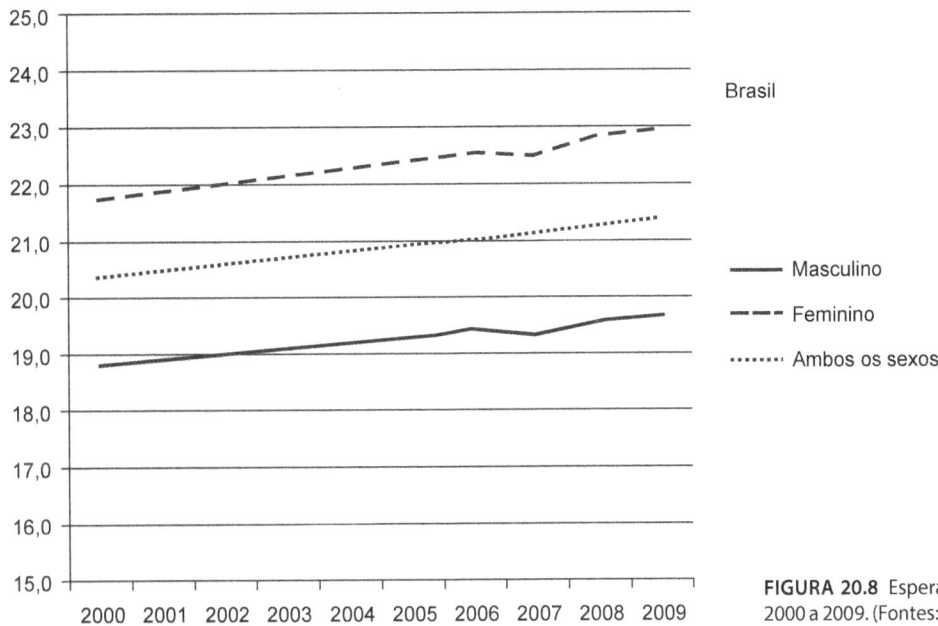

FIGURA 20.8 Esperança de vida aos 60 anos de idade – Brasil – 2000 a 2009. (Fontes: IBGE; CEPI–DSS/ENSP/FIOCRUZ, 2012.)

a expectativa de vida das pessoas de 60 anos de idade era 3 anos maior entre as mulheres em comparação com os homens, ou seja, 22,4 e 19,3 anos, respectivamente. Esse diferencial, embora em menor intensidade, é também observado entre os idosos de 80 ou mais anos de idade, quando a expectativa de vida das mulheres e dos homens é de, respectivamente, 9,8 e 8,9 anos (IBGE, 2009).

3. **Índice de envelhecimento:** é o número de pessoas de 65 ou mais anos de idade para cada 100 pessoas com menos de 15 anos de idade, na população residente, em determinado espaço geográfico, no ano considerado. Trata-se de uma razão entre os componentes etários extremos da população, representados por idosos e jovens. Seus valores se intensificam à medida que avança o processo da transição demográfica no país. É importante para o acompanhamento do ritmo de envelhecimento da população, levando-se em conta áreas geográficas e grupos sociais.

4. **Razão de dependência:** trata-se da relação entre o segmento etário da população definido como economicamente dependente (os menores de 15 anos de idade e os de 65 ou mais anos de idade) e o segmento etário potencialmente produtivo (15 a 64 anos de idade), na população residente, em determinado espaço geográfico, no ano considerado. Reflete a participação relativa do contingente populacional potencialmente inativo, que deveria ser sustentado pela parcela da população potencialmente produtiva. Valores elevados indicam que a população em idade produtiva deve sustentar uma grande proporção de dependentes, o que significa consideráveis encargos assistenciais para a sociedade. A interpretação desse indicador deve ser feita com cautela, se considerarmos que uma proporção de indivíduos com 65 anos de idade ou mais permanece economicamente produtiva. O Quadro 20.6 mostra a razão de dependência das crianças e dos idosos e o índice de envelhecimento segundo as grandes regiões e unidades da Federação entre 1980 e 2000.

5. **Arranjos domiciliares:** o conhecimento acerca dos arranjos domiciliares do idoso, ou seja, com quem mora e sua posição quanto à responsabilidade pelo domicílio, é importante por refletir suas condições de saúde e autonomia, bem como sua renda, uma vez afastado da atividade laboral. Assim, o indicador proporção de idosos residindo em domicílios chefiados por outro parente, exceto cônjuge, ou como agregados, expressa a proporção de idosos que vivem num arranjo familiar ou domiciliar no qual não são chefes, nem cônjuges, o que pode indicar algum tipo de dependência, seja por falta de renda, seja por incapacidade funcional. Além disso, torna possível avaliar a situação dos filhos adultos do idoso no que diz respeito à sua inserção no mercado de trabalho e à constituição de uma nova família.

No período de 1995 a 2009, observa-se redução na proporção de idosos residindo em domicílios chefiados por outro parente, em todas as regiões do Brasil, para ambos os sexos, passando de 14,4% em 1995 para 11,6% em 2009. O Censo Demográfico 2000 verificou que 62,4% dos idosos eram responsáveis pelos domicílios brasileiros, observando-se aumento em relação a 1991, quando os idosos responsáveis representavam 60,4%. Os cônjuges representavam cerca de 22%, o que significa que a grande maioria (84,4%) dessa população ocupa um papel de destaque no modelo de organização da família brasileira (Figura 20.9). Em mais da metade (54,5%) dos domicílios sob a chefia de idoso residiam pessoas na condição de filhos (ou enteados), tendência que se mantém desde 1991, com ligeiro declínio. A residência em domicílios sob responsabilidade de outro parente que não o cônjuge foi mais prevalente entre as mulheres idosas. Em 2009, a proporção de mulheres idosas nessa condição (15,7%) representava mais que o dobro em comparação com os homens idosos (6,5%) (IBGE, 2001).

Esses dados expressam, em parte, o fato de ser mais comum entre as mulheres viver na idade avançada sem

QUADRO 20.6 Razão de dependência das crianças e dos idosos e índice de envelhecimento segundo as grandes regiões e unidades da Federação – 1980/2000

Grandes regiões e unidades da Federação	Razão de dependência (%)						Índice de envelhecimento (%)		
	Das crianças			Dos idosos					
	1980	1991	2000	1980	1991	2000	1980	1991	2000
Brasil	66,23	57,45	45,86	6,94	7,99	9,07	10,49	13,90	19,77
Norte	90,47	78,13	62,94	5,51	5,53	6,15	6,09	7,08	9,77
Rondônia	87,16	70,48	55,42	2,99	3,89	5,31	3,42	5,52	9,57
Acre	94,96	83,64	67,57	5,04	5,97	6,48	5,31	7,14	9,59
Amazonas	93,84	81,76	67,15	4,89	5,10	5,62	5,21	6,24	8,37
Roraima	83,22	66,34	65,34	4,01	3,55	4,42	4,81	5,35	6,76
Pará	88,39	78,36	62,79	6,05	5,92	6,50	6,84	7,55	10,35
Amapá	102,02	87,25	67,96	6,05	4,98	4,64	5,94	5,71	6,83
Tocantins	92,51	76,49	58,42	6,18	6,93	7,52	6,68	9,06	12,88
Nordeste	83,29	70,94	53,90	8,34	9,11	9,56	10,01	12,84	17,73
Maranhão	89,04	85,26	64,46	7,04	8,12	8,44	7,91	9,53	13,10
Piauí	89,58	75,27	55,29	7,37	8,35	9,42	8,22	11,10	17,03
Ceará	80,06	69,05	55,64	8,37	9,57	10,24	10,45	13,86	18,41
Rio Grande do Norte	77,66	65,78	50,99	9,61	10,43	10,33	12,37	15,86	20,27
Paraíba	82,54	68,23	51,31	10,38	11,71	11,75	12,58	17,17	22,90
Pernambuco	78,03	63,91	49,57	8,45	9,34	9,78	10,82	14,61	19,74
Alagoas	87,89	72,78	58,52	8,34	7,97	8,28	9,49	10,95	14,15
Sergipe	87,38	69,94	54,24	9,55	8,57	8,34	10,93	12,25	15,38
Bahia	84,84	71,46	51,33	8,02	8,61	9,21	9,46	12,04	17,94
Sudeste	55,38	49,06	39,88	6,80	8,08	9,52	12,27	16,46	23,88
Minas Gerais	65,80	55,43	43,36	6,94	8,13	9,49	10,55	14,67	21,88
Espírito Santo	67,58	57,36	43,64	6,60	7,14	8,40	9,77	12,45	19,26
Rio de Janeiro	48,78	43,19	37,31	7,37	9,06	11,02	15,11	20,97	29,55
São Paulo	52,41	47,79	38,94	6,48	7,73	9,05	12,37	16,17	23,23
Sul	60,58	50,60	41,55	6,41	7,88	9,39	10,58	15,57	22,60
Paraná	68,93	53,44	43,77	5,53	7,00	8,61	8,02	13,09	19,68
Santa Catarina	64,00	52,93	42,42	5,91	6,97	8,10	9,24	13,17	19,10
Rio Grande do Sul	51,60	46,90	39,04	7,41	9,11	10,78	14,36	19,43	27,61
Centro-Oeste	71,05	57,41	45,47	4,51	5,32	6,50	6,35	9,27	14,29
Mato Grosso do Sul	72,36	59,07	47,59	5,13	6,30	7,81	7,09	10,67	16,41
Mato Grosso	79,44	63,27	49,22	4,41	4,50	5,66	5,55	7,11	11,50
Goiás	70,97	55,58	44,41	5,00	5,89	7,08	7,04	10,60	15,95
Distrito Federal	62,47	53,20	41,63	2,71	3,82	4,82	4,34	7,17	11,58

Fonte: IBGE, Censo Demográfico 1980/2000. Notas: 1. Razão de dependência das crianças = (Pop0-14 / Pop15-64) × 100. 2. Razão de dependência dos idosos = (Pop65+ / Pop15-64) × 100. 3. Índice de envelhecimento = (Pop65+ / Pop0-14) × 100.

cônjuge, seja por viuvez, separação ou por não se terem casado. O número considerável de idosos responsáveis pelo domicílio aponta para uma possível redução na dependência dos idosos brasileiros. A contribuição da renda dos idosos no orçamento desses domicílios é significativa, o que em grande parte se deve a recursos do benefício social. Se considerarmos que na maioria dos domicílios sob a responsabilidade do idoso há corresidência deste com seus filhos, parece haver uma inversão da relação de dependência, motivada pela política previdenciária do país.

6. **Capacidade funcional:** a capacidade funcional, como ressaltado em outra seção deste capítulo, é elemento fundamental na avaliação do idoso, sendo útil para a estimativa de sua qualidade de vida, da necessidade de cuidados formais e informais e de demandas por serviços específicos. Ademais, apresenta-se como importante preditor de mortalidade em idosos (RAMOS et al., 2001). O Comitê Temático Interdisciplinar Saúde do Idoso da RIPSA propôs a inclusão de "Limitações de Algumas Atividades da Vida Diária (alimentar-se, tomar banho e/ou ir ao banheiro)"

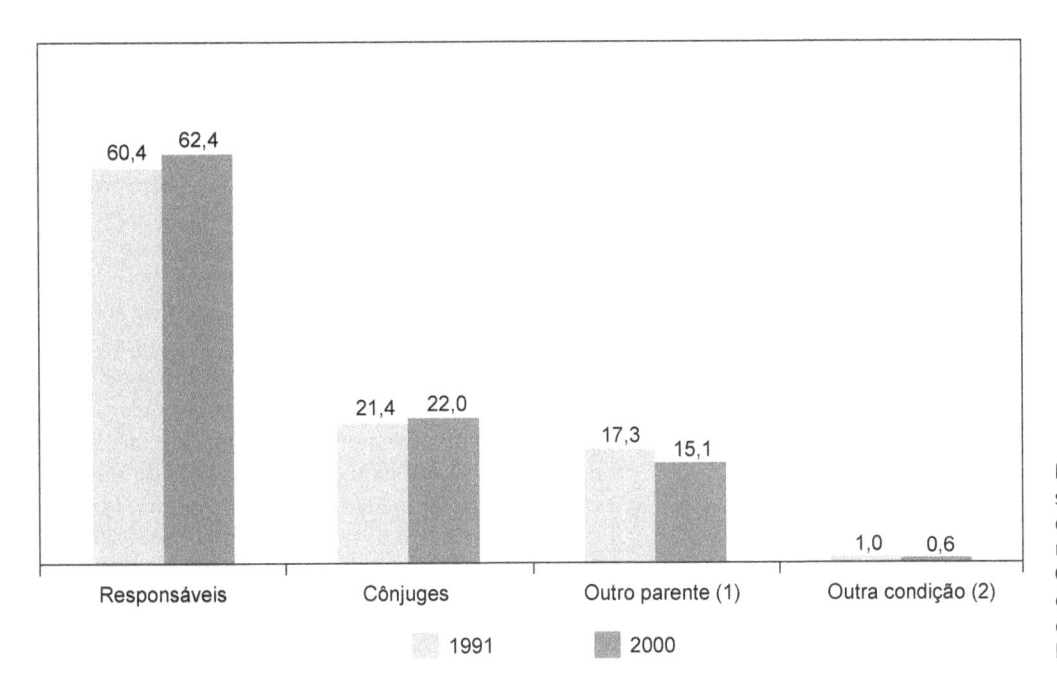

FIGURA 20.9 Proporção de pessoas com 60 ou mais anos de idade quanto à responsabilidade pelo domicílio – Brasil – 1991/2000. (Fontes: Censo Demográfico 1991: resultados do universo: microdados. Rio de Janeiro: IBGE, 2002. 21 CD-ROM; IBGE, Censo Demográfico 2000.)

como um dos indicadores para monitoração da saúde do idoso no Brasil (RIPSA, 2005).

Três atividades podem ser representativas do espectro de dependência funcional em idosos: levantar da cama, banhar-se e capacidade de andar 100 metros. Com essas três atividades da vida diária é possível rastrear idosos com necessidade de ajuda no dia a dia. A estimativa de demanda por cuidados na vida diária é um indicador importante para o planejamento e a gestão dos serviços de saúde (RAMOS et al., 2013).

Segundo dados da PNAD, a impossibilidade de alimentar-se, tomar banho ou ir ao banheiro foi relatada por 2,0% dos idosos (2,2% das mulheres e 1,8% dos homens). A impossibilidade de abaixar-se, ajoelhar-se ou curvar-se foi relatada por 4,4% dos idosos (5,7% e 2,7% das mulheres e homens, respectivamente), e a impossibilidade para caminhar mais de 1km foi relatada por 6,2% (7,9% e 4,2% das mulheres e homens, respectivamente). A prevalência de incapacidade para realizar as atividades mencionadas aumentou com a idade em ambos os sexos. Uma proporção de 85% dos idosos relatou não ter dificuldades para alimentar-se, tomar banho ou ir ao banheiro, o que está de acordo com resultados de estudos de base populacional realizados no Brasil e mesmo em outros países.

Quanto a esses últimos, no entanto, cabe mencionar que os dados não são totalmente comparáveis, a começar pela inclusão no Brasil de idosos mais jovens, ou seja, a partir dos 60 anos e não 65 anos, como habitual nos países desenvolvidos (IBGE, 1998; LIMA-COSTA et al., 2003). Utilizando-se as informações do Censo Demográfico 2000 acerca de "dificuldade para caminhar e subir escadas", entendidas como *proxy* de incapacidade funcional, observa-se que idosos da maior parte da região Nordeste apresentam situação mais desfavorável em comparação com aqueles das demais regiões. Chama a atenção o dado

de que, além dos idosos de estados do Sul e Sudeste, situam-se em condição favorável quanto à capacidade funcional os idosos de muitas áreas das regiões Centro-Oeste e Norte. Explicações possíveis para esse achado incluem o maior risco de incapacidade funcional nas áreas urbanas do que nas áreas rurais, bem como o fato de que a menor longevidade nas regiões Centro-Oeste e Norte possibilitaria menor sobrevivência com incapacidade (PARAHYBA & MELZER, 2004; IBGE, 2009).

7. **Doenças crônicas:** mais de 70% dos idosos brasileiros referem pelo menos uma doença crônica. Hipertensão, artrite/reumatismo e diabetes são as doenças crônicas mais frequentes, sendo referidas por, respectivamente, 48,8%, 27,3% e 13% dos idosos. Pouco mais de 13% dos idosos deixaram de executar atividades habituais por causa de problema de saúde nas últimas 2 semanas. Uma proporção de 78% dos idosos fez consulta a um médico no último ano, sendo essa proporção de 71% entre os homens e 83,4% entre as mulheres. Fazendo a comparação entre os resultados da PNAD 1998 e os da PNAD 2003, observam-se melhora nas condições de saúde autorreferidas dos idosos brasileiros e discreto aumento no número de consultas ao médico, referidas em 1998 por 72,2% dos idosos. O gasto médio mensal dos idosos brasileiros com a compra de medicamentos corresponde a quase um quarto (23%) do salário-mínimo. Esse dado é relevante, levando-se em conta que aproximadamente metade dos idosos tem renda pessoal de um salário-mínimo. Programas que assegurem o acesso da população idosa a medicamentos para os agravos mais comuns tendem, assim, a ter impacto altamente positivo na condição de vida desse grupo etário (LIMA-COSTA et al., 2003, 2007).

8. **Taxa de mortalidade aos 60 ou mais anos de idade:** as taxas de mortalidade são maiores nos extremos etários da população, ou seja, na infância e na idade avançada.

Tomando-se como fontes o Sistema de Informação sobre Mortalidade do Sistema Único de Saúde (SIM-SUS) e os censos demográficos brasileiros nos anos de 1980, 1991 e 2000, assim como a contagem populacional de 1996, observa-se diminuição da mortalidade entre idosos brasileiros de ambos os sexos e em todas as faixas etárias. Essa redução é especialmente importante entre as mulheres idosas e naqueles com idade acima de 80 anos.

Quanto às causas de morte, as três principais, em ordem decrescente, são as doenças do aparelho circulatório, neoplasias e doenças do aparelho respiratório. Entre 1980 e 2000, observa-se redução das mortes por doenças do aparelho circulatório, por causas externas e sinais e sintomas maldefinidos. A redução de mortes por doenças circulatórias segue a tendência observada nos países desenvolvidos, o que é resultado da redução de fatores de risco, como tabagismo, e dos avanços tecnológicos no tratamento. Por outro lado, as taxas de mortalidade decorrente de neoplasias e doenças do aparelho respiratório apresentaram aumento nesse período. Ressalte-se, no entanto, a diminuição no número de óbitos por pneumonia, provavelmente explicada pela imunização de idosos no país (IBGE, 1992, 2002).

9. **Hospitalizações de idosos na rede SUS:** os idosos apresentam caracteristicamente maior taxa de utilização dos serviços de saúde, incluindo as hospitalizações, que nesse segmento se apresentam mais prolongadas e a um custo maior. Esse indicador, que reflete a maior ocorrência de doenças e condições crônicas nessa fase da vida, torna possível avaliar o impacto dos idosos sobre os serviços hospitalares e, de maneira indireta, a eficiência dos níveis primário e secundário. Em 2001 foi registrado, segundo dados do SIH-SUS, um total de 12.227.465 internações hospitalares no âmbito do SUS. Os idosos, que representavam 8,5% da população geral, foram responsáveis por 18,3% das hospitalizações. A razão proporção de habitantes/proporção de internações aumentou acentuadamente com a idade: 1,0, 1,7, 2,4 e 3,4 nas faixas etárias de 20 a 59, 60 a 69, 70 a 79 e 80 ou mais anos de idade, respectivamente (Quadro 20.7). As internações são mais frequentes entre os idosos homens e nas faixas etárias extremas, aumentando gradualmente a partir dos 50 anos de idade (Figuras 20.10 e 20.11). Outros estudos no Brasil e entre a população norte-americana evidenciaram resultados semelhantes (LIMA-COSTA et al., 2007).

QUADRO 20.7 Habitantes e internações hospitalares e razão internações/habitantes no âmbito do Sistema Único de Saúde – SUS – Brasil, 2001

Faixa etária (anos)	Habitantes		Internação		Internações/ Habitantes[a]
	Número	%	Número	%	
20 a 59	88.396.190	51,3	6.398.550	52,3	1,0
60 a 69	8.289.329	4,8	978.650	8,0	1,7
70 a 79	4.578.329	2,7	809.904	6,6	2,4
80+	1.854.174	1,1	449.369	3,7	3,4
Subtotal (60+)	14.721.832	8,5	2.237.923	18,3	2,2
Total	172.385.776	100,0	12.227.465	100,0	–

[a]Razão de internações na faixa etária/tamanho proporcional da população.
Fonte: Ministério da Saúde, Sistema de Informações Hospitalares do Sistema Único de Saúde (SIH-SUS).

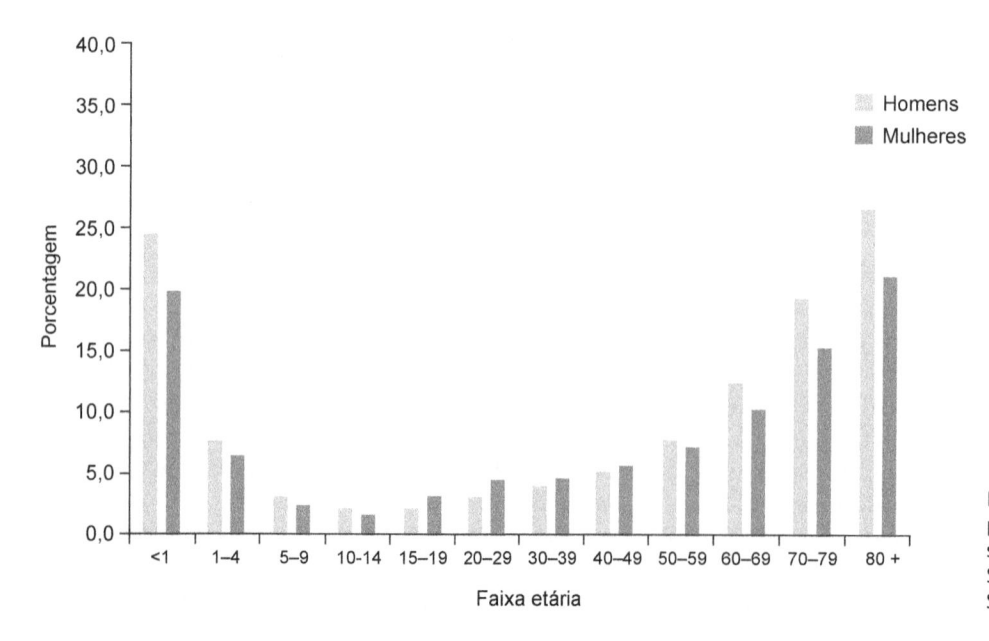

FIGURA 20.10 Taxas de hospitalizações públicas, segundo faixa etária e sexo – Brasil, HCA 2001. (Fonte: Ministério da Saúde. Sistema de Informações Hospitalares do Sistema Único de Saúde [SIH-SUS].)

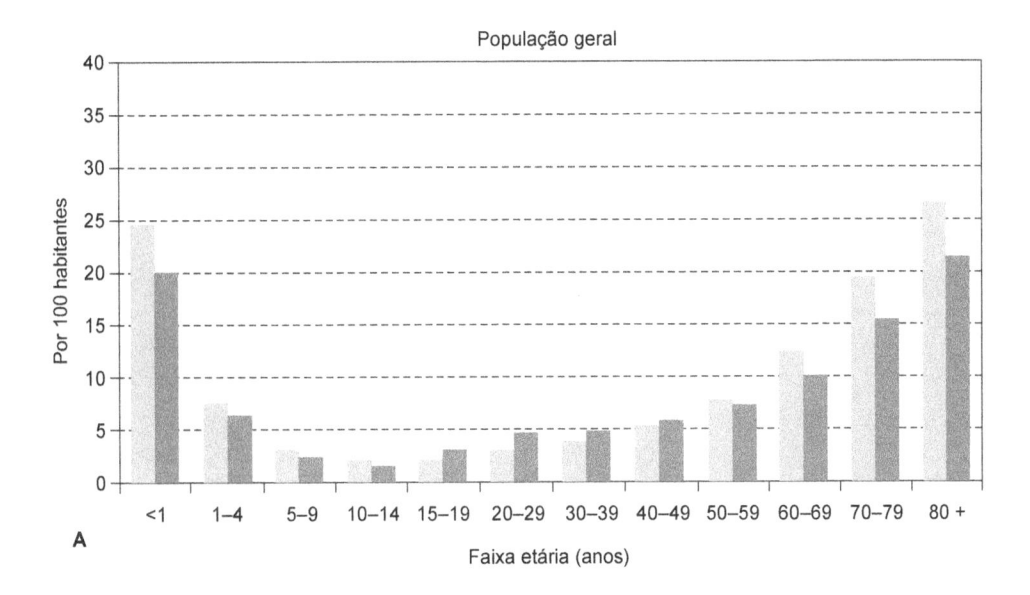

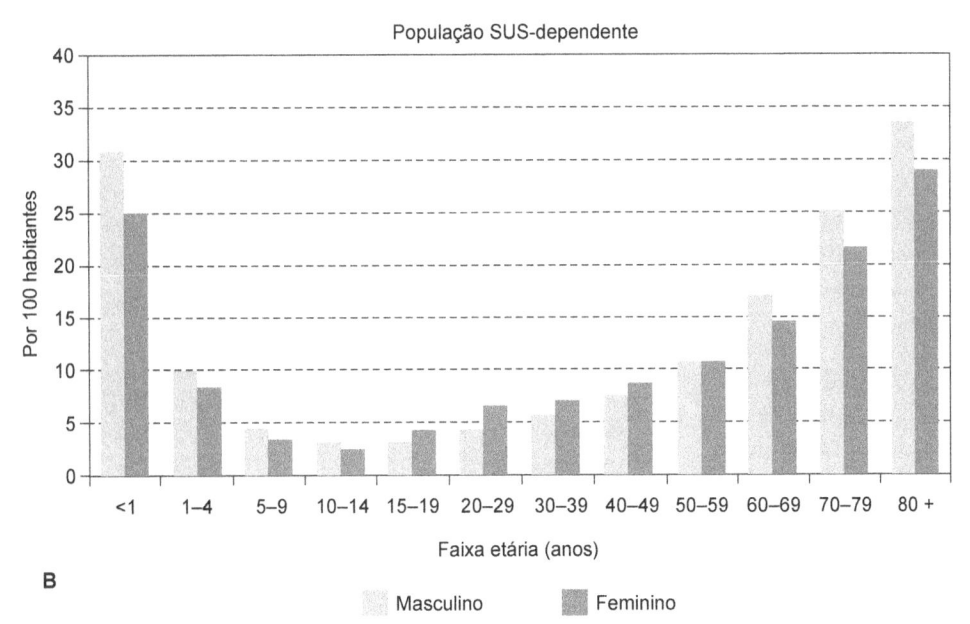

FIGURA 20.11 Taxas de internações hospitalares entre a população geral (**A**) e a dependente do SUS (**B**) no âmbito do Sistema Único de Saúde – SUS – Brasil, 2001. (Fonte: Ministério da Saúde. Sistema de Informações Hospitalares do Sistema Único de Saúde [SIH-SUS].)

As principais causas de internação hospitalar entre os idosos, tanto do sexo masculino como do feminino, foram: doenças do aparelho circulatório (prevalecendo insuficiência cardíaca, AVE, isquemia miocárdica), respiratório (bronquite/enfisema/outras doenças pulmonares obstrutivas crônicas e pneumonia) e doenças do aparelho digestivo. Entre os mais jovens (20 a 59 anos), diferentemente, os principais responsáveis pelas internações foram: causas externas, doenças do aparelho digestivo e transtornos mentais e comportamentais, no sexo masculino, e doenças do aparelho geniturinário, gravidez/puerpério e doenças do aparelho digestivo, no sexo feminino (Quadro 20.8) (BRASIL, 2008).

ORGANIZAÇÃO DA ATENÇÃO À SAÚDE DO IDOSO

A organização da atenção integral à saúde do idoso apresenta-se como uma grande tarefa para o SUS, que tem o desafio de implementar novas abordagens e serviços que possam responder às demandas emergentes com o novo perfil epidemiológico do país. O cuidado do idoso é, por definição, abrangente, envolvendo intervenções em diferentes níveis de atenção e espaços institucionais, incluindo unidades de internamento, hospital-dia e centros para cuidado prolongado. Encontram-se descritas a seguir as linhas gerais de um programa de atenção à saúde do idoso.

Nível primário

O núcleo central da atenção ao idoso deve ser a atenção primária, por meio da Estratégia Saúde da Família (ESF), que constitui a porta de entrada no SUS. Nesse nível ocorre o seguimento proximal e longitudinal dos idosos residentes em áreas adscritas, possibilitando o monitoramento de suas condições de saúde e a detecção precoce de agravos. Trata-se de instância privilegiada para a realização de atividades e implementação de programas de promoção de saúde, contemplando ações que incluem: imunização para gripe, tétano e pneu-

QUADRO 20.8 Distribuição proporcional (%) do diagnóstico principal que justificou a internação no âmbito do Sistema Único de Saúde segundo faixa etária e sexo – Brasil, 2001

Diagnóstico principal	Masculino por faixa etária (anos)					Feminino por faixa etária (anos)				
	20 a 59	60+	60 a 69	70 a 79	≥ 80	20 a 59	60+	60 a 69	70 a 79	≥ 80
Doenças do aparelho circulatório	11,5	28,6	27,4	29,7	29,6	11,6	30,1	28,0	31,5	31,8
Doenças do aparelho respiratório	11,5	20,4	17,7	21,3	24,9	10,2	18,7	17,0	18,9	21,5
Doenças do aparelho digestivo	15,3	11,0	12,8	10,2	8,1	11,6	9,7	11,2	9,2	7,8
Doenças infecciosas e parasitárias	8,1	5,5	5,2	5,3	6,6	5,8	6,6	6,4	6,4	7,1
Doenças do aparelho geniturinário	5,8	7,2	7,2	7,5	6,6	17,0	5,3	6,8	4,8	3,5
Causas externas	15,3	4,1	4,7	3,5	4,1	3,9	4,6	4,0	4,5	6,2
Doenças endócrinas, nutricionais e metabólicas	2,8	4,5	4,2	4,4	5,1	2,9	6,4	6,3	6,4	6,5
Doenças do sistema nervoso	2,7	3,1	3,0	3,1	3,1	1,7	2,9	2,6	2,9	3,5
Transtornos mentais e comportamentais	11,7	1,7	2,8	1,0	0,6	4,9	1,4	2,1	0,9	0,7
Neoplasias	3,2	5,4	6,2	5,5	3,6	7,3	4,9	6,0	4,7	3,0
Doenças do sistema osteomuscular e tecido conjuntivo	4,5	2,0	2,4	1,8	1,5	2,8	2,6	2,9	2,6	2,1
Gravidez, puerpério	0,0	0,0	0,0	0,0	0,0	13,7	0,0	0,1	0,0	0,0
Outras	7,6	6,5	6,5	6,7	6,3	6,8	6,7	6,7	7,1	6,2
Total	**100,0**	**100,0**	**100,0**	**100,0**	**100,0**	**100,0**	**100,0**	**100,0**	**100,0**	**100,0**

Fonte: Ministério da Saúde, Sistema de Informações Hospitalares do Sistema Único de Saúde (SIH-SUS); Loyola Filho et al., 2004.

monia; socialização; suporte a cuidadores de idosos altamente dependentes; atividade física; suplementação de cálcio e vitamina D; orientação quanto à segurança no domicílio e prevenção de quedas; e orientação nutricional.

Ainda nesse nível, pode ser feito o rastreamento de condições prevalentes e com alto impacto na morbimortalidade, como câncer de mama, câncer de próstata, osteoporose, dislipidemias, diabetes, doença cardíaca, catarata, quedas, déficit cognitivo e depressão, bem como o rastreamento de idosos em situações de risco, como aqueles morando sozinhos, com idade de 80 anos ou mais, recentemente internados, submetidos a maus-tratos, com perda de peso e com mudanças recentes na mobilidade e na capacidade de realizar as atividades diárias.

Situações de internamento domiciliar de idosos estão também contempladas no âmbito da atenção primária, estando especialmente indicadas para pacientes com síndrome de imobilidade, em estados pós-condições agudas e com doenças terminais ou doenças agudas com potencial de serem tratadas em domicílio. Deverão ser assumidas pela equipe de Saúde da Família em parceria com as equipes especializadas em gerontogeriatria e com programas de internamento domiciliar.

Programas de visita domiciliar com enfoque multidimensional podem ser efetivos para a prevenção de declínio funcional em idosos frágeis (GILL et al., 2002; MELIS et al., 2008). Esses programas incluem diversas intervenções, como gerenciamento de casos, promoção de atividade física e adaptações ambientais, entre outras (DANIELS, 2010). Os resultados parecem ser mais favoráveis entre grupos de idosos com nível intermediário de comprometimento funcional, em comparação com os idosos como um todo ou com aqueles apresentando nível mais grave de dependência e incapacidade (GILL et al., 2002; KONO et al., 2012).

Nível secundário

Os idosos atendidos em nível primário com demandas por cuidados especializados devem ser encaminhados para o nível secundário, idealmente estruturado por meio dos Núcleos de Geriatria e Gerontologia (NGG), implantados em âmbito regional e podendo estar inseridos num centro de especialidades clínicas (policlínica). Os NGG representam a retaguarda da atenção ao idoso realizada pelas equipes de Saúde da Família, sendo integrados por equipe multidisciplinar. As atividades clínicas nesse nível incluem: atendimento clínico por meio de consultas ambulatoriais ou em hospital-dia instalado nos NGG, consultas em domicílio e práticas de reabilitação física e cognitiva. Cabe também aos NGG dar apoio técnico ao trabalho de atenção ao idoso desenvolvido pelas equipes de Saúde da Família. Boa parte dos idosos atendidos no nível secundário, uma vez clinicamente estabilizados, deve ser encaminhada de volta ao nível primário, podendo ser submetida ao cuidado somente pelas equipes de Saúde da Família ou ao cuidado compartilhado entre os dois níveis.

Nível terciário

O nível terciário de atenção é representado por um Centro de Referência em Assistência à Saúde do Idoso, idealmente vinculado a um hospital geral com condições técnicas, instalações físicas, equipamentos e recursos humanos específicos e adequados para a prestação de assistência à saúde de idosos de maneira integral e integrada aos demais níveis. São particularmente elegíveis para atendimento nesse serviço idosos portadores de condições que necessitam investigação, manejo e processo de reabilitação mais especializados. O Centro de Referência contempla diversas modalidades assistenciais, como hospital-dia, atendimento ambulatorial especializado, internamento em enfermaria e *hospices*.

Os Centros de Referência têm também a tarefa de colaborar com as Secretarias Municipal e Estadual de Saúde no delineamento, na proposição e no monitoramento de políticas de atenção ao idoso, além de realizar investigações científicas, treinamento e educação continuada de profissionais de saúde no campo da atenção à saúde do idoso, o que representa uma prioridade para o sistema de saúde.

Considerando o impacto da população idosa em termos de internação hospitalar, como assinalado previamente neste capítulo, e considerando as especificidades do cuidado e do processo saúde-doença no idoso, a implementação de serviços para internamentos de casos geriátricos, especialmente aqueles de natureza aguda ou crônico-agudizada, é parte importante de um programa geral de atenção à saúde do idoso.

A forma como esses serviços se estruturam e se inserem no contexto da instituição hospitalar e do sistema de saúde como um todo é fundamental para a efetividade do cuidado geriátrico, contribuindo para melhor definição de competências e interação da geriatria com outras áreas, particularmente a clínica médica. Criterioso delineamento desses serviços pode resultar em melhor qualidade da atenção, otimização de recursos e garantia de maior acesso do idoso a recursos de diagnóstico e tratamento (COELHO FILHO, 2000).

Um dos elementos centrais do cuidado ao idoso é a abordagem geriátrica ampla, entendida como o processo de avaliação multidimensional e interdisciplinar que visa identificar a condição clínica, funcional, psicológica e social e que deve orientar o estabelecimento de um plano integrado para o tratamento e o seguimento. Como o idoso frequentemente apresenta múltiplos problemas, há necessidade do envolvimento de várias disciplinas, tendo como objetivo assegurar o máximo de independência e reabilitação.

Dispõe-se atualmente de razoável evidência acerca do impacto da abordagem geriátrica. Metanálise envolvendo 28 ensaios clínicos randomizados com 4.929 indivíduos incluídos em cinco diferentes estratégias de serviços geriátricos e 4.912 controles demonstrou que esses serviços são efetivos em melhorar a capacidade funcional e a sobrevida de idosos. Abordagem geriátrica conduzida em nível hospitalar, incluindo serviço de reabilitação, foi capaz de reduzir em 35% o risco de mortalidade num período de 6 meses. Abordagem geriátrica no domicílio, por sua vez, reduziu a mortalidade em 14% durante um período de 36 meses. Resultados favoráveis foram também identificados em termos de cognição, redução do número de readmissões e manutenção do idoso no domicílio (em oposição à institucionalização) (STUCK et al., 1993). Outra metanálise, reunindo 22 ensaios clínicos e um total de 10.315 pacientes admitidos em unidades hospitalares, mostrou que a avaliação geriátrica ampla reduz a mortalidade e pode diminuir os custos com a assistência (GRAHAM et al., 2011).

Unidades especificamente delineadas para manejo de determinados problemas prevalentes em pessoas idosas também apresentam resultados bastante favoráveis. Uma revisão sistemática mostrou que unidades para tratamento agudo e reabilitação (por intermédio de um grupo interdisciplinar de profissionais) de pacientes com doença vascular cerebral tiveram impacto na redução de mortalidade, dependência e necessidade de cuidado institucional, quando comparadas com cuidado convencional em enfermarias gerais (STROKE UNIT TRIALISTS' COLLABORATION, 1997). Efeito positivo foi demonstrado para unidades combinando cuidado agudo e reabilitação mesmo 10 anos após o desenvolvimento do quadro (INDREDAVIK et al., 1999).

A prevalência de múltiplos problemas e o uso de vários medicamentos estão entre as principais características do processo saúde-doença no idoso. Mais de 80% dos idosos usam pelo menos um medicamento (COELHO FILHO, 2004). A complexidade dos problemas apresentados e sua múltipla determinação caracterizam a prática geriátrica, por definição, como interdisciplinar, sendo o retorno da capacidade funcional e cognitiva de muitos pacientes geralmente dependente de reabilitação conduzida por equipe de profissionais.

A falta ou limitação de mecanismos de adaptabilidade, como assinalado anteriormente, é a marca maior do envelhecimento, explicando a tendência do idoso à rápida deterioração quando exposto a fatores que dificilmente trariam maiores consequências em casos de indivíduos mais jovens. Isso justifica a necessidade de rápido acesso a cuidado agudo. O pronto-atendimento de doenças incidentes na idade avançada mostra-se tão ou mais importante que o cuidado crônico de doenças prevalentes (MEDICAL RESEARCH COUNCIL, 1994), daí a relevância da estruturação adequada dos serviços hospitalares para cuidado agudo.

Como o modelo prevalente nos hospitais pressupõe a organização do cuidado com base em doenças e órgãos, podem ser antecipadas algumas dificuldades inerentes à instalação de um tipo de prática clínica, no caso a geriátrica, que não segue, por definição, essa lógica. No processo de criação de serviços hospitalares voltados ao idoso, algumas questões são emergentes:

- Deveria ser o médico geriatra teoricamente responsável por todos os pacientes idosos elegíveis para internamento?
- O que define que um determinado paciente deverá ou não ser cuidado por um médico geriatra?
- Quais seriam as fronteiras entre a geriatria, a clínica geral e as especialidades?
- Quais unidades ou serviços para os idosos deveriam ser desenvolvidos no âmbito hospitalar?

Não há respostas prontas para todas essas questões. Existem diversos modelos de organização do cuidado hospitalar agudo de idosos, muitos dos quais são simplesmente originados de adaptações da estrutura disponível. Em geral, esses modelos pressupõem uma avaliação ampla dos problemas médicos, funcionais e psicossociais dos pacientes idosos com estabelecimento de um plano de cuidados a ser executado por uma equipe de diferentes profissionais.

Cinco modelos encontram-se frequentemente descritos na literatura. São eles:

- **Modelo de cuidado prolongado:** esse modelo foi adotado, principalmente, nos primórdios da medicina geriátrica. Pressupõe que o cuidado agudo é de responsabilidade do clínico geral ou de outros especialistas, reservando-se ao geriatra o cuidado prolongado de idosos frequentemente residindo ou internados em instituições de repouso e asilos. Esse modelo, que pode ou não incluir trabalho de reabilitação, contribuiu para a visão estereotipada do geriatra como profissional com limitadas habilidades clínicas para diagnóstico e tratamento de condições comuns ao envelhecimento. Encontra-se praticamente superado (IRVINE, 1984).

- **Modelo tradicional:** segundo esse modelo, existiriam dois serviços ou departamentos, atuando independentemente, que são responsáveis pela admissão e o tratamento de idosos: o de geriatria e o de clínica médica. Pacientes são internados em um ou em outro departamento, a depender, em muitos casos, da disponibilidade de leitos (ONAFOWOKAN & MULLEY, 1999). Não há, portanto, critérios estabelecidos para admissão no serviço geriátrico, o qual costuma receber casos ditos "não interessantes". Este termo pode expressar a falta de entendimento acerca da importância do trabalho geriátrico, mas também pode se referir a pacientes que, pela falta de serviços específicos para lidarem com suas demandas, acabam sendo internados no setor geriátrico devido mais à chamada indicação social do que propriamente à necessidade clínica. Esse modelo, na prática, pressupõe que não haveria nenhuma especificidade entre o cuidado pelo geriatra e o realizado pela equipe interdisciplinar quando comparado ao cuidado pelo clínico ou outros especialistas. Sua existência é favorecida pela prática comum de não se estabelecerem critérios de referência e internamento hospitalar e pelo arranjo, muitas vezes necessário, de se manter o serviço geriátrico sem "competir" com a clínica médica e as especialidades.

- **Modelo baseado na idade cronológica:** nesse modelo, bastante difundido, pacientes seriam encaminhados para enfermaria de geriatria de acordo com sua faixa etária. Não há consenso quanto ao limite de idade que definiria a elegibilidade para essa enfermaria, podendo ser 65, 70 ou 75 anos. A enfermaria funcionaria separadamente da de clínica geral, ainda que fisicamente pudessem estar interligadas. A vantagem desse modelo estaria em utilizar um critério objetivo, no caso a idade cronológica, para definição de pacientes a serem submetidos à abordagem geriátrica. Ademais, asseguraria um espaço próprio à equipe geriátrica, fornecendo maior identidade à especialidade (ONAFOWOKAN & MULLEY, 1999).

Limitações e preocupações quanto a esse modelo, no entanto, têm sido assinaladas, a começar pelo valor da idade cronológica em discriminar aqueles indivíduos que realmente necessitariam de abordagem geriátrica. Adultos não enquadrados como idosos de acordo com a idade mas que apresentam múltiplos problemas poderiam, efetivamente, se beneficiar desse tipo de cuidado. Por outro lado, muitos pacientes definidos pela idade como idosos poderiam apresentar uma condição isolada (por exemplo, infarto agudo do miocárdio) para a qual o cuidado do especialista estaria mais indicado. Esse aspecto levanta,

assim, a preocupação de que nesse modelo pacientes idosos pudessem ser sistematicamente excluídos de cuidado mais especializado e de acesso a intervenções de maior complexidade tecnológica. O desenvolvimento de subespecialidades geriátricas em alguns serviços, como cardiologia e endocrinologia geriátricas, tem representado, de certo modo, um esforço para superar essa preocupação, mas, por outro lado, pode comprometer o caráter global da abordagem geriátrica, que tem como grande vantagem evitar a dispersão entre especialistas quando do acompanhamento de idoso com múltiplos problemas.

Por último, esse modelo retiraria a possibilidade de a equipe geriátrica trabalhar com indivíduos mais jovens, privando-a assim de intervir precocemente sobre possíveis fatores que atuam no envelhecimento. Se um importante papel reservado à medicina geriátrica é o de enfocar o envelhecimento como um todo, mais do que somente o cuidado de pessoas idosas, esta seria uma das limitações cruciais desse modelo.

- **Modelo não especializado:** a equipe geriátrica trabalharia aqui em enfermaria geral, não dispondo de um serviço próprio apto à provisão de reabilitação e ao seguimento de casos, entre outros. Uma versão desse modelo consiste no trabalho de consultoria geriátrica, em que especialistas no cuidado ao idoso emitem parecer ou fazem acompanhamento parcial de pacientes internados em setores de internamento em sua maioria especializados. Além da limitação de não possibilitar o importante trabalho de acompanhamento prolongado de pacientes, esse modelo não demonstrou impacto na redução de mortalidade e manutenção do idoso residindo no domicílio, e seu efeito foi bastante modesto em termos de redução de readmissões hospitalares (STUCK et al., 1993; GRAHAM et al., 2011).

- **Modelo integrado:** o modelo integrado é apontado como alternativa ao baseado na idade cronológica. Nele, o cuidado agudo ao paciente idoso ocorreria em enfermaria de clínica geral por intermédio de uma equipe de profissionais e médicos de diferentes especialidades, particularmente aqueles com formação geral, incluindo geriatras.

No hospital não existiriam leitos ou serviços específicos para idosos com casos agudos. A maioria dos leitos pertenceria à clínica médica e seria ocupada indistintamente por idosos e adultos de outras idades. Pacientes seriam encaminhados ao serviço geriátrico propriamente dito após estabilização do quadro agudo e de acordo com as necessidades identificadas; nesse serviço, seria realizado o trabalho genuíno da equipe geriátrica, como o seguimento de casos mais complexos (por exemplo, pacientes com múltiplos problemas) e daqueles que necessitassem de um processo intensivo e continuado de reabilitação.

Algumas vantagens desse modelo são assinaladas: fortalece e aproxima a clínica médica da geriatria (sendo o reverso também verdadeiro), possibilita o envolvimento do médico geriatra com o manuseio de casos agudos e promove o envolvimento de profissionais e médicos de diferentes áreas com questões do envelhecimento. Esse modelo poderia favorecer o aumento de leitos disponíveis para o idoso, mas uma preocupação é que aspectos importantes da abordagem geriátrica poderiam, na fase aguda, não ser efetivamente assumidos pelo médico generalista (ONAFOWOKAN & MULLEY, 1999).

De modo geral, os principais elementos do modelo de atenção hospitalar integrado parecem interessantes para nossa realidade e estão sintonizados com a necessidade de redefinição do escopo de atuação de especialistas no país. Seguindo seus princípios, o esperado crescimento da geriatria no Brasil, nas próximas décadas, possibilitaria a recuperação do clínico com formação generalista, cuja atual carência é motivo de preocupação para o sistema de saúde. Diferentes modelos de integração podem ser estabelecidos, a depender das condições disponíveis em cada hospital. Detalhes do plano geral de atenção à saúde do idoso, contemplando inclusive outras modalidades e estratégias assistenciais, assim como a necessária articulação com outros setores, encontram-se na representação esquemática apresentada na Figura 20.12.

Instituições de longa permanência

A geração atual de idosos no Brasil consiste numa coorte composta por indivíduos que tiveram muitos filhos. Como mencionado anteriormente, a maioria dos idosos responsáveis/chefes de seus domicílios reside com filhos. Mesmo quando não há filhos e outros descendentes corresidindo com idosos, é comum viverem em áreas próximas. A família representa, assim, uma força importante como cuidadores informais de seus entes idosos, o que acaba se consignando num fator importante no equacionamento de demandas sociais e de saúde por parte da população geriátrica. No entanto, à medida que as famílias tendem a ter menos filhos, torna-se mais complexa a vida nos centros urbanos e aumenta ainda mais a participação das mulheres no mercado de trabalho, e a tendência é de que haja menos filhos e familiares disponíveis para cuidar dos idosos nas próximas gerações.

Um número crescente de idosos no país, muitos com idade extrema, com cada vez menos filhos e familiares para cuidar, ou sem cônjuge e/ou descendentes, resultará na necessidade de uma modalidade importante de assistência e apoio ao idoso, que são as Instituições de Longa Permanência para Idosos (ILPI). As ILPI são designadas especialmente para os idosos com dependência funcional, sem renda e/ou aqueles cujas famílias não existem ou não têm meios financeiros, físicos ou emocionais para a prestação dos cuidados necessários.

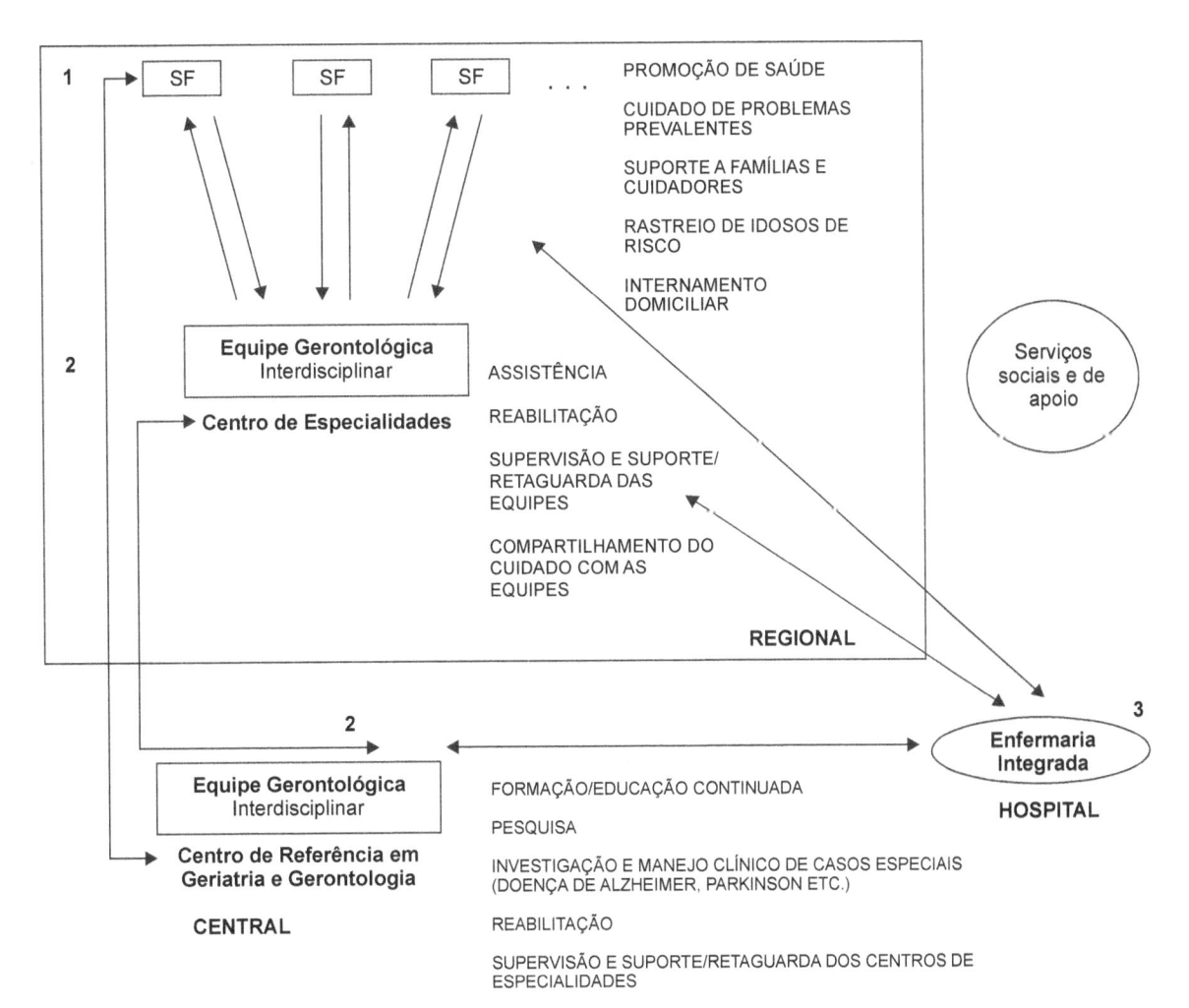

FIGURA 20.12 Representação esquemática de um plano de atenção à saúde do idoso com descrição de ações nos diferentes níveis hierárquicos do sistema de saúde. (SF – Estratégia Saúde da Família; níveis primário [1], secundário [2] e terciário [3].)

Apesar do aumento das ILPI no Brasil, pouca atenção tem sido devotada a essa modalidade, o que é preocupante, se considerarmos a rapidez com que o envelhecimento vem ocorrendo no Brasil. Tradicionalmente chamadas de asilos, essas instituições ainda são alvo de muito preconceito, talvez em razão das características precárias de funcionamento da maioria delas. Há necessidade de maior discussão conceitual sobre as ILPI, incluindo aspectos como elegibilidade, modalidades de serviços e infraestrutura.

No Brasil, no período de 2007 a 2010 foi realizado o primeiro inquérito nacional para se conhecer a distribuição e a situação das ILPI, intitulado Pesquisa Nacional sobre Condições de Funcionamento e Infraestrutura nas Instituições de Longa Permanência para Idosos (ILPI), conduzida pelo Instituto de Pesquisa Econômica Aplicada (IPEA) com apoio da Secretaria Especial de Direitos Humanos (SEDH) e do Conselho Nacional do Desenvolvimento Científico e Tecnológico (CNPq). Nessa pesquisa foram identificadas 3.548 instituições no território brasileiro, nas quais moravam 83.870 idosos, o que representa 0,5% da população idosa. Estavam presentes em 28,8% dos municípios brasileiros, apontando o baixo número de instituições e de residentes. Notou-se desigualdade na distribuição das ILPI; por exemplo, a região Nordeste concentrava 24,7% da população idosa brasileira e 8,5% das instituições. Já na região Sudeste encontram-se 51,7% da população idosa e 63,5% das instituições brasileiras (Figura 20.13). A grande maioria (65,2%) das instituições brasileiras era filantrópica, incluindo as religiosas e leigas; apenas 6,6% são públicas ou mistas, refletindo a baixa participação oficial nessa área (IPEA, 2011).

CONSIDERAÇÕES FINAIS

O Brasil figurará nas próximas décadas como um dos dez países do mundo com maior número de pessoas idosas. A proporção de indivíduos com 60 anos de idade ou mais, que na década de 1980 correspondia a menos de 8%, passará para 14% por volta de 2020. Isso quer dizer que em menos de 30 anos alcançaremos uma proporção de idosos similar à encontrada em países desenvolvidos com evidentes implicações para o setor saúde.

A maior expectativa de vida é uma conquista da sociedade. O aspecto quantitativo da longevidade está assegurado, cabendo agora a busca de caminhos para que a vida estendida seja acompanhada de qualidade e que os idosos possam exercer seu protagonismo social. Há evidência de que é possível, por meio de uma série de intervenções, assegurar que as pessoas atinjam idade avançada de maneira ativa, engajadas na sociedade e com menor carga de doenças e incapacidade. Com a ampla implementação dessas intervenções, que obviamente ultrapassam o campo da saúde, o envelhecimento passa a configurar não um problema ou ameaça, mas uma bela oportunidade, tanto no sentido individual como no coletivo. Nessa direção poderemos também reduzir o peso das pessoas idosas sobre os sistemas de saúde e o previdenciário.

A organização da atenção ao idoso no país redundará, sem dúvida, em grandes desafios. As implicações em termos de recursos humanos e financeiros serão consideráveis, e questões de eficiência e efetividade deverão ser sempre levadas em conta. Almejam-se serviços coerentes com os princípios do cuidado geriátrico que otimizem os recursos disponíveis e contemplem as características de nosso sistema de saúde.

A organização de serviços e programas de saúde no Brasil tem sido predominantemente orientada para problemas materno-infantis, cujas características são bem diferentes daquelas apresentadas pela população idosa. Os primeiros são geralmente de caráter agudo, de natureza infecciosa e carencial e com desfechos que geralmente oscilam entre recuperação (ou cura) e morte. Entre os idosos prevalecem tanto condições crônicas e progressivas – com múltiplos fatores determinantes e associadas a incapacidade e perda de autonomia – como agudas com deterioração rápida se não prontamente tratadas.

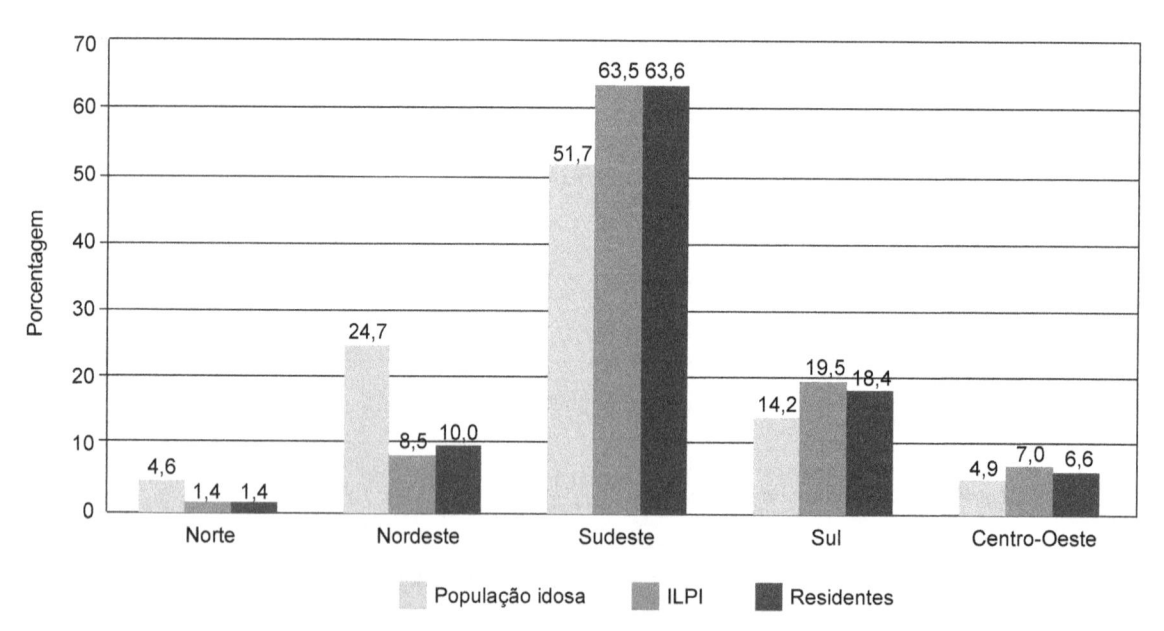

FIGURA 20.13 Distribuição proporcional da população idosa, das Instituições de Longa Permanência para Idosos (ILPI) e de seus residentes, segundo as regiões brasileiras – 2007 a 2009. (Fonte: Pesquisa IPEA/SEDH/MDS/CNPq.)

O modelo de organização da saúde com base em doenças é especialmente limitado para os idosos que, por apresentarem habitualmente múltiplos e complexos agravos, necessitam da abordagem por médicos com sólida formação generalista, especialistas ou não no cuidado do idoso, e também do concurso de toda uma equipe de profissionais de saúde, muitos dos quais ainda insuficientemente disponíveis no âmbito de nosso sistema de saúde. Assim, a abordagem ao idoso impõe novos paradigmas assistenciais, tendo como elemento fundamental a ênfase na capacidade funcional, bem como torna imperiosa a formação de profissionais de saúde consentânea com o novo cenário demográfico e epidemiológico do país.

Referências

Berquó ES, Balninger R. Os idosos no Brasil: considerações demográficas. Textos NEPO 37. Campinas: UNICAMP, 2000.

Camarano AA, Kanso S. Perspectivas de crescimento para a população brasileira: velhos e novos resultados. Texto para discussão no 1.426. Rio de Janeiro: IPEA, 2009.

Camarano AA. O envelhecimento da população brasileira: uma contribuição demográfica. Texto para discussão nº 858. Rio de Janeiro: IPEA, 2002.

Carvalho JAM, Garcia RA. O envelhecimento da população brasileira: um enfoque demográfico. Cad Saúde Pública 2003; 19(3):725-33.

Coelho Filho JM. Appraising clinical trial evidence for elderly people: special considerations. Age and Ageing 2001; 30(2):117-9.

Coelho Filho JM. Modelos de serviços hospitalares para casos agudos em idosos. Rev Saúde Pública 2000; 31(6):666-71.

Coelho Filho JM. Perfil de utilização de medicamentos por idosos em área urbana do Nordeste do Brasil. Rev Saúde Pública 2004; 38(4):557-64.

Coelho Filho JM, Ramos LR. Epidemiologia do envelhecimento no Nordeste do Brasil: resultados de inquérito domiciliar. Rev Saúde Pública 1999; 33(5):445-53.

Daniels R, Metzelthin S, Van Rossum E, de Witte L, Van den Heuvel W. Interventions to prevent disability in frail community-dwelling older persons: an overview. Eur J Ageing 2010; 7(1):37-55.

Fried LP, Tangen CM, Walston J et al.; Cardiovascular Health Study Collaborative Research Group. Frailty in older adults: evidence for a phenotype. J Gerontol A Biol Sci Med Sci 2001; 56A:M146-M156.

Gill TM, Baker DI, Gottschalk M, Peduzzi PN, Allore H, Byers A. A program to prevent functional decline in physically frail, elderly persons who live at home. N Engl J Med 2002; 347:1068-74.

Graham E, Whitehead MA, Robinson D, O'Neill D, Langhorne P. Comprehensive geriatric assessment for older adults admitted to hospital: meta-analysis of randomized controlled trials. BMJ 2011; 343:d6553.

Indredavik B, Bakke F, Slordahl AS, Rokseth R, Haheim LL. Stroke unit treatment: 10-year follow-up. Stroke 1999; 30:1524-7.

Instituto Brasileiro de Geografia e Estatística (IBGE). Censo Demográfico. Rio de Janeiro: Instituto Brasileiro de Geografia e Estatística, 1992.

Instituto Brasileiro de Geografia e Estatística (IBGE). Censo Demográfico. Rio de Janeiro: Instituto Brasileiro de Geografia e Estatística, 2002.

Instituto Brasileiro de Geografia e Estatística (IBGE). Censo Demográfico 2010 – Resultados Preliminares. Rio de Janeiro: IBGE, 2010.

Instituto Brasileiro de Geografia e Estatística (IBGE). Censo Demográfico 2000. Rio de Janeiro: IBGE, 2001.

Instituto Brasileiro de Geografia e Estatística (IBGE). Indicadores Sociodemográficos e de Saúde no Brasil 2009 – Estudos e Pesquisas Demográficas e Socioeconômicas nº 25. Rio de Janeiro: IBGE, 2009.

Instituto Brasileiro de Geografia e Estatística (IBGE). Pesquisa Nacional por Amostras de Domicílios – PNAD. Rio de Janeiro: IBGE, 1998.

Instituto Brasileiro de Geografia e Estatística (IBGE). Pesquisa Nacional por Amostras de Domicílios – PNAD. Rio de Janeiro: IBGE, 2003.

Instituto de Pesquisa Econômica Aplicada (IPEA). Condições de funcionamento e infraestrutura das instituições de longa permanência para idosos no Brasil. Série Eixos do Desenvolvimento Brasileiro. Comunicados do IPEA 2011, nº 93.

Irvine RE. Geriatric medicine and general internal medicine. J R Coll Physicians 1984; 18:21-4.

Kalache A, Keller I. The greying world: a challenge for the 21st century. Science Progress 2000; 83(l):33-54.

Kinsella K. Ageing and health care: demographic aspects. In: Ebrahim S, Kalache A (eds.) Epidemiology in old age. London: BMJ/WHO; 1996:32-40.

Kono A, Kanaya Y, Fujita T et al. Effects of a preventive home visit program in ambulatory frail older people: a randomized controlled trial. J Gerontol A Biol Sci Med Sci 2012; 67A(3):302-9.

Lebrão ML. Epidemiologia do envelhecimento. Bol Instituto Saúde 2009:47-23.

Lebrão ML, Laurenti R. Saúde, bem-estar e envelhecimento: o estudo SABE no Município de São Paulo. Rev Bras Epidemiol 2005; 8(2):127-41.

Lima-Costa MF, Barreto S, Giatti L. Condições de saúde, capacidade funcional, uso de serviços de saúde e gastos com medicamentos da população idosa brasileira: um estudo descritivo baseado na Pesquisa Nacional por Amostra de Domicílios. Cad Saúde Pública 2003; 19:735-43.

Lima-Costa MF, Loyola Filho AI, Matos DL. Tendências nas condições de saúde e uso de serviços de saúde entre idosos brasileiros: um estudo baseado na Pesquisa Nacional por Amostra de Domicílios (1998, 2003). Cad Saúde Pública. 2007; 23(10):2467-78.

Loyola Filho AI, Matos DL, Giatti L, Afradique ME, Peixoto SV, Lima-Costa MF. Causas de internações hospitalares entre idosos brasileiros no âmbito do Sistema Único de Saúde. Epidemiol Serv Saúde 2004; 13(4):229-38.

Medical Research Council. The health of the UK's elderly people. London: MRC, 1994.

Melis RJF, Van Eijken MIJ, Teerenstra S et al. Multidimensional geriatric assessment: back to the future – A randomized study of a multidisciplinary program to intervention geriatric syndromes in vulnerable older people who live at home (Dutch EASYcare Study). J Gerontol A Biol Sci Med Sci 2008; 63(3):283-90.

Ministério da Saúde (Brasil). Departamento de Informática do SUS. DATASUS. Brasília, 2008.

Onafowokan A, Mulley GP. Age-related geriatric medicine or integrated medical care? Age Ageing 1999; 28:245-7.

Papaléo Netto M. O estudo da velhice: histórico, definição do campo e termos básicos. In: Freitas EV, Py L, Neri AL, Cançado FAX, Doll J, Gorzoni ML (eds.) Tratado de geriatria e gerontologia. Rio de Janeiro: Guanabara Koogan, 2006:2-12.

Parahyba MI, Melzer D. Income inequalities and disability in older Brazilians. J Epidemiol Community Health 2004; 58(Suppl 1):A44.

Ramos LR. Fatores determinantes do envelhecimento saudável em idosos residentes em centro urbano: Projeto Epidoso, São Paulo. Cad Saúde Pública 2003; 19(3):793-8.

Ramos LR, Simões EJ, Albert MS. Dependence in activities of daily living and cognitive impairment strongly predicted mortality in older urban residents in Brazil: a 2-year follow-up. JAGS 2001; 49:1168-75.

Ramos LR, Andreoni S, Coelho-Filho JM et al. Perguntas mínimas para rastrear dependência em atividades da vida diária em idosos. Revista de Saúde Pública 2013; 47(3):506-13.

Rede Interagencial de Informações para a Saúde (RIPSA). Comitê Temático Interdisciplinar (CTI): Saúde do Idoso – Relatório Final. Brasília: Ripsa, 2005.

Rockwood K, Song X, MacKnight C et al. A global clinical measure of fitness and frailty in elderly people. CMAJ 2005; 173:489-95.

Royal College of Physicians of London Working Party. Ensuring equity and quality of care for elderly people: the interface between geriatric medicine and general (internal) medicine. J R Coll Physicians 1994; 28:194-6.

Stroke Unit Trialists' Collaboration. Collaborative systematic review of the randomised trials of organised inpatient (stroke unit) care after stroke. BMJ 1997; 314:1151-9.

Stuck AE, Siu AL, Wieland GD, Adams J, Rubenstein LZ. Comprehensive geriatric assessment: a meta-analysis of controlled trials. Lancet 1993; 342:1032-6.

Taffett GE. Physiology of aging. In: Cassel CK, Leipzig R, Cohen HJ, Larson EB, Meier DE (eds.) Geriatric medicine: an evidence-based approach. 4. ed. New York: Springer, 2003.

Veras RP, Ramos LR, Kalache A. Crescimento da população idosa no Brasil: transformações e consequências na sociedade. Rev Saúde Pública 1987; 21:225-33.

World Health Organization (WHO). A life course perspective of maintaining independence in old age. Geneva: WHO, 1999.

World Health Organization (WHO). Active ageing. A policy framework. Geneva: WHO, 2002.

21 Saúde Mental

José Jackson Coelho Sampaio
José Maria Ximenes Guimarães
Alexandre Menezes Sampaio

INTRODUÇÃO

Toda psiquiatria é social porque é produção de seres humanos, históricos, frutos de determinada organização social, representantes conscientes ou inconscientes dos interesses e valores, harmônicos ou em contradição, do lugar que ocupam no processo de produção das condições de existência. Diferentes autores nas décadas de 1950 a 1970, a partir de matrizes teóricas distintas, afirmaram que as mudanças econômicas, políticas e sociais definem a estrutura e a organização da saúde, física e mental, individual e coletiva (STROTZKA, 1968; GRUENBERG & SANDERS, 1976; SUCRE & GOLDENBERG, 1976; CERQUEIRA, 1984).

Esses autores contextualizaram a aplicação de suas teorias e demonstraram haver consciência crescente de que as enfermidades mentais tornaram-se proeminentes indicadores dos problemas de saúde da população.

Uma geração de pesquisadores da psiquiatria dedicou-se a constituir o campo da psiquiatria social, campo este que, dadas as exigências da intersetorialidade, da interdisciplinaridade e das contribuições estratégicas das ciências humanas e sociais, volveu-se campo da saúde mental, articulando psiquiatria clínica e saúde coletiva.

Assim, destacam-se, pelo menos, quatro desafios: (a) a construção da categoria "saúde mental", integrando ciências de paradigmas distintos; (b) a incorporação da "saúde mental" na "saúde coletiva"; (c) o destino dos hospitais psiquiátricos e dos modelos assistenciais asilar e hospitalocêntrico; e (d) a linguagem das psicoterapias, para que não se tornem instrumentos de colonização ou de dominação.

Saúde mental constitui expressão de, pelo menos, três dimensões: (a) conjunto de saberes e profissões, como psiquiatria, psicologia, psicanálise, medicina social, neurologia, enfermagem, serviço social, terapia ocupacional, arteterapia, pedagogia etc.; (b) conjunto de políticas, planejamentos, gestões e intervenções, redes, sistemas e serviços, com níveis e modelos de atenção; e (c) um estado dos seres humanos que inclui, sem ser exaustivo, sofrimento, satisfação, prazer, paixão, felicidade, código moral, temporalidade e fluxo da consciência.

O conhecimento que a humanidade detém, hoje, não pode mais ser dominado por um único indivíduo. Dessa complexidade decorre a especialização. O desenvolvimento econômico, sob forma capitalista, institui a universalidade do mercado. De mercados e mercadoria decorrem as profissões, cada qual se apropriando de cada parcela de conhecimento. E cada disciplina científica, no capitalismo, incorpora uma contradição profunda, pelo valor de troca enfeitiçando o valor de uso, o qual necessita de objeto legitimador: à neurologia, o cérebro; à psicologia, o psiquismo; e à psiquiatria, a mente, a integração cérebro/psiquismo.

O nascimento da psiquiatria, suas concepções e práticas, dentro da medicina em vias de tornar-se científica, no correr dos séculos XVIII e XIX, como nos ensina Canguilhem (2010), Foucault (2004, 2008) e Basaglia (2001), atendeu a um intricado conjunto de determinantes sociopolíticos:

1. As religiões, em institucionalização, desenvolveram instrumentos, cada vez mais considerados objetivos e confiáveis, visando discriminar possessão de imperfeição. A Igreja Católica não poderia se consolidar, por exemplo, como intermediária necessária entre o humano e o divino se, a cada momento, Deus interviesse diretamente por meio de porta-vozes espontâneos.
2. O sistema jurídico, em institucionalização, desenvolveu instrumentos, cada vez considerados mais objetivos e confiáveis, para discriminar responsabilidade e irresponsabilidade perante a lei, capacidade e incapacidade de compreender os pactos sociais. O sistema jurídico não poderia se orientar se a cada momento sua racionalidade fosse posta em dúvida.
3. A ordem econômica capitalista, em institucionalização, pôde engendrar, no processo de constituição de suas práticas, agentes e instrumentos de enquadramento para disciplinar as pessoas aos novos espaços de trabalho, as representações de tempo e de identidade e a legitimação dos processos de exclusão da população excedente.

O louco tem existência real, pois todas as culturas, em todos os tempos, designam determinadas condutas como loucura. Mas loucura não é categoria epidemiológica ou clínica, é antropológica e sociológica, capaz de dar conta daquilo que uma sociedade não identifica como sua imagem idealizada. Loucura e doença mental têm sido confundidas ou distinguidas de muitos modos. Do século XVII para cá, no mundo ocidental, cristão e capitalista, duas tendências buscam hegemonia:

1. Loucura/doença mental constitui um todo a ser extirpado ou contido poderosamente. Há que delimitar um gueto e enquadrá-lo em inacessível aos olhos da sociedade e de onde não possa importunar as cidades.
2. Loucura/doença mental é uma heterogeneidade a ser absorvida, de modo fragmentado, em seus desdobramentos: oposição, desvio, paixão e doença. Há que apropriar a oposição na política ou na polícia; desvio e paixão na arte ou na religião; e a doença na medicina. Cada objeto, um agente e um mercado. Doença mental e psiquiatria nascem uma para a outra, dentro da lógica expansiva da mercadoria e da racionalidade.

Considerando a conversão parcial da loucura em doença mental e a concepção sobre suas determinações, pode-se dizer que existiram, existem ou coexistem quatro grandes escolas de psiquiatria social, cada uma compondo uma *gestalt* no que diz respeito a planejamento e gestão, epidemiologia, semiologia e terapêutica:

* **Arcaica:** é o alienismo, a protopsiquiatria europeia, informado pelo modelo das grandes epidemias – cólera, peste e sífilis – que identifica primeiro o louco, depois o alienado, como incurável, contagiante e agente de desordem, e para atuar preventivamente sobre o corpo social isola-o nos asilos. A terapêutica proposta era asilar, com exclusão, tutela e tutoria do indivíduo denunciado e rotulado.
* **Iluminista:** movimento contrário ao anterior, quando a racionalidade econômica descobre na doença mental uma mercadoria, e a psiquiatria positivista, em busca de cânone científico, passa a conceber a sociedade como vilã: o homem nasce bom, a sociedade o corrompe. A ação terapêutica se volta para o indivíduo e a sociedade, revelando arsenal, sobretudo de natureza moral, de técnicas de eliminação de sintomas e de controle social.
* **Organofuncional:** é, basicamente, anglo-saxã. Introduz os conceitos de causalidade biológica e de administração de crise. Parte do pressuposto de que os conflitos e as crises são naturais e fazem parte das fisiologias social e pessoal. Daí tende a excluir ações transformadoras, estabelecendo táticas de amputação de sintomas e de manutenção dos conflitos em níveis mínimos suportáveis. Desdobra e reformula ações da anterior, acrescentando um eficiente arsenal de terapias biofarmacológicas.
* **Crítica:** é a posição contra-hegemônica atual, nascida de fontes estruturalistas, existencial-fenomenológicas e dialéticas francesas (Fanon, Foucault, Guattari), anglo-americanas (Laing, Cooper, Szasz), teuto-americanas (Escola de Frankfurt e Escola de Palo Alto), italianas (Basaglia), argentinas (Kalina, Moffatt) e brasileiras (Chaim Katz, Joel Birman, Jurandir Costa, Pedro Gabriel Delgado, Paulo Amarante). Há aqui a pretensão de compreender o ser humano

como unidade corpo/mente/cultura; de destacar a análise do homem como ser político, apontando saídas políticas para seus conflitos; e de delimitar o lugar da especificidade, da originalidade da doença mental, incorporando psicanálise e marxismo, psicologia, sociologia e antropologia.

A psiquiatria arcaica estabelece a segregação asilo/sociedade e transforma o hábitat do louco/doente num cosmo fechado. As psiquiatrias iluminista e organofuncional rompem o asilo e estabelecem a tutela onívora do sistema psiquiátrico sobre a sociedade. A psiquiatria crítica vem tateando vários caminhos (SAMPAIO, GUIMARÃES & ABREU, 2010), como:

* **Comunidade terapêutica:** tentativa de socialização de um lugar fechado, o hospital psiquiátrico, dentro de malha social adversa. Contudo, tanto técnicos como pacientes levam para o hospital suas hierarquias sociais externas. O próprio hospital, na medida em que é público ou privado, estabelece tetos máximos para o processo de transformação, que são a manipulação ideológica e a lucratividade.
* **Antipsiquiatria:** o movimento, existencial-fenomenológico, contestador da psiquiatria como teoria e prática exclusivamente médico-repressivas, correu mundo junto com as palavras de ordem da contracultura – dissolver a barreira entre assistentes e assistidos, dissolver reclusão e repressão, promover liberdade com responsabilidade. O movimento parecia elogiar a loucura como protesto contra a alienação, mas não interveio no hospital psiquiátrico e ficou circunscrito ao gueto intelectual como debate sobre algo que pudesse ser resolvido somente no campo das ideias.
* **Psiquiatria preventiva/comunitária:** tentativa de intervir sobre determinantes socioeconômicos pressupostos com o risco de psicopatologizar comportamentos marginais. Algumas vezes, nasce da ingenuidade política de se pensar que a ação pedagógica e profissional progressista possa desencadear revolução cultural. Outras vezes, representa sutil psiquiatrização da vida cotidiana.
* **Psiquiatria democrática:** tentativa de redefinir o lugar da ação psiquiátrica técnica e de integrá-la com as forças vivas da sociedade, pois promover saúde e prevenir doença não compete a uma especialização profissional, e sim ao desenvolvimento ético-político-econômico da sociedade. Oferta de papel produtivo adequado a cada faixa etária, dimensionamento das tarefas às características dos indivíduos, pleno emprego, trabalho não massificado e realizador, acesso a escolaridade, habitação e alimentação adequadas, justa distribuição de renda, assistência médica pré e perinatal, espaço urbano humanizado, apropriação coletiva dos bens da cultura, controle da poluição, defesa do ecossistema, saneamento básico, vacinação, respeito às diferenças, isto é, democracia político-econômica e justiça social são medidas profiláticas das doenças mentais.

EPIDEMIOLOGIA SOCIAL/CRÍTICA E EPIDEMIOLOGIA PSIQUIÁTRICA

Nas décadas de 1970 e 1980 surge uma corrente metodológica na epidemiologia, principalmente na América Latina, que reage à tendência dominante de enfatizar os aspectos biológicos do processo saúde-doença. A epidemiologia social destaca a determinação histórica, social e econômica das condições de saúde de uma população (ALMEIDA FILHO, 2003). É correto afirmar que toda epidemiologia é social, pois nenhuma corrente metodológica da epidemiologia despreza os fatores sociais como determinantes do processo saúde-doença; contudo, nenhuma coloca esses fatores de maneira tão enfática quanto a epidemiologia social (BARATA, 2005).

O esforço para compreensão dos determinantes sociais da saúde coletiva não é recente; no século XIX, autores como Villermé, Snow, Virchow e Engels já seguiam essa escolha metodológica. Entretanto, as pesquisas atuais da epidemiologia social, desenvolvidas a partir dos movimentos políticos da década de 1960, não são caracterizadas pela uniformidade metodológica. Todos os trabalhos aplicam modelos amplos e complexos para compreender a realidade e garantem aos determinantes sociais posição de destaque. Contudo, existem divergências fundamentais sobre a teoria social que embasa o desenvolvimento dessas opções metodológicas. Algumas possibilidades são: a ecoepidemiologia, a teoria do capital social, a perspectiva do curso de vida, a teoria ecossocial e a produção social da doença. Como filiados a essa última tendência destacam-se Laurell (1982), Breilh (2008) e Samaja (2003). Na perspectiva desses autores, o arcabouço teórico do materialismo histórico e dialético oferece o método para compreender como determinantes políticos, econômicos e sociais relacionam-se com distribuição e frequência das doenças.

A corrente da epidemiologia social que despontou na América Latina a partir da década de 1970, autodenominada epidemiologia crítica, instrumentalizada pela dialética marxista, estabelece uma ruptura com o modelo hegemônico de epidemiologia, caracterizado pela matriz teórica positivista, apegada aos fenômenos imediatamente observáveis e quantificáveis. As fragilidades teóricas apontadas pelos autores latino-americanos ao modelo dominante são: enfoque reducionista e fragmentado dos fenômenos relacionados com a saúde, ênfase exagerada e reificação das relações de causa-efeito e abordagem da exposição apenas como fenômeno individual e probabilístico. Esse paradigma se mostra insuficiente para compreender as relações entre biológico e social, pois seu esforço para integrar esses campos do conhecimento é exercido apenas por meio de sua justaposição em relações probabilísticas de causa-efeito (BREILH, 1991, 2006, 2008).

A epidemiologia hegemônica deve ser considerada como uma construção ideológica, dentro de um momento histórico específico, que se adapta aos interesses das classes sociais dominantes. A epidemiologia crítica/social rompe com esse compromisso elitista e busca a emancipação das classes sociais exploradas por meio da transformação democrática da realidade social. Para seu desenvolvimento há três pontos fundamentais: a saúde é um objeto complexo e multidimensional que deve ser investigado em perspectiva dialética; os processos metodológicos exigem inovação constante; e a atuação política para transformação de práticas e relações entre os atores sociais é imperativa (BREILH, 1991, 2006, 2008).

A hegemonia do positivismo na epidemiologia promoveu um desinteresse na discussão e crítica das categorias básicas que fundamentam essa ciência, como população, ambiente, hospedeiro, agente e risco. O sentido desses conceitos foi esvaziado ao imediatamente dado; portanto, população é, por exemplo, considerada um conjunto de indivíduos com alguma característica em comum e ambiente é o cenário em que hospedeiro e agente se encontram. Essa lógica utilitária e fragmentadora facilita a intervenção social em saúde, segundo os interesses das classes dominantes. A epidemiologia social/crítica advoga uma maior densidade do debate epistemológico e questiona o conteúdo das categorias fundamentais da epidemiologia (SAMAJA, 2003).

Na perspectiva histórico-dialética, segundo a contribuição conceitual de Sampaio (1998), epidemiologia é ciência social, empírica, prática, que estuda distribuição, modos de expressão e determinação de qualquer elemento do processo saúde/doença, em relação à população humana significativa, que desenvolve suas experiências em território vivo, para fins de prevenção de transtorno, promoção de saúde, planejamento de ações de saúde e produção de conhecimento. Nesse projeto crítico de produção de conhecimento, realizam-se duas naturezas de hierarquização: uma entre valores (as diferentes possibilidades de saúde, eficiência biopsicológica e sobrevivência) e contravalores (as diferentes possibilidades de doença, disabilidade e morte); e outra entre o nível do fenômeno (a instância que se quer explicar) e o nível da determinação (a instância que pode oferecer as explicações).

O método epidemiológico aplicado à saúde mental deve visar a(o): (a) diagnóstico comunitário; (b) estudo do funcionamento dos serviços de saúde, formais e informais; (c) estrutura dos quadros clínicos e das síndromes mais comuns na área; (d) estimativa das populações de maior risco: recém-nascidos, adolescentes, idosos, minorias e trabalhadores em função estigmatizada, em função muito insalubre ou sem produto; (e) processos de determinação; (f) estudo histórico.

O objeto de estudo da epidemiologia psiquiátrica é basicamente problemático por apresentar: (a) interseção vital com os processos socioeconômicos e políticos; (b) interseção vital com os fantasmas da cultura (crenças, costumes, soluções para o medo da morte, formas de reparação e neutralização da violência e da onipotência); (c) medidas de critério de êxito extremamente subjetivas; (d) conflito fundamental entre um saber que se deve expandir e uma prática especializada que se deve restringir; (e) limites das áreas de atuação muito imprecisos; (f) ser vítima de estigma popular; (g) confundir-se com as manipulações ideológicas.

O objetivo das aproximações da epidemiologia com o processo saúde/doença mental é distinguir os elementos consciência, personalidade, saúde mental, alienação, ideologia, sofrimento psíquico e doença mental. Isto é, para pensar numa epidemiologia dos processos psíquicos é necessário dar conta de magnitudes, distribuições e determinações da personalidade (há que elaborar uma taxonomia dos modos de expressão dessa consciência prática), do sofrimento psíquico (sintomas, reações, formas conjunturais de expressão da personalidade) e das doenças mentais (outras formas de expressão da personalidade, qualificadas como contravalor, caracterizadas pelos fracassos em significar satisfatoriamente a relação subjetividade/objetividade).

Saúde, sofrimento e doença são formas de expressão da personalidade, por sua vez distinguíveis em inúmeros fenômenos histórico-individuais, onde alienação e ideologia representam mediações genéricas do processo de determinação, ambas carecendo de uma intermediação que redimensiona, principalmente, o conceito de ideologia: modos de reapropriação (SAMPAIO, 1998).

PROCESSO SAÚDE/DOENÇA MENTAL

O caráter histórico-social do processo saúde/doença mental o constitui como um específico psicopatológico determinado pelo modo como as pessoas trabalham, desejam, organizam a identidade, sofrem, amam, dominam, submetem-se, discriminam, rejeitam, aprovam, consomem, concebem o destino, o tempo e a morte, criam, introjetam o mundo objetivo, objetivam a subjetividade e fantasiam. Como a consciência é produzida e se expressa em atividade, linguagem e personalidade, por aí também serão compreendidas a saúde, o sofrimento e a doença.

Se a vida social submete, determina e unifica, pela diversidade, a vida biológica, deverá ser na articulação de níveis de determinação – biológico, econômico-social e psicológico – que serão encontrados os procedimentos para compreender e intervir no campo da saúde mental sem cairmos no erro de abandonar mediações, apenas usando categorias genéricas, abstratas ou empíricas, como o são população, classe social, alienação e estresse. Tais conceitos, com estatuto de categoria explicativa em muitas teorias, não dão conta do adoecer concreto de grupos e de indivíduos, impondo-se o que Minayo (2006) ensina sobre a perspectiva qualitativa e o uso da lógica dialética.

Os transtornos mentais podem ter base predominantemente biológica, psicológica ou social, e cada uma dessas bases pode expressar-se no comportamento de modo predominantemente biológico, psicológico ou social. Esses transtornos apresentam importância epidemiológica crescente, pois os avanços da medicina melhoraram os indicadores gerais de saúde, aumentaram a esperança de vida e reduziram a possibilidade de a vida ser mecanicamente traumatizada, mas não garantiram higidez.

Os avanços médicos mudam a escala e a natureza dos distúrbios; transformam o agudo em crônico e o biológico em somatopsíquico/psicossomático; espalham por todos os grupos sociais as percepções de vazio, inutilidade e desencantamento; hipertrofiam as respostas psicopáticas, de agressividade narcísica ou de adicção ao consumo; fazem com que tensão psíquica invada a vida das pessoas, corroendo-as por dentro, permitindo explodir ansiedade livre, flutuante e enorme espectro de reações difusas. Além e por conta disso, multiplicam-se profissões e serviços que buscam resolver o fenômeno, rotulando de doença mental todos os mal-estares. Esse movimento ideológico faz parte do travestimento daquilo que é da ordem do político em subjetivismo.

Já existem consideráveis avanços, teóricos e metodológicos, em referência à compreensão do processo saúde mental/doença mental, mas são teórico-abstratos ou descritivo-empiristas, faltando definir o objeto, as categorias analíticas e os mediadores passíveis de operacionalização. Também estão em falta as condições de encarnar os novos conhecimentos em práxis transformadora. Porém, integrando contribuições de Adorno et al. (1950), Breilh (1980), Campana (1988) e Sampaio (1998), encontramo-nos em melhores condições para esboçar um desenho metodológico que dê conta da complexidade da distribuição e da determinação do processo saúde/doença mental em populações significativas. A articulação interdisciplinar de estudos de caso que incorpore o instrumental teórico da dialética à epidemiologia torna a tarefa possível. Desse modo:

- A investigação precisa operar os conceitos de totalidade, historicidade e contraditoriedade, além de garantir a preservação do valor heurístico dos dados e a revelação do concreto como processo marcado por um movimento do real e um movimento da razão, movimentos em relação recíproca e determinada.

- A interpretação precisa revelar a formação, os modos de expressão e os efeitos e elaborar categorias que possam descrever o empírico historicamente saturado, aparência mistificadora e essência mistificada, pois o objeto empírico é ponto de partida para a investigação, cujo ponto de chegada é a interpretação.

- A interpretação precisa dar conta dos processos recorrentes em conexão com mecanismos regulares/irregulares de mudança, além de explicar as relações, as regularidades e as modificações dos fenômenos nas condições efetivas de produção.

- O método deve operar sob três pressupostos: (a) o da heterogeneidade histórico-estrutural da objetividade e da subjetividade; (b) o da heterogeneidade histórico-estrutural das populações humanas; (c) o do comportamento como expressão da consciência, pois a doença mental se objetivará como a consciência se objetivar.

- O método deve valorizar a perspectiva qualitativa, articulando saberes que deem conta de níveis analíticos específicos com axiomática comum; estudos de caso de populações significativas ou de sujeitos paradigmáticos; e instrumentos de coleta de dados e de interpretação por nível analítico e por saber de origem.

- A investigação exige interdisciplinaridade, integrando níveis analíticos e instrumentais: uma só disciplina perde as outras faces da essência; um só nível analítico reduz e perde operacionalizações; um só instrumento não capta a complexidade do real.

- A crítica social exige que os estudos se façam intencionalmente, delimitando territórios histórico-ecologicamente vivos, considerando o objeto específico (doença mental) e o objetivo (por exemplo, compreensão do processo de determinação ou planejamento de ações de saúde mental/coletiva).

- O denominador das compreensões é a construção de um perfil de reprodução social da população: a partir da produção, o modo como produz as condições de existência; qualificando consumo, o modo como realiza a reprodução material e imaginária; ou a partir do consumo, qualificando produção, mas sempre articulando as duas naturezas da reprodução social.

- O numerador das compreensões é a construção do perfil epidemiológico em dois níveis: empírico-descritivo, por censo de tendências (proporção, distribuição e formas de expressão de fenômenos e representações), e abstrato-crítico (aprofundamento qualificado das tendências encontradas).

- Se classe social é mediada por categoria profissional, grupo de consumo ou território, consciência e personalidade são mediadas por alienação/ideologia, ruptura sujeito/objeto e modos de reapropriação.

- A cada momento em que a relação subjetividade/objetividade tende para a ruptura, a insuportabilidade da experiência vazia de significados obriga sua reconstrução: velando o abismo, fantasmando uma ponte, construindo algo vivido como provisório e frágil ou como permanente e forte, véus simbólicos revelando a natureza da contradição/ruptura ou negando que a contradição/ruptura exista. A essas tentativas de reconstruir a diacronia subjetividade/objetividade, genéricas da cultura ou específicas do indivíduo, cobertas de êxito ou de fracasso, chamamos modos de reapropriação.

Frayse-Pereira (1994) apresenta a questão do conceito de doença mental em sua dupla e contraditória natureza: como efeito de um processo orgânico, expressando-se comportalmente; ou como um fenômeno com sede na personalidade (des)estruturada, de onde também surge o critério de julgamento do que seria saúde ou doença.

Machado et al. (1978) afirmam que para medir o que é ou não razoável numa conduta precisa-se compará-la com ela própria e com outros comportamentos aceitos numa sociedade. Esse critério comparativo, ao mesmo tempo possibilidade de estabelecer a norma a partir da observação do desvio e promovê-la na prática, permite articular as histórias, individual e social, entendidas como evolução ou revolução.

Essas concepções pressupõem norma objetiva capaz de definir um modelo de saúde mental, mas é impossível definir, em si própria, isoladamente, a doença mental. Além dessas duas correntes, surge outra: a que vê na doença mental uma experiência corajosa de desvelamento do real, de desmontagem e recusa do mundo instituído, porém esquecendo a vivência trágica e dolorosa que a experiência psicótica representa.

Saúde e doença mental são conceitos que emergem da noção de bem-estar coletivo. Anormal é uma virtualidade inscrita no próprio processo de constituição do normal. Assim, a doença mental precisa ser vista como realidade histórica, carente de instrumental médico, psicológico, fisiológico, sociológico e político para ser compreendida. E, sendo impreciso o próprio objeto de estudo de delimitação conceitual, como será possível discutir a questão etiológica?

Quando se fala em causa, pensa-se em efeito de acordo com certa lei, aplicável a todos os acontecimentos da mesma espécie. Aristóteles classificou as causas em eficiente (princípio da mudança), material (base de onde surge ou pode surgir), formal (ideia) e final (para o que tende a ser), todas podendo ser encadeadas, simultâneas ou recíprocas. Tomás de Aquino distinguiu a relação princípio/consequência (genérica, segundo o intelecto) da relação causa/efeito (específica, segundo a realidade). Na modernidade, Descartes propôs que causa e razão fossem identificadas, o que implicaria uma submissão dos acontecimentos às suas proporções matemáticas. Para Kant, a causalidade não pode ser derivada empiricamente, mas não é pura ideia da razão, tendo caráter simultaneamente sintético e aprioristico. Marx afirmou o caráter objetivo da causalidade e sua fonte na natureza, demonstrada pela vida prática do ser humano, e que a relação causa/efeito é dialética, sincrônica e diacrônica, resultante da interação entre realidades (natureza, organismo, consciência, sociedade), representando tipos de determinação: causal, complexa hierarquizada, complexa não hierarquizada.

Defende-se para o campo da saúde mental este último paradigma, por estabelecermos a produção das condições de existência como campo de determinação e, atuando sobre o indivíduo, campo do fenômeno, uma vasta inter-relação de fatores: endógenos ou exógenos, diretos ou indiretos, gerais ou específicos, de outro modo classificáveis como tóxicos, infecciosos, traumáticos, nutricionais, ambientais, constitucionais, congênitos, hereditários e intrassubjetivos.

O resultado das inter-relações depende da sequência, da intensidade relativa de cada um e da específica organização social, podendo desencadear corte ou desvio da história psíquica ou na relação da história psíquica com a história da sociedade. Como disse Moffatt (1987), o sujeito é invadido por uma experiência de paralisação ou descontinuidade de percepção de sua própria vida como história coerente.

Brito (1976) afirma que o consenso e a tolerância sobre o que seja doença mental variam não só para uma dada sociedade ao longo do tempo como nos diferentes estratos e subgrupos de uma sociedade no mesmo momento. Os limites entre o nitidamente normal, o indefinido e o nitidamente patológico são dados pela cultura e não podem ser fixados pelo cientista.

Breilh (1980) propõe que a realidade encontra-se em mudança permanente, cujo motor é a contradição, a relação saúde/doença é elemento da vida social, e há uma escala crescente de complexidade entre processos inorgânicos, orgânicos e sociais. O processo mais complexo incorpora os anteriores, submetendo-os a suas próprias determinações e leis. No caso humano, o social submete e determina o orgânico, que por sua vez já submetera e determinara o inorgânico, além de a todos unificar. Neste ponto convém ensaiar um acordo conceitual (SAMPAIO, 1998):

- **Processo saúde/doença:** processo particular de expressão das condições de vida de uma sociedade, representando as diferentes qualidades do processo vital e as diferentes competências para enfrentar desafios, agressões, conflitos e mudanças. Tem tríplice e contraditória natureza: biológica, psicológica e social.

- **Personalidade:** momento externo da consciência, produto da atividade e do trabalho humanos, conformando certa unidade irrepetível. Se subjetividade é o momento interno, o sujeito para si próprio, a personalidade é a concretude do sujeito para os outros, exposta nas relações, contendo elementos dinâmicos: alguns permitem que a personalidade prossiga se modificando enquanto houver vida, animada pela criatividade; outros autorizam reconhecimentos entre passado, presente e futuro, cristalizando-se em torno da identidade.
- **Sofrimento psíquico:** conjunto de mal-estares e dificuldades de conviver com a multiplicidade contraditória de significados oriunda do antagonismo subjetividade/objetividade. Caracteriza-se por dificuldade de operar planos e de definir sentido para a vida, aliada a sentimento de impotência e vazio, o eu experimentado como coisa alheia.
- **Modo de reapropriação:** expressão das tentativas de entender, superar, evitar ou tornar suportáveis os sofrimentos psíquicos. Mediação de alienação e ideologia em situação concreta, nos sujeitos singulares. Sua taxonomia servirá de auxílio à clínica e à epidemiologia, permitindo a superação dos limites dados pelas classificações pela base da determinação, por hipótese causal restrita ou por organização aparente dos sintomas.
- **Doença mental:** modo de reapropriação que revela o fracasso das tentativas de entender, superar, evitar ou tornar suportáveis os sofrimentos psíquicos, radicalizando o processo de alienação, fazendo o sujeito viver tensões sem expectativa de solução ou abolindo um dos polos de profundas contradições.

VARIÁVEIS PARA AVALIAÇÃO EPIDEMIOLÓGICA

Sexo e gênero

Os autores de manuais clássicos de psiquiatria, como Kraepelin, Jaspers, Noyes, Alexander, Kaplan, Insua, Betta e Strozka, apenas registram que os homens têm mais tendência para o desenvolvimento de doenças mentais ligadas a infecções, traumatismos, arteriosclerose, epilepsia, criminalidade e alcoolismo e que as mulheres têm mais tendência para distúrbios reativos, afetivos e psicossomáticos. Afetividade e atuação social estariam marcando o dimorfismo sexual do adoecimento psíquico. Mas será algo inscrito na genética, na fisiologia ou no papel social dos sexos? É imperativo entender a questão e dimensionar sexo como variável biológica, econômica, psicossocial e biográfica.

Atualmente, achados consistentes mostram risco maior entre as mulheres para transtornos ansiosos e de humor e maior risco entre os homens para transtornos relacionados com o uso de substâncias, transtorno do déficit de atenção e hiperatividade (TDAH) e comportamento antissocial (ARNOLD, 1996; BRADY & RANDALL, 1999; KEENAN, LOEBER & GREEN, 1999; PIGOTT, 1999; KUEHNER, 2003). Várias propostas explicativas, tanto biológicas como psicossociais, foram aventadas.

Diferenças entre tipos de estressores, estratégias de *coping* e oportunidade estruturada de expressar dificuldades psicoló-

gicas podem ser responsáveis por esses achados distintos entre homens e mulheres, entre os países e através da história (PAPE, HAMMER & VAGLUM, 1994). Ocorre uma redução das diferenças em países onde oportunidades de emprego, controle de natalidade e outros indicadores de igualdade entre gêneros podem ser percebidos (KESSLER, et al., 2005; SEEDAT et al., 2009).

No estudo epidemiológico de base populacional intitulado *São Paulo Megacity*, mulheres apresentavam metade do risco para usar na vida, fazer uso regular e fazer uso excessivo de álcool. Entretanto, não houve diferença nas taxas de dependência masculina e feminina entre aqueles que faziam uso excessivo (SILVEIRA et al., 2011). Nesse estudo também foram encontradas, na população feminina, maiores prevalências de transtornos de humor (OR = 2,7), transtornos ansiosos (OR = 2,2) e transtornos mentais moderados/graves (OR = 1,9) (ANDRADE et al., 2012).

Simões (1980) discutiu as respostas dadas por 72 pacientes previdenciários diagnosticados como neuróticos (28 homens e 44 mulheres) para a seguinte pergunta: "O que você acha que causou sua doença?" Os homens deram 70% de respostas centradas no papel produtivo ("trabalho noturno", "trabalho excessivo", "calor e fogo", "pancada na cabeça", "atropelamento", "barulho das máquinas", "excesso de peso" etc.), enquanto 75% das respostas das mulheres foram centradas em problemas fisiológicos e afetivo-familiares ("suspensão de regra", "resguardo quebrado", "menopausa", "ligação de trompa", "marido ruim", "marido cachaceiro", "traição de marido", "morte de parente próximo" etc.).

Essas opiniões evidenciam a relação entre doença mental e papel social do sexo em nossa sociedade: no homem, o trabalho e o mando; na mulher, a família e as emoções. No entanto, não se deve esquecer de que a fisiologia hierarquiza muito mais a vida da mulher (menarca, menstruação, desvirginamento, gravidez, parto, puerpério, menopausa), o que oferece base para múltiplas e diferentes experiências biológicas e experiências significadoras. Convém assinalar, sobretudo nas condições de estigma à liberdade de orientação sexual, os problemas referentes a dificuldades na organização da identidade sexual como secundários ou primários a adoecimentos psíquicos.

Idade

A relação entre doença mental e idade tem sido valorizada, talvez porque o ser humano tenha desenvolvido a representação subjetiva do tempo e as marcações de idade lhe recordem sua mortalidade ou porque o ser humano desenvolve um rápido arco evolutivo que parte da condição de dependência (infância) à autonomia e liderança (maturidade), voltando à dependência (velhice) com dissolução (morte).

Cada idade tem suas possibilidades específicas de expressar o processo saúde/doença, apresenta modificações psicossomáticas/somatopsíquicas próprias e se inscreve em papel social determinado. Todo transtorno modifica-se com o passar das idades. Arthur Koestler, no romance-ensaio *Jano*, nos fala que a morte natural é biologicamente dado novo, um epifenômeno por falha na integração do metabolismo dos seres complexos. Os protozoários, por exemplo, se reproduzem por fissão e não deixam para trás, em tal processo, nada que se assemelhe a um cadáver.

A apresentação dos transtornos mentais nos sujeitos está tão fortemente ligada à idade que resultou em duas das quatro subespecialidades atuais da psiquiatria, a psiquiatria infantil e a psiquiatria geriátrica (as outras são a psiquiatria forense e a psicoterapia). Os transtornos mentais afetam de 10% a 20% das crianças ao redor do mundo e são responsáveis por considerável proporção da carga geral das doenças (KIELING et al., 2011). Apenas 10% dessas pesquisas são realizadas em países em desenvolvimento e poucas conseguem relacionar fatores que iniciam na infância e afetam a saúde mental de adultos. Uma exceção é o trabalho de McLaughlin (2011), que destaca dificuldades financeiras passadas na infância com o início de transtornos mentais em todas as faixas etárias.

Nos idosos, as taxas de prevalência de transtornos mentais na comunidade variam de 13% a 16% (TROLLOR et al., 2007; PREVILLE et al., 2008). As causas da redução da prevalência dos transtornos mentais são obscuras, mas algumas hipóteses podem ser lançadas, como a não coleta de dados de pacientes institucionalizados – aqueles com demência e doenças físicas graves; a não adaptação dos instrumentos diagnósticos à clínica dos idosos; ou o "efeito do sobrevivente saudável". Strotzka (1968), particularmente, destaca a infância, a adolescência e a velhice como idades de risco para doença mental, em que condição biológica, processo psicológico e função social oferecida/exigida se amalgamam inextrincavelmente. No entanto, as faixas etárias não existem dissociadas das experiências biológicas e de significação dadas pela cultura e pelas condições materiais de classe ou estamento social.

Etnia e cor

Jaspers (1979), depois de conceituar raça, pergunta: "existe uma essencialidade nosológica para as raças?"; "apenas as manifestações de cada doença variariam de raça para raça?"; "como comparar a morbidade mental de cada raça com a morbidade mental geral?".

Sabe-se que a relação corpo-mente-cultura é cada vez mais compreendida holística e dialeticamente. Daí também compreendermos a doença mental, essa doença tão especificamente humana, dentro de suas relações com os padrões de uma dada cultura (crenças, interdições, formas de organização do pensamento e da linguagem, somatório concreto e mítico de um processo histórico determinado).

As características morfológicas de uma raça representam apenas parte da *gestalt* da cultura que elas estabelecem, e parte cada vez menor, em razão da crescente miscigenação e da escala global de comunicação. Sebastianismo português, nomadismo indígena, pobreza e inclemência climática compõem o exibicionismo agressivo e o hábito andejo do trabalhador rural nordestino, por exemplo. Seria de capital importância uma avaliação do sertanejo nordestino que, trazendo essa herança cultural, está sendo transformado em peão de emergência, operário de fábricas primitivas ligadas ao extrativismo vegetal (castanha, algodão), ambulante, gari e porteiro de edifícios. Talvez se encontrem elementos para compreen-

são dos suicídios pelo fogo e da busca do hospital psiquiátrico como mundo fechado, protetor-patriarcal, quando falham as condições de sobrevivência nas grandes cidades, polos de atração migratória.

Fatores genéticos

Apesar de ser uma ciência básica da saúde pública, a epidemiologia necessita incorporar a vasta amplitude de determinantes da saúde humana. Isto é particularmente importante na epidemiologia psiquiátrica, que trabalha com interações complexas, sejam elas ambientais ou genéticas (PLOMIN & CRABBE, 2000). Aqui não cabe o olhar determinista da genética clássica. Um exemplo seria que o suporte de um adulto previne o início de depressão em crianças maltratadas, mesmo entre aquelas que apresentem alto risco genético (KAUFMAN et al., 2006).

Os estudos epidemiológicos clássicos utilizam, para busca dessa relação, gêmeos monozigóticos ou estudos com adoção. O primeiro estudo relacionando fatores genéticos e depressão (KENDLER et al., 1995) mostrou que aqueles que apresentavam maior risco genético de depressão (pois seus irmãos gêmeos monozigóticos haviam apresentado depressão) tinham aumento expressivo do risco de apresentar um episódio depressivo quando expostos a fatores ambientais.

Hoje, com o avanço de técnicas moleculares e a identificação do genoma humano, novos desenhos são possíveis. Exemplo disso é uma coorte de nascidos vivos que mostrou uma associação entre variantes funcionais de gene transportador de serotonina (polimorfismo do 5-HTT) e estressores na vida, aumentando o risco de depressão (CASPI et al., 2003). Os indivíduos com a variante curta do alelo apresentavam risco maior, mas apenas na presença dos estressores.

Estado civil e estrutura familiar

Os transtornos mentais reduzem as chances de casamento e aumentam as de divórcio. Em geral, o casamento melhora o bem-estar físico, afetivo e social tanto dos pares como de sua prole (BRESLAU et al., 2011). A reciprocidade e a estabilidade no amor e no desejo, a satisfação emocional de ser pai ou mãe e a sensação de responsabilidade por um microgrupo são encaradas por Noyes & Kolb (1971) como possíveis razões para um menor índice de doenças mentais entre casados. Esse índice é crescente para solteiros, viúvos e separados. Precisamos levar em conta, todavia, a inversão dessa expectativa no caso de pessoas emocionalmente frágeis que não desenvolveriam um casamento estável, preferindo ficar solteiras ou se separar com facilidade. Precisamos também levar em conta os modelos institucionais alternativos de organização familiar, que podem se superpor ou coexistir.

É de conhecimento clínico que tratar um doente mental sem considerar a homeostase familiar pode levar a fracassos terapêuticos e ao aparecimento de transtornos em outros membros da família. Como diz Insua (1974), a família contribui para a conformação genética e constitucional do indivíduo, para o desenvolvimento da personalidade e para a organização de identidade, além de intentar conformá-lo às características socioculturais. Questões sobre indissolubilidade matrimonial, desenvolvimento dos papéis de pai e mãe, preferência de sexo para filhos, controle da natalidade, nucleação ou extensividade do grupo, vínculos de inscrição do grupo nos planos políticos (civil) e transcendentes (religião), *imprinting* original das personalidades do pai e da mãe, estruturação pedagógica, natureza ideológica do grupo, fantasmas do incesto e das interdições e atitudes diante da relação dependência/independência estão no cerne das possibilidades e formas de adoecer mental. Daí a utilidade de uma classificação crítica das estruturas familiares:

1. **Família patriarcal:** centrada a partir de um hierarca que mantém sua função pela tradição, que agrega esposa, filhos, genros, noras, netos e parentes adjuntos, cujo relacionamento interno vale por uma relação macrossocial e toda a vida dos indivíduos pode transcorrer dentro dela.
2. **Família nuclear:** centrada na liderança econômica (atualmente ainda exercida mais pela figura do pai), que agrega cônjuge e filhos até a maioridade financeira, forjando um núcleo microssocial de passagem para uma complementaridade no macrossocial. Pode ser normoclítica ou heteroclítica (formada por pais separados com filhos das relações anteriores).
3. **Família informal:** descentralizada, sem díades ou tríades específicas, podendo ser hetero ou homossexual, onde a coesão dos membros se deve mais à livre escolha do que à determinação biológica, funcionando como oficina experimental de proteção e de relações, as quais podem ser desativadas com facilidade.

Trabalho e renda

Ao criarem o conceito de instância mediadora, Adorno et al. (1950) observam a posição privilegiada de família, igreja, escola, mídia e profissão como articuladores, interdependentes e interdeterminados, das relações indivíduo/sociedade. Na prática concreta das sociedades, a vida humana é escalonada, segundo a natureza da inserção produtiva, em três fases: preparação para o trabalho, produtividade e improdutividade. Strotzka (1968) acredita que a contenda entre os problemas do trabalho e a capacidade de produção representa a mais importante área de tensão social de nossa existência. Freud (1977), em *Mal-Estar da Civilização*, defende que a renúncia aos instintos e a obrigação de trabalhar são necessárias ao princípio sublimatório e à construção da civilização, mas que todos buscam fugir do trabalho por subordinação ao princípio do prazer e a tendência ao ócio.

Estudiosos do trabalho, como Le Guillant, Dejours, Mills, Malvezze, Lane e Codo, têm demonstrado a necessária relação do trabalho com a saúde e a doença dos homens: se as questões de relacionamento com a hierarquia, as formas de recompensa e de fiscalização, a divisão do processo de produção, turnos, monotonia, automatização, controles e contracontroles, possibilidades de marcar a subjetividade na produção e de reconhecer a marca, forem resolvidas democraticamente, aumenta a probabilidade de o trabalho poder potenciar sentimentos de prazer, criatividade e realização da subjetividade.

Tomás de Aquino classificou o trabalho em heterotélico – produção de parte, desconhecimento da finalidade, perda de conexão com o todo, de controle sobre o ganho e sobre a destinação do produto – e autotélico – produção do todo, conhecimento da finalidade, controle sobre o ganho e a comercialização do produto, criatividade individual – e supôs as categorias como, respectivamente, capazes de proporcionar infelicidade e doença ou prazer e saúde.

O marxismo oferece dimensão científica a essas conclusões oriundas de observação moral e Leontiev (1978) vai sistematizar a categoria trabalho como eixo da psicologia: principal atividade humana, alavanca da relação transformadora homem-natureza, experiência radical na produção da consciência.

Estatísticas norte-americanas e europeias confirmam que insalubridade, excesso de trabalho, mau relacionamento interpessoal e/ou trabalhador-chefia, baixa remuneração e monotonia são os principais elementos do trabalho associáveis a absenteísmo, acidentes e transtornos neuróticos.

Sampaio & Almeida (1976) concluíram que 22% do atendimento psiquiátrico previdenciário em Fortaleza era prestado a castanheiras e 14,2%, a tecelãs. Verificaram que 94,4% dos diagnósticos nessas categorias profissionais eram de neurose histérica. As castanheiras e tecelãs formam o grande contingente da mão de obra desqualificada, aproveitada pela indústria extrativista, onde avultam três problemas: (a) exploração do trabalho (pagamento por unidade de produção, exigindo 10 horas/dia para conseguir o equivalente a um salário-mínimo, fiscalização autoritária, alta rotatividade e desemprego frequente, insalubridade, risco constante de acidente de trabalho, impedimento de lazer e diálogo); (b) natureza específica do trabalho (poucos e repetidos gestos, automatizadores e massificadores, postura em pé, sem descanso, atrofia da ação involuntária, hipertrofia da atenção voluntária); e (c) má formação da identidade sociopessoal (origem migratório-agrária, habitação no espaço proletário [favela], trabalho no espaço operário [fábrica], exposição às influências da ideologia pequeno-burguesa, através do sistema médico, de assistência social e dos meios de comunicação de massa).

Codo, Sampaio & Hitomi (1993), Codo & Sampaio (1995) e Sampaio, Borsoi & Ruiz (1998) desenvolvem pesquisas que integram sociologia do trabalho, psicologia organizacional, epidemiologia social e psicopatologia do trabalho em torno da pergunta: qual o lugar do trabalho na determinação de características psicológicas e psicopatológicas de grupos profissionais? Juntamente com linguagem e ludismo, o trabalho constitui atividade propriamente humana, fundadora da hominidade, estruturadora do psiquismo, da personalidade e da identidade, ocupando lugar e peso diferentes em acordo com a organização social específica, o modo concreto como os seres humanos produzem suas condições de existência.

Migração e urbanicidade

Strotzka (1968) classifica sete tipos de mobilidade social: transferências em geral, sem considerar distâncias; transferências em geral com marcada distância e diferenças ambientais; deslocamento pendular habitual, tipo casa-trabalho-casa;

trabalho migratório ou sazonal; êxodo rural; fuga por algum tipo de perseguição, tipo exílio político; emigração e imigração entre países. O autor ressalta as dificuldades de classificação e conclui que o elemento comum é o esforço especial de adaptação, configurado como específica situação de tensão capaz de alterar os estados psíquicos. Afirma também que é entre desenraizados culturais que se encontra a maior frequência de suicídios e psicopatologias de natureza hipocondroparanoides.

Classicamente, a migração está associada a psicose, particularmente na segunda geração de migrantes, imigrantes de países em desenvolvimento e migrantes provenientes de países com uma população predominantemente negra. Tem sido demonstrado que a associação entre condição de migrante e psicose não se deve apenas à seleção (migração seletiva de indivíduos com risco de psicose), sendo um dos possíveis mecanismos envolvidos a discriminação associada à migração (CANTOR-GRAAE & SELEN, 2005).

Sobre urbanicidade, apesar das divergências entre os trabalhos quanto à definição, a maioria mostra uma relação positiva entre meio urbano e transtornos mentais (PENN et al., 2010). Nas cidades, uma série de fatores está presente em maior escala, como fatores físicos (poluição, pequenas habitações, densidade populacional) e também os fatores psicossociais (estresse, eventos de vida, isolamento social). No *São Paulo Megacity* não foi encontrada associação entre transtornos mentais e urbanicidade, deprivação social ou migração. Sampaio et al. (1982), estudando migrantes domiciliados nas favelas de Fortaleza, pensam que não se deve relacionar migração com adoecimento mental e sim com fragilização da saúde mental, pois é possível perceber que não é bem o ato migratório em si que pode funcionar patogenicamente, mas o fracasso das esperanças que levaram à migração (por exemplo, migração para obter escola, trabalho, habitação, assistência à saúde e o máximo que se obtém é favela e filantropia). E concluem:

1. Há três séculos as migrações vêm sendo o principal eixo organizador/desorganizador da vida nordestina. Os maiores contingentes migratórios provêm das áreas de pequenas propriedades, pressionados pelo baixo rendimento agrícola, pela inadequação de técnicas e recursos e pela estrutura de exploração fundiária, problemas que a seca evidencia tragicamente, quando se interligam economia de troca e aglomeração, subdesenvolvimento e origem histórica de colonização.

2. Entre o local-origem e o local-receptor do migrante ocorre grave ruptura entre formas de dominação, discriminação, dor, respeito e aprovação. As partes do sistema estão tão alienadas umas das outras que o choque de mudança pode ser vivenciado como verdadeiro choque cultural. O êxodo rural e o processo de urbanização, como faces da mesma moeda, podem participar de maneira imediata no processo de determinação de psicopatologia nas populações desprivilegiadas.

3. Além do choque migratório, é preciso considerar os cofatores da pobreza, marginalidade, grau de opressão, impedimento da expressão de um sistema próprio de ideias e explicações do mundo, e por baixo de tudo a realidade da fome, criando o subdesenvolvimento orgânico, diminuindo a homeostase nervosa e gerando as bases bioquímicas (excitabilidade-fatigabilidade = limiar baixo de frustrabilidade) sobre as quais se assentam as estruturas psicossociais da doença mental.

As investigações que buscam qualificar a relação migração/saúde mental podem ser agrupadas em três grandes tendências: (a) pela doença se migra e o sujeito, ao migrar, espalha possibilidades de adoecer; (b) pela migração se adoece, nas condições de ocorrência de choque cultural; (c) a migração compõe um conjunto de elementos para a produção das condições de existência, donde, diante do fracasso de expectativas, poder determinar perfil de fragilização da saúde mental.

Organização social e situação de classe

Os psiquiatras têm estado preocupados em caracterizar a "desorganização" social como geradora de sofrimento e adoecimento individual. É necessário direcionar a pesquisa para a inscrição na organização social como conformadora da subjetividade. A revelação da lógica da heterogeneidade histórico-estrutural percebida nas sociedades pode permitir compreender as várias possibilidades de adoecer, morrer e sofrer a condição humana. Para Marx, classe social é categoria que explica o modo concreto como os grupos humanos diferem na produção e apropriação de bens, na demanda por trabalho, na estrutura de poder e na produção ideológico-cultural. Para Durkheim (1978), em *Da Divisão do Trabalho Social* e em *As Regras do Método Sociológico*, segundo a capacidade de os indivíduos poderem ou não justificar suas existências e condições de existência, as organizações sociais podem ser:

1. **Anômicas:** que oferecem poucas referências para a solução da maior parte das situações-problema colocadas por elas próprias.
2. **Autonômicas:** capazes de oferecer substanciais referências para resolver situações-problema, prevendo e provendo soluções com flexibilidade.
3. **Heteronômicas:** que oferecem inúmeras referências para a mesma situação-problema, na maioria das vezes antagônicas e excludentes.

Da Matta (1980) chama a atenção para outro problema, que é a relação dos agentes empíricos com sua organização social, a qual, *grosso modo*, pode ser classificada em:

1. **Holísticas:** baseadas na tradição, hierarquia e precedência cerimonial. Os agentes empíricos (pessoas) recebem as regras do mundo em que vivem e estão presos à totalidade do social à qual se vinculam de modo necessário.
2. **Individualísticas:** colocam como eixo ideológico o igualitarismo, a constante reinvenção da modernidade e um leque total de possibilidades para o futuro de qualquer agente empírico (indivíduo), que é livre, tendo direito a espaço próprio e fazendo as regras do mundo onde vive, tendo ou não mediação com o todo (família, classe etc.).

No Brasil, principalmente nas classes trabalhadoras, vivencia-se precário equilíbrio/desequilíbrio entre indivíduo e pessoa. Já temos uma nação urbana, capitalista, anônima, heteronômica, individualística, mas ainda somos uma nação agrária, patriarcal, familiar, holística, "filhos de fulano", "homens-do-coronel". Ao operário é dito que deve desejar ascender, que pode ascender com base na competição e no próprio esforço, mas, objetivamente, ele se encontra tão chumbado à sua classe social como um pária da Índia está à sua casta. Então, além dos choques culturais e dos períodos de desorganização social (revoluções, guerras, crises inflacionárias, crises recessivas, decadência de sistemas), é necessário avaliar o peso das sociedades heteronômicas sobre seus próprios membros e o peso dos conflitos entre ideologias dominantes e virtualidades passíveis de realização.

Strotzka (1968), falando sobre a acumulação de esquizofrenias, psicoses orgânicas e psicoses senis nas classes sociais inferiores, pergunta se isso se deve a uma descida social em consequência da doença ou a uma tensão específica das classes inferiores. A maioria dos autores funcional-organicistas concorda com a primeira hipótese, mas Fanon (1968) afirma que no mundo opressor a afetividade do oprimido está sempre à flor da pele e "o psiquismo se retrai, se oblitera, se descarrega em demonstrações musculares que fazem com que os sábios das classes dirigentes digam que o oprimido é antes de tudo um histérico (...). O surgimento da opressão significa sincreticamente a morte das possibilidades de organização autônoma, a letargia cultural, a petrificação das pessoas".

As classes opressoras atuam sobre o mundo com a intencionalidade manifesta de controlar as leis socioeconômicas, o inconsciente e as leis naturais, assim semeando de interdições, promiscuidade, menos-valia e sentimentos de culpa a vida dos oprimidos. Sociedades autoritárias, consumistas, individualistas, competitivas, imediatistas, objetais e excludentes engendram as patologias da violência e da manipulação, as patologias do poder, da opressão e do terrorismo, do egoísmo e das chantagens infantilmente regressivas. Portanto, não é a pobreza, no sentido tecnológico e de volume de bens, que pode ser responsável por maior volume de sofrimento e doença, mas a miséria, a pobreza com perda da linha de base da sobrevivência e exposta às perdas de vínculos de coesão e proteção internas. A fome diante da fortuna, a condição material de proletário diante do desenvolvimento de uma consciência pequeno-burguesa e a impotência diante da indignidade são o que melhor caracterizarão o processo de crise.

INDICADORES POPULACIONAIS DE SAÚDE MENTAL

Transtornos mentais

Um dos principais indicadores de saúde mental é a prevalência de transtornos mentais na comunidade. Como os transtornos mentais geralmente são crônicos, de alta prevalência e acometem o jovem, seu impacto social é relevante para a saúde pública. Este indicador inclui incapacidade do indivíduo, estresse de cuidadores, custo de assistência médica, tempo de trabalho perdido e redução da qualidade de vida. Para encontrá-lo a epidemiologia tem aprimorado seus estudos de base populacional. Esses estudos identificam as morbidades psiquiátricas na população geral de grandes áreas (cidades ou países). Eles proveem informações relevantes para a implantação de políticas públicas. Mais recentemente, incorporam questões como gravidade, incapacidade, necessidade de tratamento, acesso a serviços e barreiras para promoção de saúde mental.

A OMS considera que os investimentos em saúde mental pública no mundo, destacadamente nos países em desenvolvimento, não são proporcionais às necessidades e negligenciam as evidências atuais (SANDERSON & ANDREWS, 2001). A entidade modelou o *World Mental Health Survey Iniciative*, com o qual busca incentivar a condução de inquéritos representativos de nações pelo mundo e gerar informações de relevância sobre prevalência, custo social e necessidade de tratamento dos diversos transtornos. Participam desse grupo 28 países, incluindo EUA (*National Comorbidity Survey Replication* – NCS-R), Europa (*European Study of the Epidemiology of Mental Disorders* – ESEMeD) e Brasil (*São Paulo Megacity*) (ALONSO et al., 2004; KESSLER et al., 2005; ANDRADE et al., 2012). Os resultados revelaram uma prevalência de transtornos mentais variando de 18,1% a 36,1% na maioria dos países.

Apesar de grandes variações entre os países, as classes de transtornos mais prevalentes foram transtornos de ansiedade (16%), seguidos pelos transtornos de humor (12%), e os transtornos específicos foram fobia (6% a 12%), seguida por transtorno depressivo (4% a 10%). Quanto à severidade, a maioria apresenta quadro leve, sendo a proporção de casos graves de 12,8% a 36,8% do total de casos. A idade de início variou de 7 a 14 anos, confirmando os transtornos mentais como doenças crônicas de início precoce (KESSLER et al., 2009).

Apenas uma minoria das pessoas com transtornos mentais graves recebe tratamento, e ainda menos recebem tratamento de qualidade, mesmo em países desenvolvidos. A proporção dos que recebem assistência reduz conforme os investimentos de seu país no cuidado à saúde (WANG et al., 2007). Isso poderia ser em parte explicado pelo atraso na busca por tratamento, além de falhas do próprio sistema de saúde ou na detecção do diagnóstico. Os transtornos mentais foram responsáveis por um terço dos dias de trabalho perdidos por incapacidade relativa a doenças, e seu tratamento com as melhores práticas apresenta boa relação custo-eficácia.

Dois grandes estudos foram realizados no Brasil para avaliar transtornos mentais em adultos na população geral. O primeiro foi realizado em 1991, em três grandes centros urbanos, com amostra de 6.476 indivíduos maiores de 14 anos. As taxas de transtornos mentais foram: 19% em São Paulo, 33,7% em Porto Alegre e 34,1% em Brasília (ALMEIDA-FILHO et al., 1997). O segundo estudo, *São Paulo Megacity*, entrevistou 5.037 indivíduos na comunidade, residentes na Região Metropolitana de São Paulo (39 municípios), maiores de 17 anos, com taxa de resposta de 81,3%. A prevalência de transtorno geral foi de 30% com severidade igualmente distribuída entre leve, moderada e grave. As classes mais comuns foram transtornos de ansiedade (20%), transtornos do humor (11%), transtornos do controle do impulso (4,2%)

e transtornos relacionados com o uso de substâncias (3,6%). O transtorno específico mais comum foi fobia (10,6%), seguido de transtorno depressivo (9,4%). Em 40% dos acometidos foi encontrado mais de um transtorno mental. Apenas um terço dos indivíduos com transtornos considerados graves está em tratamento, a maioria em serviço de saúde mental.

Sofrimento psíquico na contemporaneidade

Vários autores vêm desenvolvendo o conceito de sofrimento psíquico na contemporaneidade, destacando-se Ehrenberg (1999), Benasayag (2005) e Galimberti (2006). Esses autores defendem a ideia de que existe uma mudança na qualidade-expressão do sofrimento psíquico, um novo mal-estar da contemporaneidade derivado de uma profunda crise da sociedade ocidental, produzida pelo aprofundamento da apartação entre fenômenos e significados compartilhados.

Para Galimberti (2006), não é possível compreender a neurose como na época de Freud, quando imperava uma disciplina social baseada na contraposição permitido/proibido. Com o advento do capitalismo financeiro, tecnológico e de consumo, sobretudo nas economias periféricas, ainda o caso do Brasil, a contraposição tornou-se capacidade/incapacidade e possível/impossível, transferindo-se o eixo sintomatológico da tristeza para a perda de iniciativa, em contexto onde a iniciativa constitui critério decisivo para selar o valor de um indivíduo.

Benasayag (2005) lembra que sanitaristas e terapeutas, no exercício ético de seus trabalhos, não podem ser simplesmente eficientes. O trabalho em saúde organizado em função da prescrição/classificação provoca uso quase automático da resposta farmacológica dirigida unicamente ao sintoma. O autor defende que os "técnicos do sofrimento psíquico" precisam se preparar teoricamente para produzir recursos terapêuticos que possam apoiar a experiência de um sofrimento que, em amplitude e profundidade, extrapola o âmbito da clínica, e que, politicamente, não podem cuidar da saúde mental apenas pela lógica da satisfação no consumo.

Haverá mesmo nessa crise uma particularidade diferente de outras a que o Ocidente soube se adaptar? Existe realmente uma crise dos fundamentos na civilização como a vivemos? As pessoas estão perdendo o desejo de desejar a vida? A sociedade tem se blindado num discurso paranoide ante a necessidade de se proteger e de sobreviver num mundo em que a coisificação universalizou-se?

Há um aumento extraordinário das queixas de depressão, como vida depressiva, mais do que como quadros primários ou secundários, organogênicos ou psicogênicos, reconhecidos anteriormente. Viveríamos, portanto, uma pandemia de perdas de vínculos, falida a crença no progresso e nas promessas de mundo melhor, e de capacidades para sustentar qualquer situação ameaçadora, em meio a inúmeras precariedades do cotidiano, resultando em pandemia de sujeitos vulneráveis e sintomas inclassificáveis. As síndromes raras, de Favoret (2007), que não respondem às orientações tradicionais da psicologia, da psiquiatria e da psicanálise, tornaram-se dominantes pela substituição do conflito edipiano pelo conflito narcísico.

Homicídio

A agressividade é característica humana necessária, e a violência é a forma patológica de expressão dessa necessidade, que pode ser idiossincrática de alguns indivíduos ou pode se estender por toda a malha social, quando a população vivencia situações-limite de desespero e os aparelhos de Estado não são capazes de oferecer soluções efetivas para o desespero (FROMM, 1987).

O uso sistemático da violência na construção da sociedade brasileira é uma de suas características desde o período colonial. Observa-se que, após a instauração do regime militar de 1964, o desejo estatal de promover o desenvolvimento econômico, a qualquer custo, fomentou políticas que fortaleceram a desigualdade e a insegurança social: arrocho salarial, extinção da estabilidade no emprego e repressão ao movimento sindical.

As contradições do capitalismo, alimentadas por um regime de exceção, cristalizaram-se num incremento da criminalidade. A violência deixou de ser apenas um dos instrumentos de dominação das classes dominantes e tornou-se, também, estratégia de sobrevivência das classes dominadas. As respostas escolhidas para essa questão são paliativos brutais, como linchamentos, esquadrões da morte e abusos de poder policial. Destaque para a violência no campo que, obscurecida pela pouca atenção dos meios de comunicação, segue exterminando quem se revolta contra a estrutura agrária brasileira (BENEVIDES, 1982; PINHEIRO, 1982; OLIVEN, 1983; FAJARDO, 1988).

O aumento da mortalidade por violência e acidentes é uma das principais modificações no perfil epidemiológico brasileiro desde o final da década de 1970. Enquanto a mortalidade por doenças infecciosas declinou no período, a mortalidade por causas externas cresceu de maneira relativa e absoluta (CAMARGO et al., 2000). A ampliação da contribuição das mortes por agressão nas taxas de mortalidade por causas externas é consistente desde a década de 1980. O coeficiente de mortalidade por agressão por 100 mil habitantes elevou-se de 14,1, no ano de 1980, para 27,2, em 2004. O risco de morte por essa causa quase dobrou nesse período, crescendo 92,3%. Se nesses 25 anos a taxa se mantivesse constante, nos níveis de 1980, 385.242 mortes teriam sido evitadas, significando uma redução de 44,4% dos óbitos (BRASIL, 2006). Em 2010, o Brasil atingiu um coeficiente de mortalidade por agressões de 27,4 por 100 mil habitantes (DATASUS, 2012).

Suicídio

O *Ensaio sobre o Suicídio*, de Durkheim (1978), constitui marco inicial da psiquiatria social. Embora suicídio seja quase a única causa psiquiátrica de morte, somente em 1968 a OMS fez um estudo sistemático sobre o tema. Stengel, citado por Strotzka (1968), mostra que a taxa de suicídios numa cidade ou região revela as fragilidades psicossociais prevalentes. Hassler (1976) considera a taxa de suicídios um índice importante para qualificação da saúde mental de um país.

Mira y Lopez (1968), em seu livro *Problemas Atuais de Psicologia*, afirma que suicídio é o mecanismo de autocompensação usado quando os seguintes fatores se somam: (a) certeza da globalidade negativa, isto é, a vida inteira, em extensão e profundidade, é sentida como infeliz; (b) certeza de perenidade prospectiva negativa, isto é, o balanço de um passado ruim é projetado como se continuando no futuro; (c) certeza da injustiça, pois sofrimento justificável é visto como bom e expiatório, mas o injustificável é sentido como prisão a forças insondáveis; (d) certeza da inutilidade, isto é, ninguém se beneficiará com aquele padecer; (e) certeza da inevitabilidade, isto é, ninguém será capaz de mudar a condição.

Sampaio (1978), concluindo que existem variáveis religiosas e culturais que não permitem utilizar o suicídio como espelho psicossocial de um país, estabelece a seguinte classificação: (a) ideias transitórias; (b) fantasias; (c) tentativas; (d) ascese religiosa que leva à morte; (e) altruístico; (f) mascarado ou acidental; (g) secundário a neurose ou distúrbios da personalidade; (h) equivalente epiléptico; (i) secundário a psicose; (j) paradoxal (por medo da morte ao constatar doença incurável); (k) secundário a doença intensamente dolorosa; (l) por impasse social; (m) por impasse amoroso.

Segundo Beck et al. (1997), o suicídio constitui um *continuum* que vai da vaga fantasia de morrer, passando pelas tentativas frustras, até a execução plena do ato. Pinto (1976) ressalta que suicídio é fenômeno de massa, em que as condições sociais desempenham papel decisório, e o encontra ocupando o quinto e o sexto lugares para os sexos feminino e masculino, respectivamente, entre as causas mais comuns de morte na população de Fortaleza, entre 20 e 49 anos de idade, no biênio 1971/72. A colocação cai à medida que a idade aumenta, ao contrário do que ocorre nos países desenvolvidos. Nesse mesmo período, a imolação pelo fogo, preferida pelas classes de baixa renda, principalmente pelas prostitutas, representou 26% do total de suicídios.

Scliar et al. (1980) discutem que, para um estudo epidemiológico mais preciso, o número de óbitos por suicídio precisa ser relacionado com o número geral de óbitos, o tamanho populacional e o número de tentativas de suicídio (como obter este último dado, eis o problema). Em seguida, deveriam ser analisadas as formas de suicídio, além de comparados os dados entre regiões e classes de um país e entre países.

Comparando suicídio e homicídio, Quinney (1965) mostrou que as taxas de suicídio eram altas e as de homicídio baixas em áreas onde o desenvolvimento econômico, tomado a partir da urbanização e da industrialização, era alto. Esse achado foi replicado por Lester (1997), cujos resultados indicam que as taxas de suicídio estavam positivamente associadas à industrialização, mas não à urbanização, enquanto os índices de homicídio estavam negativamente associados a ambas.

Aproximadamente 9% das pessoas relatam pensamentos de suicídio em algum momento de suas vidas e 3% chegam a tentar um suicídio. Embora a maioria das tentativas de suicídio não resulte em morte, cada tentativa resulta em ferimentos graves e risco de nova tentativa (NOCK et al., 2008). Estimativas de prevalência anual de ideação, planos e tentativas de suicídio são, respectivamente, de 2,0%, 0,6% e 0,3% para os países desenvolvidos e de 2,1%, 0,7% e 0,4% para os países em desenvolvimento. Fatores de risco para comportamentos suicidas em países desenvolvidos e em desenvolvimento são semelhantes e incluem: sexo feminino,

idade mais jovem, menores escolaridade e renda, *status* de solteiro, desemprego, pais com psicopatologia, adversidades na infância e presença de transtorno mental (BORGES et al., 2010). As mulheres e os jovens tentam mais; os homens e os idosos alcançam mais.

O suicídio conforma trágica perda de vida humana, que resulta de um ato percebido como voluntário. Por que algumas pessoas se voltam contra si? O que contribui para essa atitude? A literatura demonstra que a compreensão do suicídio tem se modificado ao longo da história, vindo de tradição cultural aceitável em algumas culturas para a identificação com pecado irremível na Idade Média e a identificação com transtorno mental na contemporaneidade. A literatura permite concluir que o volume de suicídios não mede o índice de saúde mental de uma região, mas indica um nível de problematização psicossocial e, associado a outros indicadores, sugere graus de perda de coesão e de satisfação, limiar de frustrabilidade e de capacidade de esperança de um grupo.

Alcoolismo e outras dependências químicas

Na questão dos transtornos relacionados com o uso de substâncias, em que o alcoolismo se destaca como o problema mais premente, devemos sempre levar em conta três níveis analíticos fundamentais: (a) psicodinâmica da dependência (análise da organização e da atitude social e histórica do indivíduo); (b) escolha do objeto viciador específico (havendo que analisar hábito de alimentação, atitude perante doenças e remédios, objetos viciadores disponíveis); (c) consequências sanitárias do vício estabelecido (impactos individuais e sociais). Em 1975, e uma vez mais em 1979, a Assembleia Mundial de Saúde reconheceu que os problemas relacionados com o álcool, principalmente com seu consumo excessivo,

> [...] representam um dos principais reptos mundiais de saúde pública [...]. A cirrose hepática figura agora entre as principais causas da morte. Pacientes classificados como alcoólatras ocupam metade dos leitos de hospitais gerais e psiquiátricos. Níveis altos de álcool no sangue de motoristas talvez sejam responsáveis por 50% dos acidentes rodoviários [...]. O melhor instrumento para a solução desse problema consiste em incrementar a consciência e a ação política em nível comunitário nacional e internacional (WILSON, 1982).

Considerando as grandes dificuldades de avaliação epidemiológica do alcoolismo (produção doméstica de aguardente, recusa da população em fornecer informações sobre o tema, tolerância ou intolerância a vários níveis de consumo, subjetividade da definição do vício), a Organização Pan-Americana da Saúde (OPAS) tem recomendado uma metodologia mista de pesquisa (censitária e antropológica), que chama de Método dos Informadores, já testada no México, em Honduras e no Canadá. O método consiste na escolha de pessoas com liderança nos grupos representativos de uma comunidade e em seu treinamento para estabelecer discussão informal em seus grupos, visando obter resposta aos seguintes itens: (a) quantidade e frequência do consumo de álcool; (b) idade em que o consumo se iniciou; (c) diferença de consumo entre homens e mulheres; (d) relação do consumo com refeições; (e) relação do consumo com costumes-festejos, visitas, estações do ano etc.; (f) atitudes sociais com relação ao ébrio e ao abstêmio.

Assim, de fenômeno que poderia atingir apenas alguns indivíduos fragilizados pela genética, traumatismo ou azares constitucionais, de fenômeno que somente se massificaria dentro de ritualizadas cerimônias do ser humano com o cosmo e a magia, o uso do álcool se transforma em alcoolismo, um dos principais problemas da saúde pública. Os outros vícios, somados, não se aproximam da importância epidemiológica do alcoolismo. Na divisão internacional da riqueza e do trabalho, couberam ao Nordeste brasileiro alguns extrativismos minerais e vegetais, principalmente o extensivo monopólio do açúcar e, como subproduto, a cachaça, sua funcionalidade e consequências (SAMPAIO, 1982):

* *doping* para o trabalho duro;
* fornecedor calórico para subnutridos e de alívio para a sensação de fome;
* indicador cultural de virilidade e maturidade;
* substituto de necessidades sociais e afetivas despertadas e não satisfeitas, pois preenche solidão, medeia perdas e justifica vazios;
* oferece a armadilha de um prazer pelos menores custos de ansiedade, espera e esforço de conquista;
* resolve aparentemente as contradições entre ética e conduta, facilitando a fuga e a alienação, sem sofrimento aparente;
* possibilita e produz imenso circuito de propaganda e comércio pela sociedade;
* associado ao lazer compulsivo, cria rede de contravenções, é fonte de poder econômico para a elite que o produz e é fonte de imposto e divisas para o Estado, embora já se saiba que os lucros são menores que as perdas (absenteísmo, acidentes de trabalho, licenças-saúde, aposentadorias por invalidez, hospitalizações).

Dois levantamentos domiciliares sobre uso de drogas psicotrópicas realizados nas cidades brasileiras com mais de 200 mil habitantes (n = 107), em 2001 e em 2005, respectivamente (GALDUROZ, 2005), com sujeitos de 12 a 65 anos de idade, confirmam o que a literatura clássica vem afirmando: as prevalências de uso na vida e de dependência ao álcool foram de 68,7% e 11,2%, respectivamente; a proporção de dependentes de álcool entre homens e mulheres foi de 3:1; a prevalência de uso na vida de qualquer droga, exceto álcool e tabaco, foi de 19,4%; o uso de tabaco na vida foi de 41%, e a taxa de dependência foi de 9%. A principal limitação desse estudo, de natureza domiciliar, é o fato de os usuários de drogas psicotrópicas mais comprometidos não serem encontrados em seus domicílios, estando em situação de rua ou institucionalizados em albergues, comunidades terapêuticas ou leitos hospitalares.

Epilepsias, retardamentos e demências

Além das causas especiais de retardamentos (diferentes incapacidades de desenvolvimento intelectual adequado) e epilepsias, temos as questões básicas e gerais de nutrição materna e do recém-nascido, traumatismos, desidratações, in-fecções, doenças infectocontagiosas de ação cerebral e alcoolismo crônico dos pais. Uma comparação de duas coortes brasileiras de nascidos na década de 1990, uma em Ribeirão Preto (cidade mais desenvolvida) e a outra em São Luís (cidade menos desenvolvida), com 9 a 11 e 7 a 9 anos de acompanhamento, respectivamente, mostrou uma taxa de retardo cognitivo bem maior na cidade menos desenvolvida (respectivamente, 12% e 29%) (SILVA et al., 2011).

A OPAS estima para a América Latina uma prevalência de 2% de epilepsia e uma prevalência de 5% de retardamento. Assim, a identificação desses dois quadros clínicos (prevalência, incidência, distribuição) apresenta grande importância epidemiológica: (a) serve de indicador para avaliação do nível de saúde geral da população; (b) oferece subsídios para programas preventivos; e (c) oferece subsídios para programas de reabilitação.

Strotzka (1968) afirma que perda do papel produtivo, perda de vínculos afetivos, abandono dos idosos e história pessoal de nutrição deficiente e de uma série de microtraumatismos estão na gênese das demências (diferentes prejuízos cognitivos e intelectuais após desenvolvimento), além de fatores constitucionais. Assim, a identificação desse quadro clínico (prevalência, incidência, distribuição) apresenta grande importância epidemiológica: (a) indica o nível de saúde geral da população e a capacidade social de ofertar papel produtivo adequado a todas as idades; (b) fornece subsídios para programas preventivos; e (c) fornece subsídios para programas de assistência e recuperação.

Variados estudos (JORM, 1990; LEVKOFF et al., 1995; KEEFOVER, 1996) apontam que, atualmente, a prevalência mundial de demências é de 5% para a população acima de 65 anos. A partir dessa idade, a curva de prevalência é exponencial: 1,5% a 2% entre 65 e 69 anos, 5,5% a 6,5% entre 75 e 79 anos, 20% a 22% entre 85 e 89 anos e mais de 50% acima de 90 anos. Estudos na Europa e América do Norte apontam o Alzheimer como a principal causa na região, sendo responsável por 50% a 70% dos casos, ficando a demência vascular entre 15% e 30%. No Japao e na Rússia, porém, a demência por causas vasculares (multi-infartos, êmbolos, infartos lacunares) fica em primeiro lugar.

Há a sugestão de que os homens teriam mais propensão a desenvolver demência vascular, enquanto as mulheres teriam propensão a desenvolver a doença do tipo Alzheimer. Estudos em países em desenvolvimento são poucos, apesar de sua reconhecida necessidade num mundo com uma população cada vez mais velha. Um estudo na Índia e outro na Nigéria não encontraram nenhum caso de Alzheimer nesses países, mostrando a variedade de possíveis etiologias do quadro (PRINCE, 1997).

Quanto às epilepsias, estudos conduzidos nos EUA, Europa, China e Japão (ANNEGERS, 1993; BERG et al., 1996) apontam para uma prevalência entre 8 e 10/1.000, enquanto alguns estudos em áreas tropicais têm apontado para prevalências bem maiores, como 57/1.000 numa comunidade indígena do Panamá. A zona rural sul-americana tem sido citada na literatura como região de maior incidência, quando comparada com os países desenvolvidos. A incidência acumulada de epilepsia é de 1% até os 20 anos, chegando a 3% aos 75 anos, segundo um estudo populacional conduzido em Rochester, EUA. Esse mesmo estudo define dois terços dos casos como "causa desconhecida", enquanto as causas identificadas foram: doença cerebrovascular (13%), transtornos do desenvolvimento (5,5%), traumatismo cerebral (4,1%), tumores cerebrais (3,6%), infecções (2,6%), doenças degenerativas do sistema nervoso (1,8%) e outras causas (menos de 1%).

Atenção pedagógica apropriada pode recuperar até dois terços dos retardamentos e, principalmente na grande faixa dos casos limítrofes, pode prevenir inúmeras possibilidades de transtornos mentais. A atenção terapêutica e pedagógica sobre a epilepsia pode prevenir inúmeras possibilidades de transtornos mentais, acidentes de trânsito, acidentes de trabalho e acidentes caseiros. Convém destacar nesse debate sua natureza-limite: avanços tecnológicos/médicos (diagnóstico precoce, prevenção genética, terapêutica), pedagógicos (manejo do processo de aprendizagem, psicopedagogia, educação em saúde, filosofia da qualidade de vida) e socioeconômicos (redução da pobreza, controle de acidentes, mudanças na organização produtiva, estímulo aos grupos de autoajuda e suporte social) tendem a residualizar os indicadores de demência, epilepsia e retardo mental, relegando-os a fenômeno associado ao atraso e ao subdesenvolvimento.

PROMOÇÃO, PREVENÇÃO, PLANEJAMENTO E POLÍTICA DE SAÚDE MENTAL

Promoção e prevenção em saúde mental

A melhor forma de compreender os conceitos de promoção e prevenção, no campo da saúde mental, consiste em enfrentá-los a partir de dois cortes epistemológicos: (a) integram ações continuadas, coletivas, antes, durante e após fenômenos designados como doença, o que distingue o que esses conceitos representam daquilo representado pelo conceito de assistência, focado no cuidado direto a um indivíduo já adoecido; (b) incorporam os objetivos de favorecer, estimular e induzir comportamentos reconhecidos como positivos, certos, bons, produtores de saúde, no caso da promoção, ou de desfavorecer, desestimular, controlar e anular comportamentos reconhecidos como negativos, errados, maus, produtores de doença, no caso da prevenção.

O conhecimento acumulado a respeito da saúde mental é pequeno e problemático, mas uma orientação filosófica pode ser extraída dos esforços. Basaglia (2001) ensina que o ser humano constitui um sistema de transformação da objetividade em subjetividade e da subjetividade em objetividade, e tudo que possa favorecer esse metabolismo será favorável à saúde mental, como tudo que possa prejudicá-lo será favorável ao sofrimento psíquico, ao transtorno e à doença mental.

Desse modo, por exemplo, pratica-se promoção em saúde mental quando se estimulam os processos democráticos, macro e micropolíticos, a realização de experiências estéticas e artísticas em particular, a realização das experiências éticas do altruísmo e da solidariedade, o desenvolvimento da capacidade de equilibrar direitos e deveres, a liberdade de exercer sem medo a crítica pública dos comportamentos,

a militância em trabalho produtivo e sem superexploração (mesmo que no capitalismo), o domínio intelectual das tecnologias sociais por meio da educação emancipadora, a universalização de uma cultura não estigmatizadora e a prontidão permanente para os mitos da felicidade e do amor.

No campo da prevenção, a pequena e complexa literatura nos leva a nova natureza de problemas. Obedecendo ao princípio da bioética, de *primo non nocere*, Costa, Garrafa & Oselka (1998) advertem sobre as dificuldades que as teorias nesse campo podem oferecer, dados os envolvimentos com ideologias, crenças e conceitos prévios arraigados. Lemkau (1976) considera inaceitável a ideia de um único sistema preventivo para doenças mentais e destaca que, até agora, se tem pensado em tratamento precoce das próprias apenas de modo análogo às doenças infectocontagiosas. Assim, propõe como tarefas de prevenção em saúde mental: (a) elevar os níveis gerais de saúde da população; (b) proteger contra doenças mentais específicas e reconhecidas; (c) estimular condutas sociais e individuais que reforcem a liberdade e as possibilidades expressivas; (d) realizar pesquisa e ação social crítica; (e) tratar doenças mentais específicas e reconhecidas; (f) desenvolver filosofia desagregadora, desestigmatizadora e reabilitadora em todos os níveis de atenção.

Caetano (1982) afirma que as estatísticas sanitárias, hospitalares, ambulatoriais e comunitárias são muito importantes no que se refere à epidemiologia psiquiátrica, mas vários fatores seletivos estudados invalidam a utilidade para cálculos de incidência e prevalência e para políticas preventivas.

A assistência psiquiátrica no Brasil tem estado dependente de considerações políticas menores ou de interesse exclusivamente lucrativo, nunca se efetuando a análise integral de distribuição dos transtornos mentais na população. O sistema de convênios, sobretudo antes do Sistema Único de Saúde (SUS), estimulou o aparecimento de hospitais psiquiátricos como empresas lucrativas com consequente monopólio da modalidade assistencial e tendência à arbitrariedade no uso dos leitos. Observa-se aumento do número de admissões, principalmente de neuróticos e alcoólatras, assim como do tempo médio de internação, cada vez que diminui o preço da diária hospitalar. Sampaio (1992) demonstra que, no período 1941/81, a oferta de leitos psiquiátricos privados no Brasil cresceu 10,1 vezes mais rápido que a oferta de leitos psiquiátricos públicos e 5,7 vezes mais que a população do país.

Sampaio & Moura Fé (1980) caracterizaram o bairro de Messejana, em Fortaleza, como uma unidade urbano-cultural e cobriram com questionário 20% das residências, a fim de caracterizar o perfil socioeconômico do bairro, a prevalência autopercebida de doença mental, a escolha assistencial, o papel do paciente na família e na produção e o modo como a comunidade conceitua e encara a doença mental. O perfil psicossanitário incluiu os seguintes resultados, que se mantêm atuais e generalizáveis:

- a doença mental justificava metade dos benefícios previdenciários por motivo-doença;
- 5% das lideranças familiares tinham renda exclusiva de benefícios previdenciários por doença mental;

- nove entre dez residências de baixa renda registravam no mínimo um morador com queixa de problema de saúde do campo psiquiátrico;
- um terço dos doentes mentais tinha menos de 5 anos de quadro, um terço entre 5 e 10 anos e um terço curso maior que 10 anos;
- um quinto dos doentes mentais não queria fazer tratamento, nem as famílias pensavam em encaminhá-los;
- as famílias preferiam tratamento hospitalar e os pacientes, tratamento ambulatorial;
- 61% dos doentes mentais eram figuras geratrizes (pai ou mãe);
- metade dos doentes mentais não tinha qualquer renda e os que tinham renda contribuíam com um terço da renda média de suas famílias;
- os portadores de doenças mentais eram encarados como fardo do destino, punição por erro ou pecado cometido, crueldade da natureza;
- a "perda da razão" era compreendida como algo animalizador, atraindo muitos preconceitos: compaixão paternalista, medo, intolerância e estigmatização.

A partir de 1991, em consequência da incorporação dos princípios da Reforma Sanitária na Constituição Federal, da aprovação do SUS e do exercício efetivo da municipalização da gestão de saúde, um movimento brasileiro de Reforma Psiquiátrica começou a tomar forma.

Estudo de Sampaio & Santos (2001) levanta o histórico da implantação, tardia e truncada, da Reforma Psiquiátrica brasileira, confirma a redução em 40% do número de leitos psiquiátricos em relação aos instalados em 1985, descreve a impossibilidade do Ministério da Saúde de oferecer dados confiáveis, pois incluía serviços para autistas e deficientes mentais na estatística de Centros e Núcleos de Atenção Psicossocial (CAPS/NAPS), e apresenta as alternativas assistenciais testadas em São Paulo, no Rio Grande do Sul e no Rio de Janeiro, concentrando o foco da análise na região Nordeste. A pesquisa revela que os serviços, apesar da denominação assemelhada, têm objetivos, estrutura organizacional, composição de equipe e qualidade técnica e política bastante diferenciados. A aplicação de um instrumento de avaliação de qualidade aponta para o modelo dos CAPS do Ceará como mais próximo ao preconizado pelas Conferências Nacionais de Saúde Mental.

Para Sampaio & Santos (2001), o CAPS caracteriza-se por dar respostas aos problemas de saúde mental, individual e coletiva, além de apresentar multiplicidade crítica de funções e técnicas, prática interdisciplinar e acessibilidade local. Por sua complexidade, deve situar-se em distritos sanitários de regiões metropolitanas ou em municípios de médio a grande porte, coordenando a política de saúde mental de onde se instale e servindo de referência a equipes mínimas de saúde mental em Centros de Saúde de municípios de pequeno porte na região de cobertura. Os principais objetivos de um CAPS são:

- tratar transtornos psicogênicos e/ou organogênicos cristalizados sob forma clinicamente reconhecida de doença mental;

- oferecer contenção para crises psicológicas/psiquiátricas e indicativos de crescimento pessoal a partir delas;
- prevenir hospitalismo, desamparo e outras formas de alheamento, garantindo a permanência dos vínculos sociais;
- prevenir rotulação, estigma e cronificação;
- estimular o redimensionamento crítico das relações com família, trabalho, vizinhança, sexualidade e política;
- auxiliar a promoção de cidadania e a construção coletiva da qualidade de vida.

Para Murphy (1980), em seu capítulo da *Encyclopèdie de Psychiatrie*, a questão das políticas preventivistas de saúde mental apresenta três problemas básicos:

1. **Dificuldade da prevenção e da pesquisa em psiquiatria:** devido à complexidade das relações entre indivíduo e sociedade, pois, dependendo das circunstâncias, dado incidente pode funcionar negativa ou favoravelmente; à insuficiência de meios objetivos para definir o que seja doença mental; ao processo contínuo de mudança que caracteriza a vida social e que nunca permite avaliação e descrição precisas de uma "realidade".
2. **Precariedade de regras gerais e de padronização conceitual da pesquisa sociopsiquiátrica:** o que obriga a um permanente esforço de especificar a base das orientações feitas e assegurar acordos mínimos sobre conceitos, pontos de vista, técnicas e situações de investigação. Os métodos não são incontestáveis e os conceitos são imprecisos.
3. **Multiplicidade de abordagens, métodos e objetos da pesquisa sociopsiquiátrica:** os estudos podem ser: anamnéticos, sobre sintomas e expressões de sofrimento mental; sincrônicos, sobre frequência comparada de doenças mentais entre indivíduos ou entre famílias e sobre a frequência de manifestações psicopatológicas em diversos segmentos de uma população (sexo, idade, nível de instrução, religião, grupo profissional etc.); históricos, sobre a frequência de transtornos psicopatológicos em determinada população; comparativos de populações diferentes por meio de testes psicométricos e projetivos e de fatores psicopatogênicos; descritivos clínicos de transtornos originados em meios sociais diversos; sociais, de grupos de indivíduos submetidos a uma tensão social determinada (avaliação de populações em risco, como velhos, minorias, menores abandonados, grupos profissionais etc.); diacrônicos, como acompanhamento de casos através de determinado tempo; de interação de fenômenos dentro de um pequeno grupo; de sondagem de atitude e opinião pública; e de observação de mudanças sociais.

No entanto, a questão referente à prevenção em saúde mental nos leva a grandes indagações socioético-políticas, pois o conjunto das ações preventivas e curativas, nessa área, configura instância de regulação social. A medicina em geral, com os fantasmas da morte, e a psiquiatria em particular, com os da perda da razão, oferecem os mais sutis e complexos instrumentos para essa regulação e as mais refinadas tecnologias de controle e poder sobre o sujeito, como pensa

Birman (1980), controlando o tempo, demarcando o espaço de ação e interação social, delimitando o alcance e o significado de gestos e condutas.

Evitar um determinado conceito de normalidade mental, posto a serviço da exploração, "objetalizando" relações e pessoas, reduzindo toda diversidade a um totalitarismo, deve ser a maior preocupação de quem trabalha em pesquisa sociopsiquiátrica e em programas de promoção e prevenção em saúde mental.

Planejamento e políticas de saúde mental no Brasil

Planejamento é um termo largamente utilizado no campo da política e da administração, tanto na esfera pública como na esfera privada. Constitui uma prática social potencialmente capaz de promover mudanças na realidade concreta. Para tanto, opera a partir de uma racionalidade que envolve dimensões de natureza teórica, metodológica, técnica e instrumental.

Nesse sentido, o planejamento constitui um campo de constantes experimentações, na medida em que diferentes enfoques e abordagens interagem e se acumulam em função da redefinição de demandas e necessidades historicamente determinadas (ABREU-DE-JESUS & ASSIS, 2011). Por conseguinte, designa um conjunto de atividades que subsidia a tomada de decisões, a formulação de políticas e, ao mesmo tempo, define estratégias de implementação das políticas, pois se refere a um cálculo que precede e preside a ação (MATUS, 1993), configurando uma importante tecnologia de gestão.

Segundo Giovanella & Amarante (1994), o planejamento no campo da saúde mental deve considerar estratégias com características que dizem respeito à natureza do saber e das instituições psiquiátricas, ao conceito de desinstitucionalização e à invenção de novas tecnologias de cuidado, inseridas numa nova rede de serviços que toma como cenário o território. Desse modo, planejar em saúde mental se reveste de especificidades, sobretudo ao se considerar a superação do aparato manicomial.

Segundo Amarante (1992), o modelo de planejamento que nasce com a psiquiatria preventiva concebia e gerenciava planos e programas comunitários, à medida que priorizava a necessidade de se antepor aos transtornos emocionais, evitando-os ou colocando que era necessário emitir respostas às demandas psicológico-psiquiátricas da população, ou ainda que, para tornar o hospital psiquiátrico obsoleto, era preciso organizar e administrar esforços, recursos e estratégias alternativas.

Assim, o desafio do planejamento em saúde mental na atualidade consiste na desconstrução do aparato manicomial/asilar mediante a articulação de políticas intersetoriais e a construção e/ou implementação de uma rede de serviços voltados ao atendimento dos portadores de sofrimento psíquico e/ou transtornos mentais, de modo articulado com o território no qual estão inseridos, evitando-se as tradicionais formas de sequestro da subjetividade e da cidadania desses sujeitos, materializadas na exclusão e segregação sociais impostas pelo modelo psiquiátrico hospitalocêntrico.

Reconhece-se que a ampliação do debate acerca das políticas de saúde mental no Brasil é um processo recente, resultante da ressonância do Movimento Brasileiro de Reforma Psiquiátrica (MBRP), surgido concomitantemente com o Movimento de Reforma Sanitária, na década de 1970, mobilizando forças em prol da mudança dos modelos de gestão e atenção à saúde, em defesa da saúde coletiva, propondo a universalidade e equidade no acesso aos serviços, integralidade nas práticas de cuidado e democracia institucional, a ser concretizada por meio da abertura ao protagonismo dos diferentes atores – gestores, trabalhadores e usuários – nos diversos espaços de gestão e de cuidado sanitário.

Apesar de sua origem contemporânea à Reforma Sanitária, o processo de Reforma Psiquiátrica brasileira seguiu curso próprio nas últimas décadas, mantendo certo distanciamento disciplinar, mas reunindo condições para a materialização de seus princípios e diretrizes na medida em que se avança na consolidação da reforma do sistema de saúde brasileiro. Sob influência dos modelos de Reforma Psiquiátrica desenvolvidos em países europeus, particularmente a Psiquiatria Democrática Italiana, a partir de 1978 o Brasil dá início ao MBRP, aumentando a visibilidade do Movimento dos Trabalhadores de Saúde Mental (MTSM), que passa a incorporar críticas às más condições de trabalho, à privatização da assistência psiquiátrica, ao modelo asilar/psiquiátrico clássico, particularmente à violência institucionalizada nos hospitais psiquiátricos.

Assim, a mobilização dos trabalhadores em articulação com o Centro Brasileiro de Estudos de Saúde (CEBES), articulador político-ideológico da Reforma Sanitária, o MTSM se expande, fortalece seu discurso técnico e desenvolve sua postura política. Em 1987, assume-se como movimento social e, incorporando a noção de desinstitucionalização de tradição basagliana (AMARANTE & TORRE, 2007), passa a promover a ruptura com os modelos de atenção psiquiátricos tradicionais, denunciando seu fracasso em tomar como objeto de intervenção a doença, agir na cura, sua aparente neutralidade científica, sua função normalizadora e excludente, bem como a impossibilidade de recuperar o hospital psiquiátrico como dispositivo assistencial.

Nesse momento, o MTSM lança o lema "Por uma sociedade sem manicômios", que fomentou o surgimento de novas propostas de cuidado na I Conferência Nacional de Saúde Mental. Vislumbra-se, portanto, a desconstrução do aparato manicomial com seu poder disciplinar, institucional, ideológico, jurídico, técnico, entre outros. No campo prático, começava-se a privilegiar a discussão e a adoção de experiências de desinstitucionalização – entendida não apenas como um processo de desospitalização, mas de construção de práticas assistenciais territoriais, configurando-se como um processo operacional de desconstrução dos saberes e das práticas asilares (AMARANTE, 2006).

Desse modo, a Reforma Psiquiátrica caracteriza-se como um movimento histórico de caráter político e social complexo, no qual estão implicados atores, instituições e forças de diferentes origens, incidindo em territórios diversos, nos âmbitos federal, estadual e municipal, em universidades, conselhos profissionais, associações de pessoas com transtornos mentais e seus familiares, movimentos sociais e na opinião pública.

A operacionalização e concretização da Reforma Psiquiátrica envolve as seguintes dimensões: (a) teórico-conceitual – relacionada com os saberes que fundamentam as ações no âmbito da saúde mental; (b) técnico-assistencial – que diz respeito ao modelo de atenção e às práticas operadas no paradigma adotado; (c) jurídico-política – engloba as questões pertinentes às legislações sanitária e psiquiátrica, assegurando a cidadania e a garantia de direitos sociais, civis e políticos; (d) sociocultural – envolve a perspectiva de transformação do imaginário social referente à loucura e os modos de lidar com ela, tendo em vista a possibilidade de construção de outros cenários para a loucura e para as pessoas com sofrimento psíquico na sociedade (AMARANTE, 2007).

Sua práxis, portanto, faz parte do cotidiano dos profissionais de saúde mental, sobretudo por se constituir em matriz para as políticas de saúde mental no país, tomando como principal diretriz a desinstitucionalização com consequente desconstrução do manicômio e dos paradigmas que o sustentam, o que requer a aquisição de novos saberes e a valorização da criatividade na construção de novas práticas direcionadas à reinvenção da saúde. A amplitude de tal processo torna premente a articulação com toda a sociedade.

No campo jurídico-legal observa-se a edição de um conjunto de normas que regulamentam a atenção aos portadores de sofrimento psíquico e que tomam como ponto central o direito à saúde e o exercício da cidadania. Nesse âmbito, constitui um marco importante o Projeto de Lei 3.657/89, apresentado pelo Deputado Paulo Delgado, dispondo "sobre a extinção progressiva dos manicômios e sua substituição por outros recursos assistenciais e regulamentava a internação psiquiátrica compulsória". Após anos tramitando no Congresso Nacional, foi aprovado na forma da Lei 10.216/2001, que dispõe sobre a proteção e os direitos das pessoas portadoras de transtornos mentais e redireciona o modelo assistencial em saúde mental, estabelecendo que o tratamento deve ser realizado, preferencialmente, em serviços comunitários, tendo em vista a reinserção social, sendo a internação o último recurso terapêutico a ser utilizado e devendo ser indicada somente quando os dispositivos extra-hospitalares se mostrarem insuficientes.

A implementação da Política de Saúde Mental tem sido sustentada por um aparato jurídico-legal constituído por portarias editadas pelo Ministério da Saúde, que regulamentam a criação, o financiamento e a organização de serviços substitutivos, como Centros de Atenção Psicossocial (CAPS), Residências Terapêuticas e a inserção das ações de saúde mental na Atenção Básica. Destaca-se que a promulgação da Lei Orgânica da Saúde – Leis 8.080/90 e 8.142/90 – ao regulamentar o processo de implantação do SUS, criou condições de possibilidade para a implementação da Reforma Psiquiátrica, sobretudo com o processo de municipalização, a partir do qual foi possível ampliar a instalação dos dispositivos substitutivos ao hospital psiquiátrico. Além disso, foi criada, em 1991, a Coordenação Nacional de Saúde Mental, com a missão de formular e implementar as políticas da área.

No que se refere à dimensão técnico-assistencial, tem-se como marco da reorientação das práticas de cuidado a experiência de Santos, São Paulo, que em 1989 implantou o primeiro CAPS. Nesse sentido, o Ceará também apresenta um cenário favorável à implementação da Reforma Psiquiátrica, sendo inaugurados entre 1991 e 1993 os CAPS de Iguatu, Canindé e Quixadá, oferecendo modelo para sua operacionalização em municípios de pequeno porte. Em 1998 é criado o CAPS de Sobral, o qual se mostra como modelo para implantação da Reforma Psiquiátrica em municípios de médio porte. Desde sua inauguração, os CAPS de Quixadá e Sobral funcionam em articulação com a rede de Atenção Básica, potencializando o processo de desinstitucionalização e reinserção do portador de sofrimento psíquico no território (SAMPAIO, GUIMARÃES & ABREU, 2010).

No âmbito sociocultural, tem sido observada a experimentação de dispositivos inovadores, a exemplo dos Centros de Convivência implantados em municípios como Belo Horizonte, em Minas Gerais, e Campinas, em São Paulo, os quais têm desempenhado papel estratégico no território da cultura e da cidade, potencializando a inserção social e a construção de novas relações entre o portador de transtorno mental e a sociedade, promovendo novas sociabilidades (DELGADO et al., 2007).

A operacionalização de ambas as dimensões constitutivas do complexo MBRP deve ser trabalhada de maneira simultânea e inter-relacionada. A experiência tem mostrado que a potência das ações situada em cada uma dessas dimensões, com vistas ao sucesso nos processos de desinstitucionalização, reside na devida articulação entre ambas as dimensões, as quais não podem existir isoladamente. Com efeito, a atual Política de Saúde Mental no Brasil, ao adotar como referência a desinstitucionalização e a reinserção social das pessoas portadoras de transtornos mentais, tem induzido a construção de uma rede assistencial na qual ocorram a redução progressiva dos leitos psiquiátricos, a qualificação e expansão da rede extra-hospitalar – constituída por CAPS, Residências Terapêuticas, Emergências e Unidades de Internação Psiquiátricas em Hospital Geral –, a inclusão das ações de saúde mental na atenção básica, a implementação do Projeto De Volta Pra Casa e a defesa dos direitos dos usuários e familiares por meio do incentivo à participação no cuidado (BRASIL, 2007).

CONFIGURAÇÃO DA REDE ASSISTENCIAL DE SAÚDE MENTAL

Redução de leitos psiquiátricos

A redução dos leitos de hospitais psiquiátricos é uma demanda dos movimentos sociais, particularmente do MBRP e do Movimento de Luta Antimanicomial, incorporada na legislação vigente no país e na Política de Saúde Mental, ganhando impulso a partir de 2002, após a sanção da Lei 10.216/2001, quando o Ministério da Saúde passa a definir critérios para sua efetivação a partir dos grandes hospitais.

Esse processo de redução dos leitos psiquiátricos deve ser presidido por critérios claros e pela análise criteriosa do processo histórico e cultural que permeia a implantação e a permanência dos hospitais psiquiátricos em determinados cenários, sobretudo quando se considera que a desinstitucionalização pressupõe mudanças culturais e subjetivas na sociedade (DELGADO et al., 2007).

Os dados revelam uma progressiva redução de 72.514 leitos em 1996 para 32.681 em 2010. No entanto, a atual distribuição dos leitos psiquiátricos no Brasil expressa o processo histórico de ênfase no modelo hospitalocêntrico de atenção à saúde mental, o qual tenta resistir às propostas de mudança, impondo sua convivência com o modelo de atenção psicossocial territorial. Os dados revelam que a maioria dos leitos é pertencente à iniciativa privada ou filantrópica.

Com a determinação legal de que a internação não poderá ocorrer em instituições com características asilares e para implementar o processo de desinstitucionalização dos pacientes de longa permanência nos hospitais psiquiátricos, o Ministério da Saúde instituiu critérios para avaliação da estrutura e da qualidade desses equipamentos, a exemplo do Programa Nacional de Avaliação do Sistema Hospitalar/Psiquiatria (PNASH/Psiquiatria) e do Programa Anual de Reestruturação da Assistência Hospitalar Psiquiátrica no SUS, os quais têm sido utilizados para subsidiar as decisões de fechamento de leitos e de hospitais psiquiátricos, contribuindo para a redução de leitos dessa especialidade.

Centro de Atenção Psicossocial: dispositivo estratégico na reorientação do modelo de atenção à saúde mental

Os CAPS, entre todos os dispositivos substitutivos aos modelos assistenciais psiquiátricos clássicos, têm sido considerados estratégicos na estruturação da rede de atenção à saúde mental. Como serviços públicos de saúde, devem atuar com o objetivo de concretizar os princípios do SUS, garantindo a universalidade, a equidade, a integralidade, a descentralização e a participação democrática dos diferentes sujeitos implicados nas práticas de saúde – gestores, trabalhadores e usuários –, primando pela qualidade e humanização do cuidado.

Consoante seu caráter estratégico, os CAPS assumem posição central na articulação/estruturação da rede de atenção à saúde mental, agregando os equipamentos inscritos nos três níveis de atenção, o direcionamento local de políticas e programas de saúde mental, e promovendo a reflexão crítica e permanente acerca do modelo assistencial e da clínica praticada em seu cotidiano.

Desse modo, constituem funções dos CAPS: prestar atendimento clínico em regime de atenção diária, substituindo as internações em hospitais psiquiátricos; promover a reinserção dos portadores de transtornos mentais mediante o desenvolvimento de ações intersetoriais com vistas ao fortalecimento dos laços familiares e comunitários; regular a porta de entrada da rede assistencial de saúde e, por conseguinte, organizar a rede assistencial de saúde mental, integrando-se ao sistema de cuidados primários e aos serviços secundários de atenção; e realizar atividade de suporte/supervisão da atenção à saúde mental na Estratégia Saúde da Família (ESF). Portanto, os CAPS têm papel estratégico na construção do modelo

de atenção psicossocial, o qual deve assumir a responsabilidade psicossanitária do território de sua abrangência.

Os primeiros CAPS no Brasil foram implantados no final da década de 1980 e amplamente expandidos no território nacional a partir de 2002, quando o Ministério da Saúde estabeleceu financiamento específico, induzindo sua implantação em diversos municípios. Em decorrência do caráter estratégico na mudança das práticas em saúde mental e da consolidação do novo modelo de atenção, a rede de CAPS foi largamente expandida na última década, passando de 295, em 2000, para 1.650, em julho de 2011, e chegando a uma cobertura de 68% (BRASIL, 2011).

Os CAPS, de acordo com o Ministério da Saúde, diferenciam-se por porte, capacidade de atendimento e perfil da clientela atendida e são organizados segundo o tamanho populacional do município. Desse modo, têm-se CAPS I, CAPS II e CAPS III – modalidade geral, destinados ao atendimento de pessoas com transtornos mentais; CAPSi, voltados ao atendimento de crianças e adolescentes; e CAPSad, voltados ao atendimento do público usuário de álcool e outras drogas.

Residências terapêuticas

Os serviços residenciais terapêuticos, conforme regulamentação específica, destinam-se a abrigar pessoas portadoras de transtornos mentais sob longa permanência em instituições psiquiátricas, em virtude da qual romperam os laços familiares e sociais. As residências terapêuticas têm a missão de promover a reintegração social de portadores de transtorno mental na cidade e, sobretudo, assegurar o direito à moradia das pessoas egressas de hospital psiquiátrico, devendo ter estrutura para abrigar no máximo oito moradores, os quais devem ter um cuidador designado para apoiá-los na execução de suas tarefas cotidianas. Segundo dados do Ministério da Saúde (BRASIL, 2011), o número de residências terapêuticas no país evoluiu de 85, em 2002, para 596, em julho de 2011.

A saúde mental na Estratégia Saúde da Família

A atenção primária à saúde no Brasil, denominada Atenção Básica, tem sido tomada como porta de entrada preferencial para o sistema de saúde e, portanto, como potencial coordenadora do cuidado à população adstrita em seu território de atuação.

A organização da atenção básica tornou-se possível com a implantação do Programa Saúde da Família, em 1994, o qual foi assumido como modelo de atenção na Norma Operacional Básica de 1996 – NOB/96. Diante de seu potencial para a mudança das práticas sanitárias, foi elevado ao *status* de Estratégia Saúde da Família em 1998, cuja expansão tem sido estimulada no território nacional. Tem sido responsável pela ampliação do acesso aos serviços de saúde. Assume como eixo orientador das ações a vigilância da saúde com ações voltadas à promoção da saúde, à prevenção de agravos, ao tratamento de agravos e à reabilitação, tomando como campo de intervenção as pessoas, as famílias e a comunidade. O trabalho é desenvolvido por equipe multiprofissional composta por médico, enfermeiro, auxiliar/técnico de enfermagem e agentes comunitários de saúde e responsável pela cobertura assistencial de até mil famílias.

No cotidiano, essas equipes têm deparado com demandas de saúde mental no território para as quais devem apresentar respostas segundo as necessidades de saúde da população. Entretanto, nem sempre as equipes estão preparadas para assumir a responsabilidade do cuidado em saúde mental por razões de diversas ordens, as quais podem ir desde problema no processo de formação do profissional até o descomprometimento ético-político com as diretrizes que orientam a incorporação da dimensão subjetiva dos usuários e as demandas mais frequentes de saúde mental no âmbito de suas atribuições.

Do ponto de vista normativo, a inserção das ações de saúde mental na atenção primária vem sendo proposta desde a Conferência de Caracas, realizada em 1990 na Venezuela. Seguindo a tendência internacional, o Ministério da Saúde tem editado uma série de portarias que regulamentam as ações de saúde mental como atribuição das equipes da ESF com vistas a promover a integralidade do cuidado.

Nesse sentido, o CAPS deve assumir a responsabilidade compartilhada pelo cuidado, buscando superar a lógica do encaminhamento. Para tanto, deve realizar apoio matricial junto às equipes de saúde da família, o qual pode ser operacionalizado por meio de supervisões, atendimento conjunto e específico e capacitação no sentido de instrumentalizá-las para a intervenção nos problemas de saúde mental.

Em 2008 foi implantado o Núcleo de Apoio à Estratégia Saúde da Família (NASF) para atuar em suporte às equipes mínimas de saúde da família, o que contribui para ampliar o escopo das ações, bem como a resolutividade dos serviços, considerando que faz parte das atribuições dos membros desses núcleos desenvolver ações de saúde mental no território, inclusive matriciamento.

Projeto De Volta Pra Casa

Instituído pela Lei 10.708/2003, o projeto De Volta Pra Casa consiste na disponibilização de auxílio financeiro com o objetivo de estimular a reabilitação psicossocial de pessoas portadoras de transtorno mental egressas de hospitais psiquiátricos. Ao prever o pagamento mensal de um auxílio-reabilitação psicossocial em contas bancárias para os próprios beneficiários, o programa também atende às normas contidas na Lei 10.216/2001, no que se refere à proposta de alta planejada e reabilitação psicossocial assistida para os pacientes de grave dependência institucional nos hospitais psiquiátricos. A cobertura alcança, hoje, por volta de quatro mil beneficiários no país (BRASIL, 2011).

O projeto é parte integrante de um programa de ressocialização de pacientes internados em hospitais ou unidades psiquiátricas sob a coordenação do Ministério da Saúde. A criação desse programa impulsionou o processo de desinstitucionalização de longos internamentos. Tem como objetivo reverter gradativamente o modelo de atenção centrado na internação psiquiátrica em troca de um modelo de atenção de base comunitária, consolidado em serviços territoriais e de atenção diária, e contribuir para o processo de inserção social.

Agradecimentos

Os autores agradecem a Carlos Garcia Filho, aluno do mestrado em Saúde Pública da Universidade Estadual do Ceará, pela colaboração na construção teórica e na formatação deste capítulo.

Referências

Abreu-de-Jesus WL, Assis MMA. Desafios do planejamento na construção do SUS. Salvador (BA): EdUFBA, 2011.

Adorno TW et al. The authoritarian personality. New York: Harper & Row, 1950.

Almeida-Filho N. Uma breve história da epidemiologia. In: Rouquayrol MZ, Almeida Filho N. Epidemiologia & Saúde. 6. ed. Rio de Janeiro: Guanabara Koogan, 2003:1-16.

Almeida-Filho N, Mari J J, Coutinho E et al. Brazilian multicentric study of psychiatric morbidity. Methodological features and prevalence estimates. The British Journal of Psychiatry 1997; 171:524-9.

Alonso J, Angermeyer MC, Bernert S et al. Sampling and methods of the European Study of the Epidemiology of Mental Disorders (ESEMeD) project. Acta Psychiatr Scand Suppl 2004:8-20.

Amarante P. Locos por la vida: la trayectoria de la reforma psiquiátrica en Brasil. 1. ed. Ciudad Autónoma de Buenos Aires: Asoc. Madres de Plaza de Mayo, 2006.

Amarante P. O planejamento na desconstrução do aparato manicomial. In: Gallo E, Rivera FUJ, Machado MH (org.). Planejamento criativo: novos desafios teóricos em políticas de saúde. Rio de Janeiro: Relume-Dumará, 1992:139-54.

Amarante P. Saúde mental e atenção psicossocial. Rio de Janeiro: Fiocruz, 2007.

Amarante P, Torre EHG. Avaliação em saúde mental: da mensuração diagnóstica e psicopatológica em direção à complexidade no campo da saúde e das políticas públicas. In: Pinheiro R, Guljor AP, Gomes A, Mattos RA (org.) Desinstitucionalização da saúde mental: contribuições para estudos avaliativos. Rio de Janeiro: CEPESC/ABRASCO, 2007:58-94.

Andrade LH, Wang YP, Andreoni S et al. Mental disorders in megacities: findings from the sao paulo megacity mental health survey, Brazil. PLoS One 2012; 7:e31879.

Annegers JF. The epidemiology of epilepsy. In: Wyllie E (ed.) The treatment of epilepsy: principles and practice. Philadelphia: Lea & Febiger, 1993:157-64.

Arnold LE. Sex differences in ADHD: conference summary. J Abnorm Child Psychol 1996; 24:555-69.

Barata RB. Epidemiologia social. Rev Bras Epidemiol 2005; 8(1):7-17.

Basaglia F. A instituição negada. 3. ed. Rio de Janeiro: Graal, 2001.

Beck AT, Brown GK, Steer RA. Psycometric characteristics of the scale for suicide ideation with psychiatric outpatients. Behavior Research and Therapy 1997; 35(11):1039-46

Benasayag M. L'Epoca delle passion tristi. Milão: Feltrinelli, 2005.

Benevides MV. Linchamentos: violência e justiça popular. In: Da Matta R et al. Violência brasileira. São Paulo: Brasiliense, 1982:93-117.

Berg AT, Testa FM, Levy SR, Shinnar S. Neuroimaging in children with newly diagnosed epilepsy: a community-based study. Pediatrics 2000; 106: 527-32.

Birman J. Enfermidade e loucura: sobre a medicina das inter-relações. Rio de Janeiro: Editora Campus, 1980.

Borges G, Nock MK, Haro Abad JM et al. Twelve-month prevalence of and risk factors for suicide attempts in the World Health Organization World Mental Health Surveys. J Clin Psychiatry 2010; 71:1617-28.

Brady KT, Randall CL. Gender differences in substance use disorders. Psychiatr Clin North Am 1999; 22:241-52.

Brasil. Ministério da Saúde. Relatório de Gestão 2003-2006. Saúde Mental no SUS: acesso ao tratamento e mudança do modelo de atenção. Brasília (DF): Ministério da Saúde, 2007.

Brasil. Ministério da Saúde. Saúde mental em dados – 9, ano VI, n. 9. Informativo eletrônico. Brasília (DF): Ministério da Saúde, 2011.

Brasil. Ministério da Saúde. Saúde Brasil 2006: uma análise da situação de saúde no Brasil. Brasília (DF): Ministério da Saúde, 2006:620.

Breilh J. Latin American critical ('Social') epidemiology: new settings for an old dream. International Journal of Epidemiology 2008; 37:745-50.

Breilh J. Componente de metodologia: la construccion del pensamiento en medicina social. In: Franco S et al. Debates en medicina social. Quito: Organización Panamericana de La Salud; 1991:138-248.

Breilh J. Epidemiologia crítica: ciência emancipadora e interculturalidade. Rio de Janeiro: Fiocruz, 2006:317.

Breilh J. Producción y distribucción de la salud/enfermidad como un hecho colectivo. Quito: Editorial Universitário, 1980.

Breslau J, Miller E, Jin R et al. A multinational study of mental disorders, marriage, and divorce. Acta psychiatrica Scandinavica 2011; 124:474-86.

Brito DJ. Saúde mental e medicina preventiva. In: Marlet JM, Meira AR, D'Andret Júnior C (org.) Saúde da comunidade. São Paulo: Mc-Graw-Hill do Brasil, 1976.

Caetano R. Admisiones de primer ingreso a los servicios psiquiátricos en Brasil. Boletim de la Oficina Sanitaria Panamericana 1982; 92(2):103-17.

Camargo ABM, Ortiz LP, Fonseca LAM. Evoluão da mortalidade por acidentes e violências em áreas metropolitanas. In: Monteiro CA. Velhos e novos males da saúde no Brasil: a evolução do país e de suas doenças. 2. ed. São Paulo: Hucitec, 2000:256-67.

Campana AK. Aspectos metodológicos de la investigación/El manejo del objeto personalidad. Quito: Documentos CEAS n. 07, 1988.

Canguilhem G. O normal e o patológico. 6. ed. Rio de Janeiro: Forense Universitária, 2010:293.

Cantor-Graae E, Selten JP. Schizophrenia and migration: a meta-analysis and review. The American Journal of Psychiatry 2005; 162:12-24.

Caspi A, Sugden K, Moffitt TE et al. Influence of life stress on depression: moderation by a polymorphism in the 5-HTT gene. Science 2003; 301:386-9.

Cerqueira L. Psiquiatria social: problemas brasileiros de saúde mental. Rio de Janeiro: Livraria Atheneu, 1984.

Codo W, Sampaio JJC, Hitomi A. Indivíduo, trabalho e sofrimento. Petrópolis: Vozes, 1993.

Codo W, Sampaio JJC. Sofrimento psíquico nas organizações. Petrópolis: Vozes, 1995.

Costa SIF, Garrafa V, Oselka GW. Iniciação à bioética. Brasília: CFM, 1998.

Da Matta R. Canaviais, malandros e heróis. Rio de Janeiro: Zahar Editores, 1980.

Delgado PGG, Schechtman A, Weber R et al. Reforma psiquiátrica e política de saúde mental no Brasil. In: Mello MF, Mello AAF, Kohn R (eds.) Epidemiologia da saúde mental no Brasil. Porto Alegre: Artmed, 2007:39-84. Brasil. Departamento de Informática do SUS-DATASUS. Informações de Saúde. Disponível em: <http:// www2.datasus.gov.br/ DATASUS/index. php?area=02>. Acesso em 31 de maio de 2012.

Durkheim E. O suicídio. In: Da divisão do trabalho social. São Paulo: Editora Abril, 1978.

Enrenberg A. La fática de essere se etessi. Depressione e società. Turin (Itália): Editora Einaudi, 1999.

Fajardo E. Em julgamento a violência no campo: relato das mortes analisadas pelo Tribunal Nacional dos Crimes do Latifúndio. Petrópolis: Vozes, 1988:147.

Fanon F. Les Dammés de la Terre. Paris: François Maspero Edicteur, 1978.

Faveret BMS. Eros no séc. XXI: Édipo ou Narciso? Revista Tempo Psicanalítico 2007; 39:35-50.

Foucault M. História da loucura: na idade clássica. 7. ed. São Paulo: Perspectiva, 2004.

Foucault M. O nascimento da clínica. 6. ed. Rio de Janeiro: Forense Universitária, 2008.

Frayse-Pereira JA. O que é loucura? 10. ed. São Paulo: Editora Brasiliense, 1994.

Freud S. Obras completas. Rio de Janeiro: Imago, 1977.

Fromm E. Anatomia da destrutividade humana. São Paulo: Guanabara, 1987.

Galduroz JC, Noto AR, Nappo SA, Carlini EA. Household survey on drug abuse in Brazil: study involving the 107 major cities of the country – 2001. Addict Behav 2005; 30:545-56.

Galimberti U. Psiche e techne: o homem na idade técnica. São Paulo: Paulus, 2006.

Giovanella L, Amarante P. O enfoque estratégico do planejamento em saúde e saúde mental. In: Amarante P (ed.) Psiquiatria social e reforma psiquiátrica. Rio de Janeiro: Fiocruz, 1994:113-48.

Gruenberg EM, Sanders DS. Saúde mental. In: Leavell HR, Clarck EG (eds.) Medicina preventiva. São Paulo: MacGraw Hill do Brasil, 1976.

Hassler FR. La teoria y pratica de la Psiquiatria Preventiva. In: Ensenanza de la Salud Mental en las Escuelas de Salud Publica. Washington: Organização Panamericana de Saúde, Publicação Científica n. 321, 1976.

Insua JA. Psicosemiologia y psicopatologia. Buenos Aires: Editorial Columba, 1974.

Jaspers K. Psicopatologia geral. Rio de Janeiro: Atheneu, 1979.

Jorm AF. The epidemiology of Alzheimer's disease and related disorders. London: Shapman and Hall, 1990.

Kaufman J, Yang BZ, Douglas-Palumberi H et al. Brain-derived neurotrophic factor-5-HTTLPR gene interactions and environmental modifiers of depression in children. Biological Psychiatry 2006; 59:673-80.

Keefover RW. The clinical epidemiology of Alzheimer's disease. Neurol Clin 1996; 14(2):337-51.

Keenan K, Loeber R, Green S. Conduct disorder in girls: a review of the literature. Clin Child Fam Psychol Rev 1999; 2:3-19.

Kendler KS, Kessler RC, Walters EE et al. Stressful life events, genetic liability, and onset of an episode of major depression in women. The American Journal of Psychiatry 1995; 152:833-42.

Kessler RC, Aguilar-Gaxiola S, Alonso J et al. The global burden of mental disorders: an update from the WHO World Mental Health (WMH) surveys. Epidemiol Psichiatr Soc 2009; 18:23-33.

Kessler RC, Berglund P, Demler O, Jin R, Merikangas KR, Walters EE. Lifetime prevalence and age-of-onset distributions of DSM-IV disorders in the National Comorbidity Survey Replication. Arch Gen Psychiatry 2005; 62:593-602.

Kessler RC, Demler O, Frank RG et al. Prevalence and treatment of mental disorders, 1990 to 2003. N Engl J Med 2005; 352:2515-23.

Kieling C, Baker-Henningham H, Belfer M et al. Child and adolescent mental health worldwide: evidence for action. Lancet 2011; 378:1515-25.

Kuehner C. Gender differences in unipolar depression: an update of epidemiological findings and possible explanations. Acta Psychiatrica Scandinavica 2003; 108:163-74.

Laurell AC. La salud-enfermidad como proceso social. Revista Latinoamericana de Salud 1982; 2:7-25.

Lemkau PV. Ensenanza de la Salud Mental em las Escuelas de Salud Publica. Washington: Organização Panamericana de Saúde, Publicação Científica n. 321, 1976.

Leontiev AN. Actividad, consciencia y personalidad. Buenos Aires: Ediciones Ciencias del Hombre, 1978.

Lester D. Suicide in an international perspective. In: Leenaars AA, Maris RW, Takahashi Y. Suicide: individual, cultural, international perspectives. New York: Guilford Publications, 1997:104-11.

Levkoff SE, MacArtur IW, Bucknall J. Elderly mental health in the developing world. Soc Sci Med 1995; 41(7):983-1003.

Machado R, Loureiro A, Luz R, Muricy K. Danação da norma: medicina social e constituição da psiquiatria no Brasil. Rio de Janeiro: Edições Graal, 1978.

Matus C. Política, planejamento e governo. 3. ed. Brasília: IPEA, 1993.

McLaughlin KA, Breslau J, Green JG et al. Childhood socio-economic status and the onset, persistence, and severity of DSM-IV mental disorders in a US national sample. Soc Sci Med 2011; 73:1088-96.

Minayo MCS. O desafio do conhecimento: pesquisa qualitativa em saúde. São Paulo: Hucitec, 2006:407.

Mira y Lopez E. Problemas atuais de psicologia. Rio de Janeiro: Editora Científica, 1968.

Moffat A. Terapia de crise: teoria temporal do psiquismo. São Paulo: Cortez, 1987.

Murphy HBM. Methodologie de recherche en socio-psychiatrie. In: Encyclopedie medico-chirurgical-psychiatrie. Paris: Edition Techniques, 1980.

Nock MK, Borges G, Bromet EJ, Cha CB, Kessler RC, Lee S. Suicide and suicidal behavior. Epidemiologic Reviews 2008; 30:133-54.

Noyes AP, Kolb LC. Psiquiatria clínica moderna. Cidade do México: Prensa Médica Mexicana, 1971.

Oliven RG. Violência e cultura no Brasil. 2. ed. Petrópolis: Vozes, 1983:86.

Pape H, Hammer T, Vaglum P. Are "traditional" sex differences less conspicuous in young cannabis users than in other young people? J Psychoactive Drugs 1994; 26:257-63.

Peen J, Schoevers RA, Beekman AT, Dekker J. The current status of urban-rural differences in psychiatric disorders. Acta Psychiatrica Scandinavica 2010; 121:84-93.

Pigott TA. Gender differences in the epidemiology and treatment of anxiety disorders. J Clin Psychiatry 1999; 60 (Suppl 18):4-15.

Pinheiro PS. Polícia e crise política: o caso das polícias militares. In: Da Matta R et al. Violência brasileira. São Paulo: Brasiliense, 1982:57-91.

Pinto GF. Psiquiatria da sociedade global. Fortaleza: Boletim do Centro de Estudos Melanie Klein 1976; 13:1-10.

Plomin R, Crabbe J. DNA. Psychol Bull 2000; 126:806-28.

Preville M, Boyer R, Grenier S et al. The epidemiology of psychiatric disorders in Quebecs older adult population. Canadian Journal of Psychiatry – Revue Canadienne de Psychiatrie 2008; 53:822-32.

Quinney R. A conception of man and society for criminology. Sociological Quarterly 1965; 6:119-27.

Samaja J. Desafíos a la epidemiología (pasos para una epidemiología "Miltoniana"). Rev Bras Epidemiol 2003; 6(2):105-20.

Sampaio JCC, Moura Fé N. Pesquisa sobre epidemiologia psiquiátrica de Messejana. Fortaleza: Imprensa Oficial do Estado, 1980.

Sampaio JJC, Almeida GH. Neurose histérica em Castanheiras. Fortaleza: Boletim do Centro de Estudos Melanie Klein 1976; 10:4-12.

Sampaio JJC, Borsoi I, Ruiz EM. Saúde mental e trabalho em petroleiros de plataforma: penosidade, rebeldia e conformismo em petroleiros de produção on shore e off shore no Ceará. Fortaleza: EDUECE/FLACSO, 1998.

Sampaio JJC, Guimarães JMX, Abreu LM. Supervisão clínico-institucional e a organização da atenção psicossocial no Ceará. São Paulo: Hucitec, 2010:261.

Sampaio JJC, Santos AWG. A experiência do Centro de Atenção Psicossocial e o Movimento Brasileiro de Reforma Psiquiátrica. In: Pitta A. ed. Reabilitação psicossocial no Brasil. São Paulo: Hucitec, 2001:127-34.

Sampaio JJC. Epidemiologia da imprecisão: processo saúde/doença mental como objeto da epidemiologia. Rio de Janeiro: Fiocruz, 1998.

Sampaio JJC. Estudo sobre alguns aspectos sociológicos do suicídio. Fortaleza: Boletim do Centro de Estudos Melanie Klein 1978; 16:14-24.

Sampaio JJC. Migração e doenças mentais. Revista Cearense de Psiquiatria 1982; 3(3):35-50.

Sanderson K, Andrews G. Mental disorders and burden of disease: how was disability estimated and is it valid? The Australian and New Zealand Journal of Psychiatry 2001; 35:668-76.

Scliar MJ et al. Suicídio e lesões autoinfligidas no Rio Grande do Sul. Boletim de la Oficina Sanitaria Panamericana 1980; 88(5):413-22.

Seedat S, Scott KM, Angermeyer MC et al. Cross-national associations between gender and mental disorders in the World Health Organization World Mental Health Surveys. Arch Gen Psychiatry 2009; 66:785-95.

Silva AA, Barbieri MA, Cardoso VC et al. Prevalence of non-communicable diseases in Brazilian children: follow-up at school age of two Brazilian birth cohorts of the 1990's. BMC Public Health 2011; 11:486.

Silveira CM, Viana MC, Siu ER, de Andrade AG, Anthony JC, Andrade LH. Sociodemographic correlates of transitions from alcohol use to disorders and remission in the Sao Paulo megacity mental health survey, Brazil. Alcohol Alcohol 2011; 46:324-32.

Simões SS. Enlouquecer para sobreviver: manipulação de uma identidade estigmatizada como estratégia de sobrevivência [dissertação]. Brasília: Programa de Pós-Graduação em Antropologia, Universidade de Brasília, 1980.

Strotzka H. Elementos de psiquiatria social. Rio de Janeiro: Editora Bloch, 1968.

Sucre JA, Goldenberg M. Salud mental en el contexto de la salud publica: sendas paralelas y convergentes. In: Enseñanza de la Salud Mental en las Escuelas de Salud Publica. Washington: Publicación Científica de la Organización Panamericana de Salud, 1976.

Trollor JN, Anderson TM, Sachdev PS, Brodaty H, Andrews G. Prevalence of mental disorders in the elderly: the Australian National Mental Health and Well-Being Survey. The American Journal of Geriatric Psychiatry: official journal of the American Association for Geriatric Psychiatry 2007; 15:455-66.

Wang PS, Aguilar-Gaxiola S, Alonso J et al. Use of mental health services for anxiety, mood, and substance disorders in 17 countries in the WHO world mental health surveys. The Lancet 2007; 370:841-50.

Wilson A. Álcool/maré enchente. A saúde do mundo. Washington: Publicação científica da OMS, 1982.

22 Epidemiologia e Saúde Bucal Coletiva

Aldo Angelim Dias
Maria Cristina Germano Maia
Antônio Carlos Pereira

Saúde é o produto complexo de uma gama de ingredientes fundamentais, incluindo mente, corpo, relações, genética, gênero, paz, abrigo, educação, alimento, renda, um ecossistema estável, recursos sustentáveis, justiça social e equidade
(Global Forum for Health Research, 2012)

INTRODUÇÃO

No contexto do conceito atual e ampliado de saúde aqui apresentado é que se deve compreender a saúde bucal como parte integrante e indissociável da saúde geral, sendo essencial ao bem-estar das pessoas e comunidades e fator determinante para a qualidade de vida.

Segundo a Organização Mundial da Saúde (OMS), o complexo craniofacial é o que nos permite falar, sorrir, beijar, tocar, cheirar, degustar, mastigar, engolir e chorar de dor. Então, ter saúde bucal não significa apenas ter bons dentes, mas implica estar livre de doenças e desordens que afetem os tecidos orais, dentais e craniofaciais, incluindo dor orofacial, câncer da orofaringe e defeitos congênitos, como fissuras labiopalatais (WHO, 2003).

A cárie dental e a doença periodontal, historicamente, são consideradas as doenças bucais mais prevalentes. Entretanto, o câncer de boca, a perda dentária, as lesões de mucosa oral, as manifestações orais de HIV/AIDS, o trauma dental, as anomalias craniofaciais, o noma (cancro oral) e a GUNA (gengivite ulcerativa necrosante aguda), todos têm impacto na saúde e no bem-estar de pessoas e comunidades, causando dor e sofrimento, debilidade de função e redução da qualidade de vida (PETERSEN, 2005, 2008).

De fato, as doenças bucais têm impacto na qualidade de vida das pessoas, seja de modo psicossocial, seja restringindo as atividades na escola, no trabalho e no lar. Sabe-se, também, que há forte correlação entre doenças bucais e doenças crônicas não transmissíveis em função de fatores de risco comuns, além de diversas doenças sistêmicas apresentarem manifestações orais (WHO, 2003).

Globalmente, as doenças bucais afetam mais as populações socioeconomicamente desprivilegiadas. O padrão atual dessas doenças reflete distintos perfis de risco nos diversos países, relacionando-se com as condições de vida, fatores comportamentais e ambientais, sistemas de saúde bucal e implementação de programas de prevenção (PETERSEN, 2008).

Para a diminuição das disparidades em saúde, a atenção deve ser direcionada aos determinantes e condicionantes da saúde geral. Abordagens enfocando primordialmente estilos de vida e fatores comportamentais têm apresentado sucesso limitado na redução de iniquidades em saúde, pois falham no enfrentamento de determinantes sociais. Para a mudança de comportamentos das pessoas é necessário transformar, também, o ambiente em que elas vivem (SHEIHAM et al., 2011).

Do mesmo modo, as iniquidades em saúde bucal refletem aquelas da saúde geral. Há, também, a influência de fatores psicossociais, econômicos, ambientais e políticos. Assim, a abordagem predominantemente preventiva em odontologia, enfocando somente as mudanças de hábitos de indivíduos de alto risco, tem sido falha em reduzir efetivamente as disparidades em saúde bucal. Uma variedade de ações complementares pode ser implementada nos níveis local, nacional e internacional de modo a promover melhorias sustentáveis (WATT, 2007).

Para o enfrentamento dos desafios por parte dos gestores em saúde pública quanto à resolução das necessidades em saúde bucal das populações são necessários instrumentos, capacidade e informação para avaliar e monitorar essas necessidades, escolher estratégias de intervenção, determinar políticas apropriadas a cada situação e melhorar o desempenho do sistema de saúde bucal (WHO, 2012a).

Desde os anos 1980, as Metas Globais de Saúde Bucal da OMS/FDI (Federação Dentária Internacional) para o ano 2000 já indicavam a necessidade de os países desenvolverem sistemas de informação em saúde bucal, incluindo indicadores epidemiológicos. A informação obtida por meio desses sistemas pode ser categorizada nos seguintes subsistemas inter-relacionados: vigilância epidemiológica, cobertura populacional, registros e relatórios dos serviços, administração e gerenciamento de recursos, qualidade da atenção, monitoramento de programas de saúde bucal e avaliação de resultados (FDI, 1982; HOBDELL et al., 2003).

Os mesmos autores citam que, para o novo milênio, a OMS, a FDI e a IADR (International Association for Dental Research [Associação Internacional para a Pesquisa Dental]) apresentaram as Metas Globais de Saúde Bucal para o ano 2020, visando prover uma matriz para os que fazem as políticas de saúde. Nenhum valor absoluto é prescrito, pois os valores deverão ser estabelecidos com base nas circunstâncias locais, como adequação da base de informações, prioridades locais, sistemas de saúde bucal, prevalência e severidade das condições sociais e ambientais. Cada situação será diferente não só com relação à epidemiologia das doenças bucais, mas também no que diz respeito aos contextos político, socioeconômico, cultural e legislativo.

Este capítulo apresenta informações e dados epidemiológicos sobre as principais doenças bucais que afetam pessoas e coletividades no Brasil e no mundo, contribuindo para o conhecimento das necessidades em saúde bucal e sua compreensão no contexto amplo da promoção da saúde, com vistas à redução de iniquidades e à melhoria da qualidade de vida, além de descrever um breve relato sobre a atual Política Nacional de Saúde Bucal e vigilância em saúde.

ESTUDOS EPIDEMIOLÓGICOS E SAÚDE BUCAL COLETIVA

A epidemiologia constitui-se em ciência importante para o estudo da distribuição e do comportamento das doenças em dada população e em determinado período de tempo; é base fundamental para planejamento e gestão em saúde, para tomada de decisões, avaliação e controle das ações executadas. O estudo da epidemiologia, conforme atesta Last (2001) em seu clássico *A Dictionary of Epidemiology*, inclui a vigilância, a observação, o teste de hipóteses, a pesquisa analítica e os experimentos.

Na área de saúde bucal coletiva, estudos epidemiológicos são essenciais para definição de prioridades, organização da demanda que procura pelos serviços de saúde e gerenciamento das atividades previstas. O primeiro levantamento epidemiológico em saúde bucal no Brasil, em âmbito nacional, foi conduzido em 1986, pelo Ministério da Saúde, utilizando para avaliação das condições de cárie dental o índice CPO-D[1], o qual foi aplicado na zona urbana de 16 capitais. Este fato representou uma grande limitação dessa pesquisa e fonte constante de críticas a esse estudo; mesmo assim, o CPO-D aos 12 anos, idade usada como referência para comparação entre diferentes localidades, foi de 6,65, considerado como prevalência "muito alta" de cárie, segundo critérios da OMS, chegando a 8,53 e 7,50, respectivamente, nas regiões Centro-Oeste e Norte (MINISTÉRIO DA SAÚDE, 1988; OLIVEIRA, 2006).

A esse levantamento se seguiram outros quatro de relevância nacional: um orientado pelo Serviço Social da Indústria (SESI), em 1993, mas com financiamento do Ministério da Saúde, e outros três encaminhados pelo próprio Ministério da Saúde, um em 1996 (apenas nas 27 capitais), outro em 2003, o Projeto SB Brasil, e um mais recente, concluído em 2010, também utilizando metodologia específica definida no estudo anterior. Os dois primeiros levantamentos ampliaram o leque de condições estudadas ao incluírem, além da cárie dental, a doença periodontal, a fluorose, as oclusopatias, as lesões bucais e o edentulismo (OLIVEIRA, 2006). Das principais alterações de interesse em saúde bucal coletiva, apenas o câncer de boca não foi avaliado nesses últimos estudos, provavelmente em razão da característica das amostras a serem estudadas e da metodologia delineada (MINISTÉRIO DA SAÚDE, 1990, 2012a, 2012b).

Os últimos levantamentos epidemiológicos amplos citados (concluídos em 2003 e em 2010) também foram importantes por vários motivos: (a) foram incluídas idades-índice e faixas etárias que variaram de 18 a 36 meses até a população de idosos (65 a 74 anos), passando pelas idades de 5 e 12 anos e pela faixa etária que incluía os adolescentes (15 a 19 anos) e os adultos (35 a 44 anos); (b) foram incluídas as zonas rural e urbana de 250 municípios brasileiros, 50 em cada região geográfica, divididos por porte populacional (de cidades com até 5.000 habitantes a grandes conglomerados com mais de 100 mil habitantes); (c) os dados foram coletados em diferentes ambientes de acordo com a faixa etária de estudo, como escolas e creches para a população de 5 e 12 anos e domicílios para as outras faixas populacionais; (d) foram incluídas no estudo, além das condições mórbidas citadas, informações socioeconômicas, de acesso a serviços e de autopercepção em saúde bucal. No levantamento de 2010 também foi incluído como objeto de estudo o traumatismo dental (fratura coronária e avulsão dentária) para a idade-índice de 12 anos. A ocorrência e a gravidade da dor de origem dentária também receberam um foco maior desse estudo e foram avaliadas na população de adolescentes, adultos e idosos (MINISTÉRIO DA SAÚDE, 2012a, 2012b).

Em outro levantamento de base populacional importante, o Levantamento de Condições de Saúde Bucal do Estado de São Paulo, SB-SP 2015 (PEREIRA, VIEIRA & FRIAS, 2016), 17.560 adolescentes, adultos e idosos foram examinados nas residências em relação aos problemas: cárie dentária, problemas periodontais, maloclusão, uso e necessidade de prótese, além de informações socioeconômicas e de capital social.

EPIDEMIOLOGIA DOS PRINCIPAIS AGRAVOS EM SAÚDE BUCAL

Segundo informe da OMS (WHO, 2012b), há fatos essenciais e comprovados que devem ser levados em conta na abordagem atual da saúde bucal, os quais podem ser vistos no Quadro 22.1.

Cárie dental

A cárie dental (ou dentária) é uma doença transmissível em que o biofilme, na presença de condições orais que são

---

[1]Formulado em 1937 por Klein & Palmer, o índice CPO denomina-se CPO-D quando contabiliza a média do número de dentes permanentes cariados, perdidos e obturados (restaurados). Quando a unidade de medida é a superfície dental, denomina-se CPO-S. Para dentição decídua, utiliza-se o índice ceo (ceo-d, para a média de dentes decíduos cariados, extraídos por cárie e obturados, ou ceo-s, para superfícies).

mais patológicas do que de proteção, leva à desmineralização dos tecidos duros dos dentes (KUTSCH & YOUNG, 2011). O biofilme corresponde a um agregado de microrganismos que vivem associados a uma superfície e encapsulados numa matriz de polissacarídeos (DONLAN, 2002).

Diversas espécies vivem num estado cooperativo de equilíbrio no biofilme mediante interações complexas de sinergismos e antagonismos. A colônia no dente suporta distúrbios moderados em seu ambiente sem alteração em sua estrutura e composição. Esses distúrbios são abundantes na cavidade oral. No entanto, se o distúrbio é grave e persistente, resulta em quebra de equilíbrio. Os organismos que não podem sobreviver morrem e os que podem florescem. Assim, a mudança na estrutura e na composição do biofilme confere a este um caráter hostil (USHA & SATHYANARAYANAN, 2009).

Desse modo, diferentemente de outras doenças infecciosas que afetam o ser humano, a cárie dentária é causada por um desequilíbrio na microbiota endógena e não por patógenos exógenos. A introdução de açúcares refinados na sociedade moderna ajudou a pender a balança do estado de saúde para o de doença (CAUFIELD & DASANAYAKE, 2005).

A flora no biofilme pode metabolizar os açúcares fermentáveis simples da dieta e produzir ácidos orgânicos como subprodutos, resultando em desmineralização do esmalte dentário. No entanto, os fluidos orais ricos em bicarbonato e fosfatos atuam saturando a interface ácida dentro de 30 a 40 minutos. Esse tipo de flutuação ocorre no biofilme a cada ataque de açúcar. O equilíbrio fisiológico na colônia de microrganismos sofrerá alteração somente se a intensidade ou a frequência do ataque ácido superar a capacidade tampão dos fluidos orais (USHA & SATHYANARAYANAN, 2009).

Resumindo, sempre que o açúcar é ingerido, as bactérias presentes no biofilme produzem ácidos que desmineralizam a estrutura mineral dos dentes durante o tempo em que o pH fica baixo (< 6,7 para a dentina e < 5,5 para o esmalte). Após a exposição ao açúcar, o pH se eleva a valores acima dos críticos para o esmalte e a dentina, e a saliva tende a repor os minerais dissolvidos, induzindo uma remineralização. A esse processo de desmineralização-remineralização convencionou-se chamar fenômeno DES-RE (MINISTÉRIO DA SAÚDE, 2009).

Assim, dependendo das condições ambientais da cavidade oral dos indivíduos em geral ou em locais específicos num hospedeiro, o equilíbrio fisiológico entre o mineral do dente e os fluidos do biofilme pode ser perturbado, resultando em perda de mineral. Lesões desenvolvem-se em regiões onde é permitido ao biofilme maturar e estabelecer-se por períodos prolongados de tempo (FEJERSKOV, 2004). Inicialmente apresentam-se como lesões não cavitadas (manchas brancas) e eventualmente podem progredir para a cavitação (FONTANA et al., 2009).

A cárie dental também está relacionada com determinantes socioculturais, como condições precárias de moradia, baixo nível de escolaridade e falta de tradições, crenças e cultura que apoiem a saúde bucal. Pobre acesso à água potável ou ao saneamento básico é fator ambiental de risco para a saúde bucal, bem como para a saúde em geral. O controle das doenças bucais como um todo e da cárie dental em particular é dependente da disponibilidade e do acesso a sistemas de saúde bucal e serviços orientados para a prevenção. Há a necessidade, também, de modificação dos hábitos comportamentais, como higiene oral e consumo de açúcares, bem como de álcool e tabaco (WHO, 2003).

Apesar de passível de prevenção, o impacto psicossocial e econômico da cárie dental em todas as idades ainda é muito grande. Em crianças, cavidades não tratadas causam dor, disfunção, absenteísmo escolar, dificuldade de concentração e problemas estéticos que muito afetam a qualidade de vida da criança e seu potencial de sucesso. Em 2010, estima-se que US$ 108 bilhões tenham sido gastos em serviços dentários nos EUA e que a cada ano os norte-americanos façam cerca de 500 milhões de visitas ao dentista (CDC, 2012a). De fato, a cárie dentária é a doença crônica mais comum em crianças, sendo em torno de cinco vezes mais frequente do que a asma e sete vezes mais do que a febre do feno. Além disso, cerca de 53 milhões de pessoas vivem com cáries não tratadas em seus dentes permanentes nos EUA (BENJAMIM, 2010).

Grupos de alto risco para cárie dental incluem crianças de classes socioeconômicas menos favorecidas, aquelas cujos pais têm baixa escolaridade, as que não têm acesso regular a serviços de saúde bucal ou não têm seguro de saúde, as que apresentam cárie ativa, bebês com altos níveis de cárie, aqueles com níveis elevados de *Streptococcus mutans*, os com baixo nível cognitivo ou com incapacidades físicas que dificultam a higiene oral, os com baixo fluxo salivar ou capacidade tampão e, especialmente, aqueles que consomem dieta cariogênica e recebem suplemento inadequado de flúor (LEVY, 2003).

No Reino Unido, a cárie dental e suas sequelas são as principais causas de perdas dentárias, sendo a quinta doença de tratamento mais caro, superando, inclusive, todas as neoplasias e as doenças geniturinárias (ROBERTSON et al., 1999).

Em 2003, em seu relatório de saúde bucal, a OMS mostrou a distribuição da cárie dentária nos continentes. As Américas do Norte e do Sul, a Europa Oriental e parte da África apresentaram maior prevalência de cárie; prevalência moderada foi identificada em parte da América do Sul, na Rússia e

QUADRO 22.1 Saúde bucal – Fatos essenciais (*key facts*)

Ao redor do mundo, 60% a 90% das crianças em idade escolar e cerca de 100% dos adultos têm cárie dental
Cáries dentais podem ser prevenidas por meio da manutenção de baixos teores de flúor na cavidade oral
Doença periodontal severa, que pode resultar em perda dentária, é encontrada em 15% a 20% dos adultos de 35 a 44 anos
A incidência de câncer de boca varia de 1 a 10 casos por 100 mil na maioria dos países
Globalmente, cerca de 30% das pessoas com idade entre 65 e 74 anos não têm dentes naturais
Doenças bucais em crianças e adultos ocorrem mais entre grupos populacionais pobres e desfavorecidos
Fatores de risco para doenças bucais incluem dietas não saudáveis, uso de tabaco, uso prejudicial do álcool, higiene oral precária e determinantes sociais
Ao redor do mundo, 16% a 40% das crianças entre 6 e 12 anos de idade são afetadas por trauma dental devido à falta de segurança em parques infantis e escolas, acidentes rodoviários ou violência

Fonte: baseado em WHO. Oral Health Fact Sheet nº 318, Apr. 2012 – Tradução livre.

nas antigas repúblicas soviéticas; pequena prevalência de cárie foi mapeada no leste da África, China, Austrália e Groenlândia. Para a OMS, países desenvolvidos têm taxas maiores de prevalência de cárie, enquanto países em desenvolvimento apresentam taxas menores. Atribuem-se essas diferenças à disponibilidade de açúcares na dieta, ao flúor e ao tratamento dentário. Desse modo, pode-se falar em pandemia de cárie, pois o termo implica distribuição global e consequências graves (WHO, 2003; EDELSTEIN, 2006).

Em termos de distribuição, a cárie dental afeta mais de um quarto das crianças americanas com idades entre 2 e 5 anos e a metade das de 12 a 15 anos. Em torno de metade das crianças e dois terços dos adolescentes de 12 a 19 anos de famílias com baixa renda têm cárie e, em alguns grupos étnicos e raciais, crianças e adolescentes têm maior número de dentes cariados não tratados. Por exemplo, 40% das crianças americanas de ascendência mexicana, da faixa etária de 6 a 8 anos, têm cárie não tratada, em comparação com 25% das brancas não hispânicas (CDC, 2012a).

Conforme citado anteriormente, a OMS e a FDI, ainda nos anos 1980, no contexto da meta global de *Saúde para Todos no Ano 2000*, determinaram metas específicas para saúde bucal que, para o final daquele milênio, em relação à cárie dentária, referiam que o índice CPO-D aos 12 anos de idade deveria ser menor ou igual a 3,0, enquanto que 50% das crianças de 5 anos de idade deveriam estar livres de cárie (FDI, 1982).

Em 1993, como resultado do 4º Congresso Mundial de Odontologia Preventiva, na Suécia, a Associação Brasileira de Odontologia de Promoção de Saúde (ABOPREV) divulgou em seu jornal, na edição de outubro/dezembro daquele ano, metas globais de saúde bucal para o ano de 2010, as quais estabeleciam que o CPO-D na idade-índice de 12 anos deveria ser menor do que 1,0 e que 90% das crianças de 5 e 6 anos de idade deveriam estar livres de cárie (NARVAI, 2002). A determinação de metas com valores absolutos a serem atingidos por todos os países, mesmo diante das diferentes realidades e das iniquidades em saúde bucal, gerou controvérsias.

Alguns autores, como Hobdell et al. (2000), discutiram acerca da não concordância quanto ao estabelecimento de metas globais com valores fixos, quando o ideal seriam indicativos de ações a serem tomadas em nível local. Entretanto, para muitos países, inclusive o Brasil, os valores referidos anteriormente serviram de guia para ações, principalmente em razão de sua divulgação no meio acadêmico.

Em setembro de 2010 ocorreu no Brasil o Congresso Mundial da Federação Dentária Internacional. Líderes mundiais em saúde bucal, representantes da OMS, FDI, IADR, OPAS (Organização Pan-Americana da Saúde) e ABO (Associação Brasileira de Odontologia), assinaram um acordo para a implantação de programas abrangentes de prevenção e gestão da cárie no planeta – a Aliança Global por um Futuro Livre de Cárie (ACFF – *Alliance for a Cavity-free Future*). A Aliança indicou metas para acabar com um problema que aflige 80% da população mundial (cerca de cinco bilhões de pessoas), por meio de abordagens de combate à cárie de modo contínuo, como a melhora de sua prevenção até 2015, e que a partir de 2016 nenhuma criança do mundo desenvolvesse

cárie ao longo de sua vida (ACORDO PARA COMBATER A CÁRIE, 2011).

No Brasil, a cárie dentária continua sendo o principal problema de saúde bucal, porém, segundo dados da Pesquisa Nacional de Saúde Bucal (SB 2010), a situação melhorou entre 2003 e 2010. Na idade-índice de 12 anos, utilizada em comparações internacionais, a doença atingia 69% da população em 2003. Essa porcentagem diminuiu para 56% em 2010. O número médio de dentes atacados por cárie também diminuiu nas crianças: de 2,8 em 2003 para 2,1 em 2010 – uma redução de 25% (Ministério da Saúde, 2010a).

Considerando a população brasileira estimada em 2010, as reduções referidas indicam que cerca de 1,6 milhão de dentes permanentes deixaram de ser afetados pela cárie em crianças de 12 anos de idade. Em adolescentes, o número de dentes poupados do ataque de cárie, em relação a 2003, chegou a aproximadamente 18 milhões, com a redução do CPO-D de 6,1 em 2003 para 4,2 em 2010.

No entanto, ainda segundo a SB 2010, persistem disparidades. Nas capitais, o CPO-D médio aos 12 anos é de 1,7, enquanto no interior é de 2,2. Quanto às regiões, o Norte (3,2), o Nordeste (2,7) e o Centro-Oeste (2,6) apresentam situação pior do que a do Sudeste (1,7) e do Sul (2,0), como mostra a Figura 22.1, ou seja, comparando-se as regiões Norte e Sudeste, há uma diferença de cerca de 90%. No Nordeste, a proporção de dentes restaurados em relação ao CPO-D total é menor do que no Sudeste, indicando a combinação de maior ataque de cárie com menor acesso aos serviços odontológicos. Quanto à dentição decídua, o ataque de cárie na idade de 5 anos, avaliado pelo índice ceo-d (dentes decíduos cariados, extraídos por cárie e obturados), foi, em média, de 2,3 dentes, porém, desses, menos de 20% estavam tratados. Em 2003, essa taxa era de 2,8 dentes.

Em termos gerais, os resultados desse levantamento epidemiológico indicam que, pela classificação da OMS, o Brasil saiu de uma condição de *média prevalência* de cárie em 2003 (CPO-D entre 2,7 e 4,4) para condição de *baixa prevalência* em 2010 (CPO-D entre 1,2 e 2,6), como pode ser visto na Figura 22.2.

Na população adulta (35 a 44 anos de idade), o índice CPO-D diminuiu de 20,1 para 16,3. A Figura 22.3 resume a evolução dos índices ceo (para 5 anos) e CPO-D para as outras faixas etárias. Houve aumento do acesso da população adulta ao tratamento da cárie, e menos dentes estão sendo extraídos por conta da doença.

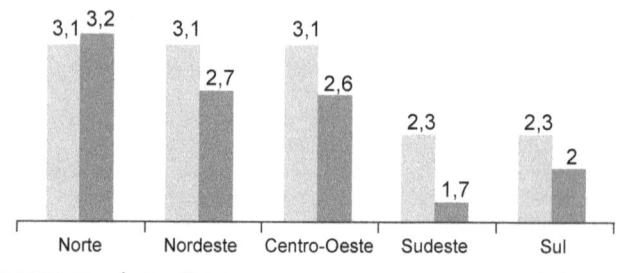

FIGURA 22.1 Índice CPO aos 12 anos por região – Brasil, 2003/2010. (Fontes: Projeto SB Brasil 2003 – Resultados principais e Pesquisa Nacional de Saúde Bucal – Projeto SB Brasil 2010.)

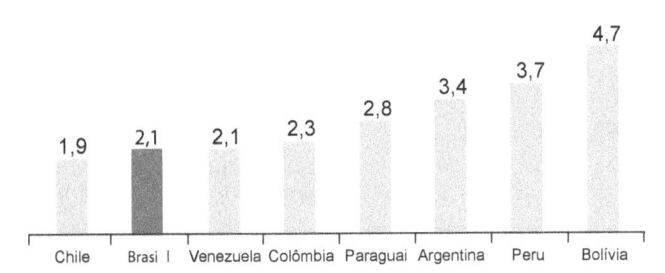

FIGURA 22.2 Índice CPO aos 12 anos: comparação entre países da América do Sul. (Fonte: Pesquisa Nacional de Saúde Bucal – Projeto SB Brasil 2010.)

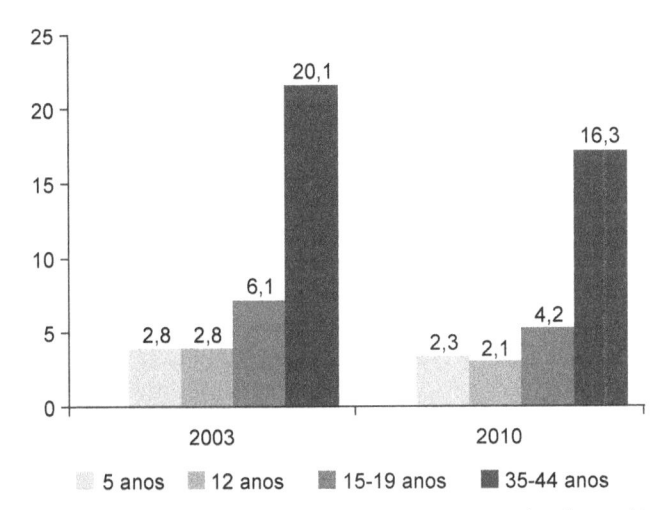

FIGURA 22.3 Médias de dentes afetados pela cárie segundo a faixa etária – Brasil, 2003/2010. (Fontes: Projeto SB Brasil 2003 – Resultados principais e Pesquisa Nacional de Saúde Bucal – Projeto SB Brasil 2010.) Médias obtidas pelos índices ceo-d para 5 anos e CPO-D para outras idades.

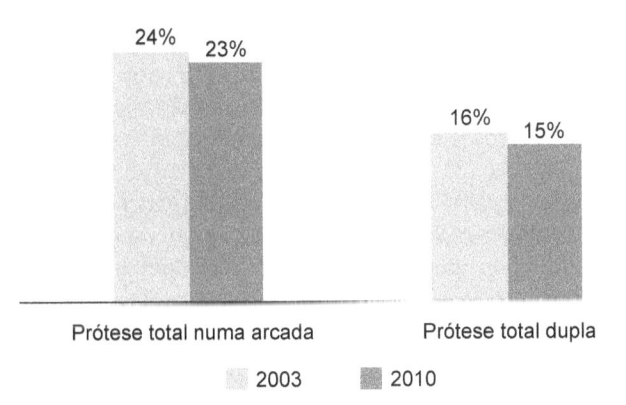

FIGURA 22.4 Necessidade de prótese total (dentadura) entre idosos – Brasil, 2003/2010. (Fontes: Projeto SB Brasil 2003 – Resultados principais e Pesquisa Nacional de Saúde Bucal – Projeto SB Brasil 2010.)

Na população idosa, entre 65 e 74 anos de idade, a necessidade de prótese total bimaxilar quase não sofreu alteração entre 2003 (24%) e 2010 (23%), restando cerca de 3 milhões de idosos com necessidade de prótese total nas duas arcadas e quatro milhões com necessidade de prótese total numa arcada, como evidenciado na Figura 22.4.

Para 2020, em relação à cárie dental, as metas de saúde bucal da OMS/FDI e IADR não estipulam valores fixos a serem atingidos, pois, como referido anteriormente, o ideal é estimular ações locais segundo necessidades específicas. Contudo,

referem, no geral, que se busque o aumento na proporção de crianças de 6 anos de idade livres de cárie; reduza-se no CPO-D o componente C – cariado – na idade-índice de 12 anos, com especial atenção aos grupos de alto risco dentro das populações, usando distribuições e médias, e reduza-se o número de dentes extraídos devido à cárie dental nas idades de 18, 35 a 44 e 65 a 74 anos (HOBDELL et al., 2003).

Num movimento para determinar uma abordagem passo a passo em direção à visão da FDI de "Liderar o Mundo para uma Ótima Saúde Bucal", a Federação lançou um projeto para mapear o futuro da odontologia nas próximas décadas. O documento-plano, denominado *Visão 2020 – um guia para o futuro da odontologia* (*Vision 2020 – a roadmap for the future of dentistry*), abordará diferentes facetas da profissão, como acesso aos cuidados em saúde bucal, pesquisa, educação, tecnologia e economia, e aspectos regulatórios (FDI, 2012).

Doença periodontal

Doença periodontal pode ser definida como o conjunto das alterações que afetam a gengiva (as *gengivites*) e as estruturas de suporte que circundam o dente, ou seja, o osso alveolar, o cemento e o ligamento periodontal (as *periodontites*) (WOLF & RATEITSCHAK, 2006). O fator etiológico primário é o biofilme dental bacteriano, uma alteração crônica com estágios de destruição dos tecidos periodontais e períodos de estabilidade ou remissão desses ciclos destrutivos e uma das doenças mais prevalentes da espécie humana, sendo mais incidente a partir da fase adulta e também a grande causadora de perdas dentárias nessa faixa etária (PAGE & SCHROEDER, 1982; TEW et al., 1989).

O início clínico da doença periodontal geralmente acontece a partir de um sangramento localizado na porção gengival que margeia o colo dentário, porém ainda sem aprofundamento do sulco gengival, espaço virtual localizado entre dente e gengiva. Esta é a fase clinicamente conhecida como gengivite. Embora uma tipificação da doença periodontal inclua formas que não comecem por uma gengivite, geralmente é a partir desta que ocorre o acometimento dos tecidos periodontais de suporte ou inserção, caracterizando o estabelecimento clínico e histológico de uma periodontite. Ainda clinicamente, além do aprofundamento do sulco gengival com formação de bolsas periodontais, ocorrem, com frequência, mobilidade dental, edemas gengivais localizados com formação de abscesso e aumento do sangramento gengival. A dor nem sempre está presente e, muitas vezes, pode estar mais associada à exposição da raiz dentária provocada pela retração da gengiva (NEWMAN et al., 2007).

Por ser uma das alterações mais comuns da cavidade oral, o diagnóstico, o tratamento e o controle da doença periodontal são de suma importância na área de saúde bucal coletiva. Vários índices são utilizados em pesquisas epidemiológicas de base coletiva. Assim, podem ser citados o Índice de Higiene Oral Simplificado (IHOS), o Índice de Controle da Placa (ICP), o índice de sangramento após sondagem (*Gingival Index*) e o Índice de Perda de Inserção (IPI) (BASSANI, 2006). Na população brasileira, o Índice Periodontal Comunitário de Necessidades de Tratamento (CPITN, do inglês *Community Periodontal Index of Treatment Needs*), proposto pela OMS a partir dos anos 1980, e sua variante, o CPI (do inglês *Community Periodontal Index* [Índice Periodontal Comunitário]), foram os mais usados em estudos coletivos; os dois últimos grandes levantamentos epidemiológicos dentro do Projeto SB Brasil (2003 e 2010) usaram o CPI como índice para coleta de dados da doença periodontal instalada (MINISTÉRIO DA SAÚDE, 2012a, 2012b).

A vantagem desse indicador sobre outros é que ele não só determina o grau de gengivite e periodontite como também permite que se tirem conclusões acerca do tipo e da abrangência do tratamento necessário, subsidiando a previsão de investimentos necessários a serem alocados. A própria OMS preconiza o uso de uma sonda periodontal especial, que ficou conhecida como sonda "CPI" ou "OMS" (Sonda WHO-621).

Com o uso do CPI, além da presença ou da ausência de sangramento gengival à sondagem (escore 1) ou de cálculo ou outros fatores retentivos de placa (escore 2), as bolsas periodontais existentes podem ser subdivididas de acordo com o grau de profundidade: 3 a 5mm (escore 3) ou 6mm ou mais de extensão (escore 4). Ausência de sangramento e cálculo e sulcos gengivais normais com extensão de até 3mm também são identificados (escore 0). A boca é dividida em sextantes, e para classificação naquele sextante é levada em conta a pior condição encontrada. Assim, se são encontrados dentes com cálculo e um dentro do mesmo sextante com bolsa periodontal de 6mm, essa área é classificada como escore 4 (HEBLING, 2009).

A maioria dos estudos epidemiológicos para doenças periodontais (e, por extensão, para as outras alterações bucais) é constituída de estudos de prevalência, transversais, que medem a ocorrência da doença naquele momento em que está sendo avaliada. No entanto, Löe et al. (1986) realizaram estudos longitudinais em que acompanharam a perda de inserção periodontal, durante anos, em dois grupos populacionais: um de estudantes universitários noruegueses e o outro de trabalhadores rurais do Sri Lanka. Eles concluíram, quanto à existência de diferenças na perda de inserção média por mm/ano, que no grupo dos trabalhadores rurais ela variou entre o dobro e o triplo em relação aos estudantes.

Miyazaki et al. (1991) realizaram uma revisão de vários estudos conduzidos na Europa, nos EUA e na América Latina pela OMS, entre 1981 e o início dos anos 1990, concluindo que as formas mais graves de doença periodontal, atestadas por um CPITN código 4 (ocorrência de bolsa profunda ≥ 6mm), apresentavam taxa de ocorrência de 10% a 15%. Uma limitação ao uso do indicador CPITN e de seu derivado, CPI, é que basta que um dente num sextante esteja com profundidade de bolsa ≥ 6mm para ser classificado como grau 4, deixando, desse modo, de classificar a periodontite como localizada ou generalizada, informação importante para a organização dos serviços em saúde.

O CPITN também tem sido considerado inadequado para fins de estudos analíticos em razão da incapacidade de descrever a prevalência e a gravidade da doença periodontal, quando comparado a exames clínicos convencionais. Nesse aspecto, até mesmo a sensibilidade do paciente pode levar o examinador a erros, provocando medidas subestimadas de profundidade de bolsa ou perda de inserção e levando a resultados que não correspondem à real necessidade de tratamento a ser instituído (PASSANEZI et al., 2006).

No Brasil, o já citado projeto SB Brasil, levantamento epidemiológico amplo concluído em 2003 e replicado em 2010, usou o indicador CPI, e as faixas etárias acima de 12 anos foram incluídas para o estudo das doenças periodontais (15 a 19 anos ou adolescentes, 35 a 44 anos ou adultos e 65 a 74 anos ou idosos). Na idade de 5 anos foi utilizado apenas o chamado Índice de Sangramento Gengival (ISG). Nas populações adulta e idosa também foi medida a Perda de Inserção Periodontal (PIP).

No grupo de 15 a 19 anos, a condição periodontal mais prevalente, no relatório de 2003, foi considerada "saudável", ou seja, ausência de doença periodontal em 46,18% da população examinada, valores que decresceram nas outras faixas etárias (21,94% entre 35 e 44 anos e 7,89% na população idosa), levando-se em conta, no entanto, que nessa última população, em especial, há uma grande proporção de dentes perdidos e, portanto, de sextantes excluídos do estudo. Em 2010, para a faixa de 15 a 19 anos, chegou-se a 50,9% de indivíduos livres de doença periodontal; nas populações adulta e idosa, entretanto, os valores de "indivíduos hígidos" com relação a essa doença foram menores, 17,8% e 1,8%, respectivamente (Figura 22.5) (MINISTÉRIO DA SAÚDE, 2012a, 2012b).

Considerando a doença periodontal medida por esse estudo, em 2003 a frequência de cálculo, sem ocorrência de bolsa periodontal instalada, correspondeu a 33,4% dos examinados entre 15 e 19 anos, aumentando para 46,76% na população adulta e reduzindo para 21,74% entre os idosos; novamente, esse último dado pode ser bastante inferior em virtude das ausências dentárias mais frequentes nesse grupo.

Em 2010, os valores para cada faixa etária (adolescente, adulto e idoso) foram, respectivamente, 28,4%, 28,6% e 4,2%. Os resultados em ambos os estudos mostram que as populações de adolescentes e adultos estudadas nas regiões Norte e Nordeste são as que apresentam as menores taxas de examinados considerados "saudáveis" periodontalmente, assemelhando-se ao que também acontece com a cárie dental,

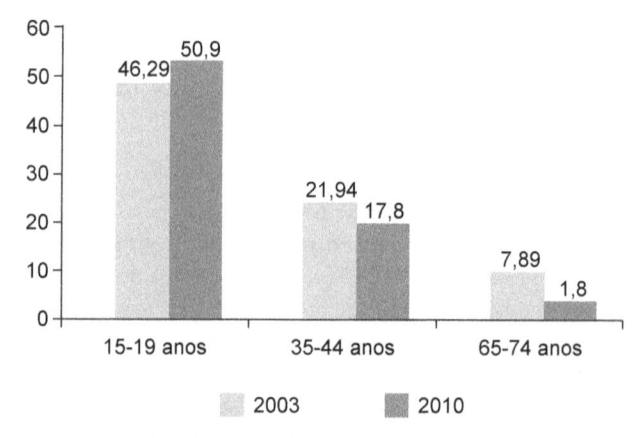

FIGURA 22.5 Taxa de indivíduos saudáveis com relação à doença periodontal em 2003 e em 2010. (Fontes: Projeto SB Brasil 2003 – Resultados principais e Pesquisa Nacional de Saúde Bucal – Projeto SB Brasil 2010.)

onde são claras as interferências sociais e econômicas na produção da doença, apesar de o maior grau estudado no CPI, o de número 4, relativo a bolsas periodontais de 6mm ou mais, não demonstrar diferenças relativas na população de adolescentes e adultos.

A PIP medida no exame de 2010 avaliou perdas de 3 até 12mm ou mais de extensão nos grupos de adultos e idosos. As maiores perdas foram mais frequentes na faixa de 4 a 5mm em ambos os grupos, e as regiões Sul, Sudeste e Centro-Oeste concentraram mais pacientes adultos nessa faixa, quando comparadas às outras regiões; os idosos apresentaram perdas de inserção mais profundas nas regiões Sul, Sudeste e Centro-Oeste. As periodontites agressivas, antes conhecidas como periodontites juvenis, caracterizam-se por rápida velocidade de progressão da doença e destruição dos tecidos de inserção em indivíduos clinicamente considerados saudáveis; sua prevalência em indivíduos jovens varia, segundo muitos estudos epidemiológicos realizados em diferentes populações, entre 0,1% e 15% da população (REGO et al., 2006).

Estudando a população brasileira em grupos populacionais localizados, como adolescentes em Belo Horizonte (COSTA et al., 2000) e no Vale do Paraíba (CORTELLI et al., 2002), ou por métodos complementares de diagnóstico, como o uso de radiografias interproximais por Gjermo et al. (1984), os estudos epidemiológicos para essa forma agressiva de doença periodontal são considerados restritos. No SB Brasil de 2003 foi encontrada uma taxa de 0,15% da população entre 15 e 19 anos com periodontite agressiva, índice que aumentou para 0,8% no estudo de 2010 (MINISTÉRIO DA SAÚDE, 2012a, 2012b).

Doença periodontal tem sido associada a outras alterações sistêmicas, como *diabetes mellitus* (ALVES et al., 2007), desfechos indesejáveis na gravidez, como nascimento de bebês com baixo peso (VETTORE et al., 2006), aterosclerose subclínica (BATISTA et al., 2011), síndrome coronariana aguda (RECH et al., 2007), artrite crônica (BRAGA et al., 2007) e dor refratária craniofacial (FABRI et al., 2009).

Revisão sistemática sobre associação entre *diabetes mellitus* e doença periodontal, com ênfase na fisiopatologia, foi avaliada por Alves et al. (2007), que afirmaram que os tecidos periodontais são as estruturas bucais mais afetadas pelo diabetes. Os autores relatam que vários mecanismos estão envolvidos nessa relação bidirecional entre as duas doenças, sendo os principais: produção de produtos de glicosilação avançada, resposta imune deficiente, herança de determinados polimorfismos genéticos, alterações dos vasos sanguíneos, tecido conjuntivo e composição salivar.

Vettore et al. (2006) realizaram revisão sistemática de estudos epidemiológicos associando doença periodontal a distúrbios de gestação. Apesar da heterogeneidade dos estudos avaliados em relação ao método de mensuração na doença periodontal e aos desfechos indesejáveis da gestação, não possibilitando a realização de uma metanálise, os autores encontraram que parto prematuro e bebês com baixo peso ao nascer foram os achados mais comumente descritos.

A aterosclerose subclínica foi outra alteração comumente associada a pacientes portadores de doença periodontal, como demonstra a revisão sistemática realizada por Batista et al. (2011), que concluíram que infecções periodontais foram fatores fortemente associados ao desenvolvimento daquela condição sistêmica. No entanto, os mecanismos ainda não estão plenamente compreendidos por serem ambas, doenças cardiovasculares e infecções periodontais, fenômenos complexos.

Câncer de boca

Entre as neoplasias malignas, o câncer de boca representa uma das formas mais fáceis de detecção, tratamento e controle, e as chances de sucesso aumentam de acordo com a precocidade do diagnóstico das primeiras lesões (ANGELIM-DIAS et al., 2006; TORRES-PEREIRA et al., 2012). Essa forma de câncer tem apresentado incidência crescente nos últimos anos, seja pela maior exposição aos fatores que podem estar associados à sua gênese, seja pelo aumento da expectativa de vida, que tem influenciado a maior incidência de doenças cronicodegenerativas, entre as quais se encontram as neoplasias como um todo, seja ainda por sistemas de vigilância em saúde mais sensíveis a essas mudanças e que têm diagnosticado essa forma de câncer com mais frequência nos sistemas de saúde, tanto na atenção básica como nos outros níveis de assistência.

Por motivos operacionais, o câncer de boca não foi avaliado nos dois grandes levantamentos epidemiológicos realizados dentro do projeto SB Brasil, nem em 2003, nem em 2010. Nesse caso, os Registros de Câncer de Base Populacional (RCBP), o Sistema de Informação sobre Mortalidade (SIM) e os Registros Hospitalares de Câncer (RHC) têm representado importantes bases de dados associados à ocorrência das mais variadas formas de câncer.

Para 2012, o Instituto Nacional de Câncer (INCA), do Ministério da Saúde, havia estimado a incidência de 9.990 novos casos de câncer de boca em homens e 4.180 casos entre as mulheres, em todo o Brasil, correspondendo a um risco estimado que varia de quatro novos casos a cada 100 mil mulheres e dez a cada 100 mil homens. É a quarta forma de câncer mais frequente entre os homens na região Nordeste e a quinta mais prevalente nesse mesmo grupo nas regiões Sudeste e Centro-Oeste. O risco entre os homens varia de três novos casos esperados por 100 mil homens no Norte a 15 por 100 mil no Sudeste. Para as mulheres, esse risco está situado entre dois novos casos para cada 100 mil mulheres no Norte (onde ocupa a nona posição entre as mulheres) e seis por 100 mil mulheres no Sudeste, (onde está em semelhante posição de incidência) (MINISTÉRIO DA SAÚDE, 2012c).

O INCA declara ainda que a estimativa para o ano de 2008 apontava para 264 mil novos casos e 128 mil óbitos, com as mais altas taxas de incidência acontecendo em populações do Centro-Sul asiático, da Europa Oriental e Central, da África e da América Central. Algumas formas de câncer (boca, esôfago, estômago, fígado e útero) são mais incidentes em países pobres, apresentando, desse modo, uma forte relação com fatores sociais e econômicos e não apenas clínicos e individuais, apesar de fumo, deficiências nutricionais, fatores biológicos (como os vírus do papiloma humano, do herpes "6", da hepatite C, da leucemia e do linfoma T), radiações ionizantes ou solares, fatores mecânicos, como traumas crônicos, má higiene oral, álcool e fatores genéticos estarem mais fortemente associados à gênese do câncer, atuando de modo isolado ou conjunto (BOFFETTA & HASHIBE, 2006; GARCÍA--GARCÍA & BASCONES, 2009; RAPIDIS et al., 2009). Desses, o mais importante, e mais comumente associado ao câncer de boca, é o fumo. Dos pacientes portadores dessa forma de neoplasia, 80% são ou foram fumantes (ROSEMBERG, 1988; SILVERMAN, 2010). O efeito do cigarro é potencializado se o paciente também é etilista, provavelmente em razão de o álcool aumentar a permeabilidade da mucosa a agentes carcinogênicos (SARGERAN et al., 2009).

O câncer do lábio apresenta particular importância no Brasil por ser considerado um risco ocupacional para trabalhadores expostos ao sol sem a proteção adequada (CZERNINSKI et al., 2010; SILVERMAN et al., 2010). Após 20 anos de interrupção ou moderação nos hábitos deletérios, como fumo e álcool, as chances de desenvolvimento dessa forma de câncer são iguais às encontradas entre os pacientes que nunca fumaram ou beberam (BOFFETTA & HASHIBE, 2006).

Quando se considera apenas sua incidência, o câncer de boca é uma das alterações da cavidade oral menos frequentes, embora a importância de seu estudo e controle tenha se tornado mais evidente nas últimas décadas por conta da crescente incidência e por levar o paciente a uma baixa qualidade de vida, atestada por problemas provocados pela mastigação deficiente, além de outras repercussões funcionais, como a fala e a deglutição. O câncer de boca é também a única condição que pode levar ao óbito o paciente sem tratamento, segundo Bercht (1994). Esta autora alerta que há uma "intencionalidade discursiva" no tocante às políticas de controle do câncer de boca, ou seja, sabe-se o que essa neoplasia representa, quais são suas consequências e que seu diagnóstico é relativamente fácil, mas esse saber não é colocado a toda prova na

prática e várias vidas são perdidas a cada ano em razão dessa forma de neoplasia. Os 14.170 novos casos de câncer de boca esperados na população brasileira para 2012 representam um aumento de 481% na expectativa de incidência, quando comparado a 16 anos antes, em que eram esperados 2.945 novos casos (MINISTÉRIO DA SAÚDE, 2012d).

Entre os homens, a taxa de mortalidade por câncer de boca também é maior do que entre mulheres, na proporção de 4:1 a favor do sexo masculino para o ano de 2009. Quando se comparam as taxas de mortalidade numa série de três décadas, nota-se em ambos os sexos um indicador crescente, embora tal índice tenha experimentado uma ascensão maior entre os homens.

Em 1979, no Brasil, a taxa de mortalidade por câncer de boca entre os homens girava em torno de três por 100 mil homens; essa taxa se aproximou de quatro por 100 mil homens 30 anos depois e tem se mantido constante entre as mulheres, com pequenas variações, em torno de um óbito por câncer de boca por 100 mil mulheres. Em 2009, foram registradas 2.881 mortes por câncer de boca, a maior parte (50,15%) no Sudeste (Figuras 22.7 a 22.9) (MINISTÉRIO DA SAÚDE, 2012e).

Angelim-Dias et al. (2006) oferecem algumas recomendações às políticas públicas para o controle do câncer de boca, entre as quais se destacam: (a) a utilização de dados confiáveis, tendo a epidemiologia como base para a determinação da incidência e da prevalência reais dessa forma de neoplasia; (b) a melhor formação de recursos humanos, principalmente de cirurgiões-dentistas, para sensibilizá-los quanto ao diagnóstico precoce; (c) o estabelecimento de parcerias das Secretarias Estaduais de Saúde com os sistemas locais de saúde, para que estes possam usar dados epidemiológicos para a elaboração de políticas locais de controle dessa doença; (d) a criação de uma rede de atenção aos pacientes que já foram diagnosticados com câncer de boca e encaminhados para tratamento, para que possam receber uma reabilitação que seja capaz de devolver as ca-

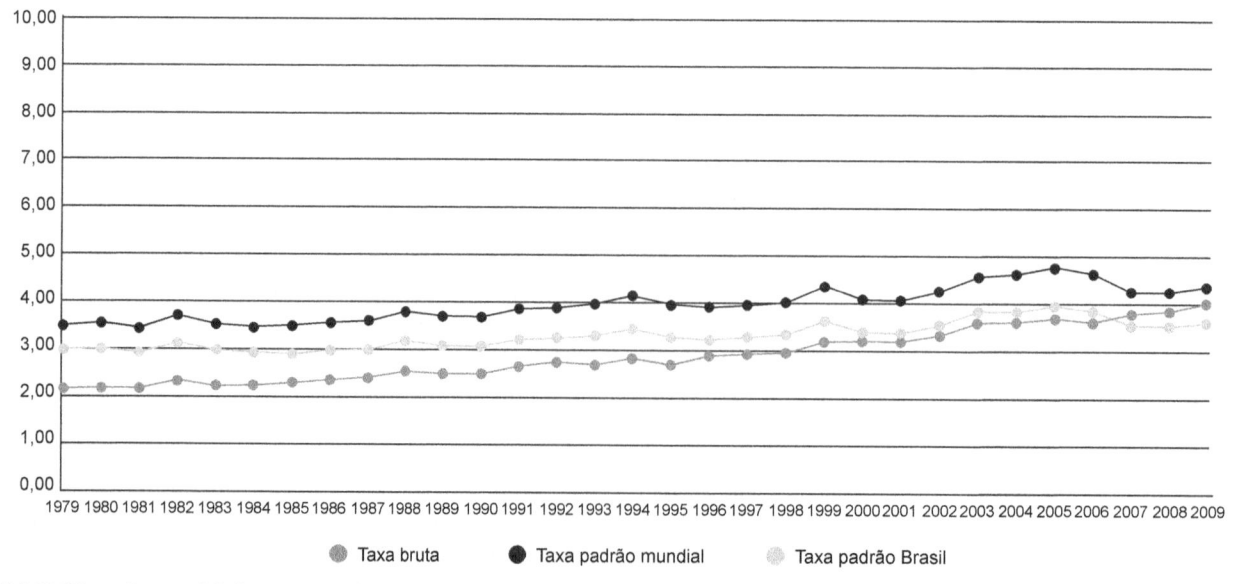

FIGURA 22.6 Taxas de mortalidade por câncer de cavidade oral, brutas e ajustadas por idade, pelas populações mundial e brasileira, por 100 mil homens – Brasil, 1979 a 2009. (Fontes: Sistema de Informação sobre Mortalidade – SIM – Ministério da Saúde/MS; Instituto Nacional de Câncer – INCA-MS; Instituto Brasileiro de Geografia e Estatística – IBGE. População Padrão Mundial, modificada por Doll et al., 1966. População Padrão Brasileira – Censo Demográfico 2000 – IBGE.)

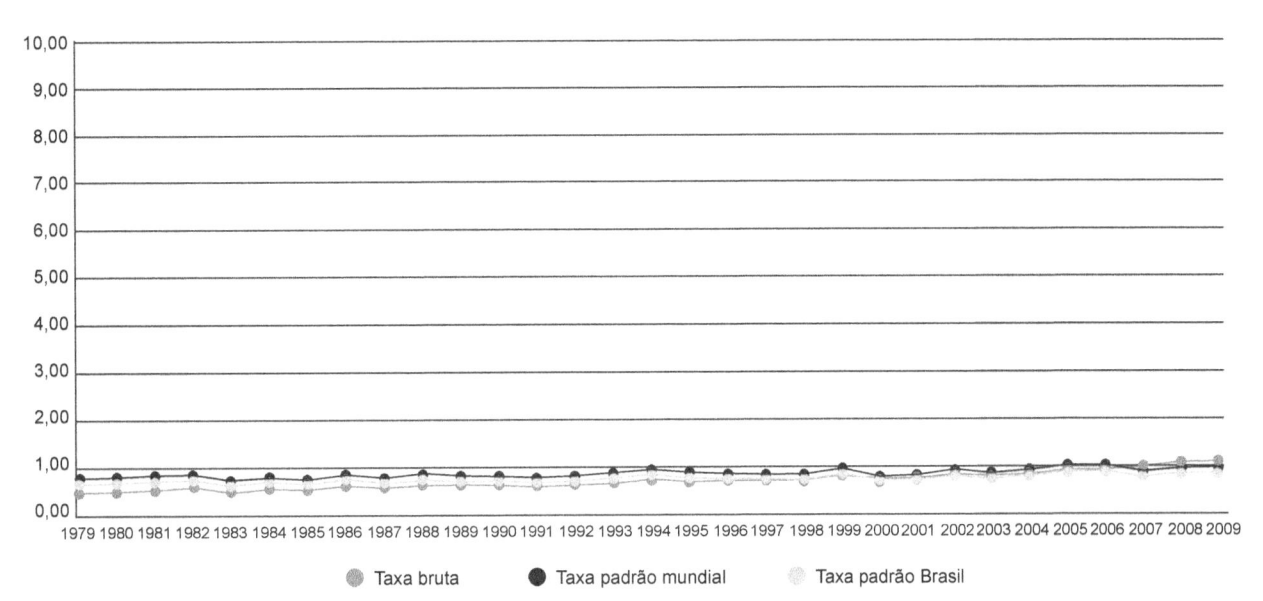

FIGURA 22.7 Taxas de mortalidade por câncer de cavidade oral, brutas e ajustadas por idade, pelas populações mundial e brasileira, por 100 mil mulheres – Brasil, 1979 a 2009. (Fontes: Sistema de Informação de Mortalidade – SIM – Ministério da Saúde/MS; Instituto Nacional de Câncer – INCA-MS; Instituto Brasileiro de Geografia e Estatística – IBGE. População Padrão Mundial, modificada por Doll et al., 1966. População Padrão Brasileira – Censo Demográfico 2000 – IBGE.)

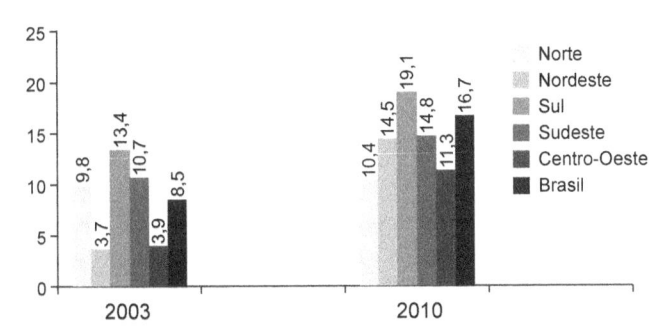

FIGURA 22.8 Prevalência de fluorose dentária aos 12 anos de idade, segundo a região – Brasil, 2003/2010. (Fontes: Projeto SB Brasil 2003 – Resultados principais e Pesquisa Nacional de Saúde Bucal – Projeto SB Brasil 2010.)

pacidades funcionais, estéticas e sociais, necessitando, desse modo, de uma equipe multidisciplinar (cirurgiões-dentistas, cirurgiões plásticos, psicólogos, fonoaudiólogos); (e) o estímulo à pesquisa na área do câncer de boca, entre outras ações.

O câncer de boca deve ser prevenido e controlado mediante a instrução sobre fatores de risco, diagnóstico precoce e a suficiente atualização clínica e epidemiológica (ROCHA BUELVAS, 2009). Um sistema de vigilância eficiente proporciona dados seguros para o controle dessa forma de câncer e para o controle dos fatores de risco (PETERSEN, 2009).

A prevenção primária promove ações que podem reduzir a incidência e a prevalência da doença, principalmente mo-

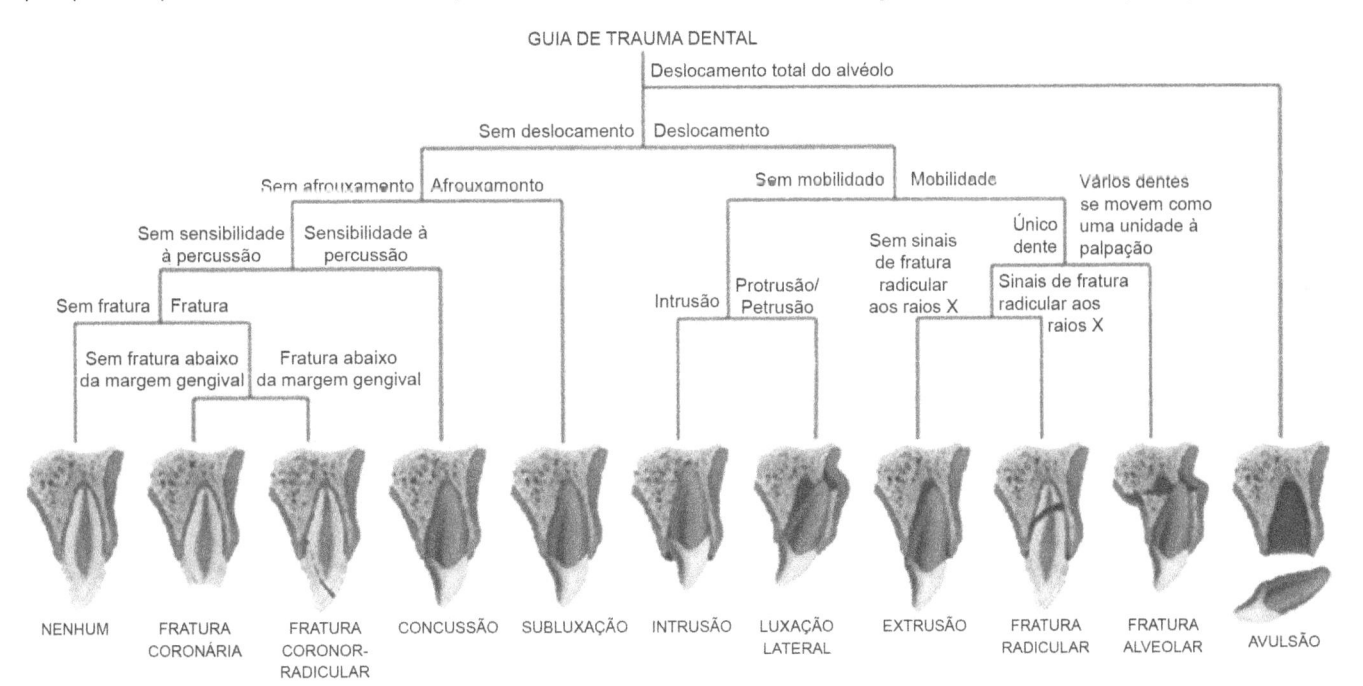

FIGURA 22.9 Diagnóstico dos traumatismos dentais. (Fonte: Dental Trauma Guide 2010. Disponível em: www.dentaltraumaguide.org. Acesso em abril de 2012 – Tradução livre.)

dificando os hábitos da comunidade, buscando eliminar ou diminuir os fatores de risco, como o tabaco, o álcool e a exposição solar dos lábios, antes mesmo que a doença se instale (PETERSEN, 2009; MARRON et al., 2010).

A prevenção secundária visa ao diagnóstico precoce da doença numa fase anterior à apresentação de alguma queixa clínica. Sabe-se que o câncer da boca pode levar meses antes de apresentar algum sinal ou sintoma percebido pelo paciente (CZERNINSKI et al., 2010). Um índice de cura na faixa de 90% dos casos pode ser alcançado quando é realizado o diagnóstico precoce (CZERNINSKI et al., 2010; SHUMAN et al., 2010).

A prevenção terciária visa limitar o dano, controlar a dor, prevenir complicações secundárias, melhorar a qualidade de vida durante o tratamento e, sempre que possível, reintegrar o indivíduo à sociedade, tornando-o apto a realizar as atividades diárias exercidas anteriormente (BUSS, 2000).

Fluorose dentária

Para a OMS, a prevenção da cárie dental pode ser obtida mediante a manutenção de níveis baixos e constantes de flúor na cavidade oral. O flúor pode ser obtido por fluoretação das águas de abastecimento, sal, leite e creme dental fluoretados, bem como pela aplicação profissional ou por bochechos. A exposição ao flúor por longo período, em níveis ótimos, resulta em menos cavidades tanto em crianças como em adultos. Ademais, tratamentos tradicionalmente curativos representam um peso econômico para muitos países desenvolvidos, nos quais 5% a 10% dos gastos com saúde pública se referem à saúde bucal, e programas de saúde pública são raros em países subdesenvolvidos ou em desenvolvimento. Assim, os altos custos do tratamento dentário podem ser evitados por meio de medidas efetivas de prevenção e promoção da saúde (WHO, 2012b).

Segundo o Centro para Controle e Prevenção de Doenças (CDC), dos EUA, o uso apropriado de fluoreto ajuda a prevenir e controlar a cárie dental em crianças e adultos. O flúor atua tanto durante o desenvolvimento dentário como depois que o dente erupcionou na cavidade bucal (CDC, 2012b). O fluoreto atua na prevenção da cárie dental no contexto do processo de desmineralização-remineralização (DES-RE) descrito anteriormente neste capítulo. Desse modo, mesmo que a queda de pH causada pelo biofilme dental por exposição a açúcares fermentáveis da dieta favoreça a dissolução do mineral do dente (a hidroxiapatita – HA), levando ao desenvolvimento da cárie, se houver flúor nos fluidos orais, a fluorapatita (FA) tenderá a se precipitar, reduzindo a perda mineral, reforçando o poder remineralizador da saliva e retardando o desenvolvimento de lesões de cárie. Assim, se 5,5 é o pH crítico para o esmalte de um indivíduo não exposto ao flúor, na presença de fluoreto esse pH crítico cai para 4,5. A presença constante de fluoreto na cavidade bucal, interagindo nesses eventos físico-químicos de DES-RE, é o principal mecanismo de sua ação na prevenção da cárie (MINISTÉRIO DA SAÚDE, 2009).

De fato, o flúor ainda constitui a melhor defesa contra as cáries, e a fluoretação das águas de abastecimento foi considerada

pelo CDC uma das dez mais importantes medidas de saúde pública do século XX nos EUA (CDC, 1999). Nesse país, entre os anos 1930 e 1940, Dean e cols. publicaram uma série de estudos em que descreveram a relação entre o nível de fluoreto naturalmente presente em águas de abastecimento público, a prevalência de cárie dental e a presença de fluorose (LENNON, 2006).

Fluorose é uma alteração na aparência do esmalte dental. Essa alteração pode variar de uma forma quase imperceptível de pontos ou manchas brancas, quando leve, a manchamentos e pontos escuros, nas formas severas. A fluorose dental só ocorre quando crianças pequenas consomem flúor, de qualquer fonte, além dos teores adequados, durante o período de formação dos dentes. Uma vez que os dentes estejam erupcionados na cavidade bucal, eles não podem mais desenvolver fluorose. Assim, crianças com mais de 8 anos de idade, adolescentes e adultos não podem mais desenvolver fluorose (CDC, 2012b).

O Índice de Dean, publicado pela primeira vez em 1934, é um dos indicadores utilizados até os dias de hoje para a mensuração da fluorose dentária. Após mudanças, sua versão de 1942 tornou-se o sistema de classificação mais universalmente aceito para fluorose dentária. O escore de fluorose de um indivíduo baseia-se na forma mais severa de fluorose encontrada em dois ou mais dentes (Quadro 22.2). Em 1997, a OMS simplificou a anotação da avaliação para o preenchimento de apenas uma casela

QUADRO 22.2 Índice de Dean para fluorose dentária

Classificação		Critérios – descrição do esmalte
(0)	Normal	O esmalte apresenta estrutura semivitriforme translúcida usual. A superfície é uniforme, lustrosa e usualmente branco-creme pálida
(1)	Questionável	O esmalte mostra pequenas alterações do esmalte normal translúcido, variando de poucas linhas brancas a pontos brancos ocasionais. Utilizada nos casos em que um diagnóstico definitivo da forma mais branda de fluorose não é garantido e não se justifica a classificação de "normal"
(2)	Muito leve	Pequenas áreas brancas opacas espalhadas irregularmente sobre o dente, mas não envolvendo mais do que 25% da superfície do dente. Estão frequentemente incluídos nessa categoria os dentes que apresentam cerca de 1 a 2mm de opacidade branca nas pontas de cúspide de pré-molares e molares
(3)	Leve	As áreas branco-opacas no esmalte dos dentes são mais extensas, mas não envolvem mais do que 50% do dente
(4)	Moderado	Todas as superfícies dos dentes estão afetadas e as superfícies sujeitas a atrição apresentam desgastes. Mancha marrom é frequentemente um aspecto desfigurante
(5)	Severo	Inclui dentes antes classificados como "moderadamente severos e severos". Todas as superfícies estão afetadas e a hipoplasia é tão marcante que a forma geral do dente pode estar afetada. O principal sinal diagnóstico é uma perfuração discreta, confluente. Manchas marrons estão espalhadas

Fonte: baseado em Dean (1942), como apresentado em www.fluoridealert.org/health/teeth/fluorosis/criteria.html#dean. Acesso em abril de 2012 – Tradução livre.

do formulário de levantamento epidemiológico, referindo-se ao achado da unidade dentária com menor comprometimento dentre as duas mais acometidas por fluorose na cavidade bucal (PINTO, 2000; MOYSÉS & MOYSÉS, 2006).

Dean e seus colegas sugeriram que, em países temperados, a uma concentração de flúor nas águas de abastecimento de 1mg/L, a prevalência de cárie era bem menor do que a associada a locais com baixos teores de flúor, enquanto a de fluorose aumentava, mas em níveis clínica e esteticamente aceitáveis. Para testar essa hipótese foi realizado o primeiro estudo comunitário controlado na cidade de Grand Rapids, iniciado em janeiro de 1945, tendo como grupo-controle a cidade vizinha de Muskegon, sem água fluoretada. Exames anuais mostraram os benefícios da prevenção da incidência de cárie dental em Grand Rapids e, em 1951, observando esses achados, os gestores de Muskegon decidiram fluoretar as águas do sistema de abastecimento daquela cidade (LENNON, 2006).

Desde então, o método vem sendo recomendado pela OMS e pelas principais instituições mundiais da área da saúde, e no início do século XXI já beneficiava 400 milhões de pessoas em 53 países, sendo responsável por uma redução em torno de 60% na ocorrência de cárie. No Brasil, a adição de fluoreto às águas de abastecimento como método preventivo contra a cárie dental iniciou-se em 1953 na cidade de Baixo Guandu, no Espírito Santo, tornando-se lei federal em 1974 (MINISTÉRIO DA SAÚDE, 2009).

Atualmente é um dos eixos norteadores da Política Nacional de Saúde Bucal – Brasil Sorridente:

> Entende-se que o acesso à água tratada e fluoretada é fundamental para as condições de saúde da população. Assim, viabilizar políticas públicas que garantam a implantação da fluoretação das águas e a ampliação do programa aos municípios com sistemas de tratamento é a forma mais abrangente e socialmente justa de acesso ao flúor (MINISTÉRIO DA SAÚDE, 2012g, p. 9).

Para o CDC (1999), a fluoretação beneficia de modo seguro e econômico crianças e adultos, prevenindo a cárie dental, independentemente das condições socioeconômicas ou de acesso a serviços de saúde. Sabendo que a exposição frequente e diária a pequenas quantidades de fluoreto reduz o risco de cárie em todas as faixas etárias, o CDC recomenda que todas as pessoas bebam água fluoretada em concentração adequada e escovem seus dentes duas vezes ao dia com dentifrício fluoretado. Para pessoas com alto risco de cárie podem ser necessárias outras medidas de utilização do fluoreto. No entanto, o uso comedido e acompanhado de modalidades de acesso ao fluoreto é particularmente indicado durante o período de formação do esmalte dental, isto é, em menores de 6 anos de idade (CDC, 2001).

Na verdade, com o declínio substancial na prevalência e na gravidade da cárie dental em países desenvolvidos, tem aumentado a prevalência de fluorose. Acredita-se que o nível de ingestão de fluoreto entre as idades de 15 e 30 meses de vida seja o mais crítico para o desenvolvimento de fluorose nos dentes considerados mais importantes esteticamente: os incisivos centrais superiores. Os fatores de risco mais documentados para fluorose, independentemente da ordem de importância, são água fluoretada, fórmulas infantis reconstituídas

com água fluoretada, suplementos com flúor e dentifrícios fluoretados. A quantidade de dentifrício deglutido varia de 55% a 79% da quantidade aplicada na escova quando sem supervisão. Bochechos com flúor são geralmente contraindicados para crianças de tenra idade porque pré-escolares não conseguem bochechar ou cuspir de maneira correta. O risco de deglutição de flúor gel, quando aplicado profissionalmente, é reduzido, especialmente com a utilização de sucção. O uso de vernizes ou espumas fluoretadas reduz ainda mais o risco de ingestão (LEVY, 2003).

Segundo o *Guia de Recomendações para o Uso de Fluoretos no Brasil*, do Ministério da Saúde, os dentifrícios fluoretados começaram a ser utilizados nos países desenvolvidos na década de 1960 e, no Brasil, passaram a ser comercializados em escala populacional em 1989. O país é, atualmente, o terceiro em consumo *per capita* de dentifrícios, atrás apenas dos EUA e do Japão. Outras formas de utilização de fluoretos incluem bochechos, soluções, géis e vernizes. A múltipla exposição a produtos contendo flúor implica maior risco de desenvolvimento de fluorose, exigindo, portanto, a adoção de práticas de uso seguro (MINISTÉRIO DA SAÚDE, 2009).

Diversas revisões sistemáticas por metanálise têm sido conduzidas para avaliar os riscos/benefícios da utilização de produtos fluoretados na prevenção da cárie, principalmente em crianças menores de 6 anos de idade, devido à possibilidade de desenvolvimento de fluorose. Dentre esses, destacam-se os estudos do grupo Cochrane.

Os estudos de Walsh et al. (2010) e Wong et al. (2011) confirmam os benefícios do uso de dentifrício fluoretado, quando comparado com placebo, na prevenção de cáries em crianças e adolescentes, mas somente em concentrações iguais ou acima de 1.000ppm. Os efeitos relativos de prevenção de cárie por meio de dentifrícios em outras concentrações aumentam com o aumento da concentração de fluoreto.

No entanto, há uma evidência fraca e não confiável de que o início do uso de dentifrício fluoretado antes dos 12 meses de idade esteja associado a aumento no risco de fluorose.

A decisão quanto ao nível de flúor a ser usado em crianças com menos de 6 anos deverá levar em conta o risco de desenvolver cárie e o de desenvolver fluorose moderada.

Em estudo comparativo de diversos produtos contendo flúor, Marinho et al. (2004) apontam que os dentifrícios fluoretados, em comparação com bochechos ou géis, parecem ter o mesmo grau de efetividade na prevenção da cárie dental. Não há nenhuma sugestão clara de que vernizes fluoretados sejam mais efetivos do que bochechos. Além disso, as comparações da efetividade dos vernizes com os géis e também dos bochechos com os géis são inconclusivas. Em revisão sistemática de Marinho et al. (2002), avaliando especificamente os géis fluoretados na prevenção de cárie dental, os autores concluem que há evidência do efeito inibidor de cárie do flúor gel, em torno de 21% de redução, correspondendo a que uma em cada duas crianças com altos níveis de cárie (e uma em 24 com baixos níveis) teria menos cárie com o uso do gel. Contudo, mais estudos são necessários para avaliar os efeitos adversos, já que crianças muitas vezes deglutem o gel durante a aplicação.

Outra pesquisa conduzida por Marinho (2010) conclui que os benefícios do uso de fluoretos tópicos estão firmemente estabelecidos e baseados em forte evidência por meio de estudos controlados e randomizados. A tamanha redução no incremento da cárie, tanto em dentes permanentes como em decíduos, reforça a importância da inclusão do uso de fluoretos tópicos por meio de dentifrícios, bochechos, géis ou vernizes em qualquer programa de prevenção da cárie dental. No entanto, o autor refere que há necessidade de melhores estudos para se chegar a conclusões mais claras sobre o efeito de materiais de liberação lenta de flúor, do leite fluoretado, de selantes em comparação a vernizes e de meios diferentes de se levar flúor aos pacientes ortodônticos.

Estudo de Jones et al. (2005) para a OMS cita experiências de fluoretação do sal na Colômbia, Hungria, Suíça e Jamaica com resultados similares aos benefícios da fluoretação das águas; no entanto, refere discordâncias, particularmente provenientes do Reino Unido, considerando que a promoção do consumo de sal fluoretado vai de encontro às mensagens de saúde pública que encorajam a redução de seu consumo para prevenção do risco de hipertensão arterial. Quanto ao leite fluoretado, os autores citam as experiências da Suíça, Escócia, Hungria e Chile e recomendam que, para sua efetividade na prevenção de cárie em decíduos, deva ser implementado em programas desde a mais tenra infância, mantendo um consumo mínimo de 180 dias por ano.

Quanto aos suplementos de flúor, revisão sistemática conduzida por Ismail & Hasson (2008), comissionada pelo American Dental Association Council on Scientific Affairs (Conselho para Assuntos Científicos da Associação Dentária Americana), embasa cientificamente as recomendações sobre a indicação desses produtos para crianças de 0 a 16 anos de idade, concluindo que por mais de três décadas os suplementos de flúor foram indicados, porém há fraca evidência científica sobre a efetividade de prevenção de cárie em dentes decíduos, embora o uso diário previna a cárie em dentes permanentes. Além disso, alerta que o uso de suplementos durante os primeiros 6 anos de vida, especialmente nos primeiros 3 anos, está associado a incremento significativo de fluorose.

Nos EUA, um aumento de 9% na prevalência de fluorose muito leve ou maior foi observado em crianças com idade entre 6 e 9 anos, comparando-se os dados de 1986/1987 (22,8%) com os de 1999/2002 (32%) em crianças em idade escolar.

No Levantamento Epidemiológico Nacional SB Brasil 2003, foi determinada uma prevalência de fluorose de 8,5% em crianças de 12 anos e de 5,1% em adolescentes de 15 a 19 anos de idade no Brasil. Para a idade de 12 anos, os maiores índices foram encontrados nas regiões Sul (13,4%) e Sudeste (10,7%) e os menores nas regiões Centro-Oeste (3,9%) e Nordeste (3,7%). No levantamento epidemiológico SB Brasil 2010, evidenciou-se um incremento de quase o dobro do valor anterior na prevalência de fluorose dentária aos 12 anos de idade no Brasil (de 8,6% para 16,7%). A região Sul ainda apresentou o maior valor (19,1%), porém destaca-se o incremento na prevalência de fluorose nas regiões Nordeste (de 3,7% para 14,5%) e Centro-Oeste (de 3,9% para 11,3%). Esses dados podem ser vistos na Figura 22.8.

Diante da necessidade de prevenção da cárie dental com menor risco para o desenvolvimento de fluorose, Levy (2003) sumariza as recomendações do CDC (2001), referindo que água e dentifrícios fluoretados são os principais dentre todos os meios de acesso ao fluoreto. Outras modalidades devem ser consideradas somente se a criança for de alto risco, com cuidado principalmente em menores de 6 anos e especialmente antes dos 3 anos de idade, em virtude do risco de fluorose.

Segundo as metas globais de saúde bucal da OMS/FDI/ IADR para 2020 com relação à fluorose, no contexto de desenvolvimento de anomalias do dente, está indicada uma redução na prevalência de fluorose desfigurante como medida por meios culturalmente sensíveis e com especial referência ao conteúdo de flúor nos alimentos, na água e na suplementação inapropriada (HOBDELL et al., 2003).

Trauma dental

Segundo a Academia Americana de Odontopediatria (AAPD – American Academy of Pediatric Dentistry), trauma facial que resulte em fratura, deslocamento ou perda dentária pode ter significativos efeitos negativos funcionais e psicológicos em crianças. A maior incidência de trauma na dentição decídua ocorre entre as idades de 2 e 3 anos, quando a coordenação motora está em desenvolvimento. Na dentição permanente, os traumatismos ocorrem em consequência de quedas, acidentes de trânsito, violência e prática esportiva. Assim, cirurgiões-dentistas e outros profissionais de saúde podem colaborar na educação do público em geral sobre a prevenção e o tratamento de traumatismos da região bucomaxilofacial (AAPD, 2011).

Para Truman et al. (2002), apesar de melhorias na saúde bucal da maioria dos americanos no século XX, pessoas de 5 a 24 anos de idade ainda fazem cerca de 600 mil consultas a cada ano para emergências dentárias devido a traumas relacionados aos esportes. Além disso, 25% das pessoas entre 6 e 50 anos de idade já sofreram algum trauma que resultou em dano a um ou mais dentes anteriores. A AAPD (2011) encoraja o uso de protetores bucais que ajudam a distribuir as forças do impacto, reduzindo assim os riscos de traumatismos mais graves.

De acordo com a Associação Internacional de Traumatologia Dental (IADT – International Association of Dental Traumatology), um bom exame clínico e a criteriosa tomada da história do paciente auxiliam o diagnóstico correto e, consequentemente, o tratamento e o prognóstico do traumatismo. Para isso, a IADT indica um elenco de questões a serem respondidas durante a anamnese do paciente (Quadro 22.3).

Para facilitar a determinação do diagnóstico dos traumatismos dentários, a IADR disponibiliza um guia passo a passo, como o que pode ser visto na Figura 22.9.

Dados de prevalência de trauma dental diferem entre os países. No último levantamento epidemiológico nacional (SB Brasil 2010), incluiu-se pela primeira vez a determina-

QUADRO 22.3 Questões a serem abordadas na avaliação do trauma dental

Onde ocorreu?	Essa informação pode ter implicação legal para o paciente e pode indicar a possibilidade de contaminação
Como ocorreu?	Pode levar à identificação das zonas de impacto (por exemplo, um trauma no mento muitas vezes se combina com fraturas coronárias ou coronorradiculares nas regiões de pré-molares e molares)
Quando ocorreu?	Essa informação pode ser essencial em relação a muitos tipos de traumatismos. Em relação à avulsão dentária, o lapso de tempo e as condições de conservação extraoral tornam-se decisivos para o tratamento posterior
Houve algum período de inconsciência?	Se positivo, por quanto tempo? Amnésia, náusea e vômitos são sinais de dano cerebral e necessitam atenção médica
Há algum distúrbio na oclusão?	Uma resposta afirmativa pode indicar trauma de luxação com deslocamento, fratura alveolar ou mandibular ou fratura na região do côndilo
Há alguma reação do dente à exposição ao frio ou ao calor?	Um achado positivo indica exposição da dentina e/ou da polpa

Fonte: Dental Trauma Guide 2010. Disponível em: http://www.dentaltraumaguide.org. Acesso em 15 de abril de 2012 – Tradução livre.

ção de prevalência de pelo menos um dente incisivo afetado por trauma dental em crianças de 12 anos de idade. Esses dados, devido ao ineditismo, servem como base para o planejamento atual e para projetar metas futuras (MINISTÉRIO DA SAÚDE, 2012b).

O tipo de lesão mais frequente foi a fratura de esmalte (16,5%, correspondendo a 80% dos casos). A fratura de esmalte e dentina foi identificada em 3,7% da amostra (19,0% dos casos de trauma), não havendo diferença entre as regiões. Apenas 0,2% dos examinados apresentaram fratura de esmalte e dentina com exposição pulpar, e a ausência dentária em razão de traumatismo foi de 0,1% (MINISTÉRIO DA SAÚDE, 2012b).

Na literatura é possível acessar uma grande variabilidade de dados de prevalência de trauma dental em diferentes faixas etárias e com relação a diversas variáveis. Estudo conduzido na Índia com crianças de 6 a 11 anos de idade, por Ankola et al. (2012), apontou uma variação significativa entre os gêneros, sendo mais prevalente em meninos (17,26%) do que em meninas (12,29%). Outro dado que mostrou estar significativamente relacionado com o trauma dental foi a presença de uma sobressaliência (*overjet*) maior do que 3mm e vedamento incompetente dos lábios.

Em estudo anterior, também na Índia, com crianças de 12 a 15 anos de idade, Kumar et al. (2011) encontraram uma prevalência de 14,4% de pelo menos um dente afetado por trauma. Meninos responderam por 16,2% e meninas por 12,7% dos casos. Fratura de esmalte foi o achado mais comum (80%). Vedamento incompetente dos lábios foi significativamente associado ao trauma dental.

Na Turquia, estudo de Tümen et al. (2011) com crianças de 2 a 5 anos de idade encontrou prevalência de 8%; mais na idade de 4 anos em meninos (12,2%) do que em meninas (4%). A fratura mais comum foi de coroa restrita ao esmalte (57%). Não houve relação significativa com indicadores socioeconômicos.

No Brasil, estudo de Piovesan et al. (2011) com crianças de 12 anos de idade encontrou prevalência de 9,7%, mas também não apontou associação entre a presença de trauma dental e impacto negativo na qualidade de vida dessas crianças. Já Damé-Teixeira et al. (2012), em estudo no Brasil com crianças de 12 anos de idade, encontraram uma prevalência de 34,79%, sendo mais comum em meninos e em escolares de *status* socioeconômico baixo, os quais foram mais propensos a apresentar pelo menos um dente com trauma, enquanto que alunos do sétimo ano se mostraram menos propensos ao trauma.

Outro estudo no Brasil, conduzido por Bonini et al. (2012), relacionando o efeito combinado de má oclusão anterior e vedamento inadequado dos lábios com trauma dentário na dentição decídua, em crianças de 36 a 59 meses, mostrou prevalência de 27,7% de traumatismo dental. O dente mais afetado foi o incisivo central superior, com mais frequência em meninos, e o tipo mais comum foi fratura coronária restrita ao esmalte (58,4%). Crianças com a combinação de aumento no *overjet*, mordida aberta anterior e vedamento inadequado dos lábios apresentaram maior prevalência do que os casos que tinham apenas a má oclusão.

A violência doméstica tem sido relacionada com a prevalência de trauma dental. A história, a circunstância do trauma, o padrão do traumatismo e o comportamento da criança e/ou responsável são importantes para distinguir traumas eventuais de traumas decorrentes de maus-tratos (AAPD, 2011). Em estudo conduzido no Brasil por Garbin et al. (2012), em análise de ocorrências policiais envolvendo agressões físicas em casos de violência doméstica entre os anos de 2001 e 2005, dos 1.844 casos, 15 tiveram traumatismos dentários causados predominantemente por socos e tapas. Os dentes mais atingidos foram os incisivos centrais superiores (31,8%).

Cerca de um terço de todos os traumas dentais e até 19% dos traumas de face e pescoço estão relacionados com a prática desportiva. Diante disso, a prevenção de trauma dental deve ser incluída nas ações de promoção de saúde bucal nas escolas. Essas ações visam desenvolver estilos de vida saudáveis e práticas de autocuidado em crianças e adolescentes. Desse modo, uma abordagem integrada de políticas de saúde do escolar, educação em saúde como treinamento de habilidades, um ambiente escolar saudável de suporte e serviços de saúde na escola podem combater os principais fatores de risco e contribuir de maneira efetiva no controle de agravos em saúde bucal (TRUMAN et al., 2002; PETERSEN, 2008).

Segundo as metas globais de saúde bucal para o ano 2020 da OMS/FDI/IADR, em relação ao trauma dental, estimulam-se o incremento na detecção precoce, o incremento no rápido referenciamento, o aumento no número de profissionais de saúde competentes para diagnosticar e prover atendimento de emergência e o aumento no número de indivíduos afetados recebendo atenção multidisciplinar e especializada quando necessário (HOBDELL et al., 2003).

POLÍTICAS DE SAÚDE BUCAL COLETIVA E VIGILÂNCIA EM SAÚDE BUCAL

Uma das definições clássicas do termo "política" pode ser atribuída a Bobbio et al. (2000): "O conjunto de obras dedicadas ao estudo daquela esfera de atividades humanas que se refere de algum modo às coisas do Estado." Já o conceito de "saúde bucal coletiva" tem sido usado, preferencialmente, na odontologia coletiva ou odontologia preventiva e social (OPS) a partir dos anos 1980, quando se buscava construir um novo referencial teórico para os serviços e ações desenvolvidos que extrapolassem os estreitos limites do meramente assistencial, muito associado ao termo "odontologia", mas que não se configurasse também no meramente "preventivismo", acepção embutida na sigla OPS (NARVAI, 1994).

Para a compreensão do campo de ação da saúde bucal coletiva deve-se ligá-lo à análise de outras políticas, como as de saúde, as quais, por sua vez, estão intrinsecamente associadas às políticas de educação, de trabalho, enfim, fazem parte do conjunto das políticas sociais que, em última análise, são uma das políticas de Estado (a política econômica é outro exemplo de políticas de Estado).

No Brasil, Narvai (1994) fez um importante retrospecto da conceituação e do objeto de prática da odontologia, que de "sanitária", nos anos 1960, passou por várias designações (preventiva, social, simplificada, integral), até chegar à saúde bucal coletiva. Iremos nos concentrar, no entanto, na política de saúde bucal vigente no Brasil atualmente, que teve uma ênfase importante a partir da publicação, em 2004, da Política Nacional de Saúde Bucal (PNSB) ou "Brasil Sorridente", como é conhecida popularmente.

As diretrizes gerais da PNSB foram resultantes de um processo de discussões com os coordenadores estaduais de saúde e de proposições geradas em congressos, encontros de saúde coletiva, deliberações das Conferências Nacionais de Saúde e das duas primeiras Conferências Nacionais de Saúde Bucal, em 1986 e 1993 (MINISTÉRIO DA SAÚDE, 2012g).

Foi a primeira vez que no Brasil foi formatada uma política ampla para a saúde bucal que contemplasse o atendimento ao usuário de maneira integral, humanizada e considerando a realidade local (GARCIA et al., 2005; BARTOLE, 2008). Desse modo, preferiu-se pensar na organização de um novo modelo de atenção em "linhas do cuidado" (criança, adolescente, adulto e idoso) com a garantia de resolutividade e integralidade pelo cumprimento dos fluxos de referência e contrarreferência e com a ampliação e qualificação da atenção básica (COSTA, 2006; NARVAI, 2008).

A vigilância em saúde também foi pensada como um dos pressupostos básicos da PNSB, "incorporando práticas contínuas de avaliação e acompanhamento dos danos, dos riscos e dos determinantes do processo saúde-doença, da atuação intersetorial e das ações sobre o território" (MINISTÉRIO DA SAÚDE, 2012g). Para a atenção básica foi reforçada

a importância da Estratégia Saúde da Família na reorganização desse nível de ação. A PNSB, por fim, segundo o então coordenador da área de saúde bucal do Ministério da Saúde, deverá ser entendida como política de Estado, de longa duração, perene, nessa área, e não apenas como política do Governo Federal, de caráter transitório e sujeita às mudanças políticas (PUCCA, 2006).

No rol de ações a serem desenvolvidas pelas equipes de saúde bucal constam:

1. **Ações de promoção e proteção da saúde:** considerando a inclusão da saúde bucal coletiva num conceito amplo das políticas de saúde, como comentado. Nesse quesito são destacadas a fluoretação das águas de abastecimento público, a educação em saúde (algumas atividades podendo ser executadas pelo cirurgião-dentista ou por qualquer de seus auxiliares, em ambiente clínico ou durante as visitas domiciliares), a higiene bucal supervisionada e a aplicação tópica de flúor. O documento ressalta que a aplicação tópica de flúor de abrangência universal é recomendada quando se constatam "exposição à água de abastecimento sem flúor, à água contendo naturalmente baixos teores de flúor (até 0,54 partícula por milhão – ppm F), exposição a flúor na água há menos de 5 anos, CPO-D (na área) maior que 3 aos 12 anos de idade ou (quando) menos de 30% dos indivíduos do grupo são livres de cárie aos 12 anos de idade" (MINISTÉRIO DA SAÚDE, 2012g).
2. **Ações de recuperação:** incluem ações de diagnóstico (onde é enfatizado o diagnóstico precoce de lesões e do câncer de boca) e tratamento (obedecendo à resolutividade na Unidade Básica de Saúde ou em algum centro de referência especializada, como nos CEO [Centros de Especialidades Odontológicas]).
3. **Ações de reabilitação:** ações que possibilitem a recuperação parcial ou total, funcional e a reintegração do indivíduo a seu ambiente social/profissional.

Para cumprimento da integralidade das ações na área especializada, ou nível secundário, optou-se pela implantação e/ou melhoria dos CEO:

> ... que consistirão em unidades de referência para as equipes de saúde bucal da atenção básica e ofertarão, de acordo com a realidade epidemiológica de cada região e município, procedimentos clínicos odontológicos complementares aos realizados na atenção básica. Entre esses procedimentos, deverão estar incluídos, por exemplo, tratamentos cirúrgicos periodontais, endodontias, dentística de maior complexidade e procedimentos cirúrgicos compatíveis com esse nível de atenção.

Entre as metas para o período 2004-2007 foram fixadas: "distribuir, anualmente, 1,9 milhão de *kits* de higiene bucal e implantar 550 Centros de Especialidades Odontológicas e ampliar a capacidade assistencial em odontologia especializada em 2,8 milhões de procedimentos" (MINISTÉRIO DA SAÚDE, 2004).

Chaves et al. (2010) analisaram fatores relacionados com a integralidade na assistência à saúde bucal em CEO segundo os princípios norteadores da PNSB. Foi realizado um estudo exploratório transversal com base em entrevista com 611 usuários de quatro CEO da Bahia, em 2008. A variável dependente foi descrita como "integralidade na saúde bucal", correspondente à realização de tratamento odontológico básico antes do tratamento especializado ou concomitante a este. As principais covariáveis se referiram à cobertura da Estratégia Saúde da Família no município, às características sociodemográficas dos usuários, à acessibilidade organizacional e geográfica ao serviço, além do tipo de especialidade demandada. Os autores concluíram que "usuários com facilidade de acesso geográfico, mais jovens e com necessidade de serviço endodôntico tiveram mais chance de receber assistência integral" e, confirmando a importância de um serviço de saúde disposto numa rede integral, reforçam que "a implantação de centros de especialidades odontológicas em municípios nos quais a atenção primária à saúde não esteja adequadamente estruturada não é recomendada, visto que a atenção secundária estaria atendendo à livre demanda e executando procedimentos básicos e, portanto, não cumprindo o princípio da integralidade pretendida" (CHAVES et al., 2010).

Na área da atenção básica, a organização da Estratégia Saúde da Família é regulamentada pela Portaria 2.488 do Ministério da Saúde, de 21 de outubro de 2011, que considera o cirurgião-dentista um dos integrantes da equipe multiprofissional e prevê que as equipes de saúde bucal podem se organizar sob três modalidades: a modalidade I comporta o cirurgião-dentista e o auxiliar em saúde bucal; na II, além desses profissionais, está o técnico em saúde bucal; e na III estão as equipes de unidades odontológicas móveis (com ou sem o técnico) (MINISTÉRIO DA SAÚDE, 2012h).

A cobertura da população brasileira por equipes de saúde bucal ainda é baixa, considerando a proporção recomendada pela Portaria 2.448, com cada equipe de saúde da família (incluindo a equipe de saúde bucal) se responsabilizando por 3.000 a 4.000 pessoas. Esses números mostram uma cobertura ainda não adequada para a população brasileira, a despeito do aumento crescente do número de equipes de saúde bucal (MINISTÉRIO DA SAÚDE, 2012i). Um resumo das principais atividades da atual política de saúde bucal é apresentado na Figura 22.10.

O conceito de vigilância em saúde geralmente reúne conhecimentos, práticas e atividades embutidos nas vigilâncias epidemiológica, sanitária, ambiental e ocupacional que, embora apresentem objetos de estudo diferentes, trabalham de maneira interligada e multidisciplinar. Surge na área da saúde coletiva e, por extensão, na saúde bucal coletiva com o objetivo de articular conhecimentos de diversos segmentos, buscando a construção da qualidade de vida com base na promoção de saúde (NORO et al., 2006).

Em termos operacionais, e para facilitar o processo de trabalho, a vigilância em saúde é comumente dividida em epidemiológica, que trata do monitoramento de doenças infectocontagiosas, cronicodegenerativas, acidentes de trabalho e com animais peçonhentos e outros agravos de interesse à saúde coletiva, e em sanitária, que se encarrega do "monitoramento, normatização e inspeção sanitária de produtos agrícolas, industrializados, serviços e bens de consumo, bem como a atuação sanitária em portos, aeroportos e fronteiras" (TAGLIETTA et al., 2009).

O cirurgião-dentista como participante de uma equipe multidisciplinar na atenção básica, principalmente quando está inserido de maneira plena na Estratégia Saúde da Família, é de suma importância para a concretude das políticas de vigilância em saúde, seja no nível central, seja no nível local. No nível central, as atividades de educação em saúde, normatização e vigilância de serviços odontológicos, ações de controle e monitoramento da qualidade de água de abastecimen-

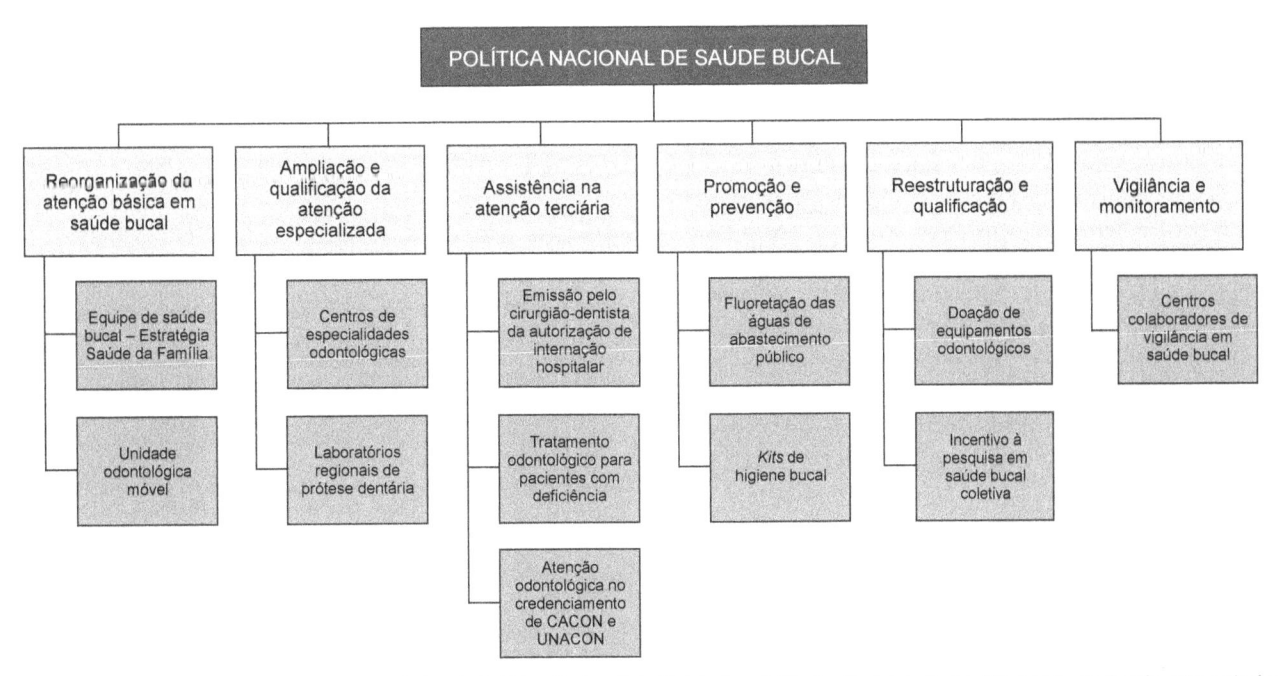

FIGURA 22.10 Organograma e principais atividades da Política Nacional de Saúde Bucal. (Fonte: Portal da Saúde/Ministério da Saúde. Disponível em: portal.saude.gov.br/portal/saude/visualizar_texto.cfm?idtxt=36693&janela=1. Acesso em abril de 2012.)

to público, a vigilância de produtos que contenham flúor e o controle de resíduos tóxicos, como o amálgama, são as principais ações desenvolvidas pelo profissional da área (AERTS, 2004).

Outra ação de destaque, ainda nesse nível, é o controle epidemiológico das principais doenças bucais, principalmente cárie, doença periodontal e câncer de boca. Desse modo, Moysés et al. (2002) recomendam a realização de inquéritos epidemiológicos no elenco de atividades da vigilância epidemiológica e que esses sejam reproduzidos a cada 10 anos, ou seja, a cada década deverá ser realizado, no mínimo, um levantamento das principais condições em saúde bucal. No entanto, essa periodicidade pode ser alterada de acordo com a realidade local de determinada área (distrito, município, estado). Os dois levantamentos epidemiológicos do Projeto SB Brasil, por exemplo, tiveram um intervalo de 7 anos.

Nesses inquéritos, para possibilitar a comparação entre resultados de diferentes locais, recomenda-se a utilização dos critérios estabelecidos pela OMS (e utilizados no Projeto SB Brasil), como a estratificação em idades-índice e faixas etárias específicas (5, 12 anos, 35 a 44 anos etc.), o uso dos indicadores CPO-D e ceo (para cárie dentária na dentição permanente e decídua, respectivamente) e CPITN (para condições periodontais), e no caso de áreas geograficamente grandes, como nos estados, a divisão por porte populacional.

A metodologia completa e os detalhes dos dois relatórios consolidados podem ser resgatados na internet, e as referências estão listadas no final deste capítulo (MINISTÉRIO DA SAÚDE, 2012a, 2012b).

Na área de saúde ocupacional, outro campo delimitado pela vigilância em saúde, o cirurgião-dentista pode atuar de maneira integrada às outras equipes multiprofissionais nos espaços de trabalho ou de produção, como nos Serviços Especializados em Saúde e Segurança do Trabalho (SESMT), nos Programas de Controle Médico em Saúde Ocupacional (PCMSO) ou em outros programas ocupacionais em empresas privadas, instituições públicas ou outros conglomerados de trabalho (MAZZILLI, 2003; MELLO, 2006; SILVA, 2009).

Nesses espaços, o profissional dentista geralmente se ocupará da realização de exames bucais (admissionais, demissionais, de mudança de função, periódicos etc.) e da identificação de problemas associados ao trabalho e com repercussão na cavidade oral, contribuindo, desse modo, com a saúde geral do trabalhador. Trata-se de uma área incipiente e que merecerá destaque no futuro, principalmente por causa da possível aprovação de lei que obrigará as empresas a integrar o cirurgião-dentista do trabalho como componente das equipes do SESMT (QUELUZ, 2009; MINISTÉRIO DA SAÚDE, 2012f).

CONSIDERAÇÕES FINAIS

A saúde bucal coletiva no Brasil passa por um momento importante de transição em que, pouco a pouco, o modelo com base em atividades eminentemente curativas e mutiladoras e focalizado em alguns poucos grupos populacionais, como o de escolares, cede espaço a um outro modelo, cen-

trado na família, no trabalho em rede, articulando ações dos diferentes níveis de atenção e com ênfase em atividades promocionais de saúde, o que inclui, evidentemente, os procedimentos curativos e reabilitadores.

Alguns marcos importantes da recente história da saúde bucal coletiva foram: o reconhecimento do campo da saúde bucal como uma das atividades prioritárias na agenda da saúde pública; a implantação das equipes de saúde bucal na Estratégia Saúde da Família e sua posterior ampliação de cobertura; a criação dos Centros de Especialidades Odontológicas em diversos municípios brasileiros, o que proporcionou uma maior cobertura em procedimentos complexos; a organização de diretrizes e metas em saúde bucal, convergindo para a criação da atual política e maiores investimentos (financeiros, humanos e de infraestrutura) nessa área. Reforça-se o uso da epidemiologia como ferramenta importante para o diagnóstico situacional local, planejamento estratégico e tomada de decisões, além do trabalho intersetorial da vigilância em saúde na organização dos serviços.

Referências

Acordo para Combater a Cárie. Aliança Global por um Futuro Livre de Cárie – 17/10/2010. Disponível em: www.odontovirtual.com/noticias-odonto-virtual/393-acordo-para combater-a-carie.html. Acesso em agosto de 2011.

Aerts D, Abegg C, Cesa K. O papel do cirurgião-dentista no Sistema Único de Saúde. Ciênc Saúde Colet 2004; 9(1):131-8.

Alves C, Andion J, Brandão M, Menezes R. Mecanismos patogênicos da doença periodontal associada ao diabetes melito. Arq Bras Endocrinol Metabol 2007; 51(7):1050-7.

American Academy of Pediatric Dentistry – AAPD. Clinical guidelines. Guideline on management of acute dental trauma. References Manual 2011; 33(6):220-8.

Angelim-Dias A, Sampaio JJC, Rego DM, Lima DLF, Dalcico R. Políticas públicas e epidemiologia do câncer de boca. In: Angelim-Dias A. Saúde bucal coletiva: metodologia de trabalho e práticas. São Paulo: Editora Santos, 2006:297-314.

Ankola AV, Hebbal M, Sharma R, Nayak SS. Traumatic dental injuries in primary school children of South India – a report from district-wide oral health survey. Dent Traumatol 2012 Apr 2.

Bartole MCS. Concepção e formulação de políticas e programas como enfoque de integralidade: o exemplo da Política Nacional de Saúde Bucal. In: Lopes MGM (org.) Saúde bucal coletiva: implementando ideias... concebendo integralidade. Rio de Janeiro: Editora Rubio, 2008:161-73.

Bassani D, Lunardelli AN. Condições periodontais. In: Antunes JLF, Peres MA (eds.) Fundamentos de odontologia. Epidemiologia da saúde bucal. Rio de Janeiro: Guanabara Koogan, 2006:68-78.

Batista RM, Zandonade E, Roelke LH et al. Associação entre doença periodontal e aterosclerose subclínica: uma revisão sistemática. J Vasc Bras 2011; 10(3):229-38.

Benjamim RM. Oral health: the silent epidemic. Public Health Reports 2010; 125:158-9.

Bercht SMB. O câncer de boca sob o modelo odontológico hegemônico [Tese]. Niterói: Universidade Federal Fluminense, 1994.

Bobbio N, Matteucci N, Pasquino G. Dicionário de política. São Paulo: Imprensa Oficial do Estado de São Paulo. Brasília: Editora Universidade de Brasília, 2000. 954p.

Boffetta P, Hashibe M. Alcohol and cancer. Lancet Oncol 2006; 72: 149-56.

Bonini GC, Bönecker M, Braga MM, Mendes FM. Combined effect of anterior malocclusion and inadequate lip coverage on dental trauma in primary teeth. Dent Traumatol 2012 Feb 27.

Braga FSFF, Miranda LA, Miceli VC et al. Artrite crônica e periodontite. Rev Bras Reumatol 2007; 47(4):276-80.

Buss PM. Health promotion and quality of life. Ciênc Saúde Colet 2000; 51:163-77.

Caufield PW, Li Y, Dasanayake A. Dental caries: an infectious and transmissible disease. Compend Contin Educ Dent 2005 May; 26(5 Suppl 1):10-6.

CDC – Centers for Disease Control and Prevention. Dental fluorosis. January 6, 2011. Disponível em: http://www.cdc.gov/fluoridation/safety/ dental_fluorosis.htm. Acesso em abril de 2012b

CDC – Centers for Disease Control and Prevention. Oral health preventing cavities, gum disease, tooth loss, and oral cancers. At glance 2011. Disponível em: www.cdc.gov/ chronicdisease/resources/publications/aag/pdf/2011/Oral-Health AAG-PDF-508.pdf. Acesso em fevereiro de 2012a.

CDC – Centers for Disease Control and Prevention. Recommendations for using fluoride to prevent and control dental caries in the United States. MMWR Recomm Rep 2001 Aug 17; 50(RR-14):1-42.

CDC – Centers of Diseases Control and Prevention. Ten Great Public Health Achievements – United States, 1900-1999. MMWR 1999 April, 2; 48(12): 241-3.

Chaves SCL, Barros SG, Cruz DN, Figueiredo ACL, Moura BLA, Cangussu MCT. Política Nacional de Saúde Bucal: fatores associados à integralidade do cuidado. Rev Saúde Pública 2010; 44(6):1005-13.

Cortelli J, Cortelli SC, Pallos D. Prevalence of aggressive periodontitis in adolescents and young adults from Vale do Paraíba. Pés Odonto Bras 2002; 16:163-8.

Costa FO, Marcos B, Costa JE, Lima LC. Prevalência de doença periodontal de início precoce em crianças e adolescentes de uma escola pública em Belo Horizonte. Rev CROMG 2000; 6:53-62.

Costa JFR, Chagas LD, Silvestre RM (orgs.) A Política Nacional de Saúde Bucal do Brasil: registro de uma conquista histórica. Brasília: Organização Pan-Americana da Saúde/Ministério da Saúde, 2006.

Czerninski R, Zini A, Sgan-Cohen HD. Lip cancer: incidence, trends, histology and survival: 1970-2006. Br J Dermatol 2010; 1625:1103-9.

Damé-Teixeira N, Alves LS, Susin C, Maltz M. Traumatic dental injury among 12-year-old South Brazilian schoolchildren: prevalence, severity, and risk indicators. Dent Traumatol 2012 Mar 27.

Donlan RM. Biofilms: microbial life on surfaces. Emerg Infect Dis 2002 Sep; 8(9):881-90.

Edelstein BL. The dental caries pandemic and disparities problem. BMC Oral Health 2006 Jun 15; 6 Suppl 1:S2.

Fabri GMC, Siqueira SRDT, Simione C, Nasri C, Jacobsen Teixeira M, Siqueira JTT. Refractory craniofacial pain: is there a role of periodontal disease as a comorbidity? Arq Neuropsiquiatr 2009; 67(2b):474-9.

FDI – Fédération Dentaire Internationale – Global Goals for Oral Health in the year 2000. Int Dent J 1982; 32(1):74-7.

FDI. Vision 2020: oral health as a human right and in all policies. 04/04/2012. Disponível em: www.fdiworldental. org/. Acesso em abril de 2012.

Fejerskov O. Changing paradigms in concepts on dental caries: consequences for oral health care. Caries Res 2004; 38:182-91.

Fontana M, Young DA, Wolff MS. Evidence-based caries, risk assessment, and treatment. Dent Clin North Am 2009 Jan; 53(1):149-61.

Garbin CA, Guimarães E, Queiroz AP, Rovida TA, Garbin AJ. Occurrence of traumatic dental injury in cases of domestic violence. Braz Dent J 2012; 23(1):72-6.

Garcia DV, Souza DS, Lima KS. Sobre as diretrizes da Política Nacional de Saúde Bucal: algumas considerações. In: Garcia DV (org.) Novos rumos da saúde bucal: os caminhos da integralidade. Rio de Janeiro: ABO, 2005:22-7.

García-García V, Bascones Martínez, A. Cáncer oral: puesta al día. Av Odontoestomatol 2009; 25(5):239-48.

Gjermo P, Bellini HT, Pereira Santos V, Martins JG, Feracyoli JR. Prevalence of bone loss in a group of Brazilian teenagers assessed on bitewing radiographs. J Clin Periodontol 1984; 11:104-13.

Global Forum for Health Research. Research for health. Disponível em: www.globalforumhealth.org. Acesso em fevereiro de 2012.

Hebling E. Delineamento de estudos epidemiológicos das doenças periodontais. In: Pereira AC (org.) Tratado de saúde coletiva em odontologia. São Paulo: Napoleão, 2009:269-80.

Hobdell MH, Myburgh NG, Kelman M, Hausen H. Setting global goals for oral health 2010. Int Dent J 2000 Oct: 50(5):245-9.

Hobdell MH, Petersen PE, Clarkson J, Johnson N. Global goals for oral health 2020. Int Dent J 2003; 53(5):285-8.

Ismail AI, Hasson H. Fluoride supplements, dental caries and fluorosis: a systematic review. J Amer Dent Assoc 2008 Nov; 139:1457-68.

Jones S, Burt BA, Petersen PO, Lennon MA. The effective use of fluorides in public health. Bulletin of the WHO 2005 Sept; 83(9):670-6.

Klein H, Palmer CE. Dental caries in American Indian children. In: Public Health Bulletin. Washington: Government Printing Office. Technical Report 239, 1937.

Kumar A, Bansal V, Veeresha KL, Sogi GM. Prevalence of traumatic dental injuries among 12- to 15-year-old schoolchildren in Ambala district, Haryana, India. Oral Health Prev Dent 2011; 9(3):301-5.

Kutsch VK, Young DA. New directions in the etiology of dental caries disease. J Calif Dent Assoc 2011 Oct; 39(10):716-21.

Last, JM. A Dictionary of epidemiology. 4. ed. Oxford: Oxford University Press, 2001.

Lennon MA. One in a million: the first community trial of water fluoridation. Bulletin of the World Health Organization. 2006 Sept; 84(9):759-60.

Levy SM. An update on fluorides and fluorosis. J Canadian Dent Assoc 2003 May; 69(5):286-91.

Löe H, Anerud A, Boysen H, Morrison E. Rapid, moderate and no loss of attachment in Sri Lanka laborers 14 to 46 years of age. J Clin Periodontol 1986; 15(5):431-40.

Marinho VC. Cochrane reviews of randomized trials of fluoride therapies for preventing dental caries. Eur Arch Paediatr Det 2009 Sep; 10(3):183-91.

Marinho VC, Higgins JP, Logan S, Sheiham A. Fluoride gels for preventing dental caries in children and adolescents. Cochrane Database Syst Rev 2002; (2).

Marinho VC, Higgins JP, Sheiham A, Logan S. One topical fluoride (toothpastes, or mouthrinses, or gels, or varnishes) versus another for preventing dental caries in children and adolescents. Cochrane Database Syst Rev 2004; (1).

Marron M, Boffetta P, Zhang ZF et al. Cessation of alcohol drinking, tobacco smoking and the reversal of head and neck cancer risk. Int J Epidemiol 2010; 391:182-96.

Mazzilli LEN. Odontologia do trabalho. São Paulo: Editora Santos, 2003.

Mello PBM (org.) Odontologia do trabalho: uma visão multidisciplinar. Rio de Janeiro: Editora Rubio, 2006.

Ministério da Saúde (Brasil). Câmara dos Deputados. Comissão de Desenvolvimento Econômico, Indústria e Comércio. Projeto de Lei 422, de 14 de março de 2007. Altera o art. 162, Seção III, e o art. 168, Seção V, do Capítulo V do Título II da Consolidação das Leis do Trabalho, relativo à segurança e medicina do trabalho e dá outras providências. Brasília (DF). Disponível em: www.camara.gov.br/proposicoesWeb/fichadetramitacao? idProposicao=344690. Acesso em abril de 2012f.

Ministério da Saúde (Brasil). Câncer de Boca. Brasília (DF): Instituto Nacional do Câncer – INCA. Disponível em: http://www.cancer.org.br/?gclid=CO3My-ylt7ACFcyb7QodekYf7Q. Acesso em abril de 2012d.

Ministério da Saúde (Brasil). Condições de Saúde Bucal da População Brasileira – Projeto SB Brasil 2003. Resultados principais. Brasília (DF): Coordenação Nacional de Saúde Bucal. Disponível em: http://dab.saude.gov.br/CNSB/vigilancia.php. Acesso em abril de 2012a.

Ministério da Saúde (Brasil). Diretrizes da Política Nacional de Saúde Bucal. Brasília: Secretaria de Atenção à Saúde. Departamento de Atenção Básica. Coordenação de Saúde Bucal 2004. Disponível em: http:// 189.28.128.100/dab/docs/publicacoes/ geral/diretrizes_da_politica _ nacio nal_de_saude_bucal.pdf. Acesso em abril de 2012g.

Ministério da Saúde (Brasil). Divisão Nacional de Saúde Bucal. Levantamento epidemiológico em Saúde Bucal: Brasil, zona urbana, 1986. Série C: Estudos e Projetos, 4. Brasília (DF): Divisão Nacional de Saúde Bucal, 1988.

Ministério da Saúde (Brasil). Estimativa da incidência e mortalidade por câncer no Brasil/2012. Brasília (DF): INCA – Instituto Nacional do Câncer. Disponível em: http://www.cancer.org.br/?gclid=CO3My-ylt7ACF-cyb7 QodekYf7Q. Acesso em abril de 2012c.

Ministério da Saúde (Brasil). Gabinete do Ministro. Portaria 2.607, de 1 de dezembro de 2004. Aprova o Plano Nacional de Saúde. Brasília (DF): Diário Oficial da União, 13 de dezembro de 2004; 1:69-86.

Ministério da Saúde (Brasil). Histórico de cobertura da saúde da família. Brasília (DF): Departamento de Atenção Básica. Disponível em: http://dab. saude.gov.br/historico_cobertura_ sf/historico_cobertura_sf_ relatorio.php. Acesso em abril de 2012i.

Ministério da Saúde (Brasil). Informações de saúde. Dados de mortalidade por câncer. Brasília (DF): DataSUS. Disponível em: http://tabnet.datasus. gov.br/cgi/tabcgi.exe?sim/cnv/ obt10uf.def. Acesso em abril de 2012e.

Ministério da Saúde (Brasil). Pesquisa Nacional de Saúde Bucal – Projeto SB Brasil 2010. Resultados principais. Brasília (DF): Coordenação Nacional de Saúde Bucal. Disponível em: http://dab.saude.gov.br/ CNSB/vigilancia.php. Acesso em abril de 2012b.

Ministério da Saúde (Brasil). Pesquisa Nacional de Saúde Bucal 2010: SB 2010: Nota para a Imprensa, Brasília: Ministério da Saúde, 2010. 4p.

Ministério da Saúde (Brasil). Portaria 2.488, de 21 de outubro de 2011. Aprova a Política Nacional de Atenção Básica, estabelecendo a revisão de diretrizes e normas para a organização da Atenção Básica, para a Estratégia Saúde da Família (ESF) e o Programa de Agentes Comunitários de Saúde (PACS). Brasília (DF). Disponível em: www.brasilsus.com.br/legislacoes/ gm/110154-2488.html. Acesso em abril de 2012h.

Ministério da Saúde (Brasil). Saúde Bucal: Panorama Internacional. Brasília (DF): Secretaria Nacional de Programas Especiais de Saúde. Divisão Nacional de Saúde Bucal, 1990.

Ministério da Saúde (Brasil). Secretaria de Atenção à Saúde. Departamento de Atenção Básica. Guia de recomendações para o uso de fluoretos no Brasil/Ministério da Saúde, Secretaria de Atenção à Saúde, Departamento de Atenção Básica. Brasília: Ministério da Saúde, 2009.

Miyazaki H, Shirahama R, Ohtani I, Takehara T, Shimada N, Pilot T. CPITN assessments in institutionalised elderly people in Kitakyushu, Japan. Community Dent Health 1991; 8:239-43.

Moysés SJ, Oliveira VLA, Camargo DA, Luhm KR, Crivellavo SCL. A constituição do campo da epidemiologia e do núcleo da epidemiologia bucal em Curitiba. In: Silveira-Fo AD, Ducci, L, Simão MG, Gevaerd SP (orgs.) Os dizeres da boca em Curitiba. Rio de Janeiro: CEBES, 2002:63-83.

Moysés ST, Moysés SJ. Fluorose dentária. In: Antunes JLF, Peres MA (org.) Epidemiologia da saúde bucal. Rio de Janeiro: Guanabara Koogan, 2006:115-27.

Narvai PC. Jornal do site IV – Nº 52 – junho de 2002. Disponível em: www.jornaldosite.com.br/arquivo/anteriores/ capel/artcapel51.htm. Acesso em dezembro de 2002.

Narvai PC. Odontologia e saúde bucal coletiva. São Paulo: Editora Hucitec, 1994.

Narvai PC, Frazão P. Políticas de saúde bucal no Brasil. In: Moysés ST, Kriger L, Moysés SJ (orgs.) Saúde bucal das famílias. São Paulo: Artes Médicas, 2008:1-20.

Newman MG, Takei HH, Carranza FA. Periodontia clínica. 10. ed. São Paulo: Elsevier, 2007.

Noro LRA, Oliveira AGRC, Leite J. O desafio da vigilância em saúde bucal no SUS. In: Angelim-Dias A. Saúde bucal coletiva: metodologia de trabalho e práticas. São Paulo: Editora Santos, 2006: 187-210.

Oliveira AGRC. Levantamentos epidemiológicos em saúde bucal no Brasil. In: Antunes JLF, Peres MA (eds.) Fundamentos de odontologia. Epidemiologia da saúde bucal. Rio de Janeiro: Guanabara Koogan, 2006:32-48.

Page RC, Schroeder HE. Periodontitis in man and other animals. A comparative review. Basel: Karger, 1982.

Passanezi E, Sant'ana ACP, Rezende MLR, Greghi SLA Epidemiologia da doença periodontal. In: Paiva JS, Almeida RV. Periodontia: a atuação clínica baseada em evidências científicas. São Paulo: Artes Médicas, 2006:121-39.

Pereira AC, Vieira V, Frias AC. Pesquisa estadual de saúde bucal: relatório final. Águas de São Pedro: Livronovo, 2016. Disponível em: http://w2.fop.unicamp.br/sbsp2015/down/relatario_flnal_SBSP2015.pdf.

Petersen PE. Global research challenges for oral health. In: Matlin SA (ed.) Global Forum Update on Research for Health: poverty, equity and health research. Vol. 2. London: Pro-Brook, 2005:181-4.

Petersen PE. Oral cancer prevention and control – the approach of the World Health Organization. Oral Oncol 2009; 45:454-60.

Petersen PE. World Health Organization global policy for improvement oral health – World Health Assembly 2007. Int Dent J 2008; 58(3):115-21.

Pinto VG. Saúde bucal coletiva. 4. ed. São Paulo: Santos, 2000.

Piovesan C, Abella C, Ardenghi TM. Child oral health-related quality of life and socioeconomic factors associated with traumatic dental injuries in schoolchildren. Oral Health Prev Dent 2011; 9(4):405-11.

Pucca-Jr GA. A política nacional de saúde bucal como demanda social. Ciênc Saúde Colet 2006; 11(1):1.

Queluz DP. Odontologia do trabalho. In: Pereira AC (org.) Tratado de saúde coletiva em odontologia. São Paulo: Napoleão, 2009:218-38.

Rapidis AD, Gullane P, Langdon JD, Lefebvre JL, Scully C, Shah JP. Major advances in the knowledge and understanding of the epidemiology, aetiopathogenesis, diagnosis, management and prognosis of oral cancer. Oral Oncol 2009; 454-5:299-300.

Rech RL, Nurkin N, Cruz. Associação entre doença periodontal e síndrome coronariana aguda. Arq Bras Cardiol 2007; 88(2):185-90.

Rego DM, Lima DLF, Angelim-Dias A, Ferreira MAF. Periodontites agressivas: etiologia, diagnóstico e tratamento. In: Paiva JS, Almeida RV. Periodontia: a atuação clínica baseada em evidências científicas. São Paulo: Artes Médicas, 2006:191-208.

Robertson A, Brunner E, Sheiham A. Food is a politica lissue. In: Marmot M, Wilkinson RG. Social determinants of health. New York: Oxford University Press, 1999:179-210.

Rocha Buelvas A. Cáncer oral: el papel del odontólogo en la detección temprana y control. Rev Fac Odontol Univ Antioq 2009; 21(1):112-21.

Rosemberg J. Por que os médicos continuam a fumar? Rev Medicina 1988; 106(4):2-6.

Sargeran K, Murtomaa H, Safavi SM, Vehkalahti MM, Teronen O. Survival after lip câncer diagnosis. J Craniofac Surg 2009; 201:248-52.

Sheiham A, Alexander D, Cohen L et al. Global oral health inequalities: task group – implementation and delivery of oral health strategies. Adv Dent Res 2011 May; 23(2):259-67.

Shuman AG, Entezami P, Chernin AS, Wallace NE, Taylor JM, Hogikyan ND. Demographics and efficacy of head and neck cancer screening. Otolaryngol Head Neck Surg 2010; 1433:353-60.

Silva ENC, Souza IM (orgs.) Odontologia do trabalho: construção e conhecimento. Rio de Janeiro: Editora Rubio, 2009.

Silverman S Jr, Kerr AR, Epstein JB. Oral and pharyngeal cancer control and early detection. J Câncer Educ 2010; 253:279-81.

Taglietta MFB, Bittar TO, Pereira AC. Vigilância em saúde. In: Pereira, AC (org.) Tratado de saúde coletiva em odontologia. São Paulo: Napoleão, 2009:131-53.

Tew J, Engel D, Mangan D. Polyclonal B-cell activation in periodontitis. J Periodontal Res 1989; 24(4):225-34.

Truman BI, Gooch BF, Sulemana I et al. Task Force on Community Preventive Services. Reviews of evidence on interventions to prevent dental caries, oral and pharyngeal cancers, and sports related craniofacial injuries. Am J Prev Med 2002 Jul; 23(1 Suppl):21-54.

Tümen EC, Adigüzel O, Kaya S et al. Incisor trauma in a Turkish preschool population: prevalence and socio-economic risk factors. Community Dent Health 2011 Dec; 28(4):308-12.

Usha C, Sathyanarayanan R. Dental caries – a complete changeover (Part I). J Conserv Dent 2009 Apr-Jun; 12(2):46-54.

Vettore MV, Lamarca GA, Leão ATT, Thomaz FB, Sheiham A, Leal MC. Periodontal infection and adverse pregnancy outcomes: a systematic review of epidemiological studies. Cad Saúde Pública 2006; 22(10):2041-53.

Walsh T, Worthington HV, Glenny AM, Appelbe P, Marinho VC, Shi X. Fluoride toothpaste of different concentrations for preventing dental caries in children and adolescents. Cochrane Database Syst Rev 2010 Jan 20; (1).

Watt RG. From victim blaming to upstream action: tackling the social determinants of oral health inequalities. Community Dent Oral Epidemiol 2007 Feb; 35(1):1-11.

WHO – The World Oral Health Report 2003: continuous improvement of oral health in the 21st century – the approach of WHO Global Oral Health Programme, 2003. 38p.

WHO – World Health Organization. Oral health information systems. Disponível em: www.who.int/oral_health/action/information/surveillance/en/index1.html. Acesso em: 22 de fevereiro de 2012a.

WHO. Oral Health Fact Sheet no 318, Apr. 2012b.

Wolf HF, Rateitschak E, Rateitschak K. Periodontia. 3. ed. Porto Alegre: Artmed, 2006.

Wong MC, Clarkson J, Glenny AM et al. Cochrane reviews on the benefits/risks of fluoride toothpastes. J Dent Res 2011 May; 90(5):573-9.

Epidemiologia e Planejamento em Saúde

Alexandre José Mont'Alverne Silva

INTRODUÇÃO

Há décadas, planejadores e epidemiologistas disputam a hegemonia na saúde pública. Epidemiologistas de um lado alegam ser cientistas, detentores do conhecimento e das ferramentas de análises da situação e de suas modificações. Planejadores, por outro lado, além das ferramentas (métodos ou técnicas de planejamento e programação), estão mais próximos do poder; trabalham com recursos financeiros e sua alocação. Teoricamente, captam recursos e sugerem onde aplicá-los: em tese, decidem que realidade será modificada.

Essa disputa pode estar tanto nas universidades, no campo teórico, como nos órgãos de gestão: secretarias de saúde e ministérios, na prática cotidiana da saúde coletiva. Ela também tem gerado artigos e textos memoráveis como o clássico de Castiel & Rivera (1985): *Planejamento em Saúde e Epidemiologia no Brasil: casamento ou divórcio?*

DEFINIÇÕES

Epidemiologia

Como no primeiro capítulo desta obra a epidemiologia foi definida e teve esboçadas suas várias formas de uso, não vamos nos aprofundar nesse conceito, mas apenas recordar. Segundo Rouquayrol, epidemiologia

é a ciência que estuda o processo saúde-doença na comunidade, analisando a distribuição e os fatores determinantes das enfermidades e dos agravos à saúde coletiva, sugerindo medidas específicas de prevenção, de controle ou de erradicação.

Esse conceito evoluiu a partir da primeira edição deste livro (1983), quando ainda mencionava *o hospedeiro, o meio e o agente etiológico,* ou seja, apenas as doenças infecciosas eram seu objeto de estudo. Esse objeto foi ampliado para as doenças não transmissíveis e, até mesmo, os agravos (por exemplo, acidentes, homicídios, e todo o Capítulo XX da Classificação Internacional de Doenças [CID]: as chamadas causas externas).

Planejamento

Segundo o Wikipédia, planejamento

é uma ferramenta administrativa que possibilita perceber a realidade, avaliar os caminhos, construir um referencial futuro, estruturando o trâmite adequado e reavaliar todo o processo a que o planejamento se destina. É, portanto, o lado racional da ação, tratando-se de um processo de deliberação abstrato e explícito que escolhe e organiza ações, antecipando os resultados esperados. Esta deliberação busca alcançar, da melhor forma possível, alguns objetivos predefinidos.

Matus (1987) definia planejamento como

pensar antes de atuar, pensar com método e de maneira sistemática; explicar possibilidades e analisar suas vantagens e desvantagens, propor objetivos, projetar-se para o futuro, porque o que pode acontecer amanhã depende se minhas ações hoje foram eficazes ou ineficazes. O planejamento é a ferramenta para pensar e criar o futuro.

Podemos extrair alguns elementos importantes dessas definições:

- planejamento é voltado para o futuro;
- parte de uma situação presente (cuja análise é feita pela epidemiologia) que se deseja modificar;
- oferece técnicas e instrumentos para programar o futuro desejado.

HISTÓRIA

O planejamento tem origem na área militar e na engenharia. Cerca de 500 anos antes de Cristo, Sun Tzu, general--filósofo do exército chinês, escreveu um manual intitulado *A arte da guerra* (TZU, 2002). No primeiro capítulo, sobre os estudos preliminares, Mestre Sun Tzu escreve:

...quando se movimentam tropas, é essencial conhecer em primeiro lugar as condições do terreno. Conhecendo-se as distâncias, poder--se-ão elaborar planos diretos e indiretos de ataque. Sabendo-se do grau de facilidade ou de dificuldade da sua travessia...

Certamente as pirâmides do Egito, as cidades dos incas em Machu Picchu, dos maias no México e na América Central e dos astecas no México, os templos antigos na Grécia, os palácios, o Coliseu e o Panteão romanos, todos passaram por detalhado processo de planejamento antes de iniciada sua construção. As obras-primas de Leonardo da Vinci, Rafael e Bernini passaram por detalhado e meticuloso processo de planejamento, como demonstram trabalhos inacabados e rascunhos por eles deixados.

O planejamento estatal tem sua origem sistemática na antiga União Soviética, após a 1ª Guerra Mundial, devido à necessidade de reconstrução, e, segundo Dias (2003), depois da 2ª Guerra Mundial foi estendido para os demais países do bloco comunista. Os países de economia de mercado somente passaram a adotar o planejamento em momentos de crise quando a "mão invisível" do mercado não era suficiente para tirá-los da crise, como a de 1929. Apenas na década de 1950 alguns países ditos subdesenvolvidos começaram a adotá-lo.

Na América Latina, a história do planejamento está intrinsecamente ligada à Comissão Econômica para a América Latina e o Caribe (CEPAL), criada em fevereiro de 1948 pelo Conselho Econômico e Social das Nações Unidas para assessorar os países latino-americanos na promoção de ações voltadas para seu desenvolvimento econômico e monitorá-los na implementação dessas ações. Posteriormente, seu trabalho ampliou-se para os países do Caribe e incorporou o objetivo de promover o desenvolvimento social e sustentável.

No Brasil, o escritório da CEPAL foi instalado em 1960, após um acordo de colaboração entre a Comissão e o BNDES, em 1952, quando foi criado o Grupo Misto de Estudos CEPAL/BNDES que se propunha avaliar o ritmo de crescimento do país e traçar programas de desenvolvimento para um período de 10 anos, bem como realizar cursos de capacitação técnica.

Entretanto, as primeiras experiências de planejamento no Brasil antecederam a CEPAL: o Plano Especial (Plano Especial de Obras Públicas e Aparelhamento da Defesa Nacional), de 1939 a 1944; o Plano de Obras e Equipamentos, de 1944 a 1948; e o Plano Salte, de 1950 a 1954. Os três representaram tentativas crescentes em termos de abrangência e compromisso governamental em sua execução.

Na realidade, no entanto, o Programa de Metas no governo Juscelino Kubitschek, foi a iniciativa mais abrangente, separando a área de atuação do governo daquelas em que é feito apenas um planejamento indicativo para o setor privado. Foram 30 metas em quatro grandes setores: energia, transporte, agricultura e alimentação e indústrias de base.

PLANEJAMENTO NA SAÚDE

O planejamento nesse setor surge na América Latina na década de 1960 com o método CENDES-OPS de Programação em Saúde. Desenvolvido pelo Centro de Estúdios Del Desarollo (CENDES) da Universidade Central de Venezuela, o método pretende dar racionalidade técnica ao processo de decisão. Pressupõe uma realidade de escassez de recursos para enfrentar todos os problemas de saúde e um cálculo matemático para a escolha de prioridades.

$$P = M \times V \times T/C$$

onde P = prioridade; M = magnitude; V = vulnerabilidade do agravo às técnicas de prevenção e tratamento disponíveis; T = transcendência, na tentativa de medir valores atribuídos pela sociedade relacionados, por exemplo, com o grupo mais afetado; e C = custo para prevenir ou tratar cada caso.

Apesar de pretender dar uma racionalidade técnica ao processo decisório ao considerar uma fórmula matemática com valores absolutos, como magnitude e custos, a fórmula inclui uma variável subjetiva, que é a transcendência. Portanto, a objetividade pretendida não é absoluta.

TÉCNICAS E ESCOLAS

Um grande número de técnicas surgiu nos quatro cantos do mundo, visando facilitar o processo de planejamento e tendo por trás, muitas vezes de modo implícito, posições ideológicas. Na América Latina surgiram escolas antagônicas.

Planejamento normativo

O método CENDES-OPS é considerado o expoente máximo do chamado planejamento normativo. Com ele se pretendia dar uma racionalidade técnica ao processo decisório, retirando do poder político a decisão final sobre onde aplicar os recursos para a obtenção dos melhores resultados. Pode-se dizer que esse método valorizava a epidemiologia ao incluir na fórmula a magnitude de cada problema a ser enfrentado. Na fórmula, a magnitude é medida por meio da mortalidade proporcional.

Esse método é pouco utilizado na prática, exceto em teses acadêmicas ou em planos que não são colocados em prática por ignorar ou querer negar um aspecto fundamental: o poder. O que representa mais o poder do que decidir como e onde os recursos serão empregados?

O planejamento normativo pressupõe uma norma preexistente e que vai nortear o processo decisório. Ao que parece, quanto mais longe essa norma for construída, mais respeitada ela será. Se os parâmetros de programação forem desenvolvidos no Ministério da Saúde, serão mais valorizados do que os parâmetros estaduais. Se forem da Organização Pan-Americana da Saúde (OPAS) ou da Organização Mundial da Saúde (OMS), serão mais valorizados do que as normas definidas pelo Ministério da Saúde.

O planejamento em saúde no Brasil e na América Latina foi sendo incorporado nas décadas de 1960 e 1970, quando o Brasil vivia em regime ditatorial, o que era muito propício para o planejamento normativo. As normas, ou os parâmetros, eram decididas de maneira centralizada, imposta, e o nível local muitas vezes apenas preenchia planilhas, sem saber para que serviriam, ou estas eram utilizadas para estimar metas locais sem discussão ou sem levar em conta peculiaridades locais ou regionais. A antiga Fundação SESP, que gerou, quando unida à SUCAM, a Fundação Nacional de

Saúde (FUNASA), por sua hierarquia quase militar, utilizava em sua prática diária o planejamento normativo.

Mesmo na atualidade, quando se observa o Sistema Único de Saúde (SUS) com suas instâncias colegiadas de pactuação e decisão, as comissões intergestores e os conselhos, ainda é comum que instruções advindas das áreas técnicas do Ministério da Saúde imponham parâmetros nacionais sem levar em conta condições locais ou regionais. É o planejamento normativo na prática, justificado pela escassez de recursos.

Planejamento estratégico

A grande novidade do planejamento estratégico consiste em considerar a existência do poder, o qual faz parte do planejamento. Outra novidade do planejamento estratégico consiste em considerá-lo um processo dinâmico, e não um processo estanque, sequencial, com prazos fixos, como no planejamento normativo. A ideia de etapas sequenciais – diagnóstico, elaboração do plano, execução e avaliação – é substituída, então, pela ideia de momentos – explicativo, normativo, estratégico e tático-operacional. Os momentos não têm uma sequência definida, mas podem voltar inesperadamente ou avançar conforme a determinação dos fatos.

Surgido no final da década de 1970, o planejamento estratégico estabeleceu-se de maneira mais estruturada na década de 1980, tendo como principais formuladores Mário Testa, sanitarista argentino responsável pelo pensamento estratégico, e mais adiante pela sistematização do "diagnóstico de situação" (1981) e pelo postulado de coerência (1986), e Carlos Matus, economista chileno responsável pela formulação do planejamento situacional (1988).

Uribe Rivera (1989) fala ainda da terceira vertente, a do enfoque estratégico da programação em saúde, inspirado na escola de Medelin (Barrenechea, argentino, e Trujillo, colombiano).

Testa (1981) discute três tipos de diagnóstico: o administrativo, o estratégico (se o propósito é a mudança) e o ideológico (se o propósito é a legitimação). O diagnóstico administrativo é aquele ao qual a epidemiologia dá sua contribuição. Testa o divide em quatro categorias:

1. **Estado de saúde:** dados demográficos, morbidade, mortalidade, natalidade.
2. **Situação epidemiológica:** interpretação biológico-ecológica sobre as causas das doenças.
3. **Serviços de saúde:** instituições e programas, recursos, produção de atividades.
4. **Estudo do setor saúde:** além da produção de serviços, essa categoria, mediante o enfoque sistêmico, descreve o funcionamento do setor saúde, seus subsetores, seu financiamento e sua administração geral.

O diagnóstico estratégico é o que indica como está distribuído o poder, quais são as mudanças necessárias e aquelas que podem ser feitas de acordo com o acúmulo de poder. O diagnóstico estratégico deve ser estabelecido para cada uma das categorias, como o diagnóstico administrativo.

A epidemiologia também contribui para o diagnóstico estratégico por meio da epidemiologia social. Aí se discutem também os determinantes e, até mesmo, as relações de poder dentro e fora do setor saúde. Aliás, dentro do "enfoque estratégico" do planejamento, Testa considera o poder simultaneamente como condição e objeto último do planejamento e o classifica em três tipos: administrativo, o que administra os recursos; técnico, o que domina as técnicas e o conhecimento dos problemas, e como resolvê-los; e o poder político, aquele que consegue mobilizar a população e, de certo modo, pode interferir nos outros dois.

Por fim, o diagnóstico ideológico tem a ver com a legitimação, como a aceitação da proposta pela sociedade tanto da proposta de saúde como do sistema social em que se vive.

Outra contribuição importante de Mario Testa consiste no postulado de coerência. Como condição para a realização das mudanças propostas, Testa afirma a necessidade de relações entre propósitos, de métodos para alcançá-los e uma organização ou instituição capaz de realizá-los. Testa fala ainda do "raciocínio estratégico" ou pensamento estratégico, que deve nortear qualquer processo de planejamento, independentemente da metodologia de planejamento usada. Essa é uma contraposição à ideia de um planejamento estratégico com metodologia própria, conforme proposto por Carlos Matus.

Com Matus, o planejamento estratégico ganha uma dimensão ainda maior. Ministro de Allende, no Chile, e depois vivendo na Venezuela, onde participou como consultor internacional de diversos programas, Matus formulou uma série de conceitos e um método conhecido como planejamento situacional, cujas ideias centrais são:

1. O conceito de situação e de diagnóstico situacional, reconhecendo que em cada sociedade há muitos diagnósticos possíveis.
2. A teoria da produção social.
3. A teoria da ação, que distingue um modo de agir do planejamento normativo de uma ação interativa existente no espaço social e político.
4. O conceito de momento que, em oposição à ideia de etapas, dá maior dinamismo e atualidade ao processo de planejamento. Separa inclusive a ideia do planejamento livro, documento que precisa ser produzido, do processo real de planejamento que é dinâmico;
5. O conceito de que se planeja o presente e não o futuro e de que "o planejamento preside a ação".
6. O método é composto por quatro momentos:
   a. Explicativo: corresponde ao diagnóstico tanto no planejamento normativo como na formulação de Mario Testa. Matus trabalha com o conceito de Situação e com a teoria da produção social. Trabalha não somente com a descrição dos problemas e sua quantificação, mas também sua explicação, como no diagnóstico de Mario Testa. Segundo Matus (1989), o momento explicativo não cessa nunca.
   b. Normativo: é o momento do "deve ser", de formulação das normas e definição de prazos e metas. Estabelece-se aqui a imagem-objetivo ou a situação aonde se quer chegar.

c. Estratégico: é o momento de "pode ser" e "como fazer"; de traçar as operações para controle dos principais problemas. Inclui a análise de viabilidade e a formulação de uma estratégia. Como o planejamento estratégico reconhece que há outros atores que planejam, é necessário analisar a viabilidade do plano levando em conta esses tipos de restrições: recursos de poder político e econômico e capacidades organizativas e institucionais.

d. Tático-operacional: consiste na programação de curto prazo e no detalhamento da programação, análise detalhada dos recursos e sua implementação. Está dividido em quatro submomentos:

   i. apreciação da situação conjuntural;

   ii. pré-avaliação das decisões possíveis;

   iii. tomada de decisões e execução;

   iv. e pós-avaliação das decisões tomadas ou apreciação da nova situação.

7. O triângulo de governo é composto por três variáveis interdependentes: o projeto de governo, a capacidade de governo e a governabilidade do sistema.

Uribe Rivera (1989) propõe um modelo de formulação de políticas de saúde com base no enfoque estratégico da planificação e propõe uma reformulação da programação local que, muitas vezes, se limita a preencher planilhas, incorporando conceitos do planejamento estratégico situacional.

É preciso entender que o planejamento normativo não foi uma escola de planejamento que passou, mas, como parte do pensamento estratégico ou do diagnóstico situacional, está muito presente hoje como grupos que, buscando supremacia, impõem ou tentam impor suas normas ou parâmetros com base numa "supremacia do conhecimento técnico" e justificados pela escassez de recursos que apenas permite aquelas metas fundamentadas nesses parâmetros.

USO DA EPIDEMIOLOGIA NO PLANEJAMENTO

Independentemente da escola, a epidemiologia está intrinsecamente ligada ao planejamento. O diagnóstico, a despeito de sua profundidade e dimensões, se baseia na epidemiologia, seja a descritiva do planejamento normativo, seja a social, além da descritiva do planejamento estratégico ou a analítica, que oferece subsídios a qualquer método de planejamento.

No planejamento normativo, a epidemiologia é base também para a avaliação. Nessa etapa, usa-se também a epidemiologia analítica. Muitas vezes, pesquisas com diversos desenhos metodológicos são necessárias não somente para avaliar as mudanças na saúde, mas também para calcular a influência de cada fator nessas mudanças. Sobretudo aí, avalia-se a influência das políticas adotadas na mudança do estado de saúde da população.

PLANEJAMENTO NO SISTEMA ÚNICO DE SAÚDE

O planejamento tem feito parte do Sistema Único de Saúde (SUS) desde sua concepção, num precioso e preciso processo de concepção, princípios doutrinários e operacionais, diretrizes, responsabilidades e atribuições, arcabouço jurídico e estrutura adaptada aos três níveis de governo.

A aprovação do arcabouço jurídico e os avanços em seus quase 30 anos de existência somente foram possíveis graças a um meticuloso e contínuo processo de planejamento estratégico, em que cada avanço passa por vitorioso processo de análise e construção de viabilidade.

O primeiro artigo (art. 196), do capítulo da saúde, parte de um diagnóstico em que se identificam fatores causais dos problemas de saúde fora do setor saúde e afirma que o direito à saúde é assegurado pelo acesso às ações e serviços de saúde, mas também por *políticas sociais e econômicas* que *visem à redução do risco de doença e de outros agravos*.

As Leis 8.080 e 8.142, ambas de 1990 (a chamada Lei Orgânica da Saúde [LOS]), valorizam sobremaneira a epidemiologia: o famoso art. 35 da LOS, infelizmente nunca regulamentado nem aplicado, estabelece critérios epidemiológicos, entre outros, para cálculo dos valores a serem transferidos para estados e municípios.

O Capítulo III da Lei 8.080 é dedicado exclusivamente ao planejamento e ao orçamento. O art. 36, além de definir a direção ascendente, ainda estabelece que "os planos de saúde serão a base das atividades e programações de cada nível de direção" e que "seu financiamento será previsto na respectiva proposta orçamentária". Além disso, veda a transferência de recursos não previstos nos planos, exceto em situações emergenciais.

A Lei 8.142, que complementa artigos vetados na Lei 8.080, estabelece o plano e o relatório de gestão (que faz parte do processo de planejamento) como condições indispensáveis para que estados e municípios recebam recursos do Governo Federal. Em janeiro de 2012, a Lei Complementar 141, que regulamenta a Emenda 29, reforçou a exigência do planejamento como critério de transferência de recursos, ou seja, é o primado do planejamento.

Desde a criação do SUS, e sobretudo depois de 1990, as três esferas de governo têm inúmeras iniciativas para valorizar e aperfeiçoar o processo de planejamento no SUS. A União e os estados, muitas vezes com apoio de universidades e organismos internacionais, como a OPAS, têm proposto roteiros e metodologias de planejamento para apoiar os municípios na elaboração de seus planos municipais e relatórios de gestão.

Um passo decisivo foi dado com a criação do PlanejaSUS, um sistema de planejamento que articula e integra as ações de planejamento das três esferas de gestão do SUS. Criado oficialmente pela Portaria 3.085, de dezembro de 2006, esse sistema já produziu nove manuais e um livro para apoio a estados e municípios nas ações de planejamento (esses manuais podem ser acessados na página http://www.saude.gov.br/portal/ saude/profissional/area.cfm?id_area=1098). Além disso, o PlanejaSUS financia atividades como oficinas para o processo de planejamento.

Similar ao PlanejaSUS, o Sistema de Apoio à Construção do Relatório de Gestão (SARGSUS) surgiu como um sistema informatizado que, a partir da inserção de informações, confecciona um relatório informatizado de gestão, exigência também para a distribuição de recursos da União para estados e municípios.

Em setembro de 2013, a Portaria 2.135 estabeleceu novas diretrizes para o planejamento no SUS. Nessa perspectiva foi introduzida a Programação Geral das Ações e Serviços de Saúde (PGASS). A PGASS avança em relação aos processos anteriores por sua abrangência, atenção básica, urgência e emergência, atenção psicossocial e atenção ambulatorial especializada e hospitalar, promoção, vigilância (sanitária, epidemiológica e ambiental) e assistência farmacêutica; e pelo vínculo com os processos gerais de planejamento de estados e municípios, como o plano plurianual (PPA), a Lei de Diretrizes Orçamentárias (LDO) e a Lei Orçamentária Anual (LOA). A PGASS também incorpora muitos aspectos do planejamento estratégico com etapas que se assemelham aos momentos do planejamento estratégico.

O que se conclui é que planejamento não existe sem epidemiologia. Não há planejamento sem diagnóstico da situação de saúde e sem avaliação. Diagnóstico e avaliação não se fazem sem o uso da epidemiologia. Para aprofundar esses temas, o leitor pode fazer uso das referências citadas a seguir.

Referências

Bahia. Secretaria de Saúde do Estado. Manual prático de apoio a elaboração de Planos Municipais de Saúde. Secretaria de Saúde do Estado da Bahia. Salvador: SESAB, 2009.

Brasil. Lei 8080, de 19 de setembro de 1990. Dispõe sobre as condições para a promoção, proteção e recuperação da saúde, a organização e o funcionamento dos serviços correspondentes e dá outras providências.

Brasil. Lei 8142 de 28 de dezembro de 1990. Dispõe sobre a participação da comunidade na gestão do Sistema Único de Saúde – SUS – e sobre as transferências intergovernamentais de recursos financeiros na área da saúde e dá outras providências.

Brasil. Ministério da Saúde, PlanejaSUS. Disponível em: http://portal.saude.gov.br/portal/saude/profissional/area.cfm?id_area=1098.

Brasil. Ministério da Saúde, SARGSUS. Disponível em: http://portal.saude.gov.br/portal/saude/profissional/area;cfm?id_area=1684.

Brasil. Ministério da Saúde. Secretaria-Executiva. Subsecretaria de Planejamento e Orçamento. Sistema de Planejamento do SUS: uma construção coletiva: organização e funcionamento/Ministério da Saúde, Secretaria-Executiva, Subsecretaria de Planejamento e Orçamento. 3. ed. Brasília: Ministério da Saúde, 2009.

Brasil. Ministério da Saúde. Sistema de Planejamento do SUS (Planeja-SUS): uma construção coletiva – trajetória e orientações de operacionalização/Ministério da Saúde, Organização Pan-Americana da Saúde. Brasília· Ministério da Saúde, 2009.

Brasil. Ministério da Saúde, Programação Geral das Ações e Serviços de Saúde (PGASS). Disponível em: http://portalarquivos.saude.gov.br/ images/pdf/2016/janeiro/15/PGASS-Programa----o-Geral-das-A----es-e-Servi--os-de-Sa--de.pdf.

Burbano AC. Planeación participativa: diagnóstico, plan de desarollo y evaluación de proyetos. Santiago de Cali, 2005.

Castiel LD, Rivera FJ. Planejamento em saúde e epidemiologia no Brasil: casamento ou divórcio? Cad. Saúde Pública, Rio de Janeiro, 1985; 1(4).

Comissão Econômica para a América Latina e o Caribe. Disponível em: http://www.cepal.org/cgibin/getProd.asp?xml=/brasil/noticias/paginas/2/5562/p5560.xml&xsl=/brasil/tpl/p18f.xsl&base=/brasil/tpl/top-bottom.xsl. Acesso em 17 de junho de 2012.

Comissão Econômica para a América Latina e o Caribe. Disponível em: http://www.cepal.org/cgibin/getProd.asp?xml=/brasil/noticias/paginas/0/5560/p5560.xml&xsl=/brasil/tpl/p18f.xsl&base=/brasil/tpl/top-bottom.xsl. Acesso em 17 de junho de 2012.

Comissão Econômica para a América Latina e o Caribe. Disponível em: http://www.cepal.org/cgibin/getProd.asp?xml=/brasil/noticias/paginas/2/5562/p5562.xml&xsl=/brasil/tpl/p18f.xsl&base=/brasil/tpl/top-bottom.xsl.

Comissão Econômica para a América Latina e o Caribe. Disponível em: http://www.cepal.org/cgibin/getProd.asp?xml=/brasil/noticias/paginas/0/5560/p5560.xml&xsl=/brasil/tpl/p18f.xsl&base=/brasil/tpl/top-bottom.xsl.

Dias, R. Planejamento do turismo: política e desenvolvimento do turismo no Brasil. São Paulo (SP): Atlas, 2003.

Matus, C. Adiós Señor Presidente. Altadir: Venezuela. 1987

Matus, C. Carlos Matus e o planejamento estratégico situacional. In: Uribe Rivera, FR (org.), Testa, M, Matus, C. Planejamento e programação em saúde: um enfoque estratégico. São Paulo (SP): Cortez, 1989.

Matus, C. Política, planejamento & governo. Brasília. IPEA, 1993.

Organização Pan-Americana da Saúde – Representação do Brasil e Brasil. Ministério da Saúde. Salas de Situação em Saúde: compartilhando as experiências do Brasil. Brasília DF, 2009.

Rouquayrol, MZ. Epidemiologia & Saúde. 1. ed. Fortaleza (CE): Unifor, 1983.

Tzu, Sun. A arte da guerra. Trad. Pietro Nasseti do inglês The Art of War. São Paulo (SP): Martin Claret; 2002.

Uribe Rivera, FR (org.), Testa, M, Matus, C. Planejamento e programação em saúde: um enfoque estratégico. São Paulo (SP): Cortez, 1989.

Vargas, DB, Theis, IM. A evolução recente do planejamento na América Latina: lições para Santa Catarina?

Wikipédia. Disponível em: http://pt.wikipedia.org/wiki/Planejamento. Acesso em 17 de junho de 2012.

Wikipédia. Disponível em: http://pt.wikipedia.org/wiki/Pantheon, Rome.

Wikipédia. Disponível em: http://pt.wikipedia.org/wiki/Arquitetura da Gr%C3%A9cia_Antiga.

Wikipédia. Disponível em: http://pt.wikipedia.org/wiki/Machu Picchu.

Wikipédia. Disponível em: http://pt.wikipedia.org/wiki/Maias.

Wikipédia. Disponível em: http://pt.wikipedia.org/wiki/Planejamento. Acesso em 17 de junho de 2012.

Wikipédia. Disponível em: http://pt.wikipedia.org/wiki/Machu Picchu.

Wikipédia. Disponível em: http://pt.wikipedia.org/wiki/Maias.

Wikipédia. Disponível em: http://pt.wikipedia.org/wiki/Arquitetura_da_ Gr%C3%A9cia_Antiga.

Wikipédia. Disponível em: http://en.wikipedia.org/wiki/Pantheon,_Rome. http://www.angelfire.com/ar/rosa01/page19.html.

24 Modelos Assistenciais em Saúde no Brasil

Luiz Odorico Monteiro de Andrade
Ivana Cristina de Holanda Cunha Barreto
Caio Garcia Correia Sá Cavalcanti

INTRODUÇÃO

Na literatura a respeito da saúde pública brasileira encontramos conceituações diferentes sobre a expressão *modelos tecnoassistenciais em saúde*. Neste capítulo serão relatadas as conceituações mais utilizadas e, por fim, serão descritos e analisados os modelos tecnoassistenciais mais importantes no Brasil desde que o Estado brasileiro iniciou, de modo mais consistente, sua intervenção na saúde da população.

A temática da organização dos serviço de saúde e as práticas de atendimento à população revestem-se, no Brasil, de uma importância estratégica. A luta pela Reforma Sanitária, intensificada nas décadas de 1970 e 1980 e vitoriosa em 1988 com a afirmação do direito cidadão à saúde na Constituinte de 1988, sai de sua dimensão jurídica, passando ao esforço de construção de novos modelos de atenção à saúde e reorientação de práticas, visando a maior impacto sanitário e legitimação pela sociedade.

De acordo com Silva, a concepção de medicina determina um modo de organizar serviços e de prestar assistência, e um substrato filosófico determina os saberes e as práticas da medicina. A análise da estruturação dos Modelos de Assistência à Saúde no Brasil, com base nessas concepções, contribui para a crítica desses modelos e a formulação de novas concepções capazes de superar as limitações anteriores (SILVA, 1998).

Silva adota como referência teórica os estudos de extensão marxistas, que apontam para a necessidade de estabelecimento de uma relação entre as práticas e saberes da medicina e as instâncias da totalidade social, ou seja: (a) uma estrutura econômica, composta de forças produtivas e relações de produção, e (b) uma superestrutura, compreendendo instâncias jurídico-políticas e ideológicas.

Diferentes explicações sobre as relações sociais e abordagens metodológicas nascem da ênfase maior no desenvolvimento das forças produtivas ou na articulação da medicina com as relações de produção, estabelecendo diálogos com outras explicações e abordagens não consideradas marxistas, capazes de ampliar a explicação dos fenômenos desse campo.

Navarro (1986) afirma que a medicina articula-se com a reprodução da ideologia do capitalismo (liberalismo e individualismo) de duas maneiras: na primeira, ao considerar a doença um desequilíbrio entre os componentes de um corpo, corpo este, por sua vez, comparado a uma máquina. A outra forma de reproduzir a ideologia capitalista consiste em atribuir a causa das enfermidades aos fatores individuais. A medicina participa da reprodução da alienação das sociedades capitalistas, pois na prática médica se estabelece uma divisão do trabalho. Supõe-se que os cidadãos são os receptores do cuidado, ao passo que os profissionais proporcionam e administram a terapêutica aos próprios, de modo semelhante ao que ocorre no sistema político como um todo. O cidadão é expropriado do controle sobre sua natureza e da definição de saúde. No entanto, atribui-se aos médicos a resolução de problemas que, por sua natureza econômica e política, situam-se acima de suas possibilidades de atuação. Assim, o sistema de atendimento médico fracassa em sua tarefa de conservar a saúde.

Desde o século XVIII surgem, no seio da comunidade científica, intelectuais que afirmam a forte associação das condições de vida e trabalho à situação de saúde da população e, por outro lado, a importância da saúde física e mental dos indivíduos para o desenvolvimento da sociedade (RESTREPO, 2001). A história da saúde pública apresenta-se muito relacionada com a história da construção da civilização, dos aglomerados urbanos e da vida em comunidades mais sofisticadas, que demandavam um nível de organização maior dos corpos. Na Alemanha, por exemplo, um dos países que desenvolveram melhor uma maquinaria burocrática de organização de um Estado protetor, um médico chamado Johan Peter Frank afirma que a proteção à saúde deveria ser feita pelo Estado autocraticamente por meio de leis e regulações policiais e denuncia que a pobreza é a maior causa da enfermidade humana.

A partir da necessidade da sociedade moderna de estruturar sistemas de serviços de saúde de modo a garantir mão de obra saudável para a prosperidade econômica das nações, vêm sendo estruturados serviços e sistemas de saúde com maior ou menor intervenção do Estado. Nas democracias modernas, quando o governo está sob a liderança de partidos políticos de tendência conservadora ou liberal, a saúde é compreendida como uma responsabilidade individual e, portanto, há pouca interferência do Estado na assistência à saúde. O exemplo típico são os EUA. Diversamente, nos países democráticos em que o poder político está nas mãos de partidos socialistas, a tendência é que o Estado faça maiores investimentos nos serviços assistenciais de saúde (CONTRADIOPOULUS, 2008). Historicamente, em alguns países europeus, como Inglaterra, França, Itália e países nórdicos, é grande a participação do Estado no sistema de saúde.

Na visão de Paim (2003), modelo assistencial ou modelo de atenção à saúde é um modo de combinar técnicas e tecnologias ou organizar meios de trabalho (saberes e instrumentos) utilizados nos mais diversos serviços de saúde, com vistas à resolução de problemas individuais e coletivos que expressam necessidades sociais de saúde de determinada população. Na visão do autor, modelos de atenção não devem ser encarados como formas de organizar ou administrar o sistema e os serviços de saúde. Também não seriam normas, padrões ou exemplos a serem seguidos. Trata-se de uma racionalidade ou um modo de intervenção que corresponderia à dimensão técnica das práticas em saúde (PAIM, 2003).

Merhy et al. (1992a) consideram que os modelos assistenciais articulam os saberes e a política em projetos tecnoassistenciais.

Esses projetos seriam a expressão dos projetos de determinados grupos sociais, ancorados em conhecimentos e saberes (dimensão tecnológica e assistencial), que disputam uma forma de organizar a assistência à saúde.

Neste capítulo serão abordados diferentes modelos assistenciais em saúde no Brasil, considerando seus contextos histórico, econômico, político e social, determinantes do modo como se organizam as intervenções em saúde. Será dada ênfase ao modelo de atenção integral à saúde do Sistema Único de Saúde (SUS), segundo o qual o direito universal à saúde deve ser garantido por meio de políticas públicas amplas, capazes de promover qualidade de vida da população.

DO SANITARISMO CAMPANHISTA AO MODELO LIBERAL-PRIVATISTA

No Brasil, durante todo o período colonial e mais precisamente até meados do século XIX, os problemas de saúde e higiene ficavam sob a responsabilidade das localidades com a execução de medidas contra a imundície das ruas e quintais.

A assistência à população pobre e indigente ficava sob os cuidados da iniciativa filantrópica de figuras de importância econômica e social e de instituições beneficentes ligadas à Igreja Católica, como as Santas Casas de Misericórdia. A parcela restante da população buscava socorro dos médicos existentes, ou então de cirurgiões, barbeiros, sangradores, empíricos, curandeiros, parteiros e curiosos (COSTA, 1985).

Predominavam as chamadas doenças pestilenciais, notadamente varíola, febre amarela, malária e tuberculose, asso-

ciadas a uma precária organização dos serviços de saúde, evidenciando a incapacidade de lidar com as altas taxas de morbimortalidade da população (MACHADO, 1978).

No início da República Velha, a sociedade brasileira inicia a constituição de seu Estado moderno, marcado pelo predomínio de oligarquias vinculadas à agroexportação cafeeira. Havia um entendimento de que era preciso construir uma nacionalidade brasileira e, nesse contexto, a saúde acabou ocupando um papel relevante no fortalecimento da presença estatal em todo o território nacional (LIMA, FONSECA & HOCHMAN, 2006). É o nascedouro da saúde pública no Brasil, representando profunda transformação das práticas de saúde outrora dominantes. Com relação ao saber médico-sanitário, destacaram-se a adoção dos saberes fundamentados pela bacteriologia e pela microbiologia e o questionamento dos saberes tradicionais baseados na teoria dos miasmas (MERHY, 1992).

Segundo Lima, Fonseca & Hochman (2006), na Primeira República foram estabelecidas as bases para criação do sistema nacional de saúde, caracterizado por ações centralizadas e verticalizadas, representando um modelo denominado sanitarismo campanhista, que preponderou do início do século até meados dos anos 1960.

Na década de 1920, mais especificamente no ano de 1923, com a Lei Elói Chaves, surge a Previdência Social no Brasil, mediante a criação das Caixas de Aposentadoria e Pensões (CAP), sendo a assistência médica incorporada como uma atribuição dessas caixas a partir de 1926.

No início da década de 1930, na Previdência Social brasileira, sob a doutrina do seguro e com orientação economizadora de gastos, ocorre a organização dos Institutos de Aposentadoria e Pensões (IAP), estruturados por categorias profissionais. Oliveira & Teixeira (1989) enfatizam que havia uma preocupação prioritária com a acumulação financeira, o que implica a necessidade de conter despesas. Desse modo, a assistência médica assumiu função provisória e secundária, sendo prestada, especialmente nos centros urbanos, por médicos em prática privada, estando a assistência hospitalar concentrada nas Santas Casas de Misericórdia, pertencentes a instituições religiosas ou filantrópicas.

Com o processo de industrialização acelerada no Brasil, a partir da década de 1950, ocorre um deslocamento do polo dinâmico da economia para os centros urbanos, aumentando o êxodo rural e gerando uma massa operária que deveria ser atendida pelos serviços de saúde. A ênfase, então, passa a ser a necessidade de recuperar e conservar o funcionamento dos corpos dos trabalhadores com intuito de manter sua capacidade produtiva. A partir desse período passa a configurar-se o denominado modelo médico-assistencial privatista, que vigorará hegemônico de meados dos anos 1960 até meados dos anos 1980 (LUZ, 1979; MENDES, 1993).

O modelo médico-assistencial fundamenta-se pelo financiamento estatal, por intermédio da Previdência Social, na prestação de serviços pelo setor assistencial privado nacional, principalmente por meio de serviços hospitalares, e pela indústria internacional como grande produtora de insumos, equipamentos e medicamentos. Segundo Paim (2003), esse modelo não contempla o conjunto de problemas e as necessidades sociais de saúde da população, pois se volta apenas para a "demanda espontânea", ou seja, para pessoas que tomam a iniciativa de procurar os serviços de saúde. Nesse caso, predomina uma prática curativa, de atenção individual, centrada no consumo de consultas médicas, exames, medicamentos e equipamentos, realizada prioritariamente pelo profissional médico especializado em ambiente hospitalar (PAIM, 2003; CECCIM & FEUERWERKER, 2004).

Em 1977, pela Lei 6.439, criou-se o Sistema Nacional da Previdência Social (SINPAS) que, juntamente com a Constituição de 1967-69 e a Lei 6.229, formou a base jurídico-legal do sistema de saúde vigente nos anos 1970. Essas bases jurídicas viabilizaram o nascimento e o desenvolvimento do subsistema que se tornou hegemônico na década de 1980, o da atenção médica privatista. Mendes (1993) acrescenta que, do ponto de vista estrutural, o modelo médico-assistencial privatista constituiu-se de quatro subsistemas: (a) o subsistema estatal, representado pela rede de serviços assistenciais do Ministério da Saúde, Secretarias Estaduais e Secretarias Municipais de Saúde, onde se exercia a medicina simplificada destinada à cobertura de populações não integradas economicamente; (b) subsistema contratado e conveniado com a Previdência Social para cobrir os beneficiários dessa instituição e setores não atingidos pelas políticas de universalização excludentes; (c) o subsistema de atenção médica suplementar, que buscava atrair mão de obra qualificada das grandes empresas; (d) o subsistema de alta tecnologia, organizado em torno dos hospitais universitários e alguns hospitais públicos de maior densidade tecnológica.

Desde seu nascedouro, esse modelo receberia críticas de setores acadêmicos localizados nas Universidades, Departamentos de Medicina Preventiva e Social e Escolas de Saúde Pública, além de setores da sociedade civil e de setores de dentro do aparelho de Estado e do poder político. Algumas experiências municipalistas bem-sucedidas de prefeituras de oposição à ditadura apresentavam a alternativa de um sistema de saúde público e descentralizado, de base municipal, como proposta viável para o país (MUELLER, 1991).

Com a criação do SINPAS, a área de atenção médica ficou sob a responsabilidade e a competência do Instituto Nacional de Assistência Médica da Previdência Social (INAMPS). Este fato aprofunda a dicotomia coletivo × individual – ações preventivas × ações curativas – quando reforça a atuação da Previdência na atenção médica por meio de seus serviços próprios e dos contratados/conveniados.

Em 1978 foi realizada a reunião de Alma-Ata, que estabeleceu a doutrina da atenção primária, fundamentando várias propostas e programas na área da saúde e exercendo influência no processo de expansão e articulação das Secretarias Municipais de Saúde na realidade brasileira.

Com o retrocesso do Milagre Econômico, no final da década de 1970, a Previdência Social entrou em crise. Este fato explicitou a fragilidade e a incoerência do modelo médico-assistencial privatista em razão da dependência que mantinha dos recursos da Previdência. Planos de intervenção foram propostos, como o PREV-SAÚDE, que orientava a reordenação do setor com a Extensão das Ações de Saúde por meio dos serviços básicos, mas que não saiu do papel.

Segundo Almeida (1995), esse momento expressou as várias divergências e conflitos desse processo, tais como: "serviços básicos/atenção primária preventiva × curativa; serviços/ações primárias simples × maior complexidade; saúde pública × atenção médica individual".

MOVIMENTO DA REFORMA SANITÁRIA BRASILEIRA, SISTEMA ÚNICO DE SAÚDE E NOVOS MODELOS TÉCNICO-ASSISTENCIAIS

No processo de "resistência democrática" ao governo autoritário, no período de 1960/1970 até o início dos anos 1980, fruto de análise crítica da política de saúde hegemônica naquela época, nasceu e desenvolveu-se o chamado movimento sanitário, que se consolida em meados da década de 1970 e, progressivamente, politiza a questão da saúde, procurando agrupar a oposição com base numa proposta reformadora para o setor. Esse movimento amplia sua proposta, evoluindo para um projeto de sistema de saúde em que o princípio central é "saúde: direito de todos e dever do Estado", envolvendo a universalização, integração, equidade e descentralização com efetiva participação da população. Surge, então, a proposta da Reforma Sanitária (AROUCA, 1991; COHN, 1991; HEIMANN, 1992; ALMEIDA, 1995).

É no período de 1985 a 1987, com a proposta político-institucional da Nova República, que parte considerável dos atores políticos do Movimento da Reforma Sanitária tem acesso ao aparelho de Estado (Ministérios da Saúde e da Previdência Social). Foi nesse momento que o MPAS/INAMPS passou a ser um grande alavancador da política de descentralização e desconcentração das ações de saúde. Há um aprofundamento da estratégia das AIS e depois, em 1987, após a VIII Conferência Nacional de Saúde, sua transformação em Sistema Unificado e Descentralizado de Saúde – SUDS (FLEURY, 1991).

Nesse sentido, o princípio central da Reforma Sanitária passa a ser garantido pela Constituição Federal (1988), no Título VII, da Ordem Social no Capítulo II e Seção II, e artigos 196, 197, 198 e 200, que constituem os marcos legais do setor saúde na Constituição. O artigo 196 define a saúde como direito de todos e dever do Estado, bem como constrói um conceito abrangente de saúde:

Art. 196. A saúde é direito de todos e dever do Estado, garantido mediante políticas sociais e econômicas que visem à redução do risco de doença e de outros agravos e ao acesso universal e igualitário às ações e serviços para sua promoção, proteção e recuperação.

Já o artigo 197 dá à saúde o caráter de relevância pública às ações e serviços de saúde:

Art. 197. São de relevância pública as ações e serviços de saúde, cabendo ao Poder Público dispor, nos termos da lei, sobre sua regulamentação, fiscalização e controle, devendo sua execução ser feita diretamente ou através de terceiros e, também, por pessoa física ou jurídica de direito privado.

O artigo 198 é o que garante que as ações e serviços de saúde integrem uma rede regionalizada e hierarquizada, que constitui o SUS. Portanto, é o artigo que cria o SUS e define as diretrizes para organização do SUS. O artigo 198 já foi alterado por duas Emendas Constitucionais (EC): a EC 29, de 13 de setembro de 2000, que define a forma de financiamento do SUS, e a EC 51, de 14 de fevereiro de 2006, que cria a seleção pública para agentes comunitários de saúde e agentes de endemias.

As principais legislações infraconstitucionais do SUS são a Lei 8.080/90, que dispõe sobre as condições para promoção, proteção e recuperação da saúde, a organização e o funcionamento dos serviços correspondentes, e a Lei 8.142/90, que dispõe sobre a participação da população na gestão do SUS. Ao longo do processo de implantação do SUS, nos anos 1990, foram sendo construídas várias propostas de modelos consonantes com o Projeto de Reforma Sanitária Brasileira, tais como o modelo Em Defesa da Vida, a Ação Programática ou Programação em Saúde, a versão brasileira de Sistemas Locais de Saúde (SILOS) e o modelo de Cidades Saudáveis. Em 1994, surgiu a Estratégia Saúde da Família (ESF), um modelo de organização da atenção primária à saúde no SUS incentivado pelo Ministério da Saúde, que rapidamente foi adotado em todas as regiões do país. Neste livro, a ESF é discutida no Capítulo 31.

Modelo "Em Defesa da Vida"

A proposta "Em Defesa da Vida" nasceu em Campinas, no final da década de 1980, galvanizada por um grupo de profissionais engajados no movimento brasileiro de Reforma Sanitária com atuação no Centro Brasileiros de Estudos de Saúde (CEBES). Esse grupo de profissionais, também vinculado à Universidade de Campinas (Unicamp), criou o Laboratório de Planejamento e Administração em Saúde (LAPA). A crença na Universidade como um espaço de produção e construção do SUS unia os integrantes do LAPA, que, se valendo de atuação direta ou de assessorias, se esforçou para teorizar e concretizar experiências inovadoras (SILVA, 1998).

O LAPA divulgou sua proposta de Modelo Tecnoassistencial durante a IX Conferência Nacional de Saúde, em 1992 (CAMPOS, 1994). O modelo Em Defesa da Vida fundamenta-se nos seguintes princípios: gestão democrática, saúde como direito de cidadania e serviço público de saúde voltado para a defesa da vida individual e coletiva.

A forma considerada para o desenvolvimento desses princípios seria a organização das instituições de saúde em virtude dos direitos do cidadão aos serviços e a uma melhor qualidade de vida (MEHRY, 1992b). A relação instituição/usuário deveria promover o controle social, uma gestão democrática de serviços e a humanização das relações entre usuário e trabalhadores de saúde, além de ampliar a consciência sanitária da população em geral.

O processo de trabalho em saúde deveria incorporar as amplas dimensões demonstradas pelos problemas em saúde, incluindo os usuários, a começar pela forma como sentem suas necessidades em saúde e o que demandam dos serviços. Valendo-se dessa matéria-prima, seria possível oferecer alternativas de serviços acordadas com os usuários (MEHRY, 1992b).

A organização do sistema de saúde deveria dar conta das relações entre diversos tipos de prestadores de serviços (públicos e privados) e contar com gerentes locais e regionais como base fundamental de articulação. Qualquer prestador de serviço deveria estar submetido ao controle público e não somente aos mecanismos do SUS.

A humanização era vista como a garantia de acesso ao serviço e a todos os recursos tecnológicos necessários para defesa da vida, de maneira imediata, à informação individual e coletiva e à equidade no atendimento a todos os cidadãos.

Quanto à consciência sanitária, o profissional de saúde deve contribuir para sua "elevação" nos indivíduos e grupos como direito e defesa da vida. Haveria de se estabelecer uma relação pedagógica crítica, não se ignorando o conhecimento da população quanto aos problemas de saúde e suas determinações sociais (MERHY, 1992b).

Toda essa produção catalisou o surgimento de várias iniciativas em distintas cidades brasileiras, como Campinas e Piracicaba (SP), Ipatinga e Betim (MG) e Volta Redonda (RJ), que buscaram construir alternativas de superação do modelo de herança "inampsiana".

Ações Programáticas em Saúde

A proposição alternativa das Ações Programáticas ou Programação em Saúde, elaborada por professores do Departamento de Medicina Preventiva da Universidade de São Paulo, teve como espaço de reflexão prática o Centro de Saúde Escola Samuel B. Pessoa. Partindo da identificação das necessidades de saúde da população que demanda serviços das unidades básicas de saúde, defende-se o uso da programação como instrumento de organização e mudança dos processos de trabalho em saúde (SCHRAIBER, 1991).

Desse modo, a organização dos processos de trabalho ocorreria por meio de:

- Atividades eventuais conforme a demanda espontânea de quem procurasse o serviço ou atividades de rotina para demanda organizada.
- Programas definidos por ciclos de vida, por doenças especiais ou por importância sanitária.
- Definição das finalidades e objetivos gerais assentados em categorias coletivas.
- Hierarquização interna de atividades.
- Articulação das atividades por equipes multiprofissionais.
- Padronização de fluxogramas de atividades e de condutas terapêuticas principais.
- Sistema de informação que permitisse avaliação na própria unidade.
- Gerência da unidade básica realizada por médicos sanitaristas.
- Regionalização e hierarquização dos serviços de saúde.

Sistemas Locais de Saúde (SILOS)

Entre todas as propostas de modelos tecnoassistenciais que buscaram superar o modelo assistencial-médico privatista, a que talvez tenha sido mais discutida nacionalmente, durante o processo inicial de operacionalização do SUS, foi a dos Sistemas Locais de Saúde (SILOS), bastante difundida através da representação da OPAS/OMS no Brasil e operacionalizada, principalmente, no Ceará e na Bahia. A proposta de SILOS caracterizou-se por formulações-chave, como território e problema. Segundo Mendes (1993):

> O enfoque por problemas pressupõe a interdisciplinaridade, ou seja, a interposição de disciplinas do conhecimento, buscando-se integração conceitual e metodológica entre elas. Há uma contraposição à abordagem multidisciplinar, que fragmenta o conhecimento nas especialidades envolvidas, não permitindo uma visão complexa dos problemas.

O planejamento local das ações baseia-se na análise da situação de saúde e na definição da situação desejada. Desenham-se estratégias e um modelo de operação para estruturar a oferta de serviços e atender à demanda epidemiologicamente identificada e, ao mesmo tempo, captar os usuários provenientes da demanda espontânea.

As Cidades Saudáveis

Na afirmação de autores como Ashton (1993) e Rosen (1994), o movimento pela "saúde das cidades" não é novo e estabelece relação com o processo conduzido por Edwin Chadwick no século XIX na Inglaterra, quando ele produziu o primeiro relatório da Comissão da Saúde das Cidades, o qual apontou as péssimas condições a que estava submetida a população: alta densidade demográfica, pobreza, crime, insalubridade e alta mortalidade, apresentando medidas de melhoria. Ao relacionar a pobreza com as doenças e reconhecendo ser a doença importante fator de aumento do número de pobres, Chadwick concluiu que seria econômico tomar medidas preventivas.

Com o objetivo de disseminar conhecimentos sobre condições urbanas e organizar a opinião pública para apoiar as ações legislativas a favor da saúde pública, foram formadas várias associações. Destas, a mais significativa foi a Associação da Saúde das Cidades, fundada em 1844 por Southwood Smith. Ao longo do século XIX, de acordo com Rosen (1994), os sanitaristas usaram essa abordagem de esclarecimento e formação de opinião pública para atrair a atenção do governo e, assim, chegar à legislação remediadora.

Desde o final do século XIX, a ideia sanitária com um delineamento ambientalista continuou a exercer grande influência na definição das políticas públicas dos países desenvolvidos com ênfase na ação ambiental e prevenção individual.

De acordo com Ashton (1993), a Oficina Europeia da Organização Mundial da Saúde acompanhou o processo de Toronto e apresentou o conceito desenvolvido no Canadá no Primeiro Simpósio sobre Cidades Saudáveis, ocorrido em Lisboa, Portugal, em 1986. Em decorrência é elaborada uma proposta para um projeto de promoção da saúde a ser desenvolvido em 11 cidades, denominado Projeto Cidades Saudáveis, com o intuito de unir os setores públicos e privados e as organizações voluntárias para enfrentar os problemas de saúde urbanos. O projeto da Organização Mundial da Saúde (OMS) visava construir uma rede de cidades determinadas a procurar, em conjunto, novas maneiras capazes de promover a saúde e melhorar o ambiente.

O movimento Cidades Saudáveis tem as seguintes diretrizes:

1. **A saúde como qualidade de vida:** visa superar a visão polarizada da medicina sobre a saúde, contemplando as condições de vida e as relações sociais no espaço urbano. A saúde é vista como respeito à vida e defesa do ecossistema.
2. **Política pública que promova a saúde:** a promoção da saúde será realizada por políticas públicas articuladas e favoráveis à saúde, como instauração de um meio ambiente propício. Segue as orientações da Carta de Ottawa (1986).
3. **Reforço à participação da comunidade:** entendida como capacidade da sociedade de organizar e influir nas decisões das políticas públicas nos âmbitos local, regional e nacional.
4. **Desenvolvimento da autorresponsabilidade:** cada cidadão tem um papel importante na promoção da saúde, seja individualmente, cuidando de seu bem-estar, seja coletivamente, participando das discussões políticas.
5. **Reorientação dos serviços de saúde:** são seguidas as recomendações dos SILOS.
6. **Intersetorialidade como estratégia principal:** a proposta de Cidades Saudáveis enfatiza a intersetorialidade como principal estratégia de articulação política e operacional na promoção de saúde.

A ideia dos SILOS, desenvolvida em vários países da América Latina nos anos 1980 e conduzida pela OPAS, é o antecedente mais próximo do projeto Cidades Saudáveis (OPAS, 1990, 1992).

Atualmente, no Brasil, o movimento Cidades Saudáveis é apoiado pelo Centro de Estudos, Pesquisa e Documentação Cidades Saudáveis (CEPEDOC Cidades Saudáveis), criado em 2000 a partir do ideário do movimento Cidades Saudáveis. Trata-se de uma organização não governamental, sem fins lucrativos, sediada na Faculdade de Saúde Pública da Universidade de São Paulo. Gerido por pesquisadores com experiência na área da promoção da saúde, apoia municípios e comunidades que queiram adotar os princípios do movimento Cidades Saudáveis na gestão de seus projetos sociais (CEPEDOC, 2012).

Em 2003, o setor europeu da OMS organizou uma conferência internacional de cidades saudáveis, que gerou o relatório *Healthy Cities Around the World* (WHO, 2003). Os problemas urbanos destacados durante essa conferência foram:

- Cortes severos nos orçamentos municipais devido a políticas de ajustes estruturais.
- Gestão inadequada dos resíduos domésticos e industriais, gerando poluição.
- Acesso inadequado aos cuidados de saúde.
- Problemas sociais (crianças de rua, maus-tratos infantis).
- A capacidade institucional inadequada para prevenir e/ou enfrentar os desafios ambientais para a saúde e promover saúde no âmbito do desenvolvimento urbano.

- Inexistência de comitês de desenvolvimento urbano bem estruturados, o que dificulta a participação efetiva da comunidade.

Modelo de Vigilância da Saúde

O modelo da Vigilância da Saúde surge da necessidade de inversão do modelo assistencial hegemônico com ênfase na redefinição das práticas de saúde e na busca da efetivação da diretriz da integralidade no SUS.

Segundo Paim (2003), trata-se de um modo tecnológico de intervenção em saúde que contempla problemas (riscos e danos), necessidades (carências, projetos e ideais) e determinantes de saúde. Em síntese, esse modelo tem como principais características: intervenção sobre problemas de saúde que exigem atenção e acompanhamento contínuos; adoção do conceito de risco; articulação entre ações promocionais, preventivas, curativas e reabilitadoras; atuação intersetorial; ação sobre o território; e intervenção sob a forma de operações (TEIXEIRA, PAIM & VILASBÔAS, 1998; PAIM, 2003).

Na visão de seus principais formuladores, o Modelo de Atenção e Vigilância da Saúde:

...incorpora e supera os modelos vigentes, implica redefinição do objeto, dos meios de trabalho, das atividades, das relações técnicas e sociais, bem como das organizações de saúde e da cultura sanitária. Nessa perspectiva, aponta na direção da superação da dicotomia entre as chamadas práticas coletivas (vigilância epidemiológica e sanitária) e as práticas individuais (assistência ambulatorial e hospitalar) através da incorporação das contribuições da nova geografia, do planejamento urbano, da epidemiologia, da administração estratégica e das ciências sociais em saúde, tendo como suporte político-institucional o processo de descentralização e de reorganização dos serviços e das práticas de saúde ao nível local (TEIXEIRA, PAIM & VILASBOAS, 1998, p. 18).

Os modelos SILOS, Vigilância da Saúde e Cidades Saudáveis guardam várias similaridades entre si, na medida em que enfatizam a importância dos determinantes sociais em saúde e propõem intervenções sistêmicas e intersetoriais na saúde coletiva baseadas no diagnóstico e no monitoramento da situação de saúde dos territórios.

CONSIDERAÇÕES FINAIS

Os modelos tecnoassistenciais em saúde desenvolvidos no Brasil a partir da década de 1980 representaram os esforços e a contribuição de integrantes do Movimento de Reforma Sanitária Brasileira, gestores e lideranças acadêmicas, em alguns casos contando com a parceria de organizações internacionais, para tornar efetivos o acesso aos serviços e o direito dos cidadãos à saúde. Muitas das características, estratégias e ferramentas desenvolvidas nessas experiências foram incorporadas e/ou adaptadas às políticas de saúde do SUS nos últimos 20 anos.

Referências

Almeida ES. Contribuição à implantação do SUS: estudo do processo com a estratégia de norma operacional básica 1/93. [Tese]. São Paulo: Faculdade de Saúde Pública da USP, 1995.

Arouca S. Crise brasileira e reforma sanitária. Saúde em Debate 1991; 4: 15-20.

Ashton J. Ciudades sanas. Barcelona: Masson, 1993.

Campos GWS. A saúde pública e a defesa da vida. São Paulo: Hucitec, 1994.

Ceccim RB, Feuerwerker LCM. O quadrilátero da formação para a área da saúde: ensino, gestão, atenção e controle social. PHYSIS: Ver Saúde Coletiva 2004; 14(1):41-65.

CEPEDOC, 2012. Perfil. Disponível em: http://www.cidadessaudaveis. org. br/conteudo.aspx?TipoID=1.

Cohn A et al. A saúde como direito e como serviço. São Paulo: Cortez, 1991.

Contradiopoulus AP. Fondements idéologiques des systèmes de soins: note de cours, analyser et comprendre le système de santé. Montreal: Université de Montreal, 2008.

Costa NR. Lutas urbanas e controle sanitário. Petrópolis: Vozes, 1985.

Fleury S. Bases sociais para a reforma sanitária no Brasil. Saúde em Debate 1991; 4:8-10.

Heimann LS, Carvalheiro JR, Donato A, Ibanhes LC, Lobo EF, Pessoto UC. O município e a saúde. São Paulo: Hucitec, 1992.

Lima NT, Fonseca CMO, Hochman G. A saúde na construção do Estado Nacional no Brasil: reforma sanitária em perspectiva histórica. In: Lima NT, Gerschman S, Edler FC, Suárez JM. Saúde e democracia: história e perspectivas do SUS. Rio de Janeiro. FIOCRUZ, 2005:27-58.

Luz MT. As instituições médicas no Brasil: instituições e estratégia de hegemonia. Rio de Janeiro: Graal, 1979.

Machado R, Loureiro A, Luz R, Muricy K. Danação da norma: medicina social e constituição da psiquiatria no Brasil. Rio de Janeiro: Graal, 1978.

Mendes EV. As políticas de saúde no Brasil nos anos 80: a conformação da reforma sanitária e a construção da hegemonia do projeto neoliberal. In: Mendes EV. Distrito sanitário: o processo social de mudança das práticas. São Paulo: Hucitec, 1993:19-91.

Merhy EE. A saúde pública como política: um estudo de formuladores de políticas. São Paulo: Hucitec, 1992a, 221p.

Merhy EE. Ineficiência do setor público. Rev Saúde em Debate 1992b, 35:46-50.

Mueller Neto JS. Políticas de saúde no Brasil: a descentralização e seus atores. Saúde em Debate 1991; 31:54-66.

Navarro V. Classe social, poder político e o estado e suas implicações na medicina. In: Textos de apoio – ciências sociais. Rio de Janeiro: PEC/ Ensp/ Abrasco, 1986:83-161.

Oliveira JAA, Teixeira SMF. Im (previdência social): sessenta anos de história da previdência social no Brasil. 2. ed. Rio de Janeiro: Vozes-Abrasco, 1989. 347p.

OPAS. Los sistemas locales de salud: conceptos, métodos, experiencias. Washington D.C., 1990. OPAS – Publicación Cientifica, 19.

OPAS. Desarrollo y fortalecimento de los sistemas locales de salud en La transformación de los Sistemas Nacionales de Salud: la administración estratégica. Washington: OMS, 1992. 157p.

Paim JS. Modelos de atenção e vigilância da saúde. In: Rouquayrol MZ, Almeida Filho M. Epidemiologia & saúde. 6. ed. Rio de Janeiro: MEDSI, 2003:567-86.

Restrepo HE, Málaga H. Promoción de la salud: cómo construir vida saludable. Bogotá: Medica Panamericana, 2001. 298p.

Rosen G. Uma história da saúde pública. Trad. Marcos Fernando da Silva Moreira. São Paulo: Hucitec, 1994.

Schraiber LB. Programação de saúde hoje. São Paulo: Hucitec, 1993.

Silva Jr AG. Modelos tecnoassistenciais em saúde: o debate no campo da saúde coletiva. São Paulo: Hucitec, 1998. 143p.

Teixeira CF, Paim JS, Vilasbôas AL. SUS, modelos assistenciais e vigilância da Saúde. Informe Epidemiológico do SUS 1998; 2(7):7-28.

World Health Organization. Healthy cities around the world: An overview of the Healthy Cities movement in the six WHO regions, 2003. Disponível em: http://www.euro.who.int/_data/assets/pdf_ file/0015/101526/ healthy cityworld.pdf.

25 Política de Saúde no Brasil

Luiz Odorico Monteiro de Andrade
Lenir Santos
Kelen Gomes Ribeiro
Ivana Cristina de Holanda Cunha Barreto

A SAÚDE NO BRASIL

A reflexão e o debate sobre o processo histórico de construção das políticas de saúde no Brasil têm relação com a história político-social e econômica da sociedade brasileira e mostram-se relevantes para a compreensão do Sistema Único de Saúde (SUS) na atualidade.

O processo de organização das ações e serviços de saúde desde o Descobrimento do Brasil até os dias de hoje acompanhou, de certo modo, o desenvolvimento da saúde nos países europeus, seus avanços, como também a transmissão de doenças a partir da imigração que sempre se fez presente na sociedade brasileira, com maiores e menores fluxos conforme a situação socioeconômica europeia e brasileira.

Ainda que o direito à saúde tenha tardado a ocupar o devido espaço na Carta Constitucional brasileira, sua inserção no campo dos direitos sociais foi generosa o suficiente para abarcar toda a população (acesso universal) e ser conceituada de maneira a incorporar os fatores determinantes e condicionantes da saúde, ou seja, a qualidade de vida aliada à condição biogenética e psíquica da pessoa.

O sistema de saúde em vigor é complexo por trazer em sua estrutura modernos elementos da administração pública contemporânea, como a descentralização, o princípio da subsidiariedade, a regionalização, a cooperação federativa sem, contudo, a administração pública ter sido capaz de se modificar para dar conta de sua organização jurídico-administrativa.

O panorama que se pretende traçar, ao se falar das políticas de saúde, alicerça-se mais no desenvolvimento da própria política econômica/social brasileira do que nos avanços da medicina. Divide-se o período histórico-político em fases como a do Campanhismo e a do surgimento do modelo médico liberal privado nos anos 1950 aos dias de hoje quando, mesmo com a consagração do direito à saúde, continua a existir sob outra roupagem, que é a do seguro e dos planos de saúde.

Com o avanço tecnológico da medicina, a saúde passou a ser mercadoria de alto valor econômico, inacessível ao cidadão, que passaria a utilizar os serviços privados de saúde por meio de planos de saúde (40% da população têm plano privado de saúde), hoje regulados pela Lei 9.656, de 1998. Esse é o cenário de atuação privada, paralela ao SUS. A liberdade da iniciativa privada no campo da assistência à saúde (e não da saúde em sua total abrangência) apresenta-se fortemente nos planos de saúde, explorados por operadoras, conforme denominação da referida lei.

O presente estudo aborda, em seu final, o SUS e suas orientações normativas constitucionais, legais e infralegais, incluindo comentários sobre o Decreto 7.508, de 2011, e a Lei Complementar 141, de 2012, além das leis que o organizam, a Lei 8.080 e a Lei 8.142.

Esse é o percurso da saúde brasileira, que deságua positivamente na conquista do direito à saúde em 1988 e nas marchas e contramarchas da implementação do SUS, que ainda padece de financiamento insuficiente para a garantia de um direito que deve abarcar toda a população brasileira – cerca de 191 milhões de pessoas (IBGE, 2010). Os passos são lentos nesse campo do financiamento, mas foram dados e não podem nem devem parar, sendo necessário contar nessa caminhada com uma população que vai se apropriando de um direito que tem intrínseca ligação com o direito à vida e à dignidade.

DO CAMPANHISMO AO MODELO LIBERAL PRIVADO

O período colonial e parte do período correspondente ao Império no Brasil (1822-1889) foram marcados por problemas de saúde e higiene que ficavam sob a responsabilidade das localidades, vilas e pequenos aglomerados urbanos. A profissão médica no Brasil surgiu com a chegada de D. João VI ao país, em 1808, quando foram inauguradas as primeiras escolas médicas no Rio de Janeiro e em Salvador.

À época, as medidas visavam atuar sobre a higiene dos ambientes sociais e privados com um mínimo de assistência à população pobre e indigente, que ficava sob os cuidados da caridade social, especialmente da Igreja com suas instituições beneficentes, como as Santas Casas de Misericórdia. Outra parcela da população buscava o socorro dos escassos médicos existentes à época, de barbeiros, sangradores, empíricos, curandeiros, parteiros e curiosos (COSTA, 1985).

Nessa época podem ser apontadas as doenças transmissíveis, tais como a varíola, a febre amarela, a sífilis e a tuberculose. A esse quadro se somava uma precária organização dos serviços de saúde, que não conseguiam dar conta das epidemias e doenças pestilentas, ameaçando os interesses dos negócios do modelo econômico agrário-exportador. Em razão da ameaça de deterioração da força de trabalho, o Estado viu-se forçado a criar estruturas visando à organização de alguns serviços de saúde pública, com especial atenção para campanhas sanitárias, o denominado Campanhismo (PAIM, 2003).

A Constituição da República dos Estados Unidos do Brasil, de 1891, transferiu as atribuições relacionadas com a saúde para municípios e estados, reservando ao Governo central a responsabilidade pela vigilância sanitária dos portos e pelos serviços de saúde do Distrito Federal, o que deu início a uma precária legislação sanitária, ainda que de maneira incipiente e fundada nas questões das doenças transmissíveis com o objetivo de evitar sua propagação.

Essa tendência de transferir os cuidados com a saúde curativa para os estados, juntamente com o atendimento primário, a puericultura e os hospitais, reservando aos municípios o encargo de cuidar dos serviços de pronto-socorro, prevaleceu em quase todas as Constituições brasileiras, à exceção da de 1988 (SANTOS, 1994).

Em 1850 foi criada a Junta Central de Saúde Pública em decorrência da grande epidemia de febre amarela (SCLIAR, 2002). Foi a fase do conceito de medicina tropical que chegava ao Brasil. Nesse período, a imigração europeia começou uma fase de trabalho na lavoura, em especial a cafeeira, surgindo a necessidade governamental de proteção dessa mão de obra sujeita ao contágio das doenças transmissíveis. Nesse contexto foi criado, em 1920, o Departamento Nacional de Saúde Pública, chefiado até 1926 por Carlos Chagas com Oswaldo Cruz à frente da Diretoria Geral de Saúde Pública. Essa época foi fortemente marcada pelas campanhas contra doenças contagiosas, sobretudo na cidade do Rio de Janeiro.

No princípio da República Velha, coincidindo com o início da constituição do Estado moderno brasileiro, marcado fortemente pelo predomínio dos grupos sociais vinculados ao café e sua exportação, a saúde pública brasileira começou a ser delineada, mudando-se as práticas de saúde dominantes até então. Esse período foi marcado fortemente pela dominação da política pelo poder dos cultores do café, num país essencialmente rural, representado pelos fazendeiros e seu inegável poder. Com a Revolução de 1930, consequência da quebra da bolsa de Nova York, as oligarquias entraram em declínio, dando início a uma nova massa de trabalhadores em razão do início da industrialização. É a época do seguro social com a consolidação das leis trabalhistas e dos Institutos de Aposentadorias e Pensões (IAP).

Destacavam-se no cenário nacional, nesse tempo, dois estados brasileiros: Rio de Janeiro, como a capital do país, e São Paulo, com sua economia cafeeira. Nesse período, dois personagens tiveram papel estratégico no desenvolvimento das políticas em saúde: Oswaldo Cruz, no Rio, e Emílio Ribas, em São Paulo.

Algumas realizações importantes marcaram profundamente a sociedade brasileira, destacando-se: (a) a reforma urbana do Rio de Janeiro; (b) a reforma urbana da cidade portuária de Santos, em São Paulo; (c) a criação do Instituto Oswaldo Cruz no Rio de Janeiro; (d) a criação do Instituto Vital Brasil; e (e) as leis e os códigos sanitários, dando vida à política de saúde (OLIVEIRA & TEIXEIRA, 1989).

Luz (1979) enfatiza que nessa fase tem início uma reestruturação do sistema de saúde, que pode ser denominado "sanitarismo campanhista", o qual predominou do início do século XX até meados dos anos 1960. O modelo agroexportador vigente na economia brasileira nesse período exigia uma política de saneamento dos espaços de circulação das mercadorias exportáveis e o controle de doenças que prejudicassem sua exportação. Nesse sentido, o sanitarismo brasileiro guarda uma relação muito próxima com a ideia de polícia médica desenvolvida na Alemanha e com a medicina urbana desenvolvida na França (polícia sanitária).

As transformações na economia, que de um modelo agrário-exportador passa para a indústria, impulsionam modificações da postura liberal do Estado diante dos problemas trabalhistas e sociais, fazendo surgir a Previdência Social no Brasil com a promulgação da Lei Elói Chaves, em 1923, e a criação das Caixas de Aposentadorias e Pensões (CAP).

A assistência médica surgiu a partir dos institutos que assumiam a responsabilidade pelo atendimento médico de seus filiados e familiares. A cisão entre saúde pública e assistência médica inicia-se nessa fase e vai durar até a década de 1970, quando os ventos da Reforma Sanitária vão tentar reverter esse quadro ante as crescentes demandas sociais por um novo modelo de saúde pública.

A primeira tentativa de unir as duas áreas foi representada pela Lei 6.229, de 1975, com o Sistema Nacional de Saúde pretendendo juntar as ações e serviços de saúde públicos e privados, os primeiros então espalhados entre cinco ministérios (Saúde, Previdência, Trabalho, Educação e Interior) e os serviços privados dominados pelas Santas Casas, consultórios médicos, pequenas clínicas e hospitais financiados com recursos públicos. Esse foi um objetivo nunca praticado diante de todas as dificuldades existentes, exceto por alguns programas públicos, muito pontuais, por meio dos quais já se antevia um novo sistema de saúde consagrado na Constituição de 1988.

AFIRMAÇÃO DO MODELO DE SAÚDE LIBERAL PRIVADO NA SOCIEDADE BRASILEIRA E A LUTA DOS MOVIMENTOS SOCIAIS E POLÍTICOS POR MUDANÇAS NA SAÚDE PÚBLICA

O contexto de depressão econômica mundial, em fins da década de 1920, repercutiu na queda generalizada dos preços dos produtos agrícolas internacionais e afetou diretamente a economia brasileira, até então embasada num modelo agrário-exportador, estimulando o surgimento de movimentos de insatisfação social e instabilidade política.

Com a diminuição do poder das oligarquias agrárias, em 1930, ocorreu a Revolução de 30 com Getúlio Vargas assumindo a presidência da República após um golpe de estado. Foram efetuadas mudanças na estrutura do Estado que objetivavam promover a expansão da estrutura econômica e estabelecer uma nova legislação que garantisse sua efetivação. Foram criados o Ministério do Trabalho, o da Indústria e do Comércio e o da Educação e Saúde, além de juntas de arbitragem trabalhista, o que repercutiu na forma organizativa da saúde pública brasileira, como visto previamente, quando se falou dos anos 1930 da política brasileira, com a criação da Lei Elói Chaves (POLIGNANO, 2001).

A partir da década de 1950 tem início, no país, o modelo denominado médico-assistencial privatista, que vigorará hegemônico de meados dos anos 1960 até o final dos anos 1980 (LUZ, 1979; MENDES, 1994). Em 1966, da fusão dos IAP originou-se o Instituto Nacional da Previdência Social (INPS), que uniformizou e centralizou a previdência social. Ao longo dessa década, a Previdência Social firmou-se como o principal órgão de financiamento dos serviços de saúde destinados apenas aos trabalhadores formais e seus beneficiários.

Por volta de 1974, com o fim de um período de expansão econômica e o início da abertura política, lenta e gradual, novos atores surgiram na cena política (movimento sindical, profissionais, intelectuais da saúde etc.), questionando a política social e as demais políticas públicas. Nesse ano, duas medidas se destacam no campo da saúde: (a) a criação do chamado Plano de Pronta Ação (PPA), com diversas medidas e instrumentos que ampliaram ainda mais a contratação do setor privado para a execução dos serviços de assistência médica, sob a responsabilidade da Previdência Social; e (b) a instituição do Fundo de Apoio ao Desenvolvimento Social (FAS), destinado a financiar subsidiariamente o investimento fixo de setores sociais, ainda que privado (BRAGA & PAULA, 1981).

Em 1977, a Lei 6.439 criou o Sistema Nacional da Previdência Social (SINPAS) que, juntamente com a Constituição de 1967-69 e a Lei 6.229, constituiu o marco constitucional-legal do sistema de saúde vigente nos anos 1970/1980. Essas bases jurídicas viabilizaram o nascimento e o desenvolvimento do setor privado, que viria a tornar-se hegemônico na década de 1980, centrado na atenção médico-hospitalar. Essa estrutura da saúde brasileira passou a ser criticada por diversos setores da sociedade civil, de acadêmicos a profissionais de dentro da Administração Pública e também do poder político legislativo.

No início da década de 1970, organismos internacionais, como a OMS e a Comissão Econômica para a América Latina (CEPAL), recomendaram a formulação de políticas sociais com o objetivo de enfrentar o problema da "marginalização" da população. No Plano Decenal de Saúde para as Américas (OPAS/OMS), o Ministério da Saúde (1972) firmou seu objetivo de extensão dos serviços de saúde à população como um todo e esboçou um referencial doutrinário e conceitual de regionalização, hierarquização e integração de serviços.

De acordo com Almeida (1979), o Ministério da Saúde, já em 1977, reconhecia que o papel primordial da esfera municipal seria o de estruturar uma rede de serviços básicos dentro dos princípios da atenção primária, porém isso não foi efetivado na ocasião, permanecendo apenas como uma intenção que não saiu do papel. Em 1978 foi realizada a reunião de Alma-Ata, que estabeleceu a doutrina da Atenção Primária, fundamentando várias propostas e programas na área da saúde e exercendo influência no processo de expansão e articulação das secretarias municipais de saúde.

Com o retrocesso do Milagre Econômico, no final da década de 1970, a Previdência Social entrou em crise. Este fato explicitou a fragilidade e a incoerência do modelo médico-assistencial privatista em razão da dependência que mantinha dos recursos da Previdência. Propostas de intervenção foram feitas, como o Prev-Saúde, que propunha a reordenação do setor com a extensão das ações de saúde mediante a criação e o fortalecimento de serviços básicos, mas que não foi efetivado.

QUADRO-RESUMO DAS PRINCIPAIS FASES DA SAÚDE BRASILEIRA

Muitos fatos políticos e administrativos marcaram as políticas de saúde pública no Brasil, conforme descrito previamente. O Quadro 25.1 lista os principais marcos da saúde entre os anos de 1920 e 1985.

SISTEMA ÚNICO DE SAÚDE: DE 1988 AO SÉCULO XXI

O que vai caracterizar as políticas de saúde no período de 1980 a 1990 é seu desenvolvimento no contexto de uma profunda crise econômica e sua coincidência com o processo de redemocratização do país. Essa década produziu e presenciou transformações profundas no sistema de saúde brasileiro, fundamentalmente determinadas pela evolução político-institucional do país (FLEURY, 1994).

Foi nesse momento, em que um processo de "resistência democrática" ao governo autoritário se consolidava e tomava conta de parte da política brasileira, fruto de análise crítica da política de saúde hegemônica nas décadas de 1960/1970 e anos 1980, que nasceu e se desenvolveu o chamado movimento sanitário, que se consolidou em meados da década de 1970 como o movimento da Reforma Sanitária e que progressivamente politizou a questão da saúde, agrupando a oposição política com base numa proposta reformadora para o setor. Esse movimento ampliou sua proposta, evoluindo para uma ampla reforma político-jurídica do setor saúde, cujo lema era "saúde: direito de todos e dever do Estado", o qual pregava o acesso universal e igualitário às ações e aos serviços de saúde públicos, a organização do sistema com base na descentralização (municipalização), a integração de serviços e a participação social. Esse lema foi levado à Assembleia Nacional Constituinte, nos anos 1987/1988, e consagrado na Constituição de 1988 (AROUCA, 1991).

Nos anos 1970 teve início um movimento social que clamava por novas políticas de saúde, uma vez que o sistema previdenciário brasileiro somente garantia serviços de saúde como um benefício previdenciário aos trabalhadores filiados ao Regime Geral da Previdência Social. Os demais cidadãos brasileiros ficavam ao sabor da filantropia das

QUADRO 25.1 Marcos político-administrativos das políticas de saúde pública no Brasil – 1920 a 1985

Ano	Marcos no campo da saúde pública	Marcos no campo da assistência
1920	É criado o Departamento Nacional de Saúde	
1923-1926	Regulamento Sanitário Federal (referenciou um processo de institucionalização da Saúde Pública na República)	1923: Lei Elói Chaves – Caixas de Aposentadorias e Pensões (CAP) 1926: início da assistência médica no nível das CAP
1930-1945	É criado o Ministério da Educação e Saúde Pública – Departamento Nacional de Saúde e Departamento Nacional da Criança. Em 1942 é criado o Serviço Especial de Saúde Pública (SESP)	1934: são criados os Institutos de Aposentadorias e Pensões (IAP)
1953	É criado o Ministério da Saúde. Destaque para o Serviço Especial de Saúde Pública (SESP)	1950-1960: são fortalecidos os IAP
1954	São aprovadas normas gerais sobre a Defesa e Proteção da Saúde	
1956	É criado o Departamento Nacional de Endemias Rurais	
1960-1975	É instituída a Fundação das Pioneiras Sociais "com o objetivo de prestar assistência médica social, moral e educacional à população pobre" É criada a Fundação Serviço Especial de Saúde Pública, por transformação do antigo SESP, destinada a operar serviços de saúde pública e assistência médico-hospitalar, saneamento básico e educação sanitária, basicamente no interior do país	1967: unificação dos IAP. Criação do Instituto Nacional de Previdência Social (INPS) 1975: Lei 6.229, de 17 de julho. Oficializa a dicotomia no setor: ao Ministério da Saúde, as ações *coletivas;* ao Ministério da Previdência e Assistência Social, as ações de caráter *individual*
1981	Constituição do Conselho Consultivo de Administração da Saúde Previdenciária (CONASP)	
1985	Portaria Interministerial MS/MPAS/MEC 1, por meio da qual as Ações Integradas são assumidas como estratégia de reformulação do setor saúde como um todo, não apenas do setor público	

Fontes: Brasil, 1977; Braga & Paula, 1981; Oliveira & Teixeira, 1989; Merhy, 1992; Almeida, 1995.

Santas Casas e da assistência oferecida por poucos hospitais públicos (federais e estaduais) e pelos serviços de pronto-socorro que ficavam ao encargo dos municípios, nos termos da Lei 6.229, de 1975.

Nesse período, alguns municípios de porte médio organizaram a Atenção Primária em Saúde, advindo daí uma série de encontros municipais de saúde, em seu conjunto denominados Movimento Municipalista de Saúde, com a organização de centros de saúde-escola, como o que ocorreu em Paulínia, no estado de São Paulo, em que a UNICAMP atuou ativamente (SANTOS, 2012).

Foram ainda instituídos pelo Executivo federal o Programa de Interiorização de Ação de Saúde e Saneamento (PIASS), a Comissão Permanente de Consulta (CPC) e a Comissão Interinstitucional de Planejamento em Saúde (CIPLAN) com a integração dos Ministérios da Previdência e Assistência Social, Saúde e Planejamento no tocante à discussão das questões da saúde.

Ainda em 1977 e 1979 ocorreram a 6ª e a 7ª Conferências Nacionais de Saúde, tendo em 1979 sido realizado o 1º Simpósio de Políticas Nacionais de Saúde, na Câmara dos Deputados. Em 1982 foi criado o Conselho Nacional de Secretários Estaduais da Saúde (CONASS), importante passo de união do setor saúde com consequências relevantes nos anos que se seguiram e na condução do SUS a partir de sua instituição, em 1988.

No início dos anos 1980 aconteceu o 2º Simpósio de Políticas Nacionais de Saúde (1982), também na Câmara dos Depu-

tados. Era o resultado, de um lado, da insatisfação da população e, de outro, da articulação entre especialistas, profissionais de saúde e o próprio Governo no sentido de que a saúde haveria de encontrar novas formas de ser implementada.

Nessa década foi realizada a 8ª Conferência Nacional de Saúde, marco do movimento da Reforma Sanitária, quando começaram a surgir, também, os conselhos de secretários municipais de saúde nos estados, os denominados COSEMS (muitas vezes sob outra nomenclatura), com a criação, no final dos anos 1980, do Conselho Nacional de Secretários Municipais de Saúde (CONASEMS), associação que passou a ter relevante atuação na configuração e implementação do SUS nos municípios a partir dos anos 1990 (até os dias de hoje). Não se pode perder de vista, também, a criação do Centro Brasileiro de Estudos de Saúde (CEBES) e de sua revista, divulgando as novas ideias de reforma da saúde e as práticas inovadoras que iam surgindo aqui e acolá, bem como o nascimento da Associação Brasileira de Pós-Graduação em Saúde Coletiva, atualmente denominada Associação Brasileira de Saúde Coletiva (ABRASCO).

Entre esses vários programas e movimentos em prol de uma saúde de acesso universal e integral, destacaremos mais adiante, por sua ousadia, o Programa dos Sistemas Unificados e Descentralizados de Saúde (SUDS) que, mediante convênio entre a União e os estados brasileiros, universalizou o acesso aos serviços de saúde prestados pelo INAMPS, que passou a ser coordenado, nos estados membros, por suas secretarias de saúde, ainda que na prática esse acesso universal não tenha sido uma realidade, tanto pelo fato de essa informação não ter atingido o cidadão como também pelos próprios servidores do INAMPS que não conheciam essa abertura ou, quando a conheciam, a ela resistiam.

Em 1981 surgiu o programa Ações Integradas de Saúde (AIS), decorrente do movimento municipalista da saúde, que permaneceu até o início do programa dos Sistemas Unificados e Descentralizados de Saúde (SUDS), Decreto Federal 94.657, de 1987. O Programa SUDS visava colocar em prática os ideais da Reforma Sanitária, em curso no país já havia alguns anos. A exposição de motivos que acompanhou o referido decreto propugnava pela reformulação do Sistema Nacional de Saúde mediante a instituição de um Sistema Unificado e Descentralizado de Saúde que reconhecesse a saúde como direito do cidadão e dever do Estado, com organização descentralizada, integrada e democratizada.

O SUDS representava, na prática, o início das ideias propugnadas na 8ª Conferência Nacional de Saúde, que defendia: unificação das ações e serviços de saúde dispersos em vários ministérios e desarticulados entre si; organização administrativa descentralizada e integrada; direito à saúde e saúde considerada como de natureza pública.

O SUS, que estava prestes a surgir em 1988, trouxe, em relação ao Sistema Nacional de Saúde, profundas mudanças na área, sendo importante destacar:

1. A saúde como direito social, individual, sendo caracterizada como um direito público subjetivo.
2. Competência constitucional (poder-dever) de todos os entes da Federação para cuidar da saúde.
3. Saúde definida constitucional e legalmente como resultante de políticas sociais e econômicas que evitassem o agravo ou o risco à saúde.
4. Assistência integral, ações curativas, preventivas e de promoção executadas de maneira integrada por todos os entes da Federação.
5. Gestão participativa mediante a instalação de conselhos de saúde nas secretarias de saúde no país.
6. Caixa único para os recursos da saúde mediante a instituição de fundos de saúde.
7. Competência explícita para o Poder Público normatizar, fiscalizar e controlar os serviços privados de saúde.
8. Descentralização com direção única em cada esfera de governo.
9. Rede de atenção à saúde com a integração dos serviços dos entes federativos em região de saúde (regionalização).
10. Organização das ações e serviços de saúde de maneira hierarquizada no tocante à complexidade dos serviços (densidade tecnológica), ordenando-se o acesso a partir da atenção primária em saúde.
11. Cooperação técnico-financeira imposta pela Constituição à União e aos estados em relação aos municípios com a finalidade de se garantir equidade orçamentária regional ante as assimetrias socioeconômicas dos entes municipais.

O SUDS abriu caminho para que o SUS, tão inovador, pudesse ser consagrado na Carta Constitucional de 1988. Pouco se fala do Programa SUDS na Reforma Sanitária. Ele foi extremamente importante para que o SUS pudesse se consagrar na Carta Constitucional, tendo sido altamente inovador por, mediante convênio, ter universalizado o atendimento oferecido ao cidadão pelo INAMPS. Sem lei e sem constituição, o acesso aos serviços federais foi aberto ao cidadão.

Esse avanço ímpar por um convênio não tem sido valorizado historicamente, mas deveria, por ter colocado em prática um dos principais ideais da Reforma: a garantia do direito à saúde da população. Muitos profissionais de saúde se dedicaram a tornar realidade o convênio SUDS e nem sempre são reconhecidos no cenário nacional da saúde pública.

O sucesso do Programa SUDS ocorreu a partir da Secretaria de Estado da Saúde do estado de São Paulo, no final dos anos 1980, que concebeu o convênio e o estruturou juridicamente, permitindo que a municipalização acontecesse. Na Secretaria de Saúde do estado de São Paulo foi criada uma modalidade jurídica de termo de adesão ao convênio SUDS, seguida pelos demais estados brasileiros, o que tornou possível trazer os municípios para dentro do convênio SUDS. Os municípios interessados em receber, por delegação estadual e federal, serviços estaduais e federais (este último do INAMPS, sob a administração estadual por força do convênio) deveriam firmar o referido termo e integrar-se ao convênio-mãe, passando a realizar a gestão dos serviços de saúde estaduais, situados no território municipal, exceto aqueles considerados de referência regional, que continuaram com o Estado.

O termo de adesão ao convênio SUDS, firmado por grande parte dos municípios em São Paulo, deu início ao verdadeiro processo de municipalização da saúde com transferência de unidades de saúde, bens, pessoal e competências estaduais, que foram delegados aos secretários municipais da saúde.

Esse intenso movimento que aconteceu na Secretaria de Estado da Saúde em São Paulo foi decisivo para que o movimento municipalista, que vinha atuando na saúde desde os anos 1970 (Programa AIS), apoiasse a Constituinte, que estava instalada no Congresso Nacional, e votasse, em 1988, a nova Constituição Federal (CF), que garantia, entre seus direitos sociais, o direito à saúde.

A municipalização paulista também foi importante para garantir, em 1990, a votação da Lei 8.080, e a partir dessa lei o SUS passou de fato a ser uma realidade no país, promovendo profundas mudanças no arcabouço jurídico sanitário brasileiro.

O relatório produzido pela 8ª Conferência Nacional de Saúde também se tornou referência para os constituintes dedicados à elaboração da Carta Magna de 1988, bem como para os militantes do "movimento sanitário brasileiro" (AROUCA, 1991).

A Constituição de 1988 criou a seguridade social, composta por três áreas distintas: saúde, previdência e assistência social, articuladas entre si em razão de princípios e objetivos comuns, como os elencados no artigo 194 da CF:

I	–	universalidade da cobertura e do atendimento;
II	–	uniformidade e equivalência dos benefícios e serviços às populações urbanas e rurais;
III	–	seletividade e distributividade na prestação dos benefícios e serviços;
IV	–	irredutibilidade do valor dos benefícios;
V	–	equidade na forma de participação no custeio;
VI	–	diversidade da base de financiamento;
VII	–	caráter democrático e descentralizado da gestão administrativa com a participação da comunidade, em especial de trabalhadores, empresários e aposentados.

A saúde está tratada na CF nos artigos 196 a 200, da seguinte forma:

- O artigo 196 dispõe sobre saúde nos seus mais amplos termos, uma vez que a Constituição brasileira adotou o conceito biopsicossocial e socioeconômico do direito à saúde: "saúde é direito de todos e dever do Estado, garantido mediante políticas sociais e econômicas que evitem o risco do agravo à saúde e ao acesso universal e igualitário às ações e serviços". Essa caracterização do direito à saúde entrelaça saúde à qualidade de vida (SANTOS, 2010), impondo deveres ao Estado, à sociedade, às empresas, aos indivíduos e à comunidade no tocante à garantia da saúde. Nenhum país adotou conceito tão elástico no que se refere à garantia do direito à saúde, assentado em qualidade de vida e acesso às ações e serviços de saúde de maneira universal e igualitária.
- O artigo 197 adota o conceito de que todas as ações e serviços de saúde, públicos ou privados, são de relevância pública, impondo ao Estado o dever-poder de regulamentar, fiscalizar e controlar o setor, seja público ou privado.
- O artigo 198 institui o SUS como o sistema público que deverá cuidar da garantia do acesso universal e igualitário às ações e serviços de saúde, definindo sua forma organizativa, suas diretrizes e seu financiamento público.
- O artigo 199 garante liberdade à iniciativa privada para atuar no campo da assistência à saúde, definindo os limites e as possibilidades de atuação do setor, permitindo, ainda, a complementaridade dos serviços privados de saúde ao SUS. Sempre que o setor saúde entender que seus serviços são insuficientes para a garantia de determinada população, poderá recorrer aos serviços privados, mediante contrato.
- O artigo 200 define o campo de atuação do SUS e suas atribuições. O SUS somente pode atuar nas áreas ali definidas ou em outras que a lei vier a impor.

Em 1990 foi editada a Lei 8.080, dispondo sobre a organização administrativa e sanitária do SUS, sendo complementada, no mesmo ano, pela Lei 8.142, que tratou de dois temas vetados na Lei 8.080: a participação da comunidade e as transferências de recursos financeiros da União para os entes subnacionais.

A partir de 1990, com a Lei 8.080, foi necessário iniciar seu processo organizativo para substituir o sistema anterior,

que dotava o Ministério da Saúde de competência exclusivamente para a prevenção e o INAMPS, autarquia federal, de competência médico-hospitalar. O INAMPS passou a ser vinculado ao Ministério da Saúde, deixando, assim, de pertencer ao sistema previdenciário, até sua extinção em 1993.

A implantação e a implementação administrativo-sanitária iniciaram-se a partir da edição de portarias ministeriais, aprovando normas operacionais que visavam à organização do sistema de saúde.

NORMAS BÁSICAS OPERACIONAIS E ORGANIZAÇÃO DO SUS

Todas as normas operacionais pautaram-se pelo financiamento federal do SUS. O que orientou sua organização foi muito mais o financiamento do que os ditames das leis que o regulamentaram, os resultados pretendidos ou as necessidades de saúde da população (SANTOS, 2007). A NOB 1/91 pretendeu transformar o SUS num grande convênio, ignorando a Constituição de 1988, o que levou muitos a insurgirem contra seus ditames, assegurando poderes ao INAMPS (SANTOS, 1994), que se fortalecia dentro do Ministério da Saúde, passando a ditar a organização do SUS.

Com as inúmeras críticas recebidas em função da NOB-SUS 01/91, o Ministério da Saúde elaborou, juntamente com os movimentos de secretários estaduais e municipais de saúde e suas entidades representativas (CONASS e o CONASEMS), a NOB-SUS 01/92, que deu origem, no ano seguinte, à NOB 01/93, considerada um grande avanço por ter respeitado as condições de gestão dos entes municipais e estaduais, reconhecendo que todos os entes federativos compõem o SUS, nos termos da CF, e que, em razão das diferenças socioeconômicas e demográficas, devem ter o direito de escolher a condição de gestão mais compatível com sua realidade.

Essa norma definiu procedimentos e instrumentos operacionais que visavam ampliar e aprimorar as condições de gestão no sentido de efetivar a direção única do SUS em cada esfera de governo, conforme proposto na 9ª Conferência Nacional de Saúde. Estabeleceu as condições de gestão incipiente, plena e semiplena para permitir a transição de uma situação em que os municípios eram tratados como prestadores de serviços para uma fase de municipalização plena, prevista pela legislação em vigor. De acordo com Paim (2003), embora avançasse no sentido da descentralização, essa norma ainda permaneceu distante do que dispõe a legislação, especialmente no que tange ao redirecionamento do modelo de atenção.

A NOB-SUS 01/96 estabeleceu como tema principal a "Gestão plena com responsabilidade pela saúde do cidadão". Buscou, assim, construir a plena responsabilidade do poder público municipal. Essa responsabilidade não se restringiu à prestação de serviços de saúde, mas expandiu-se a todo o sistema.

Criou duas categorias de gestão municipal: a Gestão Plena da Atenção Básica e a Gestão Plena do Sistema Municipal. A primeira credenciava o gestor municipal para, prioritariamente, elaborar a programação municipal dos serviços básicos, gerir unidades ambulatoriais próprias e contratar, controlar, auditar e pagar aos prestadores de serviços procedimentos e ações de assistência básica.

Quanto à Gestão Plena do Sistema Municipal, propiciou ao gestor a possibilidade de elaborar toda a programação municipal, inclusive a de prestação de assistência ambulatorial especializada e hospitalar, conferindo aos municípios, assim, a ampliação de sua responsabilidade no tocante às necessidades da população.

Como as normas anteriores, a NOB/96 teve a preocupação de estabelecer, como uma de suas finalidades prioritárias, a inversão do modelo de atenção à saúde hegemônico no país. Enfatizou que isso implica o aperfeiçoamento da gestão dos serviços de saúde no país e da própria organização do sistema, visto que o município passou a ser, de fato, responsável imediato pelo atendimento das necessidades e demandas de saúde de sua população e das exigências de intervenções saneadoras em seu território.

Os municípios menores, tendo também que se responsabilizar pelo atendimento das demandas de sua população, passaram a ter problemas com a imposição de expansão de alguns serviços e, de acordo com Mercadante (2002), foi preciso pensar uma política que superasse o viés do fracionamento dos recursos ante a municipalização, ampliando a cobertura das ações e serviços para além dos limites do município, com economia de despesas e ganho de qualidade para a saúde.

Esses fatos deram origem às Normas de Assistência à Saúde (NOAS) pelo Ministério da Saúde, em substituição às NOB, nos anos de 2001 e 2002 e às NOAS-SUS 01/2001 e 01/2002, respectivamente.

As NOAS tiveram como objetivo promover maior equidade na alocação de recursos e no acesso da população às ações e serviços de saúde em todos os níveis de atenção, sendo instituída a regionalização como macroestratégia e tendo como um dos pontos mais relevantes o processo de elaboração do Plano Diretor de Regionalização.

A NOAS-SUS 01/2001 previu a organização de uma assistência qualificada e de melhor resolutividade na atenção básica a partir da identificação de áreas estratégicas essenciais relacionadas a problemas de saúde de abrangência nacional. De acordo com as especificidades locais, os gestores estaduais e municipais tiveram condições de definir outras áreas de ação. Além disso, propôs-se a formação de módulos assistenciais resolutivos, formados por um ou mais municípios, que garantissem, no âmbito microrregional, o acesso de todos os cidadãos a um conjunto de procedimentos de saúde necessários para o atendimento de problemas mais comuns, nem sempre oferecidos em municípios menos populosos.

No tocante ao financiamento, as NOAS significaram um novo incentivo de recursos federais. O PAB Fixo foi ampliado para a cobertura de procedimentos do primeiro nível da média complexidade ambulatorial com base num valor *per capita* nacional. Essa inovação foi significativa por visar garantir uma equidade mínima na saúde a partir do aporte de recursos financeiros da União, diminuindo as desigualdades regionais, princípio da nossa República Federativa.

SUS PÓS-NOB: PACTO PELA SAÚDE 2006

As NOB exerceram papel significativo no processo de implementação do SUS. No entanto, após o cumprimento desse papel, o momento da regulação do SUS por meio das Normas Operacionais esgotou-se, conforme registrado em artigos publicados na *Revista Conasems* (ANDRADE, 2004a, 2004b, 2004c).

Na Carta de Natal, resultante do XX Congresso Nacional dos Secretários Municipais de Saúde, realizado na cidade de Natal (RN), de 17 a 20 de março de 2004, os secretários municipais de saúde indicaram a necessidade e a oportunidade de criação de um pacto interfederativo, um novo pacto de gestão do SUS, que "respeitasse a autonomia das esferas de governo, exigisse o cumprimento de suas competências no SUS e substituísse a excessiva normatização e a lógica de habilitação por outra de adesão e de compromisso com resultados" (CONASEMS, 2004).

O Pacto pela Saúde visa estancar uma crise anunciada na forma do financiamento do SUS a partir do âmbito federal com todas as suas ingerências antifederativas. O pacto pretende estabelecer um novo patamar na forma de financiamento, definição de responsabilidades, metas sanitárias e compromissos entre os gestores da saúde, consubstanciados em termos de compromissos com metas e plano operativo (SANTOS, 2007).

A regulamentação das Diretrizes Operacionais dos Pactos pela Vida e de Gestão e a instituição de uma nova forma de transferência de recursos federais destinados ao custeio de ações e serviços de saúde, em blocos de financiamento, ocorreram com a publicação da Portaria GM/MS 699, de 30 de março de 2006, destacando-se a relevância da regionalização e de instrumentos de gestão, como o Plano Diretor de Regionalização (PDR), o Plano Diretor de Investimento (PDI) e a Programação Pactuada e Integrada (PPI), objetivando melhorias nos processos de gestão e regulação do SUS.

Dos componentes do Pacto pela Saúde, tem-se que o Pacto pela Vida propõe metas sanitárias que abordem a realidade específica de cada município ou estado de acordo com a exequibilidade orçamentária e financeira dessas metas. O Pacto em Defesa do SUS intenciona fortalecer o debate sobre o próprio SUS, resgatando os princípios doutrinários do Movimento de Reforma Sanitária e os direitos adquiridos a partir da Constituição de 1988. Traz à tona a necessidade de priorização do financiamento para o setor saúde.

O Pacto de Gestão tem como principal finalidade a busca de maior autonomia para os estados e municípios no que tange aos processos normativos do SUS, definindo responsabilidade sanitária de cada esfera de governo, tornando mais claras as atribuições de cada um e contribuindo, assim, para o fortalecimento da gestão compartilhada do SUS. As diretrizes para gestão do SUS têm ênfase em descentralização, regionalização, financiamento, Programação Pactuada e Integrada (PPI), regulação, planejamento, gestão do trabalho e educação em saúde, participação e controle social (BRASIL, 2006).

A principal mudança no financiamento, relativo ao custeio das ações e serviços de saúde, consiste na alocação dos recursos federais em cinco blocos, os quais se apresentam como: (a) atenção básica (primária); (b) atenção de média e alta complexidades; (c) vigilância em saúde; (d) assistência farmacêutica; e (e) gestão do SUS.

Contudo, o Pacto pela Saúde pecou pelo fato de não alterar a estrutura do relacionamento do Ministério da Saúde com os demais entes subnacionais, atuando como se fosse o único a deter competência para organizar o SUS e induzir todas as políticas de saúde a partirem do financiamento federal. Ainda que tenham sido criados cinco blocos de financiamento do SUS, dentro de cada bloco continuavam a vigorar todas as "caixinhas" destinadas a pautar programas setoriais na saúde a despeito das realidades locais, regionais e estaduais.

O compromisso de gestão nada mais era do que um compromisso solitário, isolado e unilateral do ente federativo. Tinha o viés de ser um documento assinado apenas pelo ente federativo recebedor dos recursos federais, assumindo compromissos de exercer determinadas atividades, um compromisso unilateral que não vinculava o ente aos objetivos destacados no documento.

Além disso, um tema de alta relevância para o SUS, que é a regionalização – a região de saúde –, não foi tratado de maneira adequada pelo pacto, e sem a regionalização os entes federativos não alcançarão a equidade regional, a garantia da integralidade da assistência à saúde e a solidariedade sistêmica. Nesse sentido, o Pacto pela Saúde começou a não lograr o efeito pretendido ante suas falhas operativas e algumas conceituais, destacando-se os compromissos e a segurança jurídica.

DECRETO 7.508, DE 2011: O PALCO DA GESTÃO INTERFEDERATIVA, A LEI COMPLEMENTAR 141 E A EQUIDADE ORÇAMENTÁRIA REGIONAL

Decreto 7.508, de 2011

Um novo marco regulatório surgiu em 2011. A partir da edição do Decreto 7.508, de 2011[1], vários aspectos da organização do SUS foram readequados, ou melhor, estruturados de modo a garantir segurança jurídica, eficácia, institucionalidade, equidade regional e solidariedade sistêmica ao SUS.

O SUS há muito carecia de ser dotado de melhores garantias na definição de responsabilidade sanitária ante a necessidade de integração de ações e serviços de saúde de entes federativos com grandes assimetrias socioeconômicas e demográficas.

A hipertrofia regulatória do Ministério da Saúde, durante mais de 20 anos, mais confundiu do que esclareceu ou fortaleceu as estruturas do SUS. Por isso, o decreto tem como

[1] O Decreto 7.507, de 2011, nasceu ante as fragilidades normativas infralegais do SUS e a ausência por mais de 20 anos da regulamentação da Lei 8.080/90. Proposta por um dos autores (Lenir Santos) ao ministro da Saúde, em 2008, foi aceita em 2010, concluída no final daquele ano e levada à discussão no âmbito do Ministério da Saúde, CONASS e CONASEMS pelo ministro Alexandre Padilha até sua edição, em junho de 2011. O Decreto tem o mérito de regulamentar a Lei 8.080 e trazer para o palco do SUS a região de saúde, o mapa da saúde, o planejamento integrado, a atenção primária como ordenadora do SUS, o acesso regulado, os espaços colegiados de consensos no SUS e o contrato organizativo de ação pública, entre outros.

pano de fundo também, ao regulamentar a Lei 8.080, estancar as inúmeras regulamentações visando à organização e ao funcionamento do SUS publicadas periodicamente.

Importa destacar no decreto suas inovações estruturais e organizativas, como:

---

a) a definição da integralidade da assistência à saúde com a criação da Relação Nacional de Ações e Serviços de Saúde (RENASES);

b) a definição e conteúdo da região de saúde;

c) o mapa da saúde como elemento essencial do planejamento integrado da saúde;

d) a estruturação da rede de atenção à saúde, com a ordenação do acesso e atenção primária sendo a principal porta de acesso e ordenadora dos demais níveis de complexidade das ações e serviços de saúde;

e) reconhecimento das instâncias de negociação e consenso do SUS e suas competências, com a criação da Comissão Intergestores Regional de Saúde, fortalecendo e dando nítidos contornos à regionalização do SUS;

f) o contrato organizativo da ação pública da saúde, como o acordo que passará a regular as relações interfederativas e as responsabilidades dos entes de uma região de saúde, organizando a integração das ações e serviços de saúde que conformarão a rede de atenção à saúde.

O decreto, ao regulamentar a região de saúde, deu passos largos para a organização da rede de atenção à saúde, uma vez que a rede deve situar-se no âmbito de uma região de saúde e contar com os seguintes serviços: atenção primária, atenção ambulatorial especializada e hospitalar, atenção de urgência e emergências, atenção psicossocial e vigilância em saúde.

A região de saúde num país que não considera a região como um ente federativo e que mantém 5.570 municípios é de suma importância por unificar o que a descentralização separou, mantendo o sentido da autonomia dos entes e o princípio da subsidiariedade. Os municípios brasileiros são desiguais e, na medida em que se unem na região de saúde, fazem nascer a equidade na rede de atenção à saúde.

Na rede, os municípios desiguais se igualam porque todos podem dela se beneficiar, em proveito de seu munícipe, independentemente de suas diferenças socioeconômicas e demográficas. A delimitação da rede no âmbito de uma região – que não impede a interligação entre regiões de saúde – garante segurança aos munícipes, que passam a conhecer o lócus onde a integralidade da assistência à saúde irá acontecer, mesmo sendo parcial, mas o suficiente para garantir um bom número percentual das necessidades de saúde da população.

O mapa da saúde é um potente instrumento do planejamento integrado, o qual consiste num planejamento essencialmente regional para dar conta da região de saúde e, em sequência, do planejamento estadual e nacional. O mapa é como uma fotografia da situação de saúde que, analisado à luz das necessidades de saúde da população, deve apontar para as metas de saúde, as quais devem ser alcançadas para a garantia da integralidade da assistência à saúde.

Outro aspecto relevante é a ordenação do acesso às ações e serviços de saúde, por ser o sistema de saúde centrado na hierarquização da complexidade de serviços (densidade tecnológica), que deve ter portas de entrada demarcadas para evitar a desordenação do acesso do cidadão, o que afeta a saúde da população e gera desperdícios com a diminuição da efetividade (resolutividade) dos serviços.

Nesse ponto, a atenção primária, como a porta principal e ordenadora do sistema e atuando como filtro para as demais ações e serviços de saúde, é essencial para a organização da rede de atenção à saúde de maneira racional.

A RENASES e a RENAME tratam de tornar públicos para a população as ações e os serviços de saúde do SUS (dentre eles, os medicamentos) que garantem a integralidade da assistência à saúde. É de suma importância a ordenação da integralidade para que todos possam conhecer o conjunto de ações e serviços que a informam, devendo essa ordenação ser fundada na concepção de justiça social.

O decreto define ainda como devem ser prescritos os medicamentos, após o diagnóstico e a terapêutica ministrada, e quais são os medicamentos que o SUS garante ao cidadão mediante a RENAME.

Importa destacar o reconhecimento do decreto quanto às instâncias de negociação e consenso dos entes federativos com a finalidade de discutir a gestão compartilhada do SUS. Sendo o SUS um sistema de compartilhamento das ações da saúde, somente instâncias de pactuação que permitam a obtenção de consensos interfederativos garantem a solidariedade no SUS. A cooperação inclusa no SUS impõe a necessidade de negociação e consenso. A descentralização das ações e dos serviços de saúde exige elementos que, ao mesmo tempo que mantenham os serviços descentralizados, permitam a junção, diminuindo as assimetrias dos entes descentralizados.

Nesse passo, o contrato de ação pública ganha relevância, tendo em vista seu papel ordenador do resultado (consensos) das negociações realizadas com a finalidade de dar garantias à integração dos serviços em rede, definindo as responsabilidades sanitárias dos entes em negociação e garantindo segurança jurídica ante a vinculação dos entes ao estabelecido no contrato.

O contrato deve ser firmado pelos entes que integram uma região de saúde, além do estado e da União, garantindo equidade regional às ações e serviços de saúde.

Lei Complementar 141, de 2012

A Lei Complementar (LC) 141, de 13 de janeiro de 2012, que regulamenta a Constituição Federal, artigo 198, alterada pela EC 29/2000, tem por finalidade definir: (a) os percentuais da União que devem ser obrigatoriamente aplicados em saúde; (b) os percentuais dos estados e municípios; (c) os critérios de rateio dos recursos da União para estados e municípios e dos estados para os municípios; e (d) fiscalização, controle e avaliação do gasto com saúde.

O que alicerça a referida lei é a busca da garantia da equidade orçamentária regional com diminuição das disparidades regionais nos termos da CF. A cooperação federativa, ainda mal regulada e implementada na Federação brasileira, no arcabouço jurídico do SUS é um imperativo constitucional, imposto pelo artigo 198 e agora detalhado na Lei Complementar 141, ao definir critérios e metodologia para a transferência de recursos da União para os estados e dos estados

para os municípios com a finalidade de diminuir as desigualdades regionais.

Ainda que a LC seja de difícil execução e interpretação ante sua confusa redação, ela está em vigor desde janeiro de 2012, é de cumprimento obrigatório e aos intérpretes das leis cabe burilar suas dificuldades e encontrar a necessária harmonia mediante a hermenêutica jurídica.

Vale ressaltar que os municípios devem aplicar 15% de suas receitas tributárias na saúde e os estados, 12%, cabendo à União aplicar o valor do ano anterior acrescido da variação do PIB no ano anterior, sem possibilidade de diminuição desse valor, caso o PIB decresça de um ano para outro. O legislador acabou por não definir um valor percentual mínimo para a União, que ficou definido como sendo o valor do ano anterior. Outro aspecto é a vedação do contingenciamento dos recursos da saúde. Destaca-se também a definição do que são e não são ações e serviços de saúde para efeito da aplicação dos recursos da saúde. Esse tema sempre foi polêmico e por fim ficou explicitado na LC 141.

As transferências federativas, obrigatórias e não facultativas, assim como a cooperação no campo organizativo da saúde, devem observar critérios definidos na LC e no artigo 35 da Lei 8.080, em vigor desde 1990, mas nunca cumprido pela União. Os critérios são 14, mas alguns se reproduzem ou se duplicam, o que os reduz para cerca de 10. A metodologia de cálculo, combinando todos esses critérios, deverá ser definida na Comissão Intergestores Tripartite e aprovada no Conselho Nacional de Saúde. A União deve exigir do ente recebedor, como condicionante para o repasse dos recursos, a existência de fundo, conselho e plano de saúde.

A não aplicação dos mínimos constitucionais em saúde implica a suspensão das transferências da União, bem como a suspensão das receitas tributárias dos fundos de participação dos estados e municípios nos montantes equivalentes à não aplicação. A suspensão, na realidade, não é uma suspensão, mas sim uma realocação provisória, uma vez que a União deverá depositar, no fundo de saúde do ente, os valores suspensos do fundo de participação. Recompostos os percentuais mínimos pelo ente, repõe-se ao Tesouro o que ficou suspenso e foi depositado no fundo de saúde. Como se fará a compensação entre o que foi depositado no fundo de saúde e o que foi retirado do fundo de participação, após a reposição pelo ente federativo, caberá às autoridades orçamentárias.

A fiscalização, o controle, a transparência e a avaliação passam a ser objeto do controle interno e externo, restando aos tribunais de contas relevante papel fiscal, como o de verificar se os mínimos estão sendo aplicados na saúde. O Ministério da Saúde fica obrigado a manter Sistema de Informações Orçamentárias da Saúde (SIOPS) de acesso à população e com área reservada ao tribunal de contas para as anotações previstas na lei.

Recursos transferidos por um ente da Federação a outro e não aplicados na saúde resultam em que o ente faltoso (a pessoa jurídica e não a pessoa física, como vinha ocorrendo no Ministério da Saúde) recomponha o valor original com recursos próprios de seu tesouro municipal ou estadual para ser, então, aplicado na saúde, conforme previsão anterior.

Isso significa dizer que os recursos são repassados mediante critérios e metodologia predefinidos, de acordo com o negociado em contratos (compromissos, pactuação, nos termos da lei). Em breve síntese, esses são os principais pontos da LC, ainda que ela seja minuciosa quanto à prestação de contas e prazos (relatório de gestão, audiências públicas, conselhos de saúde), planos de saúde e programação anual, entre outros aspectos.

Finalizando, não seria possível deixar de destacar a edição da Lei 12.466[2], de 2011, a qual reconheceu as comissões intergestores bipartite, tripartite e regional como instâncias de consensos do SUS, garantindo-lhes institucionalidade e segurança jurídica às suas deliberações colegiadas.

A lei reconheceu, ainda, as representações associativas dos secretários estaduais e municipais de saúde no âmbito do SUS. Não sendo viável que todos os municípios integrem os esforços colegiados (comissões intergestores), suas entidades representativas, CONASEMS e COSEMS, foram legitimadas pela lei como representantes institucionais, sendo conferida uma condição de paraestatalidade a essas associações, que podem receber recursos do orçamento da saúde, alocados ao Fundo Nacional de Saúde, para o custeio de suas atividades institucionais, bem como fazer convênios com a União.

Com a mencionada lei, um importante passo foi dado por reconhecer as especificidades organizativas do SUS, que exigem novos parâmetros e paradigmas administrativos para seu funcionamento adequado.

Emenda Constitucional 86/2015

A EC 86, de 17 de março de 2015, altera os artigos 165, 166 e 198 da Constituição Federal para tornar obrigatória a execução da programação orçamentária que especifica.

Segundo a EC 86/2015, a execução orçamentária das emendas parlamentares individuais passou a ser obrigatória no valor mínimo correspondente a 1,2% da Receita Corrente Líquida (RCL) da União a partir de 2015, devendo a metade desse percentual ser destinada à aplicação em Ações e Serviços Públicos de Saúde (ASPS) sem alocação adicional de recursos para esse fim.

A nova base de cálculo constitucional para a aplicação mínima em ASPS a partir de 2016 (primeiro exercício subsequente ao da vigência da EC) será a RCL da União, sendo 13,2% em 2016, 13,7% em 2017, 14,1% em 2018, 14,5% em 2019 e 15% a partir de 2020. Além disso, os recursos referentes à participação da União nos resultados ou à compensação financeira pela exploração de petróleo e gás natural (conhecidos como "Pré-Sal") perderam a condição anterior legalmente estabelecida de recursos adicionais ao apurado para a aplicação mínima constitucional a partir de 2015.

A partir da EC 86/2015, não havia prazo para revisão da metodologia do cálculo de apuração da aplicação mínima em ASPS. Para isso seria preciso o quórum qualificado exigido

para mudanças de dispositivos constitucionais, que foi o que ocorreu com a aprovação da EC 95/2016.

Emenda Constitucional 95/2016

Em 2016, o *Impeachment* da presidente eleita em 2014, Dilma Roussef, colocou à frente do poder um grupo político liderado por Michel Temer, que assumiu a Presidência da República defendendo a agenda apresentada no documento "Ponte para o Futuro" (FUNDAÇÃO ULISSES GUIMARÃES, 2015). Nesse documento, a pretexto de construir uma "trajetória de equilíbrio fiscal duradoura" propõem-se diversas medidas com o objetivo de produzir um superávit operacional nas contas governamentais que fundamentaram a EC 95/2016.

No que se refere ao SUS, a EC 95/2016 instituiu um novo Regime Fiscal no âmbito dos orçamentos fiscal e da seguridade social da União, que vigorará por 20 exercícios financeiros. O novo Regime Fiscal aprovado estabeleceu um teto para as despesas primárias com base na correção das despesas do ano anterior pela inflação do mesmo período durante 20 anos (BRASIL, 2016). Para as despesas com saúde, que na Constituição Federal de 1988 receberam tratamento diferenciado a fim de que fossem protegidas e não ficassem sujeitas às discricionariedades dos diferentes governos, foram alteradas as regras estabelecidas em 2015 por meio da EC 86 (BRASIL, 2015), modificando a forma de vinculação de recursos da EC 29 (BRASIL, 2000), que vigorou por 15 anos e garantiu a estabilidade do financiamento do SUS (VIEIRA & BENEVIDES, 2016).

Além de desvincular a despesa federal com saúde de percentuais progressivos da RCL, a EC 95/2016 estabeleceu o congelamento do financiamento federal do SUS, a valores de 2016, para os próximos 20 anos. Essa medida tem como base um ano em que o piso da saúde, devido à queda da RCL, ficou muito abaixo do valor empenhado no ano anterior.

Deve-se considerar também que o congelamento não leva em conta as transformações demográficas e epidemiológicas da população brasileira desde a década de 1970, caracterizada por um rápido envelhecimento populacional, observando-se aumento na expectativa de vida ao nascer, que passa de 62,57 anos em 1980 para 73,17 anos em 2009, podendo chegar a 81,29 anos em 2050, o que leva a um aumento significativo na população de idosos. Esse quadro resulta numa intensa alteração na estrutura populacional e nos padrões de morbimortalidade, gerando novas demandas sociais, especialmente para os sistemas de saúde e previdência social (IBGE, 2017).

De acordo com técnicos do IPEA (2016), supondo que a EC 95/2016 estivesse valendo a partir de 2003 e sendo aplicado o valor equivalente a 13,2% da RCL de 2002 para calcular o mínimo daquele ano, a perda entre 2003 e 2015 teria sido de R$ 257 bilhões em comparação com a aplicação realizada no período, cuja regra era dada pela EC 29. Na avaliação da FIOCRUZ (2016), sendo a EC 95/2016 implementada a partir de 2017 e considerando 20 anos à frente, calculam-se perdas entre 654 bilhões e 1 trilhão de reais, dependendo do comportamento das variáveis PIB e RCL.

Em síntese, é possível afirmar que as políticas de saúde no Brasil muito evoluíram em razão de a Constituição ter garan-

---

[2]Um dos autores deste capítulo (Lenir Santos) propôs ao CONASEMS minuta de projeto de lei reconhecendo as instâncias de consensos do SUS em 2009. O Deputado Arlindo Chinaglia apresentou projeto de lei em 2009, que se transformou no Projeto de Lei 12.466, de 2011.

tido à população brasileira o direito a uma saúde cujo conceito vai além do biopsicogenético, caracterizando a saúde como o resultado de políticas sociais e econômicas que evitem o agravo à saúde e a garantia de acesso universal e igualitário às ações e serviços, reconhecendo, ainda, as ações e serviços de saúde como de relevância pública e criando um sistema público no âmbito da administração pública brasileira (o SUS) para responder a esse dever do Estado de garantir ações e serviços de saúde. Resta ao Estado e à sociedade, em conjunto, a definição de um financiamento capaz de garantir uma saúde de qualidade.

Referências

Andrade LOM, Barreto ICH. SUS Pós-NOB (III): o SUS e o Pacto de Gestão. In: _____. SUS Passo a Passo: História, Regulamentação, Financiamento e Políticas Nacionais. São Paulo: Hucitec, 2007a:14-5.

Andrade LOM, Barreto ICH. SUS Pós-NOB (II): o SUS e o Pacto de Gestão. In: _____. SUS Passo a Passo: História, Regulamentação, Financiamento e Políticas Nacionais. São Paulo: Hucitec, 2007b:14-5.

Andrade LOM, Barreto ICH. SUS Pós-NOB (I): o SUS e o Pacto de Gestão. In: _____. SUS Passo a Passo: História, Regulamentação, Financiamento e Políticas Nacionais. São Paulo: Hucitec, 2007c:36-7.

Almeida ES. Contribuição à implantação do SUS: estudo do processo com estratégia de norma operacional básica 1/93. [Tese]. São Paulo: Faculdade de Saúde Pública da Universidade de São Paulo, 1995.

Almeida MJA. Organização de serviços de saúde em nível local: registros de uma experiência em processo. [Dissertação]. Rio de Janeiro: Instituto de Medicina Social, Universidade do Estado do Rio de Janeiro, 1979.

Arouca S. Crise brasileira e reforma sanitária. Rev Saúde em Debate 1991; 4:15-8.

Braga JCS, Paula SG. Saúde e Previdência Social: estudos de Política Social. São Paulo: CEBES/HUCITEC, 1981. 225p.

Constituição de 1988. Constituição: República Federativa do Brasil. Brasília: Senado Federal, 1988.

Conselho Nacional de Secretarias Municipais de Saúde (CONASEMS). Carta de Natal, XX Congresso Nacional de Secretários Municipais de Saúde, 20 de março de 2004. Revista do CONASEMS 2004:34-5.

Costa NR. Lutas urbanas e controle sanitário. Petrópolis: Vozes, 1985.

Brasil. Emenda Constitucional 86, de 17 de março de 2015. Altera os arts. 165, 166 e 198 da Constituição Federal para tornar obrigatória a execução da programação orçamentária que especifica. Diário Oficial da União, Brasília, em 17 de março de 2015. Disponível em: http://legis.senado.leg.br/legislacao/ListaTextoSigen.action?norma=540698&id=14374770&idBinario=15655553&mime=application/rtf. Acesso em 10 de junho de 2017.

Brasil. Emenda Constitucional 95. Altera o Ato das Disposições Constitucionais Transitórias para instituir o Novo Regime Fiscal e dá outras providências. Diário Oficial da União, Brasília, em 15 de dezembro de 2016. Disponível em: http://www.planalto.gov.br/ccivil_03/constituicao/emendas/emc/emc95.htm. Acesso em 10 de junho de 2017.

Bruno CTS. A linha de cuidado do idoso nas redes assistenciais de Fortaleza-CE: Visão dos gestores. [Dissertação]. Fortaleza: Departamento de Saúde Comunitária, Faculdade de Medicina, Universidade Federal do Ceará, 2009.

Fiocruz. PEC 241 e os impactos sobre os direitos sociais, a saúde e a vida. Revista Fórum, outubro de 2016. Disponível em: http://www.revistaforum.com.br/mariafro/2016/10/06/fiocruz-pec-241-e-os-impactos-sobre-os-direitos-sociais-a-saude-e-a-vida/. Acesso em 10 de outubro de 2016.

Fleury S. Equidade e reforma sanitária: Brasil. Rev Saúde em Debate 1994; 43:44-52.

Instituto Brasileiro de Geografia e Estatística. Sala de Imprensa: Tábuas completas de Mortalidade 2009. Brasília: IBGE, 2009. Disponível em: <http://www.ibge.gov.br>. Acesso em 10 de junho de 2017.

Brasil. Lei 6.229, de 17 de julho de 1975. Organiza o sistema nacional de saúde e estabelece as principais competências e atribuições às distintas esferas do governo. Diário Oficial da União, Brasília-DF, 17 jul 1975.

Brasil. Lei 8.080, de 19 de setembro de 1990. Dispõe sobre as condições para a promoção e recuperação da saúde, a organização e funcionamento dos serviços correspondentes e dá outras providências. Diário Oficial da União, Brasília-DF, 19 set. 1990.

Brasil. Lei 8.142, de 28 de dezembro de 1990. Dispõe sobre a participação da comunidade na gestão do Sistema Único de Saúde (SUS) e sobre as transferências intragovernamentais de recursos financeiros na área da saúde e dá outras providências. Diário Oficial da União, Brasília-DF, 28 dez 1990.

Luz MT. As instituições médicas no Brasil: instituições e estratégia de hegemonia. Rio de Janeiro: Edições Graal, 1979.

Mendes EV. Distrito sanitário: o processo social de mudança das práticas sanitárias do Sistema Único de Saúde. São Paulo: Hucitec/Abrasco, 1994. 310p.

Mercadante OA. Evolução das políticas e do sistema de saúde no Brasil. In: Finkelman J (org.). Caminhos da saúde pública no Brasil. Rio de Janeiro: Editora Fiocruz, 2002. 328p.

Merhy EE. A saúde pública como política – um estudo de formuladores de políticos. São Paulo: Hucitec, 1992. 221p.

Ministério do Planejamento. Orçamento e gestão. Instituto Brasileiro de Geografia e Estatística. Contagem populacional. Disponível em: http://www.sidra.ibge.gov.br. Acesso em 6 de maio de 2012.

Ministério da Saúde. Portaria GM 399, de 22 de fevereiro de 2006. Pacto de gestão. Brasília: Ministério da Saúde, 2006.

Oliveira JAA, Teixeira SMF. Previdência social: sessenta anos de história da previdência social no Brasil. 2. ed. Rio de Janeiro: Ed. Vozes/Abrasco, 1989. 347p.

Paim JS. Políticas de saúde no Brasil. In: Rouquayrol MZ, Filho Almeida N. Epidemiologia & Saúde. 6. ed. Rio de Janeiro: MEDSI, 2003.

Polignano MV. Histórias das políticas de saúde no Brasil: uma pequena revisão. Minas Gerais: Faculdade de Medicina/UFMG, 2001.

Santos L. SUS: desafios jurídico-administrativos da gestão interfederativa da saúde. [Tese]. São Paulo: Unicamp, 2012.

_____. Sistema Único de Saúde: Conceito e atribuições. Direito da Saúde no Brasil. Campinas: Saberes Editora, 2010.

_____. Contornos jurídicos da integralidade da assistência à saúde. Boletim de Direito Administrativo n° 8. São Paulo: Editora NDJ, 2007.

_____, Andrade LOM. SUS o espaço da gestão inovada e dos consensos interfederativos. 2. ed. Campinas: Saberes Editora, 2012.

_____. Repartição de competência no Sistema Único de Saúde. Série Cadernos Direito e Saúde, vol. 2. Brasília: Organização Pan-Americana de Saúde (OPAS), 1994.

Scliar M. Do mágico ao social. Trajetória da saúde pública. São Paulo: Editora SENAC, 2002.

Vieira FS, Benevides RPS. Os impactos do novo regime fiscal para o financiamento do Sistema Único de Saúde e para a efetivação do direito à saúde no Brasil. Revista Fórum, n° 28, 2016. Disponível em: http://www.revistaforum.com.br/mariafro/2016/10/03/ipea-os-impactos-do-novo-regime-fiscal-para-o-financiamento-do-sistema-unico-de-saude-e-para-a-efetivacao-do-direito-a-saude-no-brasil/. Acesso em 10 de junho de 2017.

26 Regulação e Vigilância Sanitária: Proteção e Defesa da Saúde

Ediná Alves Costa

INTRODUÇÃO

O tema *vigilância sanitária* integra o campo da saúde coletiva. Pode ser compreendido como um segmento específico do sistema público de saúde, de articulações complexas de natureza jurídico-política, econômica e médico-sanitária e prática social e histórica, estruturada pelo Estado para proteção e defesa da saúde. Suas ações, de natureza regulatória e fundamentalmente intersetoriais, perpassam as relações entre ciência, mercado, saúde e sociedade.

Este capítulo tem por objetivo apresentar o tema em seus elementos básicos, de modo que possa facilitar o entendimento não só das características que distinguem a área como um segmento específico, mas também das dificuldades enfrentadas para seu desenvolvimento. Não pretende ser minucioso, embora seja um texto relativamente extenso devido à abrangência da área.

A abordagem deste tema exige, de início, algumas notas sobre as sociedades contemporâneas que têm como uma das principais características a produção e o consumo crescentes de mercadorias e serviços, entre os quais uma grande variedade relacionada com a saúde. O sistema produtivo vigente é marcado pela produção anárquica dos bens de consumo, fundada na busca do lucro e na exploração da força de trabalho, e também pela produção de um *sistema de necessidades* que se expressa em algo como se fosse um estado de permanente carência. Nessas bases se dá a criação incessante de necessidades de consumo, reais ou fictícias, com a correspondente produção de novos bens de consumo. As leis da concorrência obrigam as empresas a ampliarem seus mercados e estas avançam para diferentes territórios ou outros setores da economia, incorporam inovações e/ou diversificam a produção com o lançamento de novos produtos no mercado, gerando novos padrões de consumo. As práticas mercadológicas, orientadas por uma *ideologia do consumo*, se utilizam de estratégias e técnicas promocionais cada vez mais refinadas para suscitar desejos e ambições de consumo, o qual é apresentado, muitas vezes, com o sentido de *status*. Os consumidores são induzidos ao consumo indiscriminado e a aumentarem seus gastos sempre que possível (BAUDRILLARD, 1975; SINGER, CAMPOS & OLIVEIRA, 1978; GIOVANNI, 1980; FANUCK, 1989).

Essas características, inerentes ao modo de produção capitalista, têm profundas implicações para o setor saúde, onde também se dá, correlativamente, o fenômeno do consumo indiscriminado. É o caso dos medicamentos: embora sejam um bem essencial à saúde que exige o uso racional, dado que contêm benefícios mas também portam riscos, além de se tratar de um bem caro, são objeto de múltiplas estratégias mercadológicas como se fossem uma mercadoria qualquer e que, inclusive, oneram seu preço final. O percentual atribuído à propaganda ilustra a dimensão do investimento da indústria farmacêutica nas estratégias promocionais, que representam, segundo Lexchin (1997), cerca de 20% a 30% do preço de venda dos produtos. Ao partilhar o universo do consumo, no qual tudo é transformado em mercadoria, a utilização dos serviços de saúde pode adquirir equivalência de saúde, enquanto a necessidade de saúde pode ser confundida com a necessidade de serviços de saúde.

Valendo-se do poder econômico na formação de hábitos de consumo, as manobras das indústrias para estimular o consumo de seus produtos podem produzir efeitos devastadores sobre a saúde humana. É exemplo a questão do tabagismo, um dos mais sérios problemas de saúde no mundo atual. Sob a complacência do Estado, o tabagismo foi largamente induzido pela propaganda, associando o consumo de cigarros a imagens de sucesso, charme, descontração e jovialidade. É também o caso das bebidas alcoólicas, um dos fatores de risco fortemente associados às causas externas, que constituem o terceiro grupo de causas de mortalidade no país. No século passado, a propaganda do leite em pó para lactentes conseguiu se sobrepor, por muito tempo, às tentativas de incentivo ao aleitamento materno.

Na dinâmica complexa desses processos são gerados riscos e danos à saúde individual e coletiva, firmando-se uma dada *necessidade em saúde* referente à regulação das relações sociais produção-consumo para a proteção e a defesa da saúde.

No mundo contemporâneo, tornou-se um imperativo reconhecer a *vulnerabilidade* de cidadãos e consumidores em face do mercado de consumo e estabelecer meios para proteger sua saúde, o que implica, inclusive, a regulação das informações e da publicidade de produtos e serviços de interesse da saúde. Esses processos representam desafios à instituição Vigilância Sanitária, de modo a atender às incessantes demandas do segmento produtivo – para a legalização de seus produtos e serviços ofertados ao consumo – e, ao mesmo tempo, preservar os interesses da saúde.

Assim, as práticas de vigilância sanitária constituem tanto uma ação de saúde como uma prestação de serviço no componente da organização econômica. Como parte do setor de serviços, tais práticas se articulam com aquelas de outros setores institucionais, integrando um conjunto de funções que, segundo Claus Offe (1991), estão voltadas para a produção das condições e dos pressupostos institucionais e sociais específicos para as atividades de reprodução material da sociedade.

Os órgãos de vigilância sanitária precisam estar estruturados e seus recursos humanos capacitados e permanentemente atualizados, em termos técnico-científicos, para o exercício da regulação e vigilância sanitária, que pode ser entendida como uma função mediadora entre os interesses da saúde e os interesses econômicos, ou seja, esse componente do sistema público de saúde constitui uma instância social de mediação entre a produção de bens e serviços e a saúde da população, tendo por finalidade a proteção da saúde.

Pode-se postular, conforme Lima et al. (1993), que a função protetora é abrangente e abarca inclusive os produtores: o consumidor tem a proteção de sua saúde e de seu poder aquisitivo e o produtor tem a proteção de seu negócio, pois, ao evitarem a fraude, a concorrência desleal e a incompetência, as ações de vigilância sanitária acabam protegendo a credibilidade de suas marcas registradas. Por isso, a regulação dessas relações interessa à sociedade como um todo, visto que as práticas abusivas contra o consumidor vão de encontro a um dos fundamentos do modo de produção vigente – a harmonia das relações produção-consumo – e podem resultar em prejuízos contra todos: riscos e danos à saúde e perda de credibilidade nas organizações produtivas e comerciais e nas instituições públicas responsáveis pelo controle sanitário.

Com a produção em grande escala e a intensa circulação das mercadorias pelo mundo, os riscos à saúde ocorrem em escala ampliada: produtos defeituosos colocados no mercado podem causar danos à saúde de milhões de pessoas, extrapolando rapidamente as fronteiras de um país. Essas questões delineiam um marco de referência de grande complexidade dessa área da saúde e apontam, também, para a natureza de suas dificuldades que, entre outras, dizem respeito: à multiplicidade e diversidade de riscos, muitas vezes de difícil avaliação e frequentes incertezas; à variedade de objetos continuamente lançados no mercado de consumo – os essenciais e os inventados para satisfazer necessidades artificialmente criadas; e aos múltiplos interesses econômicos, muitos dos quais são poderosos e podem dificultar as atividades regulatórias.

Ao atuar sobre bens essenciais à saúde, ou seja, *meios de vida*, a complexidade se amplia, pois aos atributos requeridos de qualidade, eficácia e segurança somam-se outros aspectos cruciais, como disponibilidade, preço e acessibilidade, que não podem ser subjugados à lógica de mercado. Diversas categorias de produtos e os serviços de saúde são constitutivos do direito à saúde; desse modo, as ações de vigilância sanitária ultrapassam o âmbito da proteção da saúde do consumidor para abarcar a população como um todo. Depreende-se, portanto, a dimensão política das decisões regulatórias que também visam facilitar o acesso da população a bens que constituem meios de vida, insumos de saúde.

Observa-se que o campo da saúde experimentou, nas últimas seis décadas, conformações distintivas de grande impacto nas sociedades. Por um lado, deu-se a afirmação da saúde como direito e, em consequência, a desmercantilização do acesso à saúde com a conformação dos sistemas de proteção social, que incluem os sistemas de saúde. Por outro lado, a saúde também cresceu como bem econômico, com a mercantilização da oferta, o assalariamento dos profissionais, a formação de empresas médicas para a provisão de serviços assistenciais, de operadoras de planos e seguros de saúde; e, assim, a saúde consolidou-se como campo de acumulação de capital com a formação e o crescimento progressivo do complexo médico-industrial (VIANA & ELIAS, 2007), também denominado complexo produtivo da saúde.

Esse complexo inclui a imensa rede de prestação de serviços de saúde – ambulatórios, hospitais, serviços de diagnóstico e tratamento – e os segmentos industriais, compostos pelas indústrias de base química (fármacos e medicamentos, vacinas, hemoderivados, reagentes para diagnóstico) e pelas indústrias de base mecânica e de materiais (equipamentos, materiais médico-hospitalares e odontológicos, órteses, próteses, entre outros tantos artigos incorporados nos serviços e práticas em saúde) (GADELHA, 2003; CONASS, 2007; GADELHA et al., 2014).

Somente o mercado farmacêutico brasileiro já ilustra a dimensão desse complexo: o Brasil se encontra entre os 10 maiores mercados consumidores de produtos farmacêuticos do mundo, com faturamento em torno de 15 bilhões de dólares anuais (MELO, 2015). Entretanto, é marcado pela dependência tecnológica e econômica de um setor industrial que se caracteriza pela concentração, internacionalização, oligopolização e cartelização (BERMUDEZ, 1995, 1997).

O contexto atual é caracterizado pela globalização da produção e de um conjunto de fenômenos e processos que afetam todas as dimensões da vida em sociedade. A chamada sociedade de risco (BECK, 1998) que emergiu na modernidade é, também, a sociedade de consumo (BAUDRILLARD, 1970), onde as poderosas estratégias mercadológicas abrangem o estímulo ao consumo das tecnologias em saúde, que representam altos custos nos sistemas de saúde, as quais portam benefícios, mas também riscos, exigindo forte atuação do Estado na regulação e vigilância sanitária.

OBJETIVOS E FUNÇÕES DA VIGILÂNCIA SANITÁRIA

A avaliação e o gerenciamento de riscos relacionados com objetos definidos socialmente sob vigilância sanitária são atribuições institucionais; o Estado deve promover a qualidade e a segurança desses bens por meio de um amplo conjunto de ações que têm por finalidade a proteção da saúde, um direito social. A Constituição estabeleceu, no artigo 196, que *a saúde é direito de todos e dever do Estado, garantido mediante políticas sociais e econômicas que visem à redução do risco de doenças e outros agravos e ao acesso universal e igualitário às ações e serviços para sua promoção, proteção e recuperação.*

Risco é uma categoria teórica central na atuação em vigilância sanitária e requer algumas considerações. O termo risco é polissêmico: utilizado na linguagem técnico-científica e na linguagem comum, expressa significados variados. O vocábulo aparece, atualmente, em qualquer contexto discursivo no sentido de alerta para as consequências futuras negativas de uma ampla variedade de fenômenos e processos (BRÜSEKE, 2007).

Fenômeno social complexo, o risco ganhou tal amplitude na sociedade moderna que a levou a ser denominada sociedade de risco (BECK, 1998), referência a um fenômeno cada vez mais ampliado e de significativa importância para a saúde humana e ambiental. No contexto atual, os riscos já não estão limitados espacialmente, extrapolando as fronteiras nacionais; tampouco estão limitados temporalmente, visto que as futuras gerações podem ser afetadas. Revelam ameaças à vida dos seres humanos desta e de futuras gerações, às plantas e aos animais, porquanto exigem uma reflexão e definição de estratégias de controle que já não se circunscrevem a grupos e localidades e tendem à globalização (BECK, 2008).

A problemática do risco é complexa e diz respeito, também, à forma como é percebido, aos modos de seu entendimento e às estratégias técnico-científicas e políticas para seu enfrentamento. A ampliação do debate se expressa numa farta produção bibliográfica sobre o tema nos mais diversos campos disciplinares. Ao se refletir sobre a área de vigilância sanitária, compreende-se que o conceito epidemiológico de risco, que corresponde a uma probabilidade de ocorrência de um evento, em determinado período de observação, em população exposta a determinado fator de risco (ALMEIDA FILHO, 1997), é fundamental, mas insuficiente para fundamentar as intervenções; isso se deve à natureza da ação de proteção da saúde e dos objetos da ação e à abrangência dos conhecimentos envolvidos, de amplo espectro multidisciplinar.

Orientada pela noção de proteção e defesa da saúde como finalidade, a área exige, também, a compreensão do conceito de *risco como possibilidade* de ocorrência de eventos que poderão provocar danos à saúde. O conceito de risco, nesse sentido, remete a possibilidades e condicionalidades próprias da área, pois muitas vezes não se pode precisar qual o evento ou, até mesmo, se algum ocorrerá. Desse sentido deriva o conceito de risco potencial, que se refere à possibilidade de que ação humana, eventos, produtos, serviços, ambientes, processos e situações propiciem a ocorrência de dano à saúde, direta ou indiretamente.

O conceito de risco potencial é essencial como um constructo operativo nas estratégias de proteção da saúde e gerenciamento de risco. A utilização de um tensiômetro descalibrado, por exemplo, poderá provocar danos à saúde de uma pessoa ou grupos ao mensurar uma pressão arterial erroneamente e gerar uma prescrição equivocada ou nenhuma prescrição. Em situações como essa não é possível estimar a probabilidade de ocorrência de um dano, mas a possibilidade de ocorrência é perfeitamente admissível. Por isso, essa tecnologia está submetida à vigilância sanitária em todo o seu ciclo produtivo.

Riscos e danos à saúde relacionados com o uso de produtos, tecnologias, bens e serviços sob vigilância sanitária podem ser decorrentes das mais diversas condições: má qualidade de produtos, suas matérias-primas, coadjuvantes de tecnologias e embalagens; defeitos ou falhas de fabricação; procedimentos diagnósticos e terapêuticos inadequados nos serviços de saúde; má utilização, conservação e/ou manutenção de equipamentos e tecnologias; falsificações e outras práticas ilícitas ou negligentes de fabricantes, comerciantes ou prestadores de serviços, entre outras. É preciso ressaltar que determinados produtos e serviços já contêm em si certo grau de risco intrínseco ou periculosidade, o que impõe a mais rigorosa observância de cuidados na produção, distribuição e uso e na deposição de seus resíduos no ambiente. É o caso de medicamentos, agrotóxicos, substâncias radioativas com finalidade terapêutica, entre outros.

Os riscos podem ser gerados em qualquer fase do ciclo de produção dos bens e ocorrer a adição de variados riscos no mesmo produto ou serviço, desde a fabricação, o armazenamento, a distribuição, o transporte, a comercialização, o manuseio, a utilização e o descarte dos resíduos. Há riscos relacionados com a ambiência interna das edificações e elementos como água e ar; com radiações ionizantes, engenharia genética, pesquisas clínicas etc., e com as práticas nos diversos serviços. Existem riscos relacionados com a circulação de meios de transporte, cargas, resíduos e viajantes, que podem veicular vetores de doenças, e com a circulação de produtos perigosos, entre outros.

A reflexão de corte epistemológico sobre proteção da saúde ainda não está bem desenvolvida, assim como sobre segurança, vigilância e regulação sanitária.

A proteção da saúde não se circunscreve à área de vigilância sanitária; é bem mais ampla, diz respeito à proteção da saúde como um valor, um direito social garantido na Constituição e abrange outros setores.

Segurança sanitária é um conceito em formação e valorização que vem recebendo atenção no debate internacional em função da multiplicação e difusão dos riscos relacionados com tecnologias e atividades que podem afetar a saúde da população e do ambiente; também em virtude das experiências de eventos negativos para a saúde em muitos países com repercussões sociais e econômicas. Segurança sanitária pode ser compreendida como um constructo referente a uma estimativa de relação risco-benefício aceitável e não se limita aos aspectos biológicos (BARBOSA & COSTA, 2010).

Vigilância e regulação sanitária como função mediadora entre os interesses da saúde e os interesses econômicos dizem respeito à avaliação e ao gerenciamento de riscos e incertezas relacionados com objetos que a sociedade define como de interesse da saúde. Implicam a criação, pelo Estado, de instituições específicas e regras, mecanismos regulatórios e restrições às liberdades dos que pretendem atuar com tais objetos. Isso se dá nos marcos do ordenamento jurídico do país e em consonância com a internacionalização da regulamentação sanitária, que ocorre em função dos acordos na área do comércio internacional relacionado com a saúde.

Essa reflexão poderia ser iluminada com a construção de um conceito equivalente ao de fator de risco, mas concebido a partir de uma concepção positiva de saúde, em vez do referencial da doença; talvez algo aproximado à noção de *fator de proteção* ou, conforme Figueiredo (1993), *fator de saúde* ou *fator de predição da saúde.*

A proteção da saúde no escopo de vigilância sanitária, além do sentido ampliado do conceito de risco, inclui outras categorias operacionais: a noção de *qualidade* em saúde como atributo de produtos, tecnologias, processos, serviços, ambientes é conjugada com os conceitos de *eficácia* e *segurança.* Esses conceitos se vinculam às características e finalidades dos diferentes serviços ou produtos, sejam terapêuticos, diagnósticos, alimentícios, cosméticos, higiênicos, saneantes etc. Qualidade e segurança são requisitos imprescindíveis de todos os objetos sob vigilância sanitária, enquanto a eficácia está vinculada à finalidade e à natureza do produto ou serviço. Essas questões ficam mais claras exemplificando-se com medicamento, saneante e gelado comestível: segurança e qualidade são igualmente requisitos de todos, mas não a eficácia, no caso do gelado. É importante ressaltar que nos casos de produtos, tecnologias e serviços de saúde é exigida a observância do *princípio bioético do benefício* que informa as práticas em saúde.

Acrescente-se que as questões dessa área também estão permeadas pela noção de *nocividade* como algo a ser evitado e muitas vezes punido. Essa noção, utilizada na aferição do ilícito como crime em saúde pública (FANUCK, 1987), desdobra-se, doutrinariamente, em dois sentidos: nocividade positiva e nocividade negativa. A nocividade positiva se reporta à ação criminosa que imprime à substância medicinal ou alimentícia destinada ao uso ou consumo a capacidade de causar prejuízo direto à saúde. A *nocividade negativa* é empregada para designar a ação que, embora não torne imediatamente nocivo o gênero medicinal ou alimentício, suprime ou diminui sua eficácia conservadora ou restauradora da saúde ou reduz seu valor nutritivo ou terapêutico (MAGALHÃES & MALTA, 1990).

Na área de vigilância sanitária, a noção de nocividade amplia-se para comportar nocividade que não decorre de delinquência sanitária, como em situações de eventos naturais sobre produtos, e quando a evolução do conhecimento científico evidencia nocividade. Nesses casos, o produtor ou comerciante não é isento de responsabilidade civil pelos eventuais danos à saúde do usuário de um produto.

Riscos e danos à saúde podem resultar, também, da produção insuficiente de conhecimentos e dificuldades no acesso ao saber já produzido em países desenvolvidos, o que se relaciona com a distribuição desigual do conhecimento científico e o desenvolvimento tecnológico entre as nações. Significa que as limitações que o consumidor individualmente enfrenta para reconhecer a qualidade, a eficácia e a utilidade de um produto também são enfrentadas, correlativamente, pelas organizações sociais, públicas ou privadas. Além da desigualdade entre os centros produtores de saber e tecnologias e os centros consumidores, podem ocorrer interferências políticas nos sistemas regulatórios, em razão dos interesses comerciais, e resultar em fraudes em escala coletiva (LIMA et al., 1994).

As instituições reguladoras não estão imunes à manipulação de informações como as obtidas nos ensaios clínicos de medicamentos, irregularidades na realização e análise dos resultados, como ocorreu no caso do anti-inflamatório rofecoxibe (Vioxx®, Merck), um fato que reforçou o alerta para a segurança dos medicamentos e as relações entre indústria e instituições reguladoras (CAÑÁS, 2008).

As ações da área de vigilância sanitária têm natureza eminentemente preventiva não só de danos, como dos próprios riscos, e perpassam todas as práticas sanitárias, da promoção à proteção, à recuperação e à reabilitação da saúde. A essência da proteção da saúde insere a área numa lógica normativa e ética internacional e confere às ações um *caráter universal* de certos aspectos das práticas sociais médico-sanitárias necessárias à reprodução e à manutenção da vida.

Os modelos institucionais e a disposição das competências nessa área variam entre os países. No Brasil, o conjunto de produtos, bens, tecnologias e serviços submetidos a regulação e controle no âmbito de vigilância sanitária é bem amplo, envolve variadas categorias de objetos e compreende:

- Medicamentos de uso humano, suas substâncias ativas e demais insumos e coadjuvantes de tecnologias e processos; embalagens, bulas e respectiva propaganda.
- Alimentos, incluindo bebidas, águas minerais, seus insumos e suas embalagens, aditivos alimentares, limites de contaminantes orgânicos, resíduos de medicamentos veterinários e de agrotóxicos.
- Imunobiológicos e suas substâncias ativas, sangue e hemoderivados.
- Órgãos, tecidos humanos e veterinários para uso em transplantes e reconstituições.
- Pesquisa clínica com medicamentos, bens e tecnologias submetidos à vigilância sanitária.
- Equipamentos e materiais médico-hospitalares, hemoterápicos, odontológicos e de diagnóstico laboratorial e por imagem, órteses e próteses.
- Conjuntos, reagentes e insumos destinados a diagnóstico.
- Radioisótopos para diagnóstico *in vivo*, radiofármacos e produtos radioativos para diagnóstico e terapia.
- Saneantes destinados a higienização, desinfecção e desinfestação em ambientes hospitalares, domiciliares e coletivos.
- Produtos de higiene pessoal, perfumes, cosméticos e afins.
- Produtos obtidos por engenharia genética e outros submetidos a fontes de radiação que envolvam riscos à saúde.
- Produtos fumígenos, derivados ou não do tabaco, cigarros, cigarrilhas, charutos e a respectiva propaganda.
- Serviços de saúde, de atenção ambulatorial e hospitalar, de apoio diagnóstico ou terapêutico, incluindo a destinação de

seus resíduos; bancos de leite humano e de órgãos; serviços hemoterápicos, de fisioterapia, odontológicos etc.

- Serviços relacionados com a saúde, tais como clínicas de estética, instituições de longa permanência para idosos, laboratórios ópticos e de próteses, salões de beleza, academias de ginástica, creches, desinsetizadoras etc.
- Farmácias e outros estabelecimentos que desenvolvam atividades com produtos e bens submetidos à vigilância sanitária, sejam farmacêuticos, alimentícios, saneantes, cosméticos etc.
- Portos, aeroportos e fronteiras, suas instalações, meios de transporte, cargas e viajantes.
- Compartilhamento no controle sanitário de aspectos do meio ambiente, do ambiente de trabalho e vigilância em saúde do trabalhador.

A atuação sobre esses objetos se dá com base em legislação específica, e seu cumprimento é assegurado pelo *poder de polícia*, cujo exercício se concretiza na produção normativa e na *fiscalização sanitária*, que obrigam os administrados a se submeterem às regras jurídico-administrativas limitantes das liberdades individuais dos que pretendem atuar no setor saúde. O poder de polícia permeia distintos setores da Administração Pública e permite ao Estado limitar o exercício dos direitos individuais em benefício do interesse público. A razão de ser do poder de polícia é o interesse social, e seu fundamento se assenta na supremacia que o Estado exerce em seu território sobre as pessoas, os bens e as atividades (DI PIETRO, 2011). Assim, compreende-se que o poder é um atributo para o cumprimento do dever que tem o Estado de proteger a saúde como um direito social.

O exercício do poder de polícia é regido pelo Direito Administrativo, que estabelece os princípios, os atributos, os meios de atuação, os limites e as condicionalidades para o exercício desse poder, que não pode ser arbitrário, sobremodo no atual Estado Democrático de Direito, que positiva e protege os direitos de todos (AITH et al., 2009). Quando se trata de proteger a saúde da população, o poder de polícia é crucial, pois permite ao Estado executar ações de caráter preventivo ou coercitivo. Obviamente, esse poder é essencial, mas insuficiente para a função regulatória, dada a existência de diversos poderes e interesses que permeiam o Estado, o mercado e a sociedade, exigindo, portanto, ações mais amplas, com participação e controle social.

A instrumentalização legal nas intervenções em vigilância sanitária é inerente à natureza jurídico-política da ação regulatória e aos aspectos técnico-científicos envolvidos. As leis também garantem os direitos e as liberdades individuais dos que pretendem atuar com os objetos sob controle do setor saúde. O aparato normativo congrega as normas jurídicas e técnicas que, abrigadas no Direito, visam assegurar os princípios de saúde pública, acompanhando a evolução do conhecimento científico e o desenvolvimento tecnológico. As normas são fundamentais, mas não encerram as possibilidades de intervenção para proteger a saúde; em situações de risco iminente não normatizadas podem ser acionados princípios e medidas acautelatórios em defesa da saúde.

Condicionalidades e restrições abrangem a atuação dos profissionais de vigilância sanitária devido à função que exercem como agentes do poder de Estado. Por isso, eles não podem desempenhar, concomitantemente, função em entidade pública e privada nas mesmas áreas de atuação. Esses profissionais, além de capacitação técnico-científica aprimorada e permanentemente atualizada para acompanhar a dinâmica do setor produtivo e a situação de saúde da população, necessitam de uma sólida formação ética, uma vez que seu campo de atuação está exposto a variadas formas de pressão, oriundas até mesmo de segmentos do Estado (COSTA, 2008; SOUZA & COSTA, 2010).

TECNOLOGIAS DE INTERVENÇÃO E INSTRUMENTOS PARA AS AÇÕES DE VIGILÂNCIA E REGULAÇÃO SANITÁRIA

Em face da complexidade e da natureza dos riscos que deve prevenir, eliminar ou diminuir, a intervenção em vigilância sanitária exige o uso concomitante de diversas tecnologias de intervenção que se intercomplementam num conjunto organizado de práticas a serem desenvolvidas nas três instâncias do Sistema Nacional de Vigilância Sanitária (SNVS). Além da legislação – e a consequente fiscalização – e das tecnologias de intervenção nela previstas, como autorização de funcionamento de empresa, licença de estabelecimentos, registro de produtos, análises laboratoriais, inspeção sanitária, entre outras, é imprescindível integrar outros instrumentos e ampliar as práticas, seja para acompanhar a situação sanitária de produtos e serviços, obter informação e conhecimento científico para fundamentar as decisões, seja para estabelecer relação dialógica com os destinatários finais das ações. Cabe destacar o monitoramento da qualidade de produtos e serviços, a vigilância de eventos adversos à saúde relacionados com os objetos sob vigilância sanitária, a pesquisa epidemiológica e de laboratório, a educação em saúde (WALDMAN, 1991), a informação e a comunicação social.

Alguns autores propõem o *marketing social* para a área de vigilância sanitária (DUARTE, 1990) ou da saúde em geral (DEVER, 1988). Algumas dessas atividades não fazem parte da cultura institucional dessa área no Brasil, mas nos anos recentes começou-se a incorporá-las. Cada tecnologia de intervenção ou instrumento tem seu potencial e limites com vistas ao gerenciamento de riscos. O conjunto é imprescindível para abarcar o ciclo produção-consumo dos bens em seus diversos momentos e as atividades dos distintos atores relativamente aos objetos sob regulação e vigilância sanitária.

Legislação sanitária

Em virtude da natureza interventora das ações de vigilância sanitária e da exigência de observância do princípio da legalidade na atuação do Estado, a legislação é um instrumento imprescindível: contém os fundamentos jurídicos e técnico-científicos das práticas, constituindo-se em apoio e legitimação das intervenções.

A *legislação sanitária* de proteção da saúde contém normas de proteção coletiva e de proteção individual. Normas de amparo à saúde também constam do Código do Consumidor, dos códigos Civil e Penal, da legislação de proteção ambiental e trabalhista, da legislação de defesa agropecuária, entre outras.

O Código Penal define os crimes contra a saúde pública, entre os quais: corromper, adulterar ou falsificar substância alimentícia ou medicinal destinada ao consumo, tornando-a nociva à saúde, ou alterá-la, modificando sua qualidade ou reduzindo o valor esperado. Constituem crime empregar na fabricação de produtos substâncias não permitidas na legislação; anunciar na embalagem dos produtos substância inexistente ou em quantidade menor que a incorporada; fabricar, vender ou ter em depósito para vender produtos nessas circunstâncias ou substâncias destinadas à sua falsificação. A epidemia de falsificação de medicamentos no final dos anos 1990 provocou alteração da Lei dos Crimes Hediondo para enquadrar, entre esses crimes, a falsificação de produtos farmacêuticos, elevando-se, em consequência, as penalidades para os infratores. Outras infrações sanitárias e as respectivas penalidades são fixadas na Lei 6.437, de 1977. Também constituem crime o exercício ilegal das profissões de saúde, o anúncio de curas por meio secreto ou infalível e a prática do curandeirismo.

A *legislação sanitária* tem-se expandido com a ampliação do papel da saúde pública, desde as primeiras funções no controle da disseminação de doenças contagiosas para abranger o desenvolvimento dos meios, a organização e o financiamento da assistência à saúde, o controle dos sistemas de saúde e a proteção em geral da saúde da população, de modo a autorizar, dirigir e regular muitos campos relativos à saúde ambiental, aos serviços de saúde (ROEMER, 1991) e à pletora de produtos, bens e tecnologias relacionados com a saúde. A legislação sanitária – leis, decretos, resoluções, portarias – estabelece as regras para todos aqueles que pretendem desenvolver atividades de interesse da saúde, incluindo o Estado; também fixa regras para a atuação institucional em vigilância sanitária. As normas jurídicas e técnicas são fundamentais, mas não são suficientes e devem ser compreendidas como construções sociais, resultado de um processo que envolve negociações e pactuações entre interesses diversos que não se extinguem nem se encerram com esses instrumentos (COSTA, 2004).

Autorização de funcionamento de empresa, licença de estabelecimento, registro de produto

O primeiro requisito para a atividade com produtos regulados pela Lei 6.360/1976 é a *Autorização de Funcionamento de Empresa* (AFE), um instrumento jurídico cujo conceito lida com interesses (DI PIETRO, 2001). Isso significa que no conceito original a permissão para a empresa produzir medicamentos, vacinas, saneantes e equipamentos, entre outros, deveria passar por avaliação da pertinência do empreendimento ante os interesses públicos em jogo, indo além da satisfação dos requisitos legalmente exigidos. A concessão de AFE é privativa do órgão federal de vigilância sanitária. Após a criação da Agência Nacional de Vigilância Sanitária (ANVISA),

passou a ser exigida também de farmácias em funcionamento e empresas que atuam com certas atividades na área de portos, aeroportos e fronteiras.

Outro requisito é o *licenciamento do estabelecimento* industrial, a cargo do município ou do estado, que deve verificar se há condições técnico-sanitárias adequadas à atividade e os requisitos legais. A licença é um instrumento jurídico vinculado (DI PIETRO, 2001), isto é, a lei estabelece previamente os requisitos e, havendo o cumprimento, o Poder Público não poderia negar-se a conceder a licença. A licença sanitária é exigida de todos os estabelecimentos que desenvolvem atividades submetidas à vigilância sanitária, sejam produtos, bens ou serviços de interesse da saúde.

O processo de produção deve obedecer às *Boas Práticas de Fabricação* (BPF). Elaboradas pela própria empresa, as BPF são guias explicativos dos itens e procedimentos que a indústria deve observar no processo de produção a fim de obter produtos com a qualidade esperada. Esses guias foram há muito recomendados pela Organização Mundial da Saúde (OMS) para a indústria farmacêutica, visando à obtenção de produtos de qualidade e segurança. Com a criação da ANVISA foi estabelecida a *Certificação do Cumprimento das Boas Práticas*, que pode ser cancelada a qualquer tempo em caso de descumprimento. O conceito de *boas práticas* vem se disseminando pelas mais diversas atividades.

Registro de produtos

Os produtos sob vigilância sanitária só podem ser fabricados e comercializados após a obtenção do registro na ANVISA, sem o qual se comete infração sujeita a penalidades. De modo geral, diversas categorias de produtos, especialmente aquelas reguladas pela Lei 6.360/1976 e algumas classes de alimentos, estão submetidas à exigência do registro.

Em anos recentes, distintas categorias de produtos ficaram isentas de registro com base em critérios de risco, segundo o entendimento de que representam baixo risco à saúde da população. Esses produtos carecem do pronunciamento oficial sobre a dispensa ou não de registro e, se estiverem em lista de produtos isentos, sua colocação no mercado deve ser notificada à agência reguladora. Contudo, a medida racionalizadora que visa à eficiência da tarefa institucional não isenta os produtos da ação de vigilância sanitária, pela qual devem ser periodicamente analisados.

A concessão de registro é um processo complexo, exigindo capacitação técnico-científica dos profissionais e informações atualizadas para a análise das solicitações. Desse processo depende, em grande parte, a oferta à população de produtos que contenham componentes seguros e com eficácia para as indicações alegadas. O processo de registro tem por base o Relatório Técnico, preparado pelo proponente do registro, sob Responsabilidade Técnica, contendo as informações requeridas do produto a ser registrado e as constantes de embalagens, bulas e prospectos. A análise das informações deve ser cuidadosa para avaliação dos riscos à saúde, se o produto apresenta os efeitos benéficos assinalados pelo proponente e se preenche as características esperadas.

A concessão do registro de um produto passa a ter validade com a publicação no *Diário Oficial da União*, sendo-lhe atribuído um número a constar da embalagem do produto, significando que este é conhecido e oficialmente permitido para ser colocado no mercado de consumo. O tempo de validade do registro é fixado em 5 anos para os produtos em geral, com exceção dos produtos dietéticos, cuja validade é de 2 anos.

A revalidação do registro deve ser solicitada no prazo legalmente estabelecido, sob pena de caducidade. Por seu lado, a instituição reguladora deve ser eficiente em sua função para não haver revalidação automática de registro; com efeito, para proteger o produtor da ineficiência do Estado, o sexto parágrafo do artigo 12 da Lei 6.360/76 determina que "a revalidação do registro deverá ser requerida no primeiro semestre do último ano do quinquênio de validade, considerando-se automaticamente revalidado, independentemente de decisão, se não houver sido esta proferida até a data do término daquela".

Cabe ressaltar que o registro não se reduz à dimensão técnica. O processo congrega um conjunto de ações, tanto de âmbito técnico como político, pois os produtos sob vigilância sanitária – na maioria bens essenciais – têm a capacidade de influir positiva ou negativamente nos níveis de saúde da população. No caso dos medicamentos, deve incluir avaliação de vantagens terapêuticas em relação ao que já se dispõe no país.

O registro é de competência privativa do órgão federal de vigilância sanitária, destinado a comprovar o direito do particular de fabricar o produto. Entretanto, esse direito pode ser suspenso ou cassado em razão de risco potencial à saúde por comprovação ou mesmo suspeita de nocividade do produto ou de algum de seus componentes. Essa nocividade não se reporta apenas a situações de delinquência sanitária, mas também de evidências que podem aparecer com o avanço do conhecimento científico e dos informes sobre os eventos adversos observados após o uso do produto pela população. Quando há comprovação de nocividade, o registro pode ser imediatamente cancelado, assim como no caso de falta de comunicação do fabricante, ao órgão sanitário, de alguma alteração num produto já colocado no mercado de consumo. A suspensão da fabricação e venda por suspeita de nocividade é uma medida preventiva em defesa da saúde, em vista da possibilidade de danos causados pela utilização do produto, especialmente relevante no caso de produtos terapêuticos.

Importa salientar que o conceito de vigilância sanitária como ação permanente de proteção da saúde não se encerra com a concessão do registro. Desse modo, todos os produtos, mesmo que registrados, devem ser objeto de verificações periódicas de suas qualidades e características originais averbadas no registro, segundo o conceito de *análises fiscais* periódicas, pois o registro não é um fim em si mesmo. A instituição não pode se omitir de realizar essas análises sem ferir a lei como parte da ação fiscalizadora, que é modelada na legislação como atividade de caráter rotineiro e permanente. Deve-se ressaltar que o produtor é o responsável pela qualidade dos produtos, cabendo ao Estado exigir e fazer cumprir os requisitos de qualidade e verificar periodicamente a qualidade dos produtos sob vigilância sanitária.

A Autorização de Funcionamento de Empresa, a Licença de Estabelecimento e o Registro de Produto constituem outorgas da instituição reguladora, de caráter precário, isto é, à vista de razões fundamentadas, podem ser suspensos ou cancelados em defesa da saúde pública.

Fiscalização sanitária

A *fiscalização sanitária* é um dos momentos de concreção do exercício do poder que detém o Estado para aceitar ou recusar produtos, bens, processos, tecnologias ou serviços sob controle sanitário e para intervir em situações de risco à saúde. A fiscalização verifica o cumprimento das normas estabelecidas; é, portanto, o corolário da legislação de proteção da saúde.

Além da verificação dos requisitos legais e técnicos previstos para o exercício da atividade, a fiscalização, no caso de produtos, visa identificar falhas técnicas no processo de produção e fraudes que possam alterar as características do produto e modificar os efeitos benéficos esperados. A fiscalização inclui o produto em si, suas matérias-primas, coadjuvantes de tecnologias, condições gerais de produção e de conservação, embalagens, rotulagem, informação e propaganda, armazenagem, transporte, comercialização e uso. Isso porque cada um desses itens constitui potencial fator de risco para a saúde.

A atividade de fiscalização sanitária deve ser permanente e exige um cuidado escrupuloso dos profissionais ao lidar com os fiscalizados, sejam privados ou públicos. Concordando com Grande, essa prática deve "[...] por princípio, apoiar-se na ordem jurídica que emana da Constituição Nacional que, se de cunho democrático, deverá inspirar-se na dignidade dos cidadãos e das instituições por eles dirigidas, o que por consequência os torna responsáveis por seus atos" (GRANDE, 1987, pp. 599-604).

A fiscalização pode se dar por meio de *inspeção* e/ou de *análises laboratoriais* ou outras estratégias. A *inspeção sanitária* pode ser compreendida como uma prática de observação sistemática, orientada por conhecimento técnico-científico, destinada a examinar as condições sanitárias de estabelecimentos, atividades, processos, tecnologias, produtos, bens, meios de transporte e ambientes e sua conformidade com padrões e requisitos de saúde pública que visam proteger a saúde individual e coletiva.

Na inspeção, verifica-se o cumprimento das *boas práticas*, seja de fabricação, de transporte, de armazenamento ou de prestação de um determinado serviço etc. Para a orientação do trabalho técnico nas inspeções sanitárias e minimização das subjetividades dos profissionais de vigilância sanitária são elaborados os *roteiros ou guias de inspeção*, que consistem em instrumentos estruturados com base nos riscos potenciais relacionados com o objeto a ser inspecionado em todo o seu ciclo produtivo e nos requisitos essenciais à saúde pública atinentes aos distintos elementos envolvidos na atividade. A inspeção, quando bem realizada, constitui importante fonte de informação para a análise da situação sanitária e o planejamento e para direcionar e priorizar ações, sendo uma tecnologia relevante para elucidar aspectos críticos em casos que exijam investigação.

Os profissionais e as autoridades de vigilância sanitária dispõem de poder para aplicar as medidas necessárias, sejam preventivas ou coercitivas, e a imposição de sanções pela inobservância das normas de proteção da saúde, apurada em processo administrativo sanitário. Suas declarações têm fé pública e eles também estão submetidos à Lei: não podem exorbitar do poder nem incorrer em imperícia. Seus procedimentos devem ser rigorosamente cuidadosos, pautados em conhecimento técnico-científico e na ética da responsabilidade pública, pois estão em jogo a credibilidade da autoridade sanitária, os bens dos particulares e sua credibilidade perante o público. Como servidores públicos, são investidos do poder-dever do Estado e, portanto, estão submetidos a regras e condicionalidades inscritas no Direito Administrativo (COSTA, 2008; SOUZA & COSTA, 2010) e nos códigos de ética desses servidores.

Laboratório e análises laboratoriais

A fiscalização sanitária tem no *laboratório de saúde pública* uma base técnico-científica fundamental para as análises laboratoriais, que verificam a conformidade dos produtos com os padrões estabelecidos, as características inerentes a um determinado bem e aquelas averbadas em seus registros, assim como verificam seus efeitos na saúde humana e ambiental. A atividade analítica exige laboratório ágil, moderno e equipado *pari passu* com o desenvolvimento científico e tecnológico.

As análises laboratoriais também podem ser atividades preventivas, no intuito de avaliar a qualidade dos produtos e bens, e são imprescindíveis para elucidar suspeitas, dirimir dúvidas, estabelecer relações de causalidade e identificar o agente de danos à saúde. Por representarem custos significativos para o sistema de vigilância sanitária, as demandas de análises laboratoriais devem ser criteriosas.

Tendo em vista sua finalidade, as principais categorias de análises laboratoriais são denominadas *análises fiscais, de controle, prévias*, de orientação e de estudo. As três primeiras são estabelecidas na legislação de vigilância sanitária. O processo de coleta de amostras e análise laboratorial segue ritos definidos na legislação (Lei 6.437/1976). As informações que as análises fornecem são fundamentais à tomada de decisão pela autoridade sanitária e podem envolver situações que afetam tanto a saúde da população como o segmento produtivo do produto em questão.

As *análises fiscais* objetivam verificar a conformidade do produto com seus padrões técnico-sanitários; devem ser realizadas periodicamente nos produtos e bens sob vigilância sanitária ou em situações de suspeita ou que exijam apuração de infração ou verificação de ocorrência de desvio de qualidade, eficácia e segurança dos produtos e matérias-primas.

O conceito de *análise de controle* diz respeito à análise feita imediatamente após a fabricação de determinado produto em processo de registro ou produto já no mercado e que está destinada a avaliar a conformidade do produto com a fórmula que deu origem ao registro; refere-se à capacidade que o produtor tem de produzir segundo os termos do registro. As vacinas utilizadas nos programas de imunização são submetidas a análise de controle realizada pelo Instituto Nacional de Controle de Qualidade em Saúde (INCQS/Fiocruz) em todos os lotes, antes de sua utilização.

As *análises prévias* podem ser um requisito para o registro de determinado produto ou substância a ser utilizado(a) num produto ou em embalagens. É o caso de um aditivo novo que ainda não consta das listas de substâncias permitidas, pois a velocidade na introdução de novas tecnologias é superior ao conhecimento acumulado e substantivado na legislação sanitária. Nesse caso, a análise prévia avalia a segurança da substância que se pretende utilizar.

As análises de orientação são aquelas efetuadas em amostras de insumos ou produtos, encaminhados por órgãos públicos responsáveis pela execução de programas nacionais e/ou regionais de saúde, a exemplo de análises de imunobiológicos para a Secretaria de Vigilância em Saúde do Ministério da Saúde (*kits* diagnósticos para o Programa de Controle de DST/AIDS). Às vezes, essas análises são solicitadas por órgãos públicos de outros setores do Estado.

O *laboratório de saúde pública* integra conceitualmente a estrutura da vigilância sanitária. É um instrumento imprescindível para a consecução das ações, não apenas no controle sanitário de produtos, mas também na avaliação de seus efeitos na saúde de indivíduos ou grupos da população. O laboratório central de referência no país é o Instituto Nacional de Controle de Qualidade em Saúde (INCQS), que é vinculado administrativamente à estrutura da Fundação Oswaldo Cruz. Criado em 1981, substituiu o antigo Laboratório Central de Controle de Drogas e Medicamentos (1954), depois também de Alimentos (1961). Atualmente, é um importante centro de pesquisa e ensino com um Programa de Pós-Graduação em Vigilância Sanitária. O INCQS tem o papel de fornecer padrões de referência e métodos de análise de produtos, bem como procedimentos amostrais para servir de parâmetro aos demais laboratórios oficiais que compõem a rede laboratorial de apoio às ações de vigilância sanitária, integrante do Sistema Nacional de Laboratórios de Saúde Pública (SISLAB).

O INCQS e os laboratórios afins, como os Laboratórios Centrais de Saúde Pública existentes em cada unidade da Federação, têm uma função estratégica ampla de *centro experimental técnico-científico, gerador e administrador do conhecimento*, inserindo-se num processo de síntese nos campos da vigilância sanitária e do controle de qualidade em saúde (JOUVAL & ROSEMBERG, 1992). Organizam-se numa rede em estruturação destinada à realização de análises laboratoriais solicitadas pelos órgãos de vigilância sanitária ou outros do SUS, a exemplo do Programa Nacional de Monitoramento de Resíduos de Agrotóxico em Alimentos (PARA) e do Programa Nacional de Imunizações (PNI).

Vigilância de eventos adversos

A vigilância epidemiológica (VE) é uma das práticas mais difundidas nos sistemas de saúde para o controle de doenças e agravos. Estruturada num modelo sistêmico, o Sistema Nacional de Vigilância Epidemiológica tem atribuições e competências distribuídas pelas três esferas de gestão do SUS;

desenvolve um conjunto de atividades inter-relacionadas e complementares de modo contínuo, sendo centrais a coleta, o processamento, a análise e interpretação dos dados, a recomendação e execução das medidas de controle apropriadas, a avaliação da efetividade das medidas adotadas e a divulgação das informações pertinentes (TEIXEIRA et al., 2009). A VE é definida na Lei 8.080/1990 como "um conjunto de ações que proporciona o conhecimento, a detecção ou a prevenção de qualquer mudança nos fatores determinantes e condicionantes de saúde individual e coletiva, com a finalidade de recomendar e adotar as medidas de prevenção e controle das doenças e agravos".

A VE tem importância crucial na área de vigilância sanitária, permitindo acompanhar doenças e agravos veiculados por alimentos, pelo sangue e derivados, intoxicações, infecções hospitalares, eventos adversos por medicamentos, vacinas e agravos inusitados relacionados com tecnologias médicas, a exemplo de próteses e órteses, fornecendo informações fundamentais para a tomada de decisão nas ações de regulação sanitária (WALDMAN & FREITAS, 2008).

A *farmacovigilância* ou vigilância de eventos adversos relacionados a medicamentos é um exemplo clássico da aplicação das bases conceituais da vigilância epidemiológica na área de vigilância sanitária. Desde os anos 1960, a OMS recomenda a farmacovigilância, por meio da qual poderão ser obtidas informações fundamentais para conformação das bases técnicas para o uso seguro e adequado de um medicamento e para avaliação e controle do produto após sua colocação no mercado de consumo. A farmacovigilância é considerada essencial para todos os fármacos novos (INMAN, 1991; LAPORTE et al., 1989). Sua importância decorre de limitações relativas a questões técnicas inerentes ao processo desenvolvido até a aprovação da comercialização de determinado fármaco, o qual, mesmo que seja conduzido sob rigorosos cuidados, dificilmente fornece o conhecimento do perfil de reações adversas pouco frequentes; só é possível identificá-las após a comercialização do produto, pois há reações que só aparecem depois de um tratamento prolongado ou após muito tempo de suspensão do uso do fármaco ou, ainda, aquelas que aparecem apenas em subgrupos específicos da população (BIRIELL et al., 1989; CARNÉ et al., 1989).

O produtor deve informar as reações adversas, acidentes e agravos ocorridos com o uso de seus medicamentos, conforme determina a Lei 6.360/76; e o Estado deve criar os meios para colher e analisar os informes provenientes dessas e de outras fontes, sistematizando as informações que são essenciais para orientar o uso adequado dos medicamentos e para a tomada de decisão sobre as medidas regulatórias fundamentadas na análise da relação risco-benefício.

O Brasil é retardatário na adoção da farmacovigilância; é o 62º país a fazer parte do Programa Internacional de Monitorização de Medicamentos, coordenado pela OMS. Declarado membro oficial em agosto de 2001, vem desenvolvendo atividades de farmacovigilância por intermédio da ANVISA. Os profissionais de saúde, bem como os cidadãos, além das empresas farmacêuticas, devem notificar os eventos adversos e as queixas técnicas sobre medicamentos por meios eletrônicos ou por correio, no Sistema de Notificação em Vigilância Sanitária (NOTIVISA), mediante um formulário próprio disponível no *site* do órgão federal de vigilância sanitária, onde também estão disponibilizados os informes das notificações recebidas desde o ano 2000.

O conceito de vigilância de eventos adversos tem se ampliado para abranger incidentes, eventos adversos (EA) e queixas técnicas (QT) relacionadas com o uso de vários produtos e serviços sob vigilância sanitária. Além da farmacovigilância, hemovigilância e tecnovigilância, mais recentemente vêm se desenvolvendo outras iniciativas, tais como a biovigilância, que diz respeito a eventos adversos ou resposta indesejada relacionados com a doação/recepção de células, tecidos e órgãos utilizados em procedimentos de enxertos, transplantes, reprodução assistida e/ou terapias avançadas.

Monitoramento

Com o significado de *acompanhar e avaliar e controlar mediante acompanhamento*, por meio da coleta sistemática de informação, visando alertar quanto à necessidade de intervenção, o conceito de monitoramento ou monitorização é relevante para a área de vigilância sanitária, integrando serviços e laboratórios no intuito de identificar risco iminente ou potencial de agravos e para acompanhar a qualidade de produtos, serviços e ambientes (WALDMAN, 2001). O monitoramento é bastante utilizado na área industrial e na rotina dos serviços de abastecimento público de água para acompanhar a qualidade da água fornecida à população; outra área em que é bastante aplicado é a ambiental, monitorando a qualidade do ar em ambientes urbanos. No âmbito do Sistema Nacional de Vigilância Sanitária, é aplicado no Programa Nacional de Monitoramento de Resíduos de Agrotóxicos em Alimentos (PARA), entre outros.

Estudos e pesquisas epidemiológicas, de laboratório e outras

As questões da área de vigilância e regulação sanitária remetem a uma discussão mais ampla das relações entre o conhecimento científico e os processos de decisão por parte do Estado que, de modo crescente, necessita de conhecimento científico atualizado para fundamentar as normas que estabelece e suas decisões (BARRETO, 2004). As decisões regulatórias são processos complexos, uma vez que as avaliações de risco são sempre imprecisas, mas é em meio às incertezas que são tomadas as decisões, as quais nem sempre se baseiam no conhecimento científico. Contudo, as instituições regulatórias dificilmente conseguiriam sustentar decisões sem evidências científicas, em face dos questionamentos dos segmentos regulados.

Os *estudos epidemiológicos* são fundamentais para elucidar associações entre fatores de risco relacionados com os elementos sob vigilância sanitária e determinadas doenças ou agravos. Na regulamentação de substância química, na proibição ou restrição de uso, torna-se fundamental que a instituição que deve decidir sobre o controle apresente evidência de relação da substância com uma doença ou agravo (HUFF et al., 1990); outro exemplo é quando de alterações na legislação de proteção aos trabalhadores (MERCHANT, 1990). Nos países em que ocorrem pressões sociais para o aprimoramento do controle sanitário existem, nos sistemas de saúde, instituições oficiais voltadas para o desenvolvimento de pesquisas e sistemas de VE que têm, entre outros objetivos, assessorar o Poder Legislativo (WALDMAN, 1991). Os ensaios clínicos controlados que precedem o registro de medicamentos novos são exemplos da aplicação dos conhecimentos de base epidemiológica.

As *pesquisas de laboratório*, com base em experimentos com modelos animais, prestam-se ao estudo de associações e ao estabelecimento de níveis de tolerância de substâncias incorporadas em produtos de consumo humano. É o caso de aditivos em alimentos e de níveis de exposição a determinadas substâncias em ambiente de trabalho, como substâncias radioativas ou cancerígenas (KRUSÉ, 1980, apud WALDMAN, 1991).

Em ações de saúde pública, campanhas e programas de imunização, as análises de laboratório, a pesquisa e a VE são fundamentais para o sucesso dos programas e para avaliação da qualidade e segurança dos imunobiológicos utilizados e da relação risco-benefício. No Brasil, estudos realizados por Cunha et al. (2002) identificaram a ocorrência de eventos adversos severos (meningite asséptica) e caxumba associados à vacina tríplice viral com a cepa *Leningrado Zagreb*, que estava sendo utilizada em campanhas de imunização realizadas em 1998 nos estados de Mato Grosso e Mato Grosso do Sul. Esses achados levaram o Ministério da Saúde a reavaliar a utilização dessas vacinas e também provocaram forte reação do laboratório produtor por ter seus interesses econômicos ameaçados.

Informação, comunicação, educação para a saúde, *marketing* social e outras intervenções para a promoção da saúde

É necessário que sejam acionadas estratégias informacionais e dialógicas com a população, com os profissionais e gestores da saúde, e inclusive com agentes dos segmentos regulados, a respeito das questões da área de vigilância sanitária. Muitas dessas questões demandam estratégias de comunicação de riscos que poderão contribuir para modificar atitudes e comportamentos e construir uma consciência sanitária calcada na saúde como um valor e direito dos cidadãos. O direito à informação correta sobre benefícios e riscos dos bens relacionados com a saúde integra o rol dos direitos do cidadão e do consumidor; portanto, as ações de vigilância sanitária não devem ser dirigidas apenas à fiscalização, que é fundamental, mas insuficiente; é necessário direcioná-las, também, aos cidadãos, divulgando informações adequadas e pertinentes, que contribuam para redução das assimetrias de informação e para subsidiar uma ação mais proativa e participativa do cidadão na defesa de seus direitos.

Informação e educação para a saúde são ações fundamentais, tanto pela relação intrínseca com a democratização da informação técnico-científica como pelo caráter pedagógico de que desfruta a administração. Toda forma de administração, como afirma Rezende (1979), tem alguma relação com a educação dos administradores e dos administrados, havendo sempre possibilidades de pontos de contato entre a atividade administrativa e a educacional.

A partir da conformação de um sistema de *informação para a ação* que acompanhe o mundo da produção e consumo de produtos e serviços, o ambiente e a saúde da população, é necessário implementar estratégias de comunicação e ações educativas nesses temas, integrando as ações de promoção da saúde. O *marketing social*, entendido como *técnica de comunicação* destinada a modificar atitudes e comportamentos de "mercados-alvo", foi proposto por Duarte (1990), num dos primeiros estudos acadêmicos na temática, para utilização na área de vigilância sanitária, e por Dever (1988), na gestão dos serviços de saúde. Desenvolvido segundo regras e técnicas específicas, contrapõe-se ao *marketing comercial*, que visa satisfazer supostas necessidades e carências de mercados-alvo. Esses meios devem ser acionados para instrumentalizar os cidadãos, profissionais de saúde e as organizações sociais para uma atitude de autodefesa contra o movimento iatrogênico das estratégias de mercado e para o uso racional dos produtos e tecnologias que portam risco para a saúde.

SISTEMA NACIONAL DE VIGILÂNCIA SANITÁRIA

Referências a um sistema nacional de vigilância sanitária constam de normas jurídicas, no Brasil, desde a década de 1970. Propostas de sistemas de vigilância epidemiológica e de vigilância sanitária surgiram, àquela época, no bojo de um conjunto de intervenções, como respostas do governo militar ao agravamento da questão social – que se expressava de maneira dramática na situação de saúde da população – e também em resposta às profundas contradições nas relações produção-consumo no setor farmacêutico. Projetos de lei elaborados separadamente seriam aprovados em diplomas legais que, juntamente com o modelo assistencial hegemônico, centrado nas ações curativas, e o modelo de organização em serviços separados, viriam a contribuir, de modo decisivo, na conformação de uma noção equivocada da existência de "duas vigilâncias": a epidemiológica e a sanitária.

A Lei 6.259/1975, ao dispor sobre a organização das ações de vigilância epidemiológica e do Programa Nacional de Imunizações, estabeleceu regras relativas à notificação compulsória de doenças e previu que a relação de doenças inclui item para casos de agravo inusitado à saúde; contudo, o foco da vigilância epidemiológica manteve-se por longo tempo nas doenças transmissíveis, sem atenção aos agravos relacionados com produtos, medicamentos, vacinas, tecnologias médicas e serviços de saúde.

Por sua vez, a legislação de vigilância sanitária, estabelecida com o Decreto-Lei 986/1969 (normas de alimentos) e com as Leis 5.991/1973 e 6.360/1976 (normas de medicamentos, produtos farmacêuticos e correlatos), não incorporou, claramente, a determinação de vigilância dos agravos relacionados com seus objetos.

Em 1976, a área de vigilância sanitária no plano federal passou por uma reorganização institucional, criando-se uma secretaria específica no Ministério da Saúde. Naquele momento emergia uma nova concepção organizacional de controle sanitário no setor saúde, unificando, no mesmo espaço institucional, vários campos de práticas relacionadas com o controle de riscos, quando ações e espaço institucional receberam a denominação de vigilância sanitária, que é exclusiva do país. A Secretaria Nacional de Vigilância Sanitária deveria dar respostas às crescentes demandas do segmento produtivo e às necessidades em saúde nessa área, tendo por base um novo marco regulatório alinhado com a legislação internacional (COSTA, 2004). Não conseguiu, contudo, cumprir sequer razoavelmente sua função (COSTA, 2004; SOUTO, 2004; LUCCHESE, 2008). Os problemas se avolumavam, assim como as reclamações do segmento produtivo e de uma parcela de profissionais e militantes da saúde coletiva, embora sem grande peso político; junto a necessidades oriundas do âmbito econômico, esses reclamos convergiram para a próxima reorganização administrativa, que viria a ocorrer no final dos anos 1990, no contexto da Reforma do Estado e da mais profunda crise no âmbito da vigilância sanitária no país, quando foi criada a ANVISA.

Arcabouço jurídico-político do sistema nacional de vigilância sanitária

Nos artigos 196 e 200 da Constituição da República, vigilância sanitária é definida como dever do Estado e integra as ações de saúde de competência do SUS, sendo possível visualizar claramente a posição que desfruta como componente do atual conceito de saúde. A Constituição reconheceu a saúde como direito fundamental do ser humano, vinculando sua obtenção às políticas sociais e econômicas e ao acesso às ações e serviços destinados não só à sua *recuperação,* como também à sua *promoção* e *proteção* (AITH, 2009; DALLARI et al., 2010). A legislação vigente dá destaque à área de vigilância sanitária e a Lei Orgânica da Saúde (LOS – Lei 8.080, de 19 de setembro de 1990), ao dispor sobre o Sistema Único de Saúde, confere um caráter abrangente às ações e define vigilância sanitária, no artigo 6º, nos seguintes termos:

> §1º Entende-se por vigilância sanitária um conjunto de ações capaz de eliminar, diminuir ou prevenir riscos à saúde e de intervir nos problemas sanitários decorrentes do meio ambiente, da produção e circulação de bens e da prestação de serviços de interesse da saúde, abrangendo:
>
> I – o controle de bens de consumo que, direta ou indiretamente, se relacionam com a saúde, compreendidas todas as etapas e processos, da produção ao consumo; e
> II – o controle da prestação de serviços que se relacionam direta ou indiretamente com a saúde.

Essa concepção denota que, além das ações de natureza restritiva para eliminar, diminuir ou prevenir riscos, poderá haver atuação mais ampla, de *intervenção do Estado,* para garantir o atendimento a necessidades de saúde ou resolução de problemas que dificultam a integralidade da atenção. É o caso da política de medicamentos genéricos, que visa ampliar o acesso da população aos medicamentos, na qual há intensa participação da esfera federal de vigilância sanitária. A defini-

ção também se reporta à função regulatória das ações, situadas num marco referencial da esfera produtiva.

Desse modo, as ações de vigilância sanitária compõem o elenco dos direitos fundamentais das pessoas, integrando o conjunto de ações definidas nas atribuições do SUS, no artigo XX da Constituição: *controle e fiscalização de procedimentos, produtos e substâncias de interesse sanitário*; participação na produção de medicamentos, equipamentos, imunobiológicos, hemoderivados e outros insumos de saúde; *ações de vigilância sanitária e epidemiológica e de saúde do trabalhador*; ordenação da formação de recursos humanos na área da saúde; *participação na formulação da política e na execução das ações de saneamento básico; incremento do desenvolvimento científico e tecnológico na área da saúde; colaboração na proteção do meio ambiente, nele compreendido o do trabalho; ações de fiscalização e inspeção de alimentos e de controle de seu teor nutricional, bebidas e águas para consumo humano; participação no controle e fiscalização da produção, transporte, guarda e utilização de substâncias e produtos psicoativos, tóxicos e radioativos* (os grifos destacam atribuições típicas da área).

No mesmo ano de promulgação da LOS foi promulgada a Lei 8.078/1990 – o Código de Defesa do Consumidor (CDC) – em consonância com a Constituição da República, que estabeleceu, no artigo 5º, inciso XXXII, a defesa do consumidor como dever do Estado, por necessidades de ordem econômica e social da vida contemporânea, sendo afirmada no artigo 170, inciso V, como um dos princípios gerais da atividade econômica.

O Código de Defesa do Consumidor (CDC) tem uma seção dedicada à proteção da saúde e segurança dos consumidores no Capítulo IV, que trata da qualidade de produtos e serviços, da prevenção e reparação de danos. É considerado circunstância agravante dos crimes previstos o fato de envolverem operações com medicamentos, alimentos ou quaisquer produtos e serviços essenciais. Com efeito, o CDC coroou um processo social de luta, intensificado, desde o final dos anos 1970, pelo reconhecimento dos direitos do elo mais frágil das relações produção-consumo. O Código reconhece os direitos do consumidor e estabelece normas e mecanismos para sua defesa e proteção. Desse modo, confere novo *status* legislativo ao Direito do Consumidor – *a disciplina jurídica da "vida cotidiana" do habitante da sociedade de consumo* (BENJAMIN, 1995).

Pactuado no momento de estruturação da ordem jurídica do país como um Estado Democrático de Direito, o CDC estabelece que "a Política Nacional de Relações de Consumo tem por objetivo o atendimento das necessidades dos consumidores, o respeito à sua dignidade, saúde e segurança, a proteção de seus interesses econômicos, a melhoria de sua qualidade de vida, bem como a transparência e harmonia das relações de consumo".

O cerne dos princípios que dão sustentação aos direitos do consumidor firma-se no conceito de *vulnerabilidade do consumidor* no mercado de consumo, do qual emana o fundamento da regulação das relações produção-consumo para assegurar proteção ao elo mais frágil da cadeia. O reconhecimento da vulnerabilidade do consumidor, gradativamente potencializada pela assimetria de informação, estrutura o corpo doutrinário que justifica e sustenta a obrigatoriedade da regulação das práticas do mercado no interesse da saúde. Ressalte-se (ALVIM et al., 1995) que a vulnerabilidade é um atributo intrínseco do consumidor, que não se trata de mera presunção legal, e independe de sua condição social, econômica e cultural, quer se trate de consumidor pessoa jurídica, quer se trate de consumidor pessoa física.

De acordo com o CDC, consumidor é toda pessoa física ou jurídica que adquire ou se utiliza de produto ou serviço como destinatário final, equiparando-se a consumidor a coletividade de pessoas, mesmo que indetermináveis, desde que intervenha nas relações de consumo. Pode-se compreender que as ações de vigilância sanitária englobam o consumidor e vão além porque visam proteger a saúde da coletividade inteira sem que exista necessariamente relação direta de consumo (COSTA, 2004).

As disposições do Código reforçam a legislação de vigilância sanitária: reafirmam a responsabilidade do produtor pela qualidade dos produtos e serviços ofertados no mercado de consumo e pelas informações fundamentais. Também afirmam a responsabilidade institucional na área de vigilância sanitária em desenvolver atividades de informação ao consumidor e de controle da informação e publicidade no mercado. Desse modo, os direitos do consumidor são protegidos e incluem o direito à informação sobre os riscos apresentados por produtos e serviços, além do direito de ser protegido da publicidade enganosa e abusiva. Foi inserido nesse Código o preceito da *inversão do ônus da prova*, ou seja, havendo alegação de impropriedade, cabe ao produtor provar que o produto é bom para o consumo; facilita, desse modo, o acesso do consumidor aos instrumentos de efetivação da proteção (ALVIM et al., 1995).

A LOS e o CDC reiteram o dever do Estado quanto à proteção da saúde individual e coletiva, inserem a área de vigilância sanitária na doutrina da proteção do consumidor contra riscos à saúde no consumo de bens e serviços e, simultaneamente, confirmam sua abrangência para abarcar a população inteira.

Estrutura político-institucional, políticas e práticas

A LOS determina como uma das competências da direção nacional do SUS a definição e a coordenação do Sistema Nacional de Vigilância Sanitária (SNVS). O processo de organização desse componente é retardatário em relação ao conjunto do sistema público de saúde; além de preceito legal, o SNVS é uma antiga demanda de técnicos e organizações da sociedade civil que postulam a necessidade de uma organização sistêmica com ação coordenada entre as esferas de gestão. Concordando com Lucchese, o SNVS constitui um espaço privilegiado de intervenção do Estado. Com suas funções socialmente atribuídas e seus instrumentos de ação, pode atuar para elevar a qualidade de produtos e serviços e na perspectiva de promover adequação dos segmentos produtivos de interesse da saúde, assim como os ambientes, às demandas sociais relacionadas com a saúde e as necessidades do sistema de saúde (LUCCHESE, 2008). O SNVS é, portanto, um condicio-

nante crucial para a garantia do direito à saúde e à qualidade de vida de toda a população.

Integram o SNVS a Agência Nacional de Vigilância Sanitária (ANVISA), os órgãos de vigilância sanitária estaduais, do Distrito Federal e dos municípios, o Instituto Nacional de Controle de Qualidade em Saúde (INCQS)/Fundação Oswaldo Cruz e os Laboratórios Centrais de Saúde Pública (LACENS), em interação com as instâncias gestoras do SUS.

A ANVISA, criada com a Lei 9.782, de 26 de janeiro de 1999 (BRASIL, 1999), tem por finalidade institucional: "promover a proteção da saúde da população, por intermédio do controle sanitário da produção e da comercialização de produtos e serviços submetidos à vigilância sanitária, inclusive dos ambientes, dos processos, dos insumos e das tecnologias a eles relacionados, bem como o controle de portos, aeroportos e fronteiras." Nos termos dessa lei, cabe à União, por intermédio do Ministério da Saúde, formular, acompanhar e avaliar a Política Nacional de Vigilância Sanitária e as diretrizes do SNVS.

São competências da União, por meio da ANVISA, a normatização, o controle e a fiscalização de produtos, substâncias e serviços de interesse para a saúde; a vigilância sanitária de portos, aeroportos e fronteiras, atribuição que poderá ser suplementada pelos estados, Distrito Federal e municípios; a coordenação e o acompanhamento das ações de vigilância sanitária realizadas pelos demais entes federados e a prestação de cooperação técnica e financeira a estes; a atuação em circunstâncias especiais de risco à saúde; a manutenção de sistema de informação em vigilância sanitária, em cooperação com os demais entes federados; a coordenação das ações de vigilância sanitária realizadas pelos laboratórios que compõem a rede oficial de laboratórios de controle de qualidade em saúde; os sistemas de vigilância de eventos adversos relacionados com medicamentos, tecnologias, produtos tóxicos, hemoterapia; o controle da atividade hemoterápica e o controle de órgãos, tecidos humanos e veterinários para uso em transplantes ou reconstituições; o controle de produtos e substâncias que envolvem risco à saúde, como resíduos de medicamentos veterinários e produtos fumígenos, derivados ou não do tabaco. A ANVISA é incumbida, também, da anuência de patentes de medicamentos, uma recente função atribuída à área de vigilância sanitária.

A nova estrutura no modelo de agência fez parte do projeto de reforma gerencial do Estado brasileiro, expresso no Plano Diretor da Reforma do Aparelho do Estado, que buscava um modelo de administração gerencial baseado na eficiência, no controle de resultados e no atendimento com qualidade ao cidadão (MOREIRA & COSTA, 2010). A ANVISA é caracterizada como uma entidade administrativa independente, uma *autarquia especial* vinculada ao Ministério da Saúde, com o qual estabelece um *contrato de gestão*, instrumento utilizado para avaliar seu desempenho administrativo. Em função desse contrato, a ANVISA passou a firmar pactuações com os serviços estaduais de vigilância sanitária e, num segundo momento, com os municipais, e com estes partilha recursos financeiros do montante arrecadado com as taxas de vigilância sanitária.

A natureza de *autarquia especial* é caracterizada pela independência administrativa, autonomia financeira e estabilidade de seus dirigentes, sob a direção de uma diretoria colegiada composta de cinco membros, um dos quais é o diretor-presidente. Os diretores são indicados e nomeados pelo presidente da República, após a aprovação do Senado Federal, para cumprimento de mandato de 3 anos, admitindo-se uma recondução. A exoneração imotivada de um diretor somente poderá ocorrer nos primeiros 4 meses de mandato, a não ser em casos de improbidade administrativa, condenação penal transitada em Juízo e de descumprimento injustificado do contrato de gestão.

A ANVISA conta em seu corpo administrativo com um ouvidor, para receber e responder as queixas, denúncias e interrogações da população; conta também com um Conselho Consultivo, do qual participam representantes diversos: de setores institucionais do Estado, do Conselho Nacional de Saúde e dos conselhos de secretários de saúde, de entidades representativas do segmento produtivo, da comunidade científica, de defesa do consumidor etc.

Um sistema nacional de vigilância sanitária coaduna-se com o modelo federativo e o princípio da integralidade nas ações de saúde e nas ações específicas da área que exigem o desenvolvimento de ações sobre riscos que incidem em todas as fases do ciclo produtivo de bens e serviços. Em face da natureza dos objetos de ação, a organização do sistema exige uma racionalidade que significa atribuições distintas entre as esferas de gestão, com ações articuladas, cooperativas e inter-complementares.

Vigilância e controle sanitário de produtos de interesse da saúde

O controle sanitário dos produtos de interesse da saúde não é exclusivo do setor saúde, havendo atuação dos setores da Agricultura, do Meio Ambiente e da Comissão Nacional de Energia Nuclear no âmbito de suas competências, como se descreve resumidamente a seguir.

Medicamentos, drogas, insumos farmacêuticos e produtos para a saúde

Medicamentos, drogas, insumos farmacêuticos, soros, vacinas, hemoderivados e produtos para a saúde (os antigos correlatos: aparelhos, instrumentos, equipamentos e artigos médico-odontológicos e hospitalares, produtos destinados à correção estética e outros), cosméticos, produtos de higiene, perfumes, saneantes domissanitários, seus elementos, tais como embalagem e rotulagem, os estabelecimentos produtores, de armazenamento e de comercialização e os meios de transporte estão submetidos à vigilância sanitária em todas as etapas, desde a produção até o consumo, inclusive a propaganda, no caso de medicamentos.

Os dois diplomas legais básicos que regulam esses objetos são a Lei 5.991/1973, que dispõe sobre o controle sanitário do comércio de drogas, medicamentos, insumos farmacêuticos e correlatos, e a Lei 6.360/1976, que estabelece as medidas de controle sanitário para a fabricação desses e demais produtos

aqui referidos. Essas leis contêm várias emendas, introduzidas ao longo de suas vigências, mas muitos dispositivos ainda não são cumpridos ou o são parcialmente, a exemplo da exigência da presença de um farmacêutico em todo o horário de funcionamento da farmácia.

Para regular as diversas atividades relacionadas, existe um conjunto amplo de normas, configuradas em decretos, resoluções e portarias, derivadas das leis e que regulamentam seus preceitos. Há normas técnicas específicas para cada categoria de produto, como também para as atividades hemoterápicas e aquelas com tecidos e órgãos. No caso das atividades hemoterápicas, há uma norma jurídica específica, a Lei 10.205, de 21 de março de 2001, a chamada Lei Betinho (sociólogo vítima da AIDS veiculada por transfusão sanguínea e militante de causas sociais no Brasil, como a da proibição do comércio de sangue, inserida na Constituição).

No tocante aos medicamentos, essas normas determinam que *segurança e eficácia* devem ser comprovadas cientificamente e o produto deve conter, além de *identidade e atividade*, *qualidade, pureza e inocuidade* necessárias à sua *finalidade*. O conceito de medicamento é afirmado na acepção original de *phármakon* (remédio e veneno), exigindo-se informações também sobre os aspectos *venenosos*, requisitos que não constavam da legislação anterior (COSTA, 2004).

A elaboração de medicamentos e insumos farmacêuticos deve obedecer às normas e condições fixadas na Farmacopeia Brasileira. A Farmacopeia é um código oficial a ser periodicamente atualizado numa tarefa coordenada pela ANVISA. Deve haver um exemplar em todos os estabelecimentos que lidam com medicamentos, industriais e comerciais, de ensino, de fiscalização e de controle de qualidade. Existe também a Farmacopeia Homeopática Brasileira.

Quando fármacos e coadjuvantes de fabricação não constam na Farmacopeia, são usadas outras normas e compêndios oficiais. Entre essas categorias de produtos, o registro de medicamentos consiste no processo mais complexo e delicado. Além de requisitos comuns às distintas classes, há exigências específicas para: medicamento novo, similar e genérico; medicamentos que contêm substâncias entorpecentes ou que determinem dependência física ou psíquica; medicamento homeopático, fitoterápico, produtos biológicos, dietéticos etc.

No caso de registro de medicamento novo, os protocolos dos ensaios clínicos, das pesquisas clínicas e de testes laboratoriais são componentes fundamentais no processo de registro para caracterizar aspectos relativos à eficácia e à relevância na ação terapêutica, segurança, efeitos adversos e toxicidade no ser humano e nos animais de laboratório. Sob a exigência de que *segurança* e *eficácia devem ser cientificamente comprovadas*, os ensaios clínicos pré-registro de medicamentos novos devem ser criteriosamente analisados, mediante o instrumental da epidemiologia, para que a ação de vigilância sanitária alcance seu objetivo de proteger a saúde e assegurar benefício, segurança e eficácia na utilização do medicamento com o mínimo de risco possível.

Os medicamentos genéricos têm requisitos específicos, entre os quais os testes de bioequivalência. Já os similares, mais recentemente, também foram enquadrados em novos requisitos que exigem a comprovação de sua equivalência ao produto de marca de referência, medidas que indicam maior cuidado com esses bens. Nenhuma alteração pode ser feita em quaisquer características e componentes do produto sem a prévia autorização da instituição reguladora. A restrição tem o intuito de proteger a saúde da população de eventuais riscos decorrentes de modificações e de alterações em termos farmacológicos ou farmacotécnicos, mas o próprio órgão tem o dever-poder de exigir que as fórmulas sejam modificadas por avaliação técnica de sua necessidade.

Desde a tragédia da talidomida, em 1962, considerada o evento de impacto na opinião pública mais decisivo para impulsionar modificações das normas, foram introduzidas mudanças na legislação de medicamentos de vários países com maiores restrições à liberação de produtos no mercado (TOGNONI & LAPORTE, 1989), configurando uma *segunda geração de leis*, que passam a exigir *segurança e eficácia demonstradas* por ensaios clínicos (ZUBIOLI, 1997).

Contudo, em função da natureza do medicamento e das limitações dos ensaios clínicos, não é possível fazer essa avaliação com precisão. A essas limitações se juntam as frequentes manobras das indústrias na interpretação de resultados de estudos que tendem a ressaltar os aspectos positivos e minimizar os negativos.

A *Public Citizen* e a *Acción Internacional para la Salud*, organizações não governamentais, divulgam estudos sobre retiradas de medicamentos do mercado por efeitos adversos graves, inclusive fatais, com informes sobre o tempo de permanência desses produtos no mercado. De uma relação de 11 medicamentos retirados entre 1992 e 2001 por problemas de toxicidade, oito foram suprimidos com menos de 2 anos de comercialização; apenas um ultrapassou 5 anos, e cinco não completaram 1 ano (PROZZI, 2000, apud BARROS, 2008). De outra lista de 11 medicamentos excluídos entre 2003 e 2010, apenas cinco ultrapassaram os 5 anos e três deles não completaram 2 anos de comercialização (PUBLIC CITIZEN RESEARCH GROUP, 2010). O pouco tempo que a maioria desses medicamentos permaneceu no mercado alerta para a importância do processo de registro e leva ao questionamento a respeito da atuação da instituição reguladora, como sinalizado em estudos apresentados por Cañás (2008).

Essa problemática ressalta a importância da farmacoepidemiologia (CASTRO, 2010) na regulação sanitária de medicamentos e chama a atenção para a qualificação dos técnicos envolvidos no processo de registro; a exigência de que estejam capacitados a avaliar, científica e criteriosamente, os resultados dos ensaios clínicos e de outros estudos apresentados nas solicitações de registro; e a necessidade de se estruturar a farmacovigilância em todo o sistema de saúde, visando capturar e investigar os informes sobre eventos adversos relacionados com os fármacos, com atenção especial aos medicamentos novos.

Controle sanitário de produtos zoossanitários, fitossanitários e agrotóxicos

No Brasil, os produtos zoossanitários e fitossanitários são de competência do Ministério da Agricultura, Pecuária e Abastecimento. Já o controle sanitário dos agrotóxicos é de competência concorrente entre os ministérios da Saúde, da Agricultura e do Meio Ambiente, que se intercomplementam quanto às funções, diretrizes e exigências a serem observadas. Para o registro de um produto num setor é imprescindível que o outro esteja de acordo, em conformidade com a Lei 7.802/1989.

Compete ao órgão federal de vigilância sanitária avaliar e classificar agrotóxicos, componentes e afins quanto aos aspectos de saúde humana; fixar, conjuntamente, diretrizes e exigências a serem observadas, tendo em vista a proteção da saúde; regulamentar, controlar e fiscalizar produtos e serviços que envolvam risco à saúde, no tocante a agrotóxicos, componentes e afins; elaborar regulamentos técnicos e monografias dos ingredientes ativos dos agrotóxicos; realizar a avaliação toxicológica para fins de registro dos agrotóxicos e a reavaliação de moléculas já registradas; estabelecer o limite máximo de resíduos e o intervalo de segurança de cada ingrediente ativo de cada agrotóxico para cada cultura agrícola; coordenar o Sistema Nacional de Vigilância Toxicológica e a Rede Nacional de Centros de Informação Toxicológica. Competem-lhe, especificamente, os agrotóxicos destinados à higienização, à desinfecção ou à desinfestação de ambientes domiciliares, públicos ou coletivos, ao tratamento de água e ao uso em ações de saúde pública, devendo atender às diretrizes e exigências do Ministério do Meio Ambiente.

O Brasil é apontado, em documento da Organização das Nações Unidas para a Alimentação e a Agricultura (FAO), como um dos países que mais exageram na aplicação de agrotóxicos na lavoura, especialmente na horticultura (GIVANT, 2000). Estima-se que houve um incremento na utilização de agrotóxicos da ordem de 45% num período de 10 anos. A questão do uso indiscriminado desses venenos no Brasil vem sendo relatada pela comunidade científica e reafirmada em relatórios oficiais e pela jurisprudência dos tribunais (CUSTÓDIO, 2001), expondo a população, os trabalhadores e o meio ambiente a riscos elevados para a saúde. Situações parecidas também existem em países desenvolvidos, pois a questão dos agrotóxicos é hoje uma problemática mundial que envolve interesses comerciais diversificados e até padrões de expectativa dos consumidores sobre o aspecto externo dos produtos agrícolas, que pode ser melhorado com o uso de certos agrotóxicos (GUIVANT, 2000).

O mercado mundial de agrotóxicos é crescente e, no Brasil, o aumento no volume das vendas é exponencial, especialmente a partir de 2003. Estima-se que as vendas na América Latina correspondam a 17% das vendas mundiais, sendo 16% apenas no Brasil (ANVISA & UFPR, 2010). Segundo dados divulgados por essas instituições durante o 2º Seminário sobre Mercado de Agrotóxicos e Regulação, realizado em abril de 2012 em Brasília, enquanto nos últimos 10 anos o mercado mundial de agrotóxicos cresceu 93%, o mercado brasileiro cresceu 190%. Em 2008, o Brasil se colocou como o maior mercado mundial de agrotóxicos, ultrapassando os EUA (Carneiro et al., 2015).

O Brasil, por meio da ANVISA e de órgãos de outros setores institucionais com competências na matéria e organizações da sociedade civil, vêm tentando interferir na problemática, em consonância com recomendações e alertas de organizações internacionais, das quais o país é membro ou signatário de acordos relacionados com a saúde, a alimentação e o ambiente; inclui desde estudos, reavaliações e ações de descontinuidade de uso até cancelamento, banimentos, fiscalizações e monitoramento de resíduos em alimentos.

Os resultados das análises laboratoriais realizadas no âmbito do Projeto de Análise de Resíduos de Agrotóxicos em Alimentos, em seu primeiro ano de atuação, indicaram uma situação preocupante: das 1.295 amostras de alimentos coletadas no período de junho de 2001 a junho de 2002 em quatro capitais (São Paulo, Paraná, Minas Gerais e Pernambuco), 81,2% (1.051) apresentaram resíduos de agrotóxicos. Em 22,17% (233) dessas, os percentuais de resíduos ultrapassavam os limites máximos permitidos pela legislação e o mais grave foi constatar que, das amostras irregulares, mais de 30% apresentavam resíduos de agrotóxicos não autorizados para as respectivas culturas (ANVISA, 2002).

Essa iniciativa foi ampliada em 2003 para o Programa de Análise de Resíduos de Agrotóxico em Alimentos (PARA), sob a coordenação da ANVISA, desenvolvido no âmbito do SNVS, em conjunto com os órgãos estaduais de vigilância sanitária e do Distrito Federal. Os resultados de 3.130 amostras de 20 alimentos analisadas em 2009 indicaram que 29% das amostras foram consideradas insatisfatórias: 2,8% com níveis de agrotóxico acima dos limites máximos permitidos, 23,8% apresentavam resíduos de agrotóxicos não autorizados para a cultura e 2,4% apresentavam ambas as irregularidades (ANVISA, 2010).

Os resultados do PARA, em 2010, não mudaram substantivamente: das 2.488 amostras analisadas, 28% foram consideradas insatisfatórias: em 1,7% foi revelada a presença de agrotóxico em níveis acima dos permitidos, 24,3% continham agrotóxicos não autorizados para a cultura e 1,9% das amostras apresentavam as duas irregularidades (ANVISA, 2011). Os resultados do período 2013 a 2015 – quando se utilizou uma nova metodologia, focada na identificação de risco de intoxicação aguda – revelaram que, do total de 12.051 amostras analisadas, 19,7% apresentaram-se insatisfatórias e 16,7% delas com agrotóxicos não autorizados para a cultura. Foi encontrado um percentual de 1,11% de amostras (134) com risco potencial de intoxicação aguda relativas a 13 alimentos (ANVISA, 2016).

Vigilância sanitária de alimentos, bebidas e águas minerais

O controle sanitário de alimentos e bebidas é partilhado pelos setores da saúde e da agricultura, e o de águas minerais, pelos setores da saúde e das minas e energia. São atribuições do setor saúde: o controle sanitário de produtos alimentícios industrializados, exceto os produtos de origem animal na etapa da produção; o controle sanitário do sal e do teor de iodo; e a participação no controle das águas de consumo humano.

As ações de vigilância sanitária de alimentos são de responsabilidade das três esferas de gestão, e a ANVISA, como órgão da União, estabelece normas e padrões, coordena,

supervisiona e controla as atividades de controle de riscos, registro e informações com a finalidade de proteger a saúde de riscos e agravos relacionados com alimentos, bebidas, águas envasadas, seus insumos, suas embalagens, aditivos alimentares e coadjuvantes de tecnologia, contaminantes e resíduos de medicamentos veterinários.

As operações realizadas para concessão do registro de alimentos são semelhantes àquelas para os demais produtos, exceto quanto à Autorização de Funcionamento de Empresa, que não é requisito para a produção de alimentos. A concessão do registro é privativa do órgão federal, mas as unidades federadas participam de etapas preliminares. São de registro obrigatório algumas classes desses gêneros, a exemplo de alimentos com propriedade funcional, alimentos para situações metabólicas especiais, para nutrição enteral, substâncias bioativas e probióticos isolados com alegações de propriedade funcional, fórmulas infantis para necessidades dietoterápicas específicas e palmito em conserva.

No caso de aditivos intencionais, determinados coadjuvantes de tecnologia de fabricação, embalagens, equipamentos e utensílios fabricados e/ou revestidos internamente com substâncias resinosas ou poliméricas, são exigidas *análises prévias* ao processo de registro como medida de proteção, em razão da natureza dessas substâncias que podem ser nocivas à saúde. Essa modalidade de análise também é requisito para o registro de bebidas dietéticas.

O controle sanitário nos estabelecimentos de comercialização e manipulação de gêneros alimentícios, inclusive os de origem animal, é de responsabilidade dos municípios, e na ausência destes deveria ser assumido pelo órgão de vigilância sanitária do respectivo estado, o que, na prática, pouco ocorre.

Entre as políticas de vigilância sanitária de alimentos, foram criados alguns programas para serem realizados no âmbito do SNVS, como o Programa de Monitoramento de Resíduos de Medicamentos Veterinários em Alimentos, o Programa Nacional de Monitoramento da Prevalência e da Resistência Bacteriana em Frango e o Programa Nacional de Monitoramento da Qualidade Sanitária de Alimentos, para avaliar e acompanhar a qualidade de produtos isentos de registro. Nesse programa, os laboratórios oficiais analisavam amostras de alimentos coletados por todo o país e verificavam a rotulagem, no concernente às informações obrigatórias, e o padrão sanitário dos produtos. Também foi criado um sistema de informação específico para esses alimentos, mas não foram divulgadas informações sobre a descontinuidade da iniciativa, que demonstrou a necessidade de monitoramento e intervenções para melhorar a qualidade dos produtos, como exemplificam os resultados das análises.

Os resultados dos primeiros 6 meses do programa indicaram que 34% das 5.648 amostras analisadas não se encontravam em conformidade com os padrões sanitários, que variaram com a categoria de alimento, a saber: especiarias e temperos (68% de resultados insatisfatórios quanto à rotulagem e à presença de coliformes fecais); gelados comestíveis (47% de resultados insatisfatórios quanto à rotulagem e à presença de coliformes fecais e *Staphylococcus aureus*); alimentos congelados (30% com resultados insatisfatórios quanto à rotulagem e à presença de coliformes fecais, *Staphylococcus aureus* e *Salmonella*); doces (30% de resultados insatisfatórios quanto à rotulagem e à análise físico-química); cafés (21% de resultados insatisfatórios quanto à rotulagem e à análise físico-química); massas (16% de resultados insatisfatórios quanto à rotulagem e à análise físico-química) (ANVISA, 2002).

No cotidiano das atividades de fiscalização, conforme divulgado no *site* da ANVISA, são encontradas muitas irregularidades no mercado de alimentos, algumas das quais constituem crime em saúde pública. São encontradas falsificações, produtos de registro obrigatório sem registro ou com registro vencido, produtos não submetidos à avaliação de risco e segurança, de registro falso, com registro solicitado e não autorizado, apresentando teor do componente inferior ao preconizado na legislação, com incorporação de aditivo e outras substâncias proibidas, contendo componentes enquadrados como medicamentos e com alegações terapêuticas, contaminações acima dos limites permitidos, entre outras irregularidades (ANVISA, 2005, 2006, 2007, 2008, 2009, 2010, 2011). Chama a atenção a quantidade, entre os produtos irregulares, daqueles relacionados com a gestão da aparência física, fartamente vendidos em academias de ginástica.

O sistema alimentar brasileiro é complexo, composto de uma produção típica do sistema alimentar industrial – com importação e exportação de alimentos – e uma parte decrescente da produção de subsistência que alcança, principalmente, as cidades de pequeno e médio portes. A produção de alimentos com o uso das biotecnologias, engenharia genética de plantas e animais, sob a confluência dos ramos agroindustrial e químico-farmacêutico (WILKINSON, 1989), impõe novos desafios para o controle sanitário tanto dos produtos em si como das externalidades negativas no tocante à deterioração ambiental (DERANI, 1997) e ao impacto na saúde da população.

Em termos de saúde pública, é necessário considerar o setor da produção com base na economia informal, bastante significativa em países não desenvolvidos ou em desenvolvimento, como o Brasil. Nesse setor se encontra um grande contingente da população que não consegue se inserir no mercado formal de trabalho e em cujas estratégias de sobrevivência se incluem atividades com produtos e serviços de interesse da saúde, que não são desprezíveis em termos econômicos, mas preocupantes em termos sanitários. O segmento das atividades informais, que em geral não estão normatizadas, representa um desafio para os serviços de vigilância sanitária, que devem estabelecer estratégias visando à qualidade e à segurança de certos produtos, como alimentos, sem excluir o segmento social envolvido.

No curso do debate sobre os riscos à saúde humana e ambiental com a entrada no mercado dos produtos geneticamente modificados, ganhou relevo a defesa do *princípio da precaução*, cuja aplicação se reporta às situações em que há insuficiente conhecimento científico a respeito dos riscos de determinada prática ou produto, suas dimensões e repercussões, casos em que tal princípio é apresentado como um imperativo da razão (DALLARI & VENTURA, 2001; DURAND, 2001). O princípio da precaução vem sendo incor-

porado no ordenamento jurídico de diversos países, como foi o caso da França. Após experimentar crises sanitárias surgidas no continente europeu, entre as quais a da encefalite espongiforme bovina ou "doença da vaca louca" e a da contaminação de alimentos com dioxina, aquele país reformulou seu sistema de saúde pública, incorporando o princípio na busca da segurança sanitária (DURAND, 2001).

Controle sanitário de produtos de origem animal

Os produtos alimentícios de origem animal são de competência do Ministério da Agricultura, Pecuária e Abastecimento (MAPA), da produção à distribuição, cabendo ao setor saúde o controle sanitário no comércio varejista. A repartição de competências entre os dois setores não foi ponto pacífico, manifestando-se na legislação que, muitas vezes, tem apresentado lacunas, ambiguidades e conflitos de competência, inclusive a atual. Questões dessa natureza são frequentes na área de vigilância sanitária, que partilha competências com outros setores cujo foco de atuação não é a saúde da população.

O MAPA é o órgão responsável pela regulamentação, registro e inspeção dos estabelecimentos produtores de alimentos de origem animal, produtos vegetais *in natura* e indústrias de processamento de bebidas. O atual ordenamento jurídico atribui ao SUS o controle sanitário dos alimentos e das bebidas, criando conflitos de competência. O rearranjo legal para a partilha do poder político sobre as bebidas fragmenta insustentavelmente o objeto de controle: a Lei 8.918/1994 estabelece, no artigo 2º, que o registro, a padronização, a classificação, a inspeção e a fiscalização da produção e do comércio de bebidas nos *aspectos tecnológicos* são de competência do Ministério da Agricultura, e no artigo 3º, que a inspeção e a fiscalização nos *aspectos bromatológicos e sanitários* são da competência do SUS, por seus órgãos específicos.

Os procedimentos para registro de produtos de origem animal e seus derivados são fixados pelo MAPA e requerem o cumprimento das normas fixadas pelo setor saúde quanto a aditivos e coadjuvantes de fabricação. A inspeção das instalações e dos equipamentos é feita pelo Serviço de Inspeção Federal (SIF) nos estados, que dá o parecer acerca da capacidade tecnológica e adequação sanitária das instalações às especificidades do produto a ser fabricado. A concessão do registro é privativa do referido ministério.

As normas básicas de controle sanitário dos produtos de origem animal são modeladas no Regulamento da Inspeção Federal, configurado no Decreto 30.621/1952, que regulamenta a Lei 1.283, de 18 de dezembro de 1950. Essa lei tornou obrigatória a prévia fiscalização industrial e sanitária de todos os produtos de origem animal, comestíveis e não comestíveis, dos animais destinados ao abate, seus produtos e subprodutos, assim como o registro dos respectivos estabelecimentos industriais, comerciais e entrepostos.

Após a promulgação da Constituição Federal de 1988, que atribuiu ao SUS o controle sanitário dos alimentos, foi editada a Lei 7.889, de 23 de novembro de 1989, para reafirmar as competências do MAPA na fiscalização dos produtos de origem animal, atribuindo aos órgãos de saúde pública das unidades federadas competências circunscritas às casas ata-cadistas e aos estabelecimentos varejistas. Esse ministério se responsabiliza apenas pelos produtos destinados à exportação e por aqueles de circulação interestadual. Na realidade, a maior parte dos municípios brasileiros ainda não desenvolve ações de controle sanitário dos produtos de origem animal nem dispõe de condições adequadas de abate.

A situação sanitária dos produtos de origem animal se relaciona com as políticas agrícolas e de defesa sanitária animal, que padecem de males que afetam a saúde animal e a produtividade do rebanho e, em decorrência, a qualidade de seus produtos alimentícios. A produção agropecuária, cada vez mais dependente de fertilizantes químicos, agrotóxicos e produtos farmacêuticos veterinários, muitas vezes usados de modo inadequado e sem controle, vem congregando um conjunto de elementos potencializadores de riscos à saúde humana, dos trabalhadores do setor, à saúde animal e ambiental.

Além dos riscos de veiculação de doenças infectoparasitárias, há riscos de outros agravos menos perceptíveis, relacionados com resíduos tóxicos, de fármacos anabolizantes, antibióticos e antiparasitários nos alimentos que não são detectados nas inspeções e análises comuns, necessitando análises laboratoriais específicas. Em geral, quando são feitas análises, no âmbito do MAPA, essas são restritas aos produtos destinados à exportação em virtude das exigências do mercado internacional. Se o controle dos alimentos industrializados é precário, os produtos vegetais *in natura* chegam à mesa da população sem nenhum controle sanitário, realçando a necessidade da atuação no âmbito do setor saúde.

VIGILÂNCIA SANITÁRIA DE SERVIÇOS DE SAÚDE E DE SERVIÇOS RELACIONADOS COM A SAÚDE

As ações de vigilância sanitária de serviços de saúde devem proteger a saúde das pessoas contra as iatrogenias, doenças relacionadas com os serviços de saúde que podem afetar usuários, trabalhadores de saúde e os circunstantes, mediante um conjunto de instrumentos e estratégias para melhorar a situação sanitária dos estabelecimentos e promover a qualidade da assistência prestada. As ações também devem proteger o ambiente e a saúde humana de externalidades negativas resultantes do processo de produção de serviços, atinentes aos resíduos dos serviços de saúde, que incluem produtos químicos, rejeitos radioativos, materiais perfurocortantes e outros potencialmente infectantes etc., que exigem gerenciamento e deposição adequados.

A ANVISA é responsável pela elaboração de normas, o estabelecimento de padrões, indicadores e mecanismos de controle, a avaliação de riscos e eventos adversos relacionados com a prestação de serviços; também é responsável pela coordenação, em âmbito nacional, das ações de vigilância sanitária de serviços de saúde, que são executadas pelos estados, Distrito Federal e municípios, aos quais compete licenciar os estabelecimentos, sob o conceito de *controle sanitário das condições do exercício profissional relacionado com a saúde*. As ações devem incidir, também, sobre um amplo conjunto de serviços relacionados com a saúde.

As ações de saúde se incluem entre os determinantes e condicionantes das condições de saúde da população, mas, ao mesmo tempo que contribuem para sua melhoria, também podem causar agravos, doença e morte, pois sobre os serviços de saúde incidem, concomitantemente, riscos de origens e naturezas diversas. Muitos atores interagem nos serviços: prestadores públicos e privados, múltiplos trabalhadores de saúde de diversas categorias profissionais e formações, usuários – que em regra estão em situação de vulnerabilidade aumentada – e circunstantes.

Os serviços de saúde mais complexos incorporam a quase totalidade dos objetos sob controle sanitário. No sistema de saúde ainda predomina o modelo de incorporação acrítica de tecnologias, sem a devida atenção ao potencial de riscos e à necessidade de um adequado gerenciamento das tecnologias em uso para promover o máximo de qualidade na assistência à saúde e a minimização dos riscos. A criação do setor de avaliação de tecnologias no Ministério da Saúde, com a participação de diversos atores, incluindo a ANVISA, aponta para a possibilidade de interferência no modelo que onera os custos em saúde.

A atuação nessa área exige dos profissionais de vigilância sanitária conhecimentos técnicos, capacitação e habilidades para acompanhar o desenvolvimento e a complexidade tecnológica nos diversos serviços de saúde. A efetividade das políticas e ações de vigilância sanitária de serviços de saúde requer o estabelecimento de parcerias com vários atores envolvidos nos serviços públicos e privados e instrumentos e estratégias diversas para minimizar os riscos à saúde dos usuários e trabalhadores.

Os requisitos básicos dos serviços de saúde foram firmados no Decreto 77.052, de 10 de janeiro de 1976, sem efeito significativo na atuação em vigilância sanitária de serviços de saúde por longo tempo. O referido decreto dispôs sobre a *fiscalização sanitária das condições de exercício de profissões e ocupações técnicas e auxiliares diretamente relacionadas com a saúde*, enquanto a Lei 6.437/1976 estabeleceu as penalidades para as infrações sanitárias, mas as normativas específicas para os distintos serviços até recentemente eram escassas. Estão igualmente sujeitos à ação de vigilância sanitária os serviços públicos da administração direta ou indireta e órgãos paraestatais da União, dos estados e municípios, os serviços privados e os contratados pelo SUS.

Devem ser considerados como requisitos básicos: a capacidade legal do agente; a adequação das condições do ambiente em que se processa a atividade profissional para a prática de ações que visem à promoção, à proteção e à recuperação da saúde; a existência de instalações, equipamentos e aparelhagem indispensáveis e condizentes com suas finalidades e em perfeito estado de funcionamento; os meios de proteção capazes de evitar efeitos nocivos à saúde dos agentes, clientes, pacientes e circunstantes; os métodos ou processos de tratamento dos pacientes, de acordo com critérios científicos e não vedados por lei e técnicas de utilização dos equipamentos, e ainda o gerenciamento dos resíduos. Esses elementos gerais podem ser objeto de normas complementares, emanadas de estados e municípios.

A vigilância sanitária de serviços de saúde abrange o acompanhamento do controle da qualidade da água e dos sistemas de climatização, o gerenciamento dos resíduos e o controle de infecção hospitalar, importante causa de morbi-mortalidade relacionada com procedimentos diagnósticos e terapêuticos inadequados. Esse controle se tornou obrigatório em 1983, mediante a Portaria 196 do Ministério da Saúde, e em 1997, pela Lei 9.431.

Nos anos 1980 e 1990, eventos de maior visibilidade pública alertaram para essa necessidade em saúde, que é a vigilância cuidadosa de serviços de saúde devido a seu potencial iatrogênico. São exemplos: a tragédia radioativa de Goiânia, em 1987, decorrente do abandono de uma cápsula com césio-137 que havia sido utilizada num serviço de saúde e cujas consequências ainda persistem (CIÊNCIA HOJE, 1988, 1998), e a tragédia do Instituto de Doenças Renais de Caruaru (PE), conveniado com o SUS, devido à contaminação de pacientes no processo de hemodiálise, que resultou, inicialmente, em 51 mortes e, ao final, em 71, entre fevereiro de 1996 e setembro de 1997 (SÚMULA – RADIS, 1996; MELO FILHO et al., 1998; TEMA – RADIS, 1998; LOPES & LOPES, 2008).

Outra tragédia ocorreu em hospitais da rede privada, em Recife, quando 18 pessoas morreram, no período de agosto a setembro de 1997, em decorrência de acidentes tromboembólicos provocados pelo uso de um soro contaminado do Laboratório Endomed (MELO FILHO et al., 1998; TEMA – RADIS, 1998). Em janeiro de 1998, o país registrava a comovente epidemia de mortes de 72 bebês, em apenas 1 mês, em maternidades do Rio de Janeiro, ápice de um fenômeno que já vinha ocorrendo, pelo menos desde o ano anterior, em várias partes do país (NASCIMENTO, 1998; SÚMULA – RADIS, 1998). Outro evento escandaloso foi o caso da Clínica Santa Genoveva, contratada pelo SUS no Rio de Janeiro, onde 99 dos 329 idosos internados morreram em pouco mais de 2 meses, em 1996, vítimas de maus-tratos. As intervenções resultaram no fechamento daquela clínica e na interdição de mais 16, onde foram encontradas diversas irregularidades incompatíveis com os princípios éticos. Contrariando as alegações dos proprietários do estabelecimento, de que se tratava de "pacientes terminais", as avaliações indicaram que apenas 7% dos pacientes internados eram considerados sem possibilidades terapêuticas (SÚMULA – RADIS, 1996).

A morte do ministro Sérgio Mota, em 1998, de infecção pulmonar, supostamente relacionada com a má conservação do sistema de ar condicionado em seu ambiente cotidiano, despertou a atenção do país para a necessidade de cuidados com os ambientes climatizados em virtude da possibilidade de doenças causadas por microrganismos, já constatadas em outros países, a exemplo da doença dos legionários. O evento resultou na Portaria 3.523 do Ministério da Saúde, de 31 de agosto de 1998, e na Resolução 176 da ANVISA, de 24 de outubro de 2000, que estabeleceram normas e padrões de qualidade do ar em interiores, dando início a ações de regulação e vigilância sanitária nos sistemas de climatização.

Em razão de sua natureza, a rigor, os serviços de saúde deveriam constituir campos estratégicos de avaliação e monitoramento da qualidade da assistência prestada e de produtos e tecnologias em uso, produzindo informações importantes para a gestão e a vigilância e regulação sanitária. No entanto, até décadas recentes, raros estados desenvolviam ações de vigilância sanitária de serviços de saúde; a atuação, essencialmente cartorial, destinava-se ao licenciamento dos estabelecimentos, com o foco em elementos de sua estrutura, sem estratégias e mecanismos destinados ao gerenciamento de riscos e à melhoria da qualidade dos serviços prestados. Na esfera federal de vigilância sanitária, o tema se situava numa zona cinzenta, como se não fosse atribuição institucional (COSTA, 2004). Somente em período mais recente esse componente vem ganhando importância nas políticas de vigilância sanitária, as quais se mantiveram historicamente centradas em produtos, principalmente os farmacêuticos.

As recentes iniciativas voltadas ao gerenciamento de riscos podem contribuir para melhorar a qualidade dos serviços de saúde, inclusive dos próprios serviços de vigilância sanitária, e também criar uma cultura de atenção aos riscos em serviços de saúde e de *segurança do paciente*. Estudos realizados na perspectiva de vigilância sanitária (EDUARDO, 2001; MIRANDA et al., 2002; NAVARRO et al., 2010; COSTA et al. 2011) mostram serviços de saúde em situação bastante desfavorável e apontam também para as limitações dos serviços de vigilância sanitária em sua atuação nos serviços de saúde.

Algumas iniciativas fazem aproximações das ações de vigilância sanitária com políticas e prioridades da atenção à saúde, a exemplo da redução da mortalidade materna e, em articulação com hospitais do país, do Programa Segurança do Paciente e Qualidade em Serviços de Saúde. Este programa faz parte de um compromisso dos países do Mercosul, firmado em 2007, na Declaração de Compromisso na Luta contra as Infecções Relacionadas à Assistência à Saúde, em resposta à chamada da OMS, em 2004, para a Aliança Global para a Segurança do Paciente (ANVISA, 2011).

Além de intensa produção normativa na esfera federal, desde o começo dos anos 2000 foram implementados diversos projetos, relatados por Lopes et al. (2008), que merecem ser avaliados quanto à contribuição para a qualidade dos serviços. Entre as iniciativas que podem ser consideradas mais relevantes, sinaliza-se, nos limites deste capítulo, o *Projeto Hospitais-Sentinela*, que envolve hospitais públicos e privados com serviços de alta complexidade, distribuídos por todos os estados. Essa é uma estratégia importante para a introdução de novas práticas voltadas ao gerenciamento de riscos e à vigilância de eventos adversos, nos marcos da farmacovigilância, tecnovigilância e hemovigilância, além de uma ação relativa aos saneantes de uso hospitalar. Informações sobre essa iniciativa, que passou por mudanças e atualmente se configura numa *Rede de Hospitais-Sentinela*, encontram-se disponíveis e atualizadas no *site* da ANVISA.

A farmacovigilância abrange a notificação e análise de eventos adversos por medicamentos em pacientes e queixas técnicas sobre produtos farmacêuticos. A tecnovigilância diz respeito à notificação de problemas com os chamados produtos para a saúde, ou seja, seu desempenho na prática nos serviços de saúde, e envolve equipamentos e artigos médicos, como próteses, seringas, agulhas, cateteres, *kits* diagnósticos etc. A hemovigilância reporta-se à monitorização de reações adversas envolvendo o sangue e seus componentes. O projeto se fundamenta num sistema de gerenciamento de riscos e notificação por meio do qual são rastreados e identificados problemas de segurança e qualidade em produtos e bens sob vigilância. Antes da notificação, o caso deve ser estudado de modo a afastar problemas relacionados com o procedimento realizado no hospital, cabendo à ANVISA analisar a notificação, avaliar sua gravidade e incidência e, em conjunto com os demais órgãos de vigilância sanitária, tomar as medidas necessárias em defesa da saúde da população.

Os serviços hemoterápicos têm sido objeto de uma iniciativa inovadora – a Metodologia de Avaliação de Risco Potencial em Serviços de Hemoterapia – aplicada aos roteiros de inspeção realizada nesses serviços e respectivos relatórios. Por meio de uma matriz de avaliação baseada nos pontos críticos de controle do ciclo do sangue, os serviços avaliados são classificados em escalas de risco, ou seja: baixo risco, médio-baixo risco, médio risco, médio-alto risco e alto risco, que resultam do percentual de inconformidades com relação ao padrão sanitário estabelecido. Essa metodologia é muito útil para orientar as estratégias de gerenciamento de risco e o planejamento e acompanhamento das intervenções. Os resultados da avaliação em 2010, com base nos documentos enviados pelos estados ao órgão federal, e que corresponderam a 21% de serviços hemoterápicos cadastrados naquele ano, estimaram que cerca de 50% dos serviços se situaram nas faixas de médio e alto risco, indicando não conformidades significativas para a qualidade e segurança da atividade hemoterápica (ANVISA, 2010).

Vigilância sanitária de portos, aeroportos e fronteiras

As ações de vigilância sanitária nos portos, aeroportos e fronteiras objetivam impedir que doenças infectocontagiosas e outros agravos se disseminem pelo país através das fronteiras marítimas, fluviais, terrestres e aéreas; também visam impedir a entrada no país de produtos de interesse da saúde de modo ilegal. Além disso, visam preservar as condições sanitárias nos meios de transporte, constituindo-se, portanto, em função essencial do Estado para a circulação de mercadorias e pessoas. Nas imigrações, a ação de vigilância sanitária tem por finalidade preservar a capacidade de trabalho das pessoas que pretendem ingressar no país.

Os fundamentos da epidemiologia, os conhecimentos acumulados na experiência de controle das doenças transmissíveis e os conhecimentos de amplo espectro multidisciplinar conformam as bases das ações que contemplam medidas sanitárias e formalidades sobre os meios de transporte, cargas e viajantes. As intervenções nessa área, tipicamente de natureza intersetorial, também visam preservar o ambiente, o rebanho e a agricultura da entrada de espécies e patógenos exóticos que podem acarretar consequências danosas aos ecossistemas e prejuízos econômicos.

As ações são desenvolvidas de acordo com o Regulamento Sanitário Internacional (OMS, RSI-2005) e um conjunto de normas, tratados e convenções sanitárias acordados na comunidade internacional, composta de diversos organismos que definem as regras para os países membros. A conformação da legislação sanitária internacional assenta-se no conceito de *cooperação internacional* no campo da saúde, segundo regras do Direito Sanitário Internacional, um ramo do Direito Público Internacional (FONSECA, 1989).

A *cooperação internacional em saúde* remonta ao século XIV e origina-se dos esforços para diminuição dos obstáculos ao comércio internacional. Com o crescimento das relações comerciais internacionais, principalmente pela via marítima, o temor de disseminação de epidemias pelos navios mercantes deu lugar à adoção de medidas de defesa sanitária, estabelecendo-se o *Regulamento da Quarentena* (FOUCAULT, 1993; ROSEN, 1994). Se por um lado visavam proteger as cidades das epidemias, as medidas adotadas pelos países individualmente criavam grandes entraves e prejuízos ao comércio internacional em razão da retenção de navios com suas cargas e tripulantes (FONSECA, 1989).

Note-se que, conforme o artigo 2º do RSI, em sua versão 2005, "o propósito e a abrangência do presente Regulamento são prevenir, proteger, controlar e dar uma resposta de saúde pública contra a propagação internacional de doenças, de maneiras proporcionais e restritas aos riscos para a saúde pública, e que evitem interferências desnecessárias com o tráfego e o comércio internacionais".

Segundo Henriques (2001), "a propagação de doenças pelo mundo e as tentativas para bloqueá-las quase sempre conferiram destaque ao transporte marítimo, por constituir, ainda hoje, o principal meio de transporte de bens a longas distâncias". Estima-se que, no Brasil, 96% do comércio exterior seja feito por via marítima e que, no mundo, esse percentual alcance 80%. A movimentação de meios de transporte, cargas e pessoas em portos e aeroportos no país dá uma medida da importância econômica e sanitária dessa área de atuação em saúde. O total de embarcações, apenas nos portos organizados do Brasil, em 2009 e 2010, alcançou 54.756 e 74.288, respectivamente, sendo os principais, em número de entrada de embarcações, o Porto de Santos (SP), o do Rio de Janeiro (RJ), o de Paranaguá (PR) e o do Rio Grande (RS) (BRASIL, 2011). A quantidade de cargas movimentadas foi da ordem de 288.797.328 toneladas. Em 2016, a quantidade de cargas alcançou 998 milhões de toneladas, sendo 346 milhões nos portos públicos e 655 nos terminais de uso privado. Santos se mantém como o principal porto em número de entrada de embarcações, mas o segundo lugar foi ocupado pelo Porto de Itaguaí (RJ) (ANTAQ, 2016).

O turismo marítimo no Brasil tem experimentado forte crescimento, favorecido por seu extenso litoral, clima tropical e seu exuberante cenário natural, observando-se nos últimos anos um aumento expressivo no número de navios de cruzeiro que circulam na costa brasileira. No Porto de Santos, por exemplo, a movimentação de pessoas nesses navios, em 2010, foi da ordem de 1.003.943 e 278 navios (SÃO PAULO, 2010). A aglomeração de muitas pessoas num espaço físico limitado, a grande quantidade de alimentos armazenados e de refeições servidas e a intensa produção de resíduos sólidos e dejetos são fatores que podem facilitar a ocorrência de eventos importantes em saúde pública, entre os quais ganham relevo os surtos de toxinfecções alimentares.

Crescente importância sanitária e ambiental vem sendo conferida ao transporte marítimo em razão do potencial de disseminação de contaminantes, poluentes, invasores e patógenos, como no caso da entrada da cólera na América do Sul, no começo dos anos 1990, relacionada com a água de lastro, ou a disseminação de hantavírus trazidos por roedores a bordo de navios (LUNA, 2002). A movimentação da água de lastro é considerada a principal fonte isolada de transferência de espécies aquáticas exóticas que podem produzir consequências socioambientais desastrosas, podendo ocorrer também a transferência de agentes patógenos para a saúde humana, provocando doenças de veiculação hídrica e alimentar (ALVES et al., 2002).

Análises em amostras de água de lastro de navios transoceânicos, coletadas entre 1997 e 1998, nos EUA, detectaram a presença de patógenos que podem causar agravos à saúde em uma ou mais amostras: *Clostridium perfringens, Salmonella* spp, *E. coli, Vibrio cholerae, Cryptosporidium* spp e *Giardia* spp (KNIGHT et al., apud ALVES, 2002). No Brasil, os resultados preliminares de um estudo exploratório semelhante, realizado pela ANVISA, indicaram a presença de coliformes fecais, *Escherichia coli*, enterococos fecais, *Clostridium perfringens,* colifagos, *Vibrio cholerae* 01 e *Vibrio cholerae* não 01 (ANVISA, 2002).

No que se refere ao transporte aéreo, segundo informação da Agência Nacional de Aviação Civil (ANAC), em 2015 o Brasil alcançou um número recorde de 117,8 milhões de passageiros pagos: 96,2 milhões em voos domésticos e 21,6 milhões em voos internacionais. Foram 935,7 mil voos domésticos e 147 mil voos internacionais, o que representa um crescimento de cerca de 60% e 59%, respectivamente, nos últimos 10 anos (ANAC, 2015).

Quanto às fronteiras, a extensa área brasileira de fronteira corresponde a 27% do território nacional, abrangendo 15.719km e 11 estados de Norte a Sul. A região de fronteira abriga cerca de dez milhões de habitantes, e 588 municípios fazem limite com dez países da América do Sul, num leque de cidades bastante diferenciadas em regiões semi-habitadas ou de intensas atividades comerciais e turismo. A principal é Foz do Iguaçu, que faz fronteira com Cidade Del Este, no Paraguai (GADELHA & COSTA, 2007). A faixa de fronteira, em sua maior parte, configura-se como uma região pouco desenvolvida, historicamente abandonada pelo Estado brasileiro e marcada pela dificuldade de acesso a bens e serviços públicos em virtude da falta de coesão social e inobservância de condições de cidadania. Trata-se de uma área estratégica para a segurança nacional, conforme sinalizam Gadelha & Costa (2007), e para a segurança sanitária no país.

Esses dados ilustram as dimensões da tarefa de vigilância sanitária na área, cujas práticas abrangem o controle sanitário dos meios de transporte, das cargas – entrada e saída de produtos de interesse da saúde no país –, os estabelecimentos e seus entornos, os serviços de alimentação e de água para consumo humano, os sistemas de climatização, o gerenciamento dos resíduos, com o objetivo de verificar as condições sanitárias e a presença de vetores, entre outros, e o cumprimento de um conjunto de exigências legais e sanitárias. Além disso, incluem ações sobre pessoas, tendo em vista o controle de doenças transmissíveis, podendo ser exigido o Certificado de Vacinação Internacional contra determinadas doenças, como a febre amarela.

As ações podem ser intensificadas e crescer em importância em situações epidêmicas, como foi verificado quando da emergência da introdução da cólera no país, no começo dos anos 1990 (HENRIQUES, 1992), no caso da síndrome respiratória aguda grave (SARS), sob alerta da OMS em 2003 (WHO, 2003), e da pandemia de influenza A (H1N1), em 2009 e 2010. Com o atual RSI foi ampliado o escopo de eventos a serem monitorados, passando a ser adotadas medidas sanitárias preventivas e sistemáticas para detectar e oferecer resposta apropriada a qualquer evento que possa constituir Emergência de Saúde Pública de Importância Internacional (ESPII), um novo conceito adotado no RSI (2005).

Embora a atuação nessa área seja da competência da esfera federal, a necessidade de estruturação das capacidades básicas dos estados nacionais previstas no RSI (2005) para atender a eventuais ESPII tem exigido a articulação das três esferas de gestão do SUS. Com o advento da pandemia de influenza, tornou-se necessário reforçar as ações de vigilância em saúde nos municípios de fronteira no que se refere ao estabelecimento e à uniformização das orientações, procedimentos e fluxos relativos ao controle sanitário de viajantes internacionais, com ações articuladas com as secretarias estaduais e municipais de saúde.

Vigilância sanitária dos produtos derivados do tabaco

O tabagismo é considerado pela OMS a principal causa de morte evitável em todo o mundo; foi estimado que o total de mortes decorrentes do uso do tabaco gire em torno de seis milhões, entre as quais cinco milhões de pessoas fumantes e ex-fumantes e mais de 600 mil fumantes passivos. Estima-se que aproximadamente uma pessoa morra a cada 6 segundos em razão do uso do tabaco e que aproximadamente 80% dos cerca de um bilhão de fumantes no mundo vivam em países pobres ou de renda média, onde as taxas de doenças e mortes relacionadas com o tabaco vêm crescendo (WHO/TOBACCO, 2012).

As perspectivas desanimadoras para um dos mais sérios problemas mundiais de saúde mobilizaram a OMS e os países membros para um esforço conjunto e articulado que se expressou na Convenção Quadro, idealizada pela OMS para estabelecer padrões de controle do tabagismo em todo o mundo. Essa convenção é um instrumento legal, sob a forma de um tratado internacional, no qual os países signatários (Estados Partes) se comprometem a empreender esforços para alcançar os objetivos previamente definidos, que são amplos e incluem medidas sociais, econômicas e político-regulatórias.

O Brasil é signatário da Convenção Quadro e, assim, vem envidando esforços para intervir no problema do tabagismo com um conjunto de políticas públicas que incluem o aumento de impostos, restrições à publicidade e ao fumo em lugares públicos, exposição de imagens nas embalagens de cigarro, divulgação dos malefícios pelos meios de comunicação de massa e apoio aos fumantes que desejam parar de fumar.

O Instituto Nacional de Câncer (INCA), integrante da administração direta do Ministério da Saúde, é responsável pela coordenação e execução do Programa de Controle do Tabagismo, que tem por objetivos prevenir doenças e reduzir a incidência do câncer e outras doenças relacionadas com o tabagismo mediante ações que estimulem a adoção de comportamentos e estilos de vida saudáveis. O INCA é também responsável pela Secretaria Executiva do Observatório da Política Nacional de Controle do Tabaco.

As ações regulatórias, de controle sanitário e fiscalização do tabaco são atribuições da área de vigilância sanitária com a participação das três esferas de gestão. Com base na Lei 9.782/1999, a ANVISA estabelece normas e procedimentos para registro, comercialização e propaganda dos produtos derivados do tabaco. Dispõe sobre a obrigatoriedade da inserção das advertências, incluindo imagens e frases nas embalagens dos produtos e na propaganda, proibição de propaganda fora do ponto de venda e da promoção dos produtos e proibição de alimentos que simulem derivados do tabaco.

A agência reguladora também desenvolve ações articuladas com outras instituições nacionais e internacionais envolvidas com o controle do tabaco. A fiscalização do comércio dos produtos, da propaganda e do uso em ambientes fechados é compartilhada com os serviços das demais esferas de gestão do SNVS. Uma das intervenções regulatórias foi a proibição, pela ANVISA, da inclusão em cigarros e cigarrilhas de aditivos com substâncias aromáticas, como menta, canela e sabores de fruta, que dissimulam o gosto desagradável do tabaco, reduzem a tosse e facilitam o uso, especialmente entre os jovens iniciantes no hábito de fumar, o que pode representar um meio para atraí-los. Aos produtores foi concedido um prazo para adequação à normativa e para retirada desses produtos do mercado.

O enfrentamento do tabagismo e do poderio da indústria do tabaco não é tarefa fácil, mas podem ser percebidos avanços significativos na redução do tabagismo no país, como mostram os resultados do Vigitel (Vigilância de Fatores de Risco e Proteção para Doenças Crônicas por Inquérito Telefônico). O Vigitel, desenvolvido pelo Ministério da Saúde, tem por objetivo monitorar a frequência e a distribuição de fatores de risco e proteção para doenças crônicas não transmissíveis, sendo realizado nas capitais das 27 unidades da Federação com maiores de 18 anos e que dispõem de linha de telefone fixo.

Em 2010, o percentual de fumantes adultos (18 anos ou mais) havia reduzido de 34,8% em 1989 para 15,1% (BRASIL, 2011). O inquérito de 2014 detectou uma redução ainda maior, ficando em 10,8% (BRASIL, 2015). Permanece um maior percentual de fumantes entre os homens (12,8%) do que entre as mulheres (9%) e entre homens e mulheres com menor escolaridade. Segundo um amplo estudo sobre o tabagismo no mundo recém-publicado pelo periódico científico

The Lancet, o Brasil tem sido considerado uma história de sucesso por ser responsável pela terceira maior redução mundial na prevalência do tabagismo em ambos os sexos, no período entre 1990 e 2015. Apesar da queda significativa do percentual de fumantes, o Brasil ainda ocupa a oitava posição no *ranking* mundial do número absoluto de fumantes, num grupo de países que inclui China, Japão, Indonésia, EUA, Rússia, Bangladesh, Alemanha e Filipinas (GAKIDOU et al., 2017).

Vigilância sanitária do meio ambiente e do ambiente de trabalho

A questão ambiental e do ambiente de trabalho expressa complexidades do mundo contemporâneo, que se defronta com a ampliação do problema, que se tornou global, exigindo intervenção que não interponha obstáculo ao desenvolvimento econômico e sustente a garantia de direitos dessa e de futuras gerações (DERANI, 1997). Um conceito de meio ambiente que não se reduz a ar, água e terra, mas ao *conjunto de condições de existência humana que integra e influencia o relacionamento entre os homens, sua saúde e seu desenvolvimento*, reorganiza-se no conceito de *qualidade de vida*, o qual tem por base um ideal ético, assentado em valores de dignidade e bem-estar (DERANI, 1997, p. 71).

A questão ambiental se relaciona com o modo de produção capitalista e sua forma predatória de apropriação dos recursos naturais, com o tipo de sociedade que historicamente se construiu no país e também com questões de internacionalização do processo produtivo, da divisão internacional do trabalho, em virtude da qual sobra, para os países do Terceiro Mundo, maior probabilidade de concentrarem as "tecnologias sujas" em seus territórios (MACHADO et al., 1992). Atualmente, o país apresenta, no quadro de sua complexidade ambiental, aspectos relevantes concernentes a impactos nas mudanças ambientais globais e na saúde humana: é considerado um dos países que mais lançam agrotóxicos, em termos de toneladas, no ambiente e o que mais despeja mercúrio em águas continentais (CONFALONIERI, 2000).

A abordagem dessas questões foge aos limites deste texto, mas não seria possível deixar de pontuar algumas referências para a contextualização institucional atual. A incorporação do ambiente às atribuições da área de vigilância sanitária vem se dando em algumas experiências de serviços estaduais e municipais. Dificuldades que se apresentam esbarram, entre outros condicionantes, na indefinição institucional quanto à abrangência das ações, mesmo que a legislação atual tenha estabelecido, entre as atribuições do SUS, a participação nas ações de controle sobre o ambiente, incluindo o ambiente de trabalho e a saúde do trabalhador.

No plano das competências institucionais da esfera federal, os temas ambiente e saúde do trabalhador foram excluídos na formulação da ANVISA. No entanto, vem se tornando difícil ignorá-los na operacionalização de um conjunto de ações, como na questão dos agrotóxicos. As experiências crescentes de acidentes no espaço público, decorrentes da circulação de cargas com produtos perigosos e dos acidentes químicos ampliados (FREITAS, 2000), vêm obrigando as instituições dos setores saúde, ambiente e transportes a desenvolverem estratégias de ação articulada.

No âmbito dos municípios, sobretudo os de pequeno porte, as ações tradicionais de vigilância sanitária se mesclam com as de vigilância epidemiológica e outras relacionadas com riscos ambientais. Por um lado, isso confere maior complexidade ao trabalho das pequenas equipes, mas, por outro, amplia as possibilidades de uma atuação mais integradora, nos marcos de uma vigilância em saúde como princípio organizador das estratégias para mudança do modelo de atenção e intervenções sobre riscos à saúde.

Na maioria dos serviços de vigilância sanitária dos estados e municípios, as ações de vigilância ambiental se resumem a atividades do Programa de Vigilância da Qualidade da Água (VIGIÁGUA), coordenado pela Secretaria de Vigilância em Saúde do Ministério da Saúde. Esse programa tem por finalidade reduzir a morbimortalidade por doenças e agravos de transmissão hídrica por meio de ações de vigilância sistemática da qualidade da água consumida pela população.

Nos marcos da Portaria MS 518, de 25 de março de 2004, o controle da qualidade da água é de responsabilidade de quem oferece o abastecimento coletivo ou de quem presta serviços alternativos de distribuição, cabendo às três instâncias do SUS a função de verificar se a água consumida pela população atende às determinações, que incluem a questão dos riscos que os sistemas e as soluções alternativas de abastecimento de água representam para a saúde pública.

DESAFIOS À REGULAÇÃO E VIGILÂNCIA

No contexto atual, o desenvolvimento da área vem sendo impulsionado por processos de natureza econômica e social. Por um lado, sua importância se amplia no curso do fenômeno da globalização econômica, à medida que a área se transforma em suporte de processos regulatórios internacionais, no âmbito econômico. Isso porque a participação de um país no comércio internacional de bens relacionados com a saúde se vincula cada vez mais à competência técnica das instituições. Nessas bases, no que se refere à proteção da saúde, o país exportador deve comprovar que seus regulamentos e sistemas de controle sanitário são adequados às exigências do país importador (LUCCHESE, 2008).

No começo dos anos 1990, os desdobramentos da orientação da política econômica do governo brasileiro, que se voltava para a abertura de fronteiras ao comércio internacional, se mostraram importantes para as políticas de vigilância sanitária em decorrência da implementação de procedimentos para melhorar a qualidade do parque industrial e incentivar a competitividade pela melhoria da qualidade e da produtividade. Nesse processo surgiu o Mercosul (Mercado Comum do Sul), concebido como uma espécie de estratégia de preparação do setor produtivo para enfrentar, de maneira mais competente, a crescente integração mundial do comércio de bens e serviços. Os acordos para efetivar o Mercosul e possibilitar que os produtos circulassem livremente pelo mercado integrado significavam responder a um conjunto de necessidades, entre as quais: harmonização de normativas, moder-

nização dos órgãos públicos e consequente capacitação técnica de seus profissionais, demarcando um momento de atuação conjunta de órgãos distintos do setor público com o setor privado no tratamento multilateral de regulamentos técnicos (LUCCHESE, 2008).

Os processos do âmbito econômico, por um lado, no contexto de Reforma do Estado, e por outro, de crise na saúde, envolvendo a área de atuação em vigilância sanitária, confluíram no final da década de 1990 como o impulso final para desencadear o projeto de reforma institucional que se encaminhou para a criação do um novo órgão no modelo de agência reguladora ou autarquia especial, a primeira da área social no Brasil.

A criação das agências reguladoras, paradoxalmente, ocorreu no contexto da desregulação que acompanhou o neoliberalismo e sua proposta de restrição das atividades do Estado tão somente àquilo que não pode ser delegado à iniciativa privada. O caso da saúde, no entanto, ressalta a função do Estado na proteção da saúde e na garantia desse direito fundamental, posto que a experiência histórica demonstra que o mercado é incapaz de se autorregular para garantir a segurança sanitária e que nenhum país está imune às tragédias em saúde. Num contexto de generalização de riscos difusos à saúde, as crises sanitárias experimentadas por países europeus fizeram emergir um debate internacional com valorização da noção de *segurança sanitária* como função essencial do Estado (BARBOSA & COSTA, 2010), quando países foram levados a recompor seus modelos institucionais. Com efeito, subvertendo a lógica da prevenção, as respostas por parte da saúde pública a situações de crise sanitária envolvendo riscos à saúde ocorrem *a posteriori*, demonstrando, muitas vezes, a incapacidade do Estado de dar respostas eficientes e adequadas a essas situações (DURAND, 2001).

Atualmente, as agências reguladoras de diversos países, como EUA, França, Austrália, Canadá, União Europeia e Brasil, estabelecem cooperação de significativa relevância para a segurança sanitária, divulgando informes técnicos e alertas em seus *sites* sobre riscos e danos à saúde relacionados com produtos e tecnologias – com grande destaque para os medicamentos – e que obrigam os estados nacionais a uma permanente vigilância. Alertas também são divulgados pelas empresas detentoras de tecnologias em saúde. Além disso, o *site* da ANVISA divulga, entre outras matérias, os resultados das ações fiscalizatórias no país, que demonstram a permanência das mais diversas ilicitudes e a falta de ética que permeia o mercado de interesse da saúde.

No curso dos processos relacionados com a dinâmica econômica, a área de vigilância sanitária tem experimentado avanços em sua estruturação, especialmente na esfera federal e em alguns dos estados mais desenvolvidos do país. Com a estruturação da ANVISA, reordenaram-se novas bases de atuação político-institucional, e foram criados mecanismos de financiamento das ações realizadas nas esferas subnacionais, com o repasse de recursos financeiros da esfera federal para estados e municípios, e apoio técnico, que funcionaram como indutores da organização dos serviços. Compromissos firmados no Contrato de Gestão passaram a exigir, como requisito para seu cumprimento, atuação compartilhada com os serviços estaduais, estabelecendo-se estratégias de pactuação e a repartição com os demais entes federativos dos valores arrecadados com as taxas de fiscalização.

A par da reforma institucional, notadamente impulsionada por processos do âmbito econômico, vêm ocorrendo, por outro lado, os processos de reorganização e descentralização político-administrativa dos serviços e ações de saúde, no âmbito do SUS, que correspondem à organização de serviços, à descentralização e ao fortalecimento das ações de vigilância sanitária. Podem ser observadas, entre outros aspectos, aproximações da área com algumas políticas de saúde, a exemplo da participação nas instâncias de pactuação do SUS e a abertura, no âmbito federal, de alguns espaços à participação social, um dos princípios do SUS. Acompanhando os desdobramentos do chamado Pacto pela Saúde, houve a ampliação do financiamento, inclusive para o componente laboratorial de vigilância sanitária nos laboratórios de saúde pública. A ampliação do debate sobre as questões da área, inclusive com a realização de uma conferência nacional, em 2001, tornou-a mais conhecida, um caminho para sua valorização como ação de saúde integrante do SUS. A aproximação entre a universidade e os serviços de vigilância sanitária trouxe resultados positivos na realização de projetos de cooperação técnica e na formação de recursos humanos, que vem sendo estimulada também por um mercado de trabalho em expansão, devido à organização de serviços. Ressaltem-se a emergência na pesquisa e a inserção temática da vigilância sanitária na saúde coletiva e seus eventos científicos, o que, sem dúvida, contribui para o desenvolvimento da área.

No entanto, o SNVS permanece com grandes desafios técnico-organizacionais e políticos a enfrentar para cumprir a função que lhe compete no sistema de saúde com a finalidade de proteger e promover a saúde da população. Assim como o SUS em seu todo, o SNVS é um (sub)sistema em construção e nas esferas subnacionais ainda se encontra com enormes deficiências, superlativas em comparação com a esfera federal, que dispõe de recursos financeiros, infraestrutura, pessoal mais qualificado, de inserção por concurso público e carreira com remuneração compatível. Contudo, as inúmeras reformas administrativas numa instituição tão jovem, como a da esfera federal, indicam que essa agência ainda não encontrou o formato adequado à sua missão no SUS e talvez nem mesmo na organização econômica do país, tampouco seu papel como instância coordenadora de um sistema do qual é parte integrante. As agências reguladoras são tidas como organizações em que imperam um déficit democrático (MORAES, 2002), a suspeição de captura por interesses distintos de sua finalidade institucional (SOUZA, 2007) e o enfraquecimento de sua função regulatória na defesa da saúde em face dos interesses econômicos (CAÑÁS, 2008), o que ressalta a necessidade de avaliação de seus processos e atuações.

O debate em torno da noção de vigilância em saúde, que se disseminou no país, possivelmente foi positivo para a vigilância sanitária, observando-se um crescimento da percepção de sua relevância como uma ação de saúde para além da fiscalização. A vigilância em/da saúde, entendida como uma proposta de redefinição das práticas e uma forma de pensar a saú-

de e a organização dos serviços na lógica da integralidade da atenção (MENDES, 1993; TEIXEIRA et al., 1998), poderá trazer, especialmente para os municípios, a possibilidade de recriação das práticas sanitárias, de modo a conferir a necessária importância à proteção e à promoção da saúde (PAIM, 2008; TEIXEIRA & COSTA, 2008).

Permanece o desafio da organização de um sistema de informação de base nacional. Para as atividades de regulação e vigilância sanitária é necessário o desenvolvimento de tecnologia da informação, entendida como "o conjunto de recursos empregados na coleta, armazenamento, processamento e distribuição da informação, abrangendo ainda os métodos, técnicas e ferramentas para o planejamento, desenvolvimento e suporte dos processos de utilização da informação" (BRASIL, 2006). Nesse sentido, a tecnologia de informação abrange tanto os aspectos técnicos como os relativos ao fluxo de trabalho, às pessoas e às informações. A organização de um sistema de informação de base nacional deveria receber prioridade para sua construção, em virtude de seu papel estratégico no SNVS, para alimentar o fornecimento de informações básicas ao monitoramento e ao controle das atividades regulatórias. Em seu processo de organização, deverá vir a comunicar-se com outros sistemas de informação em saúde.

Ademais, é preciso lembrar que a gestão em vigilância sanitária, em qualquer esfera de governo, é sempre um desafio, pois se reveste de grande complexidade técnico-científica e político-regulatória; exige profissionais qualificados e de distintas formações, infraestrutura capacitada, inclusive laboratorial, com acesso à informação e ao conhecimento atualizados, e recursos de poder político. A regulação sanitária sobre o mercado, cujos agentes concentram parcelas de poder, representa um desafio igualmente significativo quando se reporta à regulação sanitária do próprio Estado e em especial no que se refere aos serviços públicos de saúde.

Considerando que vigilância sanitária constitui uma ação de saúde complexa e uma área de permanentes conflitos, em razão das contradições geradas por interesses muitas vezes antagônicos entre a saúde pública e o mercado, permanece a necessidade de sempre se interrogar sobre quem fiscaliza os fiscais e regula os reguladores. Uma vez que a atuação em regulação e vigilância sanitária transcende os espaços do sistema de saúde e envolve distintos órgãos governamentais, entidades representativas dos segmentos produtivos, de variados grupos sociais e profissionais, de organismos internacionais multilaterais e da comunidade científica, permanece o desafio de fazer avançar as práticas de maneira articulada com as políticas públicas de saúde e demais ações de saúde, nas três esferas de gestão, para torná-las mais efetivas, em consonância com as necessidades do SUS e as de saúde da população. Isso implica uma radicalidade da ação comunicativa acerca das questões da área, bem como a ampliação dos espaços e mecanismos de participação social e controle público dos interesses da saúde representados nesse campo de intervenção em regulação e vigilância sanitária. Sempre existirá o desafio para essa área cumprir sua função de contribuir para o desenvolvimento econômico e social do país e a defesa dos superiores interesses da saúde coletiva.

Referências

Acción Internacional para la Salud (AIS): boletín AIS – LAC no 57 – junio de 2001 y Public Citizen Research Group. Worst Pills Best Pills 2001; 7(6):46.

Aith F, Minhoto LD, Costa EA. Poder de polícia e vigilância sanitária no Estado Democrático de Direito. In: Costa EA (org.) Vigilância sanitária: temas para debate. Salvador: EDUFBA, 2009:37-60.

Almeida Filho N. A clínica e a epidemiologia. 2. ed. Salvador: APCE-ABRASCO, 1997.

Alves AV, Mallmann IP, Schneider MH, Lima MIK. Uma abordagem da água de lastro como introdutora de organismos invasores exóticos nocivos e patogênicos no Porto de Porto Alegre. In: Ferla AA, Fagundes SMS (orgs.) O fazer em saúde. Inovações da atenção à saúde no Rio Grande do Sul. Porto Alegre: Dacasa, 2002:217-44.

Alvim A, Alvim T, Alvim EA, Marins J. Código do consumidor comentado. 2. ed. São Paulo: Revista dos Tribunais, 1995.

Autos de Goiânia. Ciência Hoje 1988; 40(Supl. 7), 48 p.

Barbosa AO, Costa EA. Os sentidos de segurança sanitária no discurso da Agência Nacional de Vigilância Sanitária. Ciência & Saúde Coletiva 2010; 15(Supl. 3):3361-70.

Barreto ML. O conhecimento científico e tecnológico como evidência para políticas e atividades regulatórias em saúde. Ciência & Saúde Coletiva 2004; 9(2):329-38.

Barros JAC (org.) Os fármacos na atualidade: antigos e novos desafios. Brasília (DF): ANVISA, 2008.

Baudrillard J. A sociedade de consumo. Lisboa: Edições 70, 1975.

Beck U. La sociedad del riesgo. Buenos Aires: Paidós, 1998.

Beck U. La sociedad del riesgo mundial. Barcelona: Paidós, 2008.

Benjamin AHV. Apresentação. In: Alvim A, Alvim T, Alvim EA, Marins J. Código do consumidor comentado. 2. ed. São Paulo: Revista dos Tribunais, 1995:1-6.

Bermudez JAZ. Indústria farmacêutica, Estado e sociedade. Crítica da política de medicamentos no Brasil. São Paulo: HUCITEC-SOBRAVIME, 1995.

Bermudez JAZ. Produção de medicamentos no setor governamental e as necessidades do Sistema Único de Saúde. In: Bonfim JRA, Mercucci VL (orgs.) A construção da política de medicamentos. São Paulo: HUCITEC-SOBRAVIME, 1997:72-80.

Biriel C, Olsson S. O programa de farmacovigilância da OMS. In: Laporte JR, Tognoni G, Rozenfeld S. Epidemiologia do medicamento: princípios gerais. São Paulo: HUCITEC-ABRASCO, 1989:153-76.

Brüseke FJ. Risco e contingência. RBCS 2007; 22(63):69-80.

Brasil. Anuário Estatístico. Brasília: ANTAC, 2011b. Disponível em: http://www.antaq.gov.br/Portal/Anuário-EstatisticoAquaviario/InformacaoResultado/Master. asp?ddlTabela=1 8&ddlAno=2010&ddlCapitulo=2&ddlSubCapitulo=176. Acesso em 3.06.2012.

Brasil. Ministério da Saúde. Agência Nacional de Vigilância Sanitária. Programa nacional avalia a qualidade dos alimentos. Anvisa Boletim Informativo 2002; 26:3.

Brasil. Ministério da Saúde. Agência Nacional de Vigilância Sanitária. Anvisa investiga alimentos contaminados por agrotóxicos. Anvisa Boletim Informativo 2002; 25:4-5.

Brasil. Ministério da Saúde. Agência Nacional de Vigilância Sanitária. Programa de Análise de Resíduos de Agrotóxicos em Alimentos (PARA). Relatório de Atividades de 2009. Brasília: ANVISA, 2010. Disponível em: http://portal.anvisa. gov.br/wps/wcm/connect/8ef32a80481aa03d85989570623c4ce6/RELATORIO_PARA_2009.pdf?MOD=AJPERES. Acesso em 17 de junho de 2012.

Brasil. Ministério da Saúde. Agência Nacional de Vigilância Sanitária. Programa de Análise de Resíduos de Agrotóxicos em Alimentos (PARA). Relatório de Atividades de 2010. Brasília: ANVISA, 2011. Disponível em: http://portal.anvisa. gov.br/wps/wcm/connect/b380fe004965d38ab6abf74ed75891ae/Relat%C3%B3rio+PARA+2010+-+Vers%C3%A3o+Final. pdf?MOD=AJPERES. Acesso em 17 de junho de 2012.

Brasil. Ministério da Saúde. Agência Nacional de Vigilância Sanitária. Programa de Análise de Resíduos de Agrotóxicos em Alimentos – PARA. Resultados de 2013 a 2015. Disponível em: http://portal.anvisa.gov. br/documents/ 111215/ 0/PARA+-+Apresenta%C3%A7%C3%A3o+-dos+resultados+-+2013+a+2015.pdf/f22c936a-4796-464c-9680-916c29b2bb5c. Acesso em 13 de maio de 2017.

Brasil. Ministério da Saúde. Agência Nacional de Vigilância Sanitária. Universidade Federal do Paraná (UFPR). Seminário de mercado de agrotóxico e regulação. Brasília: ANVISA. Disponível em: http://portal.anvisa. gov.br. Acesso em 11 de abril de 2012.

Brasil. Ministério da Saúde. Agência Nacional de Vigilância Sanitária. Universidade Federal do Paraná (UFPR).

Brasil. Ministério da Saúde. Agência Nacional de Vigilância Sanitária. Boletim Anual de Avaliação Sanitária em Serviços de Hemoterapia. Ano 2010. Disponível em: http://portal.anvisa.gov.br/wps/wcm/connect/73516000491b6c68bd10b d466b 74119d/boletim_anual3.pdf? MOD=AJPERES. Acesso em 23 de maio de 2012.

Brasil. Ministério da Saúde. Agência Nacional de Vigilância Sanitária. Universidade Federal do Paraná. Monitoramento do Mercado de Agrotóxico. Observatório da Indústria de Agrotóxico. Brasília: Anvisa/ UFPR, 2010. Disponível em: http://portal.anvisa.gov.br/wps/wcm/connect/c4bdf280474591ae99b1dd3fbc4c6735/estudo_monitoramento.pdf?-MOD=AJPERES. Acesso em 17 de junho de 2012.

Brasil. Ministério da Saúde. Agência Nacional de Vigilância Sanitária. Brasília: ANVISA, 2005. Disponível em: http://portal.anvisa.gov. br/wps/content/ Anvisa+ Portal/Anvisa/Inicio/Alimentos/Assuntos+de+Interesse/Acoes+Fiscais/Apreensoes/2005. Acesso em 30 de maio de 2012.

Brasil. Ministério da Saúde. Agência Nacional de Vigilância Sanitária, 2006. Disponível em: http://portal. anvisa.gov.br/wps/content/Anvisa+ Portal/Anvisa/ Inicio/Alimentos/Assuntos+de+Interesse/Acoes+Fiscais/Apreensoes/ 2006. Acesso em 30 de maio de 2012.

Brasil. Ministério da Saúde. Agência Nacional de Vigilância Sanitária; 2007. Disponível em: http://portal. anvisa.gov.br/wps/content/Anvisa+Portal/Anvisa/ Inicio/Alimentos/Assuntos+de+Interesse/Acoes+Fiscais/Apreensoes/ 2007. Acesso em 30 de maio de 2012.

Brasil. Ministério da Saúde. Agência Nacional de Vigilância Sanitária, 2008. Disponível em: http://portal. anvisa.gov.br/wps/content/Anvisa+Portal/ Anvisa/ Inicio/Alimentos/Assuntos+de+Interesse/Acoes+Fiscais/ Apreensoes/2008. Acesso em 30 de maio de 2012.

Brasil. Ministério da Saúde. Agência Nacional de Vigilância Sanitária, 2009. Disponível em: http://portal. anvisa.gov.br/wps/content/Anvisa+Portal/Anvisa/ Inicio/Alimentos/Assuntos+de+Interesse/Acoes+Fiscais/ Apreensoes/2009. Acesso em 1° de junho de 2012.

Brasil. Ministério da Saúde. Agência Nacional de Vigilância Sanitária, 2010. Disponível em: http://portal. anvisa.gov.br/wps/content/Anvisa+ Portal/Anvisa/ Inicio/Alimentos/Assuntos+de+Interesse/Acoes+Fiscais/ Apreensoes/Apreensoes+ 2010. Acesso em 1° de junho de 2012.

Brasil. Ministério da Saúde. Agência Nacional de Vigilância Sanitária, 2011. Disponível em: http://portal.anvisa.gov.br/wps/content/Anvisa+Portal/Anvisa/Inicio/Alimentos/Assuntos+de+Interesse/Acoes+Fiscais/Apreensoes/2011+Apreen-soes. Acesso em 26 de junho de 2012.

Brasil. Ministério da Saúde. Agência Nacional de Vigilância Sanitária. Boletim Informativo: Segurança do Paciente e Qualidade em Serviços de Saúde; 2011. Brasília: Anvisa. Disponível em: http://portal.anvisa.gov.br/wps/wcm/ connect/ f72c20804863a1d88cc88 d2bd5b3ccf0/BOLETIM+I. PDF?MOD=AJPERES. Acesso em 17 de junho de 2011.

Brasil. Ministério da Saúde. Conselho Nacional de Secretários Estaduais de Saúde (CONASS). Ciência e Tecnologia em Saúde. Brasília: CONASS, 2007. Coleção Progestores – Para entender a Gestão do SUS, 4:56-86.

Brasil. Ministério da Saúde. Vigitel Brasil 2010. Vigilância de fatores de risco e proteção para doenças crônicas por inquérito telefônico. Brasília, DF, Ministério da Saúde; Secretaria de Vigilância em Saúde, Secretaria de Gestão Estratégica e Participativa. Série G. Estatísticas e Informações em Saúde, 2011. Disponível em: http://portal.saude.gov.br/portal/arquivos/pdf/vigitel_2010_preliminar_web.pdf. Acesso em 7 de junho de 2012.

Brasil, Ministério da Saúde. Vigitel Brasil 2014. Ministério da Saúde, Secretaria de Vigilância em Saúde. Departamento de Vigilância de Doenças e Agravos não Transmissíveis e Promoção da Saúde. Brasília, DF, 2015. Disponível em Biblioteca Virtual em Saúde do Ministério da Saúde: www.saude.gov.br/bvs. Acesso em 12 de maio de 2017.

Brasil. Ministério dos Transportes; Agência Nacional de Transportes Aquaviários (Antaq). Desempenho do Setor Aquaviário 2016. Disponível em: SDP-Antaq – Apresentação_do_Anuário_Estatístico_2016_Pdf. Acesso em 2 de junho de 2017.

Brasil. Ministério dos Transportes; Agência Nacional de Aviação Civil (Anac). Anuário do Transporte Aéreo 2015. Disponível em: http://www.anac.gov. br/assuntos/dados-e-estatisticas/dados-do-anuario-do-transporte-aereo. Acesso em 1° de junho de 2017.

Cañás M. Medicina basada en la evidencia, conflictos de interes y ensayos clínicos. In: Barros JAC. Os fármacos na atualidade: antigos e novos desafios. Brasília: Editora ANVISA, 2008:147-216.

Carné X, Laporte JR. Metodologia epidemiológica básica em farmacovigilância. In: Laporte JR, Tognoni G, Rozenfeld S. Epidemiologia do medicamento: princípios gerais. São Paulo: HUCITEC-ABRASCO, 1989:125-38.

Carneiro FF, Pignati W, Rigotto RM et al. Associação Brasileira de Saúde Coletiva, Dossiê ABRASCO – Um alerta sobre os impactos dos agrotóxicos na saúde. Parte 1 – Agrotóxicos, Segurança Alimentar e Nutricional e Saúde. Rio de Janeiro: ABRASCO – Associação Brasileira de Saúde Coletiva, 2012.

Castro LLC. A utilização da epidemiologia na regulação sanitária de medicamentos. In: Costa EA (org.) Vigilância sanitária: temas para debate. Salvador: EDUFBA, 2010:131-52.

Confalonieri UEC. Qualidade de vida e controle dos riscos para a saúde: o caso das mudanças ambientais globais. In: Herculano S, Porto MFS, Freitas CM (orgs.) Qualidade de vida e riscos ambientais. Niterói: EDUFF, 2000:323-32.

Conferência Internacional sobre o Acidente Radiológico de Goiânia, 1997, Goiânia. Goiânia – 10 anos depois. Vol. 2. Goiânia: CNEN, 1997.

Costa EAM, Costa EA. Risco e segurança sanitária: análise do reprocessamento de produtos médicos em hospitais de Salvador-BA. Rev Saúde Pública 2012; 46:800-7.

Costa EA. O trabalhador de vigilância sanitária e a construção de uma nova vigilância: fiscal ou profissional de saúde? In: Costa EA. Vigilância sanitária: desvendando o enigma. Salvador: EDUFBA, 2008:77-90.

Costa EA. Vigilância sanitária: proteção e defesa da saúde. 2. ed. São Paulo: Sobravime, 2004.

Costa EA. Vigilância sanitária: proteção e defesa da saúde. In: Rouquayrol MZ, Almeida Filho N. Epidemiologia e saúde. 5. ed. Rio de Janeiro: MEDSI, 2003:357-87.

Cunha SS, Rodrigues LC, Barreto ML, Dourado I. Outbreak of aseptic meningitis and mumps after mass vaccination with MMR vaccine using Leningrad-Zagreb mumps strain. Vaccine 2002; 20(1):106-12.

Custódio HB. Direito à saúde e problemática dos agrotóxicos. Revista de Direito Sanitário 2001; 1(3):11-35.

Dallari SG, Nunes Júnior VS. Direito Sanitário. São Paulo: Editora Verbatim, 2010.

Dallari SG, Ventura DFL. O princípio da precaução: dever do Estado ou protecionismo disfarçado? São Paulo em Perspectiva 2002; 16(2):53-63.

Derani C. Direito ambiental econômico. São Paulo: Max Limonad, 1997.

Dever GEA. A epidemiologia na administração dos serviços de saúde. São Paulo: Livraria Pioneira e Editora, 1988.

Di Pietro MSZ. Direito administrativo. 24. ed. São Paulo: Atlas, 2011.

Duarte IG. Do Serviço Sanitário do Estado ao Centro de Vigilância Sanitária. Contribuição ao Estudo da Vigilância Sanitária no Estado de São Paulo [Dissertação]. São Paulo: Escola de Administração de Empresas de São Paulo da Fundação Getúlio Vargas, 1990.

Durand C. A segurança sanitária num mundo global: os aspectos legais. O Sistema de Segurança Sanitária na França. Revista de Direito Sanitário 2001; 2(1):59-78.

Eduardo MBP. Vigilância sanitária de serviços de saúde: uma avaliação do controle sanitário nos serviços de radioterapia no Estado de São Paulo [Tese]. São Paulo: Faculdade de Medicina, Universidade de São Paulo, 2001.

Fundação Oswaldo Cruz. Escândalo provoca investigações em hospitais conveniados. Súmula – RADIS 1996; 62:5.

Fanuck L. Justiça na saúde: quem age na defesa do povo? Saúde em Debate 1987; 19:12-4.

Figueiredo JMS. El enfoque de riesgo y la mortalidad materna: una perspectiva latinoamericana. Bol Of Sanit Panam 1993; 114(4):289-300.

Fonseca VSL. O direito internacional face à saúde e às moléstias transmissíveis [Dissertação]. São Paulo: Faculdade de Direito, Universidade de São Paulo, 1989.

Foucault M. Microfísica do poder. 11. ed. Rio de Janeiro: Graal, 1993: 79-80.

Freitas CM. Acidentes químicos ampliados, vulnerabilidade social e planejamento de emergências. In: Herculano S, Porto MFS, Freitas CM (orgs.) Qualidade de vida e riscos ambientais. Niterói: EDUFF, 2000:129-45.

Fundação Oswaldo Cruz. A dicotomia público x privado. As 71 mortes na hemodiálise de Caruaru e os 18 óbitos do soro contaminado. RADIS 1998; 16:11.

Fundação Oswaldo Cruz. A indústria dos "pacientes terminais". Súmula – RADIS 1996; 61:1.

Fundação Oswaldo Cruz. Caruaru: Quem é que vai pagar por isso? Súmula – RADIS 1996; 61:3.

Fundação Oswaldo Cruz. Devassa geral: Escândalo provoca investigações em hospitais conveniados. Súmula – RADIS 1996; 62:5.

Fundação Oswaldo Cruz. Infecção hospitalar: falta de controle leva a recadastramento de hospitais. Súmula – RADIS 1996; 62:5.

Fundação Oswaldo Cruz. Morte de bebês podia ser evitada. Súmula – RADIS 1998; 66:1.

Gadelha CAG. O complexo industrial da saúde e a necessidade de um enfoque dinâmico na economia da saúde. Ciência e Saúde Coletiva 2003; 8(2):521-35.

Gadelha CAG, Costa L. Integração de fronteiras: a saúde no contexto de uma política nacional de desenvolvimento. Cadernos de Saúde Pública 2007; 23:214-S226.

Gadelha CAG, Maldonado JMNV, Costa LS. Complexo produtivo da saúde: inovação, desenvolvimento e Estado. In: Paim JS e Almeida Filho N (Org.). Saúde de coletiva: teoria e prática. Rio de Janeiro: Medbook, 2014; 12:173-83.

Gakidou E, Murray CJL, Forouzanfar MH et al. Smoking prevalence and attributable disease burden in 195 countries and territories, 1990-2015: a systematic analysis from the Global Burden of Disease Study 2015. The Lancet. Disponível em: www.thelancet.com Published online April 5, 2017 http://dx.doi.org/10.1016/S0140-6736(17)30819-X. Acesso em 12 de maio de 2017.

Giovanni G. A questão dos remédios no Brasil: produção e consumo. São Paulo: Livraria e Editora Polis, 1980.

Grande E. La fiscalización. In: Mazzáfero VB. Medicina en salud publica. Buenos Aires: El Ateneo, 1987:599-604.

Guivant JS. Reflexividade na sociedade de risco: conflitos entre leigos e peritos sobre os agrotóxicos. In: Herculano S, Porto MFS, Freitas CM (orgs.) Qualidade de vida e riscos ambientais. Rio de Janeiro: EDUFF, 2000:281-303.

Henriques CMP. A vigilância sanitária dos portos: experiência da prevenção da cólera no Porto de Santos [Dissertação]. São Paulo: Faculdade de Medicina, Universidade de São Paulo, 1992.

Huff J, Rall D. Relevance to humans of carcinogenesis results from laboratory animal toxicology studies. In: Last JM (eds.) Maxcy-Rosenau – Last public health & preventive medicine. 13. ed. Connecticut: Appleton & Lange, 1990:433-58.

Inman WHW. Hazards of drug therapy. In: Holland W, Detels R, Knox G. Oxford textbook of public health. 2. ed. Oxford: Oxford University Press, 1991:481-99.

Jouval Jr HE, Rosenberg FJ. Vigilância sanitária e qualidade em saúde no Brasil: reflexões para a discussão de um modelo. Divulgação em Saúde para Debate 1992; 7:15-9.

Laporte JR, Tognoni G, Rozenfeld S. Epidemiologia do medicamento: princípios gerais. São Paulo: HUCITEC-ABRASCO, 1989.

Lexchin J. Uma fraude planejada: A publicidade farmacêutica no Terceiro Mundo. In: Bonfin JRA, Mercucci VL (orgs.) A construção da política de medicamentos. São Paulo: HUCITEC/SOBRAVIME, 1997:269-89.

Lima LFM, Mello AL, Mussoi AS, Gomes C, Paz EP, Moura ML. Vigilância sanitária de medicamentos e correlatos. Rio de Janeiro: Qualitymark, 1993.

Lopes CD, Lopes HFP. Do risco à qualidade: a vigilância sanitária nos serviços de saúde. Brasília: Editora ANVISA, 2008.

Lucchese G. Globalização e regulação sanitária: Os rumos da vigilância sanitária no Brasil. Brasília: Editora ANVISA, 2008.

Luna EJA. A emergência das doenças emergentes e as doenças infecciosas emergentes e reemergentes no Brasil. Revista Brasileira de Epidemiologia 2002; 5(3):229-43.

Machado JH, Barcello C, Melo AISC. Controle social, ambiente e saúde. Divulgação em Saúde para Debate 1992; 7:35-40.

Magalhães HP, Malta CPT. Dicionário jurídico. 7. ed. Rio de Janeiro: Trabalhista, 1990.

Melo Filho DA, Morais HM. A "tragédia da hemodiálise" (Caruaru) e o "acidente do soro" (Recife): considerações em torno da antinomia público/privado na prestação de serviços de saúde. In: Congresso Brasileiro de Epidemiologia, IV, Livro de Resumos, 1-5 de agos de 1998. Rio de Janeiro: ABRASCO, 1998:9 (CC1-2).

Melo L. As 10 maiores farmacêuticas do Brasil em vendas até setembro. Exame, São Paulo, 27 out. 2015. Disponível em: http://exame.abril.com.br/negocios/noticias/as-10-maiores-farmaceuticas-do-brasil-em-vendas-ate-setembro. Acesso em 6 de janeiro de 2016.

Mendes EV. A construção social da vigilância à saúde no Distrito Sanitário. Série Desenvolvimento de Serviços de Saúde, 10:7-19. Brasília: OPS, 1993.

Merchant JA. Coal workers' pneumoconiosis. In: Last JM (ed.) Maxcy-Rosenau-Last public health & preventive medicine. 13. ed. Connecticut: Appleton & Lange, 1990:365-70.

Miranda ICS, Pedroso JCL, Amaral JLG, Brito LC, Calil SJ. Electrical safety performance assessement of medical electrical equipment used in the practice of anesthesia. Dublin-Ireland: Institute of Physics and Engineering in Medicine; Raising the Profile of Clinical Engineering; May, 2002 (Poster).

Moraes A (Org.) Agências reguladoras. São Paulo: Atlas, 2002.

Moreira EM, Costa EA. Avaliação de desempenho da Agência Nacional de Vigilância Sanitária no modelo de Contrato de Gestão. Ciência & Saúde Coletiva 2010; 15(Supl 3):3381-91.

Nascimento A. Tragédia não foi surpresa para as autoridades de saúde. Súmula – RADIS 1998; 66:1.

Navarro MVT, Costa EA. Controle de riscos em radiodiagnóstico: uma abordagem de vigilância sanitária. Ciência & Saúde Coletiva 2010; 15(Supl. 3):3477-86.

Offe C. Trabalho e sociedade: problemas estruturais e perspectivas para o futuro da sociedade do trabalho. Rio de Janeiro: Tempo Brasileiro, 1991.

OMS. RSI – 2005 (Versão em português aprovada pelo Congresso Nacional por meio do Decreto Legislativo 395/2009 publicado no DOU de 10/07/09, p.11).

Paim JS. Reformulando o pensamento e incorporando a proteção e promoção da saúde. In: Costa EA (org.) Salvador: EDUFBA, 2008:61-75.

Pepe VLE, Noronha ABM, Figueiredo TA, Souza AAL, Oliveira CVS, Pontes Jr DM. A produção científica e grupos de pesquisa sobre vigilância sanitária no CNPq. Ciência & Saúde Coletiva 2010; 15 (Supl 3):3341-50.

Public Citizen Research Group. Update on Withdrawals of Dangerous Drugs in the U.S. Disponível em: http://www.worstpills.org/includes/page.cfm?op_id=552. Acesso em 7 de março de 2011.

Rezende AM. Administrar é educar ou... deseducar. Educação & Sociedade 1979; 1(2):25-35.

Ribeiro JM, Costa NR, Silva PLB. Política de Saúde no Brasil e estratégias regulatórias em ambiente de mudanças tecnológicas. Interface – Comunicação, Saúde, Educação 2000; 4(6):61-84.

Roemer R. Public health and the law. In: Holland W, Detels R, Knox G. Oxford textbook of public health. 2. ed. Oxford: Oxford University Press, 1991:499-515.

Rosen G. Uma história da saúde pública. São Paulo: UNESP-HUCITEC--ABRASCO, 1994. Companhia Docas do Estado de São Paulo. Anuário Estatístico. São Paulo: CODESP, 2010.

Singer P, Campos O, Oliveira EM. Prevenir e curar: o controle social através dos serviços de saúde. Rio de Janeiro: Forense-Universitária, 1978.

Souto AC. Saúde política: a vigilância sanitária no Brasil 1976-1994. São Paulo: Sobravime, 2004.

Souza GS, Costa EA. Reflexões teóricas e conceituais acerca do trabalho em vigilância sanitária, campo específico do trabalho em saúde. Ciência & Saúde Coletiva 2010; 15(Supl.3):3329-40.

Souza MCD. Regulação sanitária de produtos para a saúde no Brasil e no Reino Unido: o caso dos equipamentos eletromédicos [Tese]. Salvador: Instituto de Saúde Coletiva, Universidade Federal da Bahia, 2007.

Teixeira CF, Paim JS, Vilasboas AL. SUS, modelos assistenciais e vigilância da Saúde. Informe Epidemiológico do SUS 1998; VII (2):7-27.

Teixeira CF, Costa EA. Vigilância da saúde e vigilância sanitária: concepções, estratégias e práticas. In: Costa EA. (Org.). Vigilância Sanitária: desvendando o enigma. Salvador: EDUFBA, 2008:149-64.

Teixeira MG, Costa MCN. Vigilância epidemiológica: políticas, sistemas e serviços. In: Giovanella L. Políticas e sistemas de saúde no Brasil. Rio de Janeiro: Editora FIOCRUZ, 2008:795-817.

Tognoni G, Laporte JR. Estudos de utilização de medicamentos e de farmacovigilância. In: Laporte JR, Tognoni G, Rozenfeld S. Epidemiologia do medicamento: princípios gerais. São Paulo: HUCITEC-ABRASCO, 1989:43-56.

Viana ALD, Elias PEM. Saúde e desenvolvimento. Ciência & Saúde Coletiva 2007; 12(Supl):1765-77.

Waldman E. Vigilância epidemiológica como prática de Saúde Pública [Tese]. São Paulo: Faculdade de Saúde Pública, Universidade de São Paulo, 1991.

Waldman E, Freitas FRM. A vigilância epidemiológica e sua interface com as práticas da vigilância sanitária. In: Costa EA (org.) Vigilância sanitária: desvendando o enigma. Salvador: EDUFBA, 2008:25-148.

World Health Organization (WHO). Disponível em: http://www.who.int/media-centre/factsheets/fs339/ en/index.htm. Acesso em 7 de junho de 2012.

World Health Organization (WHO). Issues a global alert about cases of atypical pneumonia. Disponível em: http://www.who.int/mediacentre/news/releases/2003/ pr22/en/. Acesso em 17 de junho de 2012.

Wilkinson J. O futuro do sistema alimentar. São Paulo: HUCITEC, 1989.

Zubioli A. A necessidade brasileira de uma nova lei de medicamentos. In: Bonfim JR, Mercucci V (orgs.) A construção de uma política de medicamentos. São Paulo: HUCITEC-SOBRAVIME, 1997.

Saúde como Direito

Thereza Maria Magalhães Moreira
Eveline de Castro Correia

INTRODUÇÃO

A saúde, enquanto direito, é uma preocupação de todos os povos, interpelando em sua defesa vários órgãos nacionais e internacionais. Nesse contexto, a saúde ganha sentido de direito humano.

Entendem-se por direitos humanos aqueles inerentes à natureza humana, desvinculados de considerações espaço-temporais e ligados a concepções jusnaturalistas, numa clara acepção: "sou humano e existo; logo, tenho direitos."

Muito se fala em direitos humanos, mas sua exequibilidade cotidiana é algo controverso, pois requer caminhos legislativos para que seja operacionalizado na prática. A positivação de um direito humano na Constituição de um país o transforma num direito fundamental. Um direito fundamental é aquele nomeado e especificado no texto constitucional, aquele direito que recebeu da Constituição um grau mais elevado de garantia ou segurança (BONAVIDES, 2000). São, assim, imutáveis ou de mutabilidade dificultada, o que significa afirmar que a legiferância (criação de novas leis) não poderia, em regra, alterá-lo.

Os direitos fundamentais foram organizados, inicialmente, em três dimensões:

1. São de primeira dimensão os direitos civis e políticos, que têm por princípio fundador a liberdade.
2. São de segunda dimensão os direitos sociais, econômicos e culturais, que têm por fulcro o princípio da igualdade.
3. Na terceira dimensão têm-se os direitos vinculados ao desenvolvimento, à paz, ao meio ambiente, todos pautados no princípio da fraternidade.

Assim, os direitos fundamentais compreendem aqueles ligados à liberdade, igualdade e fraternidade, ideário da Revolução Francesa.

Na atualidade, outra dimensão foi acrescentada aos direitos fundamentais já consagrados na literatura:

4. A quarta dimensão tem sua existência defendida por Bonavides (2000), que prevê nela a inserção do direito à democracia, à informação e ao pluralismo, frutos da democracia no mundo.

Para a citada classificação, alguns autores se utilizam do termo geração em vez de dimensão, mas há uma predileção pelo segundo, pois admite a coexistência de todas as dimensões de direitos, ao passo que o termo geração denota que o alcance de um patamar superior de direitos revela a superação do anterior. Neste texto, opta-se pelo termo dimensão.

O direito fundamental, então, por sua essencialidade ao indivíduo ou às coletividades, é positivado, é posto na Constituição do país. Direitos fundamentais, portanto, referem-se ao conjunto de direitos que, em determinado período histórico, são reputados capitais no seio de certa sociedade politicamente organizada e, assim, são tratados pela Constituição, com o que se tornam passíveis de serem exigidos e exercitados singular ou coletivamente (NOVELINO, 2007; BARCHET, 2012).

A saúde é um direito fundamental de segunda dimensão, sendo, portanto, positivado na Constituição brasileira vigente e fundamentado no princípio da igualdade, que ampara os direitos sociais.

No caso do Brasil, a Constituição Federal[1] de 1988 possui nove títulos:

I) Dos Princípios Fundamentais;
II) Dos Direitos e Garantias Fundamentais;

---

[1]A título conceitual, é prudente esclarecer que uma Constituição é a lei magna de um país, sua lei maior e a que serve de orientação a todas as demais normas nacionais, que não podem contrariá-la, sob pena de carregarem o peso da inconstitucionalidade, que fatalmente as extinguiria. Por sua vez, Lei é uma norma ou conjunto de normas elaboradas e votadas pelo Poder Legislativo (no município, é representado pela Câmara de Vereadores; no Estado, pela Assembleia Legislativa; e na União, pelo Senado Federal, representando os estados federativos, e pela Câmara Federal, representante do povo, da população brasileira (juntos – Senado e Câmara Federal – compõem o Congresso). A lei é de cumprimento obrigatório pela sociedade para manter a ordem e a convivência pacífica entre as pessoas. Por meio de um contrato social, o Estado tutela os direitos fundamentais e deve operacionalizar a máquina estatal em prol de sua executoriedade. Em paralelo às leis, têm-se os decretos, que são atos administrativos editados pelos chefes do Poder Executivo (presidente da República, governadores dos estados e prefeitos dos municípios), que têm a finalidade de facilitar a fiel aplicação da lei. Para isso detalham-na, propiciando sua execução.

III) Da Organização do Estado;
IV) Da Organização dos Poderes;
V) Da Defesa do Estado e das Instituições Democráticas;
VI) Da Tributação e do Orçamento;
VII) Da Ordem Econômica e Financeira;
VIII) Da Ordem Social e
IX) Das Disposições Constitucionais Gerais.

O capítulo da saúde vem no Título VIII – Da Ordem Social, no Capítulo II, que trata da Seguridade Social, em sua Seção II – Da Saúde (artigos 196 a 200). No artigo 196, a Constituição Federal de 1988 (CF/88) prevê (BRASIL, 2011a):

> [...] Art. 196: Saúde é direito de todos e dever do Estado, garantido mediante políticas sociais e econômicas que visem à redução do risco de doença e de outros agravos e ao acesso universal igualitário às ações e serviços para sua promoção, proteção e recuperação. [...]

Por ser a saúde um direito fundamental social, todos podem dele usufruir. Sua acepção de direito fundamental positivado na Constituição brasileira de 1988 o configura, claramente, como um direito exigível por um indivíduo ou coletividade nas várias esferas do cenário judiciário brasileiro, que deve, sobremaneira, até a sua última instância (Supremo Tribunal Federal-STF) resguardar o fiel cumprimento constitucional.

A Organização Mundial da Saúde (OMS, 2011), no preâmbulo de sua constituição, datada de 1948, afirma que a saúde gozada em seu grau máximo é um dos direitos fundamentais de todo ser humano. Os governos têm, assim, a responsabilidade pela saúde de seus povos, sendo relevante que a legislação sanitária do país seja adequada às necessidades de saúde nacionais. Desse modo, consideradas a evolução e a mutabilidade dos requisitos sanitários pátrios, as leis sanitárias devem ser continuamente revisadas e atualizadas, além de promovidos a difusão, o ensinamento e a aplicação das normas aprovadas no sentido de assegurarem maior amplitude ao direito à saúde, incluindo a responsabilidade financeira para sua garantia. No entanto, essa não é uma pauta pacífica na prática, pois o que vemos hoje no Brasil, em termos de garantias constitucionais ligadas à saúde, é decorrente de muita luta do povo e no presente se encontram novas ameaças ao direito fundamental saúde.

Nesse contexto, o direito sanitário vem se corporificando e sendo reconhecido como o conjunto de normas jurídicas que disciplinam as ações de saúde que objetivam a tutela da saúde pública dos cidadãos. Coordena as distintas respostas normativas do Estado diante da saúde pública, configurando densa legislação sanitária que conta com uma unidade interna aglutinadora em torno do tema saúde (DIAS, 2010).

Apesar de ainda não constituir uma área autônoma, pois em muito depende do Direito Administrativo (sobretudo de seus princípios), tem se desenvolvido muito nos últimos 30 anos e não tarda a se constituir em corpo jurídico autônomo, a cargo da relevância adquirida pela tutela da saúde no estado social brasileiro de direitos.

Vê-se, portanto, que o direito à saúde não deve ser concebido somente nos casos em que uma pessoa estaria doente ou em risco de adoecer, ou mesmo de ser exposta a situações em que teria sua saúde prejudicada por outra pessoa, ente ou objeto, mas deve abranger todas as formas de agressão à saúde originárias de pessoas físicas, jurídicas, da comunidade, do meio ambiente e do próprio Estado.

No entanto, a saúde como direito é um tema novo nas constituições do Brasil e, como tal, requer que se lute na defesa de sua manutenção, pois anteriormente não se contemplavam assuntos referentes à saúde no texto constitucional e, quando isso era feito, abordavam-no de maneira superficial, como se pode ver no Quadro 27.1.

Para o fiel cumprimento constitucional da saúde é necessário que esteja claramente definida uma Política Nacional de Saúde e que, respeitados a distribuição de competências, o regime de descentralização territorial e a organização político-administrativa vigentes no país, a lei admita, nos termos que especifique, a distribuição dos serviços de saúde entre as unidades políticas da Federação, desde que organizados e administrados segundo o modelo do Sistema Único de Saúde (SUS) e obedecidas as diretrizes da Política Nacional de Saúde (DIAS, 2010).

Assim, é necessário conhecer as previsões legais acerca da saúde na legislação brasileira, desvelando o direito à saúde nesta legislação no período histórico pós-Constituição de 1988 até a atualidade.

Sabe-se que a judicialização da saúde é um tema cotidiano. Não raro, procedimentos e medicamentos necessários à saúde têm seu acesso concedido pela Justiça. No cotidiano dos fóruns e dos serviços de saúde o que não faltam são pessoas insatisfeitas com a prestação desse serviço e ações judiciais reivindicando tal direito. Por outro lado, a judicialização da saúde pode incorrer no engessamento do orçamento da saúde e até no beneficiamento de grupos economicamente mais favorecidos, com maior discernimento e acesso sobre suas possibilidades no cenário jurídico que envolve a saúde no Brasil. Neste ínterim, faz-se importante delinear uma concepção de saúde para facilitar a compreensão do direito à saúde, direito este compreendido como social e positivado na Carta Constitucional do Brasil.

Ante o exposto, parece premente questionar: qual dimensão do conceito de saúde se encontra presente na legislação brasileira publicizada no período pós-Constituição Cidadã? A resposta a essa pergunta tornará possível elucidar a(s) dimensão(ões) assumida(s) pelo conceito de saúde ao longo desses quase 30 anos, assim como identificar as lacunas existentes e as atuais possibilidades de desafios na área, contribuindo na construção e consolidação da saúde como direito.

O estudo descritivo teve como objeto a Constituição Federal, leis federais, lei complementar e portarias ministeriais, dentre outros materiais publicados sobre saúde no Brasil no período de outubro de 1988 a maio de 2017. A localização e a seleção do material foram efetuadas em *sites* oficiais da República do Brasil.

EVOLUÇÃO LEGISLATIVA DO CONCEITO DE SAÚDE NO BRASIL

A seguir, passaremos a analisar o conceito de saúde na legislação brasileira pós-Constituição de 1988, numa clara delimitação da evolução legislativa do conceito de saúde.

QUADRO 27.1 Constituições brasileiras e suas principais concepções e direitos (MONTELLATO, CABRINI & CASTELLI JUNIOR, 2000), com destaque para a saúde como direito

1824	Outorgada (tornada pública) pelo imperador D. Pedro I, fortaleceu o poder pessoal do Imperador com a criação do quarto poder (moderador), que permitia ao soberano intervir, com funções fiscalizadoras, em assuntos dos demais poderes. Províncias passam a ser governadas por presidentes nomeados. Estabeleceu eleições indiretas e censitárias (homens livres, proprietários e condicionados a seu nível de renda)	Não menciona
1891	Promulgada pelo Congresso Constitucional, elegeu indiretamente para a Presidência da República o marechal Deodoro da Fonseca. Instituiu o presidencialismo, eleições diretas para a Câmara e o Senado e mandato presidencial de 4 anos. Estabeleceu o voto universal, não obrigatório e não secreto; ficavam excluídos das eleições os menores de 21 anos, as mulheres, os analfabetos, os soldados e os religiosos	Não menciona
1934	Promulgada pela Assembleia Constituinte no primeiro governo de Getúlio Vargas, instituiu a obrigatoriedade do voto e tornou-o secreto; ampliou o direito de voto para mulheres e cidadãos maiores de 18 anos. Continuaram sem direito ao voto os analfabetos, os soldados e os religiosos. Para dar maior confiabilidade aos pleitos, foi criada a Justiça Eleitoral. Instituiu o salário-mínimo, a jornada de trabalho de 8 horas, o repouso semanal e as férias anuais remuneradas e a indenização por dispensa sem justa causa. Sindicatos e associações profissionais passaram a ser reconhecidos, com o direito de funcionar autonomamente	Art. 10 – Compete concorrentemente à União e aos Estados: II – cuidar da saúde e assistência públicas
1937	Outorgada (concedida) no governo Getúlio Vargas. Instituiu o regime ditatorial do Estado Novo: a pena de morte, a suspensão de imunidades parlamentares, a prisão e o exílio de opositores. Suprimiu a liberdade partidária e extinguiu a independência dos poderes e a autonomia federativa. Governadores e prefeitos passaram a ser nomeados pelo presidente, cuja eleição também seria indireta. Vargas, porém, permaneceu no poder, sem aprovação de sua continuidade, até 1945	Art. 16 e Art. 18. Prevê o Art. 16 – Compete privativamente à União o poder de legislar sobre as seguintes matérias: XXVII – normas fundamentais da defesa e proteção da saúde, especialmente da saúde da criança
1946	Promulgada no governo de Eurico Gaspar Dutra, após o período do Estado Novo, restabeleceu os direitos individuais e extinguiu a censura e a pena de morte. Instituiu eleições diretas para presidente da República, com mandato de 5 anos. Restabeleceu o direito de greve e o direito à estabilidade de emprego após 10 anos de serviço. Retomou a independência dos três poderes (Executivo, Legislativo e Judiciário) e a autonomia dos estados e municípios. Retomou o direito de voto obrigatório e universal, sendo excluídos os menores de 18 anos, os analfabetos, os soldados e os religiosos	Art. 5º – Compete à União: XV – legislar sobre: b) normas gerais de direito financeiro; de seguro e previdência social; de defesa e proteção da saúde; e de regime penitenciário
1967	Uma Carta constitucional institucionaliza o regime militar de 1964. Mantêm-se os atos institucionais promulgados entre 1964 e 1967. Fica restringida a autonomia dos estados. O presidente da República pode expedir decretos-leis sobre segurança nacional e assuntos financeiros sem submetê-los previamente à apreciação do Congresso. As eleições presidenciais permanecem indiretas, com voto a descoberto	Art. 8º – Compete à União: XIV – estabelecer planos nacionais de educação e saúde; XVII – legislar sobre: c) Normas gerais de direito financeiro; de seguro e previdência social; defesa e proteção da saúde; de regime penitenciário
1988	Retomada do pleno estado de direito democrático após período militar. Ampliação e fortalecimento das garantias individuais e de liberdades públicas. Retomada do regime representativo, presidencialista e federativo. Destaque à defesa do meio ambiente e patrimônio cultural da nação. Garantia do direito de voto a analfabetos e maiores de 16 anos (opcional) em eleições livres e diretas, com voto universal, secreto e obrigatório	Arts. 6º, 7º, XXII, 23, II, 24, XII, 30, VII, 194, 195, 196 a 200, 208, VII, 220, §3º, II, 227

Na busca de um marco conceitual, na tentativa de abstrair uma concepção de saúde, adotou-se o proposto por Paim (2009), que definiu a saúde como uma questão que tem ocupado o centro das atenções de muitas pessoas, governos, empresas e comunidades, possuindo três dimensões: (1) estado vital (modo de levar a vida); (2) setor produtivo (setor da economia onde são prestados serviços de saúde e realizadas ações de saúde); e (3) área do saber (ao lado do saber popular sobre a saúde, universidades, escolas e institutos de pesquisa produzem conhecimentos, tecnologias e inovações, garantindo sua transmissão e difusão mediante atividades de ensino e de extensão ou cooperação técnica).

A análise legislativa denotou a presença de conceito de saúde na Constituição Brasileira; na Lei Orgânica da Saúde 8.080/90; na Norma Operacional Básica (NOB) 92 (Portaria 234, de 7 de fevereiro de 1992, Gabinete Ministerial-GM/Ministério da Saúde-MS); na NOB 96 (Portaria 1.742

GM/MS, de 30/8/1996); e no Pacto pela Saúde (em defesa da vida, de gestão do Sistema Único de Saúde – SUS e em defesa do SUS, conforme Portaria 699/GM, de 30 de março de 2006), como é possível visualizar no Quadro 27.2.

As seguintes legislações: Lei Orgânica da Saúde 8.142, de 28 de dezembro de 1990; NOB 91 (Resolução 258, de 7 de janeiro de 1991, do Instituto Nacional de Assistência Médica da Previdência Social); NOB 93 (Portaria 545, de 20 de maio de 1993, GM/MS); Norma de Assistência à Saúde (NOAS) 2001; NOAS 2002; e Portarias Ministeriais (648, de 28 de março de 2006; 698, de 30 de março de 2006; 325, de 2008 – Pacto pela Saúde; e 837, de 23 de abril de 2009); a Lei 9.656, de 3 de junho de 1998, da Agência Nacional de Saúde – ANS (que regulamenta a saúde suplementar/planos de saúde); e a Emenda Constitucional 29 não trazem em seu corpo um conceito explícito de saúde como direito, induzindo o pensamento de que adotam o conceito previsto na Constituição de 1988 e na Lei 8.080/90, conforme exposição no Quadro 27.3. O mesmo acontece com a Lei complementar 141, de 13 de janeiro de 2012, e a Portaria GM/MS 2.488, de 21 de outubro de 2011.

No entanto, a Portaria GM/MS 648, assim como a Portaria GM/MS 2.488, que a revogou, e que trata da atual Política Nacional de Atenção Básica, apesar de não conceituarem saúde, definem a Atenção Básica de Saúde. Esta é caracterizada por um conjunto de ações de saúde, individual e coletiva, que abrangem promoção e proteção da saúde, prevenção de agravos, diagnóstico, tratamento, reabilitação e manutenção da saúde. É desenvolvida por meio do exercício de práticas gerenciais e sanitárias democráticas e participativas, sob a forma de trabalho em equipe, dirigidas a populações de territórios bem-delimitados, assumindo sua responsabilidade sanitária, considerando a dinamicidade existente no território em que vivem essas populações. Utiliza tecnologias que devem resolver os problemas de saúde de maior frequência e relevância em seu território. É o contato preferencial dos usuários com os sistemas de saúde. Orienta-se pelos princípios da universalidade, da acessibilidade e da coordenação do cuidado, do vínculo e continuidade, da integralidade, da responsabilização, da humanização, da equidade e da participação social. A Atenção Básica considera o sujeito em sua singularidade, na complexidade, integralidade e inserção sociocultural e busca a promoção de sua saúde, a prevenção e o tratamento de doenças e a redução de danos ou de sofrimentos que possam comprometer suas possibilidades de viver saudável. A Atenção Básica tem a Saúde da Família como estratégia prioritária para sua organização de acordo com os preceitos do Sistema Único de Saúde (BRASIL, 2011b).

Ante o exposto, estudaremos a seguir a legislação que contém o conceito em análise. Inicialmente, conforme descrito, na Constituição Federal de 1988 (CF/88), tem-se em seu Título VIII, Capítulo II, Seção II, "Da Saúde", Art. 196 (BRASIL, 2011a):

[...]Art. 196: Saúde é direito de todos e dever do Estado, garantido mediante políticas sociais e econômicas que visem à redução do risco de doença e de outros agravos e ao acesso universal igualitário às ações e serviços para sua promoção, proteção e recuperação.[...]

Quando a Constituição Federal de 1988 assim conceitua saúde, o faz na dimensão de saúde como estado vital, modo de levar a vida, segundo a classificação proposta por Paim (2009).

E qual a concepção de Direito aqui instaurada? Para Lyra Filho (1982), o Direito resulta aprisionado em conjunto de normas estatais, mas o Direito autêntico e global não pode ser isolado em campos de concentração legislativa, pois indica os princípios e normas libertadores, considerando a Lei um simples acidente no processo jurídico, e que pode, ou não, transportar melhores conquistas.

No caso da CF/88, ainda que a concepção de Direito adotada seja aquela essencialmente do Direito social fundamental, tem-se que tal legislação deu um grande salto na saúde brasileira, que passou de bem restrito a pessoas com poder aquisitivo para direito de todos os brasileiros, positivado na legislação.

Ora, a Organização Mundial da Saúde (OMS, 2011), em 7 de abril de 1948, já definia saúde como "completo bem-estar físico, mental e social, e não simplesmente a ausência de doença ou enfermidade". O Brasil levou 40 anos para admitir legalmente tal premissa, que, inclusive, na atualidade, é criticada por sua abrangência e abstração.

Com isso, vários outros conceitos de saúde são buscados. A definição de saúde é proposta como estado de razoável harmonia entre o sujeito e a sua própria realidade (SEGRE & FERRAZ, 1997). O conceito de saúde (pública) também é entendido como o propiciamento de condições mínimas de sanidade, enquanto um conjunto de obrigações deve incumbir ao Estado (SOARES, 2000). Por outro lado, há quem afirme ser difícil estabelecer um conceito de saúde, não se tratando de saúde como direito conquistado pelas ações institucionais organizadas e externalizadas, nem saúde como um bem disponibilizado e adquirido por meio de processos mercantis ou políticos, nem saúde como valor humanístico decorrente de atos volitivos solidários. Trata-se de construir a positividade do conceito de saúde como tudo isso, verdadeiro integral multinível de norma-valor-direito-bem-função-processo-estado, considerando-se os planos de emergência coletivo e individual, dialeticamente, incorporando-se também a negatividade da doença-enfermidade-patologia nos níveis primário, secundário e terciário de assistência em saúde (COELHO & ALMEIDA FILHO, 2002).

A 8ª Conferência Nacional de Saúde do Brasil, em 1986, assim definiu saúde (BRASIL, 2011c): "Saúde é resultante das condições de alimentação, habitação, educação, renda, meio ambiente, trabalho, emprego, lazer, liberdade, acesso e posse de terra, e acesso a serviços de saúde."

Scliar (2007) afirma que seria difícil criar uma política de saúde pública sem critérios sociais e sem juízos de valor. Por causa disso, ele acredita que nossa Constituição Federal de 1988, em seu artigo 196, evitou discutir o conceito de saúde. Mas não traria insegurança jurídica a ausência de um conceito de saúde? Não seria este um fator a favorecer que o Estado pudesse conceder como saúde o que lhe aprouvesse? Como controlar tal risco? O direito à saúde não se pode consubstanciar em vagas promessas e boas intenções constitucionais, garantido por ações governamentais implantadas e implementadas por oportuno (CARVALHO & SANTOS, 2006). Trata-se de um direito social (SILVA & WAISSMANN, 2005). O direito à saúde depende do direito de saúde (DIAS, 2010), conjunto de normas jurídicas que estabelecem os direitos e obrigações em matéria de saúde para o Estado, indivíduos e coletividade, regulando ordenadamente as relações entre eles, na prática ou abstenção de atos, no interesse da coletividade.

Ante tal argumentação, buscaram-se as concepções de saúde na legislação infraconstitucional, que serão expostas a seguir:

A Lei Orgânica da Saúde (LOS) – Lei 8.080, de 19 de setembro de 1990, que dispõe sobre as condições para promoção, proteção e recuperação da saúde, organização e funcionamento dos serviços correspondentes, prevê em seus artigos 2º e 3º (BRASIL, 2011d):

Art. 2º A saúde é um direito fundamental do ser humano, devendo o Estado prover as condições indispensáveis ao seu pleno exercício.

§1º O dever do Estado de garantir a saúde consiste na formulação e execução de políticas econômicas e sociais que visem à redução de riscos de doenças e de outros agravos e no estabelecimento de condições que assegurem acesso universal e igualitário às ações e aos serviços para a sua promoção, proteção e recuperação.

§2º O dever do Estado não exclui o das pessoas, da família, das empresas e da sociedade.

Art. 3º A saúde tem como fatores determinantes e condicionantes, entre outros, a alimentação, a moradia, o saneamento básico, o meio ambiente, o trabalho, a renda, a educação, o transporte, o lazer e o acesso aos bens e serviços essenciais; os níveis de saúde da população expressam a organização social e econômica do País.

Parágrafo único. Dizem respeito também à saúde as ações que, por força do disposto no artigo anterior, se destinam a garantir às pessoas e à coletividade condições de bem-estar físico, mental e social.

O marco conceitual de saúde presente nessa lei, segundo a classificação de Paim (2009), é o de saúde como estado vital e como setor produtivo.

As ações e os serviços de saúde (saúde como setor produtivo) se submetem à normatividade do Estado. As ações e os serviços de saúde, por estarem diretamente ligados ao direito à vida, devem sofrer fiscalização e controle do poder público à altura do bem que protegem: a vida (CARVALHO & SANTOS, 2006). Esse deve ser seu limite.

No entanto, a efetividade do direito à saúde depende, em boa parcela, da conscientização dos brasileiros sobre a saúde como um direito exigível e da conceituação legislativa clara acerca dela.

Na atualidade, há a segurança jurídica de saúde "como direito de todos e dever do Estado", mas tem-se que avançar no exercício prático e político desse direito.

A luta pelo direito à saúde passa, obrigatoriamente, pela reorientação das políticas públicas econômicas e sociais que favoreçam a redução das desigualdades, a cidadania plena, a qualidade de vida e a democracia (PAIM, 2009).

Buscando essa defesa da saúde como direito na prática, foi publicada a Norma Operacional Básica (NOB) 92 (Portaria 234, de 7 de fevereiro de 1992, da Secretaria Nacional de Assistência à Saúde do Ministério da Saúde-MS), que normatizou a organização e operacionalização da assistência à saúde no Sistema Único de Saúde (SUS) e discorreu sobre o planejamento das ações, o financiamento, os sistemas de informação, o controle e avaliação, a auditoria, o processo de municipalização para repasse dos recursos e produtividade e qualidade no SUS.

A NOB 92 (BRASIL, 2010a) trouxe em seu bojo a saúde, entendida como direito de todo cidadão e dever do Estado, a ser garantido pelo acesso gratuito, universal e equânime a um conjunto de ações e serviços de saúde organizados e distribuídos regionalizadamente e articulados de forma hierarquizada, constituindo um sistema único, com gestor único em cada esfera de governo, de execução municipalista em termos operacionais e gerenciais, com obrigatória participação da sociedade organizada no seu planejamento, execução, controle e avaliação.

Acrescentou, ainda, a NOB 92 que o conceito abrangente de saúde definido na Constituição deveria nortear a mudança progressiva dos serviços, passando de um modelo assistencial centrado na doença e baseado no atendimento a quem procura para um modelo de atenção integral à saúde com incorporação progressiva de ações de promoção e proteção da saúde e de prevenção da doença, ao lado daquelas de recuperação.

O marco conceitual de saúde presente nessa NOB era o de saúde como estado vital e como setor produtivo (PAIM, 2009). A NOB 92 buscou descentralizar ações e serviços de saúde, alocando recursos no Fundo Nacional de Saúde. Porém, na prática, não produziu muita mudança no exercício da saúde como direito (SANTOS & ANDRADE, 2009).

Já a NOB 96 (Portaria GM/MS 1.742, de 30 de agosto de 1996), promoveu e consolidou o pleno exercício do poder público municipal e do Distrito Federal na função de gestor da atenção à saúde dos seus munícipes com a consequente redefinição das responsabilidades dos estados, do Distrito Federal e da União, avançando na consolidação dos princípios do SUS (BRASIL, 2011e).

Na NOB 96 foi citado que os ideais históricos de civilidade, no âmbito da saúde, consolidados na Constituição de 1988, foram transformados, na Carta Magna, em direito à saúde, significando que cada um e todos os brasileiros deveriam construir e usufruir de políticas públicas – econômicas e sociais – que reduzissem riscos e agravos à saúde. Esse direito significou o acesso universal (para todos) e equânime (com justa igualdade) a serviços e ações de promoção, proteção e recuperação da saúde (atendimento integral).

A NOB 96 defendeu que a atenção à saúde, que encerrava todo o conjunto de ações levadas a efeito pelo SUS, em todos os níveis de governo, para o atendimento das demandas pessoais e exigências ambientais, compreendia três grandes esferas: (a) da assistência, em que as atividades são dirigidas às pessoas, individual ou coletivamente, e que é prestada no âmbito ambulatorial e hospitalar, assim como em outros espaços, especialmente no domiciliar; (b) das intervenções ambientais, no seu sentido mais amplo, incluindo as relações e as condições sanitárias nos ambientes de vida e de trabalho, o controle de vetores e hospedeiros e a operação de sistemas de saneamento ambiental (mediante o pacto de interesses, as normalizações, as fiscalizações e outros); (c) das políticas externas ao setor saúde, que interferem nos determinantes sociais do processo saúde-doença das coletividades, de que são partes importantes questões relativas às políticas macroeconômicas, ao emprego, à habitação, à educação, ao lazer e à disponibilidade e qualidade dos alimentos (BRASIL, 2011e).

Vê-se, dessa forma, que tal legislação apresenta a saúde como estado vital e como setor produtivo, segundo a classificação utilizada (PAIM, 2009).

A NOB 96 contribuiu para a inversão do modelo hegemônico de atenção à saúde no país (SANTOS & ANDRADE, 2009). Com isso, a saúde passou a ser considerada em associação às condições que cercam o indivíduo e a coletividade. Com essa acepção, sem a redução das desigualdades sociais, a erradicação da pobreza e a melhoria do modo de vida, o setor saúde seria o estuário das mazelas das más políticas sociais e econômicas (SANTOS, 2010).

Evoluindo na análise, tem-se o Pacto pela Saúde (em defesa da vida, de gestão do Sistema Único de Saúde-SUS e em defesa do SUS) na Portaria 399 GM, de 22 de fevereiro de 2006 (BRASIL, 2011f), que referia que sua concretização passava pela repolitização da saúde com clara estratégia de mobilização social envolvendo o conjunto da sociedade brasileira, extrapolando os limites do setor e vinculada ao processo de instituição da saúde como direito de cidadania, tendo o financiamento público da saúde como um dos pontos centrais.

Teve-se também a Portaria 699 GM de 2006, que regulamentou as Diretrizes Operacionais dos Pactos Pela Vida e de Gestão e que previu (BRASIL, 2010b) a atenção à saúde englobando o conjunto de ações levadas a efeito pelo SUS, em todos os níveis de governo, para o atendimento das demandas pessoais e das exigências ambientais, compreendendo os campos: (a) da assistência, em que as atividades são dirigidas às pessoas, individual ou coletivamente, e que é prestada no âmbito ambulatorial e hospitalar, bem como em outros espaços, especialmente no domiciliar; (b) das intervenções ambientais, em sentido amplo, incluindo as relações e as condições sanitárias nos ambientes de vida e de trabalho, o controle de vetores e hospedeiros e a operação de sistemas de saneamento ambiental (mediante o pacto de interesses, as normalizações, as fiscalizações e outros).

Ficou clara, portanto, nas duas últimas portarias, a definição de saúde como modo de levar a vida e como setor produtivo, à semelhança das demais legislações analisadas.

Acerca do Pacto pela Saúde, com o esgotamento de todos os modelos de regulamentação da organização e funcionamento do SUS pautado por financiamento fracionado e fortemente regulado pelo Ministério da Saúde, transformando estados e municípios em gestores de projetos e programas federais, e diante das críticas a esse modelo, os entes federativos passaram a discutir a necessidade de novas bases para a gestão compartilhada do SUS e para as transferências de recursos da União para os estados e municípios (SANTOS & ANDRADE, 2009).

No Pacto pela Saúde os gestores assumiram o compromisso de intensificar as ações nos seus três eixos: pacto pela vida, pacto em defesa do SUS e pacto de gestão do SUS. Assim, enquanto as NOB e a Norma Operacional de Assistência à Saúde (NOAS) trataram, sobretudo, de financiamento, o Pacto pela Saúde buscou o consenso e a negociação na administração pública da saúde.

Mais recentemente foi publicado o Decreto 7.508, de 28 de junho de 2011, que regulamenta a Lei 8.080, de 19 de setembro de 1990, para dispor sobre a organização do Sistema Único de Saúde (SUS), o planejamento da saúde, a assistência à saúde e a articulação interfederativa.

Assim, vê-se que a difusão da consciência do direito à saúde na população – mesmo reconhecendo a distância entre sua formalização jurídica e a garantia concreta – foi considerada um avanço capaz de despertar novas lutas e iniciativas, reforçando o processo da Reforma Sanitária Brasileira (PAIM, 2009).

Com base no exposto, foi construído um quadro sinóptico da legislação brasileira com um conceito de saúde (Quadro 27.2). Foi também construído um quadro sinóptico com a legislação brasileira sem um conceito de saúde (Quadro 27.3).

Portanto, em sua grande maioria, quando conceitua saúde, a legislação brasileira o faz amparada na concepção de saúde em suas dimensões de estado vital e de setor produtivo, em confluência com as ideias de Paim (2009). Este defende que o direito constitucional à saúde deve ser entendido como direito ao estado vital saudável e como direito às ações e aos serviços de saúde.

DESAFIOS NA CONTEMPORANEIDADE

Muitos são os desafios que se apresentam à conceituação jurídica de saúde na contemporaneidade. L'Abbate (2009) argumenta que todo o conjunto de leis, normas e princípios que constituem o universo jurídico contém uma cristalização, ela mesma resultando da ação e articulação de diferentes forças sociais, mas o processo não se esgota aí. Ao ser aplicado, traduzindo-se em ações concretas, novamente atuarão forças sociais opostas e contraditórias e desse encontro/confronto advirão infinitas interpretações e possibilidades.

Assim, o direito à saúde, ainda que positivado inespecificamente como um direito fundamental social, requer a luta constante e diária por sua aplicação no caso concreto, no que pesam a conscientização política dos envolvidos e seu esclarecimento em torno do mundo jurídico da saúde.

Nesse contexto, o Brasil conta com o peso de uma história marcada por desigualdades e injustiças sociais, mas não faz muito tempo o governo federal propiciou avanços sociais nunca antes vistos na história do país, o que nos faz crer que a saúde coletiva pública e de qualidade pode se tornar uma realidade, desde que cada brasileiro se coloque como um defensor do atual sistema de saúde, sobretudo os profissionais que nele trabalham.

A atenção atualmente desenvolvida pelos profissionais de saúde no atendimento ao doente se confunde com a promoção da saúde, o que deve ser enfaticamente combatido (LEFEVRE & LEFEVRE, 2004).

A busca do direito à saúde deve ser cotidiana e abrigar atitudes positivas em relação ao ser humano social inserido num ambiente.

O direito de saúde não deve ser concebido, exclusivamente, no sentido de que uma pessoa estaria impossibilitada de vir a ser prejudicada em sua saúde, por outra pessoa, mas por várias formas de agressão originárias da comunidade ou mesmo do meio ambiente(DIAS, 2010). Dessa forma, a norma jurídica deve criar e ampliar direitos para os indivíduos, a partir das obrigações correspondentes.

Entretanto, a norma jurídica é criada a partir dos embates sociais e políticos travados no cotidiano.

Por isso, uma das formas de enfrentar os desafios da saúde com equidade, exercitando esse direito à saúde cotidiana, será constituir sujeitos sociais comprometidos com novas utopias, estabelecendo canais de comunicação com outros sujeitos sociais que passem da condição de usuários ou destinatários de serviços públicos e de políticas de saúde para

QUADRO 27.2 Evolução legislativa do conceito de saúde no Brasil – 1988-2010

Legislação	Sinopse	Conceito de saúde	Dimensão conceitual de saúde
Constituição Federal, de 5 de outubro de 1988	Institui a atual Carta Magna do Brasil	Título VIII – Capítulo II – Seção II – Da Saúde: Art. 196. A saúde é direito de todos e dever do Estado, garantido mediante políticas sociais e econômicas que visem à redução do risco de doença e de outros agravos e ao acesso universal igualitário às ações e serviços para sua promoção, proteção e recuperação	Saúde como estado vital
Lei 8.080, de 19 de setembro de 1990 (Lei Orgânica da Saúde)	Dispõe sobre as condições para promoção, proteção e recuperação da saúde, organização e funcionamento dos serviços correspondentes	Art. 2º A saúde é um direito fundamental do ser humano, devendo o Estado prover as condições indispensáveis ao seu pleno exercício Art. 3º A saúde tem como fatores determinantes e condicionantes, entre outros, a alimentação, a moradia, o saneamento básico, o meio ambiente, o trabalho, a renda, a educação, o transporte, o lazer e o acesso aos bens e serviços essenciais; os níveis de saúde da população expressam a organização social e econômica do país. Parágrafo único. Dizem respeito também à saúde as ações que, por força do disposto no artigo anterior, se destinam a garantir às pessoas e à coletividade condições de bem-estar físico, mental e social	Saúde como estado vital e como setor produtivo
Norma Operacional Básica (NOB) 92	Normatiza a organização e operacionalização da assistência à saúde no SUS. Discorre sobre planejamento das ações, financiamento, sistemas de informação, controle, avaliação, auditoria, municipalização para repasse dos recursos e produtividade e qualidade no SUS	Saúde como direito de todo cidadão e dever do Estado, garantido pelo acesso gratuito, universal e equânime a um conjunto de ações e serviços de saúde organizados e distribuídos regionalizadamente e articulados hierarquizadamente, constituindo um Sistema único, com gestor único em cada esfera de governo, de execução municipalista em termos operacionais e gerenciais, com obrigatória participação da sociedade organizada em seu planejamento, execução, controle e avaliação	Saúde como estado vital e como setor produtivo
Norma Operacional Básica (NOB) 96	Promove e consolida o exercício do poder público municipal e do Distrito Federal como gestor da atenção à saúde municipal, redefinindo responsabilidades, avançando na consolidação dos princípios do SUS	O direito à saúde significa, igualmente, o acesso universal e equânime a serviços e ações de promoção, proteção e recuperação da saúde (atendimento integral). A atenção à saúde, conjunto de ações levadas a efeito pelo SUS, em todos os níveis de governo, para o atendimento das demandas pessoais e das exigências ambientais, compreende três grandes campos: assistência, intervenções ambientais e políticas externas ao setor saúde	Saúde como estado vital e como setor produtivo
Pacto pela Saúde (Portaria 399 GM, de 22 de fevereiro de 2006)	Divulga o Pacto pela Saúde 2006	Sua concretização passa pela repolitização da saúde, com clara estratégia de mobilização social envolvendo o conjunto da sociedade brasileira, extrapolando os limites do setor e vinculada ao processo de instituição da saúde como direito de cidadania, tendo seu financiamento público como um dos pontos centrais	Saúde como estado vital e como setor produtivo
Pacto pela Saúde (Portaria 699 GM, de 30 de março de 2006)	Regulamenta as diretrizes operacionais dos pactos pela Vida e de Gestão	Atenção à Saúde engloba o conjunto de ações do SUS, em todos os níveis de governo, para atender a demandas pessoais e a exigências ambientais, compreendendo os campos assistencial e de intervenções ambientais	Saúde como estado vital e setor produtivo

QUADRO 27.3 Legislação brasileira sem conceito de saúde – 1988-2010

Legislação	Sinopse	Conceito de saúde
Lei 8.142, de 28 de dezembro de 1990 (Lei Orgânica da Saúde)	Dispõe sobre a participação da comunidade na gestão do Sistema Único de Saúde (SUS) e sobre as transferências intergovernamentais de recursos financeiros na área da saúde e dá outras providências	Não traz conceito da expressão "Direito à Saúde", conjunto ou isolado, induzindo o pensamento de que adota o conceito previsto na Constituição de 1988 e na Lei 8.080/90
Norma Operacional Básica (NOB) 91 (Res. 258 do Instituto Nacional de Assistência Médica da Previdência Social, de 7 de janeiro de 1991)	Implementada pela Resolução INAMPS 258, de 7 de janeiro de 1991; promove o processo de descentralização e reforça o poder municipal, porém estabelece o convênio como mecanismo de articulação e repasse de recursos. A presente Norma Operacional Básica tem por objetivo fornecer instruções aos responsáveis pela implantação e operacionalização do Sistema Único de Saúde – SUS	
Norma Operacional Básica (NOB) 93 (Portaria 545 GM/MS, de 20 de maio de 1993)	Instituída pela Portaria 545 GM/MS, de 20 de maio de 1993, sistematiza o processo de descentralização da gestão dos serviços e ações do SUS, com diferentes níveis de responsabilidades dos estados e municípios e, consequentemente, do próprio Governo Federal. Estabelece três condições de gestão para os municípios: incipiente, parcial e semiplena, e duas para os estados: parcial e semiplena, além das Comissões Intergestoras Bipartite (CIB) e Tripartite (CIT), como foros permanentes de negociação e deliberações	
Norma de Assistência à Saúde (NOAS) 2001	Instituída pela Portaria 95 GM/MS, de 26 de janeiro de 2001, amplia as responsabilidades dos municípios na atenção básica, definindo o processo de regionalização da assistência, criando mecanismos para o fortalecimento da capacidade de gestão do Sistema Único de Saúde – SUS – e atualizando os critérios de habilitação de estados e municípios	
Norma de Assistência à Saúde (NOAS) 2002	A presente Norma Operacional da Assistência à Saúde 01/2002 – NOAS-SUS 01/02 resulta do contínuo movimento de pactuação entre os três níveis de gestão, visando ao aprimoramento do Sistema Único de Saúde – SUS	
Portaria 698 GM, de 30 de março de 2006	Define que o custeio das ações de saúde é de responsabilidade das três esferas de gestão do SUS, observado o disposto na Constituição Federal e na Lei Orgânica do SUS	
Portaria 204 GM, de 29 de janeiro de 2007	Regulamenta o financiamento e a transferência dos recursos federais, na forma de blocos de financiamento, com os respectivos monitoramento e controle	
Portaria 837, de 23 de abril de 2009	Altera e acrescenta dispositivos à Portaria 204 GM, de 29 de janeiro de 2007, para inserir o Bloco de Investimentos na Rede de Serviços de Saúde na composição dos blocos de financiamento relativos à transferência de recursos federais para as ações e os serviços de saúde no âmbito do Sistema Único de Saúde – SUS	
Emenda Constitucional 29	Regulamenta o § 3º do Art. 198 da CF/88 para dispor sobre os valores mínimos a serem aplicados anualmente pela União, estados, Distrito Federal e municípios em ações e serviços públicos de saúde; institui contribuição social destinada à saúde; estabelece os critérios de rateio dos recursos de transferências para a saúde e as normas de fiscalização, avaliação e controle das despesas com saúde nas 3 (três) esferas de governo; revoga dispositivos das Leis 8.080, de 19 de setembro de 1990, e 8.689, de 27 de julho de 1993; e dá outras providências	
Lei 9.656, de 3 de junho de 1998	Dispõe sobre os planos e seguros privados de assistência à saúde	
Portaria 325/2008, Pacto pela Saúde	Estabelece prioridades, objetivos e metas do Pacto pela Vida. Também define indicadores de monitoramento e avaliação do Pacto pela Saúde e orientações, prazos e diretrizes para sua pactuação. Estabelece, também, prazo para pactuação unificada das metas dos indicadores do Pacto pela Saúde entre estados e municípios	
Lei 12.401/2011	Altera a Lei 8.080, de 19 de setembro de 1990, para dispor sobre a assistência terapêutica e a incorporação de tecnologia em saúde no âmbito do Sistema Único de Saúde – SUS	
Portaria 648 GM, PSF	Aprova a Política Nacional de Atenção Básica, estabelecendo a revisão de diretrizes e normas para a organização da Atenção Básica para o Programa Saúde da Família (PSF) e o Programa Agentes Comunitários de Saúde (PACS)	Traz conceito de Atenção Básica em Saúde
Lei Complementar 141, de 13 de janeiro de 2012	Regulamenta o § 3º do Art. 198 da Constituição Federal para dispor sobre os valores mínimos a serem aplicados anualmente pela União, estados, Distrito Federal e municípios em ações e serviços públicos de saúde; estabelece os critérios de rateio dos recursos de transferências para a saúde e as normas de fiscalização, avaliação e controle das despesas com saúde nas 3 (três) esferas de governo; revoga dispositivos das Leis 8.080, de 19 de setembro de 1990, e 8.689, de 27 de julho de 1993; e dá outras providências	Em seu Art. 3º, refere o que serão consideradas despesas com ações e serviços públicos de saúde e em seu Art. 4º o que não será
Portaria 2.488 GM/MS, de 21 de outubro de 2011	Aprova a Política Nacional de Atenção Básica, estabelecendo a revisão de diretrizes e normas para a organização da Atenção Básica, para a Estratégia Saúde da Família (ESF) e o Programa de Agentes Comunitários de Saúde (PACS)	Traz conceito de Atenção Básica em Saúde

um patamar mais elevado, de parceiros e cidadãos (PAIM & ALMEIDA FILHO, 2000; PAIM, 2008).

O direito à saúde, para ser garantido, requer o acesso universal e igualitário aos serviços de saúde e, também, um estado de saúde resultante de um modo de vida saudável, resultado de determinantes socioambientais e condicionantes de saúde que expressam as formas de organização da sociedade (PAIM, 2009).

Dessa forma, a melhor inter-relação entre as duas áreas – saúde e direito – que não são tão distintas assim, virá a acrescer em positivação à saúde como direito, no caso concreto.

O pensamento social sobre o Brasil constitui o legado teórico que a geração comprometida com a democratização da saúde tem a seu dispor. Suas possibilidades de analisar e interpretar a realidade brasileira devem ajudar a compreender a Reforma Sanitária Brasileira e a discutir suas perspectivas (PAIM, 2009).

Durante o desenvolvimento deste capítulo foram observadas algumas lacunas na evolução legislativa do conceito de saúde, sobretudo quanto à existência de formas propositivas de emancipação dos usuários do sistema para o patamar de parceiros, o que ainda é considerado utopia. Tal concepção traz insegurança jurídica à exigência da saúde como direito.

Por isso, há necessidade da conceituação jurídica de saúde na contemporaneidade. Por mais que isso possa parecer infrutífero ou inócuo, tal definição objetivará nosso caminhar em direção a um direito à saúde mais bem resguardado juridicamente e, consequentemente, com menor número de interrogações a serem respondidas pelos juízes em seu exercício diário de colaborar com a construção da saúde pública e privada do país.

Em sua grande maioria, a legislação brasileira que conceitua saúde o faz amparada em sua dimensão de estado vital e setor produtivo, à exceção da Constituição Federal, que o faz no campo mais teórico, de estado vital.

No entanto, é nítido que muitas legislações, embora tratando do tema saúde, não trazem um conceito do termo explícito, o que prejudica o cumprimento normativo da saúde como direito. Além disso, a adoção por essas legislações de um conceito de saúde embasado no abstrato conceito da Organização Mundial da Saúde, como ocorre na CF/88 e na LOS 8.080/90, dificulta o delineamento do que pode ou não vir a integrar a saúde de um indivíduo, não esclarecendo até onde vai o dever do Estado de atender à exigência de saúde para todos. E, ainda, a ausência de um delineamento conceitual claro gera insegurança econômica no financiamento da saúde. Além disso, a definição de prioridades e a obediência a princípios como equidade, universalidade e integralidade no Sistema Único de Saúde são pontos nos quais operam forças sociais antagônicas.

Por isso, no campo da saúde, as lutas sociais, das quais decorrem em grande parte os direitos sociais, são desiguais por envolverem usuários e profissionais de saúde que pouco ou nada conhecem do mundo jurídico.

O não envolvimento legislativo da saúde como área do saber prejudica avanços nessa área e distancia a formação dos futuros profissionais de saúde do mundo jurídico que regerá sua atuação e seu campo de trabalho.

Referências

Barchet G. Teoria Geral dos Direitos Fundamentais. In: Direito constitucional. Disponível em: <http://www.pontodosconcursos.com.br>. Acesso em 3 de março de 2012.

Bonavides P. Curso de Direito Constitucional. 10 ed. São Paulo-SP: Ed. Malheiros; 2000.

Brasil. Portaria Ministerial 234 (Norma Operacional Básica – NOB 1992). Brasília-DF, 7 de fevereiro de 1992. Disponível em: <http://conselho.saude.gov.br/legislacao/nobsus92.htm>. Acesso em 24 de setembro de 2010a.

Brasil. Portaria Ministerial 699. Pacto pela Saúde: em defesa da vida, de gestão do Sistema Único de Saúde (SUS) e em defesa do SUS. Brasília, DF, 31 de março de 2006. Disponível em: http://www.diariodasleis.com.br/busca/exibelink.php?numlink=1-92-29-2996-03-30-699. Acesso em 24 de setembro de 2010b.

Brasil. Constituição da República Federativa do Brasil de 1988. Brasília-DF, 5 de out. 1988. Disponível em: <http://www.planalto.gov.br/ ccivil_03/constituicao/constitui%C3%A7ao.htm>. Acesso em 22 de outubro de 2011a.

Brasil. Portaria Ministerial 648. Brasília – DF, 28 mar. 2006. Disponível em: <http://www.retsus.epsjv.fiocruz.br/upload/.../PORTARIA_648-2006.doc>. Acesso em 24 de setembro de 2011b.

Brasil. Oitava Conferência Nacional de Saúde. 1986. Disponível em: <http://portal.saude.gov.br/portal/arquivos/pdf/8_CNS_Relatorio%20Final.pdf>. Acesso em 3 de novembro de 2011c.

Brasil. Lei 8.080 de 19 de setembro de 1990. Dispõe sobre as condições para a promoção, proteção e recuperação da saúde, a organização e o funcionamento dos serviços correspondentes e dá outras providências. Brasília-DF, 19 de setembro de 1990. Disponível em: <http://www.planalto.gov.br/ccivil_03/Leis/L8080.htm>. Acesso em 3 de novembro de 2011d.

Brasil. Portaria ministerial nº 1742 (Norma Operacional Básica-NOB, 1996). Brasília-DF, 6 de novembro de 1996. Disponível em: <http://conselho.saude.gov.br/legislacao/ nobsus96.htm>. Acesso em 24 de setembro de 2011e.

Brasil. Portaria Ministerial 399. Brasília-DF, 22 de fevereiro de 2006. Disponível em: <http://www.retsus.epsjv.fiocruz.br/upload/.../ PORTARIA _648-2006.doc>. Acesso em: 24 de setembro de 2011f.

Carvalho GI, Santos L. SUS: Sistema Único de Saúde – comentários a Lei Orgânica da Saúde – Leis 8080/90 e 8142/90. 4 ed. Campinas: UNICAMP, 2006.

Coelho MTAD, Almeida Filho N. Conceitos de saúde em discursos contemporâneos de referência científica. Rio de Janeiro-RJ, 2002.

Dias HP. Direito Sanitário. Brasília-DF, 2003. Disponível em: <http://www.anvisa.gov.br/divulga/artigos/artigo_direito_sanitario.pdf>. Acesso em: 10 abr. 2010.

L'Abbate S. Direito à saúde: discursos e práticas na construção do SUS. São Paulo: Hucitec; 2009.

Lefevre F, Lefevre ANC. Promoção de saúde: a negação da negação. Rio de Janeiro: Vieira &Lent; 2004.

Lyra Filho R. O que é o Direito? São Paulo: Brasiliense; 1982.

Montellato A, Cabrini C, Casteli Junior R. História Temática: o mundo dos cidadãos. São Paulo-SP: Ed. Scipione; 2000.

Novelino M. Direito constitucional para concursos. Rio de Janeiro: Ed. Forense; 2007.

Organização Mundial da Saúde (OMS). Conceito de Saúde. Disponível em: <http://new.paho.org/bra/. Acesso em 3 de novembro de 2011.

Paim JS, Almeida Filho N. A crise da saúde pública e a utopia da saúde coletiva. Salvador: Casa da Qualidade, 2000.

Paim JS. O que é o SUS? Rio de Janeiro: FIOCRUZ, 2009.

Paim JS. Reforma Sanitária Brasileira: contribuição para a compreensão e crítica. Salvador: EDUFBA – Rio de Janeiro: Fiocruz, 2008.

Santos L, Andrade LOM. SUS: o espaço da gestão inovada e dos consensos interfederativos – aspectos jurídicos, administrativos e financeiros. 2 ed. Campinas: Saberes; 2009.

Santos L. Direito da Saúde no Brasil. Campinas: Saberes; 2010.

Scliar M. História do conceito de saúde. Physis. 2007; 1 (17): 29-41.

Segre M, Ferraz FC. O conceito de saúde. Rev. Saúde Pública. 1997; 31 538 (5): 538-42.

Silva PF, Waissmann W. Normatização, o Estado e a saúde: questões sobre a formalização do direito sanitário. Ciência & Saúde Coletiva. 2005; 10 (1): 237-44.

Soares GFS. O direito internacional sanitário e seus temas: apresentação de sua incômoda vizinhança. Revista de Direito Sanitário. 2000 nov.; 1 (1):49-88.

Bibliografia complementar

Brasil. Emenda Constitucional 29, de 13 de setembro de 2000. Altera os arts. 34, 35, 156, 160, 167 e 198 da Constituição Federal e acrescenta artigo ao Ato das Disposições Constitucionais Transitórias, para assegurar os recursos mínimos para o financiamento das ações e serviços públicos de saúde. Brasília, DF, 13 set. 2000. Disponível em: http://www.planalto.gov.br/ccivil_03/constituicao/emendas/emc/ emc29.htm. Acesso em: 24 de março de 2012.

Brasil. Lei 8.142 de 28 de dezembro de 1990. Dispõe sobre a participação da comunidade na gestão do Sistema Único de Saúde (SUS} e sobre as transferências intergovernamentais de recursos financeiros na área da saúde e dá outras providências. Brasília-DF, 28 dez. 1990. Disponível em: <http://www.planalto.gov.br/ccivil_03/ Leis/L8142.htm. Acesso em: 24 de setembro de 2011.

_____. Lei 9.656, de 3 de junho de 1998. Dispõe sobre os planos e seguros privados de assistência à saúde. Brasília-DF, 3 de junho de 1998. Disponível em: http://www.planalto.gov.br/ccivil_03/Leis/L9.656.htm>. Acesso em 5 de outubro de 2011.

_____. Ministério da Saúde. Secretaria de Assistência à Saúde. Departamento de Descentralização da Gestão da Assistência. Regionalização da Assistência à Saúde: aprofundando a descentralização com eqüidade no acesso: Norma Operacional da Assistência à Saúde: NOAS-SUS 01/02 e Portaria MS/GM n.º 373, de 27 de fevereiro de 2002 e regulamentação complementar. Ministério da Saúde, Secretaria de Assistência à Saúde. Departamento de Descentralização da Gestão da Assistência. 2 ed. Brasília: Ministério da Saúde; 2002.

_____. Norma de Assistência à Saúde (NOAS), portaria nº 95, de 26 de janeiro de 2001. Brasília-DF, 26 de jan. 2001. Disponível em: <http://saude.teresina.pi.gov.br/legislacao/NOAS-01-2001.htm>. Acesso em: 24 de setembro de 2011.

_____. Norma Operacional Básica (NOB), Resolução Nº 258, de 7 de Janeiro de 1991. Brasília-DF, 7 de jan. 1991. Disponível em: <http://conselho.saude.gov.br/legislacao/nobsus91.htm>. Acesso em: 24 de setembro de 2011.

Brasil. Norma Operacional Básica (NOB), Portaria 545 de 20 de maio de 1993. Brasília-DF, 20 de mai. 1993. Disponível em: <http://conselho.saude.gov.br/legislacao/nobsus93.htm>. Acesso em: 24 de setembro de 2010.

_____. Portaria ministerial Nº 83, de 23 de abril de 2009. Altera e acrescenta dispositivos à Portaria n° 204/GM, de 29 de janeiro de 2007. Brasília-DF, 23 de abr. 2009: Disponível em: <http://www.brasilsus.com.br/legislacoes/ gm/ 16710-837?q=>. Acesso em: 24 de setembro de 2010.

_____. Portaria Ministerial 325, de 27 de agosto de 2001. Altera os Anexos I, II e III da Portaria Interministerial n° 163, de 4 de maio de 2001, que dispõe sobre normas gerais de consolidação das Contas Públicas no âmbito da União, Estados, Distrito Federal e Municípios, e dá outras providências.. Brasília, DF, 27 de ago. 2001. Disponível em: <http://www.tesouro.fazenda.gov.br/ legislacao/download/ contabilidade/ Por_Int325.pdf>. Acesso em: 24 de setembro de 2010.

_____. Portaria ministerial 698, de 30 de março de 2006. Define que o custeio das ações de saúde é de responsabilidade das três esferas de gestão do SUS, observado o disposto na Constituição Federal e na Lei Orgânica do SUS. Brasília-DF, 30 de mar. 2006: Disponível em: <http://dtr2001. saude. gov.br/sas/PORTARIAS/Port2006/GM/GM-698.htm>. Acesso em 24 de setembro de 2010.

_____. Decreto nº 7.508, de 28 de junho de 2011. Regulamenta a Lei nº 8.080, de 19 de setembro de 1990, para dispor sobre a organização do Sistema Único de Saúde - SUS, o planejamento da saúde, a assistência à saúde e a articulação interfederativa, e dá outras providências. Brasília-DF, 28 de jun. 2011: Disponível em: <http://www.planalto.gov.br/ccivil_03/_ato2011-2014/2011/decreto/d7508.htm>. Acesso em: 31 maio 2017.

Lenza P. Direito Constitucional esquematizado.16. ed.; São Paulo: Ed. Saraiva; 2012.

28 Avaliação em Saúde – Teorias, Conceitos e Métodos

Mauro Serapioni
Clélia Maria Nolasco Lopes
Marcelo Gurgel Carlos da Silva

O avaliador é um educador. Seu sucesso é julgado de acordo com o que os outros aprendem.
(Lee J. Cronbach, 1983)

CONCEITOS E DEFINIÇÕES

A avaliação é uma disciplina ainda jovem, embora esteja relacionada com uma prática muito antiga, que atingiu consideráveis níveis de formalização já nas dinastias imperiais de China, Egito e Japão, há mil anos (SCRIVEN, 1991; HARTZ, 2009). Entretanto, como disciplina e campo de estudos, ou seja, como área de produção de conhecimento – e não simplesmente como atividade espontânea e não sistematizada –, ela surge somente na metade dos anos 1960 (STAME, 2008). Nesse sentido, Scriven (1991, pp. 9-10) enfatiza o "*status* paradoxal da avaliação" que, apesar de ser considerada "o mais importante ingrediente de todas as atividades práticas e intelectuais (…), não tem sido tratada seriamente por qualquer disciplina acadêmica até o último terço do século XX".

Somente a partir do último quarto do século, acrescenta Scriven (1991, p. 11), a avaliação tornou-se objeto de interesse e atenção em vários campos, embora com discussões que ainda "não chegam a uma profundidade suficiente para relacionar os diferentes campos e transformá-los numa disciplina". Nesse sentido, há um amplo consenso entre os especialistas desse campo sobre o fato de a avaliação ser uma área ainda em construção conceitual e metodológica e que precisa consolidar-se nos planos epistemológico, teórico e metodológico (NOVAES, 2000; BEZZI, 2003; WORTHEN et al., 2004). Nessa direção se inserem as análises de Bezzi (2003, p. 395), que descreve, utilizando uma sugestiva metáfora, a avaliação como "uma criança com sapatos de salto alto da mãe que se olha no espelho para se ver mais crescida".

Esse estado de adolescência ou de juventude da avaliação nos ajuda a compreender por que podem ser encontradas na literatura formas muito diferentes de organização e classificações da avaliação e por que nem sempre há coincidência entre os diferentes estudiosos e avaliadores. De fato, a mesma definição de avaliação tem sido objeto de controvérsias entre estudiosos que seguem abordagens metodológicas diversas e, muitas vezes, são portadores de visões diferentes sobre a mesma finalidade da avaliação (PATTON, 1987; WORTHEN et al., 2004; MORO, 2009).

Portanto, é oportuno apresentar as definições de avaliação formuladas por alguns entre os mais conhecidos estudiosos em nível internacional. Começamos com Cronbach & Shapiro (1982), segundo os quais a avaliação consiste no processo sistemático de coleta e valoração de informação útil para a tomada de decisão. Para Stufflebeam & Shinkfield (1987) é um estudo sistemático, dirigido e realizado com o fim de ajudar um grupo de clientes a julgar e/ou aperfeiçoar o valor da intervenção. De acordo com Scriven (1991, p. 1), a avaliação é o "processo de determinação do mérito e valor de algumas coisas ou do resultado deste processo". Para Patton (1997, p. 23), é a "coleta de informações sobre atividades, características e resultados de programas para fazer julgamentos, melhorar a eficácia e orientar as decisões de programações futuras". Nas palavras de Weiss (1998, p. 4), é uma "análise sistemática do processo e dos resultados de um programa ou política, em comparação com um conjunto de padrões, tendo em vista contribuir para a melhoria do programa ou política". Segundo Rossi, Freeman & Lipsey (1999), a avaliação de programas é um esforço para recolher e interpretar informações sobre o andamento do programa e para responder perguntas dos decisores ou dos atores envolvidos.

Em seguida, apresentamos também algumas definições sobre avaliação em saúde segundo alguns estudiosos reconhecidos no campo, começando com Donabedian (1980), o teórico da garantia da qualidade, para quem a principal função da avaliação é a de determinar o valor ou o grau de êxito na consecução de um determinado objetivo. A Organização Mundial da Saúde (OMS, 1981, p. 6) explica a avaliação como "uma maneira sistemática de aprender por meio de experiências e utilizar este aprendizado para melhorar as atuais atividades e promover um melhor planejamento, escolhendo cuidadosamente entre as alternativas para as ações futuras".

Holland (1985, p. 35), em seu famoso manual sobre avaliação do cuidado em saúde, entende a avaliação como o processo de determinação formal da eficácia e eficiência de uma intervenção planejada para alcançar um objetivo. Para St. Leger et al. (1992, p. 1), a avaliação dos serviços de saúde é uma "avaliação crítica, a mais objetiva possível, do grau em que o serviço ou alguns componentes dele (por exemplo, testes de diagnóstico, tratamentos, atividades de cuidados) cumprem as metas estabelecidas". Ana Bowling (1997, p. 9) destaca o uso de "métodos científicos e de dados coletados de forma rigorosa e sistemática para verificar a efetividade das organizações, serviços e políticas de saúde". Finalmente, para Øvretveit (1998, p. 9), autor de um manual muito difundido nos sistemas de saúde do Reino Unido e dos países escandinavos, avaliar significa "atribuir valor a uma intervenção mediante a obtenção de informações confiáveis e válidas sobre tal intervenção – numa forma sistemática e por meio de comparações – com o propósito de tomar decisões mais fundamentadas em informações".

Analisando as diversas definições encontradas na literatura internacional – tanto referentes à avaliação de programas e políticas sociais e educacionais como à avaliação em saúde – podemos observar que emerge um consenso entre os maiores estudiosos de avaliação sobre alguns aspectos que fundamentam o processo de avaliação. Pelo menos três elementos aproximam a maioria das definições examinadas: (a) avaliação no sentido de formular juízos sobre o valor ou mérito de uma intervenção que visa modificar a realidade social das comunidades; (b) ênfase na sistematicidade e rigorosidade dos procedimentos de coleta de dados que suportam o julgamento do mérito e valor das ações; (c) ênfase na avaliação como ferramenta indispensável para a tomada de decisões, no sentido de oferecer aos gestores todas as informações necessárias para aprimorar o processo de planejamento e de gestão dos programas, serviços e políticas.

BREVE HISTÓRICO DA AVALIAÇÃO EM SAÚDE

Como apontado previamente, a avaliação no sentido de julgar o valor das ações com o propósito de melhorá-las é tão antiga quanto a consciência humana. No entanto, a avaliação tal como a conhecemos hoje começou a desenvolver-se com a revolução científica dos séculos XVI e XVII, que estabeleceu uma distinção entre fatos e valores. A ciência era responsável por coletar e utilizar fatos, e não por julgar valores. A divisão do ato de coletar informações e do ato de julgar representou a base para o desenvolvimento da avaliação entendida como uma atividade sistemática. Entretanto, a avaliação torna-se uma atividade especializada somente após a Segunda Guerra Mundial. Sucessivamente, alguns avaliadores têm desafiado a separação entre o ato de recolher fatos, tradicionalmente de responsabilidade dos avaliadores, e o ato de avaliar (de formular juízos), que representa uma função dos que contrataram o estudo (*users* ou utilizadores dos resultados da avaliação). Como observa Øvretveit (1998), há atualmente uma interação entre os dois distintos atores.

A história da avaliação no setor saúde iniciou e tem sido dominada pelas abordagens utilizadas na avaliação dos tratamentos e tem sido influenciada pela medicina clínica, pela estatística e pela pesquisa epidemiológica. O conhecimento médico avançou rapidamente como resultado da aplicação do método científico, seja por meio da ciência laboratorial pura, seja por meio da experimentação e observação empírica (ØVRETVEIT, 1998). As experimentações clínicas desenvolveram-se rapidamente, quando os ensaios controlados foram formalizados e definidos nos anos 1940 e 1950. Um dos ensaios clínicos randomizados mais conhecidos foi o aplicado ao tratamento da tuberculose, em 1948.

A avaliação de programas sociais, embora iniciada nos EUA no início do século XX, entre a Primeira e a Segunda Guerra Mundial, no campo da educação, somente a partir dos anos 1960 foi desenvolvida em larga escala no âmbito do processo de reforma da *Great Society* e da luta contra a pobreza lançada pelos governos de Kennedy e Johnson (MORO, 2009). De fato, nesse período, o governo dos EUA investiu enormes recursos para combater o desemprego, a delinquência e a degradação das áreas urbanas e para ofertar serviços públicos nas áreas da saúde e da educação. As expectativas acerca das mudanças sociais provocadas por esses programas levaram o governo a financiar uma série de estudos avaliativos de modo a verificar a efetividade dos gastos e, ao mesmo tempo, introduzir uma distribuição mais eficiente dos recursos. Nesses mesmos anos, outros países, como Canadá, Suécia e a antiga Alemanha Ocidental, compartilharam essas primeiras experiências de análise e avaliação.

Nesse prisma desenvolveu-se, também, a avaliação das políticas de saúde com a colaboração dos cientistas sociais e de outras unidades acadêmicas. Nessa primeira fase, os avaliadores adotaram as abordagens experimentais para aferir as políticas e programas de saúde. Naqueles anos, Campbell & Stanley (1966), pioneiros da avaliação de programas sociais, propuseram estudos avaliativos sobre as inovações geradas por esses programas, utilizando métodos quase experimentais que adotavam princípios e condições experimentais sem a randomização e o controle.

Nos anos 1970, a crise petrolífera e a sucessiva grande crise econômica dos países ocidentais reduziram a expansão das políticas públicas e colocaram em primeiro plano a necessidade de dar prioridade à redução do déficit público. Assim, mudou a finalidade da avaliação que, a partir daquele momento, tornou-se um instrumento para racionalizar a despesa pública dos estados e nortear os governos e os ministérios na contenção dos gastos (MORO, 2009). De fato, o aumento da pressão sobre os escassos recursos destinados aos programas sociais tem estimulado um crescente interesse pela avaliação econômica e pelas diferentes técnicas que permitem aferir a eficiência dos programas e serviços de saúde. Nesse âmbito, os economistas desenvolveram métodos para análise dos custos e benefícios dos programas públicos. Contudo, as abordagens dos economistas revelaram-se insuficientes para dar conta da complexidade das dimensões não econômicas da avaliação de programas e serviços sociais (saúde, educação, assistência social etc.). Nesse mesmo período desenvolve-se, também, a avaliação tecnológica em saúde (*health technology assessment*), que identificou como seu campo de estudo o desenvolvimento científico e tecnológico, as inovações e a adoção de tecnologia em saúde, como medicamentos, vacinas, tecnologia, procedimentos clínicos e cirúrgicos etc. (NOVAES, 1996).

A partir do final dos anos 1970 desenvolveu-se, também, a avaliação dos serviços de saúde com a contribuição da Epidemiologia, da Ciência da Administração e das Ciências Sociais. Nesse período, cresceram a preocupação pelos aspectos metodológicos da avaliação e a sensibilidade para promover uma perspectiva de avaliação interdisciplinar. As abordagens qualitativas começaram a ocupar um espaço sempre mais relevante e tornaram-se os métodos preferenciais para avaliação de políticas e serviços de saúde. Nesse prisma, o reconhecimento de um pluralismo metodológico baseado numa concepção integrada e multidisciplinar contribuiu para o desenvolvimento do campo de estudo definido como "Pesquisa em Serviços de Saúde" (*Health Services Research*) – área fortemente consolidada no âmbito dos sistemas de saúde dos países anglo-saxões (EUA, Reino Unido, Canadá, Austrália etc.) –, no qual, para além das ciências biomédicas e da epidemiologia, é imprescindível a contribuição das ciências sociais (DEVERS et al., 1999). Assim, o número e o tipo de atividades de avaliação e monitoramento aumentaram consideravelmente durante os anos 1980, também para responder: (a) às exigências dos governos de controlar os gastos; (b) às pressões para incrementar as responsabilidades dos gestores (*accountability*); (c) à necessidade de obtenção de maiores informações sobre o impacto das novas tecnologias sanitárias (ØVRETVEIT, 1998).

O debate sobre a avaliação em saúde enriqueceu-se ainda mais com a promoção da abordagem da garantia da qualidade da atenção à saúde fortemente recomendada pela OMS (VUORI, 1982; WHO, 1989), a partir do trabalho pioneiro de Donabedian, cujos primeiros estudos remontam aos anos 1960, embora tenham ganhado notoriedade internacional a partir dos anos 1980 (DONABEDIAN, 1980). Assim, desenvolveu-se um novo setor de estudo no campo da saúde, que colocou no centro do processo avaliativo o controle da qualidade e a satisfação dos usuários e, ao mesmo tempo, abriu-se um amplo debate sobre o conceito de qualidade, suas dimensões e seus determinantes.

Durante os anos 1990, a avaliação espalhou-se pelos sistemas de saúde da maior parte dos países da Europa e da América Latina, inclusive o Brasil. Em 1993, por exemplo, a área temática em Epidemiologia e Avaliação dos Programas de Saúde foi inserida na pós-graduação *stricto sensu* da ENSP/FIOCRUZ (HARTZ & CAMACHO, 2006). A partir da década de 1990 registraram-se, também, um incremento significativo da produção acadêmica e científica sobre o tema da avaliação em saúde e uma maior circulação dessa temática nas principais revistas brasileiras de saúde pública e coletiva.

No Brasil, desde 2003 vem sendo promovida, no âmbito do Sistema de Saúde, uma política de institucionalização da avaliação fundamentada nas mais avançadas reflexões teóricas advindas da literatura internacional especializada (HARTZ, 2009). Nesse processo de institucionalização, sem dúvida, o Ministério da Saúde tem desempenhado um papel fundamental. Basta lembrar aqui a importante ação promovida pela Coordenação de Acompanhamento e Avaliação do Departamento de Atenção Básica (BRASIL, 2005) e o substancial empenho assumido pelo Comitê Nacional de Avaliação de Desempenho do Sistema de Saúde (BRASIL, 2007).

PRESSUPOSTOS TEÓRICO-METODOLÓGICOS DA AVALIAÇÃO EM SAÚDE

Como assinalado previamente, a avaliação é uma área de conhecimento ainda jovem. Existem diferentes definições e classificações, mas nem sempre há coincidência e acordo entre os diferentes estudiosos e avaliadores. Apesar da discordância e dos desentendimentos entre as diferentes escolas e perspectivas de avaliação, nos últimos 20 anos a reflexão conceitual e metodológica tende a convergir sobre alguns denominadores comuns fundamentados em abordagens mais pragmáticas e menos ideológicas. Mediante a análise da produção de alguns estudiosos do setor (GLASSER, 1972; CRONBACH & SHAPIRO, 1982; GUBA & LINCOLN, 1987; SCRIVEN, 1991; COHEN & FRANCO, 1994; AGUILAR & ANDER-EGG, 1995; MADAUS et al., 1996; STAKE, 1996; STUFFLEBEAM, 1996; PATTON, 1997; ØVRETVEIT, 1998; WEISS, 1998; HARTZ, 1999; ROSSI et al., 1999; NOVAES, 2000; BEZZI, 2003), foram identificadas três questões-chave que, com diferentes nuanças e ênfases, permeiam as diversas definições: (a) atenção às questões metodológicas, em que se pode constatar um consenso sobre o fato de que a avaliação é uma atividade de pesquisa; (b) preocupação com a finalidade e a utilidade da avaliação e com a necessidade de aumentar seu valor de uso no âmbito dos processos de tomada de decisões; (c) reconhecimento do pluralismo de valores (avaliar significa julgar) e da importância, portanto, de incluir diversos pontos de vista e grupos de interesses no processo avaliativo. A seguir, analisaremos as três premissas ou questões-chave que deveriam nortear as avaliações em saúde.

Com relação à linha metodológica, a avaliação se utiliza dos mesmos métodos e técnicas geralmente adotados pela pesquisa social e obviamente tem as mesmas "rigorosidade" e "debilidade". Entretanto, como apontam vários autores, a avaliação é mais problemática do que a pesquisa social, pois não pretende somente compreender a ação social, mas visa, também, formular um juízo (GLASSER, 1972). Por isso – salientam Aguilar & Ander-Egg (1995) – os juízos devem apoiar-se em dados e informações pertinentes. Nessa mesma direção, Bezzi (2003, p. 29) afirma que a avaliação é "um conjunto de atividades que permite expressar um juízo argumentado" sobre políticas, programas, serviços e desempenho. Para o autor, a "argumentação" é o alicerce sobre o qual é preciso construir um processo de avaliação sistemático, profissional e não improvisado ou informal. Argumentação significa a apresentação de todos os elementos a partir dos quais foram formulados os juízos, assim como os procedimentos metodológicos por meio dos quais aqueles elementos foram analisados, interpretados e comparados. A pesquisa avaliativa representa, portanto, o coração da avaliação.

Ainda com relação à questão metodológica, cabe assinalar que as tradicionais aspereza e polarização entre as diversas perspectivas e métodos de aproximação da realidade (construtivismo *versus* realismo, estrutura *versus* sujeito e qualitativo *versus* quantitativo) – que têm animado o debate de acadêmicos e profissionais de saúde – tendem, nessa nova fase, a assumir posições e tons menos radicais (MINAYO & SANCHES, 1993; PATTON, 1999; SERAPIONI, 2000; HARTZ, 2008). Com efeito, após anos de conflitos e acrimoniosos debates, nos métodos qualitativos são reconhecidos a mesma respeitabilidade e o mesmo *status* dos métodos quantitativos (PATTON, 1997, p. 266). Observa-se, como afirmam Madaus e colaboradores (1996), a disponibilidade de aceitar formas de comunicação entre os que advogam abordagens positivistas e quantitativas para avaliação e os que propõem abordagens fenomenológicas e qualitativas. Para Patton (1997, p. 268), por exemplo, na avaliação centrada na utilização nenhum dos dois paradigmas é intrinsecamente melhor do que o outro, mas representam alternativas para o avaliador à luz das questões e dos propósitos da avaliação.

O autor propõe um paradigma – que ele define como *paradigm of choice* – que deve dispor de um amplo repertório de métodos e técnicas a serem utilizados na variedade dos problemas. Esse paradigma, acrescenta o autor, reconhece que diferentes métodos são apropriados para diversas situações e propósitos de avaliação (PATTON, 1997, p. 297). Entretanto, em muitos casos, observa Patton (1999), a combinação dos dois métodos de pesquisa se revela estratégica, evidenciando uma inegável riqueza de análise dos problemas estudados, sobretudo quando eles elucidam aspectos complementares do mesmo fenômeno. Logo, o autor (1999, p. 1.194) apresenta um exemplo interessante: "o índice de gravidez das adolescentes poderia oferecer uma visão geral e generalizável, enquanto estudos de caso de algumas adolescentes grávidas poderiam iluminar as histórias por trás dos dados quantitativos".

Até mesmo Guba & Lincoln (1987, p. 259), teóricos da abordagem construtivista em avaliação, admitem que, embora o avaliador da quarta geração use prioritariamente os métodos qualitativos: "há momentos em que os métodos quantitativos – testes ou outros instrumentos de mensuração – são e devem ser utilizados." Há, portanto, um amplo consenso sobre a importância de adotar uma pluralidade metodológica para responder às diversas questões propostas pelos processos de avaliação e pelas necessidades dos diferentes atores envolvidos.

No que diz respeito à preocupação com a utilidade dos resultados, as diferentes definições analisadas enfatizam que a avaliação não deve ser considerada uma atividade separada do processo de tomada de decisões. Nesse sentido, Stufflebeam (1996, p. 118) afirma que o mais importante propósito da avaliação "não é provar, mas melhorar" (*is not to prove but to improve*). Trata-se, continua o autor, de uma ferramenta para aprimorar os programas com vistas a responder às necessidades dos beneficiários. Ela nasce num contexto específico – o contexto decisional ou gerencial – que justifica e explica a necessidade de um processo cognitivo (a avaliação) voltado à redução da "complexidade" (BEZZI, 2003) e da "incerteza" (WEISS, 1998). Como afirmam Aguilar & Ander-Egg (1995, p. 132), não se avalia por interesses acadêmicos ou por curio-

sidade intelectual, mas com um claro sentido utilitário e prático. A pesquisa avaliativa deve ser efetuada para que seus resultados e recomendações sejam realmente aplicados.

Entretanto, todas as experiências de avaliação realizadas nos EUA a partir dos anos 1960 demonstraram uma escassa capacidade de influenciar as decisões e os programas sociais do governo. Essa constatação levou Patton (1997) a escrever um livro específico sobre o assunto: *Utilization-Focused Evaluation* (Avaliação Focada na Utilização), em que afirma que "os resultados das avaliações deveriam ser julgados por sua utilidade" (PATTON, 1997, p. 20). O autor aconselha os avaliadores a manterem uma estreita relação com os promotores e financiadores da avaliação para ajudá-los a identificar os pontos críticos do programa ou serviço e escolher o tipo de avaliação de que eles necessitam.

Com relação ao reconhecimento do pluralismo de valores, é importante analisar o modelo de avaliação proposto por Guba & Lincoln (1989) em seu famoso livro *Fourth Generation Evaluation* (Avaliação da Quarta Geração), que visa valorizar as demandas, as preocupações e os assuntos postos pelos diversos atores e grupos de interesses. Para os autores, é a interação constante entre avaliador e implicados que cria o produto da avaliação mediante a adoção da abordagem hermenêutico-dialética. Esse modelo, que os autores denominam *responsive constructivist evaluation* (avaliação responsável e construtivista), pretende superar os limites das gerações de avaliação anteriores e, precisamente, o excessivo poder da visão gerencial no processo avaliativo, a incapacidade de aceitar e conciliar o pluralismo de valores e o excessivo envolvimento com o paradigma científico de tipo positivista. Com *responsive* os autores querem delinear, a partir das elaborações de Stake (1996), uma maneira diferente de enfocar a avaliação, ou seja, um processo interativo, participativo e negociado que envolve todos os sujeitos, incluindo as pessoas empenhadas na produção, no uso e na implementação da avaliação; os beneficiários do processo avaliativo; e as "vítimas", ou seja, as pessoas que podem ser prejudicadas ou afetadas negativamente por esse processo (GUBA & LINCOLN, 1989, p. 201). Com o termo *constructivist* os autores se referem a uma metodologia fundamentada no assunto em que a verdade não corresponde a uma realidade objetiva, mas é o resultado do consenso entre construtores informados. A realidade, sublinham os autores, é uma construção social, e podem existir tantas construções quantas são as pessoas envolvidas.

O CAMPO DA AVALIAÇÃO E OS ELEMENTOS DO PROCESSO AVALIATIVO

A avaliação é muito mais do que uma metodologia ou um conjunto de técnicas para a coleta de dados (BEZZI, 2003). Existe, obviamente, uma ampla variedade de desenhos e tipologias de avaliação. Essa riqueza é o resultado tanto da influência das diversas abordagens avaliativas – que serão ilustradas de maneira resumida no item seguinte – como dos diversos campos de aplicação e das características dos principais elementos do processo avaliativo, nomeadamente: (a) os objetos da avaliação (o que é avaliado?); (b) os momentos (quando avaliar?); (c) os critérios (quais questões pretende responder a avaliação?); (d) a função da avaliação (para que serve?); (e) os atores da avaliação (quem avalia?); (f) o desenho metodológico (como avaliar?) (COHEN & FRANCO, 1993; AGUILAR & ANDER-EGG, 1995; ALTIERI, 2009; MORO, 2009).

Objetos da avaliação

Embora na literatura norte-americana o foco da avaliação esteja quase sempre sobre o programa, é importante, no caso do setor saúde, considerar tanto o alvo da ação como os diferentes níveis de intervenção para melhorar a saúde da população, como tratamento, serviço, projeto, programa e política (Quadro 28.1). Como assinala Øvretveit (1998, p. 17), algumas intervenções melhoram a saúde, tendo um impacto direto (D); outras podem melhorar a saúde, mas indiretamente (I). Ambos os tipos de intervenção podem ser definidos como "intervenção em saúde". Entretanto, existem também intervenções que não objetivam o aprimoramento da saúde direta ou indiretamente, mas pretendem incrementar a eficiência ou reduzir os gastos do sistema assistencial, tratando-se de uma intervenção operacional (O). Trata-se de diversas ações utilizadas no âmbito dos sistemas de saúde, cada uma com sua própria natureza e características e sua específica estratégia de avaliação e coleta de dados.

Momentos da avaliação

A variedade das estratégias de avaliação depende, também, dos momentos em que se realizam a avaliação do serviço, o tratamento, o projeto, o programa ou a política de saúde. Na literatura especializada, costuma-se traçar um paralelismo entre "ciclo da vida da ação e ciclo da vida da avaliação" (MORO, 2009). Assim, podem ser identificadas três etapas na vida de um programa: planejamento, implementa-

QUADRO 28.1 Diversos tipos de intervenção em saúde: diretos, indiretos e operacionais

Alvo da intervenção	Nível de intervenção
Nível individual. um paciente ou utente	*Exame*: ecografia (I) *Tratamento*: cirurgia de apendicite (D) *Promoção da saúde*: orientação para reduzir fatores de risco do coração (I)
População: um grupo de pacientes	*Serviço*: serviço cirúrgico do hospital ou serviço de atenção primária (D) *Projeto*: melhoria da participação dos cidadãos nos serviços de saúde mental (I) *Programa*: atenção domiciliar para idosos (D)
Uma grande população	*Política*: vacinação anti-influenza para idosos acima de 65 anos (D)
Um sistema assistencial	*Reorganização*: maior integração entre atenção hospitalar e primária (I) *Formação*: reforçar competências gerenciais dos secretários de saúde (I) *Sistema de pagamento*: pagamento dos médicos por capitação (O) *Política*: redução do trabalho extraordinário dos médicos e enfermeiros (O)

Fonte: adaptado de Øvretveit, 1998.

ção e conclusão, as quais correspondem a três momentos do ciclo avaliativo: a avaliação *ex-ante* (viabilidade, sustentabilidade etc.), a avaliação *in itinere* (ou de processo ou avaliação formativa) e a avaliação *ex-post* (resultado, impacto ou avaliações somativas).

A avaliação *ex-ante* é realizada na fase de planejamento do programa ou serviço e antes de sua implementação. Trata-se de um estudo prospectivo que pretende antever os possíveis resultados da adoção desse programa e compará-los com os resultados de intervenções alternativas. Também é utilizada para aprofundar a análise da situação da comunidade e verificar se os objetivos do programa são adequados à resolução das necessidades de saúde da população. Nessa fase é também possível analisar a "avaliabilidade" do mesmo programa (*evaluability assessment*), ou seja: (a) verificar se apresenta os atributos essenciais – por exemplo: se os objetivos são facilmente identificáveis, se os beneficiários são especificados, se as informações necessárias são disponíveis e confiáveis etc. (COTTA, 1998, p. 107); (b) decidir avaliar todo o programa ou somente alguns componentes; (c) analisar as possíveis estratégias de avaliação e os respectivos custos; e (d) identificar as principais questões que deveriam orientar o processo avaliativo.

A avaliação *in itinere* desenvolve-se durante a implementação das intervenções e se utiliza do sistema de informação em saúde e de outra metodologia (entrevista ou observação) para facilitar a aferição das variáveis-chave do programa. Tem por objetivo analisar os primeiros resultados de uma ação de modo a apreciar se eles correspondem à finalidade do programa ou se foram verificadas situações imprevistas que possam exigir imediatas correções, ajustes, realocação de recursos e a redefinição de objetivos. Nesse sentido, não é recomendável – como muitas vezes acontece no âmbito dos serviços de saúde – efetuar uma única avaliação ao final do programa, porque há o risco de perda da possibilidade de aperfeiçoar e introduzir mudanças durante a fase de implementação. Alguns avaliadores diferenciam a avaliação *in itinere*, que acompanha constantemente o desenvolvimento do programa, da avaliação intermédia, que geralmente está agendada para o final da primeira parte do programa (MORO, 2009). Ambas têm um caráter formativo, à medida que proveem informações essenciais aos gestores sobre os resultados do programa. Esse tipo de avaliação, como adverte o glossário elaborado pelo MEANS (1999, p. 29), é frequentemente confundido com o "monitoramento", considerado uma "atividade relacionada com a avaliação", mas efetuada geralmente pelos mesmos atores encarregados da execução do programa e não por uma equipe de avaliação.

A avaliação *ex-post* é realizada após a conclusão da intervenção e tem por objetivo aferir se foram atingidos os objetivos estabelecidos. Avalia se o programa, serviço ou política de saúde produziu os efeitos esperados. Pretende, em outras palavras, resumir – por isso sumativa, na definição de Scriven (1991) – e julgar o programa em sua totalidade e ajudar os gestores na tomada de decisões sobre a pertinência de continuar o serviço, o programa ou a política de saúde. A avaliação *ex-post* consiste na tipologia de avaliação que mais exige a adoção de métodos científicos para a coleta de dados ou, na definição de Contandriopoulos et al. (1997), de uma pesquisa avaliativa. Relativamente aos desfechos de uma intervenção, existem um intenso debate na literatura especializada e diferentes modos de avaliar os resultados de uma intervenção.

Podem ser distinguidos os seguintes desfechos:

1. **Realizações (*outputs*):** os produtos imediatos da intervenção. Considerando, como exemplo, um projeto que visa melhorar a qualidade da atenção à saúde da população idosa de um município brasileiro, um dos *outputs* dos investimentos realizados poderia ser o número de médicos e enfermeiros e outros profissionais da equipe do Programa Saúde da Família (PSF) que participaram de um curso de formação.
2. **Resultados (*outcomes*):** os efeitos alcançados a curto ou médio prazo gerados pela realização dos produtos ou *outputs*. No nosso exemplo: o maior número de idosos atendidos ou o aumento da satisfação dos pacientes representariam os resultados da intervenção.
3. **Impactos (*impacts*):** efeitos positivos e negativos de longo prazo produzidos por uma intervenção, intencional ou não intencionalmente. O impacto não envolve somente os beneficiários diretos, mas também o contexto social mais amplo. No nosso caso, o impacto da intervenção seria a redução da mortalidade dos idosos ou da taxa de idosos institucionalizados.

Entretanto, a literatura nos informa que é preciso considerar, entre os efeitos de um programa, aqueles a ele atribuíveis e previstos desde o início do planejamento e os não esperados e indetermináveis. Essas consequências não intencionais podem ser positivas, ou "bênçãos ocultas" (MORO, 2009), ou negativas, ou "efeitos perversos" (MEANS, 1999, p. 63). Para Moro, a descoberta de consequências imprevistas contribui para tornar a avaliação mais flexível e mais aberta à pluralidade metodológica.

Critérios de avaliação

A variedade dos desenhos de avaliação depende, também, dos critérios utilizados no processo de análise. Como já assinalado, a avaliação não pretende somente descrever a ação social, a par das outras ciências sociais, mas visa também formular juízos sobre as intervenções que são o objeto de sua análise (GLASSER, 1972; AGUILAR & ANDER-EGG, 1995; BEZZI, 2003). Para esse fim, é preciso identificar um ou mais critérios para avaliar a intervenção. Entretanto, os critérios devem ser acompanhados por uma norma ou padrão de desempenho que facilite o estabelecimento do nível de sucesso da intervenção ou do grau de funcionamento de um serviço ou programa.

Existe uma ampla variedade de critérios que possibilitam formular juízos avaliativos. No entanto, nem sempre se realizam avaliações que incluem todos os critérios do programa ou do serviço. Na prática, quase sempre são realizadas avaliações setoriais. De fato, por motivos de tempo e custos, costuma-se responder somente a algumas questões. Isso geralmente se estabelece na fase de negociação com os financiadores e os que encomendaram a avaliação. Entre os critérios mais utilizados no setor saúde importa destacar os seguintes:

1. **Relevância ou pertinência:** é questão particularmente importante na avaliação *ex-ante*, pois focaliza a estratégia escolhida pelo programa e sua real capacidade de melhorar a situação que originou a intervenção (MEANS, 1999). Esse critério responde às seguintes questões: "as atividades assistenciais são adequadas ao problema clínico diagnosticado?"; "as atividades de promoção à saúde das equipes do PSF são coerentes com as necessidades identificadas na comunidade?"; "será que o contexto socioeconômico evoluiu como esperado e, portanto, põe em causa a pertinência do objetivo inicial do programa voltado à redução da desnutrição infantil?".
2. **Efetividade:** com esse critério se pretende verificar o grau de alcance dos objetivos da intervenção em termos de realizações, resultados e impacto. Responde às seguintes perguntas: "seria possível obter maiores efeitos organizando diferentemente a implementação do programa?" e "quais os principais pontos fortes e dificuldades do programa?". Relativamente à saúde, a efetividade deveria aferir a capacidade – dos tratamentos e dos cuidados em saúde – de reduzir a morbidade e a mortalidade (HOLLAND, 1985). Com relação aos efeitos das intervenções de saúde, é preciso lembrar a distinção entre "eficácia", referente a uma intervenção experimental ou no contexto laboratorial, e "efetividade" como resultado de uma prática de saúde desenvolvida numa situação real (VIEIRA DA SILVA, 2005).
3. **Eficiência:** esse critério se preocupa com a relação entre resultados obtidos e recursos investidos (financeiros, humanos e de tempo) (HOLLAND, 1985). A avaliação de eficiência permite responder às seguintes indagações: "seria possível obter maiores efeitos com o mesmo orçamento?" (MEANS, 1999, p. 68) e "por que as equipes de PSF da área rural obtiveram os mesmos efeitos a um custo menor?".
4. **Acessibilidade:** é um critério que possibilita medir: (a) a relação entre as necessidades de saúde da comunidade e a oferta de recursos para satisfazê-las; (b) a capacidade dos serviços de garantir um cuidado de saúde apropriado a todos os que dele necessitam. A avaliação da acessibilidade considera diversos fatores que podem contribuir para reduzir a assistência à saúde, entre os quais cabe mencionar os de ordem geográfica, organizacional, sociocultural e econômica (FERREIRA, 2004; VIEIRA DA SILVA, 2005). A acessibilidade para todos os potenciais usuários representa uma precondição da equidade, cujo objetivo é assegurar a igualdade de oportunidades (ALTIERI, 2009). Nessa mesma linha se insere a proposta do Ministério da Saúde (BRASIL, 2007), que considera a equidade um elemento transversal a todas as outras dimensões que compõem o modelo de avaliação do desempenho do Sistema Único de Saúde (SUS).
5. **Aceitabilidade:** esse critério torna possível verificar o grau de congruência entre os serviços de saúde ofertados e os valores e as expectativas dos usuários e da comuni-

dade. Altieri (2009, p. 36) apresenta duas dimensões do conceito de aceitabilidade em saúde: (a) "aceitabilidade social", para destacar a capacidade dos serviços de ganhar a aceitação de todos os seus beneficiários, e o reconhecimento de suas práticas; e (b) "aceitação profissional", para ressaltar a adequação da atenção à saúde e dos tratamentos aos padrões compartilhados entre as diversas categorias de profissionais. Na mesma linha, Abreu de Jesus & Assis (2010), consoante as análises de Giovannella & Fleury (1996), descrevem a aceitabilidade como "a relação entre as atitudes dos usuários sobre os trabalhadores de saúde e sobre as características das práticas dos serviços, bem como a aceitação dos trabalhadores e dos serviços em prestar assistência a esses usuários" (ABREU DE JESUS & ASSIS, 2010, pp. 162-163).

6. **Humanização:** é um tipo de avaliação que foi adquirindo muita importância no SUS nos últimos 15 anos. Possibilita a aferição do nível de respeito da cultura e das necessidades individuais e coletivas dos pacientes e usuários, incluindo a informação, o nível de responsabilização e continuidade no tratamento e a qualidade das relações clínicas e interpessoais (PASCHE et al., 2011).

7. **Qualidade:** trata-se de um critério muito utilizado para avaliação dos serviços de saúde. A avaliação da qualidade adota uma perspectiva multidimensional (SERAPIONI & SILVA, 2011), envolvendo diversos atores (pacientes, representantes dos usuários, profissionais, administradores, gerentes etc. [ØVRETVEIT, 1998]) e diversas dimensões de análise (estrutura, processo e resultado [DONABEDIAN, 1980]). A abordagem da qualidade da atenção à saúde, que será desenvolvida em outra seção deste capítulo, não se limita a analisar a qualidade somente como satisfação ou percepção do paciente, como é comum na literatura sobre o assunto, mas privilegia também a visão técnica e gerencial da qualidade.

Função da avaliação

Depois de uma análise crítica das abordagens de avaliação preocupadas somente em alcançar os objetivos, no final dos anos 1960 Scriven (1991) propôs a avaliação formativa. Assim, comentam Aguilar & Ander-Egg (1995, p. 43), surge a diferença entre avaliação somativa e formativa e, simultaneamente, aumenta a variedade dos desenhos e métodos de avaliação. A avaliação somativa concentra-se nos estudos de resultados ou efeitos dos programas para determinar o cumprimento dos objetivos e aferir seu valor. A avaliação formativa preocupa-se com as atividades de monitoramento e acompanhamento realizadas durante o processo de execução da intervenção. Esse tipo de avaliação fornece as informações necessárias para melhorar a implementação do programa ou seu redirecionamento. Entretanto, aponta Cronbach (1980, apud AGUILAR & ANDER-EGG, 1994), essa distinção não é mais atual, já que a maioria das avaliações, inclusive aquelas que pretendem medir resultados, adota uma abordagem formativa. Nesse prisma, é interessante considerar a proposta de Patton (1997), denominada "Avaliação focada na utilização",

que consiste na adaptação contínua dos métodos de avaliação às situações particulares e às necessidades dos promotores da avaliação com vistas à promoção da participação dos que tomam decisões.

Os atores da avaliação

Na visão mais tradicionalista – ou seja, nas gerações de avaliação anteriores (GUBA & LINCOLN, 1989) – as figuras-chave da avaliação eram os avaliadores e os financiadores. No entanto, essa perspectiva de análise não conseguia captar a complexidade do processo avaliativo e não valorizava as contribuições e as demandas dos diversos atores, que a literatura inglesa define como *stakeholders* (portadores de interesse), ou seja, os sujeitos que podem ser afetados positiva ou negativamente pelo processo avaliativo.

Nesse prisma, Guba & Lincoln (1989, pp. 40-41) identificam três categorias de *stakeholders*: (a) *os agentes*, categoria que compreende todas as pessoas envolvidas na promoção, produção e financiamento do estudo, incluindo os decisores políticos, os financiadores e todos os profissionais empenhados na realização do estudo avaliativo, além dos avaliadores; (b) *os beneficiários*, ou seja, aqueles que podem se beneficiar e melhorar a própria posição no âmbito da organização pelo uso dos resultados da avaliação – faz-se referência aos que encomendaram a avaliação, aos gestores e à equipe do programa e aos representantes das diversas categorias de interesses presentes em determinada área; (c) *as vítimas*, ou seja, as pessoas afetadas pelos resultados da avaliação que poderiam ver reduzida a própria esfera de poder na organização, seu espaço e autonomia profissional, ou perder algum tipo de benefício.

A partir de outra perspectiva e considerando a procedência dos avaliadores, Cohen & Franco (1993) distinguem os seguintes tipos de avaliação: interna, externa, mista e participativa. A interna é realizada pelos profissionais da própria instituição e a externa por especialistas não vinculados à instituição. Ambas apresentam vantagens e desvantagens. A avaliação interna contribui para aprimorar os processos de aprendizagem organizacional e beneficia-se do fato de os avaliadores terem melhor conhecimento do programa, da organização e das relações interpessoais. No entanto, podem encontrar dificuldades em manter um oportuno distanciamento e objetividade de análise, podem integrar uma estrutura de poder e não dispor de uma adequada formação para conduzir a avaliação. Os externos podem ser mais independentes, ter mais experiência e estar mais capacitados para realizar comparações sobre a efetividade e a eficiência das diferentes alternativas, mas podem ter pouco conhecimento do projeto e encontrar dificuldade para compreender as relações interpessoais e de poder. Nesse sentido, para Cohen & Franco (1993, p. 111), a avaliação externa tende a dar mais importância ao método de avaliação do que ao conhecimento do contexto em que o projeto ou serviço se desenvolveu.

Relativamente à avaliação interna, Aguilar & Ander-Egg (1994) introduzem outra tipologia, que definem como "autoavaliação", ou seja, as pessoas implicadas na implementação do programa avaliam também as próprias atividades para determinar se cumprem as metas estabelecidas. Para reduzir as desvantagens advindas das duas tipologias analisadas, vários autores recomendam a adoção da avaliação mista, que busca reduzir os fatores críticos das duas abordagens anteriores e valorizar os pontos positivos (objetividade e conhecimento do programa a ser avaliado). Nesse prisma, a equipe do programa ou serviço deveria colaborar com os avaliadores externos (ANTERO, 2008, p. 809).

A avaliação participativa e inclusiva, ou de quarta geração (GUBA & LINCOLN, 1989), surge como alternativa às tipologias apresentadas. Nesse sentido, a avaliação torna-se um processo de negociação entre os diversos atores envolvidos e o avaliador não desenvolve mais a função de juiz, mas torna-se um dos atores do processo avaliativo (HARTZ, 2008). Contudo, a característica essencial e inovadora da avaliação participativa, além de valorizar os diversos *stakeholders*, é a de envolver a comunidade e as populações beneficiadas nas diversas etapas do processo de avaliação (COHEN & FRANCO, 1993). De fato, no setor saúde há um amplo consenso sobre a imprescindibilidade da incorporação da visão dos usuários dos serviços. Nessa nova perspetiva, os gestores dos serviços de saúde são exortados a abrir canais de participação e promover o envolvimento dos cidadãos de modo que possam atuar como sujeitos ativos e conscientes da importância da avaliação (ALTIERI, 2009, p. 40).

O desenho metodológico

O último elemento do percurso avaliativo refere-se ao desenho metodológico utilizado. Existem várias possíveis metodologias de avaliação. Embora todos os desenhos avaliativos apresentem uma sequência lógica e bastante semelhante das diferentes fases da avaliação, cada avaliador atribui ênfase maior ou menor a determinados aspectos. O desenho metodológico está estritamente relacionado com os objetivos da avaliação e, precisamente, com as perguntas que o avaliador pretende responder. De fato, uma avaliação pode ser norteada por diversos objetivos, que por sua vez refletem diferentes filosofias, linhas de pensamentos, além do nível de negociação alcançado com os que encomendaram a avaliação. Para Patton (1997), por exemplo, o objetivo principal da avaliação é a utilização de seus resultados por parte dos que a encomendaram e financiaram. Essa abordagem implica o envolvimento dos utilizadores dos resultados da avaliação e reflete-se num específico desenho avaliativo. Guba & Lincoln (1989), de outra perspectiva, estão mais preocupados em valorizar a contribuição dos diversos atores sociais que participam no processo coletivo de compreensão do programa avaliado. Assim, o desenho metodológico da avaliação reflete essas preocupações.

Obviamente, a metodologia de avaliação depende, também, dos recursos à disposição dos avaliadores. Como assinalam Rossi, Freeman & Lipsey (1999), a avaliação deve adequar-se à estrutura organizacional do programa, aos objetivos da avaliação e aos recursos disponíveis. Nesse sentido, o desenho metodológico compreende tanto as opções metodológicas necessárias à coleta e à análise de dados, durante o trabalho de campo, como as etapas referentes à identificação das perguntas-chave, à definição dos objetivos e à escolha do modelo avaliativo.

ABORDAGENS DA AVALIAÇÃO

No item anterior foram identificados os elementos que constituem o campo da avaliação (os objetos, as fases, as funções, os critérios e os atores) e que geram diferentes opções e práticas avaliativas. Nesse sentido, existem muitas perspectivas e escolas de avaliação que promovem um intenso debate sobre os temas centrais ou fundamentos da avaliação: por que avaliar? Que relação existe entre programa e avaliação? Como desenhar o modelo de avaliação? Como escolher os métodos mais adequados? Qual é o papel do avaliador?

Nesta seção apresentaremos os principais modelos de avaliação desenvolvidos nos últimos 40 anos e a contribuição teórica e metodológica dos mais reconhecidos estudiosos do setor. Para esse fim, adotaremos a tipologia de Nicoletta Stame (2001), que tem reclassificado os modelos de avaliação em três grandes famílias ou abordagens: (a) positivista-experimental; (b) pragmatista – da qualidade; (c) construtivista. Importa realçar que a autora prefere usar o termo "abordagem" em vez de "paradigma" por duas razões: (a) "uma abordagem é um conjunto de modelos diferentes; portanto, apresenta fronteiras menos rígidas dos paradigmas"; (b) "as abordagens coexistem, enquanto os paradigmas – pelo menos na definição de Kuhn (2006) – substituem-se um ao outro no curso das revoluções científicas" (STAME, 2007, p. 25). Apresentaremos a seguir as três famílias acima mencionadas.

Abordagem positivista-experimental

A abordagem positivista-experimental desenvolveu-se nos anos em que foram iniciados os estudos avaliativos das políticas públicas dirigidas ao combate da pobreza nos EUA. Entre os principais autores que trabalharam com essa perspectiva, Stame (2007, p. 26) inclui Hyman, Suchman e Weiss, com seus primeiros trabalhos, Campbell, o teórico da experimentação, e autores mais ecléticos, como Rossi, Freeman & Lipsey e Chen. De acordo com essa abordagem, a tarefa principal da avaliação é mensurar os efeitos de um programa, o que implica a capacidade de definir com precisão seus objetivos e estabelecer os indicadores aptos para efetuar as mensurações.

Para superar as dificuldades advindas da falta de clareza dos objetivos foi introduzida a distinção entre finalidades (*goals*) ou as aspirações não quantificáveis e os objetivos (*objectives*), ou seja, as metas a serem alcançadas e mensuradas por meio dos indicadores (ROSSI, FREEMAN & LYPSEY, 1999, p. 94). Recorre a desenhos experimentais ou quase experimentais, a técnicas de pesquisa quantitativas e a avaliadores externos ao programa para atender ao requisito da objetividade na avaliação. O foco dessa abordagem é a avaliação *ex-post* (ou somativa), sem a mínima preocupação em analisar o processo de implementação do programa (avaliação formativa). De fato, um dos maiores limites desse modelo é a própria dificuldade em ter acesso à "caixa-preta" do programa, ou seja, compreender seu funcionamento e os mecanismos intermediários que relacionam as causas com os efeitos esperados (MORO, 2009, p. 48).

Sucessivamente, essa rígida posição inicial tem evoluído e reconheceu-se que um programa pode ser implementado diferentemente do desenho inicial, ser gerenciado de modo ineficaz ou ficar comprometido por ingerência política (ROSSI, FREEMAN & LIPSEY, 1999). Assim, foram desenvolvidas diversas técnicas de monitoramento e aferição intermediária dos resultados. Outro limite desse modelo é sua incapacidade em identificar os mecanismos que promovem a mudança. No intuito de superar essas limitações, várias vozes críticas se levantaram (até de dentro da mesma abordagem experimental) contra a centralidade da metodologia e em favor de uma maior consideração da teoria (STAME, 2007). Essa perspectiva – definida como "avaliação orientada pela teoria" (*theory-driven evaluation*) (Chen, 1990, apud STAME, 2001) – afirma que a tarefa da avaliação é explicar por que um programa deveria funcionar como planejado e esclarecer, portanto, a teoria que o fundamenta.

Abordagem pragmatista – da qualidade

Contrariamente à abordagem experimental, em que o critério de avaliação é o alcance dos objetivos, essa abordagem – "nascida em ambiente 'pragmatista' em oposição ao positivismo" (STAME, 2001, p. 29) – pretende avaliar os programas com base nos valores que podem ser internos ou externos ao mesmo. Nesse sentido, enfatiza Moro (2009, p. 55), não deve ser o programa a "estabelecer *a priori* a validade de um objetivo", mas deve ser o resultado de uma pesquisa avaliativa. Para Michel Scriven (1991), considerado o fundador dessa abordagem, a avaliação deve ser livre dos objetivos (*goal free evaluation*). A perspectiva orientada aos objetivos, comenta Stame (2001, p. 29), poderia representar "um álibi para uma pretensa neutralidade de valores do avaliador". O avaliador não deve, portanto, deixar-se influenciar pelos objetivos, mas deve basear-se em seus valores e competências.

Scriven (1991) desagrega o juízo de valor em duas dimensões: (a) mérito (*merit*) ou valor intrínseco de uma atividade, mensurado com padrões de qualidade específicos para aquela atividade; (b) valor extrínseco (*worth*) de uma intervenção que responde às necessidades dos beneficiários que vivem naquele contexto. No caso da saúde, poderíamos exemplificar dizendo que uma atividade de combate ao tabagismo realizada numa comunidade rural tem valor intrínseco (*merit*) pela competência dos profissionais responsáveis, mas poderá não ter valor extrínseco à medida que não responda à grande demanda da população afetada por infecções contagiosas.

Esse modelo é adequado para avaliação da efetividade e da eficiência de serviços que desenvolvem regularmente suas atividades em resposta às necessidades da população. De fato, os princípios desse modelo encontram-se incorporados em todas as estratégias de avaliação das instituições que se inspiram na Gestão da Qualidade Total e na Melhoria Contínua da Qualidade. Nesse sentido, a qualidade torna-se a propriedade positiva a ser levantada. Entretanto, sendo a qualidade um conceito polissêmico e multidimensional (SERAPIONI & SILVA, 2006), é preciso desagregá-la em diferentes dimensões e identificar indicadores e padrões que nos informam sobre os níveis de alcance da qualidade. Trata-se do processo que Scriven (1995) define como "lógica da avaliação". Uma vez estabelecidos os padrões de qualidade de determinado serviço de saúde, a equipe de avaliação é responsável por: (a) mensurar o desempenho (*performance*) do serviço; (b) compará-lo com os padrões estabelecidos na fase da programação; (c) expressar um juízo sobre as variações identificadas. Para esse tipo de atividade, os avaliadores podem recorrer ao juízo de especialistas (*experts*), por meio de técnicas de grupo (*Nominal Technique Groups, Delphi Groups* etc.), mas podem também envolver especialistas leigos ou os mesmos beneficiários (STAME, 2001).

No campo da saúde, Donabedian (1980) sugere a desagregação da qualidade nas três grandes categorias que compõem um serviço de saúde: estrutura, processo e resultado (veja *Avaliação da qualidade em saúde*). Importa salientar que o modelo de "avaliação livre dos objetivos" atribui muita importância ao processo de implementação do programa ou serviço e recorre, portanto, à avaliação formativa com vistas a aprimorar os resultados finais.

Abordagem construtivista

Trata-se de um conjunto de modelos de avaliação que partilham algumas características comuns, notadamente a de valorizar a contribuição dos diferentes atores e atribuir importância à fase de implementação de um programa. O interesse dos avaliadores é observar o desenvolvimento das intervenções, mais do que aferir o alcance dos objetivos ou dos padrões previamente estabelecidos. Nesse sentido, são considerados, também, os efeitos positivos ou negativos inesperados (MORO, 2009). Essa abordagem inclui diferentes modelos de avaliação (STAME, 2001): a "avaliação da quarta geração", de Egon C. Guba & Yvonne S. Lincoln (1989); a "avaliação focada na utilização", de Michael Q. Patton (1997); a "avaliação como processo social e político", de Lee J. Cronbach (1983); a "avaliação sensível" (*responsive evaluation*), de Robert E. Stake (2007); a "avaliação para o empoderamento" (*empowerment evaluation*), de David M. Fetterman (1994):

1. Relativamente à avaliação da quarta geração, trata-se, na opinião de Guba & Lincoln (1989), de um espaço democrático e dialético onde os sujeitos podem interagir e participar livremente no processo deliberativo, apresentando seus próprios pontos de vista e demandas. O avaliador participa, junto aos outros atores, na construção do consenso, desempenhando o difícil papel de mediador, que exige capacidades e habilidades de negociação entre todos os grupos e perspectivas de análise (GUBA & LINCOLN, 1989; ROSSI et al., 1999). De fato, nesse processo de negociação, como advertem Aguilar & Ander-Egg (1995, p. 90), "é preciso conciliar ou compatibilizar as demandas dos que contratam a avaliação (considerando todos os interesses em jogo dos atores sociais implicados) com as exigências de uma investigação que deve ater-se às exigências e demandas do método científico".

2. A avaliação focada na utilização atribui muita importância ao contexto político e organizativo em que são tomadas as decisões. Para Patton (1997), os que encomendaram a avaliação são mais motivados e propensos a aplicar as recomendações do estudo se foram envolvidos nas diferentes etapas da avaliação (identificação dos problemas, participação na interpretação dos dados, disseminação dos resultados etc.) e se foram considerados atores principais desse processo. Para isso, é importante que o avaliador prepare o terreno para que os resultados da avaliação sejam utilizados. O envolvimento desses atores, enfatiza Patton (1998, p. 226), tem um impacto positivo porque ajuda os decisores a adotarem a perspectiva dos avaliadores e a "aprenderem a pensar avaliativamente" (*to learn to think evaluatively*).

3. Para Cronbach (1983) – teórico da relação entre avaliação e política – os avaliadores devem considerar atentamente a influência que o contexto político exerce nos programas sociais. Nesse prisma, Cronbach (1983, p. 405) salienta que a verdadeira missão da avaliação não é a de eliminar a possibilidade de erros dos decisores políticos, mas a de "facilitar o processo democrático e pluralista, contribuindo para a sensibilização de todos os participantes".

4. A avaliação sensível aos valores dos *stakeholders* de Stake (2007) estuda em profundidade casos específicos, adotando diversas estratégias avaliativas em cada caso. O mesmo programa, acrescenta o autor, desenvolve-se de maneira diferente nas diversas situações. Na visão de Stake (2007, p. 162), a avaliação sensível "sacrifica um certo rigor das medições em troca de uma maior utilidade dos resultados".

5. Finalmente, a avaliação para o empoderamento tem como objetivo, de acordo com Fetterman (1997, p. 382), o uso de conceitos e técnicas da avaliação para "fomentar o melhoramento e a autodeterminação" e "ajudar as pessoas a ajudarem a si próprias e a aperfeiçoar seus programas". Os avaliadores, atuando como facilitadores, ensinam as pessoas a conduzirem uma "avaliação básica dos próprios programas" para que possam tornar-se autossuficientes (FETTERMAN, 1994, p. 3).

A par de outras tipologias incluídas na abordagem construtivista, esse modelo enfatiza seu valor educativo.

Modelos mistos

Após a descrição das características das três grandes famílias, serão apresentados, de modo resumido, outros dois modelos: "avaliação baseada na teoria" e "avaliação realista", que Stame (2001, p. 40) considera o resultado da contaminação entre as abordagens supramencionadas e, em particular, da "contaminação entre a abordagem positivista e a construtivista". Esses modelos, acrescenta a autora, compartilham a necessidade de abrir a "caixa-preta" da abordagem positivista-experimental, que não se preocupa em analisar os nexos causais que explicam o funcionamento dos programas (STAME, 2001).

Avaliação baseada na teoria

Esse tipo de avaliação, desenvolvido por Carol Weiss (1997), aponta para a necessidade de compreender os pres-

supostos teóricos do programa para poder aferir sua efetividade. De fato, a avaliação deve responder não somente a pergunta "o programa funciona?", mas "o que o faz funcionar?", "por que teve êxito?" e "como pode funcionar melhor?". A avaliação baseada na teoria, realça Weiss (1997, p. 51), "tem demonstrado sua capacidade de ajudar a compreender de que modo e por que um programa tem êxito ou não". Conhecer exclusivamente os resultados não é suficiente para "aprimorar o programa ou para revisar uma política". A avaliação, acrescenta a autora, deve "entrar na caixa-preta" do programa. Na opinião da Stame (2001, p. 41), Carol Weiss "contamina uma abordagem positivista centrada na ideia de causalidade com uma abordagem construtivista, atenta à forma com que os atores reagem ao programa e o interpretam".

A avaliação baseada na teoria é desdobrada em duas dimensões: (a) a teoria da implementação, que analisa a forma como são realizadas as atividades do programa, pressupondo que, se feitas com qualidade e de acordo com o plano inicial, os resultados desejados serão atingidos; (b) a teoria do programa que se concentra nos mecanismos que intervêm entre a prestação das atividades do programa e o alcance dos resultados. Em outras palavras, a teoria do programa se ocupa dos mecanismos que intermedeiam processos e resultados. O mecanismo da mudança – enfatiza Weiss (1997, p. 46) – não é constituído pelas atividades do programa em si, mas pela resposta que essas atividades geram. Nesse prisma, é explicativo um exemplo reportado por Weiss (1997, p. 46):

Em um programa de aconselhamento sobre contracepção para reduzir a gravidez não desejada, a causa da mudança poderia ser o aconselhamento. Mas o mecanismo não é o aconselhamento, que é uma atividade do programa, o processo do programa. O mecanismo da mudança poderia ser o conhecimento que os participantes adquirem do aconselhamento. Ou poderia ser que a existência do programa de aconselhamento ajude a superar os tabus culturais contra o planejamento familiar; ou poderia dar às mulheres a confiança para afirmar a própria assertividade na relação sexual.

Avaliação realista

Esse modelo, desenvolvido por Pawson & Tilly (1997), critica a "causalidade sequencial" da abordagem positivista – segundo a qual o resultado é obtido após determinada intervenção – e propõe o conceito de "causalidade generativa", que busca compreender como aquela intervenção obteve aquele resultado. Nesse prisma, os autores deslocam o foco da avaliação da eficácia de um programa para a necessidade de compreender o que, desse programa, precisamente possibilita seu funcionamento.

De acordo com Pawson (2002, p. 342), não são os programas que funcionam, mas os "recursos que eles oferecem para habilitar os sujeitos a fazê-los funcionar". Esse processo sobre como os sujeitos interpretam as estratégias do programa é designado pelo autor como "mecanismo do programa" e representa o eixo em torno do qual gira a avaliação realista. Exemplificando, o autor menciona o programa de reabilitação que oferece um pagamento transitório aos reclusos libertados da prisão com a finalidade de prevenir o retorno deles ao exercício do crime. Nesse caso, assinala Pawson (2002, p. 342), "não é o programa que provoca a reabilitação"; o programa limita-se a prover um financiamento que os sujeitos podem usar de diferentes maneiras, uma das quais poderia ser a de abster-se do crime. Com esse exemplo, o autor pretende demonstrar que são os mecanismos do programa que desencadeiam as mudanças, e não os programas em si.

Na perspectiva realista, a avaliação deve, portanto, responder as seguintes perguntas: "quais são os mecanismos de mudança desencadeados pelo programa?"; "por que, em alguns contextos, alguns mecanismos funcionam e outros não?" e "por que o mesmo programa gera resultados diversos em contextos diferentes?". Partindo dos pressupostos mencionados, o modelo realista articula o processo de avaliação com três elementos essenciais: os mecanismos, o contexto e os resultados.

Para Stame (2001, p. 43), na análise de Pawson & Tilley, são claramente identificáveis as influências do construtivismo, quando reconhecem que em cada contexto são possíveis diversos mecanismos. Nesse sentido, a avaliação realista consiste na compreensão do contexto (as pessoas, os processos, as instituições) e dos mecanismos que podem funcionar nesse determinado contexto. "Descobrir o mecanismo no contexto" – enfatiza Stame (2001, pp. 43-4) – "significa compreender o que funciona melhor e onde", mediante o grande trabalho realizado em conjunto com os diversos *stakeholders*. Essa atividade certamente não é pré-ordenada – como na abordagem positivista.

Importa salientar que a avaliação realista adota uma perspectiva pluralista na medida em que: (a) aponta para a necessidade de utilizar todos os possíveis métodos e (b) reconhece que em cada situação são possíveis diversos mecanismos que se adaptam a diferentes contextos. Finalizando, esse modelo reconhece a importância da relação entre o avaliador e os *stakeholders*, embora o avaliador mantenha seu papel de cientista social, contrariamente aos outros modelos construtivistas.

ETAPAS DO CICLO DE AVALIAÇÃO

Por ser uma atividade complexa que implica o julgamento do valor de uma intervenção e as subsequentes decisões sobre seu futuro, a avaliação deve ser atentamente planejada em suas diversas fases e passos metodológicos. Com base no referencial metodológico proposto por Stufflebeam (1996, p. 138) e outros especialistas (RUTMAN, 1984; AGUILAR & ANDER-EGG, 1995; PALUMBO, 2001; BEZZI, 2003), elaboramos um desenho de avaliação – adequado para o campo da saúde coletiva – baseado em três etapas principais e um conjunto de atividades (Quadro 28.2).

1. **Identificação e compreensão do perfil do programa ou serviço:** nessa primeira fase, a equipe de avaliação deve responder as seguintes questões-chave: "quem decidiu realizar a avaliação e por quê?" e "que tipo de problema pretende resolver?". Essas informações são importantes para orientar o processo de avaliação. A estrita colaboração entre avaliadores e promotores da avaliação é importante para definir o problema, os objetivos da avaliação e o programa ou as componentes do programa objeto da avaliação. Muitas vezes, os objetivos do programa ou serviço resul-

QUADRO 28.2 Desenho de avaliação para o campo da saúde

Compreensão do perfil do programa ou serviço
Identificação dos *stakeholders*
Definição dos objetivos da avaliação
Identificação dos beneficiários
Compreensão da organização formal e informal do programa
Avaliabilidade do programa ou serviço (estudo de viabilidade da avaliação)
Plano para a coleta das informações
Tipo de avaliação
Definição de variáveis e indicadores
Estratégias de investigação
Seleção do modelo amostral e determinação do tamanho da amostra
Organização e análise das informações
Interpretação dos resultados
Comunicação, divulgação dos resultados e autoavaliação
Elaboração do relatório final
Formulações das conclusões e recomendações
Disseminação dos resultados
Uso e aplicação das conclusões do processo avaliativo

tam bastante indefinidos ou formulados de forma muito geral, como no seguinte exemplo: "melhorar a saúde da comunidade." Nesse caso, o avaliador deve ajudar os promotores a definir com mais precisão o objetivo da avaliação. Trata-se de um importante processo de negociação entre promotores e avaliadores. Os promotores, por sua vez, representam uma fonte indispensável, nessa fase, para identificar os diferentes grupos interessados (*stakeholders*) e os beneficiários do programa/serviço. Finalmente, é importante obter uma visão geral da organização, de seus atores e dos aspectos financeiros. Analisar os documentos disponíveis pode ser uma maneira de aproximar-se do programa. Contudo, a análise da documentação não é suficiente, à medida que nos informa somente acerca da organização formal do serviço. É preciso, portanto, realizar algumas entrevistas e reuniões com os responsáveis para conhecer, também, os aspectos informais e melhorar a aproximação da realidade a ser estudada. Nessa fase é preciso, também, estudar as precondições necessárias para que uma avaliação seja realizável e útil. O problema consiste em analisar atentamente a avaliabilidade do programa, ou seja, verificar se existem as condições mínimas para tornar possível sua avaliação. Como assinala Rutman (1984, p. 27), uma avaliação da viabilidade nos ajuda a estabelecer a probabilidade de sucesso da avaliação. Muitos erros poderiam ser evitados – reforça ele – se os avaliadores tivessem prestado suficiente atenção a essa etapa da pré-avaliação. Essa fase deveria focalizar pelo menos os seguintes três aspectos relevantes da avaliação: (a) a análise da estrutura do programa; (b) a viabilidade metodológica da avaliação; e (c) a viabilidade financeira.

2. **Plano para coleta das informações:** o avaliador deve indicar que tipo de estudo pretende desenvolver (de acesso, de resultado, de impacto etc.) e o promotor poderia participar nessa fase de negociação de modo que possa garantir a viabilidade financeira do estudo. As variáveis e os indicadores permitem determinar até que ponto foram alcançados os objetivos do projeto. O indicador é uma forma de

nos aproximarmos do conhecimento de algo que não podemos captar diretamente (AGUILAR & ANDER-EGG, 1995). Na avaliação, o indicador é a unidade que permite medir o alcance de um objetivo específico. Nesse momento, o avaliador deveria também delinear uma estratégia geral para a pesquisa de campo (estudo de caso, inquérito, estudo exploratório, estudo experimental ou quase experimental etc.) e elaborar um plano operacional para coleta, organização e análise da informação. Quanto a técnicas e procedimentos de coleta de dados, os métodos qualitativos costumam usar entrevista em profundidade, observação direta ou participante, análise documental, entrevista em grupos etc. Os métodos quantitativos usam inquéritos, análises estatísticas etc. No que diz respeito à análise, os dados quantitativos coletados com questionário são processados por meio de sistemas informáticos apropriados, como EPI-INFO ou SPSS. As informações qualitativas são geralmente analisadas mediante a análise temática do conteúdo e da análise do discurso (BARDIN, 1995) ou por meio de *softwares* informáticos (NUDIST etc.). Em seguida, alguns aspectos devem ser considerados na fase de pesquisa de campo: "qual deve ser o tamanho da amostra e quais os critérios para a sua seleção?"; "como ter acesso aos informantes-chave e aos documentos do serviço?"; "quando coletar dados (quanto tempo depois da intervenção)?"; "onde coletar os dados (dentro ou fora do serviço)?"; "como registrar os dados?"; "necessitamos de um pré-teste?"; "necessitamos de um especialista para coletar alguns tipos de dados?"; "como garantir a validade e a confiabilidade dos dados?"; "como buscar a cooperação de pacientes e profissionais?"; "qual a melhor forma de nós introduzirmos como avaliadores?"; "como minimizar os diferentes viéis advindos de nossa presença?".

3. **Comunicação, divulgação dos resultados e autoavaliação:** essa parte visa incentivar a utilização dos resultados do processo avaliativo. Embora pareça óbvio que os resultados das avaliações devam ser utilizados, as experiências mostram que raramente são aproveitados pelos gestores para retroalimentar o serviço, introduzir ajustes e formular propostas para ação futura (PATTON, 1997). Por isso, recomenda-se que os avaliadores auxiliem os promotores no uso e na aplicação das conclusões junto a diversos públicos, como os promotores e financiadores da avaliação, funcionários e outros parceiros. Aguilar & Ander-Egg (1995, p. 132) identificam três causas da escassa ou nula utilização dos resultados das avaliações: (a) a avaliação "não foi prática nem útil, por incompetência técnica da equipe de avaliação" ou porque os métodos de pesquisa não eram apropriados para o tipo de avaliação, ou ainda porque foi apresentada com uma linguagem não compreensível para os utilizadores; (b) os tomadores de decisões não levam a sério a avaliação e tudo se resolve em um formalismo; (c) os resultados da pesquisa tocam em interesses que os promotores não querem alterar. Os promotores deveriam participar da preparação dos conteúdos e das modalidades de apresentação do relatório final e colaborar na disseminação dos resultados (STUFFLEBEAM, 1966).

Finalmente, importa realçar a importância de levar a cabo uma avaliação da avaliação – os avaliadores devem avaliar o sistema avaliativo utilizado – que possibilite realizar uma reflexão crítica sobre os procedimentos (desenho, métodos e técnicas) adotados com a finalidade de melhorar a pesquisa avaliativa (PALUMBO, 2001; CERQUEIRA PRATA, 2007). Trata-se de uma análise retrospectiva sobre o que aconteceu durante o processo de avaliação que possibilite identificar tanto os pontos fortes e fracos como a contribuição que a avaliação pode aportar à teoria e à metodologia da avaliação.

AVALIAÇÃO DA QUALIDADE EM SAÚDE

Apesar do crescente interesse demonstrado nos últimos anos, o conceito de qualidade representa um desafio para a maioria dos atores que operam na arena da saúde. Nos últimos anos, a qualidade é considerada um componente estratégico na maioria dos países, prescindindo do nível de desenvolvimento econômico e do tipo de sistema de saúde adotado (SERAPIONI & SILVA, 2006).

A qualidade implica a presença de culturas, competências e métodos de avaliação que se desenvolveram nos últimos 25 anos, quando a centralidade do cidadão foi reconhecida e incorporada nas administrações públicas e nos sistemas de saúde, superando as resistências das corporações administrativas e profissionais. Com efeito, o campo da saúde sempre se caracterizou por um grande desnível informativo entre oferta e demanda, que garante à primeira uma posição de dominância e uma forte capacidade de influenciar os pacientes. Várias razões contribuíram para o desenvolvimento de estratégias de garantia da qualidade, entre elas cabe mencionar (OMS, 1988; SHAW & KALO, 2002): (a) a falta de segurança adequada dos sistemas de saúde; (b) a ineficiência e os custos excessivos de algumas tecnologias e procedimentos clínicos; (c) a insatisfação dos utentes; (d) o acesso desigual aos serviços de saúde; (e) as longas listas de espera; (f) o desperdício inaceitável advindo da escassa eficácia.

Enfim, a constatação da alta variabilidade das práticas clínicas e assistenciais – seja entre as mesmas profissões, seja entre diferentes áreas geográficas –, assim como a variabilidade dos custos nem sempre referentes a fatores epidemiológicos ou clínicos, tem representado um importante estímulo para introdução da avaliação sistemática da qualidade da atenção à saúde (SERAPIONI & SILVA, 2006). Apesar do crescente interesse dos últimos anos, o conceito de qualidade representa um desafio para a maioria dos atores que operam na arena da saúde e que ainda não chegaram a um acordo sobre uma definição operacional apropriada e compartilhada.

Complexidade da qualidade da atenção à saúde[1]

O conceito de qualidade em saúde tem muitas facetas, e autores diferentes podem se utilizar de significados distintos para esse termo (VUORI, 1991). Analisando a literatura

---

[1] Este subitem é uma versão reduzida e atualizada de uma seção do capítulo "Aspéctos conceituais e metodológicos da avaliação da qualidade em saúde", publicado no livro de Serapion & Silva. *Saúde da família no Ceará. Uma abordagem multidimensional*. Fortaleza: Edições UECE, 2006.

sobre o tema, é possível encontrar inúmeras abordagens e definições de qualidade (UCHIMURA & BOSI, 2002; LEATHERMAN & SUTHERLAND, 2005; KEMPLE, 2009). Sem dúvida, o conceito de qualidade não é simples, nem unívoco, mas complexo e polivalente. A complexidade depende de vários fatores: (a) da mesma concepção de saúde que considera a pessoa em sua unidade e integridade biopsíquicas, inclusos os componentes espirituais, relacionais e sociais; (b) da diversidade dos olhares dos atores que operam no sistema de saúde: pacientes, cidadãos, profissionais, gerentes, gestores e decisores políticos; (c) da pluralidade de perspectivas e metodologias de análise da qualidade; (d) das peculiaridades dos serviços de saúde que incluem um amplo componente de trabalho imaterial; (e) de fatores referentes ao contexto histórico, cultural, político, social e institucional. "De cultura a cultura" – ressalta Donabedian (1990, p. 113) – "mudam as normas de adequação e a disponibilidade dos recursos, as preferências das pessoas, suas crenças e, consequentemente, devem mudar os critérios para avaliar a qualidade da atenção".

Todos esses fatores de complexidade enriqueceram o conceito de qualidade da atenção à saúde, mas, ao mesmo tempo, o tornaram de difícil definição (SERAPIONI & SILVA, 2006). Por essa razão, muitos estudiosos preferem evidenciar uma série de dimensões da qualidade em vez de correrem o risco de adotar interpretações restritivas (RANCI ORTIGOSA, 2000). Nesse sentido, vale lembrar algumas leituras redutivas da qualidade, ainda comuns no campo da saúde, que têm contribuído para deformar a realidade que se pretendia analisar. Faz-se referência à qualidade entendida como eficácia técnica, preocupada exclusivamente com os aspectos diagnósticos e terapêuticos, ou a qualidade interessada somente nos aspectos relacionados com os gastos com saúde, ou ainda a qualidade que considera somente as percepções dos pacientes, reduzindo a avaliação da qualidade a uma mera sondagem de opiniões, excluindo, assim, a perspectiva de análise dos outros atores envolvidos no processo. A qualidade em saúde não se relaciona, exclusivamente, com um ou outro dos aspectos mencionados, mas é o resultado de uma profícua integração e conexão entre eles (SERAPIONI & SILVA, 2006).

Qualidade em saúde: algumas definições[2]

Muito conhecida, nacional e internacionalmente, é a definição de Donabedian (1980) sobre os métodos de garantia da qualidade da atenção e das práticas assistenciais: estrutura, processo e resultado. As *condições estruturais* analisam os recursos em termos de força de trabalho, condições físicas, instalações, equipamentos e estrutura organizacional para verificar sua adequação aos critérios e padrões estabelecidos, como os padrões de segurança e higiene, nível de educação dos profissionais e critérios técnicos dos equipamentos.

Para Vuori (1991), o fundamento da abordagem estrutural consiste no fato de que boas precondições têm mais pos-

sibilidade de desenvolver processos adequados de cuidado e obter resultados favoráveis. Os métodos mais utilizados são o credenciamento das práticas dos profissionais de saúde e a acreditação das estruturas de saúde.

As *condições processuais* procuram analisar se as atividades e as tarefas são executadas da maneira prevista e se as técnicas e procedimentos utilizados são apropriados à luz do conhecimento corrente. Se tudo isso acontece, é provável – observa Donabedian (1980) – que os resultados sejam alcançados. A avaliação do processo é focalizada na interação e comunicação entre profissionais e pacientes, nas metodologias utilizadas, no nível de informação oferecido ao paciente e na dimensão temporal (tempo de espera para conseguir uma consulta ou internação e duração da consulta). O método de avaliação mais utilizado dessa abordagem é a auditoria clínica (*clinical audit*). A avaliação de resultado analisa a capacidade do serviço de atingir seus objetivos, propiciando melhoria das condições de saúde, restaurando a capacidade funcional, aliviando a dor e o sofrimento e refletindo mudanças no conhecimento e no comportamento dos pacientes.

Há consenso entre a maioria dos estudiosos de que a avaliação de resultados deve incluir, também, a satisfação dos usuários (DONABEDIAN, 1980; VUORI, 1991; CARVALHO et al., 2000). A análise de resultados é realizada por meio de indicadores diretos e indiretos do nível de saúde e da medida de satisfação do paciente. A apreciação dos resultados, porém, como ressaltam vários autores, encontra diversas dificuldades de mensuração. Para Contandriopoulos et al. (1997, p. 36), esse tipo de avaliação "é muitas vezes insuficiente para se fazer um julgamento válido sobre os resultados de uma intervenção". Para Carvalho et al. (2000, p. 80), "a avaliação de resultado tem, em si, dificuldade de mensuração, pois os resultados obtidos em saúde são devidos a múltiplos fatores". Para Vuori (1991, p. 22), "a ciência médica não está realmente bem equipada para definir um prognóstico confiável. Consequentemente, está faltando um dos elementos básicos da abordagem de qualidade – um padrão, isto é, o resultado esperado – com que se possa medir o resultado observado".

Entretanto, a tríade estrutura-processo-resultado não é propriamente uma definição de qualidade, mas uma importante abordagem para a apreciação da qualidade dos serviços de saúde. Com efeito, essa ferramenta é profícua para levantar dados sobre: (a) as condições estruturais do serviço; (b) as atividades e procedimentos que descrevem a prática da atenção à saúde; e (c) os resultados alcançados pelo serviço. Mais apropriada para a definição da qualidade em saúde e para construir critérios e indicadores de avaliação, embora menos citada em nível nacional, é uma outra conceituação de Donabedian. Para o autor (1980), a busca de uma definição de qualidade exige a divisão operativa do conceito em três componentes: a *atenção técnica*, relacionada com a aplicação do conhecimento e da tecnologia médica com vistas a otimizar os benefícios sem aumentar o risco para o paciente; a *dimensão interpessoal*, referente ao tipo de relação que se estabelece entre paciente e profissional; e o *ambiente físico*, onde se realiza o processo de atenção. De fato, os resultados das pesquisas realizadas nos últimos 10 anos sobre a satisfação dos usuários mostram que quem se

---

[2]Este subitem é uma versão reduzida e atualizada de uma parte do artigo de Mauro Serapioni "Avaliação da qualidade em saúde: reflexões teórico-metodológicas para uma abordagem multidimensional", publicado na *Revista Crítica de Ciências Sociais* 2009; 85:65-82.

utiliza dos serviços valoriza a comunicação, as informações recebidas, a maneira de ser dos profissionais, a acessibilidade, a continuidade do tratamento por parte do profissionais e o ambiente físico das estruturas sanitárias (HOPKINS, 1990; WILLIAMSON, 1994; SERAPIONI & SILVA, 2011). Outra definição da qualidade, bastante citada em nível internacional, é a de Maxwell (1984), que identifica os seguintes elementos: acessibilidade, relevância com relação às necessidades, equidade, aceitabilidade social, efetividade e eficiência. Trata-se de uma definição muito abrangente e que responde aos interesses de muitos potenciais utilizadores da avaliação, sobretudo dos provedores de serviços (ØVRETVEIT, 1998). Semelhante a essa definição é aquela da Joint Commission for Accreditation of Healthcare Organizations (JCAHO), dos EUA (ØVRETVEIT, 1998; NOVAES 2000), que acrescenta a "continuidade" do tratamento (preocupação com o acompanhamento do processo assistencial e com o intercâmbio de informações entre os diferentes níveis de atenção), porém a JCAHO omite, em sua definição de qualidade, a "equidade", uma dimensão imprescindível para um sistema de saúde público. Isso, contudo, é compreensível quando se consideram os valores que orientam o sistema de saúde dos EUA: crença no mercado como garantia da eficácia dos serviços e da satisfação das necessidades; concepção da saúde como bem de consumo adquirível no mercado; desconfiança nas formas de controle e coordenação do Estado. Tanto na definição de Maxwell como naquela da JCAHO, não aparece nenhuma referência à dimensão da qualidade entendida como satisfação do paciente.

Um enfoque multidimensional da avaliação da qualidade em saúde

A avaliação da qualidade da atenção à saúde, portanto, deve fundamentar-se num enfoque multidimensional, o que implica o envolvimento de diferentes atores (utentes, representantes dos usuários, profissionais, administradores, gerentes etc.), todos dotados de perspectivas próprias de avaliação. Essa perspectiva recupera tanto os elementos da perspectiva técnica (que define a qualidade de uma intervenção em função de sua correspondência com os padrões estabelecidos pela comunidade dos profissionais) como a perspectiva dos usuários e dos gestores.

Nessa linha, parece-nos interessante e profícua a conceituação de qualidade proposta por Øvretveit (1996, p. 2), que afirma que a qualidade é a "completa satisfação das necessidades de quem mais precisa do serviço de saúde e a custos mais baixos para a organização e dentro das regulamentações estabelecidas". Essa definição é importante porque, além de incorporar os critérios de satisfação dos pacientes, de efetividade e de eficiência, enfatiza também o critério de equidade (quem mais precisa). Qual é a relação entre qualidade e equidade? Não se trata de uma relação sem problemas, mas suscetível de fortes tensões (DELAMOTHE, 2008). Numa situação de recursos limitados para o setor saúde e na ausência de mecanismos de regulação social, um possível desfecho poderia ser mais qualidade para poucos, combinada com menos equidade (ALTIERI, 2009). Com efeito, é próprio do setor privado que se observe – como assinala Novaes (2000)

– maior interesse pelas propostas de gestão e garantia da qualidade. É evidente, acrescentam Paganini & Vazzano (2002), que as iniciativas adotadas para promover a qualidade com base exclusivamente na acreditação dos estabelecimentos sanitários não têm conseguido reduzir as desigualdades em saúde.

Cabe destacar, também, que a exposição de Øvretveit não se limita a ver a qualidade somente como satisfação do paciente e da demanda expressa, como frequentemente temos observado na prática dos serviços de saúde. Os usuários dos serviços de saúde nem sempre sabem do que precisam e poderiam solicitar terapias inapropriadas e até danosas. É, portanto, necessário incluir, junto à opinião do paciente, uma definição profissional de "necessidade". "A necessidade" – salienta Øvretveit (1996, p. 3) – "deve ser definida por pacientes e profissionais, seja em nível individual, seja em nível de população." De fato, como já haviam apontado vários estudiosos (HOPKINS, 1990; VUORI, 1991; WILLIAMS, 1994; SERAPIONI, 1999; RAO et al. 2006; ZENAROLLA, 2007), a satisfação do usuário é apenas uma das facetas da qualidade. É por essa razão que Donabedian (1980) recomendava que a avaliação da qualidade fosse baseada não somente na subjetividade do paciente, mas também em fatores objetivos. Assim, um serviço que responda às necessidades dos usuários, de acordo com sua percepção, bem como à dos profissionais, pode ser considerado efetivo, porém poderia não ser de qualidade, à medida que desperdiça recursos que poderiam ser destinados para outros pacientes, resultando, assim, ineficiente (ØVRETVEIT, 1996, p. 4). Por essa razão, o autor reconhece a importância dos gerentes e administradores – no mesmo patamar dos usuários e profissionais – como atores fundamentais no processo de avaliação da qualidade.

Resumindo, a definição de qualidade de Øvretveit – compartilhada também por outros estudiosos (FITZPATRICK, 1990; RANCI ORTIGOSA, 2000; GIARELLI, 2002) – identifica três dimensões que correspondem aos principais atores que agem no âmbito dos serviços de saúde:

1. **Qualidade avaliada pelo usuário:** o que os usuários e acompanhantes desejam do serviço, seja como indivíduos, seja como grupos.
2. **Qualidade profissional:** se o serviço satisfaz às necessidades definidas pelos profissionais que prestam a atenção e se as técnicas e os procedimentos necessários utilizados são executados de maneira apropriada.
3. **Qualidade gerencial:** o uso eficiente e produtivo dos recursos para responder às necessidades de todos os usuários dentro dos limites e das diretrizes estabelecidas pelas autoridades.

Essas dimensões – enfatiza Øvretveit (1996, p. 4) – correspondem aos mais importantes grupos de interesse, cujas perspectivas deveriam ser integradas para especificar a qualidade de um serviço (SERAPIONI, 2010)[3].

---

[3]Para aprofundar o tema da integração das três perspectivas da qualidade, veja Mauro Serapioni, "Avaliação da qualidade em saúde. Contribuições para o delineamento de uma proposta multidimensional". In: Bosi MLM & Marcado-Martinez FJ (orgs.) Avaliação qualitativa de programa de saúde. Enfoques emergentes. Petrópolis: Vozes, 2010:187-202.

Como integrar os diferentes olhares da qualidade?

O tema da qualidade dos serviços ofertados à comunidade ainda representa um aspecto crítico para os gestores e administradores dos serviços de saúde. O assunto referente à satisfação dos usuários foi bastante explorado nos últimos 20 anos, mas ainda são poucas as avaliações de qualidade mais abrangentes que envolvam a participação de diferentes atores na produção da saúde. Todavia, a preocupação com a qualidade da atenção está se impondo, cada vez com mais força, na agenda nacional e internacional e nos debates sobre reforma dos sistemas de saúde. Trata-se de um processo gradual e diferenciado – com avanços e algumas regressões – que implica uma reconfiguração das relações entre profissionais e pacientes, entre demanda e oferta de cuidados de saúde, e que pode ser afetado, também, pela variação dos níveis de desigualdade social em saúde.

Como já se observou, a qualidade dos serviços de saúde não pode ser reduzida a uma das dimensões identificadas. Somente quando integradas reciprocamente, poderão oferecer uma adequada resposta às expectativas e necessidades dos beneficiários dos serviços de saúde. Reduzir as tensões entre as três visões da qualidade, conceber como osmóticas e não incomunicáveis as diversas dimensões e traçar estratégias de integração representam os grandes desafios para os próximos anos.

Do ponto de vista metodológico, a perspectiva "multidimensional" reconhece a copresença de métodos e técnicas que demonstrem a capacidade de captar tanto as dimensões estruturais do ambiente sanitário como as dimensões relacionadas com as representações sociais dos atores envolvidos e as expectativas de saúde dos cidadãos. Entretanto, ao se analisarem as experiências em andamento em nível internacional, observa-se que ainda existe uma multiplicidade de linguagens, de práxis e de métodos de avaliação da qualidade que dificultam o desenvolvimento de estratégias de integração. Isso é também o resultado das resistências das organizações profissionais (dos técnicos, dos gestores etc.), que continuam promovendo abordagens da qualidade muito especializadas e setoriais. A qualidade dos cuidados de saúde primários, por exemplo, deve ser avaliada considerando todas as dimensões: a dimensão da implementação das linhas diretivas (*guidelines*) baseadas nas evidências científicas; a dimensão das necessidades, dos valores e das prioridades de cada paciente; a dimensão da família e da comunidade envolvida no processo assistencial e de suporte do paciente; e a dimensão dos serviços de saúde em que o acesso e a equidade se tornam critérios essenciais. Uma excessiva atenção a um único aspecto pode prejudicar, adverte Heath e colaboradores (HEATH et al., 2009), a qualidade das demais ou, ainda, que se alcance a qualidade de todo o sistema.

Nesse sentido, Starfield (2008) critica a nova estratégia de remuneração dos médicos de famílias na Inglaterra (*Quality and Outcomes Framework*), centrada principalmente na avaliação dos resultados clínicos referentes a uma série de doenças crônicas, sem mensurar e valorizar o que nos cuidados primários representa um aspecto fundamental da relação terapêutica, ou seja, a capacidade de trabalhar os problemas do paciente, a personalização e a continuidade dos cuidados.

Na mesma linha, Rao e colaboradores (2006) mostram que a avaliação da qualidade técnica dos cuidados primários não pode ser baseada somente nas percepções dos pacientes idosos, mas deve se utilizar também de outros critérios capazes de mensurar as boas práticas clínicas. Por isso, é importante desenvolver um sistema de indicadores que valorizem todas as dimensões do processo de produção da saúde: a eficácia clínica, a capacidade organizacional, a relação com o paciente, o trabalho interdisciplinar etc.

Um modelo de avaliação da qualidade aplicado ao Programa Saúde da Família do Ceará

Para responder a esse desafio foi empreendida, a partir das reflexões anteriormente desenvolvidas, uma avaliação da qualidade do Programa Saúde da Família (PSF) do Ceará (SERAPIONI & SILVA, 2006, 2011). Para esse fim, elaborou-se um referencial teórico e metodológico que norteou as diferentes etapas dessa pesquisa avaliativa: desenho, implementação, coleta e análise dos dados. Dentre os vários estudiosos que contribuíram para a construção desse modelo de avaliação, é necessário ressaltar as relevantes elaborações conceituais de Donabedian (1980, 1989) e Øvretveit (1996, 1998). Assim, a partir desses autores, desenvolvemos um modelo tridimensional para análise da qualidade (Quadro 28.3). Do primeiro autor foram utilizados os três aspectos da qualidade, ou seja, a estrutura, o processo e os resultados, que possibilitaram examinar atentamente os recursos disponíveis, os processos organizacionais, as atividades realizadas e os níveis de satisfação dos usuários. Do segundo autor foram adotadas as três dimensões da qualidade: qualidade percebida pelos pacientes, qualidade técnica definida pelos profissionais e qualidade na perspectiva gerencial ou da organização.

O estudo foi realizado em dez municípios do estado do Ceará. Os informantes envolvidos nessa investigação (médicos e enfermeiros das equipes, coordenadores do PSF, secretários de saúde e usuários) identificaram um conjunto de elementos referentes à estrutura e ao processo do serviço que deveriam qualificar o PSF. Como resultado final, o estudo identificou um conjunto de dimensões e indicadores de qualidade, segundo a perspectiva dos diversos atores envolvidos (SERAPIONI & SILVA, 2006, 2011). Trata-se, obviamente, de um modelo de avaliação que, no caso do PSF do Ceará, tem mostrado boas potencialidades para abordar a complexidade do fenômeno da qualidade da atenção primária, podendo ser ulteriormente aprimorado em outras investigações (SERAPIONI & SILVA, 2006, 2011).

QUADRO 28.3 Modelo para avaliação da qualidade do PSF

	Estrutura	Processo	Resultados
Qualidade na visão do paciente			
Qualidade na visão do profissional			
Qualidade na visão do gerente			

Fonte: elaboração própria a partir das classificações delineadas por Donabedian e Øvretveit.

SITUANDO A AVALIAÇÃO EM SAÚDE: UMA ABORDAGEM INTEGRADORA

A avaliação entendida como prática social, situada e datada, a abranger desde o cotidiano, orientado pelo senso prático, até o trabalho implicado em intervenções planejadas (VIEIRA-DA-SILVA, 2005), inclusive as de pesquisa, tem se expressado, no Ocidente, em pelo menos quatro fases ou gerações (GUBA & LINCOLN, 1989) com uma quinta já em processo anunciado (HARTZ, 2008). Cada geração, a um só tempo, guarda marcas da antecedente e se distingue pelas concepções que lhes são atribuídas, com ênfase no papel do sujeito que avalia na relação com o objeto avaliado (Quadro 28.4).

Nas gerações que precederam à quarta, destaca-se o marco positivista, no qual a produção do conhecimento coloca-se como prerrogativa dos detentores do método científico; na quarta, pressupostos até então excluídos: os valores e interesses implicados na avaliação que, para produzir resultados úteis, passa a contar com a negociação entre as partes envolvidas. Assim, na perspectiva de diálogo com o positivismo científico, seriam considerados os componentes humanos, políticos, sociais e culturais da avaliação. Com a quinta, seriam ampliados o escopo e os propósitos da avaliação, compreendida como campo de saberes e práticas, no sentido da distribuição do poder e das mudanças sociais. Ademais, com o Quadro 28.5, observa-se a diferenciação dos tipos de avaliação que os autores fazem, desde a quarta geração, quanto à participação da sociedade civil. Assim, na quarta constam duas categorias com uma delas, a pluralista, considerando a participação da sociedade civil em parte do processo avaliativo. Apenas a quinta geração, emancipatória, destaca-se como

QUADRO 28.4 Gerações da avaliação

1ª Geração – Século XIX até 1930 – Avaliação como medida. Avaliar é quantificar para classificar, certificar, selecionar, comparar. Ênfase no método experimental; com instrumentos ou testes, para aferir rendimento, aplicados tecnicamente.
2ª Geração – A partir da década de 1930 até os anos 1950 – Avaliação como descrição. Avaliar é descrever, com base em sistema de referência (padrões e critérios), o alcance de objetivos. A medida aqui é instrumento da avaliação com recomendações pró-resultados a cargo do técnico que avalia.
3ª Geração – A partir da década de 1960 até o final dos anos 1980 – Avaliação como julgamento. Avaliar é posicionar-se externamente ao objeto para questionar o alcance de objetivos em seu valor e relevância, com predomínio de métodos quantitativos. Julgar é atribuição de uma profissão que emerge: a do avaliador, especialista de um campo do conhecimento caracterizado pelas publicações, associações profissionais e padrões de qualidade das práticas.
4ª Geração – A partir do final da década de 1980 – Avaliação, baseada no paradigma construtivista, como negociação entre partes interessadas; o pesquisador-avaliador aí situado e não apenas juiz. Apoio nos métodos qualitativos, oriundos das ciências sociais, além dos quantitativos, com foco na utilização dos resultados da avaliação na melhoria da intervenção.
5ª Geração – Emergindo – Avaliação como campo de saberes e práticas político-pedagógicas com sentido na mudança social mediante a participação e a construção de autonomia com os envolvidos. O avaliador como mediador e tradutor do processo avaliativo e seus resultados.

Fontes: Guba & Lincoln, 1989; Hartz, 2008.

QUADRO 28.5 Atributos da avaliação em saúde

1. **Equidade:** distribuição dos serviços de acordo com as necessidades da população
2. **Cobertura:** extensão na qual um programa alcança sua população-alvo
3. **Acessibilidade:** extensão na qual os arranjos estruturais e organizacionais de um programa facilitam a participação dos usuários
4. **Aceitabilidade:** fornecimento de serviços de acordo com as normas culturais, sociais e de outra natureza, e com as expectativas dos usuários em potencial
5. **Adequação:** suprimento de número suficiente de serviços com relação às necessidades e à demanda
6. **Qualidade técnico-científica:** oferta dos serviços em conformidade com os padrões técnico-científicos de acordo com o conhecimento e a tecnologia disponível
7. **Eficácia:** capacidade de produzir o efeito desejado quando o serviço é colocado "em condições ideais de uso"
8. **Efetividade:** capacidade de produzir o efeito desejado quando em "uso rotineiro"; é a relação entre o impacto real e o impacto potencial
9. **Eficiência:** relação entre o impacto real e o custo das ações

Fonte: Aquino et al., 2011, p. 634.

a que inclui a sociedade civil em todo o curso da avaliação (BARON & MONNIER, 2003).

No campo da saúde, a avaliação surge, no século XIX, inserida nos avanços da epidemiologia e da estatística, com a pesquisa experimental, em testes padronizados e meios de coleta sistemática de dados, para medir a utilidade social das intervenções, então voltadas predominantemente ao controle de doenças infecciosas (DUBOIS et al., 2011, pp. 22-23). Com sua origem assim vinculada à epidemiologia, a avaliação em saúde evoluiu conformando gerações, a exemplo de outros campos. A partir da terceira geração, vem se afirmando como campo do conhecimento específico (HARTZ, 2008) ou, no sentido assumido em Almeida Filho et al. (2011), um campo disciplinar, "espaço histórico-social e institucional ocupado predominantemente pelo desenvolvimento de processos de produção e aplicação de conhecimentos científicos" (ALMEIDA FILHO et al., 2011, p. 57).

A epidemiologia avançou como [...] ciência que estuda o processo saúde-enfermidade na sociedade, analisando a distribuição populacional e fatores determinantes do risco de doenças, agravos e eventos associados à saúde, propondo medidas específicas de prevenção, controle ou erradicação de enfermidades, danos ou problemas de saúde e de proteção, promoção ou recuperação da saúde individual e coletiva, produzindo informação e conhecimento para apoiar a tomada de decisão no planejamento, administração e avaliação de sistemas, programas, serviços e ações de saúde (ALMEIDA FILHO & ROUQUAYROL, 2006, p. 4).

Nessa definição, explicita-se a epidemiologia na produção de informação e conhecimento para "apoiar a tomada de decisão", dentre outros, "na avaliação de sistemas, programas, serviços e ações de saúde". Trata-se de contemplar a avaliação dentre seus usos ou aplicação, na abordagem que se convencionou chamar "epidemiologia nos serviços de saúde". Antes já constava o uso "na avaliação epidemiológica dos serviços" (WALDMAN, 1998, pp. 20-22). Mais recentemente, essa aplicação é observada "na avaliação de sistemas, políticas, programas e serviços de saúde" (PORTELA & TEIXEIRA, 2011, p. 622).

Com essa ênfase da epidemiologia na avaliação, importa refletir sobre sua interface com a avaliação em saúde, tendo sido inicialmente considerada a simultaneidade de parte dos processos geradores desses distintos campos. Ocorre que a avaliação em saúde também vem evoluindo, como será descrito, em interação com outros processos, como o das reformas mundialmente introduzidas nos sistemas de saúde e o da avaliação da qualidade em saúde, cujo surgimento, a partir da abordagem donabediana, tem sido relacionado com a gestão empresarial.

É possível afirmar que a epidemiologia tanto avalia como contribui com a avaliação em saúde. Essa, por sua vez, em sinergia e complementaridade com aquela, tem potencial de produzir conhecimentos sobre as práticas sociais voltadas para a resolução de problemas de saúde. Nessa direção é que, provavelmente, Aquino et al. (2011) apontaram ao abordar a relação entre os campos. Na sistematização dos atributos da avaliação em saúde, aqui retomados (Quadro 28.6), os autores apresentaram desenhos epidemiológicos (vistos em capítulos específicos deste livro) com potencial de serem adotados na pesquisa avaliativa: os inquéritos populacionais, para examinar atributos relacionados com a disponibilidade e distribuição dos recursos de saúde (cobertura, acessibilidade, utilização e equidade), e os desenhos experimentais e observacionais, para avaliação dos efeitos das intervenções setoriais e extrassetoriais na saúde da população, com os atributos: eficácia, efetividade e impacto (AQUINO et al., 2011).

Os atributos da avaliação em saúde, antes referidos, permitem situá-la para além da relação com a epidemiologia, no contexto das reformas que, desde a década de 1970, vêm ocorrendo nos sistemas de saúde. Nas primeiras iniciativas, divulgadas em relatos das experiências dos países, predominaram estratégias voltadas para a eficiência no uso dos recursos, ante a intencionalidade dos governos de reduzirem os gastos públicos com saúde. Já no final dos anos 1990, a busca da equidade somou-se ao objetivo da eficiência nos movimentos de reforma (BUSS & LABRA, 1995; HUSENMAN et al., 1997; SALTMAN & FIGUERAS, 1997; GIAIMO & MANOW, 1999; MCPAKE & MILLS, 2000; ELIAS & COHN, 2003). A partir de então, as reformas também pautaram a definição de prioridades na oferta de serviços, a valorização da atenção primária, a introdução da medicina baseada em evidências e a participação dos cidadãos, dentre outros (DOCTEUR & OXLEY, 2003; FIGUERAS et al., 2004).

As mudanças ocorridas nos sistemas de saúde podem ser vistas como vinculadas à reforma do Estado ante a globalização da economia (LAURELL, 2000a), todas implicadas na redefinição das políticas sociais, do papel do Estado, do mercado e das famílias na satisfação das necessidades sociais (LAURELL, 2000b). É possível ainda afirmar que constituem um fenômeno de escala mundial, com tendência de direcionamento desses sistemas ao mercado, tendo o Estado assumido um papel expresso tanto em redução – no financiamento e na prestação de serviços – como em ações para fortalecer sua capacidade reguladora. Essa conjuntura, por sua vez, favoreceu o aumento dos gastos privados com saúde, mediante o copagamento dos usuários.

É nesse cenário que as reformas contemporâneas dos sistemas de saúde podem ser consideradas uma "janela de oportunidade" ao campo da avaliação. O início daquelas coincidiu com as primeiras iniciativas de sua institucionalização, evidenciada em publicações da produção científica, associações profissionais, padrões de qualidade das práticas e reconhecimento enquanto disciplina e profissão (VIEIRA-DA-SILVA, 2005, p. 16). Passaram a interessar às reformas tanto a avaliação que contribuísse com a eficiência e a equidade nos sistemas como a que respondesse a questões relacionadas com a capacidade do Estado de regular as relações entre o mercado e a sociedade no atendimento às necessidades de saúde. Ademais, os governos foram aconselhados a apresentar resultados quanto ao desempenho dos sistemas de saúde (WHO, 2000) ante o pressuposto da centralidade destes nos cidadãos. Assim, estavam dadas as condições para o crescimento desse campo, não sem a influência de outro movimento surgido mesmo antes das reformas, o da qualidade em saúde, cujo importante papel ainda hoje repercute.

A abordagem da qualidade em saúde, na perspectiva avaliativa, foi anteriormente tratada neste capítulo. Aqui se quer, brevemente, destacar aspectos que interessam ao objetivo de situar o campo da avaliação em saúde. Como marco pioneiro sobressai o trabalho de Avedis Donabedian sobre a qualidade do cuidado médico, considerando dois domínios: um referido ao desempenho técnico do profissional, vinculado à aplicação do conhecimento médico e de tecnologias, no sentido da melhor relação benefícios/riscos e da aceitação por parte do paciente, e outro com respeito à relação pessoal do profissional com o paciente por referência à ética e às normas sociais (DONABEDIAN, 1978, p. 856).

Donabedian propôs que seria possível mensurar a qualidade do cuidado mediante critérios e padrões explicitados com base na evidência científica e representativos de boas práticas médicas (DONABEDIAN, 1978). Para tanto, adotou as categorias estrutura, processo e resultados (*input-process-output*) por referência às noções da Teoria Geral de Sistemas enraizadas na produção industrial (SHAW & KALO, 2002) e amplamente difundidas com o enfoque da gestão empresarial da qualidade. O pressuposto assumido foi o da cadeia de probabilidades,

QUADRO 28.6 Diferenciação dos tipos de avaliação quanto à participação da sociedade civil

Geração	Tipo	Quem decide o conteúdo/objeto da avaliação?	Quem lidera o processo avaliativo?	Quem produz o julgamento de valor na avaliação?
1ª a 3ª	Gerencial	Gestores		Equipe de avaliação
4ª (a)	Coproduzida	Gestores	Gestores e profissionais	Equipe de avaliação
4ª (b)	Pluralista	Gestores	Gestores, profissionais e sociedade civil	
5ª	Emancipatória	Sociedade civil		

Fonte: Baron & Monnier (2003). Livre tradução.

segundo o qual uma boa estrutura poderia aumentar as chances de um bom processo e este, por sua vez, as de um bom resultado do cuidado médico (DONABEDIAN, 1988, p. 1.745). Qualquer componente específico dessa tríade seria utilizado como indicador da qualidade, desde que fosse possível identificar relações válidas entre eles e, ainda, dispor de meios para aferi-las. Os componentes da estrutura serviriam para julgar, se aceitáveis ou não, as condições da prestação do cuidado. Os do processo poderiam ser usados como indicadores de qualidade na ocorrência de relações válidas com os resultados desejáveis. Os resultados poderiam expressar a qualidade do cuidado em termos de sua contribuição na duração e na qualidade de vida (DONABEDIAN, 1978).

Conforme descrito anteriormente, a avaliação da qualidade em saúde se iniciou com foco no cuidado médico, no nível da relação do profissional com o paciente. Nos marcos das categorias de avaliação propostas – estrutura, processo e resultado – o conceito de qualidade foi também tratado na perspectiva de sete pilares, a saber: eficácia, efetividade, eficiência, otimização, aceitabilidade, legitimidade e equidade (DONABEDIAN, 1966, 1978, 1986, 1988, 1996, 2003a, 2003b). O quadro conceitual de Donabedian predominou nessa área, ainda que tenha sido submetido à crítica quanto aos limites do enfoque sistêmico em explicar a realidade. Mesmo assim, nas últimas décadas, com escopo ampliado e repercussão tanto na OMS (WHO, 1989) como em outras organizações de cooperação internacional, vem inspirando processos avaliativos, desde as práticas e serviços até programas, políticas e sistemas de saúde. Também a incorporação de desigualdades como dimensão da qualidade, pouco contemplada na literatura, foi proposta na avaliação em saúde (FISCELLA et al., 2000). A qualidade do cuidado nesses sistemas se mantém como recomendação da OMS (WHO, 2006).

À avaliação da qualidade e às reformas nos sistemas de saúde pode ser atribuído um papel sinérgico e favorável à produção de conhecimentos e práticas avaliativas. Nas últimas décadas, em rápido crescimento, o campo evoluiu, sobressaindo como "avaliação de programas sociais" ou, simplesmente, "avaliação de programas" (WHOLEY et al., 2010). Contudo, "no campo da saúde, a avaliação demanda um quadro conceitual integrador" (CHAMPAGNE et al., 2011, p. 42) que contemple sua complexidade em suas interfaces com campos de distintas tradições, a exemplo da epidemiologia e das ciências sociais. Nessa direção também se destacam as áreas da economia da saúde e da avaliação de tecnologias em saúde. Ao referi-las, se quer menos fazer uma descrição de seus processos evolutivos e mais ampliar o esforço para situar a avaliação em saúde.

A economia da saúde mobiliza as teorias econômicas, sociais, clínicas e epidemiológicas para produzir a análise comparativa de diferentes tecnologias com ênfase no exame das relações entre seus custos e os efeitos sobre o estado de saúde. Assim, visa apoiar a tomada de decisões implicadas no objetivo da eficiência na alocação de recursos. As avaliações econômicas têm potencial de contribuir com a avaliação de tecnologias em saúde, considerada aglutinadora de processos interdisciplinares de estudos sistemáticos, com base na evidência científica e na perspectiva de diferentes atores, sobre a

necessidade, a seleção, a incorporação e o uso apropriado de tecnologias em saúde. Eficácia, efetividade, equidade, risco e segurança são os atributos priorizados nesses estudos. Nas tecnologias se incluem desde medicamentos, equipamentos, procedimentos técnicos, sistemas organizacionais, educacionais e de suporte, até programas e protocolos assistenciais, por meio dos quais a atenção e os cuidados com a saúde são prestados à população (SILVA, 2003; BRASIL, 2006, 2009, 2010, 2012; NITA et al., 2009; BROUSSELLE et al., 2011).

Com a avaliação de programas, além de atributos, as avaliações econômicas e de tecnologias têm em comum o subsídio às decisões na política, no planejamento e na gestão em saúde. Ressalte-se que a avaliação ainda é referida como parte do planejamento (PAIM & MOTA, 2011) e, conforme muito difundido no interior das organizações de saúde, como uma atribuição de gestão.

Tomando a gestão como sinônimo de administração, a partir de suas origens anglo-americana (*management*) e francesa (*administration publique*), Portela & Teixeira (2011) referem-na à definição mais conhecida desde o início do século XX – a de planejar, organizar, dirigir e controlar. Contudo, ao sistematizarem as relações entre gestão e planejamento, afirmaram que, na área da saúde coletiva, o planejamento sobressai na perspectiva estratégico-situacional (PES) de Carlos Matus (1997). Assim, com Rivera (1989) e Teixeira (2001), defenderam que "não se concebe o planejamento como um dos elementos componentes da gestão, mas, ao contrário, é a gestão que é vista como um dos momentos do planejamento, mais especificamente como o momento tático-operacional" (PORTELA & TEIXEIRA, 2011, p. 623).

Ademais, contribuindo com essa visão, Paim & Mota (2011) trazem o planejamento, conforme Testa (1995), "como um pensamento estratégico que orienta as relações de poder em saúde" (PAIM & MOTA, 2011, p. 618) e a política como "ação ou omissão do Estado, enquanto resposta social, diante dos problemas de saúde e seus determinantes [...]" (PAIM, 2003, p. 588), também implicada em distribuição de poder (TESTA, 1992). Esses autores ajudam a situar a avaliação em saúde em um espaço social marcado pela complexidade e a lidar tanto com a diversidade como com os limites imprecisos das interfaces já identificadas no processo de sua institucionalização, com ênfase naquelas já relacionadas com a abordagem da avaliação de programas, bem como "o planejamento, a política, os orçamentos, as relações humanas, a ética e o foco no cliente situado em ambientes políticos" (SMITH, 2010, apud WARNER, 2012, p. 137).

De uma perspectiva integradora, a avaliação de programas pode ser assumida como área que mobiliza conhecimentos, dentre outras, da epidemiologia, das ciências sociais, da economia de saúde e avaliação de tecnologias, com potencialidades de produzir conhecimento e apoiar a política, o planejamento e a gestão em saúde. Daí a pertinência de abordagens multidimensionais introduzidas neste capítulo ou da utilização de enfoques metodológicos diferenciados para tratar o objeto no sentido da construção da possibilidade de uma síntese resultante da análise sob ângulos distintos (VIEIRA-DA-SILVA, 2005; NOLASCO LOPES, 2010).

PRÁTICAS AVALIATIVAS NO SISTEMA ÚNICO DE SAÚDE (SUS)

A avaliação em saúde vem se desenvolvendo no Brasil com destaque para o movimento de sua institucionalização, no âmbito do SUS, direcionado à melhoria das políticas e programas vinculados a problemas prioritários. Há estratégias em curso, como a formulação de políticas e o incentivo ao desenvolvimento institucional, via ajuste de estruturas organizacionais e qualificação dos profissionais, com resultados já alcançados. Ademais, há o financiamento de pesquisas e a cooperação técnica, mediante a articulação interinstitucional, que vêm contribuindo com a crescente produção científica no campo. A seguir serão apresentados aspectos das práticas avaliativas no SUS, tomando o Ministério da Saúde como espaço da análise e considerando seu papel estratégico na indução dos processos de formulação de políticas, planejamento da gestão e operacionalização do SUS. À revisão da literatura somou-se o procedimento de visitas ao *site* do Ministério, de modo a identificar os lugares institucionais e iniciativas na avaliação em saúde.

A partir dos anos 2000, é provável que o Ministério da Saúde tenha assumido o maior número de iniciativas no sentido da institucionalização da avaliação. Nesse período, dentre as atuais sete secretarias que compõem sua estrutura organizacional, quatro se mantêm liderando esses processos: Secretaria de Atenção à Saúde (Departamento de Atenção Básica), Secretaria-Executiva, Secretaria de Vigilância em Saúde e Secretaria de Ciência, Tecnologia e Insumos Estratégicos (Departamento de Ciência e Tecnologia). Entre 2004 e 2011 foi possível identificar, em média, duas iniciativas a cada ano (exceto em 2007), o que expressa o esforço da gestão federal do SUS em inserir a avaliação no cotidiano das práticas em saúde. Um sumário destas é apresentado no Quadro 28.7.

Há pertinência em se delinear um quadro de situação que sustente a argumentação de que a avaliação tem se fortalecido, no sistema de saúde do Brasil, na abrangência e escopo, com iniciativas ao âmbito do SUS, já como desdobramentos

QUADRO 28.7 Sumário de iniciativas de institucionalização da avaliação em saúde no âmbito do Ministério da Saúde – Brasil, 2004 a 2011

Ano	Iniciativa	Destaques
2004	Programa Nacional de Avaliação dos Serviços de Saúde – PNASS	O objetivo do PNASS é avaliar os serviços de saúde do Sistema Único de Saúde [...] Avaliar a eficiência, eficácia e efetividade das estruturas, processos e resultados relacionados ao risco, acesso e satisfação dos cidadãos em face dos serviços públicos de saúde na busca da resolubilidade e qualidade (BRASIL, 2004a)
	Avaliação normativa do Programa Saúde da Família no Brasil: monitoramento da implantação e funcionamento das equipes de saúde da família: 2001-2002	Objetivo do estudo: caracterizar o processo de implantação das equipes de saúde da família e saúde bucal no Brasil quanto à infraestrutura das unidades, à gestão e ao processo de trabalho das equipes à luz dos princípios e diretrizes do PSF no país (BRASIL, 2004b)
2005	Construção da política de avaliação da atenção básica	Relato do percurso (BRASIL, 2005a)
	Saúde da Família: avaliação da implementação em dez grandes centros urbanos: síntese dos principais resultados	Objetivo do estudo: analisar fatores facilitadores e limitantes da implementação do Programa Saúde da Família (BRASIL, 2005b)
2006	Portaria 648 GM, de 28 de março de 2006	Aprova a Política Nacional de Atenção Básica, estabelecendo a revisão de diretrizes e normas para a organização da Atenção Básica para o Programa Saúde da Família/PSF e o Programa Agentes Comunitários de Saúde/PACS (BRASIL, 2006a)
	Política Nacional de Humanização (PNH): perspectivas de avaliação	Diretrizes para orientar a discussão sobre monitoramento, avaliação e a implementação de indicadores (BRASIL, 2006b)
	Avaliação de tecnologias em saúde	Relato de ações para a institucionalização (BRASIL, 2006c)
2008	Projeto: Avaliação para Melhoria da Qualidade (AMQ) da Estratégia Saúde da Família	Objetivo: fomentar o monitoramento e a avaliação da Estratégia Saúde da Família (BRASIL, 2008)
2009	Avaliação de tecnologias em saúde	Apresentação de ferramentas para práticas de avaliação de tecnologias em saúde. O DECIT passou a integrar a Rede Internacional de Agências de Avaliação de Tecnologias em Saúde (INATHA – International Network of Agencies in Health Technology Assessment) em 31 de maio de 2006 (BRASIL, 2009a)
	Avaliação econômica de tecnologias em saúde	Diretrizes metodológicas (BRASIL, 2009b)
	Portaria 2.690, de 5 de novembro de 2009	Institui a Política Nacional de Gestão de Tecnologias em Saúde (BRASIL, 2010b)
2010	Sistema de Planejamento do SUS	Diretrizes de monitoramento e avaliação dos instrumentos do PlanejaSUS (BRASIL, 2010a)
2011	Portaria 1.654 GM/MS, de 19 de julho de 2011	Institui o Programa Nacional de Melhoria do Acesso e da Qualidade da Atenção Básica/PMAQ (BRASIL, 2011)
	Decreto 7.508, de 28 de junho de 2011	Regulamenta a Lei 8.080, de 19 de setembro de 1990, para dispor sobre a organização do Sistema Único de Saúde – SUS. Avaliação e monitoramento do Contrato Organizativo
	Portaria 2.488, de 21 de outubro de 2011	Aprova a Política Nacional de Atenção Básica, estabelecendo a revisão de diretrizes e normas para a organização da Atenção Básica, para a Estratégia Saúde da Família (ESF) e o Programa de Agentes Comunitários de Saúde (PACS)

das políticas de saúde, sendo acompanhadas de resultados e publicações tanto institucionais como da produção científica no campo da avaliação. No início de 2012 foi lançado o Índice de Desempenho do SUS, o IDSUS. Trata-se de um indicador-síntese quanto ao acesso (potencial ou obtido) e à efetividade da Atenção Básica, das Atenções Ambulatorial e Hospitalar e das Urgências e Emergências. A partir da análise e do cruzamento de uma série de indicadores simples e compostos, o IDSUS avalia o SUS que atende os residentes nos municípios, regiões de saúde, estados, regiões, bem como em todo o país.

Tão logo surgiu, o IDSUS provocou polêmica, pois, conforme Médici (2012), a interpretação dos dados torna-se difícil e complexa, inviabilizando uma comparabilidade real dos indicadores. Dentre as iniciativas, desde 2011 até a atualidade, destacam-se pelo menos quatro: duas no fortalecimento dos espaços institucionais, com resultados publicados quanto à sua atuação (ELIAS & ARAUJO, 2014; BRASIL, 2015), e duas por sua abrangência nacional e vinculação a processos de monitoramento e avaliação. São elas:

1. Criação da Rede Brasileira de Avaliação de Tecnologias em Saúde (Brasil, 2011) como estratégia da respectiva Política Nacional com foco em assegurar à população o acesso seguro e efetivo às tecnologias no SUS.
2. Criação da Comissão Nacional de Incorporação de Tecnologias no SUS (CONITEC) para institucionalizar o processo de inclusão de tecnologias no sistema de saúde/SUS.
3. Instituição do Programa Nacional de Melhoria do Acesso e da Qualidade da Atenção Básica (PMAQ), em 2011, atuando com o enfoque na qualidade e nos resultados já disponíveis referidos a mais de 17 mil equipes e 17 mil unidades básicas (BRASIL, 2015b).
4. Instituição, em 2013, do Programa Mais Médicos, com a contratação em 3 anos de 11.400 médicos distribuídos no país.

Essa iniciativa de ampliar o acesso na atenção básica também está vinculada a processos de monitoramento e avaliação com resultados já apresentados (MOLINA et al., 2016). As pesquisas de avaliação em saúde, bem como da avaliação econômica e avaliação de tecnologias em saúde, também ocupam espaço nas publicações da saúde coletiva, com a meta-avaliação aí se situando como um desafio enquanto pesquisa avaliativa (HARTZ, 2012).

Mesmo com todas as iniciativas relatadas, é importante situar a introdução da avaliação em saúde, no Brasil, como um processo defasado em décadas em relação ao cenário internacional. Assim, segundo Hartz (2008), nas práticas avaliativas ainda predominam marcas da segunda geração da avaliação, pois que limitadas ao monitoramento de objetivos e metas, ainda que essas iniciativas se apoiem na literatura especializada. Não se pode descartar a influência dos limites impostos ao SUS no que se refere ao financiamento suficiente e sustentável, com impacto no avanço da institucionalização da avaliação em saúde. De acordo com Paim et al. (2011), cabe ressaltar que os desafios do SUS – a avaliação como parte desses desafios – são políticos, não podendo ser resolvidos apenas na esfera técnica. Para tanto, são necessários esforços envolvendo atores individuais e coletivos (PAIM et al., 2011, p. 1).

Referências

Abreu de Jesus WL, Assis MMA. Revisão sistemática sobre o conceito de acesso nos serviços de saúde: contribuições do planejamento. Ciência & Saúde Coletiva 2010; 15(1):161-70.

Aguilar MJ, Ander-Egg E. Avaliação de serviços e programas sociais. Petrópolis: Editora Vozes, 1995.

Almeida Filho N, Goldbaum M, Barata RB. A epidemiologia e o campo da saúde: interfaces disciplinares. In: Almeida Filho N, Barreto ML. Epidemiologia & Saúde: fundamentos, métodos, aplicações. Rio de Janeiro: Guanabara Koogan, 2011:55-64.

Almeida Filho N, Rouquayrol MZ. Introdução à epidemiologia. 4. ed. Rio de Janeiro: Guanabara Koogan, 2006.

Altieri L. Valutazione e partecipazione. Metodologia per una ricerca interativa e negoziale. Milão: Franco Angeli, 2009.

Antero SA. Monitoramento e avaliação do Programa de Erradicação do Trabalho Escravo. Revista de Administração Pública 2008; 42(5):791-828.

Aquino R, Medina MG, Barreto ML. Epidemiologia e avaliação em saúde. In: Almeida Filho N, Barreto ML. Epidemiologia & Saúde: fundamentos, métodos, aplicações. Rio de Janeiro: Guanabara Koogan, 2011:631-42.

Bardin L. Análise de conteúdo. 70. ed. Lisboa: Actual, 1995. Bezzi C. Il disegno della ricerca valutativa. Milão: Angeli, 2003.

Baron, G. & Monnier, E. Une approche pluraliste et participative: coproduire l'évaluation avec la société civile. Informations Sociales, 2003; 110:1-7.

Bowling A. Research methods in health. Buckingham: Open University Press, 1997.

Brasil. Ministério da Saúde. Avaliação de tecnologias em saúde: institucionalização das ações no Ministério da Saúde. Rev Saúde Pública 2006c; 40(4):743-7.

Brasil. Ministério da Saúde. Avaliação na Atenção Básica em Saúde: caminhos da institucionalização. Brasília: Ministério da Saúde, 2005a. 36 p.

Brasil. Ministério da Saúde. Consolidação da área de avaliação de tecnologias em saúde no Brasil. Rev Saúde Pública 2010; 44(2):381-3. Brasil. Ministério da Saúde. Glossário temático: economia da saúde. 3. ed. Brasília: Ministério da Saúde, 2012. 92 p.

Brasil. Ministério da Saúde. Diretrizes metodológicas: estudos de avaliação econômica de tecnologias em saúde. Brasília: Ministério da Saúde, 2009b. 145 p. Brasil. Ministério da Saúde. Avaliação para melhoria da qualidade da estratégia saúde da família. 3. ed. Brasília: Ministério da Saúde, 2008. 108 p.

Brasil. Ministério da Saúde. Fundação Oswaldo Cruz. Saúde da Família: avaliação da implementação em dez grandes centros urbanos: síntese dos principais resultados. Brasília: Ministério da Saúde, 2005b. 210 p.

Brasil. Ministério da Saúde. Gestão da Atenção Básica [recurso eletrônico]. Retratos da Atenção Básica 2012; 3(1). Gestão do processo de trabalho. Brasília: Ministério da Saúde, 2015b.

Brasil. Ministério da Saúde. Health technology assessment: a selection of studies supported by DECIT. Departamento de Ciência e Tecnologia. 2. ed. Brasília: Ministério da Saúde, 2015.

Brasil. Ministério da Saúde. Política nacional de atenção básica. Brasília: Ministério da Saúde, 2006a. 60 p. Brasil. Ministério da Saúde. Monitoramento e avaliação na política nacional de humanização na rede de atenção e gestão do SUS: manual com eixos avaliativos e indicadores de referência. Brasília: Ministério da Saúde, 2006b. 48 p.

Brasil. Ministério da Saúde. Política Nacional de Gestão de Tecnologias em Saúde. Brasília: Ministério da Saúde, 2010b. 48 p. Brasil. Ministério da Saúde. Avaliação de tecnologias em saúde: ferramentas para a gestão do SUS. Brasília: Ministério da Saúde, 2009a. 110 p.

Brasil. Ministério da Saúde. Programa Nacional de Avaliação dos Serviços de Saúde – PNASS: caderno para estabelecimentos de saúde. Brasília: Ministério da Saúde, 2004a. 49p. Brasil. Ministério da Saúde. Avaliação normativa do Programa Saúde da Família no Brasil: monitoramento da implantação e funcionamento das equipes de saúde da família: 2001-2002. Brasília: Ministério da Saúde, 2004b. 140 p.

Brasil. Ministério da Saúde. Programa nacional de melhoria do acesso e da qualidade da atenção básica (Pmaq): Manual instrutivo. Brasília: Ministério da Saúde, 2011. 44 p. Brasil. Ministério da Saúde. Sistema de Planejamento do SUS: uma construção coletiva. Monitoramento e avaliação: processo de formulação, conteúdo e uso dos instrumentos do PlanejaSUS. Brasília: Ministério da Saúde, 2010a. 76 p.

Brousselle A, Lachaine J, Contandriopoulos AP. A avaliação econômica. In: Brousselle A, Champagne F, Contandriopoulos AP, Hartz Z (orgs.) Avaliação: conceitos e métodos. Rio de Janeiro: FIOCRUZ, 2011:183-213.

Buss PM, Labra ME. Sistemas de Saúde: continuidades e mudanças. São Paulo: HUCITEC, 1995.

Carvalho G, Rosemburg CP, Buralli KO. Avaliação de ações e serviços de saúde. Mundo da Saúde 2000; 24:72-88.

Cerqueira Prata ACA. Metodologia da avaliação das ações sociais. Comissão Econômica para América Latina e o Caribe (CEPAL). Disponível em: http://www.eclac.org/ publicaciones/xml/4/29014/LSBRSR182AnaCarolinaAiresCerqueiraPrata. pdf. Acesso em 20 de fevereiro de 2012.

Champagne F, Contandriopoulos AP, Brousselle A, Hartz Z, Denis JL. Avaliação no campo da saúde: conceitos e métodos. In: Brousselle A.

Champagne F, Contandriopoulos AP, Hartz Z (orgs.) Avaliação: conceitos e métodos. Rio de Janeiro: FIOCRUZ, 2011:41-60.

Cohen E, Franco R. Avaliação de projetos sociais. Petrópolis: Vozes, 1993.

Contandriopoulos AP, Champagne F, Denis JL, Pineault R. A avaliação na área da saúde: conceitos e métodos. In: Hartz ZMA (org.) Avaliação em saúde: dos modelos conceituais à prática na análise da implantação de programas. Rio de Janeiro: Ed. FIOCRUZ, 1997:29-48.

Cotta TC. Metodologia de avaliação de programa e projetos sociais: análises de resultados e de impacto. Revista de Serviço Público 1998; 49(2):103-23.

Cronbach LJ, Shapiro K. Designing evaluations of educational and social programs. San Francisco: Jossey-Bass, 1982.

Cronbach LJ. Ninethy-five theses for reforming program evaluation. In: Madaus GF, Scriven MS, Stufflebean DL (orgs.) Evaluation models. Viewpoints on educational and human service evaluation. Boston: Kluwer-Nijhoff, 1983:405-412.

Delamothe T. Universality, equity and quality of care. British Medical Journal 2008; 336:1278-81.

Docteur E, Oxley H. Health-care systems: lessons from the reform experience. Organisation for Economic Co-operation and Development. DELSA/ELSA/WD/HEA. Paris: OECD, 2003. 95p.

Donabedian A. Criteria and standards for quality assessment and monitoring. QRB 1986; 12(3):99-108.

Donabedian A. Evaluating the quality of medical care. The Milbank Memorial Fund Quarterly 1966; 44(3):166-203.

Donabedian A. Exploring in quality assessment and monitoring. definitions of quality and approaches to its assessment. Ann Arbor: Health Administration Press, University of Michigan, 1980.

Donabedian A. Formulating criteria and standards. In: An introduction to quality assurance in health care. Oxford: University Press, 2003b:59-76.

Donabedian A. La dimensión internacional de la evaluación y garantía de la calidad. Salud Pública de Mexico 1990; 32:113-7.

Donabedian A. The components of quality in health care. In: An introduction to quality assurance in health care. Oxford: University Press, 2003a:3-27.

Donabedian A. The effectiveness of quality assurance. International J for Quality in Health Care 1996; 8(4):401-40.

Donabedian A. The quality of care: how can it be assessed? JAMA 1988; 260(12):1743-48.

Donabedian A. The quality of medical care: methods for assessing and monitoring the quality of care for research and for quality assurance programs. Science 1978; 200(26):856-64.

Dubois CA, Champagne F, Bilodeau H. Histórico da avaliação. In: Brousselle A, Champagne F, Contandriopoulos AP, Hartz, ZM de A (orgs.) Avaliação: conceitos e métodos. Rio de Janeiro: Editora FIOCRUZ, 2011:19-39.

Elias PEM, Cohn A. Health reform in Brazil: lessons to consider. American Journal of Public Health 2003; 93(1):44-8.

Elias FTS, Araújo DV. How health economic evaluation (HEE) contributes to decision-making in public health care: the case of Brazil. Z. Evid. Fortbild. Qual. wesen (ZEFQ) 2014. Disponível em: http://dx.doi.org/10.1016/ j.zefq. 2014.08.021.

Escola Nacional de Administração Pública (ENAP). Reforma do Estado no setor saúde: os casos da Catalunha, Canadá, Reino Unido e Estados Unidos. Brasília: Cadernos ENAP, 1997.

Fetterman D. Empowerment evaluation and accreditation in higher education. In: Chelimsky E, Shadish WR. Evaluation for the 21st Century. Thousand Oaks: Sage, 1997:381-94.

Fetterman D. Empowerment evaluation. Evaluation Practice 1994; 15(1):1-15.

Figueras J, McKee M, Cain J, Lessof S (orgs.) Health systems in transition: learning from experience. Copenhagen: World Health Organization on behalf of the European Observatory on Health Systems and Policies, 2004. 153 p.

Fiscella K, Franks P, Gold MR, Clancy CM. Inequality in quality: addressing socioeconomic, racial, and ethnic disparities in health care. JAMA 2000; 283(19):2579-84.

Fitzpatrick R. Measurement of patient satisfaction. In: Hopkins A, Costain D (orgs.) Measuring the outcome of medical care. London: Royal College of Phisicians of London & King's Fund, 1990.

Giaimo S, Manow P. Adapting the Welfare State: the case of health care reform in Britain, Germany, and the United States. Comparative Political Studies 1999; 32:967-1000.

Giarelli G. Le connessioni possibili: i sistemi di miglioramento della qualità. In: Cipolla C (orgs.) Valutare la qualità in sanità. Milão: Angeli, 2002: 430-7.

Giovanella L, Fleury S. Universalidade da Atenção à Saúde: acesso como categoria de análise. In: Eibenschutz C (org.) Política de Saúde: o público e o privado. Rio de Janeiro: FIOCRUZ, 1996: 177-98.

Glasser PH. La ricerca valutativa. Padova: Fondazione Cancan, 1972.

Guba E, Lincoln Y. Fourth generation evaluation. Newbury Park: Sage Publications, 1989.

Hartz ZMA. Avaliação dos programas de saúde: perspectivas teórico-metodológicas e políticas institucionais. Ciência & Saúde Coletiva 1999; 4(2):341-53.

Hartz ZMA. Avaliação em saúde. In: Pereira IB, Lima JCF (orgs.) Dicionário da educação profissional em saúde. 2. ed. Rio de Janeiro: EPSJV, 2008:50-5.

Hartz ZMA. Avaliação em saúde. In: Pereira IB, Lima JCF (orgs.) Dicionário da Educação Profissional em Saúde. Escola Politécnica de Saúde Joaquim Venâncio e FIOCRUZ/Ministério da Saúde, 2009:50-5.

Hartz ZMA. Undisciplinary comments from evaluative research in health. Ciencia & Saúde Coletiva 2008; 13(6):1711-7.

Heath I, Rubinstein A, Stange KC, van Driel ML. Quality in primary health care: a multidimensional approach to complexity. British Medical Journal 2009; 338:911-3.

Holland WW (org.) Evaluation of health care. Oxford: Oxford University Press, 1983.

Hopkins A. Measuring the quality of medical care. London: Royal College of Phisicians of London, 1990.

Kemple T. Quality in primary health care. Complexity: a simple approach to quality. Are we there yet? British Medical Journal 2009; 338:b1812.

Kuhn TS. A estrutura das revoluções científicas. São Paulo: Perspectiva, 2006.

Laurell AC. Globalización, políticas neoliberales y salud. In: Briceño-Leon R, Minayo MCS, Coimbra Junior CEA. Salud Y equidad: una mirada desde las ciencias sociales. Rio de Janeiro: FIOCRUZ; 2000a:73-84.

Laurell AC. Structural adjustment and globalization of social policy in Latin América. International Sociology 2000b; 15(2):306-25.

Leatherman S, Sutherland K. The quest for quality in the NHS: A chartbook on quality of care in the UK. Oxford: Radcliffe Publishing 2005.

Madaus GF, Scriven M, Stufflebeam DL. Evaluation models. Viewpoints on educational and human services evaluation. 11. ed. Dordrecht. Kluwer Nijhoff Publishing, 1996.

Matus C. Política, planejamento e governo. 2. ed. Brasília: IPEA, 1997 (Tomos I e II).

Maxwell R. Quality assessment in health. British Medical Journal 1984; 288:1470-2.

McPake B, Mills A. What can we learn from international comparisons of health systems and health system reform? Bulletin of the World Health Organization 2000; 78(6):811-20.

Means collection. Evaluating socio-economic programmes. Glossary of 300 concepts and technical terms. Vol. 6. Luxembourg: European Commission, 1999.

Médici A. O Índice de Desempenho do SUS (IDSUS). Disponível em: http://observasaude.fundap.sp.gov. br/. Acesso em 30 de março de 2012.

Minayo MC, Sanches O. Quantitativo-Qualitativo: oposição ou complementaridade? Caderno de Saúde Pública 1993; 9(3):239-62.

Ministério da Saúde (Brasil). Secretaria Executiva. Política Nacional de Avaliação de Desempenho do Sistema Único de Saúde. Brasília: Ministério da Saúde, 2007.

Molina J, Tasca R, Suárez J. Monitoramento e avaliação do Projeto de Cooperação da OPAS/OMS com o Programa Mais Médicos: reflexões a meio caminho. Ciência & Saúde Coletiva 2016; 21(9):2925-93.

Moro G. La valutazione delle politiche pubbliche. Roma: Carrocci, 2009.

Nita ME, Secoli SR, Nobre MRC et al. Avaliação de tecnologias em saúde: evidência clínica, análise econômica e análise de decisão. Porto Alegre: Artmed, 2009. 600 p.

Nolasco-Lopes CM. Regionalização em saúde: o caso de uma microrregião no Ceará (1998-2002 e 2007-2009) [Tese]. Salvador: Instituto de Saúde Coletiva, Universidade Federal da Bahia, 2010.

Novaes HMD. Avaliação de programas, serviços e tecnologias em saúde. Revista Saúde Pública 2000; 34(5):547-59.

Novaes HMD. Epidemiologia e avaliação em serviços de atenção médica: novas tendências na pesquisa. Caderno Saúde Pública 1996; 12(Supl. 2):7-12.

Organización Mundial de la Salud. Evaluación de programas y servicios sociales: normas fundamentales para su aplicación en el proceso de gestión para el desarrollo nacional de la salud. Ginebra: OMS, 1981.

Organizzazione Mondiale della Salute – OMS. Qualità dei servizi sanitari. Quaderni di Sanità Pubblica 1988; 57:4-36.

Øvretveit J. Evaluating health interventions. Buckingham: Open University Press, 1998.

Øvretveit J. La qualità nel Servizio Sanitário. Napoli: EdiSES, 1996.

Paganini JM, Vazzano HH. La acreditación para la calidad en salud en la región de las Americas. La Plata: Centro INUS, Facultade de Ciencias Médicas, 2002.

Paim JS, Mota E. Epidemiologia e planejamento em saúde. In: Almeida Filho N, Barreto ML. Epidemiologia & Saúde: fundamentos, métodos, aplicações. Rio de Janeiro: Guanabara Koogan, 2011:616-21.

Paim JS, Travassos C, Almeida C, Bahia L, Macinko J. The Brazilian health system: history, advances, and challenges. The Lancet 2011; 377(9779):1778-97.

Paim JS. Políticas de saúde no Brasil. In: Rouquayrol MZ, Almeida Filho N (orgs.) Epidemiologia & Saúde. 6. ed. Rio de Janeiro: Medsi, 2003:587-603.

Palumbo M (org.) Il processo di valutazione. Decidere, programmare, valutare. Milão: Angeli, 2001:21-46.

Palumbo M. Il processo di valutazione. Decidere, programmare, valutare. Milao: Angeli editore, 2001.

Pasche DF, Passos E, Hennington EA. Cinco anos da política nacional de humanização: trajetória de uma política pública. Ciência & Saúde Coletiva 2011; 16(11):4541-8.

Patton MQ. Discovering process use. Evaluation 1998; 4(2):225-33.

Patton MQ. Enhancing the quality and credibility of qualitative analyses. Health Services Research 1999; 34(5):1189-208.

Patton MQ. How to use qualitative methods in evaluation. London-Beverly Hills: Sage Publications, 1987.

Patton MQ. Utilization-focused evaluation. The new century text. Thousand Oaks: Sage Publications, 1997.

Pawson R, Tilley N. An introduction to scientific realist evaluation. In: Chelimsky E, Shadish WR (eds.) Evaluation for the 21st Century. Thousand Oaks: Sage, 1997.

Pawson R. Evidenced-based policy: the promise of "realist synthesis". Evaluation 2002; 8(3):340-58.

Portela LE, Teixeira CF. Epidemiologia e gestão de serviços de saúde. In: Almeida Filho N, Barreto ML. Epidemiologia & Saúde: fundamentos, métodos, aplicações. Rio de Janeiro: Guanabara Koogan, 2011:622-30.

Ranci Ortigosa E (org.) La valutazione di qualità nei servizi sanitari. Milão: Angeli, 2000.

Rao M, Clarke A, Sanderson C, Hammersley R. Patients' own assessments of quality of primary care compared with objective records based measures of technical quality of care: cross sectional study. British Medical Journal 2006; 333:19-22.

Rivera FJU (org.) Planejamento e programação em saúde: um enfoque estratégico. São Paulo: Cortez, 1989:135-76.

Rivera FJU. Por um modelo de formulação de políticas de saúde baseado no enfoque estratégico de planificação.

Rossi PH, Freeman HE, Lipsey MW. Evaluation. A systematic approach. Thousand Oaks: Sage Publications, 1999.

Rutman L. Evaluation research methods: a historical guide. Beverly Hills: Sage Publications, 1984.

Saltman RB, Figueras J (orgs.) European health care reform: analysis of current strategies. World Health Organization. Regional Office for Europe. Copenhagen: WHO Regional Publications, European Series (no 72); 1997. 310 p.

Scriven M. Evaluation thesaurus. 4. ed. Newbury Park: Sage Publications, 1991.

Scriven M. The logic of evaluation. In: Hansen HV (ed) Dissensus and the search for common ground. [CD-ROM]. Windsor: OSSA; 2007:1-16. Disponível em: http://www.rismes.it/pdf/Scriven_Logic_evaluation.pdf.

Scriven M. The logic of evalution and evaluation practice. New Directions for Evaluation 1995; 68:49-70.

Serapioni M, Silva MGC. Avaliação da qualidade do Programa Saúde da Família em municípios do Ceará: uma abordagem multidimensional. Ciência & Saúde Coletiva 2011; 16(11):4315-26.

Serapioni M, Silva MGC. Saúde da Família no Ceará. Uma abordagem multidimensional. Fortaleza: Edições UECE, 2006.

Serapioni M. Avaliação da qualidade em saúde. Contribuições para o delineamento de uma proposta multidimensional e correlacional. In: Bosi MLM, Marcado-Martinez FJ (orgs.) Avaliação qualitativa de programa de saúde. Enfoques emergentes. Petrópolis: Vozes, 2010:187-202.

Serapioni M. Avaliação da qualidade em saúde: a contribuição da sociologia da saúde para a superação da polarização entre a visão dos usuários e a perspectiva dos profissionais. Saúde em Debate 1999; 53:81-92.

Serapioni M. Métodos qualitativos e quantitativos: algumas estratégias para a integração. Ciência & Saúde Coletiva 2000; (5)1:187-92.

Shaw C, Kalo I. A background for national quality policies in health systems. Copenhagen: WHO Regional Office for Europe, 2002. 53 p.

Shortell SM. The Emergence of qualitative methods in health services research. Health Services Research 1999; 34(5):1083-90.

Silva LMV. Avaliação em saúde: dos modelos teóricos à prática na avaliação de programas e sistemas de saúde. Rio de Janeiro/Salvador: Editora FIOCRUZ/EDUFA, 2005:15-39.

Vieira-da-Silva LM. Conceitos, abordagens e estratégias para a avaliação em saúde. In: Hartz ZMA,

Silva LMV. Conceitos, abordagens e estratégias para a avaliação em saúde. In: Hartz ZMA,

Silva MGC da. Economia da saúde: da epidemiologia à tomada de decisão. In: Rouquayrol MZ, Almeida Filho N (orgs.) Epidemiologia & Saúde. 6. ed. Rio de Janeiro: Medsi, 2003:533-65.

St Leger A, Schnieden H, Walsworth-Bell J. Evaluating health services' effectiveness. Milton Keynes: Open University Press, 1992.

Stake RE. La valutazione di programmi, con particolare riferimento alla valutazione sensibile. In: Stame N (org.) Classici della valutazione. Milão: Angeli, 2007:156-77.

Stake RE. Program evaluation, particularly responsive evaluation. In: Madaus GF, Scriven MS, Stufflebean DL (orgs.) Evaluation models. Viewpoints on educational and human service evaluation. Boston: Kluwer-Nijhoff, 1983:287-310.

Stame N (org.) Classici della Valutazione. Milão: Angeli, 2007.

Stame N. Tre approcci principali alla valutazione: distinguere e combinare. In: Starfield B. Quality and outcomes framework: patient-centred? Lancet 2008; 372:692-4.

Stufflebeam D, Shinkfiel AJ. Evaluación sistemática. Guía teórica y práctica. Barcelona: Paidós-MEC, 1987.

Stufflebeam DL. The CIPP Model for Program Evaluation. In: Madaus GF, Scriven M, Stufflebeam DL (eds.) Evaluation models. Viewpoints on educational and human services evaluation. 11. ed. Dordrecht: Kluwer Nijhoff Publishing, 1996.

Teixeira CF. Planejamento municipal em saúde. Salvador: ISC-UFBA, 2001.

Testa M. Pensamento estratégico e lógica de programação: o caso da saúde. São Paulo: HUCITEC, 1995.

Testa M. Pensar em saúde. Porto Alegre: Artes Médicas/Abrasco, 1992. 226 p.

Uchimora K, Bosi MLM. Qualidade e subjetividade na avaliação de programa e serviços em saúde. Caderno de Saúde Pública 2002; 18(6):151-69.

Vieira-da-Silva LM (orgs.) Avaliação em Saúde: dos modelos teóricos à prática na avaliação de programas e sistemas de saúde. Salvador/Rio de Janeiro: EDUFBA/Editora FIOCRUZ, 2005:15-39.

Vuori H. A qualidade da saúde. Divulgação em Saúde para Debate 1991; 3:17-25.

Vuori HV. Quality assurance of health services. Copenhagen: WHO Regional Office for Europe (Public Health in Europe, N. 16), 1982.

Waldman EA. Usos da vigilância e da monitorização em Saúde Pública. Informe Epidemiológico do SUS 1998; 7(3):7-26.

Warner L. Book review: handbook of program evaluation for social work and health professionals. American Journal of Evaluation 2012; 33(1):137-45.

Weiss CH. Evaluation. 2. ed. Uppler Saddle River: Prentice Hall, 1998.

Weiss CH. Theory-based evaluation: past, present, and future. New Directions for Evaluations 1997; 76:41-55.

Wholey JS, Hatry HP, Newcomer KE (eds.) Handbook of practical programa evaluation. 3. ed. USA: Jossey-Bass, 2010.

Williams B. Patient satisfaction: a valid concept? Social Science & Medicine 1994; 38(4):509-16.

World Health Organization (WHO). Quality assessment and assurance in Primary Health Care. Programme Statement. Geneve:

World Health Organization (WHO). The World Report 2000. Health systems: improving performance. Geneva:

World Health Organization, 1989. World Health Organization (WHO). Quality of care: a process for making strategic choices in health systems. Geneve: World Health Organization, 2006.

World Health Organization, 2000. 215 p. World Health Organization (WHO). Quality assessment and assurance in Primary Health Care. Programme Statement. Geneve: World Health Organization, 1989.

Worthen BR, Sanders JR, Fitzpatrick J. Program evaluation: alternative approaches and practical guidelines. São Paulo: Ed. Gente/EDUSP/ Instituto Fonte/Instituto Ayrton Senna, 2004.

Zenarolla A. Costruire qualità sociale. Milão: Angeli, 2007.

Economia da Saúde: Da Epidemiologia à Tomada de Decisão

Marcelo Gurgel Carlos da Silva

O orçamento nacional deve ser equilibrado. As dívidas públicas devem ser reduzidas e a arrogância das autoridades deve ser moderada e controlada. Os pagamentos a governos estrangeiros devem ser reduzidos, se a nação não quiser ir à falência. As pessoas devem novamente aprender a trabalhar em vez de viver por conta pública.
Marcus Tulius Cícero
(Roma, 55 a.C.)

CONSIDERAÇÕES GERAIS

Desde a sua fundação, a Organização Mundial da Saúde (OMS) tem constatado a importância das repercussões econômicas da má saúde e da doença, das limitações financeiras que tão amiúde se opõem à prestação ou à obtenção de assistência médica e sanitária adequada e das dificuldades de avaliação dos benefícios resultantes dessa assistência em termos monetários ou com relação a outros critérios. Nesse tocante, em 1973, a OMS patrocinou em Genebra um seminário inter-regional sobre economia aplicada à saúde, que resultou, posteriormente, na publicação *Economia Aplicada a la Sanidad* (OMS, 1976), enfeixando os aspectos fundamentais desse novo campo da saúde pública. Como ponto de partida, o relatório levanta as seguintes questões centrais:

- Qual é o preço razoável que há de se pagar pela saúde?
- Quais são as relações existentes entre os serviços de saúde e seus usuários?
- Os usuários recebem os serviços pelo valor que pagam?
- Até que ponto se beneficiam dos serviços de saúde os usuários e os encarregados de prestá-los ou ambos?

Quanto ao objeto, para a OMS a aplicação da economia à saúde ou economia da saúde tem por objetivo quantificar, por períodos de tempo, os recursos empregados na presta-ção de serviços de saúde, sua organização e financiamento, a eficiência com que se alocam e utilizam esses recursos para fins sanitários e os efeitos dos serviços de saúde para provisão, cura e reabilitação na produtividade individual e nacional. A utilidade da *Economia da Saúde* pode ser refletida nos seguintes tópicos:

- Permite aos planificadores da saúde defender seu critério nas reuniões com outros planejadores, com as comissões de planejamento e com certos setores importantes do Estado, como o Ministério da Fazenda.
- Permite aos encarregados do setor responder mais facilmente aos governos, aos órgãos legislativos e à opinião pública, que exigem cada vez mais explicações sobre o aumento dos gastos *per capita* nos serviços de saúde e sobre a subida em espiral que esses gastos provocam.
- Permite oferecer ao usuário serviços que correspondem à inversão efetuada e, paralelamente, impedir que os que prestam a assistência e a indústria farmacêutica internacional se preocupem exclusivamente com seus próprios interesses.
- O planejamento em saúde e o socioeconômico seriam mais fáceis de vincular se os planejadores da saúde conhecessem melhor as repercussões econômicas dos serviços e demais atividades de promoção à saúde.
- A economia pode levar ao planejamento em saúde técnicas especializadas, como as de análise, análise de custos e benefícios e análise de sistemas.

Abrangência

A abrangência da Economia da Saúde alcança todos os aspectos formais da atividade econômica do setor saúde de uma região. Partindo de questões mais amplas de política governamental, podem ser atingidos aspectos específicos de uma condição particular. Seus resultados contribuem para adoção de intervenções que levem a uma vida mais longa e saudável e sedimentem a base para o progresso econômico.

De acordo com Del Nero (2002), as distorções na prestação de serviços de saúde à população estão presentes no Brasil e em outros países como resultado dos seguintes fatores:

- Os serviços não correspondem às necessidades da população.
- A distribuição geográfica dos recursos é extremamente desigual.
- Em algumas áreas existe excessivo uso de alta tecnologia médico-hospitalar para tratar os efeitos de moléstias preveníveis.
- O uso excessivo e a venda liberal de medicamentos.
- Internações desnecessárias, referências a outros níveis e exames supérfluos.
- Competição do setor privado com o setor público por exames auxiliares lucrativos e cirurgias eletivas.
- Distribuição do financiamento proveniente da seguridade social sem mecanismos apropriados de controle.

Como consequência dessas distorções, Del Nero (2002) levanta algumas perguntas sobre o papel dos serviços de saúde, a saber:

- Os serviços de saúde têm conseguido promover saúde?
- Quais os princípios que regem a organização e o financiamento desses serviços?
- É possível manter um certo número de serviços disponíveis sempre que necessário e em todas as localidades?
- É possível diminuir o custo dos serviços sem alterar sua qualidade?

Para esse autor (DEL NERO, 2002), a economia da saúde busca respostas a perguntas como:

- Quanto um país deve gastar com saúde?
- Como devem ser financiados os gastos com saúde?
- Qual a melhor combinação de pessoal e tecnologia para produzir o melhor serviço?
- Qual a demanda e qual a oferta de serviços de saúde?
- Quais as necessidades de saúde da população?
- O que significa atribuir prioridade?
- Quando e onde deve ser construído um novo hospital?
- Em que condições é preferível prevenir a curar?
- Quais as implicações da introdução das taxas moderadoras sobre a utilização de serviços?

Witter et al. (2000) apresentam séries de perguntas-chave que retratam alguns dos aspectos específicos do campo da Economia da Saúde, a saber:

- Qual é o melhor meio (ou combinação de meios) de angariar fundos?
- Quais são as vantagens e desvantagens da tributação geral em oposição a um imposto específico para a saúde, contribuição previdenciária, seguro privado ou taxas por utilização?
- Quais são as implicações de diferentes sistemas de financiamento para a eficiência e a equidade?
- Há diferença se as taxas forem informais em vez de formais?

- Quanto os pacientes gastam em saúde como um todo, incluindo medicamentos?
- Como podem ser mitigados os problemas de acesso para grupos de baixa renda sob diferentes sistemas de financiamento?

Essas perguntas sobre *financiamento em saúde* são de particular relevância para países em desenvolvimento, os quais precisam usualmente enfrentar: (a) grandes necessidades de saúde; (b) escassez de recursos particularmente aguda; (c) problemas administrativos na coleta de receitas; e (d) reais problemas de acesso para uma considerável parte da população (WITTER et al., 2000).

- Dados os recursos disponíveis, a que atividades de saúde deve ser dada prioridade?
- Deve-se priorizar a prevenção ou a cura?
- Devem ser focalizadas doenças que afetam crianças ou adultos/idosos?
- Como dividir o dinheiro entre diferentes regiões?
- O controle da tuberculose é mais importante que o da malária?
- Deve-se prestar serviços em centros de saúde ou por intermédio de equipes de saúde da família? Em hospitais ou em centros de atenção primária?
- O quanto de cada serviço deve ser oferecido?

Essas perguntas, difíceis e variadas, dizem respeito, em sua totalidade, à *melhor maneira de gastar dinheiro em saúde* – escolhendo serviços, uma combinação de serviços e um método. Isso envolve uma variedade de técnicas: inicialmente, *estimativa de necessidades*, examinando os padrões de doença no país ou região e a maneira pela qual estão sendo manuseados pelos serviços existentes; em segundo lugar vem a *avaliação de intervenções em saúde:* quanto custam e que benefícios elas trazem?

Finalmente, todas essas considerações e outras questões relacionadas com a preferência social são reunidas num processo de estabelecimento de prioridades em que difíceis escolhas são feitas (WITTER et al., 2000).

- Definidas as prioridades, quais são os melhores meios de implementá-las?
- Esses serviços devem ser prestados pelo Estado ou pelo setor privado?
- Dentro do setor estatal, quais decisões devem ser tomadas centralmente e quais em outros níveis do sistema administrativo?
- Como devem ser remuneradas instituições e médicos?
- Quais são as melhores estruturas gerenciais/sistemas orçamentários nas unidades de saúde?
- Que combinação de insumos (por exemplo, equipe de pessoal) é mais eficiente?

Essas perguntas dizem respeito à *organização da oferta de serviços de saúde*. Dadas as sérias restrições de recursos e sua carga de doença, tipicamente forte, os países em desenvolvimento necessitam dedicar-se às duas últimas listas de perguntas com atenção especial (WITTER et al., 2000).

Definições de economia da saúde

- Especialidade de recente surgimento dentro dos estudos econômicos, dedicada a investigação, estudo, métodos de medição, racionalização e sistema de análises das atividades relacionadas com financiamento, produção, distribuição e consumo dos bens e serviços que satisfazem necessidades sanitárias e de saúde, sob os princípios normativos da eficiência e da equidade (RUBIO CEBRIÁN, 1995).
- Disciplina dentro da administração sanitária que estuda a oferta e a demanda dos serviços sanitários, assim como as consequências da política de investimento sanitário nos diversos modelos de provisão de serviços de saúde (RUBIO CEBRIÁN, 1995).
- A aplicação do conhecimento econômico ao campo das ciências da saúde, em particular como elemento contributivo à administração dos serviços de saúde (DEL NERO, 2002).
- O ramo do conhecimento que tem por objetivo a otimização das ações de saúde, ou seja, o estudo das condições ótimas de distribuição dos recursos disponíveis para assegurar à população a melhor assistência à saúde e o melhor estado de saúde possível, tendo em conta meios e recursos limitados (DEL NERO, 2002).
- Aplicação da ciência econômica aos fenômenos e problemas associados ao tema da saúde (PEREIRA, 2002).

A OMS a distingue em Macroeconomia da Saúde, que se refere ao estudo econômico do setor saúde em geral, do ponto de vista de suas relações com outros setores socioeconômicos, e Microeconomia da Saúde, referindo-se ao estudo de cada um dos componentes do setor saúde (OMS, 1976). De maneira sumarizada, Alan Williams, decano de Economia da Saúde da Universidade de York, expôs em conferência realizada naquela universidade em 2002, por ocasião da visita técnica de economistas da saúde do Brasil, a "Estrutura da Disciplina Economia da Saúde" com os indicativos dos campos de atuação e das inter-relações micro e macroeconômicas do setor saúde (Figura 29.1).

SAÚDE E DESENVOLVIMENTO ECONÔMICO

Na primeira metade do século XX, a alta mortalidade por tuberculose no Brasil exercia um papel de seleção natural dos mais aptos ao mercado de trabalho.
(Silva, 2001)

Numa perspectiva histórica, pode-se perceber a real importância da contribuição relativa dos serviços sanitários ao bem-estar da sociedade. A redução da mortalidade por doenças

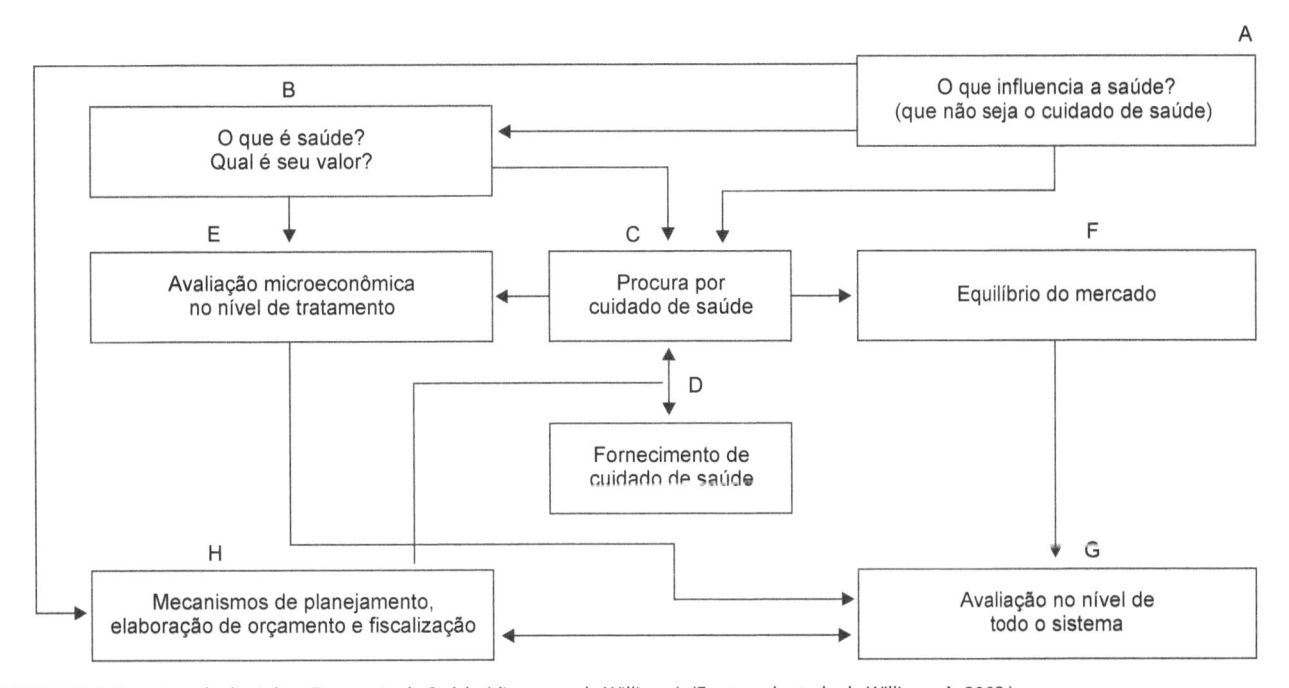

FIGURA 29.1 Estrutura da disciplina Economia da Saúde (diagrama de Williams). (Fonte: adaptada de Williams A, 2002.)

A: O QUE INFLUENCIA A SAÚDE? (que não seja o cuidado de saúde) – Perigos ocupacionais; padrões de consumo, educação, renda etc.

B: O QUE É SAÚDE? QUAL É SEU VALOR? – Atributos percebidos da saúde: índices de *status* da saúde; valor da vida; gradação de utilidades da saúde.

C: PROCURA POR CUIDADO DE SAÚDE – Influência de A + B sobre o comportamento do que procura cuidado de saúde: barreiras ao acesso (preço, tempo, psicológico, formal); relação de agência; necessidade.

D: FORNECIMENTO DE CUIDADO DE SAÚDE – Custos de produção; técnicas alternativas de produção; substituição de contribuições; mercados para contribuições (mão de obra, equipamentos, medicamentos etc.) e métodos de remuneração.

E: AVALIAÇÃO MICROECONÔMICA NO NÍVEL DE TRATAMENTO – Análise da relação custo/efetividade e custo/benefício de formas alternativas de proporcionar cuidado (por exemplo, escolha do modo, local, momento ou quantidade) em todas as fases (detecção, diagnóstico, tratamento, cuidado posterior etc.).

F: EQUILÍBRIO DO MERCADO – Preços monetários, preços de tempo, listas de espera e sistemas de racionamento sem preço como mecanismos de equilíbrio e seus efeitos diferenciais.

G: AVALIAÇÃO NO NÍVEL DE TODO O SISTEMA – Critérios de igualdade e eficiência de atribuição aplicados a E + F; comparações inter-regionais e internacionais de desempenho.

H: MECANISMOS DE PLANEJAMENTO, ELABORAÇÃO DE ORÇAMENTO E FISCALIZAÇÃO – Avaliação da efetividade de instrumentos disponíveis para otimizar o sistema, incluindo a interação de elaboração de orçamento, atribuições de mão de obra, normas, regulação etc. e as estruturas de incentivo.

infecciosas, a partir da segunda metade do século XIX, deixa evidente essa relevância, mas nem todos os êxitos de melhora do estado de saúde podem ser imputados aos avanços sanitários (LÓPEZ & ORTÚN, 1998). Com efeito, para algumas doenças, a intervenção médica foi fundamental (por exemplo, vacina antissarampo, penicilina para estreptococcias), porém, para outras entidades mórbidas, o próprio desenvolvimento econômico, em virtude das inovações agrárias ou tecnológicas, foi o fator decisivo, a exemplo dos progressos nutricionais, do tratamento da água ou da pasteurização do leite (LÓPEZ & ORTÚN, 1998).

Deve-se reconhecer que a contribuição dos serviços especificamente sanitários tem sido substancial, particularmente nos últimos 60 anos, ainda que provavelmente sua contribuição marginal tenha diminuído com o tempo, posto que a morte pode ser postergada, mas não evitada (LÓPEZ & ORTÚN, 1998; SILVA, 1998).

Saúde pode ser descrita como um comportamento crítico de um bem superior que se valoriza ainda mais com maiores educação e riqueza, que por seu turno oferece um impacto positivo (retroalimentador) entre ambos os fatores; assim, um bom estado de saúde confere melhores oportunidades produtivas em termos de renda no mercado de trabalho e ajuda a usufruir de outros bens igualmente consumidos nesta vida (o prazer na ausência de dor e sofrimento) (LÓPEZ & ORTÚN, 1998).

Um serviço de saúde de amplitude e qualidade adequadas pode satisfazer muitas das necessidades da população: os serviços preventivos reduzem os riscos para a comunidade e os curativos diminuem os transtornos ou problemas pessoais de saúde, quando isso é possível, e facilitam o atendimento individual, aliviando dores e sofrimento e aumentando o bem-estar do paciente.

A sociedade dispõe de dois tipos de ativos: o capital físico ou riqueza e o capital humano. O capital físico é composto por equipamentos, edifícios, matérias-primas e produtos manufaturados que existem num momento determinado e têm a capacidade de gerar serviços tanto para atividades produtivas como para o consumo. O conceito de capital humano é mais difícil de definir: refere-se à capacidade produtiva, que é em parte inata de um indivíduo, mas que pode ser aumentada mediante o consumo de serviços educativos e sanitários, que podem ser considerados uma inversão em capital humano (BADIA & ROVIRA, 1994). Denomina-se "consumo" a utilização de bens por pessoas e famílias, em contraste com a "inversão", indicando o uso instrumental de bens para produção de outros bens.

Por esses conceitos, os serviços de saúde (com exceção de alguns de higiene do meio) não produzem diretamente bens econômicos, sendo a maior parte deles considerada consumo e não inversão.

A distinção entre atividades produtivas e de consumo não é totalmente clara do ponto de vista da teoria econômica, pois se trata mais de uma classificação convencional baseada em critérios e práticas contábeis, legais e administrativos (BADIA & ROVIRA, 1994). A posição da saúde entre os principais contribuintes ao desenvolvimento econômico é ilustrada na Figura 29.2. O resultado econômico revela-se como uma função de políticas e instituições (política econômica, administração governamental e provisão de bens públicos), por um lado, e de fatores de insumos (capital humano, tecnologia e capital empresarial), pelo outro (WHO, 2001).

A melhoria da saúde é um dos objetivos do desenvolvimento socioeconômico, do mesmo modo que o são: a melhora do nível material de vida, o aumento das oportunidades de trabalho e educação e o acesso mais generalizado aos

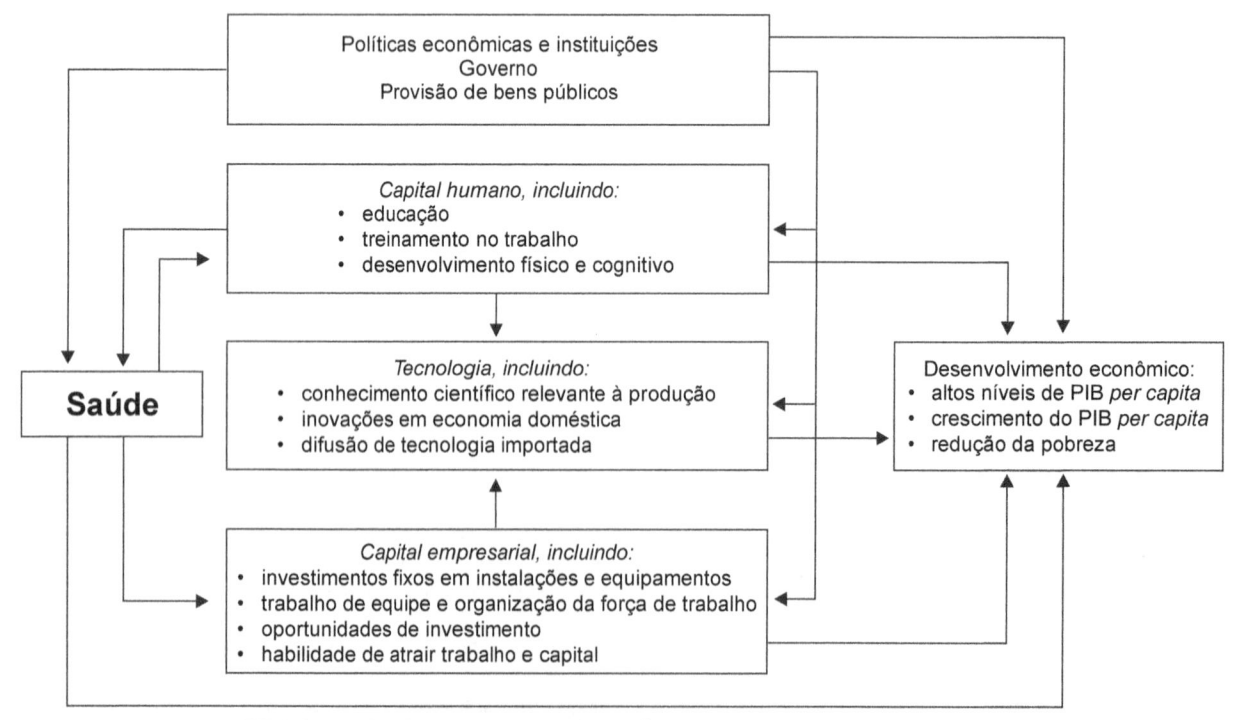

FIGURA 29.2 Saúde como insumo ao desenvolvimento econômico. (Fonte: WHO, 2001.)

benefícios das inovações científicas e tecnológicas. Em sentido restrito, o desenvolvimento econômico exige, entre outros aspectos, melhorias em saúde, educação e outros setores sociais. A teoria do capital humano sustenta que a saúde contribui para o desenvolvimento econômico por ser um de seus componentes e, em decorrência disso, os serviços de saúde podem ser considerados instrumentos, ou seja, inversão em sentido amplo (OMS, 1976).

Os serviços de saúde aportam benefícios diretos ao desenvolvimento econômico, como: gerando mercado de trabalho para a população desempregada ou subempregada, dado que o setor saúde tem notável capacidade de absorção de mão de obra por ser geralmente intensivo no fator trabalho; utilizando material local na construção de instalações, o que contribui para liberar divisas escassas para outros fins relacionados com o desenvolvimento; melhoria qualitativa e quantitativa no suprimento de água, incrementando o nível de vida local; os serviços de planejamento familiar, por frenarem o crescimento demográfico, podem propiciar que a renda nacional *per capita* avance com mais rapidez do que seria possível com um crescimento demográfico liberado de quaisquer restrições.

Com efeito, Goode, citado por Duarte de Araújo (1975c), expressou que os programas de alcance social podem aumentar a força efetiva do trabalho numa faixa mais alta que a do crescimento demográfico. Na medida em que o aprimoramento das condições de saúde exerce uma influência importante no desenvolvimento econômico, os serviços de saúde podem produzir também benefícios indiretos para o desenvolvimento. Nesse caso, podem ser mencionados: a proteção ao capital humano, buscando a qualidade de força de trabalho e a manutenção das boas condições de trabalho das pessoas; a liberação de áreas para produção agrícola ou as oportunidades de promover o comércio internacional e o turismo, quando zonas geográficas inóspitas são beneficiadas por intervenção sanitária.

Os serviços de saúde trazem benefícios do ponto de vista do desenvolvimento social, exemplificados como fonte de receitas em espécie em certas zonas rurais, meio de redistribuição da renda na população usuária, redução de tensões sociais e promoção da solidariedade. Vale salientar que, em razão da importância dada à endemicidade em vastas regiões do mundo, ao quadro clínico e aos instrumentos de intervenção disponíveis, a malária é a doença que mais se ajusta aos modelos para estudo do impacto econômico e social das doenças (DUARTE DE ARAÚJO, 1975a).

Alguns economistas defendiam a teoria de cunho neomalthusiano segundo a qual "o aumento da população que se segue à melhoria dos níveis de saúde pode tornar os programas de saúde prejudiciais do ponto de vista do desenvolvimento econômico e, consequentemente, que os recursos escassos poderiam ser mais bem aplicados em outros programas que contribuíssem para o crescimento da renda *per capita*" (SILVA, 2004). Essa corrente de pensamento foi duramente confrontada com o pensamento de economistas que apontavam as falácias de tais ideias e a não ratificação de resultados verificados em vários países.

Em desacordo com aquela teoria, adotam-se os seguintes argumentos: (a) o desenvolvimento não pode ser encarado por uma ótica restrita, em termos apenas de renda *per capita*, sem levar em conta o nível de satisfação das várias necessidades humanas e a qualidade do nível de vida, inclusive o próprio nível de saúde; (b) os programas de saúde não apenas reduzem a mortalidade e contribuem para o aumento populacional, como também reduzem a morbidade e, consequentemente, concorrem para o aumento do Produto Nacional, em virtude da diminuição do absenteísmo, o aumento de homens/hora de trabalho e a maior eficiência da força de trabalho; (c) os efeitos dos programas de saúde na educação, pois se há uma aceitação geral da importância da educação para o desenvolvimento econômico faltam informações objetivas sobre as repercussões da doença no processo educativo e no efeito dos gastos em saúde no aproveitamento dos investimentos em educação (DUARTE DE ARAÚJO, 1975c).

Griffith e cols. (1971), estudando o problema da contribuição da saúde para o desenvolvimento, verificaram que a questão envolve três aspectos fundamentais: em primeiro lugar, a demonstração do papel da saúde na promoção do crescimento econômico; em segundo lugar, a demonstração dos efeitos negativos da doença sobre a produtividade e, finalmente, a quantificação dos benefícios econômicos resultantes da melhoria no nível de saúde (DUARTE DE ARAÚJO, 1975c).

Molina & Adriasola conceberam o círculo vicioso da pobreza e doença, mostrando que *doenças* geram a *pobreza*, que diminui a *energia* e a *capacidade produtiva*, o que leva à *baixa produção* e, como consequência disso, aos salários baixos, os quais proporcionam *alimentação*, *educação* e *habitação inadequadas*, fatores que por sua vez favorecem o surgimento de *doenças*; a presença de *doenças* está associada à *baixa inversão em saneamento* e *prevenção*, suscitando o aparecimento de mais *doenças* que conduzem a *incapacidade* e *menor sobrevida* do indivíduo, o que se traduz em *produção baixa* (TINÔCO & CAMPOS, 1984).

Em oposição à proposição de Molina & Adriasola, Tinôco & Campos (1984) propuseram o círculo da saúde do bem--estar (Figura 29.3), mostrando que *saúde* gera a *riqueza*, que

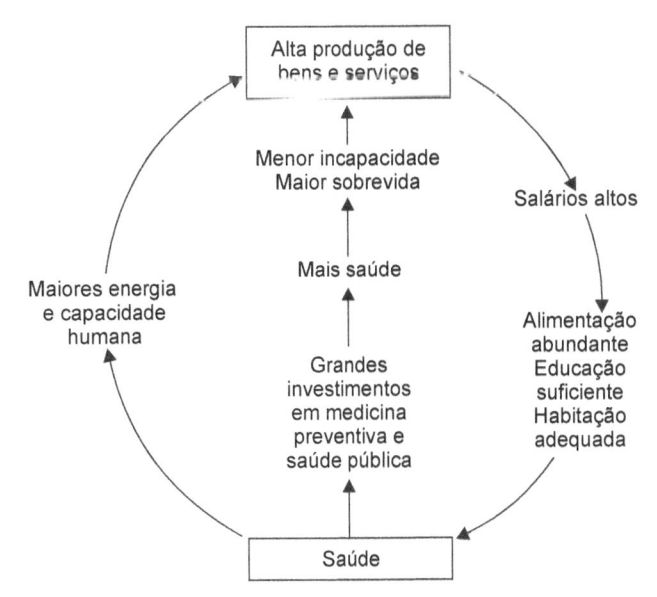

FIGURA 29.3 Círculo da saúde e do "bem-estar". (Fonte: Tinôco & Campos, 1984.)

aumenta a *energia* e a *capacidade produtiva*, o que conduz à *alta produção de bens e serviços* e, em decorrência disso, aos *salários altos*, que patrocinam *alimentação abundante*, *educação suficiente* e *habitação adequada*, fatores que por seu turno propiciam a *saúde*; a condição de maior nível de *saúde* está associada a *grandes investimentos em saúde pública* e *medicina preventiva*, proporcionando *mais saúde*, o que leva a *menor incapacidade* e *maior sobrevida* do indivíduo, que se consubstancia em *produção alta* (TINÔCO & CAMPOS, 1984).

Os gastos em saúde e em educação não são meras despesas de consumo, devendo ser reconhecidos como formas de investimento voltadas ao capital humano. O rendimento de investimentos efetuados em programas educacionais é majorado, sobretudo, quando é realizado de maneira conjunta com programas de saúde; exemplo disso é a combinação de programas de nutrição com os de educação, induzindo um valor ou resultado final superior ao efeito esperado da soma de cada programa aplicado isoladamente. A qualidade dos recursos é de vital importância para o desenvolvimento econômico, pois a destinação ou concentração de recursos no fator capital não produzirá o desenvolvimento almejado, caso não existam recursos humanos em quantidade e qualidade suficientes para otimização do capital envolvido. Modelos econométricos, do tipo função Cobb-Douglas, embasam amplamente a ideia do fator trabalho para a garantia do desenvolvimento econômico (DUARTE DE ARAÚJO, 1974, 1975c, 1977b).

Desse modo, a utilização de serviços sanitários também pode ser considerada uma inversão, na medida em que aumenta o capital humano. De outra perspectiva, cabe considerar a saúde como um fundo que dá lugar a um fluxo de dias saudáveis. Nesse contexto, o consumo de serviços sanitários constitui, claramente, uma inversão que aumenta a magnitude do fundo e do consequente fluxo (BADIA & ROVIRA, 1994).

O mundo atual vivencia um processo de transformação continuada, com destaque para a transição demográfica, que desemboca na transição epidemiológica, mudando todo o perfil da saúde, em termos mundiais, porém conformando distintas fases nas mais diversas partes e regiões geográficas, em consonância com o desenvolvimento socioeconômico.

É comumente assumido que a modificação no quadro de saúde vista em populações que experimentam a transição demográfica é primariamente uma função do declínio na mortalidade. A transformação na estrutura etária da mortalidade associada à transição demográfica leva à transição em sua estrutura de causas, a qual tem sido denominada "transição epidemiológica".

Com efeito, contudo, a estrutura etária, e correspondentemente a estrutura de causa de morte durante a transição demográfica, é fortemente influenciada pelo rápido declínio da fertilidade; o papel do declínio da mortalidade, criando precondições para o declínio da mortalidade, nem por isso deixa o declínio da mortalidade como uma causa central indireta da mudança epidemiológica (Figura 29.4).

Fatores como a urbanização, a industrialização, o crescimento da renda, a expansão da educação e a melhoria da tecnologia médica e em saúde pública têm levado ao declínio da mortalidade por doenças infecciosas e ao declínio, também, da fertilidade, vindo na esteira desses fatos o envelhecimento da população e a prevalência de doenças crônicas e não transmissíveis.

Esse quadro é revelado ao mesmo tempo que o mundo assiste, nos últimos anos, à transição epidemiológica "protraída-polarizada", marcada pela recessão econômica e o crescimento das desigualdades entre populações e classes sociais, o mesmo acontecendo em relação à persistência das doenças transmissíveis ou à ressurgência dessas em alguns países onde já se diziam controladas. Evidentemente, mudanças dessa ordem têm sérias implicações do ponto de vista econômico em função dos altos custos que lhes são atrelados.

Nesse início de milênio, as expectativas são de que o mundo, daqui por diante, tenha uma população cada vez mais velha e, sempre mais, venha a conhecer e a enfrentar problemas nas mais diversas fases da vida. Há, por assim dizer, uma

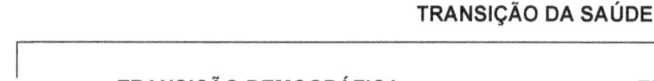

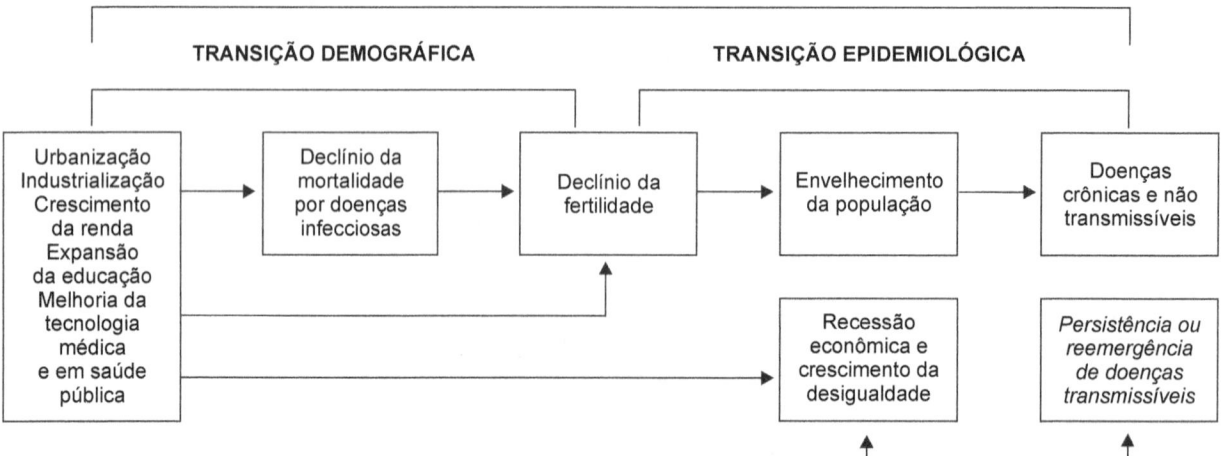

FIGURA 29.4 Relações entre transições demográfica, epidemiológica e da saúde. (Fonte: Mosley et al., 1990.)

necessidade premente de adoção de estratégias de intervenção, mais efetivas e a custos mais baixos, para deter esse processo de agravo à saúde no mundo.

Acompanhando a tendência mundial, o Brasil experimenta um processo de transformação continuada, partindo de uma transição demográfica, que deságua na transição epidemiológica, modificando o perfil da saúde, em termos nacionais, contudo configurando distintas fases nas mais diversas partes e regiões geográficas, em consonância com o desenvolvimento socioeconômico. A urbanização, a industrialização, o crescimento da renda, a expansão da educação e a melhoria da tecnologia médica e em saúde pública são exemplos de fatores que têm levado ao declínio da mortalidade por doenças infecciosas e ao declínio, também, da fertilidade, vindo, a reboque dessas situações, o envelhecimento da população e a prevalência de doenças crônicas e não transmissíveis (SILVA, 1998).

Em apoio ao supra-aludido, Monteiro et al. (2000) reportam que as modificações da estrutura etária da população, fruto do aumento da esperança de vida e do declínio sistemático da fecundidade, alteraram de modo substancial o contingente de pessoas expostas a diferentes doenças: ao mesmo tempo que foi reduzido o peso relativo dos grupos populacionais sujeitos a gastroenterites, sarampo e outras doenças incidentes sobretudo na infância, observou-se aumento da importância dos grupos expostos a doenças cronicodegenerativas, determinando, entre outros aspectos, o crescimento da demanda por serviços de prevenção e tratamento.

No caso brasileiro, há de se reconhecer a simultaneidade de problemas que recomendam maneiras distintas de manejo das políticas de intervenção do setor saúde. Quaisquer que sejam os critérios utilizados para definição do que seria importante para a saúde pública – incidência, anos de vida perdidos, custos para a sociedade – resultam epidemiologicamente relevantes tanto as enfermidades com origem na escassez e na pobreza absoluta como aquelas associadas ao processo de "modernização" da sociedade. Embora seja esse o quadro comumente encontrado em sociedades em desenvolvimento, a situação brasileira se destaca, produto, certamente, da antiga tradição de desigualdades do país e do modelo concentrador que marcou o crescimento econômico dos anos 1970. Para Monteiro et al. (2000), a mensagem aí é clara: "há que se liquidar os débitos da antiga agenda o quanto antes, mas uma estratégia em dois tempos não tem lugar no país."

Com referência à citação introdutória desta seção, sabe-se que antes do advento da estreptomicina e dos modernos medicamentos tuberculostáticos a tuberculose ceifava centenas de milhares de vidas a cada ano em muitos países, abreviando a existência de muitos jovens prestes a ingressar no mercado de trabalho. No Brasil, há cerca de 50 anos, por incrível que pareça, chegava-se a discutir que a tuberculose serviria para reduzir a pressão para a maior geração de empregos, à medida que atuava como seleção natural dos mais aptos ao mercado de trabalho. A crueza desse entendimento de alguns configurava a estreiteza de visão e a incapacidade de compreender que a saúde exerce o intangível papel de reduzir a morbidade e a mortalidade e de suprir o mercado com mão de obra mais

saudável, devendo competir a outros setores da sociedade a responsabilidade por gerar alternativas de trabalho e renda às sucessivas coortes de trabalhadores. Afinal, o desenvolvimento econômico só tem sentido se for voltado para a melhoria da qualidade de vida do ser humano.

CUSTOS EM SAÚDE

Saúde não tem preço, mas tem custo.

Mesmo os países mais ricos não podem atender, a um só tempo, todas as necessidades e desejos da sociedade, de modo que os usuários de recursos, sem exceção, hão de incorrer em gastos suplementares, os quais, quanto mais escassos os recursos, mais elevados serão. Os gastos com a saúde e os serviços sanitários podem ser suportados por: prestadores dos serviços (pessoal, locais, equipamento, materiais e fornecimento etc.) e usuários (meios de transporte, medicamentos etc.).

Com relação à doença, há que se distinguir o custo da assistência sanitária e outros custos, entre os quais figuram a perda de salários do paciente e sua família e outros custos suplementares com alimentos, roupas e artigos especiais. A esses se somam ainda o custo da invalidez ou da reabilitação e os custos sociais. Na avaliação dos custos da assistência sanitária para a sociedade, o volume dos recursos empregados não é considerado bom indicador. Esses podem ser artificialmente altos, se os impostos ou os benefícios são elevados, ou artificialmente baixos, devido aos subsídios e às subvenções.

Os gastos com a assistência médica estão aumentando nos países desenvolvidos e subdesenvolvidos. Em termos de gastos de saúde como porcentagem do produto interno bruto (PIB), para alguns países desenvolvidos selecionados essa participação variou de 1,5% (Espanha) a 5,4% (Canadá), em 1960; nas quatro décadas subsequentes cresceu, *grosso modo*, consideravelmente, ficando o mínimo em 7,7% (Reino Unido) e o máximo em 15,0% (EUA), em 2003 (Quadro 29.1). No ano de 1990, o gasto mundial com saúde chegou a US$ 1,7 trilhão, ou quase 8% da renda global; desse montante, o

QUADRO 29.1 Gastos com saúde como porcentagem do PIB – Países selecionados da OCDE: 1960-2003

Países	1960	1970	1980	1990	2000	2003*
Alemanha	4,8	6,2	8,7	8,5	10,6	11,1
Bélgica	3,4	4,0	6,4	7,4	8,7	9,6
Canadá	5,4	7,0	7,1	9,0	8,9	9,9
Espanha	1,5	3,6	5,4	6,7	7,4	7,7
EUA	5,0	6,9	8,7	11,9	13,1	15,0
França	3,8	5,4	7,1	8,6	9,3	10,1
Itália	3,3	4,8	6,8	7,9	8,1	8,4
Japão	3,0	4,5	6,5	5,9	7,6	7,9
Reino Unido	3,9	4,5	5,6	6,0	7,3	7,7
Suécia	4,7	6,9	9,1	8,4	8,4	9,2

Fonte: Folland et al. (2008). Dados de saúde da Organização para a Cooperação e Desenvolvimento Econômico (OCDE).
*2003 ou o ano mais recente.
Nota: o gasto total em saúde no Brasil, como proporção do PIB em 2000, foi de 3,15%.

gasto governamental com saúde superou US$ 900 bilhões, acima de 5% da renda mundial.

Para a OMS (1976), são fatores que determinam a tendência dos custos em saúde: causas demográficas, necessidade de pessoal nos serviços de saúde, qualidade dos serviços de saúde, exigências dos cidadãos, mudanças do quadro epidemiológico em consequência do desenvolvimento econômico, organização e estrutura do sistema de atenção sanitária e da extensão da cobertura. Ortún (1992) lista as seguintes hipóteses explicativas para o crescimento do gasto sanitário *per capita*: (a) as mudanças na mortalidade e morbidade (substituição das doenças infecciosas e carenciais pelas crônicas e degenerativas); (b) o envelhecimento da população, que leva a aumento da prevalência das doenças crônicas; (c) o papel do Estado em tutelar a saúde como direito do cidadão; (d) a maior especialização e as consequentes melhoras de salário do pessoal de saúde; (e) os frágeis avanços na produtividade por pessoa empregada no setor saúde; (f) os interesses da indústria farmacêutica e da eletromedicina em abrir e assegurar novos mercados; (g) as mudanças nos costumes sociais e na organização familiar; e (h) o aumento da renda *per capita*.

A redução do custo dos serviços de saúde não é em si um objetivo válido. O que se deve perseguir é a obtenção dos mesmos benefícios a um custo mais baixo ou aumentar os benefícios sem a subida do custo. Quando ambos os parâmetros são suscetíveis de alteração, é preciso que a análise de benefícios se faça junto à análise de custo. A estabilidade dos custos dos serviços de saúde pode ser lograda mediante a adoção das seguintes medidas: (a) realizar o trabalho por meios cuja complexidade não seja superior à necessidade; (b) "combinação de recursos", segundo as circunstâncias de cada caso, dando preferência ao uso dos recursos mais abundantes; (c) aproveitar, ao máximo, os recursos, evitando a má utilização e procurando que se complementem entre si, sempre que seja possível, e que sirvam ao maior número de usuários; (d) economia na aquisição de certos tipos de produto; (e) uso adequado de incentivos; e (f) poder financeiro de terceiros contribuintes (OMS, 1976).

O problema principal da contabilidade de custos consiste em determinar a unidade de custo adequada. Os métodos de contabilidade atualmente em uso não podem promover a comparação dos custos e benefícios das distintas maneiras de tratar um problema. A unidade de custo mais apropriada consiste num grupo de problemas e riscos para a saúde que compreendam afecções ou diagnósticos análogos e exijam uma tecnologia ou algumas operações de intervenções similares, como seriam as ações de política sanitária conduzidas para reduzir ou eliminar esses riscos e problemas. A contabilidade de custo deve estar padronizada para cada programa e separada por tipos de recursos, como pessoal, administração, medicamentos etc.

Custo é o valor de todos os recursos utilizados na produção e distribuição de bens e serviços. Os custos em saúde podem ser classificados em diretos e indiretos, fixos e variáveis, visíveis e invisíveis etc. Os *custos fixos* são aqueles não passíveis de alteração a curto prazo, em razão de serem independentes do volume de produção (por exemplo, rendas, gastos com capital etc.), enquanto os *custos variáveis* são custos cuja dimensão depende do volume de produção (por exemplo, aprovisionamento, pagamentos ao ato [à vista], alimentação etc.) (PEREIRA, 2002). Para Griffiths (1981), *custos diretos* são aqueles diretamente incorridos na provisão de relevantes serviços de saúde (*screening*, diagnóstico e tratamento etc.) e os atribuíveis a alguns serviços sociais. Os *custos diretos visíveis* são custos incorridos e "visíveis" nos orçamentos de serviços formais de saúde, enquanto os *custos diretos invisíveis* são os correspondentes a serviços de saúde fornecidos sem pagamento ou pagos informalmente por familiares dos pacientes, organizações voluntárias etc.

Ainda segundo Griffiths (1981), *custos indiretos* são aqueles oriundos indiretamente das consequências de condições particulares, doenças e suas sequelas, morte, morbidade, função reduzida etc. Os *custos indiretos visíveis* são principalmente medidos em termos de perdas da produção econômica (ou possibilidade de consumo) e normalmente incluem valores imputados a produtos não comercializáveis (fora do mercado), como os serviços domésticos ou a agricultura de subsistência. Os *custos indiretos invisíveis* são largamente subjetivos – "intangíveis" – como os custos de reações psíquicas, como dor, desconforto, ansiedade, estigma, entre outros, que são difíceis de calcular, mas que, não obstante, podem ter valores implícitos, e em algumas situações pode ser possível deduzir esses valores das decisões reais. Tem sido consagrado o emprego das perdas salariais futuras, decorrentes de doenças, invalidez e morte, no cômputo dos custos econômicos indiretos (RICE & HODGSON, 1980).

O conceito de *custo de oportunidade* ou *custo social* reflete a escassez ou a limitação dos recursos. Esse conceito está na essência de técnicas de avaliação econômica, como as análises de custo-benefício e custo-efetividade, e deixa clara a importância de evitar desperdícios e a má alocação de recursos, podendo ser utilizado para avaliação e tomada de decisões de política de saúde (IUNES, 2002). O custo de oportunidade está relacionado com benefícios derivados da utilização de recursos em sua melhor alternativa de uso. É, portanto, uma medida do sacrifício feito pelo uso de recursos num dado programa. Em geral, quando os economistas usam o termo "custos", estes significam custo-oportunidade. Isso, no entanto, pode não ter o mesmo significado como despesas com cuidados da saúde (GRIFFITHS, 1981; MILLS & DRUMMOND, 1985).

Os custos de um projeto social podem ser classificados em *custos de capital* (edificações, veículos, equipamentos) e em *custos correntes* (pessoal, material, serviços de terceiros contratados, passagens etc.), que se diferenciam por sua vida útil: os itens que compõem os custos de capital têm duração maior que 1 ano, enquanto os correntes registram uma vida útil menor que 1 ano (UGÁ, 2002). Outras definições de tipos de custos, como *custo marginal*, *custo médio*, *custo de oportunidade* e *custo social*, podem ser encontradas em Pereira (2002).

A sentença apresentada na introdução desta seção tem sido repetida por economistas e autoridades sanitárias e costuma suscitar a aversão de muitos profissionais de saúde por seu conteúdo. Em geral, esse repúdio ocorre entre aqueles que são abnegados no cuidar de seus pacientes e envidam os maiores esforços no intuito de garantir o máximo de benefícios para seus enfermos, em particular; no entanto, essas pessoas guardam um pouco de utopia, por crerem que a saúde não pode sofrer restrições de recursos, merecendo angariar somas sempre crescentes. Essa postura entra em choque com a compreensão de que os recursos da sociedade são limitados e não podem fazer frente às necessidades totais dos cidadãos, daí ser imperiosa a determinação das prioridades a serem atendidas; a rejeição ao controle de custos em saúde ratifica o desconhecimento da noção de custo de oportunidade que deveria, também, pautar as tomadas de decisões médicas.

Conforme explicitado no início desta seção: "saúde não tem preço, mas tem custo"; não existe nada gratuito: alguém paga a conta, mesmo que não seja visível ou que se incorra em "deseconomia" para algum ente. No caso da saúde, as despesas médicas por idade assumem a forma de "U", com maiores gastos nas fases extremas: nascimento e morte. Isso traz à mente um provérbio inglês: "os dias mais perigosos de nossas vidas são o primeiro e o último", ao qual poder-se-ia acrescentar a alusão de que também são os mais caros.

MERCADO DE SERVIÇOS DE SAÚDE

A mão invisível do mercado conduzirá naturalmente ao equilíbrio entre a oferta e a demanda.

O estudo de um mercado qualquer deverá atender a três componentes fundamentais: (a) a escolha do objeto; (b) o comportamento do agente da procura; e (c) o comportamento do agente da oferta. No caso do mercado do serviço de saúde, esses componentes são, respectivamente, os cuidados de saúde, o doente e os profissionais do setor saúde (MATIAS, 1995).

Os serviços de saúde apresentam certas peculiaridades que entram em nítido conflito com as "leis de mercado". Gradualmente, firmou-se a opinião de que os serviços de saúde são um tipo de bem ao qual não se aplicam as "leis de mercado". Com efeito, os postulados básicos do mercado livre não são observados na oferta e consumo dos serviços de saúde, a exemplo da restrição ao acesso de produtores, do desconhecimento das reais necessidades de saúde da ampla maioria dos consumidores, da prática de discriminação dos preços, da deseconomia ao se prestar atendimento aos carentes etc. (DUARTE DE ARAÚJO, 1977a).

O conceito de *demanda* é estritamente econômico, significando "o volume de bens e serviços que a comunidade está disposta a adquirir a determinados preços". Nesse sentido, a demanda por serviços de saúde é função da renda pessoal, do preço dos serviços e da importância que os indivíduos atribuem a estes (DUARTE DE ARAÚJO, 1977a).

Mecanismos considerados normais no mercado de bens e serviços, como a propaganda e a competição de preços, são, no caso da saúde, malvistos e, até mesmo, expressamente condenados pelo Código de Ética Médica (DUARTE DE ARAÚJO, 1977a). Toda a pesquisa médica que resulta em vastas economias externas somente pode ser custeada sem nenhum benefício marginal privado, salvo no caso especial da indústria farmacêutica (DUARTE DE ARAÚJO, 1977a).

De modo geral, os economistas aceitam a noção de que os serviços de saúde revelam grandes externalidades. Economias externas são os efeitos positivos ou negativos que resultam, para terceiros, de determinada transação econômica. Os serviços que trazem grandes economias externas costumam ser executados pelo governo, pois os benefícios são distribuídos largamente e falta aos indivíduos isolados o estímulo para realizar despesas em benefício de terceiros. De fato, os serviços de saúde têm notáveis "externalidades", sendo evidente, por exemplo, que os benefícios resultantes do tratamento de um caso de tuberculose ou de febre tifoide trazem grande soma de vantagens não apenas para o paciente, como para todos aqueles que com ele convivem e a comunidade em geral. É lógico que as "externalidades" são mais evidentes nas ações de natureza preventiva do que nas de recuperação da saúde (DUARTE DE ARAÚJO, 1977a).

Ortún (1992) reafirma que constituem características intrínsecas peculiares dos serviços sanitários e originadoras de falhas de mercado: a existência de bens públicos, as externalidades, a incerteza da eficácia dos tratamentos e da incidência da doença e a informação assimétrica; o ingresso de produtores de serviços de saúde no mercado não é livre, pois está sujeito a mecanismos controladores, tanto públicos como de classes ou categorias profissionais.

A frase de abertura desta seção é clássica e representativa da concepção econômica de mercado, que postula a não intervenção do Estado na economia – omissão que pode desembocar num dramático desastre para a sociedade, conforme se pode notar do texto subsequente:

Em 1845, a Irlanda era um país empobrecido, com escassez de recursos naturais, grande desemprego e uma população em rápido crescimento e dependente da agricultura, especialmente da batata, para sua subsistência. Um período de chuva no verão de 1845 (alteração no ambiente físico) foi seguido do aparecimento de uma doença causada por um fungo nas plantações de batata (alteração biológica). A perda das culturas foi remediada com medidas eficazes de assistência (organização política e social) durante o inverno de 1845-46, sob a forma de importação de alimentos dos Estados Unidos, concessão de empréstimos governamentais e medidas assistenciais. Porém, a essa altura, houve uma mudança de governo no Reino Unido. O novo governo estava profundamente ligado à política do *"laissez faire"* em matéria de economia. Por isso, quando as colheitas falharam de novo em 1846, decidiu não intervir. A fome que daí resultou foi agravada por um inverno particularmente severo. Multidões esfomeadas aglomeravam-se nas cidades, em busca de alimento nas sopas de caridade e de abrigo nos asilos. Como era de esperar, surgiram epidemias de tifo e febre recorrente, afecções transmitidas por piolhos, agravando ainda mais as consequências do escorbuto, disenteria e edemas da fome. Durante o período de 1845 a 1850, a Irlanda perdeu cerca de dois milhões de pessoas, quase um quarto da sua população! Metade morreu e a outra metade emigrou (MAUSNER & BAHN, 1990, pp. 59-60).

Esse fato demonstra que o Estado não pode e não deve se eximir de suas responsabilidades de intervir no setor saúde, de modo a garantir aos cidadãos o acesso aos serviços de saúde, tendo por substrato o princípio da "necessidade" (SILVA, 2011). O acesso aos serviços de saúde pode ser determinado por: (a) disposição e capacidade dos consumidores de pagarem (o princípio da capacidade de pagamento); e (b) "necessidade" ou capacidade de pacientes serem beneficiados pelo serviço por unidade de custo (o princípio do benefício) (MAYNARD, 1996).

Por oportuno, buscando apoio em Maynard (1996), vale concluir recorrendo a Margareth Thatcher – uma ardorosa defensora da ideologia de mercado – que declarou em 1983: "O princípio que defende que serviços de saúde adequados devem ser oferecidos para todos, independentemente de sua capacidade de pagamento, deve ser a base de qualquer arranjo para o financiamento dos serviços de saúde."

EFICÁCIA, EFETIVIDADE, EFICIÊNCIA E EQUIDADE EM SAÚDE

São eficazes, efetivas e eficientes as intervenções em saúde?

A eficácia refere-se ao impacto ou efeito de uma ação levada a cabo em condições ótimas ou experimentais. Refere-se a até que ponto determinada intervenção, procedimento, regime ou serviço podem gerar um resultado sanitariamente desejável em condições ideais, ou seja, diz respeito à probabilidade de um indivíduo ou um conjunto de pessoas se beneficiar da aplicação de um procedimento ou técnica em condições ideais de atenção (RUBIO CEBRIÁN, 1995).

O nível da eficácia sanitária é estabelecido, habitualmente, de maneira experimental, de modo que sua constatação científica não oferece dúvidas, tem validade global e, por sua natureza, deveria ser invariável no tocante ao lugar e ao tempo. A eficácia não pressupõe efetividade, de maneira que as ações sanitárias podem ser eficazes e efetivas ao mesmo tempo, mas não ineficazes e efetivas simultaneamente (RUBIO CEBRIÁN, 1995).

A *efetividade* é o grau em que se alcança determinado impacto, resultado, benefício ou efeito real por causa da aplicação prática de uma ação sob condições habituais. É o grau em que determinada intervenção, procedimento ou regime de serviço, postos em prática, alcançam o que se pretende conseguir para incrementar o nível sanitário de uma dada população, isto é, refere-se à probabilidade de um indivíduo ou um conjunto deles se beneficiar da aplicação de uma atenção ou técnica sanitária em circunstâncias reais ou habituais da prática médica (RUBIO CEBRIÁN, 1995). O nível de efetividade pode depender do espaço e do tempo; sua determinação não tem caráter universal nem está fundamentada em conclusões sólidas e que são conseguidas em todos os casos de maneira empírica (RUBIO CEBRIÁN, 1995).

A *eficiência* é um princípio normativo da economia da saúde referente à produção dos bens e serviços que a sociedade mais valoriza, ao menor custo possível. É determinada mediante a relação por quociente entre os resultados obtidos e o valor dos recursos empregados. É um conceito estritamente econômico e relativo, derivado da escassez dos recursos e

vinculado à fase de produção dos bens e serviços (RUBIO CEBRIÁN, 1995).

Em termos gerais, usa-se a noção de eficiência para designar a relação existente entre os resultados obtidos em dada atividade e os recursos empregados. Fazer e administrar a política de serviços de saúde está relacionado com a *eficiência econômica* em dois níveis: alocar recursos entre diferentes doenças, pacientes e serviços para, então, maximizar o benefício líquido para a sociedade; minimizar o custo de produção de certos resultados de serviços de saúde (de um padrão específico) e legar estratégias aplicando tais serviços, bem como minimizar o custo de produzir determinados resultados em termos de melhoria do estado de saúde (GRIFFITHS, 1981).

A *equidade* é um princípio normativo da economia da saúde que, como conceito genérico, equivale à retidão ou sentido de justiça natural e cujo objetivo, no âmbito sanitário, é a provisão igualitária de serviços para toda a população. Exige conhecimento e determinação prévios do conceito de necessidade e a utilização de padrões para sua medição objetiva. Pode se referir tanto à proporção da população protegida pelo sistema público como aos serviços de cuidados sanitários garantidos por esse sistema. Para Pereira (2002), equidade consiste na distribuição justa de determinado atributo populacional. Junto à eficiência, à liberdade de escolha pelo consumidor e à maximização da saúde, a equidade está entre os objetivos mais importantes a serem seguidos pelos sistemas de saúde modernos.

Cabe aos técnicos definir e equacionar os problemas de saúde e as respectivas alternativas para a utilização dos recursos, porém a decisão quanto à alocação destes é nitidamente um processo político (ROBINSON, 1986). O texto a seguir é ilustrativo dos termos expostos nesta seção.

Pesquisa do IBGE, realizada no Brasil, em 1987, segundo Rocha et al. (1996), assinalou que "o índice de falhas, medido em número de gestações por 100 mulheres/ano, dos métodos contraceptivos *condom*, anticoncepcional oral combinado e ligadura tubária foi de 10, 2 e 0,04 para todos os usuários e de 2, 0,05 e 0,04 quando o método era usado correta e consistentemente, respectivamente". Os resultados da primeira série compõem um estudo de efetividade, enquanto os últimos apontam no sentido de uma investigação de eficácia. Por esses achados, a laqueadura tubária é mais eficaz e efetiva do que o anovulatório oral combinado e este supera o *condom* em eficácia e em efetividade; a comparação quanto à eficiência, por seu turno, depende dos custos desses procedimentos.

Quando se leva em consideração a experiência internacional, relatada por Cochrane & Sai (1997), de que a ligação de trompas custa US$ 8.91 e de que o emprego do anticoncepcional oral e do *condom* custa anualmente US$ 2.17 e US$ 3.88, na mesma ordem, pode-se inferir que o anovulatório oral seria mais eficiente a curto e médio prazos (até 4 anos): porém, num prazo mais longo, a laqueadura tubária suplanta em eficiência o contraceptivo oral. Por oportuno, vale mencionar Cochrane (1999), cuja publicação inicial de 1972, ao apresentar suas reflexões ao acaso sobre a efetividade e a eficiência dos serviços sanitários, é considerada ponto de partida da medicina baseada na evidências.

AVALIAÇÃO ECONÔMICA DA SAÚDE

Quem deveria fazer o que para quem,
com que recursos de atenção da saúde e com que
relação com outros serviços de saúde?
As aparências para a mente são de quatro tipos:
as coisas ou são o que parecem ser ou nem são nem
parecem ser, ou são e não parecem ser, ou não são,
mas parecem ser. Posicionar-se corretamente frente a
todos esses casos é a tarefa do homem sábio.
(Epicteto – c.55-c.135 a.D.)

Conceitos básicos e métodos

A *avaliação econômica* é o nome genérico que se dá a um conjunto de procedimentos ou técnicas de análise dirigidos a avaliar os impactos de opções ou cursos de ação alternativos sobre o bem-estar da sociedade. Seu objetivo último é ajudar o decisor a fazer escolhas racionais, ou seja, a decidir de maneira coerente com determinados objetivos e restrições. Dado que o bem-estar não se pode medir diretamente, a avaliação econômica é centrada na identificação, mensuração e valoração dos efeitos que supostamente tenham relação direta com o bem-estar (BADIA & ROVIRA, 1994).

Avaliação econômica é um processo pelo qual os custos de programas, alternativas ou opções são comparados com suas consequências em termos de melhora da saúde ou de economia de recursos. Também conhecida como estudo de rentabilidade, engloba uma família de técnicas, incluindo análise de custo-efetividade, análise de custo-benefício e análise de custo-utilidade (MILLS & DRUMMOND, 1985).

A avaliação proporciona informação importante aos que tomam decisão, mas aborda somente uma dimensão do processo de decisão. A avaliação econômica é mais adequada, e mais útil, quando são realizados outros tipos de avaliação que possibilitam responder perguntas diferentes – (a) o procedimento, serviço ou programa é útil?; (b) é útil na prática?; (c) chega àqueles que necessitam? – questões que estão correspondentemente relacionadas com os conceitos de eficácia, efetividade e equidade (DRUMMOND et al., 2001).

A avaliação econômica consiste na análise comparativa das ações alternativas tanto em termos de custos como de benefícios. Seus componentes básicos incluem identificar, quan-

QUADRO 29.2 Características e tipos de avaliação econômica

NÃO COMPARA DUAS OU MAIS ALTERNATIVAS
Avaliação econômica parcial
Descrição de resultados (1A) – examina somente resultados
Descrição de custos (1B) – examina somente custos
Descrição de custos e resultados (2) – examina custos e resultados

COMPARA DUAS OU MAIS ALTERNATIVAS
Avaliação econômica parcial
Avaliação da eficácia ou da efetividade (3A) – examina somente resultados
Análise de custos (3B) – examina somente custos

Avaliação econômica completa (4) – examina custos e resultados
Análise de custo-minimização
Análise de custo-efetividade
Análise de custo-utilidade
Análise de custo-benefício

Fonte: adaptado de Drummond et al. Métodos para la evaluación económica de los programas de atención de la salud. 2. ed. 1991:12.

tificar, valorar e comparar os custos e as alternativas que estão sendo considerados. Esses componentes são características de toda avaliação econômica, incluídas aquelas relacionadas com os serviços sanitários (DRUMMOND et al., 2001). A Figura 29.5 esquematiza esses componentes da avaliação, na qual recursos consumidos, aferidos sob as formas de custos (C), por intermédio de um programa de atenção à saúde, terá seu impacto (I) refletido na melhoria da saúde, expressa, por sua vez, em utilidades (U) e benefícios (B).

As duas características da análise econômica (custos e benefícios) podem servir para categorizar diversas situações frequentes na literatura sobre avaliação da atenção sanitária. O Quadro 29.2, adaptado de DRUMMOND et al. (1991), torna essa classificação bastante abrangente, considerando as respostas dadas a duas perguntas: (a) há comparação entre duas ou mais alternativas? e (b) são examinados tanto os custos (fatores produtivos) como os benefícios (produtos) das alternativas? – compondo uma matriz de seis situações de avaliação (1A, 1B, 2, 3A, 3B e 4). Em 1A, 1B e 2 não existe comparação entre as alternativas (está sendo avaliado um único serviço ou programa), ou seja, o programa ou serviço está sendo apenas *descrito*, já que a *avaliação* demanda uma comparação. São considerados do programa ou serviço exclusivamente os resultados (1B) ou

RECURSOS CONSUMIDOS	PROGRAMA DE ATENÇÃO À SAÚDE	MELHORIA DA SAÚDE	
Custo (C)	Impacto (I)	Utilidades (U)	Benefícios (B)
C1 = Custos diretos C2 = Custos indiretos (perdas de produção) C3 = Custos intangíveis	Impacto sobre a saúde em unidades naturais	Efeitos sobre a saúde em anos de vida ajustados por qualidade	Benefícios econômicos associados B1 = Benefícios diretos B2 = Benefícios indiretos (ganhos de produção) B3 = Benefícios intangíveis

FIGURA 29.5 Componentes da avaliação econômica. (Fonte: Drummond et al., 1991.)

custos (1A), denominando-se, respectivamente, *descrição de resultados* e *descrição de custos*; em 2 são examinados os custos e os resultados de um único programa ou serviço, configurando o tipo *descrição de custo-resultado* (Quadro 29.2).

Os tipos 3A e 3B retratam situações em que são comparadas duas ou mais alternativas, mas custos e resultados não são estudados de maneira simultânea. Em 3A somente se confrontam os resultados das alternativas – o que é conhecido como *avaliação de eficácia ou de efetividade* – enquanto em 3B são examinados apenas os custos, sendo por isso chamado de *análise de custos*.

Em 1A, 1B, 2, 3A e 3B não se cumprem as duas características da avaliação econômica, e por isso são, em conjunto, denominadas *avaliações parciais*. Isso não implica dizer que esses estudos sejam inúteis, dado que podem significar estágios intermediários vitais para o entendimento dos custos e dos resultados dos serviços e dos programas sanitários; o rótulo de avaliação parcial indica somente que não responde perguntas sobre a eficiência (DRUMMOND et al., 1991, 2001).

A *avaliação econômica completa* preenche os dois requisitos da avaliação econômica ao considerar, simultaneamente, custos e resultados de duas ou mais alternativas de programas ou serviços sanitários, compondo uma família de técnicas (4): análise de custo-minimização, análise de custo-efetividade, análise de custo-utilidade e análise de custo-benefício, cujas características diferenciais estão resumidas a seguir (DRUMMOND et al., 2001).

A *análise de minimização de custos* (AMC), ou a análise de custo-minimização, é uma forma limitada de avaliação econômica em que se comparam os custos de dois ou mais procedimentos alternativos para alcançar um objetivo determinado, cujas consequências (qualitativa ou quantitativamente explícitas em termos de sua efetividade ou eficácia) se supõem equivalentes, o que ajuda a simplificar a análise. No setor sanitário, é o modo de análise mais adequado para selecionar opções, sempre que existam razões fundamentadas para acreditar que em todas as alternativas consideradas serão obtidos resultados clinicamente idênticos para pacientes em condições similares. A regra de decisão consiste em selecionar aquela alternativa que ofereça o volume total de custos mais reduzidos (RUBIO CEBRIÁN, 1995).

A *análise de custo-efetividade* (ACE) é uma forma de avaliação econômica em que se comparam os efeitos positivos e negativos de duas ou mais opções de um mesmo programa ou intervenção sanitária. Os custos são medidos em unidades monetárias, e os benefícios, em unidades naturais de efetividade que dependem do que se está avaliando. Aplica-se, por exemplo, quando os efeitos dos tratamentos farmacológicos comparados têm um nível de efetividade distinto, porém compartilham os mesmos objetivos terapêuticos e, portanto, podem ser mensurados na mesma unidade de efetividade. Obviamente, a principal limitação desse tipo de análise é promover somente a comparação de tratamentos ou programas sanitários cujo resultado se pode expressar nas mesmas unidades (BADIA & ROVIRA, 1994).

A *análise de custo-benefício* (ACB) é a que detém a maior amplitude dos custos e efeitos, incluindo a incorporação dos custos e benefícios sociais, expressos em termos monetários (GRIFFITHS, 1981). Em princípio, a análise de custo-benefício é a mais capacitada a avaliar se um objetivo particular é devidamente atingido. Entretanto, dificuldades de estimação sempre reduzem a análise de custo-benefício à consideração daqueles custos e consequências que são de fácil conversão em valores monetários (GRIFFITHS, 1981; MILLS & DRUMMOND, 1985).

A análise de custo-benefício é de máxima utilidade nos casos de programas de saúde que têm efeitos importantes no desenvolvimento econômico, enquanto que a análise de custo-efetividade é particularmente útil para a avaliação de diferentes métodos de luta contra uma doença (OMS, 1976). A análise de custo-benefício, por considerar uma maior amplitude de custos e efeitos, sempre inclui os custos diretos, visíveis e invisíveis, e os indiretos visíveis e, às vezes, os indiretos invisíveis (GRIFFITHS, 1981).

A *análise de custo-utilidade* (ACU) diz respeito aos estudos destinados a comparar diferentes tratamentos aplicados, fundamentalmente, a pacientes crônicos. Sua unidade de comparação é a relação custo/sobrevida, medida em Anos de Vida Ajustados por Qualidade (*QALY* ou *AVAQ*). Diferentes das análises de custo-efetividade tradicionais, em que a unidade de medida é a própria unidade de produção dos serviços a serem avaliados, as análises de custo-utilidade exigem a elaboração prévia de estudos específicos para a identificação da quantidade de *AVAQ* correspondentes a cada tipo de tratamento em questão. Sua aplicabilidade é mais reduzida do que outras formas de análises econômicas em saúde por conta da sofisticação de sua medida de efetividade (UGÁ, 2002).

Polanczyk & Toscano (2017), em *Avaliação Econômica em Saúde: desafios para gestão no Sistema Único de Saúde*, livro editado pelo Ministério da Saúde (BRASIL, 2008), referem que o emprego de estudos de custo-benefício, custo-efetividade e custo-utilidade deve ser considerado em cada circunstância a fim de se definir a metodologia apropriada. Essas autoras sumarizam os tipos de análises econômicas em saúde, descritos anteriormente, de acordo com a medida de desfecho e unidade de medida de cada estudo (Quadro 29.3).

A avaliação das tecnologias sanitárias é um processo complexo e se propõe a atender, pelo menos, a cinco indicadores ou pontos finais diferentes, a saber: a capacidade técnica, os efeitos clínicos, o desenlace para a saúde, a economia sanitária e a aceitação e satisfação de pacientes e usuários. No que diz respeito ao desenlace para a saúde, avalia o efeito da tecnologia sobre o estado de saúde do paciente ao final da doença; um indicador sintético de ampla aplicação é o QALY. (JAMISON & MOSLEY, 1990; RACOVEANU, 1991; NITA et al., 2010). Conforme assevera Medici (1994), a melhor medida do produto do setor saúde ou do setor sanitário seriam os QALY. Essa medida considera tanto os aumentos na esperança de vida como as melhorias na qualidade de vida em função das intervenções médico-sanitárias.

A *análise de sensibilidade* é um procedimento utilizado na avaliação econômica de programas que visa testar até que ponto as variações nos pressupostos e na informação de base podem afetar as conclusões. É comum, por exemplo, a comparação dos efeitos do uso de taxas diferentes na atualização de

QUADRO 29.3 Tipos de análises econômicas em saúde de acordo com a medida de desfecho e unidade de medida de cada estudo.

Tipo	Unidade de efetividade	Custo	Unidade final
Custo-efetividade	Anos de vida salvos Complicações prevenidas	Unidade monetária ($)	$/ano de vida salvo
Custo-utilidade	Anos de vida ajustados para qualidade (QALY)	$	$/AVAQ
Custo-minimização	–	$	$
Custo-benefício	Conversão para unidade monetária ($)	$	$

Fonte: Polanczyk & Toscano. In: Brasil. Ministério da Saúde. Avaliação econômica em saúde. Brasil, 2008:21.

benefícios e custos. Da mesma maneira, quando a informação estatística é pouco fiável, revela-se útil discutir os resultados com o uso de um conjunto de valores alternativos tidos como razoáveis. Em ambos os casos, o objetivo é o mesmo: ponderar adequadamente a incerteza. Se após a realização de uma análise de sensibilidade os resultados quantitativos do estudo forem insensíveis às alterações ensaiadas – e estas forem razoáveis –, afirma-se que as conclusões da avaliação são robustas (PEREIRA, 2002). Em síntese, respondendo a questão disposta no início deste tema, pode-se dizer que a avaliação econômica é importante simplesmente porque os recursos – pessoas, tempo, instrução, imóveis e equipamentos – são escassos (DRUMMOND et al., 2001).

Análise econômica e tomada de decisão

Nos meios assistenciais está cada vez mais presente a ideia da necessidade da avaliação econômica como decorrência da limitação dos recursos disponíveis, que serão sempre limitados e menores do que as necessidades potenciais ou do que a demanda de intervenções sanitárias. Os serviços de saúde dispõem de uma limitada quantidade de recursos que devem ser usados segundo critérios de equidade e, por conta disso, é um imperativo ético otimizar o benefício gerado pelo emprego dos recursos.

As análises epidemiológicas para determinação da eficácia e da efetividade das intervenções e das análises econômicas, que calculam a relação entre os efeitos e os custos incorridos, são instrumentos adequados para a tomada de decisões. Nesse aspecto, é da maior relevância que gestores, prestadores de serviços e profissionais do setor saúde conheçam de modo suficiente os fundamentos básicos da avaliação econômica da saúde para adoção dessa ferramenta em sua prática profissional.

A avaliação econômica da saúde torna possível diminuir as arbitrariedades na tomada de decisões sobre o uso dos recursos disponíveis, configurando-se como um instrumento essencial e indispensável para melhorar a prática em saúde e também para a obtenção de melhores resultados a um custo assumível pela comunidade.

A *avaliação econômica* está centrada na determinação da eficiência. A eficiência consiste, precisamente, na relação entre os benefícios obtidos em termos de saúde e os recursos utilizados. Constitui um instrumento útil para o decisor que quer maximizar a eficiência social de suas decisões. Algumas pessoas consideram ser pouco ético mesclar a saúde e a saúde pública com o dinheiro. Quanto a isso, cabe argumentar que a avaliação econômica não se preocupa com o dinheiro em si, mas com os recursos. O dinheiro, nesse contexto, não é mais do que uma unidade de medida conveniente para tornar mensuráveis efeitos heterogêneos. Ignorar a limitação de recursos (talvez um enfoque romântico da política sanitária) não elimina a dita limitação, e o resultado final é uma alocação de recursos menos ótima do que seria possível. Nesse sentido, pode-se afirmar que o que não é ético é pretender ignorar uma realidade incômoda ou desagradável quando dela se desprende um possível prejuízo para a sociedade (BADIA & ROVIRA, 1994). Em última instância, o critério de eleição para a economia do bem-estar é a maximização do bem-estar social. Considera-se que esse bem-estar social não é mais que a soma do bem-estar de cada um dos indivíduos da sociedade (BADIA & ROVIRA, 1994).

Saliente-se que a *análise de custo-benefício* (ACB) é o único enfoque cujos resultados informam, pelo menos em teoria, acerca do interesse social de uma opção em si, isto é, em termos absolutos, porque todos os efeitos são expressos em unidades monetárias homogêneas, o que possibilita calcular o benefício social líquido. O problema é que, amiúde, é impossível valorar monetariamente todos os efeitos, seja por falta de informação, seja porque sua valoração monetária não resulta crível. Por essa razão, no campo sanitário aplicam-se com mais frequência outros enfoques que não exigem a valoração monetária da saúde (BADIA & ROVIRA, 1994).

Ainda que se aceite que o ensaio clínico consiste na melhor fonte de informação sobre a eficácia e a seguridade dos medicamentos, quando se quer basear a avaliação econômica nos resultados de um ensaio clínico apresenta-se um certo número de problemas derivados dos distintos objetivos do ensaio clínico e da avaliação econômica. Em primeiro lugar, e ao contrário do ensaio clínico, a avaliação econômica está mais interessada na efetividade do que na eficácia; em segundo lugar, o resultado final primário da avaliação econômica é, normalmente, distinto do resultado final do ensaio clínico; em terceiro lugar, o ensaio clínico usa, frequentemente, a opção terapêutica do placebo e não outras opções tecnicamente possíveis como opção de referência para determinar a eficácia de um novo medicamento; em quarto lugar, o tamanho da amostra requerido para os ensaios clínicos, de acordo com seus objetivos, é demasiado pequeno e o período de seguimento é muito curto para a determinação do efeito completo do tratamento sobre a sobrevivência e a qualidade de vida a longo prazo. Outro problema é que os procedimentos aplicados nos ensaios clínicos estão muito protocolados e não refletem, necessariamente, a utilização previsível dos recursos na prática clínica habitual (BADIA & ROVIRA, 1994).

Por outro lado, tem aumentado o esforço de conjugação dos resultados obtidos das árvores de decisão, assinalando as probabilidades de desfechos diante das alternativas de intervenção com os elementos de custos de cada intervenção e suas devidas implicações sociais e econômicas. Com frequência, os valores dos parâmetros ou das variáveis necessárias para o cálculo dos efeitos de uma opção não são conhecidos com certeza. Uma maneira de abordar esse problema é mediante a utilização de uma *análise de sensibilidade* que, em sentido amplo, consiste no cálculo dos resultados, sob diversas hipóteses, quanto ao valor das variáveis ou parâmetros incertos (BADIA & ROVIRA, 1994).

Ainda que exista uma aceitação, aparentemente crescente, da importância da avaliação econômica para a tomada de decisões e o número de estudos realizados esteja crescendo de modo exponencial, a evidência sobre a utilização real dos resultados de avaliação econômica nos processos reais de tomada de decisões é bem mais escassa. Por outro lado, tampouco existe uma percepção clara da relação que deve se dar entre determinados resultados de uma análise de avaliação econômica e as decisões concretas (BADIA & ROVIRA, 1994).

No caso da *análise de minimização de custos*, as implicações são muito evidentes. Em primeiro lugar, as opções comparadas serão, normalmente, excludentes, pois seus objetivos e efeitos são idênticos, por definição. Na medida em que se aceite o objetivo, a regra de decisão evidente consiste em eleger a opção que tenha menor custo líquido (BADIA & ROVIRA, 1994).

Numa *análise de custo-benefício*, se as opções são excludentes, deve-se eleger a que proporcione maior benefício, ou valor atual líquido, sempre que seja positivo, isto é, sempre que os benefícios sejam superiores aos custos. No caso em que as opções não sejam excludentes, dever-se-ia, em teoria, alocar recursos a todos aqueles que têm um benefício líquido positivo. Se existe uma limitação de recursos, por exemplo, um orçamento fixo, o critério de maximização do bem-estar requereria ordenar as opções por valor decrescente do quociente "benefício líquido/recursos orçamentários" e, em continuação, selecionar as opções de maneira sequencial até esgotar o orçamento disponível (BADIA & ROVIRA, 1994).

No caso da ACE e da ACB, se as opções não são excludentes, deve-se ordenar segundo o valor crescente do quociente custo/efetividade – por exemplo, custo líquido por hepatite evitada ou por ano de vida ou AVAQ ganho – e alocar os recursos disponíveis por esta ordem até esgotá-los. O marco de decisão implícito é que o decisor dispõe de um orçamento limitado e tenta maximizar a correspondente variável de efetividade. Se as opções são excludentes, o procedimento de decisão é iniciado com a eliminação das opções dominadas, deixando somente as dominantes. Uma opção se define como dominada se existe outra de igual ou maior efetividade e menor custo. No caso contrário, a opção se define como dominante (BADIA & ROVIRA, 1994).

A *avaliação econômica* proporciona uma informação que possibilite que o controle do gasto em saúde seja levado a termo de uma maneira mais racional do que com outros enfoques, como os cortes orçamentários indiscriminados, o retardo nos pagamentos ou o racionamento mediante listas de espera (BADIA & ROVIRA, 1994).

A relação entre medicamentos e economia é objeto de estudo da farmacoeconomia. Esta representa uma área da Economia da Saúde que foi usada de maneira intuitiva durante muitos anos, emergindo como disciplina no final da década de 1980 devido ao agravamento da crise financeira do setor da saúde e dos custos associados aos medicamentos.

A farmacoeconomia apresenta a *descrição e análise de custos da terapia medicamentosa para o sistema de saúde e sociedade.* Neste conceito ampliado, o termo engloba todos os aspectos econômicos dos medicamentos: seu impacto na sociedade, na indústria químico-farmacêutica, nas farmácias, nos formulários nacionais, o que comporta dizer que quase todas as áreas relacionadas com medicamentos estão conectadas a questões econômicas.

No âmbito dos medicamentos, existem vários fatores que tornam possível prever que a tendência ao incremento do gasto e a pertinência da avaliação econômica serão especialmente importantes. Os novos medicamentos podem ser considerados, habitualmente, seguros e eficazes, porém também notavelmente custosos. Muitos deles podem ser prescritos a um grande número de pessoas durante longo tempo (terapia hormonal substitutiva, tratamento com hormônio de crescimento, AZT, eritropoetina etc.). Com frequência, seus efeitos são claramente benéficos e custo-efetivos para alguns grupos de pacientes potenciais, porém de interesse mais discutível para outros. Em geral, não substituem os tratamentos habituais, mas a eles se adicionam, e quando os substituem não podem dar lugar a uma economia, mas a um incremento do custo do tratamento (BADIA & ROVIRA, 1994).

A avaliação econômica pode proporcionar informação importante para uma ampla variedade de decisões relacionadas com o uso do medicamento: registro, seleção de indicações e doses apropriadas, duração do tratamento, forma de administração e seguimento e estabelecimento do preço e do financiamento público do próprio (BADIA & ROVIRA, 1994).

A necessidade de estabelecer prioridades no setor sanitários torna aconselhável a avaliação sistemática dos programas sanitários. Visto que não é possível financiar todos os tratamentos que fazem algum bem, parece que um possível critério a ser usado consiste em financiar aqueles que produzem um benefício líquido (benefício – custo) maior (PINTO PRADES, 1998).

Acatar que a saúde não é um bem absoluto justifica o emprego da avaliação econômica para a tomada de decisões. A avaliação econômica nem sempre oferece respostas simples e indiscutíveis; no entanto, reforça a explicação de informações e as suposições e conceitos de valores que exigem um raciocínio lógico e dos quais o decisor pode haver sido conscientizado anteriormente (CEARÁ, 2001). A justificativa fundamental da avaliação econômica é que os recursos são limitados com relação às suas aplicações benéficas potenciais. Daí por que, para maximizar o bem-estar social, é necessário ter em conta todos os efeitos daquelas decisões que afetam direta ou indiretamente a alocação dos recursos.

A avaliação econômica torna possível articular, de um modo sistemático e explícito, toda a informação disponível para efetuar determinada escolha, incluídos os juízos de valores, inevitáveis em qualquer processo racional de tomada de decisão. Na tomada de decisão em saúde pública, as características de coortes populacionais ou de indivíduos influenciam os valores dos resultados esperados para a análise de decisão. As probabilidades usadas para rastreamentos específicos e efetividade da intervenção num modelo de árvore de decisão devem refletir a população à qual o modelo é aplicado. Uma vez que a evidência direta de efetividade raramente está disponível, a estimação das probabilidades para a análise da efetividade da prevenção é importante e deve ser feita cuidadosamente (HADDIX et al., 1996).

Segundo Haddix et al. (1996), os modelos analíticos devem ser construídos de modo a descrever, explicitamente, todos os passos importantes numa decisão. Devem ser obtidas probabilidades para cada uma das variáveis num modelo de decisão. Quando as estimativas não estão prontamente disponíveis na literatura publicada, opinião de *experts*, ou em estudos pontuais, estimativas plausíveis podem ser utilizadas. A análise de sensibilidade deve ser sempre efetuada para determinar se as decisões seriam alteradas numa faixa plausível de variação para cada variável. Nesse caso, a pesquisa deve ser focalizada sobre as variáveis críticas para as quais se fazem necessárias estimativas mais precisas.

As mudanças na política sanitária podem ter os seguintes objetivos: (a) melhorar a saúde e (b) alterar o financiamento e a responsabilidade nos serviços sanitários. Os objetivos das mudanças na política de atenção sanitária podem incluir: delegar a responsabilidade na tomada de decisões sobre o uso de recursos; aumentar o número de pessoas que participam da tomada de decisões sobre os recursos; aumentar os incentivos para conseguir uma maior eficiência; definir e reforçar as responsabilidades; melhorar os resultados ante os objetivos; alterar o sistema de arrecadação de fundos para a atenção sanitária (por exemplo, introduzindo aumento nos pagamentos); e melhorar a assistência aos pacientes. Ainda que essas mudanças possam ser políticas, isto é, decididas por políticos, têm consequências para a gestão (GRAY, 1997).

Os gestores também podem introduzir mudanças, seja para aumentar a eficiência e a qualidade, seja para a obtenção dos objetivos políticos, utilizando os recursos disponíveis, porém essas mudanças têm somente efeitos indiretos na tomada de decisão clínica. O objetivo geral dessas mudanças na gestão em saúde é aumentar a eficiência, a qualidade, a responsabilidade e a aceitação (GRAY, 1997).

EPIDEMIOLOGIA CLÍNICA E GESTÃO CLÍNICA

O homem vê somente os efeitos. As causas, até as mais próximas, lhe são desconhecidas. Unicamente uns poucos, mais experimentados, mais atentos, que penetram mais fundo, logram acaso ver de onde brota o efeito.
(Goethe – 1749-1832).

A epidemiologia clínica consiste na aplicação de princípios e métodos epidemiológicos na prática médica diária. De origem relativamente recente, a disciplina ainda está refinando métodos desenvolvidos na epidemiologia e integrando-os

à clínica médica. A epidemiologia clínica é uma das ciências médicas básicas, embora não reconhecida por muitas escolas médicas. A disciplina trata do método usado por clínicos para avaliar o processo e o resultado de seu trabalho médico (BEAGLEHOLE et al., 1996).

A epidemiologia clínica lida mais com uma população definida de pacientes do que com uma população baseada na comunidade. Desempenha um papel importante no aperfeiçoamento da prática clínica de médicos, enfermeiros, fisioterapeutas e muitos outros profissionais de saúde. A justificativa para a disciplina é que a tomada de decisão clínica deve ser baseada em princípios científicos seguros. Seus temas centrais são: definição de normalidade e anormalidade; acurácia dos testes diagnósticos; história natural e prognóstico das doenças; efetividade do tratamento; e prevenção na prática clínica (BEAGLEHOLE et al., 1996).

A decisão clínica, diagnóstica ou terapêutica, ocupa o centro do cenário sanitário. A cada dia se aloca a maior parte dos recursos sanitários a partir dos milhares de decisões clínicas que são tomadas em condições de incerteza. A decisão clínica, como qualquer decisão, pode ser decomposta em quatro fases distintas: (a) coleta de informação sobre as alternativas; (b) eleição de alternativa; (c) implantação da decisão; e (d) monitoramento do impacto da decisão. Habitualmente, denominam-se gestão da decisão as fases primeira e terceira e controle das decisões as fases segunda e quarta. Sempre que quem decide não suporta diretamente as consequências de suas decisões, a gestão das decisões e o controle das decisões recaem em duas pessoas distintas. Curiosamente, na clínica, e apesar de o médico não suportar diretamente as consequências de suas decisões (por exemplo, as consequências econômicas), não se produz a citada divisão do processo decisório que se acha na base do controle interno das organizações. Esse reconhecimento organizativo do caráter profissional da decisão clínica é o que confere a centralidade à gestão clínica no conjunto da gestão sanitária.

Diferentemente dos outros tipos de gestão sanitária (a política sanitária ou gestão pública, a gestão sanitária macro e a gestão de centro, ou gestão sanitária meso), a gestão clínica, ou gestao sanitária micro, é específica do setor sanitário e tem as ciências médicas como referência disciplinar fundamental (ORTÚN, 1996).

A eficiência clínica, marca do virtuosismo em medicina, passa pela maximização da qualidade da atenção e da satisfação dos usuários, com os menores custos sociais possíveis. A eficiência tem dimensão temporal, é dinâmica: melhora à medida que se inova em resposta às mudanças demográficas, em morbidade, em tecnologia, em costumes e preferências e em recursos disponíveis (BUGLIOLI & ORTÚN, 2001). Sem eficiência clínica, não pode haver eficiência sanitária. Um sistema sanitário funcionará bem se quem alocar a maior parte de seus recursos (os clínicos) tiver a informação e os incentivos requeridos para tomar decisões custo-efetivas (BUGLIOLI & ORTÚN, 2001).

O comportamento profissional dos médicos, que determina fundamentalmente a alocação de recursos sanitários, está sujeito a uma ética – entendida como a série de comportamentos que uma profissão considera aceitáveis – com seu correspondente sistema de controles por colegas e seus mecanismos sancionadores – recompensas e ostracismos. A todo médico cabe a satisfação de resolver problemas, curar às vezes, paliar em certas ocasiões e consolar sempre. O conteúdo de seu trabalho se enriquece com o progresso científico. Quem alcança certo nível de virtuosismo e os que publicam ganham reconhecimento profissional; quem descobre ou inova tem o reconhecimento intelectual de estar entre os primeiros, primícia às vezes laureada com eponímia e, mais frequentemente, com distinções e prêmios (ORTÚN & LLANOS, 1998). Esse comportamento profissional será afetado pelas mudanças tecnológicas, demográficas e epidemiológicas, assim como por mudanças nas organizações sanitárias (BUGLIOLI & ORTÚN, 2001).

Conceitualmente, a *decisão médica* representa a eleição da melhor opção ao avaliar o risco, ao tratar os pacientes ou ao prognosticar. A *tomada de decisões médicas* é um processo por meio do qual se chega a uma decisão médica concreta, como último resultado ou ponto final de tal processo. A análise de decisão aborda precisamente essas decisões, sendo uma aproximação metódica à tomada de decisões sob condições de incerteza (ORTÚN, 1992; JENICEK, 1996). Definitivamente, conhecendo as limitações do sistema computacional humano e dada a crescente exigência da eficácia, categoriza León (1998) que a técnica da análise de decisão se configura como uma ferramenta útil de apoio ao juízo médico.

Uma ferramenta para direcionar a tomada de decisões é constituída pelos algoritmos clínicos, que são protocolos escritos passo a passo para a gestão sanitária; consistem numa descrição explícita dos passos a seguir para a atenção a um paciente numa situação determinada (JENICEK, 1996). Desdobramentos importantes para o conhecimento no campo da saúde têm sido representados pelo uso da metanálise e o avanço propiciado pela medicina baseada na evidências. Em psicologia e educação, de onde se originou, a metanálise consiste no processo de utilização de métodos estatísticos que combinam resultados de diferentes estudos. O procedimento original, a princípio, não prestou muita atenção às diferentes características ou à qualidade dos estudos originais. Em medicina e ciências da saúde relacionadas, consiste na avaliação e síntese sistemática, organizada e estruturada de um problema de interesse com base nas análises de muitos estudos independentes sobre um problema. Tem distintas aplicações, como causa de uma doença, efeito de um tratamento, método diagnóstico, prognóstico etc. (JENICEK, 1996).

A metanálise em medicina deve ter dois componentes: metanálise qualitativa e metanálise quantitativa. Um terceiro elemento da metanálise em medicina consiste na integração de seus resultados qualitativos e quantitativos. A metanálise qualitativa é uma aplicação sistemática e uniforme de critérios predeterminados de qualidade, como cobertura dos dados, ausência de vícios, erros aleatórios e análise estatística e interpretação adequadas. A metanálise quantitativa consiste na integração estatística da informação numérica de um te-ma determinado, refletido pelos resultados de vários estudos independentes. A homogeneidade dos achados ou da estimação da magnitude do efeito está entre as principais características da metanálise quantitativa. São objetivos da metanálise em medicina: confirmar informação, encontrar erros, buscar achados e encontrar novas ideias para futuras investigações (JENICEK, 1996).

Em resumo, pode-se dizer que alguns dos problemas mais cruciais da medicina moderna são oriundos da falta de base crítica, que tem caracterizado a maior parte de sua história, agudizando-se de maneira progressiva a partir da introdução em massa e cega de tecnologias sanitárias em sua prática clínica e das mais amplas necessidades da população em matéria de saúde. Os profissionais dispõem de um grande bloco de conhecimentos e procedimentos para cumprir seus objetivos, porém deparam com a inexistência de critérios suficientemente válidos para fazê-los servir com eficácia e eficiência. Os recursos necessários são cada vez maiores e difíceis de conseguir, e os recursos obtidos suficientemente medíocres ou desconhecidos para permitir-se ao luxo de permanecer impassível. Têm surgido múltiplas iniciativas para afrontar essa situação, sendo uma das mais promissoras a medicina baseada em evidências (MBE) (BONFILL COSP, 1998).

São três as tendências fundamentais atualmente presentes na medicina: um crescente apoio da prática na evidência científica, referida como medicina baseada em evidências; orientação para as utilidades do usuário; e interiorização do custo social de oportunidade nas decisões clínicas. Assim, como a primeira tendência conta com uma correlação de forças sociais favorável, a segunda e a terceira exigem uma atuação pública capaz de impulsioná-las (BUGLIOLI & ORTÚN, 2001).

O desenvolvimento da MBE vem motivado por quatro evoluções sociais distintas, ainda que inter-relacionadas: consciência de amplas variações na prática médica (VPM), não explicáveis por diferenças na morbidade das populações; a preocupação pela efetividade das práticas médicas, que aumenta na presença de uma fortíssima inovação tecnológica (em produtos, não em processos) que, sem dúvida, tem impacto decrescente sobre a saúde; as políticas de contenção de custos; e a maior facilidade para acessar a informação (BUGLIOLI & ORTÚN, 2001).

O financiamento público da saúde, por motivos de eficiência e equidade, tem entronizado a responsabilidade clínica não ante um paciente, mas diante do conjunto de todos eles. Se fazer o melhor possível por um paciente pode contradizer o modo de conseguir o melhor para o conjunto dos pacientes, a consideração do benefício sanitário, que deixa de ser obtido na melhor alternativa clínica disponível, torna-se, assim, inevitável. O custo da oportunidade – dimensão social – há de interiorizar-se na decisão clínica – atuação individual (BUGLIOLI & ORTÚN, 2001).

Considerar o benefício, diagnóstico ou terapêutico, que se deixa de obter na melhor alternativa razoavelmente disponível constitui uma maneira de assegurar que se obtém o máximo resultado, em termos de impacto no bem-estar, a partir de recursos determinados. O verdadeiro custo da atenção sanitária não são o dinheiro nem os recursos que o dinheiro mede. São os benefícios sanitários – paliação de sintomas, recuperação funcional, maior esperança de vida – que poderiam até ser conseguidos, sem essas moedas, se houvesse sido utilizada a melhor alternativa. O custo de oportunidade pode se aproximar através dos preços ou por outros mecanismos, quando os primeiros não existem. Maiores dificuldades apresentam a conceitualização e a medição dos benefícios (BUGLIOLI & ORTÚN, 2001).

Torna-se conveniente distinguir os benefícios na decisão diagnóstica e terapêutica. Numa decisão diagnóstica, o benefício é medido em termos de redução de incerteza: um paciente tem ou não tem uma condição, desde o início do processo hipotético-dedutivo de diagnóstico (BUGLIOLI & ORTÚN, 2001).

Nas decisões terapêuticas, "o benefício é medido em termos de efetividade. Essa efetividade tem, como mínimo, um par de dimensões: quantidade e qualidade de vida. A consideração do custo de oportunidade supõe uma reflexão acerca do benefício do tratamento, que está sendo considerado em sua melhor alternativa disponível" (BUGLIOLI & ORTÚN, 2001, p. 86).

Aspectos conceituais e metodológicos relativos à epidemiologia clínica podem ser descobertos em textos específicos, como os de Fletcher et al. (1996) e Sackett et al. (1985) e no Capítulo 8 desta edição, que enfatiza sua associação com a MBE (veja também o Capítulo 9). Recomenda-se igualmente a leitura da Seção 3 – *Análise de decisão clínica e economia da saúde*, contida em Nita et al. (2010).

FINANCIAMENTO DA SAÚDE

Gasta-se muito – porém mal – com saúde no Brasil.

Bases tributárias e financiamento

A promoção das políticas públicas depende da arrecadação dos governos a partir de suas bases fiscais diretas ou indiretas. As bases diretas de tributação retratam fluxos (renda) e estoques (propriedade, capital etc.) de riqueza recebidos e mantidos pelos agentes econômicos. Essas bases dão origem aos chamados impostos diretos, como o imposto de renda, o imposto sobre heranças etc. Em geral, costumam assegurar algumas vantagens: tendem a ser menos regressivas e não são inflacionárias, dada a dificuldade de repassá-las aos preços. Entretanto, os impostos diretos podem revelar alguns transtornos, como a dificuldade de tributação das atividades do mercado informal. Com respeito à equidade, as bases diretas são perfeitas para o financiamento da saúde, tendo em consideração que se complementam do ponto de vista da simetria social (MEDICI, 2002).

A utilização de uma base direta para financiamento de despesas vinculadas à saúde não tem sido uma solução convencional, no que se refere às receitas públicas, e é importante expressar que poucos governos têm usado impostos diretos para financiar, exclusiva ou vinculadamente, políticas de saúde, pois preferem manter essa fonte para fazer frente a sua

liberdade e flexibilidade alocativa, ou seja, empregar tais recursos para cobertura de suas prioridades temporais a cada momento (MEDICI, 2002).

As bases indiretas de tributação e seus impostos decorrentes (ditos impostos indiretos) são aquelas que incidem sobre a produção, a circulação e o consumo de mercadorias. Essas bases costumam ser mais regressivas, dada a complexidade no diferenciamento de grupos sociais a partir de níveis de consumo. Além disso, é mais fácil repassar as bases indiretas de tributação aos preços, notadamente em economias nas quais o grau de monopólio é elevado (MEDICI, 2002).

Financiamento é o processo de obtenção de recursos ou fundos necessários para a execução de um gasto (ou a realização de uma inversão) que está orientado para a obtenção de um objetivo determinado. No âmbito sanitário, aplica-se ao conjunto de fluxos monetários que, procedentes das famílias ou empresas, são canalizados direta ou indiretamente aos provedores de recursos como consequência da prestação de serviços sanitários. O financiamento da saúde pode ser público ou privado: o público caracteriza-se por ser coercitivo (principalmente impostos e cotizações obrigatórias à seguridade social) e o privado, por permitir ao usuário exercer sua soberania (pagamentos diretos a provedores de serviços e prêmios de seguros voluntários de assistência sanitária) (RUBIO CEBRIÁN, 1995).

Expansão e racionalização dos gastos em saúde

A 34ª Assembleia Mundial da Saúde instituiu 12 parâmetros para avaliação da situação sanitária dos países, dentre os quais consta o de que o Produto Nacional Bruto (PNB) por habitante ultrapasse os US$ 500, e recomendou a seus Estados membros que despendam, com o setor saúde, pelo menos 5% de seus PNB ou PIB (OMS, 1981).

As principais causas listadas como fatores de elevação dos custos do setor saúde, ao longo da fase áurea do *Welfare State*, são: extensão horizontal e vertical de cobertura; envelhecimento da estrutura etária da população; transformações nas estruturas de morbimortalidade com a perda de importância das doenças infectocontagiosas e sua substituição por doenças cronicodegenerativas; mudanças no campo da tecnologia médica, nas funções de produção em saúde, e seus impactos na produtividade; fatores socioeconômicos e culturais; e estruturas securitárias (MEDICI, 1994).

Segundo Ortún (1992), o aumento do gasto sanitário nos países desenvolvidos pode ser descrito como resultado de: (a) contínua elevação dos preços, em geral (inflação), e outra específica de cada subsetor sanitário; (b) maior densidade de testes diagnósticos e tratamentos por processo (otite média, infarto do miocárdio); (c) maior utilização (frequência hospitalar, consumo de medicamentos, contatos com o médico etc.); e (d) crescimento da população. Ortún (1992) explica que os fracos avanços na produtividade, por pessoa empregada no setor saúde, compõem uma das hipóteses explicativas do aumento das despesas com saúde. A produtividade por pessoa reflete, em sua evolução, as mudanças na proporção de fatores utilizados (capital e trabalho), as substituições entre fatores e as variações na eficiência econômica.

No setor saúde, as mudanças na proporção de fatores usados têm sido essencialmente consequência da introdução de nova tecnologia, que permite novas prestações, e as substituições de trabalho por capital têm se limitado praticamente aos serviços auxiliares e aos serviços centrais de diagnóstico dos hospitais. A atenção em saúde continua sendo um processo personalizado bastante artesanal que recorre a procedimentos de diagnóstico e de tratamento cada vez mais dispendiosos.

Tendo em mente que os gastos com saúde e os custos correspondentes dos sistemas de saúde tendem a implementar mais do que os índices de preços e que a partir de um determinado nível de saúde o aumento dos gastos de saúde não traz maiores incrementos na esperança de vida da população, torna-se necessário definir medidas que possibilitem racionalizar os gastos com saúde. Muitas dessas medidas têm sido testadas no contexto dos países desenvolvidos, ainda que algumas delas tenham impactos na redução dos níveis de saúde (MEDICI, 2002).

Sabe-se que um dos princípios básicos da economia da saúde é o de incorporar medidas racionalizadoras que proporcionem redução de custos sem produzir impactos negativos nos níveis de saúde. O objetivo das medidas racionalizadoras é aumentar a eficiência dos serviços, sem incorrer em prejuízos na eficácia (no alcance das metas planejadas) ou na efetividade (no alcance coletivo das ações médico-sanitárias) (MEDICI, 2002). Considerando que as distorções que induzem o aumento dos gastos com saúde podem ser oriundas de dois fatores básicos – (a) do comportamento dos médicos e (b) do comportamento dos usuários dos serviços –, intervenções podem ser direcionadas para a contenção das despesas encetadas por provedores, prestadores e consumidores dos serviços de saúde (MEDICI, 2002).

Com efeito, tem sido apontado com frequência que a criação de hábitos de consumo excessivo dos serviços de saúde tem produzido desperdício e elevação dos custos de saúde em proporções indesejadas. Nesse tocante, algumas soluções vêm sendo recomendadas pelo lado da oferta, com o propósito de ajustar o consumo dos serviços de saúde, como taxas moderadoras, copagamento, tetos máximos, franquias, pré-pagamento etc. (MEDICI, 2002).

Financiamento da saúde no Brasil

Apesar dos esforços envidados por parte de alguns políticos interessados na questão saúde e de muitos especialistas em saúde pública, não foi estipulada a proporção do orçamento geral da União que deveria ser alocada ao setor saúde, ao contrário do que ocorreu com o setor educação, que garantiu 18% da receita tributária (Brasil – Constituição Federal, 1988). Desse modo, a dotação para a saúde é variável, dependendo a definição do *quantum* de recursos que será disponível para o setor das negociações técnicas, e sobretudo políticas. Tentativas de estabelecer fontes de receitas específicas para o setor saúde têm sido malogradas até recentemente, e

mesmo a CPMF (Contribuição Provisória sobre Movimentação Financeira) – instituída com tal propósito – não serviu para agregar numerários aos existentes, pois teve um efeito substitutivo de outras fontes, praticamente conservando os valores anteriormente consignados. Parte do arcabouço normativo e do ordenamento jurídico com vistas a garantir o suprimento regular de fundos para a saúde, que culminou na promulgação da Emenda Constitucional 29, de 13 de setembro de 2000, é reproduzida a seguir:

Da Lei Orgânica da Saúde (Lei 8.080, de 19 de setembro de 1990) salienta-se:

Art. 33. Os recursos financeiros do Sistema Único de Saúde (SUS) serão depositados em conta especial, em cada esfera de sua atuação, e movimentados sob fiscalização dos respectivos Conselhos de Saúde. Na esfera federal, os recursos financeiros, originários do Orçamento da Seguridade Social, de outros Orçamentos da União, além de outras fontes, serão administrados pelo Ministério da Saúde, através do Fundo Nacional de Saúde.

Art. 34. As autoridades responsáveis pela distribuição da receita efetivamente arrecadada transferirão automaticamente ao Fundo Nacional de Saúde (FNS), observado o critério do parágrafo único deste artigo, os recursos financeiros correspondentes às dotações consignadas no Orçamento da Seguridade Social, a projetos e atividades a serem executados no âmbito do Sistema Único de Saúde (SUS).

Art. 35. Para o estabelecimento de valores a serem transferidos a Estados, Distrito Federal e Municípios, será utilizada a combinação dos seguintes critérios, segundo análise técnica de programas e projetos: I – perfil demográfico da região; II – perfil epidemiológico da população a ser coberta; III – características quantitativas e qualitativas da rede de saúde na área; IV – desempenho técnico, econômico e financeiro no período anterior; V – níveis de participação do setor saúde nos orçamentos estaduais e municipais; VI – previsão do plano quinquenal de investimentos da rede; VII – ressarcimento do atendimento a serviços prestados para outras esferas de governo. Metade dos recursos destinados a Estados e Municípios será distribuída segundo o quociente de sua divisão pelo número de habitantes, independentemente de qualquer procedimento prévio. Nos casos de Estados e Municípios sujeitos a notório processo de migração, os critérios demográficos mencionados nesta lei serão ponderados por outros indicadores de crescimento populacional, em especial o número de eleitores registrados.

(CARVALHO & SANTOS, 1995)

A Norma Operacional Básica de 1996 (NOB/96) previu duas formas para a habilitação dos municípios junto ao SUS: gestão plena da atenção básica e gestão plena do sistema municipal. A NOB/96 possibilitou, ainda, a implantação, em 1998, do Piso Assistencial Básico (PAB), isto é, "um valor *per capita* que, somado às transferências estaduais e aos recursos próprios dos municípios, deverá financiar a atenção básica da saúde", acrescido de uma parte variável destinada ao incentivo, inicialmente, das seguintes intervenções: Ações Básicas de Vigilância Sanitária, PACS/PSF e Programa de Combate às Carências Nutricionais (ROUQUAYROL, 2003).

A Norma Operacional da Assistência à Saúde (NOAS-SUS 01/2002), por sua vez, dispõe:

Para o financiamento do elenco de procedimentos da Atenção Básica Ampliada, foi instituído o PAB Ampliado, e seu valor definido em portaria do Ministério da Saúde, sendo que os municípios que hoje já recebem o PAB fixo em valor superior ao PAB Ampliado não sofrerão alteração no valor *per capita* do PAB fixo destinado ao seu município (item 7.4). Os municípios já habilitados nas condições de gestão da NOB 01/96 estarão aptos a receber o PAB Ampliado, após assumirem a condição de Gestão Plena da Atenção Básica Ampliada – GPAB-A, mediante avaliação pela Secretaria Estadual de Saúde, aprovação pela CIB, e homologação pela Comissão Intergestores Tripartite – CIT (item 7.5).

NOAS-SUS 01/2002 definiu um conjunto mínimo de procedimentos de média complexidade como primeiro nível de referência intermunicipal, com acesso garantido a toda a população no âmbito microrregional, ofertados em um ou mais módulos assistenciais, que compreende as atividades ambulatoriais de apoio diagnóstico e terapêutico (M1) e de internação hospitalar, detalhadas em seu Anexo 3 (item 8).

O financiamento federal do conjunto de serviços do M1 adotará a seguinte lógica (item 9): 1. O financiamento das atividades ambulatoriais de apoio diagnóstico e terapêutico (M1) será feito com base na programação de um valor *per capita* nacional mínimo, definido em portaria do Ministro da Saúde; 2. O financiamento das internações hospitalares será feito de acordo com o processo de Programação Pactuada e Integrada, conduzido pelo gestor estadual, respeitado o Limite Financeiro Global da Assistência de cada Unidade da Federação; 3. Para apoiar o processo de qualificação das regiões/microrregiões e garantir os recursos *per capita* para o financiamento dos procedimentos mínimos da média complexidade (M1) para toda a população brasileira, o Ministério da Saúde adicionará recursos ao Limite Financeiro dos Estados, conforme definido em portaria específica, sendo que a destinação destes recursos estará descrita na PPI dos estados e do Distrito Federal, devendo sua incorporação ao Limite Financeiro dos Estados ocorrer na medida em que forem efetivadas as qualificações das regiões/microrregiões assistenciais; 4. Serão qualificadas apenas as regiões/ microrregiões nas quais a PPI estadual tenha definido a alocação dos recursos destinados ao financiamento dos procedimentos mínimos da média complexidade (M1) na(s) sede(s) de módulo(s) assistencial(is); e 5. Nas microrregiões não qualificadas, o financiamento dos procedimentos constantes do M1 desta norma continuará sendo feito de acordo com a lógica de pagamento por produção.

A Emenda Constitucional (EC) 29 alterou os artigos 34, 35, 156, 160 e 198 e estabeleceu, de modo gradual, graus de comprometimento financeiro para os níveis federal, estadual e municipal, para aplicação dos recursos financeiros mínimos nas ações e serviços públicos de saúde (ANDRADE, 2001; BARROSO 2001; BRASIL – Constituição Federal).

No tocante às vinculações, a EC 29/2000 estabeleceu, para a União, a destinação, no ano em que entrou em vigor (2002), do montante empenhado em ações e serviços públicos de saúde no exercício financeiro imediatamente anterior, acrescido de, no mínimo, 5%; para os 4 anos seguintes, o valor apurado no ano precedente corrigido pela variação nominal do PIB. Isso significa, para a União, um aumento de recursos para a saúde equivalente ao aumento real do PIB mais a inflação do ano, visando conservar a proporção

de gastos federais em saúde em referência ao PIB (BRASIL – EC 29/2000). Para os estados e municípios, os percentuais de vinculação definidos foram de 12% e 15%, respectivamente, da receita de impostos e de transferências recebidas, deduzindo-se, para o cálculo da base vinculável dos primeiros, as transferências realizadas para os municípios.

O gradualismo configurado na proposta para o alcance desses percentuais teve a intenção de evitar pressões iniciais sobre as finanças dessas esferas, permitindo-lhes um ajustamento gradativo para o cumprimento dessa nova exigência constitucional. Como regra geral, a EC 29/2000 dispõe que as esferas que destinam, atualmente, percentuais inferiores a 12%, no caso dos municípios, para seu financiamento deverão elevá-los gradualmente até o quinto ano após sua aprovação, reduzindo essa diferença à razão de, pelo menos, um quinto por ano. Como ponto de partida, prevê que, no primeiro ano da entrada em vigor da emenda, estados, Distrito Federal e municípios devem aplicar 7% de recursos da base de receitas vinculadas ao financiamento da saúde, o que pode exigir, das unidades que se situam muito abaixo desse percentual, maior esforço financeiro inicial.

Segundo Piola (1995), o gasto social federal foi da ordem de US$ 43,99 bilhões em 1986 e de US$ 54,94 bilhões em 1993, cabendo à Previdência as maiores somas, com US$ 24,86 bilhões (56,51%) e US$ 32,86 bilhões (56,51%), seguida pelo setor saúde, com US$ 8,26 bilhões (18,78%) e US$ 9,35 bilhões (17,01%), nesses anos. Por conta da proposta de saúde para toda a população inserida na Constituição brasileira de 1988, no período de 1987 a 1995, com algumas exceções intermitentes, o gasto com saúde teve aumento de 436%, passando de 3,3 para 14,5 bilhões de reais (valores em reais de dezembro de 1995), sendo esse incremento resultado, em sua maior parte, dos gastos crescentes do SUS (GALPER, 1996). De acordo com Medici (1994), entre 1990 e 1993 os gastos federais com saúde como porcentagem do PIB oscilaram de 1,5% (1992) a 2,55% (1989); esses valores, aliás, estão bem aquém do recomendado pela OMS (de 5% do PIB ou PNB) como parâmetro a ser alcançado na estratégia da "Saúde para Todos no Ano 2000".

O estudo de Fernandes Júnior (1996) observa que o Governo Federal aplicou no setor saúde, no período 1987 a 1994, recursos que corresponderam a um gasto *per capita* máximo de US$ 80,37 (1987) e mínimo de US$ 44,30 (1992) – faixa que se situa bem abaixo do patamar de US$ 500 indicado pela OMS com vistas à Atenção Primária de Saúde. De 1987 para 1995 foram majorados os gastos *per capita* com saúde (R$ 24,3 contra R$ 93,3) e os gastos *per capita* de saúde com crianças e adolescentes (R$ 30,8 e R$ 98,2) (GALPER, 1996). O maior volume de recursos financeiros é de origem federal, com a seguinte composição em 1995: Ministério de Saúde (74,6%), Fundação Nacional de Saúde (9,8%), Ministério da Educação – Universidades (9,2%) e outros ministérios e órgãos isolados (6,4%) (GALPER, 1996).

Os gastos estimados com saúde, segundo níveis, ficaram em bilhões de reais em 1990 e 1995 (federal: 4,1 e 14,5; estadual: 0,7 e 2,0; municipal: 0,6 e 3,2), indicando que no correr de apenas um lustro reduziram-se as participações relativas da União (de 75,93% para 72,86%) e dos estados (de 12,96% para 10,05%), enquanto a contribuição municipal avançou de 11,11% para 16,08% dos montantes globais de 4,1 e 14,5 bilhões de reais despendidos naqueles anos (GALPER, 1996).

Em 1999, o gasto federal em saúde como proporção do PIB brasileiro foi de 1,86%, tendo experimentado algumas retrações em anos subsequentes, porém em 2000 ascendeu a 1,94%. O gasto total em saúde no Brasil, como proporção do PIB em 2000, foi de 3,15%, com a distribuição por órbita administrativa: federal (1,87%), estadual (0,57%) e municipal (0,71%) (BRASIL, 2001).

Segundo Buss (1993), nos últimos anos houve uma importante expansão da assistência hospitalar no âmbito do SUS. De fato, de 1984 a 1991 o número de internações pagas pelo SUS aumentou 51,8%, enquanto o crescimento estimado da população foi de apenas 13,9%, produzindo um crescimento de 285,3% nas despesas, de maneira que os gastos do sistema aumentaram de US$ 745.6 milhões em 1984 para US$ 2.87 bilhões em 1991. O gasto médio por internação passou de US$ 83.43 em 1984 para US$ 211.74 em 1991, um crescimento, em dólares, de 153,8% no período de 7 anos contra uma inflação em dólar de 47% nesse período. O custo-dia médio passou de US$ 12.06 em 1984 para US$ 30.60 em 1991, o que representa um custo muito baixo em comparação ao de outros países (BUSS, 1993).

A assistência hospitalar no Brasil provida pelo Sistema SIH/SUS, no período de 1984 a 1991, demonstra: aumento significativo das internações (51,8%) contra um crescimento populacional de apenas 13,9%; aumento dos gastos totais de internação (285,3%), principalmente por conta do aumento do gasto médio por internação (US$ 83.43 em 1984 para US$ 211.74 em 1991); o total de dias de internação cresceu 51,8%; e o custo/dia, de US$ 12.06 em 1984, alcançou US$ 30.60 em 1991 (CASTELAR, 1995).

No Brasil, em 1991, de acordo com o Sistema SIH/SUS, o gasto médio com assistência hospitalar por habitante foi de US$ 19.66; por regiões, esses gastos foram os que se seguem: Norte: US$ 7.71; Nordeste: US$ 16.43; Sudeste: US$ 21.95; Sul: US$ 24.33; Centro-Oeste: US$ 20.98 (CASTELAR, 1995). Em 2000, no Brasil, o gasto médio do SUS por internação hospitalar foi de R$ 409,38, configurando nas regiões os seguintes valores: Norte: R$ 280,77; Nordeste: R$ 332,94; Sudeste: R$ 483,67; Sul: R$ 450,40; Centro-Oeste: R$ 381,03; nesse ano, o gasto médio do SUS por atendimento básico no Brasil foi de R$ 1,22, com as regiões apresentando os seguintes valores: Norte: R$ 1,08; Nordeste: R$ 1,15; Sudeste: R$ 1,30; Sul: R$ 1,29; Centro-Oeste: R$ 1,09 (BRASIL, MINISTÉRIO da SAÚDE – IDB 2001).

Os gastos totais, os gastos médios por internação, bem como o custo-dia, variaram enormemente de região para região do país. O Sudeste e o Sul tiveram gastos por internação superiores ao valor nacional médio, enquanto as regiões Norte e Nordeste lograram quantias mais baixas do que a média nacional (BUSS, 1993). Em 1995, considerando apenas os reembolsos hospitalares do SUS (SIH + SIA + semiplena), o gasto *per capita* do país foi de R$ 43,00, apresentando notáveis disparidades regionais: Norte: R$ 24,00; Nordeste: R$ 35,00; Sudeste: R$ 50,00; Sul: R$ 48,00; Centro-Oeste: R$ 42,00 (GALPER, 1996).

O SUS efetua os reembolsos às unidades hospitalares públicas e filantrópicas e privadas contratadas pela prestação de serviços, de maneira prospectiva, a partir de tabelas de procedimentos do SIA/SUS e das AIH (Autorização de Internamento Hospitalar). Essa modalidade de desembolso significou um avanço em relação ao modelo retrospectivo – usado, por exemplo, na época das GIH (Guia de Internamento Hospitalar) – que funcionava como um cheque em branco a favor do provedor, que passava ao Governo a conta do que gastara com o paciente hospitalizado.

Mesmo com o modelo prospectivo, em que os valores consignados para pagamento são preestabelecidos, o sistema é sobejamente vulnerável a distorções, conforme atestam denúncias corriqueiras na imprensa nacional e local, como internamentos fictícios, substituição de diagnósticos por outros que aportem maiores receitas, seleção de pacientes/doenças de baixa rentabilidade, subtração de procedimentos enquadrados nas AIH, excesso de partos cesarianos, apendicectomias com exame histopatológico negativo para apendicite etc.

É bem verdade que os valores pagos pelo SUS para muitos procedimentos são irrisórios, portanto aviltantes para o exercício profissional médico, e não reparam devidamente os custos correntes incorridos, e obviamente não remunerando o capital instalado. Essa situação pode até, talvez, funcionar como um indutor de fraude ao SUS, visto que os níveis ínfimos de retribuição percebida podem levar as instituições contratadas à insolvência financeira. Muitas entidades buscam alternativas de receitas via prestação de serviços a particulares, cooperativas médicas, empresas de medicina de grupo etc., enquanto outras optam pela desvinculação do SUS para cobrirem apenas pacientes particulares e de convênios especiais.

Espera-se que a consolidação do SUS, com a crescente implementação de municipalização da saúde e a instauração efetiva dos Conselhos Municipais de Saúde, bem como a maior independência na gestão dos recursos de saúde em nível municipal, torne possível o maior controle social e, por conseguinte, a melhor utilização dos recursos disponíveis. Por outro lado, a implementação da EC 29/2000 oferece expectativas bastante alvissareiras quanto ao aporte mais substancial, e sobretudo definido em lei, de recursos financeiros para a saúde, como demonstram estimativas escudadas em laboriosas e precisas simulações, intuindo-se disso o avanço do processo de democratização do acesso às ações e aos serviços de saúde para a população brasileira (BRASIL – EC 29/2000). Com efeito, estima-se um crescimento apreciável dos recursos destinados ao financiamento da saúde pelos três níveis de governo, da ordem de 42,3% em termos reais, um aumento de R$ 44,00 bilhões entre 1998 e 2004 ou de 25,3% em percentual do PIB (BRASIL – EC 29/2000).

Os governos estaduais figuram nesse quadro como as esferas das quais maior esforço será exigido para que sejam atingidos os percentuais estabelecidos na EC 29, já que deverão ampliar, também em termos reais, 65,7% dos recursos que destinaram à saúde em 1998, ou 45,9% em termos de porcentagem do PIB. Isso se explica pelos níveis mais reduzidos de gastos que atualmente realizam nessa área comparativamente aos demais entes federados (BRASIL – EC 29/2000). Para os municípios, estimava-se um crescimento real de 28,0% de seus gastos de 1998. O maior esforço será exigido dos que se localizam no interior – crescimento real de 32,4%, ou 16,6% em porcentagem do PIB – comparativamente aos das capitais – incremento de 17,5%, ou 3,5% em porcentagem do PIB (BRASIL – EC 29/2000).

A aprovação da EC 29 teve impactos diferenciados em cada ente federativo. Foi mais bem-sucedida na busca do objetivo de elevar a participação de estados e municípios. Segundo estimativas de Piola & Vianna (1992, apud BARROS, PIOLA & VIANNA, 1996), durante a década de 1980, a União participava, em média, com 75% dos recursos públicos alocados em saúde. Outra estimativa do IPEA para o ano de 1996 indicava que a União respondia por 63% do total, os estados por 20,7% e os municípios por 16,4% (FERNANDES et al., 1998).

De fato, a EC 29 começou sua vigência em 2000, quando a União ainda respondia por quase 60% dos recursos públicos totais aplicados em saúde. Desde então, sua participação foi decrescendo para alcançar cerca de 50% em 2005. Segundo Piola (2007), entre 2000 e 2005, a participação dos estados passou de 18,5% para 23,1%, enquanto a dos municípios saiu de 21,7% para 27,0%, de acordo com os dados do SIOPS. Em 7 de dezembro de 2011, a regulamentação da Emenda Constitucional 29 (EC 29) foi aprovada pelo Senado. Foram mais de 10 anos de marchas e contramarchas, envolvendo o Senado, a Câmara, os ministérios econômicos, o Ministério da Saúde e as Secretarias de Saúde dos estados e dos municípios. Foi sancionada, com alguns vetos, pela Presidência da República, por meio da Lei Complementar 141, de 13 de janeiro de 2012, cujo texto definiu, mais claramente, o que deve ser considerado gasto no setor saúde e fixou os percentuais mínimos de investimento na área pela União, estados e municípios.

Desdobramentos recentes, com implicações para o financiamento da saúde no Brasil, como a Emenda Constitucional 86 (EC 86), de 17 de março de 2015, que alterou os artigos 165, 166 e 198 da Constituição Federal e modificou a forma de vinculação de recursos da Emenda Constitucional 29 (EC 29) (BRASIL, 2015), e a Emenda Constitucional 95/2016 (EC 95), de 15 de dezembro de 2016 (BRASIL, 2016), que instituiu o Novo Regime Fiscal no âmbito dos orçamentos fiscal e da seguridade social da União, a vigorar por vinte exercícios financeiros, estão contemplados no Capítulo 25 deste livro.

Referências

Andrade LOM. SUS passo a passo: normas, gestão e financiamento. São Paulo/Sobral: Hucitec/UVA, 2001. 279p.

Badia X, Rovira J. Evaluación económica de medicamentos. España: Dupont Pharma, 1994.

Barros ME, Piola SF, Vianna SM. Políticas de Saúde no Brasil: diagnóstico e perspectivas. Brasília: Ipea. Texto para Discussão 401, 1996.

Barroso LR. Constituição da República Federativa do Brasil – anotada. 3. ed. São Paulo: Saraiva, 2001. 798p.

Beaglehole R, Bonita R, Kjellström T. Epidemiologia básica. São Paulo: OMS, 1996. 176p.

Bonfill Cosp X. La medicina basada en la evidencia científica. In: Llano Señaris J, Ortún Rubio V, Martín Moreno JM et al. (eds.) Gestión sanitaria: innovaciones y desafíos. Barcelona: Masson, 1998:487-512.

Brasil. Constituição (1988). Constituição: República Federativa do Brasil. Fortaleza: Banco do Nordeste do Brasil, 1988. 272p.

Brasil. Ministério da Saúde. Gabinete do Ministro. Norma operacional da assistência à saúde. NOAS-SUS 01/2002. [CD-ROM]. Brasília: Ministério da Saúde, 2002. (Portaria 373/GM, de 27 de fevereiro de 2002.)

Brasil. Ministério da Saúde. Secretaria-Executiva. Área de Economia da Saúde e Desenvolvimento. Avaliação econômica em saúde: desafios para gestão no Sistema Único de Saúde/Ministério da Saúde, Secretaria-Executiva, Área de Economia da Saúde e Desenvolvimento. Brasília: Editora do Ministério da Saúde, 2008. 104p.

Brasil. Emenda Constitucional 86, de 17 de março de 2015. Diário Oficial da União, Brasília, em 17 de março de 2015. Disponível em: http://legis.senado.leg.br/legislacao/ListaTextoSigen.action?norma=540698&id=14374770&idBinario=15655553&mime=application/rtf. Acesso em 10 de junho de 2017.

Brasil. Emenda Constitucional 95. Diário Oficial da União, Brasília, em 15 de dezembro de 2016. Disponível em: http://www.planalto.gov.br/ccivil_03/constituicao/emendas/emc/emc95.htm. Acesso em 10 de junho de 2017.

Brasil. Ministério da Saúde. Secretaria de Gestão e Investimentos em Saúde. Estimativas de impacto da vinculação constitucional de recursos para a saúde: Emenda Constitucional 29/2000. Brasília: Ministério da Saúde, 2001. 36p.

Brasil. Ministério da Saúde. Secretaria Técnica da Ripsa. Indicadores e dados básicos para saúde. Brasília: Ministério da Saúde, 2001. (IDB 2001, Brasil.)

Buglioli M, Ortún V. Decisión clínica: cómo entenderla y mejorarla. Barcelona: Springer, 2001. 98p.

Buss PM. Assistência hospitalar no Brasil (1984-1991): uma análise preliminar baseada no sistema de informação hospitalar. Inf Epid do SUS 1993; 2(2):5-42.

Caleman G, Ducci L, Moreira ML. Informações, controle e avaliação do atendimento hospitalar SUS. Brasília: OPAS/OMS, 1995. 55p. (Série Desenvolvimento de Serviços de Saúde, 14.)

Carvalho GI, Santos L. Sistema Único de Saúde: comentários à Lei Orgânica da Saúde. 2. ed. São Paulo: HUCITEC; 1995. 394p.

Castelar RM, Mordelet P, Grabois V. Gestão hospitalar: um desafio para o hospital brasileiro. São Paulo: ENSP, 1995:38-49.

Ceará. Secretaria Estadual da Saúde. Farmacoeconomia: guia breve. Fortaleza: SESA, 2001. 56p.

Cochrane AL. Efectividad y eficiencia: reflexiones al azar sobre los servicios sanitarios. Barcelona: Centro Cochrane Iberoamericano/ Fundación Salud, Innovación y Sociedad, 2000. 103p.

Cochrane S, Sai F. Excess fertility. In: Jamison DT, Mosley WH, Measham AR, Bobadilla JL (eds.) Disease control in developing countries. USA: Oxford University Press, 1997:333-61.

Del Nero CR. O que é economia da saúde. In: Piola SF, Vianna SM. (orgs.) Economia da saúde: conceito e contribuição para a gestão da saúde. 3. ed. Brasília: IPEA, 2002:5-21.

Drummond MF, O'Brien BJ, Studart GL, Torrance GW. Métodos para la evaluación económica de los programas de asistencia sanitaria. 2. ed. Madrid: Diaz de Santos, 2001. 239p.

Drummond MF, Studart GL, Torrance GW. Métodos para la evaluación económica de los programas de atención de la salud. Madrid: Diaz de Santos, 1991. 231p.

Duarte de Araújo J. As peculiaridades do mercado de serviços de saúde. R Adm Públ 1977a; 11(3):97-109.

Duarte de Araújo J. Aspectos econômicos da saúde. [Tese]. Salvador: Universidade Federal da Bahia, 1974.

Duarte de Araújo J. Importância dos recursos humanos para o desenvolvimento: a contribuição da saúde. Rev Bras de Pesquisas Méd e Biol 1977b; 10(1):45-57.

Duarte de Araújo J. O custo da doença: repercussão econômica no município de Salvador-Ba, Brasil. Rev Saúde Pública 1975b; 9:155-68.

Duarte de Araújo J. O custo da doença: revisão da literatura. Rev Saúde Pública 1975a; 9:229-38.

Duarte de Araújo J. Saúde e desenvolvimento econômico: atualização de um tema. Rev Saúde Pública 1975c; 9:515-28.

Fernandes Jr H. A CPMF e o financiamento do SUS. Tributação em Revista 1996; 4(17):57-67.

Fernandes MAC, Rocha DCC, Oliveira MMS et al. Gasto social das três esferas de governo: 1995. Texto para Discussão 598. IPEA: Brasília, 1998.

Fletcher RH, Fletcher SW, Wagner EH. Epidemiologia clínica – elementos essenciais. 3. ed. Porto Alegre: Artes Médicas Sul, 1996. 281p.

Folland S, Goodman AC, Stano M. A economia da saúde. 5. ed. Porto Alegre: Bookman, 2008. 736p.

Galper J. Análise preliminar do gasto federal com saúde no Brasil 1987-1995. Cadernos de Políticas Sociais, Série Documentos para Discussão 1996; (4). 32p.

Gray JAM. Atención sanitária basada en la evidencia – cómo tomar decisiones en gestión y política sanitária. Madrid: Churchill Livingstone, 1997. 302p.

Griffiths DAT. Economic evaluation of health services. Rev Epidém et Santé Publ 1981; 29:85-101.

Haddix AC, Teuttsch SM, Shaffer PA, Duñet DO (eds.) Prevention effectiveness: a guide to decision analysis and economic evaluation. Oxford: Oxford University Press, 1996. 227p.

Hinds MW. Medical care costs atributable to cigarette smoking in Kentucky. South Med J 1986; 79(6):665-8.

Iunes RF. A concepção econômica de custos. In: Piola SF, Vianna SM. (orgs.) Economia da saúde: conceito e contribuição para a gestão da saúde. 3. ed. Brasília: IPEA; 2002:227-47.

Jamison DT, Mosley WH. Selecting disease control priorities in developing countries. In: World Bank. Population, Health and Nutrition Division. Disease control priorities and developing countries. Washington, 1990. 62p.

Jenicek M. Epidemiología: la lógica de la medicina moderna. Barcelona: Masson, 1996. 356p.

León OG. Principios del análisis de decisiones en clínica. In: Llano Señaris J, Ortún Rubio V, Martín Moreno JM et al. (eds.) Gestión sanitaria: innovaciones y desafíos. Barcelona: Masson, 1998:543-55.

López I Casasnovas G, Ortún Rubio V. Economia y salud: fundamentos y políticas. Barcelona: Encuentro, 1998. 135p.

Matias A. O mercado de cuidados de saúde. Lisboa: APES, 1995. 24p. (Associação Portuguesa de Economia de Saúde. Doc. Trab. 5/95.)

Mausner JS, Bahn AK. Introdução à epidemiologia. 2. ed. Lisboa: Fundação Calouste Gulbenkian, 1990. 542p.

Maynard A. Reformas de sistemas de saúde: o papel da economia da saúde em informar escolhas difíceis. In: Ugá MA, Valle S (orgs.) Anais do Seminário Internacional Tópicos Conceituais e Metodológicos da Economia da saúde. Rio de Janeiro: ABrES, 1996:11-26.

Medici AC. Aspectos teóricos e conceituais do financiamento das políticas de saúde. In: Piola SF, Vianna SM (orgs.) Economia da saúde: conceito e contribuição para a gestão da saúde. 3. ed. Brasília: IPEA, 2002:23-68.

Medici AC. Economia e financiamento do setor saúde no Brasil: balanços e perspectivas do processo de descentralização. São Paulo: Faculdade de Saúde Pública/USP, 1994. 216p.

Mills A, Drummond MF. Economic evaluation of health programmes: glossary of terms. Wld Hlth Stat. 1985; 38(34):432-4.

Monteiro CA, Iunes RF, Torres AM. A evolução do país e de suas doenças: síntese, hipóteses e implicações. In: Monteiro CA (org.) Velhos e novos males da saúde no Brasil: a evolução do país e de suas doenças. 2. ed. São Paulo: Hucitec; 2000:349-56.

Nita ME, Campino ACC, Secoli SR et al. (eds.) Avaliação de tecnologias em saúde: evidência clínica, análise econômica e análise de decisão. Porto Alegre: Artmed, 2010.

Organización Mundial de la Salud. Economia aplicada a la sanidad. Ginebra: OMS, 1976. 53p. (OMS-Cuadernos de Salud Publica, 64.)

Organización Mundial de la Salud. Preparación de indicadores para vigilar los progressos realizados en el logro de la salud para todos en el año 2000. Ginebra: OMS, 1981.

Ortún Rubio V. La economía en sanidad y medicina: instrumentos y limitaciones. Barcelona: Euge, 1992. 191p.

Ortún Rubio V. Innovación organizativa em sanidad. In: Meneu R, Ortún Rubio V (eds.) Política y gestión sanitária: la agenda explícita. Barcelona: A.E.S., 1996:157-76.

Ortún Rubio V, Llano Señaris J. Estado y mercado en sanidad. In: Llano Señaris J, Ortún Rubio V, Martín Moreno JM et al. (eds.) Gestión sanitaria: innovaciones y desafíos. Barcelona: Masson, 1998:3-16.

Paim JS. A reforma sanitária e os modelos assistenciais. In: Rouquayrol MZ, Almeida Filho N. Epidemiologia & saúde. 5. ed. Rio de Janeiro: Medsi, 1999:473-87.

Paim JS. Políticas de descentralização e atenção primária à saúde. In: Rouquayrol MZ, Almeida Filho N. Epidemiologia & saúde. 5. ed. Rio de Janeiro: Medsi, 1999:489-503.

Pereira J. Glossário de economia da saúde. In: Piola SF, Vianna SM (orgs.) Economia da saúde: conceito e contribuição para a gestão da saúde. 3. ed. Brasília: IPEA, 2002:271- 93.

Pinto Prades JL. Métodos de evaluación económica en salud pública. In: Martínez Navarro F et al. (eds.) Salud pública. Madrid: McGraw-Hill, 1998:303-16.

Piola SF. Brasil: Financiamento do Sistema Único de Saúde – SUS. Disponível em: http://www.paho.org/english/DPM/SHD/HP/finfisc-13prespiola.pdf. Acesso em 3 de junho de 2012.

Piola SF. Gasto social federal e investimento na infância no Brasil. Brasília: UNICEF, 1995. 125p.

Polanczyk CA, Toscano CM. Avaliação econômica em saúde: desafios para gestão no Sistema Único de Saúde [Internet]. Brasília: MS; 2008. Disponível em: http://bvsms.saude.gov.br/bvs/publicacoes/ avaliacao_ economica_desafios_gestao_sus.pdf. Acesso em 30 de maio de 2017.

Racoveanu NT. Orientaciones y prioridades en la evaluación de tecnologias sanitarias. In: Asociación de Economía de la Salud. Evaluación económica de tecnologías sanitárias. Navarra: A.E.S., 1991:29-38.

Rice DP, Hodgson TA. Incidence sociales et economiques du cancer aux Etats-Unis d'Amerique. World Health Stat 1980; 33(1):56-100.

Robinson JC. Philosophical origins of the economic valuation of life. Milbank Q 1986; 64(1):133-55.

Rocha ML, Lisboa KO, Giugliani ERJ. Planejamento familiar. In: Duncan B, Schmidt MI, Giugliani ERJ. Medicina ambulatorial: condutas clínicas em atenção primária. 2. ed. Porto Alegre: Artes Médicas Sul, 1996:175-82.

Rubio Cebrián, S. Glosário de economia de la salud. Madrid: Diaz de Santos, 1995. 331p.

Sackett DL, Haynes RB, Tugwell P. Clinical epidemiology – a basic science for clinical medicine. Boston: Little Brown, 1985. 370p.

Sackett DL, Richardson WS, Rosenberg W, Haynes RB. Medicina basada en la evidencia – como ejercer y enseñar la MBE. Madrid: Churchill Livingstone, 1997. 218p.

Schmidt MI, Duncan BB. Epidemiologia clínica e a medicina embasada na evidência. In: Rouquayrol MZ, Almeida Filho N. Epidemiologia & saúde. 5. ed. Rio de Janeiro: Medsi, 1999:183-206.

Silva MGC da. Introdução à economia da saúde. Fortaleza: Expressão, 2004. 152p.

Silva MGC da. Mortalidade por causas evitáveis em Fortaleza de 1978 a 1995. [Tese]. Fortaleza: UECE/ESP-CE Expressão, 1998. 300p.

Silva MGC da. Vivências de um economista da saúde. Fortaleza: edição do autor. 2011. 144p.

The World Bank. World development report 1993. Investing in health. Oxford: Oxford University Press, 1993.

Tinôco AF, Campos JQ. Planejamento e administração de saúde. Brasília: Senado Federal, Centro Gráfico, 1984. 226p.

Ugá MAD. Instrumentos de avaliação econômica dos serviços de saúde: alcances e limitações. In: Piola SF, Vianna SM (orgs.) Economia da saúde: conceito e contribuição para a gestão da saúde. 3. ed. Brasília: IPEA, 2002:209-26.

Vianna SM. A seguridade social, o sistema único de saúde e a partilha dos recursos. Revista Saúde e Sociedade 1992; 1(1):43-58.

Williams A. Economia da saúde em resumo. York, 2002 (mimeo).

Witter S, Ensor TM, Jowett M, Thompson R. Health economics for developing countries: a practical guide. London: McMillan, 2000. 296p.

World Health Organization. Macro-economics and health: investing in health for economic developing. Canada: WHO, 2001. 200p. (Report of the Comission on Macroeconomics and Health.)

Alocação de Recursos na Saúde

Maria Helena Lima Sousa
Rosa Maria Pinheiro de Souza
Marcelo Gurgel Carlos da Silva

INTRODUÇÃO

O aumento exponencial nos gastos com saúde no mundo, nas duas últimas décadas, e as restrições orçamentárias representam grandes desafios para os sistemas universais de saúde, como é o caso do Brasil. Por isso, algumas iniciativas de utilização das ferramentas de economia têm sido progressivamente implementadas e adaptadas por parte dos governos, na área de saúde, no sentido de tornar os sitemas de saúde mais eficientes e equitativos.

Um dos mecanismos para o enfrentamento do problema consiste em aperfeiçoar métodos de distribuição de recursos no orçamento da saúde de maneira que sua repartição ocorra de modo racional. Entendem-se por recursos os valores financeiros, a mão de obra disponível, os materiais e serviços utilizados para viabilizar ações e serviços de saúde e a tecnologia empregada. Portanto, alocar recursos significa estabelecer prioridades entre usos alternativos, e para isso é necessária a tomada de decisões.

Essas decisões podem variar do nível macro ao micro. Cada uma delas representa uma pluralidade de interesses. No campo institucional, abrange decisões governamentais e passa pelas decisões administrativas e decisões dos profissionais de saúde (especialmente médicos), responsáveis pela prescrição de procedimentos. Os orçamentos da saúde sofrem influência, inclusive, no campo não institucional, como é o caso dos meios de comunicação, dos tribunais, da sociedade civil organizada em grupos de interesses representados por diversos comitês (por exemplo, portadores de HIV, oncologia, colostomizados etc.).

Diversos estudos acadêmicos têm mostrado que na última década aumentou o número de ações judiciais sobre o Ministério da Saúde ou as Secretarias Estaduais e Municipais de Saúde para tratamentos e medicamentos não incluídos nos protocolos do Sistema Único de Saúde (SUS), inclusive sem registro na Agência Nacional de Vigilância à Saúde (ANVISA), o que tem causado sérios problemas para os orçamentos públicos em todos os níveis.

Para que a tomada de decisão se dê do modo mais técnico e transparente possível, faz-se necessário o aprimoramento das ferramentas de alocação de recursos, tanto no nível macro como no micro, no sistema de saúde pública. Para cada um desses níveis existem mecanismos para alocação de recursos que aperfeiçoam o modo de produção da saúde na perspectiva da qualidade de vida do indivíduo e da sociedade. Além disso, a opção pela forma técnica contribui para otimizar o uso dos recursos sem interferência política.

Alguns países europeus já se utilizam, em seus sistemas de saúde, de métodos que objetivam distribuir os recursos destinados à saúde com eficiência e redução das desigualdades. É o caso do Reino Unido e da Suécia, para citar aqueles com maior experiência. No Brasil, essa discussão ainda é incipiente entre os gerenciadores do sistema de saúde, porém, no meio acadêmico e em setores especializados da saúde (Escola Nacional de Saúde Pública [ENSP], Instituto de Pesquisa Econômica Aplicada [IPEA], Departamento de Economia da Saúde e Desenvolvimento [DECID] do Ministério da Saúde e algumas Secretarias Estaduais de Saúde com Núcleos de Economia da Saúde implantados), já existe conhecimento acumulado, inclusive com propostas concretas de utilização de fórmulas de alocação de recursos.

Acredita-se que a inclusão do debate hoje presente tanto na academia como no serviço sobre alocação entre os tomadores de decisão deve ser uma prioridade e pressupõe a socialização das discussões entre os decisores com vistas a sensibilizá-los e potencializar os recursos da saúde de maneira eficiente e equitativa.

Neste capítulo pretende-se apresentar, de modo sucinto e objetivo, os principais aspectos que envolvem a distribuição dos recursos na saúde, considerando os objetivos dos sistemas de saúde que, segundo Mendes (2002), são: (a) o alcance de um nível ótimo de saúde, distribuído de forma equitativa; (b) a garantia de uma proteção adequada dos riscos para todos os cidadãos; (c) o acolhimento dos cidadãos; (d) a efetividade dos serviços de saúde; e, por fim, (e) a eficiência dos serviços de saúde, medida na dimensão técnica, econômica e alocativa.

ALOCAÇÃO DE RECURSOS NA SAÚDE

Alocação de recursos significa distribuir recursos de acordo com prioridades preestabelecidas. Nesse conceito está embutido o conceito de custo de oportunidade, na medida em que com a alocação de recursos para uma atividade deixa-se de alocar para outra. Indica, também, a prioridade que está sendo dada a cada atividade, o que, consequentemente, revela a concepção ideológica e política do gestor (SOUSA et al., 2007).

Segundo Pereira (2004), o conceito de custo de oportunidade significa o valor da melhor alternativa não concretizada em consequência da utilização de recursos escassos na produção de um dado bem ou serviço. Nesse sentido, o autor comenta que o custo de oportunidade é o verdadeiro custo no qual a sociedade incorre ao fornecer um programa de saúde à população, na medida em que os recursos humanos e materiais empregados nesse programa ficam indisponíveis para outros fins.

Couttolenc & Zucchi (1998) conceituam alocação de recursos como o princípio pelo qual recursos existentes são distribuídos entre usos alternativos, que podem ser finais (programas ou atividades-fim), intermediários (os diversos insumos e atividades necessários à produção do serviço final) ou definidos em termos dos usuários dos serviços.

Como se pode observar, o conceito de alocação de recursos está intimamente ligado à tomada de decisão sobre quais ações e serviços públicos de saúde devem ou não ser ofertados à população. Esse conceito guarda em si toda a organização do processo produtivo da saúde, por meio do qual, a partir dos recursos empregados e da organização do processo produtivo, se obtêm produtos e serviços que, por sua vez, têm por objetivo a saúde de uma dada população. Em resumo, pode-se visualizar melhor essa cadeia por meio da Figura 30.1.

Klein (1993) considera que para tornar a prioridade mais "racional" o sistema de saúde deve concentrar esforços no processo, na estrutura de tomada de decisão e na relação de decisões nos níveis macro e micro, ou seja, a decisão sobre como alocar recursos deve ser tomada em todos os níveis hierárquicos do sistema organizacional da saúde.

A partir da observação da estrutura de um sistema de saúde (Figura 30.1), verifica-se que, para a elaboração de um orçamento, níveis hierárquicos e níveis de decisão têm de ser adotados. A primeira pergunta é: o quanto de recursos está disponível? Para tanto é necessário identificar quem são os financiadores, o que é necessário para a obtenção dos recursos e como serão distribuídos esses recursos. Essa é, portanto, uma decisão de nível macro, pois depende muito das prioridades de diferentes níveis de governo para determinação dos recursos globais para a saúde.

Em segundo lugar vêm as decisões intermediárias ou administrativas, que dependem do nível de organização do sistema de saúde. Por exemplo, se o sistema dispõe de instrumentos gerenciais, como um sistema de apuração de custos, isso promoverá maiores controle e acompanhamento dos custos dos serviços, além de possibilitar a comparação entre eles, o que, sem dúvida, facilitará a melhor alocação de recursos.

Além disso, a utilização formal, por meio de institutos governamentais ou não, de avaliação de tecnologias para incorporá-la num sistema de saúde, em especial nos estudos de avaliação econômica de medicamentos (farmacoeconomia), representa um instrumento importante que possibilita melhor uso alternativo dos recursos e, assim, melhor alocação. Essa é a prática de muitos países europeus. Segundo Pereira (2009), desde que a Austrália integrou a farmacoeconomia à tomada de decisão em 1993, vários outros países seguiram os mesmos passos, entre os quais o Canadá, a Nova Zelândia, a Noruega, a Finlândia e a Suécia. O autor ressalta ainda que países como Inglaterra, Alemanha, Holanda, Hungria e Portugal realizam estudos para decisões de coparticipação apenas quando o medicamento tenha impacto substancial no Serviço Nacional de Saúde, tanto em termos terapêuticos como econômicos.

No entanto, urge como importante nível decisório dentro do sistema de saúde a participação dos profissionais de saúde, especialmente o médico, que é quem prescreve, ou seja, quem determina quais insumos e procedimentos (médicos, cirúrgicos, medicamentosos, diagnósticos, terapias etc.) serão utilizados no paciente. Klein (1993) acrescenta ainda a esse elenco sua responsabilidade no ritmo de introdução de novas tecnologias e a taxa com que ele adota novos procedimentos.

Portanto, para uma alocação de recursos eficiente e equitativa, deve-se harmonizar toda essa hierarquia de decisões do sistema de saúde.

Medeiros (1999), concluindo uma discussão sobre igualdade e equidade no Brasil, ressalta que a escassez de recursos para a saúde restringe a possibilidade de ampla distribuição de bens e serviços públicos e, portanto, exige uma série de decisões alocativas, que podem ser sintetizadas em duas grandes questões: quem são os beneficiários do sistema público de saúde e quais serviços serão ofertados. Além disso, considera que a importância da distribuição adequada de recursos aumenta na medida em que o sistema de saúde apresente uma série de deficiências que limitam os serviços prestados e o público atendido.

Como alternativas para a solução dos problemas, Medeiros (1999) destaca três delas: (a) redução da demanda por tratamento pela ação de medicina preventiva; (b) redução dos custos do sistema; e (c) ampliação do orçamento, o que, em última instância, representa uma transferência do problema de alocação de recursos na saúde para uma alocação geral de recursos públicos na sociedade.

Dimensões da alocação de recursos

Existem duas principais dimensões que envolvem a alocação de recursos nos orçamentos da saúde: a da *eficiência* e a da *equidade*.

A eficiência abrange o campo da microeconomia na medida em que se utiliza de métodos que permitem aperfeiçoar a alocação de recursos. A dimensão da equidade é, porém, mais ampla. Abarca o campo da macroeconomia, pois se utiliza de recursos metodológicos para distribuição geográfica dos recursos com fins de justiça social (Figura 30.2).

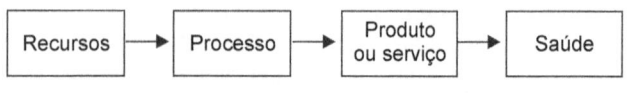

FIGURA 30.1 Processo produtivo da saúde.

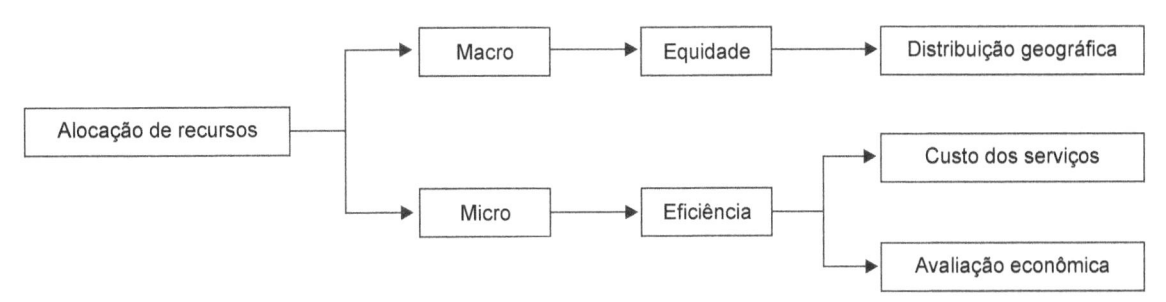

FIGURA 30.2 Níveis de alocação de recursos na saúde.

Em termos gerais, a noção de eficiência é usada para designar a relação existente entre os resultados obtidos numa atividade e os recursos utilizados, sendo convencionalmente dividida por economistas em eficiência técnica, eficiência de gestão e eficiência econômica ou alocativa (RUBIO, 1992). Conceitualmente, o autor considera eficiência como a obtenção de um produto determinado, minimizando os fatores de produção ou, o que significa a mesma coisa, maximizando a produção com um fator de produção dado.

Do mesmo modo, Médici (1997) afirma que eficiência significa fazer mais com os mesmos recursos ou reduzir os recursos gastos para fazer a mesma coisa. Acrescenta ainda que, independentemente da leitura que se faça, só se pode medir a eficiência quando se consegue ter uma ideia de duas variáveis básicas: (a) o produto do setor saúde e (b) o custo desse produto.

Para Barros (1997), a eficiência técnica induz a noção de custos. Conceitualmente, uma combinação de recursos produtivos será eficiente tecnicamente se para atingir um nível de produção pré-especificado e para os preços dos fatores produtivos tiver custo mínimo. Para o autor, essa concepção de eficiência obriga que uma combinação, para ser tecnicamente eficiente, também seja tecnologicamente eficiente. Assim, a fronteira de eficiência é atingida quando não há desperdício, introduzindo aqui o conceito de eficiência tecnológica, ou seja, quando uma empresa produz o máximo possível para um determinado volume de fatores produtivos, dada a tecnologia existente. Barros afirma ainda que a definição do nível de produção adequado corresponde ao conceito de eficiência econômica (alocativa), que obriga também à obtenção da eficiência técnica (e logo, da eficiência tecnológica).

> De modo geral, a eficiência econômica é obtida quando o benefício resultante da produção de mais unidade (benefício marginal) é igual ao custo de produção dessa unidade adicional (custo marginal), sendo a diferença entre benefício marginal e custo marginal positiva para níveis de produção inferiores. O conceito de eficiência econômica corresponde à definição da escala ótima de atividade do prestador (BARROS, 1997, p. 10).

Importante salientar que Cesconetto et al. (2008) consideram que os serviços de saúde devem ser eficientes macroeconomicamente (controle dos custos) e microeconomicamente (maximização dos serviços prestados, maximização da satisfação dos usuários e minimização dos custos).

Portanto, a eficiência alocativa predispõe a eficiência técnica com minimização dos custos na fronteira de produção e da eficiência tecnológica, ou seja, no nível ótimo de utilização tecnológica.

Dimensão da eficiência na alocação de recursos

A *eficiência alocativa* significa a produção ao menor custo social dos bens e serviços que mais valoram a sociedade e a distribuição desses de uma forma socialmente ótima. Engloba tanto o lado da demanda como o da oferta, pois tem lugar no ponto em que as taxas marginais de transformação no lado da produção igualam as taxas marginais de substituição no lado do consumo (RUBIO, 1992).

Em outras palavras, um sistema de saúde com eficiência alocativa consegue distribuir os recursos entre ações e serviços de saúde de modo a atender plenamente as necessidades de saúde de uma população.

Mercado (1994) considera que existe uma inter-relação conceitual entre eficiência, equidade e ética, porque é ético ser eficiente e não é ético ser ineficiente, uma vez que ser ineficiente significa dedicar recursos da sociedade a atividades que não produzem benefícios ou produzem um benefício menor do que se esses recursos estivessem dedicados a outras atividades.

Entretanto, não é fácil atingir eficiência alocativa na área da saúde. Marinho et al. (2000, apud Cesconetto et al., 2000) associam essas dificuldades à difícil determinação do preço na saúde. Igualmente, reforçam a indicação da avaliação da eficiência técnica ao considerar que "as magnitudes de eventuais ineficiências alocativas são, em geral, menores do que as de eventuais ineficiências técnicas em um dado sistema".

Mercado (1994) ressalta que num mercado "perfeito" o preço e os produtos refletem o custo de oportunidade social e nele é garantida a eficiência técnica e alocativa. Para o autor, a eficiência alocativa significa que os recursos disponíveis são alocados às necessidades com valoração mais alta. No entanto, o mercado da "atenção sanitária" tem numerosas exceções para ser considerado perfeito e, como resultado, a regulação automática pelo mercado não conduz necessariamente à eficiência.

Essas exceções apontadas por Mercado se referem às características incomuns do mercado de serviços de saúde apontadas por Arrow (1963), como a imprevisibilidade da demanda, a assimetria de informação, a dificuldade de aferição no preço dos serviço e a estrutura multiproduto, entre outras.

Portanto, um mercado complexo como o da saúde, e que apresenta tantas características que o afastam de outros mercados, traz em si dificuldades de sua estrutura organizacional que limitam a alocação eficiente dos recursos.

Na visão de Couttolenc & Zucchi (1998), a função de alocação tem sido tradicionalmente menosprezada na medida em que os mecanismos de planejamento e programação financeira são bastante rígidos e centralizados e, em grande parte, desvinculados do planejamento de atividades de serviços.

Duas abordagens podem interferir positivamente na eficiência alocativa: a primeira é por meio da utilização dos métodos de avaliação econômica para se escolher entre formas alternativas aquela que é melhor para a sociedade; a outra é mediante a apuração dos custos dos serviços de saúde, que será discutida a seguir.

Avaliação econômica na saúde

Drummond et al. (2001) empregam as expressões *avaliação econômica* e *avaliação da eficiência* como sinônimos e consideram que esse tipo de avaliação é importante para a tomada de decisão porque reduz as incertezas quanto à melhor maneira de aplicação dos recursos da saúde. No entanto, Ferraz (2008) adverte que o maior desafio para a implementação dessas possíveis decisões consiste em aceitar as escolhas e os sacrifícios que precisarão ser feitos no curto prazo em detrimento de um longo prazo melhor e socialmente mais justo.

Desse modo, dois aspectos caracterizam a análise econômica, não importando as atividades (incluindo serviços de saúde) às quais ela se aplica: inicialmente lida com os recursos a serem utilizados (*inputs*) e por último com os resultados (*outputs*), também chamados de custos e consequências, respectivamente, das atividades. Portanto, avaliação econômica consiste em identificar, medir, dar um valor e comparar os custos e as consequências das alternativas consideradas. Essas atividades caracterizam todas as avaliações econômicas, incluindo aquelas relativas a serviços de saúde (DRUMMOND et al., 2001). O esquema apresentado na Figura 30.3 explicita as características presentes numa avaliação econômica.

Para Drummond et al. (2001), a importância de estudos de avaliação econômica deve-se ao fato de que os recursos de pessoal, tempo, instalações, equipamentos e conhecimento são escassos, tornando necessária a seleção de formas de utilização e métodos adequados. Portanto, quando um sistema de saúde se utiliza de técnicas de avaliação econômica para escolher entre alternativas de atividades, procedimentos, tecnologias etc., está institucionalizando na prática o uso de eficiência alocativa, conforme visto na Figura 30.4.

Drummond et al. (2001) apresentam ainda quatro métodos de avaliação econômica completa que podem ser aplicados na área da saúde: análise de minimização de custos, análise de custo-efetividade, análise de custo-utilidade e análise de custo-benefício, como pode ser visualizado no Quadro 30.1.

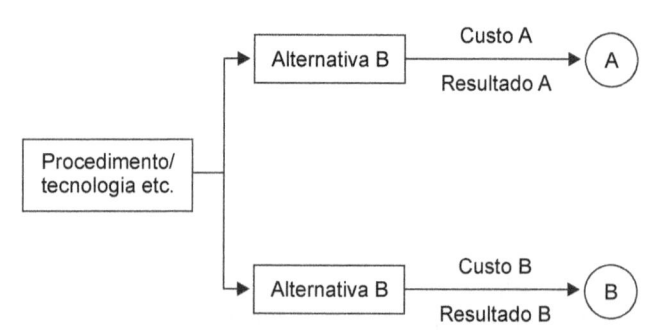

FIGURA 30.3 Características de uma avaliação econômica na área de saúde.

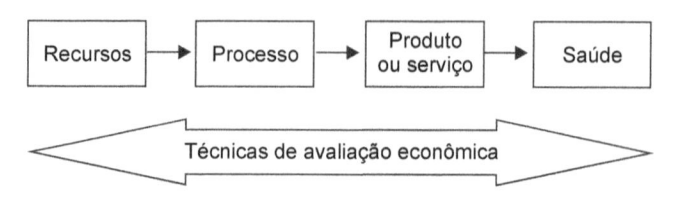

FIGURA 30.4 Eficiência alocativa no processo produtivo da saúde.

QUADRO 30.1 Características das avaliações econômicas completas na área da saúde

Técnicas	Medida de custo	Medida de resultado
Análise de minimização de custos (AMC)	Monetária	Não se aplica
Análise de custo-efetividade (ACE)	Monetária	Natural
Análise de custo-utilidade (ACU)	Monetária	QALY
Análise de custo-benefício (ACB)	Monetária	Monetária

Fonte: Drummond et al., 2001 (adaptado).

A *análise de minimização dos custos* (AMC) é entendida por Drummond et al. (2001) como uma forma especial de análise de custo-efetividade e deve ser aplicada quando as consequências das alternativas terapêuticas comparadas se mostram equivalentes. Portanto, a opção seria a busca da alternativa de menor custo.

Mercado (1994) conceitua a *análise de custo-efetividade* (ACE) como uma forma de avaliação da eficiência na qual duas ou mais alternativas são comparadas em termos de sua respectiva relação entre os recursos consumidos, que são medidos em unidades monetárias, e os resultados produzidos, quantificados em termos de efetividade (unidades naturais intermediárias de saúde). Johanesson & Weinstein (1993, apud PEREIRA & BARBOSA, 2009) ressaltam que na ACE os custos das alternativas são comparados com um efeito comum que difere em magnitude. Drummond et al. (2001) advertem que os estudos de custo-efetividade podem ser realizados por alternativas diferentes, desde que tenham um efeito comum, e exemplificam com estudos comparativos entre a cirurgia cardíaca e o transplante de rim (por exemplo, paciente portador de doença renal crônica – Figura 30.5).

As *análises de custo-utilidade* (ACU) constituem uma forma mais refinada das análises de ACE, nas quais a efetividade é expressa em termos de *duração e da qualidade da sobrevida* obtida pelos diversos tipos de intervenção médica (UGÁ, 2002).

Pereira (2004) conceitua "utilidade" como o benefício sentido ou satisfação obtida pelo indivíduo em consequência do consumo de bens ou serviços. A ciência econômica baseia-se no princípio de que o consumidor racional atua de modo a maximizar sua utilidade. Todavia, há que se notar que esse objetivo pode ser atingido mediante o consumo por parte de outrem, como no caso da utilização de cuidados de saúde pelo mais necessitado. O autor alerta que o termo "utilidade" tem também outro significado específico na literatura de economia da saúde, em particular no âmbito da avaliação econômica. Nesse caso é utilizado para denominar uma quantificação da qualidade de vida associada ao estado de saúde, numa representação numérica na escala de 0 a 1 das

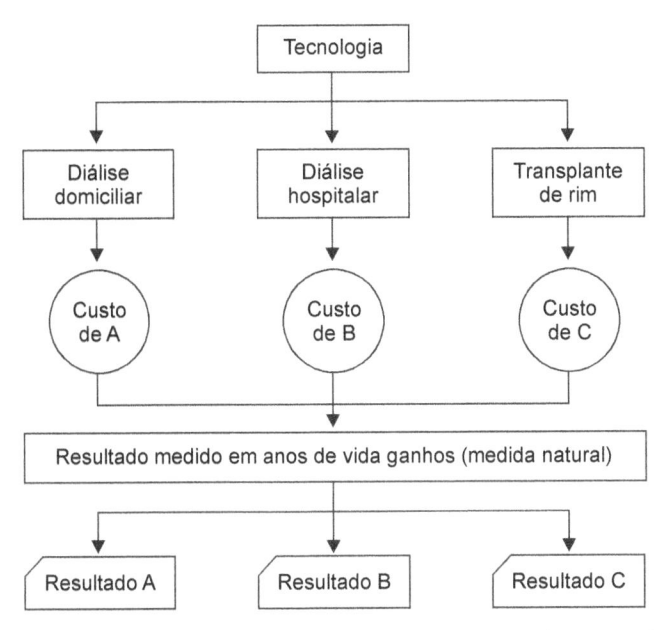

FIGURA 30.5 Descrição de análise de custo-efetividade de doença renal crônica.

preferências individuais por determinados resultados, em ambiente de incerteza. Ao refletirem as preferências dos indivíduos quanto à qualidade de vida associada aos estados de saúde, podem servir para ponderar os anos de vida ganhos nas medidas tipo QALY (*quality-adjusted life-years* ou anos de vida ajustado com qualidade – AVAQ) (Figura 30.6).

Utilidade é, portanto, o termo usado pelos economistas da saúde para se referir ao estado subjetivo de bem-estar que as pessoas experimentam em diferentes estados de saúde.

Outra técnica de avaliação econômica completa na área da saúde é a *análise de custo-benefício* (ACB). Pereira et al. (2009) argumentam que essa técnica tem raízes na teoria econômica neoclássica da escolha social, ou seja, na economia do bem-estar. Sua aplicabilidade, para Puig-Junoy et al. (2002), deve ser efetivada quando se enfrentam situações em que devem ser comparados programas com diferentes resultados. Esses autores apontam dois tipos de situação: (a) programas que produzem vários efeitos, comuns a todos eles, porém em distinto grau em cada programa; e (b) programas que produzem um ou vários efeitos distintos. Ugá (2002) considera que esse tipo de instrumento se destina a avaliar a viabilidade econômica de projetos sociais, podendo ser aplicado a um deter-

minado programa ou a vários, alternativos, para compará-los em termos de sua "rentabilidade social".

Diversos autores que trabalham com as técnicas de avaliação econômica completa na área de saúde são unânimes em apontar três procedimentos indispensáveis para conclusão dessas análises: (a) o primeiro deles é a definição do ponto de vista da análise; (b) o segundo é a realização de uma análise de sensibilidade ou das incertezas; e (c) o terceiro é o ajustamento ou atualização temporal dos custos e das consequências.

Para uma avaliação econômica, o primeiro passo é a escolha do ponto de vista do estudo a ser considerado: se da sociedade, do governo, da instituição, do financiador, de um programa de saúde etc. Entretanto, é unânime entre os estudiosos dessa área considerar o ponto de vista da sociedade a melhor maneira de realização de uma avaliação econômica, porque aí se estará optando por uma tecnologia ou programa que mais beneficiará a sociedade.

Quando a perspectiva adotada na análise for a sociedade, os custos a incluir serão os custos diretos da prestação dos cuidados da saúde, os custos dos serviços sociais e de outros setores relacionados com a prestação de cuidados e os custos que incidem sobre o paciente e sua família. Os custos indiretos a incluir devem ser unicamente os relacionados com a perda de produtividade do trabalhador. Após sua inclusão ser devidamente justificada, esses custos devem ser sempre relacionados separadamente e seu impacto sobre os resultados devem ser objeto de análise (SILVA et al., 1999).

Outro procedimento comum a ser realizado em todos os métodos de avaliação econômica é a *análise de sensibilidade*, que para Ugá (2002) consiste em testar o nível do impacto da alteração dos valores estimados para variáveis-chave sobre os resultados do estudo. Pereira et al. (2009) consideram essas análises importantes para dirimir incertezas quanto ao objeto de estudo e Drummond *et al.* (2001) ressaltam que ela deve ser realizada em qualquer tipo de avaliação econômica completa.

Além disso, nos estudos de Avaliação Econômica em Saúde (AES) é indispensável a *atualização de custos e resultados*. Para Mateus (2009), a atualização é um processo de cálculo que permite determinar o valor equivalente dos custos no momento presente e as consequências no futuro. Drummond et al. (2001) alertam para a necessidade de levar em consideração o horizonte temporal – o *timing* – dos custos e consequências de programas que não ocorrem no presente porque programas distintos podem ter perfis temporais de custos e consequências diferentes.

Outra característica da avaliação econômica completa consiste na utilização de análise *incremental dos custos*, que é a diferença entre alternativas. Para Silva et al. (1999), as terapêuticas a comparar incluem sempre, na prática corrente, a decisão a tomar, os gastos adicionais a incorrer e quais os proveitos adicionais que se obtêm em se substituir o procedimento usual por uma das alternativas.

Além das avaliações econômicas completas, podem ser galgados graus de eficiência por meio de *avaliações econômicas parciais*, que, segundo Drummond et al. (2001), são os estudos que analisam isoladamente (não comparativamente) custos ou consequências de programas, tecnologias ou

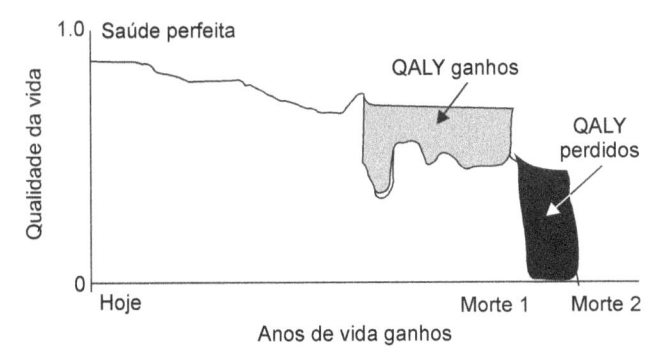

FIGURA 30.6 Esquema de análise de custo-utilidade. (Fonte: adaptada de Drummond et al, 2001.)

procedimentos sanitários, ou quando se analisam somente alternativas de custos ou resultados. Pereira et al. (2009) apontam ainda a análise de *custo-consequência* como um tipo de avaliação econômica parcial que compara custos e resultados, mas sem se restringir a uma medida única de resultado.

Mais recentemente, os autores incluíram mais uma ferramenta para complementar a avaliação econômica que diz respeito aos estudos sobre impacto orçamentário. Esses estudos oferecem uma visão de conjunto dos custos e da economia em que incorreria o sistema sanitário ao prescrever certa tecnologia sanitária, como, por exemplo, um fármaco, em relação a uma situação selecionada ou denominada de referência (MATARRADONA & PUIG-JUNOY, 2002).

Os estudos sobre *impacto orçamentário* são considerados por Pereira et al. (2009) como análise complementar às avaliações econômicas completas, com a seguinte ressalva: a questão abordada numa avaliação econômica completa diz respeito à eficiência econômica, enquanto a questão abordada num estudo de impacto orçamentário reporta-se à sustentabilidade financeira. Os autores acrescentam que nesse tipo de estudo as consequências para a saúde são excluídas e o horizonte temporal, frequentemente, fica em torno de 1 a 5 anos, portanto mais curto.

Como se pode observar, o conhecimento acumulado nessa área é enorme; entretanto, para Ferraz (2008), muitas ferramentas ainda estão em desenvolvimento (como as que compõem o processo de avaliação de tecnologias em saúde, notadamente a avaliação econômica em saúde) e devem ser utilizadas com muita cautela. O autor adverte que a ansiedade por uma decisão que seja justificada não se deve sobrepor ao reconhecimento dos limites da ferramenta em si.

Métodos de apuração de custos

Os métodos de apuração de custos são importantes para se atingir eficiência alocativa na medida em que contribuem para otimizar os recursos escassos por meio de metodologia que promove o conhecimento sobre os custos dos serviços, do procedimento ou de uma atividade. Além disso, facilita os estudos de avaliação econômica na medida em que, sendo conhecidos os custos, é possível a efetivação desses estudos num curto espaço de tempo.

Um dos pressupostos principais de um sistema de custos é a organização de todas as áreas que disponibilizam informações para esse sistema. Com isso é possível detectar possíveis distorções entre a capacidade instalada e a produção dos serviços, já que os sistemas de custos apresentam, como resultado, os custos unitários dos serviços, o que significa a relação entre o custo total e a produção.

Medici & Marques (1996) identificam três métodos de apuração de custos que são aplicados na gestão dos serviços de saúde: sistemas de custeio por absorção, sistema de custeio por patologia ou enfermidade e sistema de custeio por procedimento. A literatura ainda acrescenta o sistema de custeio por atividade, ou ABC *(Activity Based Costing)*, e o sistema de custeio direto ou variável.

A metodologia de *custeio por absorção* representa o instrumento mais tradicional de gestão de custos. Trata-se de uma abordagem de custeio sob os fundamentos da contabilidade de custos (MATOS, 2002). Para Castro (2000), o sistema de custeio por absorção é considerado um sistema integral, pois ele apropria todos os custos incorridos para a produção de um bem ou um serviço.

Esse método permite estimar os custos unitários por serviço produzido, apropriando-se, para aos centros de custos finais, dos custos dos centros intermediários e de apoio por meio de métodos de apuração de custos.

O *sistema de custeio por procedimento* é alcançado, segundo Medici & Marques (1996), a partir do sistema de custeio por absorção. É possível chegar ao custeio por procedimento médico ou cirúrgico se o objetivo do gestor for conhecer o custo do procedimento para fins de financiamento ou comparar o custo de um procedimento feito em sua instituição com outra de igual porte e características ou com o valor pago por procedimento pelo SUS.

O custeio de procedimentos hospitalares significa a constituição do custo sob a unidade do "paciente" e compreende, portanto, todos os insumos utilizados no fluxo percorrido pelo paciente ao longo das unidades funcionais de prestação de serviço existentes no hospital (MATOS, 2002).

A partir do custeio por procedimento é possível calcular o custeio por patologia ou por paciente.

O *sistema de custeio por patologia* ou paciente exige, além da existência de bons sistemas de custeio por absorção e procedimento, que esses sistemas sejam integrados a partir de códigos unificados de enfermidades e procedimentos (MEDICI & MARQUES, 1996).

Existem também outras metodologias que podem auxiliar o gestor diante de alguns dilemas da gestão na alocação dos recursos, quais sejam: o sistema de custeio direto ou variável e o ABC.

O *sistema de custeio direto ou variável* é usado como instrumento alternativo ao sistema tradicional, especialmente nos casos em que se considera que os rateios dos custos indiretos podem influenciar uma avaliação gerencial (CASTRO, 2000). Trata-se de um sistema puramente gerencial.

O ABC é uma metodologia que, em vez de apenas gerar o custo de um produto ou serviço, identifica as atividades necessárias ao processo de elaboração dos serviços, custeando essas atividades e, consequentemente, todo o processo (MATOS, 2002). Objetiva visualizar os custos de uma unidade de saúde a partir da análise das atividades executadas, bem como sua inter-relação com os produtos gerados.

A escolha do método depende dos objetivos do gestor. Entretanto, qualquer que seja o método, seus resultados podem contribuir para o alcance da eficiência do sistema de saúde, principalmente quando se trata de serviços hospitalares, por sua alta complexidade e custo.

É claro que qualquer dos métodos apresenta suas limitações, as quais podem ser minimizadas à medida que se avança no conhecimento dos custos e no aprimoramento dos sistemas de informações gerenciais.

Dimensão da equidade na alocação de recursos

Nas últimas décadas, muitos autores têm se dedicado a discutir o conceito de equidade e justiça social no âmbito da saúde coletiva e particularmente no campo da economia da saúde. Entretanto, existem múltiplos enfoques sobre o tema, não havendo, todavia, um conceito único ou mesmo um consenso entre as diversas interpretações porque, de acordo com Le Grand (1988), depende muito dos valores das pessoas que os utilizam.

Alocar recursos com equidade pressupõe uma distribuição justa dos recursos disponíveis para a saúde para que um número cada vez maior de pessoas tenha acesso aos serviços públicos de saúde. Por outro lado, não é justo tratar todos da mesma maneira, porque a necessidade de saúde entre indivíduos varia segundo uma série de fatores, que incluem: a genética, as condições socioeconômicas (moradia, renda, educação etc.) e o gênero (cada um com suas características e riscos), para citar os mais importantes.

Essa reflexão é importante para ressaltar que as tentativas de promover um sistema eficiente não podem perder o foco na distribuição e na justiça, que são os princípios básicos da equidade.

Existem na literatura praticamente dois enfoques distintos para discutir a equidade: uma vertical e outra horizontal. Ambas expressam a concepção de justiça social e cada uma delas aborda uma dimensão importante da equidade.

Aristóteles (1992, apud PORTO, 1997) ressalta a diferenciação entre essas duas vertentes. A primeira se refere ao tratamento igualitário entre as pessoas, com a função corretiva entre elas. A segunda é orientada pela concepção de que aquilo que é justo é proporcional e o injusto é aquilo que viola a proporcionalidade, manifestando-se na distribuição de funções e bens que devem ser divididos entre os cidadãos.

A igualdade é um conceito que sempre emerge quando se discute a equidade como elemento de justiça social. Esse conceito tem raízes nas condições políticas, sociais e econômicas e vem sendo discutido desde os pensadores clássicos, como Aristóteles e Rousseau (que entendia o ótimo social como a soma das utilidades individuais), passando pelo confronto da corrente utilitarista com Hume, Hobbes, Lockee e Kant, e de Karl Marx acerca do desenvolvimento da sociedade comunista (o maior bem para o maior número de pessoas), até as formulações contemporâneas de autores como Rawls, Sen e Fleurbaey, entre outros, que associam ética e justiça social. Na atualidade, muitos autores têm discutido o tema da justiça social de modo a definir: "que igualdade se procura?"; "quais desigualdades são aceitáveis?"; "quais são desejáveis?" (PORTO, 2002).

Sen (1995) considera injusto que nem todo indivíduo tenha a mesma oportunidade de alcançar seu potencial de saúde por falta de normas ou acordos sociais adequados que lhes deem essa oportunidade. Essas normas e valores abarcam muitos âmbitos além do próprio sistema de saúde. Nesse sentido, ressalta que a equidade em saúde é uma disciplina muito ampla e que tem foco em distintas variáveis (renda, riqueza, oportunidades, liberdades etc.) e que estas não devem obscurecer o objetivo da equidade na atenção sanitária.

Oliva (2002), ao realizar um estudo da obra de Sen, identifica que a importância da equidade em saúde é derivada de três aspectos: o primeiro considera que a saúde é uma das condições mais importantes da vida e é essencial para moldar as oportunidades ou capacidades e a liberdade das pessoas; em segundo lugar, não só o resultado é importante, o processo mediante o qual se dotam os indivíduos das oportunidades correspondentes deve responder a um critério de justiça social; e, em terceiro lugar, equidade em saúde não deve se preocupar somente com as desigualdades em saúde ou com a distribuição da atenção sanitária. É preciso ter em conta como a alocação de recursos relaciona a saúde com outros temas de justiça social.

Le Grand (1998, apud GRINALDES, 2002) considera que uma distribuição é equitativa se for resultado de uma tomada de decisão individual em situações condicionantes. Aplicando essa compreensão no caso da saúde, o autor comenta que disparidades em estados de saúde que resultem de indivíduos bem-informados, que exercem sua possibilidade de escolha perante um mesmo conjunto de escolhas acerca da saúde e das atividades relacionadas com a saúde, são consideradas equitativas. Entretanto, o autor reconhece a difícil aplicação desse conceito na prática dos sistemas de saúde.

No relacionado às desigualdades econômicas e sociais, Rawls (1985, apud PORTO, 2002) considera que devem ser tais que: (a) sirvam ao maior benefício dos mais desfavorecidos dentro dos limites de um justo princípio de repartição; e (b) devem estar relacionadas com funções e posições abertas a todos de acordo com os princípios de justa igualdade de oportunidades.

McGuire et al. (1988) vêm evidenciar igualmente, como Culyer (1980), a teoria de justiça de Rawls (1972) como a que oferece solução para determinar o papel da justiça nas junções de utilidade dos indivíduos com referência aos cuidados de saúde (GRINALDES, 2002).

Le Grand (1982, apud PORTO, 2002) considera que a maioria dos conceitos de equidade, por representar variações de uma mesma ideia ou objetivo, pode ser sintetizada em três: tratamento igual para necessidades iguais, igualdade de acesso e igualdade em saúde.

A discussão sobre equidade na alocação de recursos é indispensável para o entendimento da abordagem de distribuição de recursos por áreas geográficas. Esse método busca distribuir recursos entre regiões de um mesmo país, estado ou município de modo a contribuir para reduzir as desigualdades em saúde existentes entre os cidadãos.

Portanto, ao garantir a saúde de um indivíduo dentro da sociedade, o Estado estará dando a ele a oportunidade de potencializar suas aptidões de cidadão como indivíduo no seio familiar e na sociedade, oferecendo sua parcela de contribuição para o desenvolvimento de seu país.

Dessa maneira, igualdade e equidade fundamentam, respectivamente, estratégias de universalização e focalização nas políticas sociais. A adoção dessas estratégias tem diversas implicações diretas (por exemplo, na estrutura de desigualdades de uma sociedade, nos custos das políticas e nas dimensões da máquina administrativa necessária para implementação e controle) (MEDEIROS, 1999).

Método de distribuição de recursos por áreas geográficas

Os métodos usados para estabelecer os orçamentos variam. Para Carr-Hill (2002) é crescente o uso de abordagens mais científicas em direção ao estabelecimento de orçamento por capitação de recursos. Segundo o autor, distribuir recursos de maneira equitativa em determinada área geográfica não é o mesmo que distribuir recursos para alcançar ou mesmo aspirar a um resultado equitativo.

Na literatura de assistência à saúde, as preocupações com equidade quase sempre recaem na questão de como as pessoas estão obtendo a assistência à saúde que necessitam. Nesse caso, é preciso abordar as *necessidades* de assistência à saúde sentida pela população (FOLLAND et al., 2008).

Portanto, a abordagem científica é identificada na literatura internacional como a forma de capitação de recursos que, por sua vez, leva em consideração as necessidades de saúde de uma população.

Para Williams (1979, apud PEREIRA, 2004), *necessidade é* uma noção instrumental utilizada no sentido de determinado indivíduo precisar consumir cuidados para melhorar seu estado de saúde. O autor ressalta que o termo, embora seja evitado por economistas, possui uma taxonomia muito utilizada e distingue três tipos de necessidade: as *necessidades sentidas* – identificadas como tais pelo indivíduo; as *necessidades expressas* – aquelas apresentadas pela população aos serviços de saúde e que são usualmente tomadas como sinônimo de procura de cuidados; e as *necessidades normativas* – definidas e identificadas pelos profissionais de saúde.

Outra noção de necessidade muito debatida é a *capacidade de beneficiar*, defendida pela escola de York (Reino Unido). Para Witter & Ensor (2002), se a necessidade é interpretada como a capacidade de beneficiar, então três tipos de informações são necessárias para determiná-la: *epidemiológica*: a prevalência e a incidência da doença na população; *médica/econômica*: a eficácia e a efetividade de custo de tratamentos disponíveis para essas doenças; e *institucional*: os serviços disponíveis atualmente para atender os necessitados.

Pereira (2004) considera que uma necessidade em saúde existirá apenas quando a produtividade marginal do tratamento for positiva. Essa ideia pressupõe a existência de meios técnicos e econômicos para fazer face à distribuição de saúde e implica a avaliação tanto dos custos como dos benefícios dos tratamentos com vistas à determinação da alocação de recursos. O autor ressalta ainda que a necessidade não deve ser vista como um conceito absoluto, mas, antes, um conceito relativo e dinâmico.

Estudo realizado por Starfield (1993, apud STARFIELD, 2002), medindo a relação entre a força da atenção primária e os resultados combinados (indicadores de resultado) em diversos países, demonstrou que o grupo de países com sistemas de saúde que tentam distribuir recursos de acordo com a necessidade em vez da demanda (o mercado) alcança melhores níveis de saúde do que outros países. A autora também ressalta que países nos quais a política de saúde é conduzida pela atenção primária são países nos quais as características das unidades de saúde também refletem uma forte atenção primária. Nesse estudo se destacam, principalmente, Reino Unido, Dinamarca, Finlândia, Países Baixos, Espanha e Canadá.

Porto (2002), na tentativa de sintetizar a discussão em torno de critérios de necessidades na perspectiva da distribuição equitativa de recursos, identifica como de maior frequência nos estudos econômicos da saúde indicadores relacionados com os *perfis demográfico, epidemiológico e socioeconômico:*

- Entre os *indicadores demográficos* estão a discriminação da população segundo sexo e grupos etários, pois se sabe que diferentes subgrupos populacionais apresentam necessidades distintas, determinadas no processo de envelhecimento.
- Os *indicadores epidemiológicos* comumente são expressos pela taxa de morbidade ou mortalidade.
- O *perfil socioeconômico* é composto por vários indicadores, dentre os quais, o grau de alfabetização, as taxas de desemprego, a porcentagem de habitações ligadas a redes de saneamento básico e a renda. A escolha dos indicadores está condicionada à sua disponibilidade e qualidade, podendo variar entre diferentes regiões para um estudo de distribuição geográfica de recursos.

Capitação é definida por Carr-Hill (2002) como o valor dos fundos do serviço de saúde que será atribuído a uma pessoa para um serviço específico durante um determinado período de tempo, sujeito a qualquer limitação do orçamento nacional. Para o autor, as capitações variam de acordo com as características pessoais e sociais de um indivíduo ou do ajuste de risco.

Pereira (2004) define capitação como o sistema de remuneração onde o médico ou instituição de saúde recebem um pagamento fixo por usuário inscrito em sua lista, independentemente da quantidade de serviços a prestar.

Como se pode observar nas duas definições acima mencionadas, a capitação é uma modalidade de alocação de recursos num sistema de saúde que se baseia nas necessidades de serviços de saúde de um indivíduo durante determinado tempo. Esses serviços são remunerados ao médico ou à instituição de saúde em forma de pagamento fixo por usuário, independentemente da quantidade de serviços prestados. Como são recursos direcionados para o sistema de saúde como um todo, subentende-se que esse sistema é público e universal.

Pereira (2004) adverte que, em anos recentes, têm sido desenvolvidos sistemas de capitação ajustada pelo risco, em que o pagamento é feito em função das características da população de doentes servidos (por exemplo, idade, sexo, morbidade etc.).

Rice & Smith (1999) e Carr-Hill (2002), ao examinarem a experiência internacional em abordagens para capitação e ajuste de risco, que alguns autores chamam de fórmula de financiamento, consideram que os métodos usados para estabelecer orçamentos variam da maneira exposta no Quadro 30.2.

Como se pode observar no Quadro 30.2, Carr-Hill e Rice & Smith convergem em suas reflexões sobre as modalidades de capitação, mas para Rice & Smith essas três formas de alocação de recursos implicam uma mudança progressiva de risco do financiador nacional para o plano de saúde. Os autores

Quadro 30.2 Esquemas de Rice & Smith (1999) e Carr-Hill (2002) sobre métodos usados para estabelecimento de orçamentos

País	Nível individual	Nível de planejamento	Outros fatores
Alemanha	Idade/sexo		Base para cálculo da renda
Austrália	Idade/sexo Grupo étnico Falta de moradia	Mortalidade Nível educacional Ruralidade	Utilização particular Fluxo de estrangeiros Variação de custos
Bélgica		Idade/sexo Desemprego/deficiência Mortalidade/urbanização	
Canadá	Idade Sexo Estado de bem-estar	Dificuldade de acesso	Fluxo de estrangeiros Proteção para perda de financiamento Variação de custos
Escócia	Idade/sexo	Mortalidade	Custos rurais
Espanha			Fluxo de estrangeiros Ajuste da população em declínio
EUA	Idade/sexo Deficiência Estado de bem-estar Diagnóstico de pacientes internados anteriormente Região de residência Dependência (x2)	Custo da mão de obra Mortalidade	Fase de implementação Ajuste de custo por escassez
Finlândia	Idade Deficiência	Arquipélago Dificuldade de acesso	Base de cálculo de impostos
França	Idade		Implementação em fases
Inglaterra	Idade	Mortalidade/morbidade Desemprego Idoso morando sozinho Etnia Condição socioeconômica	Variação de custos
Irlanda do Norte	Idade Sexo	Mortalidade Idoso morando sozinho Estado de bem-estar Baixo peso ao nascer	Ajuste de custos rurais
Israel	Idade		
Itália	Idade/sexo	Mortalidade	Mecanismo de amortecimento
Noruega	Idade Sexo	Mortalidade Idoso morando sozinho	Base para cálculo de impostos
Nova Zelândia	Idade/sexo Estado de bem-estar Etnicidade	Ruralidade	Implementação por etapas
País de Gales	Idade/sexo		
Países Baixos	Idade/sexo Estado de bem-estar Deficiência	Urbanização	Ajustes retrospectivos com base na renda
Suécia	Idade/morar só Situação de emprego Condição da ocupação residual Diagnóstico de pacientes internados anteriormente		Implementação por etapas
Suíça	Idade/sexo/região		Base para cálculo da renda

Fonte: Rice & Smith (1999, pp. 22-3); Carr-Hill (2002, p. 9).

consideram ainda que os três métodos descritos são pontos num espectro de mecanismos de financiamento, e muitas soluções intermediárias podem ser previstas. É evidente ainda que (a) e (b) implicam um compromisso de financiamento incerto total, enquanto (c) é consistente com uma restrição de orçamento fixo total.

Para melhor entendimento das variáveis utilizadas por diferentes países em suas capitações de recursos para a saúde, um resumo é mostrado no Quadro 30.3.

Para Rice & Smith (2002), a capitação pode ser muito rudimentar – em sua forma mais simples, como na Espanha, que atribui um montante igual para ser alocado para cada cidadão, independentemente das circunstâncias (CONSEJO DE POLÍTICA FISCAL Y FINANCIERA, 1998) – ou pode atingir graus sucessivos de refinamento usando ajuste de risco, a exemplo de países como Israel, Alemanha e Suíça. Nesses casos, as capitações utilizam dados demográficos, introduzindo diferentes categorias de indivíduos, como idade e

QUADRO 30.3 Experiência internacional com financiamento por capitação

Rice & Smith (1999)	Carr-Hill (2002)
a. Reembolso retrospectivo completo de todas as despesas incorridas	a. Em alguns casos, não há efetivamente um orçamento previsto e o plano é integralmente reembolsado retrospectivamente por todo o gasto contraído (honorário por serviços). Muitos sistemas descobriram que isso é insustentável
b. Reembolso de todas as atividades com base num calendário fixo de taxas (usando, por exemplo, um sistema de grupos de diagnóstico relacionados)	b. Em outros casos, o plano é reembolsado pela atividade efetiva, mas tendo como base apenas um grupo de gastos padrão (por exemplo, usando DRG – *Diagnosis Related Groups* ou grupos de diagnósticos homogêneos). Embora isso proporcione um incentivo para a minimização dos custos num episódio de atendimento individual, não há incentivo para conter o número de episódios a fim de que seja reclassificado como um DRG mais dispendioso
c. Financiamento prospectivo sobre a base de despesas futuras esperadas, utilizando orçamentos fixos	c. Em número crescente de casos, o plano é financiado com base em previsões feitas pela atividade esperada. Como o plano deve oferecer à população em risco um atendimento à saúde apropriado e dentro de um orçamento específico, ele tem, em consequência, um incentivo para limitar os episódios e os custos de cada episódio

sexo, por considerar que esses são determinantes importantes de variações de despesas.

Para Carr-Hill (2002), essas abordagens estão sendo cada vez mais usadas nos países industrializados. Entretanto, para o autor, as capitações variam de acordo com as características pessoais e sociais de um indivíduo ou do ajuste de risco. Entretanto, o autor ainda levanta alguns questionamentos acerca dos mecanismos de financiamento, quais sejam: "como assegurar que todos os cidadãos tenham acesso a um padrão (mínimo) de vida que seja compatível por pertencer à mesma nação?" (a abordagem do pacote mínimo); "como assegurar que as instituições sociais funcionem de maneira eficiente e respondam às preocupações de todos os cidadãos?" (ou equidade distributiva); ou, mais recentemente, "como melhorar os resultados da provisão de serviços?".

Método tradicional de alocação de recursos (incrementalismo)

Carr-Hill (2002) considera que, a partir da racionalidade burocrática weberiana dos europeus, existem quatro possíveis mecanismos para a distribuição dos recursos na saúde:

(a) de acordo com o tamanho das ofertas das áreas locais; (b) tendo como base o amparo político; (c) de acordo com precedentes históricos; (d) tendo por base algumas medidas independentes relacionadas com necessidades (uma fórmula).

A quarta alternativa já foi discutida no item anterior; entretanto, as três primeiras podem ser relacionadas com a forma tradicional de alocação de recursos nos orçamentos.

Balizar o orçamento na capacidade de oferta traz em si problemas sérios por reproduzir amanhã a realidade do hoje ou do passado. Ora, se o perfil populacional varia ano a ano, se o quadro socioeconômico é mutável, dependendo das políticas públicas nacionais e internacionais, e se os indicadores epidemiológicos mostram uma mutação no modo de adoecer e morrer das pessoas, então se pode concluir que alocar recursos com base na capacidade instalada pode representar descompasso com as necessidades das pessoas. Desse modo estarão sendo reforçadas as desigualdades em saúde.

Amparar a alocação de recursos públicos nas decisões políticas também é bastante complicado, haja vista que as desigualdades em saúde serão bastante afetadas, na medida em que a oferta de serviços ficará totalmente dissociada das necessidades de demanda por saúde das pessoas. Essa modalidade de alocação de recursos é reconhecida como um modo implícito; assim, a oferta de serviços entra em descompasso com o que o indivíduo necessita em termos de saúde. Portanto, considerar a decisão política para alocar recursos nos orçamentos da saúde é ir de encontro ao bem-estar de uma sociedade.

Alocar recursos de acordo com precedentes históricos (incrementalismo) é não considerar a dinâmica da sociedade e da economia, que mudam, interferindo nos indicadores de saúde e socioeconômicos.

A maioria dos países adota o incrementalismo como método para distribuir os recursos no orçamento público. Para Davis et al. (1996), essa modalidade está relacionada com a ideia de tomada de decisão dos exercícios anteriores, sendo os problemas atacados de modo repetitivo, o que, para Cavalcante (2006), em certa medida é considerado pelos críticos como um processo quase inercial.

O modo incrementalista contribui para a reprodução do *status quo*, sem vislumbrar as mudanças no perfil epidemiológico e na estrutura etária da população e as condições socioeconômicas que indiscutivelmente interferem na morbidade e mortalidade dos indivíduos.

Desse modo, os recursos destinados à saúde são distribuídos de acordo com as prioridades dos governos de forma implícita, podendo, em alguns momentos, traduzir a necessidade em áreas específicas, mas sem articulação entre as necessidades gerais das pessoas.

Essa modalidade fortalece as desigualdades entre os indivíduos na medida em que os problemas de saúde não são tratados de forma explícita.

Dilemas da alocação de recursos

Klein (1993) aponta algumas limitações nos métodos de alocação de recursos. A primeira delas se refere à forma de distribuir o orçamento total entre os serviços por meio de métodos da avaliação econômica. Segundo o autor, essas metodologias trazem em si problemas sobre a avaliação de diferentes estados de saúde por falta de dados sobre resultados e pelo problema da heterogeneidade dos pacientes. Além disso, o autor considera que para o público é uma questão complexa, pois desconhece aspectos relacionados com a eficácia ou a efetividade. Portanto, torna-se difícil entender as prioridades estabelecidas.

Outro ponto questionado por Klein (1993) refere-se ao conceito de necessidades. Para ele, esse conceito é ambíguo, principalmente quando aborda questões sobre alocação de recursos para a função de cuidar em qualquer sistema de saúde, notadamente das condições crônicas.

Assim, o autor conclui que o estabelecimento de prioridades racionais acontece quando se tratam as prioridades emergentes de negociação pluralista entre *lobbies* diferentes, modificando ou mudando julgamentos políticos feitos à luz da evolução das pressões.

Na esteira dessa conclusão aparentemente negativa, Klein (1993) considera que há espaço para tornar prioritário um processo de criação mais "racional". Aqui o autor destaca dois pontos importantes: (a) que é possível tomar decisões racionais por meio de negociações pluralistas entre *lobbies* diferentes, modificando no curso do processo os julgamentos políticos feitos à luz da evolução das pressões; e (b) por meio de diálogo aberto, quando as oportunidades de participação são amplas e os argumentos podem ser testados e os conflitos entre diferentes valores ou preferências podem ser explorados.

Rice & Smith (1999) levantam como limitante dos sistemas que se utilizam da capitação o fato de, ao incorporar fatores adicionais no mecanismo de ajuste de risco, a maioria dos esquemas ter sido limitada por problemas de disponibilidade de dados.

No Brasil, esse é um problema para o uso de indicadores demográficos, socioeconômicos e epidemiológicos. Os dois primeiros, quando se trata de municípios, são coletados por década, o que dificulta o acompanhamento sistemático de seus movimentos. Nos epidemiológicos existe o problema da subnotificação e do número elevado de mortes por causas não definidas.

O estudo de Sousa *et al.* (2004) constata a subnotificação de casos de doenças e mortes, e o alto índice de mortes por causas não definidas verificadas no estudo representa um alerta às autoridades de saúde, nos diversos níveis de governo, para a fragilidade das informações que podem, inclusive, comprometer o desenvolvimento de políticas consistentes e equitativas; esse estudo foi realizado no Ceará, porém sabe-se que esse é um problema nacional (SOUSA et al., 2004).

DISTRIBUIÇÃO DE RECURSOS NOS ORÇAMENTOS PÚBLICOS DO BRASIL

> *O orçamento é a peça-chave das políticas públicas.*
> (SOUZA, 1993)

Com essa frase, o sociólogo Herbert José de Souza, conhecido como Betinho, nos meios intelectuais brasileiros, inicia seu artigo sobre esse instrumento que, segundo Ceará (2010), é de grande relevância e provavelmente o mais antigo da administração pública.

É ele (o orçamento) que decide a relação entre discurso e realidade, entre a teoria e a prática do Estado, porque define em números, em quantidades, aquilo que no discurso se chama de prioridade governamental... é através do orçamento que se lê a alma do Estado, com quem ele está e para quem trabalha efetivamente (SOUZA, 1993).

Para Souza (1993), o orçamento representa muito mais do que uma discriminação formal dos gastos previstos. Na verdade, ele é o resultado de uma grande disputa pelo dinheiro público, que será destinado segundo prioridades que terminam correspondendo aos interesses dos que detêm maior poder de influência. Portanto, paro o autor, o processo de elaboração do orçamento é um processo eminentemente político.

A alocação de recursos orçamentários em cada um dos objetivos previstos no *Plano Plurianual* (PPA) passa a ser o instrumento que permite o cumprimento dos objetivos do governo, a base de custo para torná-lo realidade.

Base legal do orçamento público brasileiro

Apesar da forte influência política, o orçamento brasileiro tem apresentado alguns progressos em sua formatação, tanto do ponto de visto formal (Constituição Federal de 1988 e demais leis e portarias) como no aspecto das políticas de financiamento, sem, no entanto, atingir o patamar alcançado por países europeus.

A Constituição Federal de 1988 trouxe em seu bojo alguns instrumentos no processo de planejamento, que são: a lei do PPA, que estabelece, de forma regionalizada, diretrizes e metas da administração pública para as despesas de capital e outras delas decorrentes e para as relativas a programas de duração continuada, e a *Lei de Diretrizes Orçamentárias* (LDO), que dita as metas e prioridades a serem observadas na elaboração da proposta orçamentária (essa lei, a partir do ano 2000, teve seu conteúdo ampliado pela *Lei de Responsabilidade Fiscal* ou Lei Complementar 101/2000 e a *Lei Orçamentária Anual* – LOA). A CF/1988 estabelece ainda que os recursos para a saúde são provenientes do orçamento da Seguridade Social, que engloba os orçamentos da Saúde, Previdência e Assistência Social.

Sua matriz metodológica se baseia no orçamento-programa que representa o instrumento de operacionalização das ações de governo, viabilizando seus projetos, atividades e operações especiais em consonância com planos e diretrizes formulados no processo de planejamento. Estes se traduzem em fases que podem são sintetizadas como: (a) determinação da situação, onde são identificados os problemas existentes; (b) com base no estado da arte situacional vem a fase de diagnóstico, que permite identificar as causas que concorrem para o aparecimento dos problemas; (c) em seguida são identificadas as alternativas viáveis para a solução dos problemas; (d) feito isso, vem a fase do estabelecimento das prioridades; (e) com base nas prioridades são definidos objetivos, determinam-se as tarefas a serem desenvolvidas, são identificados os recursos necessários e determinados os meios financeiros que, por sua vez, são expressão monetária dos recursos alocados (CEARÁ, 2010).

Mais recentemente foi introduzido, nos orçamentos públicos da saúde nos níveis federal e estadual, o orçamento por resultado, que foi instituído nas ações do Ministério do Planejamento, Orçamento e Gestão (2006) e encontra-se orientado pela Agenda da Eficiência, que visa, primordialmente, o fortalecimento do ciclo da gestão pública – compreendido como a integração das funções de planejamento, execução, controle e avaliação.

A lógica apresentada no *Texto de Referência sobre Orçamento e Gestão Voltados para Resultados no Setor Público* orienta-se por dois pressupostos: (a) cobrança de resultados e (b) realidade problematizadora, sob os pilares da administração gerencial subordinada aos princípios da simplificação, descentralização e responsabilidade. A base epistemológica da proposta está demarcada pela cobrança de resultados como subsídio de uma avaliação, junto à sociedade, das ações desenvolvidas pelo governo em suas três esferas, a serem aferidas em termos dos benefícios efetivamente oferecidos aos cidadãos; já a problematização da realidade reflete o esforço de modernização do planejamento, de modo que tenha por foco "problemas" que, até então, não passavam de elementos constitutivos do diagnóstico para o planejamento tradicional e se tornam agora os estruturadores em si dos planos.

Apesar do esforço em introduzir essa ferramenta como mecanismo de elaboração do orçamento da saúde, a aferição dos resultados é pouco conhecida, possivelmente por limitação na leitura dos dados ou por um acompanhamento mais sistemático e metodológico. Portanto, as decisões são tomadas, com frequência, com base nas necessidades do momento, independentemente da existência de séries históricas coletadas criteriosamente ou de monitoramento efetivo dos indicadores.

Quanto aos critérios entre estados e municípios da Federação, cada nível de governo adota um comportamento independente, tendo por base seu PPA, para alocar recursos no orçamento, obedecendo à política nacional de financiamento público para a saúde.

Nível federal

A alocação dos recursos do Governo Federal está baseada na política de financiamento por meio de cinco blocos de custeio e um para investimentos, tendo como principais interlocutores o Pacto pela Saúde (Portaria GM/MS 399/2006) e a Portaria GM/MS 204/2007, que regulamenta o financiamento e transferência dos recursos federais para ações e serviços de saúde. Os blocos de custeio são: (1) Atenção Básica; (2) Atenção de Média e Alta Complexidade Ambulatorial e Hospitalar; (3) Vigilância à Saúde; (4) Assistência Farmacêutica; e (5) Gestão do SUS. Toda essa política de financiamento se baseia fundamentalmente em dois critérios de alocação de recursos: no valor *per capita* e na pactuação entre entes federados (Comissão Intergestores Tripartite – CIT).

Experiências de alocação equitativa de recursos no Brasil

Segundo Porto (1997), no que concerne à distribuição regional dos recursos públicos federais destinados ao financiamento setorial, não foram definidos os objetivos que deveriam nortear a alocação inter-regional; todavia, na Lei Orgânica da Saúde (LOS) foram explicitados critérios que deveriam ser implementados (art. 35): perfil demográfico; perfil epidemiológico; características qualitativas e quantitativas da rede de saúde; desempenho técnico, econômico e financeiro; nível de participação do setor saúde nos orçamentos estaduais e municipais; previsão do plano quinquenal de investimentos e ressarcimento do atendimento a serviços prestados a outras esferas de governo. Entretanto, a autora considera que, ainda que os critérios expressem a preocupação com a equidade, a legislação foi imprecisa quanto ao objetivo final da distribuição regional, uma vez que é difícil inferir o resultado final esperado.

Em 2002 foi publicado um estudo financiado pelo Banco Mundial com o objetivo de propor uma metodologia equitativa de alocação de recursos para custeio dos recursos do Governo Federal para a saúde. O estudo, coordenado por Porto (2002), identificou de início que as experiências internacionais mostravam-se pouco apropriadas ao caso brasileiro. Por meio de um indicador composto utilizando análise estatística multivariada (análise de componentes principais), constatou-se a existência de iniquidades na alocação efetuada pelo Governo Federal, especialmente na assistência ambulatorial e hospitalar.

A proposta foi realizada para o custeio dos serviços de saúde. Parte de sucessivos ajustes na base populacional, levando em consideração: o perfil demográfico; as desigualdades entre os custos dos tratamentos requeridos por cada segmento populacional e as desigualdades entre as necessidades em saúde. Como resultado seria feita uma distribuição equitativa de recursos entre os estados, pois aqueles que pelo método fossem receber menos do que estavam recebendo não sofreriam prejuízo, uma vez que o incremento de recursos recebidos no período da implementação da EC 20 nos anos de 2002 a 2004, na ordem de um milhão de reais, seriam cobertos por estes (PORTO, 2002).

Apesar de muito bem estruturado, o estudo financiado pelo Banco Mundial não chegou a ser implementado pelo Governo Federal. Os níveis estadual e municipal seguem a regra do nível federal. No caso dos estados, alguns vêm desenvolvendo fórmulas equitativas e eficientes de alocar recursos em seus orçamentos com recursos próprios, mas ainda são uma minoria. É o caso de Minas Gerais, que dispõe de uma fórmula alocativa para distribuir recursos para a Atenção Básica entre os municípios. No Ceará foram desenvolvidas duas fórmulas: uma para alocar recursos na Atenção Básica e outra entre hospitais-polo de atenção secundária, as quais, entretanto, não foram implementadas. Na Bahia também foi desenvolvida uma fórmula alocativa para distribuição de recursos entre os municípios, mas que não chegou a ser viabilizada na prática. Há uma aceitação nos níveis decisórios quanto à divisão *per capita* dos recursos, na coparticipação dos recursos para atenção básica e para medicamentos, mas pouco se avançou na aceitação de uma fórmula alocativa. Nos municípios, essa discussão ainda é bastante incipiente.

Experiência de alocação eficiente de recursos

Sousa (2013) desenvolveu um método de distribuição dos recursos adicionais do Tesouro estadual entre hospitais terciários gerenciados pelo estado do Ceará por meio de uma fórmula alocativa fundamentada em indicadores de eficiência hospitalar e chamada IDR-Hosp. O método consiste no desenvolvimento de um índice composto por indicadores de eficiência hospitalar (taxas de permanência, reinternação, infecção e mortalidade hospitalar) e custo dos serviços produzidos. O índice avalia cada hospital com ele próprio, considerando a diferença do perfil entre eles. Trabalha com a relação de crescimento do conjunto das variáveis selecionadas. Taxa de crescimento menor que 1 denota eficiência e direito a recursos adicionais; caso contrário, implica ineficiência e perda de direito a recursos adicionais no ano em questão. A distribuição dos recursos se dá pelo inverso do índice para os hospitais que obtiverem média menor que 1.

Simulação do modelo IDR-Hosp em cinco hospitais públicos terciários no Ceará no orçamento de 2011, utilizando dados de 2006/10, revela que, com a aplicação do modelo, apenas dois hospitais receberiam recursos adicionais. O estudo revela ainda que, segundo o índice, houve iniquidade na distribuição de recursos na elaboração do orçamento de 2011 dos hospitais gerenciados pela Secretaria de Saúde do estado do Ceará (SOUSA, 2013).

CONSIDERAÇÕES FINAIS

As ferramentas de Economia da Saúde para definição de critérios de alocação de recursos, com equidade e eficiência, têm crescido no mundo, em especial em países europeus, e representam um grande desafio para os gestores da saúde, principalmente em países com sistema universal, como é o caso brasileiro.

O Brasil já dispõe de profissionais com conhecimento acumulado para irradiar esse saber em prol do sistema público de saúde eficiente e equitativo, na perspectiva da redução das desigualdades com aumento do acesso e da oferta de serviços. Entretanto, sua disseminação entre gestores constitui-se, ainda, num grande desafio a ser superado, porque ainda há resistência na aceitação de utilização de fórmulas alocativas.

As chances nesse campo do conhecimento são enormes, carecendo apenas de um trabalho constante e criterioso entre os gestores, na perspectiva de aceitação da discussão e apropriação do conhecimento que, sem dúvida, abre possibilidades para a construção de um *mix* de soluções para otimização dos recursos, inclusive com a utilização de indicadores de qualidade. Portanto, a janela para a criação de novos métodos está aberta na expectativa de eficiência alocativa com equidade.

Apesar das limitações que cada uma das metodologias pode representar para o sistema de saúde, é bem melhor trabalhar com elas do que na escuridão, sem transparência, gerenciando com "extintor, apagando incêndio". As possibilidades de acerto são bem maiores, e as consequências, mais amplas e democráticas.

Referências

Arrow KJ. Uncertainty and the welfare economics of medical care. American Economic Review, 1993.

Barros PP. Eficiência e modos de pagamento aos hospitais. APES, Documento de trabalho 3, 1997.

Carr-Hill R. Alocação de recursos por equidade e por áreas geográficas. Center for Health Economics, University of York, mímeo, 2002.

Castro JD. A utilização do sistema de custeio por absorção para avaliar custos da atenção básica de saúde: reformulações e aprimoramentos metodológicos. Orientador: Gastão Wagner de Souza Campos. [Tese]. Campinas: UNICAMP, 2000.

Cavalcante PL. A implementação do orçamento por resultado no âmbito do executivo federal: um estudo de caso. [Dissertação]. Brasília/DF: Instituto de Ciências Políticas na UNB, 2006.

Cesconetto A, Lapa JS, Calvo MCM. Avaliação da eficiência produtiva de hospitais do SUS de Santa Catarina, Brasil. Cadernos de Saúde Pública 2008; 24(10):2407-17.

Couttolenc BF, Zucchi P. Gestão de recursos financeiros. Coleção Saúde & Cidadania. Para gestores municipais de serviços de saúde. São Paulo: IDS/USP, 1998.

Davis O, Dempster MAH, Wildavsky A. A theory of the budgetary process. American Political Science Review, 1966; LX (8).

Drummond MF, O'Brien B, Stoddart GL, Torrance GW. Methods for the economic evaluation of health care programmes. 2. ed. Oxford University Press: New York, 2001.

Ferraz MB. Dilemas e escolhas do sistema de saúde. Economia da saúde ou saúde da economia? Rev Direito Sanit 2009; 10(2).

Folland S, Goodman AC, Stano M. A economia da saúde. 5. ed., Bookman, 2008.

Governo do Estado do Ceará (Ceará). Manual Técnico do Orçamento, 2010.

Grinaldes, MR. Distribuição de recursos num sistema público de saúde. In: Economia da Saúde: conceito e contribuição para a gestão da saúde. 3. ed. Brasília: IPEA, 2002:167-90.

Klein R. Rationing in action. Dimensions of rationing: who shoud do what? 1993. Disponível em: http://www.nbi.nlh.gov/pmc/article/PMC1678573/pdf/bm00032-0039.pdf. Acesso em 8 de junho de 2012.

Le Grand J. Equidad, salud e atención sanitaria. Salud e Equidad: VIII Jornadas de Economia de la Salude (ES), 1988.

Matarradona ED, Puig-Junoy J. Módulo 4 – Unidade Didática 2 – El análisis de costes en la evaluación económica (y 2). Programa de Fornación em Farmacoeconomía e Economía de la Salud. IDEC/UPF, 2002.

Mateus C. Medição e valorização de custos. Farmacoeconomia: princípios e métodos. ENSP/UNL; Wolters Kluwer Health/Adis 2009:21-32.

Matos AJ. Gestão de custos hospitalares: técnicas, análise e tomada de decisão. 2. ed. São Paulo: Editora STS, 2002.

Medeiros M. Princípios de justiça na alocação de recursos em saúde. Texto para Discussão nº 687, Rio de Janeiro: IPEA, 1999.

Medici AC, Marques RM. Sistemas de custos como instrumento de eficiência e qualidade dos serviços de saúde. Cadernos FUNDAP, Qualidade em Saúde, 1996: 19.

Medici AC. A economia política das reformas em saúde. Porto Alegre: IAHCS, 1997.

Mendes EV. Os sistemas de serviços de saúde: o que os gestores deveriam saber sobre essas organizações complexas. Fortaleza: Escola de Saúde Pública do Ceará, 2002.

Mercado PL. Papeles de gestion sanitaria. Evaluación de tecnologia médica. Monografias de Economia y Geston de la Salud. Tradución para o português. Maria dos Anjos F. M. Ramos. 1994.

Ministério do Planejamento, Orçamento e Gestão. Secretaria de Gestão. Depto. de Programas de Cooperação Internacional em Gestão. Projeto Eurobrasil 2000. Textos de Referência. Brasília, 2006.

Oliva J. Equidad y Salud. Why health equity? Gestion Clinica y Sanitaria, 2002; 5(5).

Pereira J. Barbosa C. Avaliação econômica aplicada aos medicamentos. Farmacoeconomia: princípios e métodos. ENSP/UNL; Wolters Kluwer Health/Adis, 2009:7-20.

Pereira J. Economia da saúde. Glossário de termos e conceitos. Associação Portuguesa de Economia da Saúde (APES), Documento de Trabalho 1/93, 4. ed. 2004.

Porto SM (Coordenação). Metodologia de alocação de recursos. Rio de Janeiro: Fundação ENSPTEC, 2002.

Porto SM. Equidade na distribuição geográfica dos recursos em saúde: uma contribuição para o caso brasileiro. [Tese]. Rio de Janeiro: ENSP, 1997.

Puig-Junoy J. Módulo 1 – Unidad Didáctica 2 – El análisis de costes en la evaluación económica. Programa de Fornación em Farmacoeconomía e Economía de la salud. IDEC/UPF, 2002.

Rice N, Smith PC. Strategic resource allocation and fnding decision. Center for Health Economics, England: University of York, 1999.

Rubio VO. La economía en sanidad y medicina: instrumento y limitaciones. 2. ed., Barcelona: Euge La Llar del Libre, 1992.

Sen A. Inequality reexamined. Cambridge: Harvard University Press, 1995.

Silva EA, Pinto CG, Sampaio C, Pereira JA, Drummond M, Trindade R. Orientações metodológicas para estudos de avaliação econômica de medicamentos. Portugal: INFARMED, 1999.

Sousa MHL, Oliveira MA, Feitosa PE et al. Alocação equitativa de recursos para a atenção secundária e terciária: uma proposta para o estado do Ceará (Brasil). Divulgação em saúde para debate. Rio de Janeiro: CEBES, 2007.

Sousa MHLS, Araújo AMM, Machado CB, Lima MCN, Tello JE. Desigualdades socioeconômicas, morbidade e mortalidade no Ceará (Brasil): implicações na política sanitária. Fortaleza, 2004.

Sousa MHL. Proposta de alocação de recursos para hospitais terciários gerenciados pelo estado do Ceará baseada em eficiência e resultados. [Tese]. Fortaleza: UECE, 2013.

Souza H. Orçamento, peça-chave para a democratização do estado. Orçamento & Democracia. Rio de Janeiro: BASE, 1993.

Starfield B. Atenção primária: equilíbrio entre necessidades de saúde, serviços e tecnologia. Brasília: UNESCO, Ministério da Saúde, 2002.

Ugá MAD. Instrumentos de avaliação econômica dos serviços de saúde: alcance e limitações. Capítulo IX. Economia da saúde: conceitos e contribuições para a gestão da saúde. 3. ed. Rio de Janeiro: IPEA, 2002.

Winter S, Ensor T. An introduction to health economics: for Eastern Europe and the former Soviet Union. England, 2002.

A Estratégia Saúde da Família e o SUS

Luiz Odorico Monteiro de Andrade
Ivana Cristina de Holanda Cunha Barreto
Kelen Gomes Ribeiro
Andrezza Aguiar Coelho Uchoa

INTRODUÇÃO

Adotada pelo Ministério da Saúde em 1994, em 2017 a Estratégia Saúde da Família (ESF) abrange 48.605 equipes, 68,7% das quais contam com equipes de saúde bucal (BRASIL, 2017a). As equipes de saúde da família estão presentes em 97,5% dos municípios brasileiros e atendem cerca de 146 milhões de pessoas, o que representa uma cobertura de 70,2% da população brasileira (BRASIL, 2017a; IBGE, 2017). A elevada cobertura e o modo de operar dessa estratégia, com a definição de um território-população de corresponsabilidade sanitária da equipe, a inclusão dos agentes comunitários de saúde (ACS) nas equipes e a efetivação de ações de atenção primária à saúde, cientificamente validadas e custo-efetivas, contribuíram para a melhoria de vários indicadores de saúde no Brasil.

Entre as evidências de efetividade da ESF estão a redução de internações hospitalares por condições sensíveis à atenção primária em crianças (VICTORA, 2011) e adultos (BARRETO, 2011), a redução de consultas não urgentes nas emergências (STEIN, 2002) e a redução do baixo peso ao nascer e da mortalidade infantil (SHI, 2004). Entretanto, outros problemas de saúde sensíveis à atenção primária permanecem em patamares elevados, como a mortalidade materna e o câncer de colo uterino, evidenciando a necessidade de aperfeiçoamento dessa estratégia.

A Política Nacional de Atenção Básica, revisada em 2011 por meio da Portaria MS/GM 2.488, declara expressamente que a estratégia prioritária para expansão e consolidação da atenção básica no Brasil é a ESF, além de definir princípios e diretrizes comuns a todas as estratégias de organização da atenção básica, ao mesmo tempo que considera e inclui as especificidades locais e regionais. A importância desse processo está centrada na superação da coexistência de modelos de atenção à saúde conflitantes que dificultam e às vezes impossibilitam a estruturação, a ampliação e a qualificação do SUS e da Atenção Primária à Saúde (APS) (BRASIL, 2011a).

Em 2011, o Ministério da Saúde instituiu o Programa Nacional de Melhoria do Acesso e da Qualidade da Atenção Básica (PMAQ-AB) e o Incentivo Financeiro do PMAQ-AB, denominado Componente de Qualidade do Piso de Atenção Básica Variável (PAB-Variável), cujo objetivo é vincular incentivos financeiros a um processo de avaliação e monitoramento contínuos de indicadores operacionais e de resultados, indutor de progressivas melhorias na ESF (BRASIL, 2011b).

Em capítulo sobre a ESF e o SUS escrito na 7ª edição do livro *Epidemiologia e Saúde*, em 2012, os autores apontaram como fatores limitantes para a consolidação da ESF no Brasil: a formação qualitativa e quantitativamente insuficiente de trabalhadores da saúde para atenção primária, a pouca valorização social do profissional dessa rede de atenção e a infraestrutura física e de equipamentos precária da maioria das Unidades Básicas de Saúde. A escassez e a dificuldade de fixação de profissionais, em especial do médico, ocorria, principalmente, em cidades de pequeno porte e áreas rurais. Naquele momento histórico, segundo informações do Departamento de Atenção Básica do Ministério da Saúde, mais de 5.000 equipes estavam sem médicos.

Em 2013, a implantação do Programa Mais Médicos desencadeou um conjunto de ações com o objetivo de superar parte significativa dos desafios antes apresentados. O programa, regulamentado pela Lei 12.871/2013, foi estruturado a partir de três eixos de ação que visam ampliar a oferta de médicos e melhorar as condições assistenciais nos municípios brasileiros: (a) o investimento na melhoria da infraestrutura das redes de atenção à saúde; (b) a ampliação da oferta de cursos e vagas em medicina, incluindo amplas reformas educacionais na graduação e residência médicas; e (c) a implantação do Projeto Mais Médicos para o Brasil (PMMB), que trata da provisão emergencial de médicos em áreas prioritárias para o SUS e da redução das desigualdades distributivas (BRASIL, 2013a). A discussão sobre esse programa e seus primeiros resultados será feita em outra seção deste capítulo.

Neste capítulo, pretende-se contextualizar a história da ESF e discutir seus princípios, suas características organizacionais, seus processos de trabalho e as evidências de sua efetividade, abordando também os desafios e as perspectivas futuras dessa estratégia.

O SISTEMA ÚNICO DE SAÚDE E A ESTRATÉGIA SAÚDE DA FAMÍLIA

O processo de redemocratização na década de 1980 fortaleceu os movimentos sociais e culminou com uma grande mobilização nacional em torno da VIII Conferência Nacional de Saúde, quando foram lançadas as bases para a compreensão da saúde como um direito social no Brasil. Em 1988, por ocasião da Assembleia Nacional Constituinte, os movimentos sociais, entre os quais se destacou o Movimento pela Reforma Sanitária, conquistaram a aprovação de um Sistema Nacional de Saúde, materializado na forma do Sistema Único de Saúde (SUS). O SUS está baseado nos princípios da universalidade, igualdade, integralidade, regionalização, descentralização e controle social.

Na década de 1990 iniciou-se todo o processo de pactuação infraconstitucional do SUS, tendo sido editada, então, a chamada Lei Orgânica da Saúde (LOS). A LOS é composta de duas Leis Complementares à Constituição (as leis 8.080/90 e 8.142/90). A Lei 8.080/90 disciplina a descentralização político-administrativa do SUS, enfatizando seus aspectos de gestão e financiamento e regulamentando as condições para promoção, proteção, recuperação e funcionamento do SUS. A Lei 8.142/90 regulamenta a participação da comunidade, bem como as transferências intergovernamentais de recursos financeiros.

Num cenário marcado por divergências e embates em todos os campos, em meio a uma crise financeira e ante as mudanças radicais causadas pela criação do SUS na Constituição, como operacionalizar seus princípios e diretrizes? Como viabilizar a estruturação de um sistema baseado na APS e coerente com o contexto social, político, econômico e cultural do país?

A evolução do SUS e suas respectivas contradições e incertezas, as experiências pontuais de modelos inovadores de atenção à saúde no Brasil, o perfil epidemiológico brasileiro e a pressão institucional internacional por políticas consistentes de APS caracterizaram o momento histórico da implementação da ESF.

A ESF foi adotada pelo Ministério da Saúde em 1994, inicialmente sob a denominação de Programa Saúde da Família (PSF), com os objetivos de criar elos de diálogo entre os serviços de saúde e a comunidade, aumentar a cobertura de ações primárias de saúde, principalmente em regiões onde existiam vazios assistenciais, e mudar a lógica predominante do sistema de saúde, que se concentrava na atenção médico-hospitalar.

A partir de 1997, a ESF torna-se a principal estratégia do Ministério da Saúde para reorientação dos modelos assistenciais em saúde, visando à reorganização das práticas na atenção primária. Duas iniciativas do Ministério da Saúde são ressaltadas como mecanismos para impulsionar sua implementação na década de 1990: a Norma Operacional Básica de 1996 (NOB/SUS-01/1996), que valoriza o incremento de cobertura pelo PSF com maior incentivo financeiro aos municípios que implantassem equipes, e o "Projeto Reforço à Reorganização do SUS – REFORSUS" (AGUIAR, 1998).

Na década de 1990 e nos primeiros anos do século XXI ocorreu um incremento substancial no número de equipes de saúde da família, levando à extensão de cobertura da APS, que, associado ao avanço da municipalização da saúde e à melhoria da renda e da qualidade de vida da população, resultou na melhoria de vários indicadores de saúde.

Em 2006, o Ministério da Saúde instituiu a Política Nacional de Atenção Básica (Portaria 648/2006), revisada em 2011 mediante a publicação da Portaria 2.488/2011, com o intuito de revisar as diretrizes e as normas para a organização da APS e da ESF. Essa política reafirma que a EFS é adotada pelo Ministério da Saúde e pelos gestores estaduais e municipais, representados pelo Conselho Nacional de Secretarias Estaduais de Saúde (CONASS) e pelo Conselho Nacional de Secretarias Municipais de Saúde (CONASEMS), como estratégia prioritária para expansão, qualificação e consolidação da atenção básica.

No entanto, o financiamento ainda insuficiente para o setor, a complexidade da gestão e operacionalização de um sistema nacional de saúde num país continental com três esferas de gestão (governo federal, governos estaduais e municipais), a insuficiência e inadequação da força de trabalho em saúde, particularmente da categoria médica, a infraestrutura precária das unidades básicas de saúde, a desintegração das redes de atenção à saúde, entre outras razões, foram empecilhos importantes para que alguns problemas pudessem ser superados, como taxas ainda elevadas de mortalidade por câncer de colo uterino.

Mendes (2012) aponta ainda a baixa valorização política, econômica e social da ESF, a institucionalização incipiente, a baixa densidade tecnológica, a fragilidade dos sistemas de apoio diagnóstico, a carência de equipes multiprofissionais, a fragilidade dos sistemas de informação clínica, os problemas gerenciais, a fragilidade do controle social, os problemas educacionais, os problemas nas relações de trabalho e as fragilidades dos modelos de atenção à saúde como causas do desgaste ocorrido na ESF nos últimos anos. Por outro lado, o autor afirma que a garantia da coordenação das Redes de Atenção pela ESF por meio do seu fortalecimento é um imperativo para sustentabilidade do SUS.

Em 28 de junho de 2011 foi publicado o Decreto Federal 7.508, que regulamenta aspectos da Lei 8.080/90 referentes à organização e ao planejamento do SUS e à assistência à saúde. Nesse documento, a ESF é oficializada como a principal porta de entrada do SUS e como ordenadora do acesso universal e igualitário às ações e aos serviços que compõem a rede regionalizada e hierarquizada do sistema de saúde brasileiro. O decreto também define que o acesso deve ser fundado na avaliação da gravidade do risco individual e coletivo e no critério cronológico, observadas as especificidades previstas para pessoas com proteção especial.

ATENÇÃO PRIMÁRIA À SAÚDE E ESTRATÉGIA SAÚDE DA FAMÍLIA

A denominação Atenção Primária à Saúde (APS) vem sendo empregada para designar modelos distintos de organização e oferta de serviços de saúde em vários países ao redor do mundo. Forti (2009), a partir de extensa revisão bibliográfica, afirma que atualmente existe consenso internacional sobre a importância da APS para enfrentar as desigualdades e melhorar os resultados de saúde. No entanto, tanto na Europa como na América Latina não existe acordo sobre as modalidades da APS, seu alcance e os tipos de serviços ofertados, assim como não há acordo sobre os mecanismos organizativos mais adequados para que seja alcançado o objetivo comum. De modo sintético, a APS conta com quatro elementos essenciais, a saber: acessibilidade, longitudinalidade, integralidade e coordenação do cuidado. Esses fundamentos são indispensáveis para a obtenção de melhores resultados no estado de saúde da população, a redução das iniquidades e o alto grau de eficácia e eficiência do sistema de saúde (STARFIELD, 2002).

A *acessibilidade* envolve a localização da unidade de saúde próximo à população atendida, os dias e horários em que está aberta para atender, a organização do acolhimento aos usuários, a tolerância para consultas não agendadas e o quanto a população percebe a conveniência desses aspectos de acessibilidade.

A *longitudinalidade* é uma característica relacionada com a vinculação da equipe de atenção primária à população adscrita e implica o acompanhamento das pessoas ao longo de seu ciclo de vida. A *integralidade* como compreendida na APS significa disponibilizar ações de promoção, prevenção, cura e reabilitação à população. Como *coordenação* do cuidado compreende-se que a APS deve ordenar o fluxo de pacientes para os serviços de saúde de maior densidade tecnológica, como ambulatórios especializados e hospitais, tendo a responsabilidade de acompanhar os cuidados aos pacientes na rede de serviços de saúde, apoiando-os para acessar os serviços especializados.

O trabalho de Bárbara Starfield (2002), dialogando com Vuori (1984), ilustra de maneira clara as dissimilaridades essenciais entre a atenção primária à saúde e a atenção médica convencional (Quadro 31.1).

A ESF é considerada um modelo de APS focalizado na unidade familiar e construído operacionalmente na esfera comunitária. Conceituamos a ESF como um modelo de atenção primária que se estrutura com o mais alto grau de descentralização e capilaridade, constituindo-se como a principal porta de entrada e o centro de comunicação das redes de atenção à saúde, de modo a viabilizar o acesso universal e igualitário às ações e aos serviços de saúde, que será ordenado pela atenção primária, observando os critérios de risco, vulnerabilidade, resiliência e o imperativo ético de que toda demanda, necessidade de saúde ou sofrimento devem ser acolhidos (BRASIL, 2011a, 2011d).

Pesquisas realizadas no Brasil demonstraram que a ESF tem atributos mais fortes de APS do que outras formas de organização da atenção básica à saúde. Um estudo, utilizando o PCATool, comparou o desempenho das unidades de PSF com o das unidades tradicionais na saúde infantil na região de Porto Alegre. Observou-se uma extensão significativamente maior dos atributos da integralidade, orientação comunitária e orientação familiar e do valor geral da APS para as crianças que frequentavam as unidades de PSF. A proporção de crianças com atenção à saúde classificada com alto valor geral da

QUADRO 31.1 Diferenças entre atenção médica convencional e atenção primária à saúde

Convencional	Atenção primária
ENFOQUE	
Doença	Saúde
Cura	Prevenção, atenção e cura
CONTEÚDO	
Tratamento	Promoção da saúde
Atenção por episódio	Atenção continuada
Problemas específicos	Atenção abrangente
ORGANIZAÇÃO	
Especialistas	Clínicos gerais
Médicos	Grupos de outros profissionais
Consultório individual	Equipe
RESPONSABILIDADE	
Apenas setor de saúde	Colaboração intersetorial
Domínio pelo profissional	Participação da comunidade
Recepção passiva	Autorresponsabilidade

Fonte: Starfield B. Atenção primária: equilíbrio entre necessidades de saúde, serviços e tecnologia. Brasília: UNESCO, Ministério da Saúde, 2002: 33 (adaptado de Vuori – 1985).

APS também foi significativamente maior para aquelas cobertas pelo PSF (HARZHEIM, 2004).

A ESF é operacionalizada por meio de ações de promoção da saúde, prevenção e atenção às doenças, recuperação, tratamento e reabilitação, redução de danos e manutenção da saúde, desenvolvidas mediante as práticas de cuidado e gestão das equipes de saúde da família, comprometidas com a equidade e a integralidade da assistência à saúde. A ESF tem foco na unidade familiar e deve se organizar de modo coerente com o contexto socioeconômico, cultural e epidemiológico da comunidade em que está inserida. Então, por definição, a experiência brasileira de ESF pode ser considerada um modelo coletivo de atenção primária com a peculiaridade de ser construído no âmbito de um sistema de saúde público e universal.

PRINCIPAIS CARACTERÍSTICAS E PROCESSO DE TRABALHO NA ESTRATÉGIA SAÚDE DA FAMÍLIA

O SUS constitui-se de um conjunto de redes de atenção à saúde articuladas com a finalidade de desenvolver uma atenção integral que exerça impacto na situação de saúde das famílias, indivíduos e comunidade e também nos determinantes e condicionantes da saúde das coletividades. Nesse sentido, a ESF representa um dos componentes da rede hierarquizada conformada por ações e serviços de saúde. Portanto, no âmbito do propósito geral do sistema de saúde, essa estratégia assume um conjunto de funções e responsabilidades, configurando um arranjo organizacional específico caracterizado pelos seguintes componentes:

Composição da equipe

As equipes de saúde da família são interprofissionais e compostas por, no mínimo, um(a) médico(a) generalista ou especialista em saúde da família ou medicina de família e comunidade, um(a) enfermeiro(a), um(a) auxiliar ou técnico(a) de enfermagem e quatro a seis agentes comunitários de saúde (ACS), responsáveis pela atenção integral e contínua à saúde de cerca de 750 famílias (aproximadamente 3.000 pessoas), residentes num território rural ou urbano com limites geográficos definidos e população adscrita, assegurando a continuidade das ações e a longitudinalidade do cuidado. A adscrição da população a uma equipe de saúde é fundamental para que esta possa conhecer a população atendida, construindo vínculos de afeto e confiança. Em 2004, equipes de saúde bucal começaram a ser inseridas na ESF por intermédio do Programa Brasil Sorridente, ampliando a equipe interprofissional que pode contar com os profissionais de saúde bucal: cirurgião-dentista generalista ou especialista em saúde da família, auxiliar e/ou técnico em saúde bucal.

Uma das mudanças nas normas estabelecidas pela nova Política Nacional de Atenção Básica (PNAB), republicada em 2011 por meio da Portaria 2.488, foi representada pela previsão de cargas horárias diferentes da carga horária tradicional de 40 horas por semana para o profissional médico (BRASIL, 2011d). Segundo a PNAB 2011, serão admitidas também, além da inserção integral (40h), as seguintes modalidades de inserção dos profissionais médicos:

I – 2 (dois) médicos integrados a uma única equipe em uma mesma Unidade Básica de Saúde (UBS), cumprindo individualmente carga horária semanal de 30 horas (equivalente a 1 [um] médico com jornada de 40 horas semanais);

II – 3 (três) médicos integrados a uma equipe em uma mesma UBS, cumprindo individualmente carga horária semanal de 30 horas (equivalente a 2 [dois] médicos com jornada de 40 horas, de duas equipes);

III – 4 (quatro) médicos integrados a uma equipe em uma mesma UBS, com carga horária semanal de 30 horas (equivalente a 3 [três] médicos com jornada de 40 horas semanais, de três equipes);

IV – 2 (dois) médicos integrados a uma equipe, cumprindo individualmente jornada de 20 horas semanais, e demais profissionais com jornada de 40 horas semanais, com repasse mensal equivalente a 85% do incentivo financeiro referente a uma equipe de saúde da família; e

V – 1 (um) médico cumprindo jornada de 20 horas semanais e demais profissionais com jornada de 40 horas semanais, com repasse mensal equivalente a 60% do incentivo financeiro referente a uma equipe de saúde da família. Neste caso, tendo em vista a presença do médico em horário parcial, o gestor municipal deve organizar os protocolos de atuação da equipe, os fluxos e a retaguarda assistencial para atender a esta especificidade. Além disso, é recomendável que o número de usuários por equipe seja próximo de 2.500 pessoas. As equipes com esta configuração são denominadas Equipes Transitórias, pois, ainda que não tenham tempo mínimo estabelecido de permanência neste formato, é desejável que o gestor, tão logo tenha condições, transite para um dos formatos anteriores que preveem horas de médico disponíveis durante todo o tempo de funcionamento da equipe.

Essa mudança causou polêmica, uma vez que muitos especialistas em saúde da família ou medicina de família acreditam que uma carga horária inferior a 40 horas para o médico prejudica o estabelecimento de vínculos com as famílias e a comunidade. Entretanto, havia muitas equipes com médicos cuja carga horária era menor que 40 horas, principalmente em regiões com número escasso de profissionais, e como a PNAB não previa essa situação, os municípios deixavam de receber o incentivo federal para a equipe, mesmo que mantivesse todos os outros profissionais. Havia uma pressão dos gestores para que essa situação fosse reconhecida, pois resultava em prejuízo financeiro para os municípios e, consequentemente, para a atenção à saúde da população.

Definição do território de abrangência, adscrição de clientela e diagnóstico local de saúde

A Saúde da Família, ao se definir como estratégia de operacionalização da APS, deve se constituir como o primeiro contato dos usuários com os serviços de saúde, caracterizando-se como porta de entrada aberta e preferencial através de uma modalidade de atenção com elevado grau de descentralização.

Isso deve assegurar que a UBS acolha todos os usuários que procurem o serviço, viabilizando acesso universal às práticas de cuidado, próximo à vida das pessoas, com alta capacidade de acolhimento, longitudinalidade do cuidado e resolutividade; sem isso a ESF nunca irá se configurar como contato e porta de entrada preferencial da rede de atenção (BRASIL, 2011c).

A acessibilidade implica a ausência de barreiras à atenção à saúde, seja de tipo geográfica, financeira, organizacional, sociocultural e de gênero. Desse modo, um sistema de saúde baseado na APS deve racionalizar a localização, a operacionalização e o financiamento de todos os serviços que compõem as redes de atenção à saúde.

Para tanto, a equipe de saúde da família, idealmente de maneira democrática e em conjunto com a comunidade e os técnicos da Secretaria Municipal de Saúde, define um território, com limites geográficos bem estabelecidos e população definida, pelo qual assume corresponsabilidade sanitária. A corresponsabilidade sanitária foi definida por Campos (2010) como o processo em que a equipe de saúde, bem como outras com função de apoio matricial, tem a seu encargo o cuidado à saúde de um conjunto de pessoas que vivem num mesmo território. É importante, nessa definição, considerar aspectos como localidades de maior densidade populacional, existência de microáreas de risco, meios de transporte e estradas que facilitem o acesso da população e a presença de barreiras físicas, como rios, lagos, serras, entre outros, que possam dificultá-lo. Para reconhecimento do território é necessário percorrê-lo, se possível caminhando. Posteriormente, a equipe elabora um mapa para descrição do território, destacando seus limites e os recursos existentes, como praças, igrejas, escolas, associações comunitárias, unidade de saúde, dentre outros.

A adscrição de clientela é um processo concomitante e interdependente à definição do território, operacionalizando-se com o cadastramento das famílias nele residentes, realizado pelos agentes comunitários de saúde. Para o processo de cadastramento utiliza-se uma ficha de cadastramento familiar (existe uma padronizada pelo Ministério da Saúde – Ficha A do Sistema de Informação da Atenção Básica – SIAB). O SIAB foi utilizado como principal sistema de informação da atenção básica até meados de 2013, quando foi substituído pelo Sistema de Informação em Saúde para a Atenção Básica (SISAB) instituído pela Portaria GM/MS 1.412/2013, passando a ser o sistema de informação da atenção básica vigente para fins de financiamento e de adesão aos programas e estratégias da Política Nacional de Atenção Básica (BRASIL, 2013b).

O SISAB integra a estratégia do Departamento de Atenção Básica (DAB/SAS/MS) denominada e-SUS Atenção Básica (e-SUS AB), que propõe o incremento da gestão da informação, a automação dos processos, a melhoria das condições de infraestrutura e a melhoria dos processos de trabalho.

Além do SISAB, existem os sistemas e-SUS AB para captar os dados, que é composto por dois sistemas de *software* que instrumentalizam a coleta dos dados que serão inseridos no SISAB. São eles:

1. Coleta de Dados Simplificado (CDS);
2. Prontuário Eletrônico do Cidadão (PEC) e
3. Aplicativos (App) para dispositivos móveis – atualmente se encontra disponível o app AD (Atenção Domiciliar).

Com o SISAB, o Departamento de Atenção Básica do Ministério da Saúde aumenta o emprego de tecnologias de informação e comunicação (TIC) na ESF, visando à obtenção de informações da situação sanitária e de saúde da população a partir da UBS e de seu território de abrangência. O novo desafio é garantir o equipamento para informatização e a conexão por internet da rede de UBS.

Para além do aspecto operacional, a adscrição de clientela possibilita a construção de vínculos e de relações de afetividade e confiança entre os profissionais de saúde e a população adscrita, o que está estreitamente relacionado com a possibilidade de a ESF assumir a coordenação das ações (acompanhar e organizar o fluxo dos usuários entre os pontos de atenção das redes de saúde) e a longitudinalidade do cuidado, uma vez que os sistemas de saúde baseados na APS devem prestar atenção acessível, integral e longitudinal, ou seja, ao longo da vida dos usuários, independentemente da ocorrência de doenças.

Existem algumas ferramentas que contribuem para a elaboração do mapeamento psicossocial (GÓIS, 2008) e o acompanhamento dos níveis de saúde da população. A equipe de saúde pode organizar, por exemplo, um conjunto de planilhas em tamanho grande com as informações mais importantes sobre as famílias acompanhadas e fixá-las na sala de reuniões ou outro local apropriado para serem monitoradas e discutidas pela equipe. Esse procedimento pode ajudar a visualizar situações que poderiam passar despercebidas na rotina do serviço, como a redução do comparecimento de gestantes ao pré-natal ou um número de casos de diarreia mais elevado do que o habitual, entre outros fenômenos, permitindo à equipe identificar mudanças na operacionalização do serviço e no quadro epidemiológico do território.

Esse monitoramento torna possível o planejamento de ações para abordagem de novos problemas. Outra dimensão

importante que fundamenta a incorporação da definição territorial e da adscrição de clientela como essenciais aos processos de trabalho na ESF consiste na orientação familiar e comunitária adotada pelos sistemas de saúde com base na APS que não se pautam, exclusivamente, numa perspectiva clínica ou individual. A ESF busca entender a família em seu espaço social, rico em interações e conflitos. As ferramentas do campo da promoção da saúde, como as ideias de construção de ambientes mais saudáveis no espaço familiar, envolvem, além da tecnologia médica, o reconhecimento das potencialidades terapêuticas presentes nas próprias relações familiares, bem como em outras redes sociais existentes na comunidade, como vizinhos, colegas de trabalho, grupos religiosos, grupos de autoajuda (por exemplo, Alcoólicos Anônimos – AA), grupos folclóricos e tantos outros.

Outra estratégia de abordagem comunitária com potencial para formação de redes sociais no território é a Terapia Comunitária Integrativa, que será discutida na seção sobre Incorporação de Práticas Integrativas e Complementares (BARRETO, 2008).

Os profissionais que operam na ESF devem procurar compreender a dinâmica sociocultural do território onde atuam, cabendo-lhes uma atitude de respeito e valorização das características peculiares de cada família e comunidade, buscando, no cotidiano das relações e por meio do diálogo, contribuir para a superação de conflitos danosos à saúde de seus membros. Essa capacidade é denominada *competência cultural*.

Organização do processo de atenção ambulatorial

A proximidade entre o serviço e seu lócus de atuação torna possível a realização de planejamento e programação descentralizada e participativa. A partir do conhecimento e da análise das condições de saúde da comunidade, levando em conta as necessidades locais de saúde, as preferências, a cultura e os valores específicos de cada território, a ESF é capaz de balizar a gestão e as práticas de cuidado entre as necessidades/ demandas e a disponibilidade de recursos existentes.

A análise da situação de saúde de um território possibilita a identificação de riscos e de grupos prioritários, o que viabiliza a programação de atividades e a organização do atendimento, bem como a realização de atividades de promoção da saúde compatíveis com a realidade epidemiológica e social do bairro/comunidade.

Com frequência, existem problemas relevantes de saúde na população adscrita, como obesidade, hipertensão arterial, diabetes, hanseníase e outros agravos que, muitas vezes, não são percebidos como tais pela população, mas que necessitam uma abordagem bem planejada e intervenção contínua da equipe. Para esses grupos de pacientes, muitas vezes é proveitoso estabelecer horários de atendimento específicos para possibilitar a organização de grupos terapêuticos, a atuação conjunta da equipe interprofissional, a troca de informações e o apoio mútuo entre pessoas com os mesmos problemas de saúde.

Para atender à demanda espontânea e às urgências que surgem a partir de percepções individuais ou familiares da necessidade de atendimento pelos serviços de saúde, foi desenvolvida uma tecnologia denominada *acolhimento com classificação de risco*.

Organizar-se a partir do acolhimento dos usuários exige que a equipe reflita sobre o conjunto de ofertas que ela tem apresentado para lidar com as necessidades de saúde da população, pois uma variedade de serviços deve ser disponibilizada, quando necessário, durante a realização da escuta qualificada da demanda. No processo de organização do acolhimento, a equipe precisa definir de que modo os diferentes profissionais participarão, quem vai receber o usuário que procura a unidade, como avaliar o risco e a vulnerabilidade das pessoas que buscam atendimento, quais procedimentos devem ser executados de imediato, quando necessário, em que situações providenciar o atendimento médicos de urgência para o paciente, quando agendar uma consulta médica não urgente, como organizar a agenda dos profissionais e que outros tipos de cuidado podem ser ofertados, além da consulta médica. Fica claro que a equipe precisa ser capaz de reconhecer riscos e vulnerabilidade e efetuar a escuta qualificada para acolhimento e outras ações previstas na atenção primária para realizar o acolhimento (BRASIL, 2011e).

A Figura 31.1 busca representar um padrão de fluxo dos usuários nas UBS, partindo do pressuposto de que a recepção é o primeiro contato. Nos casos em que não sejam possíveis a avaliação e a definição do tipo de cuidado necessário na recepção, deve haver um espaço adequado para escuta, análise e definição do tipo de cuidado necessário. Em boa parte dos serviços, esse espaço é uma sala de acolhimento. Algumas unidades de saúde reservam um espaço mais amplo para atividades coletivas, educação em saúde e reuniões da equipe, que pode, em alguns horários do dia, servir para realização do acolhimento.

O primordial do acolhimento é receber e escutar todas as pessoas que procuram o serviço de saúde em seu horário de funcionamento e garantir:

1. Que os usuários com atividades agendadas (por exemplo, consultas) ou da rotina da unidade (vacinação) sejam recebidos e devidamente direcionados, evitando esperas desnecessárias e a aglomeração na recepção.

2. Que intercorrências e casos de urgência, situações comuns em se tratando de saúde, também sejam acolhidas, exigindo certa organização da unidade e do processo de trabalho da equipe, tanto para compreendê-las como para intervir sobre elas.

3. Que os trabalhadores encarregados de escutar demandas que surgem espontaneamente tenham: capacidade de analisá-las (identificando riscos e analisando vulnerabilidade), clareza quanto às ofertas de cuidado existentes na UBS, possibilidade de diálogo com outros colegas, algum grau de resolutividade e respaldo para acionar as ofertas de cuidado em tempo e modos que considerem a necessidade dos usuários.

É importante lembrar, ainda, que alguns fatores podem exigir ajustes no fluxograma (por exemplo, o número de equipes de atenção básica da unidade que, quando pequeno – uma ou duas equipes –, provavelmente fará com que algum membro da própria equipe de referência do usuário realize a escuta e, possivelmente, algumas intervenções, abreviando o fluxo do usuário na unidade). Isso também pode ocorrer em unidades básicas com maior número de equipes que se organizam por meio da modelagem "acolhimento pela equipe de referência do usuário". No caso de unidades de saúde com mais de duas equipes, em que é organizado um calendário de modo que a cada dia da semana uma das equipes assuma o acolhimento, os usuários da demanda espontânea que não apresentam situações de urgência podem ser agendados para sua equipe de referência. A estrutura física da UBS também pode interferir no fluxo.

Os casos de urgência podem receber atenção imediata da equipe que está no acolhimento e depois podem ser encaminhados para a equipe de referência. Por exemplo, se um usuário apresenta dispneia moderada, sua acomodação e a colocação de uma máscara de oxigênio podem ser feitas até que o médico o avalie. Se uma usuária refere atraso menstrual de 6 semanas, e se a escuta e a avaliação estão sendo

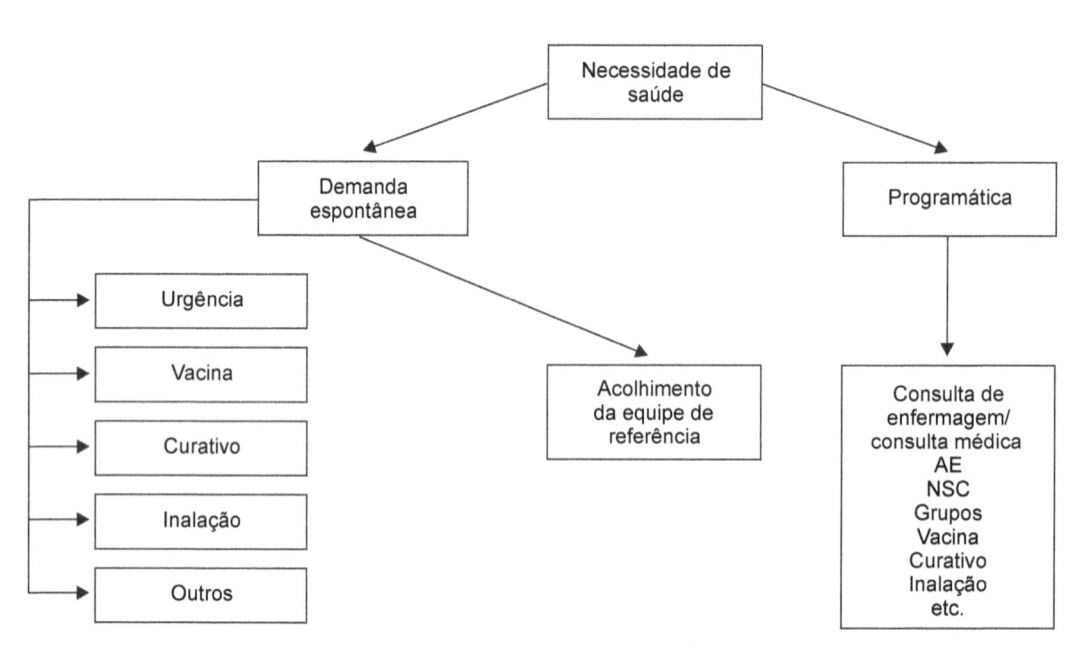

FIGURA 31.1 Fluxograma de usuários na Unidade de Saúde da Família. (Fonte: Manual de Acolhimento a Demanda Espontânea. Brasil, 2011e).

realizadas por um enfermeiro, seria possível a solicitação de um teste de gravidez, considerando os protocolos locais ou aqueles recomendados pelo Ministério da Saúde.

Outro exemplo seria o de um adulto com tosse por mais de 4 semanas sem dispneia: se o acolhimento está sendo realizado por um enfermeiro, este pode solicitar o exame de escarro, conforme protocolo de investigação de tuberculose, orientar sobre os cuidados de higiene necessários e agendar retorno para atendimento pelo médico. Em outra situação, no caso de uma criança de 4 anos ser levada à unidade com diarreia leve e não serem observados sinais de risco, o enfermeiro, imediatamente após a escuta, pode oferecer sais para reidratação oral e orientar os pais sobre cuidados caseiros e para retorno em caso do surgimento de sinais de risco. Em situações como esta, o agente comunitário de saúde pode auxiliar, visitando a família, caso seja observada vulnerabilidade psicossocial.

Em todos esses casos, fica evidente a preocupação de não burocratizar o acolhimento e o fluxo do usuário na unidade, bem como de ampliar a resolutividade e a capacidade de cuidado da equipe, lembrando que na atenção básica os usuários geralmente são conhecidos ou estão próximos (por morarem perto ou serem adstritos à UBS), e que o efetivo trabalho em equipe interprofissional produz relações solidárias e complementares entre os profissionais, aprimorando a qualidade do cuidado.

No que se refere à definição de intervenções segundo a estratificação da necessidade do usuário (mediante avaliação de risco e vulnerabilidade) em "casos não agudos" (intervenções programadas) e "casos agudos" (atendimento imediato, prioritário ou no dia), o que se pretende é que a necessidade do usuário seja a determinante do tipo e do tempo das intervenções, materializando, aqui, o princípio da equidade. O fluxograma proposto deve ser contextualizado, pois, se há um usuário cuja necessidade exige agendamento de consulta em até 1 semana, e se há disponibilidade no dia (pelo número de faltosos, por exemplo), pode-se aproveitar para atendê-lo (facilitando a vida dele, otimizando as ofertas existentes e fortalecendo potencialmente seu vínculo com a equipe).

O fluxograma proposto pelo Ministério da Saúde, segundo suas próprias orientações, deve ser tomado como uma oferta, uma estratégia de organização do trabalho coletivo na UBS, devendo ser adaptado, enriquecido, testado e ajustado, considerando a singularidade de cada lugar, de modo a facilitar o acesso e promover a qualidade do cuidado.

Integralidade e coordenação do cuidado

Como princípio do SUS, a integralidade configura-se como uma função de todos os serviços e ações que compõem o sistema de saúde (serviços públicos de saúde e serviços privados contratados ou conveniados).

A atenção integral e integrada nos remete a dois significados principais. O primeiro se refere ao leque dos serviços disponíveis aos usuários; estes devem ser suficientes para responder às necessidades de saúde da população, incluindo provisão de serviços de promoção da saúde, prevenção de agravos, vigilância à saúde, diagnóstico precoce, cura, reabilitação, atenção paliativa e apoio para o autocuidado.

A atenção integrada é essencial para que seja alcançada a integralidade do cuidado, porque esta exige a coordenação entre todas as partes do sistema de saúde para garantia da satisfação das necessidades de saúde. No nível do sistema, a atenção integrada exige o desenvolvimento de redes de serviços e de prestadores, de sistemas de informação e gestão apropriados, bem como a incorporação de ferramentas e dispositivos de gestão do cuidado, como gestão das listas de espera, prontuário eletrônico em rede e protocolos de atenção organizados sob a lógica de linhas de cuidado, entre outros (BRASIL, 2011c).

A compreensão da ESF não apenas como um programa básico de saúde, e sim como o componente primário de um sistema público de saúde de amplitude nacional, redimensiona sua relevância, pois essa característica confere à ESF a coordenação/ordenação de todo o espectro assistencial em saúde. Quando por meio da APS se identificam as necessidades de atendimentos mais especializados, é necessário e possível coordenar o fluxo dos usuários entre os pontos de atenção das redes e acompanhar seus resultados terapêuticos e sua evolução clínica (ANDRADE & BARRETO, 2002).

É importante ter a clareza de que a gerência dos projetos terapêuticos singulares[1] e a coordenação das linhas de cuidado ficam a cargo das equipes de saúde da família, e esses profissionais devem acompanhar os cuidados aos usuários independentemente de sua localização na rede de atenção. Portanto, o impacto da ESF na saúde dos usuários do SUS vai depender, essencialmente, de sua capacidade de integração com as redes de atenção à saúde.

Em síntese, a existência de uma rede de APS possibilita não somente a prevenção de um importante universo de patologias de relevância epidemiológica e a resolutividade direta de até 90% da demanda comunitária, mas também auxilia a condução clínica e o manejo terapêutico de pacientes com demanda de saúde especializada, os quais são inicialmente orientados por profissionais de saúde de uma das outras redes assistenciais[2]. Logo, acredita-se que uma rede universal de APS, como está sendo buscado pelo modelo brasileiro de ESF, possibilita melhor controle do desperdício de recursos de saúde, redução da duplicação da oferta de serviços, estabilidade e confiança na relação entre o usuário e o sistema de saúde e maior eficácia no alcance de resultados de saúde (HART, 1990).

---

[1]Dispositivo que tem como objetivo traçar uma estratégia de intervenção para o usuário, levando em conta os recursos da equipe, do território, das famílias e do próprio sujeito (...) Um fator importante na construção do PTS é a distribuição de responsabilidades, com cronograma para realização e data para avaliação do processo (CAMPOS & GAMA, 2010).

[2]Outro cuidado que os autores terão neste texto é o de se referir aos serviços de saúde ambulatoriais especializados e hospitalares como "outras redes de atenção à saúde", e não como níveis de atenção à saúde mais complexos, uma vez que consideram a ESF tão ou mais complexa que estes, diferindo no que se refere à intensidade de emprego de tecnologias "leves ou duras". Conforme proposto por Merhy & Franco (2003), compreendemos tecnologias duras como as instrumentais (equipamentos, medicamentos, exames etc.) e tecnologias leves como as formas de comunicação e relação estabelecidas pelo profissional com o paciente ou com a família durante o processo de atenção, denominado pelos autores trabalho vivo em ato.

Existem, entretanto, desafios a superar. Há questionamentos sobre o número adequado de famílias por equipe de modo a garantir a integralidade do cuidado. Será necessário, também, avançarmos na criação de infraestrutura de redes de internet, em protocolos clínicos, no apoio diagnóstico, na gerência das unidades de saúde da família, em prontuários eletrônicos e outros sistemas informáticos para gestão do cuidado, de maneira a alcançar um nível de ótimo de comunicação entre as redes de saúde e, consequentemente, a efetiva coordenação da atenção integral à saúde pela ESF.

O Decreto Federal 7.508, que regulamenta aspectos da Lei 8.0080/90 referentes à organização e ao planejamento do SUS e da assistência à saúde, oficializou a APS como porta de entrada do SUS e como ordenadora do acesso universal e igualitário às ações e aos serviços que compõem a rede regionalizada e hierarquizada do sistema de saúde brasileiro. Esse documento define a estrutura organizacional e administrativa da rede de serviços de saúde com o intuito de assegurar a continuidade do cuidado, orientar e ordenar os fluxos de atenção e ofertar regionalmente as ações e os serviços.

A regionalização será estruturada por meio das *Regiões de Saúde*, constituídas por agrupamentos de municípios limítrofes com a finalidade de integrar a organização, o planejamento e a execução nas *Redes de Atenção à Saúde (RAS)*, constituídas por um conjunto de ações e serviços de saúde articulados numa densidade crescente de tecnologias duras com a finalidade de garantir a integralidade da assistência à saúde. O Decreto deixa claro que "os serviços de atenção hospitalar e os ambulatoriais especializados (que compõem a rede de atenção à saúde de uma respectiva região), entre outros de maior complexidade e densidade tecnológica dura, serão referenciados pelas Portas de Entrada (...) e ordenados pela atenção primária". Os entes federativos são responsáveis por desenvolver e implementar instrumentos de integração dos serviços e organizar os fluxos de atenção no âmbito das RAS de acordo com as pactuações regionais.

O Mapa da Saúde consiste na descrição geográfica da distribuição de recursos humanos e ações e serviços de saúde ofertados pelo SUS e pela iniciativa privada em determinada região e constitui-se num instrumento importante no planejamento integrado dos entes federativos. O Mapa da Saúde será fundamental para a superação de barreiras para a coordenação do cuidado, como, por exemplo, a existência de diferentes provedores de serviços de saúde. Essas definições apontam para a defesa e a valorização de uma concepção abrangente de APS que passa a constituir legalmente o sistema de saúde brasileiro, sendo contrária a seu isolamento e restrição a programas verticais e pacotes básicos de serviços, expressando o desejo de acolher toda a sociedade por intermédio de um sistema público.

Outra dimensão da integralidade consiste na abordagem do indivíduo e/ou da comunidade numa visão holística, o que demanda preocupações com os aspectos sanitários, psicológicos, espirituais, sociais, culturais e econômicos da população adscrita. Assim, cabe à equipe de saúde da família considerar, além dos problemas individuais e biológicos de saúde, os aspectos coletivos e socioculturais dos indivíduos e da comunidade pela qual tem responsabilidade sanitária. Para isso, tornam-se necessárias outras categorias profissionais, além de médico, enfermeiro e auxiliares de enfermagem, que tradicionalmente trabalham em centros de saúde.

Nesse sentido, o Ministério da Saúde criou, mediante a Portaria GM 154, de 24 de janeiro de 2008, os Núcleos de Apoio à Saúde da Família (NASF) com o objetivo de ampliar a abrangência e a resolutividade das ações da atenção básica. Os NASF são constituídos por profissionais de diversas áreas do conhecimento que atuam de maneira integrada aos profissionais das equipes de saúde da família, compartilhando saberes e práticas em saúde mediante o apoio matricial às equipes das unidades às quais o NASF está vinculado (BRASIL, 2011d).

De acordo com Oliveira (2010), o apoio matricial consiste numa estratégia para ampliar as possibilidades de continuidade da atenção mediante a troca de saberes entre equipes e "profissional apoiador" em torno de um objeto compartilhado de trabalho. Com isso, pretende-se aumentar a integralidade da atenção, principalmente por meio da ampliação da clínica, efetuando uma revisão nas práticas dos encaminhamentos (referência e contrarreferência) que, em geral, fragmentam e burocratizam o percurso dos usuários dentro do sistema (BRASIL, 2011d). Os NASF não se constituem em porta de entrada ao sistema nem contam com unidades físicas independentes.

A composição dos NASF é definida pelos gestores municipais e pelas equipes de saúde da família, observando os critérios de prioridades identificados a partir das necessidades locais dos territórios de atuação. Atendimento em conjunto, discussão de casos, rodas de conversa, planejamento conjunto de atividades e formulação de projetos terapêuticos são exemplos de modalidades de operacionalização do apoio matricial.

Todos os grandes serviços ambulatoriais especializados e hospitalares contam com equipes multiprofissionais formadas por médicos, enfermeiros, nutricionistas, fisioterapeutas, farmacêuticos e outros profissionais de saúde que surgiram, em última instância, do próprio desenvolvimento e da incorporação de tecnologias pela medicina. Entretanto, como o conhecimento científico racionalista trabalha com o indivíduo e sua compartimentalização, nesses espaços as várias categorias profissionais tendem a trabalhar paralelamente, realizando pouca ou nenhuma discussão e colaboração entre si, o que resulta numa atenção fragmentada aos pacientes. Cada categoria desenvolve seu núcleo de conhecimentos e sua prática isoladamente das outras (Figura 31.2).

Esse modelo não responde aos problemas complexos que necessitam ser enfrentados cotidianamente pela equipe de saúde na atenção primária. Se adotarmos uma visão sistêmica, o indivíduo é um todo que faz parte de uma família, inserida numa comunidade, em determinado bairro ou distrito, cidade ou país, em determinado tempo histórico. Assim, torna-se necessária uma abordagem mais integral para que se alcance o objetivo de promover saúde, entendida como qualidade de vida. As várias categorias profissionais, nesse caso, devem trabalhar necessariamente em conjunto, havendo espaço para a aplicação do núcleo de conhecimento específico de cada uma em muitas situações.

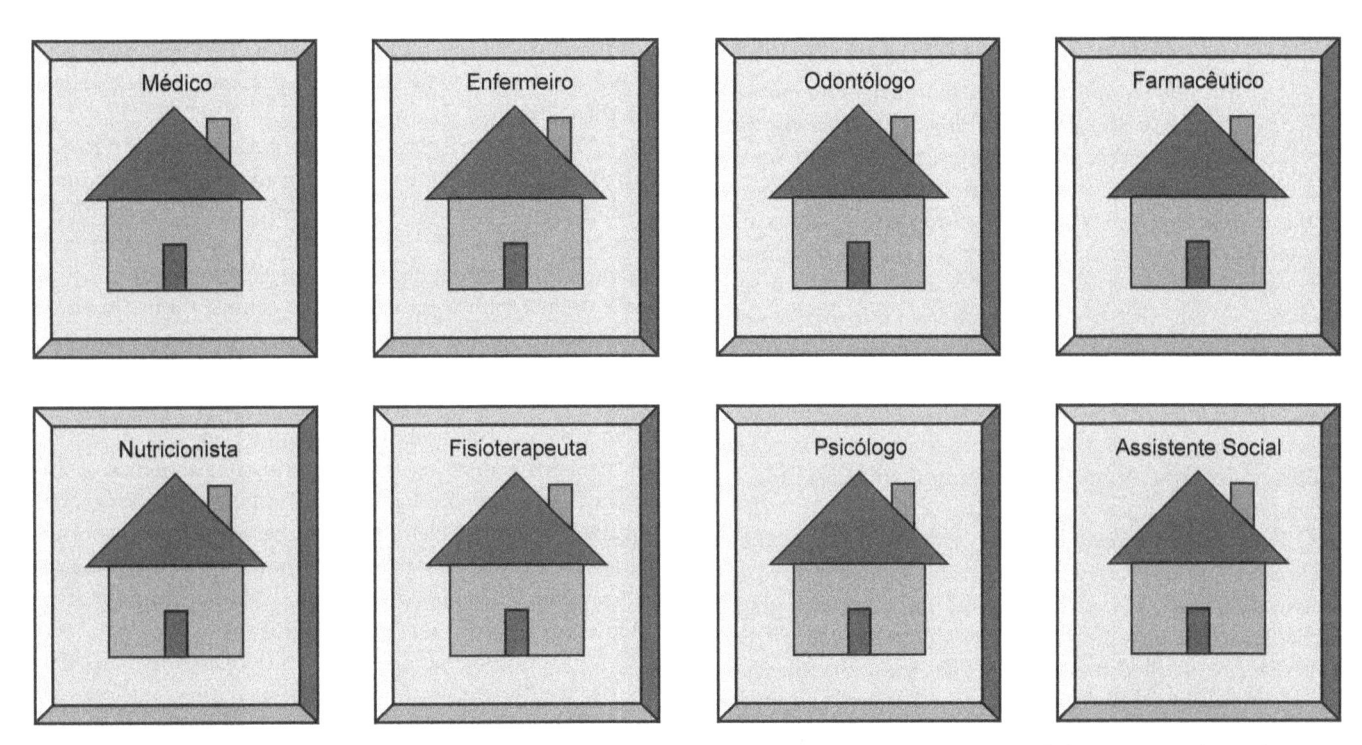

FIGURA 31.2 Trabalho multiprofissional desintegrado: as casinhas paralelas. (Fonte: Andrade LOM, Barreto ICHC, Martins T et al., 2004.)

Entretanto, muito frequentemente, ocorrem situações complexas na comunidade que necessitam de abordagem interprofissional. Os problemas complexos de saúde, sejam individuais, familiares ou comunitários, exigem na prática a construção de um "novo campo de saber comum a todas as categorias" dentro da ESF. Esse "novo campo de conhecimento para a ESF" vai sendo criado a partir da "interseção dos conhecimentos e habilidades de cada categoria" com o objetivo de responder adequadamente às necessidades de saúde da população, promovendo qualidade de vida (Figura 31.3).

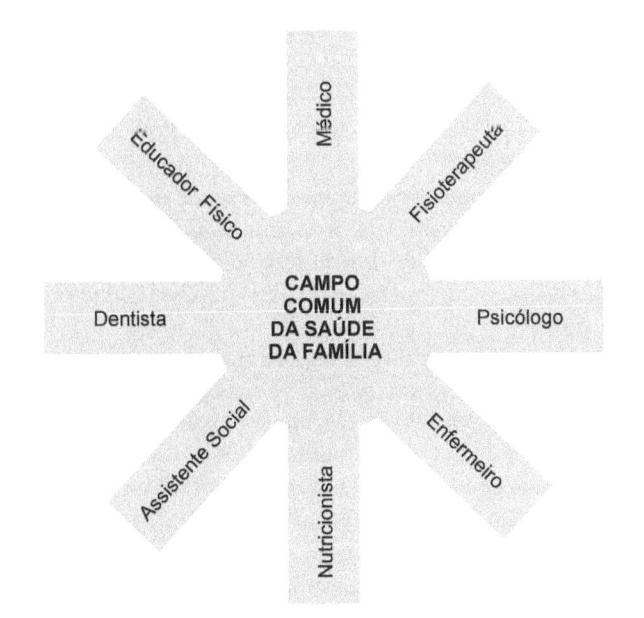

FIGURA 31.3 A construção do trabalho interprofissional na Estratégia Saúde da Família. (Fonte: adaptada de Andrade LOM, Barreto ICHC, Martins T et al., 2004.)

A construção e o exercício desse "novo campo de conhecimento" não implica o abandono do núcleo de conhecimentos de cada categoria profissional da saúde, mas exige dos profissionais competência para estabelecer um equilíbrio dinâmico entre a sistematização do que eles sabem e a organização do que eles fazem. Para efetivar um processo de colaboração interprofissional é preciso que as equipes compartilhem conhecimentos e práticas para a realização de projetos comuns.

Na literatura internacional tem sido muito discutido o tema da colaboração interprofissional. Descrevendo de uma maneira simples, colaborar é trabalhar juntos. Portanto, implica tanto diferença (é algo menos que completa integração ou unificação) como comunhão (há algum objetivo compartilhado ou atividade que é o foco da colaboração). Colaboração diz respeito também a relações – trabalhar juntos e não apenas ao lado, ou seja, abrange mais do que atividades em que ocorre sobreposição ou interação ocasional. Colaboração normalmente envolve interação consciente entre partes para atingir um objetivo comum de maneira contínua (GEOFFREY, 2005).

O desenvolvimento de um bom trabalho em equipes interprofissionais tem sido uma das maiores dificuldades das equipes de saúde da família. Um dos motivos para isso é a ausência de habilidades para estabelecer relações construtivas entre os membros da equipe, já que essas habilidades não são desenvolvidas pelos cursos de graduação da maioria das categorias profissionais que se encontram hoje trabalhando na ESF. A criação de cursos de pós-graduação multiprofissionais, com predomínio de atividades em serviço, como as Residências Multiprofissionais em Saúde da Família, é uma das iniciativas para resolver esse problema.

Monitorar e avaliar a situação de saúde no território

O território da equipe de saúde da família, enquanto um espaço vivo onde reside uma comunidade que está em movimento e transformação permanentes, necessita ser monitorado continuamente, pois só assim a equipe poderá acompanhar os resultados de suas ações sobre a situação de saúde da população. O sistema de informação mais utilizado pelas equipes de saúde da família é o Sistema de Informação da Atenção Básica (SIAB), que se baseia em informações dos agentes de saúde a partir de visitas domiciliares e em informações geradas nas próprias Unidades de Saúde da Família (BRASIL, 1998). Uma das grandes vantagens desse sistema é que as informações são coletadas e consolidadas pela própria equipe, podendo ser fonte de dados importante para reflexão e planejamento de ações no território.

O Programa Nacional de Melhoria do Acesso e da Qualidade da Atenção Básica (PMAQ) insere-se no contexto das diretrizes atuais do Ministério da Saúde de "executar a gestão pública com base na indução, monitoramento e avaliação dos processos e resultados mensuráveis" (BRASIL, 2011b). A cobertura populacional da Atenção Básica (AB) no Brasil atinge índices próximos a 80% (50% de ESF e 20% a 40% de outros modelos de AB). A partir dessa constatação, o Ministério da Saúde investe em ações para qualificação dos serviços e ações da AB. É nesse cenário que o PMAQ é gestado.

O programa tem como objetivo central induzir a ampliação do acesso e a melhoria da qualidade da atenção básica por meio de ações que promovam a ampliação do impacto da AB sobre as condições de saúde da população, uma maior conformidade das UBS com os princípios e diretrizes definidos da Política Nacional de Atenção Básica, melhorias na qualidade dos sistemas de informação e o fortalecimento de seu uso como instrumento de gestão, a institucionalização de uma cultura de avaliação, entre outras (BRASIL, 2011b).

Esses objetivos foram pensados a partir da identificação das fragilidades e do reconhecimento de que a ESF precisa ser fortalecida para alcançar sua máxima efetividade. O PMAQ pretende contribuir para a superação dos seguintes desafios: a precariedade da rede física; a ambiência pouco acolhedora das UBS; as condições inadequadas de trabalho para os profissionais; a necessidade de qualificar os processos de trabalho das EAB; a instabilidade dos profissionais; a incipiência dos processos de gestão; a sobrecarga das equipes; a pouca integração da AB com as outras redes assistenciais; as baixas integralidade e resolutividade das práticas; e o financiamento insuficiente (BRASIL, 2011b).

O PMAQ estrutura-se em quatro fases, a saber: adesão e contratualização, desenvolvimento, avaliação externa e recontratualização. A primeira fase do programa consiste, resumidamente, na contratualização de compromissos e indicadores firmados entre as EAB e os gestores municipais e destes com o Ministério da Saúde. A partir desse momento, o município receberá mensalmente, mediante transferência fundo a fundo, 20% do valor integral do Componente de Qualidade do Piso da Atenção Básica Variável (PAB-Variável) por EAB participante. Esse mecanismo compõe uma das diretrizes do programa que busca "desenvolver uma cultura de negociação

e contratualização que implique a gestão de recursos em função dos compromissos e resultados pactuados e alcançados" (BRASIL, 2011b, p. 7).

O "desenvolvimento" do programa é constituído por quatro elementos essenciais: autoavaliação, monitoramento, educação permanente e apoio institucional. A articulação entre essas dimensões busca promover os movimentos de mudanças das práticas de gestão e de cuidado com o intuito de caminhar em direção ao objetivo central: "a melhoria do acesso e da qualidade da atenção básica". A autoavaliação é o ponto de partida do PMAQ, no qual as EAB, mediante a análise de seu processo de trabalho, identificam problemas e fragilidades para que possam pensar em intervenções no sentido de superá-los e alcançar os compromissos pactuados. A ausência de cultura de avaliação de desempenho, apontada por pesquisadores como elemento indispensável para o aperfeiçoamento das políticas e programas implementados por estados e municípios, é introduzida pelo PMAQ como um componente essencial aos serviços de saúde.

O Ministério da Saúde enfatiza a necessidade da participação de todos os atores envolvidos – usuários, profissionais e gestores – contribuindo para fortalecer a gestão compartilhada dos serviços. O monitoramento dos indicadores contratualizados também constitui um elemento essencial dessa etapa por se considerar que "a melhoria do acesso e da qualidade dos serviços de AB" deve promover melhorias nos indicadores de saúde e de desempenho das equipes. Nesse processo contínuo de análise-reflexão-ação, a educação permanente e o apoio institucional são incorporados como estratégias, pedagógicas e de gestão, que possibilitam a ampliação das alternativas para superar as dificuldades vivenciadas pelos trabalhadores no cotidiano dos serviços (BRASIL, 2011b).

A terceira fase do PMAQ consiste na avaliação externa realizada por instituições de ensino e/ou pesquisa contratadas pelo Ministério da Saúde com o intuito de averiguar, *in loco*, as condições de acesso e de qualidade de todos os municípios participantes do programa. Nessa fase será efetuada a certificação de desempenho das EAB e dos gestores municipais por meio do monitoramento dos indicadores e de um conjunto de padrões de qualidade estabelecidos com relação à gestão e às EAB.

Além disso, também integra essa etapa a pesquisa de satisfação dos usuários. De acordo com as notas atribuídas às equipes no processo de certificação, o município passará a receber valores diferenciados do PAB-Variável (componente qualidade).

A definição dos padrões de boas práticas e organização das UBS que promoverão a construção de parâmetros para a comparação entre as EAB será feita mediante a estratificação dos municípios em estratos segundo critérios socioeconômicos com o intuito de assegurar o maior nível de equidade. Os indicadores utilizados para estratificação são: PIB *per capita*, percentual da população com plano de saúde, percentual da população com bolsa família, percentual da população em extrema pobreza e densidade demográfica (BRASIL, 2011b).

A pesquisa de satisfação do usuário foi inserida como critério e parâmetro para avaliação do acesso e da qualidade dos serviços, constituindo-se numa grande inovação incorporada por essa política, pois assegura que a população contribua diretamente com a identificação de lacunas e a definição de prioridades.

Por fim, a quarta e última fase do PMAQ consiste na recontratualização, que corresponde à efetuação de uma nova contratualização de indicadores e compromissos a partir da primeira avaliação de desempenho das EAB, dando início a um novo ciclo de melhorias mediante o incremento de novos padrões e novos indicadores de qualidade.

Esforço adicional ainda tem de ser feito pelos gestores municipais para organizar seus sistemas municipais de informação, como Sinasc, SIM, Sinam e Sisprenatal, de modo a possibilitar a compatibilização e a análise das informações em saúde de acordo com a organização espacial das equipes de saúde da família. As informações desses bancos de dados podem ser também matriciadas com as obtidas no SIAB, visando à construção de um diagnóstico de saúde mais preciso.

Fomento à participação social

Como vimos, a APS é definida como o primeiro contato na rede assistencial dentro do sistema de saúde, caracterizando-se, principalmente, pela continuidade e integralidade da atenção, responsável pela coordenação da assistência dentro do próprio sistema, da atenção centrada na família e da orientação e participação comunitária.

A participação e o controle social são, portanto, atributos essenciais à ESF. A Lei 8.142/90 define fóruns próprios para o exercício do controle social, as conferências e os conselhos de saúde a serem efetivados nas três esferas de governo. A ESF é uma ferramenta de fortalecimento da participação popular, exercendo o papel fundamental de estimular a criação ou fortalecimento dos conselhos locais e distritais de saúde. É a partir da organização dos conselhos locais que a equipe de saúde pactua a programação da unidade, elabora o diagnóstico do território, confecciona uma agenda, atribuindo responsabilidades a cada membro da equipe, e realiza o seguimento e avaliação das atividades e o monitoramento dos indicadores. Esses conselhos locais se constituem em mecanismos de fortalecimento dos conselhos distritais e municipais. É desse modo que a ESF assegura o princípio constitucional da participação popular, regulamentado na Lei Orgânica de Saúde (Lei 8.142/90).

A participação torna as pessoas sócias da tomada de decisões sobre a destinação e aplicação de recursos e a definição de prioridades e das prestações de contas. Os indivíduos devem ser capazes de tomar decisões de maneira livre e informada com o objetivo de melhorar sua saúde e a de sua família num espírito de autonomia e confiança. No nível social, a participação em saúde é uma expressão da cidadania e é um meio para o controle das ações públicas e privadas que, de alguma maneira, têm impacto na sociedade.

Incorporação de práticas integrativas e complementares

Diversos estudos antropológicos e epidemiológicos realizados no Brasil têm demonstrado a importância das rezadeiras e dos curandeiros como agentes não formais de saúde. Os membros da comunidade procuram as rezadeiras quando seus filhos estão com "quebranto", "mau-olhado", "ventre caído" e várias outras doenças que, na linguagem científica, poderiam ser identificadas como diarreia, desidratação, pneumonia e outras patologias comuns na infância. Além das crianças, os adultos doentes também procuram as rezadeiras e os curandeiros com problemas como "esipa", "encosto" e problemas familiares que podem ser, do ponto de vista biomédico, doenças como tuberculose, hanseníase, problemas de saúde mental, AIDS e outras doenças sexualmente transmissíveis. Essas lideranças populares são sucessores dos nossos pajés indígenas e curandeiros tribais dos escravos negros, perpetuadores do sincretismo religioso brasileiro. Em geral, contam com o respeito da comunidade. A grande maioria deles realiza sua tarefa de "rezar" e afastar ou livrar o "mal" das pessoas que os procuram por sua herança cultural, identidade e sentimento de pertencimento à comunidade. Por isso, muitos são respeitados e demandados pela população.

Como exemplo das possibilidades da integração da medicina popular com as ações do SUS, há mais de 20 anos um grupo de cientistas que trabalha no Ceará vem mobilizando os curandeiros populares para o uso do soro oral para prevenir e tratar a desidratação em crianças. Essa intervenção foi muito importante para diminuir a mortalidade infantil nesse estado e incorporada na rotina de muitas equipes de saúde da família.

Uma prática importante, que vem sendo aplicada no SUS e na ESF a partir de 2008, consiste na Terapia Comunitária Integrativa (TCI), um espaço em que a comunidade é convidada a partilhar experiências e sabedoria de vida por meio do diálogo. No contexto de um encontro na comunidade, coordenado por terapeutas comunitários, é aberto espaço para reflexão e partilha do sofrimento causado pelas situações estressantes do cotidiano e das estratégias de superação utilizadas pelos participantes, permitindo à comunidade encontrar, nela própria, resposta para seus problemas (BARRETO, 2008; BARRETO et al., 2011).

A TCI dispõe de regras estruturantes e busca garantir a escuta respeitosa. Na TCI considera-se que qualquer pessoa, independentemente de sua condição social, econômica e cultural, conta com recursos e saberes úteis a si e aos outros. Essas competências provêm das dificuldades superadas e dos recursos culturais. Sobre essas bases, as trocas de experiência e a partilha de situações de vida ocorrem de modo horizontal e circular, uma vez que se destacam as vivências, e, neste caso, todos os participantes se encontram no mesmo patamar (BARRETO, 2008).

A Portaria 849 GM/MS, de 2017, incluiu a terapia comunitária integrativa, juntamente com arteterapia, ayurveda, biodança, dança circular, meditação, musicoterapia, naturopatia, osteopatia, quiropraxia, reflexoterapia, reiki, shantala e yoga à Política Nacional de Práticas Integrativas e Complementares (PNPIC) no Sistema Único de Saúde, que, aprovada em 2006 através da Portaria 971 GM/MS, já instituía as abordagens acupuntura, homeopatia, termalismo social/crenoterapia e plantas medicinais e fitoterapia como importantes práticas que contribuem para promoção, proteção e recuperação da saúde. Esses documentos foram elaborados a partir de considerações da OMS que estimulam o uso da medicina tradicional/medicina complementar/alternativa nos sistemas de saúde de maneira integrada às técnicas da medicina ocidental moderna e que em seu documento "Estratégia da OMS sobre Medicina Tradicional 2002-2005" preconiza o desenvolvimento de políticas que observem os requisitos de segurança, eficácia, qualidade, uso racional e acesso (BRASIL, 2006; 2017).

Cogestão coletiva da equipe

A equipe de saúde da família que tem princípios norteadores calcados na ética não pode exercê-los integralmente se não for criado em seu interior um espaço de debate e decisão democrático e participativo. Todos os membros da equipe, incluindo agentes de saúde, auxiliares de enfermagem e profissionais de apoio, além dos profissionais de nível superior, devem participar ativamente com direito à voz e ao voto nas decisões sobre a distribuição de responsabilidades dentro da equipe para que esta alcance as metas estabelecidas em seu planejamento.

Esse espaço deve ser coordenado pelo gerente (ou coordenador) da Unidade Saúde da Família. A seleção do gerente deve ser feita com atenção especial pelo gestor municipal, dado que a liderança é um fator fundamental para a colaboração na equipe interprofissional.

ATRIBUIÇÕES DOS MEMBROS DA EQUIPE DE ATENÇÃO BÁSICA

Com o intuito de regular a atuação dos profissionais de saúde, o Ministério da Saúde, por intermédio da PNAB, sistematiza as atribuições comuns e específicas dos membros que compõem a equipe das UBS, definindo as competências mínimas para cada um de seus integrantes.

Atribuições comuns a todos os integrantes da equipe

O Ministério da Saúde, por meio da Portaria 2.488/2011, que estabelece as diretrizes e normas para a organização da AB, define as seguintes atribuições comuns a todos os profissionais que integram a equipe de atenção básica, podendo ser complementadas de acordo com a normatização de cada município e do Distrito Federal e com as prioridades definidas pela respectiva gestão e as prioridades nacionais e estaduais pactuadas:

- Participar do processo de territorialização e mapeamento da área de atuação da equipe, identificando grupos, famílias e indivíduos expostos a riscos e vulnerabilidades.
- Manter atualizado o cadastramento das famílias e dos indivíduos no sistema de informação indicado pelo gestor municipal e utilizar, de maneira sistemática, os dados para análise da situação de saúde, considerando as características sociais, econômicas, culturais, demográficas e epidemiológicas do território e priorizando as situações a serem acompanhadas no planejamento local.
- Realizar o cuidado da saúde da população adscrita, prioritariamente no âmbito da unidade de saúde e, quando necessário, no domicílio e nos demais espaços comunitários (escolas, associações, entre outros).
- Realizar ações de atenção à saúde conforme a necessidade de saúde da população local, bem como as previstas nas prioridades e protocolos da gestão local.
- Garantir a integralidade da atenção à saúde, buscando a integralidade por meio da realização de ações de promoção, proteção e recuperação da saúde e prevenção de agravos e da garantia de atendimento da demanda espontânea, da realização das ações programáticas, coletivas e de vigilância à saúde.
- Participar do acolhimento dos usuários, efetuando a escuta qualificada das necessidades de saúde, procedendo à primeira avaliação (classificação de risco, avaliação de vulnerabilidade, coleta de informações e sinais clínicos) e identificação das necessidades de intervenções de cuidado, proporcionando atendimento humanizado, responsabilizando-se pela continuidade da atenção e viabilizando o estabelecimento do vínculo.
- Realizar busca ativa e notificar doenças e agravos de notificação compulsória e de outros agravos e situações de importância local.
- Responsabilizar-se pela população adscrita, mantendo a coordenação do cuidado mesmo quando esta necessita de atenção em outros pontos de atenção do sistema de saúde.
- Praticar cuidado familiar e dirigido a coletividades e grupos sociais que visa propor intervenções que influenciem os processos de saúde e doença dos indivíduos, das famílias e da comunidade.
- Realizar reuniões de equipes a fim de discutir em conjunto o planejamento e a avaliação das ações da equipe a partir da utilização dos dados disponíveis.
- Acompanhar e avaliar sistematicamente as ações implementadas, visando à readequação do processo de trabalho.
- Garantir a qualidade do registro das atividades nos sistemas de informação na AB.
- Realizar trabalho interdisciplinar e em equipe, integrando áreas técnicas e profissionais de diferentes formações.
- Realizar ações de educação em saúde na população adstrita, conforme planejamento da equipe.
- Participar das atividades permanentes de educação.
- Promover a mobilização e a participação da comunidade, buscando efetivar o controle social.
- Identificar parceiros e recursos na comunidade que possam potencializar ações intersetoriais.
- Realizar outras ações e atividades a serem definidas de acordo com as prioridades locais.

Atribuições específicas do enfermeiro

- Realizar atenção à saúde nos indivíduos e nas famílias cadastrados nas equipes e, quando indicado ou necessário, no domicílio e/ou nos demais espaços comunitários (escolas, associações etc.), em todas as fases do desenvolvimento humano: infância, adolescência, idade adulta e terceira idade.
- Realizar consulta de enfermagem, procedimentos, atividades em grupo e conforme protocolos ou outras normativas técnicas estabelecidas pelo gestor federal, estadual,

municipal ou do Distrito Federal, observadas as disposições legais da profissão, solicitar exames complementares, prescrever medicações e, quando necessário, encaminhar usuários a outros serviços.

- Realizar atividades programadas e de atenção à demanda espontânea.
- Planejar, gerenciar e avaliar as ações desenvolvidas pelos agentes comunitários de saúde (ACS) em conjunto com os outros membros da equipe.
- Contribuir, participar e realizar atividades de educação permanentes da equipe de enfermagem e outros membros da equipe.
- Participar do gerenciamento dos insumos necessários para o adequado funcionamento da UBS.

Atribuições específicas do auxiliar e do técnico de enfermagem

- Participar das atividades de atenção, realizando procedimentos regulamentados no exercício de sua profissão na UBS e, quando indicado ou necessário, no domicílio e/ou nos demais espaços comunitários (escolas, associações etc.).
- Realizar atividades programadas e de atenção à demanda espontânea.
- Realizar ações de educação em saúde na população adstrita, conforme planejamento da equipe.
- Participar do gerenciamento dos insumos necessários para o adequado funcionamento da UBS.
- Contribuir, participar e realizar atividades de educação permanente.

Atribuições específicas do médico

- Realizar atenção à saúde nos indivíduos sob sua responsabilidade.
- Realizar consultas clínicas, pequenos procedimentos cirúrgicos, atividades em grupo na UBS e, quando indicado ou necessário, no domicílio e/ou nos demais espaços comunitários (escolas, associações etc.).
- Realizar atividades programadas e de atenção à demanda espontânea.
- Encaminhar, quando necessário, usuários a outros pontos de atenção, respeitando os fluxos locais e mantendo sua responsabilidade pelo acompanhamento do plano terapêutico do usuário.
- Indicar, de modo compartilhado com outros pontos de atenção, a necessidade de internação hospitalar ou domiciliar, mantendo a responsabilidade pelo acompanhamento do usuário.
- Contribuir, realizar e participar das atividades de educação permanente de todos os membros da equipe.
- Participar do gerenciamento dos insumos necessários para o adequado funcionamento da USB.

Atribuições específicas do agente comunitário de saúde

- Trabalhar com adscrição de famílias em base geográfica definida – a microárea.

- Cadastrar todas as pessoas de sua microárea e manter os cadastros atualizados.
- Orientar as famílias quanto à utilização dos serviços de saúde disponíveis.
- Realizar atividades programadas e de atenção à demanda espontânea.
- Acompanhar, por meio de visita domiciliar, todas as famílias e indivíduos sob sua responsabilidade. As visitas deverão ser programadas em conjunto com a equipe, considerando os critérios de risco e vulnerabilidade, de modo que famílias com maior necessidade sejam visitadas mais vezes, mantendo como referência a média de 1 (uma) visita/ família/mês.
- Desenvolver ações que busquem a integração entre a equipe de saúde e a população adscrita à UBS, considerando as características e as finalidades do trabalho de acompanhamento de indivíduos e grupos sociais ou coletividade.
- Desenvolver atividades de promoção da saúde, prevenção das doenças e agravos e vigilância à saúde por meio de visitas domiciliares e de ações educativas individuais e coletivas nos domicílios e na comunidade, como, por exemplo, combate à dengue, à malária e à leishmaniose, entre outras, mantendo a equipe informada, principalmente, a respeito das situações de risco.
- Estar em contato permanente com as famílias, desenvolvendo ações educativas, visando à promoção da saúde, à prevenção das doenças e ao acompanhamento das pessoas com problemas de saúde, bem como ao acompanhamento das condicionalidades do Programa Bolsa Família ou de qualquer outro programa similar de transferência de renda e enfrentamento de vulnerabilidades implantado pelos governos federal, estadual e municipal de acordo com o planejamento da equipe.

É permitido ao ACS desenvolver outras atividades nas unidades básicas de saúde, desde que vinculadas às atribuições supramencionadas.

Atribuições específicas do cirurgião-dentista

- Realizar diagnóstico com a finalidade de obter o perfil epidemiológico para o planejamento e a programação em saúde bucal.
- Realizar a atenção à saúde em saúde bucal (promoção e proteção da saúde, prevenção de agravos, diagnóstico, tratamento, acompanhamento, reabilitação e manutenção da saúde) individual e coletiva a todas as famílias, a indivíduos e a grupos específicos, de acordo com planejamento da equipe, com resolubilidade.
- Realizar os procedimentos clínicos da AB em saúde bucal, incluindo atendimento das urgências, pequenas cirurgias ambulatoriais e procedimentos relacionados com a fase clínica da instalação de próteses dentárias elementares.
- Realizar atividades programadas e de atenção à demanda espontânea.
- Coordenar e participar de ações coletivas voltadas à promoção da saúde e à prevenção de doenças bucais.
- Acompanhar, apoiar e desenvolver atividades referentes à saúde bucal com os demais membros da equipe, buscando

aproximar e integrar ações de saúde de maneira multidisciplinar.

- Realizar supervisão técnica do técnico em saúde bucal (TSB) e auxiliar em saúde bucal (ASB).
- Participar do gerenciamento dos insumos necessários para o adequado funcionamento da UBS.

Atribuições específicas do técnico em saúde bucal

- Realizar a atenção em saúde bucal individual e coletiva em todas as famílias, indivíduos e grupos específicos, segundo programação e de acordo com suas competências técnicas e legais.
- Coordenar a manutenção e a conservação dos equipamentos odontológicos.
- Acompanhar, apoiar e desenvolver atividades referentes à saúde bucal com os demais membros da equipe, buscando aproximar e integrar ações de saúde de maneira multidisciplinar.
- Apoiar as atividades dos ASB e dos ACS nas ações de prevenção e promoção da saúde bucal.
- Participar do gerenciamento dos insumos necessários para o adequado funcionamento da UBS.
- Participar do treinamento e capacitação de ASB e de agentes multiplicadores das ações de promoção à saúde.
- Participar das ações educativas, atuando na promoção da saúde e na prevenção das doenças bucais.
- Participar na realização de levantamentos e estudos epidemiológicos, exceto na categoria de examinador.
- Realizar atividades programadas e de atenção à demanda espontânea.
- Realizar o acolhimento do paciente nos serviços de saúde bucal.
- Fazer a remoção do biofilme de acordo com a indicação técnica definida pelo cirurgião-dentista.
- Realizar fotografias e filmagens de uso odontológico exclusivamente em consultórios ou clínicas odontológicas.
- Inserir e distribuir no preparo cavitário materiais odontológicos na restauração dentária direta, sendo vedado o uso de materiais e instrumentos não indicados pelo cirurgião-dentista.
- Proceder à limpeza e à antissepsia do campo operatório antes e após atos cirúrgicos, inclusive em ambientes hospitalares.
- Aplicar medidas de biossegurança no armazenamento, manuseio e descarte de produtos e resíduos odontológicos.

Atribuições específicas do auxiliar em saúde bucal

- Realizar ações de promoção e prevenção em saúde bucal para as famílias, grupos e indivíduos mediante planejamento local e protocolos de atenção à saúde.
- Realizar atividades programadas e de atenção à demanda espontânea.
- Executar limpeza, assepsia, desinfecção e esterilização do instrumental, equipamentos odontológicos e do ambiente de trabalho.
- Auxiliar e instrumentar os profissionais nas intervenções clínicas.
- Realizar o acolhimento do paciente nos serviços de saúde bucal.
- Acompanhar, apoiar e desenvolver atividades referentes à saúde bucal com os demais membros da equipe de saúde da família, buscando aproximar e integrar ações de saúde de maneira multidisciplinar.
- Aplicar medidas de biossegurança no armazenamento, transporte, manuseio e descarte de produtos e resíduos odontológicos.
- Processar filme radiográfico; selecionar moldeiras; preparar modelos em gesso; manipular materiais de uso odontológico.
- Participar na realização de levantamentos e estudos epidemiológicos, exceto na categoria de examinador.

SITUAÇÃO ATUAL E DESAFIOS

As sucessivas transformações ocorridas no Brasil nas últimas décadas, tanto no que diz respeito às condições socioeconômicas e demográficas da população como no que se refere às mudanças na organização dos serviços de saúde, provocaram impactos importantes na situação de saúde e no quadro epidemiológico da sociedade brasileira.

Paim (2011) retrata, a partir de alguns indicadores, essa transição demográfica, epidemiológica e nutricional que o Brasil vivencia neste momento de desenvolvimento social e econômico. Desde 1990, dobrou a proporção de pessoas com mais de 60 anos de idade, e a cada ano deparamos com níveis crescentes de urbanização, as taxas de fecundidade e mortalidade infantil decresceram e a expectativa de vida ao nascer aumentou cerca de 40%, atingindo 72,8 anos em 2008.

As mudanças e os avanços nesses índices estão inter-relacionados com as melhorias nas condições de vida da população brasileira. Investimentos na educação, na saúde e na infraestrutura, como a garantia de água encanada para 82,8% e energia elétrica para 98,7% dos domicílios (IBGE, 2010), os programas de transferência de renda e o aumento no salário-mínimo promoveram redução da pobreza, que passou de 68% em 1970 para 31% em 2008 (PAIM et al., 2011). Em pesquisa realizada pela Fundação Getúlio Vargas, foi observado que, apesar de a crise mundial ter aumentado a desigualdade em vários países, no Brasil a pobreza caiu 7,9% entre janeiro de 2011 e janeiro de 2012 e as desigualdades também foram reduzidas: o índice de Gini caiu 2,1%, passando de 0,53 para 0,51, e o crescimento da renda familiar *per capita* média foi de 2,7% para o período estudado (NERI, 2012).

As condições de saúde da população brasileira também são afetadas por todas essas transformações, assim como as mudanças na organização dos serviços de saúde estão entre os fatores responsáveis por promovê-las. Nos tópicos anteriores nos debruçamos um pouco sobre o conceito, as principais características e a estruturação do processo de trabalho da ESF como modelo de organização e estruturação da assistência no Brasil. Agora, nos deteremos sobre a situação atual do setor saúde, os avanços e os desafios para o sistema de saúde brasileiro, focalizando na importância e na contribuição da ESF para a melhoria dos indicadores de saúde e o alcance de metas nacionais e internacionais, como, por exemplo, as definidas pela ONU em 2000 – Objetivos do Milênio.

Desde a Conferência de Alma-Ata, em 1978, evidências são produzidas acerca da efetividade e eficiência da APS. Dentro desse panorama, ocupa lugar de destaque a produção de conhecimento de Starfield que, principalmente por meio de estudos comparativos entre nações, tem demonstrado que um sistema de saúde com forte referencial na APS é mais efetivo e equitativo, mais satisfatório para a população e tem custos menores – mesmo em contextos de grande iniquidade social (OPAS/OMS, 2005). Macinko, Starfield & Erinosho (2009) afirmam haver muitas evidências de que os países caracterizados por forte orientação pela APS apresentam resultados de saúde melhores e mais equitativos.

Em projeto financiado pela Eurosocial Salud e com a coordenação técnica de Ligia Giovanella (ENSP/FIOCRUZ), Silvana Forti (2009) realizou uma revisão bibliográfica sobre as experiências europeias e latino-americanas que têm a APS como porta de entrada ao sistema de saúde. Como um dos resultados, a autora identificou a existência de diferentes concepções da APS e que, apesar da diversidade de enfoques, há um conjunto de evidências internacionais que sugerem que os sistemas de saúde orientados pela APS alcançam melhores níveis de saúde com maior nível de equidade, reforçando os achados de Starfield.

Nesse sentido, estudos observacionais e experimentais evidenciaram o efeito da APS e de seus atributos (acesso de primeiro contato, integralidade, longitudinalidade, orientação familiar e comunitária) sobre: a diminuição de internações hospitalares por condições evitáveis em crianças (CASANOVA & STARFIELD, 1995; VICTORA et al., 2011) e adultos (PARCHMAN & CULLER, 1994); BARRETO et al., 2011;); a equidade no acesso a serviços públicos de saúde infantil (RAJMIL, STARFIELD & PLASENCIA, 1998); a diminuição de consultas não urgentes a emergências (STEIN, HARZHEIM & COSTA, 2002); a redução do baixo peso ao nascer e da mortalidade infantil (SHI, MACINKO & STARFIELD, 2004); a redução da mortalidade por doenças cerebrovasculares e da mortalidade geral em adultos (VILLALBÍ et al., 1999); a melhor autopercepção de saúde (SHI & STARFIELD, 2000); a maior satisfação dos usuários (HOJRDTHAL & LAERUM, 1992); e a obtenção de melhores indicadores de saúde populacionais a um custo menor (STARFIELD, 1991).

Paim et al. (2011), mediante a análise dos dados sobre os serviços de saúde de uso habitual pela população brasileira, afirmam que a partir da década de 1990 houve significativa ampliação da atenção básica e que esta se tem fortalecido no imaginário brasileiro como espaço de cuidado efetivo. Em 2008, 57% dos brasileiros referiram a atenção básica como seu serviço de saúde de uso habitual e 12% citaram os serviços ambulatoriais, enquanto em 1998 as porcentagens eram de 42% e 21%, respectivamente. Entre os anos de 1970 e 2010 foram construídas 39.518 Unidades de Atenção Básica (Figura 31.4), acompanhadas por aumento de 450% no número de pessoas que buscaram os serviços de atenção básica (Figura 31.5).

Outro dado importante apresentado pelos autores consiste na afirmação dos usuários de que os encaminhamentos feitos para serviços especializados são mais rápidos e mais efetivos quando realizados pelas Unidades de Saúde da Família. Essa afirmação está de acordo com as evidências encontradas por Forti (2009), segundo as quais avaliações internacionais mostram que os países onde os serviços de atenção básica possuem população adscrita e são ponto de referência para as consultas iniciais de novos problemas de saúde são mais efetivos e eficientes do que aqueles que permitem uma livre circulação de usuários dentro do sistema.

No Brasil, outros estudos abordam os resultados positivos nas avaliações da Saúde da Família sobre áreas específicas,

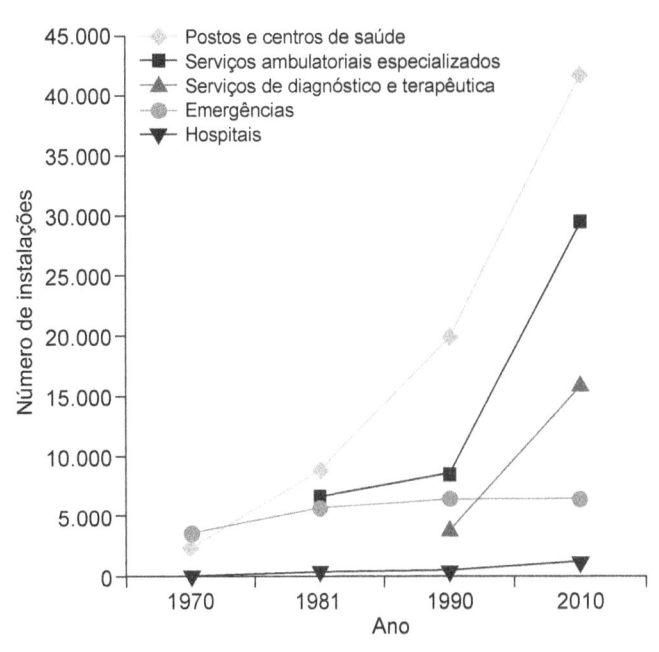

FIGURA 31.4 Tipos de serviços de saúde no Brasil – 1970-2010. (Fonte: Paim J, Travassos C, Almeida C, Bahia L, Macinko J. The Lancet, 2011.)

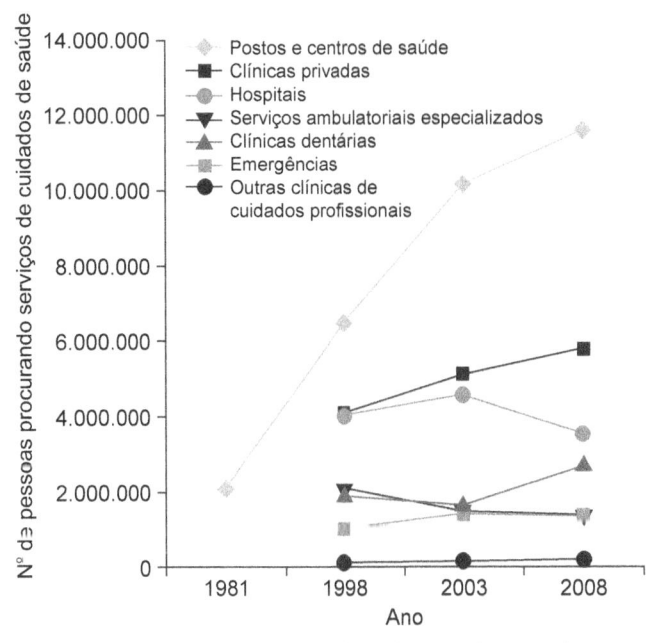

FIGURA 31.5 Demanda por serviços de saúde segundo o tipo de serviço. (Fonte: Paim J, Travassos C, Almeida C, Bahia L, Macinko J. The Lancet, 2011.)

como, por exemplo, os indicadores referentes à saúde materna e infantil e às doenças infecciosas.

A condição de saúde das crianças é fonte de preocupações e está inserida na agenda política há várias décadas. Uma das explicações se deve à utilização da taxa de mortalidade infantil, historicamente, como indicador das condições de vida e de desenvolvimento social de um país. Victora et al. (2011) apresentam dados que indicam tanto redução global das taxas de mortalidade infantil (TMI) como redução das desigualdades regionais referentes a esse indicador no Brasil. Em 1980, a taxa de mortalidade infantil alcançou 83 mortes por mil nascidos vivos, chegando ao ano de 2010 com taxa de 19, representando uma redução de 61,7% (VICTORA et al., 2011). Em 2013, a TMI chegou a 12,7 mortes por mil nascidos vivos, o que representou redução de 33% em relação a 2010 (BRASIL/DATASUS, 2013). Com esses índices, o Brasil atingiu a primeira meta de desenvolvimento do milênio – a redução pela metade do baixo peso ao nascer (VICTORA et al., 2011).

No que diz respeito às disparidades regionais, ainda não podemos afirmar que foram erradicadas: as regiões Norte e Nordeste continuam com os índices mais elevados. Em 2007, no entanto, a razão entre os coeficientes de mortalidade infantil do Nordeste e do Sul diminuiu 2,2 vezes, enquanto a razão encontrada em 1990 foi de 2,6 vezes (VICTORA et al., 2011). Outra grande conquista nessa área foi a melhoria nos padrões de amamentação. Na década de 1970, o tempo médio de amamentação era de apenas 2,5 meses, e o indicador aumentou para 7 meses em 1996 e para 14 meses em 2007.

Em estudo que usou técnicas de análise espacial com registros de óbito do Sistema de Informação sobre Mortalidade foram calculadas as taxas de mortalidade neonatal (precoce e tardia) a cada 1.000 nascidos vivos por estado, região e período (1997-2000, 2001-2004, 2005-2008 e 2009-2012). As taxas de mortalidade neonatal precoce e tardia caíram 33% (para 7,36/1.000) e 21% (para 2.29/1.000), respectivamente, entre 1997 e 2012. Todas as regiões brasileiras testemunharam uma queda nas taxas de mortalidade neonatal (RODRIGUES, MONTEIRO & ALMEIDA, 2016).

Esse cenário se torna central ao discutirmos a efetividade da ESF. Na Figura 31.6 é possível observar a evolução temporal

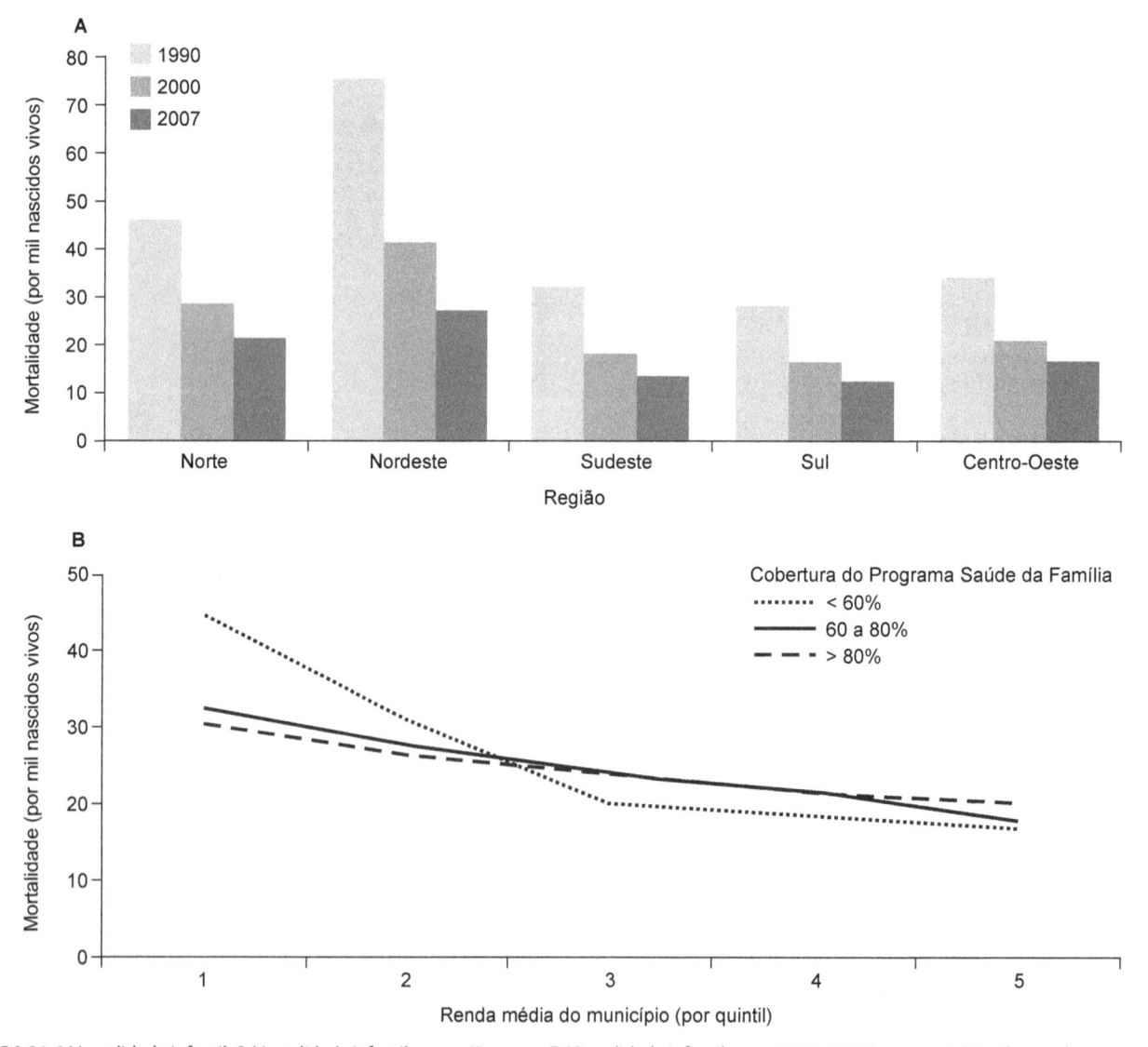

FIGURA 31.6 Mortalidade infantil. **A** Mortalidade infantil por região e ano. **B** Mortalidade infantil entre 2005 e 2007 por município, de acordo com a renda média (1 = mais pobres, 5 = mais ricos) e cobertura do Programa Saúde da Família.

entre a cobertura da ESF e os índices de mortalidade infantil. Independentemente da ESF, a mortalidade infantil é mais alta nos municípios mais pobres, o que indica a existência de iniquidades sociais; no entanto, "nos municípios em que a cobertura da ESF é superior a 80%, a mortalidade do quinto mais pobre é 1,5 vez mais alta do que a do quinto mais rico; essa razão é de 1,8 para os municípios com cobertura da ESF entre 60% e 80% e 2,6 vezes maior naqueles nos quais a cobertura é menor do que 60%" (VICTORA et al., 2011, p. 41).

No Brasil, a cobertura vacinal é praticamente universal. A hidratação oral tornou-se uma constante, evitando complicações em casos de diarreia. Atividades de promoção da saúde que orientam os usuários e as famílias e estimulam o autocuidado, a alfabetização das mulheres e os serviços preventivos são iniciativas e conquistas importantes para a redução dos indicadores infantis (MACINKO, STARFIELD & ERINOSHO, 2009). A ampliação do tempo médio de amamentação também apresenta forte correlação com os trabalhos desenvolvidos na ESF; o Programa Agentes Comunitários de Saúde e as visitas domiciliares às parturientes são exemplos de ações desenvolvidas na atenção básica que contribuem para essas conquistas. Além disso, variáveis como a ampliação da licença maternidade para 6 meses e as melhorias nas condições de vida também contribuíram para as melhorias observadas.

A atenção durante a gravidez e o parto obteve melhoras significativas, mas ainda representa um desafio. A porcentagem de mulheres que fizeram uma ou mais consultas de pré-natal ao longo da gravidez aumentou de 74%, na década de 1980 para 98,7%, em 2007, e a de mulheres com mais de cinco consultas atinge índices de 80,9% (VICTORA et al., 2011).

De acordo com estudos realizados, observa-se que os índices de mortalidade materna alcançados no Brasil estão relativamente estáveis nos últimos anos e são inaceitavelmente altos, principalmente quando comparados com os de países ricos. A taxa de mortalidade materna no Brasil foi de 55,63/100.000 entre 1997 e 2012 e caiu 10% de 1997-2000 (58,92/100.000) a 2001-2004 (52,77/100.000), porém, mais tarde, aumentou 11% entre 2009 e 2012 (58,69/100.000). Contudo, a mortalidade materna aumentou nas regiões Nordeste, Norte e Sudeste (RODRIGUES, MONTEIRO & ALMEIDA, 2016). Portanto, a mortalidade materna ainda é um grande desafio para a ESF e o SUS.

Os avanços obtidos são inegáveis e, como vimos, existem muitas evidências que relacionam a melhoria da situação de saúde com o nível de consolidação da ESF (FORTI, 2009; PAIM et al., 2011). Essa constatação não significa negar os obstáculos que persistem no sistema de saúde brasileiro e os desafios que emergem da dinamicidade e das transformações em curso tanto no cenário nacional como internacional, exigindo uma constante capacidade de aperfeiçoamento e adequação dos sistemas de saúde às novas demandas e necessidades da população.

Como vimos, o Brasil vivencia um momento histórico de transições demográfica, epidemiológica, nutricional, social e econômica; essas mudanças precisam ser analisadas e compreendidas à luz dos impactos e das novas exigências aos serviços de saúde. Atualmente, convivemos com dois grandes perfis de morbimortalidade, cujas tendências se sobrepõem, conformando um mosaico epidemiológico diverso e complexo. Por um lado, persistem no Brasil problemas e doenças tradicionais do subdesenvolvimento, em grande medida preveníveis. As doenças diarreicas, as infecções respiratórias agudas e as doenças imunopreveníveis mantêm altas taxas de incidência e mortalidade, sobretudo na infância, em regiões mais empobrecidas e de difícil acesso aos serviços de saúde e serviços públicos em geral. Somadas a isso, endemias infecciosas e parasitárias, como arboviroses, malária e leishmaniose visceral, continuam a desafiar o sistema de saúde com epidemias sucessivas. Por outro lado, a consequência das mudanças demográficas, a diminuição da mortalidade infantil e da taxa de fecundidade e os crescentes processos de urbanização, entre outros condicionantes, provocam mudanças nos estilos de vida e no ambiente, determinando novos riscos para a saúde. Assim, as doenças cardiovasculares, o câncer, as doenças respiratórias crônicas, as doenças cronicodegenerativas, os acidentes de trânsito, o consumo de álcool e outras drogas, a violência e as lesões têm ocupado os primeiros lugares como causas de morte não apenas no Brasil, mas também em vários países do mundo.

Mendes (2012) situa a crise do modelo de atenção à saúde no SUS a partir da dissonância entre a situação epidemiológica marcada pela dupla carga de doenças com predominância relativa das doenças crônicas e o modelo assistencial voltado para as condições agudas. Almeida et al. (2010) alertam que com o crescimento das doenças crônicas tornou-se premente a busca de soluções para as novas demandas e necessidades da população. Somado a isso, uma questão central, apontada por Forti (2009), é que os sistemas de saúde latino-americanos são marcados por uma histórica fragilidade em seus sistemas de proteção social, principalmente em decorrência das reformas setoriais lideradas pelo Banco Mundial ao longo da década de 1990, marcadas pelos princípios e doutrinas neoliberais:

> As reformas regressivas impactaram negativamente nos sistemas de saúde. Não apenas não alcançaram os objetivos planejados, como também incrementaram os problemas estruturais dos sistemas, introduziram novos modelos de provisão dos serviços que funcionam como quase mercados e incrementaram, em muitos casos, as iniquidades (FIORI, 2009, p. 17).

Como é possível inferir dessa afirmação, as opções políticas e econômicas construídas ao longo da década de 1990, somadas aos novos desafios impostos pelas transformações históricas, são responsáveis por muitas das dificuldades enfrentadas atualmente para a consolidação da ESF.

No relatório publicado pela Eurosocial Salud (2009) encontramos uma sistematização das principais dificuldades enfrentadas para a implementação da APS na América Latina, como: segmentação e fragmentação dos sistemas de saúde; dificuldades de compreensão do que é o modelo APS; falta de recursos humanos com competências para atuar e sensíveis à APS; pequena valorização social dos profissionais dedicados ao campo; sistemas de referências inadequados e inexistência de sistemas integrados de informação. Além disso, as autoras citam como desafios: a conquista da legitimidade da APS e de apoio político e econômico para viabilizar o sistema e a ampliação da capacidade resolutiva da APS e sua conexão com a atenção especializada, assegurando que a APS seja o núcleo estruturante e organizador do sistema sanitário. Os países diferem no que diz respeito ao grau de consolidação de sistemas de saúde orientados pela APS. O Brasil, o Chile e a Costa Rica, por exemplo, situam-se em etapa de consolidação.

Vimos que a função de coordenação do acesso e do percurso dos usuários entre os serviços de saúde é um dos elementos essenciais para os sistemas orientados pela APS. Otimizar a coordenação entre as redes assistenciais se constitui em desafio organizacional que precisa ser superado (ANDRADE, BARRETO & BEZERRA, 2006; ALMEIDA, 2010; CAMPOS, 2010; PAIM, 2011), opção que nos últimos anos o Brasil tem se dedicado a construir.

Almeida et al. (2010), em estudo realizado em quatro grandes centros urbanos e que analisa o desenvolvimento de instrumentos de coordenação vinculados à integração entre as redes assistenciais, situam a falta de integração entre diferentes prestadores de serviços, a insuficiência de fluxos formais para a atenção hospitalar e a ausência de políticas para a média complexidade como os principais entraves à garantia do cuidado integral.

Fortalecer o papel de filtro e de coordenação da ESF com os outros níveis de atenção (e até com outros serviços sociais) demanda a utilização de instrumentos adequados para a referência e que assegurem a continuidade da atenção, a integração dos sistemas de informações e prontuários eletrônicos que viabilizem a construção de linhas de cuidado compartilhada por diversos profissionais e serviços, a territorialização e a adscrição de clientela são elementos importantes, além de equipes de especialistas para apoio matricial às equipes de saúde da família (FORTI, 2009; ALMEIDA, 2010).

O PROGRAMA MAIS MÉDICOS

As desigualdades no acesso aos serviços de saúde ocasionadas pela carência e má distribuição geográfica e social de profissionais de saúde, muito especialmente médicos, têm sido apontadas como um problema grave, crônico e não respondido às diversas estratégias adotadas para seu enfrentamento em vários países do mundo. "Em geral, as regiões geográficas mais isoladas e remotas e os segmentos mais pobres e desprotegidos das populações são mais vulneráveis à insegurança assistencial acarretada pela falta ou escassez de profissionais de saúde" (GIRARDI, 2011). Isso configura uma realidade em que características socioeconômico-culturais mantêm ou aprofundam a iniquidade.

Em 2011, o Conselho Regional de Medicina do Estado de São Paulo e o Conselho Federal de Medicina realizaram estudo sobre a Demografia Médica no Brasil. Segundo essa pesquisa, o Brasil tinha 1,9 médico registrado para cada 1.000 habitantes, índice menor do que em outros países, como Argentina (3,2), Uruguai (3,7), México (2), Portugal (3,9), Espanha (4) e Cuba (6,7). Além disso, esse índice ainda apresentava diferenças regionais significativas. Das 27 unidades da Federação, 22 estavam abaixo da média nacional, cinco das quais, todas nas regiões Norte e Nordeste, tinham o indicador de menos de 1 médico/1.000 habitantes (BRASIL, 2015). Somava-se à quantidade insuficiente de médicos e à distribuição desigual o déficit relacionado com o número de egressos das faculdades de Medicina em relação ao número de novos postos de trabalho para médicos (UFMG, 2011).

Na Atenção Básica, essa falta de profissionais, a má distribuição e o déficit crescente de médicos traduziam-se num baixo crescimento da cobertura populacional da ESF: no período de 2008 a 2014 a cobertura da ESF no Brasil cresceu na média anual de 1.141 equipes de Saúde da Família (eSF), o que representou o pequeno incremento de 1,5% a cada ano na cobertura da população, mesmo com o aumento dos recursos e os grandes esforços implantados a partir de 2011. Conforme estudos da Rede de Observatórios de Recursos Humanos do SUS, um dos maiores condicionantes da expansão da ESF era a disponibilidade de médicos para compor as equipes (BRASIL, 2015).

Ainda no ano de 2011, com o objetivo de estimular e valorizar o profissional de saúde que atuasse em equipes multiprofissionais no âmbito da Atenção Básica e da ESF foi instituído o Programa de Valorização do Profissional da Atenção Básica (PROVAB), em 1º de setembro de 2011, por meio da Portaria Interministerial 2.087, assinada pelos ministros da Saúde e da Educação (BRASIL, 2011f).

O PROVAB era destinado aos profissionais médicos, assim como a enfermeiros e cirurgiões-dentistas, que já tivessem concluído suas graduações nas respectivas áreas e fossem portadores de registro profissional junto aos respectivos conselhos de classe, os quais poderiam aderir ao programa, que visava garantir assistência à saúde de qualidade às populações dos municípios considerados áreas de difícil acesso e provimento ou de populações de maior vulnerabilidade, definidos com base nos critérios fixados pela Portaria 1.377/GM/MS, de 13 de junho de 2011, do Ministro da Saúde (BRASIL, 2011g).

Os médicos que aderiram ao PROVAB contaram com supervisão presencial e a distância desenvolvida por tutores de instituições de ensino superior (IES), hospitais de ensino ou outros serviços de saúde com experiência em ensino, selecionados mediante editais. Aos profissionais que participaram pelo prazo de 2 anos foi oferecido curso de especialização em Saúde Pública sob responsabilidade das universidades públicas participantes do Sistema Universidade Aberta do Sistema Único de Saúde (UNASUS).

Em 2013 foi criado o Programa Mais Médicos com a finalidade de formar recursos humanos na área médica para o SUS, tendo como objetivos: diminuir a carência de médicos nas regiões prioritárias para o SUS, a fim de reduzir as desigualdades regionais na área da saúde; fortalecer a prestação de serviços na ABS no país; aprimorar a formação médica no país e proporcionar maior experiência no campo de prática médica durante o processo de formação; ampliar a inserção do médico em formação nas unidades de atendimento do SUS, desenvolvendo seu conhecimento sobre a realidade da saúde da população brasileira; fortalecer a política de educação permanente com a integração ensino-serviço, por meio da atuação das IES na supervisão acadêmica das atividades desempenhadas pelos médicos; promover a troca de conhecimentos e experiências entre profissionais da saúde brasileiros e médicos formados em instituições estrangeiras; aperfeiçoar médicos para atuação nas políticas públicas de saúde do país e na organização e funcionamento do SUS; e estimular a realização de pesquisas aplicadas ao SUS (BRASIL, 2013a, 2013c).

A iniciativa prevê a melhoria na infraestrutura e nos equipamentos para a saúde, a expansão do número de vagas de graduação em medicina e de especialização/residência médica, o aprimoramento da formação médica no Brasil e, por fim, o recrutamento imediato de médicos brasileiros e estrangeiros para regiões prioritárias do SUS (BRASIL, 2013a). Entendem-se por região prioritária do SUS áreas de difícil acesso, de difícil provimento de médicos ou que tenham populações em situação de maior vulnerabilidade (BRASIL, 2013a).

Em 8 de julho de 2013, o Governo Federal lançou uma chamada para a contratação de médicos para atuarem nas UBS nas regiões prioritárias do SUS. Segundo a Portaria Interministerial 1.369, de 8 de julho de 2013, puderam participar do programa médicos formados no Brasil e também graduados em outros países, os quais só foram chamados a ocupar os postos não preenchidos pelos brasileiros (BRASIL, 2013c).

Esses profissionais tiveram supervisão de uma universidade durante o período de participação do programa e cursaram especialização em Atenção Básica. O objetivo dessa iniciativa é atender à população de forma imediata até que as ações com foco na ampliação da formação do médico, que dura pelo menos 6 anos, deem resultado.

Segundo o Edital de Adesão do Distrito Federal e dos Municípios no Projeto Mais Médicos (BRASIL, 2013c), publicado pela Secretaria de Gestão do Trabalho e da Educação na Saúde, tiveram prioridade municípios com 20% ou mais da população vivendo em alta vulnerabilidade social, periferias de capitais e regiões metropolitanas e municípios com mais de 80 mil habitantes que apresentam os mais baixos níveis de receita pública per capita do país. Também compuseram essa lista os Distritos Sanitários Especiais Indígenas (DSEI).

Em apenas 2 anos foi atendida toda a demanda das prefeituras que aderiram ao programa e, com isso, 63 milhões de brasileiros e brasileiras já estavam sendo beneficiados com a presença de 18.240 médicos em 4.058 municípios (mais de 72,8% das cidades brasileiras) e 34 DSEI, garantindo 33% de aumento no número de consultas de janeiro de 2013 a janeiro de 2015 nos municípios participantes do programa em comparação com 15% de aumento nos demais (BRASIL, 2015). O programa de qualificação da infraestrutura das UBS, articulado ao Mais Médicos, garantiu a reforma, a construção e a ampliação de 26 mil UBS até 2015.

Além disso, foram abertas 5,3 mil vagas de graduação em 1.690 universidades federais e em 3.616 instituições privadas em todas as regiões do país. Até 2013, as 27 capitais ofereciam 8.858 vagas em cursos de graduação em Medicina, enquanto os demais municípios brasileiros (mais de 5.000 cidades) tinham 8.612 vagas. Em 2015, o número de vagas nas capitais subiu para 10.637 e no interior, 14.522 (BRASIL, 2015).

Em 2014 foram aprovadas as Novas Diretrizes Curriculares para os Cursos de Medicina com uma formação voltada para o atendimento mais humanizado com foco na valorização da Atenção Básica. Ainda na perspectiva da formação médica, houve uma significativa ampliação do número de vagas de residências médicas: 4.742 novas vagas até 2015.

A consolidação da ESF ainda enfrenta obstáculos referentes à disponibilidade, à fixação e à qualidade dos trabalhadores da saúde. Alguns elementos contribuem para esse quadro, como: a pequena valorização social dos profissionais que se dedicam ao campo; o desacordo entre a formação e as competências necessárias ao trabalho na ESF; a dificuldade de provimento e fixação dos profissionais, principalmente em cidades de pequeno porte e áreas rurais, o que está relacionado com a infraestrutura deficitária para o trabalho, mas também com o perfil dos profissionais formados; a capacitação dos profissionais de saúde e trabalhadores das eSF; o alinhamento das filosofias de exercício profissional da atenção primária e da atenção especializada; e incentivos mais efetivos e de longo prazo do Estado brasileiro para fixação de profissionais em áreas remotas, como, por exemplo, a criação de uma carreira pública na ESF para dar estabilidade e perspectiva de desenvolvimento pessoal aos profissionais.

A implementação do artigo 200 do Capítulo de Saúde da Constituição Federal, que define que cabe ao setor de saúde regular a formação de recursos humanos para o SUS, adequando a formação de profissionais de saúde do país às necessidades de saúde da população, e mudanças nos cursos de graduação da área de saúde para formação de profissionais generalistas comprometidos com os princípios do SUS são caminhos para superar esses obstáculos. No cronograma previsto pela Lei 12.871, que criou o Programa Mais Médicos (BRASIL, 2013a), a implementação de todas as ações por ela prevista levaria à resolução do déficit de médicos até 2026, ao menos no que diz respeito à razão de médicos por habitantes. No entanto, seria ingênuo afirmar que a distribuição desigual de médicos no território será resolvida sem medidas adicionais de incentivo aos profissionais para fixação em áreas remotas ou vulneráveis.

Outro desafio imposto ao sistema de saúde brasileiro e que está diretamente relacionado com o fortalecimento e o aprimoramento da qualidade dos serviços e ações ofertados à população diz respeito à conquista da legitimidade e do apoio social para consolidar a APS como porta de entrada e como responsável por articular os serviços de saúde, pois usuários satisfeitos tornam-se defensores do SUS e da ESF. Nesse sentido, é urgente uma aproximação com a sociedade brasileira, principalmente com os segmentos formadores de opinião e com as lideranças sociais e políticas, para que a ESF possa angariar apoio econômico e político de modo a dar sustentabilidade ao SUS.

Referências

Aguiar DS. A "Saúde da Família" no Sistema Único de Saúde: um novo paradigma? [Dissertação]. Rio de Janeiro: Escola Nacional de Saúde Pública, 1998.

Almeida PF, Fausto MCR, Giovanella L. Fortalecimento da atenção primária à saúde: estratégia para potencializar a coordenação dos cuidados. Rev Panam Salud Publica 2011; 29(2):84-95.

Almeida PF, Giovanella L, Mendonça MHM, Escorel S. Desafios à coordenação dos cuidados em saúde: estratégias de integração entre níveis assistenciais em grandes centros urbanos. Caderno de Saúde Pública 2010; 26(2):286-98.

Andrade LOM, Barreto ICHC, Fonseca CD. A estratégia de saúde da família. In: Duncan B, Schmidt MI, Giugliani ERJ. Medicina ambulatorial. 3. ed. Porto Alegre: Artmed, 2004:88-100.

Andrade LOM, Barreto ICHC, Goya N, Martins TJ. Estratégia saúde da família em Sobral. SANARE: Revista de Políticas Públicas 2004; V(1):9-20.

Andrade LOM, Barreto ICHC, Martins TJ. A estratégia saúde da família no Brasil e a superação de medicina familiar. SANARE: Revista de Políticas Públicas. Disponível em: http://www.sobral.ce.gov.br/saudedefamilia/index2.html. Acesso em: 15 de julho de 2003.

Andrade LOM, Barreto ICHC, Martins TJ. Por que o PSF? Revista Brasileira de Saúde da Família. Departamento de Atenção Básica à Saúde. Brasília: Ministério da Saúde, 2002.

Andrade LOM, Bezerra RCR, Barreto ICHC. O Programa de Saúde da Família como estratégia de atenção básica à saúde nos municípios brasileiros. Rev Adm Pública 2005, 39(2):327-49.

Andrade LOM, Barreto ICHC, Martins TJ, Amaral MIV, Parreiras PC. Escola de Formação em Saúde da Família Visconde de Sabóia – Sobral (CE): uma resposta municipal para a Educação permanente no SUS. Rev Saúde em Debate 2004; 30(30):15-25.

Andrade LOM, Bezerra RCR, Barreto ICHC. Atenção primária à saúde e estratégia saúde da família. In: Campos GWS, Minayo MCSM, Akerman M, Junior MD, Carvalho YM. Tratado de saúde coletiva. Rio de Janeiro: Ed. Fiocruz, 2007.

Aquino EML, Leal MC, Monteiro CA, Barros FC, Szwarcwald CL. Saúde de mães e crianças no Brasil: progressos e desafios. Disponível em: http://www.thelancet.com/series/health-in-brazil. Acesso em 9 de maio de 2011.

Barreto A. Terapia Comunitária Integrativa passo a passo. Fortaleza: Gráfica LCR, 2008.

Barreto A, Rivalta MCB, Oliveira D, Barreto ICHC, Costa MPA. A inserção da Terapia Comunitária Integrativa (TCI) na atenção básica à saúde. Fortaleza, 2011.

Barreto ML, Teixeira MG, Bastos FI, Ximenes RAA, Barata RB, Rodrigues LC. Sucessos e fracassos no controle de doenças infecciosas no Brasil: o contexto social e ambiental, políticas, intervenções e necessidades de pesquisa. Disponível em: http://www.thelancet.com/series/health-in-brazil. Acesso em 9 de maio de 2011.

Brasil. Decreto Federal 7.508, de 28 de junho de 2011. Regulamentação da Lei 8080/90, 2011a.

Brasil. Portaria MS/GM 1.654, de 19 de julho de 2011. Programa Nacional de Melhoria do Acesso e da Qualidade da Atenção Básica, 2011b.

Brasil. Ministério da Saúde. Secretaria de Atenção à Saúde. Departamento de Atenção Básica. Programa Nacional de Melhoria do Acesso e da Qualidade na Atenção Básica. Manual Instrutivo. Brasília; 2011c. 44 p.

Brasil. Ministério da Saúde. Portaria MS/GM 2.488, de 21 de outubro de 2011. Aprova a Política Nacional de Atenção Básica, 2011d.

Brasil. Ministério da Saúde. Secretaria de Atenção à Saúde. Departamento de Atenção Básica. Acolhimento à demanda espontânea/Ministério da Saúde. Secretaria de Atenção à Saúde. Departamento de Atenção Básica. Brasília: Ministério da Saúde, 2011e. 56 p.

Brasil. Ministérios da Saúde e da Educação. Portaria Interministerial 2.087, de 1º de setembro de 2011. Institui o Programa de Valorização do Profissional da Atenção Básica. 2011f. Disponível em http://bvsms. saude.gov.br/bvs/ saudelegis/gm/2011/pri2087_01_09_2011.html. Acesso em 14 de junho de 2017.

Brasil. Ministério da Saúde. Portaria 1.377/GM/MS, de 13 de junho de 2011. Estabelece critérios para definição das áreas e regiões prioritárias com carência e dificuldade de retenção de médico integrante de equipe de saúde da família oficialmente cadastrada e das especialidades médicas prioritárias. 2011g. Disponível em http://bvsms.saude.gov.br/bvs/saudelegis/gm/ 2011/prt1377_13_06_2011.html Acesso em 14 de junho de 2017.

Brasil. Ministério da Saúde. Manual do Sistema de Informação da Atenção Básica. SIAB: manual do sistema de informação de atenção básica/ Secretaria de Assistência à Saúde, Coordenação de Saúde da Comunidade. Brasília: Ministério da Saúde, 1998. 98 p.

Brasil. Ministério da Saúde. Secretaria de Atenção à Saúde. Departamento de Atenção Básica. Saúde na escola/Ministério da Saúde, Secretaria de Atenção à Saúde, Departamento de Atenção Básica. Série B. Textos Básicos de Saúde. Cadernos de Atenção Básica; n. 27 – Brasília: Ministério da Saúde, 2009.

Brasil. Ministério da Saúde. Departamento de Atenção Básica. Histórico da cobertura da estratégia saúde da família, 2017. Disponível em: http://dab.saude.gov.br/portaldab/historico_cobertura_sf.php. Acesso em 14 de junho de 2017.

Brasil. Lei 12.871, de 22 de outubro de 2013. Institui o Programa Mais Médicos, altera as Leis 8.745, de 9 de dezembro de 1993, e 6.932, de 7 de julho de 1981, e dá outras providências. Diário Oficial da União, Brasília-DF. 2013a.

Brasil. Ministério da Saúde. Departamento de Atenção Básica. Sistema de Informação em Saúde para Atenção Básica, 2013b. Disponível em: http://sisab.saude.gov.br/. Acesso em 14 de junho de 2017.

Brasil. Ministérios da Saúde e da Educação. Portaria Interministerial 1.369, de 8 de julho de 2013. Dispõe sobre a implementação do Projeto Mais Médicos para o Brasil. 2013c. Disponível em: <http://bvsms.saude. gov. br/bvs/saudelegis/gm/2013/pri1369_08_07_2013.html>. Acesso em 14 de junho de 2017.

Brasil. Ministério da Saúde. Secretaria de Gestão do Trabalho e da Educação na Saúde. Programa mais médicos – dois anos: mais saúde para os brasileiros/Ministério da Saúde, Secretaria de Gestão do Trabalho e da Educação na Saúde. Brasília: Ministério da Saúde, 2015.

Brasil. Ministério da Saúde, DATASUS – Tabnet. Disponível em: http://tabnet.datasus.gov.br/cgi/tabcgi.exe?pacto/2013/cnv/coapmunbr.def. Acesso em 15 de junho de 2017.

Campos GWS, Gutiérrez AC, Guerrero AVP, Cunha GT. Reflexões sobre a Atenção Básica e a Estratégia de Saúde da Família. In: Campos GWS, Guerreiro AVP. Manual de práticas de atenção básica: saúde ampliada e compartilhada. 2. ed. São Paulo: Hucitec, 2010.

Casanova C, Starfield B. Hospitalizations of children and access to primary care: a cross national-comparison. Int J Health Serv 1995; 25:3283-94.

CREMESP/CFM. Demografia Médica no Brasil; dados gerais e descrições de desigualdades. Coordenação: Mário Scheffer; Aureliano Biancarelli e Alex Cassenote. São Paulo: Conselho Regional de Medicina do Estado de São Paulo e Conselho Federal de Medicina, 2011.

Forti S. A APS como ordenadora del sistema de salud: ventajas y desventajas de una puerta preferencial. Documento elaborado en el marco del Intercambio EUROsociAL, Salud III, 2-2.09: El primer nivel de atención como puerta de al sistema de salud: posibilidades y límites en América Latina. Coordinación Técnica: Ligia Giovanella (ENSP/Fiocruz). Enero de 2009. Disponível em: https://pt.scribd.com/document/ 263453451/Sistema-de-Salud. Acesso em 15 de junho de 2017.

Girardi SN et al. Índice de escassez de Médicos no Brasil: estudo exploratório no âmbito da Atenção Primária. In: Pierantoni CR, Dal Poz MR, França T (Org.). O trabalho em saúde: abordagens quantitativas e qualitativas. Rio de Janeiro: CEPESC/IMS/UERJ, ObservaRH, 2011:171-86.

Góis CWL. Saúde Comunitária – Pensar e fazer. São Paulo: Editora Hucitec, 2008. 260 p.

Hart RH, Belsey MA, Tarimo E. Integrating maternal and child health services with primary health care. World Health Organization, 1990:7-14.

Harzheim E. Evaluación de la atención a la salud infantil del Programa de Saúde da Família en la región sur de Porto Alegre, Brasil. Alicante: Universidad de Alicante/Departamento de Salud Pública, 2004.

Hojrdthal P, Laerum E. Continuity of care in general practice: effect on patient satisfaction. BMJ 1992; 304:1287-90.

IBGE. Projeção da população do Brasil e das unidades da federação, 2017. Disponível em: http://www.ibge.gov.br/apps/populacao/projecao/. Acesso em 14 de junho de 2017.

IBGE. Sinopse do Censo Demográfico de 2010. Disponível em: http://www.censo2010.ibge.gov.br/sinopse/index.php?dados=P15&uf=00. Acesso em 15 de junho de 2017.

Mendes EV (ed.) Distrito Sanitário: o processo social de mudança das práticas sanitárias do Sistema Único de Saúde. São Paulo: Hucitec, 1994.

Mendes EV. O cuidado das condições crônicas na atenção primária à saúde: o imperativo da consolidação da estratégia da saúde da família. Brasília: Organização Pan-Americana da Saúde, 2012. 512 p.

Mendonça CS. Saúde da Família, agora mais do que nunca! Ciência e Saúde Coletiva 2009; 14(Supl 1):1493-7.

Merhy EE, Franco TB. Por uma composição técnica do trabalho centrada nas tecnologias leves e no campo relacional. Saúde em Debate 2003; 27(65).

Neri MC. De volta ao país do futuro: crise europeia, projeções e a nova classe média. Rio de Janeiro: FGV/CPS, 2012. Disponível em: http://www. fgv.br/cps/ncm2014. Acesso em 23 de março de 2012.

Oliveira GN. Apoio matricial como tecnologia de gestão e articulação em rede. In: Campos GWS, Guerreiro, AVP. Manual de práticas de atenção básica: saúde ampliada e compartilhada. 2. ed. São Paulo: Hucitec, 2010.

Organização Pan-America da Saúde/OMS. Renovação da Atenção Primária em Saúde nas Américas. Washington: OPAS, 2005.

Paim J, Travassos C, Almeida C, Bahia L, Macinko J. O sistema de saúde brasileiro: história, avanços e desafios. Disponível em: http://www.thelancet.com/series/health-in-brazil. Acesso em 9 de maio de 2011.

Parchman ML, Culler S. Primary care physicians and avoidable hospitalizations. J Fam Pract 1994; 39:123-8.

Pustai OJ. O Sistema de Saúde no Brasil. In: Ducan BB, Schimidt MI, Giugliani ERJ (orgs.) Medicina ambulatorial: condutas de atenção primária baseadas em evidências. 3. ed. Porto Alegre: Artmed, 2004.

Rajmil L, Starfield B, Plasencia A, Segura A. The consequences of universalizing health services: children's use of health services in Catalonia. Int J Health Serv 1998; 28(4):777-91.

Rifkin S, Walt G. Why health improves: defining the issues concerning "comprehensive primary health care" and "selective primary health care". Soc Sci Med 1986; 23:559-66.

Rodrigues NCP, Monteiro DLM, Almeida AS et al. Evolução temporal e espacial das taxas de mortalidade materna e neonatal no Brasil, 1997-2012. J Pediatr (Rio J) 2016; 92:567-73. DOI: 10.1016/j.jpedp.2016.05.014.

Shi L, Macinko J, Starfield B et al. Primary care, infant mortality and low birth weight in the states of the USA. J Epidemiol Community Health 2004; 58:374-80.

Shi L, Starfield B. Primary care, income inequality, and self-rated health in the United States: a mixed-level analysis. Int J Health Serv 2000; 30(3):541-55.

Starfield B. Primary care and health – a cross-national comparison. JAMA 1991; 266(16):2268-71.

Starfield B. Atenção primária: equilíbrio entre necessidades de saúde, serviços e tecnologia. Brasília: UNESCO, Ministério da Saúde, 2002. 726 p.

Stein AT, Harzheim E, Costa M, Busnello E, Rodrigues LC. The relevance of continuity of care to the chaos in the emergency services in Brazil. Family Pract 2002; 19(02):207-10.

Takeda S. A organização de serviços de atenção primária à saúde. In: Ducan BB, Schimidt MI, Giugliani ERJ (orgs.) Medicina ambulatorial: condutas de atenção primária baseadas em evidências. 3. ed. Porto Alegre: Artmed, 2004.

Tallon JR. A health policy agenda including the poor. JAMA 1989; 261:1044.

Teixeira CF. Territorialização em sistemas de saúde. In: Mendes EV (ed.) Distrito sanitário: o processo social de mudança das práticas sanitárias do Sistema Único de Saúde. São Paulo e Rio de Janeiro: Hucitec-Abrasco, 1993:221-36.

Universidade Federal de Minas Gerais (UFMG). Estação de Pesquisa de Sinais de Mercado. Núcleo de Educação em Saúde Coletiva. Faculdade de Medicina. Sinais de mercado: admissões por 1º emprego formal (RAIS/TEM) e egressos de medicina. Belo Horizonte, 2011. Censo da Educação Superior do INEP.

Villalbí JR, Guarga A, Pasarín MI et al. Evaluación del impacto de la reforma de la atención primaria sobre la salud. Aten Primaria 1999; 24:468-74.

Vuori H. Primary health care in Europe: Problems and solutions. Community Med 1984; 6:221-31.

32

Humanidades Médicas: Mapeando Questões e Respostas no Âmbito da Formação de Médicos

Andrea Caprara
Annatália Meneses de Amorim Gomes
Lília Bruna Schraiber

INTRODUÇÃO

A extensa área interdisciplinar das *humanidades médicas* situa-se no âmbito da formação de médicos, apresentando-se no Brasil, e particularmente no campo da saúde coletiva, como proposta centrada nas contribuições das ciências humanas e sociais, e mais recentemente também da filosofia, para a formação dos profissionais da saúde, e muito especialmente para os médicos, no que tange aos adoecimentos e à perspectiva do sujeito que adoece. Precisa, por isso, ser diferenciada de outro segmento em debate na atualidade: o referente à Política Nacional de Humanização dos Serviços de Saúde, aspecto amplamente discutido inclusive em literatura.

Enquanto a humanização na saúde está relacionada com uma estratégia de interferência nas práticas (BARROS & PASSOS, 2005), sendo entendida como valorização de trabalhadores, gestores e usuários implicados na produção de saúde (BRASIL, 2006), ou diz respeito a "um amplo conjunto de iniciativas de oposição à violência, de oferta de atendimento de qualidade, articulando os avanços tecnológicos com acolhimento, melhoria das condições de trabalho do profissional e ampliação do processo comunicacional" (DESLANDES, 2004, p. 7), a abordagem das humanidades médicas prevê a incorporação de elementos das ciências humanas e sociais (literatura, antropologia, psicologia, economia, sociologia, linguística, arte e história) e da filosofia na formação dos médicos e dos outros profissionais da saúde (TORSOLI, 2000; FEDERSPIL, 2004).

No entanto, mesmo para a realidade brasileira a proposta como previamente concebida não é totalmente consensual, pois, como aponta Pereira (2004), as chamadas disciplinas de "humanidades médicas" não prometiam tão amplo domínio de abordagens quando pensadas pelo próprio campo médico, uma vez que buscavam fundamentos nas ciências humanas e, de modo mais estrito, nas ciências do comportamento, nas artes e na filosofia. Essa inclusão de conteúdos humanísticos na formação dos médicos deu-se nos anos 1960-1970, quando a crítica quanto à insuficiência do modelo biomédico para

lidar com as necessidades emocionais e subjetivas dos pacientes, e no âmbito também mais estrito da relação médico-paciente, desencadeou uma crise educacional com revisão dos currículos nas escolas médicas. Conexas ao ensino da prática clínica, elas foram, então, incorporadas e passaram a ser chamadas "humanidades médicas", buscando contribuir para a formação de médicos capazes de, na relação interpessoal, articular a competência técnico-científica com os conhecimentos sobre a "essência humana", de modo a desenvolver uma atitude compatível com o legítimo interesse pelo bem do outro (RIOS, 2010).

No caso da saúde coletiva, essas questões estão sendo articuladas àquelas voltadas para os determinantes sociais do adoecimento e da promoção da saúde e para a produção social da assistência médica e em saúde, de modo mais geral. Assim, as humanidades médicas, pensadas nesse escopo mais amplo, constituem uma área de reflexão e prática que pretende explorar como o ser humano lida com a experiência de saúde, doença, sofrimento e de sua recuperação ou prevenção. Considerar, portanto, as humanidades na medicina, em particular, requer algumas análises sobre sua inserção no processo educacional dos médicos com vistas a minimizar assimetrias e iniquidades para a oferta de um cuidado integral do ponto de vista da relação médico-paciente e também do ponto de vista da produção social da assistência de modo mais amplo.

Desde o começo dos anos 1980, as humanidades médicas são ensinadas nas faculdades de medicina dos EUA, enquanto na Europa o processo começou, particularmente na Inglaterra, a partir dos anos 1990 (CORBELLINI, 2003; COOK, 2010). As experiências dessa incorporação mostram-se diversas e nem sempre promissoras. Na realidade, ainda são incipientes os estudos que analisam o impacto dessas propostas na educação médica no sentido de uma contribuição substancial para uma formação cultural e ética dos médicos. Alguns antropólogos, em suas considerações sobre essa inclusão, alertam para o risco de uma retórica paternalista, sem acarretar profundas mudanças na prática médica (PIZZA, 2005). Esse risco, porém, será muito mais grave enquanto o conhecimento e as racionalidades médicas apoiadas na construção biomédica do adoecer se impuserem de maneira hegemônica, sem uma criticidade capaz de abrir-se a novas interfaces de conhecimento, transpondo suas fronteiras.

Outras críticas a essa relação das humanidades com essa medicina foram desenvolvidas, também, no campo da filosofia. Stempsey (1999), por exemplo, ressaltou que o estudo da ética e da filosofia por parte dos estudantes de medicina não tem ajudado a produzir médicos que ofertem um cuidado de modo humanizado. De modo geral, os aprendizes percebem a filosofia como uma disciplina a mais e não como uma forma de desenvolver um pensamento crítico e atitude empática perante o paciente (STEMPSEY, 1999).

Nos últimos 20 anos, entretanto, tem ocorrido uma busca de reformulação da prática biomédica em decorrência das grandes mudanças globais, como a ampliação do complexo biotecnológico, a crescente consciência dos direitos de cidadania, o direito de ser informado e os esforços para minimizar a dor e o sofrimento do paciente. Essas mudanças produzem efeitos na melhoria da qualidade e humanização da atenção em saúde, personalização da relação e aperfeiçoamento da comunicação médico-paciente, entre outros aspectos. Os referidos deslocamentos são acompanhados de questionamentos sobre as finalidades da medicina e de sua responsabilidade ética e social. Os desafios persistem e mostram a necessidade de criação de aproximações entre o discurso teórico das políticas de saúde e as ações práticas exercidas no cotidiano dos serviços. Existem hoje conceitos importantes, como o de vínculo, acolhimento, corresponsabilização e acesso como direito, os quais, entretanto, ainda estão longe de ser garantidos na prática dos serviços, pelo menos da maioria deles (NATIONS & GOMES, 2007; GOMES, NATIONS & LUZ, 2008).

Com base no exposto, indagamos se essas abordagens poderiam, de fato, contribuir para superar a racionalidade de base estritamente biomédica e seu ensino como a única forma científica de prática em medicina e, principalmente, de abordar a realidade dos doentes. Quais as possibilidades de mudança na perspectiva biomédica oferecidas pelas ciências humanas e sociais e pela filosofia para a formação universitária de médicos? Podem as humanidades médicas contribuir para uma visão abrangente e interdisciplinar na educação médica? Quais metodologias educacionais podem contribuir na perspectiva desse olhar abrangente?

Essas são algumas das questões a serem consideradas neste capítulo sob duas perspectivas sucessivas: a primeira considerando possíveis contribuições da literatura, antropologia, psicologia e filosofia enquanto algumas áreas do conhecimento humanístico; a segunda está vinculada a estudos acerca da educação em medicina como espaço de produção de conhecimentos que mapeiam e avaliam o processo de ensino-aprendizagem, sempre com intensivo componente interdisciplinar.

AS HUMANIDADES NA FORMAÇÃO UNIVERSITÁRIA DO MÉDICO

No que se refere ao contexto brasileiro, podemos destacar diversas experiências, seja nas escolas e faculdades de me-

dicina (NUNES et al., 2003; RIOS et al., 2008), seja na mais ampla área da saúde coletiva (PAIM & ALMEIDA FILHO, 1998). Enquanto nos EUA as humanidades médicas integraram-se como disciplinas dentro do curso de medicina, reduzindo-se a aspectos passíveis dessa incorporação, no Brasil, progressivamente, viu-se a construção de todo um campo – a saúde coletiva – que tornou transversal a inscrição das ciências humanas e sociais nas questões de saúde, constituindo inclusive um subcampo específico na saúde coletiva que produz conhecimentos, divulga-os e forma profissionais e pesquisadores nessa transversalidade do conhecimento de base humanística e social. Entende-se, assim, que se têm criado, no caso brasileiro, possibilidades de práticas inter e transdisciplinares com maiores chances de aplicação de conceitos ampliados por referência à base biomédica, como os de "saúde" como direito social, de "adoecer" como experiência dos adoecidos (CANESQUI, 2007) ou de "cuidado" como prática interativa e intersubjetiva (AYRES, 2009; PINHEIRO & LOPES, 2010) para além de sua base científica.

Diante desses contrastes, neste capítulo traçaremos certo paralelo entre a realidade brasileira e a de outros países para os quais essa proposta das humanidades médicas se tornou relevante para a formação dos médicos. Nos EUA, podemos destacar algumas experiências pioneiras (PELLEGRINO, 1979, 1981; ROGERS, 1981), assim como os estudos humanísticos de Cassel (1984). Comecemos pelas ciências humanas com abordagem sobre o tema da literatura na formação médica.

O estudo da literatura no contexto da medicina não é novo. Existe consolidada experiência nesse campo, como, por exemplo, no caso do Instituto de Humanidades Médicas da Universidade do Texas, nos EUA, que iniciou um curso nessa área na metade dos anos 1980 (SKELTON, THOMAS & MACLEOD, 2000). Também a produção científica médica, como a prestigiosa revista *Lancet*, apresenta uma série de artigos voltados a explicar o porquê do ensino de literatura na formação em medicina (FAITH,1996; FAITH & JONES, 1996; CALMAN, 1997; SKELTON, MACLEOD & THOMAS, 2000). Cabe mencionar, ainda, os recentes artigos que procuram estabelecer pontes entre a literatura e a epidemiologia (ALMEIDA-FILHO, 2004, 2007; KAWACHI & CHAPMAN, 2004).

De modo geral, as obras literárias propiciam a abordagem de aspectos da vida humana, particularmente as relacionadas com as emoções e as formas de lidar com estas, que são elementos constitutivos importantes, por exemplo, na relação médico-paciente. Como ressalta Scliar (1996), muitas vezes a relação entre profissionais da saúde e pacientes é inevitavelmente colorida pela emoção, pela angústia. Apesar dessa evidência, a linguagem científica aspira a ser usada de maneira impessoal sem expressividade das emoções reais dos sujeitos, sem paixão.

É provável que por essa razão, perante o sofrimento, a morte, a doença, muitas pessoas busquem refúgio no texto literário, na ficção, na poesia, como formas de expressão da vivência humana em situação de adoecimento. Eles podem contribuir para reflexões indutoras de uma compreensão dos sentimentos vividos na relação de cuidado, medos e afetos, de maior aproximação com o universo simbólico do paciente e formas de significar os processos saúde-doença. Se nos valermos da literatura, são inúmeros os exemplos nesse campo, como o conto *O alienista* (1992), de Machado de Assis, a obra *A montanha mágica* (1980), de Thomas Mann, *A peste* (1988), de Albert Camus, e *A morte de Ivan Ilitch* (2006, edição original de 1889), escrita por Leão Tolstói.

A morte de Ivan Ilitch, por exemplo, é essencial para nos aproximar das experiências do paciente vítima de uma doença fatal. Tolstói descreve magistralmente o processo de um funcionário russo de classe média-alta, Ivan Ilitch, desde os primeiros sintomas até sua morte por cancro. Com todos os confortos e os recursos reservados aos ricos, Ivan Ilitch na verdade é desamparado e fica rodeado pela famosa "conspiração do silêncio". Em parágrafos esclarecedores, Tolstói narra a incerteza e a ansiedade em torno do paciente, que reconhece a iminência da morte e com ninguém pode partilhar seus receios. Como mostra o autor, o progressivo isolamento e abandono de Ivan Ilitch encontra o único refúgio não em seus familiares, mas num de seus próprios criados.

As obras clássicas permanecem, portanto, como estratégias fundamentais na formação dos estudantes de medicina concernente à interpretação da doença e do sofrimento pelo paciente. No entanto, não apenas as obras clássicas, mas também as mais contemporâneas podem ser encontradas, embora com menor frequência, entre os textos de referência. Vale citar, entre outras: *Everyman* (2006), de Philip Roth, *Slow man* (2005), de J. M. Coetzee, *Ensaio sobre a cegueira* (1995), de José Saramago, *Ao amigo que não me salvou a vida* (1993), de Hervé Guibert, e *A leg to stand on* (1991), de Oliver Sacks.

Uma das questões desafiadoras na prática médica diz respeito à satisfação na relação médico-paciente. Em todos os tempos, a comunicação médico-paciente teve conotação própria, caracterizada ora pela distância total entre ambos, ora por uma maior aproximação. Hoje ela pode ser aprendida como habilidade comunicacional, mas, certamente, a obra literária permite elaborar um contexto ético no qual a relação se desenvolve. As habilidades comunicacionais podem ser alargadas mediante um processo de formação mais amplo que incorpore elementos das humanidades, particularmente da literatura, no desenvolvimento educacional.

Outra área de conhecimento que nos últimos 30 anos tem ampliado seu interesse nos temas da experiência do paciente no confronto da vida, da morte e da doença é a antropologia da saúde. O interesse dessa área se situa na interseção dos determinantes sociais com os fatores biológicos, a descoberta da gramática narrativa com que se exprimem os indivíduos, assim como os diversos grupos culturais, no confronto da vida, da morte, da saúde e da doença. Nessa perspectiva, a saúde e a doença são influenciadas por ideias, valores, regras e comportamentos compartilhados por determinado grupo cultural (GOOD, 1994; UCHÔA & VIDAL, 1994). Nas diferentes sociedades, a cultura organiza a experiência da doença e do comportamento de maneira diversa (KLEINMAN, 1988; BIBEAU, 1992).

Como mostra a literatura, nos cursos de medicina a abordagem das relações entre cultura, saúde e doença pode significar caminhar em três direções principais: (a) analisar as relações entre os determinantes sociais e culturais das patologias psíquicas e somáticas; (b) aprofundar as diversas formas de interpretação, as atitudes, as percepções por meio das quais os vários grupos culturais classificam e narram a experiência da doença; (c) descrever os saberes e as práticas por meio das quais as pessoas cuidam de sua saúde (NUNES et al., 2003; SEPPILLI, 1996).

Abordar, desde os primeiros anos de formação médica, as interações dos aspectos culturais com a saúde torna possível tentar superar uma série de problemas enfrentados por médicos na vida profissional. Por exemplo, são frequentes as situações nas quais os profissionais de saúde consideram as "crenças" e as práticas populares como barreiras culturais e procuram nos conhecimentos antropológicos instrumentos para modificar essas condutas. Esse comportamento é preconceituoso e desvirtuado, pois nega valores consagrados pela cultura de cada grupo social. É preciso, portanto, rever esse modelo e adaptar os programas de saúde e os procedimentos aos diversos contextos. Trata-se de analisar os comportamentos culturais não tanto como fatores de risco, mas como elementos positivos dos modos culturais de agir das comunidades enquanto produtores de valores e ações de saúde (CAPRARA, 1999, 2007). A interação e interlocução com saberes populares e experiências dos doentes pode adequar-se bem, por exemplo, à noção de cuidado, tal como tem sido pensada no campo da saúde coletiva brasileira (AYRES, 2009).

A proposta da saúde coletiva brasileira também pensa questões da humanização do sistema de saúde e das instituições prestadoras de serviços, em termos de sua organização e gestão, adicionadamente à humanização da relação médico-paciente. Para uma referência que retoma as abordagens das ciências humanas e sociais no contexto brasileiro, convidamos os leitores a explorar a ampla gama de perspectivas e autores enfocados por Annette Leibing (2007). As polêmicas são extensas e exigem discussão e intercâmbio de conhecimentos e de saberes. Várias perguntas dos médicos sobre os aspectos culturais centram-se em torno de uma prática ou de uma "crença" a ser modificada (por exemplo, a rejeição pela população de uma campanha de vacinação ou a presença de proibições alimentares). Na abordagem desses temas, é necessário sair do âmbito setorializado, no qual predomina a visão isolada do ser humano como ser aprisionado a um modelo estanque, para se ampliar a noção de que cada universo cultural pode ser compreendido se levarmos em consideração o conjunto de valores, representações e práticas do grupo.

Assim, a antropologia na saúde torna possível a redução de preconceitos e iniquidades e, consequentemente, aumenta a aproximação com a ideia de saúde como direito que se efetiva no respeito às diferenças e diversidades culturais, bem como menos assimetria na relação entre médicos e pacientes/comunidades. Outras temáticas podem enriquecer a formação médica, como a psicologia, sobretudo em virtude das possibilidades de uma abordagem interdisciplinar. Esse tipo de abordagem pode ser adotado na compreensão das complexas interações dos fatores biológicos e das dimensões sociais, culturais, emocionais e psicológicas presentes no ser humano: sua reação à enfermidade, minimização do sofrimento (ANGERAMI-CAMON, 2010), bem como a relação médico-paciente (DE MARCO, 2003), na qual prevalece o componente técnico em prejuízo da autonomia e do vínculo terapêutico (NOGUEIRA-MARTINS, 2001).

Cristalizou-se, cada vez mais, o desinteresse pela experiência do paciente, sua história e subjetividade à medida que o desenvolvimento da bioquímica, da farmacologia, da imunologia e da genética contribuiu para o fortalecimento de um modelo biomédico centrado na doença. Com a descoberta dos sulfamídicos, nos anos 1930, e da aplicação da penicilina, nos anos 1950, importantes mudanças se impuseram (SHORTER, 1999). Nessa realidade, as novas e sempre mais sofisticadas técnicas assumiram papel decisivo e fragilizaram ainda mais a já tênue relação pessoal entre os médicos e seus pacientes. A tecnologia foi se incorporando no exercício da profissão médica em detrimento da dimensão humana, subjetiva e social (SCHRAIBER, 1993; SPINK, 2003).

Nesse sentido, a abordagem das humanidades médicas refere-se, de maneira crítica, ao problema do aspecto humano, da dimensão psicossocial, emocional, da interação médico-paciente. Sob um prisma diferente, as ciências humanas há muito exploram a experiência e o sofrimento humanos. Nessa dimensão particular, as humanidades médicas trazem à cena do cuidado em saúde a constante relação entre a experiência de vida do paciente, de sua família, do enfermeiro, do médico, dos sanitaristas, além da saúde, da doença, da vida e da morte. Desse modo, busca-se um olhar da psicologia que contemple o ser humano integral na relação terapêutica, visando descortinar horizontes que contribuam para uma clínica do Sujeito (CAMPOS, 2003), direcionada para a construção de autonomia, vínculo e corresponsabilização.

A psicologia nas humanidades médicas oferece, portanto, a perspectiva de uma compreensão subjetiva e social dos processos de adoecimento e sofrimento e das relações entre médicos e seus pacientes, ou seja, de uma compartimentalização para o compartilhamento de experiências. Embora a doença seja parte da existência do sujeito enfermo, cada ser humano é singular e, ao mesmo tempo, coletivo, plural, e assim deve ser compreendido no contexto de suas relações sociais (SPINK, 2003). Nessa situação, o profissional da saúde também é afetado em sua condição de finitude, humanidade e jeito de levar a vida. Lembremo-nos: a experiência do sofrimento é parte integrante da relação médico-paciente (GUEDES, 2009; DIÓGENES, 2010). Compreender esses fenômenos pode contribuir para maior aproximação entre ambos e para menos iniquidades na relação (CAPRARA & FRANCO, 1999).

Em sua intervenção clínica, o médico precisa de adequação. Necessita considerar o paciente sujeito ativo de sua história no processo terapêutico. Em respeito ao ser humano, cabe-lhe levar em conta a experiência da doença, as percepções e representações do paciente, de modo a desenvolver sensibilidade e capacidade de escuta situadas muito além da dimensão biológica (CAPRARA, 2007), problematizando necessidades e projetos de vida (HECKERT, 2007). No encontro clínico, a intersubjetividade precisa ser considerada com vistas a favorecer essa convivência terapêutica (ONOCKO-CAMPOS, 2004).

Como preconiza a literatura, um processo de formação mais abrangente na medicina pode ser implementado mediante a incorporação dos elementos das ciências humanas no desenvolvimento educacional, no sentido de problematizar o instituído e, assim, propiciar a apreensão das singularidades, a variabilidade e a imprevisibilidade próprias do humano (NUNES et al., 2003; HECKERT, 2007). Essa formação favorece a dialogicidade (FREIRE, 2004) entre médicos e pacientes e cria possibilidades com vistas a despertar o médico para "conviver com o outro, aprendendo sobre o que ele faz, por que faz, conhecendo seus valores e suas possíveis renormatizações" (BARROS DE BARROS & BARROS, 2007, p. 80).

Outro aspecto diz respeito à necessária reflexão sobre a filosofia na formação médica. Atualmente, a filosofia não constitui um tema central nas faculdades de medicina. Como uma área detentora de tantos sucessos científicos e tecnológicos reconhecidos ao longo do século XX, a medicina ainda está muito mais centrada na descoberta de fatos concretos do que em princípios gerais ou abstratos. Ademais, são tantas as exigências durante o período de preparação profissional que os estudantes e professores se acomodam ao modo como se pratica a medicina e findam por não questionar os princípios sobre os quais se alicerça a prática médica. Desde o começo do século XX, a ciência e a medicina são guiadas pelo empirismo e o racionalismo, assim como pelo positivismo lógico (WULFF, PEDERSEN & ROSENBERG, 1995).

No momento, porém, a medicina vem experimentando uma fase de incertezas. Exercer a medicina parece não mais se limitar apenas à posse de conhecimentos médicos. Para a filosofia, os anos 1970 foram caracterizados pela chamada "crise da razão" (GARGANI, 1979). A discussão era determinada pela "consciência" de que a racionalidade científica fosse muitas vezes apresentada como forma "demasiadamente simplificada" da realidade. A interação das dimensões social, pessoal e genética é muito mais complexa do que se pode pensar em sentido lógico formal. No intuito de estabelecer uma comunicação entre medicina e filosofia ocidental, Gadamer (1994), por exemplo, assevera que a arte da cura tem aspectos que vão além da dimensão biológica, os quais não podem ser reduzidos à posição da ciência médica. Nessa abordagem, ele não critica a medicina científica, mas tenta elaborar uma profunda análise dos conceitos-chave que fundamentam o discurso médico: doença, cura, morte e relação médico-paciente. Ele propõe uma nova medicina "humanista", que não só se utiliza dos instrumentos técnicos e diagnósticos, como vê o ser humano em sua totalidade, seu ser-no-mundo, assim como presente em formulações similares de autores brasileiros (AYRES, 2005). Nesse aspecto, a temática das humanidades se entrecruza com a humanização dos serviços, já que a discussão crítica da racionalidade biomédica e a reconstrução da noção de cuidado são componentes comuns do movimento de humanização da prática e do movimento de ensino das humanidades na formação dos médicos (REGO, 2003; REGO, GOMES & SIQUEIRA-BATISTA, 2008).

Outras questões referentes à relação entre ética e medicina foram formuladas tempos atrás pelo grande filósofo Stephen Toulmin, que situou esse tema, hoje bem conhecido:

como a medicina salvou a ética (TOULMIN, 1986). O que ele queria dizer com isso? Em anos ainda recentes, as novas fronteiras da medicina suscitaram questões morais inimagináveis. Pensemos em primeiro lugar na temática da genética e em algumas de suas questões discutidas na atualidade: a medicina preditiva – os prenúncios indicados pelos estudos sobre o genoma humano com relação a uma série de patologias e toda a discussão sobre o conceito de autonomia do paciente e seu direito a ser informado corretamente; a medicina regenerativa e a utilização de células-tronco na regeneração de tecidos diversos; a fecundação artificial; a morte cerebral e os transplantes de órgãos; o envelhecimento da população e o controle da morte e a eutanásia voluntária.

No âmbito desses avanços, as ciências humanas e a medicina fortalecem suas inter-relações. Essa interface dá passagem para a reflexão sobre a dimensão ética da profissão, os aspectos jurídicos, a relação com as práticas religiosas, as questões da filosofia moral e a prática profissional. Tudo isso surge no cotidiano do exercício profissional, conclamando a uma atitude de respeito diante dos colegas da equipe de saúde, os pacientes e suas famílias, até as qualidades morais e éticas necessárias a um profissional médico competente. Como em outras áreas, a formação médica precisa levar em consideração as especificidades dos saberes e as configurações locais em seu entrecruzamento e realizar-se em situação de trabalho, convocando-nos "a habitar esse plano de experimentação, onde o pensar, fazer, aprender, trabalhar, viver não se dissociam" (BARROS DE BARROS & BARROS, 2007, p. 79).

Por todas essas razões, a filosofia da medicina não é puramente uma disciplina acadêmica. O estudo das questões filosóficas pode ajudar tanto a quem faz ciência como àqueles profissionais de saúde que trabalham para resolver os problemas da saúde na sociedade contemporânea.

A EDUCAÇÃO NA MEDICINA

Como mostram os resultados de pesquisas de avaliação de programas de formação, as atividades de educação continuada na saúde têm reduzida eficácia em produzir uma mudança efetiva nas práticas dos profissionais (DAVIS et al., 1995; FEUERWERKER, 2004; O'BRIEN et al., 2001).

No ensino em saúde predominam a transmissão de informação, o treinamento prático em procedimentos diagnósticos e terapêuticos, os conteúdos biomédicos e a ênfase na organização do conhecimento de maneira fragmentada e especializada (PINHEIRO & LUZ, 2003), além da utilização de métodos didáticos tradicionais (aula expositiva, palestra etc.), que dificilmente levam a um pensamento crítico capaz de alterar as práticas de atenção e gestão no trabalho (CRANDALL, 1990; HECKERT & NEVES, 2007). Nesse entrelaçamento da educação com a saúde, interroga-se: quais métodos educacionais possibilitariam uma visão e prática mais abrangentes, interdisciplinares, éticas e humanistas na formação médica com vistas ao enfrentamento dos desafios cotidianos?

De acordo com Feuerwerker (2004), uma mudança na educação médica passa por um projeto político-pedagógico com modificações nas concepções, práticas, conteúdos e métodos. Corroboramos com essa autora e priorizamos neste capítulo o tratamento da questão dos métodos de ensino, sem desconsiderar outros fatores também indispensáveis à formação profissional.

São inegáveis as profundas transformações ocorridas no mundo contemporâneo. Entre essas se incluem as novas exigências de perfil profissional e a expansão crescente da tecnologia de comunicação e informática, as quais fizeram a educação em saúde passar por mudanças tanto em seus fundamentos teóricos como na utilização de métodos pedagógicos nos últimos 35 anos (BRASIL, 2010). De programas centrados nos professores e fundamentados no ensino e em aulas tradicionais passou-se para processos de aprendizagem focalizados nos estudantes com o emprego das dinâmicas de grupo e professores no papel de tutores de processos.

Essa transformação histórica pode ser observada, por exemplo, na Faculdade de Medicina da Universidade de Nijmegen, na Holanda, que há 20 anos reduziu de 690 para 80 o número de horas de aulas tradicionais por ano. Ao mesmo tempo, o número de horas utilizadas por pequenos grupos passou de 0 para 160 (SCHMIDT, 2007). No Canadá, a Faculdade de Medicina da Universidade de Sherbrooke promoveu mudanças semelhantes, há pelo menos 30 anos, ao reduzir o número de hora/aula por estudante de 20 para 4 horas, enquanto as atividades em pequenos grupos foram introduzidas com duração de 6 horas por semana (SCHMIDT, 2007).

Atualmente, a aprendizagem em pequenos grupos consta em vários estudos como um recurso de profunda eficácia na educação (SPRINGER, STANNE & DONOVAN, 1999). Por que essa estratégia se mostra tão promissora como forma de aprendizagem? Alguns motivos são alegados, entre eles: a promoção de espaços para elaboração do conhecimento; a motivação para a aprendizagem; a participação de bom nível num grupo ajuda o crescimento do mais fraco; com a produção de um ambiente amistoso; o fato de propiciar suporte aos aprendizes para a troca de experiências entre os pares – os quais gostam da interação com os outros; e a melhora da integração entre as dimensões social e acadêmica (SCHMIDT, 2007).

Além disso, nas últimas décadas, os resultados das pesquisas científicas no campo da educação reafirmam o papel da experiência e, de modo particular, da reflexão sobre a própria prática no processo de aprendizagem e no desenvolvimento das capacidades profissionais (CECCIM & FEUERWERKER, 2004; HECKERT, 2007). As contribuições de autores como Freire (2004), Kolb (1984) e Dewey (1961), que situam a experiência como fonte e como fio condutor da aprendizagem, foram recuperadas na "Aprendizagem Baseada na Experiência" (do inglês *Experiential Learning*), consagrada como referência fundamental no desenvolvimento de novos modelos de educação. Esta é entendida como uma estratégia educacional na qual os estudantes desenvolvem ativamente os próprios conhecimentos com suporte em problemas discutidos em pequenos grupos.

No contexto brasileiro, implementou-se, desde os anos 1980, uma metodologia educacional chamada de "problematização", ou metodologia problematizadora, inspirada nas ideias de Paulo Freire, particularmente nas formulações de aprender a aprender, do conhecimento com base na vivência cotidiana e dos problemas a serem enfrentados (FREIRE, 1987; SAUL, 2000). Nos últimos anos foram realizados, no Brasil, importantes debates sobre metodologias educacionais na formação de profissionais da saúde, considerando a metodologia da aprendizagem baseada em problemas (BARROWS, 1985; SCHMIDT, 2001, 2007), denominada problematização (CYRINO & TORALLES-PEREIRA, 2004), e a educação permanente (CECCIM, 2005). Todas essas estratégias educacionais convergem para alguns elementos comuns: o uso de metodologias ativas, centradas nos participantes, e o trabalho em pequenos grupos arrimado na reflexão sobre a experiência concreta.

Segundo Gadotti (2000), a educação contemporânea precisa voltar-se para o futuro, de maneira contestadora, superadora dos limites impostos pelo Estado e pelo mercado, muito mais direcionada para a transformação social do que para a transmissão cultural; e é nesse esteio que devem ser apoiados os processos de formação na saúde. A educação deve ser capaz de desencadear uma visão do todo – de interdependência e de transdisciplinaridade –, além de possibilitar o estabelecimento de redes de mudanças sociais com a consequente expansão das consciências individual e coletiva (ALMEIDA FILHO, 2004). Um de seus desafios está, justamente, na busca de métodos inovadores que admitam uma prática pedagógica ética, crítica, reflexiva e transformadora, ultrapassando os limites do treinamento puramente técnico.

É preciso, portanto, formular interfaces da educação com a saúde em sentido amplo, voltadas para a experiência concreta dos sujeitos capazes de integrar os componentes do quadrilátero do ensino na saúde: formação, atenção, gestão e participação social (CECCIM & FEUERWERKER, 2004).

Nesse contexto, a educação permanente em saúde advém de uma política governamental (BRASIL, 2004) passível de se constituir como importante recurso de fortalecimento do Sistema Único de Saúde (SUS) e das perspectivas de mudança nas práticas de saúde em geral para um modelo de atenção à saúde democrático, inclusivo, respeitoso e humanizado. Consiste em disseminar capacidade pedagógica em toda a rede pública de saúde, ela própria transformada numa rede de aprendizagem no exercício do trabalho (CECCIM, 2005).

Portanto, as metodologias pedagógicas ativas são constituídas e implicam a formação de profissionais como sujeitos sociais com as devidas competências éticas, humanas, políticas e técnicas, dotados de conhecimento, raciocínio, crítica, responsabilidade e sensibilidade para as questões da vida e da sociedade, capacitando-os para intervir em contextos de incertezas e complexidades. Uma aprendizagem que envolve a autoiniciativa, alcançando as dimensões afetiva e intelectual, respeita a autonomia e a dignidade de cada sujeito, pois leva em consideração o indivíduo como um ser que edifica a própria história (COSTA & SIQUEIRA-BATISTA, 2004).

CONSIDERAÇÕES FINAIS

A proposta de incorporação das humanidades na medicina aspira a uma nova formação de médicos, na qual se reconheça a exigência de maior sensibilidade diante do sofrimento da doença, corresponsabilize-se e crie-se vínculo, mediante a efetiva promoção da saúde, ao considerar o paciente em sua integralidade física, cultural, psíquica e social, e não somente do ponto de vista biológico.

No entanto, não basta incluir as disciplinas humanas e sociais nos currículos de medicina: é preciso superar a ideia das humanidades como "disciplinas a mais" para uma forma de desenvolver o pensamento crítico e uma atitude empática diante do paciente, a partir de problemáticas reais e concretas de situações vividas no cotidiano dos serviços, considerando seus contextos e singularidades. Isso é fundamental para a própria prática desse profissional no futuro.

É pensá-las enquanto temáticas transversais em todo o curso, de modo que o jovem médico comece enxergando o sujeito humano que sofre e suas necessidades, por exemplo, em todos os atos de sua prática clínica, desde os primeiros anos de sua formação. Assim, aumentam as chances de uma educação na medicina como espaço de produção de conhecimentos, sempre com forte componente interdisciplinar.

Uma ciência médica renovada, portanto, pelos princípios das humanidades, do reconhecimento do ser humano como uma unidade biopsicossocial. Assim, será possível romper com a segmentação preconceituosa, e o ser humano será contemplado em suas dimensões de singularidade pessoal e indivisibilidade existencial e social.

Referências

Almeida-Filho N. Universidade Nova: textos críticos e esperançosos. Brasília: Editora UnB-EDUFBA, 2007.

_____. Saramago's all the names and the epidemiological dream. J Epidemiol Community Health 2004; 58(9):743-6.

Angerami-Camon VA, organizador. Psicologia Hospitalar: teoria e prática. 2. ed. São Paulo: Cengage Learning, 2010.

Ayres JRCM. Cuidado: trabalho e interação nas práticas de saúde. Rio de Janeiro: CEPESC, IMS/UERJ, ABRASCO, 2009.

_____. Hermeneutics and humanization of the health practices. Ciência e Saúde Coletiva 2005; 10(3):549-60.

Barros de Barros ME, Barros RB. A potência formativa do trabalho em equipe no campo da saúde. In: Pinheiro R, Mattos RM, Barros de Barros ME (orgs.) Trabalho em equipe sob o eixo da integralidade: valores, saberes e práticas. Rio de Janeiro: ABRASCO, 2007: 75-84.

Barros RB, Passos E. Humanização na saúde: um novo modismo? Interface – Comunic, Saúde, Educ 2005; 9(17):389-94.

Barrows HS. How to design a problem-based curriculum for the preclinical years. New York: Springer Publishing Company, 1985.

Bibeau G. Entre sens et sens commun. Exposé de présentation à l'Académie des Lettres et des Sciences Humaines de la Société Royale du Canada, 1992.

Brasil. Ministério da Saúde. Secretaria de Atenção à Saúde. Política Nacional de Humanização. Formação e intervenção. Cadernos HumanizaSUS, v.1 (Série B. Textos Básicos de Saúde). Brasília (DF): Ministério da Saúde, 2010.

Brasil. Ministério da Saúde (Brasil). Secretaria Executiva, Núcleo Técnico da Política Nacional de Humanização. HumanizaSUS: política nacional de humanização. Documento base para gestores e trabalhadores do SUS. Brasília (DF): Ministério da Saúde, 2006.

Brasil. Ministério da Saúde. Portaria 198/GM/MS, de 13 de fevereiro de 2004. Institui a Política Nacional de Educação Permanente em Saúde como estratégia do Sistema Único de Saúde para a formação e o desenvolvimento de trabalhadores para o setor. Brasília (DF): Ministério da Saúde, 2004.

Calman CK. Literature in the education of the doctor. The Lancet 1997; 350:1622-4.

Campos GWS. Saúde Paidéia. São Paulo: HUCITEC, 2003.

Camus A. A peste. Trad. Valerie Rumjanek. São Paulo: Círculo do Livro, 1988.

Canesqui AM. Olhares socioantropológicos sobre os adoecidos crônicos. Rio de Janeiro: HUCITEC, 2007.

Caprara A, Franco ALS. A relação paciente-médico: para uma humanização da prática médica. Cad Saúde Pública 1999; 15(3):647-54.

Caprara A. Escuta como cuidado: é possível ensinar? In: Pinheiro R, Mattos RA (orgs.) Razões públicas para a integralidade em saúde: o cuidado como valor. Rio de Janeiro: ABRASCO, 2007: 231-46.

Cassel EJ. The place of the humanities in medicine. New York: The Hastings Center, 1984.

Ceccim RB, Feuerwerker LCM. O quadrilátero da formação para a área da saúde: ensino, gestão, atenção e controle social. Physis 2004; 14(1):41-65.

Ceccim RB. Educação permanente em saúde: desafio ambicioso e necessário. Interface – Comunic, Saúde, Educ 2005; 9(16):161-7.

Coetzee JM. Slow man. New York: Viking Penguin, 2005.

Cook HJ. Borderlands: a historian's perspective on medical humanities in the US and the UK. Medical Humanities 2010; 36:3-4.

Corbellini G. Ambiguità delle medical humanities. L'Arco di Giano 2003; 36:63-6.

Costa CRBSF, Siqueira-Batista R. As teorias do desenvolvimento moral e o ensino médico: uma reflexão pedagógica centrada na autonomia do educando. Rev Bras Edu Méd 2004; 28(3):242-50.

Crandall SJS. The role of continuing medical education in changing and learning. The Journal of Continuing Education in the Health Professions 1990; 10:339-48.

Cyrino EG, Toralles-Pereira ML. Discovery-based teaching and learning strategies in health: problematization and problem-based learning. Cad Saúde Pública 2004; 20(3):780-8.

Davis DA, Thomson MA, Oxman AD, Haynes RB. Changing physician performance. A systematic review of the effect of continuing medical education strategies. JAMA 1995; 274(9):700-5.

De Assis M. O alienista. In: Machado de Assis. Obra completa. Rio de Janeiro: Editora Nova Aguilar, 1992: 253-88.

De Marco MA. Psicologia médica. In: De Marco MA (org.) A face humana da medicina: do modelo biomédico ao modelo biopsicossocial. São Paulo: Casa do Psicólogo, 2003: 77-80.

Deslandes SF. Análise do discurso oficial sobre a humanização da assistência hospitalar. Ciência & Saúde Coletiva 2004; 9(1):7-14.

Dewey J. Come pensiamo. Firenze: La Nuova Italia Editrice, 1961.

Diógenes G. Carta a um jovem médico ou como apurar os sentidos e aplainar a solidão. In: Leite AJM, Coelho Filho JM (orgs.) Você pode me ouvir, doutor? Cartas para quem escolheu ser médico. Campinas: Saberes Editora, 2010: 39-52.

Faith MM. Literature and medicine: some major works. The Lancet 1996; 348:1014-6.

Faith MM, Jones AH. Why literature and medicine? The Lancet 1996; 348: 109-11.

Federspil G. Le humanities e il ragionamento clinico. Medic, Roma, 2004; 12:27-36.

Feuerwerker LCM. Gestão dos processos de mudança na graduação em medicina. In: Marins JJN, Rego S, Lampert JB, Araújo JGC (orgs.) Educação médica em transformação: instrumentos para a construção de novas realidades. São Paulo: HUCITEC, 2004:17-39.

Freire P. Pedagogia da autonomia: saberes necessários à prática educativa. São Paulo: Paz e Terra, 2004.

_____. Pedagogia do oprimido. São Paulo: Paz e Terra, 1987.

Gadamer H-G. Dove si nasconde la salute. Milano: Raffaello Cortina Editore, 1994.

Gadotti M. Perspectivas atuais da educação. Porto Alegre: Ed. Artes Médicas, 2000.

Gargani A. Crisi della ragione. Torino: Einaudi Editore, 1979.

Gomes AMA, Nations MK, Luz MT. Pisada como pano de chão: experiência de violência hospitalar no Nordeste Brasileiro. Saúde e Soc., 2008.

Good B. Medicine, rationality and experience: an anthropological perspective. Lewis Henry Morgan lectures. Cambridge: Cambridge University Press, 1994.

Guedes CR. Quando a lesão não aparece: como médicos lidam com sofredores de sintomas indefinidos. In: Camargo JRKR, Nogueira MI. Por uma filosofia empírica da atenção à saúde: olhares sobre o campo biomédico. Rio de Janeiro: FIOCRUZ, 2009: 129-53.

Guibert H. Ao amigo que não me salvou a vida. Lisboa: Livros do Brasil, 1993.

Heckert ALC. Escuta como cuidado: o que se passa nos processos de formação e de escuta? In: Pinheiro R, Mattos RA (orgs.) Razões públicas para a integralidade em saúde: o cuidado como valor. Rio de Janeiro: ABRASCO, 2007: 199-212.

Heckert ALC, Neves CAB. Modos de formar e modos de intervir: quando a formação se faz potência de produção de coletivo. In: Pinheiro R, Mattos RM, Barros de Barros ME (orgs.) Trabalho em equipe sob o eixo da integralidade: valores, saberes e práticas. Rio de Janeiro: ABRASCO, 2007: 145-60.

Kawachi I, Chapman PH. Five American authors on walth, poverty, and inequality. Journal of Epidemiology & Community Health 2004; 58(9):378-742.

Kleinman A. The illness narratives. Nova Iorque: Basic Books, 1988.

Kolb DA. Experimental learning. Experience as the source of learning and development. New Jersey: Englewood Cliffs, 1984.

Leibing A. Much more than medical anthropology: the healthy body and Brazilian identity. In: Saillant F, Genest S (eds.) Medical Anthropology: regional perspectives and shared concerns. Cingapura: Blackwell Publishing, 2007: 58-70.

Mamede S, Penaforte J, organizadores. Aprendizagem baseada em problemas. São Paulo: HUCITEC, 2001.

Mann T. A montanha mágica. 10. ed. Rio de Janeiro: Nova Fronteira, 1980.

Nations MK, Gomes AMA. Cuidado, "cavalo batizado" e crítica da conduta profissional pelo paciente-cidadão hospitalizado no Nordeste brasileiro. Cad Saúde Pública 2007; 23(9):2103-112.

Nogueira-Martins MCF. Humanização das relações assistenciais: a formação do profissional da saúde. São Paulo: Casa do Psicólogo, 2001.

Nunes ED, Hennington EA, Barros NF, Montagner MA. História das ciências sociais nas escolas médicas: revisão de experiências. Ciência & Saúde Coletiva 2003; 8(1):209-25.

Thomson O'Brien MA, Freemantle N, Oxman AD, Wolf F, Davis DA, Herrin J. Continuing education meetings and workshops: effects on professional practice and health care outcomes. Cochrane Database Syst Rev 2001; (2):CD003030.

Onocko-Campos RT. Mudando os processos de subjetivação em prol da humanização da assistência. Ciência & Saúde Coletiva 2004; 9(1):15-29.

Paim JS, Almeida Filho N. Saúde coletiva: uma "nova saúde pública" ou campo aberto a novos paradigmas? Rev Saúde Pública 1998; 32(4):299-316.

Pellegrino ED. A philosophical basis of medical practice: towards a philosophy and ethic of the healing process. Nova York: Oxford University Press, 1981.

_____. Humanism and the physician. Knoxville: University of Tennessee Press, 1979.

Pereira RTMC. O ensino da medicina através das "humanidades médicas": análise do filme "And the band played on" e seu uso em atividades de ensino/aprendizagem em educação médica. [Tese]. São Paulo: Faculdade de Medicina da Universidade de São Paulo, 2004.

Pinheiro R, Luz MT. Práticas eficazes × modelos ideais: ação e pensamento na construção da integralidade. In: Pinheiro R, Mattos RA (orgs.) Construção da integralidade: cotidiano, saberes e práticas em saúde. Rio de Janeiro: ABRASCO, 2003:7-34.

Pinheiro R, Lopes TC (orgs.) Ética, técnica e formação: as razões do cuidado como direito à saúde. Rio de Janeiro: HUCITEC, 2010.

Pizza G. La cura. In: Pizza G. Antropología medica: saperi, pratiche e politiche del corpo. Roma: Carocci Editore, 2005: 229-50.

Rego S. A formação ética dos médicos: saindo da adolescência com a vida (dos outros) nas mãos. Rio de Janeiro: FIOCRUZ, 2003.

Rego S, Gomes AP, Siqueira-Batista R. Bioética e humanização como temas transversais na formação médica. Rev Bras Educ Med 2008; 32(4):482-91.

Rios IC, Lopes Júnior A, Kaufman A, Vieira JE, Scanavino MT, Oliveira RA. A integração das disciplinas de humanidades médicas na Faculdade de Medicina da USP: um caminho para o ensino. Rev Bras Educ Med 2008; 32(1):112-21.

Rios IC. Subjetividade contemporânea na educação médica: a formação humanística em medicina. [Tese]. São Paulo: Faculdade de Medicina da Universidade de São Paulo, 2010.

Rogers DE. On humanism in medicine. Pharos 1981; 44:30-5.

Roth P. Everyman. Boston: Houghton Mifflin, 2006.

Sacks O. A leg to stand on. London: Picador, MacMillan Publishers Ltd., 1991.

Saramago J. Ensaio sobre a cegueira. São Paulo: Companhia das Letras, 1995.

Saul AM. Paulo Freire e a formação de educadores: múltiplos olhares. São Paulo: Articulação/Universidade/Escola, 2000.

Schmidt H. A educação dos profissionais de saúde: avanços recentes e novas fronteiras. Anais de Simpósio. Escola de Saúde Pública do Ceará, 2007.

_____. As bases cognitivas da aprendizagem baseada em problemas. In: Mamede S, Penaforte J (orgs.) Aprendizagem baseada em problemas. São Paulo: HUCITEC, 2001: 81-108.

Schraiber L. O médico e seu trabalho, limites da liberdade. São Paulo: HUCITEC, 1993.

Scliar M. A paixão transformada. Rio de Janeiro: Companhia das Letras; 1996.

Seppilli T. Antropologia médica: fondamenti per una strategia. AM Rivista della Società Italiana di Antropologia Medica, 1996; 1(2):7-22.

Shorter E. Doctors and their patients: a social history. New Brunswick: Transaction, 1999.

Skelton JR, Macleod JA, Thomas CP. Teaching literature and medicine to medical students, part II: why literature and medicine? The Lancet 2000; 356:2001-3.

Skelton JR, Thomas CP, Macleod JAA. Teaching literature and medicine to medical students, part I: the beginning. The Lancet 2000; 356:1920-2.

Spink MJP. Psicologia social e saúde: práticas, saberes e sentidos. Petrópolis: Vozes, 2003.

Springer L, Stanne ME, Donovan SS. Effects of small-group learning on undergraduates in science, mathematics, engineering. Review of Education Research 1999; 69:21-51.

Stempsey WE. The quarantine of philosophy in medical education: Why teaching the humanities may not produce humane physicians. Medicine, Health Care and Philosophy 1999; 2:3-9.

Tolstói L. A morte de Ivan Ilitch (edição original 1889). São Paulo: Editora 34, 2006.

Torsoli A. Umanesimo e umanità clinica. Medic 2000; 8(3):113-4.

Toulmin S. How medicine saved the life of ethics. In: Joseph P De Marco, Richard MF (orgs.) New directions in ethics: the challenge of applied ethics. New York: Routledge & Kegan Paul, 1986.

Uchôa E, Vidal JM. Medical anthropology: conceptual and methodological elements for an approach to health and disease. Cad Saúde Pública 1994; 10(4):497-504.

Wulff HR, Pedersen SA, Rosenberg R. Filosofia della medicina. Milano: Raffaello Cortina Editore, 1995.

Educação em Saúde: Reflexões para a Promoção da Vigilância à Saúde

Maria Fátima Maciel Araújo
Maria Irismar de Almeida
Sílvia Maria Nóbrega-Therrien

INTRODUÇÃO

A temática "educação em saúde" situa-se como foco central da promoção da saúde e, assim entendendo, foco em evidência também de nossa discussão neste capítulo. Com efeito, suscitamos a seguinte indagação: como se compreende a *educação em saúde* em pleno século XXI e, mais precisamente, em que aportes teóricos ela se tem ancorado para subsidiar as discussões que lhe são necessárias e pertinentes?

Com base nessa indagação, construímos um texto que articula três eixos discursivos: no primeiro, apresentamos termos e/ou conceitos nos quais a "promoção da saúde" se insere, produzindo visões plurais e multifacetárias que contribuem para desencadear discussões, compreensões e posições epistemológicas; no segundo, recuperamos o foco histórico da educação em saúde e da educação popular em saúde, identificando-as como caminhos (renovados) para promoção da saúde, quando fazemos a trajetória em sentido inverso, aportando, sobretudo, os desafios da inclusão dos aspectos interdisciplinares inseridos nesse processo; e finalmente, no terceiro eixo, evidenciamos a "aprendizagem prática" da educação em saúde e educação popular em saúde como a saída do labirinto para a promoção da saúde.

Com esse propósito, este capítulo resgata brevemente as conferências de saúde com a intenção de evidenciar, bem como subsidiar as tendências epistemológicas incluídas na aprendizagem prática que se desenvolve nos espaços institucionais de educação e saúde e iniciativas da educação popular em saúde com o foco ancorado nas políticas públicas para a promoção da saúde.

CONCEITOS DE PROMOÇÃO DA SAÚDE: VISÕES PLURAIS, MULTIFACETÁRIAS E POSIÇÕES EPISTEMOLÓGICAS

A promoção da saúde tem seu conceito discutido em diferentes conjunturas por entender sua relação direta com a transformação social e por considerar que promover a saúde é atuar sobre políticas de redução da pobreza e diminuição das desigualdades sociais. A expressão *promoção da* saúde, citada inicialmente em 1945 por Henry Sigerist (PEREIRA, 2000; SÍCOLI, 2003), no Canadá, apontava ser esta uma área imporrante para o campo da medicina por tratar dos aspectos relevantes para prevenção, tratamento e reabilitação de indivíduos e da comunidade.

Em 1965, com o modelo da "história natural do processo de saúde e doença", a promoção da saúde é ressaltada como uma ação na atenção primária, com medidas de proteção específicas, cuja intervenção, quando inicialmente realizada, evitava a doença ou seu agravamento – ação também focada no meio ambiente e no estilo de vida. A atenção atuava em três níveis: prevenção primária, secundária e terciária, considerando os estágios de evolução das doenças (LEAVELL & CLARK, 1978). O Quadro 33.1 apresenta uma breve cronologia sobre o desenvolvimento do campo da promoção da saúde. Em seus diversos eixos e temáticas, apresenta concepções de promoção da saúde em torno do controle dos próprios indivíduos e outras ligadas a atuações sobre os determinantes gerais concebidos num amplo espectro de fatores ligados aos direitos humanos, à população e ao desenvolvimento, à mulher, ao gênero e aos direitos reprodutivos, ao meio ambiente e à alimentação, os quais foram largamente debatidos nas conferências sobre essas temáticas promovidas pela Organização das Nações Unidas (ONU).

A cronologia da história apresentada emerge dos muitos debates cujos resultados foram decisivos na reconceitualização da promoção da saúde. Em 1974, a publicação do "Relatório Lalonde", memorando de discussão produzido pelo Ministério de Bem-Estar e Saúde do Canadá, veio representar a síntese de um ideário que preconizava como eixo central de intervenção o conjunto de ações que procuram intervir positivamente sobre comportamentos individuais não saudáveis (CARVALHO, 2004). A promoção da saúde foi tida, enquanto conceito e ação, como limitada pelos estudiosos da época (PELICIONI & PELICIONI, 2007), por demonstrar que os problemas de saúde eram gerados pelo modelo biomédico largamente praticado nos ambientes de saúde, que

QUADRO 33.1 Breve cronologia de empreendimentos e eventos que tiveram influência sobre as concepções de promoção da saúde

1941 – 1ª Conferência Nacional de Saúde – Tema central: Situação sanitária e assistencial dos estados (Brasil)
1950 – 2ª Conferência Nacional de Saúde – Tema central: Legislação referente à higiene e segurança do trabalho (Brasil)
1951 – Criada a UIPES – União Internacional de Promoção da Saúde e Educação para a Saúde (Paris)
1963 – 3ª Conferência Nacional de Saúde – Tema central: Descentralização na área de saúde (Brasil)
1967 – 4ª Conferência Nacional de Saúde – Tema central: Recursos humanos para as atividades em saúde (Brasil)
1974 – Informe Lalonde: uma nova perspectiva sobre a saúde dos canadenses (Canadá)
1975 – 5ª Conferência Nacional de Saúde – Tema central: Constituição do Sistema Nacional de Saúde e a sua institucionalização
1977 – XXX Assembleia Mundial de Saúde – lançado o movimento "Saúde para todos no ano 2000" (OMS/UNICEF)
1977 – 6ª Conferência Nacional de Saúde – Tema central: Controle das grandes endemias e interiorização dos serviços de saúde (Brasil)
1978 – Conferência Internacional sobre Cuidados Primários de Saúde (Cazaquistão, Alma-Ata) – Declaração de Alma-Ata
1979 – I Simpósio sobre Política Nacional de Saúde – Centro Brasileiro de Estudos de Saúde – CEBES (Brasil)
1980 – 7ª Conferência Nacional de Saúde – Tema central: Extensão das ações de saúde através dos serviços básicos (Brasil)
1986 – I Conferência Internacional sobre Promoção da Saúde (Canadá) – Tema: Promoção da saúde nos países industrializados – Carta de Ottawa sobre Promoção da Saúde
1986 – 8ª Conferência Nacional de Saúde – Tema central: Saúde como direito; reformulação do Sistema Nacional de Saúde e financiamento setorial (Brasil)
1988 – Assembleia Nacional Constituinte (Brasil)
1988 – II Conferência Internacional sobre Promoção da Saúde (Austrália): Declaração de Adelaide sobre Políticas Públicas Saudáveis – Tema: Promoção da saúde e políticas públicas saudáveis
1991 – III Conferência Internacional sobre Promoção da Saúde (Suécia): Declaração de Sundsvall sobre Ambientes Favoráveis à Saúde
1992 – Conferência Internacional sobre Promoção da Saúde na Região das Américas (Colômbia): Declaração de Santa Fé de Bogotá
1992 – 9ª Conferência Nacional de Saúde – Tema central: Municipalização é o caminho (Brasil)
1992 – Conferências do Rio de Saúde, Meio Ambiente e Desenvolvimento "ONG's – Rio/92" (Brasil) com a finalidade de estabelecer normas que compatibilizem a ética, a tecnologia, o ensino e a assistência médica com as questões ambientais
1993 – I Conferência de Promoção da Saúde do Caribe (Trinidad e Tobago): Carta do Caribe para Promoção da Saúde
1993 – Conferências das Nações Unidas sobre os Direitos Humanos (Viena): Declaração e Programa de Ação de Viena
1994 – Conferências das Nações Unidas sobre População e Desenvolvimento (Cairo) delinearam iniciativas, no âmbito da população, para a igualdade, direitos, educação, saúde, ambiente e redução da pobreza centrada no desenvolvimento humano. Um dos marcos foi a redefinição de Saúde Reprodutiva
1995 – Conferências das Nações Unidas sobre a Mulher (Pequim): Declaração de Pequim: ação para a igualdade, o desenvolvimento e a paz
1996 – Conferências das Nações Unidas sobre Assentamentos Humanos (Habitat II) (Istambul) – Temas abordados: "Habitação adequada para todos" e "Desenvolvimento sustentável dos assentamentos humanos em um mundo urbanizado"
1996 – Cúpula Mundial das Nações Unidas sobre Alimentação (Roma, Itália): Declaração de Roma sobre Segurança Alimentar Mundial destaca o compromisso para alcançar a segurança alimentar para todos no esforço permanente para erradicar a fome em todos os países
1996 – 10ª Conferência Nacional de Saúde – Tema central: Construção de modelo de atenção à saúde (Brasil)
1997 – IV Conferência Internacional sobre Promoção da Saúde (Jacarta): Declaração de Jacarta sobre Promoção da Saúde no Século XXI
1998 – Rede de Megapaíses para Promoção da Saúde (Suíça, Genebra): Aliança entre os países mais populosos para viabilizar soluções para promoção da saúde
2000 – 11ª Conferência Nacional de Saúde – Tema central: Efetivando o SUS: acesso, qualidade e humanização na atenção à saúde com controle social (Brasil)
2000 – V Conferência Internacional sobre Promoção da Saúde na Cidade do México: Declaração do México
2002 – III Conferência Regional Latino-Americana de Promoção da Saúde e Educação para a Saúde, sobre o tema: Visão Crítica da Promoção da Saúde e de Educação para a Saúde: situação atual e perspectivas (São Paulo)
2003 – 12ª Conferência Nacional de Saúde – Tema central: Saúde, um direito de todos e um dever do Estado. A saúde que temos, o SUS que queremos (Brasil)
2005 – VI Conferência Internacional sobre Promoção da Saúde (Bangkok, Tailândia): Carta de Bangkok
2007 – Conferência Internacional de Saúde para o Desenvolvimento (Buenos Aires, Argentina): com o tema: Direitos – Fatos e realidade de Alma-Ata à Declaração do Milênio
2007 – 13ª Conferência Nacional de Saúde – Tema central: Políticas de Estado e Desenvolvimento
2009 – VII Conferência Internacional sobre Promoção da Saúde (Quênia) – Tema central: Comunidade de Capacitação à Capacitação da Comunidade
2011 – 14ª Conferência Nacional de Saúde – Tema central: Todos usam o SUS! SUS na Seguridade Social – Política Pública, Patrimônio do Povo Brasileiro
2013 – VIII Conferência Internacional sobre Promoção da Saúde (Finlândia) – Tema central: "Declaração de Helsinque sobre Saúde em todas as Políticas"
2015 – 15ª Conferência Nacional de Saúde: "Saúde Pública de qualidade para cuidar bem das pessoas: direito do povo brasileiro"
2016 – IX Conferência Internacional sobre Promoção da Saúde (Curitiba-PR) – Tema central: "Promoção da Saúde no Desenvolvimento Sustentável"

Fonte: adaptado de Buss (2003).

privilegiava a prevenção, o tratamento e a recuperação, atribuindo aos indivíduos a responsabilidade pela própria saúde, sem alusão aos aspectos socioeconômico, político e cultural.

Na década de 1980, a promoção da saúde ganha espaço de destaque na saúde pública a partir de empreendimentos internacionais patrocinados pela Organização Mundial da Saúde (OMS) e por conferências internacionais. Na Carta de Ottawa, produzida durante a 1ª Conferência Internacio-

nal de Promoção da Saúde no Canadá (1986), a promoção da saúde é definida como "processo de capacitação da comunidade para atuar na melhoria de sua qualidade de vida e saúde, no fortalecimento das populações, para aumentar seu controle e melhorar os fatores determinantes e condicionantes da saúde" (BRASIL, 1996). A definição chama a atenção para o almejado protagonismo das pessoas e a necessidade de que sejam "empoderadas", isto é, desenvolvam conjuntamente a habilidade e o poder de atuar em benefício da própria qualidade de vida, enquanto sujeitos e/ou comunidades, enquanto ativas referências para o desenvolvimento das ideias promotoras de saúde no mundo.

A promoção da saúde, segundo a Carta de Ottawa, vem contemplando cinco campos de ação, quais sejam: elaboração e implementação de políticas públicas saudáveis, criação de ambientes favoráveis à saúde, reforço da ação comunitária, desenvolvimento de habilidades pessoais e reorientação dos sistemas e serviços de saúde. A promoção da saúde repousa nesse somatório de campos de ação, objetivos de melhor saúde e qualidade de vida para todos, ressaltando nestas o eixo político, bem como uma política de saúde e um campo da saúde pública.

Ainda tendo como premissas as decisões da Conferência Internacional de Saúde realizada pela OMS em Alma-Ata (antiga União Soviética, 1978), seguiram-se mais três conferências globais – em Adelaide, Austrália (1988), com o tema *Formulação de Políticas Públicas Saudáveis para Viabilização de Ambientes Favoráveis à Saúde*; em Sundsvall, Suécia (1991), com o tema *Apoios Ambientais para a Saúde*; e em Jacarta, Indonésia (1997), com o tema *Promoção da Saúde para o Século XXI* – e mais duas regionais, sendo a primeira a de Bogotá, na Colômbia (1992), que discutiu o tema *Promoção da Saúde e Equidade*, evidenciando estratégias para recriação da promoção da saúde na América Latina, e a de Trinidad e Tobago, no Caribe (1993), que reforça a importância da promoção à saúde e estimula a construção de alianças, especialmente, com os meios de comunicação (BRASIL, 1996).

Fica evidente que as ideias elaboradas em Ottawa com base nos cinco campos de ação tem o debate garantido em outras conferências subsequentes da OMS, como a realizada no México, que enseja a declaração sobre o tema *Promoção da Saúde: Rumo à Maior Equidade*, e a de Bangkok, na Tailândia, com o tema *A Efetividade da Promoção da Saúde*, a qual resultou na publicação da Carta de Bangkok, reforçando a ideia de mudanças no contexto da saúde global e propondo um novo caminho para a promoção à saúde por meio de quatro compromissos: desenvolvimento da agenda global, responsabilidade central dos governos, foco nas comunidades e sociedade civil e boa administração prática (LEEUW et al., 2006).

A III Conferência Regional Latino-Americana de Promoção da Saúde (São Paulo, 2002), promovida pela Organização Pan-Americana da Saúde (OPAS) e o Ministério da Saúde (MS), contou com a participação de 18 países e teve como tema *Visão Crítica da Promoção da Saúde e Educação para a Saúde: Situação Atual e Perspectivas*, que promoveu o debate sobre princípios, estratégias e compromissos orientados para a universalidade e a equidade no acesso aos direitos fundamentais e sociais.

Foram realizadas ainda as conferências mundiais promovidas pela União Internacional de Promoção da Saúde e Educação para a Saúde (UIPES)[1], associação mundial que reúne pessoas e instituições com a missão de estimular a saúde no mundo e contribuir para a equidade na saúde entre os países e dentro de cada país, além de outras conferências das Nações Unidas com uma abrangência da promoção da saúde a outros fatores: ambientais e direitos humanos.

O enfoque na promoção da saúde dos escritos de Czeresnia (2003) aponta para um exercício de crescente influência na organização do sistema de saúde de diversos países e regiões do mundo, referindo que os discursos atuais consideram alguns eixos básicos que se dirigem ao fortalecimento da autonomia dos sujeitos e dos grupos sociais e à elaboração de políticas intersetoriais voltadas para melhoria da qualidade de vida das populações circunscrita num campo ampliado muito maior do que o da saúde, atravessando a perspectiva local e global, além de incorporar elementos físicos, psicológicos e sociais.

Nesse enfoque, podemos pensar numa abordagem complexa da promoção da saúde como o próprio título enseja, identificando visões plurais e multifacetárias e posições epistemológicas. Principalmente no que diz respeito ao contexto latino-americano, a complexidade torna-se ainda maior, uma vez que ainda prevalece uma enorme desigualdade social que carreia muitas consequências, como a deterioração das condições de vida da maioria da população, que caminha ao lado dos grandes riscos à saúde e com poucos recursos para enfrentá-los.

FOCO DA EDUCAÇÃO EM SAÚDE E DA EDUCAÇÃO POPULAR EM SAÚDE: BREVE RESGATE HISTÓRICO DA EDUCAÇÃO EM SAÚDE NO BRASIL

A relação entre *educação em saúde* e *educação popular em saúde*, em suas concepções, se constrói na historicidade da constituição do campo da saúde coletiva como uma prática da medicina preventiva, da saúde pública, da medicina social e, mais modernamente, da promoção da saúde. A educação em saúde e a educação popular em saúde tomaram várias configurações diferentes de acordo com a conjuntura política e econômica do país. Representaram sempre uma proposta e uma atividade das classes dominantes do Estado ou das elites intelectuais, que tiveram desdobramentos significativos, estruturados nas concepções freiriana de educação popular e orientação por modos alternativos e diferenciados de lutar pelas transformações, a autonomia e a libertação dos oprimidos, como mostra o Quadro 33.2 (ROECKER & MARCON, 2001; VASCONCELOS, 2004; BARROS, MARTORELLI & FREITAS, 2006; PEDROSA, 2006; PELICIONI & PELICIONI, 2007).

A síntese das abordagens na composição do Quadro 33.2 se reconstroem por meio das histórias em vários momentos e épocas: durante a Monarquia (1808-1888) e a República Velha (1889-1930). Embora a história da saúde pública brasileira tenha início em 27 de fevereiro de 1808 com a

---

[1]Criada em 1951, em Paris, a União opera em estreita cooperação com a OMS, a Organização das Nações Unidas para a Educação, a Ciência e a Cultura (UNESCO) e o Fundo das Nações Unidas para a Infância (UNICEF), construindo e operando numa rede profissional e institucional para encorajar o livre intercâmbio de ideias, conhecimentos, técnicas e experiências e desenvolvimento de projetos relevantes nos níveis global e regional para o avanço do conhecimento e para melhorar a qualidade e a efetividade da Promoção da Saúde e Educação para a Saúde.

QUADRO 33.2 Síntese cronológica da evolução política e histórica da educação em saúde

Século XVIII – período monárquico em suas três fases bem distintas: a primeira, chamada de 1º Reinado, vai da Independência, em 1822, à abdicação de Dom Pedro I, em 1831; a segunda, conhecida como Regência, cobre os anos de 1831 a 1840; a última, denominada 2º Reinado, vai da antecipação da maioridade de Dom Pedro II, em 1840, à Proclamação da República, em 1889. A luta pela libertação, a conquista da autonomia política e o fim do domínio dos portugueses evidenciaram questões que até hoje são defendidas nos processos de educação em saúde e educação popular em saúde.

Início de século XX – As preocupações do setor saúde estavam focadas basicamente nas epidemias e, no campo da educação, restringiam-se ao ensino de hábitos de higiene e mudanças de comportamento, reforçado principalmente no currículo médico, influenciando a área da educação em saúde por meio de disciplinas com a denominação de Higiene, passando por ressignificações posteriores, recebendo nova nomenclatura, como Higiene Geral e Particular, e depois, Higiene e História da Medicina. Essa nomenclatura prevaleceu nas faculdades de Medicina do Rio de Janeiro e da Bahia. Nesse período, as preocupações com o campo da saúde não consideravam qualquer influência dos fenômenos sociais e muito menos as origens estruturais, sociais e econômicas dos problemas de saúde. O Estado não assumia para si as políticas sociais. O período caracterizou-se ainda pelo primeiro movimento sanitário brasileiro. As ações de saúde eram notadamente voltadas para o saneamento urbano e o combate às epidemias concentradas no Rio de Janeiro e em alguns portos. A polícia sanitária dedicava-se ao confinamento de enfermos em desinfectórios e à vacinação compulsória da população.

1910-1926 – As ações de saúde pública concentraram-se no saneamento rural, principalmente no combate à ancilostomíase, à malária e à doença de Chagas. O ensino restringia-se a noções de higiene e puericultura e caracterizava-se por práticas higienistas de ações pontuais e campanhistas, prevalecendo o modelo de educação em saúde voltado para a consciência individual como base da responsabilidade pela saúde; normatização da arquitetura do espaço urbano e de controle higiênico das camadas menos favorecidas da população, disciplinando a vida cotidiana. Nesse período, deu-se a criação oficial da área de educação em saúde, que substituiu a palavra higiene pela expressão *health education* (educação sanitária). Em 1923 foi incorporado ao Departamento Nacional de Saúde Pública o Serviço de Propaganda e Educação Sanitária, sendo inserido na legislação federal pela primeira vez. Em 1925 foram criados a Inspetoria de Educação Sanitária e os centros de saúde do Estado de São Paulo. Em 1926 houve a criação do curso para educadoras sanitárias para atuarem em escolas e centros de saúde.

1930 até meados dos anos 1940 – Doutrina higienista orientada por princípios da eugenia, visando preservar uma raça sadia e hígida por meio de hábitos de vida puritanos e do casamento eugênico para impedir a multiplicação dos inaptos. Foi criado o Ministério de Negócios de Educação e Saúde Pública que, em 1937, passou a Ministério de Educação e Saúde Pública. Os serviços de educação sanitária ainda se limitavam a realizar algumas atividades, como publicar impressos, distribuir à imprensa algumas notas a respeito de assuntos de saúde e promover concursos de saúde. Em 1937, período de ditadura instaurado pelo governo Getúlio Vargas, foram extintos os centros de saúde. Em 1940, com o fim do regime autoritário do Estado Novo e a derrota mundial do fascismo, a educação higiênica procurou transformar-se em dispositivo "técnico e apolítico". As práticas pedagógicas foram transformadas em técnicas de auxílio às ações verticais e campanhas de saneamento e combate sanitário, orientadas para atuar na modificação de costumes e hábitos de populações ameaçadas por doenças endêmicas.

1942-1970 – A partir de 1942, os EUA firmam um acordo com o Brasil, cujo objetivo visava: (1) à exploração da borracha e à exploração de minérios; (2) ao aumento da produção de alimentos, justificado pelos interesses estratégicos da II Guerra Mundial. Nesse período foi criada a Fundação Serviço Especial de Saúde Pública (FSESP) com a finalidade de estabelecer uma infraestrutura médico-sanitária para atender o homem rural, trazendo uma contribuição no sentido de implementar o desenvolvimento e a organização da comunidade, participação comunitária, educação de grupos e recursos audiovisuais. Reconhecia a educação sanitária como atividade básica atinente a seus diversos profissionais. No final da década de 1950 surge um movimento popular, buscando novas formas de resistência, apoiado pela Igreja Católica. O método da educação popular, sistematizado por Paulo Freire, se constituiu na referência para intelectuais e as classes populares e na ruptura com os padrões estabelecidos pelas elites políticas e econômicas. Em 1958, a 12ª Conferência Mundial de Saúde, em Genebra, reafirmou o conceito de que a educação sanitária abrange a soma de todas aquelas experiências que modificam ou exercem influência nas atitudes ou condutas de um indivíduo com respeito à saúde e aos processos necessários para alcançar essas modificações. Entre 1960 e 1970, em face do regime autoritário, altamente repressivo, centralizador e concentrador de renda, as questões sociais passam a ser de ordem da segurança social. A educação sanitária restringiu-se à oferta de cursos de educação em saúde e planejamento familiar. No início dos anos 1960 predominou o modelo sanitarista-campanhista. O Movimento de Educação de Base (MEB) envolveu em seu programa de base ações de saúde popular. Em 1964 foi elaborada a cartilha intitulada Mutirão para a Saúde, distribuída em larga escala. Em 1967 houve uma reformulação geral da educação sanitária, que passou a ser denominada educação em saúde pública, educação em saúde e, com frequência, educação para saúde.

1970-1990 – O sistema de atenção à saúde encontrava-se voltado para a doença e orientado para o atendimento individual, centrado nas perspectivas e metas das instituições, dissociado das necessidades da comunidade. Com as mudanças sociais, econômicas e políticas, e o fortalecimento da sociedade civil, a concepção de educação sanitária voltada para mudança de comportamento foi sendo superada pela compreensão da prática educativa como um compromisso com a transformação da realidade. Começam a surgir os trabalhos de educação popular no campo da saúde, inspirados nas ideias de Paulo Freire. Nessa década ocorreu a participação dos profissionais nas experiências de educação popular, evidenciando-se uma cultura de relação com as classes populares, o que representou uma ruptura com a tradição autoritária e normatizadora da educação em saúde. Fortemente influenciada pela participação dos movimentos sociais, que passaram a lutar por mudanças sociais e especificamente do setor saúde, teve como marco a VIII Conferência Nacional de Saúde.

Esse período também é marcado pela Divisão Nacional de Educação em Saúde (DNES) no incentivo às experiências de educação em saúde em todo o país, pautadas em metodologias alternativas que possibilitassem o desenvolvimento de uma consciência crítica, em que a população passasse a ser protagonista dos processos de mudança de sua própria história sociossanitária. Em 1990, como resultado da reforma administrativa ocorrida no Ministério da Saúde, a DNES foi extinta, o que ocasionou uma ruptura das ações empreendidas nos estados, provocando uma desestruturação da área. Nesse período cria-se a Rede de Educação Popular e Saúde, que articula profissionais de saúde e lideranças populares com o intuito de fortalecer o debate sobre as relações educativas, e a Educação Popular foi adotada como diretriz teórica e metodológica da política de educação em saúde do SUS. Nessa fase se inclui a educação em saúde, baseada em critérios epidemiológicos, como atribuição de todos os níveis e considerada estratégia imprescindível para a promoção da saúde, prevenção das doenças e para a consolidação do SUS nos níveis federal, estadual e municipal. Em 1993 foi estruturado o Programa de Informação, Educação e Comunicação (IEC).

2000-2010 – Com a reestruturação do Ministério da Saúde, em 2003, foi criada a Secretaria de Gestão do Trabalho e da Educação em Saúde (SEGTES), com os Departamentos de Gestão da Educação na Saúde (DEGES) e Gestão e Regulação do Trabalho em Saúde, com a responsabilidade de propor e formular políticas voltadas para formação, desenvolvimento profissional e educação em saúde. Esse período tem sido marcado por iniciativas que articulam a educação popular no processo de implementação da política de educação permanente em saúde.

Fonte: elaborado pelas autoras.

institucionalização do cargo de Provedor-Mor de Saúde da Corte e do Estado do Brasil (Alvará de 23 de novembro de 1808), datam de 1889 os primeiros impressos sobre etiologia e prevenção da febre tifoide, peste, tuberculose e febre amarela, distribuídos pela Junta Central de Higiene Pública, vinculada ao Ministério do Império (Decreto 828, de 29 de setembro de 1851, e Decreto 835, de 3 de outubro de 1851) em sua capital (FUNASA, 2004; PELICIONI & PELICIONI, 2007).

Durante a República Velha (1889-1930) predominavam no Brasil as epidemias de febre amarela, malária, peste bubônica, varíola, tuberculose e sífilis, além das endemias rurais. Para reduzir os elevados índices de mortalidade que ameaçavam a expansão do modelo econômico agrário-exportador brasileiro, o governo assume a assistência à saúde mediante a organização de serviços de saúde pública e a realização de campanhas sanitárias (PAIM, 2002). A partir de 1897, os serviços relacionados com a saúde pública estariam sob a jurisdição do Ministério da Justiça e Negócios Interiores, compreendidos na Diretoria Geral de Saúde Pública.

Destaca-se, nesse período, a atuação do sanitarista Oswaldo Cruz na referida diretoria, durante o período de 1903 a 1909, quando estruturou diversas campanhas sanitárias, em moldes militares, contra a febre amarela, a peste bubônica e a varíola. Em 1904 instituiu-se a "Reforma Oswaldo Cruz", vigorando o então novo Código Sanitário, que criou o Serviço de Profilaxia da Febre Amarela e a Inspetoria de Isolamento e Desinfecção para combater a malária e a peste bubônica no Rio de Janeiro (Decreto Legislativo 1.151, de 5 de janeiro de 1904), tornando obrigatórias, em toda a República, a vacinação e a revacinação contra a varíola (Decreto 1.261, de 31 de outubro de 1904), o que culminou com a Revolta da Vacina.

Em 1923 foi incorporado, ao Departamento Nacional de Saúde Pública, o Serviço de Propaganda e Educação Sanitária como termo então inserido pela primeira vez na legislação federal brasileira (MARCONDES, apud PELICIONI & PELICIONI, 2007). Por meio desse serviço, os escritos de Candeias (1988) assinalam que a população deveria assimilar os preceitos necessários de higiene individual.

Durante a década de 1920 observam-se o desenvolvimento de serviços sanitários por todo o país, a formação de recursos humanos e a reorganização do Serviço Sanitário do Estado de São Paulo, resultando na redução do "poder de polícia" na saúde (PELICIONI & PELICIONI, 2007, p. 28). Nesse período existiam as visitadoras de enfermagem (também nomeadas *nursing visitors*), que faziam orientações sobre higiene nas casas e que eram "agentes 'leigos', ou seja, sem formação profissional, que assistiam a população com conhecimento empírico sem organização e controle formais" (MOREIRA, 1999, p. 38).

Quando a Fundação Rockefeller chegou ao Brasil para inaugurar um curso de formação de enfermeiras visitadoras em treinamento emergencial de 6 meses, em 1922, estas passaram a ser chamadas de visitadoras de saúde (*health visitors*). Essa iniciativa institui no Brasil a primeira escola de enfermagem baseada na adaptação americana do modelo nightingaleano, a Escola de Enfermeiras do Departamento Nacional de Saúde Pública (Escola de Enfermeiras Visitadoras), atual Escola de Enfermagem Anna Neri, criada em 1923. Essa escola tinha como finalidade a formação de enfermeiras para atuar na saúde pública como "enfermeiras-visitadoras" (*public health nurses*). Baptista & Barreira (1994) e Moreira (1999) pontuam, nesse sentido, que elas eram capazes de desempenhar uma função de representação de autoridade sanitária junto à população mediante ações educativas, preventivas e de cuidado, na reorganização da saúde pública e do serviço hospitalar.

Em 1924, no município de São Gonçalo (Rio de Janeiro) foi instituído o "Pelotão da Saúde" na escola estadual da cidade como instrumento auxiliar no aparelhamento educativo da escola para a cultura do corpo e do espírito. Conforme documento do Ministério da Educação, "o Pelotão da Saúde era elemento vivo da educação sanitária, por onde se ofereciam aos alunos hábitos de higiene, na prática do asseio e da preservação da doença" (BRASIL, 1940, p. 26, apud VIEIRA & FARIAS 2002, p. 194).

Em 1925 foi criado, no Rio de Janeiro, o Curso Especial de Higiene e Saúde Pública, anexo à Faculdade de Medicina, no Instituto de Higiene, que visava ao aperfeiçoamento técnico dos médicos que quisessem realizar funções sanitárias como uma especialização. Evidenciou-se, nesse curso, o ensino de Higiene Alimentar, Fisiologia Aplicada à Higiene, Higiene Industrial e Higiene Infantil (PELICIONI & PELICIONI, 2007).

No mesmo ano (1925) foram criados, também, a Inspetoria de Educação Sanitária e centros de saúde no Estado de São Paulo com a finalidade de "promover a formação da consciência sanitária da população e dos serviços de profilaxia geral e específica, reduzindo ao máximo o poder coercitivo da polícia sanitária" (CANDEIAS, 1988, p. 43). Surge, ainda nesse período e nesse estado, a figura das educadoras sanitárias (ou visitadoras de higiene), professoras normalistas cujo campo de atuação seriam as escolas públicas primárias e os recém-criados centros de saúde, as quais exerciam funções educadoras a partir de uma proposta eminentemente profilática. As educadoras percorriam escolas, cortiços e fábricas, divulgando entre a população carente noções e conceitos de higiene. Também elaboravam "cartazes de propaganda, forneciam conselhos de puericultura, faziam palestras, exposições, conferências" (CORTEZ, 1926; FARIA, 2006). Muitas dessas educadoras sanitárias acumularam funções de enfermeiras sanitaristas e foram reconhecidas por sua atuação imprescindível na saúde pública. Como resultado de sua atuação em Recife (Pernambuco) foi criada a Inspetoria de Educação Sanitária do Departamento de Saúde e Assistência de Pernambuco com o Corpo de Visitadores da Saúde.

Nesse período, observam-se o apogeu e declínio do poder coercitivo do higienismo policial e a ascensão de um modelo de saúde campanhista, cujo elemento renovador residia na adoção de uma atitude mais pedagógica no setor saúde com a instituição do exercício da educação sanitária e a fundação dos centros de saúde. O novo modelo de saúde desencadeou um movimento de reconfiguração do campo da saúde que buscou instaurar novas práticas e concepções, entre elas a promoção da saúde e a prevenção das doenças, ao mesmo tempo que passou a exigir o concurso de novos agentes mais capacitados, dentre os quais os profissionais de saúde pública.

Durante a Era Vargas (1930-1945) e a República Populista (1945-1964), e na década seguinte, iniciou-se a centralização administrativa. Com o golpe de estado de Getúlio Vargas, instituiu-se o Estado Novo. Em 1930 foi criado o Ministério dos Negócios da Educação e Saúde Pública (Decreto 19.402, de 14 de novembro de 1930), que em 1937 passou a chamar-se Ministério da Educação e Saúde Pública. Em 1931, Getúlio Vargas extinguiu os centros de saúde. Vieira & Farias (2002) destacam que na Plataforma da Aliança Liberal, documento de campanha de Vargas, observava-se o interesse do governo em associar a "educação" aos problemas de saneamento existentes na época. Nesse entendimento, caminhava-se para aglutinar os serviços de educação e saúde, já existentes no âmbito das três esferas do Poder Público. Nos primeiros anos do governo Vargas, contudo, a "educação" foi priorizada, ficando a "saúde" apenas com o controle da febre amarela, doença que à época prejudicava a construção das ferrovias.

Desde seu início até meados da década de 1940, a educação em saúde, na época conhecida como educação sanitária, fundamentava suas ações nas teorias higienista e biologicista, segundo as quais, pela mudança de atitudes e comportamentos individuais, seriam solucionados os problemas de saúde como um todo. Propunham diretrizes específicas para as crianças, hábitos de vida puritanos e o casamento eugênico. A ideologia do eugenismo surge em fins do século XIX e no início do século XX, nos países capitalistas europeus. O objetivo do eugenismo era impedir a reprodução dos considerados indesejáveis, prevenir a degeneração da espécie humana e impedir a multiplicação dos inaptos mediante a instituição do exame pré-nupcial ao nubente.

Em 1941, com a reestruturação do Departamento Nacional de Saúde do Ministério da Educação e Saúde Pública, o Serviço de Propaganda e Educação Sanitária foi transformado em Serviço Nacional de Educação Sanitária com o propósito de "formar na coletividade brasileira uma consciência familiarizada com os problemas de saúde". Entretanto, segundo Brito Bastos, citado por Pelicioni & Pelicioni (2007), esse serviço se limitou à propaganda sanitária na forma escrita, à publicação de folhetos, livros, catálogos, cartazes e artigos na imprensa escrita e à promoção de concursos de saúde. "As ações educativas em saúde ficavam restritas a programas e serviços destinados à margem do jogo político, continuando a priorizar o combate a doenças infectocontagiosas" (VASCONCELOS, apud PELICIONI & PELICIONI, 2007, p. 43).

Em 1942 organizou-se o Serviço Especial de Saúde Pública (SESP) (Decreto-Lei 4.275, de 17 de abril de 1942) que, enquanto unidade administrativa mantida pelo Instituto de Assuntos Interamericanos (IAIA) do governo norte-americano e subordinada diretamente ao Ministério da Educação e Saúde, estabelecia o desenvolvimento de atividades de saneamento, profilaxia da malária e assistência médico-sanitária às populações do Vale do Amazonas, onde se extraía a borracha necessária aos esforços empreendidos na II Guerra Mundial; além disso, estimulava-se o aperfeiçoamento de profissionais para o trabalho em saúde pública.

Em 1944, o SESP criou a Divisão de Educação Sanitária, responsável tanto pelo treinamento de educadores em saúde

(profissionais da saúde, engenheiros e auxiliares) como pela ação direta nas localidades, em âmbito nacional. Aos guardas sanitários, majoritariamente do sexo masculino, não cabia apenas construir equipamentos sanitários, mas orientar os moradores que os usariam, verificar permanentemente a utilização e manutenção de "sentinas", pias e caixas d'água, bem como a ordenação dos quintais e a erradicação da "imundície". Às visitadoras sanitárias caberiam o tema referente à lavagem das mãos e a educação das mães e das crianças quanto aos preceitos higiênicos. Teixeira (2008) distingue claramente as funções dessas duas categorias profissionais quando diz: "se o foco explícito do guarda era separar fezes de pessoas por meio da produção da materialidade necessária, o da visitadora era efetuar esta separação por meio da produção de pessoas disciplinadas ao uso destes recursos".

Os primeiros movimentos de "educação em saúde" na Era Vargas surgiram por meio de cartazes e panfletos educativos, embora grande parte da população fosse analfabeta. Existiam também os programas de rádio, que se encarregavam de divulgar as informações sobre higiene e prevenção de doenças. Segundo Levy et al. (2011), é nesse momento que surge a primeira transformação na concepção de educação em saúde: em 1942, o SESP reconhece a *educação sanitária* como atividade básica de seus planos de trabalho, atribuindo sua ação aos diversos profissionais, técnicos e auxiliares de saúde, enfermeiras visitadoras, médicos sanitaristas, visitadores de saúde e guardas sanitários. Nessa época, o SESP criou uma Divisão de Educação Sanitária (1944) responsável tanto pelo treinamento de educadores em saúde (profissionais da saúde, engenheiros e auxiliares) como pela ação nas localidades: nas habitações, espaços comuns, associações e escolas. Nesse processo, os guardas sanitários e as visitadoras sanitárias assumiram destaque por seu contato direto e permanente com a denominada "comunidade". Estes eram arregimentados entre os moradores, a partir de um conjunto de pré-requisitos que envolviam desde escolaridade até atributos de personalidade e hábitos de higiene. O argumento que sustentava a necessidade desses profissionais era fortemente calcado numa avaliação de carência e não em sua positividade – embora esta estivesse presente, permanecia residual (TEIXEIRA, 2008, p. 967).

As tarefas educativas junto a grupos específicos da população e dirigidas à comunidade em geral foram iniciadas pelo SESP, que começou a preparar profissionais não vinculados diretamente à saúde, como professores, agentes educacionais da saúde e operários da construção de rodovias e da exploração da borracha. A educação e a saúde nessa época se traduziam numa ênfase cada vez maior na educação física, inicialmente voltada para o desenvolvimento da força e o fortalecimento para o trabalho. A educação em saúde se utilizava de técnicas didáticas mais modernas, como grupos, radioteatro de saúde, recursos audiovisuais (como o *slide-sound*, ou lanterna mágica sonorizada, e o cinema falado), bem como o desenvolvimento de lideranças comunitárias, mas ainda mantinha a utilização de impressos, como cartazes, panfletos e folhetos, para divulgar suas ações.

Na década de 1950, com a criação do Ministério da Saúde, regulamentado pelo Decreto 34.596, de 16 de novembro de

1953 (Lei 1.920, de 25 de julho de 1953), ocorreu, segundo Levy et al. (2011), a segunda transformação na concepção de educação em saúde. De acordo com esses autores, isso se deu com a reformulação da estrutura do Serviço Nacional de Educação Sanitária e a integração das atividades de educação ao planejamento das ações dos demais órgãos do então Ministério da Saúde. Nesse mesmo ano, no SESP, as atividades de educação em saúde sofreram profundas alterações e passaram a ser orientadas e coordenadas pela Seção de Educação Sanitária, instituída na Divisão de Organização Sanitária, a qual foi transformada posteriormente em Divisão de Educação Sanitária e Treinamento, assumindo as funções de órgão de treinamento, de formação de pessoal e de estudos e pesquisas (BASTOS, 1996, p. 332).

Em 1967, em plena Ditadura Militar (1964-1985), a expressão "educação em saúde" substituiu a terminologia "educação sanitária", quando da instituição do primeiro Curso de Educação em Saúde Pública como parte do Curso de Pós-Graduação em Saúde Pública. Os profissionais formados por esse curso passaram a ser denominados educadores de saúde pública (CANDEIAS, 1988, p. 363), exercendo a função de assessoria na proposição de medidas educativas corretivas. Nesse período, ainda não há o questionamento radical do direito de se ter saúde, sendo a saúde considerada objeto a ser defendido e protegido; no entanto, começa-se a estabelecer sua relação com as condições de vida e com a participação comunitária nos encaminhamentos dos problemas, na busca de soluções. O pensamento, bem como a proposta, era o de que a própria educação poderia resolvê-los. Durante o regime militar, a educação em saúde restringiu-se ao planejamento familiar, mas houve um retorno à formação do educador em saúde (PELICCIONI & PELICCIONI, 2007).

A partir da década de 1970 houve um realinhamento ideológico no campo da saúde em razão da necessidade de redução dos custos da saúde e do combate às corrupções e à ineficácia dos serviços de saúde privados. Nesse sentido, o governo passa a se preocupar com os problemas de saúde, educação, habitação e saneamento, ancorados na crise econômica e na falta de recursos para enfrentá-la. Em resposta, o próprio governo apresentou a proposta de criação de um Sistema Nacional de Saúde, por meio da Lei 6.229/75, a qual sofreu a oposição dos empresários da saúde. Por isso, o governo concentrou sua intervenção política num conjunto de programas verticais, como os de saúde materno-infantil, meningite, imunizações, interiorizações das ações de saúde e saneamento, esquistossomose, alimentação e nutrição etc. (PAIM, 2002, p. 592).

Nesse período ocorreu, também, a reorganização administrativa do Ministério da Saúde com a criação de órgãos e a instituição de planos, campanhas e programas. Para Levy et al. (2011), apesar das diversas reorganizações do Ministério da Saúde entre os anos de 1964 e 1980, não houve, de fato, uma contribuição significativa para a introdução do componente "educação" nos programas de saúde então desenvolvidos pelo Ministério.

Na década de 1980, com a implementação do SUS, segundo o qual a saúde é considerada "direito de todos e dever do Estado", os movimentos sociais passaram a vislumbrar uma mudança mais global com ênfase nas políticas de saúde e com o esvaziamento dos movimentos de lutas mais localizados para mais ampliados. As atividades de "educação em saúde" fundamentam-se, teoricamente, no princípio doutrinário de integralidade do SUS, que considera as várias dimensões do processo saúde-doença-cuidado e a prestação continuada do conjunto de ações e serviços, visando garantir a promoção, a proteção, a cura e a reabilitação dos indivíduos e das coletividades.

A educação em saúde ganha uma dimensão desvinculada da doença e da prescrição de normas e passa a ser considerada uma das estratégias básicas para a promoção da saúde (BRASIL, 2008). Essa proposta teórica e política vai ao encontro daquela formalizada na Carta de Ottawa, resultado da I Conferência Internacional sobre Promoção da Saúde, realizada em 1986 no Canadá, que define "educação em saúde" como uma estratégia de ação para o desenvolvimento de habilidades pessoais, reforçando a participação comunitária. Esta deve ser realizada em escolas, lares, locais de trabalho e em outros espaços comunitários por intermédio de organizações educacionais, profissionais, comerciais, voluntárias ou governamentais. Essa proposta exige, no entanto, o acesso à informação e às oportunidades de aprendizado para os assuntos de saúde, assim como o apoio financeiro adequado para reforçar essa ação comunitária (BRASIL, 1996).

Nesse período havia o questionamento quanto ao efeito domesticador das ações educativas baseadas no saber biomédico e no método persuasivo da transmissão vertical do conhecimento. Desde a fragmentação do cuidado, a saúde foi fortalecida a partir da adoção de programas de saúde, como os de tuberculose, hanseníase e saúde da mulher, entre outros, que não ofereciam, de fato, uma contribuição para a introdução do componente "educação" nos programas de saúde desenvolvidos pelo Ministério da Saúde. Essa preocupação fortaleceu o surgimento de iniciativas populares, como citam Levy et al. (2011): em São Paulo houve a criação do movimento popular de saúde, no qual a educação em saúde buscava se caracterizar como uma ferramenta de assessoria técnica às demandas e às iniciativas populares.

Durante a República Democrática (de 1985 aos dias atuais), com a extinção da Divisão Nacional de Educação (DNE) em Saúde, em 1993, fortalecida pelo financiamento do Banco Mundial por intermédio do Projeto Nordeste II, foi estruturado o Programa de Informação, Educação e Comunicação (IEC), cuja meta era a implementação, a partir de 1994, do desenvolvimento institucional do Ministério da Saúde. Essa implementação deveria ocorrer nos níveis central e estadual, mediante consultorias e estudos especiais, treinamento, supervisão e execução de atividades de informação, educação e comunicação, por meio de atividades e projetos do IEC estruturados a partir de três estratégias: treinamento, mobilização comunitária e mídia (BRASIL, 1995).

Em 1990, o Ministério da Saúde transferiu a área de educação em saúde, então a serviço da DNE, para a Fundação Nacional de Saúde (FUNASA), esperando que essa instituição assumisse o papel de referência para as questões da educação em saúde, estabelecendo diretrizes para sua implantação em território nacional. No nível central, a educação em saúde faria parte da Coordenação de Comunicação, Educação e Documentação (COMED), órgão de assessoria de Planejamento Estratégico – ASPLAN (BRASIL, 1994).

Na década de 1990 ocorreu a descentralização das atividades de educação em saúde da FUNASA para os outros órgãos do Ministério da Saúde, principalmente quando, em 1998, foi determinada a transferência das atividades de epidemiologia, ainda existentes nas coordenações regionais da FUNASA, para as secretarias estaduais de saúde de cada estado da União. Nesse movimento, as atividades de educação em saúde foram ampliadas com a implantação, em 1993, do Programa Saúde da Família e, em 1996, com o projeto Saúde na Escola, integrado à TV Escola do MEC.

O Projeto Saúde na Escola evoluiu em 2007 para o Programa Saúde na Escola, o qual retoma a prática da educação em saúde nas escolas por profissionais da área da saúde, especificamente pelos profissionais da Estratégia Saúde da Família. A educação em saúde como procedimento de atenção e cuidado é instituída pela Norma Operacional Básica – SUS 1/1996 (NOB/96), que, ao redefinir as responsabilidades dos estados, do Distrito Federal e da União e consolidar as responsabilidades dos municípios, inclui as atividades de educação em saúde enquanto componente da tabela de pagamentos de procedimentos do SUS (BRASIL, 2007), o que representou um avanço no movimento das mudanças.

Ainda em 2007, observou-se uma ênfase na articulação do tema educação em saúde com a política em saúde por meio da Política Nacional de Gestão Estratégica e Participativa no SUS (PARTICIPASUS), tendo como um de seus componentes a reconstrução do significado das práticas de educação em saúde desenvolvidas nas escolas, universidades e nos serviços de saúde, para que também se objetive, na educação em saúde, o fortalecimento da formação de cidadãos em defesa do SUS (BRASIL, 2009).

Encontramo-nos visualizando contextos históricos de períodos em que a educação em saúde foi um instrumento de dominação, de afirmação de um saber dominante, resultante da precária situação educacional da população, carecendo de medidas corretivo-educativas por meio de informações científicas e saberes provenientes do exterior. Além disso, visualizamos no quadro histórico que a mudança de perspectiva da educação em saúde ainda não construiu sua integralidade e pouco atuou na promoção da saúde, em seu conceito ampliado, e na divulgação da saúde como direito de todos, restringindo-se à mera informação em saúde (CANDEIAS, 1988).

As críticas à política nesse período de promoção da saúde, que deixa manifestas as íntimas conexões e seus limites expostos nas entrelinhas deste breve histórico, subsidiam com argumentos a compreensão de sua estrutura conceitual, bem como as teses defendidas com relação às políticas mais amplas da sociedade, das instituições de saúde e, notadamente, no envolvimento dos grupos populares em seu papel essencialmente político e de transformação da sociedade, cuja concepção de promoção da saúde coexiste, embora identificada com outros termos e articulada com informações de várias áreas de conhecimento. Traz em seu bojo uma proposta que articula, nessa conjunção descrita historicamente, a defesa (explícita ou implícita) de um conceito positivo de saúde, que inclui: evidências científicas, numa perspectiva múltipla e plural desenvolvida por meio de grandes teorias, percepções, representações sociais, a respeito da dimensão simbólica imaginária proveniente da relação saúde/doença e das formas como a saúde é defendida e conduzida nos governos e, o mais importante, o papel das classes populares.

A promoção da saúde é tecida, nos ambientes sociais, por meio de conversações, discussões epistemológicas mais aprofundadas e organizadas, como matriz para a compreensão de certas experiências e necessidades humanas, cujos resultados apontam que as afirmações positivas de saúde surgem como novo paradigma. Nesse sentido, surge também como visão de futuro que não tangencia a fragilidade da legitimação dos fatos, dada a representação valorativa presente no cotidiano, que atua como um dispositivo para elaborar julgamentos que justificam, consciente ou inconscientemente, as ações propostas – ações de promoção da saúde.

A exploração do conceito de promoção da saúde como foco da educação em saúde e da educação popular em saúde tem evidenciado dificuldades na composição da visão ampliada desse conceito em virtude do desafio de trazer aspectos interdisciplinares que, no cotidiano, ainda sustentam os modelos biologistas como tipos ideais de orientação das práticas de saúde, apresentando-se na centralidade da grande maioria das propostas de planejamento ainda frágeis, principalmente na rigidez com que são pensados, com pouca flexibilidade e dificuldade.

Os desafios de construção de novos paradigmas da promoção em saúde têm levado muitos profissionais a trabalhar com formas alternativas de educação em saúde referendadas na educação popular e que envolvem compreensões plurais quanto à natureza e à extensão dos fenômenos, desde a ideia de classe social às classes subalternas – pobres, marginalizados, oprimidos e excluídos – e todas as demais camadas da população, com atenção especial para aquelas que estão despossuídas de bens, saberes ou poderes legitimados (BRASIL, 2006).

A educação em saúde, defendida nos paradigmas de educação em saúde de Homem D'el-Rey (2000), é o processo que capacita o indivíduo, propiciando o autoconhecimento da realidade, a identificação das forças que interagem em seu ambiente de vida e a participação na busca conjunta de alternativas de transformação de suas condições de vida, conceito ou entendimento de educação em saúde reconhecido pelo Conselho Nacional de Saúde (Resolução CNS 41, de 3 de março de 1993), assim como estratégia imprescindível para promoção da saúde, prevenção de doenças e consolidação do SUS.

Para Streck (2006, p. 20-32), a educação popular em saúde não tem como ponto de partida um único lugar nem como ponto de chegada um único projeto, podendo ser para as mulheres, os povos indígenas, os camponeses, os desempregados, os moradores de rua ou os trabalhadores da indústria e do comércio. Cada um desses segmentos sociais tem suas próprias formas de organização, pautas de luta e projetos de sociedade. Nessa posição, o ponto de chegada desejável pode variar desde a ampliação de espaços na sociedade, os espaços existentes, até a criação de um modelo alternativo, parcial ou totalmente distinto daquele que existe. Os protagonistas desse movimento nascido entre o final da década de 1950 e o início da de 1960, na América Latina, no terreno fértil das utopias de independência e libertação dos povos, sob a égide da justiça social, são pessoas de todas as gerações, raças, sexos, religiões e poder econômico. Com suas diferentes linguagens de expressão das diferenças e singularidades, exercitaram o diálogo numa prática libertadora, problematizadora, sendo a realidade inserida no contexto educativo e valorizado na reflexão e criatividade, fortalecidas na *Pedagogia do Oprimido*, de Freire (1987), no gesto preciso e cordial para o embate recriador do mundo tratado por Holanda (1995) e assumido na luta, na cordialidade, no espírito de gentileza e no amor como valor educativo de Barthes (2003).

Para Gadotti (1998), a educação popular, nesse caminhar, passou por muitos momentos epistemológico-educativo-organizativos, desde a busca da conscientização até a defesa dos direitos humanos, aniquilados pelas ditaduras brutais e sangrentas, que custaram a vida de tantos militantes populares: desde o otimismo guerreiro da campanha de alfabetização da Nicarágua e o sistema de educação popular de adultos forjados com cheiro de pólvora, até a educação popular que produz pequenas peças de artesanato, junta roupa usada, soluça com raiva, resmungando ódio, junto ao desempregado na periferia urbana, desde a experiência das comunidades de base que, lendo o mundo, leem a palavra e recriam a religiosidade popular, até aqueles que buscam criar uma nova economia popular a partir das práticas de solidariedade comunitária.

A educação em saúde, no entendimento de Vasconcelos (2004), não se contrapõe à educação popular. O popular, para o autor, precisa ser reconhecido na educação em saúde como um projeto que contém, explícito ou implícito, um projeto de libertação, de autonomia, de cogestão, cujas ações se voltam para a construção de sujeitos sociais. É, portanto, um modo comprometido e participativo de conduzir o educativo orientado pela perspectiva de realização de todos os direitos do povo, ou seja, dos excluídos que vivem ou viverão do trabalho, bem como de seus parceiros e aliados. Nela, ainda segundo o autor, investem os que creem na força transformadora das palavras e dos gestos, não só na vida dos indivíduos, mas na organização global da sociedade.

A educação popular em saúde é, atualmente, parte de um movimento mais amplo, patrimônio comum das pessoas que participam em redes de movimentos sociais (STOTZ, 2003); é um campo de teoria e prática que, enraizado em matrizes diferentes – humanista cristã e socialista –, encontra seu denominador comum no pensamento de Paulo Freire. Ela se contrapõe ao autoritarismo vigente na cultura sanitária e no modo tradicional de definir técnica e politicamente intervenções na área da saúde e orienta-se por modos alternativos e bastante diferenciados de lutar pela transformação das relações de subordinação e opressão em favor da autonomia, da participação das pessoas comuns e da interlocução entre os saberes e práticas.

EDUCAÇÃO EM SAÚDE E EDUCAÇÃO POPULAR EM SAÚDE E SUA APRENDIZAGEM PRÁTICA: COMO ACHAR A SAÍDA DO LABIRINTO PARA A PROMOÇÃO DA SAÚDE

Os modelos de prática de educação em saúde e educação popular em saúde, segundo a abordagem humanista de Rogers e a problematizadora de Freire, ressaltam as relações humanas e as experiências ou experimentos como prioridades da prática de modo a despertar o sentimento de liberdade e interação social. A estas devem ser integradas a moral e a afetividade com que se organizam a cultura dos povos e as subjetividades no cuidado à saúde. Os valores que integram as interações sociais e morais e a afetividade são adquiridos com base na descoberta de sentido, no saber conviver e ser no ato educativo e de promoção da saúde. Acontecem no esforço gerado para ouvir os significados sociais de modo sensível, empático, intenso e na captação do mundo íntimo das pessoas-grupos, nos gestos manifestos e observados nos sujeitos ativos comprometidos com uma filosofia de confiança na liberdade para experienciar uma aprendizagem mais dotada de significado (BERBEL, 1999; MOREIRA, 2006).

Nessa abordagem, o papel do sujeito/educador adquire novos contornos além daqueles tradicionalmente determinados dentro dos limites educacionais previstos. Assim, nessa lógica compreensiva, o princípio dessa prática educativa orienta que o conhecimento não é transferido ou depositado pelo outro conforme a concepção tradicional, bancária (BORDENAVE & PEREIRA, 2008), nem é inventado pelo sujeito, concepção espontaneísta, mas construído pelo sujeito em sua relação com os outros e com o mundo. Afinal, nessa prática, somos inclinados a pensar a educação popular à maneira de Ferguson (1992), ou seja, aquela que contempla a diversidade de um novo tempo. A autora afirma ainda que em nossa época cabem, ao mesmo tempo, o pragmatismo e o transcendental, que valorizam simultaneamente o esclarecimento e o mistério, o poder e a humildade, a interdependência e a individualidade e, talvez por integrar magia e ciência, arte e tecnologia, acabe obtendo êxito onde tantos outros falharam.

A abordagem educativa da prática de educação em saúde e educação popular em saúde que aponta nessa direção recomenda que o ser humano, como protagonista do processo, deva ser acolhido integralmente em toda sua complexidade biopsicossocioespiritual. Assim sendo, devem ser considerados saberes, valores, crenças e história de vida e, a partir do diálogo com novas visões de mundo, poderão ser construídos entrelaçamentos para compreensão do processo saúde-doença em suas dimensões individual e coletiva e seus determinantes sociais.

A ideia contemplada no texto sugere algumas abordagens práticas cujos referenciais epistemológicos recorrem e se nutrem também de autores como Carl Rogers (1970, 1978) e Pichon-Rivière (2005), que trabalham com a experiência de grupo de encontro em suas diversas denominações, processo grupal e vínculo; como Moccio (1980), Araújo & Almeida (2000), Araújo (2001), Araújo, Almeida & Santo (2005), Bordenave &

Pereira (2008) e Souza (2011), que se utilizam do método do Arco de Charles Maguerez como caminho metodológico para organizar ações educativas; e como Weil (1978), Romaña (1985), Moreno (1997) e Boal (2005, 2007), que usam o psicodrama, notadamente o psicodrama pedagógico, o resgate lúdico, as situações brincantes e os jogos dramáticos.

A opção metodológica implica sempre uma direção, explícita ou implícita, para transformação ou manutenção de uma dada realidade. A metodologia está sempre marcada por posições ideológicas e contém na própria essência valores que norteiam a ação de determinado projeto histórico. Essas tendências pedagógicas defendem o ser humano como centro dos processos de aprendizagem e consideram que suas atitudes e comportamentos devam ser considerados em seu comprometimento com as múltiplas determinações de cada objeto na história e na sociedade e, ao serem reforçadas no cotidiano dos processos educativos, levam em conta o protagonismo e a confiança na liberdade de aprender (Quadro 33.3).

Estratégia 1 – Grupo de encontro

O grupo de encontro é uma experiência de grupo planejada e intensiva que busca tornar seus membros capazes de compreender a própria maneira de funcionar com competência para lidar em grupo com situações interpessoais difíceis.

A ideia do grupo de encontro surgiu em meio a um grande movimento grupalístico na década de 1970, por Carl Rogers, cujas características incluíam experiências comunitárias e postura radicalmente libertária e a recusa a toda e qualquer relação de autoridade na experiência pedagógica. Rogers, com sua técnica, buscava apenas uma fundamentação ético-filosófica, não existindo qualquer preocupação científico-epistemológica. O movimento cresceu e multiplicou-se, recebendo várias denominações, todas ensinando os membros a observar a natureza de suas interações recíprocas no processo de grupo. Seguem algumas experiências ainda hoje utilizadas:

- **Grupo T (*T-groups*):** acentuar capacidades de RH.
- **Grupo de encontro** (ou grupo de encontro básico): crescimento pessoal, desenvolvimento e aperfeiçoamento da comunicação e relações interpessoais em processo experimental.
- **Grupo centrado na tarefa:** foco na tarefa do grupo e em seu contexto interpessoal (Pichon-Rivière, 2005).
- **Grupos de percepção sensorial, grupos de percepção corporal e grupos de movimento corporal:** acentua-

ram a percepção física e a experiência por meio do movimento como dança espontânea.
- **Grupo de criatividade:** constituído pela expressão criadora (Ostrower, 1993), que usa a arte, sendo seu foco a espontaneidade individual e a liberdade de expressão.
- **Grupo de desenvolvimento organizacional:** enfoca o desenvolvimento da capacidade de liderança.
- **Grupo de formação de equipe:** desenvolve laços de união e equipes de trabalho eficazes.
- **Grupo gestáltico:** baseia-se na perspectiva terapêutica, centrada no indivíduo, em que um terapeuta experiente ativa, sob o ponto de vista diagnóstico e terapêutico, a valorização de aspectos positivos do indivíduo, como razão, liberdade, criatividade e autonomia (Rogers, 1970).

Todas essas modalidades de organização de grupos apresentam características em comum, quais sejam: o grupo é sempre pequeno (entre oito e 18 membros); são escolhidas suas direções pessoais e seus próprios objetivos e é incluída alguma informação teórica; tem um líder responsável que facilita a expressão de sentimentos e pensamentos dos membros do grupo; existe uma concentração no processo e na dinâmica das interações pessoais imediatas.

Estratégia 2 – Oficinas educativas

Outra técnica que vem sendo amplamente usada nas práticas educativas, a oficina consiste numa abordagem metodológica de tendência problematizadora e significativa, ancorando-se no ser humano como centro por seu potencial em provocar as próprias mudanças. Com ênfase dialógica por meio de elementos simbólicos, mobiliza o potencial criativo dos participantes no sentido de ressignificar conceitos, valores, pensar estratégias de intervenção, além de contribuir para análise e contemplação de elementos subjetivos da experiência vivida.

No cenário das oficinas educativas, a roda é a forma preferida pelos "oficineiros" para organização dos grupos, o que aparece com maior frequência por se apresentar simbolicamente bastante acolhedora, produzindo efetivamente grandes resultados na consolidação de abordagens pedagógicas na centralidade de metodologias ativas. O formato de rodas/círculos tem se revelado de grande importância nos espaços educativos, em suas diferentes modificações, e passou a fazer parte de inúmeros mecanismos no contexto das práticas educativas, sendo usada por muitos povos. Tem uma base histó-

QUADRO 33.3 Síntese da abordagem humanista da aprendizagem na educação em saúde

Abordagem	Características da ação educativa	Concepção do educando e do educador
Humanista	A prática para os humanistas prioriza as relações humanas, as experiências ou experimentos para despertar o sentimento de liberdade e interação social, criatividade, integrando moral e afetividade Acontece na relação e no esforço gerado para ouvir os significados sociais de modo sensível, empático, intenso e na captação do mundo íntimo das pessoas-grupos ou nos gestos manifestos e observados nos sujeitos ativos comprometidos com uma filosofia de confiança na liberdade de aprender	O aprendiz é ativo, busca realizar o potencial positivo de seu próprio crescimento e afirma seu autoconceito O aprendiz tem amplas chances de escolha, estabelecendo seus próprios caminhos de aprendizagem e crescimento pessoal As fontes de motivação se estruturam em autoconceito e autoestima positivos, curiosidade, espontaneidade, criativa e lúdica O papel do educador é o de estimular ao máximo a motivação do aprendiz ao buscar uma abordagem de valorização do indivíduo como ser livre ativo e social

Fonte: adaptado de Bastable, 2010.

rica e surge como excelente mecanismo de aproximação entre os participantes, se tomada como uma estrutura simbólica. Coletivamente organizada, serve como meio de promover o diálogo e enfrentar um problema coletivamente.

Nos ensinamentos de Paulo Freire, assim como no círculo de cultura, o método de oficinas pode servir para a libertação do ser humano e promover a emancipação, uma vez que essa abordagem parte do estudo da realidade, do mundo e da própria história, e os conteúdos resultam do diálogo entre educador e educando, que se relacionam como sujeitos do ato do conhecimento. Nesse contexto, a educação é um ato coletivo, solidário e afetivo.

Para a concretização desse processo metodológico sugere-se o método do arco, de Charles Maguerez, publicado por Bordenave & Pereira (1978, 2008), que tem se mostrado eficiente ao apontar um caminho capaz de orientar o planejamento, a execução e a avaliação da prática pedagógica no campo da saúde. Esse método se divide em cinco etapas:

1ª etapa – Observação da realidade – levantamento de necessidades

Nessa etapa, os participantes são expostos a um problema prático real. Consiste na exploração e construção da visão global de um tema a partir da realidade resultante de uma relação dialogal. O olhar multirreferencial dos fenômenos cotidianos é determinante na proposta de intervenção. Para se proceder a essa etapa, pode-se dispor de várias técnicas, como visita de campo, visita domiciliar, visita a instituições governamentais e não governamentais, entrevistas com lideranças comunitárias, participação em eventos festivos da comunidade, reuniões de conselhos locais, eventos religiosos na comunidade, consultas a *experts* e técnicas de dinâmica de grupo.

O "oficineiro" também pode fazer uso de vários instrumentos de registros, como jornais, murais, diário de campo, registros fotográficos, atas, mapas, gráficos, quadros sinóticos, desenhos, memórias de seminários, gravações e filmagens. Esses registros podem não ser suficientes, sendo importante ampliar a busca por outras formas que possam fornecer maiores esclarecimentos a respeito do evento/problema. Essa etapa objetiva problematizar a realidade e "empoderar" os participantes na busca de respostas que, em algum grau, possam contribuir para superação do problema.

Essa fase tem um significado relevante, pois situa o participante como sujeito do processo pedagógico, descaracterizando a ideia do "aluno" como ser passivo, potencializando o surgimento do aprendiz que se mobiliza e se movimenta para ressignificar e resolver problemas com suporte no desenvolvimento de capacidades para decidir-se e tomar o próprio destino em suas mãos (GADOTTI, 1998, p. 28).

A oficina quase sempre se utiliza de ferramentas da arte, pois potencializa a liberdade de todos participarem, aprenderem e construírem saberes e práticas de maneira colaborativa. Muitos são os materiais que podem ser utilizados pelo "oficineiro" como estímulo às formas de expressão (por exemplo, papel, argila, tinta, massa de modelar, gesso, tecido, madeira, terra, areia, barro, pedra, osso, assim como cores, texturas e

formas). Técnicas de modelagem, bonecos mamulengos, marionetes, fantoches, recortes, máscaras, impressão, colagens, montagens, pinturas e desenho são importantes ferramentas durante as oficinas. As músicas de brincadeiras, roda, cirandas, acalantos, brincos e parlendas também se constituem em excelentes ferramentas, pois são importantes para a revitalização da ternura e do encantamento, ao despertarem nos participantes pensamentos acolhedores e ternos (ARAÚJO, 2005).

Nessa etapa da oficina costumam ser usadas vivências para o cultivo do espírito de cordialidade e gentileza que na atitude de transformação aparece como estado da arte (OSTROWER, 1993).

Os rituais espontâneos de dança, dança do coco, dança do maneira-o-pau e músicas populares têm servido a todas as sociedades, evocando emoções coletivas e estimulando o trabalho, o gozo sexual e as guerras. Envolvendo as pessoas por encantamento no manejo de seus infortúnios, também são interessantes uma vez que representam os ritmos da cultura popular, proporcionando a revitalização do ser humano brincante, sempre presente em todas as pessoas, mas que às vezes precisa ser despertado. Há também as técnicas de dinâmica de grupo, jogos educativos que se apresentam potencialmente interessantes na abordagem educativa e que podem ser utilizados para aquecimento, reflexão, abordagem dos sentidos do tato, paladar, olfato, audição e visão, para animação e recreação, dependendo da trajetória pedagógica. Essas técnicas contribuem para recriar nos participantes uma visão coletiva do mundo.

2ª etapa – Pontos-chave, problemas e definição de prioridades

Esse momento não se limita a uma soma de resultados ou dados organizados com informações coletadas na etapa anterior. Serve, sobretudo, para declarar a representação do problema naquela região/localidade/comunidade e observar como se reproduzem as condições desiguais e desumanas na vida comunitária e como se alteram as relações de forças para que o novo vá se instituindo, identificando as variáveis do problema. O diálogo ganha força. É o momento da partilha da experiência do grupo.

Os agrupamentos temáticos se organizam por questões mais amplas até aquelas mais específicas, de cuja composição se estabelecem os pontos-chave, ou seja, o que se conseguiu determinar como problema. Essa etapa remete a formulações mais precisas e objetivas, promovendo maiores facilidades para o "oficineiro" na organização do apoio teórico necessário ao processo pedagógico e viabilizando o rigor científico na execução da oficina.

Em geral, esse momento situa os participantes em confronto com as desigualdades sociais, e os descuidos humanos e ambientais tornam-se visíveis, trazendo ao evento educativo, em muitas situações, um clima de comoção, perplexidade, estranhamento e silenciamento e expressando entre os presentes muitos desafios para lidar com os problemas com maior sensibilidade. Nesse percurso experimenta-se a arte do encontro e do refinamento da sensibilidade no ato de agir, ao mesmo tempo que é oferecido um repertório de possibilidades exploratórias para revitalizar o aprendizado e atuar coletivamente na realidade.

O diálogo e a leveza conferem ao grupo uma estética diferenciada e um componente cultural bastante significativo nos processos de educação em saúde e educação popular em saúde. A leveza proposta se refere à capacidade de mobilização da inteligência e do pensamento de modo a mudar o foco do olhar quando no cotidiano as coisas apresentam muito peso. Cirandas, brincadeiras de roda, danças circulares sagradas, técnicas de dinâmica de grupo, cordel, xilogravura, narrativas, teatro e jogos educativos podem, nesse momento, suscitar no ambiente experiências de motivações lúdicas.

3ª etapa – Teorização – estabelecer campos de atuação

Nessa etapa do processo, o "oficineiro" é orientado a buscar as evidências científicas e uma explanação teórica do problema, mobilizando a capacidade do grupo para reunir um acervo teórico-conceitual que possa apoiar as atividades educativas propostas e os problemas a serem resolvidos. A maneira como o grupo encara o conhecimento deve exprimir esse momento de reflexão, e as teorias entram no cenário como um modo de organização das informações, tornando-as compreensíveis e praticáveis. É importante buscar inspiração em outras fontes de saber além da ciência, da arte, da filosofia e da religião, como acolhendo a diversidade de experiências já instituídas e instituintes no campo da promoção da saúde, educação em saúde e educação popular em saúde, legitimando a emergência de incluir novos elementos teóricos aos processos pedagógicos e articulando tecnologia e sensibilidade, como solidariedade, escuta, ternura, fé e amor.

As teorias/conceitos não podem obscurecer o sonho e a utopia, mas podem orientar as ressignificações e o delineamento de novas e renovadas concepções de mundo, de vida e saúde (MORUS, 1990; MATURAMA, 1997). Nessa etapa, o conhecimento sobre o tema a ser tratado na oficina é indispensável, sendo relevante a identificação de estudos com delineamentos de pesquisa diversos que tragam evidências científicas para o desenvolvimento da oficina e a resolução dos problemas/campos de atuação e resolução do problema e discussão dos resultados. Devem ser usadas técnicas de visita a bibliotecas e consultas à base de dados (BIREME Mediline, Lilacs, Bdenf, SciELO, PUBMED e outras bases, como Cochrane e Cinahl), assim como técnicas de fichamento, resumos, sínteses e organização de bibliografias, fomentando abordagens mais significativas do problema.

No momento, o desafio consiste em constituir o espaço do pensamento coletivo aberto à indagação, à análise e à curiosidade, não apenas aquele acadêmico, baseado nas evidências científicas e nas certezas, mas também o que foge de toda sistematização lógica e que se encontra no campo das incertezas, derivado da experiência humana.

4ª etapa – Hipóteses de solução – caminhos de intervenção

Identificado o problema, além das evidências científicas sobre a resolução, inicia-se um momento mais operativo no plano imediato do saber-fazer, usando a criatividade e as propostas para intervir na realidade: quais objetivos alcançar; quais estratégias utilizar na aplicabilidade do processo; a viabilidade em determinado grupo; a análise do nível de governabilidade do problema pelo processo de educação permanente; a coerência com os processos da gestão da realidade a ser trabalhada; e os indicadores de avaliação. Buscam-se o engajamento e o entendimento, que podem expressar os mais variados temas, como histórias de vida, de povo, raça, idade, gênero, cuidado, fé, cultura, experiência, encantamento, conhecimento, exclusão, inclusão, respeito aos direitos humanos e dignidade dos povos, paz, amor, esperança e sentido da vida.

Nessa etapa, a oficina reserva, em toda sua diversidade, dimensões analíticas, didáticas e contemplativas (OSTROWER, 1993), provocando a busca por caminhos de entendimento e a solução para os problemas identificados. Os questionamentos vão tomando sentido e significado e, no plano das competências, acontece a evolução das operações da inteligência, cuja composição está constituída de funções psicológicas superiores, como pensamento abstrato, atenção voluntária, imaginação, lembrança voluntária, memorização ativa, controle consciente do comportamento, raciocínio dedutivo, ação de planejar e aquisição plástica.

Algumas técnicas, como cortejos populares, trilhas, visitas domiciliares, fotografias, mapas vivos, dramatizações, *performances*, dinâmicas de grupo ou, até mesmo, músicas populares, podem ser usadas para abordagem do problema. Todas essas ferramentas desafiam o "oficineiro" a proporcionar aos participantes condições para expressar o mundo mediante sensações, emoções e perplexidades, incluindo uma crítica ao saber e às vivências práticas que constituem o cenário do problema que está sendo trabalhado, além de conferir ao espaço uma unidade de prática pedagógica e construção de sentido e significado à aprendizagem.

5ª etapa – Aplicação à realidade, intervenção, avaliação

O caráter de intervenção na realidade é fomentado no ato de conhecer para agir e aplicar. Desafia o "oficineiro" quanto às competências e habilidades para atuar sobre a realidade por meio de projetos que representem interesses da sociedade. O processo será aplicado, e os novos conhecimentos articulados serão apresentados para solucionar o problema. Essa etapa final intenciona, por meio de métodos pedagógicos, contribuir para superar as condições que ensejam opressão e sofrimento social. A experiência adquire um modo instrumental que objetiva identificar: para que serve, a que contexto se destina e quais são suas razões políticas, éticas, morais e afetivas. A Figura 33.1 sugere os passos para planejamento, execução e avaliação de um processo educativo com uso de oficinas. Estes podem variar, dependendo dos mecanismos de adaptação.

Estratégia 3 – Psicodrama pedagógico

O psicodrama pedagógico apresenta-se como outra técnica educativa interessante. Consiste na dramatização de um caso, uma situação-problema, um assunto, mediante a uti-

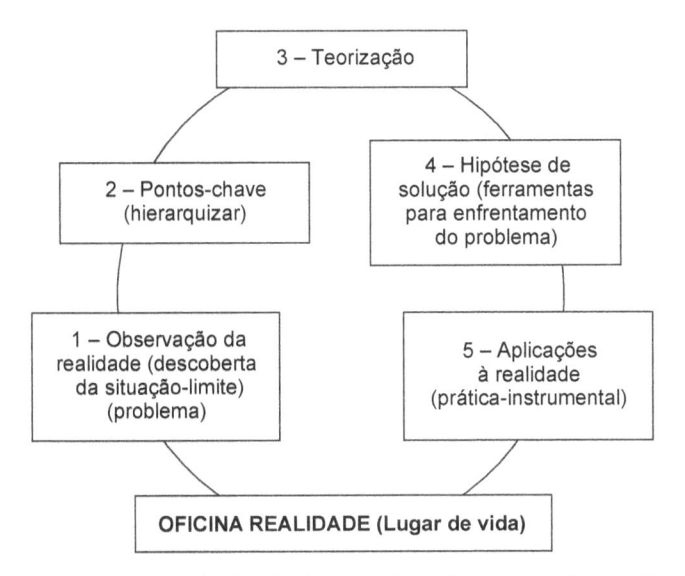

FIGURA 33.1 Método de abordagem teórica do esquema do arco de Charlez Maguerez, citado por Bordenave & Pereira (1978, 2008):

1 – Observação da realidade: consiste na observação atenta da realidade com o objetivo de captar os diferentes aspectos que a envolvem a partir de onde os sujeitos expressam suas percepções pessoais, constituindo a primeira leitura sincrética da realidade ao tempo em que vão selecionando as situações a serem problematizadas.

2 – Ponto-chave: momento a partir do qual, do que foi observado, é destacado aquilo que se apresenta de mais importante. Denominamos pontos-chave do problema em questão as variáveis mais determinantes da situação.

3 – Teorização: procura-se saber o porquê das coisas observadas; nela os sujeitos do processo passam a entender o problema não apenas nos seus contextos/manifestações empíricas/situacionais, mas também nos contextos teórico-conceituais que explicam o problema.

4 – Hipótese de solução: a formulação de hipóteses de solução para o problema é uma etapa que cultiva a originalidade e a criatividade. Exige confrontar hipóteses de solução com os condicionamentos e limitações da realidade, do ideal com o real.

5 – Aplicação da realidade: fase que possibilita a prática da solução que foi encontrada como viável para aplicação e resolução do problema em situações que podem ser diferentes. É a fase de intervir na realidade para transformá-la.

lização de técnicas ou recursos psicodramáticos em atividades integradas por trabalhos de grupo, jogos e dramatizações. Romaña (1985) assegura que, por meio da metodologia psicodramática, contribui-se para que o participante exponha o conhecimento que tem e o compreenda como algo próprio, como algo seu, e ele descobre as conotações que dão sentido ao conhecimento que tem valor para si e para os outros dentro de um mesmo contexto cultural.

O psicodrama valoriza os saberes do sujeito, seu conhecimento e experiências culturais. Reforça ainda a premissa de que tudo parte do ser humano em relação, constituindo, assim, seu eixo fundamental a inter-relação. Integra uma visão de grupo interativo e de surgimento do humano para a socialização individual. Além disso, trata-se de uma filosofia da criatividade/espontaneidade, tendo como referencial os estados espontâneos e as funções criadoras que se ancoram na livre vontade. Valoriza a aprendizagem vivencial, integrando o pensar, o sentir e o agir, despertando a espontaneidade e a criatividade e, em contato com o outro e consigo próprio, o participante se inquieta, questionando as "conservas culturais" do mundo do trabalho em saúde e da própria forma-

ção, podendo desenvolver a sensibilidade e a capacidade crítica para compreender e transformar a realidade (CORRÊA et al., 2004).

Essa metodologia reforça os princípios de Moreno (1984), que considera quatro características do ato criativo: a espontaneidade, a sensação de surpresa ante o inesperado, a irrealidade que se vincula à mudança de realidade e o fato de ser uma atuação *sui generis*. Ao promover a criatividade, proporciona o surgimento de manifestações do potencial interior e renovação constante. Esse exercício de ação-reflexão-ação é permeado pela liberdade que caracteriza as relações psicodramáticas, para expressar ideias e sentimentos pessoais a respeito dos diferentes temas propostos no palco, num ambiente lúdico e democrático, que permita ressignificar o prazer de aprender a aprender.

Os recursos psicodramáticos, como elementos de expressão da espontaneidade e da mobilidade das capacidades intelectuais, afetivas e sociais, situam o sujeito inteiramente no ato de aprender, estabelecendo as próprias relações com o conhecimento e atribuindo-lhe significados, porque a aprendizagem se dá pela ação e interação.

A instrumentalidade do psicodrama na área de educação em saúde e educação popular em saúde é considerada com base numa correlação afetiva cognitiva e sua importância se estabelece em seu valor formativo no contexto da multiplicidade e da multirreferencialidade das demandas humanas e na produção do conhecimento por meio da ação, em que os conteúdos imprimem-se na mente quando o sujeito se encontra em comportamento ativo. Para realização do método psicodramático são instrumentos necessários à composição dos papéis a serem desempenhados pelos integrantes do grupo:

- **Protagonista:** pessoa em torno da qual se centraliza a dramatização. Traz o tema para dramatizar e, ao mesmo tempo, desempenha o papel de ator na forma dramática mediante ações e sentimentos. Na sessão psicodramática, a pessoa ou grupo representa seus próprios conflitos, é autor e ator de sua própria cura, autocuidado e cuidado; de acordo com o diretor, constrói o contexto dramático e dá as primeiras diretivas de cenas que serão levadas ao palco. Pode ser um indivíduo, um grupo – nesse caso, o psicodrama denomina-se sociodrama.

- **Cenário:** espaço onde se realiza o psicodrama, a dramatização. No contexto grupal-coletivo, o cenário como espaço livre, onde se pode manifestar, substitui o campo terapêutico do psicodrama.

- **Egoauxiliar (ou egoauxiliares):** terapeuta que tem a função de desempenhar o papel dos outros a fim de colocar o protagonista na situação real; desempenha as funções de ator, agente terapêutico e investigador social; como ator, encarna o papel requerido pelo protagonista; na qualidade de agente pedagógico/terapêutico, leva o indivíduo às situações visadas pelo diretor. Como prolongamento do diretor, leva à dramatização as ideias deste por meio dos papéis desenvolvidos, adaptando-se às circunstâncias e aos imprevistos que vão aparecendo. Nesse processo, as ideias do diretor devem ser transformadas em ação, tendo especial cuidado de harmonizá-la com o contexto. Atuando como investigador social em pleno processo dramático, pode observar e registrar as características do vínculo complementar do protagonista.

* **Diretor ou terapeuta:** responsável pelo psicodrama em seus diferentes aspectos, pelo continente, exploração e desenvolvimento do psicodrama, assume três funções básicas: a de *produtor*, sendo responsável pela escolha dos jogos e seus objetivos; a de *terapeuta*, dirigindo o egoauxiliar, fornecendo senhas e terminando o jogo; e a de *analista social*, analisando os dados do egoauxiliar, processando-os e complementando-os, tendo também a função de aquecer os personagens e criar um clima favorável ao despertar da espontaneidade, permitindo ao protagonista representar seu problema com a maior realidade possível; é responsável pelo psicodrama em seus diferentes aspectos, sendo necessária uma sólida formação psicodramática que permita atuação eficaz no desempenho de suas funções como produtor, terapeuta e analista social.

Para o desenvolvimento da sessão psicodramática são adotados os seguintes procedimentos/etapas que predispõem a ação:

1. **Aquecimento:** consiste em ações preparatórias do organismo grupal para a ação. Consideram-se dois tipos de aquecimento, os quais se constituem no primeiro momento da sessão psicodramática e consistem num conjunto de procedimentos destinados a centralizar a atenção do auditório e diminuir os estados de tensão, além de facilitar a interação. Esse momento objetiva colocar o grupo em atividade e possibilitar que seus integrantes se manifestem por meio de suas interações: (a) *aquecimento inespecífico* – destinado a promover a atenção do auditório, constituído pelo grupo que se encontra fora do campo terapêutico, é realizado pelo diretor, que se utiliza de técnica verbal ou corporal para facilitar a integração do grupo, iniciando-se com o encontro do diretor com o protagonista; (b) *aquecimento específico:* realizado com o protagonista emergente do grupo em preparação para dramatização, nessa fase é estruturado o contexto dramático; é o momento em que se dá a seleção das cenas a serem dramatizadas.

2. **Dramatização:** segunda etapa da sessão, constitui-se no núcleo do psicodrama e é o que o caracteriza. O material trazido pelo protagonista é posto em cena – é o operar terapêutico/pedagógico no aqui e agora; consiste em representar uma situação-limite, um conflito, um problema social, com a cena mais adequada para iniciar a ação dramática levando em conta um sintoma, uma queixa ou um contexto.

3. **Comentários e análises:** a terceira e última etapa de cada sessão. A atenção centraliza-se no auditório e é solicitado aos membros do grupo o compartilhamento das experiências vividas referentes à dramatização em si e ao protagonista, formando a opinião grupal com a ajuda do psicodramatista/terapeuta/educador. Esse exercício de compartilhamento emerge das cenas vividas que expressam os sentimentos e pensamentos vivenciados por ocasião da dramatização. Nessa fase, as observações efetuadas pelo diretor e pelo egoauxiliar são feitas ante as sensações e sentimentos do grupo.

Para operacionalização de cada etapa do psicodrama pedagógico, o psicodramatista deve lançar mão de jogos dramáticos, que se constituem em experiências de dramatizações empregadas com o fim de propiciar aos alunos uma introdução à linguagem dramática. A utilização de jogos dramáticos permite que o trabalho se desenvolva num ambiente mais relaxado. Além dos aspectos lúdico-educativos oferecidos pelos jogos psicodramáticos, há o incentivo à liberdade do participante, possibilitando que as personalidades sejam construídas espontaneamente, livres das pressões sociais e dos estereótipos que limitam o processo de desenvolvimento. São muito significativas algumas técnicas utilizadas por Moreno (1975, 1984) e que se revestem de importância para ações educativas, como:

* **Desdobramento do Eu:** o egoauxiliar coloca-se ao lado do protagonista, procurando adotar a atitude postural e efetiva, cuja missão é expressar todos aqueles pensamentos, sentimentos e sensações que, por uma razão ou outra, o protagonista não percebe ou evita explicitar.
* **Inversão de papéis:** propõe-se a trocar o papel que o protagonista está representando com seu(s) interlocuror(es).
* **Solilóquio:** consiste em dizer em voz alta o que se está pensando naquele momento.
* **Espelho:** nessa técnica, o protagonista é imitado pelo egoauxiliar em todos os seus movimentos.
* **Autoapresentação:** a representação de simples personagens em situações da vida do protagonista.
* **Interpolação de resistência:** a modificação por parte do diretor da cena proposta pelo protagonista.
* **Realização simbólica:** traduz-se pela realização de acontecimentos não reais que simbolizam outros acontecimentos.
* **Sem palavras:** alegorias que consistem na representação plástica de uma situação, estado de ânimo ou uma fantasia com a utilização de sons.
* **Sociodrama:** nessa técnica, o protagonista é o grupo e suas relações com outros grupos. É muito útil em trabalhos de grupo já formados ou grupos comunitários em formação.
* **Psicodança:** ocorre através da dança, com ou sem música, na qual o protagonista comunica e expressa conflitos, estados de ânimo, situações e cultura. O psicodrama de marionetes, por sua vez, é uma técnica complementar na atuação em grupo.
* **Teatro do oprimido:** um instrumento lúdico, criativo e eficaz que estimula a reflexão, o diálogo e a elaboração de propostas.
* **Teatro-fórum:** espetáculo baseado em fatos reais no qual os personagens, oprimidos e opressores, entram em conflito, de maneira clara e objetiva, na defesa de seus desejos e interesses.

- **Teatro invisível:** consiste na representação de cenas cotidianas, em que os espectadores são os reais participantes do fato ocorrido, reagindo e opinando espontaneamente na discussão provocada pela encenação.
- **Arco-íris do desejo:** um conjunto de técnicas terapêuticas e teatrais adequadas para análise de questões interpessoais e/ou individuais.
- **Teatro legislativo:** consiste no desdobramento do teatro-fórum; além de a plateia intervir diretamente na ação teatral, também encaminha por escrito alternativas de enfrentamento dos problemas encenados, as quais são votadas numa assembleia simbólica.
- **Teatro jornal/jornal vivo:** a cena se transforma na trama da peça e são utilizadas técnicas que dinamizam notícias, dando-lhes diferentes interpretações.
- **Teatro poético:** a poesia é a linguagem do texto da encenação, na atuação, no cenário, nos figurinos, na iluminação e na música e tem como objetivo emocionar, causar perplexidade, conflito, estranhamento ou silenciamento e provocar encantamentos.

O andar junto, a musicoterapia, o psicodrama coletivo, os jogos dramáticos, a cadeira vazia, a dramatização (*role-playing*), entre outros, apresentam um amplo leque de aplicação, incluindo o uso de vivências dirigidas para aquecimento do grupo, treinamento de habilidades, exploração de um tema, enfrentamento de crises/conflitos, conquista de melhorias nas relações sociais/profissionais, estudo diagnóstico, educativo/pedagógico e terapêutico de grupo e tantas outras finalidades, cujos resultados ficam na dependência dos mecanismos de adaptação adotados em cada situação particular.

Estratégia 4 – Círculo de cultura

Outro exemplo de técnica ou método é representado pelo círculo de cultura, que se constitui numa unidade de aprendizagem que tenta substituir a escola/aprendizagem autoritária por uma educação à base do diálogo. Nesse caso, o facilitador/coordenador não existe em seu sentido tradicional. Essa figura existe para deflagrar o debate sobre o tema sugerido ou significativo para o grupo, levando em consideração a cultura e as condições sociais e de vida em que vivem os atores sujeitos da ação educativa. Nessa parceria entre coordenador e participantes vão se construindo, por meio de um trabalho coletivo, a consciência da realidade, conhecimentos e autonomia para a tomada das próprias decisões de vida. No círculo de cultura, as mensagens jamais são repassadas prontas, mas vão se construindo no cotidiano e têm em essência a dinâmica dos grupos populares desenvolvida por Freire (1980).

O círculo de cultura apresenta algumas etapas, quais sejam: (a) descoberta do universo do grupo, levantamento do universo vocabular, descoberta do universo vocabular, pesquisa do universo vocabular, investigação do universo temático; (b) seleção das palavras ou frases geradoras que podem ser o bastante para responder ao conjunto de práticas – quais sejam: a capacidade exploratória, palavras que as pessoas usam na hora da fala, o significado da palavra e as reações socioculturais geradas – e que conduzem os debates por meio da compreensão de mundo aprofundada pelo diálogo, representando as situações mais significativas da vida coletiva; essas poucas palavras codificam o modo de vida das pessoas e a descoberta da situação-limite; (c) criação de situações que levem em conta o contexto social do grupo, isto é, a descoberta de pistas de um mundo imediato configurado no repertório de símbolos dos quais o educador passa para as etapas seguintes do aprendizado coletivo e solidário de uma dupla leitura da realidade social que se vive e a palavra escrita que se retraduz; essas palavras são associadas a um núcleo de questões ao mesmo tempo existenciais (ligadas à vida) e políticas (ligadas aos determinantes sociais das condições de vida); (d) as fichas de cultura para os coordenadores do debate provocam os primeiros debates, as primeiras trocas de idéias, e introduzem as bases que orientam o processo pedagógico no círculo de cultura (FREIRE, 1980, 1981).

O círculo de cultura favorece a utilização e a expressão de diferentes formas de linguagem da realidade, o que pode ser explicado com base em diferentes níveis ou diferentes olhares, os quais se traduzem em práticas vivenciais e contextuais. O teatro, a música e a dança são apenas algumas possibilidades disponíveis para o exercício dessa multiplicidade de representações da expressividade humana, sobretudo comunicacionais e sensíveis que, com novas tecnologias, amplia o alcance no nível intrapessoal e das relações entre diferentes sujeitos em diferentes espaços e dimensões (FREIRE, 1980, 1981).

Esses exemplos de métodos/técnicas são bastante diversificados, sendo possível e viável sua utilização em situações educacionais nitidamente diversas que podem ser aplicadas ou transferidas a diversas situações educacionais, desde que acionados os mecanismos de adaptação. Trata-se de uma abordagem utilizável em qualquer situação ou área de conhecimento, ou em qualquer instituição. Consiste numa alternativa que poderia ser adaptada com poucos esforços ao processo de educação em saúde e educação popular em saúde, tanto para tratar de problemas pessoais como circunstanciais ou sociais (Quadro 33.4).

Para os interessados há as estratégias 5 e 6, que estão sumarizadas nos Quadros 33.6 e 33.7, adaptados pelas autoras, tendo como referência Anastasiou & Alves (2004).

Estratégia 5 – Comunidades de práticas (CdPs)

As *comunidades de práticas* (CdPs) não são propriamente uma novidade deste século, tampouco uma experiência recente na esfera da educação profissional. Apresentam-se como interessante exemplo de arranjo coletivo onde se inclui o desafio do diálogo entre educação permanente, colaboração interprofissional e comunidades de práticas (WENGER, 1998). As CdPs se caracterizam por um grupo de pessoas que se unem espontaneamente não só com o objetivo de partilhar interesses comuns, mas também de dialogar sobre suas atividades, bem como de protagonizar experiências de maneira colaborativa em práticas que potencializem a aprendizagem e a preparação para o desempenho profissional. Essa atividade acontece por meio do compartilhamento de conhecimentos e informações provenientes de vivências ou, até mesmo, de projetos e empreendimentos.

QUADRO 33.4 Síntese da abordagem cognitivista da aprendizagem na educação em saúde

Abordagem	Características da ação educativa	Concepção do educando e do educador
Cognitivista	A prática é uma atividade que desenvolve o raciocínio por meio de conexões mentais que se concretizam em ato, articulando conhecer, analisar, interpretar, sintetizar, julgar, avaliar e tomar decisões Leva o indivíduo a perceber e resolver um problema da realidade por meio da ativação dos processos mentais para construir e apresentar novos significados para a solução do mesmo problema O conhecimento é produto derivado de experiências de aprendizagem, ganho de informações e formulações mentais	O aprendiz é ativo e determina o planejamento das experiências É fortemente influenciado pelas atividades/atribuições São fontes de motivação: objetivos, expectativas, metas ou desequilíbrios, tensões e instabilidades que motivam o aprendiz a agir O educador é ativo e estrutura as experiências (por meio da organização e da significação) para encorajar a reorganização das cognições e ressalta a importância do que acontece dentro do aprendiz

Fonte: adaptado de Bastable, 2010.

QUADRO 33.5 Síntese da abordagem behaviorista da aprendizagem na educação em saúde

Abordagem	Características da ação educativa	Concepção do educando e do educador
Behaviorista	A prática para os behavioristas se constitui em atividade exclusivamente observável e mensurável, geradora de uma atividade concreta, advindo da ciência objetiva, eliminando-se qualquer sinal de subjetividades Os resultados são registrados e comprovados, necessitando atitude que possa ser observada como comportamento estimulado O valor das habilidades é destacado no ato concreto do saber fazer no aqui e agora, no ato educativo em cuja atitude as pessoas que executam se diferenciam	O aprendiz é relativamente passivo, reativo e responde às condições ambientais (estímulo e reforço) O educador é ativo e manipula os estímulos e o reforço para direcionar a aprendizagem e a mudança, fazendo uso de métodos e técnicas necessários ao arranjo e controle do ambiente da aprendizagem a fim de que sejam asseguradas a transmissão/recepção das informações

Fonte: adaptado de Bastable, 2010.

QUADRO 33.6 Estratégia 5 – Exposição dialogada

Descrição	Trata-se de uma exposição do conteúdo, considerando a participação ativa do educando, respeitando seu conhecimento prévio como ponto de partida para a aprendizagem. O educador estrutura a experiência ao levar o aprendiz a questionar, interpretar e discutir o problema a partir do reconhecimento e do confronto com a realidade
Operações de pensamento predominantes	Obtenção e organização de dados, interpretação, crítica, decisão, comparação e resumo
Dinâmica da atividade	O educador contextualiza o tema de modo a mobilizar as estruturas mentais do aprendiz para operar com as informações que este traz, articulando-as com as que serão apresentadas. Faz a exposição, mobilizando o aprendiz para fazer conexões entre a experiência vivencial e os conteúdos abordados
Avaliação	Podem ser utilizadas diferentes formas de obtenção de sínteses da avaliação, perguntando, questionando, respondendo de forma escrita ou oral, pela orientação para perguntas, esquemas, portfólio, sínteses variadas, mapa conceitual

Fonte: adaptado de Anastasiou & Alves, 2004.

QUADRO 33.7 Estratégia 6 – Modelagem de conduta

Descrição	Consiste numa experiência educativa que considera a participação relativamente passiva do aprendiz e ativa do educador, que manipula os estímulos e o reforço para direcionar a aprendizagem e a mudança de comportamento. O educador estrutura a experiência, fazendo uso de métodos e técnicas necessários ao arranjo e controle do ambiente da aprendizagem a fim de que seja assegurada a transmissão/recepção das informações
Operações de pensamento predominantes	Tendência ao individualismo, competitividade, renúncia à originalidade, dependência de fonte externa, obtenção e organização de dados, comparação
Dinâmica da atividade	O educador enfatiza os resultados e manifestações empíricas e operacionais, atitudes e destrezas mediante a repetição da associação estímulo/resposta/reforço
Avaliação	Podem ser utilizadas diferentes formas de obtenção de sínteses da avaliação: provas de memorização com respostas condicionadas a conteúdos e tempo, geralmente de forma escrita ou oral, e recompensas (notas, medalhas)

Fonte: adaptado de Anastasiou & Alves, 2004.

Nas CdPs, as pessoas, ao se unirem, partilham uma paixão que para elas faz sentido e que as move para uma ação prática e engajada, paixão essa adquirida durante o exercício de seu cotidiano. Movidas nesse engajamento, interagem regularmente para aprender a fazê-lo melhor, inclusive com a utilização de meios tecnológicos (presenciais ou a distância) dos quais dependem cada vez mais para estabelecer contatos entre si e desenvolver sua prática.

O ponto fundamental das pessoas inseridas nas CdPs é a aprendizagem social. As CdPs são ancoradas na teoria de construção social, sendo também compreendidas como processo político entrelaçado com a cultura e sobretudo promotora de conhecimento e, portanto, de aprendizagem, entendimento este que Wenger (2000) advoga quando identifica o conhecer como um ato de participação inserido em complexos sistemas sociais de aprendizagem e no qual o aprendizado acontece mediante a inter-relação de nossa própria experiência com as competências ou parâmetros de comportamento definidos socialmente. As CdPs encorajam a disposição para compartilhar ideias, expor a própria ignorância, levantar questões difíceis e ouvir com atenção (WENGER, McDERMOTT & SNYDER, 2002, p. 27).

A participação nas CdPs promove uma relação dinâmica, de mão dupla, entre as pessoas e os sistemas de aprendizagem social de que participam. Isso acontece quando se combina a transformação pessoal com a evolução das estruturas sociais. Nessa perspectiva, a aprendizagem não acontece na mente dos indivíduos, mas é resultado da interação entre pessoas, manifestando-se nos comportamentos cotidianos. Entendimento típico de uma teoria da prática social, e sua fundamentação, que tem por base as ideias de Vygotsky (1984; 1993), cuja sustentação epistêmica Barreto & Loiola (2014) advogam ser a mesma inerente aos fenômenos de gerir o conhecimento e transformá-los dentro dos próprios processos de aprendizagem no cotidiano das pessoas.

Para a aprendizagem que acontece nas CdPs são necessárias, segundo os estudos de (Wenger (1998), Senge et al. (2000) e Lave & Wenger (1991), três condições: domínio, comunidade e prática, as quais serão especificadas a seguir:

- **Domínio:** as comunidades de prática devem ter identidade definida pelo domínio ou área de interesses partilhados ou compartilhados. Nesse sentido ou perspectiva, o que determina e identifica essas comunidades é o comprometimento de seus participantes com o tema discutido, o que implica ter uma competência nessa área que os distingue dos membros ou dos participantes de outras comunidades abertas que não exigem essas competências e domínio do assunto em questão. Não se trata, portanto, da simples troca ou exposição de informações por afinidade, mas de aprender sobre determinado assunto.
- **Comunidade:** os membros das comunidades de práticas se comprometem a trocar informações sobre o assunto de seu domínio. Não são simples diletantes que passam o tempo para estar conectados. Constrói-se quando eles estão dispostos a estabelecer uma relação que os habilite a aprender uns com os outros.
- **Prática:** os membros dessas comunidades são profissionais/trabalhadores que estão dispostos a estudar problemas ou situações-problema ou a desenvolver *recursos ou instrumentos, conforme seu domínio, para resolver determinados casos ou situações e querem aperfeiçoar sua aprendizagem/formação nessa direção*. Essas comunidades se estabelecem por um tempo muito maior, havendo uma espécie de compromisso de permanecer continuamente interagindo para construir conhecimentos por meio das contribuições de uns com os outros. Desse modo, não devem ficar no simples intercâmbio de informação, mas precisam elaborar ferramentas que sejam ou registrem a memória dos progressos conhecidos, escrevendo documentos, relatórios, artigos e publicações dos mais

diversos tipos sobre os temas tratados na comunidade. Devem desenvolver vários recursos, como instrumentos, documentos, rotinas, vocabulário e símbolos que de certo modo traduzam os conhecimentos acumulados por essas comunidades.

Com base nas considerações sobre as CdPs, seus diversos arranjos coletivos têm como objetivo, além de desenvolver as competências e habilidades individuais e grupais, gerar a troca de conhecimentos entre os participantes que se autosselecionam unidos em comum pela paixão e a identificação com os conhecimentos especializados do grupo. Quanto à duração do processo, este acontece enquanto houver interesse e paixão.

Elementos das práticas de comunidades (Quadro 33.8)

QUADRO 33.8 Elementos das comunidades de práticas segundo Schwier (2002)

> **História** – As comunidades são mais fortes quando partilham uma história
>
> **Identidade** – As comunidades encorajam um sentido de identidade partilhada
>
> **Pluralidade** – As comunidades devem muito de sua vitalidade a "associações intermédias", como famílias, igrejas e outros grupos periféricos
>
> **Autonomia** – A ênfase sobre a identidade do grupo torna importante que as comunidades respeitem e protejam a identidade individual
>
> **Participação** – A participação social em comunidade, especialmente a que promove a autodeterminação, favorece a autonomia e sustenta a comunidade
>
> **Integração** – Todos os elementos acima mencionados dependem de normas de apoio, crenças e práticas
>
> **Futuro** – As comunidades de aprendizagem não são estáticas; elas criam movimento numa direção ao se prepararem para o futuro
>
> **Tecnologia** – Nas comunidades de prática, a tecnologia pode facilitar e desenvolver a comunidade, mas também pode inibir seu crescimento
>
> **Aprendizagem** – A aprendizagem é um elemento central das comunidades de prática, embora a natureza da aprendizagem possa ser definida de modo muito genérico e contextual
>
> **Mutualidade** – A comunidade é formada e mantém-se através de interdependência e reciprocidade

Fonte: adaptado por Costa C. O Currículo numa comunidade de prática. Sísifo. 3 Revista de Ciências da Educação 2007; 03: 87-100.

CONSIDERAÇÕES FINAIS

O tema educação em saúde, que se situa no enunciado deste capítulo como foco central da promoção da saúde e também como foco perseguido para elaboração do escrito reflexivo que agora finalizamos, foi inicialmente ancorado na indagação que buscava "compreendê-la em pleno século XXI e, mais precisamente, em que aportes teóricos ela se tem fundamentado". Essa tentativa levou à construção do argumento teórico que caminhou por uma breve contextualização histórica da educação em saúde e da educação popular em saúde, inseridas na promoção da eterna vigilância à saúde, presenteando o leitor com uma cartografia histórica, teórica e epistemológica que o situa.

No campo prático, o texto inovou com a variedade de métodos e técnicas apresentados como caminhos para aprendizagens educativas em saúde e que podem ser desenvolvidos em sala de aula com professores e estudantes de ensino superior, médio, fundamental e infantil, bem como em indústrias, empresas, instituições religiosas, organizações não governamentais, agências governamentais, instituições de saúde, instituições ou corporações de pessoas em conflito com a lei, dependentes químicos, trabalhadores e terapeutas. São úteis em qualquer área de saber/tema/situação, desde que sejam considerados o problema a ser enfrentado, a realidade, o cenário da prática educativa e o grupo de participantes. Podem oferecer um caminho instrumental para planejamento, execução e avaliação de um processo educativo.

Com essas várias abordagens inseridas nos métodos é possível estudar aspectos de uma comunidade ao começar de seu interior e gerar possibilidades/ferramentas de transformação dessa realidade a partir do crescimento do grupo por meio de algumas premissas, entre elas a de que os grupos humanos devem ser estudados em seu próprio ambiente por meio das relações interpessoais vigentes. Para educação em saúde e educação popular em saúde e sua aprendizagem prática, entendemos que os métodos e técnicas explicitados contribuem com caminhos (renovados) para promoção da saúde, apontando para a saída do labirinto.

Referências

Araújo MFM. Aids/jogos educativos: viabilizando estratégias de avaliação [tese]. Fortaleza (CE): Faculdade de Odontologia, Farmácia e Enfermagem da Universidade Federal do Ceará, 2001.

Araújo MFM, Almeida MI. Oficina educativa: uma abordagem metodológica no trabalho com mulheres. In: Celecina MVS, Amaral CCG, Galgani GSLE. Feminismo: memória e história. Fortaleza (CE): Imprensa Universitária, 2000.

Araújo MFM, Almeida MI, Santo MJE. Portfólio – como trabalhar com o método de oficinas. Fortaleza (CE): UFC, UECE, 2005.

Araújo MFM et al. Método de oficinas. In: Souza AMA (org.) Coordenação de grupos: teoria, prática e pesquisa. Fortaleza: Expressão Gráfica, 2011: 117-37.

Baptista SS, Barreira IA. Trajetória das escolas de Enfermagem na sociedade brasileira. [S.l.; 1994]. 18 p. Mimeo.

Barreto ICHC, Loiola FA (orgs.) Comunidades de prática e saúde; uma introdução ao tema. Campinas, SP: Saberes Editora, 2014.

Barros CMS, Martorelli RCG, Freitas VV. Modelo de atividade: educação em saúde. São Paulo: SESC, 2006.

Barthes R. Fragmentos de um discurso amoroso. Tradução de Márcia Valéria Martinez de Aguiar. São Paulo: Martins Fontes, 2003.

Bastable SB. O enfermeiro como educador: princípios de ensino-aprendizagem para a prática de enfermagem. 3. ed. Porto Alegre (RS): Artmed, 2010.

Bastos NCB. SESP/FSESP: 1942. Evolução histórica – 1991. 2. ed. Brasília (DF): Fundação Nacional de Saúde, 1996. 524 p.

Berbel NAN (org.) Metodologia da problematização: fundamentos e aplicações. Londrina: EDUEL, 1999.

Boal A. Jogos para atores e não-atores. Rio de Janeiro: Civilização Brasileira, 2007.

Boal A. Teatro do oprimido e outras poéticas políticas. Rio de Janeiro: Civilização Brasileira, 2005.

Bordenave JD, Pereira AM. Estratégias de ensino-aprendizagem. Petrópolis (RJ): Vozes, 2008.

Brasil. Conferência do Rio de Saúde, Meio Ambiente e Desenvolvimento – ONGS – Rio/92. Rio de Janeiro: Academia Nacional de Medicina, 1992.

Brasil. Fundação Nacional de Saúde. 100 anos de Saúde Pública: a visão da FUNASA/Fundação Nacional da Saúde. Brasília 2004. 323p.

Brasil. Ministério da Saúde. Secretaria de Gestão Estratégica e Participativa. Política Nacional de Gestão Estratégica e Participativa do SUS – PARTICIPASUS. 2. ed. Brasília (DF): Ministério da Saúde, 2009. 44 p.

Brasil. Ministério da Saúde. Fundação Nacional de Saúde. Assessoria de Planejamento Estratégico. Coordenação de Comunicação Educação e Documentação. Diretrizes de Educação em Saúde da Gerência de Educação em Saúde COMED/ASPLAN. Brasília (DF): Ministério da Saúde, 1994.

Brasil. Ministério da Saúde. Projeto Nordeste. Informação, educação e comunicação. Brasília (DF): Ministério da Saúde, 1995.

Brasil. Ministério da Saúde. Secretaria de Gestão Estratégica e Participativa. Departamento de Apoio à Gestão Participativa. Bases para a Educação em Saúde nos serviços. Oficina Nacional de Educação em Saúde nos Serviços do SUS. Brasília (DF): Ministério da Saúde, 2008.

Brasil. Fundação Nacional de Saúde. Diretrizes de educação em saúde visando à promoção da saúde: documento base – documento I. Brasília (DF): FUNASA, 2007.

Brasil. Promoção da Saúde: Carta de Ottawa, Declaração de Adelaide, Sundsvall e Santa Fé de Bogotá. Brasília (DF): Ministério da Saúde, 1996.

Buss PM. Uma introdução ao conceito de promoção da saúde. In: Czeresnia D, Freitas CM (orgs.) Promoção da saúde: conceitos, reflexões, tendências. Rio de Janeiro: FIOCRUZ, 2003.

Camargos LC (organizadora). Processos de ensinagem na universidade: pressupostos para as estratégias de trabalho em aula. 3. ed. Joinville (SC): UNIVILLE, 2004.

Candeias NMF. Evolução histórica da educação em saúde como disciplina de ensino na Faculdade de Saúde Pública da Universidade de São Paulo: 1925 a 1967. Rev Saúde Pública 1988; 22(4):347-65.

Carvalho SR. Os múltiplos sentidos da categoria "empowerment" no projeto de promoção da saúde. Cad Saúde Pública 2004; 20(14):1088-95.

Chiavenato I. Introdução à teoria geral da administração: uma visão abrangente da moderna administração das organizações. 7. ed. Rio de Janeiro: Elsevier; 2003.

Corrêa AK, Souza MCBM, Saek T. Psicodrama pedagógico: estratégia para o ensino em enfermagem. Ciência y Enfermería 2004; 10(2):15-9.

Cortez A. Centros de Saúde de São Paulo [tese]. São Paulo: Faculdade de Medicina de São Paulo, 1926.

Costa C. O currículo numa comunidade de prática. Sísifo. Revista de Ciências da Educação 2007; 3:87-100. Disponível em: <http://docplayer.com.br/ 2743571-O-curriculo-numa-comunidade-de-pratica.html>. Acesso em 21 de abril de 2017.

Czeresnia D, Freitas CM (orgs.) Promoção da saúde: conceitos, reflexões, tendências. In: Czeresnia D. Conceito de saúde e a diferença entre prevenção e promoção. Rio de Janeiro: FIOCRUZ, 2003. Disponível em: <https://books. google.com.br/books?id=m1xZuNq9RygC&printsec=frontcover&dq=editions:DQmoWuV9tc4C&hl=pt=-R&sa=X&ved-0ahUKEwiy_ 9aElrbTAhWGMS YKHfGRBfMQ6wEILjAB#v=onepage&q&f=false>. Acesso em 21 de abril de 2017.

Faria L. Educadoras sanitárias e enfermeiras de saúde pública: identidades profissionais em construção. Cadernos Pagu 2006;(27):173- 212.

Ferguson M. A conspiração aquariana. 7. ed. Rio de Janeiro: Record, 1992.

Freire P. Pedagogia da autonomia: saberes necessários à prática educativa. São Paulo: Paz e Terra, 2008.

Freire P. Pedagogia do oprimido. 17. ed. Rio de Janeiro: Paz e Terra, 1987.

Freire P. Conscientização: teoria e prática da libertação: uma introdução ao pensamento de Paulo Freire. 3. ed. São Paulo: Moraes, 1980.

Gadotti M, Torres CA (orgs.) Educação popular: utopia latino-americana. São Paulo: Cortez, 1998.

Harvard Business School Press. Boston, Massachusetts: Harvard, 2002: 27.

Heidmann ITSB, Almeida MCP, Boehs AE, Wosny AM, Monticelli M. Promoção à saúde: trajetória histórica de suas concepções. Texto Contexto – Enferm 2006; 15(2):352-8.

Holanda SB. Raízes do Brasil. 16. ed. São Paulo: Companhia da Letras, 1995.

Homem D'El-Rey DC. Paradigmas da educação em saúde. Ágere: Rev de Educação e Cultura 2000; (2):53-61.

Lave J, Wegner E. Situated learning: legitimate peripheral participation. New York: Cambridge, 1991. Disponível em: <https://books.google. com. br/books?id=CAVIOrW3vYAC&printsec=frontcover&dq=LAVE,+-J.;+WENGER,+E.+Situated+learning:+legitimate+peripheral+participation.+New+York:Cambridge,+1991.&hl=ptBR&sa=X&ved=0ahUKEwjw8bL9m7b TAhVCeCYKHWhIBPsQ6wEIJDAA#v=onepage&q&f=false>. Acesso em 21 de abril de 2017.

Leavell H, Clark E. G. Medicina preventiva. Rio de Janeiro: McGraw-Hill, 1978.

Leeuw E, Tang KC, Beaglehole R. Ottawa to Bangkok – health promotion's journey from principles to "global" implementation. In: Health Promotion International, December 2006; 21(S1):1-3.

Levy SN, Silva JJC, Cardoso IFR et al. Educação em saúde: histórico, conceitos e propostas. Disponível em: http://www.datasus.gov.br/cns/ temas/educacaosaude/educacaosaude. htm. Acesso em 21 de janeiro de 2011.

Maturana H. A ontologia da realidade. Belo Horizonte: Ed. UFMG, 1997.

Moccio F, El Taller de. Terapias expressivas. Grupos e instituições. Barcelona: Paidós, 1980.

Moreira MCN. A Fundação Rockefeller e a construção da identidade profissional de enfermagem no Brasil na Primeira República. Hist Cienc Saúde [internet], 1999; 5(3). Disponível em: http://www.scielo. Acesso em 20 de agosto de 2011.

Moreno JL. Fundamentos do psicodrama. São Paulo: Summus, 1983.

Moreno JL. O teatro da espontaneidade. São Paulo: Summus, 1984.

Moreno JL. Psicodrama. São Paulo: Cultrix, 1997.

Morus TA. Utopia. Trad. José Marinho. 7. ed. Lisboa: Guimarães Editores, 1990.

Ostrower F. Universos da arte. Rio de Janeiro: Campus, 1993.

Paim JS. Modelos de atenção e vigilância da saúde. In: Rouquayrol Z, Almeida Filho N. Epidemiologia & Saúde. Rio de Janeiro: Medsi, 2002: 567-86.

Pedrosa JIS. Notas sobre a educação popular e a política de educação permanente em saúde. Saúde em Debate, maio-dez 2006; 30(73/74):179-88.

Pelicioni MCF, Pelicioni AF. Educação e promoção da saúde: uma retrospectiva histórica. O Mundo da Saúde 2007; 31(3);320-8.

Pereira IMTB, Penteado RZ, Marcelo VC. Promoção da saúde e educação em saúde: uma parceria saudável. O Mundo da Saúde 2000; 24(1):39-44.

Pichon-Rivière E. Liberdade para aprender. 4. ed. Belo Horizonte (MG): Zuterlivros, 1978.

Pichon-Rivière E. O processo grupal. 7. ed. São Paulo: Martins Fontes, 2005.

Rogers CR. Grupos de encontro. São Paulo: Martins Fontes, 1970.

Romaña MA. Psicodrama pedagógico: método educacional psicodramático. São Paulo: Papirus, 1985.

Schwier R. Shaping the metaphor of communityin online learning environments. Comunicação. In: International Symposium on Education Conferencing, The Banff Centre, Banff-Alberta, Canadá, 2002.

Senge PM, Cambron-Mccabe, N, Lucas T, Smith B, Dutton J, Kleiner A. Schools that learn: a fifth discipline fieldbook for educators, parents, and everyone who cares about education. New York: Doubleday, 2000. Book Condition: Good Edition: 1st Edition. Disponível em: https://www.abebooks.com/servlet/BookDetailsPL?bi=21673799918&searchurl=sortby%3D17%26an%3Dpeter%2Bsenge%2Bnelda%2Bcambron%2B-mccabe%2Btimothy%2Blucas%2Bbryan%2Bsmith%2Bjanis%2Bdutton%2Bart%2Bkleiner. Acesso em 26 de abril de 2017.

Sícoli JL, Nascimento PR. Promoção de saúde: concepções, princípios e operacionalização. Interface-Comunic, Saúde, Educ 2003; 7(12):101-22.

Smeke ELM, Oliveira NLS. Educação em saúde e concepções de sujeito. In: Vasconcelos EM. A saúde nas palavras e gestos: reflexões da rede educação popular e saúde. São Paulo: HUCITEC, 2001:115-36.

Stotz EN. Os desafios para o SUS e a educação popular: uma análise baseada na dialética da satisfação das necessidades de saúde. Comunicação apresentada no VII Congresso Brasileiro de Saúde Coletiva; 1º ago 2003. Brasília (DF), 2003.

Streck DR. A educação popular e a (re)construção do público. Há fogo sob as brasas? Rev Brasileira de Educação 2006; 11(32):272-84.

Teixeira CC. Interrompendo rotas, higienizando pessoas: técnicas sanitárias e seres humanos na ação de guardas e visitadoras sanitárias. Ciência & Saúde Coletiva 2008; 13(3);965-74.

Vasconcelos EM. Educação popular: de uma prática alternativa a uma estratégia de gestão participativa das políticas de saúde. Physis: Rev Saúde Coletiva 2004; 14(1):67-83.

Vieira SL, Farias IS. História da educação no Ceará: sobre promessas, fatos e feitos. Fortaleza (CE): Edições Demócrito Rocha, 2002.

Vygotsky LS. Formação social da mente. São Paulo: Martins Fontes, 1984.

_____. Pensamento e linguagem. São Paulo: Martins Fontes, 1993.

Weil P. Psicodrama. Rio de Janeiro: CEPA, 1978.

Wenger E. Communities of practice. Learning, meaning and identity. Cambridge: Cambridge University Press. 1998. Disponível em: <https:// books.google.com.br/books?hl=pt-BR&lr=&id=heBZpgYUKdAC&oi= fnd &pg=PR11&dq=WENGER,+E.++Communities+of+practice.+Learning,+meaning+and+identity.+Cambridge:+Cambridge+University+Press.+1998a,&ots=ketc2sbxZm&sig=2PgwIgZdwC-j09OMx387npSE1zkk#v=onepage&q&f=false>. Acesso em 21 de abril de 2017.

Wenger E, McDermott R, Snyder W. Cultivating communities of practice.

Wenger E, Snyder WM. Communities of practice: the organizational frontier. Harvard Business Review 2000; 78(1):139-45.

34

Metodologia Qualitativa e as Correntes do Pensamento: Avanços, Limites e Desafios para a Saúde Coletiva

Maria Salete Bessa Jorge
Lídia Andrade Lourinho
Rosendo Freitas de Amorim

INTRODUÇÃO

As análises expostas no presente capítulo podem ajudar a compreender com maior clareza o atual panorama da pesquisa qualitativa, seus avanços, limites e desafios para a *saúde coletiva*, em função dos quais se vêm desenvolvendo a produção de conhecimento científico e, em especial, a produção de conhecimento em saúde.

O constructo teórico acerca dessa temática ainda não é suficientemente exaustivo, de modo que consideramos relevante que toda reflexão nesse campo possa considerar o atual cenário que exige do pesquisador que ele possa transitar entre as disciplinas como forma de ampliar sua visão e compreender a necessidade de contemplar as explicações acerca da multicausalidade dos problemas e, em sua prática, possa dar conta das respostas reivindicadas pela sociedade.

A despeito da polissemia quanto ao que podemos denominar por *pesquisa qualitativa*, nessa discussão ratificamos o seguinte entendimento: "demarcamos qualidade/qualitativo(a) na interface com a subjetividade" (BOSI, 2012, p. 576). Portanto, no contexto das pesquisas qualitativas incluímos os aspectos da realidade que não são traduzíveis em números.

Uma discussão apropriada sobre pesquisa qualitativa na saúde coletiva exige que esclareçamos o que entendemos por saúde coletiva. Podemos situar a emergência da saúde coletiva num cenário de confluência de variados saberes disciplinares, consubstanciando-se como uma perspectiva inicialmente interdisciplinar e, posteriormente, como estratégia transdisciplinar. Nesse sentido é que avaliamos, junto com outros pesquisadores, que a saúde coletiva se caracteriza como um *campo científico* ou de saber e para tal concepção recorremos a Pierre Bourdieu (2003). Vale destacar que a saúde coletiva organiza-se com base em três núcleos: epidemiologia; políticas, planejamento e gestão em saúde; e ciências humanas e sociais em saúde.

Como poderíamos caracterizar esse campo?

O campo da saúde coletiva, portanto, é composto por populações, grupos específicos, profissionais, métodos, paradigmas científicos, práticas e intervenções que se articulam em relações de ordem sociocultural, econômica, políticas, entre outras. Nesse campo circulam disputas, normas, conhecimentos, métodos e saberes que orientam e impulsionam sujeitos, instituições, políticas públicas, num cenário público marcado por tensões e conflitos que põem em circulação ideias e discursos intencionais e arbitrários (AMORIM & RODRIGUES, 2012, p. 26).

Pretendemos elaborar o que significa fazer ciência no contexto dos métodos e técnicas qualitativos da pesquisa. Portanto, precisamos situar que as metodologias qualitativas provêm das ciências humanas e sociais em saúde. Desse registro decorrem alguns desafios: esse núcleo ainda não tem, apesar dos avanços, o devido reconhecimento pelo campo da saúde coletiva, a formação de pesquisadores qualificados nessa tradição ainda é incipiente (BOSI, 2014) e persistem as dificuldades para a publicação de artigos qualitativos (GOMES, MARTINS & SILVEIRA, 2014).

A presente discussão está organizada em três seções. Na primeira abordamos aspectos básicos da pesquisa científica, destacando as nuanças entre método e metodologia. Na segunda analisamos as correntes de pensamento que permeiam a pesquisa qualitativa em saúde coletiva. Na última seção apresentamos os principais métodos utilizados na pesquisa qualitativa.

A PESQUISA: MÉTODO *VERSUS* METODOLOGIA

As abordagens qualitativa e quantitativa em pesquisa, por definição, abrangem conjuntos de práticas interpretativas, denominados métodos, que não se fixam num único campo do conhecimento, compreendido aqui o conhecimento como território limítrofe de manifestação dos processos de produção científica.

Nesse âmbito, "a metodologia é exigida como disciplina instrumental a serviço da pesquisa" e nela "toda questão técnica implica uma discussão teórica". O método é, então, tido como pertinente quando possibilita construções adequadas dos dados obtidos e oferece elementos teóricos para a análise, ou seja, almeja-se do método que ele se assenhore de uma funcionalidade de execução que leve em conta a reflexão sobre a dinâmica da teoria (CASTRO & BRONFMAN, 1997; MARTINS, 2004).

Essa inferência, entretanto, contempla discussões a respeito da hegemonia dos métodos quantitativos que acontece repetidamente devido à concepção de que somente as correntes positivistas e neopositivistas são de cunho científico, uma vez que se baseiam na observação de dados da experiência e fazem uso de instrumentos de mensuração sofisticados. "O positivismo não nega os significados, entretanto os trata como realidade incapaz de se abordar cientificamente" (POLIT, BECK & HUNGLER, 2004; TANAKA & MELO, 2004; LANDIM et al., 2012).

Um requisito indispensável do positivismo é que a realidade que existe lá fora pode ser estudada e conhecida, formando-se contraposições teóricas entre subjetividade e objetividade, entre o sujeito que pesquisa e o sujeito que é pesquisado em sua vivência diária, costumeira. Desse modo se constitui o rigor da metodologia e da postura do pesquisador que deve tomar distância ante o objeto pesquisado.

Sob um outro prisma, a sociologia compreensiva impõe o aprofundamento do qualitativo intrínseco ao social como possibilidade e quadro único de referência condizente e fundamental das ciências humanas no presente. No estudo dos seres humanos, torna-se basilar pesquisar como eles interpretam as situações nas quais se encontram, revelam as circunstâncias nas quais vivem e descrevem o contexto no qual estão inseridos, porque "se eles definem situações como reais, elas são reais em suas consequências" (THOMAS, 1970, pp. 245-7).

Sem a pretensão de postergar os quadros de referência paradigmáticos que sustentam as abordagens, pode-se deduzir a existência de prática padronizada – a começar pela objetivação dos fenômenos – para a utilização de uma abordagem em detrimento da outra.

Hasteiam-se, entretanto, dubiedades, indecisões no que concerne à ciência e à cientificidade dos métodos como sendo esse conjunto de práticas rigorosas que tem como pretensão promover uma aproximação mais pertinente ou abrangente possível do objeto de investigação. Todavia, a complexidade dos fenômenos sociais não evaporaria diante da possibilidade de objetivação? E, ao objetivar a dinâmica social por meio da quantificação, das uniformidades e regularidades, não se estaria desvirtuando, modificando o que há de íntimo, de essência na manifestação do social?

Ainda sobre tais reflexões incidem críticas ao que se chamou "a magia dos métodos", quando o pesquisador negligencia o essencial a favor da soberania do método; essencial é o fenômeno e suas significações nas relações sociais dinâmicas. Igualmente, a "ilusão de transparência", quando o pesquisador julga que consegue apreender as significações dos atores sociais, porém obtém unicamente a projeção da própria subjetividade.

Por isso, corroboramos o entendimento de que, nos estudos quantitativos, o uso de uma linguagem matemática ou estatística conduz somente a apreender com segurança um dado da realidade, assim como as construções abstratas levam a uma interpretação apenas parcial dessa mesma realidade. Em síntese, todo método encontra seu limite ante a diversidade dos fenômenos e a subjetividade humana.

CORRENTES DE PENSAMENTO QUE PERMEIAM A PESQUISA QUALITATIVA NA SAÚDE COLETIVA

Com o intuito de ampliar a visão do pesquisador precisamos, antes, discutir sobre o que é pesquisa qualitativa? Em que e como ela se diferencia da pesquisa quantitativa?

Para responder aos questionamentos supracitados, começamos com a afirmação de que os pesquisadores das áreas de ciências exatas e naturais, áreas em que a pesquisa é fundamentalmente descritiva e quantitativa, são propensos a desconsiderar a pesquisa qualitativa como uma abordagem científica.

No entanto, muito se tem progredido em relação à compreensão de que é preciso considerar que os fenômenos humanos e sociais nem sempre são quantificáveis. A pesquisa qualitativa alega que na produção de conhecimentos sobre os fenômenos humanos e sociais, a preocupação e o esforço se direcionam ao fato de ser mais importante compreender e interpretar seus conteúdos do que descrevê-los, explicá-los.

Essas alegações se reportam à discussão dos paradigmas da pesquisa, sobre os modelos que são utilizados para interpretar a realidade. Consideramos paradigma o modelo teórico que fundamenta a ciência, ou seja, as estruturas das diferentes áreas do conhecimento, indicadas pelos diferentes pressupostos epistemológicos (KUHN, 1978).

Os atuais modelos teóricos da ciência moderna que buscam explicar a vida têm se esforçado em direção à superação dos paradigmas que ainda são hegemônicos e que predominam nas ciências naturais e exatas. Tal esforço, nas ciências humanas e sociais, tem uma longa tradição, visto que há bastante tempo buscamos superar o paradigma dominante das ciências exatas e naturais e empenharmo-nos na busca de novos referenciais para a interpretação da realidade.

Portanto, é com essa inquietação que temos dissertado sobre a importância da pesquisa qualitativa na saúde coletiva e suas contribuições para o processo de formação dos profissionais de saúde como pesquisadores e modificadores da realidade social.

O problema da relação sujeito-objeto, fundamental em todas as ciências, pode ser compreendido a partir de diferentes abordagens, de acordo com as concepções de mundo, de ciência e de produção de conhecimentos de cada pesquisador. As restrições de se utilizarem somente as abordagens metodológicas das ciências exatas e naturais para o estudo dos fenômenos humanos e sociais há muito foram vencidas com base na comprovação de que é inadmissível fazer uso dos mesmos modelos científicos para áreas tão diferentes do conhecimento (MARX, 1968; CAPRA, 1993; MORIN, 1996; SANTOS, 1997; PRIGOGINE & STENGERS, 1997).

Destarte, ante a impossibilidade de apenas utilizar modelos científicos das ciências exatas e naturais, as ciências humanas e sociais orientam-se por paradigmas qualitativos – as abordagens qualitativas da pesquisa são mais consideradas na compressão dos fenômenos sociais – e existe a necessidade de superação do paradigma mecanicista dominante na ciência moderna.

De acordo com Kuhn (1987), a "ciência normal" confronta-se com a impossibilidade de responder aos problemas científicos e não científicos com base nos clássicos referenciais teórico-metodológicos. Diante dessa impossibilidade surgem novos caminhos epistemológicos, novos paradigmas que transformam a ciência – de um lado, respondendo aos problemas que os paradigmas anteriores não deram conta de atender e, de outro lado, provocando a construção de um novo arcabouço para a ciência. Para o autor, inicia-se uma crise da verdade, e a mesma deixa de existir, deixando um espaço vazio – os conflitos paradigmáticos são, atualmente, os principais referenciais da ciência.

Na análise de Capra (1993) sobre o surgimento de uma nova Física como realidade contemporânea que solicita das ciências uma revolução urgente, ensejando a transição de paradigmas que, de acordo com o autor, acontece mediante a substituição da concepção mecânica pela concepção holística, ecológica, dinâmica do universo. O holismo defendido por Capra (1993) tem característica mística. Essa nova perspectiva sistêmica se atrela, indiscutivelmente, à inter-relação e à interdependência de todos os fenômenos: físicos, biológicos, psicológicos, sociais e culturais, atendendo à complexidade dos fenômenos investigados.

No contexto da saúde coletiva, a complexidade atual que permeia tanto suas práticas como suas teorias e seus modos de manifestação acadêmica desencadeia intercessões de natureza teórica – disciplinares (política, social e cultural) e práticas –, intervenções e produções de saberes em docentes, pesquisadores, gestores, profissionais do cuidado etc.

Decorrente dessa complexidade, a saúde coletiva atende a duas lógicas no que se refere ao regime de produção de conhecimento (verdades) que, de acordo com Foucault (1966), devem ser nitidamente identificadas, constatadas e diferenciadas, visto que atendem à natureza híbrida (teórico/prática) da saúde coletiva – a lógica teórico-epistemológica de produção de conhecimento – interpretativa ou explicativa, que obedecem a área disciplinar em que se originam – e a lógica operativa e pragmática da eficácia – advinda de uma intervenção normativa na ordem da vida, na lógica da supressão ou controle do adoecimento nas coletividades.

Tal complexidade, inerente à saúde coletiva, nos conduz a aderir à noção de *campo* de Pierre Bourdieu (2003) para atender à questão da multidisciplinaridade, interdisciplinaridade e transdisciplinaridade característica do campo da saúde coletiva, auxiliando a compreensão da multiplicidade e da coexistência (na maioria das vezes em discordância) dos saberes e práticas na saúde coletiva.

De acordo com Bourdieu (2003), o campo científico é um lugar, um local de jogo, de luta, de concorrências, porém o monopólio, a posse da autoridade científica é o que está em jogo nesse campo. Essa autoridade científica ou competência científica pode ser compreendida como capacidade técnica e poder social, entendida como capacidade de falar e agir com

autoridade ou de forma autorizada, e este agir legitimado, autorizado, é socialmente outorgado a um determinado agente.

Nas relações entre *corpus* e campos está presente a disputa de poder entre grupos através de suas ideologias e propostas teóricas ou conceituais. Estão presentes os indivíduos, com suas estratégias diferenciadas, investindo seus capitais sociais, simbólicos ou econômicos. No entanto, apesar da diversidade entre esses agentes, todos se apossam das regras do jogo e as incorporam mesmo que para contestá-las e mudá-las (BARBOSA & AZEVEDO, 2009, pp. 8-9).

É preciso identificar e compreender a saúde coletiva como um campo de conceito que alcança uma configuração planejada e pensada na teoria dos campos sociais, perpassado pela obra de Bourdieu (2003), onde campo científico equivale a um espaço de luta pelo monopólio, pela autoridade, pelo poder e pela competência socialmente outorgados.

Ante o conceito expresso, pensamos que o campo da saúde coletiva pode ser visto como uma arena em que vários conceitos e referenciais teóricos e metodológicos estão sendo disputados entre diversos agentes que marcam suas posições políticas e ideológicas, evidenciando a pluralidade e as imprecisões que a caracterizam (SPAGNOL, 2005).

Essas discussões reafirmam a pesquisa qualitativa como referencial metodológico para a pesquisa em saúde coletiva. Isso significa que a pesquisa em saúde coletiva, de caráter essencialmente qualitativo, sem perda do rigor metodológico, procura compreender e interpretar os diversos contextos e dimensões dos fenômenos estudados.

Uma diferenciação importante, arrebatada dos estudos sobre os fundamentos empíricos da explicação sociológica, de Florestan Fernandes (2004), é que devem ser estabelecidas relações entre os métodos técnicos ou métodos de investigação – processos pelos quais a realidade é investigada – e os métodos lógicos interpretativos - os processos de formação das inferências e de explicação da realidade.

Segundo Denzin & Lincoln (2006), um paradigma é um conceito macro composto por quatro microconceitos: a ética, a epistemologia, a ontologia e a metodologia. A ética pergunta: quem eu sou como pessoa moral? A epistemologia indaga: como conheço o mundo? A ontologia aponta questões básicas a respeito da natureza da realidade e da natureza do ser humano no mundo. A metodologia congrega os meios adequados para a aquisição do conhecimento sobre esse mundo.

Extraímos então, desse conceito de paradigma, a parte que se refere à epistemologia e à metodologia, mais especificamente em relação às indagações – como conheço o mundo e quais são os meios mais adequados para adquirir conhecimento sobre esse mundo?

Diante desse recorte, destacamos as posturas epistemológicas que sustentam a pesquisa qualitativa (Quadro 34.1). Tais vertentes epistemológicas representam diferentes formas de como um fenômeno de pesquisa é percebido pelos que estão à volta. Em alguns pontos se unem e em outros se diferenciam inteiramente. A hermenêutica objetivista e a hermenêutica filosófica surgiram simultaneamente no começo dos anos 1980 na Alemanha. Durante esse mesmo período, a pesquisa qualitativa estava conquistando espaço e

QUADRO 34.1 Posturas epistemológicas na concepção Denzin & Lincoln (2006) e Schwandt (2006)

INTERPRETATIVISMO Sociologia fenomenológica	A análise fenomenológica se interessa principalmente por compreender a constituição do mundo intersubjetivo, cotidiano. Dois instrumentos conceituais geralmente empregados nessa reconstrução são a indexicalidade e a reflexividade	A primeira indica que o significado de uma palavra ou enunciado é dependente de seu contexto de utilização. A segunda direciona a atenção para o fato de que os enunciados não são apenas sobre algo, mas também fazem algo; um enunciado compõe, em parte, um ato de fala
INTERPRETATIVISMO Hermenêutica filosófica	Esta perspectiva desafia, de diversas maneiras, o retrato epistemológico cartesiano defendido pelas demais vertentes da filosofia interpretativista; seus defensores sustentam que a compreensão não é, em primeiro lugar, uma tarefa controlada por procedimentos ou regras, mas, sim, justamente, uma condição do ser humano	A compreensão é a interpretação. Nessa perspectiva entende-se que a tradição não é algo externo, objetivo e pertencente ao passado, ela requer o engajamento das tendenciosidades do indivíduo. A compreensão é participativa, convencional e dialógica, assim, se assume uma visão não objetivista do significado. Em outras palavras, o significado é negociado mutuamente no ato da interpretação, e não simplesmente descoberto
Construtivismo social	Todos os seres humanos são construtivistas, caso acreditem que a mente está ativa na construção do conhecimento. Na epistemologia contemporânea, esse senso comum do construcionismo é também chamado de perspectivismo	As filosofias do construcionismo social rejeitam a visão realista e ingênua da representação, mas geralmente avançam muito mais na negação de todo e qualquer interesse numa ontologia do real

Fonte: SCHWANDT (2006, p. 195-202).

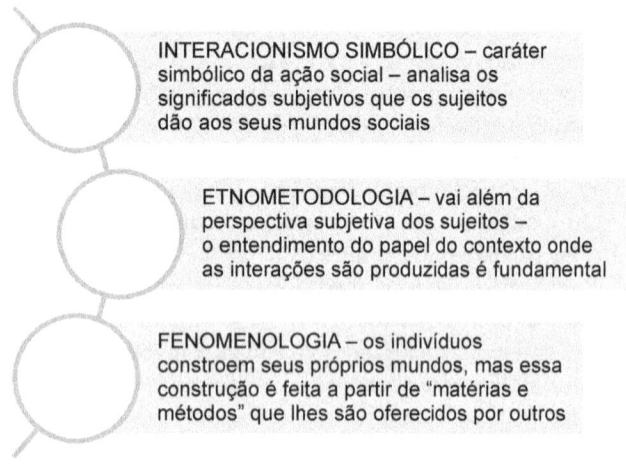

INTERACIONISMO SIMBÓLICO – caráter simbólico da ação social – analisa os significados subjetivos que os sujeitos dão aos seus mundos sociais

ETNOMETODOLOGIA – vai além da perspectiva subjetiva dos sujeitos – o entendimento do papel do contexto onde as interações são produzidas é fundamental

FENOMENOLOGIA – os indivíduos constroem seus próprios mundos, mas essa construção é feita a partir de "matérias e métodos" que lhes são oferecidos por outros

FIGURA 34.1 Diferentes formas de observar o mundo.

adquirindo *status* científico. Desse modo, variados modelos e interpretações teóricas dos objetos e dos métodos caminhavam lado a lado e, a partir deles, os pesquisadores podiam eleger e contrapor diferentes formas de se observar o mundo, tal como o interacionismo simbólico, a etnometodologia, a fenomenologia e a semiótica (DENZIN & LINCOLN, 2006; SCHWANDT, 2006).

Diante dessa conjuntura, as "hermenêuticas" surgiram com o intuito de investigar se tais avanços teóricos poderiam ser vistos como modismos, tendências ou recomeços. Autores como Schleiermacher e Dilthey discutem a temática da hermenêutica como um corpo geral, de princípios metodológicos, no qual a interpretação se encontra implícita (FLICK, 2009).

Ainda sobre as "hermenêuticas", a objetivista divide a mesma epistemologia com o interpretativismo, já a hermenêutica filosófica rejeita completamente essa vertente, aproximando-se das filosofias dos construcionistas sociais, como também das abordagens desconstrucionistas, da teoria crítica e de algumas feministas e neopragmáticas, que apresentam os mesmos

preceitos no amplo movimento de afastamento do relato empírico, lógico atomístico, designativo, representacional do significado e do conhecimento (SCHWANDT, 2006).

De acordo com Flick (2009), os construcionistas repudiam o positivismo e demonstram interesse em analisar a relação com a realidade quando tratam dos processos construtivos de suas abordagens (FLICK, 2009). Os construcionistas sociais partilham com a hermenêutica filosófica as questões relativas à crítica geral do significado enquanto objeto. Entretanto, a confluência termina aqui.

Mesmo que os construcionistas sustentem que não há nenhuma verdade em relação à questão da interpretação e rejeitem uma teoria objetivista do significado, a hermenêutica filosófica acredita na capacidade da linguagem para revelar o significado e a verdade. Diante de tal potência, alguns autores da hermenêutica filosófica consideram um movimento separado da filosofia interpretativista. E por conta da insistência do positivismo, ele se mantém como uma epistemologia isolada e sem nenhuma relação com as demais posturas (DENZIN & LINCOLN, 2006; SCHWANDT, 2006; FLICK, 2009).

MÉTODOS UTILIZADOS NA PESQUISA QUALITATIVA

É necessário deixar claro que no plano epistemológico é possível discutir os padrões de análise científica atualmente em uso nas ciências sociais. Portanto, o conceito de metodologia sustentado por essa discussão emprega o exposto por Gondim & Lima (2006, p. 8). Os autores esclarecem que a metodologia "é importante demais para ser deixada aos metodólogos, não devendo se constituir em disciplina específica".

Certamente, esse pensamento se coaduna com o discurso de Paul (2011, p. 231), que afirma que "as pesquisas não devem ser construídas sobre o reducionismo metodológico vigente no campo científico". Para tanto, a ciência deve derrubar seus muros para a interdisciplinaridade – possibilitando uma mudança paradigmática no mundo científico, sustentada pelo diálogo entre as disciplinas que assegura a compreensão do pensamento complexo.

O pensamento complexo, de acordo com Morin (2009, p. 191): "permite avançar no mundo concreto e real dos fenômenos." Assim, a complexidade, por incorporar os diferentes modos de pensar, preconiza que tudo se liga a tudo. A perspectiva epistemológica do pensamento complexo, portanto, enfatiza o princípio de que a parte e o todo estão estreitamente ligados e que o resultado das somas das pequenas ações e das interações entre elas produz efeitos espantosos no todo.

O pesquisador que desenvolve estudos no campo da pesquisa social tem como objeto de investigação o ser humano em seus diferentes contextos, independentemente do problema de pesquisa apresentado. Por esse motivo, os sujeitos da investigação, quando organizados teoricamente, participam de uma relação de intersubjetividade que se produz na interação com o pesquisador. Apoiados nessa constatação, Medeiros et al. (2009, p. 1) afirmam que "a pesquisa social se constitui como uma ação de natureza complexa, que se propõe a investigar fenômenos sociais, pertencentes a um dado contexto histórico, econômico, político e cultural".

A pesquisa qualitativa é definida como aquela que prioriza a análise de microprocessos por meio do estudo das ações sociais individuais e grupais, produzindo uma análise aprofundada e contestada dos dados. Evidencia-se a indispensabilidade do exercício da intuição e da imaginação pelo pesquisador "num tipo de trabalho artesanal" – premissa ímpar para o aprofundamento da análise e para a liberdade intelectual (MARTINS, 2004, p. 289).

No contexto de pesquisa das ciências sociais, vários objetos e diversas atividades elegem diferentes metodologias e teorias para o desenvolvimento da pesquisa empírica. Nessa perspectiva, Boudon (1989, p. 10) alerta que "existem múltiplos enfoques atribuídos à pesquisa social".

May (2004, p. 44) argumenta que "a pesquisa social precisa estar associada à teoria social numa relação de complementaridade e interdependência", uma vez que a teoria colabora com a interpretação dos dados empíricos como também auxilia no transcorrer do processo da pesquisa.

Santos (2009, p. 121), afirma que "o paradigma da complexidade na perspectiva metodológica tem colaborado para que a tendência atual na área da pesquisa social seja marcada por uma intensa integração de textos, imagens e sons". Assim, a combinação de diversas técnicas de pesquisa contribui no desenvolvimento de pesquisas sociais mais acertadas e pertinentes.

Todavia, Minayo (1999, p. 20) declara que "entrar no campo da metodologia da pesquisa social é penetrar num mundo polêmico onde há questões não resolvidas e onde o debate tem sido perene e não conclusivo". Tal afirmação confirma por que os métodos da antropologia e da sociologia precisam ser especificados.

Com o desenvolvimento do pensamento complexo, na contemporaneidade, a interdisciplinaridade ganhou destaque e passou a ser cada vez mais valorizada. Esse fato favorece o diálogo constante entre as diferentes disciplinas.

Algumas características básicas identificam os estudos denominados qualitativos. De acordo com a perspectiva qualitativa, um fenômeno pode ser mais bem compreendido se analisado numa perspectiva integrada, no contexto em que ocorre e do qual é parte (GODOY, 1995).

Para tal, o pesquisador vai a campo com o objetivo de "captar" o fenômeno em estudo a partir da concepção e do entendimento das pessoas nele envolvidas, respeitando e considerando todos os pontos de vista como relevantes. Diversos tipos de "informações" são coletados e analisados para que a dinâmica do fenômeno pesquisado possa ser compreendida em todas as suas facetas. Iniciando a partir de questões mais abrangentes que vão sendo elucidadas no decorrer da investigação, o estudo qualitativo pode, conquanto, ser conduzido através de diferentes caminhos.

Iremos aqui expor alguns desses caminhos. Nossa pretensão é fornecer um panorama dos tipos mais conhecidos e utilizados de pesquisa qualitativa. A abordagem qualitativa oferece três diferentes possibilidades de se realizar pesquisa – três desenhos metodológicos: a pesquisa documental, o estudo de caso e a etnografia.

Pesquisa documental – algumas definições

O intento de incluir o estudo de documentos como oportunidade na pesquisa qualitativa pode parecer de início um pouco estranho, visto que esse tipo de estudo não contém todos os aspectos básicos e relevantes que caracterizam os trabalhos dessa natureza. No entanto, julgando que a abordagem qualitativa, enquanto exercício de pesquisa, não tem um desenho metodológico rigidamente estruturado, ela consente que os investigadores se utilizem da imaginação e da criatividade ao propor trabalhos que explorem novos enfoques.

Assim, acreditamos que a pesquisa documental, munida de um caráter inovador, traz contribuições relevantes ao estudo de diversos temas. Ademais, os documentos geralmente são considerados fontes de dados bastante relevantes para os diferentes tipos de estudos qualitativos, digno, portanto de atenção especial.

Alguns autores corroboram que a pesquisa documental é semelhante à pesquisa bibliográfica. Segundo Gil (2002, p. 62-3), a pesquisa documental apresenta algumas vantagens por ser "fonte rica e estável de dados", isto é, não requer altos custos, não necessita do contato com os sujeitos da pesquisa e possibilita uma leitura aprofundada das fontes. Segundo o autor, o que diferencia uma da outra é a natureza das fontes. A pesquisa documental se utiliza de fonte de materiais que ainda não recebeu tratamento analítico ou que ainda pode ser reelaborada de acordo com os objetivos da pesquisa, enquanto que a bibliográfica, segundo Gil (2002, p. 44), "[...] é desenvolvida com base em material já elaborado, constituído principalmente de livros e artigos científicos".

Pádua (1997, p. 62) afirma que:

Pesquisa documental é aquela realizada a partir de documentos, contemporâneos ou retrospectivos, considerados cientificamente autênticos (não fraudados); tem sido largamente utilizada nas ciências sociais, na investigação histórica, a fim de descrever/comparar fatos sociais, estabelecendo suas características ou tendências [...]

O uso de documentos em pesquisa deve ser valorizado, visto que a riqueza de informações que se pode extrair e resgatar legitima seu uso em várias áreas das ciências humanas e sociais, pois permite ampliar o olhar sobre os objetos que, para compreendê-los, necessita de contextualização histórica e sociocultural.

Como exemplo, na reconstrução de uma história vivida,

> [...] o documento escrito constitui uma fonte extremamente preciosa para todo pesquisador nas ciências sociais. Ele é, evidentemente, insubstituível em qualquer reconstituição referente a um passado relativamente distante, pois não é raro que ele represente a quase totalidade dos vestígios da atividade humana em determinadas épocas. Além disso, muito frequentemente, ele permanece como o único testemunho de atividades particulares ocorridas num passado recente (CELLARD, 2008, p. 295).

Podemos citar outra evidência da necessidade do uso de documentos em pesquisa – a possibilidade de acrescentar a dimensão do tempo à compreensão do social. A análise documental subsidia o processo de maturação ou de evolução de indivíduos, grupos, conceitos, conhecimentos, comportamentos, mentalidades, práticas, entre outros (CELLARD, 2008).

É relativamente comum pensarmos que no trabalho de pesquisa há sempre o envolvimento do pesquisador com os pesquisados, esquecendo que os documentos constituem uma rica fonte de dados. A investigação de materiais de diferentes naturezas, que ainda não receberam um tratamento analítico ou que podem ser reexaminados na busca de novas ou complementares interpretações, consiste no que Godoy (1995) denomina de pesquisa documental. Existem dois tipos de documento: "primários" – aqueles produzidos por pessoas que vivenciaram o evento estudado – e "secundários" – quando coletados por pessoas que não estavam presentes por ocasião da sua ocorrência.

Na pesquisa documental, três aspectos merecem atenção especial por parte do pesquisador, são eles: a escolha dos documentos, o acesso a eles e sua análise (Quadro 34.2).

Estudo de caso

O estudo de caso é um representante da investigação qualitativa que reflete de forma paradigmática sua lógica científica. A expressão "estudo de caso" apareceu no contexto da pesquisa médica e da psicologia, representando o indivíduo. No âmbito das ciências sociais, no entanto, o caso típico não é um indivíduo. Em geral, o caso é uma organização, uma prática social ou mesmo uma comunidade, estudadas a partir de observação participante e de entrevistas (HABERMAS, 1987; BECKER, 1993).

Deslandes & Gomes (2004) definem o estudo de caso, em ciências sociais, como uma investigação empírica de um fenômeno contemporâneo em seu contexto real. Esse método de pesquisa acontece quando não existe uma definição clara entre os limites do fenômeno e do contexto.

Para Becker (1993, p. 118), o estudo de caso, "por um lado, tenta chegar a uma compreensão abrangente do grupo em estudo [...]. ao mesmo tempo, [...] também tenta desenvolver declarações teóricas mais gerais sobre regularidades do processo e estrutura sociais".

O estudo de caso tem sido uma das estratégias preferidas quando pesquisadores buscam respostas da pergunta acerca de "como" e "por que" determinados fenômenos acontecem ou quando o foco se encontra em estudar fenômenos atuais, analisados num contexto de vida real, buscando a construção aprofundada de conhecimentos.

Yin (2005) define o estudo de caso como uma estratégia abrangente de pesquisa, não se limitando apenas a um atributo do planejamento ou a uma técnica de coleta de dados. De acordo com o autor, trata-se de "um método que abrange tudo – com a lógica de planejamento incorporando abordagens específicas à coleta de dados e à análise de dados" (p. 33).

Nessa estratégia tão vasta existem duas nuanças – estudo de caso único e estudo de casos múltiplos – e três modalidades de classificação – exploratória (direcionada para o conhecimento em profundidade de questões pouco conhecidas), descritiva (direcionada para a descrição da situação) e explanatória (direcionada para as possibilidades de explicação de causas).

Lima et al. (2012, p. 133) sintetizam de forma bem didática as principais características do método em questão (Quadro 34.3).

Num estudo de caso podem ser retiradas propriedades gerais ou invariantes – método comparativo: homologias estruturais entre campos ou entre estados diferentes do mesmo campo. Assim, o estudo de caso pode ser considerado como um princípio epistemológico para a pesquisa social, um desenho de pesquisa que permite a construção de conhecimento a partir da singularidade de um caso (Bourdieu, 1998).

Em geral, no estudo de caso, o pesquisador se utiliza de uma variedade de dados coletados em diferentes momentos por intermédio de diversas fontes de informação e faz uso de diferentes técnicas de pesquisa, principalmente a observação e a entrevista. Em seguida, produz exposições apresentadas num estilo mais informal, narrativo, ilustradas com citações, exemplos e descrições fornecidos pelos sujeitos, podendo ainda fazer uso de fotos, desenhos, colagens ou qualquer outro tipo de material que contribua com o caso.

Para Deslandes & Gomes (2004), num estudo de caso procura-se evidenciar de forma específica as principais marcas identitárias do caso, as características dessas identidades, as inter-relações entre as marcas identitárias, os modelos estruturantes e as relações com o contexto.

QUADRO 34.2 O processo de análise documental

Escolha dos documentos	Acesso aos documentos	Análise dos documentos
Não é um processo aleatório – deve se basear em algumas ideias, propósitos ou hipóteses	O acesso a documentos oficiais – leis e estatutos – é mais fácil. O acesso a documentos de uso particular – seja empresa ou os de caráter pessoal, como as cartas – é mais complicado	A análise de conteúdo, segundo a perspectiva de Bardin, tem sido uma das técnicas mais utilizadas para esse fim

Fonte: elaborado pelos autores.

QUADRO 34.3 Estudo de caso

É uma estratégia de pesquisa apropriada para as ciências sociais e, particularmente, para as ciências sociais aplicadas
É uma estratégia utilizada para as pesquisas de acontecimentos contemporâneos em condições contextuais
Deve ser precedido pela elaboração de um protocolo que defina os procedimentos e as regras gerais, possibilitando ao pesquisador conduzir seu trabalho com êxito
Está embasado numa lógica de planejamento, evitando sua condução por comprometimentos ideológicos
Há uma convergência de informações e troca de experiências sobre o fenômeno
As inferências são sempre feitas tendo por base um teste empírico
O estudo sobre o fenômeno deve ser profundo e deve exaurir as possibilidades do que foi delimitado
Abrange a lógica de planejamento, as técnicas de coleta de dados e as abordagens específicas para a análise dos achados

Fonte: Deslandes & Gomes, 2004.

Embora os estudos de caso sejam, fundamentalmente, de caráter qualitativo, podem admitir dados quantitativos com o intuito de aclarar aspectos da questão investigada. Importante ressaltar que, quando há análise quantitativa, geralmente o tratamento estatístico é simples e a escolha da unidade a ser investigada é feita tendo em vista o problema ou questão que preocupa o investigador.

Etnografia

A etnografia, método básico da antropologia, apresenta uma imensa literatura referente a seus princípios teóricos e à produção de pesquisas antropológicas. No contexto da saúde coletiva, o método vem sendo vinculado à investigação de diferentes temáticas. Alguns estudos nesse campo, no que se refere ao método etnográfico, são mais aprofundados e outros consideram apenas alguns de seus princípios (GEERTZ, 1989; CLIFFORD, 1998).

Agrossino (2009, p. 30) define etnografia como "a arte e a ciência de descrever um grupo humano – suas instituições,

seus comportamentos interpessoais, suas produções materiais e suas crenças".

Geertz (1989) afirma que a etnografia não é apenas uma descrição superficial – observação e simples descrição de códigos –, mas uma descrição densa, profunda, que condiz com a compreensão da lógica e a articulação de formas culturais. O texto etnográfico se expressa por interpretações de segunda e terceira mão, já que a interpretação de primeira mão é atributo do agente da cultura. Por meio desse exercício cognitivo o etnógrafo constrói relações, elege os informantes, transcreve, elabora textos, propõe genealogias, esquematiza os campos e nutre um diário. Em síntese, ele vai ao encontro de complexas e múltiplas estruturas conceituais que se superpõem e se interligam (GOMES, 2014).

De fato, a etnografia recusa qualquer possibilidade de arranjo de natureza experimental. Na realidade ela objetiva estudar os sujeitos em seus ambientes naturais, podendo se constituir numa poderosa ferramenta para a compreensão de intensos e complexos diálogos intersubjetivos. É um método que permite olhar de muito perto.

A etnografia baseia-se na experiência pessoal e na participação, abrangendo três formas de captar os dados – entrevistas, observação e documentos, os quais produzem três tipos de dados – citações, descrições e excertos de documentos, findando num único produto – a descrição narrativa. No produto final da etnografia incluem-se gráficos, diagramas e artefatos, que auxiliam a contação da história (GENZUK, 1993).

Os três princípios metodológicos que sustentam a razão analítica do método etnográfico, segundo Genzuk (1993), são apresentados no Quadro 34.4.

Clifford Geertz (1998) constata que, a partir da década de 1920, a etnografia estabeleceu-se como um novo e poderoso gênero científico e literário. De acordo com o autor, essa nova categoria adquire estabilidade na medida em que foram enfrentadas inovações institucionais e metodológicas. O autor conclui que "essas inovações serviram para validar uma etnografia eficiente, baseada na observação participante científica" (p. 31).

Laplantine (1997) revela os princípios para se desenhar um bom estudo etnográfico (Quadro 34.5).

QUADRO 34.4 O método etnográfico

Naturalismo	Compreensão	Descoberta
O objetivo da pesquisa social é a compreensão do comportamento humano – tal compreensão só pode ser conseguida através de um contato direto, natural	Na tentativa de explicar as ações humanas, o pesquisador deve ser capaz de compreender as perspectivas culturais em que elas se baseiam – argumento importante	Uma característica do pensamento etnográfico é a concepção da investigação como um processo indutivo – baseado na descoberta
Os investigadores etnográficos realizam suas investigações em cenários "naturais"	A importância da etnografia se encontra em sua capacidade de tornar estranho o que nos é familiar	Não se limita à testagem de hipóteses explícitas
O pesquisador etnográfico busca minimizar o efeito de sua presença no comportamento das pessoas	Do ponto de vista da etnografia, é necessário compreender a cultura do grupo em estudo antes que se possam adiantar explicações válidas para o comportamento de seus membros	Não aborda um fenômeno já armado de um conjunto de hipóteses – tal abordagem possibilita falhar na descoberta da verdadeira natureza desse fenômeno
Na ideia de naturalismo, os acontecimentos e os processos sociais devem ser explicados em função de sua relação com o contexto no qual acontecem	Compreender antes de explicar	Ao mesmo tempo e do mesmo modo, ideias envolvendo descrições e explicações do que é observado evoluem

Fonte: Genzuk, 1993.

QUADRO 34.5 Princípios da qualidade de um estudo etnográfico

Ruptura metodológica – imersão total – aculturação invertida
Inversão temática – privilegia o que é aparentemente secundário em nossos comportamentos sociais
Exigência simultânea de aproximação e distanciamento do que está sendo estudado
Compreensão da lógica própria da sociedade estudada e interrogações sobre a lógica das variações da cultura; tensões constitutivas – o dentro e o fora/estranhamento e familiaridade
Unidade e pluralidade – o fazer antropologia é segurar com a mesma força a unidade e a diferença

Fonte: Laplantine, 1997.

Ainda segundo o autor supracitado: "por outro lado, uma teoria científica nunca é o reflexo do real, e sim uma construção do real" (LAPLANTINE, 1997, p. 194).

Caprara & Landim (2008), com base numa discussão inicial acerca dos limites e das potencialidades do uso da etnografia em saúde, nos apresentam uma síntese conceitual bastante significativa sobre o método etnográfico: (a) é uma pesquisa de campo que dura um longo tempo, que envolve contato direto com o objeto de estudo e é sistematizada em formato de texto que narra sobre a experiência; (b) é um processo que compreende a construção de um saber teórico simultaneamente à coleta dos dados, com base na experiência no campo; é um processo de diálogo entre as interpretações do pesquisador e das pessoas pesquisadas.

CONSIDERAÇÕES FINAIS

Acreditamos que este texto tenha descortinado, de maneira clara e pertinente, um panorama das metodologias e métodos de pesquisa qualitativa empregados na saúde coletiva. Certamente, ele não tem a pretensão de ser exaustivo, principalmente diante da variedade de nomenclaturas e classificações que permeiam essa temática.

Elaborar um balanço consistente sobre o lugar das metodologias qualitativas na saúde coletiva exige que reconheçamos tratar-se de um campo permeado de tensões e disputas teórico-práticas. Nesse sentido, precisamos de antemão reconhecer que as pesquisas quantitativas continuam hegemônicas.

Apesar dessa constatação, podemos inferir que as metodologias qualitativas vêm gradativamente auferindo seu espaço e reconhecimento. As evidências encontram-se, dentre outras, na capacidade de articulação e organização dos pesquisadores das ciências humanas e sociais em saúde. Esse processo se reflete e se efetiva na organização de eventos, especialmente dos congressos, bem como de alguns avanços em termos de publicações.

Entretanto, cabe reconhecer que ainda persistem dificuldades e limites para que as pesquisas qualitativas avancem. Podemos destacar os seguintes: o ensino de como fazer pesquisa qualitativa de qualidade; um reconhecimento mais efetivo das pesquisas qualitativas por parte dos pesquisadores de tradição quantitativa; e mais abertura por parte dos periódicos da saúde coletiva em relação às pesquisas qualitativas.

Referências

Amorim RF, Rodrigues FJ. Introdução. In: Jorge SB, Silva RM, Catrib AMF (Orgs.) A transversalidade epistemológica da Saúde Coletiva: Saberes e práticas. Fortaleza: EdUECE, 2013.

Angrosino M. Etnografia e observação participante. Porto Alegre: Artmed, 2009.

Barbosa G, Azevedo M. Saúde Coletiva: a formação de um campo sob a perspectiva metodológica de Pierre Bourdieu. Universidade Estadual de Maringá, 2009.

Becker F. Ensino e construção do conhecimento: o processo de abstração reflexionante. Educação & Realidade, Porto Alegre, 1993.

Bosi MLM. Pesquisa qualitativa em saúde coletiva: panorama e desafios. Ciência & Saúde Coletiva 2012; 17(3):575-86.

Bosi MLM. Desafios atuais para a pesquisa qualitativa: Considerações no cenário da saúde coletiva brasileira. Forum Sociológico [Online], 24 | 2014, posto online no dia 1º de novembro de 2014. Disponível em: URL:http://sociologico.revues.org/996. Consultado em 30 de setembro de 2016. DOI: 10.4000/sociologico.996.

Boudon R. Os métodos em Sociologia. São Paulo: Ática, 1989.

Bourdieu P. Razões práticas: sobre a teoria da ação. 3. ed. Campinas: Papirus, 2003.

Bourdieu P. Contrafogos. Oeiras: Celta, 1998.

Capra F. O ponto de mutação: a ciência, a sociedade e a cultura emergente. 9. ed. São Paulo: Atlas, 1993.

Caprara A; Landim, LP. Etnografia: uso, potencialidades e limites na pesquisa em saúde. Interface Comun Saúde Educ 2008; 363-76.

Castro R, Bronfman MN. Metodologia cuantitativas y culitativas en la investigación en salud: problemas, diferenças y complementariedades. In: IV Congreso Latinoamericano de Ciencias Sociales Y Medicina, Cuernavaca, Morelos, México: Instituto Nacional de Salud Publica, 1997. (mimeo)

Cellard A. A análise documental. In: Poupart J et al. A pesquisa qualitativa: enfoques epistemológicos e metodológicos. Petrópolis: Vozes, 2008.

Clifford J. A experiência etnográfica: antropologia e literatura no século XX. Rio de Janeiro: Editora UFRJ, 1998.

Denzin NK, Lincoln YS. A disciplina e a prática da pesquisa qualitativa. O planejamento da pesquisa qualitativa: teorias e abordagens. Porto Alegre: Artmed, 2006:15-41.

Deslandes SF, Gomes RA pesquisa qualitativa nos serviços de saúde: notas teóricas. In: Bosi MLM, Mercado FJ. Pesquisa qualitativa de serviços de saúde. Petrópolis: Vozes, 2004:99-120.

Deslandes SF, Gomes R. A pesquisa qualitativa nos serviços de saúde: notas teóricas. Pesquisa Qualitativa de Serviços de Saúde, 2004; 2:99-120.

Fernandes F. A reconstrução da realidade nas ciências sociais. Mediações – Revista de Ciências Sociais 2004; 2(1):47-56.

Flick U. Introdução à pesquisa qualitativa. 3. ed. (J. E. Costa, Trad.). São Paulo: Artmed, 2009.

Foucault M. Les mots et les choses. Paris, Gallimard, 1966.

Geertz C. A interpretação das culturas. Rio de Janeiro: Guanabara Koogan, 1989.

Genzuk M. A synthesis of ethnographic research. Occasional Papers Series. Center for Multilingual, Multicultural Research (Eds.). Center for Multilingual, Multicultural Research, Rossier School of Education. Los Angeles: University of Southern California, 1993.

Gil AC. Como elaborar projetos de pesquisa. 4. ed. São Paulo: Atlas, 2002.

Godoy AS. Pesquisa qualitativa: tipos fundamentais. Revista de Administração de Empresas, São Paulo, mai/jun, 1995; 35(3):20-9.

Gomes MHA, Martins D, Silveira C. Comentários pertinentes sobre usos de metodologias qualitativas em saúde coletiva. Interface, jul./set. 2014; 18(50).

Gomes R. Pesquisa qualitativa em saúde. São Paulo: Instituto Sírio-Libanês de Ensino e Pesquisa, 2014.

Gondin LMP, Lima CJ. A pesquisa como artesanato intelectual: considerações sobre o método e o bom senso. São Carlos: EDUFSCAR, 2006.

Habermas J. Théorie de l'agir communicationnel. Paris (France): Ed. Fayard, 1987.

Kuhn T.S. A estrutura das revoluções científicas. 2. ed. São Paulo: Perspectiva, 1978.

Landim FLP, Lourinho LA, Lira RCM et al. Uma reflexão sobre as abordagens em pesquisa com ênfase na integração qualitativo-quantitativa. DOI: 10.5020/1806 1230.2006. p53. Revista Brasileira em Promoção da Saúde 2012; 19(1):53-8.

Laplantine F. Aprender antropologia. São Paulo: Brasiliense, 1997.

Lima JPC, Antunes MTP, Medonça Neto OR et al. Estudos de caso e sua aplicação: proposta de um esquema teórico para pesquisas no campo da contabilidade. Revista de Contabilidade e Organizações 2012; 6(14):127-44.

Martins HHT de S. Metodologia qualitativa de pesquisa. Educ Pesqui, 2004.

Marx K. O capital: crítica da economia política. Rio de janeiro: Civilização Brasileira, 1968.

May T. Pesquisa Social: questões, métodos e processos. 3. ed. Porto Alegre: Artmed, 2004.

Medeiros M et al. Ética ou pesquisa social: Contribuição para o debate. Brasília Médica, 2009.

Minayo MCS. O desafio do conhecimento: pesquisa qualitativa em saúde. 6. ed. São Paulo: Hucitec, 1999.

Morin E. O problema epistemológico da complexidade. 2. ed. Lisboa: Europa-América, 1996.

Morin E. Ciência com consciência. São Paulo: Bertrand Brasil, 2009.

Pádua EMM. Metodologia da pesquisa: abordagem teórico-prática. 2. ed. Campinas: Papiros, 1997.

Paul P. Pensamento Complexo e Interdisciplinaridade: abertura para a mudança de paradgima? In: Phillipi A Jr, Silva AN (orgs.). Interdisciplinatidade em ciência, tecnologia & inovação. Barueri: Editora Manole, 2011.

Polit DF, Beck CT, Hungler BP. Fundamentos de pesquisa em enfermagem: métodos, avaliação e utilização. 5. ed. Porto Alegre: Artmed, 2004:27.

Prigogine I, Stengers I. A nova aliança. 3. ed. Brasília: Editora da UNB, 1997.

Santos BS. Pela mão de Alice: o social e o político na Pós-Modernidade. 4. ed. São Paulo: Cortez, 1997.

Santos TS dos. Do artesanato intelectual ao contexto virtual: ferramentas metodológicas para a pesquisa social. Porto Alegre: Revista Sociologias jan./jun. 2009; 11(21):120-56.

Schwandt T. As três posturas epistemológicas para a investigação qualitativa: interpretativismo, hermenêutica e construcionismo social. In: Dezin NK (org.), O planejamento da pesquisa qualitativa: teorias e abordagens. Porto Alegre: Artmed, 2006: 193-217.

Tanaka OY, Melo C. Reflexões sobre a avaliação em serviços de saúde e a adoção das abordagens qualitativa e quantitativa. In: Bosi MLM, Mercado FJ (orgs.) Pesquisa qualitativa de serviços de saúde. 12. ed. Petrópolis: Vozes, 2004:121-30.

Thomas W. The definition of the situation. In: Coser LA, Rosemberg B (eds.) Sociological theory: A book of readings. 3. ed. Toronto: The MacMillan Company, 1970:245-7.

Yin RK. Estudo de caso: planejamento e métodos. 3. ed., Porto Alegre: Bookman, 2005.

35 Sistema de Informação em Saúde

Lindélia Sobreira Coriolano
Socorro Maria Pinho Penteado
Miren Maite Uribe Arregi

INTRODUÇÃO

A Organização Mundial da Saúde (OMS) define *Sistema de Informação em Saúde* (SIS) como um mecanismo de coleta, processamento, análise e transmissão da informação necessária para planejamento, organização, operação e avaliação dos serviços de saúde. A informação em saúde deve ser compreendida como instrumento de apoio decisório para conhecimento da realidade socioeconômica, demográfica e epidemiológica, para planejamento, gestão, organização e avaliação nos vários níveis que constituem o Sistema Único de Saúde (SUS).

A maioria dos sistemas de informação foi implantada com a municipalização da saúde, cabendo ao município papel fundamental na produção da informação, hoje descentralizada e, ao mesmo tempo, disponibilizada na internet (www.datasus. gov.br) pelo Departamento de Informática do SUS (Datasus) para utilização pelos diversos segmentos da sociedade.

A utilização da informação para a gestão é considerada um meio de monitorar e avaliar as ações, contribuindo para a melhoria da qualidade dessas informações, seja na atenção individual, seja na coletiva.

Torna-se imprescindível considerar a necessidade de dados (que vão gerar as informações) fidedignos e completos tanto para estudos da situação de saúde como para o estabelecimento de ações de vigilância epidemiológica. Esses dados podem ser registrados de forma contínua (como no caso de óbitos, nascimentos, internações, doenças de notificação obrigatória) ou periódica (recenseamento da população).

Com a finalidade de disseminar as informações de forma rápida, disponibilizando aos gestores a oportunidade de avaliar a situação de saúde necessário ao processo decisório, o Datasus desenvolveu um instrumento de fácil acesso e compreensão para elaboração de relatório com os dados originados dos sistemas de informações do SUS. Essas ferramentas, chamadas Tabwin e Tabnet, permitem a todos os usuários identificar o perfil de morbimortalidade da população, bem como associar as tabulações às feições gráficas de uma base cartográfica (BRASIL, 2009a).

Independentemente de os sistemas serem considerados assistenciais ou epidemiológicos, são apontados como relevantes para cálculo de indicadores na determinação de diagnóstico de situações de saúde com vistas a intervenções mais adequadas ao perfil de necessidades da população (MEDEIROS et al., 2005).

Os principais sistemas nacionais de informação em saúde com finalidade epidemiológica são o Sistema de Informação sobre Mortalidade (SIM), o Sistema de Informações sobre Nascidos Vivos (Sinasc) e o Sistema de Informação de Agravos de Notificação (Sinan), e os de interesse assistencial são o Sistema de Informações Hospitalares do SUS (SIH-SUS) e o Sistema de Informações Ambulatoriais do SUS (SIA-SUS) (SANTOS, 2009).

SISTEMA DE INFORMAÇÃO DE AGRAVOS DE NOTIFICAÇÃO – SINAN

O Sinan tem como objetivo coletar, transmitir e disseminar dados gerados pelo Sistema de Vigilância Epidemiológica das três esferas de governo, por intermédio de uma rede informatizada, para apoiar o processo de investigação e dar subsídios à análise das informações de vigilância epidemiológica das doenças de notificação compulsória, além de vir a indicar os riscos aos quais as pessoas estão sujeitas, contribuindo, assim, para a identificação da realidade epidemiológica de determinada área geográfica (http://portalsinan.saude.gov.br/o-sinan).

O Sinan foi implantado de forma gradual a partir de 1993; no entanto, essa implantação aconteceu nas unidades federadas e municípios sem uma coordenação e acompanhamento por parte dos gestores de saúde nas três esferas de governo. Antes dessa data, os dados sobre notificação de doenças e agravos eram disponibilizados para o nível nacional através de Boletim Epidemiológico da Fundação Serviços de Saúde Pública (FSESP), que recebia e consolidava os dados oriundos das unidades de vigilância epidemiológica das secretarias estaduais.

A partir de 1998 torna-se obrigatória a alimentação do sistema pelos municípios, estados e Distrito Federal, estando desde 2003 sob a gestão nacional da Secretaria de Vigilância em Saúde do Ministério da Saúde (SOUZA & DOMINGUES, 2009).

Apresentação do sistema

O Sinan é alimentado pela Ficha Individual de Notificação (FIN) e pela Ficha Individual de Investigação (FII) de casos de doenças e agravos que constam da Lista Nacional de Doenças de Notificação Compulsória (LNDC), conforme a Portaria 204, de 17 de fevereiro de 2016 (veja o Anexo 1), sendo facultada a estados e municípios a inclusão de outros agravos e problemas de saúde regionais importantes para o estado.

A FIN é comum para todos os agravos e é preenchida pelas unidades notificantes para cada paciente quando da suspeita da ocorrência de problema de saúde de notificação compulsória ou de interesse nacional, estadual ou municipal. O sistema também disponibiliza a FII, que possibilita a identificação da fonte de infecção e dos mecanismos de transmissão da doença e a confirmação ou o descarte da suspeita.

Quando numa determinada semana epidemiológica de uma unidade de saúde não há nenhuma notificação individual, notificação de surto para agravos compulsórios/interesse nacional ou inquérito de tracoma, torna-se necessário o preenchimento do formulário de notificação negativa. Essa estratégia evidencia que os profissionais e o sistema de vigilância da área estão alertas para a ocorrência de tais eventos e para evitar a subnotificação. Ainda são utilizados para a coleta de dados a planilha de surtos e os boletins de acompanhamento para os agravos de hanseníase e tuberculose.

Notificação de surto é aquela preenchida para o registro da ocorrência de um surto ou agrupamentos de casos inusitados por meio de informações mínimas padronizadas com o objetivo de ampliar a capacidade de execução de ações de vigilância epidemiológica e a análise da situação de saúde nas três esferas de governo.

Caso os municípios não alimentem o banco de dados do Sinan por um período de 8 semanas consecutivas, são suspensos os recursos do Piso de Assistência Básica (PAB), conforme Portaria Ministerial 47, de 3 de maio de 2016.

O município de notificação deve incluir no sistema os dados relativos aos casos detectados em sua área de abrangência, sejam eles residentes nesse município ou em outros.

As unidades notificantes que prestam atendimento ao SUS, bem como os profissionais de saúde no exercício da profissão/responsáveis por organizações e estabelecimentos públicos e particulares de saúde e ensino, ficam obrigados a comunicar aos gestores do SUS a ocorrência de casos suspeito/confirmados dos agravos previstos na LNDC. As autoridades de saúde garantirão o sigilo das informações pessoais integrantes da notificação compulsória que estejam sob sua responsabilidade (BRASIL, 2007a).

Campos essenciais de preenchimento obrigatório

Campo de preenchimento obrigatório refere-se quando a ausência de dado impossibilita a inclusão da notificação ou da investigação do agravo no Sinan.

Campos-chave do sistema (identificam cada registro)

- Agravo
- Número da notificação
- Data de notificação
- Município de notificação

A ficha de notificação inclui dados sobre a identificação e a localização do estabelecimento notificante; identificação, características socioeconômicas e local da residência do paciente; e identificação do agravo notificado. Os dados de investigação complementam a ficha com dados referentes aos antecedentes epidemiológicos, dados clínicos e laboratoriais específicos de cada agravo e dados sobre a conclusão da investigação. O preenchimento dos campos das fichas, assim como as características da variável correspondente nas bases de dados, encontra-se descrito no documento *Manual de Vigilância Epidemiológica* vigente.

Campo essencial, porém não obrigatório

É aquele que, apesar de não ser obrigatório, registra dado necessário à investigação ou ao cálculo de indicador epidemiológico ou operacional, além de alguns dados não coletados no primeiro momento da investigação, ocasionando atraso no envio das notificações/investigações:

- **Na notificação:** além dos campos obrigatórios já citados, todos os demais campos da notificação são essenciais para o preenchimento das notificações de todos os agravos, como escolaridade, raça etc.
- **Na investigação:** campos essenciais na investigação para cada agravo foram selecionados pelas áreas técnicas. Esses campos servem para cálculo de indicadores operacionais, epidemiológicos ou de consistência.

Fluxo de envio das informações

As unidades notificantes enviam, semanalmente, as fichas de notificação/investigação ou, se for informatizada, o arquivo de transferência de dados por meio eletrônico para as Secretarias Municipais de Saúde. Estas, por sua vez, transmitem, semanalmente, as respectivas informações às regionais/Secretaria de Estado da Saúde (SES). Os arquivos de transferência do Sinan são encaminhados pelas SES para o Ministério da Saúde (MS), via Sisnet, semanalmente, conforme calendário anual pactuado entre a SVS/MS e as SES.

Os indicadores produzidos com os dados do Sinan possibilitam um conhecimento em maior profundidade acerca dos agravos investigados. O sistema registra dados imprescindíveis para calcular a incidência, prevalência, letalidade, mortalidade, entre outros. Para uma descrição da situação epidemiológica dos agravos é necessário que os dados tenham boa qualidade, garantindo fidedignidade e confiabilidade, bem como disponibilidade para caracterizar a real situação do perfil de saúde da população.

SISTEMA DE INFORMAÇÃO SOBRE MORTALIDADE – SIM

Os primeiros dados de estatística de óbito no Brasil foram registrados desde 1814; no entanto, a obrigatoriedade do registro civil de nascimento, casamento e óbito só ocorreu a partir de 1888. Em 1944, o Ministério de Educação e Saúde publicou no *Anuário de Bioestatística* os primeiros dados de mortalidade por causa referente aos óbitos de 1929 a 1932 ocorridos nas capitais dos estados (BRASIL, 2009a).

A partir da década de 1970, o Instituto Brasileiro de Geografia e Estatística (IBGE) começou a divulgar as informações de eventos vitais no país de forma contínua, porém sem especificar a causa da morte (BRASIL, 2001). Posteriormente, o IBGE passou a publicar dados de mortalidade por causa, nas capitais, porém de forma irregular (MELLO--JORGE, 1990).

O Ministério da Saúde (MS), reconhecendo a lacuna existente de dados de mortalidade e necessitando conhecer o perfil epidemiológico de mortalidade em todo o país, resolve em 1976 implantar em todo território brasileiro o subsistema de mortalidade denominado Sistema de Informação sobre Mortalidade (SIM) (BRASIL, 2014a).

Com a criação do SIM foi implantado o modelo padronizado da Declaração de Óbito (DO) em substituição a mais de 40 modelos que vigoravam no país (BRASIL, 2004a). A partir do novo modelo foi padronizado o atestado de óbito com o mesmo padrão internacional proposto pela OMS em 1948 (OMS, 1995).

Com a criação do Centro Brasileiro de Classificação de Doenças, em junho de 1976, iniciaram-se treinamentos de recursos humanos na codificação de causas de morte para conscientizar os profissionais médicos da importância do correto preenchimento dos atestados e para a sensibilização das autoridades sanitárias (MELLO-JORGE, 1990).

Em 1991 teve início a descentralização do SIM com a digitação dos dados computados nas Unidades Federadas (UF).

Em 1994 foi desenvolvido um novo módulo para o sistema, Seletor da Causa Básica (SCB), que automatizava a codificação das causas de morte a partir dos diagnósticos contidos no atestado médico (BRASIL, 2001a).

Desde sua implantação, o SIM passou por vários setores do MS, e só a partir de 2003 o órgão gestor passou a pertencer à Secretaria de Vigilância em Saúde (SVS), seguindo a determinação do Decreto 476, de 9 de junho de 2003 (Portaria GM/MS 1.929, de 9 de outubro de 2003, publicada no DOU 197, de 10 de outubro de 2003, Seção I, página 57) (BRASIL, 2009a).

O SIM foi o primeiro subsistema de informação de saúde a ser implantado no país e constitui uma das principais fontes de informação para planejamento, avaliação das ações de saúde e determinação do perfil de saúde de uma população (BRASIL, 2014a).

Declaração de óbito (DO)

A DO é o documento básico para gerar os dados de mortalidade, sendo implantada como instrumento único para alimentação do SIM. Desde sua implantação, várias modificações ocorreram no documento, tanto na formulação de variáveis como com a introdução de outras que se fizeram necessárias e imprescindíveis para a epidemiologia (MELLO-JORGE, LAURENTI & GOTLIEB, 2007; BRASIL, 2011a).

Além de ser um documento padrão na coleta das informações sobre mortalidade, a DO tem também caráter jurídico, conforme prescreve a Lei dos Registros Públicos – Lei 6.015/73, alterada pela Lei 6.216, para lavratura, pelos Cartórios de Registro Civil, da Certidão de Óbito, indispensável para as formalidades legais do sepultamento. Segundo a lei, "nenhum sepultamento será feito no território nacional sem a certidão correspondente. A obrigatoriedade desse registro é inclusive para óbito fetal" (BRASIL, 2007b).

Nos óbitos fetais, os médicos que prestaram assistência à mãe ficam obrigados a fornecer a DO quando a gestação tiver duração igual ou superior a 20 semanas ou se o feto tiver peso corporal igual ou superior a 500 gramas e/ou estatura igual ou superior a 25 centímetros. Nos óbitos não fetais, de crianças que morreram pouco tempo após o nascimento, os médicos que prestaram assistência à mãe ou à criança, ou seus substitutos, ficam obrigados a fornecer a DO independentemente da duração da gestação, do peso corporal ou da estatura do recém-nascido, devendo ser assegurada, nesse caso, também a emissão da Declaração de Nascido Vivo pelo médico presente ou pelos demais profissionais de saúde, conforme a Portaria 116, de 11 de fevereiro de 2009.

Na ocorrência do óbito, o médico tem obrigação legal de constatá-lo e atestá-lo. Conforme o Código de Ética Médica, "é vedado ao médico deixar de atestar óbito de paciente ao qual vinha prestando assistência, exceto quando houver indícios de morte violenta" (Resolução CFM 1931/2009), sendo de sua responsabilidade todas as informações contidas no documento. Na falta desses profissionais, a DO deve ser preenchida por oficiais de cartório de registro civil e assinada por duas testemunhas. Seu registro e processamento são realizados no local de ocorrência do evento.

Padronizada em nível nacional, a DO é composta de três vias de cores diferentes, pré-numeradas sequencialmente, fornecidas pelo MS e distribuídas gratuitamente às SES, as quais ficam responsáveis pela distribuição às Regionais de Saúde/Secretarias Municipais de Saúde (SMS). São de responsabilidade da SMS o controle e a distribuição da DO entre profissionais médicos, instituições em que ocorre o óbito, Institutos Médicos Legais (IML), Serviços de Verificação de Óbitos (SVO), Cartórios do Registro Civil, assim como recolhimento das primeiras vias em hospitais e cartórios (BRASIL, 2011a).

A DO é composta de nove blocos de informações e 59 variáveis: bloco I (identificação, 14 campos); bloco II (residência, 5 campos); bloco III (ocorrência, 7 campos); bloco IV (fetal ou menor que 1 ano, 10 campos); bloco V (condições e causas do óbito, 4 campos); bloco VI (médico, 7 campos);

bloco VII (causas externas, 5 campos); bloco VIII (cartório, 5 campos); bloco IX (localidade sem médico, 2 campos) (veja o Anexo 2).

Fluxo da declaração de óbito

O fluxo da DO tem início no município de ocorrência do estabelecimento de saúde, domicílio, aldeia indígena ou de vias públicas. De acordo com a característica do óbito, existem diferentes fluxos para a terceira via (rosa) da DO; no entanto, a primeira e a segunda vias não têm seu fluxo modificado. A primeira via (branca) é sempre recolhida pela SMS para digitação no sistema seguida pelo arquivamento, enquanto o representante/responsável da família do falecido recolhe a segunda via (amarela) para o cartório de registro civil e a emissão da certidão de óbito e arquiva no cartório, conforme Portaria 116, de 11 de fevereiro de 2009, publicada no Diário Oficial da União de 12 de fevereiro de 2009 (BRASIL, 2011a).

Fluxo conforme a característica do óbito

- **Fluxo 1:** quando o óbito for por causa natural ocorrido em estabelecimento de saúde, o preenchimento da DO é de responsabilidade do médico que prestava assistência ao paciente e, em sua ausência ou impedimento, o médico substituto. A terceira via (rosa) é arquivada no prontuário do falecido da ocorrência do evento.
- **Fluxo 2:** em caso de óbito por causa natural ocorrido fora do estabelecimento de saúde com assistência médica, o preenchimento é realizado pelo médico responsável pela assistência ou pelo designado pela instituição que prestava assistência ou pelo pertencente ao programa ao qual o paciente estava cadastrado ou o da Estratégia Saúde da Família (ESF) ou Unidade de Família mais próxima do local onde ocorreu o evento ou do Serviço de Verificação de Óbitos (SVO). A terceira via é encaminhada para arquivamento na SMS.
- **Fluxo 3:** em caso de óbito por causa natural ocorrido fora de estabelecimento de saúde, sem assistência médica, em localidade com SVO, a DO é preenchida pelo médico do SVO. A terceira via é arquivada no SVO.
- **Fluxo 4:** em caso de óbito por causa natural ocorrido fora de estabelecimento de saúde, sem assistência médica, em localidade sem SVO, a DO é preenchida pelo médico do serviço público de saúde mais próximo ao local onde ocorreu o evento ou pelo designado pela SMS ou por qualquer médico da localidade. A terceira via é encaminhada e arquivada na SMS.
- **Fluxo 5:** em caso de óbito por causa natural ocorrido em localidade sem médico, a DO é preenchida pelo oficial de registro do cartório. A terceira via é recolhida no cartório pela SMS.
- **Fluxo 6:** em caso de óbito por causa natural ocorrido em aldeia indígena com assistência médica, a DO é preenchida pelo médico atestante da aldeia indígena. A terceira via é arquivada no Distrito Sanitário Especial Indígena.

- **Fluxo 7:** em caso de óbito por causa acidental e/ou violenta ocorrido em localidade com IML, a DO é preenchida pelo médico do IML. A terceira via é arquivada no IML.
- **Fluxo 8:** em caso de óbito por causa acidental e/ou violenta ocorrido em localidade sem IML, a DO é preenchida pelo médico da localidade ou outro profissional investido pela autoridade judicial ou policial na função de perito legista eventual (*ad hoc*). A terceira via é encaminhada e arquivada na SMS.

A transmissão dos dados do SIM é enviada mensalmente, pelo menos um lote, por meio eletrônico da SMS para o nível regional, do qual é enviada para o nível estadual, utilizando a ferramenta Sistema de Controle de Envio de Lotes (Sisnet), e automaticamente retransmitida para o nível federal.

Os municípios que não alimentem o banco de dados do SIM por 2 meses consecutivos terão suspensos os recursos do Piso Fixo de Vigilância em Saúde (PFVS) e do Piso Variável de Vigilância em Saúde (PVVS) do Bloco de Vigilância em Saúde, conforme Portaria 47, de 3 de maio de 2016.

Limitações e avanços do SIM

Para um bom funcionamento do SIM é importante que os municípios, que são os principais gerenciadores do sistema, garantam uma boa cobertura. Para isso é necessário que todos os óbitos, tantos fetais como não fetais, ocorridos no município sejam processados no SIM e que os dados sejam de boa qualidade para a obtenção de informações fidedignas compatíveis com a realidade do município. Deve ter uma correta codificação de causa de morte, de acordo com as recomendações internacionais previstas nas revisões da Classificação Internacional de Doenças (CID).

Vários estudos têm demonstrado o progresso na completude das informações e a redução das causas maldefinidas, fruto do empenho dos gestores do sistema nos três âmbitos de atuação: federal, estadual e municipal (MELLO-JORGE, LAURENTI & GOTLIEB, 2007).

Os dados de mortalidade são de grande importância nos cálculos de indicadores de saúde, sendo relevantes para a avaliação das condições de vida e de saúde de uma população e para a determinação do risco de morte da população, assim como da iniquidade de acesso ao serviço de saúde. Entre os indicadores mais conhecidos e de fácil compreensão estão: mortalidade proporcional por causas, mortalidade proporcional por faixa etária e sexo, coeficiente de mortalidade geral, coeficiente de mortalidade infantil e razão de mortalidade materna, entre outros, como citado no Capítulo 3 – *Medida de Saúde Coletiva*.

SISTEMA DE INFORMAÇÕES SOBRE NASCIDOS VIVOS – SINASC

O Sinasc tem como objetivo principal coletar dados de nascidos vivos, constituindo informações relevantes para que o setor saúde possa fazer o planejamento e a avaliação de políticas e empregar ações de vigilância na área da saúde materno-infantil.

Antes da implantação do SINASC, as informações eram obtidas a partir de estimativas por meio de censo ou divulgadas por meio de Registro Civil, que constituía a principal fonte de informação de eventos vitais pelo IBGE, o órgão responsável por essas informações no país desde a década de 1970. A coleta dessas informações era realizada de forma verbal pelo pai da criança, sem nenhuma comprovação de dados, tendo como principal objetivo a comprovação legal do evento (BALDIJÃO, 1992).

Em 1989, o Ministério da Saúde criou um grupo assessor de Estatísticas Vitais do Ministério da Saúde com a finalidade de implantar um sistema de informação sobre nascidos vivos, tendo em vista que as informações fornecidas pelo IBGE não possibilitavam uma análise mais aprimorada sobre o perfil epidemiológico dos nascidos vivos. O sistema implantado por esse grupo se baseou no modelo de outros países (BALDIJÃO, 1992). Em 1990, o Estatuto da Criança e do Adolescente reforçou a obrigatoriedade da emissão da Declaração de Nascido Vivo (DN).

O SINASC foi implantado oficialmente no Brasil em 1990 com base nos dados presentes na DN, contendo informações relacionadas com a gestação e o parto, as condições de nascimento da criança e as características da mãe. A implantação foi gradual, iniciando-se pelas capitais dos estados e passando posteriormente para outros municípios. O sistema foi desenvolvido conforme os avanços ocorridos na tecnologia da informática, facilitando a alimentação da base de dados automaticamente no nível local da ocorrência do evento. Nesse processo, as SMS passaram a ser obrigadas a coletar, processar, consolidar, avaliar (quanto a qualidade, completude, consistência e integridade) e analisar os dados em nível municipal.

Como o sistema é descentralizado, as SMS e as SES podem fornecer informações mais rápidas para que se tenha conhecimento dos dados demográficos e epidemiológicos sobre o recém-nascido, a mãe, o pré-natal e o parto disponível em nível local e na internet (www.datasus.gov.br).

Declaração de Nascido Vivo (DN)

A DN é um documento oficial e padronizado em todo o território nacional para lavratura da Certidão de Nascimento pelos Cartórios de Registro Civil e, portanto, para a garantia dos direitos de cidadania (BRASIL, 2011b), como também é o instrumento de coleta de dados utilizado pelo Sinasc.

Segundo a OMS, um nascimento vivo é "todo produto da concepção que, independentemente do tempo de gestação ou peso ao nascer, depois de expulso ou extraído do corpo da mãe, respire ou apresente outro sinal de vida tal como batimento cardíaco, pulsação do cordão umbilical ou movimentos efetivos dos músculos de contração voluntária, estando ou não desprendida a placenta". No caso de gravidez múltipla, deve ser preenchida uma DN para cada produto da gestação, ou seja, para cada nascimento vivo (BRASIL, 2001b).

Nos partos ocorridos em hospitais, a DN deve ser emitida pelos profissionais de saúde ou parteiras (reconhecidas e vinculadas às unidades de saúde), levando em consideração as informações fornecidas pelas puérperas e pelos profissionais de saúde presentes na sala de parto ou dados contidos nos prontuários. Para partos ocorridos no domicílio, a emissão do documento deve ser realizada pelos Cartórios de Registro Civil na presença de duas testemunhas (BRASIL, 2011b).

A DN é composta de três vias de cores distintas, pré-numeradas sequencialmente, e é fornecida pelo MS e distribuída gratuitamente às SES, que ficam responsáveis pela distribuição às Regionais de Saúde/SMS, as quais são responsáveis pelo controle e distribuição das DN nos estabelecimentos de saúde e cartórios, assim como pelo recolhimento das primeiras vias nessas instituições (BRASIL, 2011b). O registro do documento é realizado em cartório do município de ocorrência do nascimento, assim como seu processamento deve ser digitado no município de ocorrência.

A DN contém 52 variáveis que são organizadas em oito blocos: bloco I (identificação do recém-nascido, 6 campos); bloco II (local da ocorrência, 7 campos); bloco III (mãe, 14 campos); bloco IV (pai, 2 campos); bloco V (gestação e parto, 11 campos); bloco VI (anomalia congênita, 1 campo); bloco VII (preenchimento, 6 campos); bloco VIII (cartório, 5 campos) (veja o Anexo 3).

Fluxo da DN

O fluxo da DN tem início no município de ocorrência do estabelecimento de saúde, domicílio, aldeia indígena ou de vias públicas. De acordo com a característica do local de ocorrência do nascimento (hospital, outros estabelecimentos de saúde, via pública, domicílio ou outro, em consenso com o Campo 7 do Bloco II), existem diferentes fluxos para a terceira via (rosa); no entanto, a primeira e segunda vias não têm seu fluxo modificado. A primeira via (branca) é sempre recolhida pela SMS para digitação no sistema e arquivo posterior, enquanto o pai ou responsável legal recolhe a segunda via (amarela) para o cartório de registro civil e emissão da certidão de nascimento, a qual fica arquivada no cartório, conforme Portaria 116, de 11 de fevereiro de 2009, publicada em DO da União de 12 de fevereiro de 2009 (BRASIL, 2011b).

Fluxo conforme local de ocorrência do nascimento

- **Fluxo 1:** em caso de parto hospitalar ou domiciliar com assistência hospitalar posterior, o preenchimento da DN deve ser realizado por profissional de saúde que prestou assistência ao parto hospitalar ou à gestante logo após o parto. A terceira via é arquivada no prontuário da mãe no estabelecimento de saúde onde ocorreu o evento.
- **Fluxo 2:** em caso de parto domiciliar com assistência prestada por profissional de saúde ou parteira tradicional, a DN deve ser emitida por profissional de saúde ou parteira tradicional que prestou assistência ao parto domiciliar. O pai ou o responsável legal apresenta a terceira via na primeira consulta na Unidade de Saúde para ser arquivada e monitorada.
- **Fluxo 3:** em caso de parto domiciliar sem assistência prestada por profissional de saúde ou parteira tradicional, o preenchimento da DN é feito pelo oficial de registro do cartório. O pai ou o responsável legal apresenta a terceira

via na primeira consulta na Unidade de Saúde para ser arquivada e monitorada.

Nos casos de nascimentos sem assistência, ocorridos em famílias cadastradas na ESF ou no Programa de Agentes Comunitários de Saúde (PACS), a DN deverá ser emitida por um profissional de saúde devidamente habilitado, pertencente à equipe ou à unidade à qual a mãe da criança esteja vinculada.

- **Fluxo 4:** para parto domiciliar de indígena aldeiado com assistência a DN deve ser emitida por profissional de saúde ou parteira tradicional que prestou assistência ao parto domiciliar de indígena aldeiado. O pai ou o responsável legal apresenta a terceira via na primeira consulta na Unidade de Saúde para ser arquivada e monitorada.

Os municípios que não alimentem o banco de dados do Sinasc por 2 meses consecutivos terão suspensos os recursos do Piso Fixo de Vigilância em Saúde (PFVS) e do Piso Variável de Vigilância em Saúde (PVVS) do Bloco de Vigilância em Saúde conforme Portaria 47, de 3 de maio de 2016.

A transmissão dos dados do Sinasc é enviada mensalmente, pelo menos um lote, por meio eletrônico da SMS para o nível regional, o qual a envia para o nível estadual, utilizando a *ferramenta* Sisnet, e automaticamente a retransmite para o nível federal.

Avanços e usos do Sinasc

O Sinasc foi informatizado desde sua implantação, de maneira planejada e organizada com tecnologia de informação. Ao longo do tempo, suas informações têm melhorado tanto em qualidade como em quantidade, apresentando a flexibilidade às mudanças observadas desde sua implantação (OLIVEIRA et al., 2015).

Atualmente é considerado de boa qualidade, apresentando alta completude e baixo percentual de variáveis ignoradas (BRASIL, 2016a).

As informações do Sinasc são consideradas oportunas e viáveis na construção de indicadores para o acompanhamento do perfil epidemiológico, sendo úteis para o planejamento de gestão dos serviços de saúde e a orientação nas ações de saúde materno-infantil (VANDERLEI et al., 2010). Destacam-se entre os principais: taxa de mortalidade infantil, razão de mortalidade materna, proporção de nascidos vivos de baixo peso ao nascer, proporção de partos hospitalares, proporção de partos prematuros, valores de índice Apgar no primeiro e quinto minutos, número de consultas pré-natal realizadas para cada nascido vivo, proporção de partos normais e cesáreos e proporção de nascidos vivos por faixa etária da mãe. Também é possível calcular indicadores demográficos, como a taxa bruta de natalidade e a taxa de fecundidade geral (BRASIL, 2010).

SISTEMA DE INFORMAÇÕES HOSPITALARES DO SUS – SIH-SUS

O SIH foi desenvolvido com o objetivo de armazenar dados mensais sobre as informações do atendimento ao paciente internado na rede do SUS pelos estabelecimentos de saúde públicos, privados e filantrópicos, conveniados e contratados que realizam internações, tendo como instrumento de coleta de dados a Autorização de Internação Hospitalar (AIH). O sistema não foi concebido com a finalidade epidemiológica, mas sim para pagamento de serviços prestados pelos hospitais privados contratados/conveniados.

Está implantado desde 1990, conforme Portaria GM/MS 896, de 29 de junho de 1990, com a equipe que pertencia ao Dataprev absorvida pelo Datasus, continuando a AIH como o mesmo instrumento de fonte de dados com valores de tabela específicos aplicados à redes própria, estadual e municipal.

Atualmente, o órgão gestor do SIH/SUS é da responsabilidade da Secretaria de Atenção à Saúde (SAS), bem como é sua atribuição orientar os profissionais de saúde, gestores e prestadores quanto à alimentação do sistema, conforme a Portaria GM/MS 396/2000 (BRASIL, 2014b).

A transmissão da base de dados é realizada pelo gestor municipal pleno, que analisa, na pessoa do médico auditor local, as regras e crítica do sistema, podendo liberar ou bloquear as internações. Após essa etapa, o gestor processa o sistema descentralizado (SIH-D) com as informações de internações e envia a base de dados para o Datasus com a finalidade de alimentar a base nacional.

As informações do sistema estão disponibilizadas no *site* www.datasus.gov.br em vários tipos de arquivos: AIH reduzida (RD), AIH rejeitada (RJ), serviços profissionais (SP) e AIH rejeitadas com código de erro (ER). Os dados estão acessíveis aos gestores no período de 1 mês e consolidados em nível nacional por cerca de 2 meses.

Para análise do sistema é importante a definição do perfil da unidade a ser auditada por meio de relatórios, documentos gerenciais e sistemas – por exemplo: Sistema de Cadastro Nacional de Estabelecimentos de Saúde (SCNES), disponível na página da internet http://cnes.datasus.gov.br; Sistema de Gerenciamento da Tabela de Procedimentos, Medicamentos e Órtese, Prótese e Materiais (OPM) do SUS (Sigtap), disponível em http://sigtap.datasus.gov.br; Relatório de Frequência de Procedimentos – utilizando o programa Tabnet/Tabwin; Relatório Demonstrativo de AIH pagas por competência no aplicativo Tabwin/Datasus; Relatório de Serviços Profissionais (SP) no aplicativo Tabwin/Datasus; Relatório Comparativo entre Procedimento Solicitado e/ou Realizado e OPM utilizados, disponível em http://www2.datasus.gov.br/SIHD/outros documentos (BRASIL, 2016b).

O registro do sistema por internação possibilita a contagem dupla de um mesmo paciente, como no caso das reinternações e transferências de outros estabelecimentos de saúde.

Autorização de Internação Hospitalar (AIH)

A AIH é utilizada pelos gestores e prestadores de serviço SUS com o objetivo de realizar pagamento por valores fixos dos procedimentos médicos hospitalares onde constam os materiais utilizados, os procedimentos efetivados, os profissionais de saúde envolvidos e estrutura de hotelaria.

Nesse documento estão especificados dados dos pacientes com seus respectivos procedimentos da tabela do SUS, sendo coletadas mais de 50 variáveis relativas às internações, como dados de diagnóstico (codificados de acordo com a CID), nome do paciente, motivo de alta, valores devidos, atos médicos realizados, sexo, idade, local de procedência e ocorrência da internação, nome das unidades de saúde que estão realizando a internação e outras informações de interesse epidemiológico (BRASIL, 2016b).

Para solicitação da AIH é necessário o laudo, sendo a criação desse formulário de atribuição dos gestores estaduais e municipais, levando em consideração os dados mínimos contidos no modelo disponibilizado no endereço eletrônico do SIH (http://sihd.datasus.gov.br), podendo ainda acrescentar informações importantes para gestão local (BRASIL, 2014b). A solicitação dos laudos é de competência dos profissionais responsáveis para internação hospitalar: médicos, cirurgiões-dentistas (autorizações de procedimentos odontológicos) e enfermeiros obstetras (autorizações de partos normais realizados por enfermeiro).

A validade da AIH é de no máximo três competências anteriores à competência de apresentação, contada a partir da data da alta do paciente. AIH apresentada a partir do quarto mês da alta será rejeitada em definitivo. A AIH apresentada e rejeitada dentro dos 4 meses de validade pode ser reapresentada até o sexto mês a contar do mês de alta do paciente (BRASIL, 2014b).

As AIH são de dois tipos:

- **AIH tipo 1 (inicial):** instrumento que registra a admissão inicial do paciente.
- **AIH tipo 5 (continuidade):** destinada à internação de longa permanência (por exemplo, tuberculose, psiquiatria) e renovada mensalmente. A data de internação na AIH 5 permanece a mesma da AIH 1, representando uma única internação.

Em geral, a base de dados contida no SIH tem grande importância na determinação do perfil dos atendimentos da rede hospitalar, contribuindo como fonte notificadora para vigilância epidemiológica e propiciando a construção de indicadores para fins epidemiológicos.

Entre os principais indicadores fornecidos pelo sistema podem ser citados: frequências absoluta e relativa da morbimortalidade, coeficiente de internação hospitalar (sexo, faixa etária e causas), coeficiente de mortalidade hospitalar (sexo, faixa etária e causas), letalidade hospitalar, tempo médio de permanência por causa específica e valor médio da internação.

SISTEMA DE INFORMAÇÃO AMBULATORIAL – SIA

Implantado em todo o país em 1995, o SIA registra os atendimentos realizados em âmbito ambulatorial por meio do Boletim de Produção Ambulatorial (BPA). Seu processamento ocorre de forma descentralizada, ou seja, cada estado e cada município, devidamente habilitados pelas normas operacionais do SUS, podem cadastrar, programar, processar e pagar a produção de seus estabelecimentos de saúde sob sua gestão.

Ao longo dos anos o SIA tem sido aprimorado para ser efetivamente um sistema que gere informações padronizadas nacionalmente referentes ao atendimento ambulatorial e que possa subsidiar os gestores estaduais e municipais no monitoramento dos processos de planejamento, programação, regulação, avaliação e controle dos serviços de saúde na área ambulatorial.

Para o processamento e a geração de informação o SIA necessita utilizar ferramentas específicas, como sistemas de base, aplicativos de captação e aplicativos intermediários.

Sistemas de base utilizados

- **Sistema de Cadastro Nacional dos Estabelecimentos de Saúde (SCNES):** possibilita efetuar o cadastramento de todos os estabelecimentos de saúde e de profissionais prestadores ou não de serviço ao SUS, além de identificar os estabelecimentos de saúde quanto aos aspectos de estrutura física, recursos humanos, equipamentos, profissionais e serviços ambulatoriais e hospitalares.
- **Sistema de Gerenciamento da Tabela de Procedimentos do SUS (SIGTAP):** disponibiliza a tabela de procedimentos do SUS, com todos os seus atributos, aos estabelecimentos de saúde credenciados no SUS.

Aplicativos de captação

- **Boletim de Produção Ambulatorial Magnético (BPA-Mag):** permite o registro dos procedimentos de atenção básica (AB) e média complexidade (MC) e é composto de dois módulos de captação: BPA consolidado (BPA-C) e BPA individualizado (BPA-I).
- **Autorização de Procedimentos Ambulatoriais Magnética (APAC-Mag):** permite o registro de procedimentos que exigem autorização prévia do gestor local para sua execução pelo estabelecimento de saúde. Nesse módulo é digitada a maioria dos procedimentos de alta complexidade (AC) e alguns de média complexidade (MC). Além disso, registram-se também o código da Classificação Brasileira de Ocupações (CBO) de quem realizou o procedimento, o quantitativo de procedimentos realizados, o CID principal, o código do motivo de saída/permanência e a data da alta, que é obrigatória para as seguintes situações: em caso de alta, óbito, transferência para outro estabelecimento de saúde e mudança de procedimento.

Aplicativos intermediários

- **Ficha de Programação Orçamentária Magnética (FPO-Mag):** aplicativo que possibilita ao gestor local registrar a programação física orçamentária ambulatorial de cada estabelecimento de saúde que presta atendimento ao SUS. A programação deve estar coerente com a Programação Pactuada Integrada (PPI) e baseada em contrato/convênio com o SUS.
- **DE-PARA:** aplicativo auxiliar que efetua a comunicação do CNES com o SIA. Através deste as informações dos estabelecimentos de saúde são alimentadas nos bancos de dados do SIA para execução do processamento.

- **VERSIA:** aplicativo auxiliar que faz as críticas da produção processada pelo SIA e gera a remessa da produção aprovada para o Datasus.
- **BDSIA:** pacote de tabelas com as atualizações mensais dos bancos de dados do SIA, principalmente dos procedimentos do SIGTAP.
- **TRANSMISSOR:** aplicativo que possibilita o envio dos arquivos de banco de dados dos sistemas (CIH, SIA, SIHD), visando alimentar o banco de dados nacional desses sistemas de informação.

O SIA emite uma série de relatórios que auxiliam os gestores no desenvolvimento das ações de planejamento, programação, regulação, avaliação, controle e auditoria, possibilitando a construção de diferentes indicadores que registram os atendimentos e tratamentos realizados em cada estabelecimento de saúde no âmbito ambulatorial, nas variáveis procedimentos, frequência, valor aprovado, quantidade e valores apresentados, cálculo de valor médio por procedimento e cálculo dos indicadores assistenciais (BRASIL, 2009c, 2016c).

Indicadores assistenciais – perfil da rede ambulatorial; oferta de serviços e profissionais por especialidade; quantidade e atos/procedimentos realizados (frequência e valores); serviços diagnósticos e terapêuticos; avaliação dos serviços; planejamento e controle (avaliação das ações de saúde implantadas).

REGISTROS DE CÂNCER

Os dados dos Registros de Câncer de Base Populacional são uma base fundamental para o planejamento do controle do câncer nacional.
(Eduardo Cazap)

O primeiro esforço sério para a estimativa do número de casos novos e preexistentes de câncer em determinada população foi feito no início do século XX em vários países europeus. No entanto, em grande parte desses países não houve sucesso em virtude da escassa colaboração dos médicos (DOS SANTOS SILVA, 1999).

Logo após a Segunda Guerra Mundial, um grupo de especialistas europeus interessados em estatística do câncer encontrou-se em Copenhague, Dinamarca, e recomendou a implementação de sistemas de registro de câncer e a criação de uma estrutura internacional que impulsionasse a uniformidade nas terminologias e classificações, assim como a correlação dos dados obtidos em cada país. Seguindo essa recomendação, em 1950 a OMS criou o subcomitê sobre registro de casos de câncer e sua apresentação estatística. No mesmo ano, a União Internacional Contra o Câncer (UICC) organizou simpósio em Oxford, Reino Unido, dedicado à patologia geográfica e demográfica do câncer. Esse simpósio levou a outros encontros e à criação do Comitê *ad hoc* que, em 1966, produziu relatório técnico com o primeiro volume da série *Cancer Incidence in Five Continents* (SARACCI & WILD, 2015), incluindo os dados de 31 registros de câncer em 28 países. O mais recente (Volume X), cobrindo o período de 2003-2007, apresenta os dados de 290 registros em 68 países (FORMAN et al., 2013).

O primeiro Registro Hospitalar de Câncer (RHC) foi criado no Yale-New Haven Hospital, Connecticut, em 1926. Desde 1956, a Comissão de Câncer do Colégio Americano de Cirurgiões dá suporte ao desenvolvimento de registros hospitalares de câncer, exigindo-os para a aprovação dos programas de câncer e os tornando necessários para a acreditação dos hospitais. Acredita-se que a revisão periódica dos resultados dos tratamentos aplicados poderia revelar fraquezas em padrões locais de cuidado e levar a uma melhor compreensão da doença e seu tratamento (JENSEN et al., 1995).

Os Registros de Câncer de Base Populacional (RCBP) iniciam-se no Brasil em 1967, no Recife, e em 1969, em São Paulo. Posteriormente surgiram em Fortaleza, Porto Alegre, Goiânia e Belém, a maioria em hospitais de câncer. Na década de 1990 foram implantados em Campinas, Salvador e Rio de Janeiro (MIRRA, 2005; TEIXEIRA & FONSECA, 2007). Nesse contexto, e a partir do trabalho dos pioneiros, surge em 15 de maio de 1992 a Associação Brasileira de Registros de Câncer (ABRC) (http://www.abrc.org.br/).

O primeiro RHC foi implantado em 1983 na Unidade I – Hospital do Câncer do Instituto Nacional de Câncer (INCA) e desde então tem funcionado sem interrupções, sendo o RHC mais antigo do país (BRASIL, 2004b).

O INCA teve sua primeira publicação sobre registros de base hospitalar em 1993 com dados de seu hospital, do Hospital Araújo Jorge, do Hospital Aristides Maltez, do Hospital Erasto Gaertner e do Instituto Ofir Loiola, referentes ao ano de 1990.

O Ministério da Saúde, por meio do INCA, apoia e estimula o funcionamento dos registros de câncer brasileiros. Todavia, o incremento ocorreu apenas a partir de 1999 com a implantação de convênios com as SES e dos recursos do Fundo Nacional de Saúde para desenvolvimento do Programa de Avaliação e Vigilância (PAV) do câncer e de seus fatores de risco. O PAV possibilitou a articulação de um conjunto de ações estruturais desenvolvidas para implementar núcleos técnicos nas SES dedicados ao fortalecimento dessa área. Nos anos seguintes, observou-se incremento no número de RHC e RCBP em vários estados (BRASIL, 2007c).

O INCA viabiliza os mecanismos que propiciam integração, padronização e continuidade de funcionamento dos registros de câncer. Suas ações têm sido efetivadas através da capacitação e atualização de profissionais para atuarem nessa área em termos gerencial e técnico-operacional; do desenvolvimento de programas para a informatização de dados e da articulação e integração dos órgãos governamentais nos níveis nacional, estadual e municipal em parceria com organismos internacionais, como a International Association of Cancer Registries (IACR) e a International Agency for Research on Cancer (IARC), com associações filantrópicas, hospitais especializados, gerais, universitários, públicos e privados, e ainda com as demais entidades que atuam, direta ou indiretamente, na área da informação em saúde (INCA, 2010a). No Brasil existem atualmente 26 RCBP implantados, a quase totalidade nas capitais.

Tipos de registros

O registro de câncer é um serviço para coleta, armazenamento, análise, interpretação e disseminação sistemática de dados sobre câncer. Existem dois tipos principais de registros de câncer: Registros Hospitalares de Câncer e Registro de Câncer de Base Populacional (DOS SANTOS SILVA, 1999).

Registro de Câncer de Base Populacional (RCBP)

De acordo com a Organização Mundial da Saúde (OMS), os RCBP são a base de qualquer programa de controle do câncer (PARKIN, 2008). Os RCBP pretendem coletar todos os casos novos de câncer numa população bem definida, residente em determinada região geográfica. O principal objetivo é produzir estatísticas sobre a ocorrência de câncer nessa população e proporcionar a base para avaliação e controle do impacto do câncer nessa comunidade. Assim, a ênfase é sobre a epidemiologia e saúde pública (JENSEN et al., 1995).

Os dados dos registros de câncer são utilizados para:

- Avaliar a magnitude da doença, monitorar tendências do câncer ao longo do tempo e avaliar a sobrevida populacional como indicador de acessibilidade e desempenho do sistema de saúde.
- Mostrar padrões de câncer em diferentes populações e identificar grupos de alto risco.
- Conduzir o planejamento e a avaliação de programas de controle do câncer.
- Possibilitar pesquisas clínica, epidemiológica e de serviços de saúde (PARKIN, 2008; NAVARRO et al., 2010; BANYDEEN et al., 2015; LEAL et al., 2016).

Operacionalização do trabalho do RCBP

Base geográfica e fontes

- **Área de abrangência:** população bem definida, normalmente residente em determinada região geográfica (país, região, município), de onde surgem os casos e que fornecem os denominadores para o cálculo de coeficientes de incidência. Esses sistemas incluem dados de pacientes do SUS, convênios e particulares.
- **Fontes:** as principais incluem: (1) serviços de tratamento: hospitais (públicos e privados), clínicas, consultórios; (2) serviços de diagnóstico: laboratórios de patologia, hematologia e bioquímica, serviços de imagem, policlínicas; (3) certificados de óbito do SIM (DOS SANTOS SILVA, 1999).
- **Coleta:** ativa: quando o pessoal do registro visita e coleta os dados na fonte; passiva: quando as fontes enviam a base de dados ao registro. Normalmente, os registros adotam formas mistas. Em alguns países, a notificação de casos é compulsória, mas isso não garante necessariamente a completitude (DOS SANTOS SILVA, 1999). No Brasil, a ficha de coleta de informações é padronizada e revisada a cada 5 anos por consenso entre a equipe de coordenação do INCA e representantes dos registros de câncer no Brasil. Consta de dados pessoais e de dados sobre o tumor, o diagnóstico e o óbito (INCA, 2012).

Operações do registro de câncer

- **Cruzamento de notificações:** objetiva a reunião das notificações que se referem ao mesmo indivíduo e tumor a fim de verificar se se trata de tumor (caso) já registrado ou de novo tumor primário. Entendem-se por cruzamento de notificação todos os processos referentes a notificações múltiplas (vários registros do mesmo paciente com o mesmo tumor primário, recebidos de fontes diferentes), tumores múltiplos (vários tumores primários no mesmo paciente) e registros duplos (vários registros do mesmo paciente com o mesmo tumor primário, pertencentes à mesma fonte). Cada tipo exige abordagens diferentes.
- **Organização das informações:**
  - **Codificação:** para garantir a comparabilidade entre os registros são utilizados sistemas de codificação reconhecidos nacional e internacionalmente: a CID-O para classificar os tumores, a CBO para classificar as profissões e a classificação do IBGE para localidades.
  - **Validação das informações:** identificação de informações inválidas, como códigos inválidos. A incorporação de críticas no programa informatizado facilita os processos de organização das informações dos registros.
- **Armazenamento e processamento das informações:** desde 1986 os RCBP brasileiros têm à disposição sistema informatizado, desenvolvido pelo INCA, que garante a padronização no processamento dos dados coletados de acordo com as normas técnico-operacionais preconizadas pelo Ministério da Saúde. Esse sistema foi desenvolvido a partir do instrumento de coleta de dados definido por consenso entre especialistas, tendo como referência as recomendações da International Agency for Research on Cancer (IARC/OMS) e a experiência do programa de *Surveillance Epidemiology and End Results* (SEER) do National Health Institute (NIH) dos EUA. Esse sistema permite a emissão de relatórios padronizados sobre a incidência do câncer, com número absoluto, taxas brutas e ajustadas, por topografia do tumor primário, faixa etária e sexo.
- **Seguimento:** os casos registrados são seguidos para conhecer o *status* vital do paciente para o cálculo do tempo de sobrevida. O seguimento pode ocorrer de forma ativa ou passiva. No Brasil, os registros operam com o sistema de seguimento passivo, dependendo basicamente do SIM (DOS SANTOS SILVA, 1999; INCA, 2012).

Qualidade dos dados

Todos os RCBP devem ser capazes de proporcionar indicadores objetivos acerca da qualidade dos dados que coletam (PARKIN et al., 2010). São duas as características principais quando se considera a qualidade dos dados de registro de câncer de base populacional: completitude e validade.

O RCBP deve, por definição, registrar cada um dos cânceres que acontecem em sua área de abrangência. No entanto, isso raramente acontece. Existem vários métodos para avaliar a completitude dos dados: razão mortalidade-incidência, estabilidade dos dados no tempo, comparações com populações similares, comprovação independente de casos, métodos de captura-recaptura e métodos de certificados de óbito (DOS SANTOS SILVA, 1999).

A validade dos dados pode ser avaliada de várias maneiras: pela proporção de casos com verificação microscópica, pela proporção de casos registrados exclusivamente a partir do SIM, pelo percentual de casos com dados ausentes ou pela consistência interna (PARKIN et al., 2010). É importante monitorar a consistência interna dos casos registrados, bem como determinar se os casos são do tipo esperado e se existe consistência entre as diferentes informações individuais. A complexidade desse tipo de operação de controle de qualidade varia desde a inspeção visual rápida de uma ficha – para verificar se estão preenchidas, pelo menos, todas as variáveis essenciais – até amplos programas de edição, criados para marcar ou detectar qualquer inconsistência. Esse tipo de controle de qualidade é o mais utilizado em todos os registros de câncer (DOS SANTOS SILVA, 1999; INCA, 2012).

Registro Hospitalar de Câncer (RHC)

Os RHC são responsáveis pelo registro de informação sobre os pacientes com câncer vistos em determinado hospital. O principal propósito desses registros é contribuir para o cuidado com o paciente, proporcionando informação sobre os indivíduos com câncer, o tratamento que recebem e o resultado (o Colégio Americano de Cirurgiões, por exemplo, exige que os hospitais referendados tenham seus dados comparados com os dados nacionais para se ter a ideia de como os resultados de determinado hospital conferem com os obtidos para a população geral) (JENSEN et al., 1995).

Os dados são utilizados, principalmente, para propósitos administrativos (estimativa de demanda futura, necessidades de equipamento e recursos humanos) e para revisão da *performance* clínica, pois traçam o perfil da clientela, evidenciam aspectos demográficos, mostram os recursos que são usados no diagnóstico e tratamento e acompanham a evolução da doença e o estado geral dos pacientes ao longo do tempo (DOS SANTOS SILVA, 1999; INCA, 2010b).

Desse modo, o RHC tem sido descrito como o espelho que reflete o desempenho do corpo clínico em relação à assistência prestada aos pacientes (INCA, 2010b). Merece destaque a utilização das informações do registro hospitalar no planejamento do hospital em áreas carentes para o recrutamento de profissionais necessários e como base de informação para a pesquisa clínico-epidemiológica institucional (BARROS, 2010).

Apesar de não estabelecerem taxas de incidência para a população geral, esses dados podem ser utilizados com propósito epidemiológico. Por exemplo, estudos de caso-controle podem ser realizados para investigar a etiologia de determinada neoplasia, comparando as características de casos com um grupo de controle que pode ser formado por pacientes com outros tipos de câncer ou por outros pacientes do hospital (DOS SANTOS SILVA, 1999).

Desde 1993 o funcionamento dos RHC no Brasil é amparado por consistente base legal, inicialmente com base na Portaria 171, do Ministério da Saúde, que classifica os hospitais de atendimento oncológico do SUS no Sistema de Informação de Procedimentos de Alta Complexidade (SIPAC), considerando imperativa a existência de RHC, nesses hospitais, para melhorar a qualidade da informação hospitalar.

Em 1998, a Portaria MS 3.535, que regulamenta os Centros de Assistência de Alta Complexidade em Oncologia (CACON), evidenciou a necessidade dos RHC nessas instituições e reforçou o papel dos RHC nas unidades de atendimento a pacientes com câncer. Em 2005, a obrigatoriedade dos RHC é reafirmada e fortalecida pela Portaria MS 741, em seu artigo 5º, que estabelece que as unidades e os centros implantem, em 12 meses a partir da publicação da portaria, o RHC informatizado, se inexistente no hospital. Em seu Parágrafo Único, estabelece que a partir de 2007, no mês de setembro de cada ano, os arquivos eletrônicos dos dados anuais consolidados devem ser encaminhados para o INCA, que deverá publicá-los e divulgá-los de forma organizada e analítica (INCA, 2010b).

Partindo dessa base legal e tendo o PAV como principal eixo dessas ações nas SES, os RHC expandiram-se rapidamente, alcançando, hoje, mais de 80% das unidades da rede de alta complexidade em oncologia do SUS.

As padronizações das rotinas e procedimentos dos RHC foram estabelecidas pelo INCA em oficinas de consenso com especialistas, em 1999, e publicadas em manual específico em 2000. A partir de 2002 foi disponibilizado o aplicativo SisRHC, desenvolvido pelo INCA e distribuído para as SES, possibilitando e garantindo a padronização necessária do processamento dos dados (BRASIL, 2007c). Os instrumentos de coleta utilizados são fruto de consenso a cada 5 anos. A ficha de notificação inclui dados pessoais do paciente, dados do diagnóstico e características do tumor, dados sobre o tratamento do tumor e a situação ao final do tratamento. A ficha de seguimento, essencial para estudar a sobrevida, inclui a evolução após o tratamento, com recidivas, metástases e tratamentos posteriores (INCA, 2010b).

A etapa seguinte – integração, consolidação e disponibilização dos dados dos registros – consiste na criação do Integrador RHC. Trata-se de sistema Web centralizado, de baixo custo, com multiplataforma flexível e de fácil manutenção, que abrange os dados de todas as unidades com RHC no Brasil e conta, hoje, com mais de um milhão de casos, o que torna possível uma visão acerca do tratamento das neoplasias nos níveis nacional, estadual e local, sendo ferramenta essencial para a vigilância e para a pesquisa.

As primeiras avaliações observam a consistência dos dados apresentados pelos RHC, provavelmente resultado da realização periódica de cursos de capacitação de registradores e de reuniões de consenso com os RHC para padronização das variáveis coletadas e dos métodos de trabalho. Também contribui para isso a distribuição gratuita, para todos os RHC, de material de apoio padronizado: Manual de Rotinas e Procedimentos dos RHC, Classificação TNM da UICC, CID-O, além do sistema informatizado para entrada e armazenamento de dados dos RHC – SisRHC (PINTO et al., 2012).

*Os dados dos registros brasileiros se encontram disponibilizados na página do INCA (*http://www2.inca.gov.br/wps/wcm/connect/inca/ portal/home).

OUTROS SISTEMAS DE INFORMAÇÃO

Outros sistemas de informação, mesmo que não tenham sido originalmente concebidos para fins epidemiológicos, como o Sistema de Informação do Programa Nacional de Imunização (SIPNI), o Sistema de Vigilância Alimentar e Nutricional (Sisvan), o Sistema de Informação da Vigilância da Qualidade da Água para Consumo Humano (Sisagua) e o Sistema de Informação da Saúde Atenção Básica (SISAB), fornecem importantes contribuições para a avaliação da situação de saúde dos diversos municípios brasileiros, como veremos adiante.

Sistema de Informação do Programa Nacional de Imunização – SIPNI

Embora implantado no país em 1973, os registros do Programa Nacional de Imunizações (PNI) provinham de dados agregados, sem possibilitar a avaliação de algumas informações sobre as pessoas vacinadas, como local de residência, e as adequações do esquema vacinal. Para melhor análise dos dados o Datasus desenvolveu um sistema de informação do PNI, o SIPNI. Esse sistema possibilitou o registro da população vacinada por faixa etária em determinado período de tempo, nma área geográfica (rotina e campanhas), e de dados sobre a movimentação de imunobiológicos com fins gerenciais. Atualmente, o PNI encontra-se implantado em todos os municípios brasileiros, porém o sistema (SIPNI) está em fase de implantação desde 2010 (BORDIM, 2013).

Por meio dos dados contidos no sistema é possível o acompanhamento da pessoa vacinada por procedência e a avaliação da cobertura vacinal, das doses aplicadas e da taxa de abandono nos âmbitos federal, estadual e municipal, oferecendo aos gestores envolvidos no programa uma avaliação dinâmica do risco quanto à ocorrência de surtos ou epidemias (BRASIL, 2014c).

O SIPNI representa uma importante contribuição para o controle ou a eliminação de algumas doenças imunopreveníveis, assim como para redução significativa na incidência de outras doenças, representando grande impacto na área da epidemiologia.

Sistema de Informação da Vigilância da Qualidade da Água para Consumo Humano – Sisagua

O Sisagua é um sistema de vigilância em saúde ambiental do Programa Nacional de Vigilância da Qualidade da Água para Consumo Humano (Vigiagua), cujas informações são importantes para a prática da vigilância da qualidade da água para consumo humano, conforme a Portaria MS 2.914/2011. Implantado no Brasil em 2001, o sistema recebeu diversas melhorias ao longo dos anos.

Esse sistema disponibiliza informações sobre fontes de abastecimento de água, dados de monitoramento da qualidade da água do SAA (Sistema de Abastecimento de Água), SAC (Solução Alternativa Coletiva) e SAI (Solução Alternativa Individual) e o controle de qualidade da água dos SAA e dos SAC, assim como informações sobre sistemas de abastecimento de água sem tratamento, amostras fora do padrão, acompanhamento da qualidade da água para consumo e fontes de abastecimento que se encontram vulneráveis.

No nível nacional, o sistema é da responsabilidade da Coordenação Geral de Vigilância em Saúde Ambiental (CGVAM) do Departamento de Vigilância em Saúde Ambiental e Saúde do Trabalhador (DSAST) da Secretaria de Vigilância em Saúde.

Seus principais objetivos são: reduzir a morbimortalidade por doenças e agravos de transmissão hídrica por meio de ações de vigilância sistemática da qualidade da água consumida pela população; avaliar e gerenciar o risco da saúde associado à qualidade da água destinada ao consumo humano como parte integrante das ações de prevenção de agravos e de promoção da saúde; monitorar sistematicamente a qualidade da água consumida pela população; possibilitar a avaliação conjunta de informações de vigilância ambiental com vigilância epidemiológica, de modo a identificar as situações de risco com o propósito de auxiliar a tomada de decisões sobre ações preventivas e corretivas, assim como avaliar os procedimentos adotados (conforme a Portaria MS 2.914/2011).

As informações pertinentes a esse sistema estão disponibilizadas no endereço eletrônico http://sisagua.saude.gov.br/sisagua.

Sistema de Vigilância Alimentar e Nutricional – Sisvan

A Vigilância Alimentar e Nutricional (VAN) consiste na descrição contínua e na predição de tendências nas condições de alimentação e nutrição da população e seus fatores determinantes. A VAN surgiu na década de 1970 por recomendação da OMS, da Organização Pan-Americana da Saúde (OPAS) e da Organização das Nações Unidas para a Alimentação e a Agricultura (FAO) a partir da necessidade de obter informações para subsidiar as ações do governo, sendo também proposta a implantação de um Sistema de Informações para a Vigilância Alimentar e Nutricional (Sisvan).

Sua implantação ganhou reforço com a Lei 8.080, que incluiu a VAN no âmbito do SUS. Nesse mesmo momento o Sisvan tornou-se pré-requisito para o financiamento e a implantação de programas assistenciais com foco na recuperação da desnutrição e no cuidado de crianças e gestantes em risco nutricional.

Desde 2008, a avaliação do estado nutricional da população atendida na atenção básica ocorre por meio do Sisvan Web. Trata-se do sistema informatizado que disponibiliza dois tipos de acesso: público e restrito. O acesso público ocorre através de relatórios consolidados, os quais estão disponíveis a qualquer pessoa no endereço eletrônico do Departamento de Atenção Básica (http://dabsistemas.saude.gov.br/sistemas/sisvan/relatorios_publicos/). O acesso pode ser feito de qualquer computador que tenha conexão com a internet. A outra modalidade de acesso é pelo módulo "Acesso Restrito". Para essa modalidade o usuário deve ter a senha do município. Encontra-se disponível em http://dabsistemas.saude.gov.br/sistemas/sisvan/login.php?acesso_negado=true. Através do "Acesso Restrito" é registrado o tipo de acompanhamento realizado, como o atendimento de usuários da atenção básica, de beneficiários do Programa Bolsa Família e/ou de outras estratégias, como as Chamadas

Nutricionais. Todos os dados sobre o acompanhamento nutricional dos beneficiários do Programa Bolsa Família, que é feito no módulo de gestão desse programa, são importados para o Sisvan Web.

O Ministério da Saúde recomenda que o Sisvan seja utilizado para o acompanhamento do estado nutricional de indivíduos em todas as fases da vida, incluindo gestantes e nutrizes.

Os indicadores coletados pelo Sisvan dizem respeito à cobertura do estado nutricional dos indivíduos acompanhados em todos os ciclos de vida e ao consumo alimentar da população.

Sistema de Informação em Saúde para a Atenção Básica – SISAB/E-SUS

Em 2013, o SISAB passou a ser o sistema de informação da atenção básica vigente para fins de financiamento e de adesão aos programas e estratégias da Política Nacional de Atenção Básica, substituindo o Sistema de Informação da Atenção Básica (SIAB).

O SISAB integra a estratégia denominada e-SUS Atenção Básica (e-SUS AB), que propõe o incremento da gestão da informação, a automação dos processos, a melhoria das condições de infraestrutura e a melhoria dos processos de trabalho. O e-SUS AB é composto por dois sistemas de *software*

que instrumentalizam a coleta dos dados que serão inseridos no SISAB. São eles:

- Coleta de Dados Simplificados (CDS).
- Prontuário Eletrônico do Cidadão (PEC).
- Aplicativos (App) para dispositivos móveis, estando atualmente disponível o app AD (Atenção Domiciliar).

Nesse sentido, os sistemas e-SUS AB foram desenvolvidos para atender aos processos de trabalho da atenção básica para a gestão do cuidado em saúde, podendo ser utilizados por profissionais de todas as equipes de AB, pelas equipes dos Núcleos de Apoio à Saúde da Família (Nasf), do Consultório na Rua (CnR), de Atenção à Saúde Prisional e da Atenção Domiciliar (AD), além dos profissionais que realizam ações no âmbito de programas como o Saúde na Escola (PSE) e a Academia da Saúde.

Com o SISAB é possível obter informações da situação sanitária e de saúde da população do território por meio de relatórios de saúde, bem como de relatórios de indicadores de saúde por estado, município, região de saúde e equipe.

No intuito de potencializar as ações da atenção básica e evitar o retrabalho gerado pela digitação da mesma informação em diferentes sistemas de informação em saúde foram intensificadas as medidas para estabelecer a integração entre o e-SUS Atenção Básica e os mais variados sistemas.

ANEXOS

ANEXO 1 Lista Nacional de Notificação Compulsória – Portaria Nº 204, de 17 de fevereiro de 2016

Nº	DOENÇA OU AGRAVO (Ordem alfabética)	Periodicidade de notificação			
		Imediata (até 24 horas) para*			Semanal*
		MS	SES	SMS	
1	a. Acidente de trabalho com exposição a material biológico				X
	b. Acidente de trabalho: grave, fatal e em crianças e adolescentes			X	
2	Acidente por animal peçonhento			X	
3	Acidente por animal potencialmente transmissor da raiva			X	
4	Botulismo	X	X	X	
5	Cólera	X	X	X	
6	Coqueluche		X	X	
7	a. Dengue – Casos				X
	b. Dengue – Óbitos	X	X	X	
8	Difteria		X	X	
9	Doença de Chagas aguda		X	X	
10	Doença de Creutzfeldt-Jakob (DCJ)				X
11	a. Doença invasiva por "Haemophilus influenzae"		X	X	
	b. Doença meningocócica e outras meningites		X	X	
12	Doenças com suspeita de disseminação intencional: a. Antraz pneumônico b. Tularemia c. Varíola	X	X	X	
13	Doenças febris hemorrágicas emergentes/reemergentes: a. Arenavírus b. Ebola c. Marburg d. Lassa e. Febre purpúrica brasileira	X	X	X	
14	a. Doença aguda pelo vírus Zika				X
	b. Doença aguda pelo vírus Zika em gestante		X	X	
	c. Óbito com suspeita de doença pelo vírus Zika	X	X	X	
15	Esquistossomose				X
16	Evento de Saúde Pública (ESP) que constitua ameaça à saúde pública (ver definição no Art. 2º desta portaria)	X	X	X	
17	Eventos adversos graves ou óbitos pós-vacinação	X	X	X	
18	Febre amarela	X	X	X	
19	a. Febre de Chikungunya				X
	b. Febre de Chikungunya em áreas sem transmissão	X	X	X	
	c. Óbito com suspeita de febre de Chikungunya	X	X	X	
20	Febre do Nilo Ocidental e outras arboviroses de importância em saúde pública	X	X	X	
21	Febre maculosa e outras riquetsioses	X	X	X	
22	Febre tifoide		X	X	
23	Hanseníase				X
24	Hantavirose	X	X	X	
25	Hepatites virais				X
26	HIV/AIDS – Infecção pelo vírus da imunodeficiência humana ou síndrome da imunodeficiência adquirida				X
27	Infecção pelo HIV em gestante, parturiente ou puérpera e criança exposta ao risco de transmissão vertical do HIV				X
28	Infecção pelo vírus da imunodeficiência humana (HIV)				X
29	Influenza humana produzida por novo subtipo viral	X	X	X	
30	Intoxicação exógena (por substâncias químicas, incluindo agrotóxicos, gases tóxicos e metais pesados)				X
31	Leishmaniose tegumentar americana				X
32	Leishmaniose visceral				X

(Continua)

ANEXO 1 Lista Nacional de Notificação Compulsória – Portaria Nº 204, de 17 de fevereiro de 2016 (*continuação*)

Nº	DOENÇA OU AGRAVO (Ordem alfabética)	Periodicidade de notificação			
		Imediata (até 24 horas) para*			Semanal*
		MS	SES	SMS	
33	Leptospirose			X	
34	a. Malária na região amazônica				X
	b. Malária na região extra-amazônica	X	X	X	
35	Óbito: a. Infantil b. Materno				X
36	Poliomielite por poliovírus selvagem	X	X	X	
37	Peste	X	X	X	
38	Raiva humana	X	X	X	
39	Síndrome da rubéola congênita	X	X	X	
40	Doenças exantemáticas: a. Sarampo b. Rubéola	X	X	X	
41	Sífilis: a. Adquirida b. Congênita c. Em gestante				X
42	Síndrome da paralisia flácida aguda	X	X	X	
43	Síndrome respiratória aguda grave associada a coronavírus a. SARS-CoV b. MERS-CoV	X	X	X	
44	Tétano: a. Acidental b. Neonatal			X	
45	Toxoplasmose gestacional e congênita				X
46	Tuberculose				X
47	Varicela – caso grave internado ou óbito		X	X	
48	a. Violência doméstica e/ou outras violências				X
	b. Violência sexual e tentativa de suicídio			X	

ANEXO 2 Declaração de óbito

República Federativa do Brasil
Ministério da Saúde
1ª VIA - SECRETARIA DE SAÚDE

Declaração de Óbito

I – Identificação

1 Tipo de óbito
1 ☐ Fetal
2 ☐ Não fetal

2 Data do óbito

Hora

3 Cartão SUS

4 Naturalidade
Município / UF (se estrangeiro informar país)

5 Nome do Falecido

6 Nome do Pai

7 Nome da Mãe

8 Data de nascimento

9 Idade
Anos completos
Menores de 1 ano
Meses Dias Horas Minutos
Ignorado 9

10 Sexo
1 ☐ M - Masc
2 ☐ F - Fem
9 ☐ I - Ignorado

11 Raça/Cor
1 ☐ Branca 4 ☐ Parda
2 ☐ Preta 5 ☐ Indígena
3 ☐ Amarela

12 Situação conjugal
1 ☐ Solteiro 4 ☐ Separado judicialmente/ Divorciado
2 ☐ Casado 5 ☐ União estável
3 ☐ Viúvo 9 ☐ Ignorado

13 Escolaridade (última série concluída)
Nível
0 ☐ Sem escolaridade
1 ☐ Fundamental I (1ª a 4ª Série)
2 ☐ Fundamental II (5ª a 8ª Série)
3 ☐ Médio (antigo 2º grau)
4 ☐ Superior incompleto
5 ☐ Superior completo
Ignorado 9
Série

14 Ocupação habitual
(informar anterior, se aposentado / desempregado)
Código CBO 2002

II – Residência

15 Logradouro (rua, praça, avenida etc.)
Número Complemento
16 CEP

17 Bairro/Distrito Código
18 Município de residência Código
19 UF

III – Ocorrência

20 Local de ocorrência do óbito
1 ☐ Hospital 3 ☐ Domicílio 5 ☐ Outros
2 ☐ Outros estab. saúde 4 ☐ Via pública
Ignorado 9

21 Estabelecimento
Código CNES

22 Endereço da ocorrência, se fora do estabelecimento ou da residência (rua, praça, avenida, etc)
Número Complemento
23 CEP

24 Bairro/Distrito Código
25 Município de ocorrência Código
26 UF

IV – Fetal ou menor que 1 ano

PREENCHIMENTO EXCLUSIVO PARA ÓBITOS FETAIS E DE MENORES DE 1 ANO - INFORMAÇÕES SOBRE A MÃE

27 Idade (anos)

28 Escolaridade (última série concluída)
Nível
0 ☐ Sem escolaridade
1 ☐ Fundamental I (1ª a 4ª Série)
2 ☐ Fundamental II (5ª a 8ª Série)
3 ☐ Médio (antigo 2º grau)
4 ☐ Superior incompleto
5 ☐ Superior completo
Ignorado 9
Série

29 Ocupação habitual
(informar anterior, se aposentada / desempregada)
Código CBO 2002

30 Número de filhos tidos
Nascidos vivos
Perdas fetais/ abortos
99 ☐ Ignorado 99 ☐ Ignorado

31 Nº de semanas de gestação
99 ☐ Ignorado

32 Tipo de gravidez
1 ☐ Única
2 ☐ Dupla
3 ☐ Tripla e mais
9 ☐ Ignorada

33 Tipo de parto
1 ☐ Vaginal
2 ☐ Cesáreo
9 ☐ Ignorado

34 Morte em relação ao parto
1 ☐ Antes 2 ☐ Durante 3 ☐ Depois 9 ☐ Ignorado

35 Peso ao nascer
(Gramas)

36 Número da Declaração de Nascido Vivo

V – Condições e causas do óbito

ÓBITO DE MULHER EM IDADE FÉRTIL

37 A morte ocorreu
1 ☐ Na gravidez 3 ☐ No aborto 5 ☐ De 43 dias a 1 ano após o parto
2 ☐ No parto 4 ☐ Até 42 dias após o parto 6 ☐ Não ocorreu nestes períodos
Ignorado 9

ASSISTÊNCIA MÉDICA

38 Recebeu assist. médica durante a doença que ocasionou a morte?
1 ☐ Sim 2 ☐ Não 9 ☐ Ignorado

DIAGNÓSTICO CONFIRMADO POR:

39 Necrópsia ?
1 ☐ Sim 2 ☐ Não 9 ☐ Ignorado

40 CAUSAS DA MORTE
PARTE I
Doença ou estado mórbido que causou diretamente a morte.

CAUSAS ANTECEDENTES
Estados mórbidos, se existirem, que produziram a causa acima registrada, mencionando-se em último lugar a causa básica.

ANOTE SOMENTE UM DIAGNÓSTICO POR LINHA

a
b Devido ou como consequência de:
c Devido ou como consequência de:
d Devido ou como consequência de:

Tempo aproximado entre o início da doença e a morte CID

PARTE II
Outras condições significativas que contribuíram para a morte, e que não entraram, porém, na cadeia acima.

VI – Médico

41 Nome do Médico

42 CRM

43 Óbito atestado por Médico
1 ☐ Assistente 4 ☐ SVO
2 ☐ Substituto 5 ☐ Outro
3 ☐ IML

44 Município e UF do SVO ou IML UF

45 Meio de contato (telefone, fax, e-mail etc.)

46 Data do atestado

47 Assinatura

VII – Causas externas

PROVÁVEIS CIRCUNSTÂNCIAS DE MORTE NÃO NATURAL (Informações de caráter estritamente epidemiológico)

48 Tipo
1 ☐ Acidente 3 ☐ Homicídio
2 ☐ Suicídio 4 ☐ Outros
Ignorado 9

49 Acidente do Trabalho
1 ☐ Sim
2 ☐ Não
Ignorado 9

50 Fonte da informação
1 ☐ Boletim de Ocorrência 3 ☐ Família
2 ☐ Hospital 4 ☐ Outra
Ignorado 9

51 Descrição sumária do evento, incluindo o tipo de local de ocorrência

SE A OCORRÊNCIA FOR EM VIA PÚBLICA, ANOTAR O ENDEREÇO
52 Logradouro (rua, praça, avenida, etc.)
Código

VIII – Cartório

53 Cartório Código
54 Registro
55 Data

56 Município 57 UF

IX – Localid. S/ Médico

58 Declarante

59 Testemunhas
A
B

Versão 01/10 - 1ª Impressão 01/2010

Anexo 3 Declaração de Nascido Vivo

República Federativa do Brasil
Ministério da Saúde
1ª VIA - SECRETARIA DE SAÚDE

Declaração de Nascido Vivo

I — Identificação do Recém-nascido

1. Nome do Recém-nascido

Data e hora do nascimento
2. Data — Hora
3. Sexo — ☐ M - Masculino ☐ F - Feminino ☐ I - Ignorado

4. Peso ao nascer — em gramas
5. Índice de Apgar — 1º minuto — 5º minuto
6. Detectada alguma anomalia ou defeito congênito? Caso afirmativo, usar o bloco anomalia congênita para descrevê-las — 1 ☐ Sim 2 ☐ Não 9 ☐ Ignorado

II — Local da ocorrência

7. Local da ocorrência — 1 ☐ Hospital 3 ☐ Domicílio — 2 ☐ Outros estab. saúde 4 ☐ Outros — Ignorado 9
8. Estabelecimento — Código CNES

9. Endereço da ocorrência, se fora do estab. ou da resid. da Mãe (rua, praça, avenida, etc) — Número — Complemento — 10. CEP

11. Bairro/Distrito — Código
12. Município de ocorrência — Código
13. UF

III — Mãe

14. Nome da Mãe
15. Cartão SUS

16. Escolaridade (última série concluída)
Nível
0 ☐ Sem escolaridade 3 ☐ Médio (antigo 2º grau) Ignorado — Série
1 ☐ Fundamental I (1ª a 4ª série) 4 ☐ Superior incompleto
2 ☐ Fundamental II (5ª a 8ª série) 5 ☐ Superior completo ☐ 9

17. Ocupação habitual (Informar anterior, se aposentada/desempregada) — Código CBO 2002

18. Data nascimento da Mãe
19. Idade (anos)
20. Naturalidade da Mãe — Município / UF (se estrangeiro informar País)
21. Situação conjugal — 1 ☐ Solteira 4 ☐ Separada judicialmente/divorciada 2 ☐ Casada 5 ☐ União estável 3 ☐ Viúva 9 ☐ Ignorada
22. Raça / Cor da Mãe — 1 ☐ Branca 4 ☐ Parda 2 ☐ Preta 5 ☐ Indígena 3 ☐ Amarela

Residência da Mãe
23. Logradouro — Número — Complemento — 24. CEP

25. Bairro/Distrito — Código
26. Município — Código
27. UF

IV — Pai

28. Nome do Pai
29. Idade do Pai

V — Gestação e parto

Gestações anteriores
30. Histórico gestacional
• Nº gestações anteriores
• Nº de partos vaginais
• Nº de cesáreas
• Nº de nascidos vivos.
• Nº de perdas fetais / abortos

Gestação atual
Idade Gestacional
31. Data da Última Menstruação (DUM) ___/___/___
32. Nº de semanas de gestação, se DUM ignorada
Método utilizado para estimar
1 ☐ Exame Físico 2 ☐ Outro método 9 ☐ Ignorado

33. Número de consultas de pré-natal — 99 ☐ Ignorado
34. Mês de gestação em que iniciou o pré-natal — 99 ☐ Ignorado
35. Tipo de gravidez — 1 ☐ Única 2 ☐ Dupla 3 ☐ Tripla ou mais 9 ☐ Ignorado

Parto
36. Apresentação — 1 ☐ Cefálica 2 ☐ Pélvica ou Podálica 3 ☐ Transversa 9 ☐ Ignorado
37. O Trabalho de parto foi induzido? — 1 ☐ Sim 2 ☐ Não 9 ☐ Ignorado
38. Tipo de parto — 1 ☐ Vaginal 2 ☐ Cesáreo 9 ☐ Ignorado
39. Cesárea ocorreu antes do trabalho de parto iniciar? — 1 ☐ Sim 2 ☐ Não 3 ☐ Não se aplica 9 ☐ Ignorado
40. Nascimento assistido por — 1 ☐ Médico 2 ☐ Enfermeira/Obstetriz 3 ☐ Parteira 4 ☐ outros 9 ☐ Ignorado

VI — Anomalia congênita

41. Descrever todas as anomalias ou defeitos congênitos observados

VII — Preenchimento

42. Data do preenchimento
43. Nome do responsável pelo preenchimento
44. Função — 1 ☐ Médico 2 ☐ Enfermeiro 3 ☐ Parteira 4 ☐ Func. Cartório 5 ☐ Outros (descrever)

45. Tipo documento — 1 ☐ CNES 2 ☐ CRM 3 ☐ COREN 4 ☐ RG 5 ☐ CPF
46. Nº do documento
47. Órgão emissor

VIII — Cartório

48. Cartório — Código
49. Registro
50. Data

51. Município
52. UF

ATENÇÃO: ESTE DOCUMENTO NÃO SUBSTITUI A CERTIDÃO DE NASCIMENTO
O Registro de Nascimento é obrigatório por lei.
Para registrar esta criança, o pai ou responsável deverá levar este documento ao cartório de registro civil.

Versão 01/10 - 1ª Impressão 01/2010

Referências

Baldijão MFA. Sistemas de informação em saúde. São Paulo em Perspectiva [S.l.] 1992; 6(4):21-8.

Banydeen R et al. Advancing cancer control through research and cancer registry collaborations in the Caribbean. Cancer Control 2015 October; 22(4):520-30.

Barros NGM. Registros de Câncer: uma necessidade de vigilância em saúde para área de influência ambiental da Refinaria Abreu e Lima. Monografia (Especialização em Saúde Pública) – Departamento de Saúde Coletiva, Centro de Pesquisas Aggeu Magalhães, Fundação Oswaldo Cruz. Recife, 2010. 62p.

Bordim MCH. Avaliação do desempenho do PNI (Programa Nacional de Imunização) no Estado de São Paulo no ano de 2011 no cumprimento do esquema básico de imunização. São Paulo, 2013. Dissertação de Mestrado. Faculdade de Ciências Médicas da Santa Casa de São Paulo – Curso de Pós-Graduação em Saúde Coletiva.

Brasil. Ministério da Saúde. Fundação Nacional de Saúde. Manual de procedimento do sistema de informações sobre mortalidade. Brasília-DF: 2001a. 36p.

Brasil. Ministério da Saúde. Fundação Nacional de Saúde. Manual de Instruções para o Preenchimento da Declaração de Nascido Vivo. 2001b. Disponível em: <portal.saude.gov.br/portal/arquivos/pdf/declaracao_nasc_vivo.pdf>.

Brasil. Ministério da Saúde. Secretaria de Vigilância em Saúde. Departamento de Análise de Situação em Saúde. Saúde Brasil 2004 – Uma análise da situação de saúde. Brasília: 2004a. 350p.

Brasil. Ministério da Saúde. Secretaria de Assistência à Saúde. Instituto Nacional de Câncer. Registro hospitalar de câncer: dados dos hospitais do INCA, relatório anual 1994/1998. Rio de Janeiro: INCA, 2004b.

Brasil. Ministério da Saúde. Secretaria de Vigilância em Saúde. Departamento de Vigilância Epidemiológica. Sistema de Informação de Agravos de Notificação – Sinan: normas e rotinas/Ministério da Saúde, Secretaria de Vigilância em Saúde, Departamento de Vigilância Epidemiológica. 2. ed. Brasília: Editora do Ministério da Saúde, 2007a. 68p. (Série A. Normas e Manuais Técnicos).

Brasil. Ministério da Saúde. Conselho Federal de Medicina. Centro Brasileiro de Classificação de Doenças. A Declaração de Óbito – Documento necessário e importante. 3. ed. Série A. Normas e Manuais Técnicos. Brasília-DF, 2007b. 38p.

Brasil. Ministério da Saúde. Integração de informações dos registros de câncer brasileiros. Rev Saúde Pública, São Paulo, Oct. 2007c; 41(5):865-8. Disponível em <http://www.scielo.br/scielo.php?script=sci_arttext&pid=S0034-89102007000500024&lng=en&nrm=iso>. Acesso em 9 de junho de 2017.

Brasil. Ministério da Saúde. A experiência brasileira em sistemas de informação em saúde/Ministério da Saúde, Organização Pan-Americana da Saúde, Fundação Oswaldo Cruz. Brasília: Ministério da Saúde, 2009a. 2 v. – (Série B. Textos Básicos de Saúde).

Brasil. Ministério da Saúde. Organização Pan-Americana da Saúde. Fundação Oswaldo Cruz. A experiência brasileira em sistemas de informação em saúde. Volume 1 (Série B. Textos Básicos de Saúde). Produção e disseminação de informações sobre saúde no Brasil. Brasília-DF: 2009b.

Brasil. Ministério da Saúde. Secretaria de Atenção à Saúde. Departamento de Regulação, Avaliação e Controle/Coordenação Geral de Sistemas de Informação – 2009. SIA – Sistema de Informação Ambulatorial do SUS: Manual de Operação do Sistema. Brasília, 2009c. 36p.

Brasil. Ministério da Saúde. Secretaria de Vigilância em Saúde. Departamento de Vigilância Epidemiológica. Guia de Vigilância Epidemiológica. 7. ed. 1ª impressão. Série A. Normas e Manuais Técnicos. Brasília-DF: 2010.

Brasil. Ministério da Saúde. Secretaria de Vigilância em Saúde. Departamento de Análise de Situação em Saúde. Manual de Instruções para o Preenchimento da Declaração de Óbito. Série A. Normas e Manuais Técnicos. Brasília, 2011a. 55p.

Brasil. Ministério da Saúde. Secretaria de Vigilância em Saúde. Departamento de Análise da Situação de Saúde. Manual de Instruções para o preenchimento da Declaração de Nascido Vivo. Série A. Normas e Manuais Técnicos. Brasília-DF: 2011b. 29p.

Brasil. Ministério da Saúde. Secretaria de Vigilância em Saúde. Departamento de Análise de Situação em Saúde. Saúde Brasil 2013: uma análise da situação de saúde e das doenças transmissíveis relacionadas à pobreza. Perfil da mortalidade da população brasileira em 2012. Brasília, 2014a:83-109.

Brasil. Ministério da Saúde/Secretaria de Atenção à Saúde/Departamento de Regulação, Avaliação e Controle/Coordenação Geral de Sistemas de Informação – 2014. SIH – Sistema de Informação Hospitalar do SUS: Manual Técnico Operacional do Sistema. 87 p. Brasília, 2014b.

Brasil. Ministério da Saúde. Secretaria de Vigilância em Saúde. Manual do sistema de Informação do Programa Nacional de Imunização. Brasília, 2014c. 66p.

Brasil. Ministério da Saúde. Secretaria de Vigilância em Saúde. Departamento de Análise de Situação em Saúde. Saúde Brasil 2015-2016. Uma análise da situação de saúde e da epidemia pelo vírus Zika e por outras doenças transmitidas pelo Aedes aegypti. Como nascem os brasileiros: Uma análise do perfil epidemiológico dos nascidos vivos e mães a partir dos eventos ocorridos em 2014. 17-36. Brasília, 2016:386p.

Brasil. Ministério da Saúde. Secretaria de Gestão Estratégica e Participativa. Departamento Nacional de Auditoria do SUS. Auditoria nas assistências ambulatorial e hospitalar no SUS: Orientações técnicas/Ministério da Saúde, Secretaria de Gestão Estratégica e Participativa, Departamento Nacional de Auditoria do SUS. 1. ed., 1. reimpr. Brasília: Ministério da Saúde, 2016b. 160p.

Dos Santos Silva I. Cancer epidemiology: principles and methods. Published by the International Agency for Research on Cancer, 150 cours Albert Thomas, 69372 Lyon cédex 08, France 1999.

Forman D, Bray F, Brewster DH et al. Cancer Incidence in Five Continents, Vol. X (electronic version). Lyon: International Agency for Research on Cancer, 2013. Disponível em: http://ci5.iarc.fr. Acesso em 10 de junho de 2017.

Instituto Nacional de Câncer (Brasil). Coordenação de Prevenção e Vigilância de Câncer. Câncer no Brasil: dados dos registros de base populacional. Rio de Janeiro, 2010a.

Instituto Nacional de Câncer. Registros hospitalares de câncer: planejamento e gestão/Instituto Nacional de Câncer. 2. ed. Rio de Janeiro: INCA, 2010b. 536p.

Instituto Nacional de Câncer (Brasil). Coordenação Geral de Prevenção e Vigilância de Câncer. Manual de Rotinas e Procedimentos para registros de câncer de base populacional. 2. ed. Rio de Janeiro: INCA, 2012.

Jensen OM, Parkin DM, MacLeman R et al. Registro de Câncer: princípios e métodos. Publicações científicas da IARC, Nº 95. Lyon, 1991. Rio de Janeiro, 1995.

Leal YA, Fernández-Garrote LM, Mohar-Betancourt A, Meneses-García A. The importance of registries in cancer control. Salud Publica Mex 2016; 58:309-16.

Medeiros KR, Machado HOP, Albuquerque PC Gurgel Junior GD. O Sistema de Informação em Saúde como instrumento da política de recursos humanos: um mecanismo importante na detecção das necessidades da força de trabalho para o SUS. Ciênc Saúde Coletiva [periódico na Internet] 2005; 10(2):433-40. Disponível em: http://www.scielo.br/pdf/csc/v10n2/a21v10 n2.pdf.

Mello-Jorge MHP. Registro dos Eventos Vitais: sua importância em Saúde Pública. São Paulo: CBCD, 1990. (Série Divulgação, n. 5).

Mello-Jorge MHP, Laurenti R, Gotlieb SLD. Análise da qualidade das estatísticas vitais brasileiras: a experiência de implantação do SIM e do SINASC. Ciência & Saúde Coletiva 2007; 12(3):643-54.

Mirra AP. Registros de câncer no Brasil e sua história. São Paulo: TOMGRAF, 2005. 26p.

Navarro C, Mattos C, Ardanaz E et al., Population-based cancer registries in Spain and their role in cancer control. Annals of Oncology 2010; 21 (Supplement 3):iii3-iii13.

Oliveira MM, Andrade SSCA, Dimech GS et al. Avaliação do Sistema de Informações sobre Nascidos Vivos. Brasil, 2006 a 2010. Epidemiologia e Serviços de Saúde, Brasília, 2015; 24(4):629-40.

Organização Mundial da Saúde – Classificação Estatística Internacional de Doenças e Problemas Relacionados à Saúde – 10ª Revisão. São Paulo: CBCD, 1995.

Parkin DM. The role of cancer registries in cancer control. Int J Clin Oncol 2008 Apr, 13(2):102-11.

Parkin DM, Chen V, Ferlay J, Galceran J, Storm HH, Whelan SL. Comparabilidad y Control de Calidad en los Registros de Cáncer. Lyon: International Agency for Research on Cancer (IARC Technical Reports, N° 19. Instituto Nacional de Câncer. Registros hospitalares de câncer: planejamento e gestão/Instituto Nacional de Câncer. 2. ed. Rio de Janeiro: INCA, 2010. 536p.

Pinto IV, Ramo DN, da Costa MCE, Ferreira CBT, Rebelo MS. Completude e consistência dos dados dos registros hospitalares de câncer no Brasil Completeness and consistency of data in hospital-based cancer registries in Brazil. Cad Saúde Colet., Rio de Janeiro, 2012; 20(1):113-20.

Portal do DAB: http://dab.saude.gov.br/portaldab/. Acesso em 6 de maio de 2017.

Redenutri: http://ecos-redenutri.bvs.br. Acesso em 6 de maio de 2017.

http://dab. saude.gov.br/portaldab/o_que.

Santos AC. Sistema de informações hospitalares do Sistema Único de Saúde: documentação do sistema para auxiliar o uso das suas informações. Dissertação (Mestrado) – Escola Nacional de Saúde Pública Sergio Arouca, Rio de Janeiro, 2009. 226f.

Saracci R, Wild CP. International Agency for Research on Cancer: the first 50 years, 1965-2015. Published by the International Agency for Research on Cancer, 150 cours Albert Thomas, 69372 Lyon Cedex 08, France. 2015.

Souza WV, Domingues CMAS. Notificação Compulsória de Doenças e Agravos no Brasil: Um Breve Histórico sobre a Criação do Sistema de Informação de Agravos de Notificação – Sinan. In: A experiência brasileira em sistemas de informação em saúde/Ministério da Saúde, Organização Pan-Americana da Saúde, Fundação Oswaldo Cruz. Brasília: Editora do Ministério da Saúde, 2009. Brasil. Ministério da Saúde. 2 v.

Teixeira LA, Fonseca CMO. De doença desconhecida a problema de saúde pública: o INCA e o controle do câncer no Brasil. Rio de Janeiro: Ministério da Saúde, 2007. 172p.

Vanderlei LCM, Simões FTPA, Vidal SA, Frias PG. Avaliação de preditores do óbito neonatal em uma série histórica de nascidos vivos no Nordeste brasileiro. Rev Bras Saúde Matern Infant 2010; 10:449-58.

Determinantes Sociais da Saúde

Kelen Gomes Ribeiro
Ivana Cristina de Holanda Cunha Barreto
Jaina Bezerra de Aguiar
Luiz Odorico Monteiro de Andrade

INTRODUÇÃO

O tema referente aos Determinantes Sociais da Saúde (DSS) impõe-se como pauta importante na contemporaneidade a partir da relação estabelecida entre a saúde e as condições sociais em que as pessoas vivem (WHO, 2005). Para compreendê-lo, apontamos para o percurso conceitual do processo saúde-doença como uma importante base que está representada por uma figura geométrica tridimensional. Com essa figura, idealizada por Andrade (2002), intencionamos passar a ideia do movimento na linha do tempo, conforme a predominância de um dos seus três vetores, a saber: eixo paradigmático, eixo discursivo e eixo político.

Revisamos a Figura 36.1, criada para abordar a Reforma Sanitária Brasileira, para fazer analogia ao processo saúde-doença neste capítulo. O eixo paradigmático diz respeito ao campo epistêmico, conceituado por Dâmaso (1989, p. 37) como o campo em que se situa a "legislação lógica do conhecimento de uma época determinada e os saberes organizados". Nele, predominam os pensamentos, os valores de uma época e as ideias que fundamentam os conceitos, sem deixar de lado as ideologias e os tensionamentos. No tocante à saúde, apresentamos uma perspectiva histórica que a associa a fatores físicos, naturais, sociais, individuais e/ou coletivos de acordo com períodos distintos. As explicações para o processo saúde-doença e as intervenções propostas a partir desse processo não seguem uma linearidade rígida, mostrando-se em movimentos de idas e vindas, de oposições e de convivência entre elas.

O eixo discursivo relaciona-se com o campo de legitimação institucional, nacional e/ou internacional, dos conceitos elaborados. Como exemplos, podem ser citadas a institucionalização do conceito de saúde pela Organização Mundial da Saúde (OMS, 1948) e a Declaração de Alma-Ata, elaborada na Conferência Internacional sobre Cuidados Primários de Saúde (1978) e dirigida aos governos na busca da promoção de saúde de todos os povos. Cabe salientar que nesse documento os DSS foram incluídos como um dos pilares básicos da Atenção Primária em Saúde. No Brasil, vale lembrar da 8ª Conferência Nacional de Saúde (1986), marco na história das conferências em razão da abertura à participação popular nas discussões, legitimização institucional do tema dos determinantes sociais em saúde e, especialmente, por ter suas propostas contempladas na Carta Magna brasileira.

Por fim, a figura geométrica tridimensional aborda o eixo político como campo normativo, jurídico e institucional no interior do Estado, repercutindo na construção de políticas públicas. No Brasil, tem-se a Constituição da República Federativa do Brasil (CF) de 1988, considerada a "Constituição Cidadã" em virtude da inclusão, como direitos fundamentais, de uma série de direitos sociais que a colocaram em contemporaneidade com os anseios da sociedade brasileira (OLIVEIRA & OLIVEIRA, 2011), pois foi balizada pelo processo da Reforma Sanitária Brasileira, que trouxe à tona um projeto de reforma social.

Cabe mencionar que os eixos representados pela figura não aparecem isolados no tempo, apresentando a dinamicidade da história para receber os devidos destaques. No caso do eixo político, relevamos neste capítulo o artigo 196 da CF, o qual traz que "a saúde é direito de todos e dever do Estado, garantido mediante políticas sociais e econômicas que visem à redução do risco de doença e de outros agravos e ao acesso universal e igualitário às ações e serviços para sua promoção, proteção e recuperação" (BRASIL, 1988).

Dentro dessa perspectiva, historiamos o tema dos DSS, apontando para a saúde numa perspectiva ampla e para a necessidade de abordá-la de modo a ultrapassar o nível da atenção e envolver a vida das pessoas em sua dimensão cotidiana com os aspectos subjetivos, relacionais, comunitários, políticos, econômicos e sociais. Com isso, consideramos atender

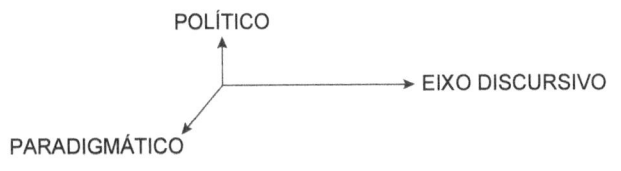

FIGURA 36.1 Figura geométrica tridimensional. (Fonte: Andrade, 2002).

ao chamado feito institucionalmente pela Organização Mundial da Saúde com a criação da *Commission on Social Determinants of Health – CSDH* (WHO, 2005) para promover uma tomada de consciência sobre a importância dos determinantes sociais na situação de saúde de indivíduos e populações e sobre a necessidade do combate às iniquidades em saúde por eles geradas.

A MODERNIDADE E O CONTEXTO DE NASCIMENTO DA MEDICINA SOCIAL

A modernidade é uma visão de mundo relacionada com o estabelecimento da razão que influenciou a filosofia, a cultura e a sociedade ocidental de modo geral. Iniciado entre os séculos XVI e XVIII, o projeto moderno consolidou-se com avanços epistemológicos, com a reestruturação de classes e com a organização de estados nacionais.

A Idade Média deixou seu lugar na história e abriu-se o espaço para a transformação moderna com o desenvolvimento do conhecimento marcado por bases científicas em que a filosofia apresenta um caráter empirista. Nesse contexto, os problemas de saúde passam a ser considerados numa perspectiva científica com registros estatísticos (ALMEIDA-FILHO, 1999). Muito do que se conhece atualmente na saúde pública teve suas bases nesse período.

Num momento seguinte, destacam-se os movimentos culturais e econômicos denominados Iluminismo e Revolução Industrial. O Iluminismo foi um movimento cultural amplo, característico da segunda metade do século XVIII, que abrangeu a filosofia, as artes, as ciências, a teoria política e a doutrina jurídica e refletiu determinado contexto político-social. De acordo com Marcondes (2000), o propósito central das ideias ilumistas era remover os obstáculos ao desenvolvimento dos homens através da ciência, do conhecimento e da educação.

A Revolução Industrial também foi iniciada no século XVIII, na Inglaterra, com a mecanização dos sistemas de produção. Enquanto na Idade Média o artesanato era a forma de produção mais utilizada, na Idade Moderna tudo mudou. A burguesia industrial, ávida por maiores lucros, menores custos e produção acelerada, buscou alternativas para aumentar a produção de mercadorias. O crescimento populacional é um importante elemento nesse cenário, pois aumentou a demanda por produtos.

Esses dois movimentos fundaram a base para as novas ideias e tendências revolucionárias da saúde pública no século XIX com suas atmosferas intelectuais e emocionais (ROSEN, 1994). O aumento da população urbana e do número de trabalhadores em condições insalubres levou à reflexão e a uma produção intelectual que suscitou a associação entre a saúde e as condições em que vivem os indivíduos e a coletividade, ultrapassando, portanto, a consideração do aspecto biológico.

Com o grande processo de urbanização provocado pela Revolução Industrial, intelectuais e lideranças políticas europeias passaram a estabelecer as primeiras relações sistemáticas entre a situação de saúde e doença da população e as condições de alimentação, de trabalho, de habitação e as condições sani-

tárias, bem como a perceber qual deveria ser o papel do Estado sobre esses determinantes (ANDRADE, 2006).

Esse é o contexto do nascimento da medicina social. Restrepo (2001a) aponta Virchow como o principal representante da época, o qual declarou que as causas das enfermidades e das epidemias se encontravam nas condições de vida da população pobre. Sem desconsiderar a importância de Virchow, Rosen (1979, p. 80) afirma que a concepção de medicina como ciência social não se originou com ele e enfatiza que a industrialização e os consequentes problemas sociais levaram vários investigadores, como Villermé, Benoiston de Chateauneuf e Guérin, a estudar a influência de fatores como pobreza e profissão no estado de saúde.

Constatamos, portanto, que as condições de vida e o trabalho de forma mais específica passam a ser considerados com grande influência na saúde e na doença das pessoas, levando à criação de áreas de estudo a respeito. García (1989) apresenta as considerações de Jules Guérin, que nomeou a medicina social:

> Em lugar das abordagens imprecisas e descoordenadas que costumamos incluir sob a denominação de polícia médica, saúde pública, medicina forense, chegou o momento de reunir todas elas em um todo organizado e elevá-las a seu mais alto nível sob o nome de Medicina Social, nome que melhor expressa seu propósito (GARCÍA, 1989, p. 165).

Abordagens como essa estão inseridas no contexto da Europa Ocidental, principalmente Inglaterra, França e Alemanha, marcadas pelo desenvolvimento do capitalismo e pela possibilidade de desenvolvimento da saúde pública, que se evidencia com a necessidade de uma política de proteção contra os riscos sociais à saúde.

Importante resgatar que a medicina social pode ser apresentada de acordo com etapas na sua formação que, segundo Foucault (1982), são três: medicina de Estado, medicina urbana e a medicina da força de trabalho. Batistella (2007) faz uma sistematização das ideias de Foucault sobre essas três etapas da formação da medicina social:

> [...] a medicina de Estado, surgida na Alemanha do século XVIII com a organização de um sistema de observação da morbidade, com a normalização do saber e práticas médicas, a subordinação dos médicos a uma administração central e a integração de vários médicos em uma organização médica estatal; a medicina urbana, com seus métodos de vigilância e hospitalização que, por sua vez, não é mais do que um aperfeiçoamento, na segunda metade do século XVIII, do esquema político-médico da quarentena. Surgida na França, a higiene urbana tinha como preocupação central a análise das regiões de amontoamento que significassem ameaça à saúde humana, como os cemitérios e os matadouros, propondo sua "relocalização" e o controle da circulação do ar e da água. Era a medicalização das cidades; por fim, com o desenvolvimento do proletariado industrial na Inglaterra, a medicina inglesa começa a tornar-se social através da "lei dos pobres". Caracterizada pela assistência e controle autoritário dos pobres, a implantação de um cordão sanitário que impunha o controle do corpo da classe trabalhadora por meio da vacinação, do registro de doenças e do controle dos lugares insalubres visava torná-la mais apta ao trabalho e menos perigosa para as classes ricas (BATISTELLA, 2007, p. 40).

Ganham destaque, na sociedade ocidental, as relações estabelecidas entre saúde e os fatores sociais, políticos e econômicos. Além da perspectiva mais ampla da medicina social, como movimento de reforma médica, foram construídos muitos documentos que associaram mortalidade e morbidade, por exemplo, às condições de vida das populações.

Na segunda metade do século XIX tem-se a revolução pausteriana com a revelação do elemento específico causador da doença como a grande descoberta em saúde. A teoria microbiana da doença, que teve como pesquisadores Louis Pasteur e Robert Koch, levou à criação de vacinas e proporcionou a erradicação ou o controle de doenças infecciosas. Isso significou um largo passo no conhecimento sobre os processos biológicos da saúde e da doença, abrindo perspectivas de muitos avanços científicos. No entanto, a ênfase no aspecto biológico fez com que a dimensão social da saúde e da doença fosse minimizada por quase um século.

Nesse contexto, contou-se com o surgimento de modelos para explicação e intervenção sobre a saúde e a doença, abordados em outros capítulos deste compêndio. Destacamos também a intensificação dos questionamentos acerca do paradigma que conceitua a doença como um fenômeno biológico individual, no final dos anos 1960, com discussões acerca da manutenção da ênfase no caráter biológico e críticas ao modelo da história natural da doença. Foram propostas novas formas de compreensão da doença que consideram a produção social e econômica da sociedade.

O desenvolvimento da medicina e da própria sociedade com a qual se articula foi a razão para o ressurgimento da polêmica entre o caráter biológico e o social da doença. O contexto da sociedade à época era de crise política, econômica e social, o qual inspirou o fortalecimento de lutas sociais que colocaram sob suspeita o modo dominante de resolver a satisfação das necessidades de trabalhadores e, consequentemente, influenciou a criação de uma base social para as novas correntes.

Buscou-se a construção de modelos que superassem a concepção biologicista e o modelo de causa e efeito, fossem uni ou multicausais. Na explicação da saúde e da doença, aumentaram os aspectos considerados, como os modos de produção, a organização social e o estilo de vida, que carregam consigo aspectos pessoais, sociais e culturais. Esses elementos foram integrados numa perspectiva histórica e de grupos, pois as condições coletivas de saúde nas sociedades mostram o caráter social da doença.

Diferentemente do modelo multicausal, que não apontava para nova prática médica, o modelo da produção social da saúde implica uma profunda revisão do objeto, dos sujeitos, dos meios de trabalho, das formas de organização das práticas, visando não apenas deter o avanço das doenças, mas sim à promoção da saúde (TEIXEIRA, PAIM & VILLASBÔAS, 2002; PALMEIRA et al., 2004). Na atualidade, muitas abordagens sistêmicas tratam do processo saúde-doença considerando dimensões sociais, dentre elas o modelo social estruturalista, o modelo do campo da saúde, o enfoque ecossistêmico de saúde e o modelo dos determinantes sociais da saúde, destacado neste capítulo.

EPIDEMIOLOGIA: CONSIDERAÇÕES HISTÓRICAS

Na literatura acerca do tema da epidemiologia, tem-se o século XIX como o período em que foram estabelecidas suas bases (LILIENFELD, 1980; ALMEIDA-FILHO, 1989), embora a existência de preocupações acerca da dimensão coletiva da saúde e da doença possa remeter aos primórdios da civilização, como lembra Ayres (1995). O século XIX foi marcado pelo crescimento acelerado das cidades, o que trouxe como consequência ambientes insalubres com agravos às condições de vida. Nesse contexto, os movimentos revolucionários potencializaram suas organizações em prol de melhorias, o Estado tornou-se mais forte, ampliando sua atuação no cotidiano das pessoas, e os estudos científicos sobre as condições de saúde ganharam impulso. O paradigma dominante no estudo das doenças era a teoria miasmática, pela qual as doenças provinham das emanações resultantes do acúmulo de dejetos (BARRETO, 1990).

Apesar dessa predominância, John Snow (1854), considerado o pai da Epidemiologia, diante de uma epidemia de cólera em Londres, concluiu que havia uma associação causal entre a doença e o consumo de água contaminada por fezes de doentes, rejeitando a hipótese de caráter miasmático.

Ainda em meados do século XIX, no seio de uma sociedade em revolução, epidemiólogos como Salon Newman, Rudolf Leubuscher e Rudolf Virchow encabeçaram um movimento fundamentado em dois princípios: (a) que a saúde do povo é um assunto que concerne à sociedade como um todo; (b) que as condições econômicas e sociais têm um importante efeito sobre a saúde e a doença, sustentando que essas relações devem submeter-se à investigação científica (BREILH, 1991, p. 89)

O enfoque virchowiano trouxe para o pensamento epidemiológico que a doença se desenvolve nas próprias condições econômicas e sociais locais e que, além disso, requer participação democrática. De acordo com Rosen (1994), esse movimento propiciou que Newnam submetesse um projeto de lei à consideração da sociedade médica em Berlim, em 1849, pontuando condições que afetavam negativamente a saúde, como a poeira, a indústria, alimentos e habitação. Também citou a pobreza como uma das condições consideradas impeditivas para o bom cuidado com a saúde.

O final do século XIX mostrou alterações significativas no desenvolvimento da incipiente ciência epidemiológica com a descoberta do micróbio e a definição de que agentes etiológicos específicos eram a causa de doenças específicas. A teoria microbiana reduziu o marco de conhecimento epidemiológico às causas e ações unilaterais com rejeição das explicações multicausais e da determinação social.

Esse cenário foi marcado por derrotas do movimento operário europeu e pela prevalência da burguesia num direcionamento a favor do capitalismo. Na ciência, a própria trajetória de Louis Pasteur testemunhou a participação-chave da bacteriologia, desde seus fundamentos, no avanço da produção capitalista. De acordo com Breilh,

> em 1855, seus estudos acerca da fermentação e putrefação nasceram do pedido que os fabricantes de álcool, vinagre e cerveja lhe fizeram para que descobrisse por que seus produtos se perdiam, ocasionando sérios transtornos econômicos. [...] O êxito final do trabalho pausteriano foi a inauguração, em 1888, do instituto Louis Pasteur, com o estabelecimento de um elo importante da linha de interpretação unicausal (BREILH, 1991, p. 96).

A ascensão do capitalismo favoreceu o desenvolvimento da teoria da unicausalidade, obscurecendo a epidemiologia virchowiana. Com isso se expandiu a oferta de serviços clínicos como mercadoria acessível e a epidemiologia assumiu um lugar secundário, relacionado com a coleta de estatísticas coletivas. Barreto (1990) traz que a unicausalidade passou a ser questionada no início do século XX e se desenvolve a teoria ecológica das doenças infecciosas, na qual predomina a ideia de que a interação do agente com o hospedeiro se dá num ambiente composto de fatores físicos, biológicos e sociais, o que estimula o desenvolvimento de modelos matemáticos.

Afirmou-se o modelo ecológico multicausal na epidemiologa, o qual também tem influências sobre as ciências sociais. No entanto, para Goldberg (1991), não é possível reduzir a análise da epidemiologia a um único modelo dominante, mesmo que se considerem os fatores socioeconômicos, dado seu caráter de disciplina heterogênea em seus objetivos, métodos e práticas.

A epidemiologia, num percurso do campo epistêmico para a institucionalização, passou a ser uma disciplina na Escola de Saúde Pública de Johns Hopkins, nos EUA, e na Inglaterra foram criados departamentos de medicina social em diversas universidades com abertura de espaço para estratégias observacionais numa busca da cientificidade positivista.

A partir de Almeida-Filho (1989), tem-se que Major Geenwood (1888-1949) foi o primeiro professor de epidemiologia da London School, o qual foi o principal responsável pela introdução do raciocínio estatístico na epidemiologia, com rejeição do caráter abrangente das investigações, o que será alterado na segunda metade do século, diante dos contextos sociais.

Na primeira metade do século XX, as duas guerras mundiais assolaram a humanidade e alteraram profundamente o cenário de vida, que passou a ser marcado por destruição e falta completa de estrutura para as pessoas. Como marco internacional, ocorreu também a Revolução Russa de 1917, com conflitos que se iniciaram no referido ano e fizeram com que a autocracia russa fosse derrubada e o partido bolchevique, liderado por Lênin, chegasse ao poder. O contexto de industrialização recente, dos efeitos da 1ª Guerra e a grande insatisfação dos operários foram impulsionadores do movimento.

Esse processo deu origem à União Soviética, primeiro país socialista do mundo. O povo lutava por lideranças menos opressivas e mais democráticas, o que fez cair o governo absolutista; no entanto, com outra conotação, mas também centralizadora, os bolcheviques pregaram a ditadura do proletariado. Como grande saldo desse processo, teve-se a Constituição soviética, que trouxe exemplos significativos quanto aos temas de saúde, educação e aposentadoria.

Os trabalhadores europeus acompanharam o movimento revolucionário citado, o que produziu fortes tensões na Europa. Sem promover revolução, eles passaram a reivindicar melhores condições de vida. Tem-se o *Estado de Bem-Estar Social* (BARRY, 1990; ARRETCHE, 1995; DRAIBE, 2007), que se desenvolveu, principalmente na Europa, como forma de organização político-social após importantes crises, trazendo como base a concepção de que existem direitos sociais indissociáveis à existência de qualquer cidadão, o que pode ser compreendido como uma concessão do capitalismo com o provável objetivo de evitar aproximações mais consistentes da Europa com as ideias socialistas do movimento russo.

De acordo com os princípios do Estado de Bem-Estar Social, os indivíduos devem ter o direito a um conjunto de bens e serviços garantidos diretamente pelo Estado ou indiretamente através de seu poder de regulamentação sobre a sociedade civil. Esses direitos incluem a educação, a assistência à saúde gratuita e a garantia de uma renda mínima, entre outros.

Essas conquistas sociais nos países desenvolvidos repercutiram nos padrões de ética no campo da saúde. Novas exigências quanto à avaliação de padrões terapêuticos e diagnósticos utilizados em laboratório e reproduzidos nas populações humanas impulsionaram os estudos e propiciaram o surgimento do ensaio clínico ou epidemiológico randomizado, que se juntou a métodos e desenhos de estudos, como caso-controle e coorte, consolidando as bases da epidemiologia.

Na década de 1970, a epidemiologia clínica foi evidenciada nas escolas médicas num movimento para fortalecer a credibilidade da prática clínica de modo a equipará-la a outras disciplinas biomédicas, embasadas no modelo experimental (SPITZER, 1986; MIETTINEN, 1989). Atualmente, a epidemiologia clínica é considerada a ciência básica para medicina clínica, que estuda eventos clínicos num grupo de pacientes similares, utilizando-se de métodos científicos rigorosos e adequados com o objetivo de produzir informações válidas e acuradas, necessárias aos cuidados dos pacientes (MEDEIROS & ABREU, 2013, p. 149).

A América Latina não viveu o Estado de Bem-Estar Social, e essa década foi marcada por crises econômicas e sociais, além de repressão política e ideológica. No Brasil, vários estudos discutiram as relações entre condições de vida e saúde. Cecília Donnangelo (1976) analisou as políticas públicas, os cuidados médicos e as tensões sociais inerentes ao capitalismo, envolvendo a força de trabalho e a acumulação de capital do setor industrial com produção voltada para a saúde. Arouca (1975, 2003) teceu críticas ao conceito ecológico de saúde e doença incorporado ao modelo da História Natural da Doença, considerando que houve redução da dimensão de organização social a fatores causais, o que provocou naturalização, despolitização e esvaziamento teórico do processo saúde-doença.

Esse foi o meio propício para o desenvolvimento da "epidemiologia social", com os intereses redespertados para a determinação social das doenças, numa perspectiva da época, que havia sido obscurecida pela teoria microbiana e pelo positivismo (LAURELL, 1976; BREILH, 1980). Destaca-se a cisão da epidemiologia em epidemiologia social e epidemiologia clínica, sendo esta última a aplicação de métodos epidemiológicos à prática clínica e a primeira compreendida aqui como a ciência que responde às demandas da medicina preventiva e da promoção da saúde, embasada na teoria da multicausalidade das doenças e com a perspectiva de necessárias intervenções socioeconômicas para a redução da pobreza e a melhoria das condições de vida humana e do meio ambiente.

É importante lembrar as considerações de Barata (2005) de que, embora os fenômenos estudados pela epidemiologia pertençam ao âmbito coletivo e portanto remetam ao social, nem toda epidemiologia é social. A epidemiologia social se distingue pela insistência em investigar explicitamente os determinantes sociais do processo saúde-doença.

Como é possível observar, o estudo da epidemiologia traz muitos movimentos em seu bojo. Rouquayrol e colaboradores (2013) afirmam que, pela dinamicidade da temática e complexidade do objeto, não é fácil defini-la, mas a simplificam com o seguinte conceito:

Ciência que estuda o processo saúde-doença em coletividades humanas, analisando a distribuição e os fatores determinantes das enfermidades, danos à saúde e eventos associados à saúde coletiva, propondo medidas específicas de prevenção, controle ou erradicação de doenças e fornecendo indicadores que sirvam de suporte ao planejamento, à administração e à avaliação das ações de saúde (ROUQUAYROL, GOLDBAUM & SANTANA, 2013, p. 11).

Vemos que a epidemiologia traz abordagens variadas acerca do processo saúde-doença, articulando-se, conceitual e metodologicamente, à clínica, à estatística, à sociologia, à antropologia, à geografia e, no nosso entendimento, é possível incluir também a psicologia social, com bases materialista-históricas, vocação interdisciplinar e consideração do ser humano como produto e produtor de sua história pessoal e da história da sociedade (SPINK, 2003; LANE, 2014), no que está incluso o processo saúde-doença.

Articulações da epidemiologia com outras dimensões do conhecimento são possíveis de modo a somar propostas conceituais, métodos e técnicas que contribuam para a solução de questões da práxis. Para Barreto (1990, p. 32), a epidemiologia ainda apresenta problemas epistemológicos; no entanto, tem dado "contribuições importantes não só para o conhecimento do processo saúde-doença, como também para a formulação de alternativas ao combate de diversos problemas mórbidos que afligem a sociedade".

Destacamos a importância de resgatar o objeto de estudo centrado nas iniquidades em saúde e em sua análise, visando chegar ao estabelecimento de estratégias para sua redução, coadunando com a afirmação de Goldbaum (1997) de que esse tem sido um esforço observado por um conjunto expressivo de epidemiologistas nas diferentes formações sociais dos continentes europeu e americano.

EPIDEMIOLOGIA SOCIAL

A epidemiologia social tem suas origens nos países latino-americanos nos anos 1970 e, de acordo com Meneghel et al.

(2009), representou uma proposta alternativa ao positivismo hegemônico, nas pesquisas do campo biomédico, e ao modelo liberal privatista, voltado para a medicina curativa centrada no atendimento secundário e tendo o hospital como base.

As questões sociais ganharam mais força quando a precariedade das condições de vida somou-se à opressão e à falta de liberdade imposta por regimes ditatoriais na América Latina. Asa Cristina Laurell é um nome muito expressivo nesse contexto de formulação teórico-metodológica de uma abordagem acerca do processo saúde-doença no campo da ação, trazendo como proposta a epidemiologia social.

Almeida-Filho (1988) fez importantes revisões sobre o tema e aponta a epidemiologia social como transdisciplinar, levando em consideração as várias determinações políticas, econômicas e sociais no que diz respeito aos agravos à saúde. Apresenta uma compreensão sobre saúde e doença como fases de um mesmo processo, tornando-se um dos objetos das ciências sociais, em que ações inter e transdisciplinares são indispensáveis para criar condições de vida saudáveis, ultrapassando, portanto, as atividades clínico-assistenciais. Tem-se um novo paradigma político diante dos problemas de saúde e dos sistemas de saúde dos países.

Num movimento de complementariedade, o próprio autor referenciado anteriormente faz críticas e verifica limitações da epidemiologia social, quando afirma que "com tudo isso, a epidemiologia é uma boa ferramenta, cabendo-nos usá-la da melhor forma, consciente dos seus limites" (ALMEIDA-FILHO, 1989, p. 69). Outros autores também criticam a epidemiologia social, como Minayo (2003) em reflexão sobre as dificuldades e possibilidades nas relações entre ciências sociais e epidemiologia, apontando para o fato de esta última não ter conseguido se desprender da abordagem exterior dos fenômenos:

[...] Abordando a questão social ora como cenário de produção de doenças, ora como um determinante, sem mediações das situações, dos comportamentos e dos sujeitos. Como a epidemiologia positivista, a epidemiologia social pouco levou em conta as questões da subjetividade, das relações e os processos microssociológicos do mundo da vida, como complexificadores das expressões de saúde e doença no híbrido biológico-social. Ao não considerarem relações e subjetividade, os epidemiologistas sociais perdem duas categorias essenciais do pensamento marxista clássico: especificidade histórica e diferenciação interna dos processos sociais (MINAYO, 2003, p. 4)

Com isso, vemos a solicitação da emergência de uma compreensão sobre o processo saúde-doença que acrescente, ainda, um novo olhar sobre os sujeitos com seus pensamentos e sentimentos; sobre os corpos, com seus sentidos e significados (VYGOTSKY, 2004); sobre a relação entre os atores sociais, nos lugares em que moram, trabalham e constroem suas vidas.

Isso implica, sem dúvida, outras formas de lidar com a saúde e a doença, com mais associações entre o cotidiano e a saúde, com impossibilidade de consideração da unicausalidade como explicação. Além disso, há outras implicações com as instâncias governamentais, com os serviços de saúde, com os meios para prevenção da doença, cura, reabilitação e promoção da saúde.

O PARADIGMA DA PROMOÇÃO DA SAÚDE

Importante abordar esse tema a partir de Sigerist (1996), o primeiro a usar a expressão *promoção da saúde* para fazer referência às ações do Estado e às ações baseadas em educação sanitária visando à melhoria das condições de vida. Na apresentação da edição brasileira de seu livro *Civilização e Doença*, tem-se que ele foi também o precursor do atual conceito de saúde da OMS, quando afirmou que:

> Saúde é, por conseguinte, não simplesmente a ausência de doença, ela tem alguma coisa positiva, uma prazerosa atitude ante a vida e uma aceitação jovial das responsabilidades que a vida coloca para o indivíduo (SIGERIST, 1941, p. 100, apud SIGERIST, 2011, p. XXVI).

Sua forma de compreender a saúde o levou a reordenar as funções da medicina em promoção da saúde, prevenção de enfermidades, cura e reabilitação, esta última no sentido de reintegrar o paciente à sociedade como membro útil. De acordo com Andrade (2006), a proposição dessa visão integral da medicina foi fruto do debate acadêmico e político europeu sobre a determinação social do processo saúde-doença no século XIX, o qual gerou a medicina social e influenciou o paradigma da promoção da saúde.

O desenvolvimento do conceito de promoção da saúde ganhou força com mudanças no setor saúde na década de 1970 a partir de crises de custos e de paradigmas, as quais intensificaram o debate sobre a determinação social e econômica da saúde e levaram ao desenvolvimento de um enfoque caracterizado por Czeresnia (2003) e Buss (2003) como político e técnico em torno do processo saúde-doença-cuidado.

O moderno movimento de promoção à saúde tem suas origens divulgadas no *Informe Lalonde*, produzido no Canadá em 1974 e que, por sua vez, é considerado por Andrade & Barreto (2002) como fruto de repercussões de trabalhos desenvolvidos há mais de um século, como o de McKeown & Lowe (1989). Esses estudiosos analisaram as relações envolvidas na mortalidade da população inglesa desde 1840 e constataram que os fatores que mais contribuíram para a melhoria da qualidade de vida dessa população foram o desenvolvimento econômico e uma melhor qualidade da nutrição.

O *Informe Lalonde* contou com essas motivações, econômica e técnica, mas também com motivação política para enfrentar os aumentos do custo da saúde. Seu embasamento está no conceito de "campo da saúde", com o reconhecimento de que múltiplos fatores determinam o processo saúde-doença. Esse conceito traz que as condições de saúde dependem de quatro conjuntos de fatores: (a) o patrimônio biológico; (b) as condições sociais, econômicas e sociais nas quais o ser humano vive; (c) o estilo de vida adotado; (d) a organização dos serviços de saúde (LALONDE, 1974; BUSS, 2003).

O *Informe Lalonde* trouxe as bases para a construção de um novo paradigma, formalizado na Conferência Internacional de Cuidados Primários de Saúde, na cidade de Alma-Ata, no Cazaquistão, em 1978. A proposta foi de "Saúde para Todos no Ano 2000" e "Estratégia de Atenção Primária de Saúde". Esse marco de discussão da atenção primária no mundo passou a reorientar os serviços de saúde, estimulando estratégias de promoção da saúde no âmbito local e reconhecendo os limites de um modelo eminentemente biomédico (MACDONALD, 1998; BRASIL, 2002; ANDRADE et al., 2011).

Ressaltamos também a Conferência Internacional de Promoção da Saúde de Ottawa – Canadá, em 1986, como um marco de referência desse contexto. Sistematizada pela OMS e pelo governo canadense, contou com a representação de muitos países e aprovou a Carta de Ottawa, considerada um dos documentos mais importantes no campo da promoção da saúde, pois sedimentou suas bases doutrinárias e abriu caminho para que se avançasse do discurso para a ação (RESTREPO, 2001). Dentre os principais elementos do movimento pela promoção da saúde estão: (a) integração da saúde como parte de políticas públicas; (b) participação comunitária na gestão do sistema de saúde; (c) reorientação nos sistemas de saúde; (d) mudanças nos estilos de vida (PAIM & ALMEIDA-FILHO, 2000).

Esse enfoque despertou muitas críticas, apesar do avanço que trouxe. As críticas basearam-se no incentivo a mudanças no estilo de vida com foco na ação individual. Seria necessário evidenciar também os aspectos sociais, políticos e econômicos para que o indivíduo não ficasse responsabilizado de forma solitária por todos os aspectos de sua saúde.

Além da 1ª Conferência Internacional de Promoção da Saúde e da já mencionada Carta de Ottawa, vários documentos e conferências referenciaram o movimento de promoção da saúde, dentre eles: (a) a 2ª Conferência Internacional e a Declaração de Adelaide sobre políticas públicas saudáveis; (b) a 3ª Conferência Internacional e a Declaração de Sundsval sobre ambientes favoráveis à saúde. As três primeiras conferências e toda a produção que se agrega a elas formam as bases do movimento de promoção da saúde. Segundo Andrade et al. (2011), outros documentos também se destacaram, como o "Black Report", de 1980, um relatório sobre as desigualdades em saúde na Inglaterra que demonstrou a relação entre raça, saúde e qualidade de vida e que citou elementos que fundamentaram os debates sobre o tema.

De acordo com o Quadro 36.1, de 1986 até os dias atuais, a OMS organizou nove conferências internacionais/globais sobre promoção da saúde, apontando para a manutenção de um tensionamento nesse campo.

As conferências internacionais sobre promoção da saúde facilitam o compartilhar de experiências e a análise das situações de saúde dos indivíduos e das populações, o que deve servir de base para a tomada de decisão em políticas públicas. Para Carvalho & Buss (2012), as ideias do movimento da promoção da saúde na América Latina depararam-se com uma realidade de pobreza e desigualdade que direcionou o foco para questões estruturais e para processos comunitários voltados para mudanças sociais, o qual levou o último autor mencionado a cunhar, em 2003, a expressão *promoção da saúde radical*. Nesse contexto e com criticidade ao modelo médico hegemônico, desenvolveu-se um campo teórico prático no Brasil, o campo da saúde coletiva. Este, por sua vez, plasmou o programa da Reforma Sanitária Brasileira, que teve como proposição e alcance legal concretos, a partir da Constituição Federal de 1988, a saúde como direito de todos e dever do Estado (BRASIL, 1988).

QUADRO 36.1 Histórico das Conferências Internacionais sobre Promoção da Saúde (CIPS)

Ano	Conferência – Tema central	Documento – Local
1986	1ª CIPS – Promoção da saúde nos países industrializados	Carta de Ottawa (Canadá)
1988	2ª CIPS – Promoção da saúde e políticas públicas saudáveis	Declaração de Adelaide (Austrália)
1991	3ª CIPS – Promoção da saúde e ambientes favoráveis à saúde	Declaração de Sundsvall (Suécia)
1997	4ª CIPS – Promoção da saúde no século XXI	Declaração de Jacarta (Indonésia)
2000	5ª CIPS – Promoção da saúde: rumo à maior equidade	Declaração do México
2005	6ª CIPS – Promoção da saúde num mundo globalizado	Carta de Bangkok (Tailândia)
2009	7ª CIPS – Promoção da saúde e desenvolvimento: reduzindo as lacunas na implementação	Declaração de Nairóbi (Quênia)
2013	8ª Conferência Global sobre Promoção da Saúde. Saúde em todas as políticas	Declaração de Helsinque (Finlândia)
2016	9ª Conferência Global sobre Promoção da Saúde. Promoção da saúde no desenvolvimento sustentável	Declaração de Xangai (China)

Fonte: Andrade et al., 2011; WHO, 2015, 2016. Elaboração dos autores.

Apesar da Reforma em curso, muito ainda precisa ser realizado para o alcance da saúde numa perspectiva ampla no Brasil. A compreensão de que a promoção da saúde traz uma visão sobre a saúde e a doença que rompe com a hegemonia do modelo biomédico pode indicar um caminho. As ações para promoção da saúde precisam ser intensificadas no cotidiano, nos serviços de saúde, na facilitação para que as pessoas desenvolvam suas autonomias diante de seus próprios processos de saúde, numa perspectiva de saúde como resultante das condições de vida e de possibilidade de promoção de um desenvolvimento social mais equitativo.

DETERMINANTES SOCIAIS DA SAÚDE NO SÉCULO XXI

O tema dos DSS retoma seu espaço nas reflexões no campo da saúde coletiva diante do aumento das situações de desigualdades e iniquidades sociais. Abrem-se mais possibilidades para avaliações e compreensões sobre a relação entre saúde e sociedade, ambas perpassadas por pessoas que anseiam por condições de bem-estar, seja individualmente, seja coletivamente.

Na atualidade, as iniquidades sociais presentes nos vários países do mundo constituem-se como tema de grande relevância na agenda pública global. A mobilização da OMS, a partir de 2005, resultou na criação da *Commission on Social Determinants of Health* (CSDH), visando orientar ações e fomentar um movimento mundial para a superação das iniquidades em saúde. Essa comissão estabeleceu os determinantes sociais como o conjunto de condições sociais em que as pessoas vivem e trabalham (WHO, 2007).

Importante frisar que essas condições de vida fizeram parte, inicialmente, do pensar e sentir humano, numa relação de interação entre ser humano e natureza. Posteriormen-

te, passaram a integrar o campo das reflexões, diante de péssimas condições de trabalho, do aumento da pobreza e da miséria, do contexto de deterioração do planeta, de degradação ecológica, de padrões insustentáveis de consumo, de intolerância nas relações e de falta de cuidado.

A partir disso, alguns autores trouxeram definições sobre DSS. Raphael (2004), autor canadense, apresenta uma contribuição detalhada, perpassando a concepção da saúde como ausência de doenças e chegando a uma visão mais ampla, que enfatiza uma perspectiva individual para, em seguida, trazer o coletivo.

Os DSS são condições sociais e econômicas que influenciam a saúde dos indivíduos, das comunidades e jurisdições como um todo. DSS determinam também se os indivíduos se mantêm sãos ou se tornam enfermos (uma definição estreita de saúde). DSS também determinam a extensão em relação à qual uma pessoa possui recursos físicos, sociais e pessoais para identificar e alcançar aspirações, satisfazer necessidades e lidar com o ambiente (uma definição mais ampla de saúde). DSS relacionam-se com a quantidade e a qualidade de uma variedade de recursos que uma sociedade torna disponível aos seus membros (RAPHAEL, 2004, p. 1).

Numa retrospectiva sobre o tema, merecem destaque estudos realizados na Inglaterra do século XIX, dentre os quais o de Friedrich Engels sobre as condições de saúde da população trabalhadora inglesa, fruto de sua indignação com a miséria em que viviam os trabalhadores das fábricas. Ele relacionou classe social com diferenças entre saúde e morbidade. Ayres (1995), ao abordar esse estudo de Engels, relembra a humanidade trazida no sofrimento e na busca da felicidade das pessoas que se aglomeravam nas cidades, desse modo:

> Essas centenas de milhares de pessoas de todos os estados e condições que se apressam e se acotovelam não são, porventura, todas elas, seres humanos possuindo as mesmas qualidades e capacidades e o mesmo interesse na busca da felicidade? (AYRES, 1995, p. 122)

As condições em que viviam os trabalhadores chamavam atenção e foram denunciadas por muitos. Raphael (2004) traz que, em 1842, Edwin Chadwick publicou um relatório sobre as condições sanitárias da população trabalhadora, também da Inglaterra, e identificou que, apesar do aumento geral na expectativa de vida, as desigualdades em saúde persistiam, o que foi confirmado posteriormente com a publicação do Relatório Black.

Esses estudos trouxeram à tona a relação entre saúde e as condições de vida das pessoas com prioridade para o aspecto do trabalho, considerado por Codo (2014) o determinante do comportamento, das expectativas, dos projetos para o futuro, da linguagem e mesmo do afeto. Passado um século, a Constituição da OMS (1948), além de trazer a definição de saúde como um estado de pleno bem-estar físico, mental e social e não apenas ausência de doença, também deixou explícito que dentre as funções da OMS está a de colaborar com os estados membros e os organismos apropriados para promover a melhoria da nutrição, da habitação, do saneamento, do lazer, das condições econômicas e do trabalho e de outros aspectos da saúde ambiental.

Com uma nova visão sobre a saúde e seus determinantes, surgiram outros trabalhos destacáveis: Sigerist (1960) associou a expressão *promoção da saúde* às condições de vida e Antono-vosky (1979, 1987) publicou trabalhos apontando a relação do meio social com a morbidade e a mortalidade. Já Marmot & Wilkinson (1998, 2003) sistematizaram não só a relação de condições adversas à saúde, mas também as relações da saúde com fatores psicossociais (WALLERSTEIN, 2002).

Nesse processo de relações entre saúde e os demais fatores da vida lembramos novamente do Relatório Lalonde, construído no Canadá em 1974 com o nome de *A new perspective on the health of Canadians*. De acordo com Lemco (1994), este foi o primeiro relatório governamental moderno no mundo ocidental a reconhecer que a ênfase no paradigma biomédico de seu Sistema Nacional de Saúde estava falida e que seria necessário ir além da atenção aos doentes se o objetivo fosse melhorar a saúde da população. O documento levantou questionamentos instigantes sobre a visão que se tem de qualidade de vida e de saúde e sobre a relação que se faz entre as tecnologias utilizadas na atenção à saúde e a melhoria efetiva da situação de saúde da população.

Além disso, o referido documento, embora originalmente relacionado com a gestão local do sistema de saúde de um país desenvolvido e embasado no estado de bem-estar social, teve importantes repercussões mundiais ao questionar o modelo biomédico, trazendo novas perspectivas de enfrentamento do processo saúde-doença com consideração dos aspectos individuais e sociais. A estratégia criada por Lalonde gerou uma significativa sinergia entre os determinantes e a saúde das pessoas, o que embasou a estratégia "Saúde para Todos no Ano 2000" (RODRÍGUEZ & ABECIA, 2001).

A estratégia teve como marco inicial a Conferência Internacional sobre Cuidados Primários de Saúde (OMS, 1978), que resultou na elaboração da Declaração de Alma-Ata. Os DSS foram definidos como um dos pilares básicos da estratégia de Atenção Primária em Saúde, afirmando a necessidade de uma estratégia integral de saúde que não somente prestasse serviços de saúde, mas que também abordasse as causas sociais, econômicas e políticas da saúde.

No Brasil, a 8ª Conferência Nacional de Saúde, realizada em 1986, representou um marco quanto às discussões da saúde no país e à legitimação institucional dos DSS. São muitos os elementos que podem ser destacados nessa conferência, dentre eles a abertura realizada pelo presidente José Sarney, primeiro presidente civil após o regime militar. Esse fato trazia a perspectiva da mudança no país que, em termos práticos e naquele momento, foi efetivada na própria configuração da conferência, que foi a primeira aberta à participação da população nas discussões.

A referida conferência foi impulsionada pelo Movimento da Reforma Sanitária, que sempre teve pretensões maiores que a reforma do setor saúde, como o fortalecimento da democracia e a consolidação da cidadania no país. Ao mesmo tempo que construída a partir desse movimento, a conferência foi fundamental para sua propagação através do relatório final produzido, o qual definiu a saúde como resultado não apenas das condições de alimentação, habitação, educação, trabalho, lazer e acesso aos serviços de saúde, mas, sobretudo, da forma de organização da produção na sociedade e das

desigualdades nela existentes (ABRASCO, 1985). Esse relatório serviu como base para os debates na Assembleia Constituinte, a qual reuniu demandas populares contempladas tanto no texto da Constituição Federal de 1988 como nas Leis Orgânicas da Saúde 8.080/90 e 8.142/90.

Importante reconhecer que esses momentos se tornaram marcos para a discussão sobre os DSS e apontaram para a saúde numa perspectiva ampla e para a necessidade de abordá-la de forma a ultrapassar o nível da atenção e envolver a vida das pessoas em sua dimensão cotidiana. No entanto, apesar de passadas décadas e de terem sido construídos outros modelos de explicação do processo saúde doença, inclusive com enfoque biopsicossocial, a hegemonia do modelo biomédico se faz presente na atualidade e ainda não se observa a materialização dos DSS nas políticas de saúde, nos modelos de desenvolvimento e mesmo na concretude da vida das pessoas.

Diante disso, a OMS criou a Comissão sobre os Determinantes Sociais da Saúde, em 2005, com o objetivo de promover uma tomada de consciência sobre a importância dos DSS na situação de saúde de indivíduos e populações e sobre a necessidade do combate às iniquidades em saúde por eles geradas. As iniquidades em saúde são compreendidas, a partir de Whitehead (2000), como as desigualdades de saúde entre grupos populacionais que, além de sistemáticas e relevantes, são também evitáveis, injustas e desnecessárias.

Dado que não há maior especificação do que seja injustiça, dentro do conceito de iniquidade proposto por Whitehead, a consideraremos como "violação do direito de outrem", conforme significação de Houaiss (2013), isto é, a transgressão a normas ou leis por seu descumprimento, não aplicação ou aplicação incorreta em relação àquilo que é considerado direito do cidadão.

Quanto à conceituação de equidade em saúde, Margareth Whitehead (2000) lembra que, idealmente, todos deveriam ter uma oportunidade justa para atingir seu pleno potencial de saúde e que ninguém deveria apresentar nenhuma desvantagem se isso pudesse ser evitado. Percebemos, na definição, uma ideia de singularidade dos sujeitos a partir da consideração do potencial de saúde individual. Ao mesmo tempo, na coletividade, é preciso que se criem os meios para o desenvolvimento desse potencial de modo que as pessoas não sejam prejudicadas.

As preocupações com distribuições desiguais que afetam a saúde foram abordadas no relatório da OMS com a explicitação de que isso não pode ser dado como algo natural:

> A precária saúde dos pobres, o gradiente social de saúde dentro dos países e as grandes desigualdades em saúde entre os países são provocadas por uma distribuição desigual, em nível mundial e nacional, do poder, da renda, dos bens e serviços, e pelas consequentes injustiças que afetam as condições de vida da população de forma imediata e visível (acesso à atenção em saúde, escolaridade, educação, condições de trabalho e tempo livre, habitação, comunidades, vilas ou cidades) e a possibilidade de ter uma vida próspera. Essa distribuição desigual de experiências prejudiciais para a saúde não é, em nenhum caso, um fenômeno "natural" [...] os determinantes estruturais e as condições de vida em seu conjunto constituem os determinantes sociais da saúde (WHO, 2007, p. 53).

As condições de vida foram abordadas como influentes na saúde das pessoas, o que caracteriza os DSS. Além disso, as diferenças entre pobres e ricos não podem interferir no direito à saúde. A partir desses referenciais, houve essa organização com representantes da sociedade civil, especialistas e pessoas que assumem cargos políticos e têm um olhar atento para os DSS da saúde a fim de apresentar recomendações, fundamentadas em evidências, de intervenções e políticas baseadas em ações sobre os determinantes sociais que possam melhorar a saúde e diminuir as iniquidades nesse campo.

Como desdobramento das ações e seguindo as recomendações do relatório da comissão mundial para construir um movimento global visando diminuir as desigualdades em saúde tanto entre países como em seu interior, no curso de uma geração, a OMS organizou a Conferência Mundial sobre Determinantes Sociais da Saúde (CMDSS) em 2011, no Rio de Janeiro. Foram reunidos líderes globais para a elaboração de políticas voltadas para a redução de tendências relacionadas com as desigualdades em saúde a partir das considerações da Comissão sobre Determinantes Sociais da Saúde instituída em 2005 pela OMS, firmando compromissos para o combate às desigualdades em saúde através da ação sobre seus determinantes sociais (WHO, 2011, p. 12).

No documento de discussão produzido para a conferência mundial foram apresentadas cinco dimensões principais sobre as quais as intervenções devem ser realizadas. Elas foram escolhidas a partir de evidências advindas de países que conseguiram implementar ações sobre os determinantes sociais e reduzir as iniquidades em saúde. A partir disso, foram selecionadas como temas para a conferência (WHO, 2011, p. 9):

1. **Governança para o enfrentamento das causas mais profundas das iniquidades em saúde:** implementando ações sobre os DSS.
2. **Promoção da participação:** lideranças comunitárias para a ação sobre os DSS.
3. **O papel do setor, incluindo os programas de saúde pública, na redução das iniquidades.**
4. **Ações globais sobre determinantes sociais:** alinhando prioridades e grupos de interesse.
5. **Monitoramento do progresso:** medir e analisar para informar as políticas sobre determinantes sociais.

A partir do aprofundamento dos debates, obteve-se a Declaração Política do Rio sobre Determinantes Sociais da Saúde (WHO, 2011), com a afirmação de compromissos. O movimento que destacou a relevância do tema já havia sido desencadeado institucionalmente no Brasil com a criação da Comissão Nacional sobre Determinantes Sociais da Saúde (CNDSS), em 2006, e seus objetivos de gerar informações e conhecimentos sobre os DSS no Brasil, contribuir para a formulação de políticas que promovam a equidade em saúde e mobilizar diferentes instâncias do governo e da sociedade civil sobre o tema (CNDSS, 2008).

Os DSS foram definidos pela comissão referenciada como os fatores sociais, econômicos, culturais, étnicos/raciais, psicológicos e comportamentais que influenciam a ocorrência de problemas de saúde e seus fatores de risco na população. Essa definição contempla as dimensões de vida dos su-

jeitos e tem forte relação com o modelo de DSS proposto por Dahlgren & Whitehead (1991) e adotado pela OMS.

De acordo com o relatório apresentado por essa comissão, foram definidos três compromissos de apoio para o alcance dos objetivos que visam reduzir as iniquidades em saúde num país marcado por elas. São os compromissos com a equidade, com a evidência e com a ação, mais bem especificados a seguir:

> O compromisso da CNDSS com a equidade, visando assegurar o direito universal à saúde, não é apenas uma decisão racional, mas fundamentalmente um compromisso ético e uma decisão política. [...] A CNDSS procura fundamentar suas análises e recomendações em sólidas evidências científicas, pois são estas que permitem, por um lado, entender como operam os determinantes sociais na geração das iniquidades em saúde e, por outro, como e onde devem incidir as intervenções para combatê-las e que resultados podem ser esperados em termos de efetividade e eficiência. [...] O compromisso com a ação está alicerçado, por um lado, nas evidências científicas e, por outro, numa ampla base de sustentação política, produto da conscientização e mobilização de diversos setores da sociedade (CNDSS, 2008, p. 18-9).

Com a consideração da importância desses elementos, destacamos que o alcance do compromisso com a ação se torna uma base fundamental para avançar no combate às iniquidades em saúde. É preciso que sejam dados novos passos nesse sentido, ultrapassando a fase de estabelecimento de objetivos e metas até chegar aos resultados.

Em 2000, a Organização das Nações Unidas (ONU), ao analisar os maiores problemas mundiais, estabeleceu os 8 Objetivos do Milênio (ODM), os quais deveriam ser atingidos por todos os países até 2015, como o fim da fome e da miséria (ODM 1), a educação básica de qualidade para todos (ODM2), a redução da mortalidade infantil (ODM 4) e o alcance da qualidade de vida e respeito ao meio ambiente (ODM 7), para citar alguns.

De acordo com a Organização Pan-Americana de Saúde (OPAS, 2014), os países da região esforçaram-se para atingir as metas de desenvolvimento do milênio, promovendo novos tipos de parcerias entre governos, a sociedade civil, o setor privado e organizações internacionais, integrando gradualmente esses novos desafios a suas respectivas agendas políticas e de trabalho. Os países também estiveram cientes de que seus esforços foram insuficientes e de que é necessário acelerar o ritmo.

Sabemos que as necessidades que levaram à definição dos objetivos são de natureza macro e global; além disso, que exigem a ação intersetorial de maneira consolidada, o que ainda se constitui num desafio. Requerem também a conscientização das pessoas e o direcionamento de instituições e governos na forma de lidar com os novos paradigmas que preconizam o desenvolvimento sustentável, a segurança humana e os direitos civis.

Desenvolveu-se o processo para a definição dos objetivos da agenda para o desenvolvimento pós-2015. As Nações Unidas definiram os Objetivos de Desenvolvimento Sustentável (ODS) como parte de uma proposta que se baseia nos 8 ODS e que pauta a "Plataforma Agenda 2030" (ONU, 2015). De acordo com Pellegrini Filho (2013), o enfoque dos DSS revelou-se uma referência básica para a escolha dos objetivos de saúde incluídos na nova agenda. Sabemos que essa nova construção se dá num contexto da agenda anterior inconclusa, o que aponta para a reflexão, o diálogo e a ação acerca da necessária mudança de estratégia para que, de fato, se cumpram os objetivos estabelecidos referentes ao cuidado com as pessoas e com o planeta.

MODELO CONCEITUAL DE DETERMINANTES SOCIAIS DA SAÚDE ADOTADO PELA ORGANIZAÇÃO MUNDIAL DA SAÚDE

Na perspectiva de produção social da saúde e da doença, alguns modelos explicativos foram elaborados para representar o processo de determinação social desses elementos. Os modelos mais recorrentes são os propostos por Dahlgren & Whitehead (1991), Mackenbach (1994), Diderischsen & Hallqvist (1998) e Marmot & Wilkinson (2003). Além da relação de interferência dos DSS na própria saúde, trazem as relações existentes entre os determinantes ou apontam estratégias para a ação de políticas que visem reduzir as iniquidades a partir deles.

De acordo com Solar & Irwin (2005), dentre os vários modelos propostos para sua compreensão, destaca-se um esquema que permite visualizar as relações hierárquicas entre os diversos DSS, que é o modelo de Dahlgren & Whitehead (Figura 36.2). Esse modelo é o mais difundido e, conforme apontado pela CNDSS (2008, p. 20), "esquematiza em camadas as relações entre diversos níveis de determinantes sociais e a situação de saúde, apresentando fácil compreensão para vários tipos de público e clara visualização gráfica dos DSS".

A disposição dos DSS em diversas camadas possibilita a variação desde uma camada mais próxima dos determinantes individuais até uma camada distal, onde se situam os macrodeterminantes (DAHLGREN & WHITEHEAD, 1991). De acordo com seus criadores, esse modelo, apesar de bastante didático, não pretende explicar com detalhes as relações e mediações entre os diversos níveis e a gênese das iniquidades (Figura 36.2).

Partindo de dentro para fora do modelo, são considerados os indivíduos com suas características individuais de idade,

sexo e fatores genéticos influenciando as condições de saúde. Em seguida estão os fatores relacionados com o comportamento pessoal e os modos de vida, os quais podem promover ou prejudicar a saúde, como o hábito de praticar exercícios físicos regularmente ou o hábito de fumar. Considera-se que essa camada recebe influência social, seja dos amigos e dos familiares, seja mesmo das normas e da cultura da comunidade e do meio em que se vive.

De acordo com Breilh (2010), é impossível compreender os grupos sem estudar os modos de vida, os quais dependem do movimento histórico, da viabilidade, de avanços e retrocessos no sistema de acumulação econômica, ainda que os integrantes de uma classe social possam gerar processos de ruptura, aproveitando a margem de autonomia relativa e brechas deixadas pela estrutura de poder.

Para o autor, no espaço individual e familiar, as pessoas constroem suas vidas e, com o tempo, organizam seus próprios estilos, os quais se incluem no marco dos modos de viver grupais. Nesses modos, geram-se processos destrutivos e protetores da saúde que, em última instância, condicionam o desenvolvimento de fenótipos e genótipos das pessoas, sejam pelos processos protetores (fisiológicos, suportes e defesas físicas e psicológicas), sejam por alterações e transtornos (fisiológicos, psicológicos ou por vulnerabilidades), os quais constituem um conjunto multidimensional de processos da vida.

No modelo de Dahlgren & Whitehead, a camada que vem posteriormente é a de redes sociais e comunitárias, consideradas grandes facilitadoras da coesão social e fundamentais para a saúde da sociedade. No tocante a essa camada, destacamos a relevância de aproximações com o conceito de saúde comunitária (GÓIS, 2008), o qual reconhece o potencial social e comunitário da saúde e busca a dimensão psicossocial da dinâmica estabelecida na comunidade, que surge, por sua vez, com as diversas relações diretas e cotidianas dos moradores de determinado lugar. De acordo com o referido autor, as relações estabelecidas entre as pessoas estão envolvidas numa rede de interesses e de ações sociais, políticas, econômicas, afetivas e simbólicas.

Após a camada de redes sociais e comunitárias estão representados os fatores relacionados com as condições de vida e de trabalho, que incluem ambiente de trabalho e a situação de desemprego, produção agrícola e de alimentos, habitação, água e esgoto, além de acesso a serviços sociais de saúde e educação. Esse nível pode evidenciar de maneira mais clara a situação de pessoas que estão em desvantagem social, que correm riscos diferenciados e devem receber, partindo do princípio da equidade, intervenções também diferenciadas.

Na última camada do modelo, com o olhar de dentro para fora, estão as condições socioeconômicas, culturais e ambientais gerais, que são os macrodeterminantes ou representantes distais, os quais, segundo Buss & Pellegrini Filho (2007), dizem respeito aos fatores econômicos, sociais e culturais influentes em todas as outras camadas.

O modelo de Dahlgren & Whitehead propicia a identificação de pontos que orientam a implantação e implementação de políticas públicas cujo direcionamento seja a redu-

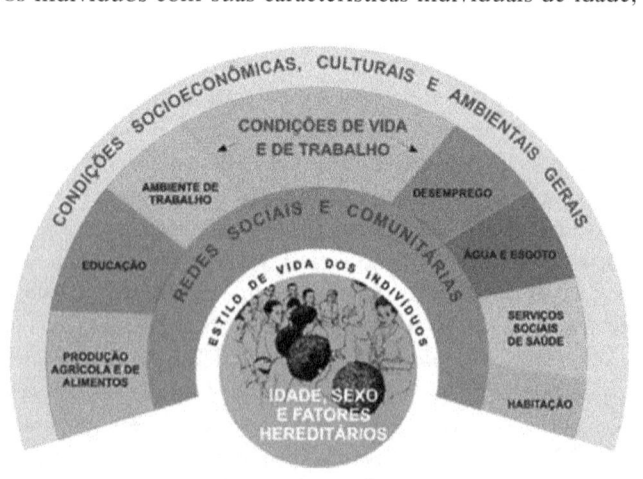

FIGURA 36.2 Modelo de determinantes sociais da saúde de Dahlgren & Whitehead. (Fonte: Dahlgren & Whitehead, 1991.)

ção de desigualdades originadas pelas condições sociais dos indivíduos e grupos e, consequentemente, a alteração das condições a fim de que os DSS atuem de modo a melhorar a saúde da população.

Na prática, temos que a atuação sobre os DSS pode ocorrer apenas nos fatores individuais, como se vê na proposta do modelo biomédico. Essa atuação que não avança nas camadas dos determinantes sociais pode levar à mudança de comportamentos individuais, mas não chega a resultados profícuos em termos de coletividade e a resultados mais significativos em relação à redução das iniquidades.

Combater as iniquidades em saúde é um desafio que se coloca na contemporaneidade. De acordo com o modelo exposto e com a definição de determinantes sociais da OMS (WHO, 2007), é preciso conhecer melhor as condições de vida e de trabalho dos diversos grupos da população. Dessa maneira será possível estabelecer as relações dessas condições com os determinantes que são mais singulares, no sentido de proximidade com as especificidades de vida dos indivíduos, e aqueles que dizem respeito à macroestrutura. Além disso, um passo importante é a percepção das pessoas quanto à gravidade das iniquidades em saúde, não somente para os pobres, mas para a sociedade, que deve mobilizar-se em prol da obtenção de apoio político para a execução de intervenções efetivas.

Notamos a necessidade social de que se avance nas camadas do modelo apresentado com o fortalecimento de redes comunitárias e participativas e a organização de ações coletivas para melhoria da situação de saúde com políticas direcionadas para melhoria das condições de habitação, emprego, alimentação, educação e lazer. De acordo com a CNDSS (2008), para que as intervenções nos diversos níveis do modelo de Dahlgren & Whitehead sejam viáveis, efetivas e sustentáveis, devem ser fundamentadas em três pilares básicos: a intersetorialidade, a participação social e as evidências científicas, reforçando que a atuação sobre os diversos níveis de DSS extrapola as competências e atribuições do setor saúde.

Sobre isso, Buss & Pellegrini Filho (2007) apontam que o grande desafio é caminhar para a atuação na camada mais distal do modelo, nos macrodeterminantes, com a defesa da sustentabilidade refletindo nas políticas de mercado e trabalho, na proteção ambiental, na promoção de cultura de paz e solidariedade para, finalmente, atingir a redução das desigualdades sociais e econômicas e suas consequências.

São muitos os desafios para construção de um ambiente saudável para todos. Os enfrentamentos tornam-se possíveis com sujeitos comprometidos com mudanças que priorizem a noção de sustentabilidade (FREITAS, 2006) num sentido de atendimento das necessidades sociais de bem-estar em conjunto com a necessária integridade ecológica dos sistemas de suporte de vida, nos níveis local e global, em sua multiplicidade de dimensões. A ideia de envolvimento desses atores, tanto os que estão na gestão das políticas públicas como seus usuários, de forma integrada e alicerçada no princípio da equidade é fundamental para que se fortaleçam os processos de saúde das populações diversas.

OS DETERMINANTES SOCIAIS DA SAÚDE E A ARTICULAÇÃO COM AS POLÍTICAS PÚBLICAS NO BRASIL

A atenção sobre o modelo de DSS referenciado leva a uma compreensão de que políticas e estratégias podem ter influências significativas sobre a saúde. Seus criadores, Dahlgren & Whitehead (1991), estabeleceram que elas podem ser descritas em termos de fatores que ameaçam, promovem ou protegem a saúde e, a partir disso, agruparam as influências em categorias que sugerem níveis distintos de intervenção para a formulação de políticas que favoreçam a saúde.

Propomos o estabelecimento da relação entre políticas públicas e a saúde da população com base no modelo de DSS exposto e na consideração de que política pública constitui-se como um conjunto de ações do governo que irão produzir efeitos específicos (LYNN, 1980) na vida das pessoas. Consideremos que, transversalizando essas ações, existem conflitos de ideias e de interesses que podem resultar em grandes disputas e também em cooperações entre governos e entre estes e outras instituições e grupos sociais.

Diante disso, abordamos as possibilidades de articulação entre as políticas públicas e a saúde. Na perspectiva dos DSS, Dahlgren & Whitehead (2007, p. 12) organizam as camadas de influência apresentadas no modelo em quatro níveis de intervenção política:

a. **Nível 1:** destinado a introduzir mudanças estruturais de longo prazo com inclusão, por exemplo, de estratégias econômicas, política fiscal, comercial e acordos ambientais entre os países. As mudanças estruturais geralmente requerem ações políticas nos níveis nacional e internacional.

b. **Nível 2:** destinado a melhorar as condições de vida e de trabalho por meio de estratégias públicas ou de negócios no âmbito de um ou mais setores. No âmbito nacional, regional ou local, esse nível de intervenção cobriria, por exemplo, a prestação de serviços sociais através da segurança social; os serviços de saúde através das políticas públicas de saúde; alimentação e nutrição através do setor agrícola; e políticas de emprego através do setor de trabalho; todos esses elementos focados em melhorar as condições materiais e sociais em que as pessoas vivem e trabalham através dos processos políticos no que tange às políticas públicas e através de decisões empresariais, sindicais e das contribuições da sociedade civil organizada.

c. **Nível 3:** tem como objetivo reforçar o apoio social e comunitário às pessoas e a suas famílias. Esse nível é focado no modo como as pessoas podem unir-se para o apoio mútuo e reforçar suas defesas contra os perigos para a saúde. Contempla as estratégias de reconhecer as forças intrínsecas que as famílias, parentes, amigos, associações e vizinhos têm e que, juntas, ultrapassam as capacidades dos indivíduos quando trabalham de forma isolada.

d. **Nível 4:** destinado a influenciar os estilos de vida e as atitudes individuais. O foco da atenção é sobre as áreas em que se reconhece o grau de escolha dos indivíduos, as quais incluem a educação em saúde e o apoio destinados a grupos com estilos de vida menos saudáveis.

Para que propiciem melhores condições de saúde, os autores destacam que as estratégias podem ser desenvolvidas em qualquer um dos quatro níveis de intervenção política. No Brasil, as políticas desenvolvidas a partir de direitos garantidos pela Constituição Federal (CF) de 1988, fruto de reformas sociais, da transição política do regime militar para a democracia e de mudanças no arcabouço jurídico-institucional vigente que marcaram a história do Brasil nas décadas de 1970 e 1980, trazem um direcionamento para os determinantes sociais.

De acordo com Oliveira & Oliveira (2011), a referida Constituição recebeu a alcunha de "Constituição Cidadã" em virtude da inclusão, como direitos fundamentais, de uma série de direitos sociais que a colocaram em consonância com os anseios da sociedade brasileira.

A Constituição Cidadã foi promulgada exatamente 40 anos depois da Declaração Universal dos Direitos Humanos, adotada e proclamada pela Assembleia Geral das Nações Unidas (ONU, 1948) como ideal comum a ser alcançado por todos os povos e nações. Ela representa um padrão por meio do qual se mede o grau de respeito e cumprimento das normas internacionais de direitos humanos.

Da Declaração Universal dos Direitos Humanos, os artigos 22 ao 27 trazem que, como membros da sociedade, todos são titulares dos direitos econômicos, sociais e culturais, os quais são indispensáveis à dignidade humana e ao desenvolvimento livre da personalidade. Os direitos econômicos, sociais e culturais incluem o direito à segurança social, o direito ao trabalho, o direito ao salário igual por trabalho igual, o direito ao repouso e aos lazeres, o direito a um nível de vida suficiente para assegurar a saúde e o bem-estar, o direito à educação e o direito de tomar parte na vida cultural da comunidade. Ainda de acordo com a Declaração, eles devem ser realizados "graças ao esforço nacional e à cooperação internacional" (ONU, 1948). Ao mesmo tempo, são registradas as limitações para realização e que isso está dependente dos recursos de cada Estado.

No Brasil, os artigos 194 a 204 da CF de 1988, sob o Título VIII (da Ordem Social), inauguraram reformas nas redes de proteção social através da seguridade social, um conjunto de medidas proporcionado pela sociedade a seus integrantes com a finalidade de evitar desequilíbrios econômicos e sociais que, se não forem resolvidos, podem significar a redução ou a perda de renda por contingências vivenciadas.

Consideramos que esses artigos constitucionais servem de base jurídica para que busquemos alcançar os compromissos de apoio estabelecidos pela CNDSS no Brasil para reduzir as iniquidades sociais. Eles fornecem a instrumentalização para que se promova a equidade através de políticas públicas que considerem as necessidades diferenciadas da população brasileira. No entanto, a partir da aprovação das recentes Emendas Constitucionais (EC) 86/2015 (BRASIL, 2015) e EC 95/2016 (BRASIL, 2016), as condições nacionais para enfrentamento desses quadros apresenta-se instável com a proposição de um "novo regime fiscal no âmbito dos orçamentos fiscal e da seguridade social da União, que vigorará por vinte exercícios financeiros" (BRASIL, 2016).

Numa perspectiva histórica, temos a CF como marco para a compreensão, por exemplo, das redefinições do perfil da as-

sistência social no país. Caracterizada por formas assistenciais paternalistas, temos agora a assistência social qualificada como política de seguridade social a partir do artigo 194 da CF vigente no Brasil, o qual traz a seguridade social compreendida como um "conjunto integrado de ações de iniciativa dos poderes públicos e da sociedade destinado a assegurar os direitos relativos à saúde, à previdência e à assistência social".

A Lei Orgânica de Assistência Social (LOAS) foi aprovada em 1993, após muita mobilização nacional, discussões e negociações de vários projetos e emendas. Sua promulgação foi significativa na história da assistência social brasileira e representou o começo de um grande esforço para sua implementação, dentro da perspectiva de que a assistência social é direito do cidadão e dever do Estado e que se trata de uma política de seguridade social não contributiva, que deve prover os mínimos sociais através de um conjunto integrado de ações de iniciativa pública e da sociedade para garantir o atendimento às necessidades básicas (BRASIL, 1993).

Destacamos a previdência social por fazer parte dos Estados Assistenciais que, de acordo com Giddens (2008), são estados nos quais o governo desempenha papel central na redução das desigualdades entre os membros da população, providenciando ou subsidiando certas mercadorias e serviços, como é o caso brasileiro. De acordo com o autor, o objetivo da previdência é neutralizar os efeitos negativos do mercado para as pessoas que, por diversas razões, lutam para pagar por suas necessidades básicas. É uma forma de controlar os riscos que as pessoas enfrentam no decorrer de suas vidas: doença, incapacidade, perda do emprego e velhice. Os serviços prestados pelo Estado Assistencial variam conforme o país, mas geralmente incluem providências nos domínios da educação, da saúde, da habitação, do auxílio financeiro, da deficiência, do desemprego e das pensões (GIDDENS, 2008, p. 272).

Consideramos as estratégias de assistência e previdência social, que derivam de princípios constitucionais importantes, tais como o Benefício de Prestação Continuada (BPC), oferecido para idosos e pessoas com deficiência, e também a equiparação de benefícios urbanos e rurais, tendo como valor-base o salário-mínimo. Destacamos o programa de transferência condicionada de renda Bolsa Família (PBF), criado em 2003 para beneficiar famílias em situação de pobreza e extrema pobreza em todo o país. O PBF é uma política de governo e se configura numa das mais relevantes ações intersetoriais promovidas pelo Estado brasileiro, atendendo, em 2013, 13,8 milhões de famílias (MDS, 2013). Os beneficiários observam condicionalidades relacionadas com a frequência escolar, a saúde materna e infantil e a erradicação do trabalho infantil. Como um de seus resultados, apontamos a redução substancial da mortalidade infantil relacionada com as causas da pobreza (ROSELLA et al., 2013).

No tocante à política de saúde, a Constituição incorpora propostas originais da Reforma Sanitária, sistematizadas na 8ª Conferência Nacional de Saúde, e apresenta o Sistema Único de Saúde (SUS). O SUS representa o modelo público de ações e serviços de saúde no Brasil, é orientado por princípios e diretrizes nacionais que partem da saúde como direito de todos e dever do Estado e está regulamentado pelas Leis Orgânicas de Saúde 8.080/90 e 8.142/90.

Ainda no âmbito da promoção da equidade e referenciados no modelo de DSS, abordamos a empregabilidade, o abastecimento de água e de esgoto, as condições de habitação e a política de educação, a qual deve ser entendida como direito fundamental e essencial ao ser humano. Na CF brasileira, o artigo 205 traz que "a educação, direito de todos e dever do Estado e da família, será promovida e incentivada com a colaboração da sociedade, visando ao pleno desenvolvimento da pessoa, seu preparo para o exercício da cidadania e sua qualificação para o trabalho".

O país vem alcançando transformações nas últimas décadas, dentre as quais, por exemplo, alguns avanços no tocante à distribuição de renda e à ampliação do emprego formal com consequente diminuição dos quadros de pobreza. As classes médias vêm despontando como o setor mais amplo da demografia social: 35 milhões de pessoas ingressaram nesse estrato social desde 2002 e 20 milhões de brasileiros ascenderam ao trabalho formal entre 1992 e 2011, o que aponta para melhoria das condições de vida das pessoas na última década (BRASIL, 2012).

A partir dessa perspectiva e da compreensão ampliada de saúde, composta por múltiplos determinantes sociais, considera-se que as medidas político-econômicas neoliberais atuais devem ter efeitos nocivos no acesso à saúde da população brasileira, que passa por transições demográficas e epidemiológicas. Dentre as medidas, pode ser citado o congelamento dos recursos para as políticas públicas de saúde e de educação, defendido pelo grupo que apoia o projeto "Ponte para o Futuro" (FUNDAÇÃO ULISSES GUIMARÃES, 2016) e já em vigor por meio da EC 86/2015 e da EC 95/2016 (BRASIL, 2016), além de outros projetos de lei apresentados ao Congresso Nacional. É preciso que estudos de monitoramento e avaliação contínuos da saúde pública sejam realizados, permitindo a denúncia dessas ameaças aos direitos do povo brasileiro para a opinião pública nacional e internacional.

Com o entendimento sobre a importância do direito à saúde, conclui-se que é crucial que sejam fortalecidas as políticas sociais no sentido de reverter o quadro que ainda contribui negativamente com a saúde da população, promovendo a superação das iniquidades por ele geradas e favorecendo alterações significativas nas condições materiais para que os indivíduos vivam com saúde e dignidade.

Referências

ABRASCO – Associação Brasileira de Pós-Graduação em Saúde Coletiva. Pelo Direito universal à saúde: contribuição da Abrasco para os debates da 8ª Conferência Nacional de Saúde. Rio de Janeiro, 1985. 95p.

Almeida Filho N. Uma breve história da epidemiologia. In: Rouquayrol MZ, Almeida Filho N (orgs.) Epidemiologia e saúde. Rio de Janeiro: Medsi, 1999: 1-13.

Almeida Filho N. Epidemiologia sem números: uma introdução crítica à ciência epidemiológica. Rio de Janeiro(RJ): Campus, 1989.

_____. Notas sobre o Objeto de Epidemiologia. Conferência proferida na oficina de trabalho sobre Epidemiologia Social, DMPSC. São Paulo: Departamento de Medicina Social da Santa Casa de Misericórdia, 1988.

Andrade LOM, Pellegrini Filho A, Solar O et al. Social determinants of health, universal health coverage, and sustainable development: case studies from Latin American countries. Lancet 2014; 385(9975):1343-51.

Andrade LOM, Barreto ICHC, Paula JB. Promoção da saúde: aspectos históricos e conceituais. In: Catrib AMF, Dias MAS, Forta MA (orgs.) Promoção da Saúde no contexto da Estratégia Saúde da Família. Campinas(SP): Saberes Editora, 2011.

_____. A saúde e o dilema da intersetorialidade. São Paulo(SP): Hucitec, 2006.

_____, Barreto ICH. Promoção da Saúde e Cidades/Municípios Saudáveis: propostas de articulação entre saúde e ambiente. In: Minayo MCS, Miranda AC (orgs.) Saúde e ambiente sustentável: estreitando os nós. Rio de Janeiro (RJ): Editora FIOCRUZ, 2002.

Antonovsky A. Unraveling the mystery of health – How people manage stress and stay well. San Francisco: Jossey-Bass Publishers, 1987.

_____. Health, stress and coping. San Francisco: Jossey-Bass, 1979.

Arouca ASS. O dilema preventivista. São Paulo-Rio de Janeiro: Unesp-Fiocruz, 2003.

_____. O dilema preventivista: contribuição à crítica da medicina preventiva [tese]. Campinas (SP): Faculdade de Ciências Médicas, Universidade Estadual de Campinas, 2001.

Arretche MTS. Emergência e desenvolvimento do Welfare State: teorias explicativas. BIB – Boletim Informativo Bibliográfico de Ciências Sociais 1995; 39.

Ayres, JRCM. Epidemiologia e emancipação. São Paulo-Rio de Janeiro: Hucitec, 1995.

Barata RB. Epidemiologia Social. Rev Bras Epidemiol 2005; 8(1):7-17.

Barreto ML. A epidemiologia, sua história e crises: notas para pensar o futuro. In: Costa DC (org.) Epidemiologia – Teoria e objeto. São Paulo(SP): Hucitec, 1990.

Barry B. The Welfare State versus the relief of poverty. Ethics, 1990; 100(3): 503-29.

Batistella C. Saúde, doença e cuidado: complexidade teórica e necessidade histórica. In: Fonseca AF, Corbo, AMD. O território e o processo saúde-doença. Rio de Janeiro(RJ): Fiocruz, 2007.

Brasil. Emenda Constitucional 95, de 15 de dezembro de 2016. Altera o Ato das Disposições Constitucionais Transitórias para instituir o Novo Regime Fiscal e dá outras providências. Brasília (DF), 2016.

_____. Emenda Constitucional 86, de 17 de março de 2015. Altera os arts. 165, 166 e 198 da Constituição Federal para tornar obrigatória a execução da programação orçamentária que especifica. Brasília (DF), 2016.

_____. Lei 12.470, de julho de 1991. Altera os arts. 21 e 24 da Lei 8.212, de 24, dispõe sobre o Plano de Custeio da Previdência Social para estabelecer alíquota diferenciada de contribuição para o microempreendedor individual e do segurado facultativo sem renda própria que se dedique exclusivamente ao trabalho doméstico no âmbito de sua residência, desde que pertencente a família de baixa renda; altera os arts. 16, 72 e 77 da Lei 8.213, de 24 de julho de 1991, que dispõe sobre o Plano de Benefícios da Previdência Social para incluir o filho ou o irmão que tenha deficiência intelectual ou mental como dependente e determinar o pagamento do salário-maternidade devido à empregada do microempreendedor individual diretamente pela Previdência Social; altera os arts. 20 e 21 e acrescenta o art. 21-A à Lei 8.742, de 7 de dezembro de 1993 – Lei Orgânica de Assistência Social, para alterar regras do benefício de prestação continuada da pessoa com deficiência; e acrescenta os §§ 4º e 5º ao art. 968 da Lei 10.406, de 10 de janeiro de 2002 – Código Civil, para estabelecer trâmite especial e simplificado para o processo de abertura, registro, alteração e baixa do microempreendedor individual. Brasília (DF), 2017.

_____. Lei 8.142, de 28 de dezembro de 1990. Dispõe sobre a participação da comunidade na gestão do Sistema Único de Saúde – SUS e sobre as transferências intergovernamentais de recursos financeiros na área da saúde e dá outras providências. Brasília (DF), 1990b.

_____. Lei 8.080. Dispõe sobre as condições para a promoção, proteção e recuperação da saúde, a organização e o funcionamento dos serviços correspondentes e dá outras providências. Brasília (DF), 1990a.

_____. Constituição da República Federativa do Brasil. Promulgada em 5 de outubro de 1988/organização do texto, notas remissivas e índices por Juarez de Oliveira. São Paulo (SP): Saraiva, 1988.

_____. Presidência da República. Secretaria de Assuntos Estratégicos, 20 de setembro de 2012. Vozes da Classe Média – É ouvindo a população que se constroem políticas públicas adequadas. Edição: Marco Zero. Brasília (DF): Marco Zero, 2012.

_____. Ministério da Saúde. As Cartas de promoção à saúde. Brasília(DF): MS, 2002b.

Breilh J. Las tres 'S' de la determinación de la vida – 10 tesis hacia una visión crítica de la determinación social de la vida y la salud. In: Nogueira RP.

Determinação social da saúde e Reforma Sanitária. Rio de Janeiro(RJ): Cebes, 2010.

_____. Epidemiologia: economia, política e saúde. Trad. Luiz Roberto de Oliveira. São Paulo: Editora Universidade Estadual Paulista: Fundação para o Desenvolvimento da UNESP: Hucitec, 1991.

_____. Epidemiología: economía, medicina e política. Santo Domingo: Sespas, 1980.

Buss PM, Pellegrini Filho A. A saúde e seus determinantes sociais. Physis 2007, 17(1):1-13.

Buss PM. Uma introdução ao conceito de promoção da saúde. In: Czeresnia D, Freitas CM (orgs.) Promoção da saúde: conceitos, reflexões e tendências. Rio de Janeiro(RJ): Fiocruz, 2003:15-38.

Carvalho AI, Buss PM. Determinantes sociais na saúde, na doença e na intervenção. In: Giovanella L. Políticas e sistema de saúde no Brasil. 2. ed. Ver e amp./ Giovanella L, Escorel S, Lobato LDVC (orgs.) Rio de Janeiro(RJ): Fiocruz, 2012.

Codo W. O papel do psicólogo na organização industrial. In: Lane STN, Codo W (orgs.) Psicologia Social: o homem em movimento. São Paulo(SP): Brasiliense, 2014.

Comissão Nacional sobre Determinantes Sociais da Saúde (CNDSS). As causas sociais das iniquidades em saúde no Brasil/Comissão Nacional sobre Determinantes Sociais da Saúde. Rio de Janeiro(RJ): Fiocruz, 2008.

Czeresnia D. O conceito de saúde e a diferença entre prevenção e promoção. In: Czeresnia D, Freitas CM (orgs.) Promoção da saúde: conceitos, reflexões e tendências. Rio de Janeiro(RJ): Fiocruz, 2003:39-53.

Dahlgren G, Whitehead M. Policies and strategies to promote social equity in health. Second version. Background document to WHO – Strategy paper for Europe. Stockholm: Institute of Futures Studies, 2007.

_____. Policies and strategies to promote social equity in health. Stockholm: Institute of Futures Studies, 1991.

Dâmaso R. Saber e práxis na Reforma Sanitária: avaliação da prática científica no movimento sanitário. In: Teixeira SF (org.) Reforma Sanitária – em busca de uma teoria. São Paulo(SP): Cortez, 1989.

Diderichsen F, Hallqvist, J. Social inequalities in health: some methodological considerations for the study of social position and social context. In: Arve-Parès, B. Inequality in Health: a swedish perspective. Stockholm: Swedish Council for Social Research, 1998.

Draibe S. Estado de bem-estar, desenvolvimento econômico e cidadania: algumas lições da literatura contemporânea. In: Hochman G, Arretche MTS, Marques E (orgs.) Políticas Públicas no Brasil. Rio de Janeiro(RJ): Fiocruz, 2007.

Foucault M. O nascimento da medicina social. In: Foucault M. Microfísica do poder. 3. ed. Rio de Janeiro(RJ): Graal, 1982.

Freitas CMF, Porto MF. Saúde, ambiente e sustentabilidade. Rio de Janeiro(RJ): Fiocruz, 2006.

Fundação Ulisses Guimarães. Uma ponte para o Futuro. Brasília: PMDB, 2015. Disponível em: <http://pmdb.org.br/wp-content/uploads/2015/10/RELEASE-TEMER_A4-28.10.15-Online.pdf.> Acesso em: 12 de junho de 2017.

Garcia RC. Pensamento social em saúde na América Latina. São Paulo(SP): Cortez, 1989.

Giddens, A. Sociologia/Anthony Giddens; trad.Sandra Regina Netz. 4. ed. Porto Alegre: Artmed, 2008.

Góis CWL. Saúde Comunitária: pensar e fazer. São Paulo(SP): Aderaldo & Rothschild, 2008.

Goldbaum AA. epidemiologia em busca da equidade em saúde. In: Barata RCB, Barreto ML, Almeida Filho N, Veras RP (orgs.) Equidade e Saúde – contribuições da epidemiologia. Rio de Janeiro(RJ): Fiocruz/Abrasco, 1997.

Goldberg M. Este obscuro objeto da epidemiologia. In: Costa DC (org.) Epidemiologia – Teoria e objeto. São Paulo(SP): Hucitec, 1990.

Houaiss A, Villar MS. Dicionário Houaiss de língua portuguesa. Rio de Janeiro(RJ): Objetiva, 2013.

Krieger N. A Glossary for social epidemiology. J Epidemiology Community Health 2001; 5(55):693-700.

Lalonde M. A new perspective on the health of Canadians: a working document. Ottawa: Government of Canada, 1974. [Internet]. Disponível em: <http://www.hc-sc.gc.ca/hcs-sss/alt_formats/hpb-dgps/pdf/pubs/1974-lalonde-eng.pdf>. Acesso em 15 de agosto de 2013.

Lane STN, Codo W. Psicologia Social: o homem em movimento. São Paulo(SP): Brasiliense, 2014.

Laurell AC. La salud-enfermedad como proceso social. Revista Latinoamericana de Salud 1982; 2(19):7-25.

Lemco J. National health care: lessons for the United States and Canda. Ann Arbor: University of Michigan Press, 1994.

Lilienfeld AM, Lilienfeld DE. Threads of epidemiologic history. New York: Oxford University Press, 1980.

Lynn LE. Designing Public Policy: a case book on the role of policy analysis. Santa Monica: Goodyear, 1980.

Oliveira, CR, Oliveira, RC. Direitos Sociais na Constituição Cidadã: um balanço de 21 anos. Serv Soc Soc 2011; 105:5-29.

Organização das Nações Unidas (ONU). Transformando nosso mundo: a agenda 2030 para o desenvolvimento sustentável. 2015. Disponível em: <https://nacoesunidas.org/wp-content/uploads/2015/10/agenda2030-pt-br. pdf.>. Acesso em 12 de junho de 2017.

Organização Pan-Americana da Saúde (OPAS). Plano Estratégico da Organização Pan-Americana da Saúde 2014-2019. 2014. Disponível em: <http://www2.paho.org/hg/index.php?option=com_docman&task=doc_download&gid=380128itemid=2708long=en. Acesso em 13 de junho de 2017.

_____. United Nations Millennium Declaration. Lisbon: Publishedby United Nations Information Centre, 2000.

_____. Declaração Universal dos Direitos Humanos. Esboçada principalmente por John Peters Humphrey, Canadá, 1948. Disponível em: <http://unicrio.org.br/img/DeclUDHumanosVersoInternet.pdf>. Acesso em 10 de junho de 2017

Pan-American Health Organization (PAHO). Resolution CE 134.R8: PAHO contribution to the fulfillment of the development goals of the United Nations Millennium Declaration. Washington, DC, 2004.

Paim JS, Almeida Filho N. A crise da saúde pública e a utopia da saúde coletiva. Salvador(BA): Casa da Qualidade, 2000.

Pellegrini Filho A. Série: A Saúde na Agenda de Desenvolvimento pós-2015 (2) [Internet]. Rio de Janeiro: Portal DSS Brasil; 2013. Disponível em: <http://dssbr.org/site/2013/03/serie-a-saude-na-agenda-de-desenvolvi-mento-pos-2015>. Acesso em 10 de junho de 2017.

Macdonald TH. Rethinking health promotion – A global approach. New York: Routledge, 1998.

Mackenbach JP, Van de Mheen H, Stronks KA. Prospective cohort study investigating the explanation of social and economical health unequalities in the Netherlands. Social Science Medicine 1994; 38(2):299-308.

Mckeown T, Lowe CR. Introducción a la Medicina Social. 4. ed. Mexico: Editorial Siglo XXI, 1989.

Marcondes D. Iniciação à história da filosofia: dos pré-socráticos a Wittgenstein. Rio de Janeiro (RJ): Jorge Zahar, 2000.

Marmot M, Wilkinson R. Social Determinants of Health: the solid facts. 2. ed. WHO Publications, 2003.

Medeiros MMC, Abreu MM. Epidemiologia clínica. In: Rouquayrol MZ Silva MGC (orgs.) Epidemiologia & saúde. 7. ed. Rio de Janeiro(RJ): MedBook, 2013.

Meneghel SN, Silva PC, Peixoto JL, Tarter F, Fortuna T. Exploração sexual de jovens: uma situação socialmente produzida. Saúde em Debate 2009; 33(83):420-8.

Miettinen O. The clinical trial as a paradigm for epidemiologic research. J Clin Epidemiol 1989; 42(6):491-6.

Minayo MCS, Assis SG, Deslandes SF, Souza ER. Possibilidades e dificuldades nas relações entre ciências sociais e epidemiologia. Ciência & Saúde Coletiva 2003; 8(1):97-101.

Ministério do Desenvolvimento Social e Combate à Fome (MDS). Bolsa Família ganha prêmio internacional de seguridade social. 2013. Disponível em: <http://www.mds.gov.br/saladeimprensa/noticias-1/2013/outubro/ bolsa-familia-ganha-premio-internacional-de-seguridade-social>. Acesso em 17 de outubro de 2013.

Raphael D. Social Determinant sof Health: Canadian perspectives. Toronto: Canadian Scholars Press Inc, 2004.

Restrepo HE. Conceptos y definiciones. In: Restrepo HE, Málaga H (orgs.) Promoción de la Salud: cómo construir vida saludable. Bogotá: Editorial Médica Panamericana, 2001:24-33.

Rosella D, Aquino R, Santos CAT, Sousa RP, Barreto M. Effect of a conditional cash trasfer programme on childhood mortality: a nationwide analysis of Brasilian municipalities. Lancet 2013; 382(9886):57-64.

Rosen G. Uma história da saúde pública. São Paulo(SP): Editora da Universidade Estadual Paulista, 1994.

_____. Da polícia médica à medicina social: ensaios sobre a história da assistência médica. Rio de Janeiro(RJ): Edições Graal, 1979.

Rouquayrol MZ, Goldbaum M, Santana EWP. Epidemiologia, história natural e prevenção de doenças. In: Rouquayrol MZ, Silva MGC (orgs.) Epidemiologia & saúde. 7. ed. Rio de Janeiro(RJ): MedBook, 2013.

Sigerist HE. Civilização e doença. São Paulo(SP): Hucitec-Sobravime: Sindi-Med, 2011.

Sigerest HE. Medicine and human welfare. Yale University Press. Journal of Public Health Policy 1996, 17(2).

_____. Remarks on social medicine in medical education. In: Roemer MI, Henry E. Sigerist on the sociology of medicine. Nova York: MD Publications, 1960.

Solar O, Irwin A. Rumo a um modelo conceitual para análise e ação sobre os Determinantes Sociais de Saúde. Genebra: CDSH, OMS, 2005.

Spink MJP. Psicologia social e saúde: práticas, saberes e sentidos. Rio de Janeiro: Vozes, 2003.

Spitzer WO. Clinical epidemiology. J Chron Dis 1986; 39:411-5.

Teixeira CF, Paim JS, Villasbôas AL. Promoção e vigilância da saúde. Salvador(BA): ISC, 2002.

Vygotsky, LS. Teoria e método em psicologia./Lev Semenovitch; Trad. Claudia Berliner. 3. ed. São Paulo (SP): Martins Fontes, 2004.

Wallerstein N. Empowerment to reduce health disparities. Journal Public Health 2002; 30(suppl59):72-7.

Whitehead M. The concepts and principles of equity and health. EUR/ICP/RPD 414, 7734r, Geneva: WHO, 2000.

World Health Organization (WHO). Conferência Global sobre a Promoção da Saúde com ênfase na implementação e oferta de melhores serviços de saúde. 2015. Disponível em: < http://www.afro.who.int/en/media-centre/ pressreleases/item/4176-conferencia-global-sobre-a-promocao-da-saude-com-enfase-na-implementacao-e-oferta-de-melhores-servicos-de-saude. html>. Acesso em 13 de junho de 2017.

_____. Brasil apresenta ações e resultados do país sobre nutrição na 9. Conferência Global de Promoção da Saúde, em Xangai. 2016. Disponível em:http://www.paho.org/bra/index.php?option=com_content&view=article&id=5302:brasil-apresenta-acoes-e-resultados-do-pais-sobre-nutricao-na-9a-conferencia-global-de-promocao-da-saude-em-xangai&catid=1016:bra-01-noticias&Itemid=875. Acesso em 13 de junho de 2017.

_____. Declaração Política do Rio sobre Determinantes Sociais da Saúde. RJ: World Conference on Social Determinants of Health, 2011. Disponível em: <http://www.who.int/sdhconference/en/>. Acesso em 15 de maio de 2013.

_____. Commission on Social Determinants of Health (CSDH). A conceptual framework for action on social determinants of health, 2007. Disponível em: <www.who.int/social_determinants/resources/latest_publications/en/index.html>. Acesso em: 27 de setembro de 2013.

37
Saúde da Mulher

José Eleutério Junior
Renata Mírian Nunes Eleutério

INTRODUÇÃO

No âmbito da atenção à saúde, a mulher merece um cuidado especial por suas peculiaridades biológicas, entre as quais sua capacidade reprodutiva. As diversas fases da vida da mulher lhe trazem necessidades específicas que devem ser abordadas pelo profissional de saúde com base nas melhores evidências científicas.

A abordagem deve ser iniciada por anamnese, adequado exame físico e exames complementares que ajudem na elucidação diagnóstica e no direcionamento da conduta adequada.

Segundo o Ministério da Saúde do Brasil, o atendimento à mulher deve ter foco na atenção pré-natal, parto, puerpério, planejamento familiar e na prevenção de câncer de colo uterino e de mama. No entanto, o atendimento integral à saúde da mulher deve ser adequadamente oferecido.

SANGRAMENTO UTERINO ANORMAL

O sistema reprodutivo caracteriza-se por eventos hormonais que culminam com o sangramento mensal na ausência de gravidez (menstruação). O que regula todo esse processo é o ciclo ovulatório que induz, por ação de estrogênio e progesterona, mudanças endometriais que variam da proliferação (ação estrogênica) à fase secretória (ação progestínica). Esse delicado processo que envolve o eixo hipotálamo-hipófise-ovário pode ser alterado e levar a sangramentos uterinos anormais.

Em torno dos 12 anos de idade começa a menstruação (menarca), a qual perdura até a última menstruação, em torno dos 50 anos (menopausa). O período entre a menarca e a menopausa é denominado menacme. Antes da menarca e após a menopausa, qualquer sangramento uterino é considerado anormal. Durante a menacme, um sangramento que não obedeça às características da menstruação também é considerado anormal. O ciclo menstrual normal é considerado aquele que ocorre a cada 21 a 35 dias, que dura de 2 a 6 dias e que tem uma perda sanguínea de 20 a 60mL por dia. Sangramentos que ocorram fora desses padrões serão considerados anormais.

Sangramento aumentado
Sangramento antes da menarca

São causas de sangramento uterino anormal em neonatos: a ação de hormônios maternos que passaram por via transplacentária; menarca prematura isolada; uso de medicações contendo estrogênio; cistos funcionais ovarianos; e neoplasias produtoras de hormônio.

O sangramento uterino (endometrial) pré-menarca está frequentemente associado à puberdade precoce (ou seja, início da maturação sexual antes de dois desvios-padrão da idade normalmente esperada). Causas não hormonais de sangramento transvaginal devem ser investigadas para o diagnóstico diferencial com sangramento realmente de origem uterina.

Sangramento anormal na menacme

O sangramento uterino anormal nessa fase mais frequentemente é de origem funcional ou por neoplasia benigna, principalmente miomatose:

- **Funcional:** diversas podem ser as situações que induzem sangramento na menacme; no entanto, os distúrbios endógenos associados ao ciclo ovariano são os mais frequentes. A anovulação causa ação estrogênica contínua no endométrio, o que leva a uma descamação endometrial irregular que se traduz em sangramentos contínuos, duradouros e, por vezes, intensos. Uma das principais causas da anovulação é a síndrome de ovários micropolicísticos.

- **Orgânico:** o sangramento uterino anormal pode estar associado a neoplasias benignas e malignas. A neoplasia uterina mais frequentemente associada ao sangramento uterino aumentado é a miomatose uterina que, conforme sua localização, principalmente se submucosal e intramural, causa sangramento aumentado. Outras neoplasias que podem causar sangramento: pólipo endometrial, hiperplasia endometrial, carcinoma endometrial, pólipo endocervical, carcinoma escamoso e adenocarcinoma de colo uterino.

- **Infecções:** quadros infecciosos que levam à endometrite podem causar sangramento uterino acíclico. O agente infeccioso mais associado a essa situação é a *Chlamydia trachomatis*, mas outros agentes, menos comuns, podem levar a esse quadro.
- **Por uso de contraceptivo:** os contraceptivos hormonais atuam inibindo o ciclo ovariano; no entanto, eventualmente essa influência pode ocasionar sangramento uterino anormal. Durante o uso de contraceptivos orais pode haver um sangramento pouco intenso, mas com muitos dias de duração. Esse sangramento pode ocorrer com o uso de sistema intrauterino com progestínico, embora, nesse caso, a tendência seja de redução do sangramento, chegando à suspensão completa. Já o dispositivo intrauterino com cobre (DIU) está associado a maior intensidade cíclica do sangramento uterino.

Sangramento anormal na pós-menopausa

Após a parada da menstruação, a causa mais frequente de sangramento é a atrofia endometrial, além de pólipo endometrial, hiperplasia endometrial e carcinoma do endométrio. Há ainda causas não endometriais, como pólipo endocervical e carcinoma de colo uterino.

Sangramento por distúrbio sistêmico

Condições sistêmicas podem influenciar o ciclo menstrual e levar a distúrbios de sangramento anormal, como hipotireoidismo, hiperplasia da suprarrenal e coagulopatias.

Sangramento reduzido, atraso menstrual e amenorreia

O outro extremo da influência no ciclo menstrual é representado pelo sangramento uterino reduzido que ocorre na menacme. As causas podem ser, principalmente, funcionais, por medicamentos e por condições orgânicas ou sistêmicas:

- **Funcional:** na fase da puberdade pode haver atraso na menarca, cuja causa deve ser investigada e afastada a causa orgânica. Na menacme, condições que levem à falência ovariana podem estar relacionadas com amenorreia, enquanto o atraso menstrual normalmente está associado a anovulação ou persistência do corpo lúteo.
- **Orgânico:** causas como a própria ausência do útero, como ocorre na síndrome de Rokitansky, ou ainda hímen imperfurado, podem estar associadas à amenorreia primária, ou seja, a paciente nunca menstruou. Causas genéticas também podem estar associadas, como a síndrome de Turner (45,X0).
- **Por distúrbio sistêmico:** doenças como hipertireoidismo e distúrbios da suprarrenal podem ser causa de sangramento uterino reduzido e mesmo amenorreia.

INVESTIGAÇÃO

A investigação deve começar com uma anamnese bem-feita, seguida por exame físico em que se procura identificar algum sinal de distúrbio em caracteres sexuais secundá-

rios. Dosagens sanguíneas e sorológicas de alguns hormônios podem ajudar no esclarecimento, como FSH (avaliação de reserva ovariana), TSH (avaliação da função tireoidiana) e S-DHEA (avaliação de função de suprarrenal). Distúrbios de coagulação também devem ser investigados (hemograma, plaquetas, TP e TTPa). *Chlamydia trachomatis* deve ser pesquisada por meio de testes biomoleculares (captura híbrida, PCR), quando disponíveis. Procede-se à investigação por imagem, em especial a ultrassonografia transvaginal e eventualmente pélvica, nas mulheres sem atividade sexual; em casos específicos, pode-se lançar mão de exames como a histeroscopia.

Em casos de sangramento uterino anormal, o Ministério da Saúde do Brasil (2016) recomenda o uso dos fluxogramas apresentados nas Figuras 37.1 e 37.2.

CONDUTA

- **Sangramento uterino aumentado:** ciclos regulares, porém prolongados ou intensos:
  - **Funcional:**
    - Anti-inflamatório não esteroide: 600mg de ibuprofeno ou 50mg de diclofenaco a cada 8 horas por 4 dias a partir do primeiro dia da menstruação.
    - Ácido tranexâmico: 500mg a cada 8 horas por até 7 dias a partir do primeiro dia da menstruação.
    - Anticoncepcional oral combinado (30 a 50μg de etinilestradiol): uma cápsula ao dia por 21 dias.
    - Acetato de medroxiprogesterona oral: 10mg/dia do quinto ao 26º dia.
    - Acetato de medroxiprogesterona injetável de depósito: 150mg IM a cada 3 meses.
    - Dispositivo intrauterino (DIU) com liberação de levonorgestrel.

      Nesse quadro de sangramento uterino aumentado, uma situação especial é representada pela síndrome de ovários micropolicísticos, que merece uma abordagem especial em busca de estabelecer um equilíbrio e evitar o ciclo vicioso presente nessa situação. Hábitos de vida saudáveis devem ser orientados e, dependendo da situação, pode ser necessário o uso de metformina ou de contraceptivos orais. Além disso, devem ser abordados aspectos secundários, como acne e hirsutismo, comum nesse quadro.

      Outra situação especial é o próprio climatério, que pode estar associado a sangramento uterino anormal, cíclico ou não, antes da menopausa. Deve ser levantada a possibilidade de terapia hormonal se não houver contraindicação.
  - **Miomatose uterina:**
    - Inicialmente, manejo clínico para sangramento funcional (veja acima).
    - Tratar anemia, se houver.
    - Se refratário, encaminhar para avaliação ginecológica quanto à indicação de cirurgia. Para decidir sobre cirurgia, considerar: idade, tempo para menopausa, intensidade do quadro de sangramento,

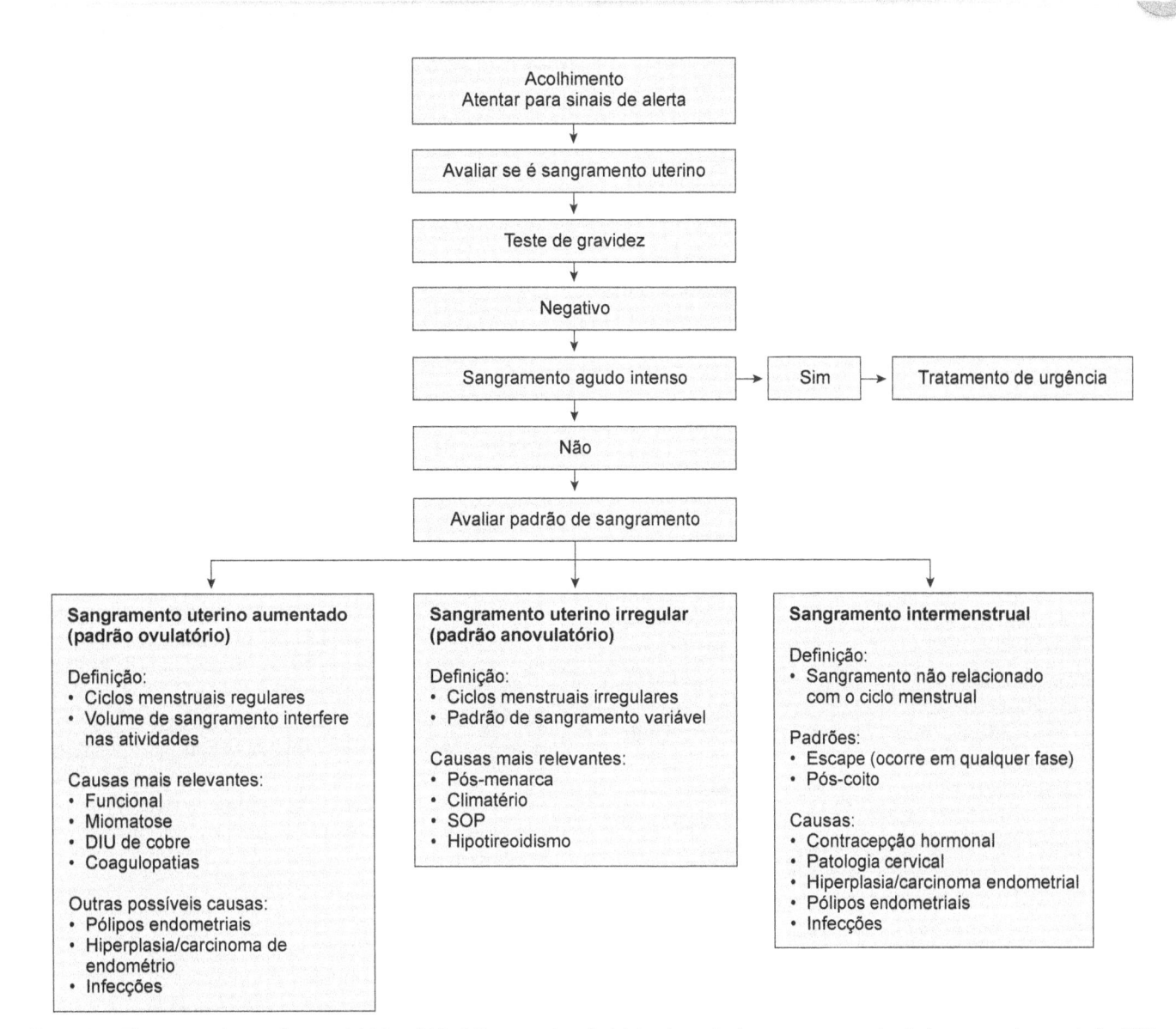

Figura 37.1 Fluxograma de atendimento inicial multidisciplinar em atenção básica de paciente com sangramento uterino anormal aumentado. (SOP: síndrome de ovários policísticos.) (Fonte: adaptada de Brasil. Ministério da Saúde. Protocolos de Atenção Básica: Saúde das Mulheres/ Ministério da Saúde. Instituto Sírio-Libanês de Ensino e Pesquisa – Brasília: Ministério da Saúde, 2016.)

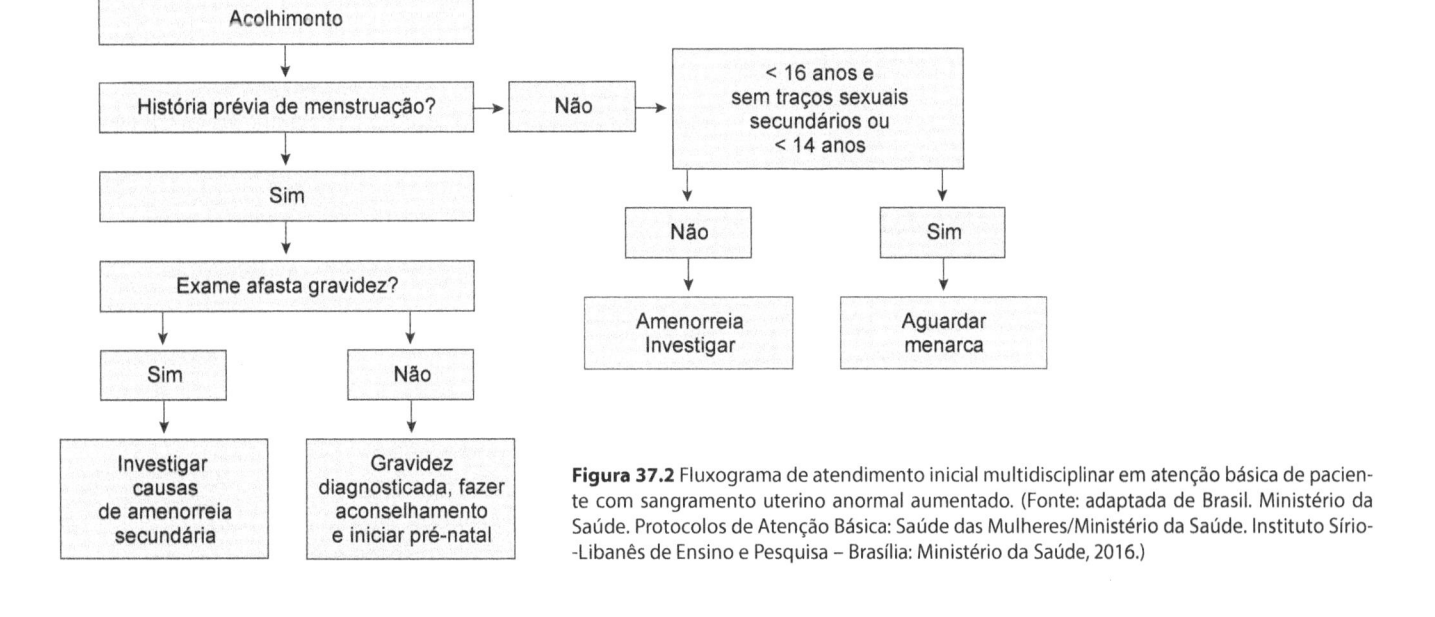

Figura 37.2 Fluxograma de atendimento inicial multidisciplinar em atenção básica de paciente com sangramento uterino anormal aumentado. (Fonte: adaptada de Brasil. Ministério da Saúde. Protocolos de Atenção Básica: Saúde das Mulheres/Ministério da Saúde. Instituto Sírio-Libanês de Ensino e Pesquisa – Brasília: Ministério da Saúde, 2016.)

tamanho dos tumores e sintomas associados e crescimento rápido do tumor.

– **Adenomiose:** conhecida como endometriose interna, pode causar sangramento de difícil manejo e é uma das condições em que é mais difícil chegar ao diagnóstico. Devem ser consideradas as seguintes possibilidades:
  - Tentar tratamento clínico.
  - Tratar anemia, se houver.
  - Quadros refratários ao tratamento clínico devem ser objeto de avaliação para indicação de cirurgia. O diagnóstico definitivo é estabelecido apenas a partir do exame histopatológico da peça cirúrgica.

– **DIU de cobre:**
  - Orientar.
  - Se necessário, associar anti-inflamatório não esteroide nos primeiros meses durante o sangramento menstrual.
  - Se persistente, considerar remover o DIU.

– **Coagulopatias:**
  - Suspeitar em mulheres com sangramento uterino aumentado desde a adolescência com história familiar de coagulopatias ou de hemorragia pós-parto ou sangramentos frequentes (epistaxe, equimoses, sangramento gengival etc.).
  - Testes iniciais: hemograma, plaquetas, TP e TTPa.

– **Outras causas:**
  - **Endometrite:** caso seja possível diagnosticar endometrite por *Chlamydia trachomatis*, recomenda-se tratar com doxiciclina 100mg via oral a cada 12 horas por 10 dias. Caso o diagnóstico tenha sido de tuberculose, encaminhar para unidade especializada de tratamento de tuberculose.
  - **Hipotireoidismo:** encaminhar para serviço de endocrinologia para adequada conduta com possível prescrição de tiroxina.

- **Sangramento uterino diminuído e amenorreia:**
  – **Perimenarca:** nada há a fazer, apenas observar. Se o atraso se caracterizar como uma amenorreia de 1 ano ou mais, investigar problemas genéticos ou orgânicos (canaliculares).
  – **Na menacme:**
    - **Insuficiência ovariana precoce:** terapia hormonal de reposição nos casos em que não há contraindicação.
    - **Hímen imperfurado:** encaminhar para conduta cirúrgica.
    - **Síndrome de Rokitansky:** encaminhar para abordagem psicossocial e médica em serviço especializado.
    - **Hiperprolactinemia:** suspensão da causa, como uso de contraceptivo oral ou de metoclopramida. Os casos não associados a uma causa medicamentosa devem ser encaminhados para serviço de endocrinologia para início do tratamento específico.
    - **No climatério:** o atraso e mesmo a amenorreia nessa fase são fenômenos esperados, devendo ser abordados apenas os sintomas associados.

DOENÇAS QUE SE MANIFESTAM POR CORRIMENTO GENITAL

Na infância

Nesse período, a eliminação de material vaginal e eventualmente prurido genital pode ser referido por pré-púberes. Possíveis causas:

- **Infecção viral de vias aéreas superiores:** algumas vezes, o vírus que causa um simples resfriado pode estar associado a um corrimento genital inespecífico. A conduta deve consistir apenas no seguimento do quadro de resfriado, uma vez que após a remissão o corrimento também regride.
- **Corpo estranho:** outra causa frequente é a colocação, pela criança, de algum corpo estranho na vagina. Para o diagnóstico é necessária a virgoscopia e, em caso de confirmação, o corpo estranho deve ser retirado. Esse procedimento deve ser feito em serviços especializados.
- **Infestação:** outra causa é a infestação intestinal por oxiúrus. Nesses casos é frequente o relato de prurido noturno. O exame clínico pode surpreender os agentes na região perineal e genital. O tratamento é feito com anti-helmínticos, como albendazol ou mebendazol.
- **Infecções:** próximo à menarca pode haver quadros de desequilíbrio do microambiente vaginal que acontecem na menacme, como vaginose bacteriana e candidíase vulvovaginal. O tratamento da vaginose bacteriana deve ser feito com doses peso-equivalentes de metronidazol e o da candidíase com antifúngicos.

Na idade adulta

- **Vaginose bacteriana:** condição associada a desequilíbrio da microbiota vaginal com predomínio de bactérias anaeróbias sobre as bactérias aeróbias. Pode ser assintomática e causar corrimento vaginal, por vezes, com odor fétido, em especial em situações de alcalinidade (contato com sêmen ou com sangue). Pode estar associada a diversas complicações, como mau prognóstico obstétrico e maior risco de infecção por HPV e por HIV. O diagnóstico é estabelecido a partir dos critérios de Amsel (Quadro 37.1) ou do escore de Nugent (Quadro 37.2). O tratamento é feito por via oral com metronidazol 1g/dia por 7 dias. Como segunda opção o metronidazol pode ser usado na forma de creme vaginal na concentração de 0,75% por 7 dias ou clindamicina creme por 7 dias.

QUADRO 37.1 Critérios de Amsel para diagnóstico de vaginose bacteriana

Critérios
Corrimento homogêneo
pH> 4,5
Teste das aminas (KOH 10%) positivo
Bacilos supracitoplasmáticos em exame microscópico

Fonte: Eleutério J Jr, Giraldo PC, Gonçalves AKS, Jacyntho C. Guia prático – infecção do trato genital inferior. 1. ed. V. 1. Brasília: Febrasgo, 2015, 36p.

QUADRO 37.2 Escore de Nugent para diagnóstico de vaginose bacteriana

A. *Lactobacillus acidophilus* (bacilos gram-positivos)
B. *Gardnerella vaginalis* e espécies de *Bacteroides* (bacilos curtos gram-variáveis)
C. *Mobiluncus* sp. (bacilos curvos gram-negativos ou variáveis)

O escore total é a soma do peso da quantidade dos três morfotipos bacterianos.

Escore para cada um dos morfotipos:
Zero = sem morfotipos no campo de imersão (1.000×)
1+ = menos de um morfotipo por campo de imersão (1.000×)
2+ = um a quatro morfotipos por campo de imersão (1.000×)
3+ = cinco a 30 morfotipos por campo de imersão (1.000×)
4+ = mais de 30 morfotipos por campo de imersão (1.000×)

A soma dos pontos dá o escore final, ou seja, A + B + C:
0 a 3 = normal
4 a 6 = intermediária
7 a 10 = vaginose bacteriana

Fonte: Eleutério J Jr, Giraldo PC, Gonçalves AKS, Jacyntho C. Guia prático – infecção do trato genital inferior. 1. ed. V. 1. Brasília: Febrasgo, 2015. 36p.

- **Candidíase vulvovaginal:** embora a *Candida albicans* seja considerada comensal, pode eventualmente tornar-se agressora do epitélio vaginal e causar um quadro de corrimento branco, em pedaços, que lembra coalhada, com intenso prurido associado. O diagnóstico pode ser confirmado por exame de conteúdo vaginal direto ou por esfregaço de conteúdo vaginal corado por Gram. Estabelecido o diagnóstico, o tratamento consiste no uso de antifúngicos (Quadro 37.3).
- **Tricomoníase:** o *Trichomonas vaginalis* é um parasito sexualmente transmissível que pode causar corrimento, frequentemente com odor e eventualmente com prurido. O diagnóstico pode ser confirmado por meio de exame de conteúdo vaginal a fresco. O tratamento pode ser feito com metronidazol 2g via oral em dose única, tinidazol 2g via oral em dose única ou secnidazol 2g em dose única.
- **Vaginose citolítica:** situação de desequilíbrio da microbiota vaginal com grande crescimento de lactobacilos e intensa citólise, é clinicamente muito semelhante à candidíase. O diagnóstico é estabelecido mediante observação no exame a fresco do conteúdo vaginal ou corado pelo Gram, onde se verificam grande número de lactobacilos e numerosos núcleos desnudos em meio a citodetritos. O tratamento é feito com óvulos de bicarbonato de sódio manipulados a 2%.

QUADRO 37.3 Opções terapêuticas para candidíase vaginal

Tratamento oral

1. Fluconazol 150mg : dose única
2. Itraconazol 100mg : 200mg duas vezes ao dia num único dia

Tratamento vaginal

1. Nistatina creme/óvulo: 100.000U uma a duas vezes ao dia por 10 dias
2. Miconazol 40mg : uma aplicação à noite por 5 dias
3. Clotrimazol: uma aplicação à noite por 6 dias
4. Tioconazol a 0,2%: uma aplicação à noite por 6 dias
5. Tioconazol a 6,8%: dose única

Fonte: Eleutério J Jr, Giraldo PC, Gonçalves AKS, Jacyntho C. Guia prático – infecção do trato genital inferior. 1. ed. V. 1. Brasília: Febrasgo, 2015. 36p.

DOENÇAS ASSOCIADAS À ÚLCERA GENITAL

A perda de substância da pele, formando úlceras genitais, pode estar associada a quadros infecciosos, neoplásicos, de reação medicamentosa e mesmo autoimunes. Para a abordagem devem ser seguidos os passos recomendados no fluxograma apresentado na Figura 37.3. O diagnóstico de úlcera genital é apresentado no Quadro 37.4 e a conduta no Quadro 37.5.

VERRUGAS GENITAIS

As lesões verrucosas genitais, também chamadas de condilomas acuminados, estão associadas à infecção por *papilomavírus humano* (HPV), em especial aos tipos de baixo risco e de transmissão sexual. Deve ser estabelecido o diagnóstico diferencial com condiloma plano da sífilis, mas seu diagnóstico é eminentemente clínico, raramente necessitando de biópsia ou teste de biologia molecular. Caracteristicamente, são lesões proliferativas e infectantes.

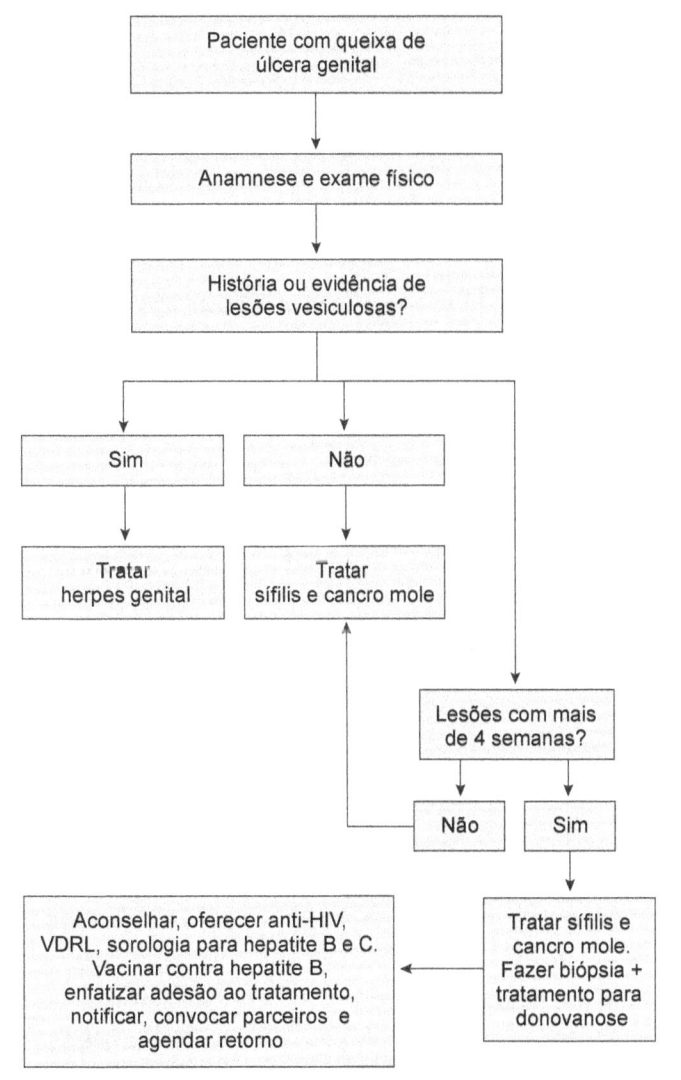

Figura 37.3 Fluxograma para abordagem de úlcera genital. (Fonte: Brasil. Ministério da Saúde. Secretaria de Vigilância em Saúde. Programa Nacional de DST e Aids. Manual de Bolso das Doenças Sexualmente Transmissíveis/ Ministério da Saúde, Secretaria de Vigilância em Saúde, Programa Nacional de DST e Aids. Brasília: Ministério da Saúde, 2005.)

QUADRO 37.4 Características das úlceras genitais conforme o agente etiológico

Característica da lesão	Suspeita diagnóstica	Patógeno	Teste confirmatório
Úlcera única indolor	Protossifiloma (sífilis)	*Treponema pallidum*	Pesquisa de treponema em campo escuro
Úlceras múltiplas coalescentes dolorosas	Herpes genital	Herpes vírus simples	Pesquisa por PCR Pesquisa de células herpéticas em esfregaços Sorologia
Úlceras pequenas, não endurecidas, não muito dolorosas com adenopatia inguinal	Linfogranuloma venéreo	*Chlamydia trachomatis*	Cultura Imunofluorescência PCR
Úlcera não endurecida, dolorosa, de bordas serpiginosas e base friável	Cancroide	*Haemophilus ducreyi*	Gram e cultura
Úlcera avermelhada e persistente	Donovanose	*Klebsiella granulomatis*	Corpos de Donovan em raspado corado ou em histopatológico

Fonte: Eleutério J Jr et al. FEBRASGO – Guia prático de infecções do trato genital inferior. Rio de Janeiro: Ed. Febrasgo, 2014.

QUADRO 37.5 Abordagem terapêutica de úlceras genitais conforme o diagnóstico

Sífilis recente	Penicilina benzatina G 2,4 milhões de unidades intramuscular em dose única
Herpes genital	Aciclovir 400mg via oral 3×/dia por 7 a 10 dias ou Aciclovir 200mg via oral 5×/dia por 7 a 10 dias ou Valaciclovir 1g via oral 2×/dia por 7 a 10 dias
Linfogranuloma venéreo	Doxiciclina 100mg via oral 2×/dia por 21 dias ou Eritromicina 500mg via oral 4×/dia por 21 dias
Cancroide	Azitromicina 1g via oral em dose única ou Ceftriaxona 250mg intramuscular (IM) dose única ou Ciprofloxacina 500mg via oral 2×/dia por 3 dias ou Eritromicina 500mg via oral 3×/dia por 7 dias
Donovanose	Doxiciclina 100mg via oral 2×/dia por pelo menos 3 semanas ou até a cura da lesão ou Azitromicina 1g via oral uma vez por semana por pelo menos 3 semanas ou até a cura da lesão ou Ciprofloxacina 750mg via oral 2×/dia por 3 semanas ou até a cura da lesão ou Eritromicina 500mg via oral 4×/dia por pelo menos 3 semanas ou até a cura da lesão

Fonte: Eleutério J Jr et al. FEBRASGO – Guia prático de infecções do trato genital inferior. Rio de Janeiro: Ed. Febrasgo, 2014.

Tratamento

As opções mais usadas para o tratamento das verrugas genitais associadas ao HPV são:

- **Ácido tricloroacético 85%:** deve ser administrado ambulatorialmente, aplicado uma vez por semana por até 4 semanas, acompanhando-se para evitar úlceras importantes causadas pelo ácido.
- **Imiquimod:** pode ser usado pela paciente no domicílio, aplicado três vezes por semana por 4 ou até 16 semanas, com acompanhamento.

- **Podofilotoxina:** pode ser administrada pela própria paciente em casa. Aplica-se o creme duas vezes ao dia por 3 dias seguidos e se observa. O ciclo pode ser repetido após 7 dias até, no máximo, quatro ciclos.
- **Cauterização física (diatermocoagulação):** realizada em serviços especializados e com indicação precisa.
- **Cirurgia:** casos excepcionais, extensos, podem necessitar tratamento cirúrgico.

PREVENÇÃO DO CÂNCER DE COLO UTERINO

O câncer de colo uterino é o quarto tipo de câncer mais comum no Brasil, com incidência estimada em 16 a cada 100 mil mulheres e taxa de mortalidade de 5 por 100 mil. Sua prevenção é possível, pois tem relação com o HPV e apresenta lesões precursoras que podem ser identificadas e tratadas. A prevenção pode ser primária ou secundária:

1. **Prevenção primária:** por meio de vacinas. Atualmente, existem disponíveis três vacinas contra o HPV: a vacina bivalente contra HPV 16 e 18, a vacina quadrivalente contra HPV 6, 11, 16 e 18 e a vacina nonavalente contra HPV 6, 11, 16, 18, 31, 33, 45, 52, 58. A última ainda não se encontra disponível no Brasil. A vacina quadrivalente é disponibilizada pelo Sistema Único de Saúde (SUS) no Brasil. O Programa Nacional de Imunizações (PNI) do Ministério da Saúde recomenda a vacinação de meninas de 9 a 14 anos de idade, meninos de 12 e 13 anos e pessoas entre 9 e 26 anos que convivem com HIV/AIDS.
2. **Prevenção secundária:** estratégia que detecta a lesão precursora do câncer. O esquema de prevenção do câncer de colo uterino recomendado pelo Ministério da Saúde no Brasil envolve o exame de Papanicolau ou citologia oncótica. Esse método consiste em coleta de amostra da junção escamocolunar (JEC) do colo uterino (onde ocorrem as lesões com potencial invasivo) e análise das células coradas pelo método de Papanicolau por citotécnico e citopatologista. A coleta é um momento importante, pois, se a JEC não é amostrada, reduz-se substancialmente a chance de diagnóstico adequado. O Ministério da Saúde recomenda ainda que sejam rastreadas todas as mulheres que tenham tido ati-

vidade sexual e que tenham entre 25 e 64 anos que não sejam histerectomizadas por doenças não malignas. O rastreio deve ser trienal após dois exames consecutivos negativos. O laudo citológico, na maioria dos casos, será categorizado como negativo para malignidade e lesão intraepitelial escamosa. Nos casos de anormalidades citológicas são sugeridas as condutas apresentadas no Quadro 37.6.

PREVENÇÃO DO CÂNCER DE MAMA

Segundo o Ministério da Saúde, excluídos os tumores de pele não melanoma, o câncer de mama é o mais incidente, exceto na região Norte, onde o câncer do colo uterino ocupa a primeira posição. Para o ano de 2016 foram estimados 57.960 casos novos, representando uma taxa de incidência de 56,2 casos por 100 mil mulheres. Trata-se da primeira causa de morte por câncer na população feminina brasileira, com 13,03 óbitos/100 mil mulheres em 2014.

São considerados fatores de risco:

- Idade > 50 anos.
- Menarca precoce (idade da primeira menstruação inferior a 12 anos).

QUADRO 37.6 Abordagem de câncer do colo uterino em pacientes com anormalidade diagnosticada na citologia oncótica

Diagnóstico citopatológico	Faixa etária	Conduta inicial
Células escamosas atípicas possivelmente não neoplásicas (ASC-US)	< 25 anos	Repetir a citologia em 3 anos
	Entre 25 e 29 anos	Repetir a citologia em 12 meses
	≥ 30 anos	Repetir a citologia em 6 meses
Células escamosas atípicas, não sendo possível afastar lesão de alto grau (ASC-H)		Encaminhar para colposcopia
Células glandulares atípicas de significado indeterminado (AGC)		Colposcopia
Células atípicas de origem indefinida (AOI)		Colposcopia
Lesão intraepitelial escamosa de baixo grau (LSIL)	< 25 anos	Repetir citologia em 3 anos
	≥ 25 anos	Repetir a citologia em 6 meses
Lesão intraepitelial escamosa de alto grau (HSIL)		Colposcopia
Lesão intraepitelial escamosa de alto grau, não sendo possível excluir microinvasão		Colposcopia
Carcinoma escamoso invasor		Colposcopia
Adenocarcinoma in situ (AIS) ou invasor		Colposcopia

Fonte: Diretrizes brasileiras para o rastreamento do câncer do colo do útero/Instituto Nacional de Câncer José Alencar Gomes da Silva. Coordenação de Prevenção e Vigilância. Divisão de Detecção Precoce e Apoio à Organização de Rede. 2. ed. rev. atual. Rio de Janeiro: INCA, 2016.

- Menopausa tardia (após os 55 anos).
- Primeira gravidez após os 30 anos.
- Nuliparidade.
- Uso crônico de contraceptivos orais (estrogênio-progesterona).
- Terapia hormonal pós-menopausa (estrogênio-progesterona).
- Etilismo.
- Sobrepeso e obesidade na pós-menopausa.
- Radiação ionizante.
- Tabagismo.
- Fatores genéticos/hereditários (verificar mutações dos genes BRCA1, BRCA2).

Acredita-se que hábitos relativamente simples, como correção alimentar e atividade física, levando a uma gordura corporal adequada, possam reduzir em até 28% o risco de a mulher desenvolver câncer de mama. O diagnóstico precoce e o rastreamento são considerados estratégias para controle do câncer de mama:

- **Diagnóstico precoce:** autopalpação/observação das mamas.
- **Rastreamento:** mamografia a cada 2 anos das mulheres de 50 a 69 anos. Acompanhamento individualizado deve ser feito em situações de risco elevado de câncer de mama (Quadro 37.7). Os casos diagnosticados na atenção básica devem ser encaminhados para serviços especializados para seguimento adequado.

ATENÇÃO À MULHER NA GESTAÇÃO E NO PUERPÉRIO

Um dos mais importantes pontos referentes à saúde da mulher é o bom acompanhamento no ciclo gravídico-puerperal, que contribui para reduzir os índices de complicações nesse período da vida da mulher.

O Ministério da Saúde considera que a "assistência pré-natal adequada, com detecção e intervenção precoces das situações de risco, bem como um sistema ágil de referência hospitalar, além da qualificação da assistência ao parto, são os grandes determinantes dos indicadores de saúde relacionados à mãe e ao bebê que têm o potencial de diminuir as principais causas de mortalidade materna e neonatal".

Assim, toda mulher gestante deve ter assegurado acompanhamento durante sua gestação para detecção precoce de qualquer situação que ponha em risco o binômio materno-fetal.

QUADRO 37.7 Fatores de risco elevado para câncer de mama

1. História familiar de câncer de mama em parente de primeiro grau antes dos 50 anos ou de câncer bilateral ou de ovário em qualquer idade
2. História familiar de câncer de mama masculino
3. Diagnóstico histopatológico de lesão mamária proliferativa com atipia ou neoplasia lobular in situ

Fonte: INCA. Controle de câncer de mama. Disponível em: http://www2.inca.gov.br/wps/wcm/connect/acoes_programas/site/home/nobrasil/programa_controle_cancer_mama/deteccao_precoce. Acesso em 25 de maio de 2017.

Devem ser realizadas, no mínimo, seis consultas de pré-natal. Casos considerados de risco devem receber atenção maior. Recomendam-se consultas mensais até 28 semanas, quinzenais entre 28 e 36 semanas e semanais a partir de 37 semanas. Alcançadas 41 semanas, a gestante deve ser encaminhada para adequada avaliação e seguimento até a resolução da gestação. No Brasil, 10 passos devem ser obedecidos pelos gestores de modo a oferecer um pré-natal adequado (Quadro 37.8).

O seguimento pré-natal é realizado por uma equipe de saúde que inclui agente de saúde, enfermeiro, odontólogo e médico. A cada um cabem atribuições no sentido de garantir a melhor assistência à gestante. As atribuições do profissional da equipe de saúde, de acordo com o Ministério da Saúde, podem ser vistas no Quadro 37.9.

Confirmada a gestação por teste rápido oferecido nos serviços de saúde ou outro exame, como ultrassonografia, o pré-natal deve ser iniciado. Para isso o primeiro passo deve ser a categorização de risco.

Fatores relacionados com o risco gestacional que devem levar ao encaminhamento das mulheres a serviço especializado:

1. Fatores relacionados com condições prévias:
   a. Cardiopatias.
   b. Pneumopatias graves (incluindo asma brônquica).
   c. Nefropatias graves (como insuficiência renal crônica e em casos de transplantados).

QUADRO 37.8 Passos para o pré-natal de qualidade na atenção básica

1º PASSO: iniciar o pré-natal na Atenção Primária à Saúde até a 12ª semana de gestação (captação precoce)

2º PASSO: garantir os recursos humanos, físicos, materiais e técnicos necessários à atenção pré-natal

3º PASSO: toda gestante deve ter asseguradas a solicitação, a realização e a avaliação em termo oportuno do resultado dos exames preconizados no atendimento pré-natal

4º PASSO: promover a escuta ativa da gestante e de seus(suas) acompanhantes, considerando aspectos intelectuais, emocionais, sociais e culturais e não somente um cuidado biológico: "rodas de gestantes"

5º PASSO: garantir o transporte público gratuito da gestante para o atendimento pré-natal, quando necessário

6º PASSO: é direito do(a) parceiro(a) ser cuidado(a) (realização de consultas, exames e ter acesso a informações) antes, durante e depois da gestação: "pré-natal do(a) parceiro(a)"

7º PASSO: garantir o acesso à unidade de referência especializada, caso seja necessário

8º PASSO: estimular e informar sobre os benefícios do parto fisiológico, incluindo a elaboração do "plano de parto"

9º PASSO: toda gestante tem direito a conhecer e visitar previamente o serviço de saúde no qual irá dar à luz (vinculação)

10º PASSO: as mulheres devem conhecer e exercer os direitos garantidos por lei no período gravídico-puerperal

Fonte: Brasil. Ministério da Saúde. Secretaria de Atenção à Saúde. Departamento de Atenção Básica. Atenção ao pré-natal de baixo risco/Ministério da Saúde. Secretaria de Atenção à Saúde. Departamento de Atenção Básica. Brasília: Editora do Ministério da Saúde, 2012. 318. il. – (Série A. Normas e Manuais Técnicos) (Cadernos de Atenção Básica, nº 32).

   d. Endocrinopatias (especialmente *diabetes mellitus*, hipotireoidismo e hipertireoidismo).
   e. Doenças hematológicas (inclusive doença falciforme e talassemia).
   f. Hipertensão arterial crônica e/ou caso de paciente que faça uso de anti-hipertensivo (pressão arterial > 140/90 mmHg antes de 20 semanas de idade gestacional).
   g. Doenças neurológicas (como epilepsia).
   h. Doenças psiquiátricas que necessitam de acompanhamento (psicoses, depressão grave etc.).
   i. Doenças autoimunes (lúpus eritematoso sistêmico, outras colagenoses).
   j. Alterações genéticas maternas.
   k. Antecedente de trombose venosa profunda ou embolia pulmonar.
   l. Ginecopatias (malformação uterina, miomatose e tumores anexiais, entre outras).
   m. Portadoras de doenças infecciosas, como hepatites, toxoplasmose, infecção pelo HIV, sífilis terciária e infecções sexualmente transmissíveis (IST).
   n. Hanseníase.
   o. Tuberculose.
   p. Dependência de drogas lícitas ou ilícitas.
2. Fatores relacionados com a história reprodutiva anterior:
   a. Morte intrauterina ou perinatal em gestação anterior, principalmente se de causa desconhecida.
   b. História prévia de doença hipertensiva da gestação com mau resultado obstétrico e/ou perinatal (interrupção prematura da gestação, morte fetal intrauterina, síndrome HELLP, eclâmpsia, internação da mãe em UTI).
   c. Abortamento habitual.
   d. Esterilidade/infertilidade.
3. Fatores relacionados com a gravidez atual
   a. Restrição do crescimento intrauterino.
   b. Polidrâmnio ou oligoidrâmnio.
   c. Gemelaridade.
   d. Malformações fetais ou arritmia fetal.
   e. Distúrbios hipertensivos da gestação (hipertensão crônica preexistente, hipertensão gestacional ou transitória).
4. Infecção urinária de repetição ou dois ou mais episódios de pielonefrite.
5. Anemia grave ou não responsiva a 30 a 60 dias de tratamento com sulfato ferroso.
6. Portadoras de doenças infecciosas, como hepatites, toxoplasmose, infecção pelo HIV, sífilis terciária (ultrassonografia com malformação fetal) e outras IST.
7. Infecções como rubéola e citomegalovirose adquiridas na gestação atual.
8. Evidência laboratorial de proteinúria.
9. *Diabetes mellitus* gestacional.
10. Desnutrição materna severa.
11. Obesidade mórbida ou baixo peso.
12. Lesão intraepitelial escamosa de alto grau, carcinoma invasor, adenocarcinoma *in situ* e invasor.
13. Alta suspeita clínica de câncer de mama ou mamografia.
14. Adolescentes com fatores de risco psicossociais.

QUADRO 37.9 Atribuições dos profissionais na equipe de saúde

Profissional	Atribuições
Agente comunitário de saúde	1. Orientação 2. Visitas domiciliares e identificação dos fatores de risco 3. Encaminhamento de gestantes ao posto de saúde 4. Conferir cadastro 5. Acompanhamento e encaminhamento para enfermeiro ou médico
Auxiliar/técnico de enfermagem	1. Orientar as mulheres e suas famílias 2. Verificar/realizar o cadastramento 3. Conferir Cartão da Gestante 4. Verificar o peso e a pressão arterial 5. Fornecer medicação mediante receita 6. Aplicar vacinas 7. Realizar atividades educativas 8. Informar o(a) enfermeiro(a) ou o(a) médico(a) algum sinal de alarme 9. Identificar situações de risco e vulnerabilidade e encaminhar quando necessário 10. Orientar a gestante sobre a periodicidade das consultas e realizar busca ativa das gestantes faltosas 11. Realizar visitas domiciliares durante o período gestacional e puerperal, acompanhar o processo de aleitamento, orientar sobre o planejamento familiar
Enfermeiro(a)	1. Orientar as mulheres e suas famílias sobre a importância do pré-natal, da amamentação e da vacinação 2. Realizar o cadastramento da gestante no SisPreNatal e fornecer o Cartão da Gestante 3. Realizar a consulta de pré-natal de gestação de baixo risco intercalada com a consulta médica 4. Solicitar exames complementares de acordo com o protocolo de pré-natal 5. Realizar testes rápidos 6. Prescrever medicamentos padronizados para o programa de pré-natal 7. Orientar a vacinação das gestantes (contra tétano e hepatite B) 8. Identificar as gestantes com algum sinal de alarme e/ou identificadas como de alto risco e encaminhá-las para consulta médica 9. Realizar exame clínico das mamas e coleta para exame citopatológico do colo uterino 10. Desenvolver atividades educativas 11. Orientar as gestantes e a equipe quanto aos fatores de risco e à vulnerabilidade 12. Orientar as gestantes sobre a periodicidade das consultas e realizar busca ativa das gestantes faltosas 13. Realizar visitas domiciliares durante o período gestacional e puerperal, acompanhar o processo de aleitamento e orientar sobre o planejamento familiar
Odontólogo(a)	1. Realizar a consulta odontológica de pré-natal de gestação de baixo risco 2. Avaliar a saúde bucal da gestante, a necessidade e a possibilidade de tratamento, observando os cuidados indicados em cada período da gravidez 3. Adequar o meio bucal e realizar o controle de placa 4. Atender as intercorrências/urgências odontológicas 5. Orientar as gestantes e sua equipe quanto aos fatores de risco e à vulnerabilidade em relação à saúde bucal 6. Orientar as gestantes sobre a periodicidade das consultas odontológicas e os trimestres de gestação indicados para a realização de tratamento odontológico 7. Acompanhar o processo de aleitamento materno e os cuidados com o futuro bebê, enfatizando a importância do papel da amamentação na dentição e no desenvolvimento do aparelho fonador, respiratório e digestivo da criança
Médico(a)	1. Orientar as mulheres e suas famílias sobre a importância do pré-natal, da amamentação e da vacinação 2. Realizar o cadastramento da gestante no SisPreNatal e fornecer o Cartão da Gestante 3. Realizar a consulta de pré-natal de gestação de baixo risco intercalada com a presença do(a) enfermeiro(a) 4. Solicitar exames complementares e orientar o tratamento, caso necessário 5. Prescrever medicamentos padronizados para o programa de pré-natal (sulfato ferroso e ácido fólico) 6. Orientar a vacinação das gestantes (contra tétano e hepatite B) 7. Avaliar e tratar as gestantes que apresentam sinais de alarme 8. Atender as intercorrências e encaminhar as gestantes para os serviços de urgência/emergência obstétrica, quando necessário 9. Orientar as gestantes e a equipe quanto aos fatores de risco e à vulnerabilidade 10. Identificar as gestantes de alto risco e encaminhá-las ao serviço de referência 11. Realizar exame clínico das mamas e coleta para exame citopatológico do colo uterino 12. Realizar testes rápidos 13. Desenvolver atividades educativas 14. Orientar as gestantes sobre a periodicidade das consultas e realizar busca ativa das gestantes faltosas 15. Realizar visitas domiciliares durante o período gestacional e puerperal, acompanhar o processo de aleitamento e orientar a mulher e seu companheiro sobre o planejamento familiar

Fonte: adaptado de Ministério da Saúde. Secretaria de Atenção à Saúde. Departamento de Atenção Básica. Atenção ao pré-natal de baixo risco/Ministério da Saúde. Secretaria de Atenção à Saúde. Departamento de Atenção Básica. Brasília: Editora do Ministério da Saúde, 2012.

Nas consultas de pré-natal deve ser seguido o roteiro apresentado no Quadro 37.10.

QUADRO 37.10 Roteiro para consultas de pré-natal pela equipe de saúde na atenção básica

Primeira consulta	**Anamnese** Investigar: data precisa da última menstruação; regularidade dos ciclos menstruais anteriores; história de uso de anticoncepcionais; paridade; intercorrências clínicas, obstétricas e cirúrgicas; detalhes de gestações prévias; hospitalizações anteriores; uso de medicações; história prévia de infecção sexualmente transmissível; exposição ambiental ou ocupacional de risco; reações alérgicas; história pessoal ou familiar de doenças hereditárias/malformações; gemelaridade anterior; fatores socioeconômicos; atividade sexual; uso de tabaco, álcool ou outras drogas lícitas ou ilícitas; história infecciosa prévia; vacinações prévias; história de violências Investigar sintomas como: náuseas, vômitos, dor abdominal, constipação, cefaleia, síncope, sangramento ou corrimento vaginal, disúria, polaciúria e edema **Exame físico** Medição de peso, altura e cálculo do IMC, medida da pressão arterial, palpação abdominal, medida da altura uterina, ausculta dos batimentos cardiofetais, registro dos movimentos fetais, realização do teste de estímulo sonoro simplificado, verificação da presença de edema, exame ginecológico e coleta de material para colpocitologia oncótica, exame clínico das mamas **Exames complementares** Hemograma Tipagem sanguínea e fator Rh Coombs indireto (se for Rh negativo) Glicemia de jejum Teste rápido de triagem para sífilis e/ou VDRL/RPR Teste rápido diagnóstico anti-HIV Sorologia para toxoplasmose IgM e IgG Sorologia para hepatite B (HbsAg) Exame de urina e urocultura Ultrassonografia obstétrica (não é obrigatória) com o objetivo de verificar a idade gestacional Citopatológico de colo de uterino Exame da conteúdo vaginal (se houver queixa de corrimento, odor ou prurido) Eletroforese de hemoglobina (se a gestante for negra, tiver antecedentes familiares de anemia falciforme ou apresentar história de anemia crônica)
Consultas subsequentes	**Anamnese** Inquirir sobre queixas mais comuns na gestação e buscar sinais de intercorrências clínicas e obstétricas com o propósito de reavaliar o risco gestacional **Exame físico direcionado** Verificar peso, medir a pressão arterial, medir o fundo uterino e, por palpação e manobras, avaliar situação fetal, auscultar os batimentos cardiofetais **Verificação do calendário de vacinação** **Avaliar o resultado dos exames complementares** **Interpretação dos dados da anamnese e do exame clínico/ obstétrico e correlação com resultados de exames complementares** **Avaliação dos resultados de exames complementares e tratamento de alterações encontradas ou encaminhamento, se necessário** **Prescrição de suplementação de sulfato ferroso (40mg de ferro elementar/dia) e ácido fólico (5mg/dia) para profilaxia da anemia**

IMC: índice de massa corpórea.

Fonte: Brasil. Ministério da Saúde. Secretaria de Atenção à Saúde. Departamento de Atenção Básica. Atenção ao pré-natal de baixo risco/Ministério da Saúde. Secretaria de Atenção à Saúde. Departamento de Atenção Básica. Brasília: Editora do Ministério da Saúde, 2012. 318p.: il. – (Série A. Normas e Manuais Técnicos) (Cadernos de Atenção Básica, nº 32).

Referências

Berek JS (ed.) Berek & Novak's gynecology. 15. ed. Berek. Philadelphia: 2012. Lippincott Williams & Wilkins Publishers.

Bankowski BJ, Hearne AE, Lambrou NC, Fox HE, Wallach EE (eds.) The Johns Hopkins Manual of Gynecology and Obstetrics. 2. ed. Baltimore: Lippincott Williams & Wilkins Publishers, May 2002.

Brasil. Ministério da Saúde. Secretaria de Vigilância em Saúde. Programa Nacional de DST e Aids. Manual de Bolso das Doenças Sexualmente Transmissíveis/Ministério da Saúde, Secretaria deVigilância em Saúde, Programa Nacional de DST e Aids. 2. ed. Brasília: Ministério da Saúde. 2005. 108p. Série Manuais nº 24.

Brasil. Ministério da Saúde. Secretaria de Atenção à Saúde. Instituto Nacional de Câncer. Coordenação de Prevenção e Vigilância. Nomenclatura brasileira para laudos cervicais e condutas preconizadas: recomendações para profissionais de saúde. Rio de Janeiro: INCA, 2006. 65p.

Brasil. Ministério da Saúde. Secretaria de Atenção à Saúde. Departamento de Atenção Básica. Atenção ao pré-natal de baixo risco/Ministério da Saúde. Secretaria de Atenção à Saúde. Departamento de Atenção Básica. Brasília: Editora do Ministério da Saúde, 2012. 318p.: il. (Série A. Normas e Manuais Técnicos) (Cadernos de Atenção Básica, nº 32).

Brasil. Ministério da Saúde. Protocolos da Atenção Básica: Saúde das Mulheres/Ministério da Saúde, Instituto Sírio-Libanês de Ensino e Pesquisa. Brasília : Ministério da Saúde, 2016. 230p.: il.

Diretrizes brasileiras para o rastreamento do câncer do colo do útero/Instituto Nacional de Câncer José Alencar Gomes da Silva. Coordenação de Prevenção e Vigilância. Divisão de Detecção Precoce e Apoio à Organização de Rede. 2. ed. rev. atual. Rio de Janeiro: INCA, 2016. 114p.: il.

Eleutério J Jr. Noções básicas de citologia ginecológica. 1. ed. São Paulo: Livraria Santos Ed., 2003. 161p.

Eleutério J Jr, Giraldo PC, Gonçalves AKS, Jacyntho C. Guia prático – infecção do trato genital inferior. 1. ed. v. 1. Brasília: Febrasgo, 2015. 36p.

Eleutério J Jr, Katz LMC. Colpocitologia. In: Primo WQSP, Valença JEC (orgs.) Coleção Febrasgo Doenças do Trato Genital Inferior. 1. ed. V. 1 Rio de Janeiro: Elsevier 2016. 15-28.

Eleuterio J Jr, Medeiros FC, Andrade ACR, Silva AMHP. Como tratar o sangramento uterino disfuncional? Femina 2013; 41:305-10.

INCA. Controle de câncer de mama. Disponível em: http://www2. inca. gov.br/wps/wcm/connect/acoes_programas/site/home/nobrasil/programa_controle_cancer_mama/deteccao_precoce. Acesso em 25 de maio de 2017.

Instituto Nacional de Câncer (Brasil). Estimativa 2016. Incidência do câncer no Brasil. Rio de Janeiro: INCA, 2015. Disponível em: http://www.inca. gov.br/wcm/dncc/2015/estimativa-2016.asp. Acesso em 25 de maio de 2017.

Instituto Nacional de Câncer (Brasil). Atlas da Mortalidade. Disponível em: http://mortalidade.inca.gov.br/Mortalidade/. Acesso em 24 de maio de 2017.

Instituto Nacional de Câncer (Brasil). Sumário Executivo. Políticas e Ações para Prevenção do Câncer no Brasil. Alimentos, Nutrição e Atividade Física. Rio de Janeiro: INCA, 2009. 16p.

Instituto Nacional de Câncer José Alencar Gomes da Silva. Diretrizes para a detecção precoce do câncer de mama no Brasil. Rio de Janeiro, 2015. Disponível em: <http://www1.inca.gov.br/inca/Arquivos/livro_deteccao_ precoce_final.pdf>. Acesso em 24 de maio de 2017.

Linhares IM, Wojitani MDCH, Eleutério J Jr, Baracat EC. Infecções do trato genital inferior. In: Baracat EC, Soares Júnior JM, Maciel GAR, Carvalho KC (orgs.) Investigação clínica e molecular em ginecologia. 1.ed. V. 1. São Paulo: Editora Atheneu, 2014:207-9.

Lupi O, Hozannah A, Passos MR et al., Bitencourt PT, Barros LKC, Padilha CBS, Jardim ML, Talhari S, Talhari C, Eleutério J Jr. Bacterial sexually transmitted disease. In: Tyring SK, Lupi O, Hengge UR (orgs.) Tropical dermatology. 2. ed. V. 1. New York: Elsevier, 2017:313-45.

38 Ciências Sociais e Humanas em Saúde Coletiva

Nelson Filice de Barros
Ana Maria Fontenelle Catrib
Aline Veras Morais Brilhante
Maria Salete Bessa Jorge

INTRODUÇÃO

O campo da saúde, como observa Minayo (1991), assume uma amplitude que escapa ao objeto de disciplinas específicas. Trata-se de uma arena onde diferentes agentes disputam distintos modelos explicativos e organizacionais em torno do processo saúde-doença-cuidado (BARROS, 2000), constituindo-se no que Stacey (1997) chamou de culturas da saúde. Essas muitas culturas são construídas pelos diferentes agentes em seus exercícios de poder e suas relações com a cultura hegemônica.

Uma das culturas do campo da saúde é formada pelos agentes da saúde coletiva, a qual é composta de culturas internas, como da epidemiologia, política e planejamento em saúde e ciências sociais e humanas. Diferentemente da saúde pública, os objetivos da saúde coletiva transpõem as metas de organização e estrutura dos serviços de saúde, embora os englobe. "O próprio termo 'Saúde Coletiva' evoca não apenas o estudo da saúde de uma coletividade, como a contribuição da coletividade em si mesma, enquanto sistema social, para o entendimento do que é saúde, como estado e como objeto de estudo" (LOYOLA, 2012, p. 10).

Embora as ciências sociais e humanas sejam um dos pilares da saúde coletiva, a busca por interfaces na produção multidisciplinar desses dois campos de conhecimento é complexa e muitas vezes polêmica (COHN, 2013). Isso porque também entre os agentes da cultura das humanidades no campo da saúde coletiva é possível identificar a existência de subculturas diferenciadas segundo suas intervenções teóricas e práticas sobre as relações de poder e a construção de hegemonias.

Antes de nos debruçarmos sobre essas interfaces é importante discorrermos sobre o conceito de cultura que sustenta esta discussão. A "virada cultural" promovida pelos estudos culturais ao longo da segunda metade do século XX disseminou uma noção de cultura diferente das dezenas de definições existentes até então (KROEBER & KLUCKOHN, 1952; HALL, 2016). A cultura deixa de ser sinônimo de ilustração, refinamento e informação ampla, também deixa de

ser substantivo, como se fosse algum tipo de objeto ou coisa, e passa a ser compreendida como ações de enfrentamento, aliança e negociação. Para Canclini (2003), nessa dimensão a cultura é a instância em que cada grupo organiza sua identidade interculturalmente, nas formas de interação e recusa, apreço, discriminação, hostilidade e confrontações assíduas; a instância simbólica de produção e reprodução da sociedade e não um suplemento decorativo; e a instância de conformação de consenso e da hegemonia, ou seja, de configuração da cultura política e legitimidade, por meio do exercício do poder. Nas palavras de Restrepo (2014), o efeito de identificar a cultura como uma ação ou verbo está no reconhecimento da "cultura como poder e do poder como cultura".

A "virada cultural" está relacionada também com a operacionalização do chamado "circuito da cultura", formado pelos processos correlacionados e independentes da representação, identidade, produção, consumo e regulação (HALL, 2006). Para Canlini (2003, p. 41), "chega-se, assim, a uma possível definição operacional", na qual a noção de cultura "abarca o conjunto de processos sociais de significação ou de produção, circulação e consumo da significação da vida social". Para dimensionar a importância dessa definição devemos comparar a noção de cultura como substantivo – que nomeia um conjunto de hábitos, valores, crenças e símbolos que organizam a vida social – com a noção de cultura como verbo constitutiva das ações de fixação de sentidos sociais, pertencimentos, fabricações, utilizações e controles das relações de gênero, de etnicidade e de classe.

O objetivo deste capítulo é desenvolver reflexões críticas apoiadas na cultura das ciências sociais e humanas para discutir elementos do campo da saúde que atuam na criação, manutenção e reprodução de assimetrias de poder. Para isso, tomaremos como apoio a *teoria geral das relações de poder* desenvolvida por Elias & Scotson (2000) com a finalidade de explicar as relações entre estabelecidos e não estabelecidos. Produzimos um texto com a edição de trechos originais dos livros de Elias & Scotson (2000), Hall (2016) e Canclini (2003), de modo que estão mescladas, sem separações formais, as reflexões e palavras desses autores e as nossas. Esperamos que ao final da leitura se possa ser capaz de aplicar as ideias discutidas e o tipo de análise realizada em outras situações do estudo das culturas no campo da saúde.

ESTABELECIDOS E NÃO ESTABELECIDOS

O livro *Os estabelecidos e os* outsiders: *sociologia das relações de poder a partir de uma pequena comunidade* é o resultado do trabalho realizado por Norbert Elias & John L. Scotson (2000) no final dos anos 1950 numa pequena comunidade batizada com o nome fictício de Winston Parva. O livro foi publicado pela primeira vez em 1965 e é o produto de aproximadamente 3 anos de trabalho de campo. Durante esse período, John Scotson era professor de uma escola de Winston Parva, enquanto Norbert Elias trabalhava para um programa de educação de adultos na região e era professor da Universidade de Leicester.

Trata-se de um livro propriamente etnográfico em que se combinam dados oriundos de fontes diferentes: estatísticas oficiais, relatórios governamentais, documentos jurídicos e jornalísticos, entrevistas e, principalmente, observação participativa. O estudo foi desenvolvido numa pequena comunidade que tinha por núcleo um bairro relativamente antigo e, ao redor dele, duas povoações formadas em época mais recente. A pesquisa começou porque um desses bairros apresentava um índice de delinquência sistematicamente mais elevado que o dos outros.

O pressuposto criado e testado pelos pesquisadores foi o de que o grupo estabelecido cerrava fileiras contra os não estabelecidos e os estigmatizava, de maneira geral, como pessoas de menor valor humano. Os primeiros consideravam que aos últimos faltava a virtude humana superior que o grupo dominante atribuía a si próprio e também que os membros dos grupos mais poderosos pensavam sobre si próprios (se autorrepresentavam) como humanamente superiores.

À medida que desenvolveram o estudo, os autores observaram que alguns achados tinham um caráter paradigmático e lançavam luz sobre problemas comumente encontrados em qualquer figuração de estabelecidos e não estabelecidos. As observações desse par de opostos ou dessa classificação binária permitiu-lhes desenvolver *uma teoria geral das relações de poder*. Com essa matriz teórica procuraram explicar um conjunto de outras binaridades da desigualdade humana em relação à superioridade social e moral, à autopercepção e reconhecimento, ao pertencimento e exclusão. Concluíram que nas relações entre grupos com poderes distintos, em geral, o grupo estabelecido atribui a seus membros características humanas superiores e o grupo estabelecido exclui todos os membros do outro grupo do contato social não profissional com seus próprios membros.

O tabu em torno dos contatos entre estabelecidos e não estabelecidos é mantido através de meios de controle social. Os diferenciais do grau de coesão interna e de controle comunitário podem desempenhar um papel decisivo na relação de forças entre um grupo e outro. O índice de coesão mais alto propicia uma integração diferencial e contribui substancialmente para seu excedente de poder. A maior coesão permite que esse grupo reserve para seus membros as posições sociais com potencial de poder mais elevado e a exclusão dos membros dos outros grupos dessas posições.

Os autores identificaram os estabelecidos, sumariamente, como: grupos e indivíduos que ocupam posições de prestígio e poder; grupo que se autopercebe e que é reconhecido como uma "boa sociedade", mais poderosa e melhor; uma identidade social construída a partir da combinação singular de tradição, autoridade e influência; aqueles que fundam seu poder no fato de serem um modelo moral para os outros; a "minoria dos melhores" nos mundos sociais mais diversos: os guardiães do bom gosto no campo das artes, da excelência científica, das boas maneiras cortesãs, dos distintos hábitos burgueses, a comunidade de membros de um clube social ou desportivo; grupo de pessoas que é capaz de monopolizar as oportunidades de poder e utilizá-las para marginalizar e estigmatizar membros de outro grupo; pertencimento é vivenciado nas "imagens de nós" e autoimagens coletivas opostas às "imagens de 'eles'"; aqueles que fundam sua distinção e seu poder num princípio de antiguidade, encarnando os valores da tradição e da boa sociedade.

Por outro lado, os *outsiders* são: os não membros da "boa sociedade" ou os que estão fora dela; um conjunto heterogêneo e difuso de pessoas unidas por laços sociais menos intensos do que aqueles que unem os estabelecidos; aqueles que existem sempre no plural, não constituindo propriamente um grupo social; os estigmatizados por todos os atributos associados à anomia, como a delinquência, a violência e a desintegração.

Mas, como se processa isso? De que modo os membros de um grupo mantêm entre si a crença de que são mais poderosos e seres humanos melhores do que os de outro? Quais meios utilizam eles para impor a crença em sua superioridade humana aos que são menos poderosos? O que é que induzia os estabelecidos a se colocarem como uma ordem melhor e superior de seres humanos? Quais recursos de poder lhes permitiam afirmar sua superioridade e lançar um estigma sobre os outros, como pessoas de estirpe inferior? Que outras vantagens incitam os grupos estabelecidos a lutar ferozmente pela manutenção de sua superioridade? Que outras privações sofrem os grupos *outsiders*, afora as privações econômicas?

As condições em que um grupo consegue lançar um estigma sobre outro, ou a *sociodinâmica da estigmatização,* merece atenção. Há uma tendência a discutir esse problema como se ele fosse uma simples questão de pessoas que demonstram, individualmente, um desapreço acentuado por outras pessoas. No entanto, trata-se de um processo social de estereotipagem ou uma prática de produção de significados importantes para a representação das diferenças.

Os estereótipos reduzem uma pessoa ou grupos de pessoas a características facilmente compreendidas e amplamente reconhecidas para depois reduzir, essencializar, naturalizar e fixar a diferença. Com isso implantam uma estratégia de cisão e fixação dos limites do que não lhes pertence. Trabalham para a manutenção da ordem social ao estabelecer fronteiras entre o normal e o pervertido, o normal e o patológico, o aceitável e o inaceitável, o pertencente e o que não pertence, as pessoas de dentro (*insiders*) e forasteiros (*outsiders*) ou abjetos, nós e eles.

Em geral, o processo de estereotipagem estabelece uma conexão entre representação, diferença e poder de marcar, atribuir, classificar e de produzir expulsões ritualizadas. Além disso, é circular: implica os sujeitos do poder, bem como aqueles que estão submetidos a ele (HALL, 2016).

A *sociodinâmica da estigmatização* também se desenvolve com a atribuição de superioridade pelos agentes dos grupos dominantes a si próprios e aqueles identificados com um carisma grupal característico. Todos os que estão inseridos neles participam desse carisma, porém têm de pagar um preço, pois a participação no carisma grupal singular é a recompensa pela submissão às normas específicas do grupo e a sujeição de sua conduta a padrões específicos de controle dos afetos. O orgulho por encarnar o carisma do grupo e a satisfação de pertencer a um grupo poderoso são funcionalmente ligados à disposição dos membros de se submeterem às obrigações que lhes são impostas pelo fato de pertencerem a esse grupo.

Os membros dos grupos não estabelecidos são tidos como não observantes dessas normas e restrições dos grupos estabelecidos. O contato mais íntimo com eles, portanto, é sentido como desagradável, pois põem em risco as defesas profundamente arraigadas do grupo estabelecido contra o desrespeito às normas e tabus coletivos. A evitação de contato social mais estreito com os membros do grupo não estabelecido ocorre pelo "medo da poluição", pois o contato ameaça a ter seu *status* rebaixado dentro do grupo estabelecido. A opinião interna de grupos com alto grau de coesão tem uma profunda influência em seus membros como força reguladora de seus sentimentos, sua conduta, acesso recompensador aos instrumentos de poder e ao carisma coletivo. Dessa maneira, operam na sociodinâmica da estigmatização a criação, manutenção e reprodução da imagem de nós e do ideal de nós, por um lado, e a imagem de "eles" e do ideal deles, por outro.

As figurações estabelecidos/não estabelecidos possuem regularidades e divergências recorrentes e sempre se trata do fato de que um grupo exclui outro das chances de poder e de *status*, conseguindo monopolizar essas chances. A exclusão pode variar em modo e grau, pode ser total ou parcial, mais forte ou mais fraca, e também pode ser recíproca ou unilateral. A necessidade de se destacar dos outros homens é tão difundida e enraizada que não se observa praticamente nenhuma sociedade que não tenha encontrado um meio tradicional de usar outra sociedade como não estabelecida como uma expiação de suas próprias faltas.

Os grupos humanos vivem, na maioria das vezes, com medo uns dos outros e frequentemente sem conseguir articular ou esclarecer as razões de seu medo. Eles se observam mutuamente, enquanto se tornam mais fracos ou mais fortes, e tentam evitar que um grupo vizinho alcance um potencial maior do que o seu próprio. As formas assumidas por essas rivalidades não são subprodutos ocasionais, mas traços estruturais do perigo em potencial que os grupos representam uns para os outros e com isso o temor que têm uns dos outros. O que causa o medo original pode ser qualquer coisa, tudo ou mesmo nada, e a promoção da autoestima coletiva fortalece a integração de um grupo em torno dos sentidos do medo original.

Conclui Elias, no posfácio escrito em 1990 para uma reimpressão do livro, que possivelmente, até certo ponto, os grupos seguros de seu próprio valor, grupos com uma autoestima relativamente estável, tendem mais para a moderação e a tolerância em relação aos não estabelecidos. Ao contrário, grupos em que os membros são mais inseguros e mais incertos acerca de seu valor coletivo tendem à mais aguda hostilidade na estigmatização e na luta pelos diferentes recursos de poder.

ESTABELECIDOS E NÃO ESTABELECIDOS NO CAMPO DA SAÚDE

Esta parte do capítulo foi produzida com base no conjunto de experiências que os autores vivenciaram no campo da saúde ao longo de seu processo de formação e profissionalização. Trata-se de um texto autoetnográfico (MOTTA & BARROS, 2015; BRILHANTE & MOREIRA, 2016) em que se combinam visões de mundo de um sociólogo, uma pedagoga e uma médica que trabalham no campo da saúde coletiva. A maior parte dos dados resulta de observação participante, processos "incorporados" e do exercício continuado de compreensão das relações de poder, vergonha, medo, armadilhas e coerções sociais em geral produzidas no cotidiano do campo da saúde.

O pressuposto desenvolvido pelos autores é o de que os médicos e as médicas (formados no paradigma biomédico e operadores do axioma patogênico das práticas de cuidado ocidentais contemporâneas) constituem o grupo de estabelecidos que cerra fileiras contra os não estabelecidos. Estes últimos são os pacientes identificados como pessoas de menor valor humano, inclusive estigmatizados com a denominação odiosa de "leigos" (trata-se de uma ação de perífrase em que o sentido religioso é utilizado no campo da saúde para significar que os pacientes não fazem parte do "clero", ou seja, que não são ordenados nem fazem parte da hierarquia, embora participem ativamente, desde que alienados de seus próprios corpos e das atividades ligadas ao campo).

Destaca-se que estamos operando conscientemente um *essencialismo estratégico*, ao identificarmos grupos de agentes que sabidamente não são semelhantes, para produzir visibilidade sobre as relações de poder e hegemonia no campo da saúde. Observa-se, ainda, que o que permite desenvolver esse percurso crítico é a cultura das ciências sociais e humanas aplicada ao campo da saúde, outro *essencialismo estratégico* que suporta a ideia de hegemonia como "combinação de força e consentimento, que se equilibram reciprocamente sem força, predominando excessivamente sobre o consentimento. Na verdade, a tentativa é sempre garantir que a força pareça estar baseada no consentimento da maioria expressa pelos chamados órgãos da opinião pública – jornais e associações" (GRAMSCI, 1971, p. 248).

A *teoria geral das relações de poder* permite-nos explorar um conjunto de outras binaridades da desigualdade entre estabelecidos e não estabelecidos no campo da saúde. Por meio desse filtro teórico podemos recuperar expressões da superioridade social e moral, autopercepção e reconhecimento, pertencimento e exclusão, atribuição de características humanas superiores e falta de virtude humana superior e autorrepresentação de poder hierárquico.

Os estabelecidos no campo da saúde são um grupo de cerca de 2% da população brasileira (399.692 de médicos para uma população total de 204.411.281 habitantes, em outubro de 2015), com maior número de homens (57,5%), embora entre os profissionais com menos de 29 anos predominem mulheres (56,2%). Esses profissionais se concentram em regiões mais ricas e desenvolvidas do país, de modo que em 39 cidades com mais de 500 mil habitantes vivem 30% da população e 60% de todos os médicos do país.

O grupo ocupa posições de prestígio e poder, com 16,3% deles exercendo também uma segunda atividade, como empresário, advogado, parlamentar, jornalista e outras ocupações formadoras de opinião. Cerca de 78% do total dos médicos e médicas têm mais de um vínculo de trabalho remunerado e 51,5% atuam concomitantemente nas esferas pública e privada. Desenvolvem longas jornadas (dois terços trabalham mais de 40 horas semanais), realizam plantões (45% atuam em pelo menos um por semana) e têm rendimentos elevados em relação a outras profissões (um terço dos médicos ganha mais de R$ 16.000 mensais, somando todos os vínculos). A opinião de 42% dos profissionais é a de que preferem trabalhar no setor privado ainda que, hipoteticamente, o setor público oferecesse as mesmas condições de trabalho e remuneração (SHEFFER et al., 2015).

Por outro lado, os não estabelecidos brasileiros são em sua maioria negros e pardos com menor escolaridade que brancos. Segundo dados do IBGE publicados na Pesquisa Nacional por Amostra de Domicílios Contínua – Trimestral (PNAD Contínua) e na Pesquisa Mensal de Emprego (PME), apenas 40,7% dos jovens pardos/negros entre 18 e 24 anos estão matriculados em curso superior em relação a 69,5% de jovens brancos na mesma faixa etária. A renda média dos não estabelecidos era de R$ 1.113 em 2015, com marcada desigualdade entre as regiões, já que no Distrito Federal a renda média por pessoa foi de R$ 2.252, seguido por São Paulo (R$ 1.482) e Rio Grande do Sul (R$ 1.435), enquanto na outra ponta as menores rendas médias foram de R$ 509 no Maranhão, R$ 598 em Alagoas e R$ 672 no Pará (SCHEFFER et al., 2015). Além disso, mais de 70%, ou 145 milhões de pessoas da população brasileira, usam exclusivamente os serviços do Sistema Único de Saúde (PAIM, 2011).

Essas diferenças entre estabelecidos e não estabelecidos abrem possibilidades de muitas reflexões, porém, antes, é necessário reafirmar que assumimos a noção de poder circular. Dessa forma, embora os constrangimentos sociais sejam inúmeros e decisivos nas escolhas dos agentes não estabelecidos, no limite sempre há escolha em relação à submissão ao poder. É preciso problematizar esta afirmação, possivelmente pertinente ao mundo acadêmico e bastante menos pertinente às pessoas expostas ao processo cotidiano de humilhação pública e invisibilidade pública (COSTA, 2004).

Provavelmente, o leitor deste texto tem mais proximidade dos estabelecidos que dos não estabelecidos e, por isso, operará mais com sua sensibilidade militante para imaginar o encontro dos agentes dos dois grupos que estamos identificando do que com suas experiências concretas. Logo, permita-se, como os autores estão fazendo, assentir, por um lado, uma encurtada capacidade de compreensão e, por outro, o reconhecimento do patrimônio intercultural dos não estabelecidos.

Convidamos o leitor para que se coloque numa unidade básica de saúde da periferia distante de uma cidade, como aquelas em que os profissionais estabelecidos se concentram no Brasil. A unidade funciona numa casa de um bairro populoso e com muitas soluções locais, como violência, tráfico e alcoolismo, para as faltas estruturais de segurança pública, distribuição de renda e acesso aos bens públicos. A casa foi adaptada para comportar recepção, sala de espera, sala de vacina, dois consultórios e uma copa. As paredes internas são poucas e a maior parte das separações é feita com divisórias finas, que não chegam ao teto. Logo, o que é dito reservadamente é, quase sempre, escutado publicamente além dos cômodos. A casa está numa esquina em que se cruzam duas ruas não pavimentadas, as quais no verão chuvoso se transformam em lama e buracos de enxurrada. Nas outras estações o pó fino levanta-se, mesmo com os passos de uma pessoa, e invade todos os espaços da unidade, deixando prontuários, instrumentos, escrivaninhas, pessoas e tudo mais coberto de poeira. Ali trabalham os profissionais de uma equipe da saúde da família e ali frequentam muitas mães com bebês e crianças, muitas mulheres, muitos idosos e idosas, e quase nenhum homem jovem.

Essa unidade básica de saúde é coordenada por um médico formado há menos de 5 anos. Absolutamente identificado com o que faz, com menos de 30 anos, branco, heteroafetivo, proveniente de uma família de classe média de uma grande cidade, ele constrói sua identidade social a partir de uma combinação singular de tradição, autoridade e influência, bem como funda sua distinção e poder num princípio de antiguidade, encarnando os valores da tradição da boa sociedade. Ele é diferente da maioria de seus colegas de trabalho, pois foi ser o médico clínico da equipe da unidade e depois de pouco tempo, cerca de 18 meses, assumiu o lugar de coordenador do serviço.

Ele já chegou como o profissional esperado e desejado pela equipe e pela população. Foi recebido com alegria e teve sua presença celebrada por todos. Afinal é um estabelecido que se dispôs a trabalhar na periferia distante, suja e miserável, onde vivem milhares de não estabelecidos. Na sua chegada negociou facilmente condições, horários, tarefas e obrigações com a equipe; tudo aceito e pouco questionado. Na equipe trabalhavam duas enfermeiras, duas auxiliares e quatro agentes comunitários de saúde. Todas são mulheres, algumas com mais de uma década de experiência, trabalhando juntas na mesma equipe há algum tempo e agora a serviço do jovem médico e coordenador.

Ele não apenas é herdeiro da primeira carreira profissional instalada no Brasil pela Coroa portuguesa, mas também é agente de uma categoria profissional eleita pelo Estado. Sua proximidade com a "oficialidade" lhe trouxe obrigações específicas, mas também lhe garantiu privilégios em torno do poder político e administrativo. Chegou distinguido socialmente na equipe e em pouquíssimo tempo ascendeu à chefia do serviço. Não lhe pareceu estranho sua rápida ascensão, pois ao longo de sua formação, como é comum em escolas médicas, ouviu inúmeras vezes e de diferentes maneiras que o médico deve sempre assumir a liderança do cuidado, da equipe, do serviço, das políticas de saúde, das instituições, do Estado, dos negócios etc. Não lhe pareceu estranho, portanto, porque é esse tipo de *performance* que se espera dele, pois ele é parte do grupo de profissionais que se autopercebe e é reconhecido como uma "boa sociedade", a mais poderosa e melhor. Muitos exemplos dessas conexões entre o profissionalismo médico, o poder, a hegemonia e seus efeitos para a sociedade brasileira, no período de 1889 e 1988, podem ser observados na análise sociológica desenvolvida por Almeida (2016).

Sua rápida promoção mostra o perfeito encaixe profissional de seu trabalho médico às perspectivas culturais do modo de produção capitalista. Esse jovem médico funda seu poder, também, no fato de ser um modelo moral para os outros profissionais da saúde e para toda aquela massa de não estabelecidos. Ele é portador de diferentes linguagens que o tornam capaz de monopolizar as oportunidades de poder e, muitas vezes, suas escolhas deixam à margem e estigmatizam os saberes, as práticas e as culturas dos agentes dos grupos com quem trabalha.

Ele faz parte da "minoria dos melhores" no campo da saúde, mas também nos outros campos sociais mais diversos. Ele apresenta a estética dos guardiães do bom gosto no campo das artes; ele tem o título de doutor, porque porta a excelência científica; ele demonstra as boas maneiras e os distintos hábitos e consumo sofisticado dos estabelecidos; ele não mora naquele lugar e todos os dias reproduz simbolicamente a saga colonizadora. Esse homem branco, profissional bem-sucedido, portador da racionalidade oficial e da linguagem verdadeira, todos os dias toma sua nau e desloca-se para dentro e para fora do mundo dos não estabelecidos; todos os dias sua presença reconstrói as "imagens de nós, estabelecidos", e "as imagens de 'eles', não estabelecidos"; todos os dias sua branquitude, vinda de fora, se choca com a negritude de outros de fora que se deslocam para servir nos campos estabelecidos; todos os dias ele reafirma sua autoimagem coletiva, pertencimento e vivência de estabelecido, e nessa *performance* de poder ele participa da reafirmação hegemônica das relações de dominação de gênero, de raça e de classe social da cultura local daquela periferia.

Os não estabelecidos são o outro extremo de quase tudo o que são os estabelecidos. Eles são a maioria da população brasileira e foram chamados de "ralé brasileira" (SOUZA, 2009). Sobre eles incidem diferentes tipos de desvalorização cultural, moral, política, intelectual e existencial. A cultura de sobrevivência que constroem é descartada de seu poder de cultura. O conhecimento e as estratégias que constroem empírica e intelectualmente são pouco apreciados, pois são construções de agentes que estão fora da "boa sociedade".

O grupo dos não estabelecidos com que estamos trabalhando é um conjunto heterogêneo e difuso de pessoas unidas por laços sociais menos intensos do que aqueles que unem os estabelecidos. Esse grupo foi formado por centenas de famílias que ocuparam uma enorme área urbana mantida vazia pelo processo de especulação imobiliária. Eles são de muitos lugares diferentes do Brasil e constituem grupalidades com identidades heterogêneas. Muitos chegaram há pouco na região e sentem pequena receptividade e assim dão início à construção de seu patrimônio intercultural. Voltaremos a este conceito mais adiante.

Eles são muitos, diferentes e existem no plural para os estabelecidos, que não identificam sua constituição como de grupo social específico. Eles operam com políticas culturais de várias regiões, tradições e povoações, o que faz com que suas estratégias e soluções pareçam anômicas, ou seja, ausentes de regras e normas. Eles sofrem estigmatização permanente, na medida em que estão cotidianamente representados nos meios de comunicação, principalmente, como delinquentes, violentos e desintegrados.

Para o sociólogo Jessé Souza (2009, 2015, 2016) mesmo os intelectuais brasileiros críticos e envolvidos com mudanças sociais deixaram de observar algumas condições de reprodutibilidade das desigualdades que impactam a vida dos não estabelecidos. A relação direta entre os não estabelecidos e a pequena capacidade de planejamento de ações, disciplina e autocontrole não explorou o fato de que essas características não são inatas e resultam da condição e posição de classe social. A inobservância desse fundamento leva à culpabilização das vítimas e, mais ainda, produz as desvalorizações sociais de tudo o que for relacionado com os agentes dos grupos não estabelecidos.

Uma vez identificadas as características dos estabelecidos e não estabelecidos, considere o encontro entre eles. Suas interações aproximam agentes e *performances* individuais e coletivas, nas quais são observadas regularidades e divergências recorrentes. O médico pode querer, no universo microssociológico da consulta, não desenvolver orgulhosamente sua supremacia e o paciente pode querer não se sentir com menos poder. No entanto, ainda assim, o encontro reproduz a cultura da desigualdade persistente, observada cotidianamente por ambos os agentes em âmbito meso/macrossociológico.

Os profissionais da equipe de saúde que apresentamos acima, todavia, assumiam a perspectiva de horizontalização nas práticas de cuidado, nas relações de poder e na construção de uma contra-hegemonia. No entanto, em investigação recente em outras unidades básicas de saúde coletamos narrativas de diferentes pacientes sobre a violência e a estereotipagem produzida pela cultura dos estabelecidos no campo da saúde. Uma entrevistada afirmou que:

Não, violência não. Eu não sei se foi um tipo de preconceito. A médica deixou meu exame escrito assim: "Encaminhar essa paciente para outro médico, porque não tenho mais condições de atender ela por ela ser indisciplinada." Não foi uma violência, mas foi uma... Eu acho que ela não foi uma profissional fazendo isso, dizendo que eu não era disciplinada, que eu era petulante, pelas respostas que eu dava para ela. Porque ela passava as dietas para mim fazer, eu não conseguia fazer; então não era que eu sou indisciplinada, é que eu não consegui. Então ela teria que entender. Então assim, eu me senti não violência... Preconceito, rejeitada, isso que eu me senti..." (entrevistada 39)

Este relato confirma a humilhação social, que não parece acontecer pelo medo original apresentado por Elias & Scotson (2000), tampouco porque a profissional esteja incerta acerca de seu valor coletivo. Ao que tudo indica, a intencionalidade da profissional é movida pelo "medo da poluição" que os não estabelecidos, como a entrevistada, podem produzir com sua falta de planejamento, disciplina e autocontrole.

As interações entre estabelecidos e não estabelecidos nos diferentes cenários do campo da saúde necessitam de investigação mais completa, considerando, especialmente, o encontro das culturas desses agentes, suas relações com o poder e a construção de hegemonia.

A CULTURA DOS ESTABELECIDOS, A CULTURA DOS NÃO ESTABELECIDOS E A INTERCULTURALIDADE

Os estudos de culturas na América Latina têm sido desenvolvidos com a mediação teórico-conceitual da interculturalidade, que é bastante diferente da concepção multicultural. O multiculturalismo, entendido como programa que prescreve cotas de representatividade (por exemplo, nas universidades), é uma exaltação indiferenciada das realizações e misérias daqueles que compartilham a mesma etnia ou o mesmo gênero. Com esse programa agentes de muitas culturas são justapostos sem problematizar a inserção da "outridade" e sem extrapolar políticas relativistas de respeito que frequentemente reforçam a segregação.

Em contrapartida, a interculturalidade remete à confrontação e ao entrelaçamento, àquilo que sucede quando os grupos entram em relações de negociação, conflito e empréstimos recíprocos. O espaço *inter* é decisivo e central para as investigações dos encontros entre estabelecidos e não estabelecidos, pois ele coloca no lugar artificial das binaridades as formações autênticas da vida real, quase sempre constituídas em complementaridades e hibridações.

Interculturalidade tem implicações concretas muito extensas para as práticas de cuidado, pois assumir este princípio é se abrir para as negociações epistêmicas e morais muito sutis que ocorrem entre culturas e dentro das culturas. Em outras palavras, é colocar-se em intencionalidade oposta à da médica citada na narrativa acima para aproximar-se das discrepâncias, das ambiguidades, das discordâncias e dos conflitos. Conhecer e admitir o próprio inaceitável pode nos habilitar a passar da exclusão à conexão, possivelmente desfazendo ou modificando as políticas de identidade-diferença e os regimes de representação no campo da saúde. Trata-se de um deslocamento de perspectiva contundente, pois com ela compreende-se que a "outridade" é uma construção imaginada e que, por exemplo, os "pacientes problemas" ocupam um lugar diferenciado na ordem do cuidado.

O novo lugar do antigo "problema" está condicionado ao reconhecimento do patrimônio intercultural dos agentes de diferentes grupos sociais. Essa riqueza é constituída de núcleos comuns, que se misturam entre si, e de núcleos inegociáveis e inassimiláveis, que devem ser reconhecidos e protegidos. Diante da expansão global da uniformização das cul-

turas e da subordinação das diferenças à massificação, não é pouca coisa o patrimônio de interculturalidade.

Valorizar o patrimônio intercultural do outro exige muito mais trabalho do que aplicar prescrições protocolares, pois está diretamente ligado ao desenvolvimento de seu próprio patrimônio intercultural. É um desafio "sem garantias" de sucesso da contemporaneidade, que, segundo Canclini (2003), exige: ajudar as culturas a superar seu etnocentrismo autojustificatório; desconfiar que o campo científico seja capaz de cumprir desinteressadamente este trabalho crítico sobre si próprio; permitir que os objetos de estudo e ação de cada campo sejam confrontados, vale dizer, desafiados pelos outros com os quais tenham relação, por exemplo, as artes de elite e as culturas folclóricas pelos meios de comunicação; deixar que, dentro da globalização, emerjam as perguntas da interculturalidade, das fronteiras que não caem ou só mudam de lugar, das diferenças e desigualdades não diluíveis na globalização; desconstruir a posição de analista social tomando consciência das coordenadas sociais do investigador (classe, sexo e etnia), da posição que este ocupa no espaço acadêmico, da parcialidade intelectualista que faz o cientista imaginar que pode ver o mundo como um espetáculo; desconsiderar os objetos de estudo como identidades separadas ou campos absolutamente autônomos; pensar a partir do exílio e converter-se em especialista das interseções.

É necessário educar para a interculturalidade com o objetivo de achar caminhos intermediários entre o discurso "etnocêntrico" dos estabelecidos e o discurso "desqualificado" dos não estabelecidos. É preciso abrir espaço para que as pessoas possam experimentar a hibridização como uma possibilidade de distintas filiações, circulação de identidades, mistura de saberes e regime de múltiplos pertencimentos.

CONSIDERAÇÕES FINAIS

Nosso objetivo neste capítulo foi desenvolver uma análise sociológica das relações entre médicos estabelecidos e pacientes não estabelecidos para mostrar como a cultura das ciências sociais e humanas subsidia a discussão crítica de elementos da criação, manutenção e reprodução de assimetrias de poder no campo da saúde. Adverte-se novamente que produzimos um texto com a edição de trechos originais dos livros de Elias & Scotson (2000), Canclini (2003) e Hall (2016).

Na primeira parte do texto apresentamos algumas noções da *teoria geral das relações de poder* desenvolvida por Elias & Scotson (2000). Na segunda parte fizemos o deslocamento dessa teoria para o campo da saúde para nos aprofundarmos na construção das características e *performances* dos estabelecidos e não estabelecidos. Na terceira parte avançamos as reflexões para atualizar a *teoria geral das relações de poder* com o desafio da análise colocada no encontro entre culturas, ou seja, na interculturalidade. Essa atualização é necessária para rompermos com as binaridades e abrirmos nossos corações e mentes para os inúmeros agentes híbridos existentes, mas que não pertencem aos debates centrais do campo da saúde.

Se por algum motivo não ficou clara a potência dos conteúdos e práticas das ciências sociais e humanas para as análises do campo da saúde, reafirmamos que ela é fundamental para desenvolver o processo de desnaturalização dos fenômenos de representação, identidade, produção, consumo e controle que formam as culturas. Ela produz conhecimentos sobre diversidade, diferenças e desigualdades. Atua de maneira fundamental para a escuta do que é inegociável na interculturalidade, para a explicitação das resistências étnicas, de gênero e de classe social, que persistem na luta por direitos civis e valorização social. Além disso, ela contribui para que os grupos não estabelecidos compreendam as condições mais amplas que reproduzam sua marginalização e identifiquem as oportunidades que os fortaleçam.

As ideias discutidas e o tipo de análise realizada neste capítulo relacionam a noção de cultura, poder e hegemonia no campo da saúde. São múltiplas as possibilidades de configurações formadas com essas três noções e também são muitas as necessidades de desenvolvimento de outros estudos sobre as culturas da saúde.

Referências

Almeida FO. Ondas de interiorização do profissionalismo médico e o desenvolvimento em São Carlos. UFSCar, 2016. 373p.

Barros NF. A medicina complementar – o outro lado da prática médica. São Paulo: Annablume, 2000.

Brilhante AVM, Moreira C. Formas, fôrmas e fragmentos: uma exploração performática e autoetnográfica das lacunas, quebras e rachaduras na produção de conhecimento acadêmico. Interface 2016; 20(59).

Cohn A. Ciências sociais e saúde pública/coletiva: a produção do conhecimento na sua interface. Saúde e Sociedade 2013; 22(1):15-20.

Costa FB. Homens invisíveis: relatos de uma humilhação social. São Paulo: Editora Globo, 2004. 254p.

Garcia Canclini N. Diferentes, desiguais e desconectados: mapas da interculturalidade. Rio de Janeiro: URJ, 2005. 284p.

Gramsci A. Selection from the Prison Notebooks. ElecBook: London. 1999. Disponível em: http://abahlali.org/files/gramsci.pdf.

Hall S. Cultura e representação. Rio de Janeiro: Ed. PUC-Rio-Apicuri, 2016.

IBGE. Pesquisa Mensal de Emprego. Disponível em: http://www. ibge.gov. br/home/estatistica/indicadores/trabalhoerendimento/pme_nova/.

IBGE. Pesquisa Nacional por Amostra de Domicílios Contínua – Trimestral. Disponível em: http://www.ibge.gov.br/home/estatistica/ indicadores/trabalhoerendimento/pnad_continua/.

Kroeber AL, Clyde K. Culture: a critical review of concepts and definitions. Papers 1952; 47(1). Cambridge, Mass.: Peabody Museum of Archaeology and Ethnology.

Loyola MA. O lugar das ciências sociais na saúde coletiva. Saúde e Sociedade 2012; 21(1):9-14.

Minayo MC. Interdisciplinaridade: uma questão que atravessa o saber, o poder e o mundo vivido. In Medicina 1991; 24(2):70-7.

Motta PMR, Barros NF. Resenha – Handbook of Autoetnoghraphy. Cad Saúde de Pública 2015; 31(6):2015.

Norbert E, Scotson JL. Os estabelecidos e os outsiders: sociologia das relações de poder a partir de uma pequena comunidade. Tradução Vera Ribeiro; tradução do posfácio à edição alemã Pedro Siissekind; apresentação e revisão técnica Federico Neiburg. Rio de Janeiro: Jorge Zahar Ed., 2000.

Paim J, Travassos C, Almeida C, Bahia L, Macinko J. O sistema de saúde brasileiro: história, avanços e desafios. Série Saúde no Brasil (1):11-31. Lancet. Disponível em: https://economia.uol.com.br/empregos-e-carreiras/ noticias/redacao/2016/02/26/renda-domiciliar-por-pessoa-foi-de-r-1113-em -2015-alta-de-58-em-um-ano.htm#fotoNav=4?cmpid=copiaecola.

Restrepo E. Estudios culturales en América Latina. Revista de Estudos Culturais 2014; 1.

Scheffer M, Biancarelli A, Cassenote A. Demografia médica no Brasil. São Paulo: Departamento de Medicina Preventiva da Faculdade de Medicina da USP; Conselho Regional de Medicina do Estado de São Paulo, Conselho Federal de Medicina, 2015.

Souza J (org.) Ralé brasileira: quem é e como vive. Belo Horizonte: Editora UFMG, 2009.

Souza J. A radiografia do golpe – entenda como e por que você foi enganado. São Paulo: LeYa, 2016.

Souza J. A tolice da inteligência brasileira: ou como o país se deixa manipular pela elite. São Paulo: LeYa, 2015.

Stacey J. Teratologies – a cultural study of câncer. London and New York: Routledge, 1997.

39 Saúde Pública: Cultura e Ciência

Dalgimar Beserra de Menezes

PONTE ENTRE AS DUAS CULTURAS – A ARTE É LONGA

Transição

Quando menino, nos anos 50 do século XX, em Itapipoca (Figura 39.1), durante as novenas a São Sebastião, de 11 a 19 de janeiro, o autor costumava ouvir a súplica entoada e compungida, choramingante:

> "Ó mártir de Cristo,
> Meu santo varão,
> Livrai-nos da peste,
> São Sebastião."

A peste, como problema de saúde pública, ainda estava na mente dos católicos, tendo traçado ao longo de milênios uma história deveras instigante e indelével. Na mesma década, entretanto, os leitos das ruas da cidade, que então não tinha mais do que 3.000 vizinhos, passaram a ser escavados para a introdução de canos de um sistema de saneamento, destinados à provisão de água e esgotos, num esforço de escapar ao medievo e ao tridentino, às mãos do deputado Antônio

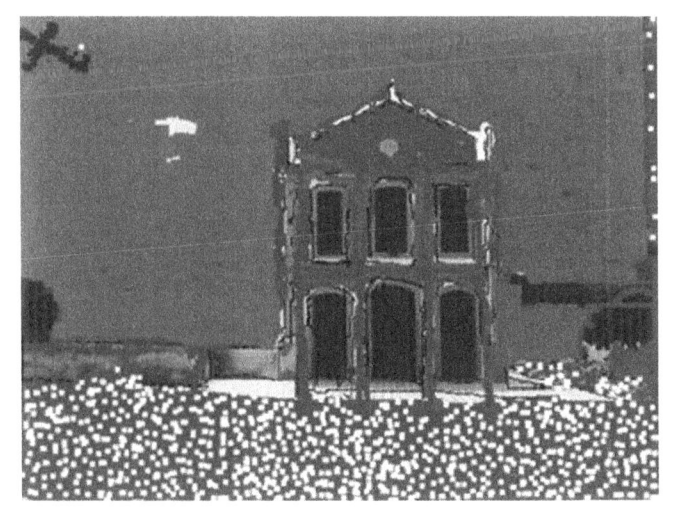

FIGURA 39.1 Capela de São Sebastião de Itapipoca – CE. (Foto e grafismo digital de Menezes DB.)

Perilo de Sousa Teixeira (UDN). A aquisição dos canos se realizou no contexto de um episódio jocoso, divulgado nacionalmente por Sebastião Nery. O deputado teria solicitado ao governador Faustino de Albuquerque "uns canos velhos furados" que estavam largados, sem serventia, na Secretaria de Agricultura. O governador, diante desse pleito dramático de canos velhos furados, não teria hesitado em concedê-los.

Contrastes

A população sempre se valeu dos santos católicos para enfrentar suas mazelas ou em face de grandes calamidades. Conta-se que na epidemia de febre amarela que se abateu sobre o Recife, logo depois da guerra contra os holandeses, em 1685, o povo, observando o pouco valimento dos médicos que a combatiam ou tratavam, afluiu em massa à Igreja dos Jesuítas para implorar a São Francisco Xavier "que libertasse a cidade do jugo da doença". Parece que foi atendido, pelo que conta Rocha Pita: "Deus suspendeu o braço de sua justiça, irado justamente contra nossos pecados, e foi perdendo a força o mal, de forma que ou já não feria, ou quase todos escapavam."

Ora, com ironia, Caspar Barlaeus, do mesmo cenário e século, ao escrever *Rerum per octennium in Brasilien*, cunhou a expressão "ao sul da linha equinocial não se peca" (*Ultra aequinoxialem non peccati*). Não existe pecado do lado de baixo do equador. Sérgio Buarque de Holanda a colocou em circulação, de novo, em *Raízes do Brasil*, e na geração seguinte, Francisco Buarque de Holanda, com Ruy Guerra, a tornou conhecida, mesmo popular, depois que virou o primeiro verso de um de seus maiores êxitos, na peça *Calabar, o Elogio da Traição*, em plena ditadura militar (1973); é evidente que a peça foi proibida pelos procônsules do Brasil, bem como proibida a divulgação da notícia de que a peça havia sido proibida. Enfim, uma medida de saúde pública.

A peste

A peste, como problema de saúde pública, não obstante muitas vezes não fosse peste do ponto de vista científico, tornou-se emblema de enfermidade devastadora.

A Bíblia dos Hebreus, nomeadamente o Velho Testamento, tem um bom número de pragas ou designadamente pestes, em caráter epidêmico, como maldição ou castigo da parte daquela divindade sanguinária, de nome Jeová, visando aos seus, os eleitos, por seus pecados, ou aos inimigos dos seus. Se houvesse continuidade histórica da crônica dos hebreus, enfeixada metacronicamente num livro santo mais amplo do que o atual, o episódio do Holocausto, do assassinato de cerca de seis milhões de judeus pelos alemães (eles querem que, numa torção ideológica, a gente diga nazistas e não alemães), seria (ou será) necessariamente recontado, como castigo pelo pecado da usura, por uns, por motivos políticos e ódio racial gratuito, por outros.

A peste, de que não se sabe bem a real etiologia, que dizimou os gregos do século de Péricles, entra na história da cultura ocidental com Tucídides. Contemporaneamente, o *Corpo Hipocrático*, embora possa não ser hipocrático e não tratar da peste, dá conta nas *Epidemias*, em *Dos Ares, Das Águas, Dos Lugares*, do que podem ser ditos estudos, de interesse palpitante, sobre as relações do meio ambiente com a saúde das populações. Não só isso, os autores (ou autor) dessas obras não se esquecem de evocar a influência das condições sociais sobre o desenvolvimento e a própria constituição dos organismos humanos.

Dessa maneira, introduz-se a distinção familiar aos filósofos (sofistas) entre a natureza (physis) e o costume (*nomos*). Diz André Bonnard:

> Todas essas considerações, [...] fazem de *Dos Ares, Das Águas, Dos Lugares* uma tentativa solidamente documentada, talvez a única feita em dois mil anos, para estudar atentamente, e em um mesmo lanço, os fatos médicos e os fatos geográficos, sem falar nos fatos meteorológicos. É isso que faz dessa obra modesta uma das mais originais que a Antiguidade nos deixou.

Estendendo a ponte, nas pegadas de C. P. Snow, a ponte, pois, entre a cultura humanística e a científica, as epidemias deram origem a grandes obras de arte que, às vezes, se constituem em melhores fontes descritivas de doenças do que os textos de escritura propriamente médica. Citem-se o *Decamerão*, de Boccaccio, que discorre sobre a peste bubônica de Florença, *A Journal of the Plague Year*, de Daniel Defoe, sobre a peste de Londres, além, naturalmente, de *La Peste*, de Albert Camus. Incursões a esse domínio se fazem também entre nós da América Latina, como em *O Amor nos Tempos do Cólera*, que não é peste no sentido estrito, mas é praga, de Gabriel García Márquez, e a ameaça de peste, com rato e tudo o mais, no *Incidente em Antares*, de Érico Veríssimo. Estamos pretensiosamente procurando fazer a ponte, como proposta por C. P. Snow, entre as duas culturas, a humanista e a artística, preconizada, entre nós, pelo texto *Diálogo sobre a Lógica do Conhecimento*, datado de 1967, que enfeixa a correspondência entre o filósofo e educador Anísio Teixeira e o cientista Maurício Rocha e Silva.

MEDICINA DE DESASTRES: A VIDA É CURTA

Medicina de catástrofes – Saúde pública

Em poucas palavras, conhece-se bem a descrição da peste de Atenas feita por Tucídides, há dois milênios e meio, mas não se sabe direito de sua etiologia, do que realmente se tratava. Antes houvera as sete pragas do Egito e outras do Velho Testamento; para estas há um mandante comum, contra egípcios e judeus, um deus cheio de prurdos e de iras, cruel e sanguinário, hoje chamado em português de Jeová ou Javé. Se uma mutação metalinguística transformar o nome desse deus em mãe-terra, deve-se consignar, sem que pairem dúvidas, que esta entidade, mãe-terra, prossegue determinando cataclismos, matando e destruindo tanto quanto antes, sem que haja modo de executar medidas preventivas e profiláticas. Basta recordar o terremoto do Haiti, que transtornou a vida de cerca de 3 milhões de pessoas, dentre as quais 300 mil morreram. Nada se há de fazer, exceto após a catástrofe. Aí agiu a natureza pura e simplesmente, e estamos discorrendo com um modelo de estudo; escusamo-nos de colecionar exemplos. Um pouco antes, em 2004, os sismos do Oceano Índico e sua *tsunâmi* levaram de roldão outros 300 mil indivíduos. Em quem pôr a culpa? Talvez na urbanização, na destruição da natureza pelo homem, no capitalismo etc.

Retornando à ponte de C. P. Snow, tenha-se em mente a canção *Put the Blame on Mame*, do filme *Gilda* (com Rita Hayworth e direção de Charles Vidor), de 1946, composição de Allan Roberts and Doris Fisher:

> *"When they had the earthquake*
> *in San Francisco*
> *Back in nineteen-six*
> *They said that Mother Nature*
> *Was up to her **old tricks**!"*

Mãe-terra e seus truques. Mãe-terra, mãe-natureza e suas artimanhas. Botar a culpa em *Mame* é transformar miticamente o planeta em *femme fatale*, responsável também pelo Grande Incêndio de Chicago, de 1871, pelo Grande Incêndio de Londres, em 1666, e pelo Incêndio da Biblioteca de Alexandria, datado do ano 48 antes desta Era e para sempre lamentado.

Está fundado um ramo da medicina que não é ainda especialidade médica reconhecida por nossas entidades de categoria: a medicina de catástrofes ou medicina de calamidades. Do particular para o geral: Fortaleza, cidade beirando os 3 milhões de habitantes, tem trânsito catastrófico, *com pelo menos 10 acidentes graves de motocicleta por dia. Mais mortes e baixas do que a epidemia de dengue de 1994 e de 2012.* Por detrás de tudo isso, a afluência de automóveis, de motocicletas, de bicicletas, num ritmo enlouquecedor, proporcionada pelos últimos governos da República, que elevaram o nível socioeconômico do povo e ensejaram a abertura de linhas de crédito para a compra de tudo.

Naturalmente, estamos todos do lado desses governos. Entretanto, os afluentes não tiveram tempo de abrigar uma boa educação para o trânsito, pela própria novidade da afluência (novo-riquismo), e porque o fenômeno veio rápido demais para que a educação fosse proporcionada; ademais, mister é comparar a circulação de grandes cidades americanas – que têm trânsito denso desde o começo do século XX e que como que cresceram com o trânsito – com as nossas, que cresceram sem trânsito. Enfim, até Fernando Henrique Cardoso, os governos do município, do estado e da República deram origem a ruas intransitáveis; os que vêm depois enchem essas ruas de automóveis sem que caibam.

Solução para o momento não se conhece. Um colega do autor, Fernando Dias Branco, de pais portugueses, contava várias histórias do Marquês de Pombal (Sebastião José de Carvalho e Melo). Após o terremoto de Lisboa, em 1755, Sebastião, encarregado de administrar as obras de reconstrução da cidade, foi chamado ao Paço pelo rei, D. José I, tendo sido assim interpelado pelo monarca:

"– Bastião, para que ruas tão largas?"

A resposta veio rápida:

"– O senhor não sabe, eu não sei, mas o futuro saberá."

Não há como recusar o papel do homem na epidemiologia das catástrofes. Por omissão, por negligência, por comissão.

Aprendiz de feiticeiro

Acodem-me de novo fatos culturais. Goethe escreveu a balada O *Aprendiz de Bruxo (Der Zauberlehrling)*, em que o aprendiz, que domina parte da ciência e das formulações mágicas do mestre, põe seus comandos a funcionar para movimentar as coisas, na ausência dele, o mestre, mas não sabe a palavra mágica para fazê-las parar.

Grandes catástrofes se realizam, em parte por esse tipo de saber incompleto do homem, como o desastre de Chernobyl, Ucrânia, e o de Fukushima, Japão. O milagre japonês, de que tanto outrora se falou, iniciou-se com duas bombas atômicas lançadas pelos norte-americanos, em 1945, as quais anularam da face das ilhas japoneses, num átimo, duas populações de fetos, crianças, adolescentes, adultos, velhos, de ambos os sexos; um pouco antes, quase em outro contexto, mas no mesmo, como meio de intimidação de alemães e russos, os bombardeios anglo-americanos de Dresden, em 13/14 de fevereiro de 1945, deram origem ao que se chama de tempestade de fogo (*Feuersturm*), torrando e aniquilando dezenas de milhares de pessoas, entre nazistas, alemães, católicos, protestantes, fetos, crianças, adolescentes, adultos, velhos, de ambos os sexos.

Aliás, nos anos 1960 e 1970, o extermínio pelo ar continuou a ser perpetrado pelos americanos, no Vietnã, que passaram a destruir florestas, com *napalm*, e a anular, matar e queimar fetos, crianças, adolescentes, adultos, velhos, de ambos os sexos, pelo amor à democracia; os referidos defensores da democracia continuaram, nos anos 1970, 1980 e 1990, a bombardear todo o mundo; recentemente, o Afeganistão e o Iraque entraram no rol das vítimas, depois que as Torres Gêmeas, de Nova York, foram derrubadas, presumivelmente por dois aviõezinhos, o que gerou o inferno. *Lasciate ogni speranza voi ch'entrate*. O pandemônio gerado, já talvez como represália e retaliação – *en passant, pandemonium* é palavra criada por John Milton para designar a capital do inferno no *Paraíso Perdido*.

Melioidose

Em 2003 houve um surto de melioidose na cidade de Tejuçuoca, no Ceará, levando a Fortaleza americanos da Vigilância Estratégica, do CDC (Centers for Disease Control and Prevention), da CIA, quem sabe? Para comparar, lembremos que existe, dentre muitas outras hipóteses, a de que a peste de Atenas, do século de Péricles, que inclusive vitimou o estadista, poderia ter sido também de melioidose; tal é a especulação de João Alves Meira, como citada por Antônio Bernardo de Oliveira em *A Evolução da Medicina até o Início do Século XX*.

Zeitgeist e Techné

A metodologia realmente científica e as novas técnicas fazem recordar que se abordam hoje as grandes pragas da humanidade, até o século passado, pelos indícios da etiologia, de causas, achegas meramente indiretas. Tudo muda nesse bravo mundo novo. Os médicos do Instituto de Patologia das Forças Armadas Americanas preservaram amostras de tecido – em formol e em blocos de parafina – de indivíduos que faleceram na pandemia denominada Gripe Espanhola. Esses espécimes têm sido estudados, no sentido de caracterização genética do vírus, com êxito.

Em Fortaleza, houve epidemia de cólera, em 1993, e de dengue, em 1994. Em meados e fins do século XIX, viveu-se a epidemia de febre amarela, e aqui mesmo, no Ceará, de febre amarela faleceu o presidente da província, o paulista Antônio Caio da Silva Prado, em meados de 1889, não esperando pela Proclamação da República. O episódio está narrado no romance *A Normalista*, de Adolfo Caminha, no qual o morrente é chamado de Dr. Castro. Nessa época, não se sabia a etiologia da doença, nem seu modo de transmissão, ou seja, nem se conhecia o vírus, nem o vetor; um século depois, em Fortaleza, foram conhecidos o vírus e o vetor: o vírus, parente próximo do da febre amarela; o vetor, *Aedes aegypti*, o mesmíssimo, mas agora a doença é dengue, a qual andou rondando, como indesejada, a vida do então governador.

Saúde pública

Deve-se asseverar que saúde pública é a ciência e a arte de prevenir as doenças com o fito de prolongar a vida e de promover a saúde e o bem-estar mediante esforço, empenho da sociedade organizada, em caráter necessariamente público, ação de governo, sem dispensar a participação de organizações privadas ou o esforço de particulares. Esse esforço prevê ou traz como alicerce o conhecimento científico da época, os costumes, a tradição e a cultura.

Dir-se-ia, acertadamente, que o conhecimento científico é a pedra angular da saúde pública. Todavia, no fim da década de 1970, de repente surge uma pandemia, como uma coisa nova, desafiadora, a síndrome de imunodeficiência adquirida (SIDA/AIDS), sem dar qualquer sinal de que sobreviria, e sobreviria, em parte, motivada pela mudança profunda dos costumes, dos hábitos, da cultura, ao mesmo tempo sobreviria como força motriz da modificação de costumes, de hábitos e da cultura. *Desforço (Nêmesis) e Esforço*. Sem que esqueçamos as próprias modificações das políticas de saúde, e as controvérsias dessas políticas, de modo globalizante, ao espírito do tempo (*Zeitgeist*). Por óbvio, os cuidados da prevenção ou da detecção precoce de doenças, as medidas a serem tomadas, podem interessar ameaças à saúde de pequenas comunidades, pequenos agrupamentos de humanos, como o surto de melioidose mencionado previamente, na cidadezinha de Tejuçuoca (Macondo, de Gabriel García Márquez, Itaguaí, de Machado de Assis, Vila dos Confins, de Mário Palmério, ou o Município de Yoknapatawpha, de William Faulkner); com o surto de melioidose (*Burkholderia pseudomallei*) no Ceará em 2003, porém, percebe-se, inelutavelmente, que a visão torna-se sempre muito mais ampla; os serviços estratégicos de epidemiologia dos EUA estiveram presentes em Fortaleza e Tejuçuoca, na vigência do surto, vislumbrando-se o intuito semiparanoide de prevenir guerra microbiológica e outras coisas mais, uma vez que, como eles vivem fazendo impunemente guerra em toda parte – *Jeder für sich und Gott gegen alle* –, já haviam enfrentado a doença – melioidose – na Guerra do Vietnã; riscos imperiais.

A saúde pública engloba disciplinas como epidemiologia, bioestatística, serviços de saúde, saúde ambiental, saúde comunitária e saúde ocupacional. O foco da saúde pública, ou seja, da intervenção em saúde pública, é melhorar a saúde e a qualidade de vida por meio de prevenção e tratamento de doenças e outras condições físicas e mentais e da promoção de hábitos saudáveis.

Hábito saudável às vezes é coisa mínima, como lavar as mãos, mergulhá-las em solução de hipoclorito de cálcio, como preconizado e fomentado por Ignaz Philipp Semmelweis, em Viena, no século XIX, antes do aparecimento da teoria microbiana – um microrganismo, uma doença –, ou a amamentação de recém-nascido, visando agora a dois sujeitos: o nascituro, que receberá alimentação testada ao longo da evolução da espécie humana, e a mãe, que se beneficiará ao prevenir ou reduzir o risco de uma praga da nossa cultura atual e estágio civilizatório, o câncer de mama. Coisas tão simples; a segunda não tão simples, pela promoção em grau extremado do culto à mama, em grande parte pelo que Adorno e Horkheimer chamaram de indústria cultural (a indústria cultural sexual), que conduz ao culminar da ideia de a mama ser antes objeto de culto estético-sexual do que um órgão de mamífero, "desenhado" para produzir leite. Nada temos contra a mastoepifania/mastoidolatria, ao contrário, mas há de se ter em conta também a produção de leite. Muito simples, ademais, a prevenção de doenças sexualmente transmissíveis, SIDA/AIDS em particular; a medida preventiva, no entanto, por excelência, consiste no uso de preservativos, de condons, e o que é buscado como humano, demasiado humano, desde o princípio, é o prazer; tais meios o complicam ou o reduzem.

VULNERABILIDADE – A OCASIÃO FUGIDIA
Dois parênteses

Por falar em saúde pública e doenças sexualmente transmissíveis, devemos lembrar o que fizeram oficialmente os americanos, entre 1932 e 1974, em Tuskegee, Alabama, sob o pretexto de compreender a história natural da sífilis: os pesquisadores lançaram mão de negros infectados (do Alabama), para observá-los, como cobaias, sem tratamento, mesmo depois do aparecimento da penicilina. Também os experimentos da Guatemala, de natureza tanto ou mais escabrosa, que motivaram a desculpa da secretária de Estado Hillary Clinton (junto com Kathleen Sebelius, secretária de Saúde dos EUA), em 2010, nos termos de:

> *Although these events occurred more than 64 years ago, we are outraged that such reprehensible research could have occurred under the guise of public health. We deeply regret that it happened, and we apologize to all the individuals who were affected by such abhorrent research practices.*

O embora etc. talvez transforme a desculpa numa semidesculpa ideologizada. Sucede que experimentos símiles ainda estão sendo feitos, em qualquer parte do mundo, e geram literatura, como *The Constant Gardener*, de John le Carré, tornado filme, em 2005, sob a direção de Fernando Meirelles. Enfim, pratica-se um utilitarismo abominável, a começar com os desprovidos dos próprios EUA, os vulneráveis de lá, dentre eles próprios, mas muito mais se pratica com os vulneráveis de cá, no contexto de depois de testadas neles, digamos, as drogas, vejamos o que podemos fazer, quantos dólares poderemos ganhar com os nossos e pelo mundo fora. Por trás, a benemérita indústria farmacêutica.

Vacinação

Medida também simples, porém de execução mais difícil, a vacinação. No Brasil, gerou uma guerra, em parte por romper hábitos culturais, mas também por injunções políticas. Ainda no contexto imperial, do rico contra o pobre e a propósito de salvar a humanidade – o caminho do inferno ladrilhado das melhores intenções – é conhecida a carta que Louis Pasteur, que não era médico, enviou ao Imperador Pedro II, no ano de 1884, em que propunha a feitura do teste da vacina antirrábica, então apenas ensaiada em cães, em prisioneiros brasileiros com sentença capital. O imperador, *neto de Marco Aurélio*, o recusou.

A Revolta da Vacina

O diretor da Saúde Pública, Dr. Oswaldo Cruz, em 1903, propôs vários planos de campanhas ao ministro da Justiça e Negócios Interiores do Brasil (J. J. Seabra) contra o vetor da febre amarela, já conhecido desde os trabalhos do cubano Carlos Juan Finlay, e contra outras doenças infecciosas que assolavam o país, em particular o Rio de Janeiro. Com relação à varíola, mister era vacinar toda a população para que a doença fosse controlada. Oswaldo Cruz elaborou um regulamento extremamente rígido, que deveria ser aplicado a toda a população; abrangia desde os recém-nascidos até os idosos. Sua meta era obter amplo sucesso em pouco tempo. Desencadeia-se o que vai ser chamado de A Revolta da Vacina, em que até militares, com tropa, se imiscuíram. Razões vinculadas ao obscurantismo existiam, mas também políticas; alegou-se, no Parlamento, violação das liberdades individuais.

Tomemos duas opiniões das muitas que saíram na imprensa da época: Olavo Bilac (Crônica. Revista Kosmos, Rio de Janeiro, nov. 1904):

As arruaças deste mês – nascidas de uma tolice e prolongadas por várias causas – vieram mostrar que nós ainda não somos um povo. Amanhã, um especulador político irá, pelos becos e travessas, murmurar que o governo tenciona degolar todos os católicos, ou fuzilar todos os protestantes, ou desterrar todos os homens altos, ou encarcerar todos os homens baixos. E a gente humilde aceitará, como verdade, essa invenção imbecil, como aceitou a invenção da vacina com sangue de rato pestiferado...

Afonso Henriques de Lima Barreto:

Durante as mazorcas de novembro de 1904, eu vi a seguinte e curiosa coisa: um grupo de agentes fazia parar os cidadãos e os revistava. O governo diz que os oposicionistas à vacina, com armas na mão, são vagabundos, gatunos, assassinos; entretanto, ele se esquece que o fundo dos seus batalhões, dos seus secretas e inspetores, que mantêm a opinião dele, é da mesma gente. Essa mazorca teve grandes vantagens: 1) demonstrar que o Rio de Janeiro pode ter opinião e defendê-la com armas na mão; 2) diminuir um pouco o fetichismo da farda; 3) desmoralizar a Escola Militar. Pela primeira vez, eu vi entre nós não se ter medo do homem fardado.

Lima Barreto tinha 23 anos, e ainda não lhe passava pela cabeça aquela obra-prima que se chama *O Triste Fim de Policarpo Quaresma*. Quanto a nós, pobres mortais, sempre engrandeceremos Oswaldo Cruz. Em 1990, o autor, mais Ana Rebouças, José Xavier Rodrigues de Freitas, José Roosevelt Norões Luna e sua esposa Dona Zélia, todos médicos (menos uma), e a enfermeira Maria Gilvânia, saudamos, ao sair do Bois de Boulogne, nosso ilustre Oswaldo Cruz, numa placa de nome de rua do *16ème arrondissement* (Figura 39.2).

O autor deste modesto ensaio não logrou êxito em sua busca de observações machadianas sobre a mazorca de que fala Lima Barreto. Compulsando as *Obras Completas de Machado de Assis*, suas numerosas crônicas, achou várias referências à febre amarela e outras doenças; entretanto, nada achou desse período das mazorcas. Calcula que estivesse o bravo escritor empenhado demais na escritura de *Esaú & Jacó*, em que um dos gê-

meos vai ser médico, ou do *Memorial de Aires*. Tampouco encontrou coisa relevante da pena de Euclides da Cunha, que era militar, participara da Campanha de Canudos e legara à posteridade aquele remate definitivo sobre a guerra do país contra o movimento popular de Antônio Conselheiro: "É que ainda não existe um Maudsley para as loucuras e *crimes das nacionalidades*." Ora, a Revolta da Vacina foi um movimento social e popular contra a República Velha, dita dos Carcomidos.

Epidemiologia

A ciência da epidemiologia nasceu com John Snow – outro Snow neste cenário – quando constatou que a fonte de um surto de cólera em Londres, em 1854, era o fornecimento público (bomba, não chafariz) de água poluída. O Dr. Snow pertencia ao grupo de cientistas que adotavam a teoria dos germes como causadores de infecção, em oposição à chamada teoria dos miasmas. Embora a teoria dos miasmas postulasse, de modo correto, que doenças resultavam da falta de saneamento, trazia ela em seu bojo a ideia da geração espontânea de germes, o que estava comprovadamente errado, pelo menos nesse nosso momento da evolução da biologia (Figura 39.3). A teoria dos germes se desenvolveu lentamente, a despeito das observações de Anton Lowenhoeck, que avistou microrganismos ao microscópio, ainda ao fim do século XVII (1680). A questão foi resolvida com a teoria microbiana de Pasteur, em associação com os postulados de Robert Koch. Nascia a Saúde Pública Moderna.

Objetivos da saúde pública

O foco da intervenção em saúde pública está em prevenir e controlar doenças, administrá-las, bem como no aconselhamento e na promoção de hábitos saudáveis, visando a

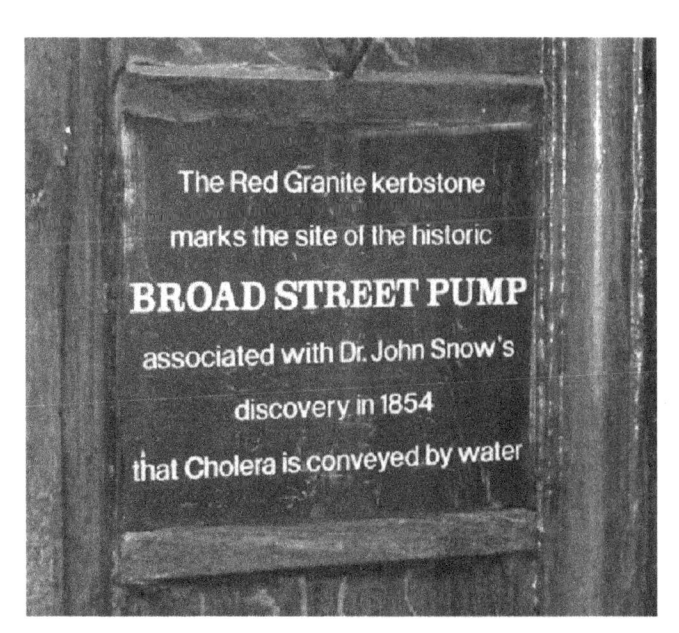

FIGURA 39.3 Ao lado do pub John Snow, a placa que marca o local em que se achava a bomba d'água associada à descoberta de John Snow de que cólera era transmitida por água. Broad Street (hoje, Broadwick Street/Lexington Street), Soho, Londres. Departamento de Epidemiologia. Escola de Saúde Pública. Universidade da Califórnia – Los Angeles. (Fonte: www.ph.ucla.edu/epi/snow/johnsnowpubpla.)

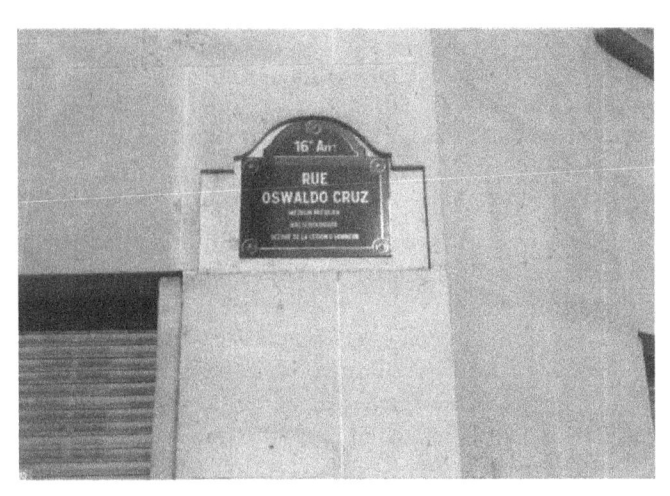

FIGURA 39.2 Rue Oswaldo Cruz – Médecin brésilien – Bactériologiste. (Foto de Freire AMR. Paris, agosto de 1990.)

pessoas, comunidades e meio ambiente. Prevenir, controlar e administrar tem uma longa história. No presente momento histórico, praticamente todos os anos, veem-se (leem-se) informações sobre o surgimento de uma nova gripe, de cariz deletério; de repente, estão exibindo na televisão a entrada e a saída de aeroportos do mundo todo com as pessoas portando máscaras. Mas não somente gripe; há algum tempo (2011) houve o alarme da contaminação de pepinos, supostamente oriundos da Espanha, por *Escherichia coli*. A cepa de *E. coli*, nos casos registrados, determinava infecção gastrointestinal e síndrome hemolítico-urêmica, potencialmente letal. Nos bastidores, adotando o raciocínio paranoico-crítico de Salvador Dalí, pode haver o interesse da indústria farmacêutica, por seguro; mas as ameaças muitas vezes são reais. Aeroporto recorda de imediato os próprios portos marítimos e fluviais, um dos quais gerou o termo quarentena, o de Veneza, se é que tudo lá, mesmo o meio da rua, já não seja porto, de princípio. Não se duvida também que possa haver a geração de pânico para suscitar a venda de medicamentos ou vacinas.

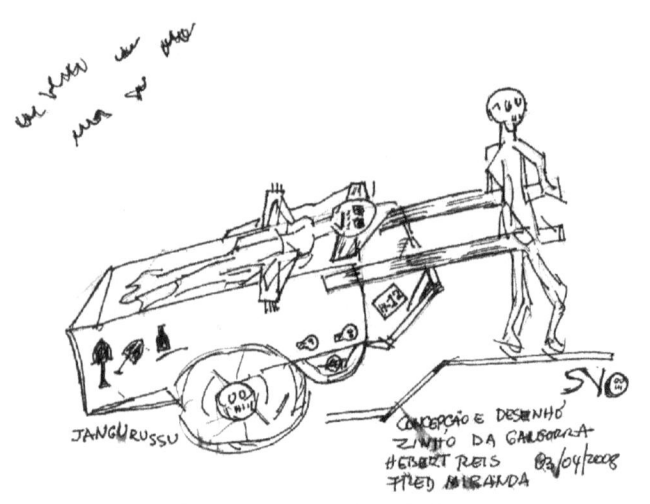

FIGURA 39.4 Carro funerário e cortejo de Excluído. O féretro está sendo carregado ao Serviço de Verificação de Óbitos de Fortaleza. (Desenho de Menezes DB, Reis H, Miranda PFC. Publicado no jornal *Conselho*, do Conselho Regional de Medicina do Estado do Ceará, de que Menezes DB é editor. Com base em fato real.)

O ESPÍRITO DO TEMPO (*ZEITGEIST*): A EXPERIÊNCIA FALAZ

Quarentena – Exclusão – Estigma

O autor deste texto ainda alcançou o estigma e a exclusão de homens e mulheres doentes. No Hospital das Clínicas da Universidade Federal do Ceará existia um Setor de Isolamento; havia Colônias de Leprosos, como o Leprosário Antônio Justa, na periferia de Fortaleza. Ainda estudante o visitou, nos anos 1960. A medida era, com segurança, pretextadamente de saúde pública. O velho livro dos hebreus e dos cristãos, nesse cenário, tem mais de 50 referências à lepra, incluídos aí os milagres de Jesus, do Novo Testamento. Torna-se bastante conspícuo que a afecção cutânea dos excluídos podia não ser lepra, outras doenças cutâneas eram chamadas da mesma maneira; na tradução do padre João Ferreira D'Almeida, a palavra é lepra, não importando seja lepra ou não. O Corão, texto sagrado dos muçulmanos, nas suas 114 suras, parece ser mais parcimonioso no tocante à lepra. Reporta-se ao mal, com segurança, ao enredo dos milagres de Jesus. A famosa e muito visitada lenda arturiana (céltica) de *Tristão e Isolda*, advinda da Idade Média mais obscura, traz pelo menos uma centena de leprosos; a eles, aos cem, o rei Marcos doa Isolda, para que dela se aproveitem, conotando o episódio não somente a contaminação física, como também a nódoa moral, ao absurdo, pelo seu suposto adultério com o sobrinho dele (o rei), Tristão. No Sertão de Santa Quitéria, interior do Ceará, há o túmulo de um Pedro Prego, leproso do começo do século XX, que nem a cemitério teve direito; ao morrer em sua rede e casebre, foi deixada a rede cair num buraco cavado por debaixo dela (da rede), e aí está ainda, obrando milagres sempre que possível (Figura 39.4).

De qualquer modo, o nome hanseníase dado à lepra é modo suave de denominá-la, no contexto da exclusão e da estigmatização. *Mutatis mutandis*, acabou-se o medo, pelas luzes que a ciência derramou sobre a enfermidade, tanto da lepra como da tuberculose, condições que têm meio a meio

relação com uma determinada espécie de bactéria – uma parecendo mutante da outra – e naturalmente as condições sociais, a desnutrição, a fome, alterações específicas de imunodeficiência ou distúrbios imunológicos.

Em 1988, o autor frequentou o Congresso Internacional de Lepra, em Haia, Holanda, juntamente com Anastácio Queiroz, que vai ser logo depois secretário de Saúde do Estado do Ceará. Pacientes leprosos de outros pagos, que não a Holanda, tinham seu nicho de exibição. A Holanda não tem lepra. Portanto, a Holanda desestigmatizava os leprosos. Mas, por que Congresso de Lepra num país que não tem lepra? Este autor deu tratos à bola, e, por certo, imaginou que o fato devia ter alguma coisa a ver com a indústria farmacêutica, ou então haveria leprosos na Holanda, egressos de colônias e ex-colônias, a despeito do que disse a rainha Wilhelmina, no Pós-Guerra, em 1948, que o colonialismo estava morto.

O autor relembra ainda que também havia na periferia de Fortaleza um hospital destinado somente a tuberculosos, em Maracanaú, e vem de um rincão, de uma cultura, em que a medida de saúde pública, de prevenção, mais utilizada era não se pronunciar o nome da doença, devendo-se aí consignar a mágica das palavras. No Sertão da Gangorra, Itapipoca, a palavra *tuberculose* era interdita; cansou ele (o autor) de ouvir, ao invés, o termo *aquele mal*, cochichado, dito à boca pequena.

Cultura, democracia e direitos humanos

Quando da introdução da vacinação contra a varíola na Inglaterra, os protestantes moveram campanha contra Edward Jenner e sua vacina; alardeavam que Jenner tinha pauta com o demônio, na sua interferência da suprema sabedoria de deus; a finalidade das bexigas era castigar a humanidade pecadora. O prisma é outro, mas alcança o mesmo fatalismo e as raias de ideias de predestinação, no que as Testemunhas de Jeová se movimentam contra a administração de sangue a pacientes. A ideia central, todavia, é a autonomia dos seres humanos e sua liberdade. A questão vai para o domínio da filosofia e da bioética, no momento em que, tendo-se em conta cada ser humano como entidade autônoma, torna-se penumbral o limite exato em que tal autonomia, absolutamente individualista, tem de ser superada pelo cenário em que se movimentam os humanos, a sociedade, a comunidade humana.

Há momentos, então, em que o social prevalece sobre o individual, mesmo que não se adote a ideia utilitária e pragmática que fica implícita na famosa assertiva de Jeremy Bentham de que se deve preconizar a felicidade a um maior número possível de cidadãos, *vide licet*, sociedade feliz é aquela que tenha o maior número possível de indivíduos felizes. Dessa maneira, entram nesta história também John Stuart Mill e mais ainda o século em que importantes descobertas foram feitas no domínio da ciência, da biologia e da medicina que o tornaram (ao século) otimista quanto à vida humana, otimista no sentido mais amplo, otimista ao extremo.

Adentrando-se o século XX com esse otimismo, esbarra-se na Primeira Guerra Mundial. No mesmo cenário, do ponto de vista médico, assenta-se a pandemia chamada de Gripe Espanhola. Calcula-se que foram vítimas fatais dessa virose entre 20 e 40 milhões de pessoas, o que sobrepassa o número de mortos da Grande Guerra; os norte-americanos têm o número quase exato de seus mortos: 675 mil. Informam que mais pessoas morreram durante um único ano da pandemia do que em 4 anos da Morte Negra, da epidemia da Peste Bubônica da Europa, de 1347 a 1351. Há de se mirar criticamente toda e qualquer estatística antiga para não cair no jocoso que visa aos portugueses, no que se alude à queda de um grande avião de passageiros num dos cemitérios de Lisboa, dando margem à notícia de que, dentre os mortos, já haviam sido encontrados uns 10 mil.

Os entusiastas da ciência, quando inteligentes, passam mais ou menos a adotar o que Antônio Gramsci diz com sabedoria sobre o *otimismo da vontade versus o pessimismo da inteligência*. O otimismo da passagem do século XIX para o XX não é o que está representado no famoso quadro *O Grito*, de Edvard Munch.

OTIMISMO/PESSIMISMO – O JUÍZO DIFÍCIL

Desenvolvimento e subdesenvolvimento

Há uma discrepância enorme no acesso aos cuidados de saúde e às iniciativas de saúde pública entre as nações desenvolvidas e as nações em desenvolvimento, tendo-se em conta que nestas últimas as infraestruturas de saúde pública estão sendo montadas, que o treinamento de profissionais de saúde é precário e que, ademais, são insuficientes os recursos financeiros para prover, até mesmo, um nível básico de assistência à saúde e prevenção de doenças. Como exemplo, muitos governos africanos gastam menos de 10 dólares americanos por pessoa por ano em cuidados de saúde, enquanto em 2000 o governo federal dos Estados Unidos gastou cerca de 4.500 dólares *per capita* (Figura 39.5).

Em alguns aspectos, a saúde pública é um conceito moderno de desenvolvimento humano no seio da ciência. Porém, desde os primórdios da civilização humana, reconhece-se que a água poluída e a falta de tratamento adequado dos excrementos e resíduos espalham doenças transmissíveis (teo-

FIGURA 39.5 O juízo difícil.

ria do miasma). Religiões primitivas tentaram regulamentar o comportamento humano, os hábitos, a dieta, como fartamente documentado no livro sagrado dos judeus e em outros textos antigos, regulamentações muitas vezes fundadas em superstições e preconceitos, ao espírito da época.

"Cidade saudável", expressão usada pelos defensores de hoje da saúde pública, reflete esse desafio permanente das ações coletivas, visando ao bem-estar físico e mental dos indivíduos, bem como o desafio constituído pelas condições insalubres de superlotação das metrópoles.

Primeiras intervenções em saúde pública

Entre os romanos, constata-se claramente o afã de tratar adequadamente os dejetos humanos, desviando-os do público, nas áreas urbanas. Parte do que resultou dessas medidas ainda existe, como a Cloaca Máxima de Roma, com pelo menos 2.500 anos, parcialmente em uso. Mais ou menos da mesma idade é a famosa Lei das Doze Tábuas; na X tábua, fluindo assim: "*Hominem mortuum in urbe ne sepelito neve urito.*" Eis aí a determinação de que se enterrem os mortos fora dos muros da cidade, vale dizer, que não se enterrem os mortos em meio aos seus vizinhos vivos.

Os chineses e os indianos fizeram uso da variolização e de uma espécie de vacinação contra a varíola muitos séculos antes de nossa era. Na China, um indivíduo sem a doença poderia adquirir alguma sorte de imunidade pela inalação de crostas secas que se formavam em torno de lesões de sujeitos (*quidans*) infectados. Além disso, as crianças eram inoculadas através de um arranhão nos antebraços com as secreções de feridas de variolosos.

O desenvolvimento de quarentena no período medieval ajudou a mitigar os efeitos de outras doenças infecciosas. A pandemia de cólera que assolou a Europa entre 1829 e 1851 foi combatida pelo emprego do que Michel Foucault chamou de "Medicina Social", ou seja, intervenções visando a purificar o ar circulante e a sanear os espaços públicos, os canteiros dos cemitérios etc. Todas essas preocupações, nascidas da teoria miasmática da doença, misturam-se com preocupações urbanísticas para o controle das populações, o que Foucault designou como "biopoder". Na Alemanha, esse tipo de atitude recebeu o nome de *Polizeiwissenschaft* ("polícia científica").

Rudolf Virchow

É preciso ressaltar o papel desempenhado por Rudolf Virchow nesses empreendimentos, o qual, embora não desse muito valor à teoria microbiana, vinculou decididamente a precariedade da vida dos pobres às doenças que os acometiam, podendo perfeitamente, ao lado de outros cientistas, ser chamado de criador da Medicina Social, além de ser o criador da Anatomia Patológica. Como criador da Medicina Social, torna-se, dessa maneira, ancestral do SUS e do Programa Saúde da Família (PSF). Não se deve olvidar que, por questões até mesmo ideológicas, tem sido relegado a segundo plano o contributo de Friedrich Engels ao estudo da Saúde Pública na Inglaterra. Ligado por herança à indústria têxtil de Manchester, escreveu, em 1844, o trabalho *Die Lage der arbeitenden Klasse in England*, traduzível como Situação da Classe Trabalhadora na Inglaterra. Trata-se de seu primeiro livro, composto durante sua estada em Manchester, entre 1842 e 1844. Manchester era, então, o cerne da Revolução Industrial. Engels elaborou seu estudo a partir de suas próprias observações e de relatórios detalhados de contemporâneos. Afirmava que a Revolução Industrial piorara a vida dos trabalhadores. Demonstrava que em cidades como Manchester e Liverpool a mortalidade por varíola, sarampo, escarlatina e coqueluche era quatro vezes maior entre os operários industriais do que entre os obreiros do campo. Nesse trabalho fez diversas outras verificações epidemiológicas e de saúde pública.

Em 1988, o responsável por este esforço despretensioso, juntamente com o Dr. José Luciano Bezerra Moreira, ex-diretor da Faculdade de Medicina da Universidade Federal do Ceará, Dona Aurélia, sua esposa, André, Camila e Rodrigo, filhos, estiveram em *Quarry Bank Mill*, Cheshire, um dos sítios mais antigos e importantes da Revolução Industrial, do âmbito da indústria têxtil. *Quarry Bank Mill* é notável pelo uso de crianças não pagas como aprendizes da indústria de tecidos de algodão, um sistema que perdurou até 1847. As crianças viviam num prédio separado da fábrica, chamado a Casa do Aprendiz. O trabalho era, por vezes, perigoso; as máquinas toravam-lhes os dedos, dedos de pobres e desprotegidos, sob o sorriso de escárnio do gato da região (Figura 39.6). Enfim, a fantástica Era Vitoriana.

MODERNIDADE – "A ESPERANÇA É VIOLENTA" (APOLLINAIRE)

Transição epidemiológica

Com a redução da prevalência de doenças infecciosas ao longo do século XX, mormente nos países ricos, a saúde pública começou a colocar mais ênfase em condições crônicas,

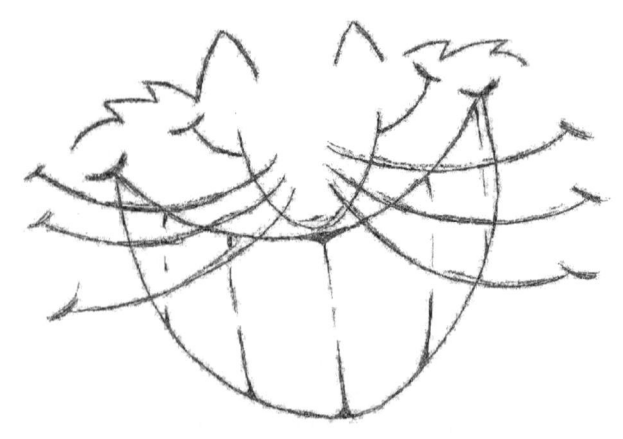

FIGURA 39.6 *O gato de Cheshire.* (Desenho de Franco LM.)

como câncer e afecções cardiovasculares. Métodos de medicina preventiva, nesses países e mesmo nos subdesenvolvidos, determinaram reduções notáveis na taxa de mortalidade infantil. Durante o século XX e início deste, o aumento da esperança de vida é amplamente creditado a conquistas da saúde pública, tais como programas de vacinação e controle de doenças infecciosas – incluindo poliomielite, difteria e varíola –, políticas eficazes de segurança no trânsito e no trabalho, planejamento familiar adequado à realidade, sem descurarem-se as medidas de controle de consumo de tabaco e os programas destinados a diminuir as doenças não transmissíveis, atuando-se sobre os fatores de risco conhecidos, o estilo de vida e o meio ambiente.

O saneamento básico das cidades tem sido, desde o início do século XX, uma das principais fontes do aumento da média de esperança de vida, creditando-se os resultados exitosos à filtração e cloração da água de beber e ao tratamento de esgotos, que conduzem, por certo, ao declínio do número de mortes causadas por doenças infecciosas transmitidas pela água, como afecções intestinais e cólera. Enquanto isso, o mundo em desenvolvimento (subdesenvolvido) se estimula para reduzir as doenças infecciosas, em grande parte evitáveis ou tratáveis, e para melhorar a saúde materno-infantil, tarefas de muito mais difícil execução, mercê da desnutrição e da pobreza. A Organização Mundial da Saúde (OMS/WHO) relata que a falta de aleitamento materno exclusivo nos primeiros 6 meses de vida contribui para mais de 1 milhão de mortes infantis evitáveis a cada ano. Terapia preventiva que visa a tratar e a prevenir episódios de malária entre as mulheres grávidas e crianças pequenas é problema importante de saúde pública nos países em que a malária é endêmica.

Desafios – Manchetes

Desafios à saúde pública vêm como manchetes de primeira página de jornais e tópicos principais (*Headlines, Main Topics*) da televisão e da internet: doenças infecciosas emergentes, como a SARS (síndrome respiratória aguda grave), rapidamente fazem o trajeto da China ao Canadá, aos EUA e a outros países geograficamente distantes; a pandemia da AIDS/ SIDA propaga-se celeremente a partir de grupos de alto risco para a população geral em diversos países, como na África do Sul; temas candentes: aumento da obesidade infantil e aumento concomitante de *diabetes mellitus* tipo II entre as crianças; impacto social, econômico e de saúde da gravidez na adolescência; anuncia-se o emergir de mais uma superbactéria, resistente a todos os antibióticos: *Neisseria gonorrhoeae*.

Tornemos aos desastres naturais, pois ainda não mencionamos o furacão Katrina, de 2005, em Nova Orleans, EUA, país mais rico do mundo – o furacão (tornado) de George Bush ("Jorge Moita").

Última Hora (21 de julho de 2012), regressemos ao cultural: Indivíduo adentra um cinema em Aurora, Colorado, EUA, armado até os dentes, supostamente para ver o novo filme do super-herói Batman e larga-se a atirar em todo o mundo, randomicamente, liquidando *ab initio* 12 (uma dúzia) pessoas e deixando uma cinquentena de feridos (EUA de Barack Obama).

Desigualdade – Pobreza e educação

A saúde pública moderna preocupa-se em reconhecer que a saúde é afetada por muitos fatores, incluindo nosso hábitat, a genética, a renda, a situação educacional e nossas relações sociais ou, por outro lado, "os determinantes sociais da saúde". E da doença. *Nature versus Nurture*, de Francis Galton, aliás, primo de Charles Robert Darwin.

Computadores – Mídia social

Em todo o mundo, os computadores e as redes sociais cada vez mais dão sua contribuição, em todos os domínios do saber, para a melhoria e o aperfeiçoamento da saúde pública.

Educação e treinamento

A educação e a formação de profissionais de saúde pública estão disponíveis em todo o mundo em escolas médicas, escolas veterinárias, escolas de enfermagem e escolas de saúde pública, entre outras. Em 1999, havia 29 escolas de saúde pública nos EUA, matriculando aproximadamente 15 mil alunos. Acorriam aos primeiros cursos de saúde pública alunos que, em geral, já haviam obtido diploma de médico. Já não é o caso, neste comenos. Em Fortaleza existe uma escola de saúde pública que recebe o nome de Paulo Marcelo Martins Rodrigues, em funcionamento há cerca de duas décadas e meia, fundada que foi em 1993.

Referências

A Bíblia Sagrada. Tradução em português pelo padre João Ferreira D'Almeida – Sociedade Bíblica Brasileira – Rio de Janeiro, s/d.

Abrantes F. Tristão e Isolda – lenda medieval celta. 4. ed., com base nos fragmentos de Béroul, Thomas (Troveiro anglo-normando do século XII), Gottfried von Strassburg, e nos trabalhos de Bédier. Coleção a Obra-Prima de Cada Autor. Martin Claret, 2012.

Barquin M. Historia de la Medicina. 8. ed. Interamericana McGraw-Hill, 1994.

Barreto AHL. Um longo sonho do futuro. Diários, cartas, entrevistas e confissões dispersas. Série Revisões. Rio de Janeiro: Graphia Editorial, 1993.

Bonnard A. A civilização grega. Tradução de José Saramago. São Paulo, SP: Livraria Martins Fontes Editora Ltda, 1980. Disponível em: http://www.epsjv.fiocruz.br/upload/d/livreto.

Moreira M. Oswaldo Cruz. In: A vida dos grandes brasileiros. Supervisão de Afonso Arinos de Mello Franco. Volume 13. Edições ISTOÉ, 2001.

Oliveira AB. Evolução da medicina até o início do século vinte. São Paulo, SP: Editora Pioneira/Secretaria de Estado da Saúde, 1981.

Revolta da Vacina. Lima Barreto. Diário Íntimo. Disponível em: http:// www.dominiopublico.gov.br/download/texto/bn000066.pdf.

Sigerist HE. A history of medicine. Volumes I and II. New York/Oxford: Oxford University Press, 1961.

Spanish flu – http://virus.stanford.edu/uda Spanish flu – http://www.historyofvaccines.org/content/blog/early-evidence-virus-behind-1918-flu-pandemic.

Teixeira A, Rocha e Silva M. Diálogo sobre a lógica do conhecimento. São Paulo, SP: Edart, 1967.

Glossário de Epidemiologia & Saúde

Luiza de Marilac Meireles Barbosa
Cícera Borges Machado

Abortamento – expulsão ou extração de um produto da concepção com menos de 500g e/ou estatura menor que 25cm, ou menos de 22 semanas de gestação, tenha ou não evidências de vida e sendo espontâneo ou induzido (BRASIL, 2009c).

Aborto – produto da concepção expulso no abortamento (BRASIL, 2009c).

Acidente de trabalho – conforme a Lei 8.213, de 24 de julho de 1991, acidente que ocorre pelo exercício do trabalho, a serviço da empresa, provocando lesão corporal ou perturbação funcional que cause a morte ou a perda, ou a redução, permanente ou temporária, da capacidade para o trabalho. São também equiparados aos acidentes de trabalho o acidente que, ligado ao trabalho, embora não tenha sido a causa única, haja contribuído diretamente para a morte ou a redução da capacidade para o trabalho e o acidente de trajeto ocorrido no percurso da residência para o trabalho ou desse para aquela (MENDES & DIAS, 1993). Os agravos à saúde relacionados com o trabalho de notificação compulsória (Portaria 777/GM, de 28 de abril de 2004) em rede de serviços sentinela são: I – Acidente de Trabalho Fatal; II – Acidentes de Trabalho com Mutilações; III – Acidente com Exposição a Material Biológico; IV – Acidentes do Trabalho em Crianças e Adolescentes; V – Dermatoses Ocupacionais; VI – Intoxicações Exógenas (por substâncias químicas, incluindo agrotóxicos, gases tóxicos e metais pesados); VII – Lesões por Esforços Repetitivos (LER), Distúrbios Osteomusculares Relacionadas ao Trabalho (DORT); VIII – Pneumoconioses; IX – Perda Auditiva Induzida por Ruído – PAIR; X – Transtornos Mentais Relacionados ao Trabalho; e XI – Câncer Relacionado ao Trabalho (BRASIL, 2004).

Aerossóis primários – denominação dada às suspensões de micropartículas de secreções ou excreções de líquidos no ar atmosférico. Essas micropartículas, contendo o agente infeccioso, são expelidas diretamente das cavidades nasais e bucal como produtos da atividade fisiológica. Chamam-se gotículas de Flügge as microgotas em suspensão no aerossol primário. Essas medem mais de 100μ de diâmetro, apresentam persistência relativamente curta no ar e constituem veículos da transmissão direta mediata. Exemplo: transmissão do meningococo por secreções oronasais (FORATTINI, 1992; ROUQUAYROL, VERAS & TÁVORA, 2017).

Aerossóis secundários – constituem núcleos líquidos expelidos pela cavidade oronasal e que, envolvidos em poeira ou muco, passam a ser protegidos da dessecação. Os aerossóis secundários são formados por atividades que possam imprimir energia cinética a essas partículas (varredura, batimento de lençóis etc.). São também chamados núcleos de Wells. Bem menores que as gotículas de Flügge (medem menos de 100μ de diâmetro) e mais estáveis (flutuam no ar durante um intervalo de tempo mais ou menos longo), participam do processo de contaminação ambiental quando possibilitam que os agentes infecciosos contidos no seu interior sejam transportados pelo ar de um local para outro. Exemplo: dispersão de estafilococos no ambiente hospitalar (SCHMID, 1956; FORATTINI, 1992; ROUQUAYROL, VERAS & TÁVORA, 2017).

Agente biológico – veja *Agente infeccioso*.

Agente etiológico vivo – veja *Agente infeccioso*.

Agente infeccioso – microrganismo (vírus, rickéttsia, bactéria, fungo, protozoário e helminto) capaz de produzir infecção ou doença infecciosa (OPAS, 1997). Sinônimos: agente etiológico vivo, bioagente patogênico (ROUQUAYROL, VERAS & TÁVORA, 2017).

Agravo – qualquer dano à integridade física, mental e social dos indivíduos provocado por circunstâncias nocivas, como acidentes, intoxicações, abuso de drogas e lesões auto ou heteroinfligidas (BRASIL, 2011e).

Análise de custo-benefício – avaliação econômica completa de tecnologias, no âmbito da saúde, em que tanto os custos das tecnologias comparadas como seus efeitos são valorizados em unidades monetárias (BRASIL, 2008).

Análise de custo-efetividade – forma de avaliação econômica em que se comparam os efeitos positivos e negativos de duas ou mais opções de um mesmo programa ou intervenção sanitária. Os custos são medidos em unidades monetárias e os benefícios em unidades naturais de efetividade, que dependem do que se está avaliando (SILVA, 2012).

Análise de custo-minimização – veja *Análise de minimização de custos.*

Análise de custo-utilidade – diz respeito aos estudos destinados a comparar diferentes tratamentos aplicados, fundamentalmente, a pacientes crônicos. Sua unidade de comparação é a relação custo/sobrevida, medida em "Anos de Vida Ajustados por Qualidade" (*QALY* ou *Avaq*) (SILVA, 2017).

Análise da situação de saúde – utiliza o conhecimento epidemiológico para identificação, descrição e análise dos problemas de saúde de determinada população a partir de informações demográficas, epidemiológicas e sociais que permitam a caracterização dos determinantes, riscos e danos à saúde dos diversos grupos, segundo suas condições e estilos de vida. Implica, portanto, a delimitação da população a ser analisada em território específico, seja a área de abrangência de uma unidade de saúde, seja um distrito sanitário, um município ou uma microrregião assistencial, um estado, região ou país, e a consulta a fontes de informações oficiais (sistemas de informação de rotina, estudos e pesquisas) ou extraoficiais (informantes-chave), podendo tais informações ser sistematizadas em fluxogramas situacionais ou "árvores de problemas" que subsidiam a tomada de decisão em torno das propostas de intervenção (TEIXEIRA, 2001).

Análise de minimização de custos – forma limitada de avaliação econômica em que se comparam os custos de dois ou mais procedimentos alternativos para alcançar um objetivo determinado, cujas consequências se supõem equivalentes, o que ajuda a simplificar a análise (RUBIO CEBRIÁN, 1995). Diante de duas opções comparadas de objetivos e efeitos idênticos, na medida em que se aceite o objetivo, a regra de decisão evidente é eleger a opção que tenha um menor custo líquido (BADIA & ROVIRA, 1994). Sinônimo: análise de custo-minimização.

Anfixenoses – doenças adquiridas de modo intercambiável entre o homem e os animais, ou seja, a fonte de infecção pode ser tanto o ser humano como o animal. Exemplo: tripanossomíase americana, leishmaniose visceral (FORATTINI, 1980).

Anos de vida ajustados pela qualidade – unidade de medida do estado de saúde de uma pessoa ou grupo de pessoas obtida a partir da homogeneização qualitativa da esperança de vida. Esse método permite o ajustamento qualitativo dos resultados físicos dos tratamentos médicos e fornece um denominador comum para a comparação dos custos e consequências de programas e intervenções clínicas distintas. Do inglês: *Quality Adjusted Life Year – QALY* (PEREIRA, 2002)

Anos potenciais de vida perdidos – indicador que expressa o efeito das mortes ocorridas precocemente em relação à duração de vida esperada para determinada população, bem como permite fazer a comparação da importância relativa que as diferentes causas de morte assumem nessa população. Seu cálculo é obtido pelo somatório dos produtos do número de óbitos por causa específica ocorridos em cada grupo etário pela diferença entre a idade limite esperada para aquela população e o ponto médio de cada grupo etário (LIMA, PORDEUS & ROUQUAYROL, 2017).

Anos potenciais de vida perdidos ajustados para incapacidade – indicador que agrega medidas de mortalidade e morbidade num único valor, calculado pela soma dos anos de vida perdidos em função das mortes prematuras e dos anos de vida com alguma incapacidade devida a problemas de saúde não fatais. Os anos de vida com alguma incapacidade são ajustados em função da magnitude da limitação funcional. Esse indicador foi constituído de modo a possibilitar, por meio de uma única medida, a realização de estudo de âmbito mundial denominado *Burden of Disease*, por ora traduzido como carga de doenças. Sua aplicação é possível tanto em nível individual como populacional. Do inglês: *Disability Adjusted Life Year* (DALY) (MURRAY, 1994).

Antissepsia – conjunto de medidas empregadas para impedir a proliferação microbiana (BIER, 1978).

Antroponoses – doenças nas quais o ser humano é o único reservatório, hospedeiro e suscetível, ou seja, a antroponose é limitada ao ser humano no estado atual da evolução. Estão nessa categoria as doenças sexualmente transmissíveis, a ascaridíase, a coqueluche, a febre tifoide etc. (SILVA, 1992).

Antropozoonoses – doenças adquiridas pelo ser humano a partir de animais, ou seja, a fonte de infecção é animal. Exemplos: arboviroses silvestres, leishmanioses tegumentares, bruceloses (FORATTINI, 1980).

Área de risco – espaço geográfico definido, cujas condições ecológicas, sociais e demográficas se mostram favoráveis à introdução e ao desenvolvimento do agente infeccioso (BRASIL, 1993b).

Assepsia – conjunto de medidas utilizadas para impedir a penetração de microrganismos (contaminação) em local que não os contenha (BIER, 1978).

Atenção básica – caracteriza-se por um conjunto de ações de saúde, nos âmbito individual e coletivo, que abrangem a promoção e a proteção da saúde, a prevenção de agravos, o diagnóstico, o tratamento, a reabilitação e a manutenção da saúde. É desenvolvida por meio do exercício de práticas gerenciais e sanitárias democráticas e participativas, sob a forma de trabalho em equipe, dirigidas a populações de territórios bem delimitados, pelas quais assume a responsabilidade sanitária, considerando a dinamicidade existente no território em que vivem essas populações. Utiliza tecnologias de elevada complexidade e baixa densidade, que devem resolver os problemas de saúde de maior frequência e relevância em seu território. É o contato preferencial dos usuários com os sistemas de saúde. Orienta-se pelos princípios da universalidade, da acessibilidade e da coordenação do cuidado, do vínculo e continuidade, da integralidade, da responsabilização, da humanização, da equidade e da participação social (BRASIL, 2006a).

Atenção integral à saúde da mulher – refere-se ao conjunto de ações de promoção, proteção, assistência e recuperação da saúde, executadas nos diferentes níveis de atenção à saúde, da básica à alta complexidade (BRASIL, 2004a).

Atenção primária à saúde – conforme a Declaração de Alma-Ata de 1978, os cuidados primários de saúde são cuidados essenciais de saúde baseados em métodos e tecnologias práticas, cientificamente bem fundamentadas e socialmente aceitáveis, colocadas ao alcance universal de indivíduos e famílias da comunidade, mediante sua plena participação e a um custo que a comunidade e o país possam manter em cada fase de seu desenvolvimento, no espírito de autoconfiança e automedicação. Fazem parte integrante tanto do sistema de saúde do país, do qual constituem a função central e o foco principal, como do desenvolvimento social e econômico global da comunidade. Representam o primeiro nível de contato dos indivíduos, da família e da comunidade com o sistema nacional de saúde, pelo qual os cuidados de saúde são levados o mais proximamente possível aos lugares onde pessoas vivem e trabalham, e constituem o primeiro elemento de um continuado processo de assistência à saúde (OMS, 1978).

Atenção secundária à saúde – nível de atenção à saúde composto de consultórios especializados e de pequenos hospitais (tecnologia intermediária) (PAIM, 1999).

Atenção terciária à saúde – nível de atenção à saúde constituído por grandes hospitais gerais e especializados que concentram a tecnologia compatível com as especialidades médicas, servindo de referência para os demais serviços (PAIM, 1999).

Atividades da vida diária (AVD) – referência de escala para mensurar a capacidade física do idoso, inclui atividades básicas, como se alimentar e tomar banho. A capacidade para realizar AVD é um forte preditor da mortalidade (LIMA-COSTA, 2003).

Atividades instrumentais da vida diária (AIVD) – referência de escala para mensurar a capacidade física do idoso, inclui atividades como preparar alimentos e ir às compras (LIMA-COSTA, 2003).

Avaliação econômica em saúde – análise comparativa de diferentes tecnologias, no âmbito da saúde, referentes aos seus custos e aos efeitos sobre o estado de saúde. As principais técnicas de avaliação econômica completa são as análises de custo-efetividade, custo-utilidade, custo-minimização e custo-benefício (BRASIL, 2008).

AVAQ – veja *Anos de vida ajustados pela qualidade*.

Biocenose – definida como a associação orgânica de população de todas as espécies vivas interagentes formadoras de um ecossistema particular (ROUQUAYROL, VERAS & TÁVORA, 2017).

Biossegurança (I) – campo de atuação voltado para prevenção ou eliminação de situações de riscos biológicos inerentes às atividades de prestação de serviços, pesquisa, produção, ensino e desenvolvimento tecnológico em saúde que podem comprometer a saúde dos profissionais atuantes nesses setores, além de contaminar ambientes e animais (CÂMARA et al., 2003).

Biossegurança (II) – tem como objetivo central a prevenção de riscos à saúde ambiental e humana; propõe a avaliação de risco como primeiro passo para a elaboração de propostas preventivas e como prática possibilitadora do desenvolvimento sustentável (ROCHA, BESSA & ALMEIDA, 2012).

Bioterrorismo – disseminação deliberada de bactérias, vírus ou outros microrganismos utilizados para causar doença ou morte em populações, animais ou plantas (CDC, 2007).

Campanha de vacinação – estratégia cujo objetivo é o controle de uma doença de forma intensiva ou a ampliação da cobertura vacinal para complementar trabalho de rotina (BRASIL, 2001b).

Cárie dental (ou dentária) – doença transmissível em que o biofilme, na presença de condições orais que são mais patológicas do que de proteção, leva à desmineralização dos tecidos duros dos dentes (KUSTCH & YOUNG, 2011). O biofilme corresponde a um agregado de microrganismos que vivem associados a uma superfície e encapsulados numa matriz de polissacarídeos (DONLAN, 2002).

Caso – uma particular doença, desordem de saúde ou condição sob investigação encontrada num indivíduo ou dentro de uma população ou grupo de estudo (PORTA, 2008).

Caso alóctone – em epidemiologia de doença infecciosa, é o caso atualmente presente na área sob consideração, na qual chega por via terrestre, marítima/fluvial ou terrestre e que tenha adquirido sua doença em outra região de onde emigra ou onde esteve ocasionalmente. Sinônimo: caso importado (ROUQUAYROL, 1999; PORTA, 2008).

Caso autóctone – em epidemiologia de doença infecciosa, é o caso de origem local, ou seja, que adquiriu a doença dentro dos limites do lugar em referência ou sob investigação (ROUQUAYROL, 1999; PORTA, 2008).

Caso confirmado – pessoa de quem foi isolado e identificado o agente etiológico ou de quem foram obtidas outras evidências laboratoriais da presença do agente etiológico, como, por exemplo, a conversão sorológica em amostras de sangue colhidas nas fases aguda e convalescente (CDC, 1988). A confirmação do caso está sempre condicionada à observação dos critérios estabelecidos pela definição de caso, que, por sua vez, está relacionada com o objetivo do programa de controle da doença e ou do sistema de vigilância (BRASIL, 2002). Nos programas de eliminação ou erradicação de doenças geralmente adotam-se definições de caso confirmado altamente específicas (LUNA, ARAUJO & CAVALCANTI, 2017).

Caso importado – veja *Caso alóctone*.

Caso-índice – primeiro entre vários casos de natureza similar e epidemiologicamente relacionados. O caso-índice é muitas vezes identificado como fonte de contaminação ou infecção (CDC, 1988).

Caso presuntivo – pessoa com síndrome clínica compatível com a doença, porém sem confirmação laboratorial do agente etiológico (CDC, 1988).

Caso secundário – caso novo de uma doença transmissível, surgido a partir do contato com o caso-índice (LIMA, PORDEUS & ROUQUAYROL, 2017).

Caso suspeito – pessoa cuja história clínica, sintomas e possível exposição a uma fonte de infecção sugerem que ela possa estar com ou vir a desenvolver alguma doença infecciosa (CDC, 1988).

Ciências sociais e humanas – constituem um dos pilares da saúde coletiva. Seus conteúdos e práticas são úteis na produção de conhecimentos sobre noção de cultura, poder e hegemonia no campo da saúde (BARROS, CATRIB & BRILHANTE, 2017).

Cliente – palavra usada para designar qualquer comprador de um bem ou serviço, incluindo quem confia sua saúde a um trabalhador da saúde. O termo incorpora a ideia de poder contratual e de contrato terapêutico efetuado. Nos serviços de saúde, prefere-se usar o termo cliente em vez de paciente, pois implica capacidade contratual, poder de decisão e equilíbrio de direitos (BRASIL, 2012a).

Cobertura vacinal – indicador que expressa o percentual da população-alvo que foi vacinada, medindo a capacidade de alcance das metas estabelecidas conforme a estratégia de vacinação. Para se obter a cobertura vacinal são necessárias as seguintes informações: população-alvo, número de vacinados por idade, doses e área geográfica. A cobertura pode ser avaliada pelo método administrativo, analisando as informações obtidas no sistema de registro dos serviços de saúde, e pelo método estatístico, que consiste em inquéritos ou levantamentos de campo realizados por meio de entrevistas em adequada amostra de domicílios (BRASIL, 1984):

$$\text{Cobertura vacinal} = \frac{\text{N}^{\circ} \text{ de vacinados no grupo etário com determinada vacina}}{\text{N}^{\circ} \text{ de pessoas no grupo etário}} \times 100$$

Coeficiente – relação entre o número de eventos reais e os que poderiam acontecer, multiplicando-se o resultado dessa relação pela base referencial do denominador, que é potência de 10. Muito utilizado em saúde pública para indicar a relação (quociente) entre dois valores numéricos, no sentido de estimar a probabilidade da ocorrência ou não de determinado evento. Sinônimo: taxa (LIMA, PORDEUS & ROUQUAYROL, 2017).

Coeficiente de ataque – taxa de incidência referida a uma população específica ou a um grupo bem definido de pessoas limitadas a uma área e tempo restritos. Muito útil para investigar surtos epidêmicos logo em sua eclosão e durante sua vigência (LIMA, PORDEUS & ROUQUAYROL, 2017).

Coeficiente de ataque secundário (CAS) – relação entre o número de casos novos surgidos a partir do contato com o caso-índice e o número total de contatos com o caso-índice, expressando-se o resultado em percentual (LIMA, PORDEUS & ROUQUAYROL, 2017):

$$\text{CAS} = \frac{\text{N}^{\circ} \text{ de casos novos surgidos a partir de contato com o caso-índice}}{\text{N}^{\circ} \text{ total de pessoas que tiveram contato com o caso-índice}} \times 100$$

Coeficiente de fecundidade específica por idade (CFEI) – indicador que relaciona o número de nascidos vivos, re-feridos a uma determinada idade da mãe, com o número total de mulheres na mesma idade, expressando-se o resultado por 1.000. Justifica-se seu uso pela grande variação da fecundidade em relação à idade da mulher (PEREIRA, 1995):

$$\text{CFEI} = \frac{\text{N}^{\circ} \text{ de nascidos vivos, no período, de mulheres de um dado grupo etário}}{\text{N}^{\circ} \text{ de mulheres do mesmo grupo etário, na metade do período}} \times 1.000$$

Coeficiente de fecundidade geral (CFG) – coeficiente dado pela relação entre o número de nascidos vivos em determinada área e período e a população feminina de 15 a 49 anos na área considerada e na metade do período referido, expressando-se o resultado por 1.000 (LAURENTI et al.,1985):

$$\text{CFG} = \frac{\text{N}^{\circ} \text{ de nascidos vivos, numa área A, período T}}{\text{População feminina de 15 a 49 anos, na área A, na metade do período T}} \times 1.000$$

Coeficiente de fecundidade total – indicador obtido pela soma dos coeficientes de fecundidade específicos por idade, expressa o número de filhos vivos, de ambos os sexos, por mulher. Por não depender da estrutura etária da respectiva população e por conseguinte não ser influenciado pela distribuição etária, esse coeficiente é muito empregado em comparações populacionais de fecundidade (PEREIRA, 1995).

Coeficiente de gravidade – indicador para avaliar a virulência de determinado bioagente, expressa a porcentagem dos casos considerados graves segundo critérios preestabelecidos (ROUQUAYROL, VERAS & TÁVORA, 2017).

Coeficiente de incidência – constitui medida do risco de doença ou agravo fundamentalmente nos estudos da etiologia de doenças agudas e crônicas. É a razão entre o número de casos novos de uma doença que ocorre numa coletividade, num intervalo de tempo determinado, e a população exposta ao risco de adquirir referida doença no mesmo período, multiplicando-se o resultado por potência de 10, que é a base referencial da população (LIMA, PORDEUS & ROUQUAYROL, 2017):

$$\text{Coeficiente de incidência} = \frac{\text{N}^{\circ} \text{ de casos novos de uma doença, ocorrentes em determinada comunidade, em certo período de tempo}}{\text{N}^{\circ} \text{ de pessoas expostas ao risco de adquirir a doença no referido período}} \times 10^{n}$$

Coeficiente de letalidade – coeficiente resultante da relação entre o número de óbitos decorrentes de determinada causa e o número de pessoas que foram realmente acometidas pela doença, expressando-se sempre em percentual. Indicador útil para avaliar a virulência de determinado bioagente. (LIMA, PORDEUS & ROUQUAYROL, 2017). Veja *Letalidade*.

Coeficiente de morbidade – relação entre o número de casos de uma doença e a população exposta a adoecer. Discriminado em coeficiente de incidência e coeficiente de prevalência. Muito útil para o objetivo de controle de doenças ou de agravos, bem como para estudos de análise do tipo causa/efeito (LIMA, PORDEUS & ROUQUAYROL, 2017):

$$\text{Coeficiente de morbidade} = \frac{\text{N}^\circ \text{ de casos de uma doença}}{\text{População}} \times 10^n$$

Coeficiente de mortalidade – relação entre a frequência absoluta de óbitos e o número dos expostos ao risco de morrer. Pode ser geral, quando inclui todos os óbitos e toda a população da área em estudo, e pode ser específico por idade, sexo, ocupação, causa etc. (LIMA, PORDEUS & ROUQUAYROL, 2017).

Coeficiente de mortalidade fetal tardia – veja *Coeficiente de natimortalidade*.

Coeficiente de mortalidade geral – coeficiente que se expressa dividindo-se o número de óbitos concernentes a todas as causas em determinado ano pela população naquele ano, circunscritos os dados a uma determinada área, e multiplicando-se por 1.000, base referencial para a população exposta (LIMA, PORDEUS & ROUQUAYROL, 2017).

Coeficiente de mortalidade infantil (CMI) – um dos mais sensíveis indicadores de saúde e talvez o mais utilizado dentre os coeficientes de mortalidade, é obtido da divisão do número de óbitos de crianças menores de 1 ano de idade, em certa área e em determinado ano, pelos nascidos vivos na área e ano considerados, multiplicando-se por 1.000 o valor encontrado. Mede o risco de morte para crianças menores de 1 ano e é diretamente influenciado pelas condições socioeconômicas da população. Seus componentes: coeficiente de mortalidade neonatal e coeficiente de mortalidade pós-neonatal (LAURENTI et al., 1985):

$$\text{CMI} = \frac{\text{N}^\circ \text{ de óbitos de menores de 1 ano, na área A, ano T}}{\text{N}^\circ \text{ de nascidos vivos, na área A, ano T}} \times 1.000$$

Coeficiente de mortalidade infantil precoce – veja *Coeficiente de mortalidade neonatal*.

Coeficiente de mortalidade infantil tardia – veja *Coeficiente de mortalidade pós-neonatal*.

Coeficiente de mortalidade neonatal (CMN) – relação do número de óbitos de menores de 28 dias de idade por 1.000 recém-nascidos vivos ao nascer num intervalo de tempo e lugar determinados. Os determinantes da mortalidade neonatal são múltiplos e complexos e estão intrinsecamente relacionados com problemas congênitos e maternos e com complicações durante a gestação e o parto, causas essas vinculadas a fatores biológicos e assistenciais de difícil e lenta redução; a maioria é considerada de causas endógenas (LIMA, PORDEUS & ROUQUAYROL, 2017):

$$\text{CMN} = \frac{\text{N}^\circ \text{ de óbitos de crianças de 0 a 28 dias, na área A, ano T}}{\text{N}^\circ \text{ de recém-nascidos vivos ao nascer, na área A, ano T}} \times 1.000$$

Coeficiente de mortalidade neonatal precoce (CMNP) – relação do número de óbitos de crianças com menos de 7 dias completos a partir do nascimento, por 1.000 recém-nascidos vivos, em período e lugar determinados (LIMA, PORDEUS & ROUQUAYROL, 2017):

$$\text{CMNP} = \frac{\text{N}^\circ \text{ de óbitos de crianças de 0 a 6 dias, na área A, ano T}}{\text{N}^\circ \text{ de recém-nascidos vivos, na área A, no ano T}} \times 1.000$$

Coeficiente de mortalidade neonatal tardia (CMNT) – relação do número de óbitos de crianças de 7 a 27 dias completos, por 1.000 recém-nascidos vivos, em período e lugar determinados (LIMA, PORDEUS & ROUQUAYROL, 2017):

$$\text{CMNT} = \frac{\text{N}^\circ \text{ de óbitos de crianças de 7 a 27 dias, na área A, ano T}}{\text{N}^\circ \text{ de recém-nascidos vivos, na área A, no ano T}} \times 1.000$$

Coeficiente de mortalidade perinatal (CMP) – coeficiente resultante do número de nascidos mortos (22 semanas ou mais de gestação) somado ao número de óbitos de crianças de 0 a 6 dias, dividido pelo número total de nascidos mortos (22 semanas ou mais de gestação) e nascidos vivos, em período e lugar determinados, multiplicando-se o resultado por 1.000 (LIMA, PORDEUS & ROUQUAYROL, 2017):

$$\text{CMP} = \frac{\text{N}^\circ \text{ de nascidos mortos (22 semanas ou mais de gestação)} + \text{n}^\circ \text{ de óbitos de crianças de 0 a 6 dias, na área A, ano T}}{\text{N}^\circ \text{ de nascidos mortos (28 semanas ou mais de gestação)} + \text{nascidos vivos, na área A, ano T}} \times 1.000$$

Coeficiente de mortalidade por acidente de trabalho (CMAT) – relação do número de trabalhadores mortos por acidentes de trabalho por número de empregos que representa o número de trabalhadores, multiplicando-se o resultado por 100.000 (PIGNATI, MACIEL & RIGOTTO, 2017):

$$CMAT = \frac{\text{Trabalhadores mortos por acidente de trabalho}}{\text{Número de trabalhadores (empregos)}} \times 10^5$$

Coeficiente de mortalidade por causa – coeficiente que resulta da divisão do número de óbitos ocorridos por determinada causa e a população exposta, multiplicando-se, a seguir, o resultado por 100.000. Deve-se definir precisamente qual a população exposta a fim de não se incorrer no erro de, por exemplo, colocar mulheres no denominador quando se quer mensurar a mortalidade por câncer de próstata (LIMA, PORDEUS & ROUQUAYROL, 2017).

Coeficiente de mortalidade por doenças transmissíveis – calculado a partir do número de habitantes no denominador e do número de óbitos por doenças infecciosas e parasitárias no numerador, tomando-se como referência a Classificação Internacional de Doenças e Causas de Óbitos (LIMA, PORDEUS & ROUQUAYROL, 2017).

Coeficiente de mortalidade pós-neonatal – relação do número de óbitos ocorridos no período que vai do 28º dia de vida até o 12º mês, antes de 1 ano de idade, por 1.000 nascidos vivos em intervalo de tempo e lugar determinados. Os óbitos desse período são resultantes, principalmente, de causas ligadas a fatores ambientais, como doenças infecciosas e desnutrição. Sinônimo: coeficiente de mortalidade infantil tardia (LAURENTI et al., 1985).

Coeficiente de natimortalidade (CNM) – natimortos com peso de 1.000g ou mais por 1.000 nascimentos totais (natimortos mais nascidos vivos) de 1.000g ou mais, em período e lugar determinados. Sinônimo: coeficiente de mortalidade fetal tardia (CLAP-OPS/OMS, 1988).

$$CNM = \frac{\text{Nº de natimortos de 1.000g ou mais, na área A, ano T}}{\text{Nº de nascidos vivos ou mortos de 1.000g ou mais, na área A, ano T}} \times 1.000$$

Coeficiente de prevalência (CPrev) – coeficiente que mede a força com que subsiste a doença na coletividade. Expressa-se como a relação entre o número de casos conhecidos de uma dada doença e a população, multiplicando-se o resultado pela base referencial da população, que é potência de 10, usualmente 1.000, 10.000 ou 100.000 (LIMA, PORDEUS & ROUQUAYROL, 2017):

$$CPrev = \frac{\text{Nº de casos conhecidos de uma dada doença}}{\text{População}} \times 1.000$$

Coeficiente de prevalência instantânea – Veja *Coeficiente de prevalência pontual.*

Coeficiente de prevalência lápsica – refere-se ao coeficiente de prevalência que abrange um lapso de tempo mais ou menos longo e que não concentra a informação em dado ponto desse intervalo. É a medida que expressa o número total de casos de uma doença, somando-se a prevalência pontual ao começo de um período específico com todos os casos novos que ocorrem durante esse período. No numerador estão incluídas as altas, os óbitos e as emigrações ocorridas nesse intervalo de tempo (LIMA, PORDEUS & ROUQUAYROL, 2017):

Coeficiente de prevalência momentânea – Veja *Coeficiente de prevalência instantânea.*

Coeficiente de prevalência pontual – refere-se ao coeficiente de prevalência num ponto definido no tempo, seja o dia, a semana, o mês ou o ano. Isto é, mede a proporção de uma população que, a um determinado instante, apresenta a doença. No numerador são incluídos os casos que estão vivos e diagnosticáveis na época de avaliação, retirando-se aqueles que já faleceram ou que foram curados ou que emigraram. Sinônimos: coeficiente de prevalência momentânea e coeficiente de prevalência instantânea (SILVA, 1997; LIMA, PORDEUS & ROUQUAYROL, 2017.).

Coeficiente específico – coeficiente que indica a frequência de resultado adverso de um grupo específico de população. No numerador deverá constar o número do evento ocorrido no grupo e no denominador o número total de indivíduos que compõem esse grupo em tempo e lugar determinados (CLAP-OPS/OMS, 1988).

Coeficiente geral de natalidade (CGN) – definido pela relação entre o número anual de nascidos vivos, em área e período determinados, e a população dessa área, no meio do período considerado, multiplicando-se o resultado por 1.000 (LAURENTI et al., 1985):

$$CGN = \frac{\text{Nº de nascidos vivos, na área A, no período T}}{\text{População de área A, no meio do período T}} \times 1.000$$

Comissão sobre os determinantes sociais da saúde – criada pela Organização Mundial da Saúde em 2005 com o objetivo de promover uma tomada de consciência sobre a importância dos determinantes sociais na situação de saúde de indivíduos e populações e sobre a necessidade do combate às iniquidades em saúde por eles geradas (WHO, 2007a).

Conglomeração – em epidemiologia, nome dado ao processo de agrupamento dos casos individuais de determinado agravo à saúde de acordo com o lapso de tempo decorrido entre o evento supostamente causal e a manifestação mórbida em estudo e o local em que ocorreram (FORATTINI, 1992).

Conglomerado de casos ou de óbitos – um conjunto de casos ou de óbitos para os quais poder-se-ia hipotetizar origem idêntica, seja a ação de uma substância química, de um agente infeccioso, a retirada de um fator ambiental e, até mesmo, os modos de vida (ROUQUAYROL, 1999).

Conglomerado espacial de casos – casos de doença de etiologia conhecida ou desconhecida, com doentes exibindo sintomas e sinais iguais, para os quais pode ser suspeitada ou evidenciada uma origem idêntica, ou mesmo comum, associada a algum fator ou fatores surgidos num território circunscrito cujos limites possam ser perfeitamente definidos (ROUQUAYROL, 1999).

Conglomerado temporal de casos – um grupo de casos para os quais se suspeita de um fator comum e que ocorrem dentro dos limites de intervalos de tempo significativamente iguais, medidos a partir do evento que supostamente lhes deu origem (ROUQUAYROL, 1999).

Contágio – veja *Transmissão direta imediata.*

Contágio direto – veja *Transmissão direta imediata.*

Contágio mediato – veja *Transmissão direta mediata.*

Contaminação – presença de agente infeccioso na superfície do corpo, no vestuário e nas roupas de cama, em brinquedos, instrumentos ou pensos cirúrgicos, em objetos inanimados ou em substâncias, como a água, o leite e os alimentos (OPAS, 1997).

Contato – a exposição a uma fonte de uma infecção ou uma pessoa assim exposta (CDC, 2009).

Contato eficiente – contato entre um suscetível e uma fonte primária de infecção em que o agente etiológico é realmente transferido desta para o primeiro (SCHMID, 1956).

Controle (I) – quando aplicado a doenças transmissíveis e algumas não transmissíveis, significa operações ou programas desenvolvidos com o objetivo de reduzir sua incidência e ou prevalência ou eliminá-las (WALDMAN & GOTLIEB, 1992).

Controle (II) – uma série de atividades destinadas a reduzir a prevalência de um agravo até alcançar determinado nível que não mais constitua problema de saúde pública (LAST, 1983).

Controle social – abrange as práticas de fiscalização e de participação nos processos deliberativos relacionados com a formulação de políticas de saúde e de gestão do SUS. Há mecanismos institucionalizados que garantem a participação e o controle social, como os Conselhos de Saúde e as Conferências de Saúde, com representatividade dos distintos atores sociais (BRASIL, 2009a).

Coorte – termo derivado das antigas legiões de soldados romanos que marchavam em grupos durante os combates (LOPES, 2012). Em epidemiologia, uma coorte se refere a um grupo de indivíduos, pertencentes a uma mesma população, que é acompanhado durante certo período de tempo com vistas a estudar a ocorrência de um ou mais desfechos (GREENBERG, 2005).

Corresponsabilidade sanitária – processo em que a equipe de saúde, bem como outras com função de apoio matricial, tem a seu encargo o cuidado à saúde de um conjunto de pessoas que vivem num mesmo território (CAMPOS, 2010).

Curvas de mortalidade proporcional – constituem representações gráficas dos vários valores de mortalidade proporcional segundo grupos etários prefixados: o grupo infantil (< 1 ano) dos lactentes; as crianças em idade pré-escolar (1 a 4 anos), os pós-lactentes; as crianças e os adolescentes (5 a 19 anos), pré-púberes e púberes jovens; os adultos jovens ou jovens maduros (20 a 49 anos) e as pessoas de meia-idade e idosas (50 anos ou mais). De acordo com os tipos de curva resultantes, avalia-se o nível de saúde: muito baixo (irregular), baixo (jota invertido), regular (forma em U) e elevado (forma em J) (LIMA, PORDEUS & ROUQUAYROL, 2017).

Custos diretos – custos incorridos com a organização e operacionalização de determinado programa de saúde. As categorias de custo direto com maior peso são geralmente as despesas com pessoal, materiais consumíveis e energia e os gastos com capital. Para além desses custos de produção incorridos pelos serviços incluem-se ainda, sob a rubrica de custos diretos, os gastos efetuados pelos usuários e seus familiares (PEREIRA, 2002).

Custos fixos – aqueles que não são passíveis de alteração em curto prazo por serem independentes do volume de produção – por exemplo, rendas, gastos com capital etc. (PEREIRA, 2002).

Custos indiretos – custos associados à perda de produção econômica em razão da participação do usuário em determinado programa de saúde e ainda os chamados custos "psíquicos" ou intangíveis, tais como ansiedade, dor e desconforto associados aos próprios tratamentos (PEREIRA, 2002).

Custo de oportunidade – valor da melhor alternativa não concretizada em consequência de se utilizarem recursos escassos na produção de um certo bem ou serviço. O custo de oportunidade é o verdadeiro custo em que a sociedade incorre ao fornecer um programa de saúde à população, na medida em que os recursos humanos e materiais empregados nesse programa ficam indisponíveis para outros fins. Há que notar ainda que, quanto maior for a escassez de recursos, maiores serão os custos de oportunidade de determinada decisão (PEREIRA, 2002).

Custo social – custo de determinada atividade para a sociedade no seu todo, e não apenas para os indivíduos ou instituições envolvidas na sua realização. O custo social de qualquer procedimento médico incluirá tanto os custos incorridos pela clínica ou hospital como aqueles suportados pelos usuários e por outros setores da sociedade. O custo social não equivale necessariamente ao somatório dos custos privados. No caso de um programa de imunização, por exemplo, o custo social será menor do que os custos privados, dado que outros indivíduos, além dos vacinados, virão a se beneficiar com a implementação do programa. Como é evidente, o conceito de custo social está estreitamente relacionado com o conceito de externalidade (PEREIRA, 2002). Veja *Externalidade.*

Dado – a base para gerar informações. Os dados não falam por si. São como uma matéria-prima, sobre a qual se trabalha, juntando-os, correlacionando-os, contrapondo-os para produzir informações que traduzem um conhecimento, uma interpretação e um juízo sobre determinada situação (FERREIRA, 2001).

DALY – indicador denominado *Disability Adjusted Life Year*, traduzido para o português como Anos Potenciais de Vida Perdidos Ajustados para Incapacidade. Veja *Anos potenciais de vida perdidos ajustados para incapacidade* (SILVA, 2017).

Declaração de nascido vivo (DN) – documento oficial e padronizado em todo o território nacional para a lavratura da Certidão de Nascimento pelos Cartórios de Registro Civil e, portanto, para a garantia dos direitos de cidadania, como também o instrumento de coleta de dados utilizado pelo Sistema de Informações de Nascidos Vivos (BRASIL, 2011b).

Declaração de óbito (DO) – documento básico para gerar os dados de mortalidade, constituindo o instrumento único para alimentação do Sistema de Informação sobre Mortalidade. É imprescindível para a epidemiologia, além de ter caráter jurídico, conforme prescreve a Lei dos Registros Públicos – Lei 6.015/73, alterado pela Lei 6.216, para lavratura, pelos Cartórios de Registro Civil, da Certidão de Óbito, indispensável para as formalidades legais do sepultamento (MELLO-JORGE, LAURENTI & GOTLIEB, 2007; BRASIL, 2009, 2011a).

Decreto 7.508/2011 – regulamenta a Lei 8.080, de 19 de setembro de 1990, para dispor sobre a organização do Sistema Único de Saúde (SUS), o planejamento da saúde, a assistência à saúde e a articulação interfederativa, e dá outras providências (BRASIL, 2011f).

Desastre – para a ONU/EIRD (Estratégia Internacional para a Redução de Desastres) é a interrupção grave do funcionamento de uma comunidade ou sociedade que causa perdas humanas e/ou importantes perdas materiais, econômicas ou ambientais que excedam a capacidade da comunidade ou sociedade afetada para fazer frente à situação utilizando seus próprios recursos (BRASIL, 2012c).

Desinfecção (I) – eliminação de agentes infecciosos que se encontram fora do corpo por meio de exposição direta a agentes químicos ou físicos (OPAS, 1997).

Desinfecção (II) – processo físico ou químico que destrói todos os microrganismos, exceto os esporulados (BRASIL, 1994).

Desinfecção concorrente – aplicação de medidas desinfetantes, o mais rápido possível, após a expulsão de material infeccioso do organismo de um indivíduo infectado ou depois de se ter, com esse material, contaminado alguns objetos, reduzindo-se ao mínimo o contato de outras pessoas com o referido material ou objetos antes dessa desinfecção (OPAS, 1997).

Desinfecção de alto nível – quando os desinfetantes são eficazes contra todas as formas vegetativas, destroem uma parte dos esporos quando utilizados entre 10 e 30 minutos (BRASIL, 1994).

Desinfecção de baixo nível – quando os desinfetantes têm atividade contra bactérias vegetativas, mas não destroem esporos (BRASIL, 1994).

Desinfecção de médio nível ou nível intermediário – quando os desinfetantes não destroem esporos, têm ação sobre o bacilo da tuberculose, ampla ação sobre vírus e fungos, mas não destroem, obrigatoriamente, todos eles (BRASIL, 1994).

Desinfecção terminal – aplicação de medidas desinfetantes após o paciente ter sido removido, por morte ou hospitalização, depois de ter sido suspenso o isolamento hospitalar ou outras medidas. Raramente se pratica a desinfecção terminal; em geral, basta a limpeza terminal, acompanhada de arejamento e insolação dos aposentos, dos móveis e da roupa de cama. É necessária apenas nas doenças transmitidas por contato indireto (OPAS, 1997).

Desinfestação – qualquer processo físico ou químico por meio do qual se destroem ou eliminam animais pequenos indesejáveis, particularmente artrópodes ou roedores que estão no corpo de uma pessoa, na roupa, no ambiente ou em animais domésticos (OPAS, 1997).

Desvio-padrão – medida de dispersão mais usada, pode ser considerada como uma medida de variabilidade dos dados de uma distribuição de frequências, isto é, o desvio-padrão mede a dispersão dos valores individuais em torno da média. Para seu cálculo deve ser obtida a média da distribuição e, a seguir, determinados os desvios para mais e para menos a partir dessa média. Assim, o desvio-padrão é a média quadrática dos desvios em relação à média aritmética de uma distribuição de frequências, ou seja, é a raiz quadrada da média aritmética dos quadrados dos desvios, estes tomados a partir da média aritmética (HOEL, 1968; SOUNIS, 1985; TOLEDO & OVALLE, 1988).

Determinantes sociais da saúde – fatores sociais, econômicos, culturais, étnicos/raciais, psicológicos e comportamentais que influenciam a ocorrência de problemas de saúde e seus fatores de risco na população (WHO, 2007a).

Diagrama de controle – dispositivo gráfico destinado ao acompanhamento, no tempo, semana a semana, mês a mês, da evolução dos coeficientes de incidência com o objetivo de se estabelecerem e implementarem medidas profiláticas que possam manter a doença sob controle (ROUQUAYROL, 1999).

Diferença de risco – veja *Risco atribuível*.

Doença (I) – desajustamento ou falha nos mecanismos de adaptação do organismo ou ausência de reação aos estímulos a cuja ação está exposto. O processo conduz a uma perturbação da estrutura ou da função de um órgão ou de um sistema ou de todo o organismo ou de suas funções vitais (JENICEK & CLÉROUX, 1982, apud ROUQUAYROL, VERAS & TÁVORA, 2017).

Doença (II) – enfermidade ou estado clínico, independentemente de origem ou fonte, que represente ou possa representar dano significativo para os seres humanos (BRASIL, 2011e).

Doença de isolamento – doença que exige a segregação dos indivíduos doentes durante o período de transmissibilidade da doença, em lugar e condições que evitem a transmissão direta ou indireta de agente infeccioso a pessoas ou animais suscetíveis (OPAS, 1992).

Doença de notificação compulsória – doença que, por obrigação legal, deve ser notificada às autoridades sanitárias (OMS, 1991).

Doença fulminante – forma de doença que ocorre de modo excepcionalmente grave com coeficiente de letalidade elevado, como, por exemplo, as septicemias (ROUQUAYROL, VERAS & TÁVORA, 2017).

Doença infecciosa (I) – doença clinicamente manifesta do homem ou dos animais resultante de uma infecção (OPAS, 1997). Veja *Infecção*.

Doença infecciosa (II) – modernamente compreendida como resultante da associação de múltiplos fatores, incluindo a presença de um agente vivo indispensável, porque sem ele não há infecção, embora o bioagente nem sempre seja condição suficiente para a instalação de doença infecciosa na população. Assim é que, nas diarreias infecciosas, mais do que os bioagentes patogênicos, são fundamentais os fatores culturais e socioeconômicos na manutenção dessa enfermidade, principalmente entre as classes desprivilegiadas (ROUQUAYROL, VERAS & TÁVORA, 2017).

Doença latente – Forma de doença que representa um período de equilíbrio durante o qual não existem sinais clínicos manifestos da doença e o doente ainda não constitui fonte de infecção (ROUQUAYROL, VERAS & TÁVORA, 2017).

Doença manifesta – doença que apresenta as características clínicas que lhe são típicas (ROUQUAYROL, VERAS & TÁVORA, 2017).

Doença mental – modo de reapropriação que revela o fracasso das tentativas de entender, superar, evitar ou tornar suportáveis os sofrimentos psíquicos, radicalizando o processo de alienação, fazendo o sujeito viver tensões sem expectativa de solução ou abolindo um dos polos de profundas contradições (SAMPAIO, GUIMARÃES & SAMPAIO, 2017).

Doença periodontal – conjunto das alterações que afetam a gengiva (*as gengivites*) e as estruturas de suporte que circundam o dente, ou seja, o osso alveolar, o cimento e o ligamento periodontal (*as periodontites*) (WOLF & RATEITSCHAK, 2006).

Doença profissional – doença produzida ou desencadeada pelo exercício do trabalhador, peculiar a determinada atividade, constante da respectiva relação elaborada pelo Ministério do Trabalho e da Previdência Social e referida no art. 20 da Lei 8.213, de 24 de julho de 1991 (MENDES & DIAS, 1999).

Doenças de veiculação hídrica – doenças que podem ser transmitidas ao ser humano através da água, quando esta serve como meio de transporte de agentes patogênicos eliminados pelo ser humano através dos dejetos ou de poluentes químicos e radioativos presentes nos esgotos industriais. Esses agentes podem alcançar o ser humano através da ingestão direta da água, pelo contato desta com a pele ou mucosas ou através de seu uso em irrigação ou na preparação de alimentos (ROUQUAYROL, VERAS & TÁVORA, 2017).

Doenças infecciosas emergentes – doenças que surgiram recentemente numa população ou que ameaçam se expandir num futuro próximo (FAÇANHA & CAVALCANTI, 2017).

Doenças infecciosas reemergentes – doenças causadas por microrganismos bem conhecidos que estavam sob controle, mas que se tornaram resistentes às drogas antimicrobianas comuns (por exemplo, malária, tuberculose) ou estão se expandindo rapidamente em incidência ou em área geográfica (cólera nas Américas) (FAÇANHA& CAVALCANTI, 2017).

Doenças não transmissíveis – grupo de doenças caracterizadas por: história natural prolongada; multiplicidade de fatores de risco complexos; interação tanto de fatores etiológicos conhecidos como de desconhecidos; longo período de latência; longo curso assintomático; curso clínico em geral lento, prolongado e permanente; manifestações clínicas com períodos de remissão e exacerbação, e evolução para graus variados de incapacidade ou para a morte. Sinônimos: doenças não infecciosas, crônicas não transmissíveis, cronicodegenerativas (LESSA, 1998).

Doenças relacionadas ao trabalho – constituídas por três grupos de doenças: (1) doenças comuns (cronicodegenerativas, infecciosas, neoplásicas, traumáticas etc.) eventualmente modificadas no aumento da frequência de sua ocorrência ou na precocidade de seu surgimento em trabalhadores, sob determinadas condições de trabalho (por exemplo: a hipertensão arterial em motoristas de ônibus urbanos nas grandes cidades); (2) doenças comuns que têm o espectro de sua etiologia ampliado ou tornado mais complexo pelo trabalho. A asma brônquica, a dermatite de contato alérgica, a perda auditiva induzida pelo ruído (ocupacional), doenças musculoesqueléticas e alguns transtornos mentais são exemplos dessa possibilidade, na qual, em decorrência do trabalho, se somam (efeito aditivo) ou se multiplicam (efeito sinérgico) as condições provocadoras ou desencadeadoras desses quadros nosológicos; (3) agravos à saúde específicos, tipificados pelos acidentes do trabalho e pelas doenças profissionais. A silicose e a asbestose são exemplos desse grupo de agravos específicos (BRASIL, 2001a).

Doença transmissível – qualquer doença causada por um agente infeccioso específico, ou seus produtos tóxicos, que se manifesta pela transmissão desse agente ou de seus produtos, de uma pessoa ou animal infectados ou de um reservatório a um hospedeiro suscetível, direta ou indiretamente, por meio de um hospedeiro intermediário, de natureza vegetal ou animal, de um vetor ou do meio ambiente inanimado. Sinônimo: doença infecciosa (OPAS, 1997).

Doença transmitida por alimentos (DTA) – termo genérico aplicado a uma síndrome geralmente constituída de anorexia, náuseas, vômitos e/ou diarreia. As DTA são atribuídas à ingestão de alimentos ou água contaminados por bactérias, vírus, parasitos, toxinas, príons, agrotóxicos, produtos químicos e metais pesados. Além dos sintomas digestivos, podem ocorrer afecções extraintestinais em diferentes órgãos e sistemas, como meninges, rins, fígado, sistema nervoso central, terminações nervosas periféricas e outros, de acordo com o agente etiológico envolvido. O quadro clínico das DTA depende, portanto, do agente etiológico envolvido e varia desde leve desconforto intestinal até quadros extremamente sérios, com desidratação grave, diarreia sanguinolenta, insuficiência renal aguda (síndrome hemolítica urêmica) e insuficiência respiratória (botulismo) (BRASIL, 2005).

Doente – qualquer pessoa que sofre de uma doença ou agravo. Sinônimo: paciente (OPAS, 1997).

Doente de doença infecciosa – indivíduo infectado, pessoa ou animal, que alberga um agente infeccioso e que apresenta manifestação da doença. Sinônimos: paciente de doença infecciosa, enfermo de doença infecciosa (ROUQUAYROL, 1993).

Dose infectante – quantidade do agente etiológico necessária para iniciar uma infecção. Varia com a virulência do bioagente e com a resistência do acometido (ROUQUAYROL, VERAS & TÁVORA, 2017).

Economia da saúde – especialidade de recente surgimento dentro dos estudos econômicos, dedicada a investigação, estudo, métodos de medição, racionalização e sistema de análises das atividades relacionadas com financiamento, produção, distribuição e consumo dos bens e serviços que satisfazem necessidades sanitárias e de saúde sob os princípios normativos da eficiência e da equidade (RUBIO CEBRIÁN, 1995).

Ecossistema – o meio ambiente que cerca espécies, populações ou indivíduos, mantendo relações dinâmicas com estes, considerado pelo conjunto total de seus fatores interagentes, vivos e inanimados, estruturados de forma sistêmica (ROUQUAYROL, VERAS & TÁVORA, 2017).

Ecótopo – a parte abiótica do ecossistema, constituída por fatores inanimados de ordem física e química: material biológico em decomposição, solo, ar, objetos e substâncias (ROUQUAYROL, VERAS & TÁVORA, 2017).

Educação em saúde (I) – o processo que capacita o indivíduo, propiciando o autoconhecimento da realidade, a identificação das forças que interagem em seu ambiente de vida e a participação na busca conjunta de alternativas de transformação de suas condições de vida (HOMEM D'EL-REY, 2000).

Educação em saúde (II) – baseada em critérios epidemiológicos, como atribuição de todos os níveis do Sistema Único de Saúde (SUS), deve ser considerada estratégia imprescindível para promoção da saúde, prevenção das doenças e consolidação do SUS, nos níveis federal, estadual e municipal (BRASIL, 1993a – Resolução do Conselho Nacional de Saúde nº 41, de 3 de março de 1993).

Educação popular em saúde – um campo de teoria e prática que, enraizado em matrizes diferentes – humanista cristã e socialista –, encontra seu denominador comum no pensamento de Paulo Freire. Ela se contrapõe ao autoritarismo vigente na cultura sanitária e no modo tradicional de definir técnica e politicamente intervenções na área da saúde e orienta-se por modos alternativos e bastante diferenciados de lutar pela transformação das relações de subordinação e de opressão em favor da autonomia, da participação das pessoas comuns e da interlocução entre os saberes e práticas (STOTZ, 2003).

Efeito estufa – aquecimento global da Terra resultante do calor que vem sendo retido em sua superfície, consequente ao aumento da concentração de alguns gases, principalmente o gás carbônico, além de clorofluorcarbonos, metano, óxido nitroso e de outros (MOTA, 2017).

Efetividade – o grau em que se alcança determinado impacto, resultado, benefícios ou efeito real por causa da aplicação prática de uma ação sob condições habituais. É o grau em que determinada intervenção, procedimento ou regime de serviço, postos em prática, alcança o que se pretende conseguir para incrementar o nível sanitário de uma dada população, isto é, refere-se à probabilidade de um indivíduo ou um conjunto deles se beneficiar da aplicação de uma atenção ou técnica sanitária em circunstâncias reais ou habituais da prática médica (RUBIO CEBRIÁN, 1995).

Eficácia – refere-se ao impacto ou efeito de uma ação levada a cabo em condições ótimas ou experimentais. É o grau em que determinada intervenção, procedimento, regime ou serviço pode gerar um resultado sanitariamente desejável em condições ideais, ou seja, diz respeito à probabilidade de um indivíduo ou um conjunto de pessoas se beneficiar de aplicação de um procedimento ou técnica em condições ideais de atenção (RUBIO CEBRIÁN, 1995).

Eficácia da vacina – capacidade que a vacina tem de proteger efetivamente contra determinada doença quando aplicada num grupo de pessoas. Mede-se a eficácia de uma vacina pela seguinte fórmula (SANTOS, 1993):

$$\frac{\text{Eficácia}}{\text{da vacina}} = \frac{\substack{\text{Coef. de incidência} \\ \text{em não vacinados}} - \substack{\text{Coef. de incidência} \\ \text{em vacinados}}}{\substack{\text{Coeficiente de incidência em} \\ \text{não vacinados}}} \times 100$$

Eficiência – princípio normativo da economia da saúde referente à produção dos bens e serviços que a sociedade mais valoriza, ao menor custo possível. É determinada mediante a relação por quociente entre os resultados obtidos e o valor dos recursos empregados. É um conceito estritamente econômico e relativo, derivado da escassez dos recursos e vinculado à fase de produção dos bens e serviços (RUBIO CEBRIÁN, 1995).

Eliminação (I) – cessação da transmissão de determinada infecção em ampla região geográfica ou jurisdição política. Sinônimo: erradicação regional (LAST, 1988). Veja *Erradicação*.

Eliminação (II) – redução da transmissão de caso para um nível muito baixo predeterminado (PORTA, 2008). Por exemplo, a Organização Mundial da Saúde (OMS) estabelece que eliminar a hanseníase como um problema de saúde pública é alcançar sua prevalência em valor abaixo de 1 caso por 10 mil habitantes (WHO, 2012).

Emergência de Saúde Pública de Importância Internacional (ESPII) – evento extraordinário que constitui risco para a saúde pública de outros países por meio da propagação internacional de doenças e que potencialmente requerem uma resposta internacional coordenada (BRASIL, 2011e).

Emergência de Saúde Pública de Importância Nacional (ESPIN) – um evento que apresente risco de propagação ou disseminação de doenças para mais de uma Unidade Federada – estados e Distrito Federal – com priorização das doenças de notificação imediata e outros eventos de saúde pública, independentemente da natureza ou origem, depois de avaliação de risco, e que possa necessitar de resposta nacional imediata (BRASIL, 2011e).

Endemia (I) – qualquer doença espacialmente localizada, temporalmente ilimitada, habitualmente presente entre os membros de uma população e cujo nível de incidência se situe sistematicamente nos limites de uma faixa endêmica que foi previamente convencionada para uma população e época determinadas (ROUQUAYROL, 1999).

Endemia (II) – presença constante de uma doença ou de um agente infeccioso em determinada área geográfica que pode significar também a prevalência usual de determinada doença nessa área. Hiperendemia significa transmissão intensa persistente e holoendemia um alto nível de infecção que começa no início da vida e afeta a maior parte da população; aplica-se, por exemplo, à malária em alguns lugares (OPAS, 1997).

Endemia (III) – variação da incidência de uma doença numa comunidade humana dentro de limites considerados "normais" para essa comunidade, isto é, dentro de uma faixa limitada por dois desvios-padrão acima e abaixo da incidência média da doença, tomando como base certo número de anos anteriores (SCHMID, 1956).

Endemicidade – refere-se à intensidade do caráter endêmico de determinada doença em determinado lugar e intervalo cronológico (ROUQUAYROL, 1999).

Ensaio clínico controlado – estudo em que o investigador introduz uma intervenção e observa o efeito dessa nova variável nos desfechos clínicos. A intervenção pode ser uma medicação, cirurgia, programa educativo ou fisioterapêutico que supostamente melhora o curso de uma doença. O ensaio clínico controlado é randomizado quando a intervenção é alocada de forma aleatória entre os sujeitos da pesquisa (MEDEIROS & ABREU, 2017).

Enzootia (I) – nome que equivale ao de endemia, porém aplicado à população animal (FORATTINI, 1992).

Enzootia (II) – presença constante ou prevalência usual da doença ou agente infeccioso na população animal de dada área geográfica (BRASIL, 2010b).

Epidemia (I) – denominação da ocorrência de doença em grande número de pessoas ao mesmo tempo *(lato sensu)*. Em sentido estrito, pode ser considerada uma alteração, espacial e cronologicamente delimitada, do estado de saúde-doença de uma população, caracterizada por uma elevação progressivamente crescente, inesperada e descontrolada dos coeficientes de incidência de determinada doença, ultrapassando e reiterando valores acima do limiar epidêmico preestabelecido (conceito operativo) (ROUQUAYROL, 1999).

Epidemia (II) – a manifestação, numa coletividade ou região, de casos de alguma enfermidade que excede claramente a incidência prevista. O número de casos que indica a existência de uma epidemia varia com o agente infeccioso, o tamanho e as características da população exposta, sua experiência prévia ou falta de exposição à enfermidade e o local e a época do ano em que ocorre. Por decorrência, a epidemicidade guarda relação com a frequência comum da enfermidade na mesma estação do ano. O aparecimento de um único caso de doença transmissível que durante um lapso de tempo prolongado não havia afetado uma população ou que invade pela primeira vez uma região na qual não tinha sido identificada requer notificação imediata e uma completa investigação epidemiológica; a ocorrência de dois casos dessa doença, associados no tempo e no espaço, pode ser considerada uma epidemia (OPAS, 1997).

Epidemia de contágio – veja *Epidemia progressiva*.

Epidemia de contato – veja *Epidemia progressiva*.

Epidemia explosiva – nome dado à epidemia que apresenta rápida progressão até atingir a incidência máxima num curto espaço de tempo. Sinônimo: epidemia maciça (ROUQUAYROL, 1999).

Epidemia focal – veja *Epidemia por fonte pontual*.

Epidemia lenta – designação dada à epidemia de progressão vagarosa, isto é, apresenta velocidade lenta para atingir a incidência máxima. Esse tipo de epidemia acontece nas doenças cujos casos se sucedem lentamente. Pode ocorrer com as doenças cujos agentes apresentam baixa resistência ao meio exterior ou aos quais a população seja altamente resistente ou imune. O decurso moroso da epidemia pode ainda ser decorrente de doenças de longo período de incubação (AIDS, por exemplo) e da difusão parca no meio dos fatores de transmissão da doença (ROUQUAYROL, 1999).

Epidemia maciça – veja *Epidemia explosiva*.

Epidemia por fonte comum – epidemia difundida a partir de uma fonte comum, em que o fator extrínseco (agente infeccioso, fatores físico-químicos ou produtos do metabolismo biológico) é veiculado pela água, alimento, ar ou introduzido por inoculação. Nesse tipo de epidemia não existe propagação de doença pessoa a pessoa: todos os afetados devem ter tido acesso direto ao veículo disseminador da doença, não necessariamente ao mesmo tempo e no mesmo lugar. Trata-se geralmente de uma epidemia explosiva e bastante localizada em relação às variáveis, tempo, espaço e pessoa. São suas variantes: a epidemia por fonte pontual e a epidemia por fonte persistente. Sinônimo: epidemia por veículo comum (ROUQUAYROL, 1999).

Epidemia por fonte persistente – epidemia por fonte comum e persistente (no tempo), resultando na exposição prolongada (por um largo lapso de tempo) da população (ROUQUAYROL, 1999).

Epidemia por fonte pontual – epidemia por fonte comum em que, por causa da fonte pontual (no tempo), a exposição se dá durante um curto intervalo de tempo e cessa, não tornando a se repetir. São exemplos a exposição a gases tóxicos, alguns tipos de intoxicação alimentar, exposição a radiações ionizantes etc. Autores da língua francesa a denominam epidemia focal (ROUQUAYROL, 1999).

Epidemia progressiva – epidemia de desenvolvimento lento, na qual a doença se difunde de pessoa a pessoa por via respiratória, anal, oral, genital ou por vetores, de modo que os casos identificados não podem ser atribuídos a agentes transmitidos a partir de uma única fonte. A propagação da epidemia se dá em cadeia, gerando verdadeira corrente de transmissão, de suscetível a suscetível, até o esgotamento desses ou sua diminuição abaixo do nível crítico. Sinônimos: epidemia de contato, epidemia de contágio e epidemia propagada (ROUQUAYROL, 1999).

Epidemiologia (I) – estudo da ocorrência e distribuição de estados ou eventos relacionados com a saúde em populações específicas, incluindo o estudo dos determinantes que influenciam esses estados, e a aplicação desse conhecimento para controlar os problemas de saúde (PORTA, 2008).

Epidemiologia (II) – ciência que estuda o processo saúde-doença em coletividades humanas, analisando a distribuição e os fatores determinantes das enfermidades, danos à saúde e eventos associados à saúde coletiva, propondo medidas específicas de prevenção, controle ou erradicação de doenças e fornecendo indicadores que sirvam de suporte ao planejamento, à administração e à avaliação das ações de saúde (ROUQUAYROL & GOLDBAUM, 1999).

Epidemiologia clínica – ciência básica para a medicina clínica e que estuda eventos clínicos num grupo de pacientes similares, utilizando-se de métodos científicos rigorosos e adequados com o objetivo de gerar informações válidas e acuradas, necessárias ao cuidado dos pacientes (MEDEIROS & ABREU, 2017).

Epidemiologia crítica – epidemiologia que tem como contexto as urgências sociossanitárias de povos superexplorados. Apresenta as seguintes características: (a) enfrenta postulados teórico-metodológicos e práticos da saúde oficial e da medicina hegemônica; (b) não se reduz ao uso "progressista" de conceitos, técnicas e linhas de ação convencionais, tampouco à adaptação terceiro-mundista de modalidades simplificadas do saber dos centros hegemônicos; (c) surge em torno do pensamento científico emancipador como uma expressão particular da luta autárquica que tem como correspondente a necessidade popular; (d) crescimento e aprofundamento especializados de revolução filosófica que esteve na periferia dos campos técnicos (BREILH, 1991).

Epidemiologia molecular – estudo da disseminação de fragmentos de material genético que tenha relevância para a compreensão do comportamento de determinados agravos na comunidade (GLASS, 1986).

Epidemiologia nutricional – estudo dos determinantes nutricionais da doença em populações humanas. Sua função é identificar e estudar associações entre dieta e doença em população definida (SPARK, 2007).

Epidemiologia psiquiátrica – método epidemiológico aplicado à psiquiatria visando: (a) ao diagnóstico coletivo; (b) ao estudo do funcionamento das políticas, planos, programas, projetos e serviços de saúde; (c) à compreensão da estrutura e do devir dos quadros clínicos e das síndromes; (d) à estimativa dos processos de risco e das populações mais vulneráveis: recém-nascidos, adolescentes, idosos, minorias sociais, trabalhadores em função es-

tigmatizada ou muito penosa; (e) aos processos gerais e específicos de determinação; (f) aos estudos históricos (SAMPAIO & MESSIAS, 2002).

Epidemiologia social (I) – estudo de como a sociedade e as diferentes formas de organização social influenciam a saúde e o bem-estar de indivíduos e populações. Em particular, estuda a frequência, a distribuição e os determinantes sociais do estado de saúde na população. Assim, a epidemiologia social vai além da análise de fatores de risco individuais, incluindo o estudo do contexto social no qual se produz o fenômeno saúde-doença (BERKMAN & KAWASHI, 2000, apud OPAS, 2012).

Epidemiologia social (II) – um ramo ou subespecialidade da epidemiologia que estuda o papel da estrutura social e dos fatores sociais na produção de saúde e doença nas populações (PORTA, 2008).

Epistemologia (I) – designa o estudo das ciências, sendo essencialmente, num sentido fundacionalista, o estudo crítico dos princípios, das hipóteses e dos resultados das diversas ciências destinado a determinar sua origem lógica (não psicológica), seu valor e sua importância objetiva (LALANDE, 1999).

Epistemologia (II) – ciência empírica do conhecimento, vinculada à psicologia, que se dedica aos problemas epistemológicos das ciências e que, portanto, compartilha com elas suas limitações (QUINE, 1977).

Epizootia – nome que equivale ao de epidemia, porém aplicado à população animal (FORATTINI, 1992).

Equidade – distribuição justa de determinado atributo populacional junto com a eficiência, a liberdade de escolha pelo consumidor e a maximização da saúde. A equidade é um dos objetivos mais importantes almejados pelos sistemas de saúde modernos. O conceito de equidade não é necessariamente equivalente ao de igualdade, embora os dois termos sejam por vezes usados como sinônimos. Quando se define equidade na prestação de saúde em termos de igualdade, o conceito envolve duas dimensões importantes: a equidade horizontal – tratamento igual de indivíduos que se encontram numa situação de saúde igual – e equidade vertical – tratamento apropriadamente desigual de indivíduos em situações de saúde distintas (PEREIRA, 2002).

Erradicação – cessação de toda a transmissão da infecção pela extinção artificial da espécie do agente em questão de modo a permitir a suspensão de qualquer medida de prevenção ou controle. A erradicação regional ou eliminação é a cessação da transmissão de determinada infecção em ampla região geográfica ou jurisdição política (LAST, 1988).

Erro aleatório – erro da pesquisa indutiva associado à variabilidade amostral, uma vez que se estuda apenas uma amostra de um todo e os resultados podem diferir de uma amostra para outra. Sinônimo: erro amostral (SCHMIDT & DUNCAN, 1999).

Erro sistemático – erro metodológico no planejamento, na execução ou na análise da pesquisa que pode distorcer as conclusões do estudo, destruindo sua validade interna.

É decorrente de diferenças sistemáticas no delineamento da pesquisa, como, por exemplo, utilizar uma balança descalibrada num dos grupos ou então concluir que um tratamento é excelente com base na observação apenas daqueles indivíduos que retornam à consulta. O erro sistemático direciona a verdade para um lado ou para outro. Sinônimo: viés, vício, tendenciosidade (SCHMIDT & DUNCAN, 1999).

Especificidade – capacidade do procedimento de diagnose de efetuar diagnósticos corretos da ausência de doença quando esta está ausente (verdadeiros negativos) (CLAP--OPS/OMS, 1988).

Esperança de vida – também denominada vida média, para uma idade X, em determinado ano-calendário, é o número médio de anos que ainda restam para ser vividos pelos sobreviventes naquela idade X, pressupondo que as condições de vida e de saúde permaneçam inalteradas em relação àquele ano considerado (LAURENTI, 2005).

Esterilização – processo físico ou químico que destrói todos os tipos de microrganismos, inclusive os esporulados (BRASIL, 1994).

Estrutura epidemiológica – conjunto de fatores relativos ao agente etiológico, ao hospedeiro e ao meio ambiente que influem sobre a ocorrência natural de uma doença numa comunidade (SCHMID, 1956).

Estudo de caso – em ciências sociais, investigação empírica de um fenômeno contemporâneo em seu contexto real; esse método de pesquisa acontece quando não existe uma definição clara entre os limites do fenômeno e do contexto (DESLANDES & GOMES, 2004).

Estudo de caso-controle – estudo para a abordagem de associações etiológicas com doenças de baixa incidência. Esse estudo se inicia pelos doentes identificados (casos), estabelece controles (sujeitos comparáveis aos casos, porém reconhecidamente não doentes) para eles e, retrospectivamente, procura conhecer os níveis de exposição ao suposto fator de risco. Os estudos de caso--controle são longitudinais e retroanalíticos, também chamados de retrospectivos (ALMEIDA FILHO & ROUQUAYROL, 1993).

Estudo de coorte – estudo capaz de abordar hipóteses etiológicas, produzindo medidas de incidências e, por conseguinte, medidas diretas de risco. A maioria dos estudos de coorte parte da observação de grupos comprovadamente expostos a um fator de risco suposto como causa de doença a ser detectada no futuro (prospectoanálise). Assim, a coorte constitui-se num grupo de pessoas consideradas sadias quanto à doença sob investigação e que se caracteriza pela composição homogênea por vários fatores que não a variável independente investigada. Sinônimos: estudo prospectivo, de seguimento ou *follow-up* (ALMEIDA FILHO & ROUQUAYROL, 1993).

Estudo de coorte concorrente – refere-se ao estudo no qual a coorte é acompanhada desde o momento de exposição, procedendo-se ao monitoramento e ao registro dos casos de doença ou de óbito à medida que esses ocorram até a data prevista para o encerramento das observações.

Nesse tipo de estudo, o encaminhamento da pesquisa e o fenômeno pesquisado (doença) progridem em paralelo, concomitantemente (LILIENFELD, 1976; ALMEIDA FILHO & ROUQUAYROL, 1993).

Estudo de coorte não concorrente – refere-se ao estudo que é efetivado com a identificação de coortes em algum ponto do passado, com a seleção e a classificação de seus elementos nesse ponto e com o início e o fim do acompanhamento antes do momento da pesquisa (LILIENFELD, 1976; ALMEIDA FILHO & ROUQUAYROL, 1993).

Estudo de corte transversal – veja *Estudo seccional.*

Estudo de *follow-up* – veja *Estudo de coorte.*

Estudo de prevalência – estudo epidemiológico baseado em investigações que produzem "instantâneos" da situação de saúde de um grupo ou comunidade, observando fator e efeito no mesmo momento histórico. Utiliza amostras representativas de população de referência precisamente delimitada, produzindo medidas de prevalência de doenças. Sinônimos: estudo transversal, estudo de corte transversal, estudo seccional, inquérito (ALMEIDA FILHO & ROUQUAYROL, 1993).

Estudo de seguimento – veja *Estudo de coorte.*

Estudo ecológico (I) – estudo caracterizado pelo desenho agregado-observacional-transversal, aborda área geográfica bem delimitada, analisando, comparativamente, variáveis, quase sempre por meio de correlação entre indicadores de saúde (ALMEIDA FILHO & ROUQUAYROL, 1993).

Estudo ecológico (II) – estudo que aborda áreas geográficas, analisando comparativamente indicadores globais, quase sempre por meio de correlação entre variáveis ambientais (ou socioeconômicas) e indicadores de saúde. Nesse estudo, a área ecológica pode sintetizar um conjunto enorme de variáveis, aproximando mais esse tipo de estudo da realidade social concreta (ALMEIDA FILHO & ROUQUAYROL, 1992).

Estudo longitudinal – refere-se ao estudo de temporalidade serial na investigação epidemiológica, havendo qualquer tipo de seguimento, numa escala temporal (ALMEIDA FILHO & ROUQUAYROL, 1993).

Estudo prospectivo – veja *Estudo de coorte.*

Estudo seccional – veja *Estudo de prevalência.*

Estudo transversal – veja *Estudo de prevalência.*

Etnografia – a arte e a ciência de descrever um grupo humano – suas instituições, seus comportamentos interpessoais, suas produções materiais e suas crenças (AGROSSINO, 2009).

Evento – manifestação de doença ou uma ocorrência que apresente potencial para causar doença (BRASIL, 2011e).

Experimento natural – experimento que teria por substrato algum processo de massa, de caráter patológico ou de melhoria de índices vitais com desenvolvimento espontâneo e natural em certos grupos, deixando indene outros segmentos da população. O grupo afetado seria tomado como grupo experimental e o outro seria usado como controle (ALMEIDA FILHO & ROUQUAYROL, 1993).

Externalidades – ocorrências nos casos em que o consumo (ou a produção) de um bem ou serviço tem efeitos positivos ou negativos sobre outros indivíduos que não aqueles diretamente envolvidos no ato de consumir (ou produzir). São também empregadas as expressões *custos externos* e *benefícios externos* para denominar as externalidades negativas e positivas. A poluição ambiental gerada por determinada indústria e o efeito do hábito de fumar sobre os fumantes passivos são exemplos de externalidades negativas; a vacinação contra doenças contagiosas e a instalação de rede de saneamento básico produzem externalidades positivas. O conceito de externalidade é importante para diferenciar os cuidados de saúde de outros bens, pois indica que existe um valor social associado ao consumo de cuidados individuais (PEREIRA, 2002).

Falácia ecológica – suposição de que associações produzidas em nível do agregado, correlacionando médias, aplicam-se ao nível individual (ALMEIDA FILHO, 1989).

Fator em estudo – medida básica de um estudo epidemiológico relacionada com um desfecho do fenômeno saúde-doença. Refere-se ao agente em investigação (fator de risco ou exposição, fator prognóstico ou de tratamento) que, supostamente, determina o desfecho (SCHMIDT & DUNCAN, 1993).

Fecundidade – refere-se à real geração de filhos, isto é, a materialização do potencial de procriar é a informação prática de interesse, que é dada pelas medidas de fecundidade (PEREIRA, 1995). Veja *Coeficiente de fecundidade geral, Coeficiente de fecundidade específica por idade* e *Coeficiente de fecundidade total.*

Fertilidade – designa a capacidade de gerar filhos. Toda mulher, teoricamente, tem essa capacidade desde a menarca até a menopausa (PEREIRA, 1995).

Fitonoses – doenças comuns ao ser humano e aos vegetais, sendo adquiridas por aqueles quando em contato com esses. A blastomicose sul-americana é exemplo de fitonose na qual os vegetais constituem o reservatório e o ser humano é o suscetível (SILVA, 1992).

Fluorose dental (ou dentária) – alteração na aparência do esmalte dental. Pode variar de uma forma quase imperceptível de pontos ou manchas brancas, quando leve, a manchamentos e pontos escuros, nas formas severas. A fluorose dental só ocorre quando crianças pequenas consomem flúor, de qualquer fonte, além dos teores adequados, durante o período de formação dos dentes (CDC, 2011).

Fômites – objetos de uso do caso clínico ou portador que podem estar contaminados e transmitir agentes infecciosos e cujo controle é feito por meio da desinfecção (WALDMAN & GOTLIEB, 1992).

Fonte de contaminação – pessoa, animal ou substância inanimada responsável pela presença do agente no interior ou na superfície do veículo (CDC, 1988).

Fonte de infecção – pessoa, animal, objeto ou substância da qual um agente infeccioso passa diretamente a um hospedeiro (OPAS, 1997).

Fonte primária de infecção – homem ou animal (raramente, solo ou vegetal) responsável pela sobrevivência de determinada espécie de agente etiológico da natureza. No caso dos parasitos heteroxenos, o hospedeiro mais evoluído (que, em geral, é também o hospedeiro definitivo) é denominado fonte primária de infecção, e o hospedeiro menos evoluído (em geral, hospedeiro intermediário) é chamado de vetor biológico. Sinônimo: reservatório (SCHMID, 1956).

Fonte secundária de infecção – ser animado ou inanimado que transporta um determinado agente etiológico, não sendo o principal responsável pela sobrevivência deste como espécie. Essa expressão é substituída com vantagem pelo termo *veículo* (SCHMID, 1956).

Fração atribuível – veja *Risco atribuível.*

Frequência – termo genérico utilizado em epidemiologia para descrever a frequência de uma doença ou de outro atributo ou evento identificado na população sem fazer distinção entre incidência e prevalência. Sinônimo: ocorrência (WALDMAN & GOTLIEB, 1992).

Gotículas de Flügge – veja *Aerossóis primários.*

Grupo de controle – grupo de pessoas selecionado para comparação com o grupo de estudo. Idealmente, o grupo de controle é idêntico ao de estudo, exceto por não apresentar a característica estudada ou não ter sido exposto ao tratamento investigado. Sinônimo: grupo de referência (OPS/OMS, 1992).

Grupo de estudo – num estudo de coorte ou num ensaio clínico controlado, é o grupo de indivíduos que apresentam as características ou estão expostos aos fatores estudados. Nos estudos de casos e controles ou nos transversais, corresponde ao grupo de indivíduos que apresentam a doença investigada (OPS/OMS, 1992).

Hiperendemia – endemia de transmissão intensa persistente (OPAS, 1997).

Hipóteses – conjecturas com os quais se procuram explicar, por tentativa, fenômenos ocorridos ou ocorrentes. Respostas possíveis dadas aos problemas postos pela ciência ou pelo senso comum. Serão consideradas científicas na medida em que responderem a problemas colocados pela prática social da pesquisa e mais: (a) se afirmarem relações entre variáveis; (b) se forem abertas à validação ou à refutação (ROUQUAYROL & ALMEIDA FILHO, 1999).

História natural da doença – compreende as inter-relações do agente, do suscetível e do meio ambiente que afetam o processo global e seu desenvolvimento, desde as primeiras forças que criam o estímulo patológico no meio ambiente, ou em qualquer outro lugar, passando pela resposta do ser humano ao estímulo, até as alterações que levam a um defeito, invalidez, recuperação ou morte (LEAVELL & CLARK, 1976).

Holoendemia (I) – endemia de alto nível de infecção que começa no início da vida e afeta a maior parte da população; aplica-se, por exemplo, à malária em alguns lugares (OPAS, 1997).

Holoendemia (II) – o termo holoendêmico é designado para doença de alta prevalência de infecção que começa precocemente na vida, afetando a maioria das crianças de uma população e levando a um estado de equilíbrio tal que a população adulta mostra muito menos evidências da doença do que as crianças (PORTA, 2008).

Hospedeiro – pessoa ou animal vivo, inclusive aves e artrópodes, que ofereça, em condições naturais, subsistência ou alojamento a um agente infeccioso. Alguns protozoários e helmintos passam fases sucessivas em hospedeiros alternados de diferentes espécies. O hospedeiro em que o parasito atinge a maturidade ou passa sua fase sexuada denomina-se hospedeiro primário ou definitivo e aquele em que o parasito se encontra em forma larvária ou assexuada é denominado hospedeiro secundário ou intermediário. O hospedeiro que serve de veículo é um portador no qual o microrganismo permanece vivo, mas não se desenvolve (OPAS, 1997).

Humanidades médicas (I) – abordagem que prevê a incorporação de elementos das ciências humanas e sociais (literatura, antropologia, psicologia, economia, sociologia, linguística, arte e história) e da filosofia na formação dos médicos e dos outros profissionais da saúde (TORSOLI, 2000; FEDERSPIL, 2004).

Humanidades médicas (II) – constituem, em saúde coletiva, uma área de reflexão e prática que pretende explorar como o ser humano lida com a experiência de saúde, doença, sofrimento e sua recuperação ou prevenção (CAPRARA, GOMES & SCHRAIBER, 2017).

Imunidade – estado de resistência geralmente associado à presença de anticorpos ou células que têm ação específica sobre o microrganismo responsável por determinada doença infecciosa ou sobre suas toxinas (OPAS, 1997).

Imunidade ativa – imunidade que dura anos e pode ser adquirida naturalmente, em consequência de uma infecção com ou sem manifestações clínicas, ou artificialmente, mediante a inoculação de frações ou produtos do agente infeccioso, do próprio agente, morto ou atenuado, ou de suas variantes (OPAS, 1992).

Imunidade coletiva – imunidade num grupo ou numa comunidade. Resistência de um grupo por invasão ou disseminação de um agente infeccioso com base na resistência à infecção de uma alta proporção de indivíduos do grupo (OPS, 1992).

Imunidade passiva – imunidade de curta duração (de alguns dias a alguns meses) que pode ser obtida naturalmente pela transmissão transplacentária de mãe para filho ou, artificialmente, por inoculação de anticorpos protetores específicos (provenientes de animais imunizados, soro hiperimune de convalescente ou imunoglobulina humana) (OPS, 1997).

Imunizar – significa proteger, tornar imune, livre de contrair doença. Um indivíduo pode ter sido vacinado (vacina específica) e não se tornar imune. Problemas na cadeia de frio ou na técnica de vacinação ou ainda problemas referentes ao indivíduo vacinado poderão invalidar ou interferir na elaboração dos anticorpos específicos protetores (SANTOS, 1993).

Imunogenicidade – veja *Poder imunogênico.*

Incidência – termo que em epidemiologia traduz a ideia de intensidade com que acontece a morbidade numa população. Veja *Coeficiente de incidência* (LIMA, PORDEUS & ROUQUAYROL, 2017).

Incidência acumulada – proporção que representa uma estimativa do risco de desenvolvimento de uma doença ou agravo numa população durante um intervalo de tempo determinado. Baseada no conceito de risco, definido em nível individual, é a expressão do risco médio de adoecimento referido a um grupo de indivíduos. Quanto mais homogêneo o grupo, mais próxima do risco individual está a estimativa do risco médio de adoecimento (COSTA & KALE, 2002).

Indicador de Swaroop & Uemura (ISU) – porcentagem de pessoas que morreram com 50 anos ou mais em relação ao total de óbitos ocorridos numa determinada população. É calculado dividindo-se o número de óbitos de pessoas que faleceram com 50 ou mais anos de idade pelo total de óbitos, multiplicando-se por 100 (LIMA, PORDEUS & ROUQUAYROL, 2017):

$$ISU = \frac{N^{\circ} \text{ de óbitos de pessoas de 50 anos e mais}}{\text{Total de óbitos}} \times 100$$

Indicadores de saúde – parâmetros utilizados internacionalmente com o objetivo de avaliar, sob o ponto de vista sanitário, a higidez de agregados humanos, bem como fornecer subsídios aos planejamentos de saúde, permitindo o acompanhamento das flutuações e tendências históricas do padrão sanitário de diferentes coletividades consideradas à mesma época ou da mesma coletividade em diversos períodos de tempo (LIMA, PORDEUS & ROUQUAYROL, 2017).

Índice CEO-D – veja *Índice CPO-D.*

Índice CEO-S – veja *Índice CPO-D.*

Índice CPO-D – formulado em 1937 por Klein & Palmer, contabiliza a média do número de dentes permanentes cariados, perdidos e obturados (restaurados). Quando a unidade de medida é a superfície dental, denomina-se CPO-S. Para dentição decídua, utiliza-se CEO-D (média de dentes decíduos cariados, extraídos por cárie e obturados) ou CEO-S, para superfícies (DIAS, MAIA & PEREIRA, 2012).

Índice CPO-S – veja *Índice CPO-D.*

Índice de Dean – um dos indicadores até hoje utilizados para a medida da fluorose dentária. Publicado pela primeira vez em 1934 (DIAS, MAIA & PEREIRA, 2017).

Índice Periodontal Comunitário de Necessidades de Tratamento (CPITN) – da sigla, em inglês, *Community Periodontal Index of Treatment Needs*, proposto pela OMS, a partir dos anos 1980, e sua variante, o Índice Periodontal Comunitário (IPC). Determina o grau de gengivite e periodontite, assim como permite tirar conclusões acerca do tipo e da abrangência do tratamento necessário, subsidiando a previsão de investimentos necessários a serem alocados (DIAS, MAIA & PEREIRA, 2017).

Indivíduo imune – o que possui anticorpos protetores específicos ou imunidade celular em consequência de uma infecção ou imunização anterior ou o indivíduo que, por estar condicionado a qualquer dessas circunstâncias, é capaz de reagir eficazmente para prevenir uma infecção ou doença clínica quando exposto a seu agente infeccioso (OPAS, 1997).

Indivíduo infectado – pessoa ou animal que alberga um agente infeccioso e que apresenta manifestações da doença ou uma infecção inaparente (OPAS, 1997).

Indivíduo infectante – pessoa ou animal do qual o agente infeccioso possa ser adquirido em condições naturais (ROUQUAYROL, VERAS & TÁVORA, 2017).

Indivíduo infectável ou suscetível – indivíduo ou animal sujeito a adquirir uma infecção. Veja *Suscetível* (ROUQUAYROL, VERAS & TÁVORA, 2017).

Indivíduo não infectado – pessoa ou animal pertencente a uma espécie suscetível e a um grupo exposto que, na atualidade, não alberga um agente infeccioso predeterminado (ROUQUAYROL, VERAS & TÁVORA, 2017).

Indivíduo resistente – aquele que, via algum mecanismo natural ou através de imunização artificial, se tornou capaz de inviabilizar a colonização de agentes infecciosos em seu organismo (ROUQUAYROL, VERAS & TÁVORA, 2017).

Infecção – penetração e desenvolvimento ou multiplicação de um agente infeccioso no organismo de uma pessoa ou animal (OPAS, 1997).

Infecção aparente – infecção que se desenvolve acompanhada de sinais e sintomas clínicos. Sinônimo: doença (CDC, 1988).

Infecção assintomática – veja *Infecção inaparente*.

Infecção inaparente – presença de infecção num hospedeiro sem o aparecimento de sinais ou sintomas clínicos. As infecções inaparentes só são identificadas por métodos de laboratório ou através do desenvolvimento de reação positiva a provas cutâneas específicas. Sinônimos: infecção subclínica, oculta, assintomática (OPAS, 1997).

Infecção oculta – veja *Infecção inaparente*.

Infecção oportunista – diz-se da infecção produzida por agente infeccioso que, quiescente, passa a ter ação patogênica num organismo por se criarem nele condições propícias (FERREIRA, 1986).

Infecção subclínica – veja *Infecção inaparente*.

Infectividade – capacidade que têm certos microrganismos de penetrar e se desenvolver ou se multiplicar no novo hospedeiro, ocasionando infecção (ROUQUAYROL, VERAS & TÁVORA, 2017).

Infestação – entendem-se por infestação de pessoas ou animais o alojamento, o desenvolvimento e a reprodução de artrópodes na superfície do corpo ou nas vestes. Objetos ou locais infestados são os que albergam ou abrigam formas animais, especialmente artrópodes e roedores (OPAS, 1997).

Informação – produto obtido a partir de determinada combinação e interpretação de dados, possibilita o conhecimento, a avaliação e o juízo sobre determinada situação. É importante recurso para subsidiar o processo de tomada de decisão, planejamento, execução e avaliação das ações desencadeadas (FERREIRA, 2001).

Iniquidades em saúde – compreendidas como as desigualdades de saúde entre grupos populacionais que, além de sistemáticas e relevantes, são também evitáveis, injustas e desnecessárias (WHITEHEAD, 2000).

Inquérito epidemiológico – estudo epidemiológico das condições de morbidade por causas específicas, efetuado em amostra representativa ou no todo de uma população definida e localizada no tempo e no espaço. Estudo levado a efeito quando as informações são inexistentes ou, se existentes, são inadequadas em virtude de diagnóstico deficiente, notificação imprópria ou insuficiente, mudança de comportamento epidemiológico de determinadas doenças, dificuldade na avaliação de cobertura ou eficácia vacinal etc. (TEIXEIRA & RISI JÚNIOR, 1999; LIMA, PORDEUS & ROUQUAYROL, 2017).

Inquérito sorológico em epidemiologia – estudo epidemiológico ou atividade fundamentada na identificação, com base em testes sorológicos, de mudanças nos níveis de anticorpos específicos numa população. Esse método permite não só a identificação de casos clínicos, mas também dos estados de portador e das infecções latentes ou subclínicas (LAST, 1983).

Invasibilidade – capacidade de um microrganismo entrar no corpo e se disseminar através dos tecidos. Essa disseminação do microrganismo pode ou não resultar em infecção ou doença (CDC, 1988). Sinônimo: poder invasor.

Investigação epidemiológica – trabalho de campo realizado a partir de casos notificados (clinicamente declarados ou suspeitos) e seus contatos que tem como principais objetivos: identificar fonte de infecção e modo de transmissão; identificar grupos expostos a maior risco e fatores de risco; confirmar o diagnóstico; e determinar as principais características epidemiológicas. Seu propósito final é orientar medidas de controle para impedir a ocorrência de novos casos (BRASIL, 2010b).

Isolamento – segregação de um caso clínico do convívio das outras pessoas durante o período de transmissibilidade a fim de evitar que os suscetíveis sejam infectados. Em certos casos, o isolamento pode ser domiciliar ou hospitalar (SCHMID, 1956).

Laboratório de saúde pública – qualquer laboratório público ou privado que, independentemente de sua complexidade, tipo de instalações ou equipamentos, apoie ou implemente atividades voltadas à assistência integral à saúde (WALDMAN, 1991).

Latência – período na evolução clínica de uma doença parasitária no qual os sintomas desaparecem apesar de o hospedeiro ainda estar infectado e de já ter sofrido o ataque primário ou uma ou várias recaídas. Terminologia utilizada com frequência em relação à malária (WALDMAN & GOTLIEB, 1992).

Lei 12.466/2011 – acrescenta os arts. 14-A e 14-B à Lei 8.080, de 19 de setembro de 1990, que "dispõe sobre as condições para a promoção, proteção e recuperação da saúde, a organização e o funcionamento dos serviços correspondentes e dá outras providências", para dispor sobre as comissões intergestores do Sistema Único de Saúde (SUS), o Conselho Nacional de Secretários de Saúde (Conass), o Conselho Nacional de Secretarias Municipais de Saúde

(Conasems) e suas respectivas composições, e dá outras providências (BRASIL, 2011d).

Lei Complementar 141/2012 – regulamenta o §3º do artigo 198 da Constituição Federal para dispor sobre os valores mínimos a serem aplicados anualmente pela União, estados, Distrito Federal e municípios em ações e serviços públicos de saúde; estabelece os critérios de rateio dos recursos de transferências para a saúde e as normas de fiscalização, avaliação e controle das despesas com saúde nas três esferas de governo; revoga dispositivos das Leis 8.080, de 19 de setembro de 1990, e 8.689, de 27 de julho de 1993, e dá outras providências (BRASIL, 2012b).

Lei Orgânica da Saúde (Lei 8.080/1990) – dispõe sobre as condições para a promoção, proteção e recuperação da saúde, a organização e o funcionamento dos serviços correspondentes e dá outras providências (BRASIL, 1990).

Letalidade – entende-se como o maior ou menor poder que tem uma doença de provocar a morte das pessoas. Obtém-se a letalidade calculando-se a relação entre o número de óbitos resultantes de determinada causa e o número de pessoas que foram realmente acometidas pela doença com o resultado expresso em percentual. A letalidade da escabiose é nula e a da raiva é de 100%, havendo uma extensa gama de porções intermediárias entre esses extremos (LIMA, PORDEUS & ROUQUAYROL, 2017).

Mecanismos de transmissão de doenças – veja *Transmissão*.

Medicina baseada em evidências – abordagem que se utiliza das ferramentas da epidemiologia clínica, estatística, metodologia científica e informática para trabalhar a pesquisa, o conhecimento e a atuação em saúde com o objetivo de oferecer a melhor informação disponível para a tomada de decisão nesse campo (FERNANDES, 2017).

Medicina do trabalho – atividade médica voltada fundamentalmente para o trabalhador. Não deve ser considerada uma especialidade – senso estrito –, mas o próprio exercício da medicina integral (geral) voltada para a saúde dos trabalhadores com óbvia ênfase nos problemas relacionados com as condições de trabalho (MENDES, 1980).

Medicina preventiva – ciência e arte de evitar doenças, prolongar a vida e promover a saúde física e mental e a eficiência (LEAVELL & CLARK, 1976).

Medicina social – expressão proposta por Guérin em 1838, serve para designar genericamente modos de tomar coletivamente a questão da saúde. Enfocando o processo saúde-doença na coletividade, estuda a política e a organização dos serviços de saúde institucionalizados, além das concepções e práticas populares em saúde (ALMEIDA FILHO, 1993).

Metanálise – análise estatística para combinar e sintetizar os resultados de vários estudos, conforme definição da conferência de Potsdam, Alemanha, realizada em março de 1994 (COUTINHO & BRAGA, 2009).

Metassíntese qualitativa – descreve de forma coerente um determinado fenômeno social ou experiência, tratando-se de conexão interpretativa de resultados qualitativos que são, em si mesmos, a síntese interpretativa de dados, incluindo fenomenologia, etnografia, teoria fundamentada nos dados, bem como outras descrições, coerentes e integradas, ou explanações de determinados fenômenos, eventos ou de casos que são as marcas características da pesquisa qualitativa (SANDELOWSKI & BARROSO, 1994).

Metassumarização qualitativa – em pesquisa, constitui-se no agrupamento de achados qualitativos apresentados e orientados quantitativamente como a soma de partes dos resultados sobre um tema na forma de tópicos ou sumários temáticos que indicam o conteúdo manifesto nos resultados e refletem a lógica quantitativa para validá-los: frequência de cada resultado e maior prevalência (SANDELOWSKI & BARROSO, 1994).

Método epidemiológico – uma variante do método científico associada à epidemiologia. Aceita-se condicionalmente a denominação metodologia epidemiológica por referência às estratégias, técnicas e procedimentos estruturados de pesquisa no campo da epidemiologia (ROUQUAYROL & ALMEIDA FILHO, 1999).

Modelo assistencial de saúde – combinação de tecnologias utilizadas pela organização dos serviços de saúde em determinados espaços/populações, incluindo ações sobre o ambiente, grupos populacionais, equipamentos comunitários e usuários de diferentes unidades prestadoras de serviços de saúde com distinta complexidade (PAIM, 1993).

Monitorização – termo que, conforme LAST (1983), abrange três campos de atividades (WALDMAN, 1991): (a) elaboração e análise de mensurações rotineiras visando detectar mudanças no ambiente ou no estado de saúde da comunidade, não devendo ser confundida com *vigilância* (para alguns, monitorização implica intervenção à luz das mensurações observadas); (b) contínua mensuração do desempenho do serviço de saúde ou de profissionais de saúde, ou do grau com que os pacientes concordam com ou aderem às suas recomendações; (c) em administração, a contínua supervisão da implementação de uma atividade com o objetivo de assegurar que a liberação dos recursos, os esquemas de trabalho, os objetivos a serem atingidos e as outras ações necessárias estejam sendo processados de acordo com o planejado.

Monitorização das doenças diarreicas agudas (MDDA) – processo de elaboração e análise de mensurações rotineiras capazes de detectar alterações no ambiente ou na saúde da população e que se expressem por mudanças na tendência das diarreias. Consiste na coleta, consolidação e análise de dados mínimos: idade, procedência, data do início dos sintomas e do atendimento e plano de tratamento dos casos que buscam atendimento na unidade de saúde, visando recomendar medidas de prevenção, controle e avaliação do impacto das ações desenvolvidas. Deve centrar-se nas necessidades locais e potencializar a capacidade instalada dos serviços de saúde (BRASIL, 2010a).

Morbidade – variável característica das comunidades de seres vivos; refere-se ao conjunto dos indivíduos que adquiriram doenças num dado intervalo de tempo. Denota-se morbidade ao comportamento das doenças e dos agravos à saúde numa população exposta (LIMA, PORDEUS & ROUQUAYROL, 2017). Veja *Coeficiente de morbidade*.

Mortalidade – variável característica das comunidades de seres vivos, refere-se ao conjunto dos indivíduos que morreram num dado intervalo de tempo (LIMA, PORDEUS & ROUQUAYROL, 2017). Veja *Coeficiente de mortalidade.*

Mortalidade infantil – expressão que designa todos os óbitos de crianças menores de 1 ano de idade ocorridos em determinada área em dado período de tempo (ROUQUAYROL, 1993). Veja *Coeficiente de mortalidade infantil.*

Mortalidade infantil proporcional (MIP) – proporção de óbitos de crianças menores de 1 ano de idade no conjunto de todos os óbitos. Calcula-se dividindo o número de óbitos de menores de 1 ano de idade pelo total de óbitos e multiplicando o resultado por 100:

$$MIP = \frac{\text{Óbitos de crianças menores de 1 ano de idade}}{\text{Óbitos totais}} \times 100$$

Mortalidade infantil tardia – veja *Mortalidade pós-neonatal.*

Mortalidade neonatal – referente aos óbitos de menores de 28 dias de idade (até 27 dias). Sinônimo: mortalidade infantil precoce (LIMA, PORDEUS & ROUQUAYROL, 2017). Veja *Coeficiente de mortalidade neonatal.*

Mortalidade perinatal – representa os óbitos ocorridos entre a 22ª semana completa de gestação e os 7 dias completos após o nascimento, ou seja, 0 a 6 dias de vida (LIMA, PORDEUS & ROUQUAYROL, 2017).

Mortalidade pós-neonatal – compreende os óbitos ocorridos no período que vai dos 28 aos 364 dias de vida (antes de a criança completar 1 ano de idade). Sinônimo: mortalidade infantil tardia (RIPSA, 2008). Veja *Coeficiente de mortalidade neonatal.*

Morte materna – a morte de uma mulher durante a gestação ou dentro de um período até 42 dias após o término da gestação, independentemente da duração ou da localização da gravidez, devido a qualquer causa relacionada ou agravada pela gravidez ou por medidas em relação a ela, porém não devida a causas acidentais ou incidentais (OMS, 2009).

Morte materna não obstétrica – morte resultante de causas incidentais ou acidentais não relacionadas com a gravidez e seu manejo. Também chamada por alguns autores de morte não relacionada. Esses óbitos não são incluídos no cálculo da razão de mortalidade materna (BRASIL, 2007a).

Morte materna obstétrica direta – morte que ocorre por complicações obstétricas durante gravidez, parto e puerpério devido a intervenções, omissões, tratamento incorreto ou a uma cadeia de eventos resultantes de qualquer dessas causas (BRASIL, 2007a).

Morte materna obstétrica indireta – morte resultante de doenças que existiam antes da gestação ou que se desenvolveram durante esse período, não provocadas por causas obstétricas diretas, mas agravadas pelos efeitos fisiológicos da gravidez (BRASIL, 2007a).

Morte materna tardia – morte de uma mulher, por causas obstétricas diretas ou indiretas, que ocorre num período superior a 42 dias e inferior a 1 ano após o fim da gravidez (CID O96) (BRASIL, 2007a).

Mortes por causas maternas – causas maternas são aquelas descritas no Capítulo XV da 10ª edição da Classificação Internacional da Doença (CID-10) e mortes maternas são aquelas, por essas causas, ocorridas até 42 dias após o término da gestação. Essas mortes por causas maternas e que não são mortes maternas recebem o código O96 (de 42 dias a 1 ano após o término da gestação) e o código O97 (1 ano ou mais após o término da gestação) (BRASIL, 2007a).

Municipalização das ações de saúde – estratégia adotada no Brasil que reconhece o município como principal responsável pela saúde de sua população. Municipalizar é transferir para as cidades a responsabilidade e os recursos necessários para que elas exerçam plenamente as funções de coordenação, negociação, planejamento, acompanhamento, controle, avaliação e auditoria da saúde local, controlando os recursos financeiros, as ações e os serviços de saúde prestados em seu território. O princípio da descentralização político-administrativa da saúde foi definido pela Constituição de 1988, preconizando a autonomia dos municípios e a localização dos serviços de saúde na esfera municipal, próximos dos cidadãos e de seus problemas de saúde (BRASIL, 2009a).

Nascido morto – Veja *Natimorto.*

Nascimento vivo – a expulsão ou extração completa do corpo da mãe, independentemente da duração da gravidez, de um produto de concepção que, depois dessa separação, respire ou apresente qualquer outro sinal de vida, como batimentos do coração, pulsações do cordão umbilical ou movimentos efetivos dos músculos de contração voluntária, estando ou não cortado o cordão umbilical e estando ou não desprendida a placenta. Cada produto de um nascimento que reúna essas condições é considerado uma criança viva (OMS, 2009).

Natimorto – para fins de comparação internacional, é uma morte fetal tardia que ocorre a partir de 28 semanas de gestação ou quando um feto pesa, pelo menos, 1.000g (GAPPS, 2011). Sinônimo: óbito fetal tardio.

Nível de incidência – expressão de ordem geral que se refere à incidência realmente observada da doença. Nos estudos epidemiológicos, são especificados, de modo genérico, dois níveis de incidência: o nível endêmico e o nível epidêmico (ROUQUAYROL, 1999).

Nível endêmico de incidência – qualificação de ordem genérica atribuída às medidas de incidência cujos valores se situem abaixo do limite superior da faixa endêmica, qualquer que seja o patamar desta (ROUQUAYROL, 1999).

Nível epidêmico de incidência – designação dada à incidência que apresenta medidas correspondentes, ocorrendo na região de valores epidêmicos, isto é, acima do limite superior endêmico (limiar epidêmico), no gráfico do diagrama de controle (ROUQUAYROL, 1999).

Nível primário de atenção à saúde – Veja *Atenção primária à saúde.*

Nível secundário de atenção à saúde – Veja *Atenção secundária à saúde.*

Nível terciário de atenção à saúde – Veja *Atenção terciária à saúde.*

Notificação – comunicação da ocorrência de determinada doença ou agravo à saúde feita à autoridade sanitária por profissionais de saúde ou qualquer cidadão para fins de adoção de medidas de intervenção pertinentes (BRASIL, 2010b).

Notificação negativa – notificação da não ocorrência de doença de notificação compulsória na área de abrangência da unidade de saúde. Indica que os profissionais e o sistema de vigilância da área estão alertas à ocorrência de tais eventos (BRASIL, 2010b).

Núcleos de Apoio à Saúde da Família (NASF) – núcleos constituídos por equipes compostas por profissionais de diferentes áreas de conhecimento, que devem atuar de maneira integrada e apoiando os profissionais das Equipes Saúde da Família, das Equipes de Atenção Básica para populações específicas (consultórios na rua, equipes ribeirinhas e fluviais etc.) e academia da saúde, compartilhando as práticas e saberes em saúde nos territórios sob responsabilidade dessas equipes, atuando diretamente no apoio matricial às equipes da(s) unidade(s) na(s) qual(is) o NASF está vinculado e no território dessas equipes (BRASIL, 2011b).

Núcleos de Wells – Veja *Aerossóis secundários.*

Óbito fetal – morte de um produto da concepção antes de sua expulsão completa do corpo da mãe, independentemente da duração da gravidez; indica o óbito o fato de o feto, depois da separação, não respirar nem apresentar nenhum outro sinal de vida, como batimentos do coração, pulsações do cordão umbilical ou movimentos efetivos dos músculos de contração voluntária (CID-10/OMS, 2009). Os óbitos fetais se classificam em precoces, intermediários e tardios, conforme ocorram, respectivamente, até 19 semanas, de 20 a 27 e 28 ou mais semanas de gestação. Sinônimo de óbito fetal tardio: natimorto (ROUQUAYROL & ALMEIDA FILHO, 1993).

Ocorrência – Veja *Frequência.*

Oportunista – organismo que, vivendo normalmente como comensal ou de vida livre, passa a atuar como parasito, geralmente em decorrência da redução da resistência natural do hospedeiro (FORATTINI, 1992).

Oportunista, infecção – Veja *Infecção oportunista.*

Organização Mundial da Saúde (OMS) – agência especializada em saúde, criada em 1948, subordinada à Organização das Nações Unidas (ONU) e que tem como papel primário coordenar a saúde internacional dentro do sistema da ONU. Uma de suas funções é a de colaborar com os estados membros e os organismos apropriados para promover a melhoria da nutrição, da habitação, do saneamento, do lazer, das condições econômicas e do trabalho e de outros aspectos da saúde ambiental (WHO, 2017).

Paciente – aquele que sofre. Conceito reformulado historicamente para aquele que se submete sem criticar o tratamento recomendado (BRASIL, 2012a). Veja *Doente.*

Pacto pela saúde – pacto de responsabilidades entre os três gestores do SUS (União, estados e municípios) no campo da gestão do sistema e da atenção da saúde a partir de princípios que respeita as diferenças locorregionais, agrega os pactos anteriormente existentes, reforça a organização das regiões sanitárias, fortalece os espaços e mecanismos de controle social, qualifica o acesso da população à atenção integral à saúde, redefine os instrumentos de regulação, programação e avaliação, valoriza a macrofunção de cooperação técnica entre os gestores e propõe um financiamento tripartite que estimula critérios de equidade nas transferências fundo a fundo (BRASIL, 2006b).

Pandemia – nome dado à ocorrência epidêmica caracterizada por uma larga distribuição espacial, atingindo várias nações (ROUQUAYROL, 1999).

Paradigma – um conjunto de crenças que guiam a investigação científica disciplinada, dando conta de responder a três questões fundamentais: (1) ontológica, ou seja, sobre a natureza do cognoscível ou sobre a natureza da realidade; (2) gnosiológica, ou seja, sobre a natureza da relação entre o sujeito cognoscente e o conhecido ou cognoscível; e (3) metodológica, ou seja, sobre como se deve obter conhecimento válido, haja vista as respostas às duas questões anteriores (GUBA, 1990).

Parasito – organismo, geralmente microrganismo, cuja existência se dá à expensa de um hospedeiro. O parasito não é obrigatoriamente nocivo a seu hospedeiro. Existem parasitos obrigatórios e facultativos, os primeiros sobrevivem somente na forma parasitária e os últimos podem ter uma existência independente (BRASIL, 2010b).

Parasitos heteroxenos – parasitos que necessitam de dois tipos diferentes de hospedeiros para sua completa evolução: o hospedeiro definitivo e o intermediário (BRASIL, 2010).

Parasitos monoxenos – parasitos que necessitam de um só hospedeiro para sua evolução completa (BRASIL, 2010).

Patogenicidade – característica de um agente infeccioso que determina a extensão ou magnitude com a qual se manifesta uma doença numa população ou capacidade de um agente infeccioso de produzir doença num hospedeiro suscetível (OPAS, 1992, 1997).

Patógeno – agente biológico capaz de causar doenças (CDC, 1988).

PCATool – do inglês *Primary Care Assessment Tool*, é uma ferramenta de inquérito útil para medir a presença dos atributos essenciais e derivados da atenção primária num serviço de saúde (HARZHEIM, 2004).

Perda fetal – Veja *Óbito letal.*

Período de incubação – nas doenças transmissíveis, é o intervalo de tempo decorrente entre a exposição inicial a um agente infeccioso e o aparecimento de sinais ou sintomas da respectiva doença (OPAS, 1997). É extremamente variável de uma doença para outra, indo desde algumas horas, como ocorre na cólera, até meses ou anos, a exemplo da hanseníase e da AIDS (ROUQUAYROL, VERAS & TÁVORA, 2017).

Período de latência – período compreendido entre a exposição e a manifestação da doença. É usado em relação às doenças não infecciosas e equivale ao período de incubação das doenças infecciosas (PEREIRA, 2005).

Período de transmissibilidade – período durante o qual o agente infeccioso pode ser transferido, direta ou indiretamente, de um indivíduo infectado a outro, de um animal infectado ao ser humano ou de um ser humano infectado a um animal, inclusive artrópodes (OPAS, 1992).

Período prodrômico – lapso de tempo entre os primeiros sintomas da doença e o início dos sinais ou sintomas com os quais o diagnóstico pode ser estabelecido (CDC, 1988).

Pesquisa documental – realizada a partir de documentos contemporâneos ou retrospectivos considerados cientificamente autênticos (não fraudados), tem sido largamente utilizada nas ciências sociais, na investigação histórica, a fim de descrever/comparar fatos sociais, estabelecendo suas características ou tendências; além das fontes primárias, os documentos propriamente ditos, utilizam-se as fontes chamadas secundárias, como dados estatísticos, elaborados por institutos especializados e considerados confiáveis para a realização da pesquisa (PÁDUA, 1997).

Pesquisa qualitativa – prioriza a análise de microprocessos por meio do estudo das ações sociais individuais e grupais, produzindo uma análise aprofundada e contestada dos dados. Evidencia-se a indispensabilidade do exercício da intuição e da imaginação pelo pesquisador, "num tipo de trabalho artesanal" – premissa ímpar para o aprofundamento da análise e para a liberdade intelectual (MARTINS, 2004).

Poder imunogênico – capacidade de o agente biológico estimular a resposta imune no hospedeiro; conforme as características desse agente, a imunidade obtida pode ser de curta ou longa duração e de grau elevado ou baixo (SCHMID, 1956). Sinônimo: imunogenicidade.

Poder invasivo – veja *Invasibilidade*.

Política acional de Atenção Integral à Saúde da Mulher – política formulada para a implementação de ações de saúde que contribuam para a garantia dos direitos humanos das mulheres e reduzam a morbimortalidade por causas preveníveis e evitáveis; voltada às mulheres em todos os ciclos de vida, resguardadas as especificidades das diferentes faixas etárias e dos distintos grupos populacionais (mulheres negras, indígenas, residentes em áreas urbanas e rurais, residentes em locais de difícil acesso, em situação de risco, presidiárias, de orientação homossexual, com deficiência, dentre outras); norteada pela perspectiva de gênero, de raça e de etnia e pela ampliação do enfoque, rompendo-se as fronteiras da saúde sexual e da saúde reprodutiva para alcançar todos os aspectos da saúde da mulher (BRASIL, 2004a).

Poluição (I) – refere-se à presença de substâncias nocivas, mas não necessariamente infecciosas, no ambiente (OPS, 1992). Veja *Contaminação*.

Poluição (II) – degradação da qualidade ambiental resultante de atividades que direta ou indiretamente: (a) prejudiquem a saúde, a segurança e o bem-estar da população; (b) criem condições adversas às atividades sociais e econômicas; (c) afetem desfavoravelmente a biota; (d) afetem as condições estéticas ou sanitárias do meio ambiente; (e) lancem matérias ou energia em desacordo com os padrões ambientais estabelecidos (BRASIL, 1981 – Lei 6.938, de 31 de agosto de 1981).

Poluição (III) – denominação dada a qualquer alteração num meio de modo a torná-lo prejudicial ao ser humano e às outras formas de vida que esse ambiente normalmente abriga ou que prejudique um uso previamente definido para ele (MOTA, 2017).

Portador – indivíduo infectado, pessoa ou animal, que alberga um agente infeccioso específico de uma doença sem apresentar sintomas dessa e constituindo fonte potencial de infecção. O estado de portador pode ocorrer a um indivíduo durante o curso de uma infecção inaparente (geralmente denominado portador são ou assintomático) ou durante o período de incubação, nas fases de convalescença e pós-convalescença de infecções que se manifestam clinicamente (comumente chamado de portador em incubação e portador convalescente, respectivamente). Em qualquer dos casos, o estado de portador pode ser breve ou prolongado (portador temporário ou transitório ou portador crônico) (OPAS, 1997).

Portador ativo – portador que, embora esteja eliminando o agente, não apresenta sintoma clínico no momento em que está sendo examinado, mas já os apresentou ou os apresentará, conforme se trate de portador convalescente ou incubado, respectivamente (ROUQUAYROL, VERAS & TÁVORA, 2017).

Portador ativo crônico – pessoa ou animal que continua a albergar o agente etiológico muito tempo depois de ter tido a doença. O momento em que o portador ativo convalescente passa a crônico é estabelecido arbitrariamente para cada doença. No caso da febre tifoide, por exemplo, o portador é considerado ativo crônico quando alberga a *Salmonella thyphi* por mais de 1 ano após ter estado doente (SCHMID, 1956).

Portador eficiente – portador que elimina o agente etiológico para o meio exterior ou para o organismo de um vetor hematófago, o que possibilita a infecção de novos hospedeiros. Essa eliminação pode se fazer de maneira contínua ou de modo intermitente (SCHMID, 1956).

Portador ineficiente – portador que não elimina o agente etiológico para o meio exterior, não representando, portanto, um perigo para a comunidade no sentido de disseminar esse microrganismo (SCHMID, 1956).

Portador passivo – portador que nunca apresentou nem apresentará quaisquer sintomas. O portador passivo, sob o ponto de vista epidemiológico, é o mais importante porque, não sendo clinicamente diagnosticado, passa totalmente despercebido e continua difundindo o agente etiológico de modo contínuo ou intermitente. Sinônimo: portador sadio (ROUQUAYROL, VERAS & TÁVORA, 2017).

Portador passivo crônico – portador passivo que alberga um agente etiológico por longo período de tempo (SCHMID, 1956).

Portador passivo temporário – portador passivo que alberga um agente etiológico durante pouco tempo; a distinção entre o portador passivo crônico e o temporário é estabelecida arbitrariamente para cada agente etiológico (SCHMID, 1956).

Prevalência – casuística de morbidade que se destaca por seus valores maiores que zero sobre os eventos de saúde ou não doença. É termo descritivo da força com que subsistem as doenças nas coletividades. Veja *Coeficiente de prevalência* (LIMA, PORDEUS & ROUQUAYROL, 2017*)*.

Prevalência instantânea – veja *Prevalência pontual*.

Prevalência lápsica – prevalência que abrange um lapso de tempo mais ou menos longo e que não concentra a informação num dado ponto desse intervalo. Sinônimo: prevalência por período (LIMA, PORDEUS & ROUQUAYROL, 2017). Veja *Coeficiente de prevalência lápsica*.

Prevalência momentânea – veja *Prevalência pontual*.

Prevalência pontual – prevalência medida pela frequência da doença ou por seu coeficiente num ponto definido no tempo, seja o dia, seja a semana, o mês ou o ano. Sinônimos: prevalência pontual e prevalência momentânea. (LIMA, PORDEUS & ROUQUAYROL, 2017*).* Veja *Coeficiente de prevalência pontual*.

Prevalência por período – veja *Prevalência lápsica*.

Prevenção – termo que, em saúde pública, significa a ação antecipada, tendo por objetivo interceptar ou anular a evolução de uma doença. As ações preventivas têm por fim eliminar elos da cadeia patogênica no ambiente físico ou social ou no meio interno dos seres vivos afetados ou suscetíveis. Os meios a serem empregados na profilaxia ou na prevenção poderão ser aplicados em vários dos períodos que constituem a história natural da doença. Em outras palavras, podem servir para impedir que o estímulo desencadeante atinja o organismo ou, então, para interromper o andamento do processo ou, ainda, para modificar-lhe as consequências. De acordo com as fases de sua aplicação, é possível considerar as seguintes categorias de medidas preventivas: (a) prevenção primária – a ser empregada no período pré-patogênico; (h) prevenção secundária – a ser aplicada no período patogênico, antes da ocorrência dos defeitos; (c) prevenção terciária – utilizada no período patogênico, após a sobrevinda de defeitos, visa obter a recuperação (FORATTINI, 1976; ROUQUAYROL, 1988). Sinônimo: profilaxia. Veja *Prevenção primária, Prevenção secundária* e *Prevenção terciária*.

Prevenção primária – prevenção realizada no período pré-patogênico e composta de dois níveis: promoção à saúde e proteção específica. No primeiro nível, as medidas adotadas não são dirigidas a nenhuma doença ou agravo em particular, mas causam impactos positivos sobre a saúde da coletividade. Exemplos dessas medidas gerais: alimentação e moradia adequadas, educação em todos os níveis, condições de trabalho e lazer. Já a proteção específica compreende a aplicação de medidas dirigidas a determinado agravo à saúde com o objetivo de interceptar suas causas antes mesmo que atinjam o indivíduo. Citam-se como exemplos de medidas de proteção específica: imunização, quimioprofilaxia para certas doenças, proteção contra acidentes, controle de vetores e aconselhamento genético (LEAVELL & CLARK, 1976; MORAES, 1985; ROUQUAYROL, 1988; FORATTINI, 1992).

Prevenção secundária – prevenção realizada no indivíduo sob ação do agente patogênico, isto é, quando o período pré-patogênico já foi ultrapassado e o processo mórbido desencadeado. As medidas preventivas nesse nível incluem: diagnóstico precoce, tratamento imediato e limitação da incapacidade. O diagnóstico precoce pode ser feito por meio de: (a) rastreamento *(screening),* ou seja, inquérito específico para descoberta de casos na comunidade; (b) controle geral *(check-up* orgânico), realizado após determinada idade com a finalidade de constatar a possível presença de doenças que, por seu lento decurso, podem passar despercebidas durante muito tempo. As duas primeiras medidas citadas visam evitar a disseminação de doenças transmissíveis, além de prevenir a morte por meio da redução da gravidade da doença e, se possível, recuperação da saúde. Já a limitação de incapacidade, por meio de medidas de ordem terapêutica, consiste em evitar complicações posteriores e sequelas (MORAES, 1985; ROUQUAYROL, 1988; FORATTINI, 1992).

Prevenção terciária – corresponde às medidas adotadas após a sobrevinda das consequências da doença, representadas pela instalação de deficiências funcionais. O objetivo consiste em alcançar a recuperação total ou parcial por meio dos processos de reabilitação e de aproveitamento da capacidade funcional remanescente. A fisioterapia, a reeducação, a terapia ocupacional e a readaptação à vida normal são as medidas mais frequentemente utilizadas nesse nível (FORATTINI, 1992).

Príons – agentes subvirais constituídos apenas de proteínas, não contendo nenhum tipo de ácido nucleico, o que os torna diferentes de todas as formas de vida conhecidas. São variantes das proteínas que existem normalmente nas células e que, ao penetrarem no corpo, têm a capacidade de tornar anormais as proteínas semelhantes a elas. Essas proteínas resistem à degradação normal das proteases, o que permite sua agregação, especialmente nos neurônios (FAÇANHA & CAVALCANTI, 2017).

Processo saúde-doença (I) – modo pelo qual ocorre, nos grupos da coletividade, o processo biológico de desgaste e reprodução, destacando-se como momento particular a presença de um funcionamento biológico diferente com consequências para o desenvolvimento regular das atividades cotidianas, isto é, o surgimento da doença (LAURELL, 1983, apud ROUQUAYROL et al., 2017).

Processo saúde-doença (II) – processo particular de expressão das condições da vida de uma sociedade, representando as diferentes qualidades do processo vital e as diferentes competências para enfrentar desafios, agressões, conflitos e mudanças. Tem tríplice e contraditória natureza: biológica, psicológica e social (SAMPAIO, GUIMARÃES & SAMPAIO, 2017).

Pródromos – sintomas indicativos do início de uma doença (CDC, 1988).

Profilaxia – veja *Prevenção*.

Programa Nacional de Melhoria do Acesso e da Qualidade da Atenção Básica (PMAQ-AB) – programa instituído pelo Ministério da Saúde em 2011 com o objetivo de induzir a ampliação do acesso e a melhoria da qualidade da atenção básica com garantia de um padrão de qualidade comparável nacional, regional e localmente de maneira a permitir maior transparência e efetividade das ações governamentais direcionadas à Atenção Básica em Saúde (BRASIL, 2011a).

Promoção da saúde (I) – expressão utilizada pela primeira vez por Sigerist para fazer referência às ações do Estado e às ações baseadas em educação sanitária, visando à melhoria das condições de vida (SIGERIST, 1996).

Promoção da saúde (II) – processo de capacitação da comunidade para atuar na melhoria de sua qualidade de vida e saúde, fortalecimento das populações, aumentar seu controle e melhorar os fatores determinantes e condicionantes da saúde – Carta de Ottawa, 1986 (BRASIL, 1996).

Proteção específica à saúde – veja *Prevenção primária*.

QALY – indicador denominado *Quality Adjusted Life Years*, traduzido para o português como Anos de Vida Ajustados pela Qualidade (AVAQ). Veja *Anos de Vida Ajustados pela Qualidade* (SILVA, 2017).

Quantificação de Guedes – indicador idealizado por Guedes (1972) que tem a vantagem de fornecer uma tradução numérica para as curvas de mortalidade proporcional de Moraes, ensejando a comparação e a evolução do nível de saúde para diferentes localidades. Calcula-se multiplicando os respectivos pesos dos grupos etários (em anos): –4 (< 1), –2 (1 a 4), –1 (5 a 19), –3 (20 a 49) e + 5 (>50), pelo índice de Moraes e, em seguida, procede-se à soma algébrica dos valores encontrados e, por último, divide-se por 10 (LIMA, PORDEUS & ROUQUAYROL, 2017).

Quarentena – restrição de atividades das pessoas ou animais sãos que se expuseram a um caso de doença transmissível durante o período de transmissibilidade ou contágio (como os contatos), a fim de evitar a transmissão da doença durante o período de incubação em caso de ter havido infecção (OPAS, 1997).

Quimioprofilaxia – administração de uma droga, incluindo antibióticos, para prevenir o desenvolvimento de uma infecção ou a progressão de uma infecção para doença ativa e manifesta ou para eliminar o estado de portador de um agente infeccioso específico para prevenir a transmissão e a doença em outras pessoas (CHIN et al., 2002).

Quimioterapia – uso de uma substância química com o objetivo de tratar uma doença clinicamente manifesta ou limitar sua progressão subsequente (CHIN et al., 2002).

Rastreamento – aplicação de teste ou exame numa população assintomática, aparentemente saudável, com o objetivo de identificar lesões sugestivas de câncer e, a partir daí, encaminhar as pessoas com resultados alterados para investigação diagnóstica e tratamento (WHO, 2007b).

Razão de mortalidade materna – relaciona as mortes maternas obstétricas diretas e indiretas e não especificadas com o número de nascidos vivos e é expressa por 100 mil nascidos vivos. Frequentemente, a razão de mortalidade é chamada de "taxa" ou "coeficiente". Contudo, ela só poderia ser designada assim se seu denominador fosse o número total de gestações. Na impossibilidade de obtenção desse dado, utiliza-se por aproximação o número de nascidos vivos, o que torna mais adequado o uso do termo "razão" (BRASIL, 2007).

Recaída – reaparecimento ou recrudescimento dos sintomas de uma doença antes de o doente se apresentar completamente curado. No caso da malária, recaída significa nova aparição de sintomas depois do ataque primário (SCHMID, 1956).

Recidiva – reaparecimento do processo mórbido após sua cura aparente (SCHMID, 1956).

Recorrente – estado patológico evoluindo através de recaídas sucessivas (SCHMID, 1956).

Recrudescência – exacerbação das manifestações clínicas ou anatômicas de um processo mórbido (SCHMID, 1956).

Registro de Câncer de Base Populacional (RCBP) – serviço para coleta, armazenamento, análise, interpretação e disseminação sistemática de dados sobre os casos novos de câncer numa população bem definida, residente em determinada região geográfica. O principal objetivo é produzir estatísticas sobre a ocorrência de câncer nessa população e proporcionar a base para avaliação e controle do impacto do câncer nessa comunidade. Assim, o RCBP enfatiza a epidemiologia e a saúde pública (JENSEN et al., 1995; PARKIN, 2008; BRASIL, 2017f).

Registro Hospitalar de Câncer (RHC) – serviço para coleta, armazenamento, análise, interpretação e disseminação sistemática de dados sobre os pacientes com diagnóstico confirmado de câncer atendidos em determinado hospital. O principal propósito desses registros é contribuir para o cuidado do paciente, proporcionando informação sobre os indivíduos com câncer, o tratamento que recebem e o resultado. Esse serviço reflete o desempenho do corpo clínico em relação à assistência prestada aos pacientes por meio de avaliação dos resultados de protocolos terapêuticos e análise de sobrevida dos pacientes por tipo específico de câncer (BRASIL, 2017g).

Relação Nacional de Ações e Serviços de Saúde (RENASES) – compreende todas as ações e serviços que o SUS oferece ao usuário para atendimento da integralidade da assistência à saúde. O Ministério da Saúde disporá sobre a RENASES em âmbito nacional, observadas as diretrizes pactuadas pela Comissão Intergestores Tripartite (CIT), e a cada 2 anos consolidará e publicará as atualizações dessa relação (BRASIL, 2011f).

RENASES – veja *Relação Nacional de Ações e Serviços de Saúde*.

Reservatório de agentes infecciosos (I) – o ser humano ou animal, artrópode, planta, solo ou matéria inanimada (ou uma combinação desses) em que um agente infeccioso normalmente vive e se multiplica em condições de dependência primordial para a sobrevivência e no qual se reproduz de modo a poder ser transmitido a um hospedeiro suscetível (PORTA, 2008). Sinônimo: fonte primária de infecção (ROUQUAYROL, VERAS & TÁVORA, 2017).

Reservatório de agentes infecciosos (II) – o hábitat natural de um agente infeccioso (PORTA, 2008).

Resistência – sistema de defesa por meio do qual o organismo impede a difusão ou a multiplicação de agentes infecciosos que o invadiram ou os efeitos nocivos de seus produtos tóxicos (OPAS, 1992). Está associada ao estado de nutrição, integridade da pele e mucosas, capacidade de reação e adaptação aos estímulos do meio, fatores genéticos, estado atual de saúde, estresse ou imunidade específica (ROUQUAYROL, VERAS & TÁVORA, 2017).

Resistência natural – capacidade de resistir à doença independentemente de anticorpos ou de reação específica dos tecidos. Resulta de fatores intrínsecos do hospedeiro, anatômicos ou fisiológicos, podendo ser genética ou adquirida, permanente ou temporária (OPS, 1992).

Risco – probabilidade de ocorrência de um resultado desfavorável, um dano ou um fenômeno indesejado. Dessa forma, através dos coeficientes de incidência e prevalência estima-se o risco ou a probabilidade de que uma doença exista. Considera-se "fator de risco" de um dano toda característica ou circunstância que acompanha um aumento de probabilidade de ocorrência do fato indesejado, sem que o dito fator tenha que intervir necessariamente em sua causalidade (CLAP-OPS/OMS, 1988).

Risco atribuível (I) – risco (incidência) adicional de doença após uma exposição além daquele experimentado por pessoas não expostas. Corresponde à incidência de doença em pessoas expostas menos a incidência em pessoas não expostas. É a incidência adicional de doença relacionada com a exposição, levando em conta a incidência basal de doença presumivelmente devido a outros fatores. Sinônimo: diferença de risco (FLETCHER & FLETCHER, 2014).

Risco atribuível (II) – parte da incidência de um dano à saúde que é devida (ou atribuída) a uma dada exposição. Sua computação é feita pela subtração entre dois coeficientes (ou proporções) – de expostos e não expostos – usualmente expressos por taxas de incidência ou de mortalidade, apontando a diferença sobre o risco em excesso ou a fração atribuível ao fator de risco. Sinônimos: fração atribuível, fração etiológica (PEREIRA, 1995).

Risco atribuível na população (I) – medida do excesso de incidência de doença numa comunidade que se associa a um fator de risco resultante do produto do risco atribuível pela prevalência do fator de risco na população. Representa a contribuição do fator de risco para as taxas globais de doença em populações e não apenas em indivíduos expostos (FLETCHER & FLETCHER, 2014).

Risco atribuível populacional (RAP) (II) – indicador para verificar o risco atribuível a um fator de risco na população, considerando nos cálculos a frequência com que este fator de risco existe na população. Há diversos modos de computá-lo (PEREIRA, 1995):

$$RAP = \frac{It - In}{In}$$

$$RAP = \frac{(Ie - In)\ P}{It}$$

$$RAP = \frac{P\ (RR - 1)}{P\ (RR - 1) + 1}$$

It = Incidência na população total
In = Incidência em não expostos
Ie = Incidência em expostos
P = Prevalência do fator de risco na população
RR = Risco relativo

Risco relativo – relação entre o coeficiente de incidência referente aos expostos a fatores de risco e o coeficiente de incidência referente aos não expostos a esses mesmos fatores. O risco relativo indica quantas vezes é mais frequente o dano nos expostos (que têm o fator) do que nos não expostos. Um risco relativo alto contribui para afirmar a causalidade. Essa medida é algumas vezes chamada de "coeficiente de probabilidade" *(odds ratio* ou "coeficiente de ataque") (ROUQUAYROL, 1988; CLAP-OPS/OMS, 1988).

Saneamento – conjunto de medidas visando preservar ou modificar as condições do meio ambiente com a finalidade de prevenir doenças e promover a saúde (MOTA, 2017).

Saúde (I) – de acordo com a Organização Mundial da Saúde, saúde é o estado de completo bem-estar físico, mental e social, e não apenas a ausência de doença (WHO, 1946).

Saúde (II) – direito de todos e dever do estado, garantido mediante políticas sociais e econômicas que visem à redução do risco de doença e de outros agravos e ao acesso universal e igualitário às ações e aos serviços para sua promoção, proteção e recuperação (BRASIL, 1988 – Art. 196 da Constituição Brasileira).

Saúde ambiental – trata-se de um campo de práticas intersetoriais e transdisciplinares voltadas aos reflexos, na saúde humana, das relações ecogeossociais do ser humano com o ambiente com vistas ao bem-estar, à qualidade de vida e à sustentabilidade, a fim de orientar políticas públicas formuladas com a utilização do conhecimento disponível e com a participação e o controle social (BRASIL, 2009b – conceito construído coletivamente no I Seminário da Política Nacional de Saúde Ambiental, em 2005).

Saúde coletiva – campo de saber composto por populações, grupos específicos, profissionais, métodos, paradigmas científicos, práticas e intervenções que se articulam em relações de ordem sociocultural, econômica e política, entre outras. Nesse campo circulam disputas, normas, conhecimentos, métodos e saberes que orientam e impulsionam sujeitos, instituições e políticas públicas num cenário público marcado por tensões e conflitos que põem em circulação ideias e discursos intencionais e arbitrários (AMORIM & RODRIGUES, 2013).

Saúde do trabalhador – conjunto de atividades que se destina, por meio das ações de vigilância epidemiológica e vigilância sanitária, à promoção e à proteção da saúde do trabalhador, assim como visa à recuperação e à reabilitação dos trabalhadores submetidos aos riscos e agravos advindos das condições de trabalho (Brasil, 1990 – Lei Orgânica da Saúde).

Saúde mental – constitui expressão de pelo menos três dimensões: (a) conjunto de saberes e profissões, como psiquiatria, psicologia, psicanálise, medicina social, neurologia, enfermagem, serviço social, terapia ocupacional, arteterapia, pedagogia etc.; b) conjunto de políticas, planejamentos, gestões e intervenções, redes, sistemas e serviços com níveis e modelos de atenção; e (c) um estado dos seres humanos (sofrimento, satisfação, prazer, paixão, felicidade, código moral, temporalidade e fluxo da consciência) (SAMPAIO, GUIMARÃES & SAMPAIO, 2017).

Saúde ocupacional (I) – área que tem como objetivos: a promoção e a manutenção do mais alto grau de bem-estar físico, mental e social dos trabalhadores em todas as ocupações; a prevenção, entre os trabalhadores, de desvios de saúde causados pelas condições de trabalho; a proteção dos trabalhadores, em seus empregos, dos riscos resultantes de fatores adversos à saúde; a colocação e a manutenção do trabalhador adaptadas às aptidões fisiológicas e psicológicas, em suma: a adaptação do trabalho ao homem e de cada homem à sua atividade – definição de acordo com a Organização Internacional do Trabalho e a Organização Mundial da Saúde – OIT-OMS, 1950 (JUNQUEIRA, 1976).

Saúde ocupacional (II) – lida com todos os aspectos da saúde e segurança no trabalho e tem um importante foco na prevenção primária dos riscos. A saúde dos trabalhadores tem vários determinantes, incluindo fatores de risco no local de trabalho que levam ao câncer, a acidentes, doenças osteomusculares, doenças respiratórias, perda auditiva, doenças circulatórias, distúrbios relacionados com o estresse, doenças transmissíveis e outros (WHO, 2012).

Saúde pública – a ciência e a arte de evitar doenças, prolongar a vida e desenvolver a saúde física, mental e a eficiência através de esforços organizados da comunidade para o saneamento do meio ambiente, o controle de infecções na comunidade, a organização de serviços médicos e paramédicos para diagnóstico precoce e o tratamento preventivo de doença, e o aperfeiçoamento da máquina social que irá assegurar a cada indivíduo, dentro da comunidade, um padrão de vida adequado à manutenção da saúde (WINSLOW, 1920, apud LEAVELL & CLARK, 1976).

Sazonalidade – propriedade segundo a qual o fenômeno considerado é periódico e se repete sempre na mesma estação (sazão) do ano (ROUQUAYROL, 1999).

Segurança alimentar e nutricional – consiste na realização do direito de todos ao acesso regular e permanente a alimentos de qualidade, em quantidade suficiente, sem comprometer o acesso a outras necessidades essenciais, tendo como base práticas alimentares promotoras de saúde que respeitem a diversidade cultural e que sejam ambiental, cultural, econômica e socialmente sustentáveis (BRASIL, 2006b).

Segurança do trabalho – área centrada na proteção do trabalhador, visando à prevenção de acidentes do trabalho (MENDES, 1980).

Sensibilidade – capacidade do procedimento de diagnose de efetuar diagnósticos corretos de doença quando esta está presente (verdadeiros positivos ou enfermos) (CLAP-OPS/OMS, 1988).

Síndrome – conjunto de sintomas e sinais que tipificam uma determinada doença (BRASIL, 2010)

Sistema de Cadastro Nacional dos Estabelecimentos de Saúde (SCNES) – possibilita efetuar o cadastramento de todos os estabelecimentos de saúde e de profissionais prestadores de serviço ao SUS ou não, além de identificar os estabelecimentos de saúde nos aspectos de estrutura física, recursos humanos, equipamentos, profissionais e serviços ambulatoriais e hospitalares (BRASIL, 2017d).

Sistema de Gerenciamento da Tabela de Procedimentos do SUS (SIGTAP) – disponibiliza a tabela de procedimentos do SUS com todos seus atributos aos estabelecimentos de saúde credenciados no SUS (BRASIL, 2017e).

Sistema de Informação Ambulatorial (SIA) – registra os atendimentos realizados no âmbito ambulatorial por meio do Boletim de Produção Ambulatorial (BPA). Seu processamento ocorre de forma descentralizada, ou seja, cada estado e cada município, devidamente habilitados pelas normas operacionais do SUS, podem cadastrar, programar, processar e pagar a produção de seus estabelecimentos de saúde sob sua gestão (BRASIL, 2017c).

Sistema de Informação da Vigilância da Qualidade da Água para Consumo Humano (Sisagua) – sistema de vigilância em saúde ambiental do Programa Nacional de Vigilância da Qualidade da Água para Consumo Humano (Vigiagua), cujas informações são importantes para a prática da vigilância da qualidade da água para consumo humano, conforme a Portaria MS 2.914/2011, visando reduzir a morbimortalidade por doenças e agravos de transmissão hídrica (BRASIL, 2017h).

Sistema de Informação de Agravos de Notificação (Sinan) – tem como objetivo coletar, transmitir e disseminar dados gerados pelo Sistema de Vigilância Epidemiológica das três esferas de governo, por intermédio de uma rede informatizada, para apoiar o processo de investigação e dar subsídios à análise das informações de vigilância epidemiológica das doenças de notificação compulsória, além de vir a indicar riscos aos quais as pessoas estão sujeitas, contribuindo, assim, para a identificação da realidade epidemiológica de determinada área geográfica (BRASIL, 2017a).

Sistema de Informação do Programa Nacional de Imunizações (SIPNI) – possibilita o registro da população vacinada por faixa etária, em determinado período de tempo, numa área geográfica (rotina e campanhas), e de dados sobre a movimentação de imunobiológicos com fins gerenciais. Por meio dos dados contidos no sistema são possíveis o acompanhamento da pessoa vacinada por procedência e a avaliação da cobertura vacinal, das doses aplicadas e da taxa de abandono nos âmbitos federal, estadual e municipal, permitindo aos gestores envolvidos no programa uma avaliação dinâmica do risco quanto à ocorrência de surtos ou epidemias. Representa uma importante contribuição para o controle ou a eliminação de doenças imunopreveníveis, tendo impacto na área de epidemiologia (BRASIL, 2014b).

Sistema de Informação em Saúde (SIS) – conjunto de componentes que atuam de forma integrada através de mecanismos de coleta, processamento, análise e transmissão da informação necessária e oportuna para implementar processos de decisões no sistema de saúde. Seu propósito é selecionar dados pertinentes e transformá-los em informações para aqueles que planejam, financiam, proveem e avaliam os serviços de saúde (FERREIRA, 1999).

Sistema de Informação em Saúde para a Atenção Básica (SISAB/E-SUS) – sistema de informação da Atenção Básica vigente para fins de financiamento e de adesão aos programas e estratégias da Política Nacional de Atenção Básica, substituindo o Sistema de Informação da Atenção Básica (SIAB). O SISAB integra a estratégia denominada e-SUS Atenção Básica (e-SUS AB), que propõe o incremento da gestão da informação, a automação dos processos, a melhoria das condições de infraestrutura e a melhoria dos processos de trabalho (BRASIL, 2017i).

Sistema de Informações Hospitalares (SIH) – desenvolvido com o objetivo de armazenar dados sobre as informações do atendimento ao paciente internado na rede do SUS, informados mensalmente pelos estabelecimentos de saúde públicos, privados e filantrópicos, conveniados e contratados que realizam internações, tendo como instrumento de coleta de dados a Autorização de Internação Hospitalar (AIH). O sistema não foi concebido com a finalidade epidemiológica, mas sim para pagamento de serviços prestados pelos hospitais privados contratados/conveniados (BRASIL, 2014a).

Sistema de Informações sobre Nascidos Vivos (Sinasc) – visa reunir informações epidemiológicas referentes a nascidos vivos em todo o território nacional, permitindo, assim, subsidiar as intervenções na área da saúde materno-infantil (BRASIL, 2017b).

Sistema de Vigilância Alimentar e Nutricional (SISVAN) – sistema de monitoramento da situação alimentar e nutricional da população por meio da coleta, do processamento e da análise de dados antropométricos. É instrumento de apoio para o diagnóstico da situação nutricional, sendo fundamental para subsidiar e estruturar efetivamente as ações de promoção da saúde em todas as fases do curso da vida, incluindo gestantes e nutrizes (BRASIL, 2007b).

Sistema Único de Saúde (SUS) – o conjunto de ações e serviços de saúde prestados por órgãos e instituições federais, estaduais e municipais, das administrações direta e indireta e das fundações mantidas pelo Poder Público. Estão incluídas no SUS as instituições públicas federais, estaduais e municipais de controle de qualidade, pesquisa e produção de insumos, medicamentos, inclusive de sangue e hemoderivados, e de equipamentos para a saúde. A iniciativa poderá participar do SUS em caráter complementar (BRASIL, 1990 – Lei Orgânica da Saúde, 8.080/1990).

Soroepidemiologia – veja *Inquérito sorológico em epidemiologia.*

Substrato – material de origem vital produzido pelas pessoas em processo fisiológico ou patológico e que, quando destacado destas, carreia consigo formas de sobrevivência do bioagente infectante. Exemplos de substratos: escarro, esperma, pus, sangue, urina etc. (ROUQUAYROL, VERAS & TÁVORA, 2017).

Surto epidêmico – epidemia de proporções reduzidas, atingindo uma pequena comunidade humana. Muitos restringem o uso do termo para o caso de instituições fechadas, outros o usam como sinônimo de "epidemia" (SCHMID, 1956).

Surto de doenças transmitidas por alimentos – episódio em que duas ou mais pessoas apresentam doença semelhante após ingerirem alimentos, inclusive água, da mesma origem e onde a evidência epidemiológica e/ou análise laboratorial apontam os alimentos e/ou a água como veículos da doença (BRASIL, 2005).

SUS – veja *Sistema Único de Saúde.*

Suscetível (I) – pessoa ou animal que não possui, presumivelmente, resistência contra determinado agente patogênico e que, por essa razão, pode contrair a doença se posto em contato com esse agente (OPAS, 1992).

Suscetível (II) – indivíduo, pessoa ou animal, ou a espécie humana ou outra, que em condições naturais, penetrada por bioagentes patogênicos, concedem subsistência a esses, permitindo-lhes seu desenvolvimento ou multiplicação (ROUQUAYROL, VERAS & TÁVORA, 2017).

Suspeito – em relação ao controle de doenças infecciosas, é a pessoa cuja história clínica e sintomas sugerem que poderá ter ou está desenvolvendo alguma doença transmissível (OPAS, 1997).

Taxa – veja *Coeficiente.*

Tendência histórica ou secular (I) – denominação utilizada para designar as mudanças da incidência de determinada doença ao longo de considerável tempo, geralmente medido em décadas (FORATTINI, 1992).

Tendência histórica ou secular (II) – comportamento das frequências de evento epidemiológico acompanhado por anos consecutivos. A tendência secular pode ser expressa pelo coeficiente de inclinação de uma reta obtida por regressão a partir das frequências de casos de doenças ou do número de óbitos. Os coeficientes de inclinação positivos mostram tendência para o crescimento e os negativos para o declínio; o coeficiente zero indica a constância do processo (ROUQUAYROL, 1999).

Tendência histórica ou secular (III) – variações na incidência/prevalência ou na mortalidade/letalidade de doenças observadas por longo período de tempo, décadas ou até mesmo séculos (LIMA NETO et al., 2017).

Tendenciosidade – veja *Erro sistemático.*

Teoria – genericamente, é uma construção especulativa do espírito que liga consequências a princípios e, por oposição ao conhecimento vulgar, é aquilo que constitui o objeto de uma concepção metódica, sistematicamente organizada e dependente, por consequência, em sua forma, de certas decisões ou convenções científicas que não pertencem ao senso comum (LALANDE,1999).

Terapia Comunitária Integrativa (TCI) – espaço em que a comunidade é convidada a partilhar experiências e sabedorias de vida por meio do diálogo. No contexto de um encontro na comunidade, coordenado por terapeutas comunitários, é aberto um espaço para reflexão e partilha do sofrimento causado pelas situações estressantes do cotidiano e das estratégias de superação utilizadas pelos participantes, permitindo à comunidade encontrar, nela mesma, resposta para seus problemas (BARRETO, 2008).

Transição demográfica – são identificados três estágios da transição demográfica: fase pré-industrial ou primitiva, na qual há um equilíbrio populacional, onde as taxas de natalidade e mortalidade, principalmente infantil, são elevadas; fase intermediária de "divergência de coeficientes", na qual as taxas de natalidade permanecem altas, enquanto decrescem as taxas de mortalidade (explosão populacional); fase intermediária de "convergência de coeficientes", quando a natalidade passa a diminuir em ritmo mais acelerado que a mortalidade, cujo efeito mais notável é o rápido "envelhecimento" da população. No fim desse processo, há um retorno ao equilíbrio populacional, denominado fase moderna ou pós-transição, com aproximação dos coeficientes, mas em níveis muito mais baixos. A população torna-se estável, isto é, os valores de fecundidade se aproximam do nível de reposição. Como consequência, a esperança de vida aumenta, a população envelhece e, em geral, observa-se uma ampliação da proporção de mulheres (VERMELHO & MONTEIRO, 2002).

Transição epidemiológica – mudança nos padrões de mortalidade e morbidade de uma comunidade concomitantemente à transição demográfica. De modo mais abrangente, incorpora as mudanças dos padrões de saúde e doença, mortalidade, fecundidade e estrutura por idades, além dos determinantes socioeconômicos, ecológicos, de estilo de vida e de suas consequências para os grupos populacionais. Segundo Omram, à medida que os países atingem níveis de desenvolvimento mais elevados, as melhorias das condições sociais, econômicas e de saúde ocasionam a transição de um padrão de expectativa ou esperança de vida baixa, com altas taxas de mortalidade por doenças infecciosas e parasitárias em faixas de idade precoces, para um aumento das mortes por doenças não transmissíveis (VERMELHO & MONTEIRO, 2002).

Transição nutricional – processo de modificações sequenciais no padrão de nutrição e consumo que acompanham mudanças econômicas, sociais e demográficas e do perfil de saúde das populações (POPKIN, 1994).

Transmissão – transferência de um agente etiológico animado de uma fonte primária de infecção para um novo hospedeiro. A transmissão pode ocorrer de forma direta ou indireta (SCHMID, 1956).

Transmissão direta imediata – transferência direta e essencialmente imediata de agentes infecciosos a uma porta de entrada respectiva pela qual se pode consumar a infecção do homem ou do animal. Isso pode ocorrer por contato direto, como no caso de tocar, morder, beijar ou ter relações sexuais, ou por projeção direta (disseminação de gotículas) nas conjuntivas, ou nas mucosas dos olhos, nariz ou boca, ao espirrar, tossir, cuspir, cantar ou falar (geralmente a disseminação das gotículas se limita a um raio de um metro ou menos de distância) (OPAS, 1997). Sinônimos: contágio imediato, contato direto (ROUQUAYROL, VERAS & TÁVORA, 2017).

Transmissão direta mediata – mecanismo segundo o qual um substrato vital, eliminado por um indivíduo infectado situado nas proximidades de um suscetível, carreia consigo o bioagente patogênico com passagem reduzida pelo meio ambiente até o meio interno do indivíduo suscetível, onde se desenvolve ou se multiplica, estabelecendo a infecção. As doenças cujos agentes causais são transmitidos por contato mediato são denominadas doenças contagiosas (ROUQUAYROL, VERAS & TÁVORA, 2017).

Transmissão indireta – mecanismo segundo o qual os agentes patogênicos, montados ou não no substrato com o qual são eliminados, necessitam de um suporte mediatizador, veículo ou hospedeiro intermediário para percorrerem toda ou parte da distância que separa o indivíduo infectado do suscetível, onde deverão se desenvolver ou multiplicar, estabelecendo a infecção. A transmissão indireta se efetiva através dos seguintes intermediários: veículo, vetor mecânico, vetor biológico, hospedeiro intercalado ou combinação dos acima citados (ROUQUAYROL, VERAS & TÁVORA, 2017).

Usuário – aquele que usa o serviço de saúde. Este é um termo que envolve tanto o cliente como o acompanhante do cliente, o familiar do cliente, o trabalhador da instituição, o gerente da instituição e o gestor do sistema (BRASIL, 2012a).

Vacina – preparação contendo microrganismos vivos ou mortos ou frações desses, possuidora de propriedades antigênicas. As vacinas são empregadas para induzir num indivíduo a imunidade ativa e específica contra um microrganismo (CDC, 1988).

Vacinação de bloqueio – atividade prevista pelo sistema de vigilância epidemiológica e executada quando da ocorrência de um ou mais casos de doença prevenível pela vacinação, quando este fato provoca uma alteração não esperada no comportamento epidemiológico da doença. Com o bloqueio a cadeia de transmissão de doença é interrompida, mediante a eliminação dos suscetíveis, em curto espaço de tempo. A área onde a vacinação será realizada é definida em função da situação epidemiológica da doença, de sua transmissibilidade (taxa de ataque secundário) e do modo como ocorre(m) o caso ou os casos. O trabalho pode ser limitado à moradia do doente, a seu local de trabalho ou de estudo; pode, da mesma maneira, abranger as residências vizinhas ou estender-se a um ou mais quarteirões ou mesmo a todo um bairro, vila ou município (BRASIL, 2001b).

Vacinação de rotina – consiste no atendimento da população no dia a dia do serviço de saúde. O trabalho rotineiro proporciona o acompanhamento contínuo e programado das metas previstas, facilitando o monitoramento sistemático, de modo a identificar em tempo hábil se as metas estão sendo alcançadas (BRASIL, 2001b).

Variação atípica de uma doença – distribuição cronológica de frequência de casos em que não ocorre regularidade em sua variação, podendo haver, de forma desordenada, flutuações de grande e de pequena amplitude das frequências (ROUQUAYROL, 1999).

Variação cíclica de uma doença – repetição de um dado padrão de variação, de intervalo a intervalo, numa distribuição cronológica da frequência de casos. Na variação cíclica do sarampo no Brasil, por exemplo, as crianças imunizadas (natural ou artificialmente) dão uma inflexão negativa à curva gráfica, e as crianças que vão nascendo e não são vacinadas formam um acúmulo de suscetíveis prontos para terem o sarampo e, daí, do ponto de vista gráfico, uma inflexão ascensional à curva de incidência (ROUQUAYROL, 1999). Flutuações temporais que ocorrem em período maior que 1 ano são denominadas variações cíclicas, enquanto aquelas cujos ciclos ocorrem dentro de um mesmo ano e coincidem com as estações do ano são denominadas variações sazonais (LIMA NETO et al., 2017).

Variação sazonal de uma doença – distribuição cronológica de casos em que os valores máximos e mínimos de frequência ocorrem sempre no mesmo período, seja do ano, do mês, da semana ou do dia, caracterizando uma sazonalidade (ROUQUAYROL, 1999). Flutuações temporais cujos ciclos ocorrem dentro de um mesmo ano e coincidem com as estações do ano são denominadas variações sazonais (LIMA NETO et al., 2017).

Variável – propriedade que determina a maneira pela qual os elementos de qualquer conjunto são diferentes entre si (ROUQUAYROL & ALMEIDA FILHO, 1999).

Variável dependente – representada no eixo dos Y, constitui a variável efeito, ou seja, efeito presumido da variável independente (ROUQUAYROL & ALMEIDA FILHO, 1999).

Variável independente – representada no eixo dos x, em estudos experimentais é a variável manipulável cujos valores são escolhidos e determinados pelo pesquisador. Constitui a variável causal, ou seja, a causa presumida da variável dependente (ROUQUAYROL & ALMEIDA FILHO, 1999).

Variável qualitativa – variável que inclui diferenças radicais. Exemplos de variáveis de interesse epidemiológico: sexo, local de residência, local de trabalho e ocupação (ROUQUAYROL & ALMEIDA FILHO, 1999).

Variável quantitativa – variável que envolve diferenças não substanciais, diferenças apenas de grau. Refere-se a propriedades que mantêm a mesma natureza em toda a sua extensão e que se mostram ora com maior, ora com menor intensidade, podendo ser expressas em termos numéricos. Exemplos: peso e estatura (ROUQUAYROL & ALMEIDA FILHO, 1999).

Variável quantitativa contínua – variável que admite valores fracionários entre quaisquer valores consecutivos. Exemplo: temperatura corporal (ROUQUAYROL & ALMEIDA FILHO, 1999).

Variável quantitativa descontínua – variável que não admite a inclusão de valores fracionários entre dois valores consecutivos expressos por números inteiros. Exemplo: número de batimentos cardíacos (ROUQUAYROL & ALMEIDA FILHO, 1999). Sinônimo: variável quantitativa discreta.

Veículos – objetos ou materiais contaminados que sirvam de meio mecânico, auxiliando um agente infeccioso a ser transportado e introduzido num hospedeiro suscetível. São veículos: a água, o leite, outros alimentos e objetos contaminados (ROUQUAYROL, VERAS & TÁVORA, 2017).

Veículo suporte – meio físico que coloca em comunicação os fatores envolvidos no processo transmissivo, possibilitando que o bioagente se transmita ativamente do indivíduo infectado para o infectável ou do indivíduo infectado para o hospedeiro intermediário ou ainda do hospedeiro intermediário para o indivíduo infectável (ROUQUAYROL, VERAS & TÁVORA, 2017).

Veículo transportador e introdutor – designação do veículo que transporta e introduz o agente infeccioso no hospedeiro suscetível. Serve como exemplo a água de beber contaminada por fezes de pacientes ou de portadores de *Vibrio cholerae* (ROUQUAYROL, VERAS & TÁVORA, 2017).

Vetores – seres vivos que veiculam o agente desde o reservatório até o hospedeiro potencial (ROUQUAYROL, VERAS & TÁVORA, 2017).

Vetores biológicos – vetor que, além de funcionar como veiculador do agente infeccioso, desempenha também a função de abrigo biológico, no qual o agente cumpre parte necessária de seu ciclo vital (ROUQUAYROL, VERAS & TÁVORA, 2017).

Vetores mecânicos – vetores que agem apenas como transportadores de agentes infecciosos; são insetos que caminham ou voam e que carreiam o agente através de suas patas, probóscida ou asas contaminadas, ou pela passagem do microrganismo através do trato gastrointestinal. Neles, os parasitas não se multiplicam nem sofrem quaisquer modificações em seu interior (ROUQUAYROL, VERAS & TÁVORA, 2017).

Vício – veja *Erro sistemático*.

Vício de aferição – origina-se quando as variáveis de um estudo são medidas erroneamente de modo a distorcer os resultados. Para acontecer um vício de aferição, em estudos analíticos, o processo de medida deve ser sistematicamente diferente nos dois grupos em comparaçao (SCHMIDT & DUNCAN, 1993).

Vício de confusão – acontece quando dois fatores ou processos estão inter-relacionados e é erroneamente concluído que um dos fatores é o responsável pelos resultados. Existe distorção nos resultados quando o fator de confusão está presente desigualmente nos dois grupos que estão sendo comparados (SCHMIDT & DUNCAN, 1993).

Vício de seleção – distorção dos resultados de uma pesquisa decorrente do modo de os participantes serem recrutados ou perdidos no curso do estudo. Isto é, o vício de seleção ocorre quando observações são feitas num grupo de pacientes selecionados incorretamente (SCHMIDT & DUNCAN, 1993).

Viés – veja *Erro sistemático*.

Vigilância à saúde (I) – concepção restrita: um conjunto de ações voltadas para conhecimento, previsão, prevenção e enfrentamento continuado de problemas de saúde selecionados e relativos aos fatores e às condições de risco, atuais e potenciais, e aos acidentes, incapacidades, doenças, incluindo as zoonoses, e outros agravos à saúde de uma população num território determinado (VILAS-BOAS et al., 1995, apud TEIXEIRA, 2001).

Vigilância à saúde (II) – concepção ampla: visão ampliada de saúde e da formulação de modelos de interpretação dos determinantes, riscos, agravos e danos à luz da moderna epidemiologia, articulando-os num esquema operacional que resgata e amplia o modelo clássico da História Natural das Doenças, incorporando desde as ações sociais organizadas pelos distintos atores até as ações específicas de prevenção de riscos e agravos, bem como as de recuperação e reabilitação de doentes (VILASBOAS et al., 1995 apud TEIXEIRA, 2001).

Vigilância alimentar e nutricional – coleta e análise de informações sobre situação alimentar e nutricional de indivíduos e coletividades com o propósito de fundamentar medidas destinadas a prevenir ou corrigir problemas detectados ou potenciais (BRASIL, 2007b).

Vigilância de doença – levantamento contínuo de todos os aspectos relacionados com a manifestação e a propagação de uma doença que sejam importantes para seu controle eficaz. Inclui a coleta e avaliação sistemáticas de: (a) informes de morbidade e mortalidade; (b) informes especiais de investigações de campo sobre epidemias e casos individuais; (c) dados relativos a isolamento e identificação de agentes infecciosos em laboratório; (d) dados relativos à disponibilidade, ao uso e a efeitos adversos de vacinas, toxoides, imunoglobulinas, inseticidas e outras substâncias empregadas no controle de doenças; (e) dados sobre níveis de imunidade em certos grupos da população; (f) outros dados epidemiológicos importantes.

Deve ser preparado um relatório sumário contendo os dados acima, o qual deve ser distribuído a todas as pessoas colaboradoras e outras que precisem conhecer os resultados das atividades de vigilância. O procedimento se aplica a todos os níveis de serviços de saúde pública, desde o local até o internacional (OPAS, 1997).

Vigilância de pessoa – observação médica rigorosa ou outro tipo de supervisão de contatos de pacientes com doença infecciosa para assim permitir a identificação rápida da infecção ou doença, porém sem restringir sua liberdade de movimentos (OPS, 1992).

Vigilância epidemiológica (I) – conforme a Lei Orgânica da Saúde 8.080, de 19 de setembro de 1990, é um conjunto de ações que proporcionam o conhecimento, a detecção ou a prevenção de qualquer mudança nos fatores determinantes e condicionantes de saúde individual ou coletiva com a finalidade de recomendar e adotar as medidas de prevenção e controle das doenças ou agravos (BRASIL, 1990).

Vigilância epidemiológica (II) – conforme o artigo 2º da Lei 6.259, de 30 de outubro de 1975, é um conjunto de informações, investigações e levantamentos necessários à programação e à avaliação de medidas de controle de doenças e situações de agravos à saúde (ROUQUAYROL, 1990).

Vigilância sanitária (I) – entende-se por vigilância sanitária um conjunto de ações capazes de eliminar, diminuir ou prevenir riscos à saúde e de intervir nos problemas sanitários decorrentes do meio ambiente, da produção e circulação de bens e da prestação de serviços de interesse da saúde, abrangendo: I – o controle de bens de consumo que direta ou indiretamente se relaciona com a saúde, compreendidas todas as etapas e processos, da produção ao consumo; e II – o controle da prestação de serviços que se relacionam direta ou indiretamente com a saúde (BRASIL, 1990 – artigo 6º da Lei Orgânica da Saúde).

Vigilância sanitária (II) – conjunto de ações dirigidas à defesa e à proteção da saúde coletiva, cuja função é identificar e controlar permanentemente os fatores de risco à saúde individual e coletiva através de ações desenvolvidas sobre condições, produtos, serviços, elementos, transportes, meios e origens que direta ou indiretamente possam produzir agravos à saúde (COSTA, 1993).

Violência – uso intencional de força física ou do poder, real ou em ameaça, contra si próprio, contra outra pessoa ou contra um grupo ou uma comunidade que resulte ou tenha possibilidade de resultar em lesão, morte, dano psicológico, deficiência de desenvolvimento ou privação (WHO, 2012).

Violência doméstica – violência exercida contra pessoas de ambos os sexos e em todas as idades. Também é chamada de violência intrafamiliar (BRASIL, 2011c).

Virulência (I) – capacidade de um bioagente de produzir casos graves ou fatais (ROUQUAYROL, VERAS & TÁVORA, 2017).

Virulência (II) – grau de patogenicidade de um agente infeccioso, indicado pelas taxas de letalidade e/ou sua capacidade de invadir e causar dano aos tecidos do hospedeiro ou por ambos os parâmetros (OPAS, 1997).

Zooantroponoses – doenças adquiridas pelos animais a partir do ser humano, ou seja, a fonte é animal. Exemplo: tuberculose do ser humano no gado (FORATTINI, 1980).

Zoonose – infecção ou doença infecciosa transmissível, em condições naturais, dos animais vertebrados ao ser humano. Pode ser enzoótica ou epizoótica (CHIN et al., 2002).

Referências

Almeida Filho N, Rouquayrol MZ. Fundamentos metodológicos da epidemiologia. In: Rouquayrol MZ, Almeida Filho N (orgs.) Epidemiologia & Saúde. 4. ed. Rio de Janeiro: Medsi, 1993:157-83.

Almeida Filho N. Anotações sobre a história da epidemiologia. In: Rouquayrol, MZ, Almeida Filho N. (orgs.) Epidemiologia & Saúde. 4. ed. Rio de Janeiro: Medsi, 1993:1-6.

Almeida Filho N. Epidemiologia sem números: uma introdução crítica à ciência epidemiológica. Rio de Janeiro: Campus, 1989. 108p.

Amorim RF, Rodrigues FJ. Introdução. In: Jorge MSB, Silva RM, Catrib AMF (orgs.). A transversalidade epistemológica da Saúde Coletiva: saberes e práticas. Fortaleza: EdUECE, 2013. 354p.

Angrosino M. Etnografia e observação participante. Porto Alegre: Artmed, 2009. 138p.

Badia X, Rovira J. Evaluación económica de medicamentos. España: Dupont Pharma, 1994.

Barreto A. Terapia Comunitária Integrativa passo a passo. Fortaleza: Gráfica LCR, 2008.

Barros NF, Catrib AMF, Brilhante AVM. Contribuições da cultura das ciências sociais e humanas para o campo da saúde. In: Rouquayrol MZ, Silva MG. Epidemiologia & Saúde. 8. ed. Rio de Janeiro: Medbook, 2017.

Bier O. Bacteriologia e imunologia. 19. ed. São Paulo: Melhoramentos, 1978. 1062p.

Brasil. Conselho Nacional de Saúde. Resolução nº 41 de 03/03/1993. Brasília: Ministério da Saúde, 1993a. Disponível em: <http://conselho.saude. gov.br/ resolucoes/1993/reso041.doc>. Acesso em 6 de julho de 2012.

Brasil. Ministério da Saúde, Conselho Nacional de Saúde. Subsídios para construção da Política Nacional de Saúde Ambiental. Brasília, 2009c. Disponível em: <http://bvsms.saude.gov.br/bvs/publicacoes/subsidios_construcao_politica_saude_ambiental.pdf>. Acesso em 22 de julho de 2012.

Brasil. Ministério da Saúde, Coordenação de Controle de Infecção Hospitalar. Processamento de Artigos e Superfícies em Estabelecimentos de Saúde. 2. ed. Brasília, 1994. 50p. Disponível em: <http://www.anvisa. gov.br/servicosaude/controle/ processa-mento_artigos.pdf>. Acesso em: 21 de julho de 2012.

Brasil. Ministério da Saúde, Departamento de Informática do SUS. Sistema de Informações de Nascidos Vivos (Sinasc). 2017b. Disponível em: <http:// datasus.saude. gov.br/sistemas-e-aplicativos/eventos-v/sinasc-sistema-de-informacoes-de-nascidos-vivos>. Acesso de 19 de julho de 2017.

Brasil. Ministério da Saúde, Departamento de Informática do SUS. Sistema de Informações Ambulatoriais do SUS (SIA). 2017c. Disponível em: <http://datasus.saude. gov.br/sistemas-e-aplicativos/ambulatoriais/sia>. Acesso em: 19 de julho de 2017.

Brasil. Ministério da Saúde, Departamento de Informática do SUS. Sistema Nacional de Cadastros dos Estabelecimentos de Saúde (CNES); 2017d. Disponível em: <http://datasus.saude.gov.br/sistemas-e-aplicativos/cadastros-nacionais/cnes-net>. Acesso em 19 de julho de 2017.

Brasil. Ministério da Saúde, Departamento de Informática do SUS. Sistema de Gerenciamento da Tabela de Procedimentos do SUS (Sigtab), 2017e. Disponível em: <http://sigtap.datasus.gov.br/tabela-unificada/app/sec/inicio.jsp>. Acesso em 19 de julho de 2017.

Brasil. Ministério da Saúde, Fundação Nacional de Saúde. Guia de Vigilância Epidemiológica. 5. ed. Brasília: FUNASA, 2002. 842p.

Brasil. Ministério da Saúde, Fundação Nacional de Saúde. Manual de Procedimentos para Vacinação. 4. ed. Brasília: 2001b. Disponível em: <http://portal.saude.gov.br/ portal/arquivos/pdf/manu_proced_vac.pdf>. Acesso em 22 de julho de 2012.

Brasil. Ministério da Saúde, Gabinete do Ministro. Portaria 104, de 25 de janeiro de 2011. 2011f. Disponível em: http://bvsms.saude.gov.br/bvs/saudelegis/gm/2011/ prt0104_25_01_2011.html. Acesso em 23 de julho de 2012.

Brasil. Ministério da Saúde, Instituto Nacional de Câncer. Registros hospitalares de câncer: planejamento e gestão. 2. ed. Rio de Janeiro: INCA, 2010a. 536 p.

Brasil. Ministério da Saúde, Instituto Nacional do Câncer. Registro de Câncer de Base Populacional. 2017f. Disponível em: <http://www.inca.gov.br/conteudo_ view. asp?id=353>. Acesso em 19 de julho de 2017.

Brasil. Ministério da Saúde, Instituto Nacional do Câncer. Registro Hospitalar de Câncer. 2017g. Disponível em: <http://www.inca.gov.br/conteudo_view.asp?id=351>. Acesso em 19 de julho de 2017.

Brasil. Ministério da Saúde, Secretaria de Atenção à Saúde, Departamento de Ações Programáticas Estratégicas. Política nacional de atenção integral à saúde da mulher: Princípios e diretrizes. Brasília: Ministério da Saúde; 2004a. 82p. Disponível em: <http://bvsms.saude.gov.br/bvs/publicacoes/politica_nac_atencao_mulher.pdf>. Acesso em 19 de julho de 2017.

Brasil. Ministério da Saúde, Secretaria de Atenção à Saúde, Departamento de Regulação, Avaliação e Controle, Coordenação Geral de Sistemas de Informação. SIH – Sistema de Informação Hospitalar do SUS: Manual Técnico Operacional do Sistema. Brasília: Ministério da Saúde, 2014a. 87p.

Brasil. Ministério da Saúde, Secretaria de Vigilância em Saúde, Departamento de Análise de Situação em Saúde. Manual de Instruções para o Preenchimento da Declaração de Óbito. Brasília: Ministério da Saúde, 2011a. 54p.

Brasil. Ministério da Saúde, Secretaria de Vigilância em Saúde, Departamento de Análise da Situação de Saúde. Manual de Instruções para o preenchimento da Declaração de Nascido Vivo. Brasília: Ministério da Saúde, 2011b. 29p.

Brasil. Ministério da Saúde, Secretaria de Vigilância em Saúde, Departamento de Vigilância Epidemiológica. Capacitação em monitorização das doenças diarreicas agudas – MDDA: manual do monitor. Brasília: Ministério da Saúde, 2010b. Disponível em: <http://portal.saude.gov.br/portal/arquivos/pdf/manual_monitor_ capacitacao_ mdda_web.pdf>. Acesso em: 17 de julho de 2012.

Brasil. Ministério da Saúde, Secretaria de Vigilância em Saúde, Departamento de Vigilância Epidemiológica. Guia de vigilância epidemiológica. 7. ed. 1ª reimpressão. Brasília: Ministério da Saúde, 2010c.

Brasil. Ministério da Saúde, Secretaria de Vigilância em Saúde, Secretaria de Atenção à Saúde. Manual de vigilância do óbito infantil e fetal e do Comitê de Prevenção do Óbito Infantil e Fetal. 2. ed. Brasília: Ministério da Saúde, 2009d.

Brasil. Ministério da Saúde, Secretaria de Vigilância em Saúde. Instrutivo para preenchimento da ficha de notificação/investigação de violência doméstica, sexual e/ou outras violências no sistema de informação de agravos de notificação – SINAN NET. Brasília: Ministério da Saúde. 2011d. Disponível em: <http://www. saude. rs.gov.br/upload/1339685912_Instrutivo%20para%20ficha%20de%20viol% C3% AAncia% 20SINAN%20NET.pdf>. Acesso em 14 de julho de 2012.

Brasil. Ministério da Saúde, Secretaria de Vigilância em Saúde. Manual do sistema de Informação do Programa Nacional de Imunização. Brasília: Ministério da Saúde, 2014b. 66p.

Brasil. Ministério da Saúde, Secretaria de Vigilância em Saúde. Programa Nacional de Vigilância em Saúde Ambiental dos Riscos Decorrentes dos Desastres Naturais. 2012c. Disponível em: <http://portal.saude. gov.br/portal/arquivos/pdf/ programa_ vigide sas tres.pdf>. Acesso em: 4 de junho de 2012.

Brasil. Ministério da Saúde, Secretaria de Vigilância em Saúde. Vigilância epidemiológica das doenças transmitidas por alimentos no Brasil, 1999-2004. Boletim Eletrônico Epidemiológico [boletim on line] 2005. Ano 5, nº 6:1-7. Disponível em: <http://portal.saude.gov.br/portal/arquivos/pdf/ano05_n06_ve_dta_brasil.pdf >. Acessado em 25 de maio de 2012.

Brasil. Ministério da Saúde, Secretaria Executiva, Secretaria de Atenção Básica. Glossário temático: alimentação e nutrição. Brasília, 2007b. Disponível em: <http://189.28.128.100/nutricao/docs/geral/glossario_alimentar.pdf>. Acesso em: 14 de julho de 2012.

Brasil. Ministério da Saúde, Secretaria Executiva, Secretaria de Ciência, Tecnologia e Insumos Estratégicos. Glossário temático: economia da saúde. 2. ed. amp. Brasília: Ministério da Saúde, 2008. Disponível em: <http://pesquisa.bvsalud.org/regional/ resources/lil-496818.> Acesso em 18 de julho de 2012.

Brasil. Ministério da Saúde. Manual de Vacinação. Brasília. 1984. 68p. (Série A: normas e manuais técnicos; 15).

Brasil. Ministério da Saúde. Caderno de textos. Cartilhas da Política Nacional de Humanização. [on line] 2012a. Disponível em: <http://bvsms.saude. gov.br/bvs/publicacoes/ caderno_textos_cartilhas_politica_humanizacao.pdf>. Acesso em: 22 de julho de 2012].

Brasil. Ministério da Saúde. Conselho Nacional das Secretarias Municipais de Saúde. O SUS de A a Z: garantindo saúde nos municípios. 3. ed. Brasília; 2009b Disponível em: < http://portal.saude.gov.br/portal/arquivos/pdf/sus_3edicao_completo.pdf >. Acesso em 14 de julho de 2012.

Brasil. Ministério da Saúde. Doenças Relacionadas ao Trabalho: manual de procedimentos para os serviços de saúde. Brasília: Ministério da Saúde, 2001a. 580p.

Brasil. Ministério da Saúde. Portaria MS/GM 2.488, de 21 de outubro de 2011. Aprova a Política Nacional de Atenção Básica, 2011c. Disponível em: <http://bvsms.saude.gov.br/bvs/ saudelegis/gm/2011/prt2488_21_10_2011.html>. Acesso em 15 de julho de 2012.

Brasil. Ministério da Saúde. Portaria 777/GM, de 28 de abril de 2004. Dispõe sobre os procedimentos técnicos para a notificação compulsória de agravos à saúde do trabalhador em rede de serviços sentinela específica, no Sistema Único de Saúde – SUS. Diário Oficial da União, Poder Executivo, Brasília, DF, nº 81, 29 abr. 2004. Seção 1, p. 37-38. 2004b.

Brasil. Ministério da Saúde. Portaria 1.654, de 19 de julho de 2011. 2011a. Disponível em: <http://bvsms.saude.gov.br/bvs/saudelegis/gm/2011/prt1654_19_07_2011.html>. Acesso em 16 de julho de 2012.

Brasil. Ministério da Saúde. Portaria 648/GM, de 28 de março de 2006. 2006a. Disponível em: <http://bvsms.saude.gov.br/bvs/saudelegis/gm/2006/prt0648_28_03_2006.html>. Acesso em 14 de julho de 2012.

Brasil. Ministério da Saúde. Secretaria de Atenção à Saúde. Departamento de Ações Programáticas Estratégicas. Manual dos comitês de mortalidade materna. 3. ed. Brasília, 2007a. Disponível em: <http://bvsms. saude.gov.br/bvs/publicacoes/comites_ mortalidade_ materna_3ed. pdf>. Acesso em 22 de julho de 2012.

Brasil. Ministério da Saúde. SISAGUA, 2017h. Disponível em: <http://por-talsaude. saude.gov.br/index.php/o-ministerio/principal/leia-mais-o-ministerio/771-secretaria-svs/vigilancia-de-a-a-z/vigilancia-da-qua-lidade-da-agua-vigiagua/l1-vigilancia-da-qualidade-da-agua-vigia-gua/12560-sisagua>. Acesso em 19 de julho de 2017.

Brasil. Ministério da Saúde. Sistema de Informação de Agravos de Notifi-cação (SINAN). 2017a Disponível em: <http://portalsinan.saude.gov. br/o-sinan>. Acesso em 19 de julho de 2017.

Brasil. Ministério da Saúde. Sistema de Informação em Saúde para a Aten-ção Básica (SISAB). 2017i. Disponível em: <http://sisab.saude.gov.br/in-dex.xhtml>. Acesso em 19 de julho de 2017.

Brasil. Ministério da Saúde; Conselho Federal de Medicina; Centro Brasileiro de Classificação de Doenças. A Declaração de Óbito: Documento ne-cessário e importante. 3ª ed. Brasília: Ministério da Saúde, 2009a. 38p.

Brasil. Presidência da República, Casa Civil. Decreto 7.058, de 28 de ju-nho de 2011. 2011g. Disponível em: <http://www.planalto.gov.br/cci-vil_03/_Ato2011- 2014/2011/Decreto/D7508.htm>. 2011. Acesso em 15 de julho de 2012.

Brasil. Presidência da República, Casa Civil. Lei 12.466, de 24 de agosto de 2011. 2011e. Disponível em <http://www.planalto.gov.br/CCIVIL_03/_Ato2011-2014/2011/ Lei/L12466.htm>. 2011. Acesso em 15 de julho de 2012.

Brasil. Presidência da República, Casa Civil. Lei complementar 141, de 13 de janeiro de 2012. 2012b. Disponível em: <http://www.planalto.gov.br/ CCIVIL_ 03/LEIS/ LCP/ Lcp141.htm>. Acesso em 15 de julho de 2012.

Brasil. Presidência da República, Casa Civil. Lei 11.346, de 15 de setembro de 2006 – Cria o Sistema Nacional de Segurança Alimentar e Nutricional – SISAN com vistas em assegurar o direito humano à alimentação ade-quada e dá outras providências, 2006c. Disponível em: <http://www. planalto.gov.br/ccivil_03/_ato2004-2006/2006/Lei/ L11346. htm>. Acesso em 10 de abril de 2012.

Brasil. Presidência da República, Casa Civil. Lei 6.938, de 31 de agosto de 1981. Dispõe sobre a Política Nacional do Meio Ambiente, seus fins e mecanismos de formulação e aplicação, e dá outras providências, 1981. Disponível em: <http://www.planalto.gov.br/ccivil_03/Leis/ L6938.htm>. Acesso em 22 de julho de 2012.

Brasil. Presidência da República, Casa Civil. Lei 8.080, de 19 de setembro de 1990. Disponível em: <https://www.planalto.gov.br/ccivil_03/leis/ l8080.htm>. Acesso em 15 de julho de 2012.

Brasil. Constituição da República Federativa do Brasil, promulgada em 5 de outubro de 1988. São Paulo: Editora Fisco e Contribuinte, 1988. 135p.

Brasil. Ministério da Saúde, Fundação Nacional de Saúde, Centro Nacional de Epidemiologia. Manual de cólera: subsídios para a vigilância epide-miológica. Brasília: Ministério da Saúde, 1993b. 35p.

Brasil. Promoção da Saúde: Carta de Ottawa, Declaração de Adelaide, Sundsvall e Santa Fé de Bogotá. Brasília: Ministério da Saúde, 1996.

Breilh J. Epidemiologia: economia, política e saúde. São Paulo: Universida-de Estadual Paulista, 1991. 276p.

Campos GWS, Gutiérrez AC, Guerrero AVP, Cunha GT. Reflexões sobre a Atenção Básica e a Estratégia de Saúde da Família. In: Campos GWS, Guerreiro, AVP. Manual de Práticas de Atenção Básica: saúde ampliada e compartilhada. 2. ed. São Paulo: Hucitec, 2010.

Caprara A, Gomes AM, Schraiber LB. Humanidades médicas: mapeando questões e respostas no âmbito da formação de médicos. In: Rou-quayrol MZ, Silva MG. Epidemiologia & Saúde. 8. ed. Rio de Janeiro: Medbook, 2017.

CDC. Centers for Disease Control and Prevention (CDC). Dental Fluorosis. January 6, 2011. Disponível em: <http://www.cdc.gov/fluoridation/sa-fety/dental_fluorosis.htm>. Acesso em 2 de abril de 2012.

CDC. Centers for Disease Control and Prevention. Bioterrorism [on line] 2007. Disponível em: <http://www.bt.cdc.gov/bioterrorism/ overview. asp>. Acesso em 12 de maio de 2012.

CDC. Centers for Disease Control and Prevention. Reproductive Health: Glos-sary. 2009. Disponível em: <http://www.cdc.gov/reproductivehealth/ EpiGlossary/ glossary. htm>. Acesso em 17 de fevereiro de 2012.

CDC. Centers for Disease Control. Principles of epidemiology. Self-study course 3 030-6 (10/88:4R). 1988. In: Waldman EA, Gotlieb SLD. Glossário de Epidemiologia. Informe Epidemiológico do SUS/MS/FNS/CENEPI. Brasília, V. 1, n. 7, p 5-27, dez. 1992.

CDC. Centers for Disease Control. Surveillance Update Atlanta, Ga. CDC, 1988. Apud Halperin W, Baker Jr EL. (eds.) Public Health Surveillance. New York, Van Nostrand Reinhold, 1992:1. In: Rouquayrol MZ et al. Epi-demiologia & Saúde. 4. ed. Rio de Janeiro: MEDSI, 1993.

Chin J (ed.). Manual de controle das doenças transmissíveis. Bolner AR, tra-dutora. Porto Alegre: Artmed, 2002.

CLAP-OPS/OMS. Centro Latino-Americano de Perinatologia e Desenvolvi-mento Humano. Montevidéu. Saúde perinatal. Trad. Thais de Azevedo. Brasil, 1988. Tradução de artigos selecionados de Salud Perinatal, bole-tim do CLAP, 179p.

Costa AJ, Kale PL. Medidas de frequência de doença. In: Medronho RA et al. Epidemiologia. São Paulo: Atheneu, 2002. 493p.

Costa EA. Vigilância sanitária e a saúde do consumidor. In: Rouquayrol MZ, Almeida Filho N (orgs.) Epidemiologia & Saúde. 4. ed. Rio de Janeiro: Medsi, 1993:443-54.

Coutinho ESF, Braga JU. Revisão sistemática e metanálise. In: Medronho RA et al. Epidemiologia. São Paulo: Atheneu, 2009.

Deslandes SF, Gomes RA. Pesquisa qualitativa nos serviços de saúde: notas teóricas. In: Bosi MLM, Mercado FJ. Pesquisa qualitativa de serviços de saúde. Petrópolis: Vozes, 2004:99-120.

Dias AA, Maia MC, Pereira AC. Epidemiologia e Saúde Bucal Coletiva. In: Rouquayrol MZ, Silva MG (orgs.) Epidemiologia & Saúde. 8. ed. Rio de Janeiro: Medbook, 2017.

Donlan RM. Biofilms: microbial life on surfaces. Emerg Infect Dis 2002 Sep; 8(9):881-90.

Façanha MC, Cavalcanti LPG. Doenças emergentes e reemergentes. In: Rou-quayrol MZ, Silva MG (orgs.) Epidemiologia & Saúde. 8. ed. Rio de Janei-ro: Medbook, 2017.

Federspil G. Le humanities e il ragionamento clínico. Medic, Roma, 2004; 12:27-36.

Fernandes PFVBC. Medicina baseada em evidências. In: Rouquayrol MZ, Sil-va MG (orgs.) Epidemiologia & Saúde. 8. ed. Rio de Janeiro: Medbook, 2017.

Ferreira Aurelio BH. Novo Dicionário da Língua Portuguesa. Rio de Janeiro: Nova Fronteira, 1986:942.

Ferreira SMG. Sistema de Informação em Saúde. In: Campos FE, Werneck GAF, Tonon LM (orgs.) Cadernos de Saúde: Vigilância sanitária. Belo Ho-rizonte: Coopmed, 2001:91-104.

Ferreira SMG. Sistema de Informação em Saúde: conceitos fundamentais e organização. Oficina de Capacitação para Docentes do Curso de Atua-lização em Gestão Municipal na Área de Saúde. NESCON, FM, UFMG. 1999. Disponível em: <https://www.nescon. medicina.ufmg.br/biblio-teca/imagem/2249.pdf>. Acesso em 19 de julho de 2017.

Fletcher RH, Fletcher SW. Epidemiologia clínica: elementos essenciais. 5. ed. Porto Alegre: Artes Médicas, 2014.

Forattini OP. Ecologia, epidemiologia e sociedade. São Paulo: Artes Médi-cas, Universidade de São Paulo, 1992. 529p.

Forattini OP. Epidemiologia geral. São Paulo: Artes Médicas, 1980. 259p.

GAPPS – Global Alliance to Prevent Prematurity and Stillbirth. 2011. Dispo-nível em: <http://gapps.org/docs/2011-09-03_Stillbirth_Fact_Sheet_ kw.pdf>. Acesso em 14 de julho de 2011.

Glass RI. New prospects for epidenmiologic investigation. Science 234:955, 1986. In: Waldman EA. & Gotlieb SLD. Glossário de Epidemiologia. In-forme Epidemiológico do SUS/MS/ FNS/CENEPI. Brasília, v. 1, n, -7, p5-27, dez. 1992.

Greenberg RS, Daniels SR, Flanders WD, Eley JW, Boring JR. Epidemiologia clínica. 3. ed. Porto Alegre: Artmed, 2005.

Guba EG. The alternative paradigm dialog. In: Guba E (ed.). The paradigm dialog. Newbury Park: SAGE Publications, 1990:17-30.

Harzheim E. Evaluación de la atención a la salud infantil del Programa de Saúde da Família en la región sur de Porto Alegre, Brasil. Alicante: Uni-versidad de Alicante/ Departamento de Salud Pública, 2004. Disponí-vel em: <http://bvsms.saude.gov.br/ bvs/ct/pdf/erno2005.pdf>. Aces-so em 15 de julho de 2012.

Hoel PG. Estatística elementar. 2. ed. Rio de Janeiro: Fundo de Cultura. S.A., 1968. 312p.

Homem D'El-Rey DC. Paradigmas da educação em saúde. Ágere: Rev. de Educação e Cultura 2000; (2):53-61.

Jensen OM et al. Registro de Câncer: princípios e métodos. Publicações científicas da IARC, 95. Lyon 1991. Rio de Janeiro, 1995.

Junqueira JA. Definição de saúde ocupacional da OIT-OMS. Saúde Ocup. Seg., 11 (2): 58-60, 1976. In: Mendes R. Medicina do Trabalho e Doenças Profissionais. São Paulo: Sarvier, 1980. 573p.

Kutsch VK, Young DA. New directions in the etiology of dental caries disease. J Calif Dent Assoc 2011 Oct; 39(10):716-21.

Lalande A. Vocabulário técnico e crítico da filosofia. 3. ed. São Paulo: Martins Fontes, 1999. 1336p.

Last JM (ed.) A dictionary of epidemiology. U.S.A.: Oxford University Press, 1983. 114p.

Last JM. A dictionary of epidemiology. 2. ed. Oxford University Press. U.S.A. 1988:1-141. In: Waldman EA, Gotlieb SLD. Glossário de epidemiologia. Informe Epidemiológico do SUS/MS/CENEPI. Brasília, dez. 1992; 1(7):5-27.

Laurenti R, Mello Jorge MH, Lebrão ML, Gotlieb SLD. Estatísticas de saúde. São Paulo: Editora Pedagógica e Universitária. 1985. 186p.

Laurenti R, Mello Jorge MH, Lebrão ML, Gotlieb SLD. Estatísticas de saúde. 2. ed. São Paulo: Editora Pedagógica e Universitária. 2005. 214p.

Leavell HR, Clark EG. Medicina preventiva. São Paulo: McGraw Hill do Brasil, 1976. 744p.

Lessa I. O adulto brasileiro e as doenças da modernidade; epidemiologia das doenças crônicas não-transmissíveis. São Paulo: Hucitec, Abrasco, 1998. 284p.

Lilienfeld AM. Foundations of epidemiology New York: Oxford University Press, 1976. 283p.

Lima JRC, Pordeus AJ, Rouquayrol MZ. Medida da saúde coletiva. In: Rouquayrol MZ, Silva MG (orgs.) Epidemiologia & Saúde. 8. ed. Rio de Janeiro: Medbook, 2017.

Lima Neto AS, Cavalcanti LPG, Araújo WN, Rouquayrol MZ. Epidemiologia descritiva: características e possibilidades de uso. In: Rouquayrol MZ, Silva MG (orgs.) Epidemiologia & Saúde. 8. ed. Rio de Janeiro: Medbook, 2017.

Lima-Costa MF. Epidemiologia do envelhecimento no Brasil. In: Rouquayrol MZ, Almeida Filho N. Epidemiologia & Saúde. 6. ed. Rio de Janeiro: MEDSI, 2003.

Lopes MVO. Desenhos de pesquisa em epidemiologia. In: Rouquayrol MZ, Silva MG (orgs.) Epidemiologia & Saúde. 8. ed. Rio de Janeiro: Medbook, 2017.

Luna EJ, Araújo WN, Cavalcanti LPG. Vigilância epidemiológica. In: Rouquayrol MZ, Silva MG (orgs.). Epidemiologia & Saúde. 8. ed. Rio de Janeiro: Medbook, 2017.

Martins HHTS. Metodologia qualitativa de pesquisa. Educ Pesqui. São Paulo, 2004; 30(2):289-300. Castro R, Bronfman MN. Metodologia cuantitativas y culitativas en la investigación en salud: problemas, diferenças y complementariedades. In: IV Congreso Latinoamericano de Ciencias Sociales Y Medicina, Cuernavaca, Morelos, México: Instituto Nacional de Salud Publica, 1997. (mimeo)

Medeiros MMC, Abreu MM. Epidemiologia clínica. In: Rouquayrol MZ, Silva MG (orgs.). Epidemiologia & Saúde. 8. ed. Rio de Janeiro: Medbook, 2017.

Mello-Jorge MHP, Laurenti R, Gotlieb SLD. Análise da qualidade das estatísticas vitais brasileiras: a experiência de implantação do SIM e do SINASC. Ciência & Saúde Coletiva 2007; 12(3):643-54.

Mendes R, Dias EC. Saúde do trabalhador. In: Rouquayrol, MZ, Almeida Filho N (orgs.) Epidemiologia & Saúde. 4. ed. Rio de Janeiro: Medsi, 1993:383-402.

Mendes R. Medicina do trabalho e doenças profissionais. São Paulo: Sarvier, 1980. 573p.

Moraes NLA. Níveis de saúde de coletividades brasileiras. Rev. SESP. 10 (2):403-97, 1985.

Mota S. Saúde ambiental. In: Rouquayrol MZ, Silva MG (orgs.) Epidemiologia & Saúde. 8. ed. Rio de Janeiro: Medbook, 2017.

Murray CJ. Quantifying the burden of disease: the technical basis for disability-adjusted life years. Bull World Health Organ 1994; 72:429-45.

OMS. Organização Mundial da Saúde. CID-10. Tradução Centro Colaborador da OMS para a Classificação de Doenças em Português. 10. ed. rev. 1ª reimpr. São Paulo: Universidade de São Paulo, 2009.

OMS. Organização Mundial de Saúde. Declaração de Alma-Alta. Alma-Alta: OMS, 1978. 3p. Disponível em: <http://www.opas.org.br/coletiva/uploadArq/Alma-Ata.pdf>. Acesso em 14 de julho de 2012.

OPAS. Organización Panamericana de la Salud. In: Benenson AS (ed). El control de las enfermedades transmisibles en el hombre. 15. ed. Washington: OPS, 1992, 618p., 577-592 (Publication científica, 538).

OPAS. Organización Panamericana de la Salud. In: Benenson AS (ed.) Manual para el control de las enfermedades transmisibles. 16. ed. Washington: OPS, 1997, 541p., 501-512 (Publication científica, 564).

OPAS. Organización Panamericana de la Salud. Introducción a la epidemiología social. [on line] 2012. Disponível em: <http://www.paho.org/Spanish/SHA/be_v23n1-episocial.htm>. Acesso em 22 de julho de 2012.

OPAS. Organización Panamericana de la Salud, Washington. In: Riegelman RK & Hirsch RP. Como estudiar un estudio y probar una prueba: lectura critica de la literatura médica. Washington: OPS, 1992, 259p.

Pádua EMM. Metodologia da pesquisa: abordagem teórico-prática. 2. ed. Campinas: Papiros, 1997.

Paim JS. A reforma sanitária e os modelos assistenciais. In: Rouquayrol MZ, Almeida Filho N (orgs.) Epidemiologia & Saúde. 4. ed. Rio de Janeiro: Medsi, 1993:443-66.

Paim JS. A reforma sanitária e os modelos assistenciais. In: Rouquayrol MZ, Almeida Filho N (orgs.) Epidemiologia & Saúde. 5. ed. Rio de Janeiro: Medsi, 1999:473-87.

Parkin DM, Chen V, Ferlay J, Galceran J, Storm HH, Whelan SL. Comparabilidad y Control de Calidad en los Registros de Cáncer; 1994. Lyon: International Agency for Research on Cancer (IARC Technical Reports, No. 19).

Pereira J. Glossário de economia da saúde. In: Piola SF, Viana SM (orgs.) Economia da Saúde: conceito e contribuição para a gestão da saúde. 3. ed. Brasília: IPEA 2002:271-93.

Pereira MG. Epidemiologia; teoria e prática. Rio de Janeiro: Guanabara Koogan, 1995. 583p.

Pignati WA, Maciel RH, Rigotto RM. Saúde do Trabalhador. In: Rouquayrol MZ, Silva MG (orgs.) Epidemiologia & Saúde. 7. ed. Rio de Janeiro: Medbook, 2012.

Popkin BM. The nutrition transition in low-income countries: an emerging crisis. Nutrition Reviews. 1994; 52(9): 285-298. Disponível em: <http://onlinelibrary.wiley.com/doi/10.1111/j.17534887.1994.tb01460.x/pdf>. Acesso em 17 de julho de 2012.

Porta M, Greenland S, Last JM. A dictionary of epidemiology. 5. ed. New York: Oxford University Press, 2008. Disponível em: <http://jpkc.fudan.edu.cn/picture/ article/189/c4/24/81c086374fd8a31d9be7208bbb80/eb7e72b0-3b41-4b6b-8b23-168950e0e794.pdf >. Acesso em 21 de fevereiro de 2012.

Quine WO. Ontological relativity and other essays. New York: Columbia University Press, 1977. 165p.

RIPSA. Rede Interagencial de Informações para a Saúde. Indicadores básicos para a saúde no Brasil: conceitos e aplicações. 2. ed. Brasília: Organização Pan-Americana da Saúde, 2008. 349p. Disponível em: <http://tabnet.datasus.gov.br/tabdata/livroidb/ 2ed/indicadores.pdf >. Acesso em 21 de julho de 2012.

Rocha SS, Bessa TCB, Almeida AMP. Biossegurança, Proteção Ambiental e Saúde: compondo o mosaico. Ciênc. Saúde Coletiva [periódico on line]. Fev. 2012; 17(2):287-292. Disponível em: <http://www.scielosp.org/scielo.php? script=sci_arttext&pid =S1413-81232012000200002&lng=en>. Acesso em 14 de julho de 2012.

Rouquayrol MZ, Almeida Filho N (orgs.) Elementos de metodologia para a pesquisa epidemiológica. In: Rouquayrol MZ, Almeida Filho N. Epidemiologia & Saúde. 5. ed. Rio de Janeiro: Medsi, 1999:141-8.

Rouquayrol MZ, Goldbaum M, Santana EWP, Gondim APS. Epidemiologia, história natural e prevenção de doenças. In: Rouquayrol MZ, Silva MG (orgs.). Epidemiologia & Saúde. 8.ed. Rio de Janeiro: Medbook, 2017.

Rouquayrol MZ, Veras FM, Távora LGF. Doenças transmissíveis e modo de transmissão. In: Rouquayrol MZ, Almeida Filho (orgs.) Epidemiologia & Saúde. 5. ed. Rio de Janeiro: Medsi, 2017.

Rouquayrol MZ. Caderno de Epidemiologia. Fortaleza: Stylus Comunicações, 1990. 103p.

Rouquayrol MZ. Epidemiologia descritiva. In: Rouquayrol MZ, Almeida Filho (orgs.) Epidemiologia & Saúde. 5. ed. Rio de Janeiro: Medsi, 1999:77-140.

Rouquayrol MZ (ed.). Epidemiologia & Saúde. 3. ed. Rio de Janeiro: Medsi, 1988. 516p.

Rouquayrol MZ (ed.). Epidemiologia & Saúde. 4. ed. Rio de Janeiro: Medsi, 1993. 540p.

Rouquayrol, MZ, Almeida Filho N (orgs.) Epidemiologia & Saúde. 6. ed. Rio de Janeiro: Medsi, 2003.

Rubio Cebrián S. Glosário de economia de la salud. Madrid: Diaz de Santos, 1995. 331p.

Sampaio JJC, Guimarães JMX, Sampaio AM. Saúde Mental. In: Rouquayrol MZ, Silva MG (orgs.) Epidemiologia & Saúde. 8. ed. Rio de Janeiro: Medbook, 2017.

Sampaio JJC, Messias ELM. A epidemiologia em saúde mental e trabalho. In: Jacques MG, Codo W (orgs.) Saúde mental & trabalhos: leituras. Petrópolis, RJ: Vozes, 2002: 143-72.

Sandelowski M, Barroso J. Sandbar Digital Library Project. Qualitative metasummary method [página na Internet]. Chapel Hill (USA): University of North Carolina at Chapel Hill School of Nursing 2004. Disponível em: http://sonweb.unc.edu/sandbar/index.cfm? fuseaction=about#. Acesso em 04 de junho de 2012.

Santos AR. Imunização. In: Rouquayrol MZ, Almeida Filho N (orgs.) Epidemiologia & Saúde. 4. ed. Rio de Janeiro: Medsi, 1993:281-313.

Schmid AW. Glossário de epidemiologia. Arq. Fac. Hig. Saúde Públ. USP. São Paulo, 1956; 10(1/2):1-20.

Schmidt MI, Duncan BB. Epidemiologia clínica e a medicina embasada em evidências. In: Rouquayrol MZ, Almeida Filho N (orgs.) Epidemiologia & Saúde. 5. ed. Rio de Janeiro: Medsi, 1999: 183-206.

Schmidt MI, Duncan BB. O método epidemiológico na conduta e na pesquisa clínica. In: Rouquayrol MZ, Almeida Filho N (orgs.) Epidemiologia & Saúde. 4. ed. Rio de Janeiro: Medsi, 1993: 185-207.

Sigerest HE. Medicine and human welfare. Yale University Press. Journal of Public Health Policy 1996; 17(2).

Silva MG. Economia da saúde: da epidemiologia à tomada de decisão. In: Rouquayrol MZ, Silva MG (orgs.) Epidemiologia & Saúde. 8. ed. Rio de Janeiro: Medbook, 2017.

Silva MGC (org.) Saúde Coletiva: auto-avaliação e revisão. Rio de Janeiro: Revinter, 1997. 176p.

Silva MGC. Saúde Pública: auto-avaliação e revisão. Fortaleza: Atheneu, 1992. 420p.

Sounis E. Bioestatística. 3. ed. Rio de Janeiro: Atheneu, 1985. 323p.

Spark A. Nutrition in public health: principles, policies, and practice. Boca Raton: CRC Press; 2007:63-89.

Stotz EN. Os desafios para o SUS e a educação popular: uma análise baseada na dialética da satisfação das necessidades de saúde. Comunicação apresentada no VII Congresso Brasileiro de Saúde Coletiva; 1 de agosto de 2003; Brasília, 2003.

Teixeira CF. Epidemiologia e Planejamento em Saúde. In: Rouquayrol MZ, Almeida Filho N. Epidemiologia & Saúde. 6. ed. Rio de Janeiro: Medsi, 2003.

Teixeira CF. O futuro da prevenção. Salvador: Casa da Qualidade Editora, 2001. 115p.

Teixeira MG, Risi Júnior JB. Vigilância epidemiológica. In: Rouquayrol MZ, Almeida Filho N (orgs.) Epidemiologia & Saúde. 6. ed. Rio de Janeiro: Medsi, 1999: 301-25.

Toledo GL, Ovalle LI. Estatística Básica. 2. ed. São Paulo: Atlas, 1988. 459p.

Torsoli A. Umanesimo e umanità clinica. Medic 2000; 8(3):113-4.

Vermelho LL, Costa AJ, Kale PL. Indicadores de saúde. In: Medronho RA et al. Epidemiologia. São Paulo: Atheneu, 2002, 493p.

Vermelho LL, Monteiro MF. Transição demográfica e epidemiológica. In: Medronho RA et al. Epidemiologia. São Paulo: Atheneu, 2002. 493p.

Waldman EA, Gotlieb SL. Glossário de Epidemiologia. Informe Epidemiológico do SUS/ MS/FNS/CENEPI. Brasília, ano 1, n. 7, p 5-27, dez. 1992.

Waldman EA. Vigilância epidemiológica como prática de saúde pública. São Paulo: FSP-USP, 1991. 228p. Dissertação (Doutorado em Saúde Pública) – Faculdade de Saúde Pública – Universidade de São Paulo, 1991.

Whitehead M. The concepts and principles of equity and health. EUR/ICP/RPD 414, 7734r, Geneva: WHO, 2000.

Wolf HF, Rateitschak E, Rateitschak K. Periodontia. 3. ed. Porto Alegre: Artmed, 2006.

WHO. World Health Organization. About WHO, 2017. Disponível em: <http://www.who.int/about/en/>. Acesso em 19 de julho de 2017.

WHO. World Health Organization. Cancer control: knowledge into action: WHO guide for effective programmes (Prevention), 2007b. Disponível em: < http://www.who.int/cancer/modules/Prevention%20Module. pdf>. Acesso em 23 de julho de 2017.

WHO. World Health Organization. Commission on Social Determinants of Health (CSDH). A conceptual framework for action on social determinants of health, 2010 Disponível em: <http://www.who.int/sdhconference/resources/ Conceptualframe work foractiononSDH_eng.pdf>. Acesso em 19 de julho de 2017.

WHO. World Health Organization. Leprosy elimination. [on line]. 2012. Geneva: WHO; 2012. Disponível em: <http://www.who.int/lep/strategy/faqs/en/index.html>. Acesso em 22 de julho de 2012.

WHO. World Health Organization. Occupational health. [on line]. 2012. Geneva: WHO; 2012. Disponível em: <http://www.who.int/topics/occupational_health/en/>. Acesso em 22 de julho de 2012.

WHO. World Health Organization. Violence. Geneva: WHO; 2012. Disponível em: <http://www.who.int/topics/violence/en/>. Acesso em 14 de julho de 2012.

WHO. World Health Organization. WHO's definition of health. Preamble to the Constitution of the World Health Organization as adopted by the International Health Conference, New York, 19-22 June, 1946; signed on 22 July 1946 by the representatives of 61 States (Official Records of the World Health Organization, no. 2, p. 100) and entered into force on 7 April 1948. Disponível em: <http://www. who.int/kobe_centre/about/faq/en/>. Acesso em 22 de julho de 2012.

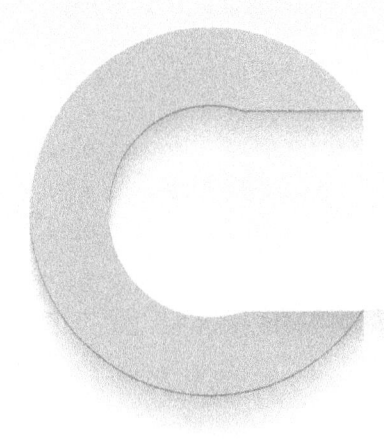

Índice Remissivo

A

Abastecimento de água, 370
- fervura, 371
- filtração, 371
- produtos à base de cloro, 371
Abortamento, 679
Acidente de trabalho, 679
Adenomiose, 654
Adolescentes, nutrição, 304
Adultos, nutrição, 305
Aerossóis
- primários, 198, 679
- secundários, 198, 679
Agente infeccioso das doenças, 188
- definição, 679
- estágio no ambiente, 200
- - desenvolvimento, 201
- - maturação, 201
- - multiplicação, 201
- saída, 198
Agravo, 679
Agressores ambientais, 15
Água contaminada, consumo e
    doença, 9
AIDS, 220
- agente, 199
- substrato de eliminação, 199
- transmissão, 208
Alcoolismo, 408
Alocação de recursos na saúde, 543-555
- dilemas, 552
- dimensões, 544
- distribuição de recursos nos orçamentos
    públicos do Brasil, 553
Ambiente
- doenças transmissíveis, 191
- saúde, 361-375
- - atividades e doenças, 362
- - controle ambiental, 369
- - educação ambiental, 375
Amebíase

- agente, 199
- modos de transmissão, 365
- substrato de eliminação, 199
Análise de dados
    epidemiológicos, 129-141
- aplicações, 139
- custo-benefício, 679
- custo-efetividade, 679
- custo-utilidade, 680
- estatística, conceitos básicos, 131
- exploratória (descritiva), 133
- inferencial, 135
- minimização dos custos, 680
- revisando o banco de dados, 131
- significância estatística, clínica e relação
    causal, 138
- situação da saúde, 680
Ancilostomíase, modos de
    transmissão, 365
Anemia, 312
Anfixenoses, 192, 680
Anos
- de vida ajustados pela qualidade, 680
- potenciais de vida perdidos, 680
Antissepsia, 680
Antroponoses, 680
Antropozoonoses, 192
Ar, poluição, 368
Arbovírus, 221
Área de risco, 680
Ascaridíase, modos de transmissão,
    365, 366
Assepsia, 680
Atenção
- básica, 680
- integral à saúde da mulher, 680
- primária à saúde, 558, 681
- secundária à saúde, 681
- terciária à saúde, 681
Atividades da vida diária, 382, 681
- instrumentais, 681

Autorização de internação hospitalar, 622
Avaliação em saúde, 497-516
- abordagem integradora, 512
- abordagens, 504
- - construtivista, 505
- - positivista-experimental, 504
- - pragmatista-da qualidade, 505
- breve histórico, 498
- campo e os elementos do processo
    avaliativo, 500
- conceitos, 497
- critérios, 502
- definições, 497
- desenho metodológico, 504
- econômica, 531, 681
- etapas do ciclo, 507
- figuras-chave (atores), 503
- função, 503
- modelos mistos, 506
- momentos, 501
- objetos, 501
- práticas avaliativas no Sistema Único de
    Saúde (SUS), 515
- pressuposto teórico-metodológico, 499
- qualidade em saúde, 508

B

Bactérias, doenças, 229
Bioagente patogênico, 189
Biocenose, 681
Biossegurança, 681
Bioterrorismo, 105, 681
Boca, epidemiologia da saúde
    bucal, 419-434
- câncer de boca, 425
- cárie dental, 420
- doença periodontal, 423
- estudos, 420
- fluorose dentária, 428
- trauma dental, 430
Borrelia burgdorferi, 230

Brucelose
- agente, 199
- substrato de eliminação, 199
Burkholderia pseudomalei, 230, 233

C

Calazar
- agente, 202
- vetor, 202
Cálcio, 310
Campanha de vacinação, 681
Câncer, 317
- boca, 425
- colo uterino, prevenção, 656
- mama, prevenção, 657
Cancro mole, transmissão, 207
Candidíase vulvovaginal, 655
Candidose, transmissão, 207
Cárie dental, 420, 681
Carotenoides, 309
Caso, 681
- alóctone, 681
- autóctone, 681
- confirmado, 681
- índice, 681
- presuntivo, 681
- secundário, 681
- suspeito, 681
Causa, 148
- efeito, relação, 149
Cesárea, 331
Chikungunya, 7, 224
- aguda, 224
- crônica, 224
- pós-aguda, 224
Chuvas ácidas, 363
Ciências sociais e humanas, 661, 682
Cliente, 682
Clostridium difficile, 231
Cobertura vacinal, 682
Coeficiente, 682
- ataque, 682
- específico, 684
- fecundidade
- - específica por idade, 682
- - geral, 682
- - total, 682
- geral de natalidade, 684
- gravidade, 682
- incidência, 682
- letalidade, 682
- morbidade, 683
- mortalidade, 683
- - doenças transmissíveis, 684
- - infantil, 683
- - neonatal precoce, 683
- - neonatal tardia, 683
- - perinatal, 683
- - por causa, 684
- - pós-neonatal, 684
- natimortalidade, 684
- prevalência, 684

Coeficientes, 29
- geral de fecundidade, 42
- incidência, 33
- letalidade, 50, 60
- morbidade, 34
- mortalidade, 44
- - anos potenciais de vida perdidos, 6
- - causas específicas de óbitos, 48
- - curvas de mortalidade proporcional, 53
- - determinada doença, 60
- - específico por idade, 60
- - específico por sexo, 60
- - geral, 44, 59
- - índice de Swaroop & Uemura, 52
- - infantil, 45, 47, 59
- - letalidade, 50
- - medidas-resumo de saúde da
   população, 57
- - menores de cinco anos, 47
- - neonatal e pós-neonatal, 47, 59
- - perinatal, 46, 59
- - proporcional por causas, 49
- - Quantificação de Guedes, 55
- - razão de mortalidade materna, 57
- natalidade geral, 60
- natimortalidade, 59
- prevalência, 33
Cólera, transmissão, 214, 365
Comissão sobre os determinantes sociais
   da saúde, 684
Conglomeração, 684
Conglomerado
- casos ou de óbitos, 684
- espacial de casos, 685
- temporal de casos, 113, 685
Contaminação, 685
Contato, 685
- eficiente, 685
Controle, 685
- ambiental e saúde, 369
- - educação ambiental, 375
- - saneamento, 369
- social, 685
Coorte, 685
Corresponsabilidade sanitária, 685
Corrimento genital, 654
Crianças
- desenvolvimento, 334
- desnutrição, 332
- mortalidade, 328
- nutrição, 304
- obesidade, 333
- saúde, epidemiologia, 327-335
- violência doméstica, 335
Cryptosporidium
- kominis, 231
- parvum, 231
Curvas
- epidêmica, 105
- mortalidade proporcional, 685
Custos em saúde, 527
- diretos, 685

- fixos, 685
- indiretos, 685

D

Dados, 685
- epidemiológicos, análise, 129-141
- - aplicações, 139
- - conceitos básicos, 131
- - exploratória (descritiva), 133
- - inferencial, 135
- - revisando o banco de dados, 131
DALY, 686
Declaração
- nascido vivo, 621, 632, 686
- óbito, 619, 631, 686
Demências, 409
Dengue, 7
- abordagem, 221
- controle
- - biológico, 222
- - legal, 222
- - mecânico, 222
- - químico, 222
- grave, 222
- sinais de alarme, 222
- tratamento, 222
Desastre, 686
Desenvolvimento
- cognitivo, 26
- corpo, 26
- infantil, 334
- social, 26
Desinfecção, 686
- alto nível, 686
- baixo nível, 686
- concorrente, 686
- médio nível, 686
- terminal, 686
Desinfestação, 686
Desnutrição energético-proteica, 311
- crianças, 332
Destruição da camada de ozônio, 363
Desvio-padrão, 686
Determinantes sociais da saúde, 635-647
- articulação com as políticas públicas no
   Brasil, 645
- epidemiologia, 637
- - considerações históricas, 637
- - social, 639
- modelo conceitual adotado pela
   Organização Mundial da Saúde, 644
- modernidade e o contexto de nascimento
   da medicina social, 636
- paradigma da promoção da saúde, 640
- século XXI, 641
Diabetes mellitus, 316
Diagrama de controle, 686
Diário alimentar, 307
Diarreias infecciosas, transmissão, 365
DIU de cobre, 654
Doença, 187, 686
- cardiovascular, 315

- categorias, 188
- Chagas
- - agente, 202
- - transmissão, 213
- - vetor, 202
- consumo de água contaminada, 9
- crônicas não transmissíveis no Brasil
- - epidemiologia, 259-278
- - - desafios no enfrentamento, 278
- - - evidências de intervenções efetivas, 276
- - - fatores de risco e proteção, 268
- - - fundamentos para a abordagem integral, 269
- - - hospitalizações, 267
- - - impactos sobre o desenvolvimento, 260
- - - intervenções populacionais de promoção da saúde, 271
- - - modelos explicativos da causalidade, 263
- - - monitoramento, 273
- - - morbidade referida, 268
- - - mortalidade, 264
- - - políticas em destaque, 276
- - vigilância epidemiológica, 253, 273, 276
- definição, 187
- dieta e nutrição, desenvolvimento de doenças, 311
- emergentes e reemergentes, 217-235
- - AIDS, 220
- - aspectos históricos, 217
- - bactérias, 229
- - chikungunya, 224
- - controle de surtos, 234
- - controle, 233
- - dengue, 221
- - doença de Lyme, 230
- - encefalite japonesa, 228
- - encefalopatia espongiforme bovina, 229
- - fatores associados, 217
- - fatores de contribuição, 220
- - febres
- - - amarela, 222
- - - hemorrágicas virais, 225
- - fungos, 232
- - hendra, 229
- - influenza, 227
- - informação e comunicação, 235
- - listeriose, 231
- - melioidose, 230
- - prevenção, 233
- - principais características, 219
- - protozoários, 231
- - recomendações gerais, 234
- - resistência antimicrobiana, 234
- - sarampo, 228
- - síndrome do choque tóxico, 230
- - vibrio cholerae, 229
- - virais, mecanismos biológicos envolvidos, 218
- - vírus do Nilo Ocidental, 228
- - zika, 223

- fulminante, 687
- história natural, 12
- infecciosa, 187, 687
- - reemergentes, 687
- isolamento, 686
- latente, 687
- Lyme, 230
- manifesta, 687
- meningocócica
- - agente, 199
- - substrato de eliminação, 199
- mental, 400, 687
- não infecciosas, 187
- notificação compulsória, 687
- periodontal, 423, 687
- prevenção, 18
- - primária, 20
- - secundária, 20
- - terciária, 20
- profissional, 687
- sexualmente transmissíveis, transmissão, 205
- transmissíveis, 187-215
- - ambiente, 191
- - bioagentes patogênicos, 188
- - definição, 188
- - entrada de um novo hospedeiro, 202
- - estágio do agente infeccioso no ambiente, 200
- - hospedeiro suscetível, 190
- - incubação, período, 188
- - isolamento, 188
- - período de transmissibilidade, 188
- - quarentenáveis, 188
- - saída do agente infeccioso, 198
- - transmissão, 192, 204
- - - horizontal, 204
- - - vertical, 215
- - veículos, 196
  vaca louca, 229
- veiculação hídrica, 687
Doente, 688
Dose infectante, 189, 688
Drenagem de águas pluviais, 373

E
Ebola, 225
Economia da saúde: da epidemiologia à tomada de decisão, 521-541
- abrangência, 521
- avaliação, 531
- - análise econômica e tomada de decisão, 533
- - conceitos básicos e métodos, 531
- considerações, 521
- custos em saúde, 527
- eficácia, efetividade, eficiência e equidade em saúde, 530
- epidemiologia clínica e gestão clínica, 535
- financiamento da saúde, 537
- mercado de serviços de saúde, 529
- saúde e desenvolvimento econômico, 523

Ecossistema, 688
Ecótopo, 688
Educação
- ambiental, 375
- medicina, 583-604
- saúde, 587-604
- - foco, 589
- - popular em saúde, 589
Efeito estufa, 362, 688
Efetividade, 688
Eficácia, 688
- vacina, 688
Eficiência, 688
Eliminação, 688
- do bioagente, 200
Emergência de saúde pública de importância nacional e internacional, 688, 689
Encefalite japonesa, 228
Encefalopatia espongiforme bovina, 229
Endemia, 95, 689
- definição operacional, 100
- dimensão, 96
- distribuição das medidas de incidência mensal média, 98
- frequência
- - máxima esperada, 97
- - média, 96
- - mínima esperada, 98
- incidência normal, 98
Endometrite, 654
Energia, consumo alimentar, 308
Ensaio clínico
- controlado, 147, 689
- forças, 148
- fraquezas, 148
- validade interna, 154
Entamoeba histolytica, transmissão, 231, 366
Enterovírus, transmissão, 366
Envelhecimento populacional, 377, 378
Enzootia, 689
Epidemia, 102
- abrangência, 107
- aspectos diferenciais, 110
- curva, 105
- detecção, 101
- duração, 107
- egressão, 106
- fonte
- - comum, 112
- - persistente, 112
- - pontual, 112
- incidência máxima, 106
- incremento inicial de casos, 105
- investigação, 249
- lenta, 111
- mecanismos desencadeantes, 104
- pandemia, 109
- progressiva ou propagada, 106, 111
- regressão, 106
- surto, 108

Epidemiologia, 9
- clínica, 143-166, 535
- - causa, avaliação, 148
- - determinando o prognóstico, 155
- - escolhendo o delineamento de pesquisa, 144
- - etiologia, avaliação, 148
- - fatores de risco, avaliação, 148
- - formulando questões, 143
- - propriedades dos testes diagnósticos, avaliação, 150
- - qualidade de vida, avaliação, 159
- - realizando revisões sistemáticas, 157
- - teste diagnóstico, estabelecendo as propriedades, 150
- - tratamento, avaliação, 153
- - vieses na pesquisa clínica, 161
- descritiva, 63-90
- - histórico, 64
- - perspectivas atuais, 64
- - variáveis relacionadas
- - - espaço, 74
- - - pessoa, 82
- - - tempo, 67
- doenças crônicas não transmissíveis no Brasil, 259-278
- - causalidade, modelos explicativos, 263
- - fundamentos para a abordagem integral, 269
- - impactos sobre o desenvolvimento, 260
- - mortalidade, 264
- nutricional, 303-320
- - dieta, nutrição e desenvolvimento de doenças, 311
- - genômica nutricional, 319
- - investigação, 303
- - políticas públicas e segurança alimentar e nutricional, 318
- planejamento em saúde, 437
- - definições, 437
- - estratégico, 439
- - história, 437
- - normativo, 438
- - sistema único de saúde, 440
- psiquiátrica, 398
- - avaliação, variáveis, 402
- saúde da criança, 327-335
- - cesárea, 331
- - desenvolvimento infantil, 334
- - desnutrição, 332
- - mortalidade infantil, 328
- - obesidade, 333
- - violência doméstica, 335
Epilpesias, 409
Epistemologia no contexto da saúde coletiva, 177
Epizootia, 690
Equidade, 690
Equinococose
- agente, 199
- substrato de eliminação, 199

Erradicação, 690
Erro
- aleatório, 690
- sistemático, 690
Escalas de medida da vida, 27
Escherichia coli, 230
Esgotamento sanitário, 372
Esperança de vida, 691
Esquistossomose
- mansônica, transmissão, 212, 365
- vesical
- - agente, 199
- - substrato de eliminação, 199
Estado nutricional, determinação, 304
Esterilização, 691
Estratégia saúde da família e o SUS, 557-575
- atenção primária, 558
- atribuições dos membros da equipe de atenção básica, 568
- principais características e processo de trabalho, 559
- programa mais médicos, 574
- situação atual e desafios, 570
Estudos
- caso-controle, 146
- coorte, 146
- - forças, 147
- - fraquezas, 147
Etiologia, 148
Etnografia, 613

F
Falácia ecológica, 692
Farmacoepidemiologia, 16
Fator
- em estudo, 692
- risco, 148, 149
Febre
- amarela, 222
- - agente, 202
- - vetor, 202
- hemorrágica viral, 225
- maculosa
- - agente, 202
- - vetor, 202
- paratifoide, transmissão, 365
- recorrente
- - agente, 202
- - vetor, 202
- tifoide, transmissão, 365
Fecundidade, 692
- coeficiente geral, 42, 60
Fertilidade, 692
Filaríse
- agente, 202
- vetor, 202
Financiamento da saúde, 537
Fiscalização sanitária, 467
Fitonoses, 692
Fluorose dentária, 428, 692
Fômites, 692
Fontes

- contaminação, 692
- infecção, 692
- secundária de infecção, 692
Fração atribuível, 692
Frequência, 692
Fungos, doenças, 232

G
Genômica nutricional, 319
Gestantes
- atenção à mulher, 657
- nutrição, 306
Gestão
- clínica, 535
- sanitária, de resíduos sólidos, 373
Giardíase, transmissão, 365
Gonorreia
- agente, 199
- substrato de eliminação, 199
- transmissão, 205
Gotículas de Flügge, 692
Granuloma inguinal, transmissão, 207
Grupo
- controle, 692
- estudo, 692

H
Hanseníase
- agente, 199
- substrato, 199
- transmissão, 211
Hantavírus, 227
Helicobacter pylori, 229
Hendra, 229
Hepatites
- B
- - agente, 199
- - substrato de eliminação, 199
- - transmissão, 207
- C, 227
- E, 227
- infecciosa, transmissão, 365
- persistência, 232
Herpes genital
- transmissão, 206
Hímen imperfurado, 654
Hiperendemia, 692
Hiperprolactinemia, 654
Hipóteses, 692
Hipotireoidismo, 654
Hipovitaminose A, 313
História natural da doença, 692
HIV (vírus da imunodeficiência adquirida), 220
Holoendemia, 692
Homicídio, 407
Hospedeiro suscetível, 190
- imunidade, 191
- indivíduo imune, 191
- resistência, 190
- resistência natural, 191
- suscetibilidade, 190

HTLV, 227
Humanidades médicas, 579

I
Idosos
- nutrição, 305
- saúde, 377
- - capacidade funcional, 382
- - conceitos, 382
- - envelhecimento populacional, 378
- - indicadores, 383
- - organização da atenção, 389
- - princípios básicos, 382
- - transição demográfica no Brasil, 377
Impetigo
- agente, 199
- substrato de eliminação, 199
Imunidade, 191, 693
Imunogenicidade, 190
Incidência, 693
- acumulada, 693
- morbidade, 37
Indicadores, 29
- demográficos, 41
- morbidade, 33
- - incidência, 37
- - prevalência de doenças, 36
- - registro de atendimento a
  doentes, 35
- - registros policiais, 36
- - vigilância epidemiológica, 34
- mortalidade, 41
- nomenclatura identificadora, 30
- saúde, 693
- Swaroop & Uemura, 693
Índices, 29
- funções, 32
- incidência, 33
- masculinidade, 59
- mortalidade infantil proporcional, 59
- nomenclatura definidora e
  identificadora, 30
- prevalência, 33
- Swaroop & Uemura, 52, 59
- vital de Pearl, 59
Indivíduo
- infectado, 694
- infectável, 694
- resistente, 694
Infecção, 694
- aparente, 694
- inaparente, 694
- oportunista, 694
Infectividade, 189, 694
Infestação, 694
Influenza, 227
Informação, 694
Ingestão dietética, avaliação, 306
- inquéritos alimentares, 306
- marcadores bioquímicos da ingestão
  alimentar, 307
Iniquidades em saúde, 694

Inquérito
- entrevista, 34
- epidemiológicos, 34, 694
- registro, 34
- sorológico, 694
Insetos, controle, 373
Insuficiência ovariana precoce, 654
Invasibilidade, 694
Investigação epidemiológica, 245
Isoflavonas, 310

L
Laboratório de saúde pública, 694
Latência, 694
Legislação sanitária, 465
Leishmanioses, 232
Leptospira, transmissão, 366
Lesões de correntes de violência, 281, 283
Letalidade, 695
- coeficiente, 50, 60
Linfogranuloma venéreo, transmissão, 206
Lipídios, consumo alimentar, 308
Lista nacional de notificação
  compulsória, 629
Listeriose, 231

M
Malária
- agente, 202
- vetor, 202
Marcadores bioquímicos da ingestão
  alimentar, 307
- cálcio, 310
- carotenoides, 309
- energia, 308
- isoflavonas, 310
- lipídios, 308
- proteínas, 308
- sódio, 310
- vitaminas
- - A, 309
- - C, 309
- - D, 310
- - E, 310
Medicina
- baseada em evidências, 167-176
- - considerações, 175
- - definição, 168
- - desafios atuais, 167
- - elo entre a pesquisa científica e a prática
  clínica, 168
- - modelo dos cinco passos, 170
- - - aplicação dos resultados ao
  paciente, 174
- - - avaliação crítica da literatura, 173
- - - avaliação do desfecho, 175
- - - busca das evidências, 171
- - - pergunta da pesquisa, 171
- - novo paradigma, 167
- de desastres, 670
- preventiva, 695
- trabalho, 695

Medidas em saúde, 30
- funções dos índices, 32
- primárias, 30
- secundárias, 32
Meio ambiente e doenças, 362
- chuvas ácidas, 363
- destruição da camada de ozônio, 363
- efeito estufa, 362
- poluição ambiental, 364
- saneamento, 369
Melioidose, 230
Mercado de serviços de saúde, 529
Metanálise, 695
Metassíntese qualitativa, 695
Metassumarização qualitativa, 695
Metodologia qualitativa e as correntes do
  pensamento, 607
- correntes de pensamento que permeiam a
  pesquisa qualitativa na saúde coletiva, 608
- métodos utilizados na pesquisa
  qualitativa, 610
- pesquisa: método versus
  metodologia, 607
Miomatose uterina, 652
Modelos assistenciais em saúde no Brasil, 443
- ações programáticas em saúde, 446
- cidades saudáveis, 447
- em defesa da vida, 446
- movimento da reforma sanitária
  brasileira, 445
- novos modelos técnico-assistenciais, 445
- sanitarismo campanhista ao modelo
  liberal-privatista, 444
- sistema único de saúde, 445
- sistemas locais de saúde, 446
- vigilância da saúde, 448
Monitorização, 695
Morbidade
- coeficientes, 34
- indicadores, 33
- - incidência, 37
- - prevalência de doenças, 36
- - registro de atendimento a doentes, 35
- - registros policiais, 36
- - vigilância epidemiológica, 34
Mortalidade, 43
- causas específicas de óbitos,
  coeficiente, 48
- coeficiente, 44
- curvas proporcionais, 53
- esperança de vida ao nascer,
  coeficiente, 51
- indicadores, 41
- - coeficiente geral de fecundidade, 42
- - nascimento, 41
- índice de Swaroop & Uemura, 52
- infantil, 328
- - coeficiente, 45, 47
- letalidade, coeficiente, 50
- materna, razão, 57, 60
- neonatal e pós-neonatal, coeficiente, 47
- perinatal, 46

- proporcional por causas, 49
- quantificação de Guedes, 55
Morte materna, 696
Marburg, 225
Mucormicose, 232
Mulher, saúde, 651-660
- câncer, prevenção
- - colo uterino, 656
- - mama, 657
- corrimento genital, doenças, 654
- gestação, 657
- puerpério, 657
- sangramento uterino anormal, 651
- úlcera genital, 655
- verrugas genitais, 655
Municipalização das ações de saúde, 696
Mycobacterium tuberculosis, transmissão, 231, 366

N
Nascimento, 41
Natalidade geral, coeficiente, 60
Natimorto, 696
Nível
- endêmico de incidência, 696
- epidêmico de incidência, 696
- incidência, 696
Notificação internacional de doenças, 244
Nutrição, investigação, 303
- adolescentes, 304
- adultos, 305
- avaliação, 304
- - ingestão dietética, 306
- - inquéritos alimentares, 306
- - marcadores bioquímicos da ingestão alimentar, 307
- crianças, 304
- desenvolvimento de doenças, 311
- - anemia, 312
- - câncer, 317
- - cardiovasculares, 315
- - desnutrição energético-proteica, 311
- - diabetes mellitus, 316
- - hipovitaminose A, 313
- - obesidade, 314
- - osteoporose, 317
- - síndrome metabólica, 316
- determinação do estado nutricional, 304
- gestantes, 306
- idosos, 305
- ingestão dietética, 306
- recém-nascidos, 304

O
Obesidade, 314
- crianças, 333
Oportunista, 697
Osteoporose, 317

P
Paciente, 697
Pacto pela saúde, 697

Pandemia, 109, 697
Paradigma, 697
Parasito, 697
Patogênese, período, 17
- alterações bioquímicas, histológicas e fisiológicas, 17
- cronicidade, 17
- interação estímulo-suscetível, 17
- sinais e sintomas, 17
Patogenicidade, 189, 697
Período
- incubação, 697
- latência, 697
- prodrômico, 698
- transmissibilidade, 697
Pesquisa
- epidemiologia
- - clínica
- - - escolha do delineamento, 144
- - - formulando questões, 143
- - - vieses, 161
- - definição, 117
- - desenhos, 117
- - estudos
- - - caso-controle, 121
- - - coorte, 123
- - - ecológicos, 125
- - - transversais, 120
- - instrumentos de coleta de dados, 118
- - variáveis do estudo, 118
- qualitativa em saúde, 177-185
- - marco teórico-filosófico, 180
- - visão da epistemologia no contexto da saúde coletiva, 177
Peste bubônica
- agente, 202
- vetor, 202
Planejamento em saúde, epidemiologia, 32, 437
- definições, 437
- estratégico, 439
- história, 437
- normativo, 438
- sistema único de saúde, 440
Pneumocystis, 232
- jirovecii, 232
Pneumonia asiática, 228
Poliomielite, transmissão, 365
Política de saúde no Brasil, 449-459
- afirmação do modelo de saúde liberal privado na sociedade brasileira, 450
- decreto 7.508, de 2011, 456
- do campanhismo ao modelo liberal privado, 449
- luta dos movimentos sociais e políticos por mudanças na saúde pública, 450
- normas básicas operacionais e organização do SUS, 454
- quadro-resumo das principais fases da saúde brasileira, 451
- saúde no Brasil, 449

- sistema único de saúde de 1988 ao século XXI, 451
- SUS pós-NOB: pacto pela saúde 2006, 455
Poluição ambiental, 364
- água, 365
- solo, 364
Portador, 698
- ativo, 698
- eficiente, 698
- ineficiente, 698
- passivo, 698
Pré-patogênese, período, 12
- fatores
- - ambientais, 15
- - genéticos, 16
- - sociais, 13
- multifatoriedade, 16
Prevalência de doenças, 36
Prevenção da doença, 18
- primária, 20
- secundária, 20
- terciária, 20
Príons, 699
Prognóstico, 155
- estudos que avaliam, 156
Promoção da saúde, 21
- conceitos, 587
- educação em saúde e educação popular em saúde, 595
Proteínas, consumo alimentar, 308
Protozoários, doenças, 231
Psiquiatria social, 397
- escolas, 398
Puerpério, atenção à mulher, 657

Q
QALY, 700
Qualidade de vida, avaliação, 159
- mudanças, 160
Quantificação de Guedes, 700
Quarentena, 700
Questionário de frequência alimentar, 307
Questões de pesquisa clínica, 143
Quimioprofilaxia, 700
Quimioterapia, 700

R
Raiva humana, 71
- agente, 199
- substrato de eliminação, 199
Rastreamento, 700
Razão de mortalidade proporcional, 52, 59
Recaída, 700
Recém-nascidos, nutrição, 304
Registros
- atendimento a doentes, 35
- - policiais, 36
- - prevalência de doenças, 36
- câncer, 624

- - base populacional (RCBP), 625
- - hospitalar (RHC), 626
- - tipos, 625
Relato de caso, 145
Retardamentos, 409
Revisão sistemática, 157
- princípios básicos, 158
Risco, 701
- atribuível, 701
- relativo, 147, 701
Roedores, controle, 373

S

Salmonella
- paratyphi, 366
- typhi, 366
Saneamento, 369
- abastecimento de água, 370
- atividades, 369
- controle de insetos e roedores, 373
- drenagem de águas pluviais, 373
- esgotamento sanitário, 372
- gestão ambiental, 374
- gestão de resíduos sólidos, 373
Sangramento uterino anormal, 651
- amenorreia, 652
- antes da menarca, 651
- atraso menstrual, 652
- distúrbio sistêmico, 652
- menacme, 651
- pós-menopausa, 652
- reduzido, 652
Sarampo, 228
- incidência, 71
- transmissão, 210
Saúde
- ambiental, 361-375
- - atividades humanas, meio ambiente e doenças, 362
- - conceitos básicos, 361
- - controle ambiental e saúde, 369
avaliação, 497-516
- - abordagens, 504
- - - construtivista, 505
- - - integradora, 512
- - - modelos mistos, 506
- - - positivista-experimental, 504
- - - pragmatista-da qualidade, 505
- - breve histórico, 498
- - campo e os elementos do processo avaliativo, 500
- - conceitos, 497
- - critérios, 502
- - definições, 497
- - desenho metodológico, 504
- - etapas do ciclo, 507
- - figuras-chave (atores), 503
- - função, 503
- - momentos, 501
- - objetos, 501
- - práticas avaliativas no sistema único de saúde (SUS), 515

- - pressuposto teórico-metodológico, 499
- - qualidade em saúde, 508
- bucal coletiva e epidemiologia, 419-434
- - câncer de boca, 425
- - cárie dental, 420
- - doença periodontal, 423
- - estudos epidemiológicos, 420
- - fluorose dentária, 428
- - políticas, 432
- - trauma dental, 430
- - vigilância, 432
- coletiva
- - ciências sociais e humanas, 661
- - medidas, 25-60
- - - coeficientes, 29
- - - considerações, 58
- - - definição, 28
- - - escalas de medida da vida, 27
- - - funções dos índices, 32
- - - indicadores, 29
- - - índices, 29
- - - primárias, 30
- - - secundárias, 32
- - - taxas, 29
- - - vida em suas dimensões biopsicossociais, 26
- como direito, 487-495
- - desafios na contemporaneidade, 492
- - evolução legislativa do conceito de saúde no Brasil, 488
- criança, epidemiologia, 327-335
- - cesárea, 331
- - desenvolvimento infantil, 334
- - desnutrição, 332
- - mortalidade infantil, 328
- - obesidade, 333
- - violência doméstica, 335
- economia: da epidemiologia à tomada de decisão, 521-541
- - abrangência, 521
- - avaliação, 531
- - considerações, 521
- - custos, 527
- - desenvolvimento econômico, 523
- - eficácia, efetividade, eficiência e equidade em saúde, 530
- - epidemiologia clínica e gestão clínica, 535
- - financiamento da saúde, 537
- - mercado de serviços, 529
- idoso, 377-395
- - capacidade funcional, 382
- - conceitos, 382
- - envelhecimento populacional, 378
- - indicadores, 383
- - organização da atenção, 389
- - princípios básicos, 382
- - transição demográfica no Brasil, 377
- mental, 397-415
- - alcoolismo e outras dependências químicas, 408
- - avaliação epidemiológica, variáveis, 402

- - centro de atenção psicossocial, 414
- - demências, 409
- - epidemiologia
- - - psiquiátrica, 398
- - - social/crítica, 398
- - epilepsias, 409
- - estratégia saúde da família, 414
- - homicídio, 407
- - planejamento e políticas, 412
- - prevenção, 410
- - processo saúde/doença mental, 400
- - projeto de volta pra casa, 415
- - promoção, 410
- - redução de leitos psiquiátricos, 413
- - residências terapêuticas, 414
- - retardamentos, 409
- - sofrimento psíquico na contemporaneidade, 407
- - suicídio, 407
- - transtornos mentais, 406
- mulher, 651-660
- - câncer, prevenção
- - - colo uterino, 656
- - - mama, 657
- - doenças que se manifestam por corrimento genital, 654
- - gestação, 657
- - puerpério, 657
- - sangramento uterino anormal, 651
- - úlcera genital, 655
- - verrugas genitais, 655
- promoção, 21
- pública, 669
- - breve história, 1-7
- - - governo de Getúlio Vargas, 6
- - - império, 2
- - - período colonial, 1
- - - pós-Getúlio Vargas, 6
- - - primeira república, 4
- - contrastes, 669
- - cultura, democracia e direitos humanos, 674
- - desenvolvimento e subdesenvolvimento, 675
- - epidemiologia, 673
- - medicina de desastres, 670
- - modernidade, 676
- - objetivos, 673
- - peste, 669
- - primeiras intervenções, 675
- - quarentena-exclusão-estigma, 674
- - vacinação, 672
- - vulnerabilidade, 672
- sistema de informação, 617-633
- trabalhador, 337-358
- - campo da saúde, 339
- - incapacidades, 351
- - indicadores de acidentes, 351
- - mortes, 351
- - novos desafios em tempos de globalização e reestruturação produtiva, 339

- - processo de trabalho, 337
- - trabalho e risco: instrumentos de investigação, 343
Saúde-doença
- determinação social do processo, 20
- modelos explicativos do processo, 11
Segurança alimentar, políticas públicas, 318
Série de casos, 145
Shigella, transmissão, 366
SIA (Sistema de Informação Ambulatorial), 623
Sífilis
- agente, 199
- substrato de eliminação, 199
- transmissão, 205
SIH-SUS (Sistema de Informações Hospitalares do SUS), 622
SIM (Sistema de Informação sobre Mortalidade), 619
- limitações e avanços, 620
Sinan (Sistema de Informação de Agravos de Notificação), 617
- apresentação, 618
- campos essenciais, 618
- fluxo de envio das informações, 618
Sinasc (Sistema de Informções sobre Nascidos Vivos), 620
- avanços e usos, 622
Síndrome
- choque tóxico, 230
- metabólica, 316
SIPNI (Sistema de Informação do Programa Nacional de Imunização), 627
SISAB/E-SUS (Sistema de Informação em Saúde para a Atenção Básica), 628
Sisagua (Sistema de Informação da Vigilância da Qualidade da Água para Consumo Humano), 627
Sistema de vigilância em saúde pública
- avaliação, 247
- - aceitabilidade, 248
- - estabilidade, 248
- - flexibilidade, 248
- - oportunidade, 248
- - qualidade dos dados, 248
- - representatividade, 248
- - sensibilidade, 248
- - simplicidade, 248
- nacional de vigilância sanitária, 470
Sisvan (Sistema de Vigilância Alimentar e Nutricional), 627
Sódio, 310
Sofrimento psíquico na contemporaneidade, 407
Suicídio, 407
Surto epidêmico, 108
- investigação, 249
SUS (Sistema Único de Saúde), estratégia saúde da família, 557

T
Taxas, 29
- incidência, 33
- prevalência, 33
Tendência histórica ou secular, 703
Teníase
- agente, 199
- substrato de eliminação, 199
- transmissão, 365
Teoria, 703
Teste diagnóstico, estabelecendo as propriedades, 150
- especificidade, 151
- razão de verossimilhança, 152
- sensibilidade, 151
- valor-preditivo, 152
Tracoma
- agente, 199
- substrato de eliminação, 199
- transmissão, 212
Transição
- demográfica, 704
- epidemiológica, 704
- nutricional, 704
Transmissão de doenças, 192
- agentes infecciosos, 192
- - bioagentes infecciosos, elo, 193
- AIDS (síndrome de imunodeficiência adquirida), 208
- cancro mole, 207
- candidose, 207
- cólera, 214
- direta, 209
- doenças
- - de Chagas, 213
- - sexualmente transmissíveis, 205
- esquistossomose mansônica, 212
- gonorreia, 205
- granuloma inguinal, 207
- hanseníase, 211
- hepatite B, 207
- herpes genital, 206
- horizontal, 204
- indireta, 212
- linfogranuloma venéreo, 206
- pelas mãos, 210
- por meio de fômites, 210
- sarampo, 210
- secreções oronasais, 210
- sífilis, 205
- tracoma, 212
- tricomoníase, 207
- tuberculose pulmonar, 211
- uretrites não gonocócicas, 206
- vertical, 215
Transtornos mentais, 406
Tratamento, estudos que avaliam, 153
Trauma dental, 430
Trichuris trichiura, transmissão, 366
Tricomoníase, 655
- transmissão, 207

Tuberculose
- agente, 199
- substratos de eliminação, 199
- transmissão, 211

U
Úlcera genital, 655
Uretrites
- clamidial
- - agente, 199
- - substrato de eliminação, 199
- não gonocócicas, transmissão, 206
Usuário, 704

V
Vacinação, 672
- bloqueio, 704
- revolta da vacina, 672
- rotina, 704
Vaginose
- bacteriana, 654
- citolítica, 655
Variáveis ligadas à distribuição de uma doença
- relacionadas com a pessoa, 82
- - idade, 82
- - sexo, 85
- tempo, 67
- - avaliação das medidas de controle, 70
- - compreensão de eventos inusitados, 73
- - conceito de espaço e o processo saúde-doença, 74
- - detecção de epidemias, 73
- - distribuição cronológica, 67
- - elegendo variáveis, 75
- - influência de fatores demográficos, 79
- - intervalo, 67
- - período, 67
- - variação local e análise espacial em saúde, 79
Varíola, 232
Veículos, doenças transmissíveis, 196
- principais, 199
- suporte, 198
- transportador e introdutor, 198
Verrugas genitais, 655
Vetores, 192
- biológicos, 192
- mecânicos, 192
Vibrio cholerae, 229
- transmissão, 366
Vida em suas dimensões biopsicossociais, 26
Vigilância epidemiológica, 34, 239-256
- aspectos éticos, 246
- consolidação e análise dos dados, 245
- definição, 239
- divulgação de informações, 246
- doenças crônicas não transmissíveis, 253
- doenças emergentes e reemergentes, 249
- epidemias, 249
- investigação epidemiológica, 245

- medidas de intervenção, avaliação, 247
- métodos utilizados em saúde pública, 240
- notificação internacional de doenças, 244
- objetivos em saúde pública, 240
- recomendação de medidas de
    intervenção, 246
- sanitária, 461-484
- - alimentos, bebidas e águas minerais, 475
- - definição, 461
- - desafios, 482
- - estudos e pesquisas epidemiológicas, de
    laboratório e outras, 469
- - fiscalização sanitária, 467
- - funções, 462
- - laboratório e análises laboratoriais, 468
- - legislação sanitária, 465
- - medicamentos, drogas, insumos
    farmacêuticos e produtos para a saúde, 473
- - meio ambiente e do ambiente de
    trabalho, 481
- - monitoramento, 469
- - objetivos, 462
- - portos, aeroportos e fronteiras, 479
- - produtos de origem animal, 476
- - produtos derivados do tabaco, 480

- - produtos zoossanitários, fitossanitários e
    agrotóxicos, 474
- - promoção da saúde, 470
- - serviços de saúde e serviços relacionados
    com a saúde, 477
- - sistema nacional, 470
- - tecnologias de intervenção e
    instrumentos para as ações de vigilância
    e regulação sanitária 465
- saúde bucal, 432
- sistemas de vigilância, avaliação, 247
- surtos, 249
Violências como um problema de saúde
    pública, 281-299
- abordagem, 281
- conceito, 281
- crianças, 335
- determinantes, 282
- gravidade, 284
- lesões, 283
- magnitude, 284
- morbimortalidade, análise da
    situação, 287
- natureza, 282
- notificação, 294

- papel do setor saúde no enfrentamento, 297
- políticas de enfrentamento, 297
- prevenção, 284
- promoção da saúde, 284
- risco de morte, 288
- tipologia, 281
- vigilância, 283, 284
- - contínua, 286
- - lesões, 284
- - sentinela, 285
- vulnerabilidade, 284
Virulência, 189
Vírus
- doenças, 220
- Nilo Ocidental, 228
Vitaminas
- A, 309
- C, 309
- D, 310
- E, 310

Z
Zika, 8, 223
Zooantroponoses, 192, 706
Zoonose, 706